此书荣获

全国首届古籍整理图书

一等奖(1992)

第一届国家图书奖

提名奖(1994)

本草纲目

第2版

（校点本下册）

明·李时珍 著

人民卫生出版社

图书在版编目(CIP)数据

本草纲目(校点本上、下册)/明·李时珍著.—2版.
—北京:人民卫生出版社,2004.6
ISBN 978-7-117-06131-5

Ⅰ.本… Ⅱ.李… Ⅲ.本草纲目 Ⅳ.R281.3

中国版本图书馆CIP数据核字(2004)第042844号

本草纲目(校点本上、下册)
第2版

著 者:明·李时珍
出版发行:人民卫生出版社(中继线 010-59780011)
地 址:北京市朝阳区潘家园南里19号
邮 编:100021
E - mail:pmph @ pmph.com
购书热线:010-59787592 010-59787584 010-65264830
印 刷:北京铭成印刷有限公司
经 销:新华书店
开 本:787×1092 1/16 印张:202.25
字 数:4177千字
版 次:1982年11月第1版 2024年9月第2版第32次印刷
标准书号:ISBN 978-7-117-06131-5/R·6132
定价(上、下册):280.00元

出版说明

李时珍的《本草纲目》是一部系统总结我国劳动人民长期同疾病作斗争的经验的医药学巨著。

李时珍，字东璧，号濒湖（公元一五一八——一五九三年），湖北蕲州人（今蕲春县），出身世医，是我国明代一位注重实践的杰出的医药学家。

李时珍由于长期生活在人民群众中间，在数十年的医药实践中，亲自上山采药，向农民、猎户、渔民、樵夫、药农和铃医请教，积累和总结劳动人民同疾病作斗争的经验，并实地考察药用植物，解剖药用动物，采掘和炼制药用矿物，以毕生精力，写作三十多年，终于写成了这部著名的《本草纲目》。《本草纲目》全书约一百九十万字，共分五十二卷，收载药物一千八百九十二种，其中有三百七十四种是李时珍新增的；还有药方一万多个，插图一千多幅。《本草纲目》不但是一部药物学巨著，而且对矿物学，化学，动、植物学等方面都有所贡献；它不仅促进了我国医药学的发展，而且对世界药物学的进展，也起到了一定的影响。

《本草纲目》从公元一五九六年（明万历二十四年）问世以后，已在国内辗转翻刻三十余次，并于一六〇六年传入日本，此后，又先后译成拉丁文以及法、德、英、俄等国文字，流传于各国。

李时珍的《本草纲目》除了总结十六世纪以前我国劳动人民的用药经验和理论知识外，并以实事求是的科学精神对于前人某些不正确的说法给以批判纠正。如某些本草书曾记载服食「金丹」可以长生不老；服食黄连、雄黄、芫花等可以成仙不死。李时珍对于这些说法，不仅从理论上加以否定，而且还明确地提出迷信这种说法的危害性。但是，由于李时珍生活在十六世纪我国的封建社会，他的思想不能不受到当时历史的局限。因此，反映在《本草纲目》这部著作中，有些论述是有明显糟粕的。

《本草纲目》一书，历代版本甚多，此次出版是采用刊印较早的一六〇三年（明万历三十一年）夏良心刻的「江西本」为蓝本，旁采各本进行校勘排印。由于全书字数较多，为了方便读者查阅，本书分作上、下册出版。

由于我们业务水平不高，在出版工作中一定会存在缺点和错误，希望广大读者提出宝贵意见和批评，以便我们改进和提高。

人民卫生出版社
一九七五年九月

又：本书自一九七七年问世以来，得到了广大读者的认可和好评。为了使读者更好地利用本书，本次再版时除改正了上版存在的个别错误之外，特为本书增加了「正文标题笔画索引」和『正文标题拼音索引』，附于书末，供读者检索使用。

人民卫生出版社
二〇〇四年四月

校点说明

李时珍是我国明代杰出的医药学家，所著《本草纲目》是祖国医药学宝库中极为珍贵的科学遗产。本书自明代刊行后，三百八十余年来，在国内已经重版了二、三十次。最早的版本，是在一五九〇年王世贞作序以后，至一五九六年李建元进疏以前，由胡承龙刻的金陵本。疏中说：「甫及刻成，忽值数尽」。可见是书的刻成，约在著者去世的一五九三年前后。其次是一六〇三年夏良心序刊的江西本。它改正了金陵本的一些错误，同时也有金陵本不错而改错了的。再次是一六〇六年董其昌序的湖北本，它和以后如梅墅烟萝阁等各种明清刻本，大都是以江西本为底本翻刻的，一般改动不大。直到一八八五年合肥张绍棠味古斋重校刊本，才作了较大的变动，并抽换了几百幅图，他改对和改错之处都显著增加。以后各种石印、排印，以至一九五七年本社的影印本，一般都是以张本为底本了。总的说来，历代由于抄写、刻板、校订、覆刊所发生的错误，数以千计，这就严重地影响了本书的质量。

还有本书自身也存在一些错误，例如：

卷十二萎蕤条云：「初虞世治身体疬疡斑驳有女萎膏」。「初虞世」三字，在大观及政和本草卷六女萎萎蕤条原作「古今录验」。这可能是在著者的记忆中，有初虞世撰古今录验养生必用方一书，遂将「古今录验」改为「初虞世」（他处有时在「古今录验」上加「初虞世」三字）。但女萎膏见于外台卷十五，引自古今录验。初虞世为宋人，不当为唐人所称引。故外台所引，自是唐·甄立言所撰之古今录验方。这是属于著者的误记。

卷十六有「蚕茧草」和「蛇茧草」两条。大观及政和本草卷九「蚕茧草」作「蚕茵草」。「茵」是「网」的异体字。「蚕茵草」在政和本草的总目和分目中，都同作「蚕网草」。大观及政和本草卷十一·五毒草条云：「又别有蚕罔草」。「罔」仍为「网」的另一异体字，这就证明「蚕茧草」应作「蚕网草」。又大观及政和本草卷十「蛇茧草」作「蛇芮草」。「芮」是「茵」的误字。卷十一·五毒草条云：「一名蛇罔」。则证明「蛇茧草」应作「蛇网草」。这是属于著者的误认。

卷十八营实墙蘼条附治箭刺入肉方，著者误以说症状之「鼠扑」为内服药，又误以内服之「蔷薇灰末」为外用药（详见彼条校记）。这是属于著者的误解。

卷五地浆条，著者引罗天益卫生宝鉴云：「土曰静顺」。罗书卷十六作「土平曰静顺」。但素问·五常政大论云：「土平曰备化，水平曰静顺」。罗氏错引，李氏未改。这是属于著者的沿误。

书中类似这样的错误还多。但对于一部如此庞大的著作来说，也是难免的，不足为奇的。

遵照毛泽东同志关于「中国医药学是一个伟大的宝库，应当努力发掘，加以提高」的指示和「古为今用」的方针，本社这次排印本书时，作了比较仔细的校勘，以期提高质量。现将选用底本、主要参考书和校勘方法，说明如下：

一、本书采用一六〇三年由夏良心、张鼎思序刊的江西初刻本作为底本。

二、主要参考书：

（一）经史证类备急本草（现存大观本及政和本），宋·唐慎微著。这是纲目以前内容最完备的一部本草。因此，作为这次校勘的主要参考书。

（二）千金翼方，唐·孙思邈著。它完全转载了唐·新修本草的正文（新修本草现已只存残卷），故也是一部主要参考书。

（三）梁·陶弘景所著本草经集注，现只存序录部分的敦煌残卷。在校勘本书序例时，有参考价值。

（四）另外，一九五七年本社影印张绍棠本时，曾与金陵本校勘出若干条不同之处，此亦作为重要参考。

三、校勘方法：

（一）著者在引用它书时，大都不是抄录原文，而是经过一番化裁的，有时甚至综合二、三家之说为一，和原文有很大的出入，这是当时一般的习惯。这次校勘，对于凡经著者变化剪裁而实质上没有重要差别的，一律不动，不加校记，避免繁琐考证。但对其中与原意不合及影响医疗的地方，便作更改，并加校记，说明原作什么，以及或衍或脱，今据何书何卷加以改正，以及或删或补，以便读者查对。如有义可两存，难作定论的，就不予改动，只加校记。还有少数错处，一时找不到书籍校勘或查对不出的，就注明存疑待考。

（二）书中还有须待研究的地方。如著者有意将大观及政和本草卷十一之「毛茛」改为「毛莨」，以致现代植物学中列有「毛莨」一科。但本书卷十七毛莨条所引各种资料，都只能证明是「毛茛」而不是「毛莨」，详见彼条校记。对于这样的问题，都予提出，加具校记，以便读者作进一步的研讨。

（三）书中凡加校记之处，均用「脚注序码」标出，而将校记附于页末。

（四）书中各种异体字和笔划有差错残缺的，就直接改正，不加校记。

（五）书中所用书名，多系简称。同样的名称，如吴普之类，有时作人名，有时又作书名，情况复杂。为了统一起见，一律不加书名号。

（六）本书原有几条张实之（应是在卷首作序的张鼎思）的按语，如说「硇」、「䖟」等字原来的写法不正之类。因现用标准字体排印，已不再成为问题。其余也都没有参考价值，只好一并删除。

（七）校勘的范围，以采用的江西初刻本为限。其它各本（包括金陵本）的错落衍误，概不涉及。

这次校点，虽然作了一些努力，但限于校者的水平，错漏之处一定不少。热望读者指正，以便今后改进。

校者　刘衡如

一九七五年三月

本草纲目下册目录

本草纲目谷部第二十二卷

本草纲目谷部第二十三卷

本草纲目谷部第二十四卷

本草纲目谷部第二十五卷

本草纲目菜部第二十六卷

本草纲目菜部第二十七卷

本草纲目菜部第二十八卷

本草纲目果部第二十九卷

本草纲目果部第三十卷

本草纲目果部第三十一卷

本草纲目果部第三十二卷

本草纲目果部第三十三卷

本草纲目木部第三十四卷

本草纲目木部第三十五卷

本草纲目木部第三十六卷

本草纲目木部第三十七卷

本草纲目服器部第三十八卷

本草纲目虫部第三十九卷

本草纲目虫部第四十卷

本草纲目虫部第四十一卷

本草纲目虫部第四十二卷

本草纲目鳞部第四十三卷

本草纲目鳞部第四十四卷

本草纲目介部第四十五卷

本草纲目介部第四十六卷

本草纲目禽部第四十七卷

本草纲目禽部第四十八卷

本草纲目禽部第四十九卷

本草纲目兽部第五十卷

本草纲目兽部第五十一卷

本草纲目人部第五十二卷

本草纲目下册附图

明·李时珍编辑

谷部麻麦稻类附图

胡麻

脂麻

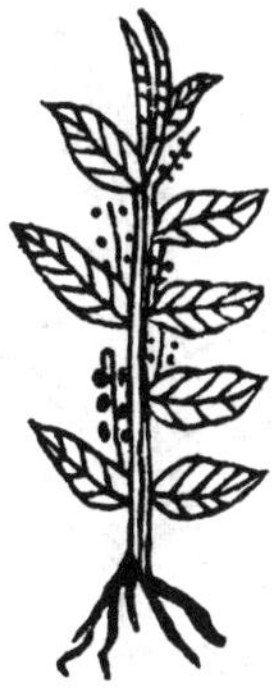

巨胜

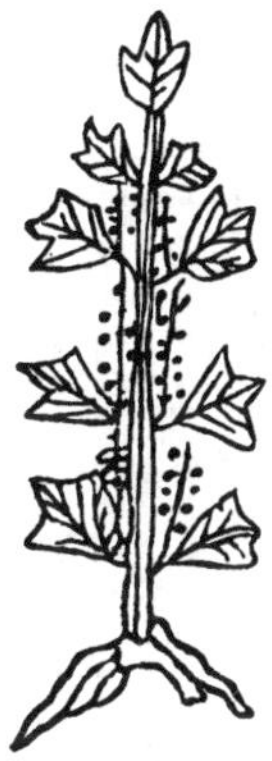

亚麻子

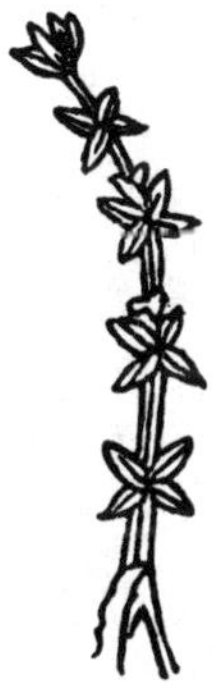

大麻

黄麻

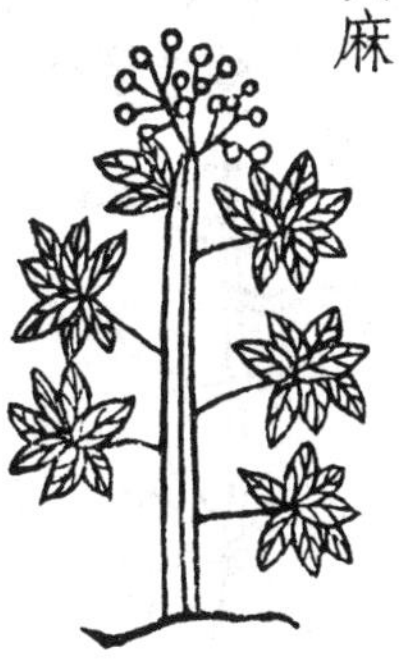

小麦

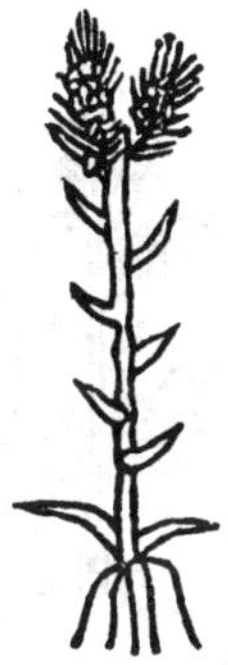

大麦

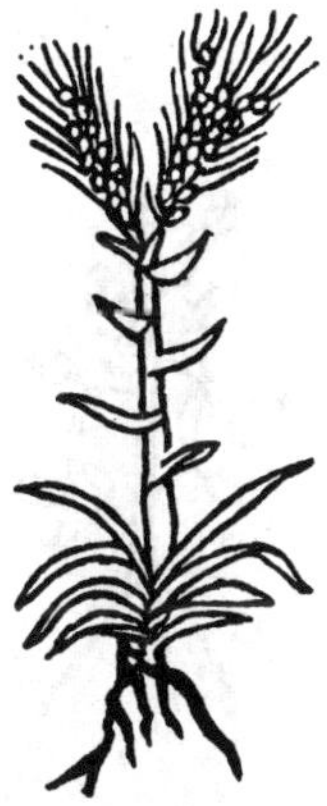

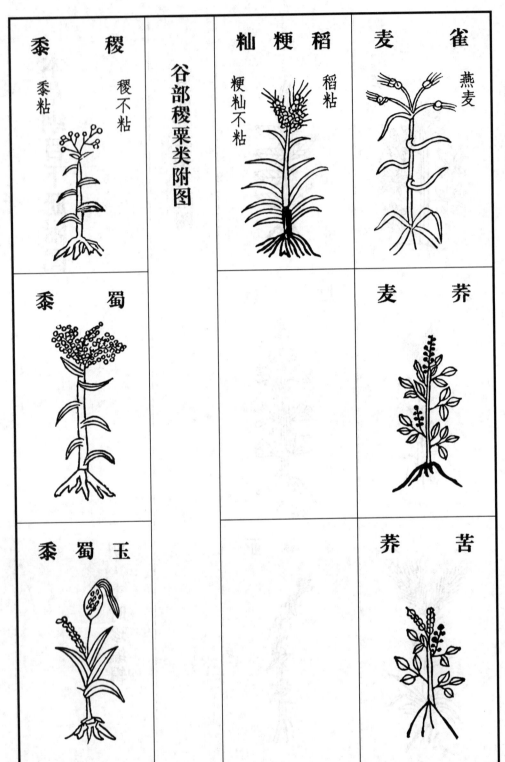

谷部稷粟类附图

雀麦

燕麦

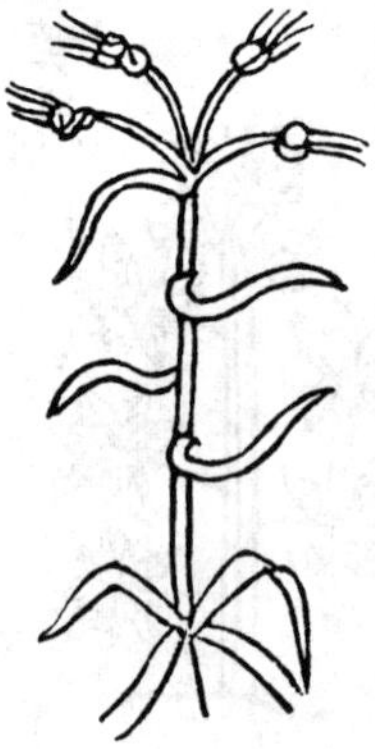

稻粳籼

稻粘

粳籼不粘

荞麦

苦荞

稷黍

稷不粘

黍粘

蜀黍

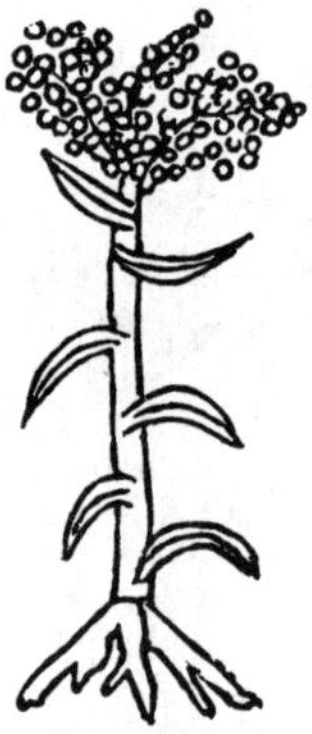

玉蜀黍

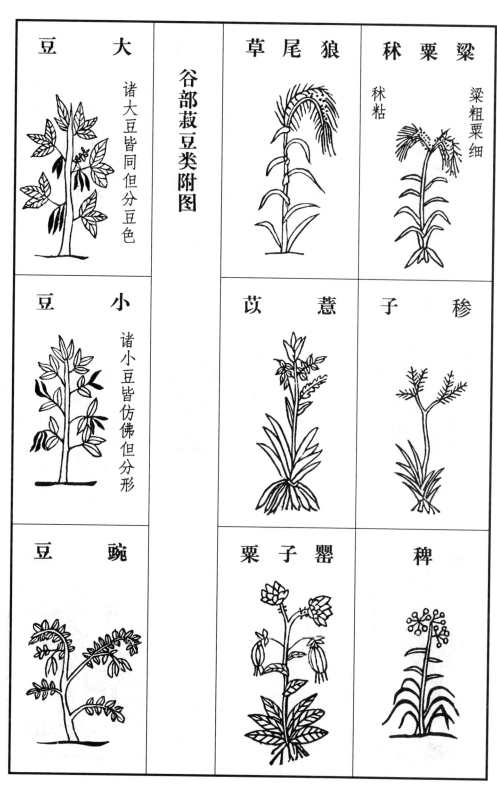

谷部菽豆类附图

粱粟秫

粱粗粟细

秫粘

穇子

稗

狼尾草

薏苡

罂子粟

大豆

诸大豆皆同但分豆色

小豆

诸小豆皆仿佛但分形

豌豆

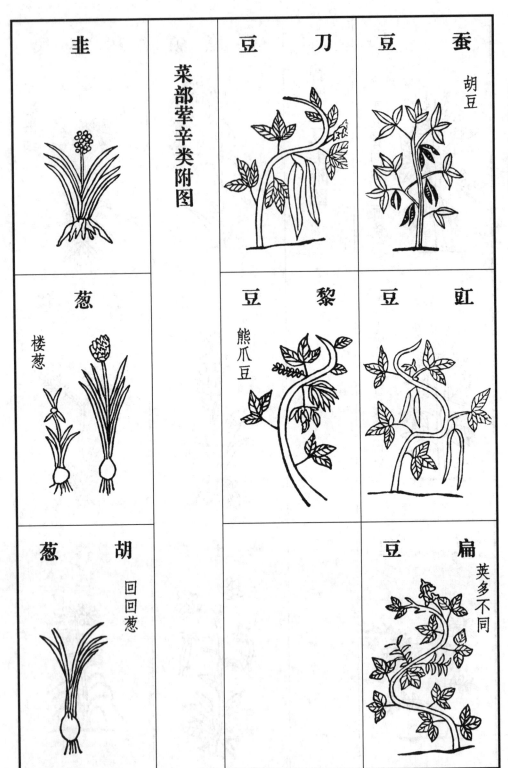

蚕豆

胡豆

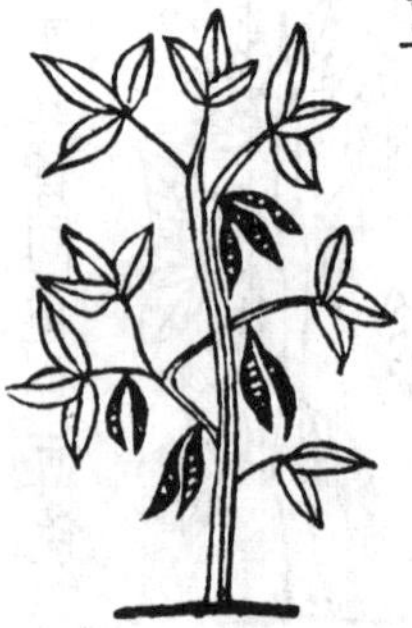

豇豆

扁豆

荚多不同

刀豆

黎豆

熊爪豆

菜部荤辛类附图

韭

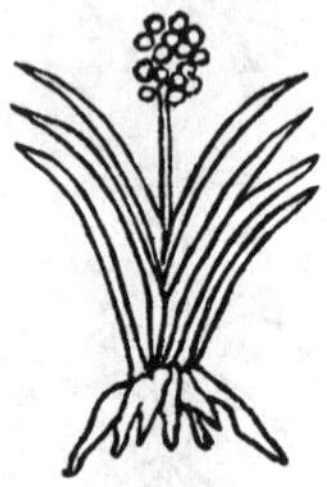

葱

楼葱

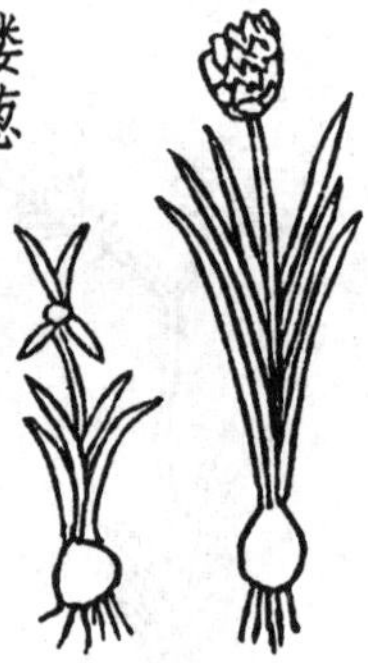

胡葱

回回葱

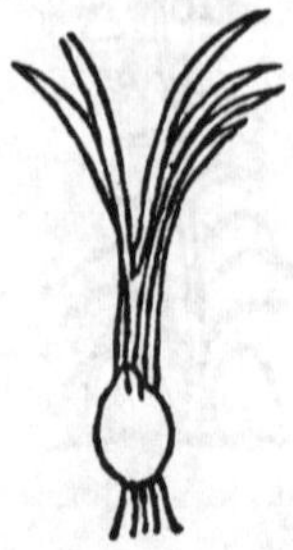

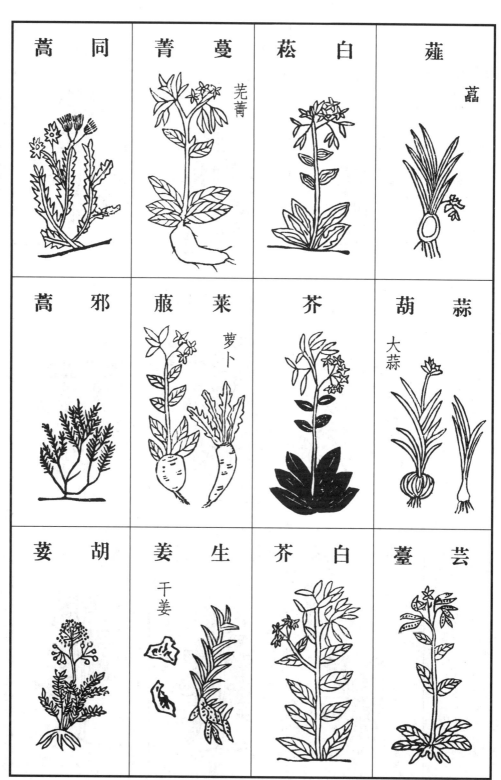

同蒿

蔓菁

白菘

薤

邪蒿

莱菔

芥

葫蒜

胡荽

生姜

白芥

芸薹

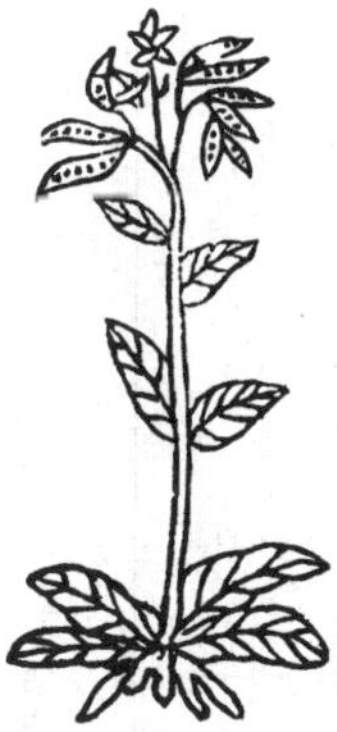

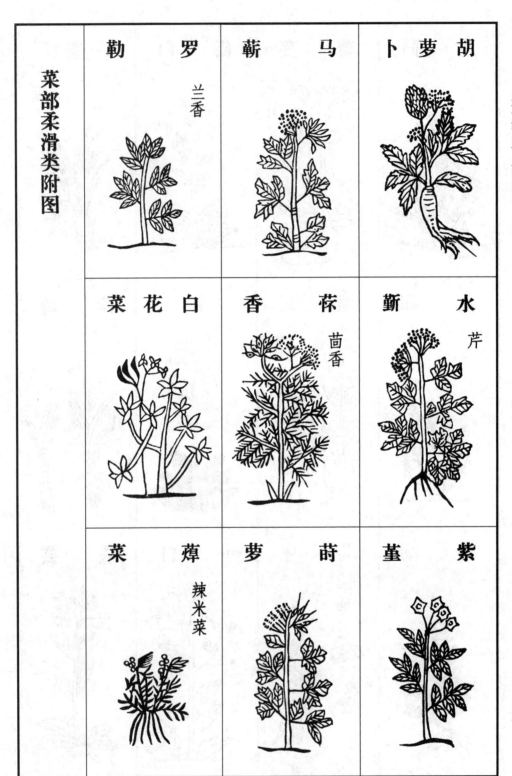

菜部柔滑类附图

胡萝卜

马蕲

罗勒

兰香

水蕲

芹

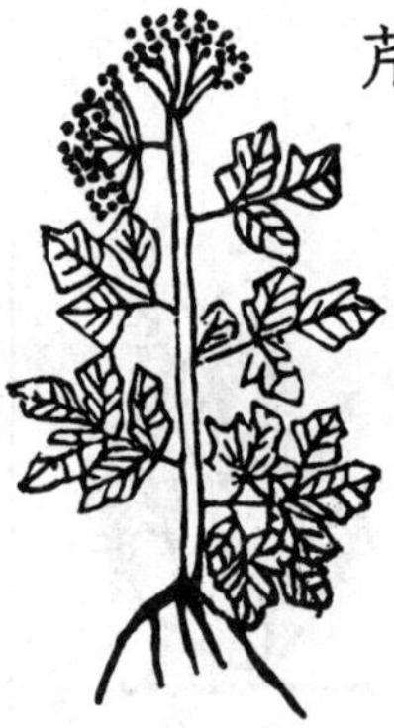

蘹香

茴香

白花菜

紫堇

莳萝

蔊菜

辣米菜

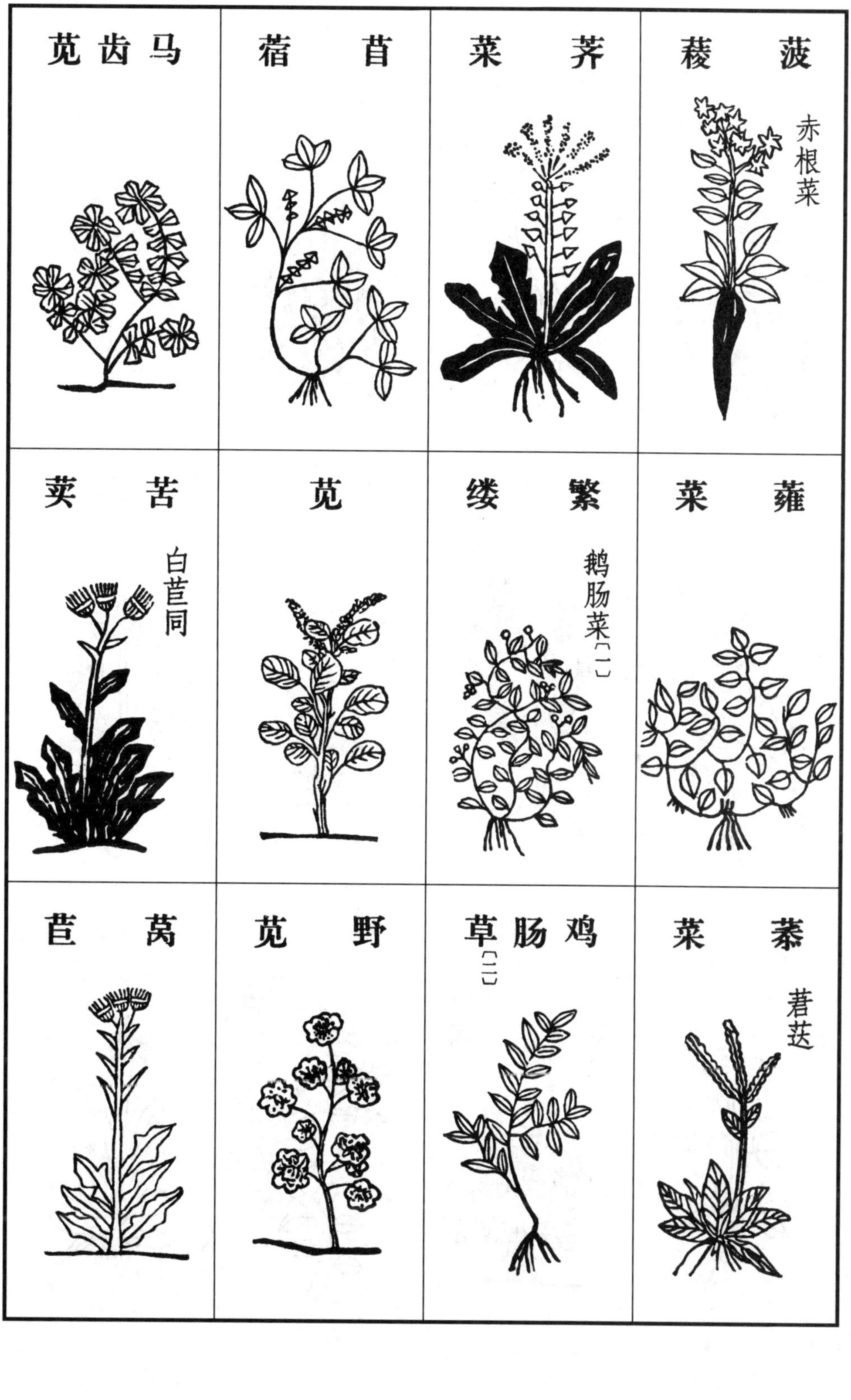
马齿苋
苜蓿
荠菜
菠薐
赤根菜
苦荬
白苣同
苋
繁缕
鹅肠菜(一)
蕹菜
莴苣
野苋
鸡肠草
(二)
菾菜
莙荙

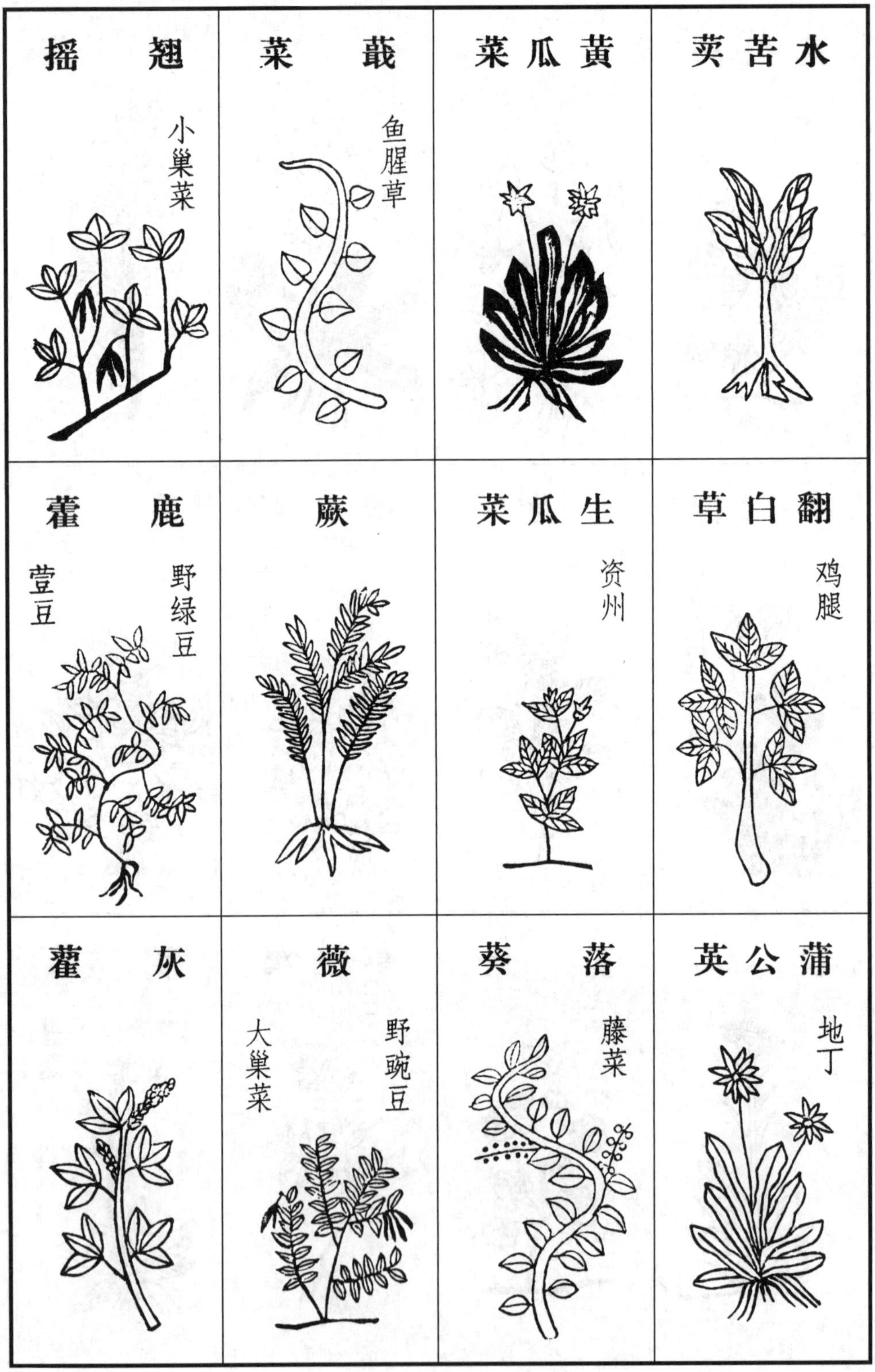
翘摇
小巢菜
蕺菜
鱼腥草
黄瓜菜
水苦荬
鹿藿
野绿豆
萱豆
蕨
生瓜菜
资州
翻白草
鸡腿
灰藋
薇
野豌豆
大巢菜
落葵
藤菜
蒲公英
地丁

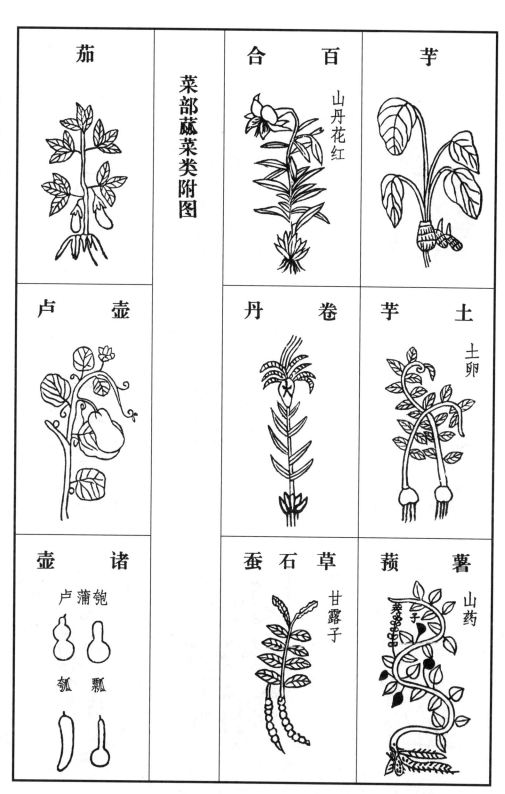

菜部蓏菜类附图

芋

土芋

薯蓣

百合

卷丹

草石蚕

茄

壶卢

诸壶

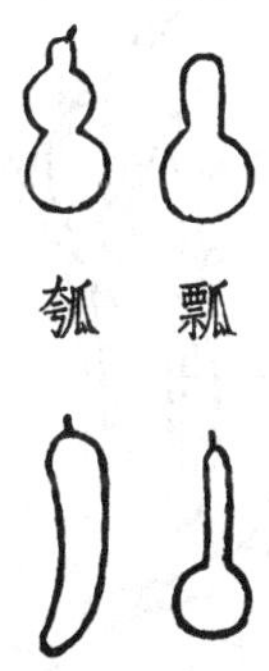

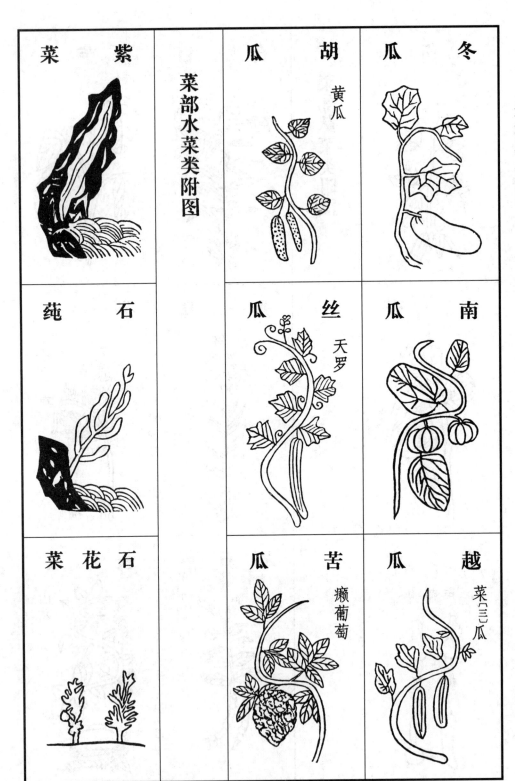

冬瓜

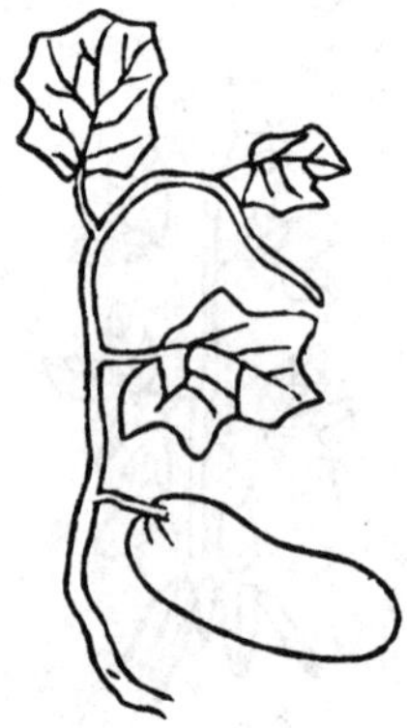

南瓜

越瓜

菜〔三〕瓜

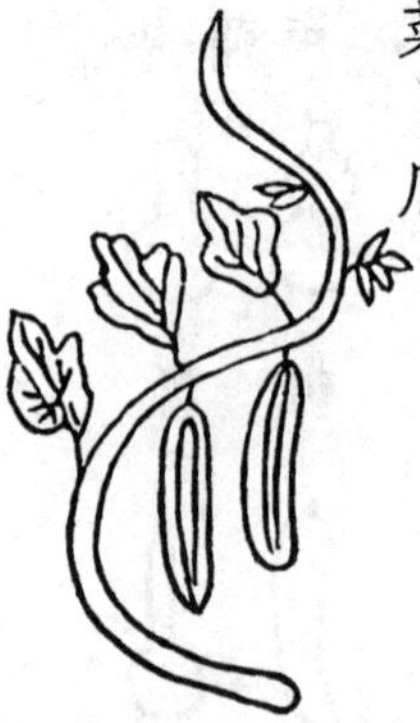

胡瓜

黄瓜

丝瓜

天罗

苦瓜

癞葡萄

菜部水菜类附图

紫菜

石莼

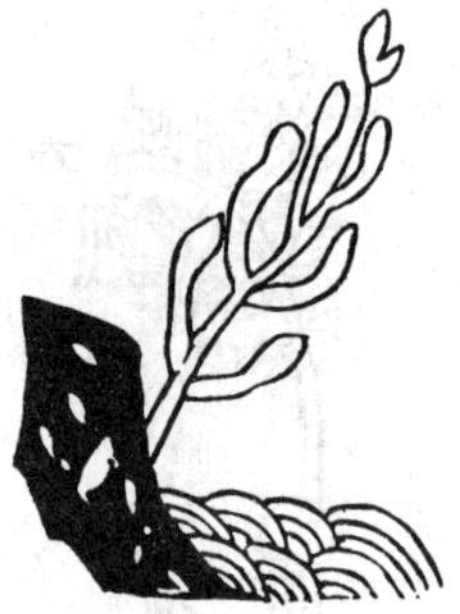

石花菜

菜部芝栭类附图

鹿角菜

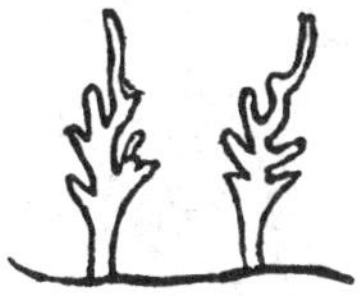

龙须菜

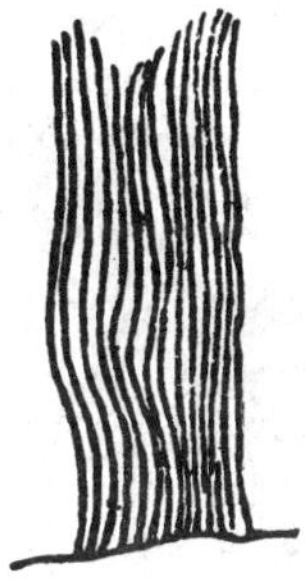

诸芝

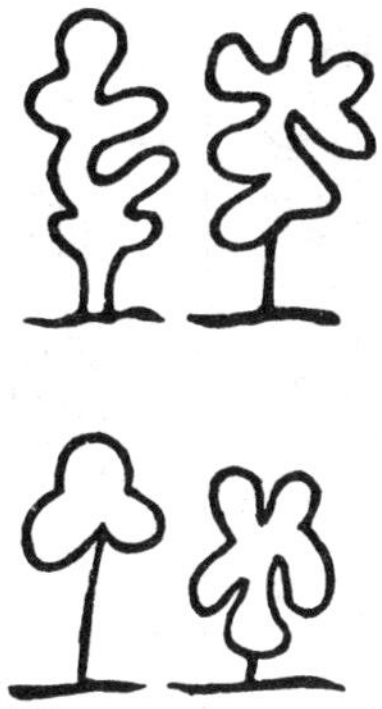

木耳

诸耳同

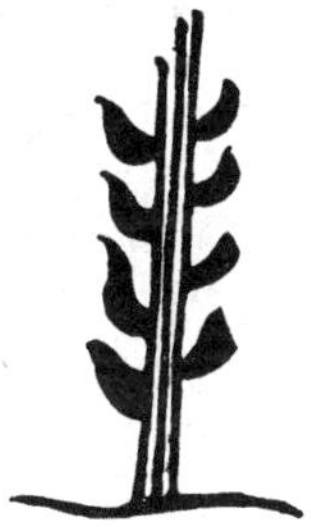

香蕈

诸蕈菌㙡同

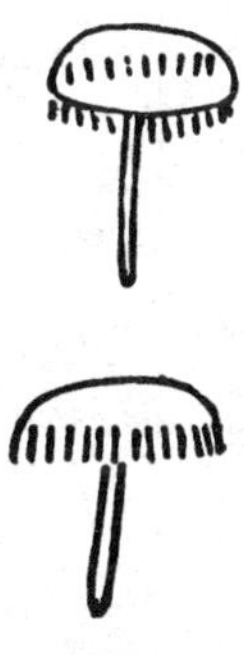

蘑菰蕈

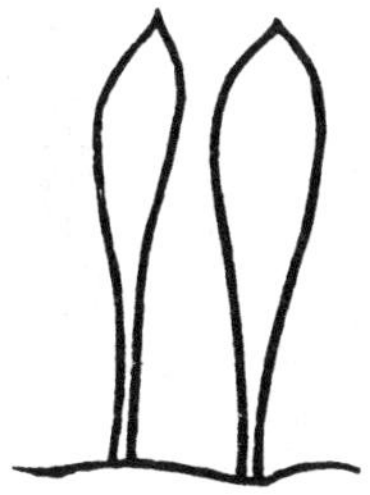

竹蓐

竹菰

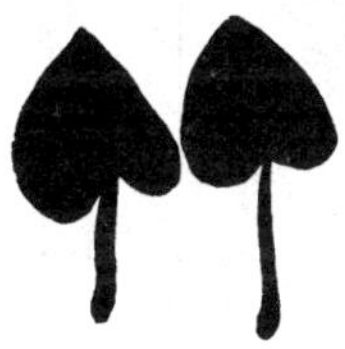

石耳

地耳同

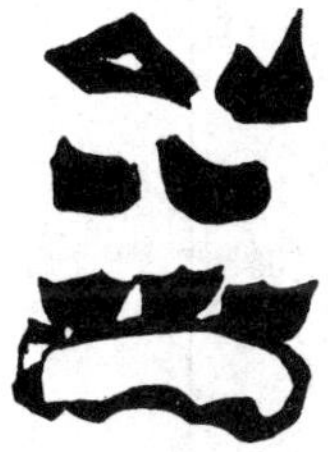

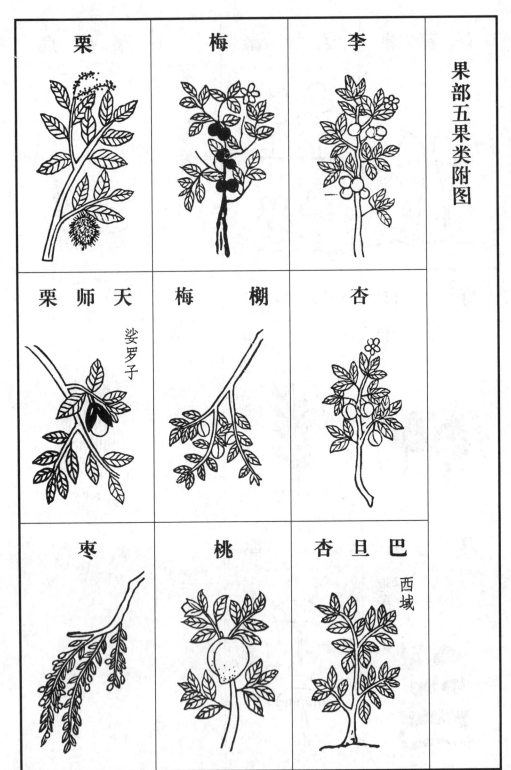

果部五果类附图

李

杏

巴旦杏

西域

梅

榔梅

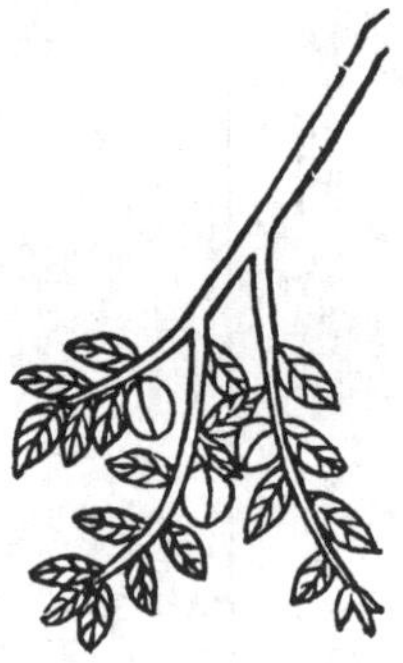

桃

栗

天师栗

娑罗子

枣

果部山果类附图

梨

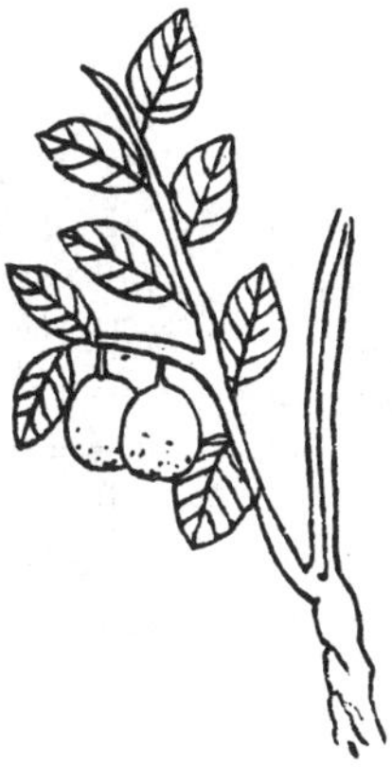

木瓜

山楂

棠梂

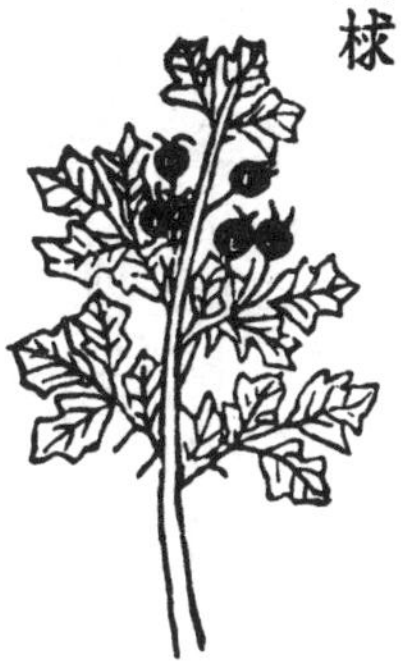

棠梨

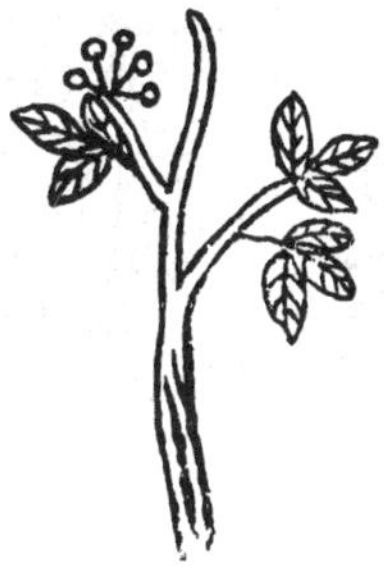

榠楂

楂子同

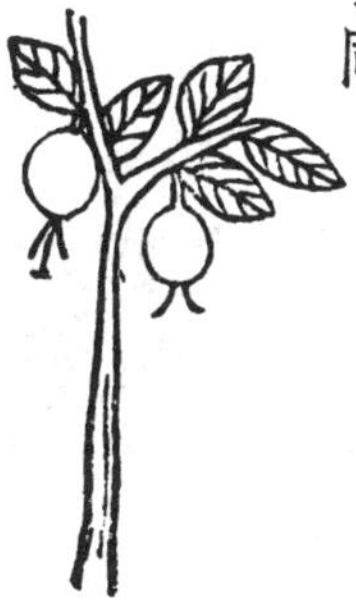

庵罗果

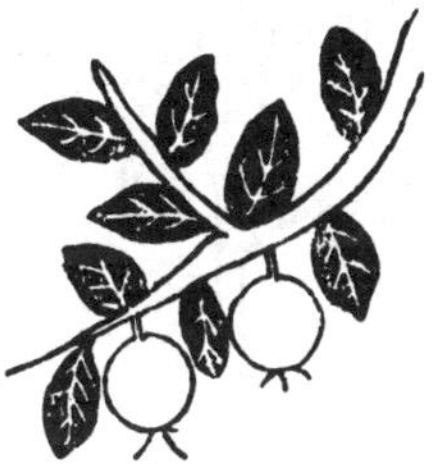

海红

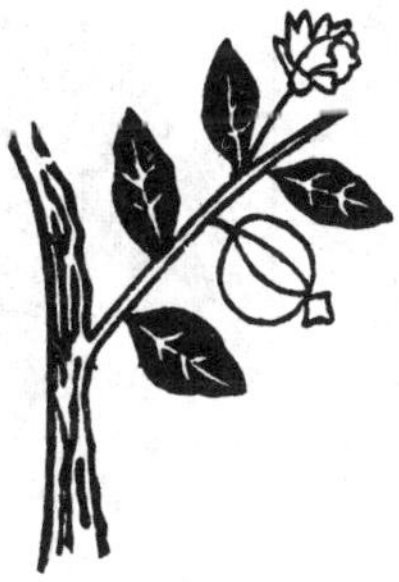

榅桲

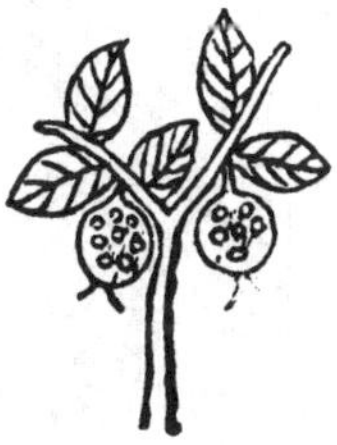

柰 林檎

林檎圆小

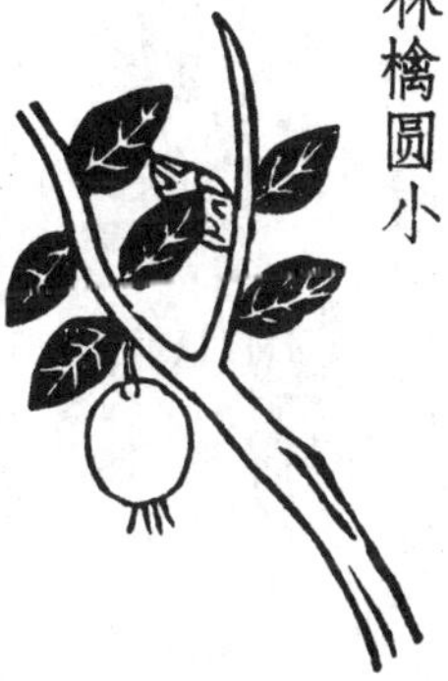

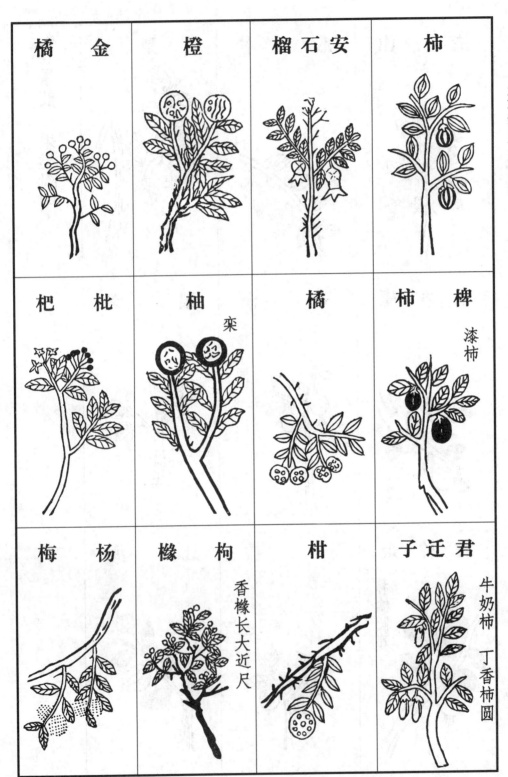

金橘

橙

安石榴

柿

枇杷

柚

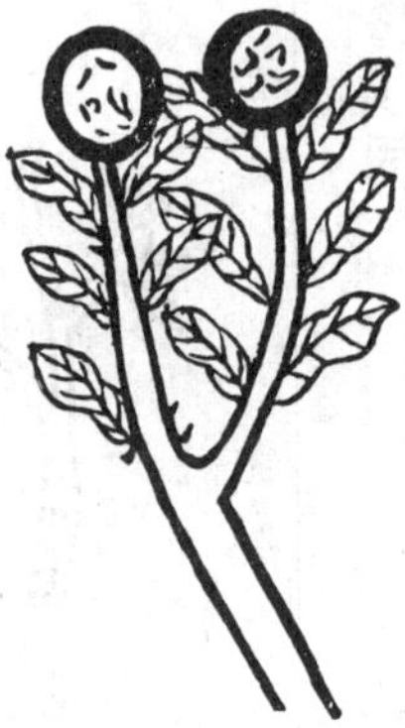

橘

椑柿

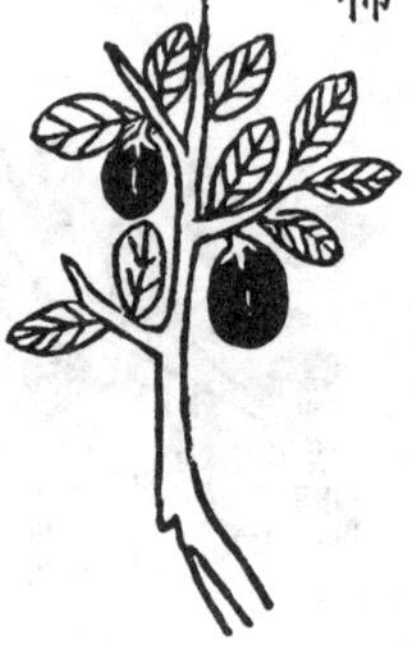

杨梅

枸橼

柑

君迁子

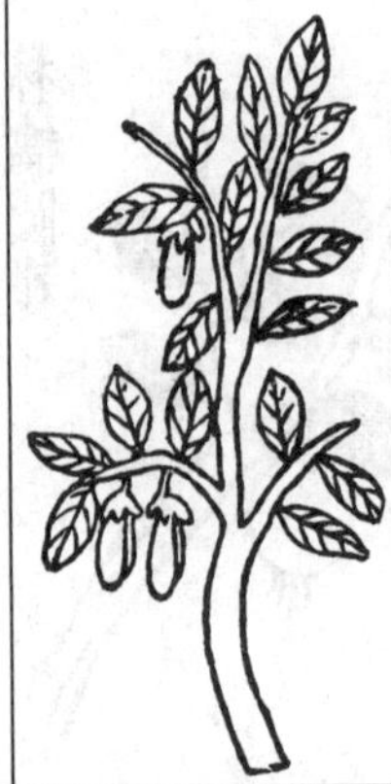

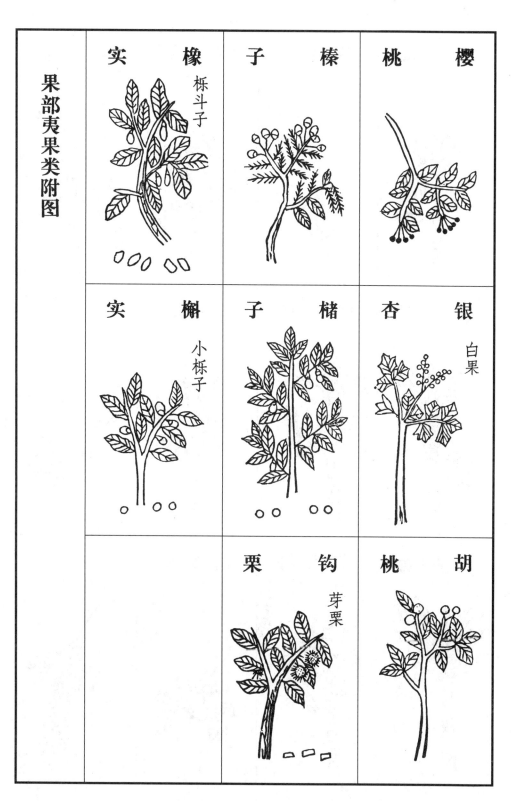

果部夷果类附图

橡实

栎斗子

榛子

樱桃

槲实

小栎子

槠子

银杏

白果

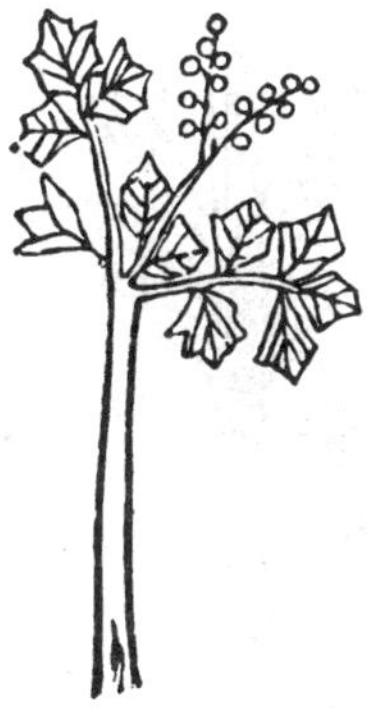

钩栗

芽栗

胡桃

荔枝

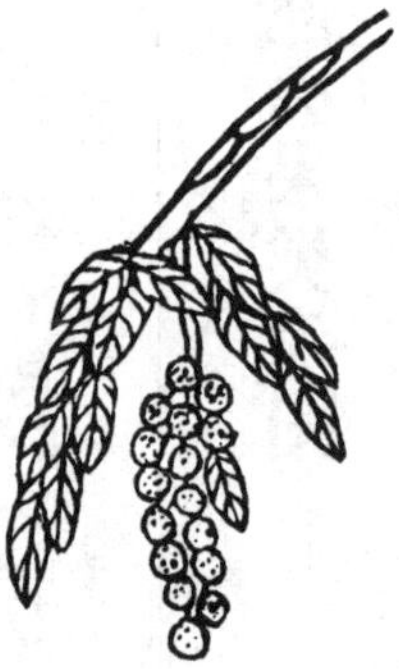

橄榄

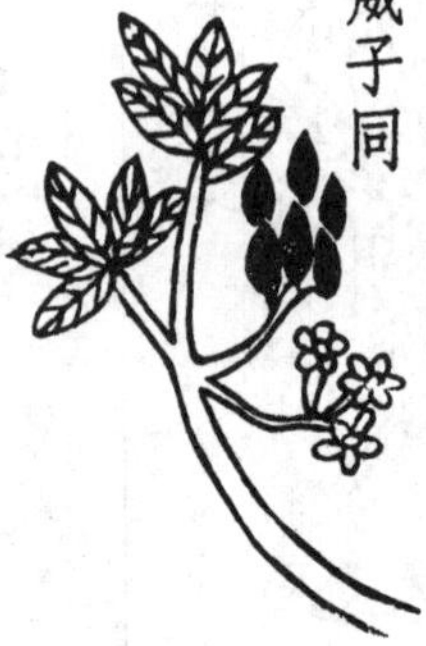

木威子同

五敛子

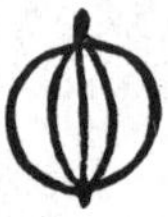

羊〔四〕桃

槟榔

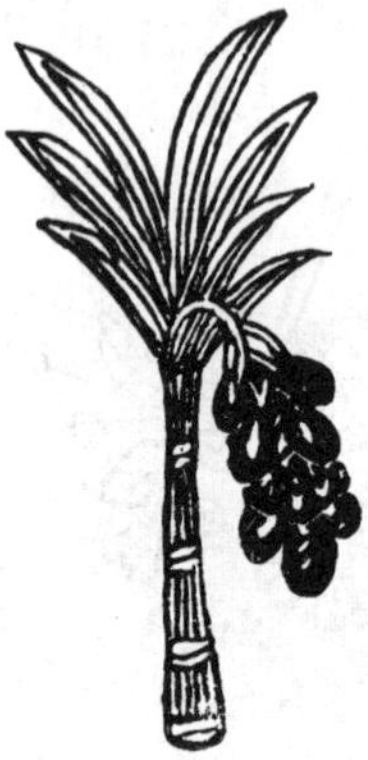

龙荔

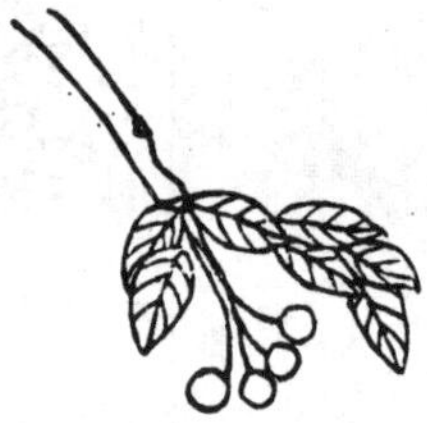

庵摩勒

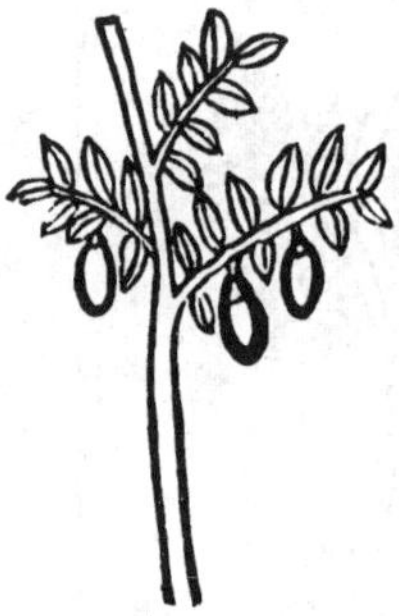

榧实

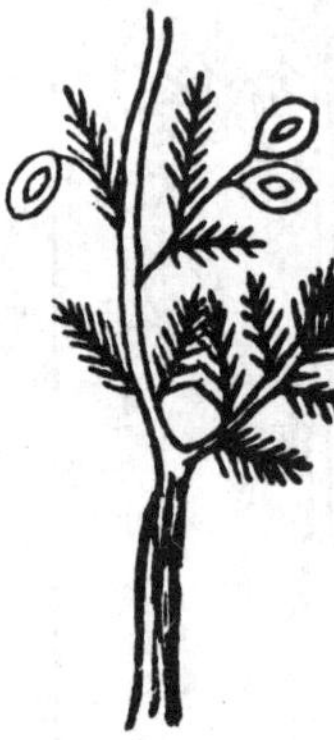

野杉

椰子

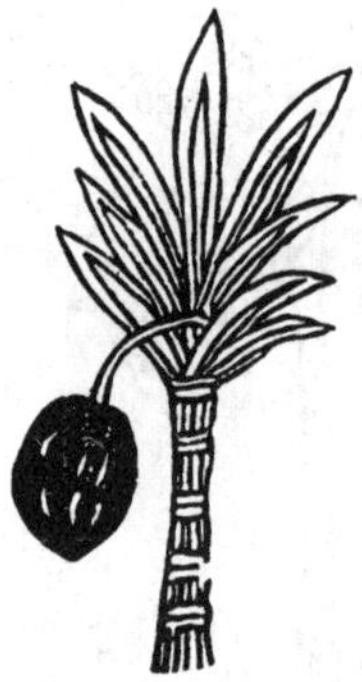

龙眼

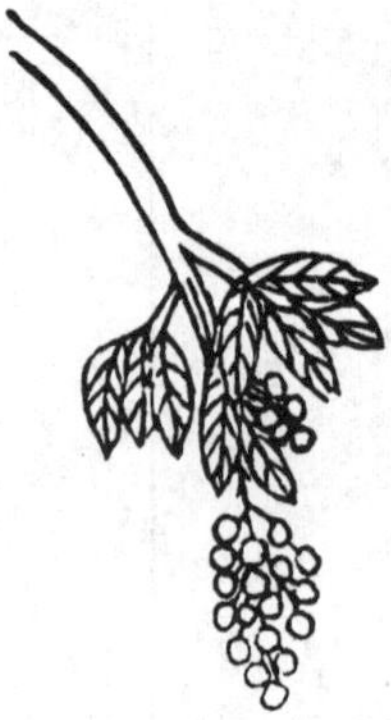

毗梨勒

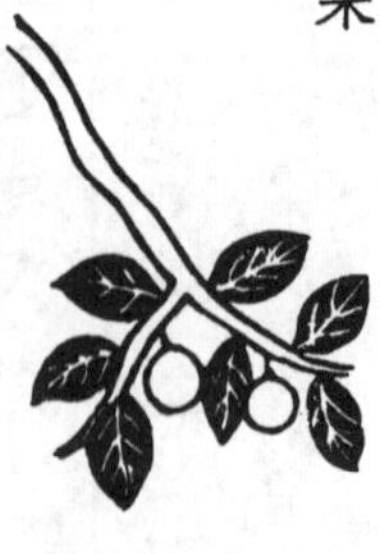

三果

海松子

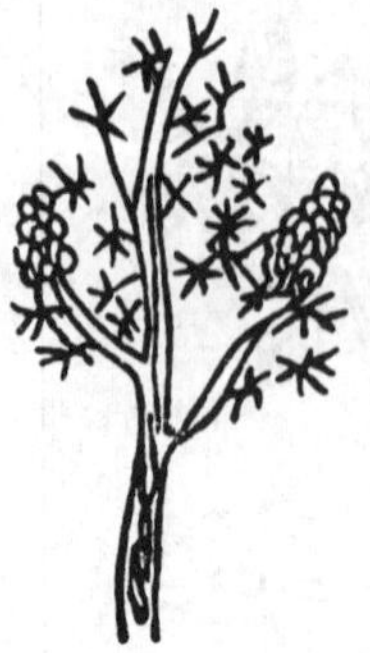

五鬣〔五〕子

无漏子

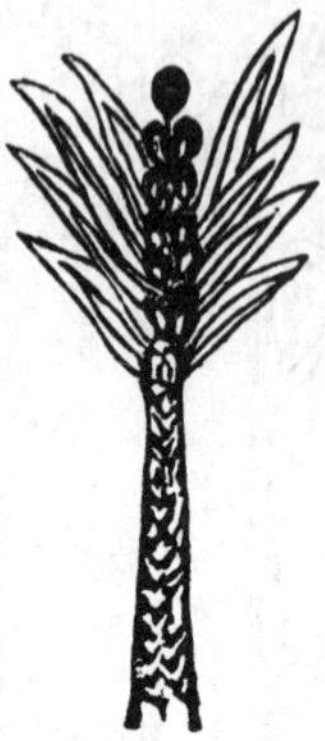

波斯枣 金果 海棕

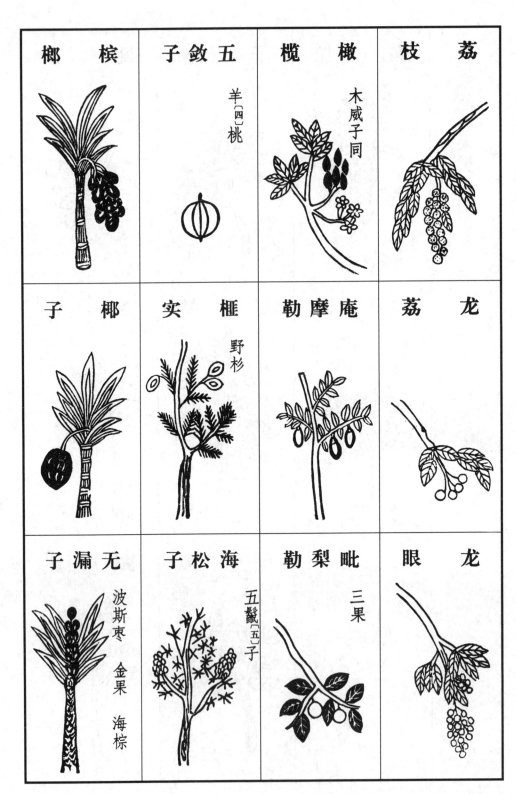

果部味类附图

桄榔子

董棕

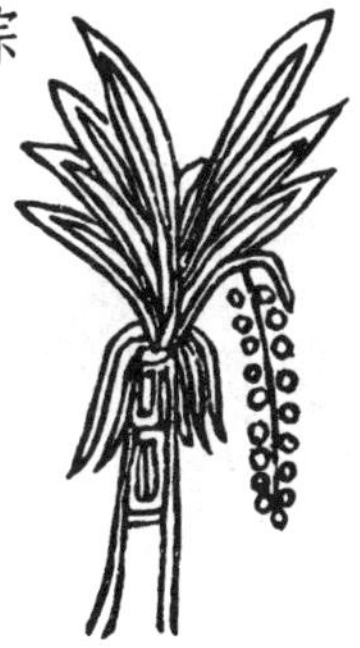

无花果

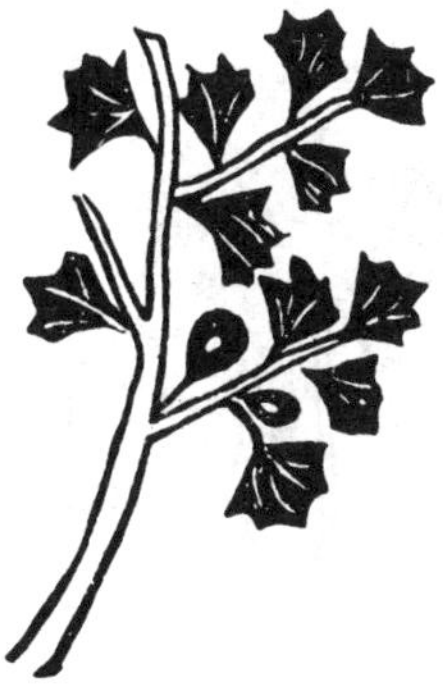

马槟榔

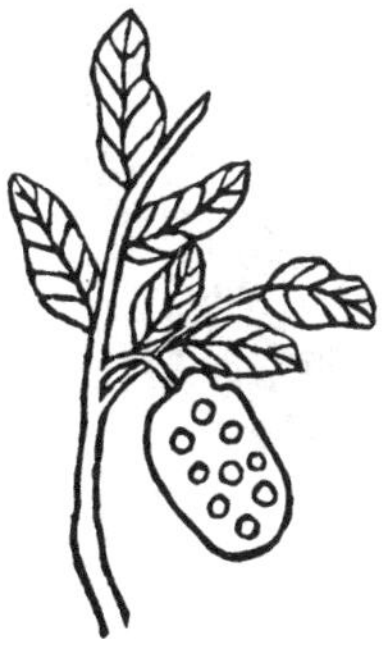

莎木面

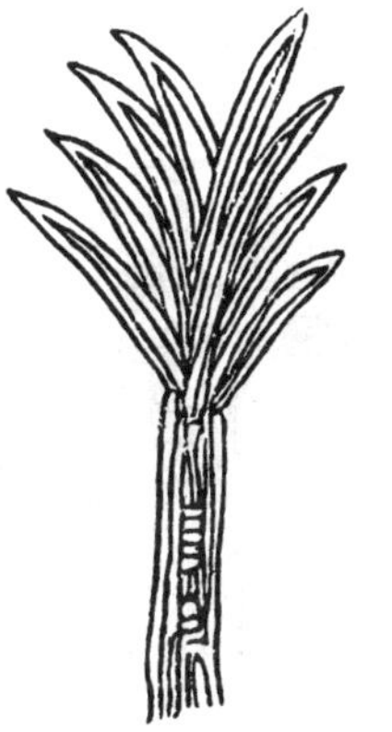

沙棠果

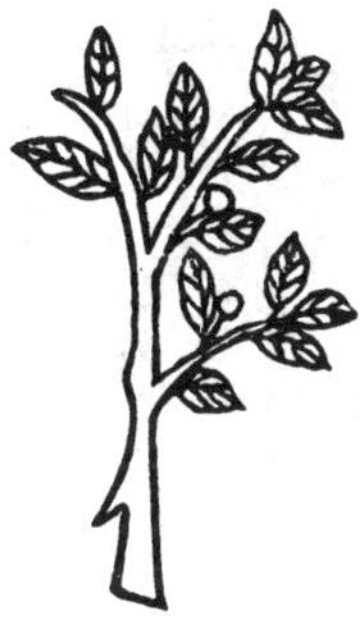

枳椇

木蜜鸡爪子

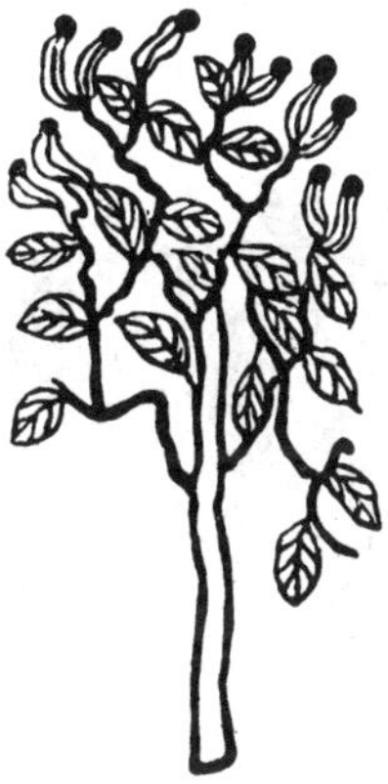

波罗蜜

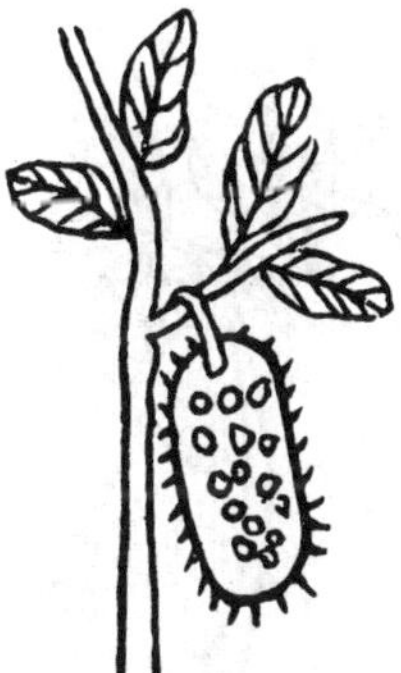

都念子

倒捻子

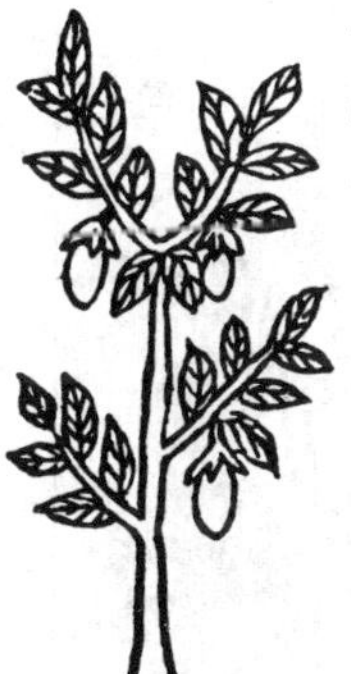

醋林子

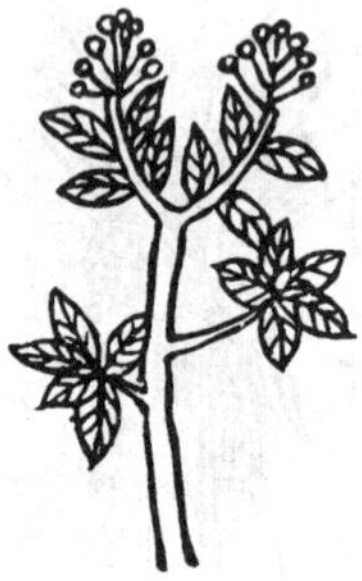

吴茱萸

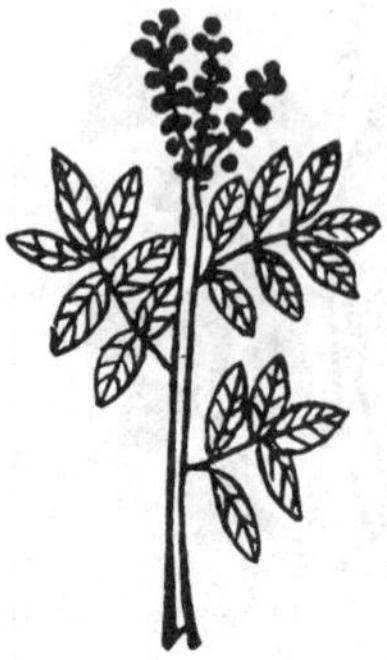

地椒

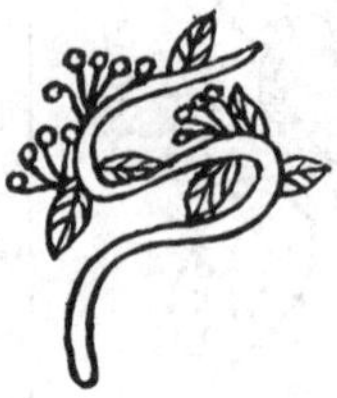

椒

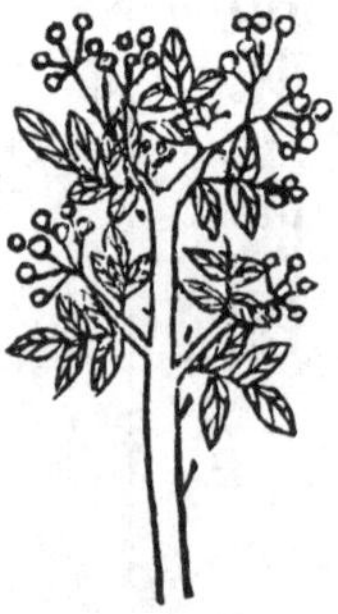

茗茶

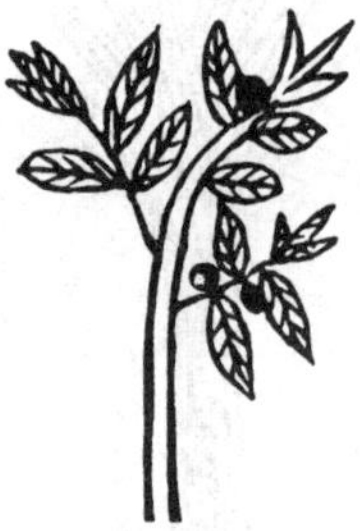

食茱萸

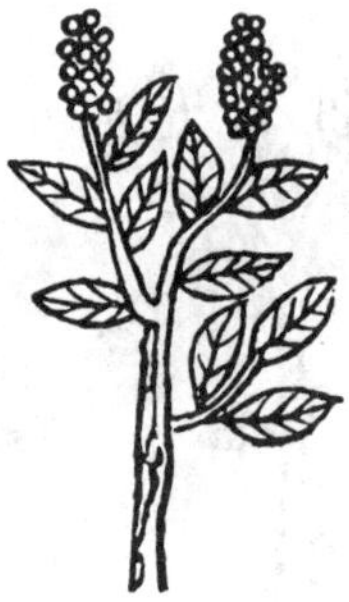

胡椒

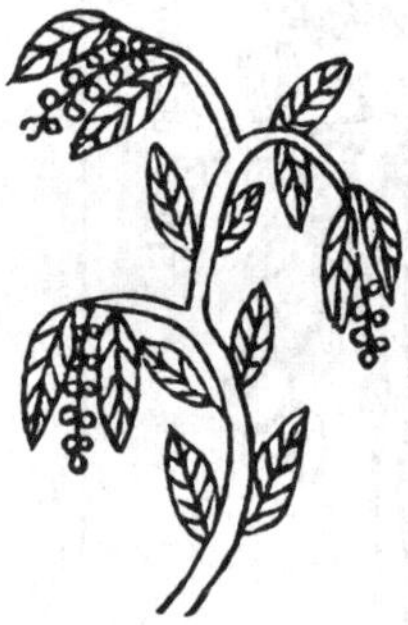

崖椒

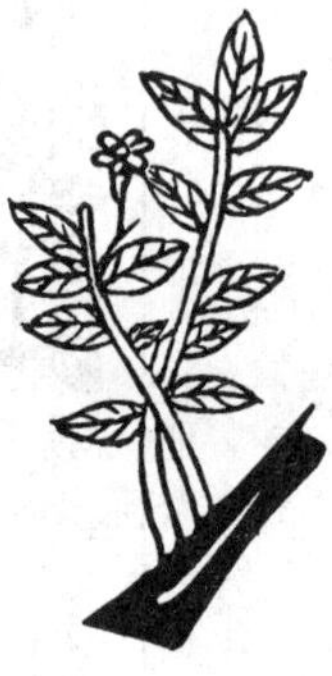

皋芦

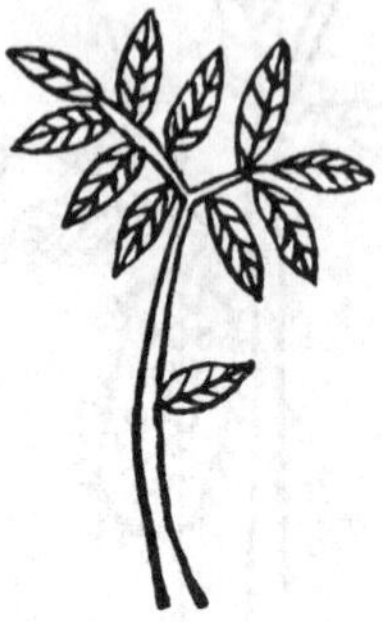

盐麸子

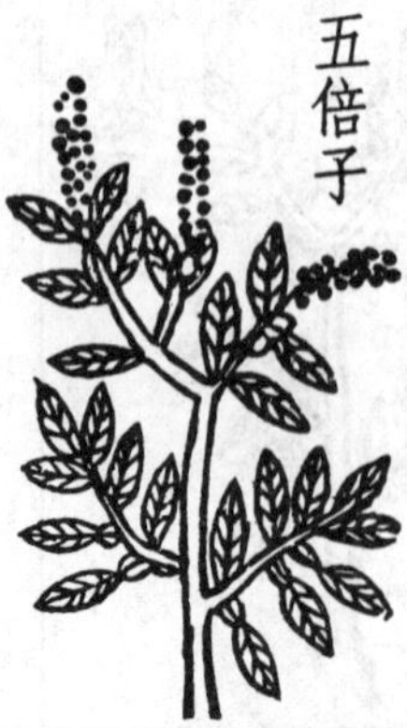

毕澄茄

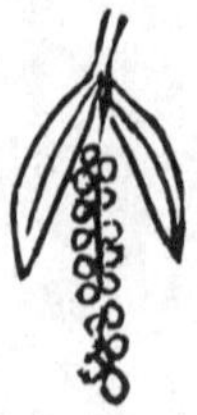

蔓椒

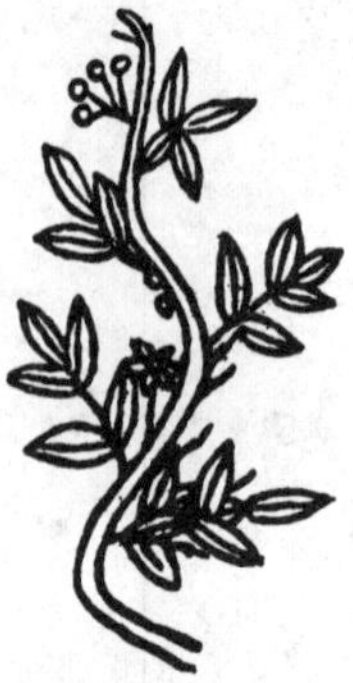

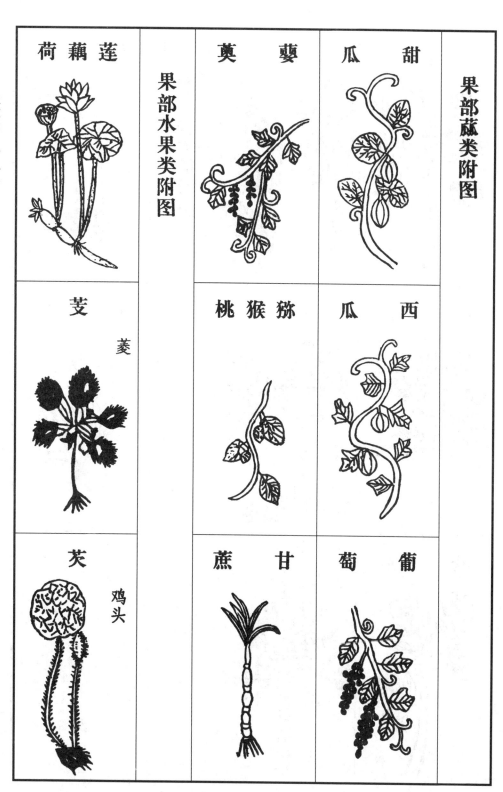

果部蓏类附图

甜瓜

西瓜

葡萄

蘡薁

猕猴桃

甘蔗

果部水果类附图

莲藕荷

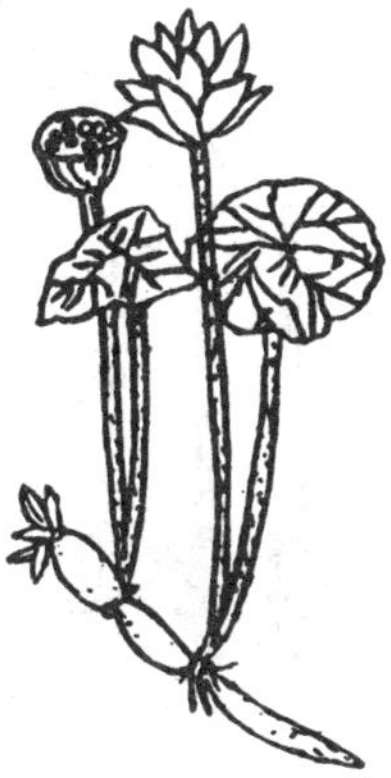

芰 菱

芡 鸡头

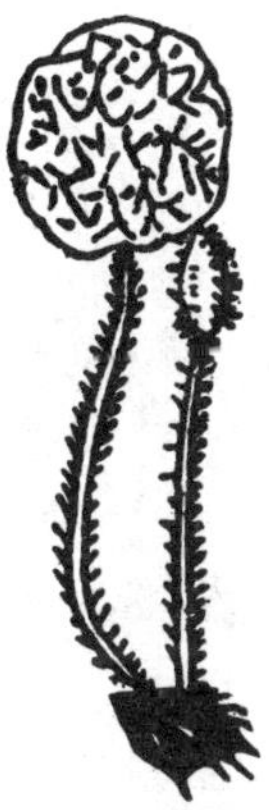

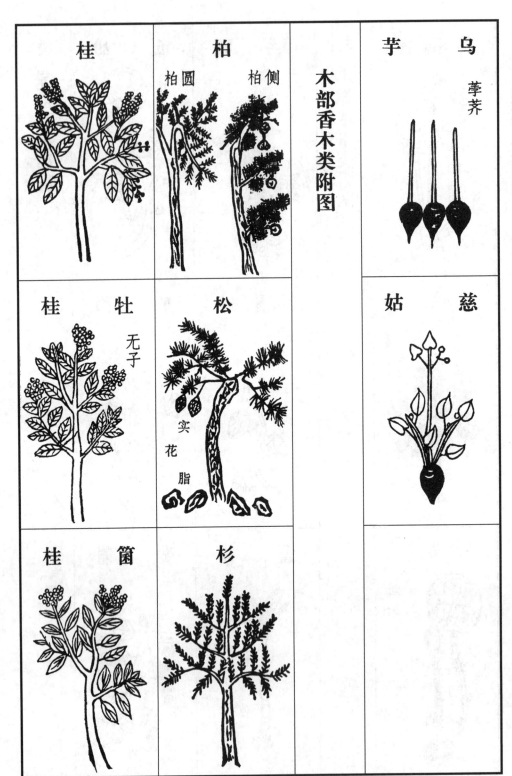

乌芋

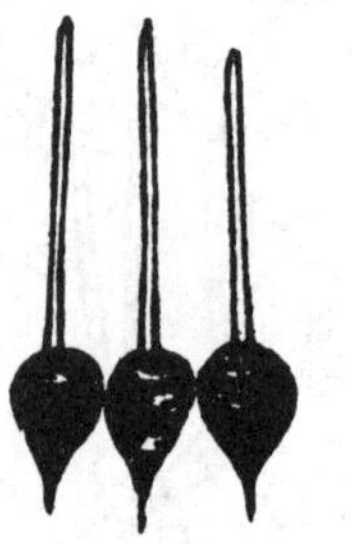

慈姑

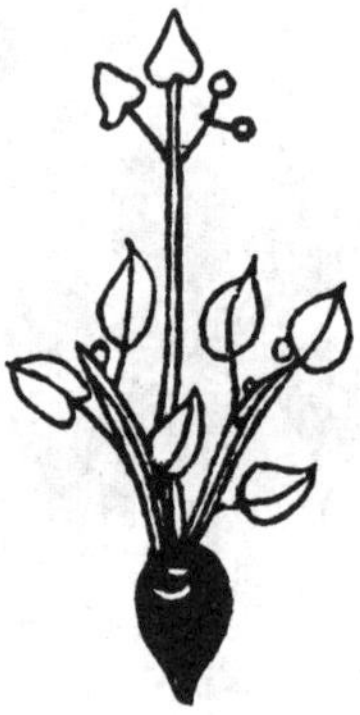

木部香木类附图

柏

松

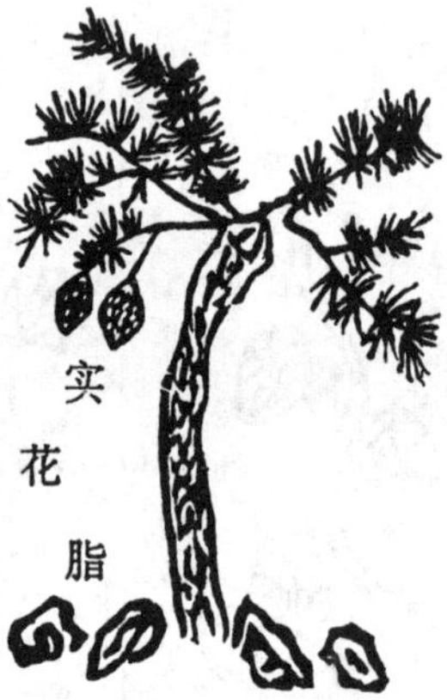

杉

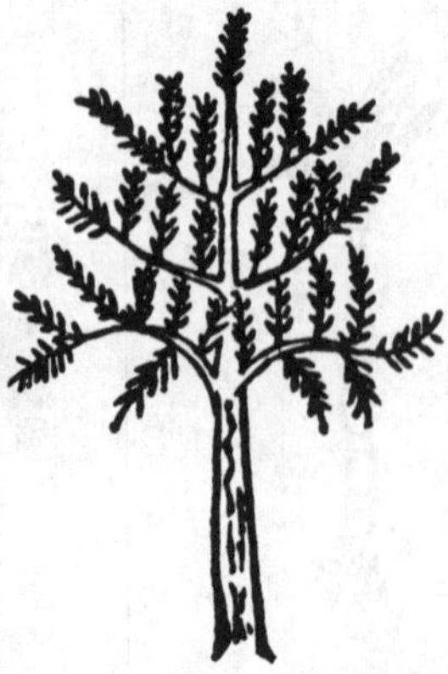

桂

牡桂

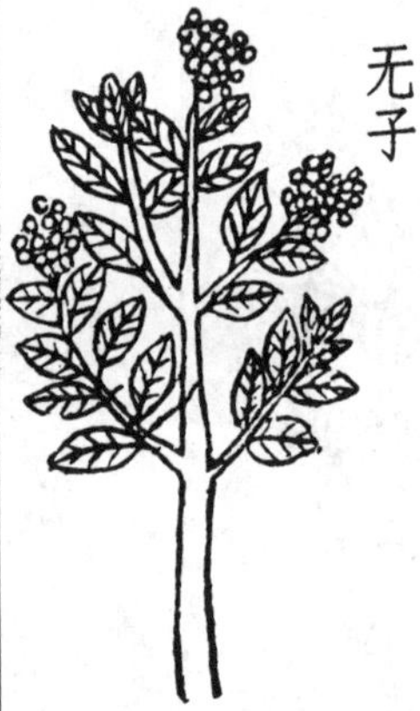

箘桂

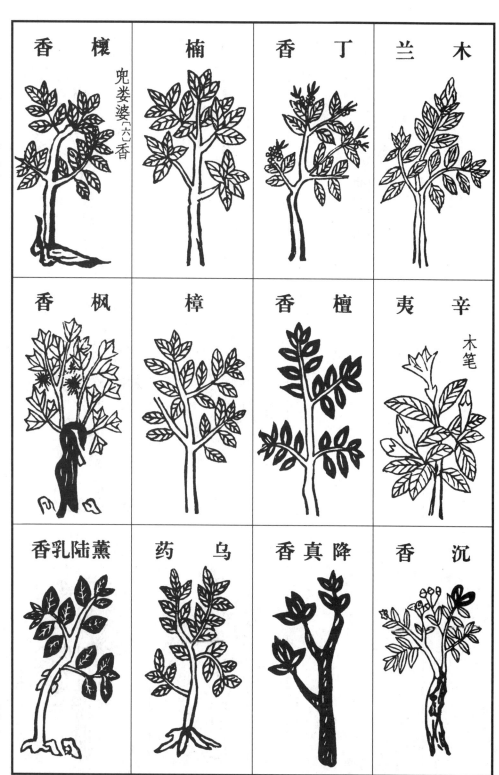

木兰

辛夷

木笔

沉香

丁香

檀香

降真香

楠

樟

乌药

櫰香

兜娄婆〔六〕香

枫香

薰陆香 乳香

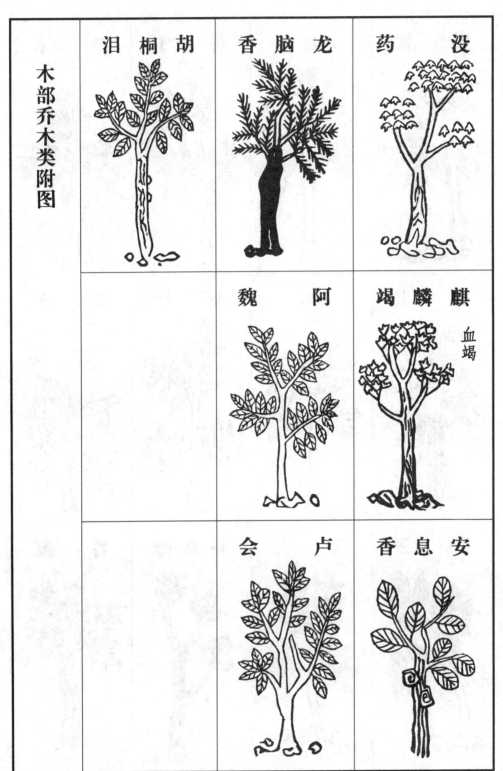

木部乔木类附图

没药

龙脑香

胡桐泪

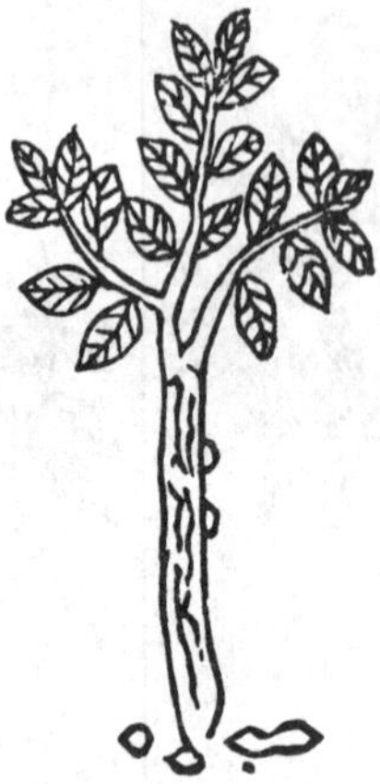

麒麟竭

血竭

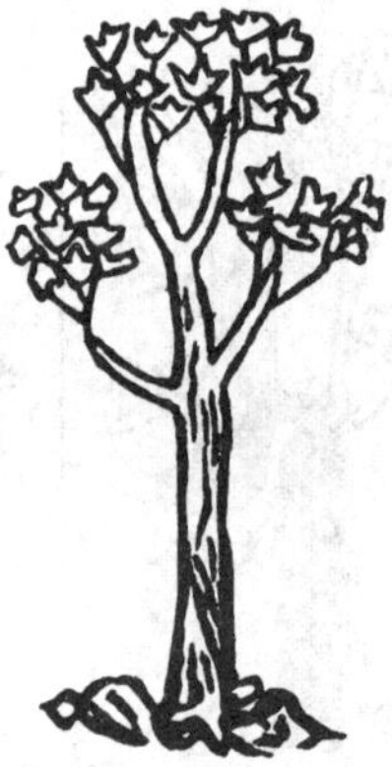

阿魏

安息香

卢会

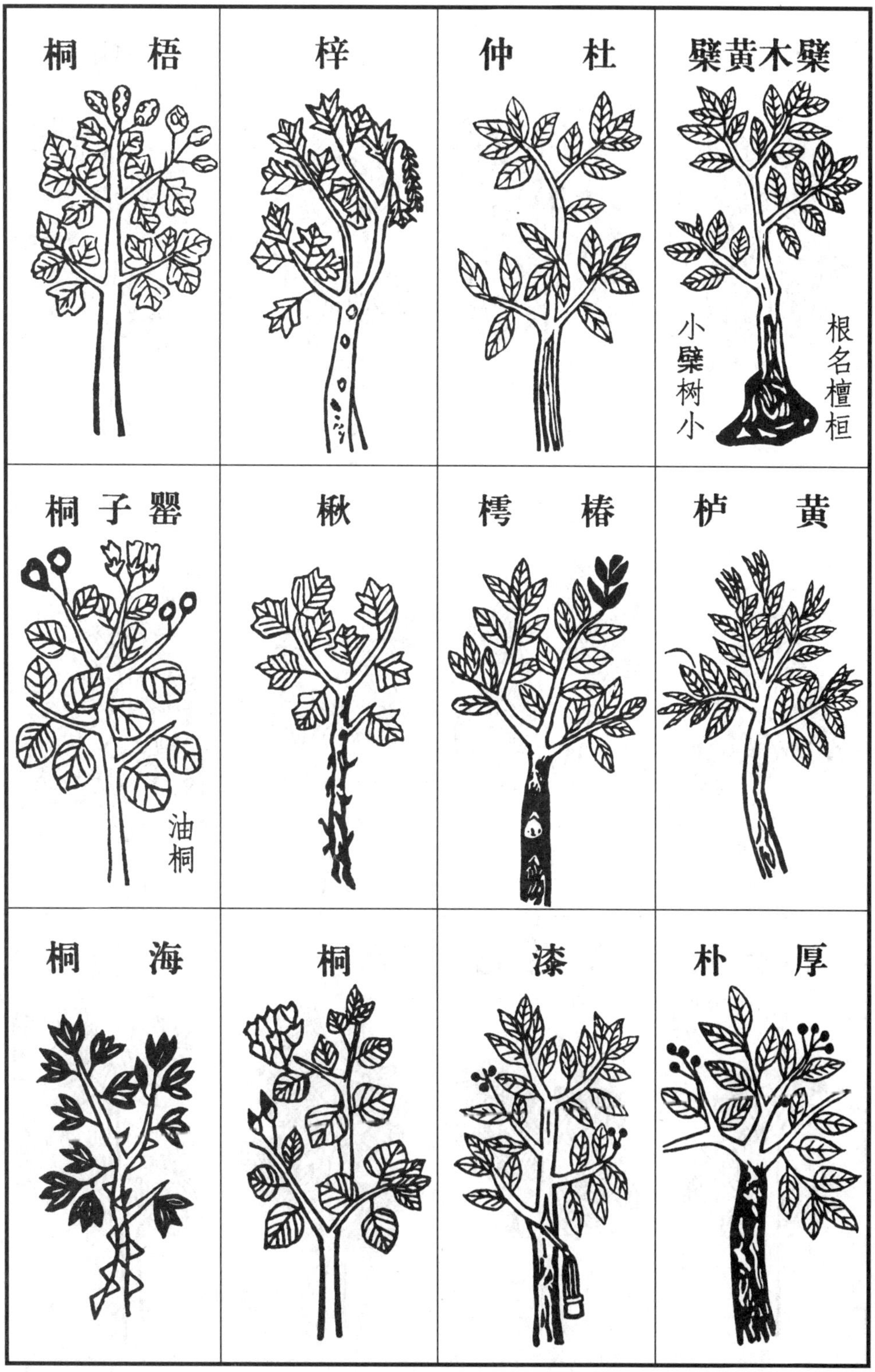
梧桐
梓
杜仲
檗木黄檗
根名檀桓
小檗树小
罂子桐
油桐
楸
椿樗
黄栌
海桐
桐
漆
厚朴

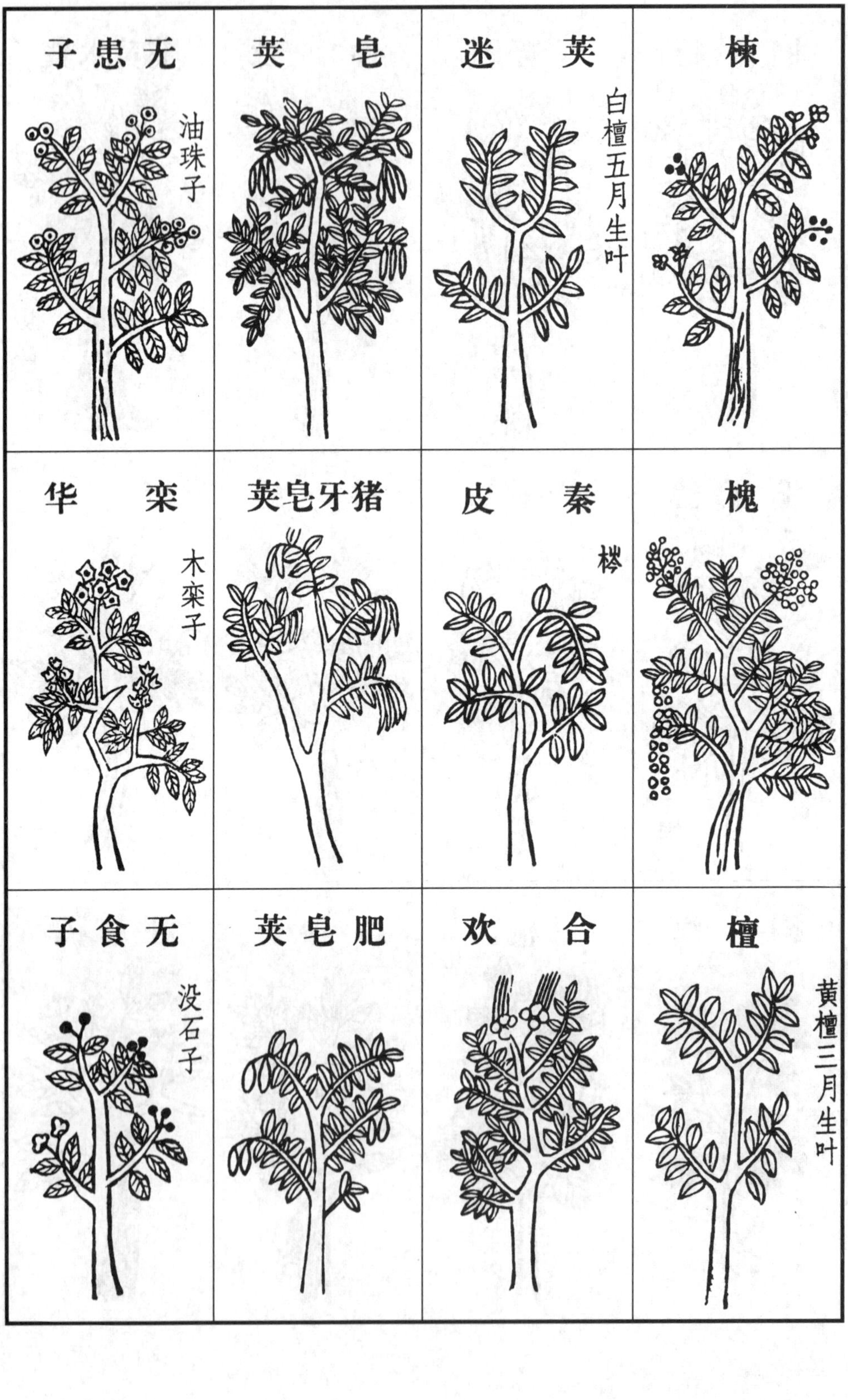
楝
荚迷
白檀五月生叶
皂荚
无患子
油珠子
槐
秦皮
梣
猪牙皂荚
栾华
木栾子
檀
黄檀三月生叶
合欢
肥皂荚
无食子
没石子

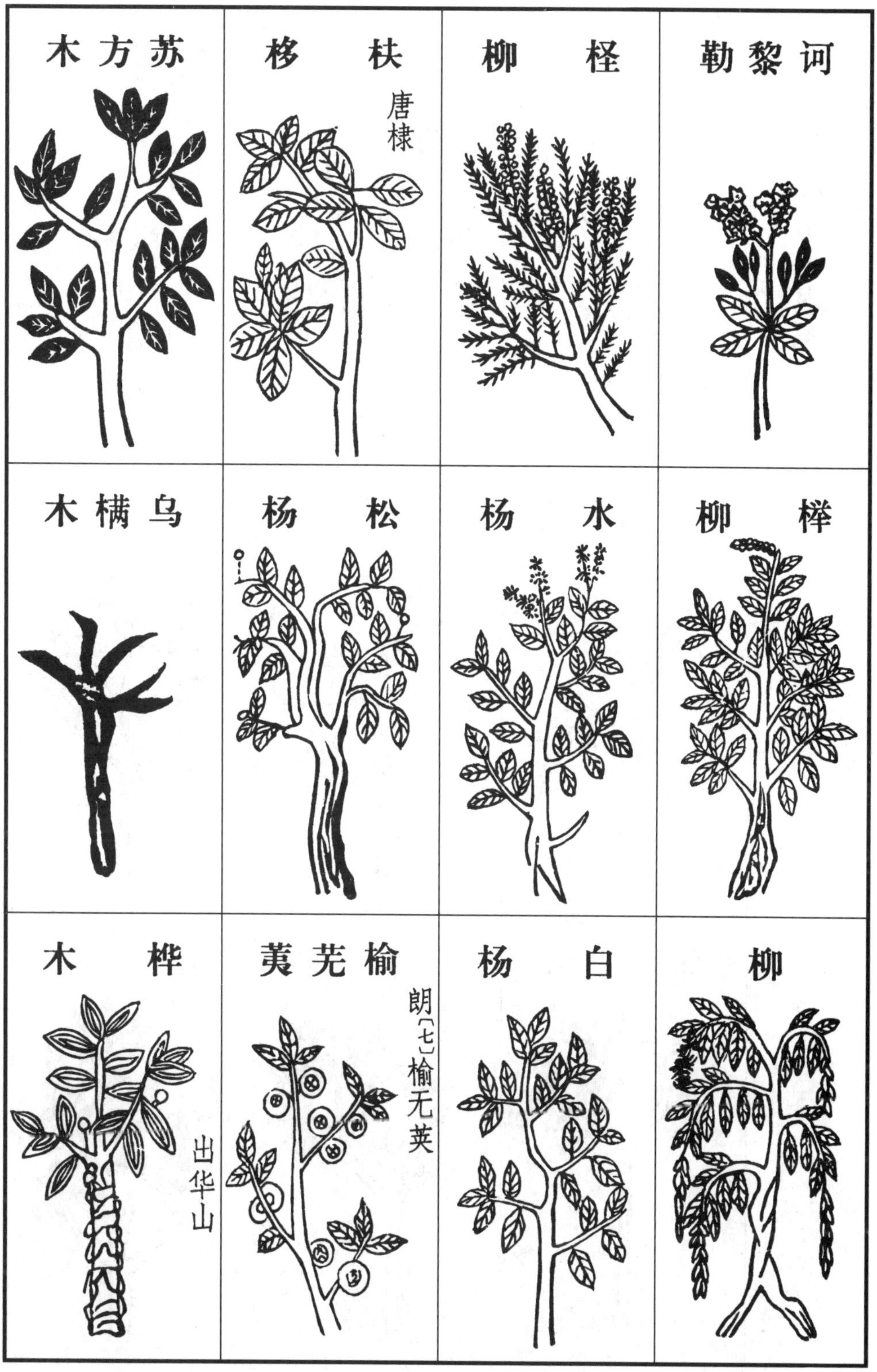
苏方木
扶移
唐棣
柽柳
诃黎勒
乌臼木
松杨
水杨
榉柳
桦木
出华山
榆芜荑
朗〔七〕榆无荚
白杨
柳

木部灌木类附图

相思子

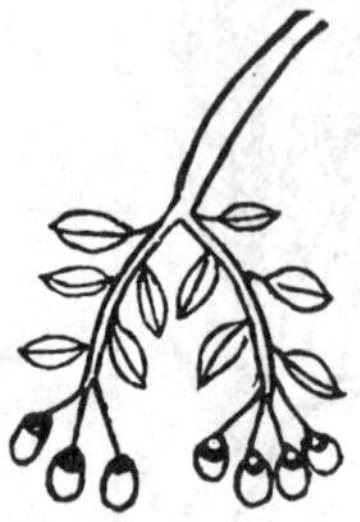

巴豆

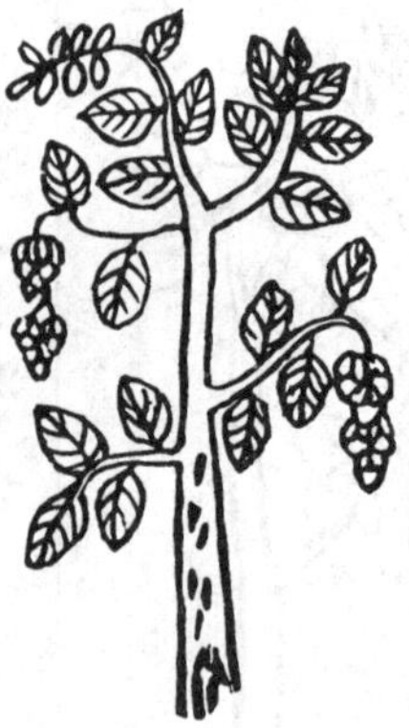

花榈木

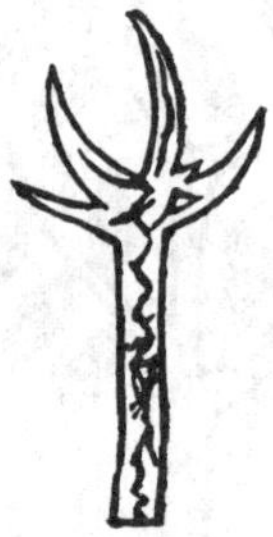

猪腰子

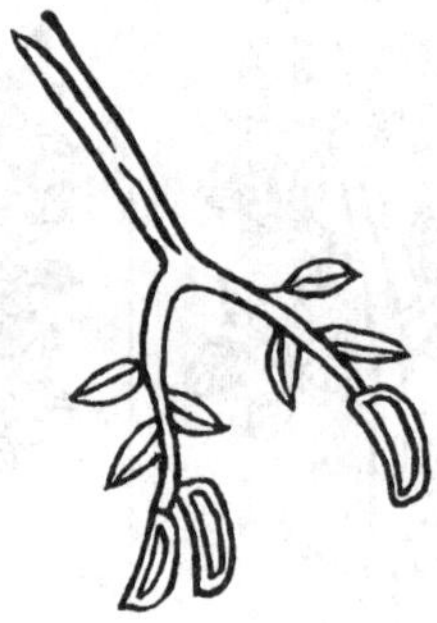

大风子

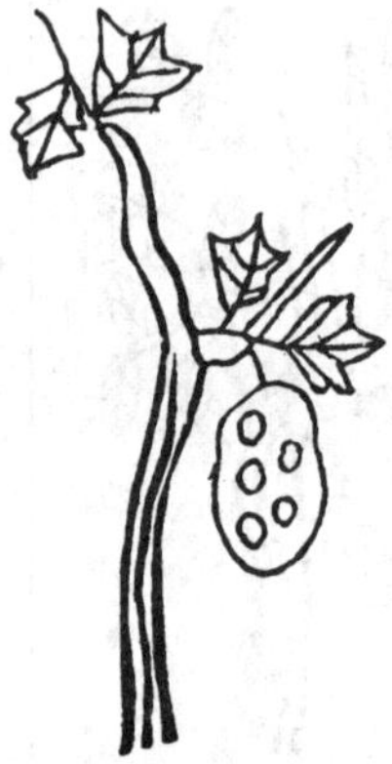

棕榈

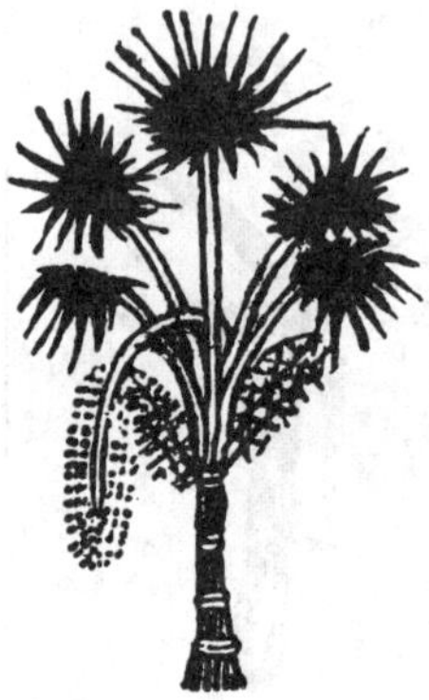

石瓜

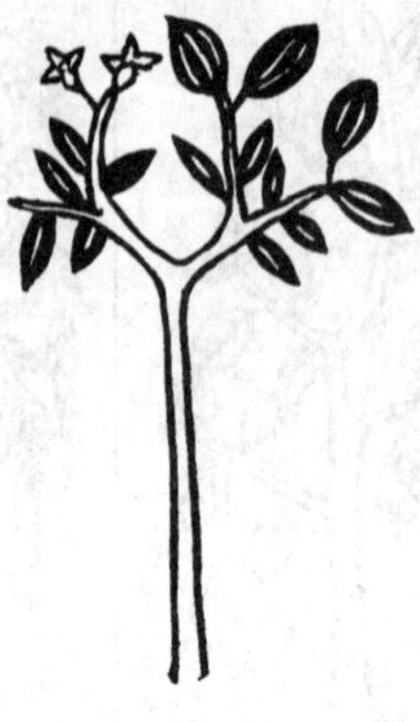

海红豆

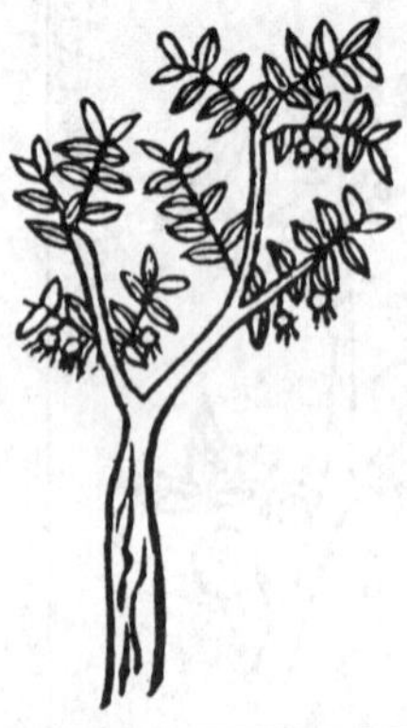

乌桕木

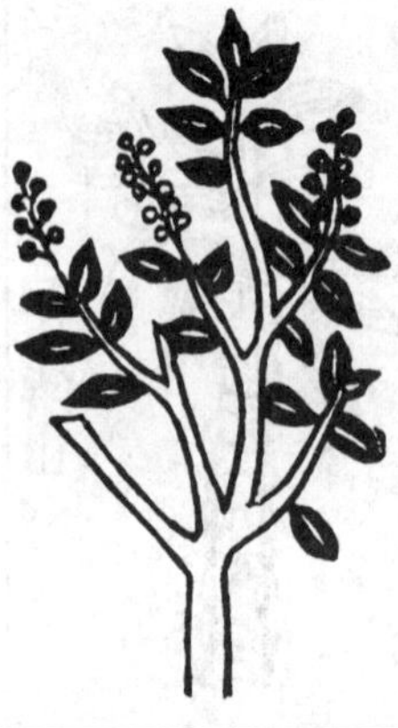

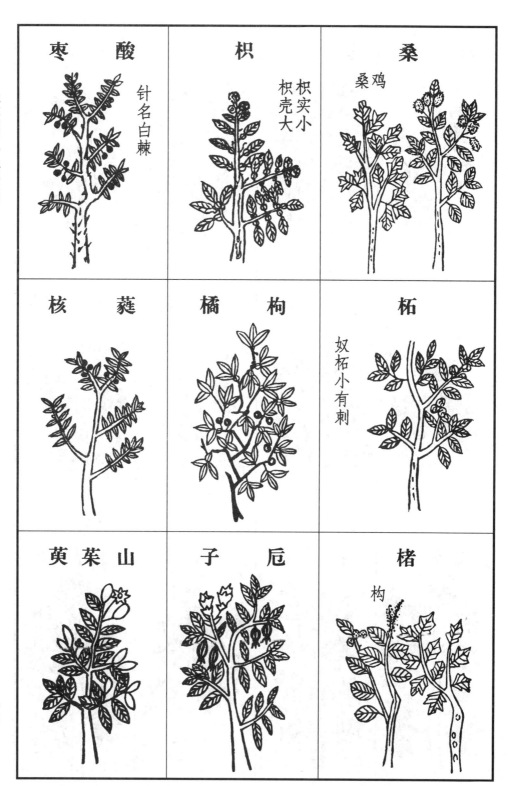

酸枣

枳

桑

蕤核

枸橘

柘

山茱萸

卮子

楮

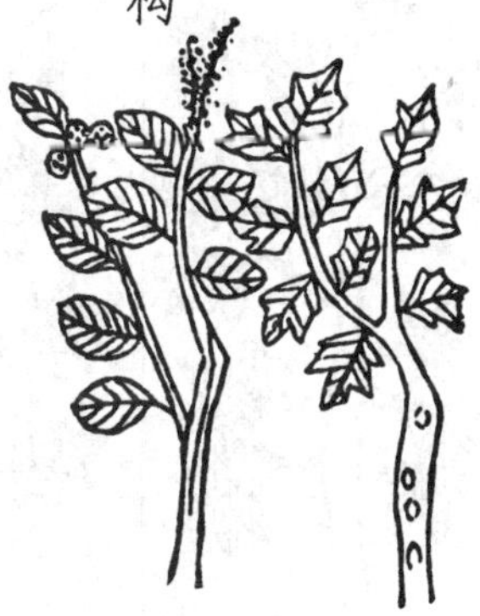

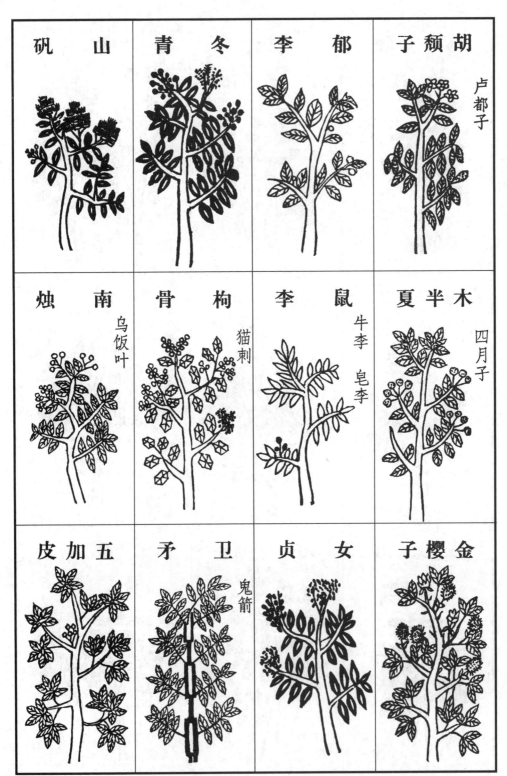

山矾

冬青

郁李

胡颓子

卢都子

南烛

乌饭叶

枸骨

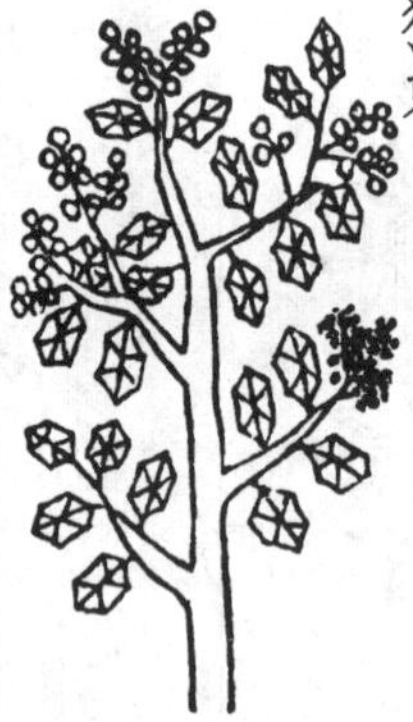

猫刺

鼠李

牛李 皂李

木半夏

四月子

五加皮

卫矛

鬼箭

女贞

金樱子

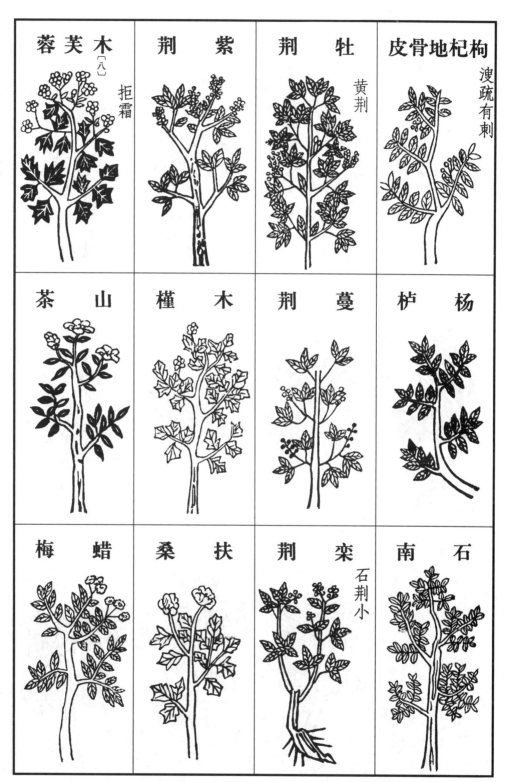

木芙蓉〔八〕

紫荆

牡荆

枸杞地骨皮

山茶

木槿

蔓荆

杨栌

蜡梅

扶桑

栾荆

石南

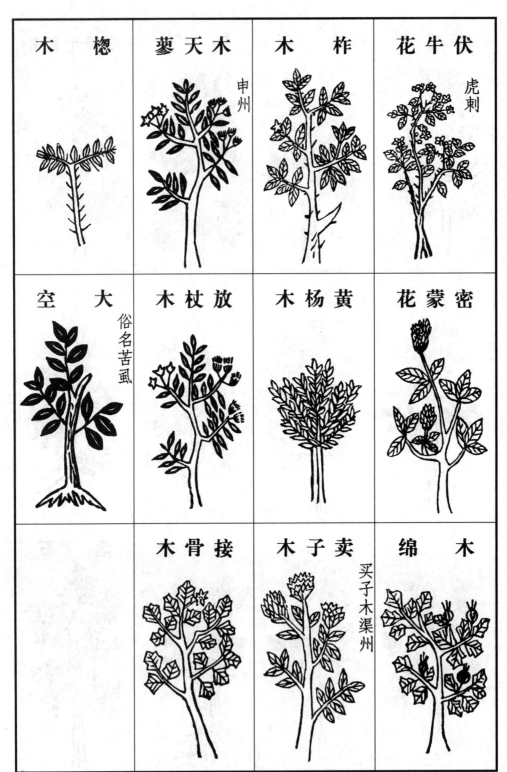

木 楤

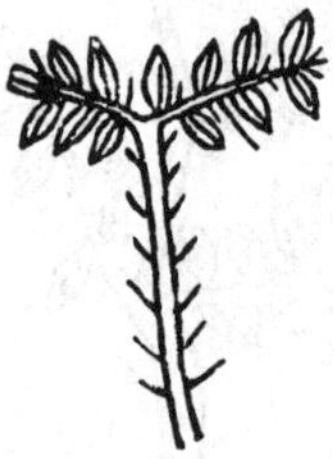

蓼天木

木 柞

花牛伏

空 大

木杖放

木杨黄

花蒙密

木骨接

木子卖

绵 木

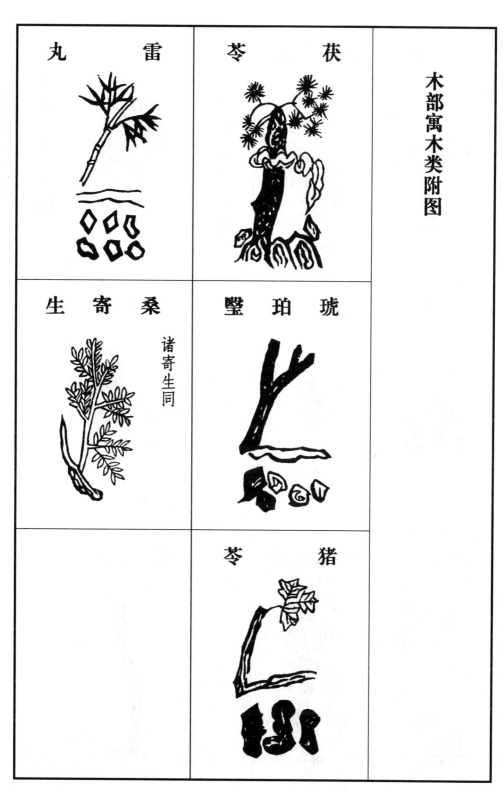

木部寓木类附图

茯苓

雷丸

琥珀瑿

桑寄生

诸寄生同

猪苓

木部苞木类附图

竹

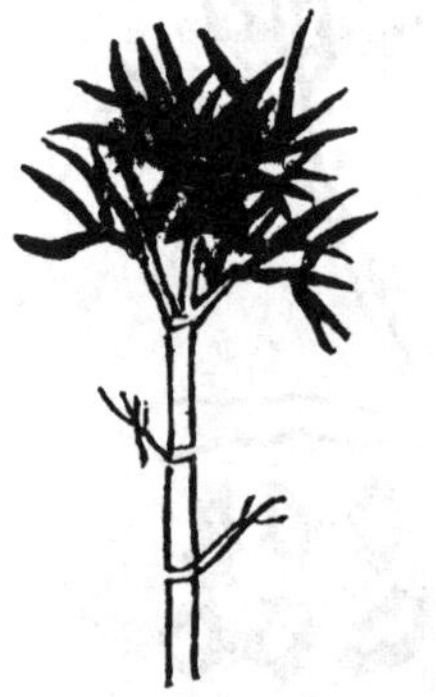

天竹黄

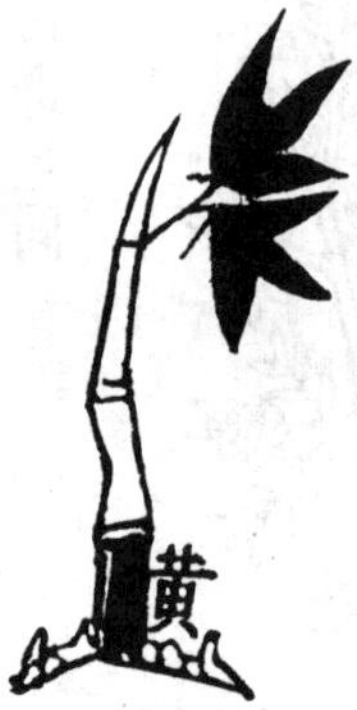

仙人杖

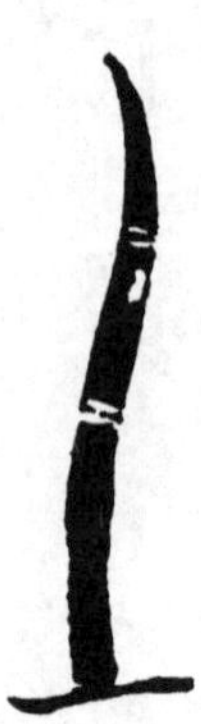

虫部卵生类上附图

蜜蜂

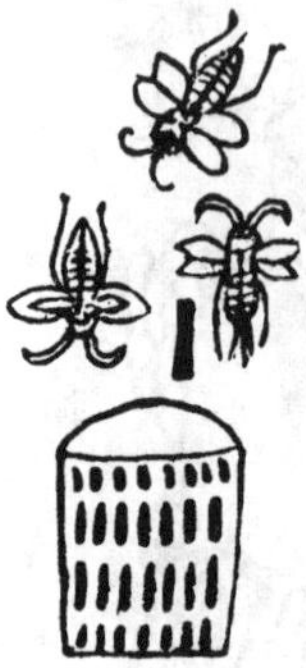

土蜂

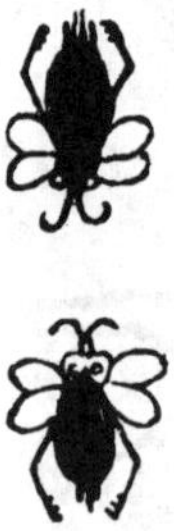

黄蜂蜂房

竹蜂

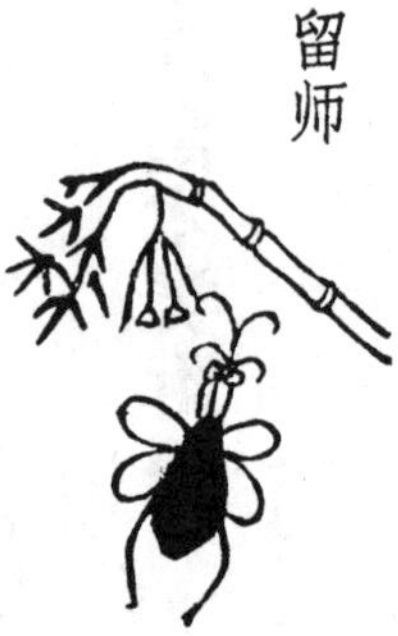

赤翅蜂

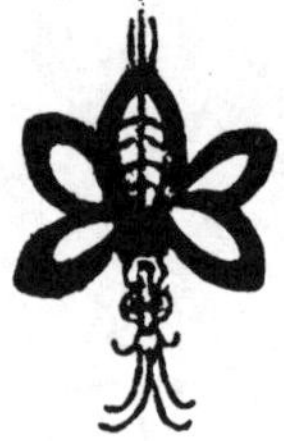

独脚蜂

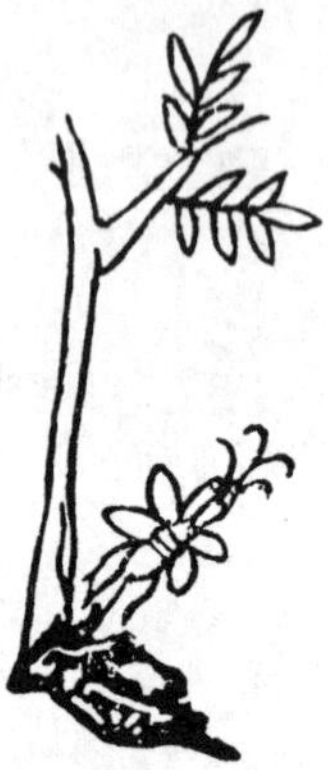

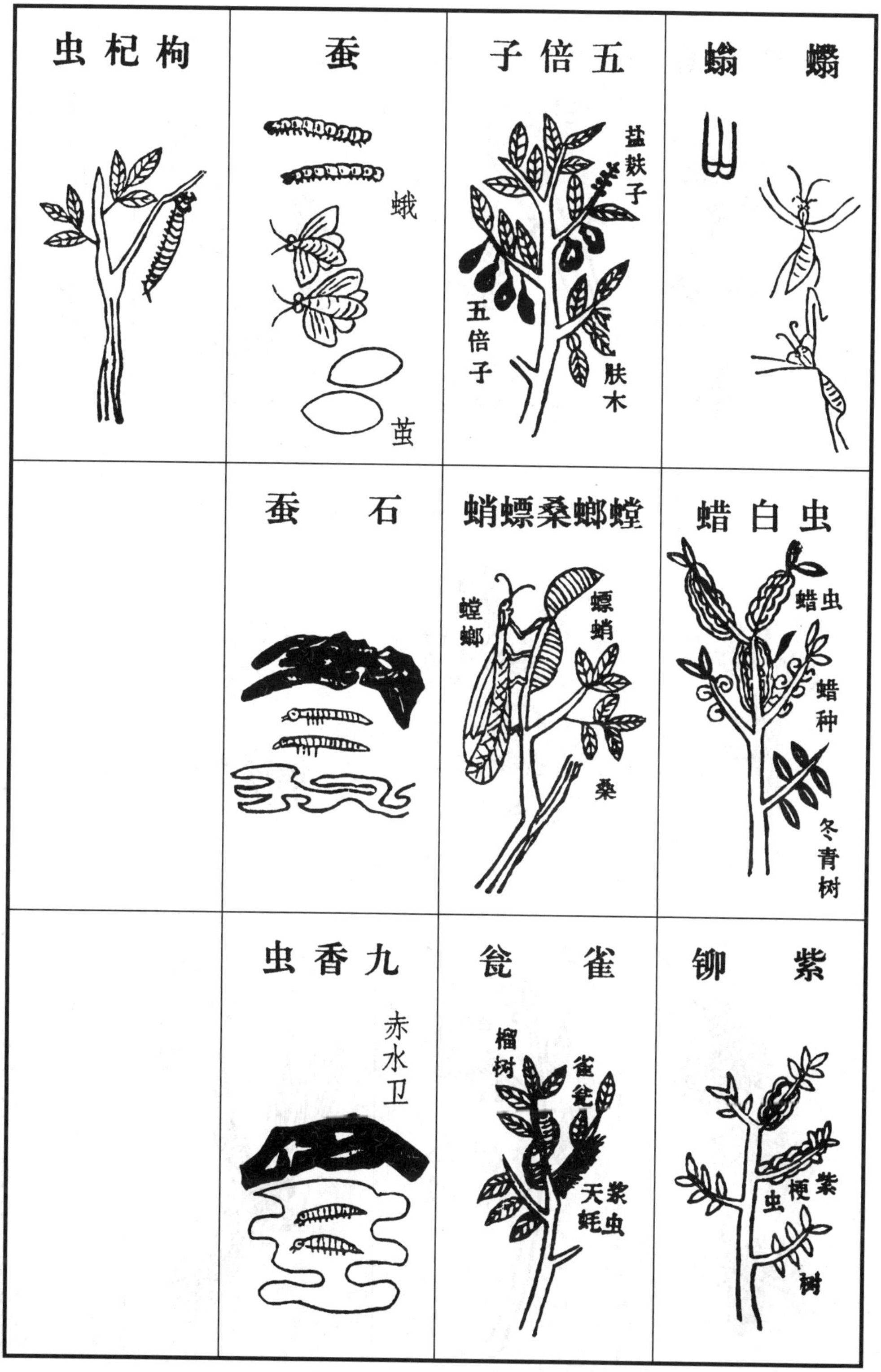
蠮螉
五倍子
盐麸子
五倍子
肤木
蚕
蛾
茧
枸杞虫
虫白蜡
蜡虫
蜡种
冬青树
螳螂桑螵蛸
螳螂
螵蛸
桑
石蚕
紫铆
紫梗
虫
树
雀瓮
榴树
雀瓮
天浆
蛅虫
九香虫
赤水卫

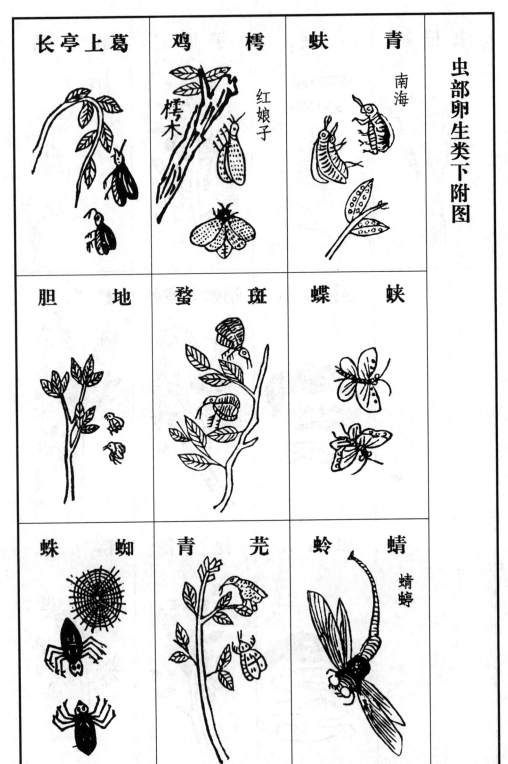

虫部卵生类下附图

青蚨

樗鸡

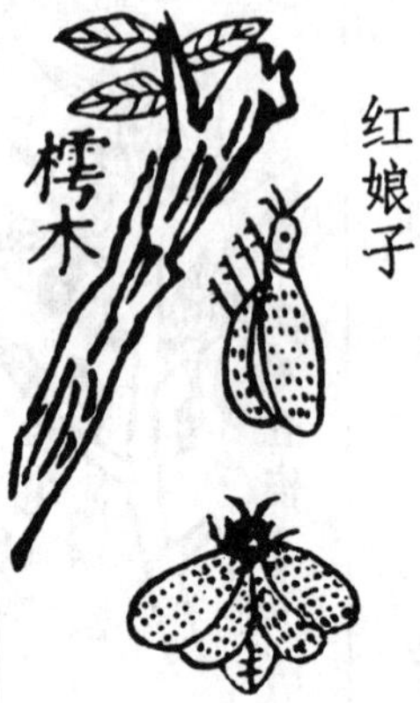

葛上亭长

蛱蝶

斑蝥

地胆

蜻蛉

芫青

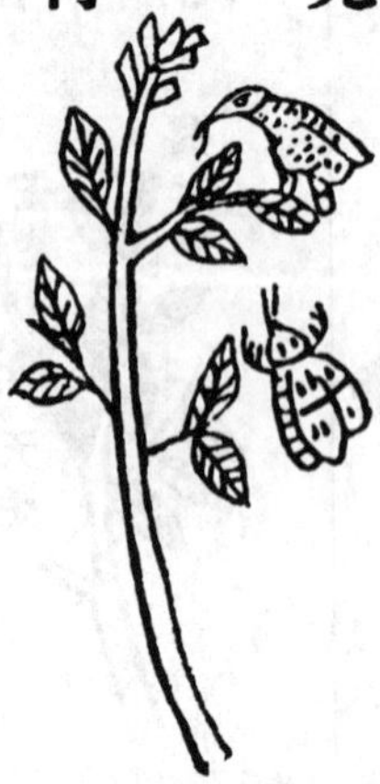

蜘蛛

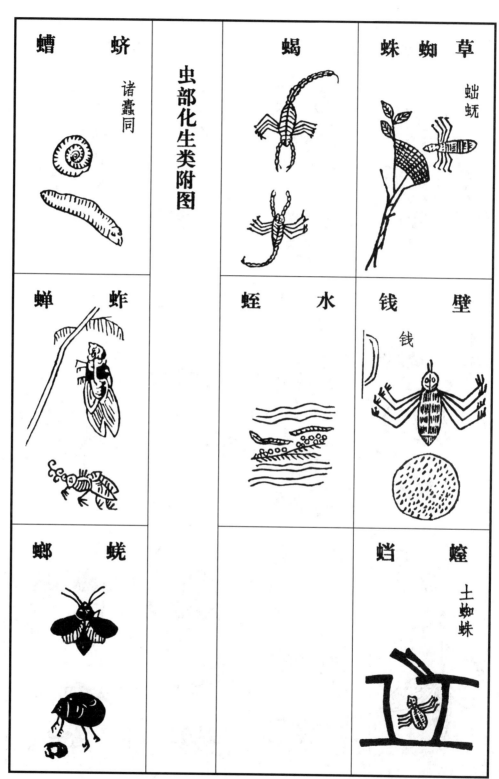

草蜘蛛

蝎

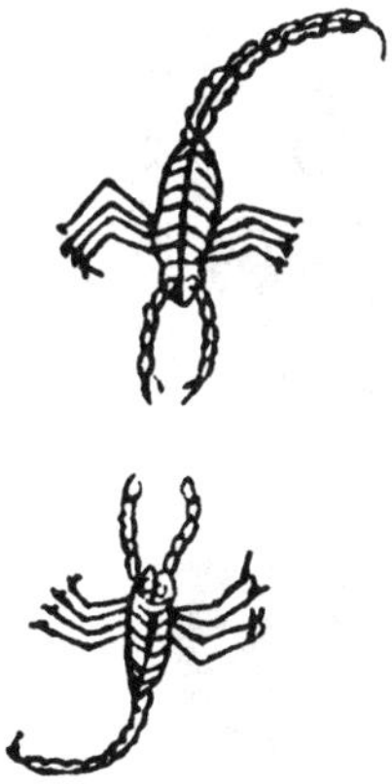

虫部化生类附图

蛴螬

壁钱

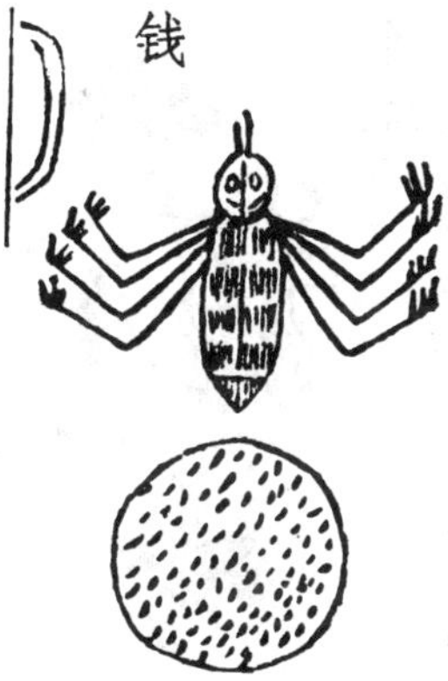

水蛭

蚱蝉

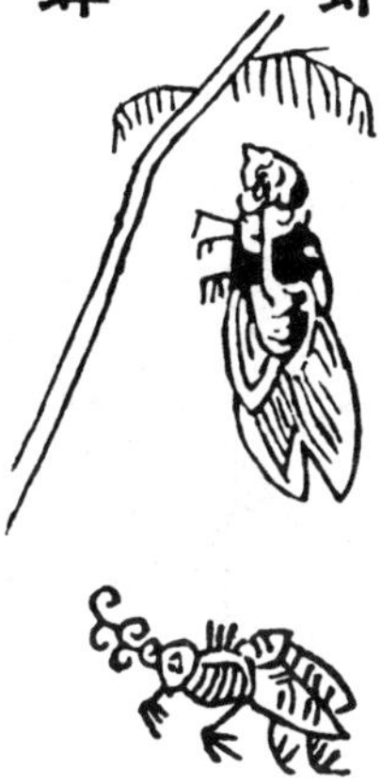

螲蟷

蜣螂

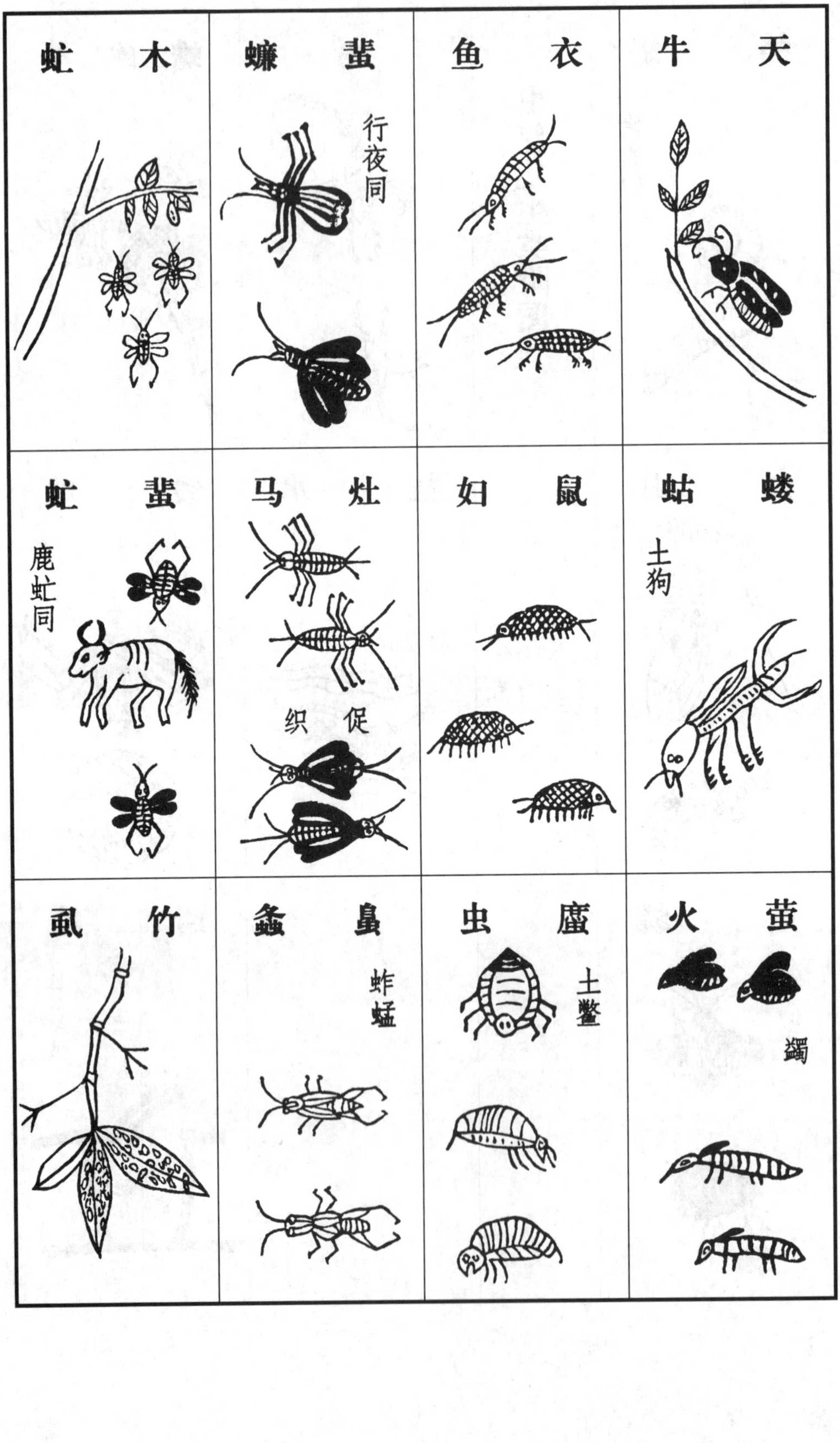
木虻
蜚蠊
行夜同
衣鱼
天牛
蜚虻
鹿虻同
灶马
促织
鼠妇
蝼蛄
土狗
竹虱
蛗螽
蚱蜢
䗪虫
土鳖
萤火
蠲

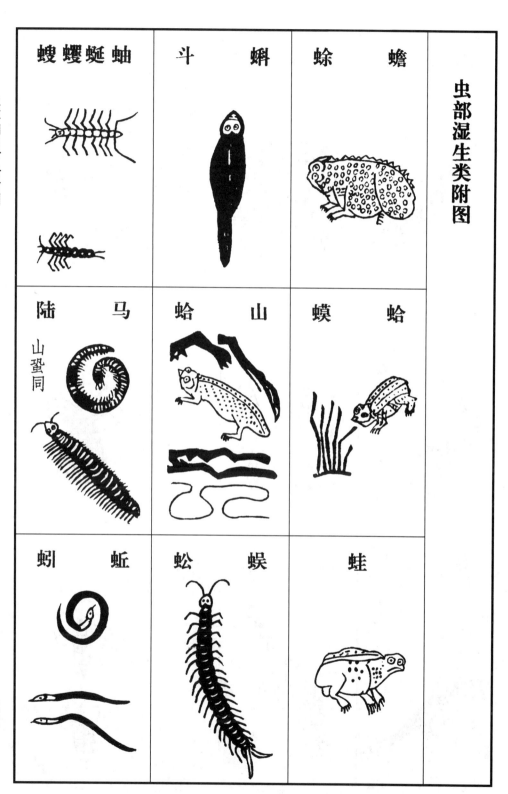

虫部湿生类附图

蟾蜍

蝌斗

蚰蜒 蠼螋

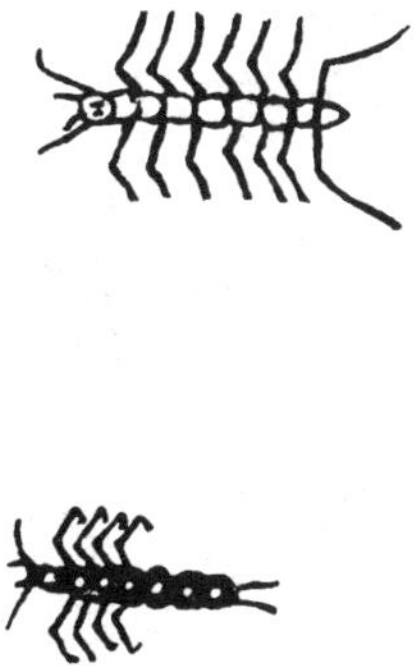

蛤蟆

山蛤

马陆

山蛩同

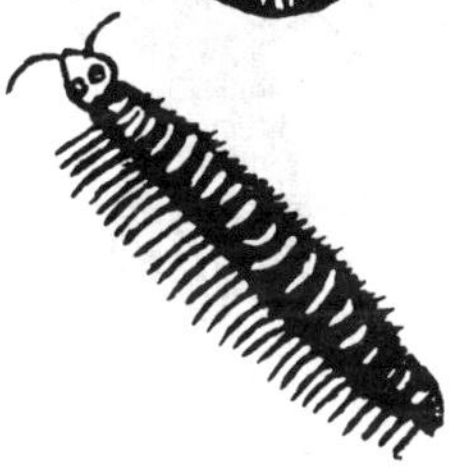

蛙

蜈蚣

蚯蚓

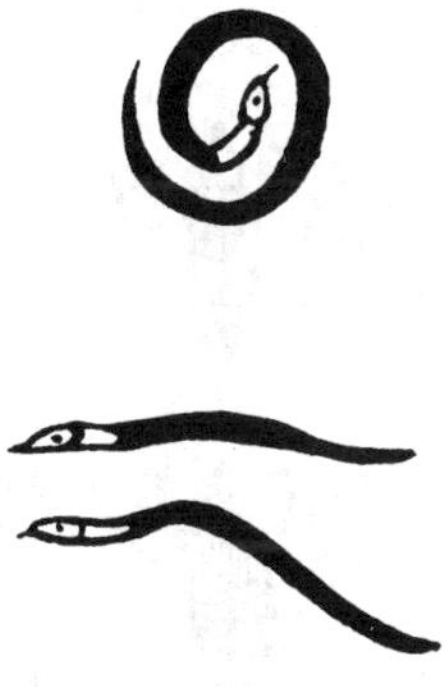

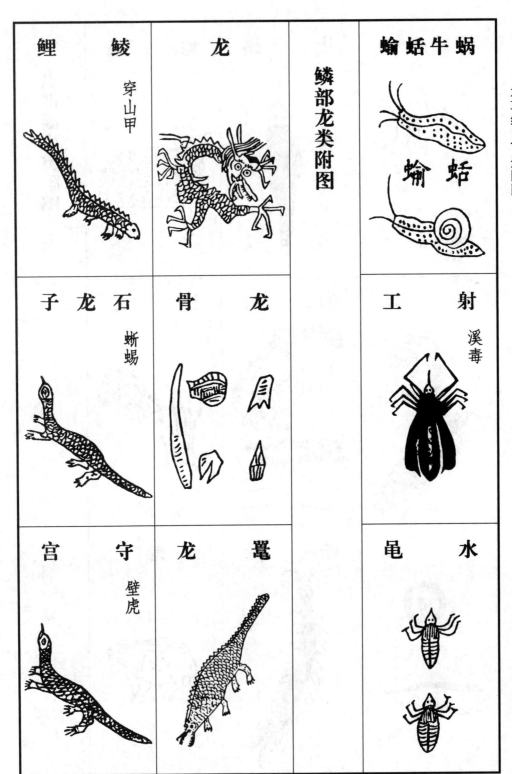

鳞部龙类附图

蜗牛蛞蝓

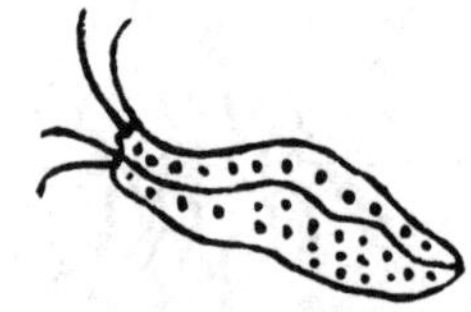

蛞蝓

射工

溪毒

水黾

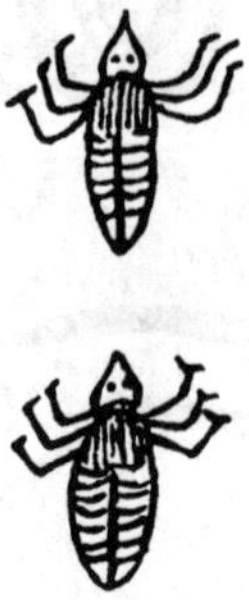

龙

龙骨

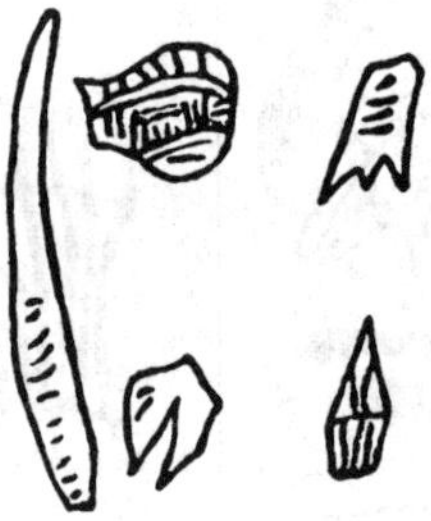

鼍龙

鲮鲤

穿山甲

石龙子

蜥蜴

守宫

壁虎

蛤蚧

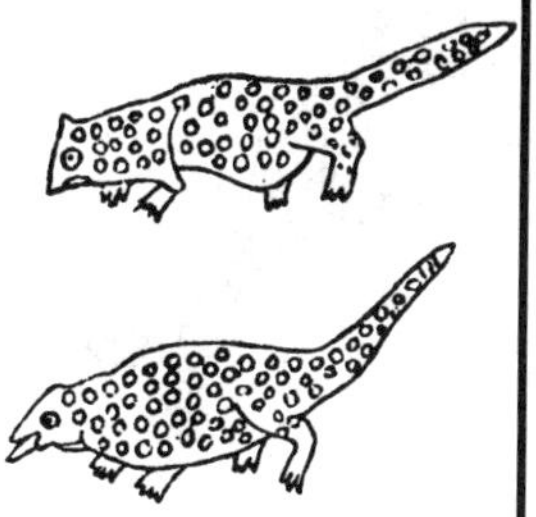

鳞部蛇类附图

蚺蛇

南蛇

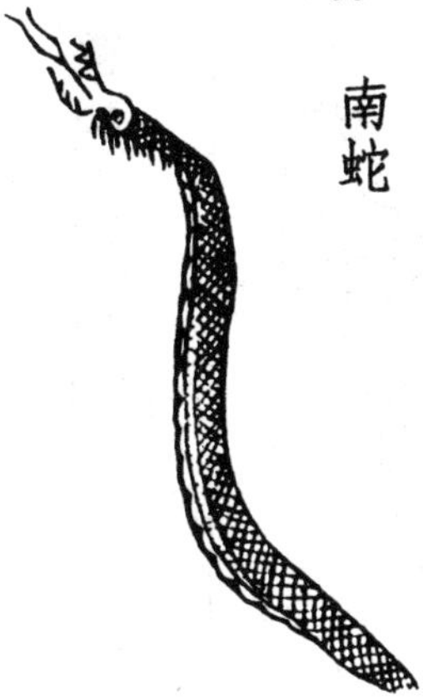

鳞蛇

云南巨蟒

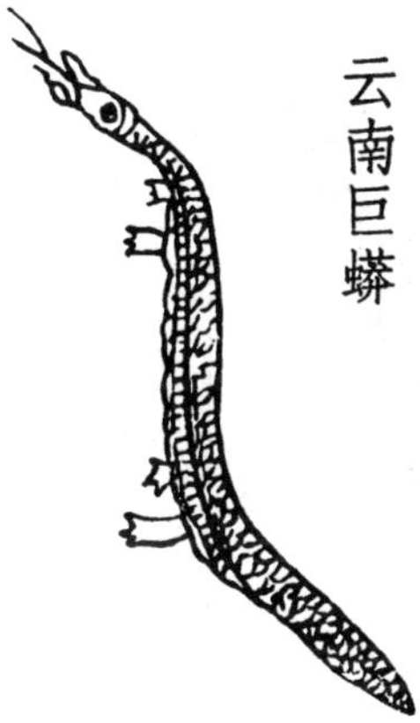

白花蛇

蕲州二十四方胜

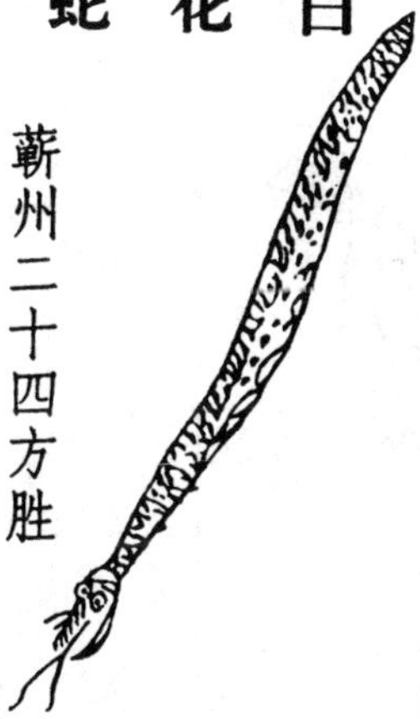

乌蛇

蕲州剑脊细梢

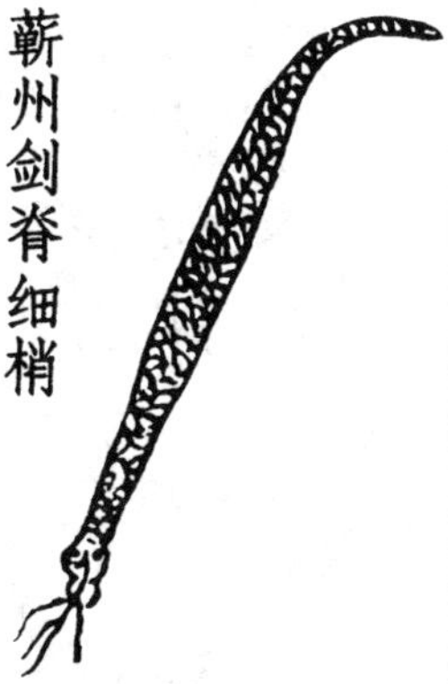

金蛇

广西

银蛇同

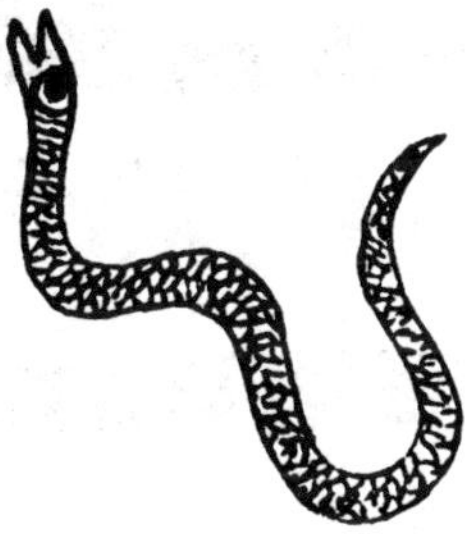

水蛇

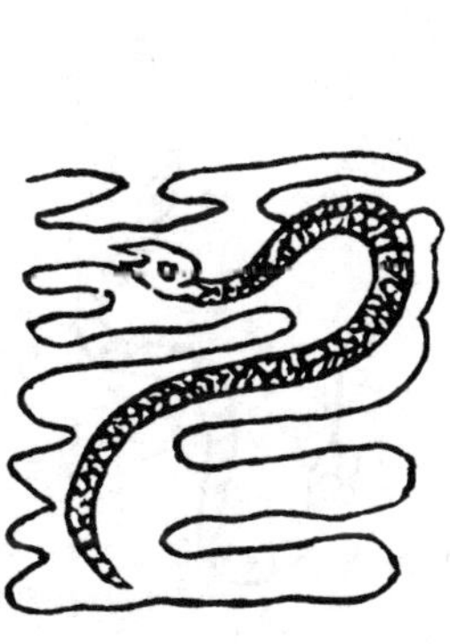

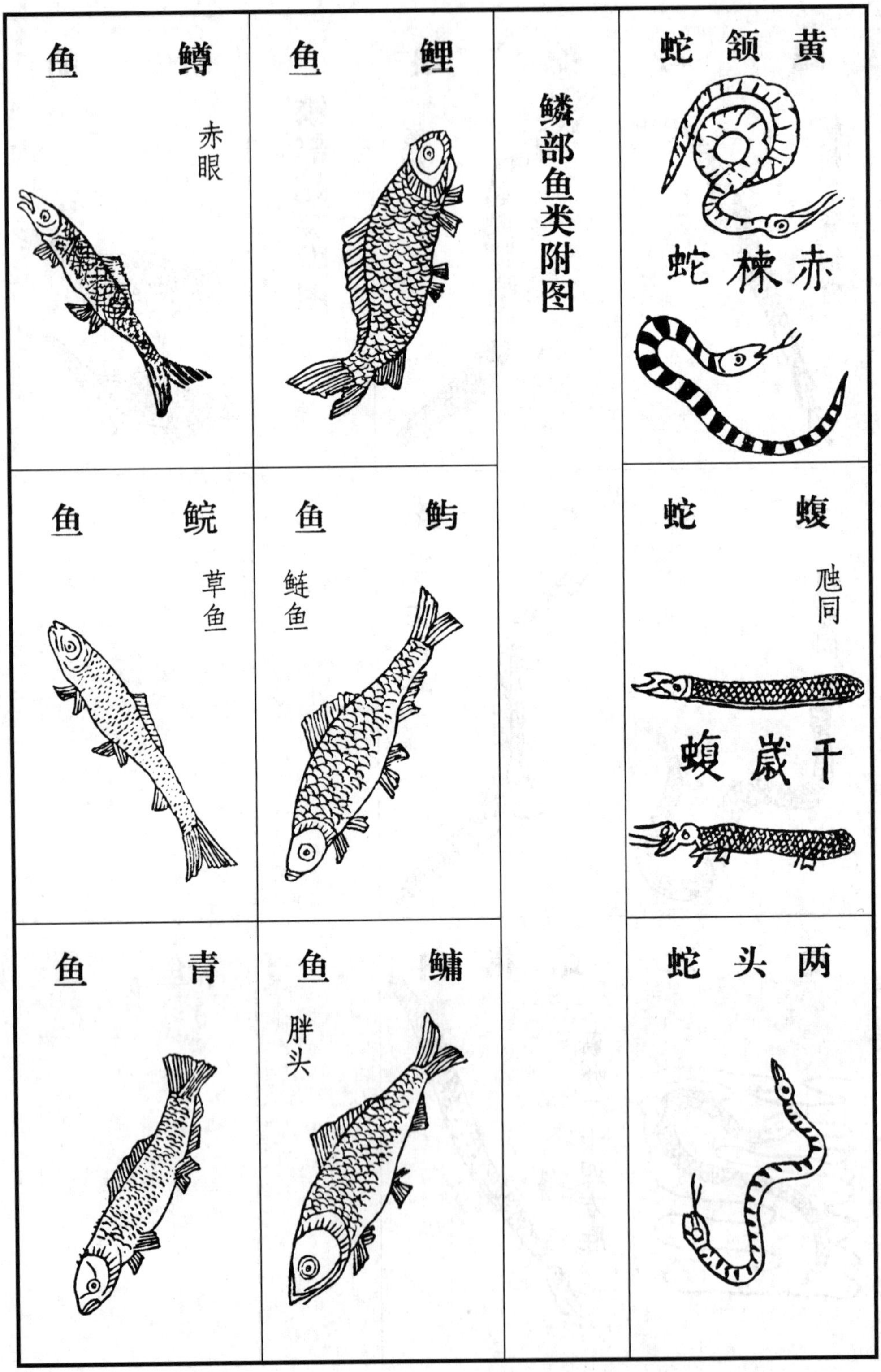
黄颔蛇
赤楝蛇
鳞部鱼类附图
鲤鱼
鳟鱼
赤眼
蝮蛇
虺同
千岁蝮
鱮鱼
鲢鱼
鲩鱼
草鱼
两头蛇
鳙鱼
胖头
青鱼

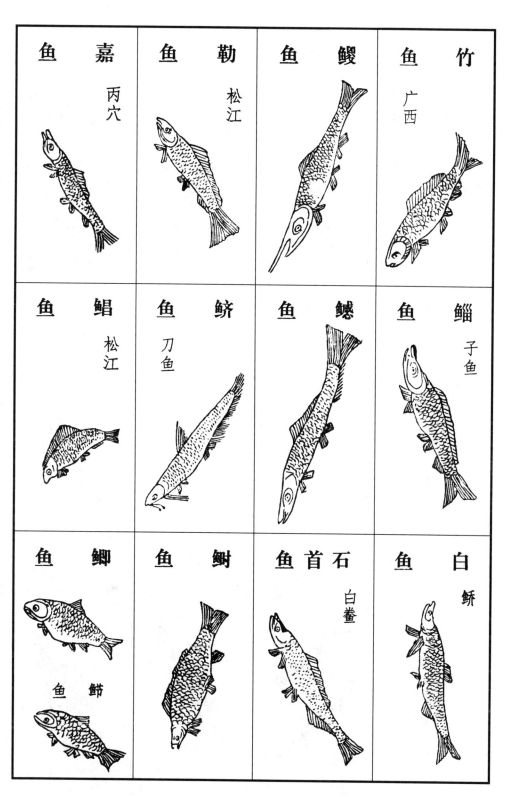

竹鱼

广西

鯼鱼

勒鱼

松江

嘉鱼

丙穴

鲻鱼

子鱼

鳡鱼

鲚鱼

刀鱼

鲳鱼

松江

白鱼

鲌

石首鱼

白鲞

鲥鱼

鲫鱼

鲋鱼

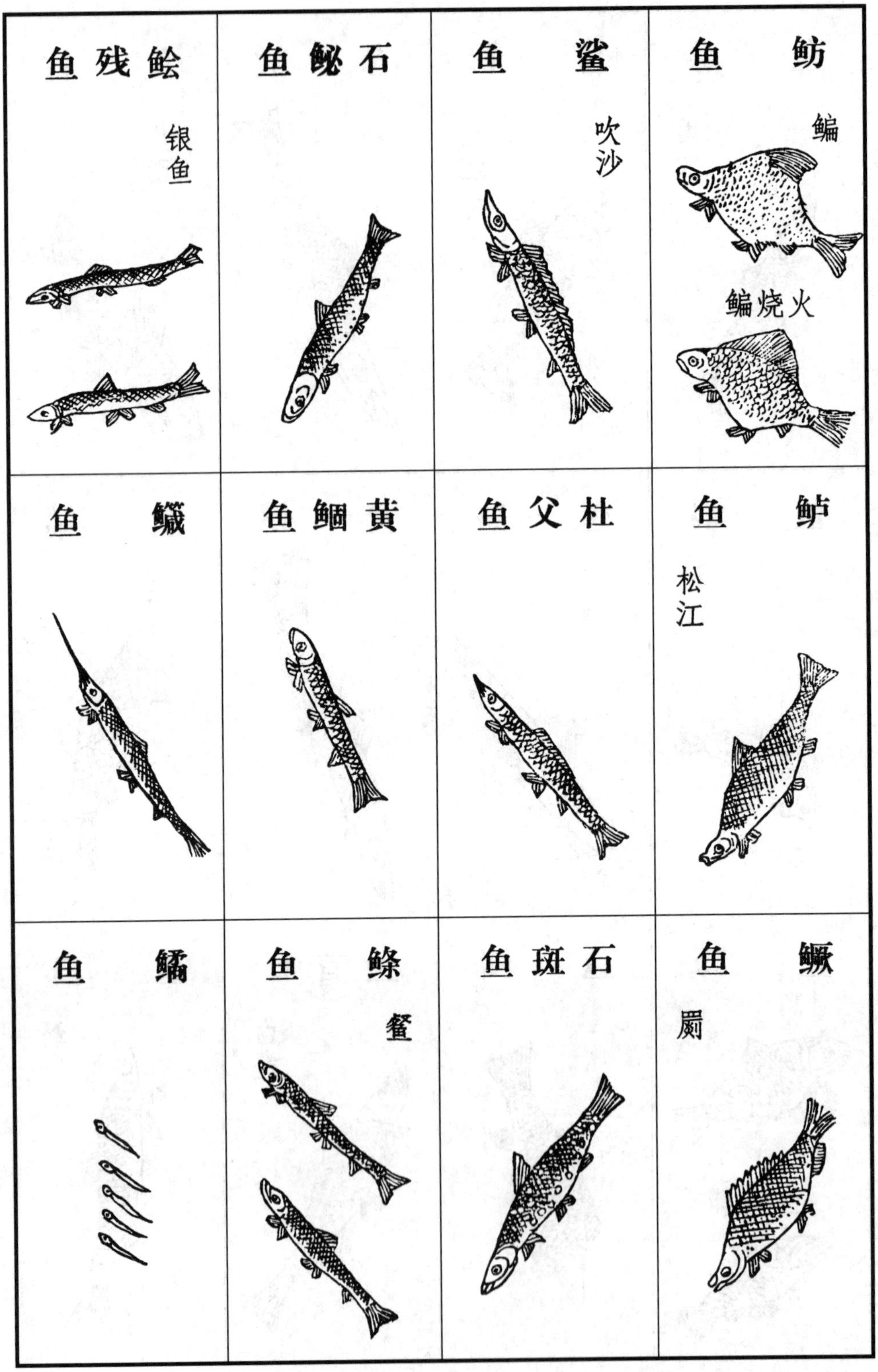
鲙残鱼
银鱼
石鮅鱼
鲨鱼
吹沙
鲂鱼
鳊
火烧鳊
鱵鱼
黄鲴鱼
杜父鱼
鲈鱼
松江
鱊鱼
鲦鱼
石斑鱼
鳜鱼
罽

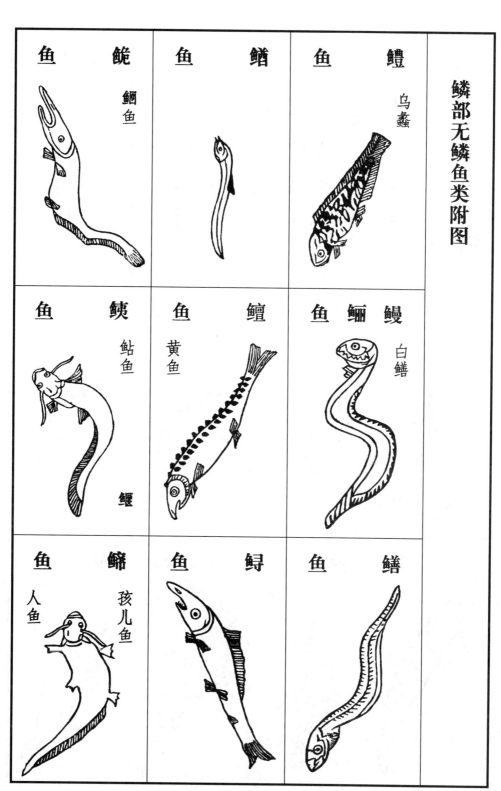

鳞部无鳞鱼类附图

鳢鱼

乌蠡

鳛鱼

鮠鱼

鮰鱼

鳗鲡鱼

白鳝

鳣鱼

黄鱼

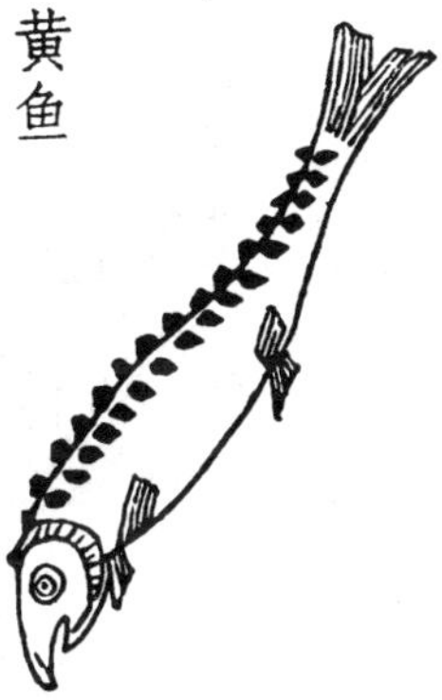

鮧鱼

鲇鱼

鰋

鳝鱼

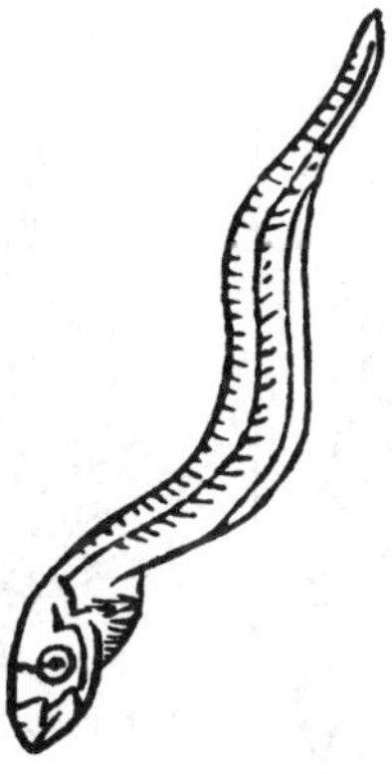

鲟鱼

鯑鱼

孩儿鱼

人鱼

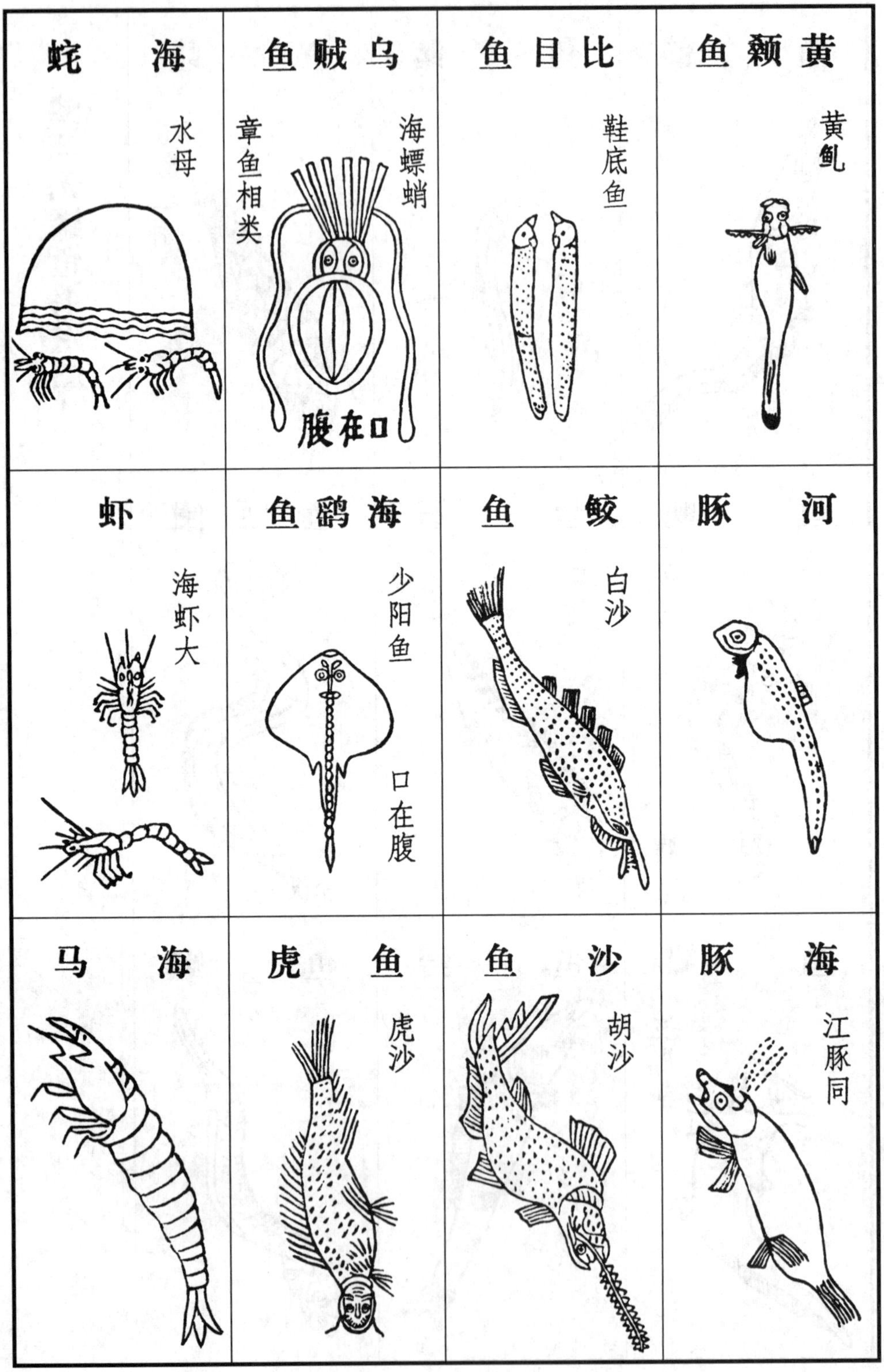
黄颡鱼
黄𩵖
比目鱼
鞋底鱼
乌贼鱼
海螵蛸
章鱼相类
口在腹
海蛇
水母
河豚
鲛鱼
白沙
海鹞鱼
少阳鱼
口在腹
虾
海虾大
海豚
江豚同
沙鱼
胡沙
鱼虎
虎沙
海马

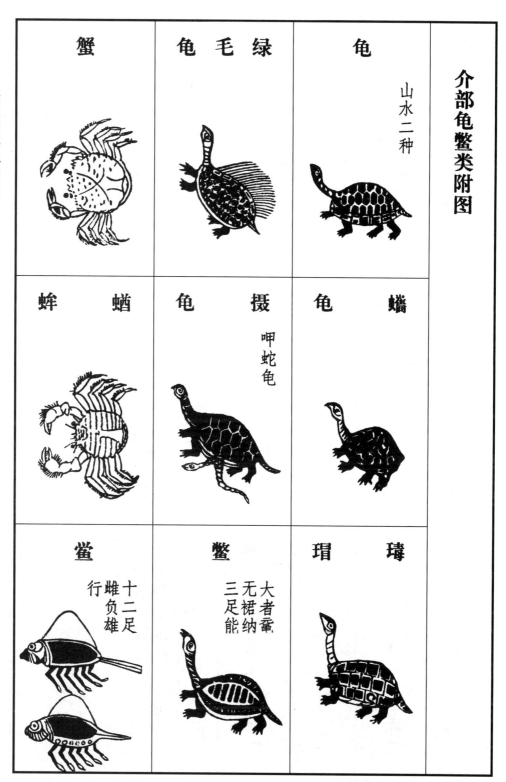

介部龟鳖类附图

龟

山水二种

绿毛龟

蟹

蠵龟

摄龟

呷蛇龟

蟛蜞

瑇瑁

鳖

大者鼋
无裙纳
三足能

鲎

十二足
雌负雄
行

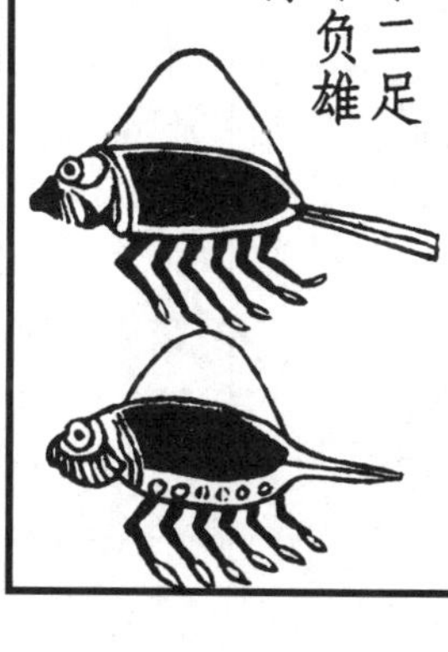

介部蚌蛤类附图

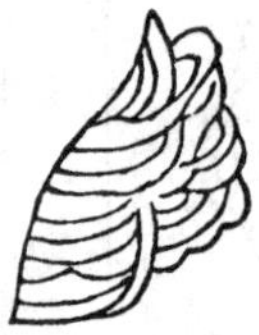
牡蛎

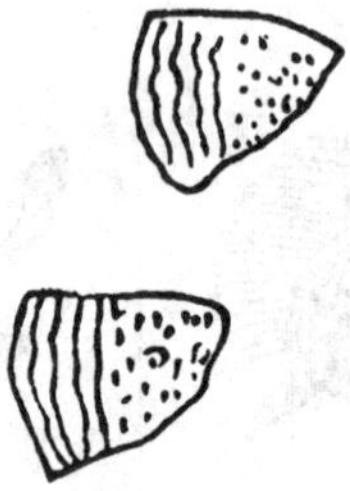
蝛蜐

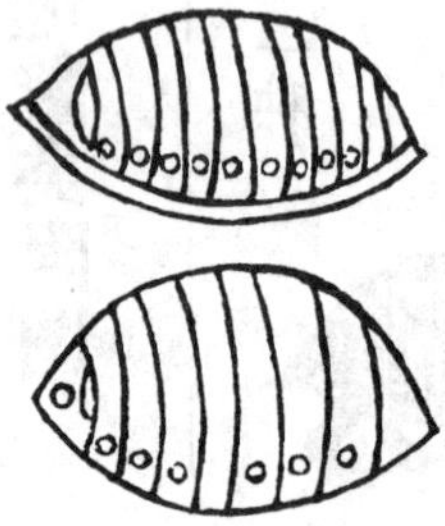
石决明

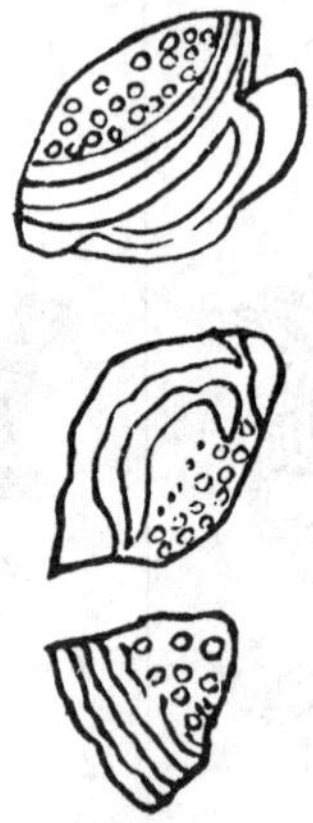
蚌

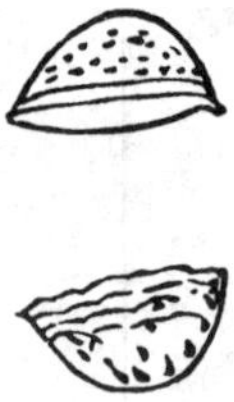
蚬

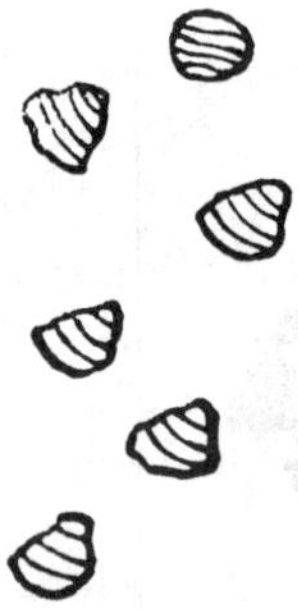
海蛤

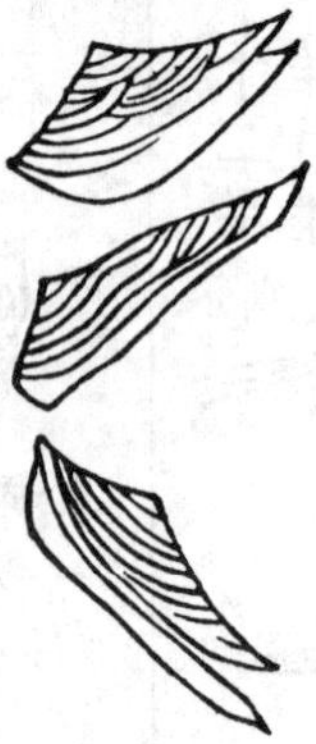
马刀

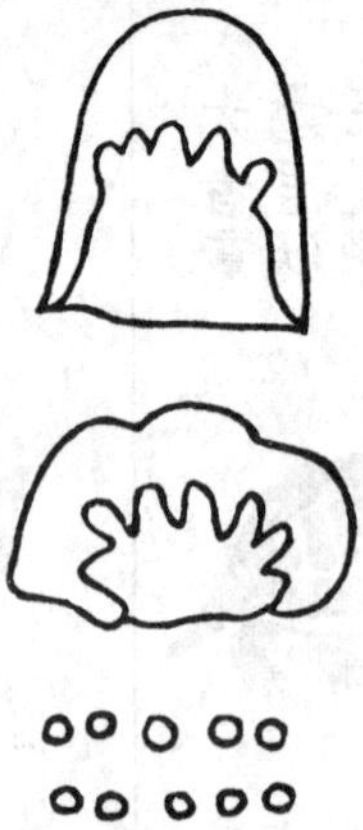
真珠牡

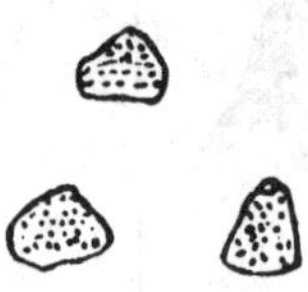
文蛤

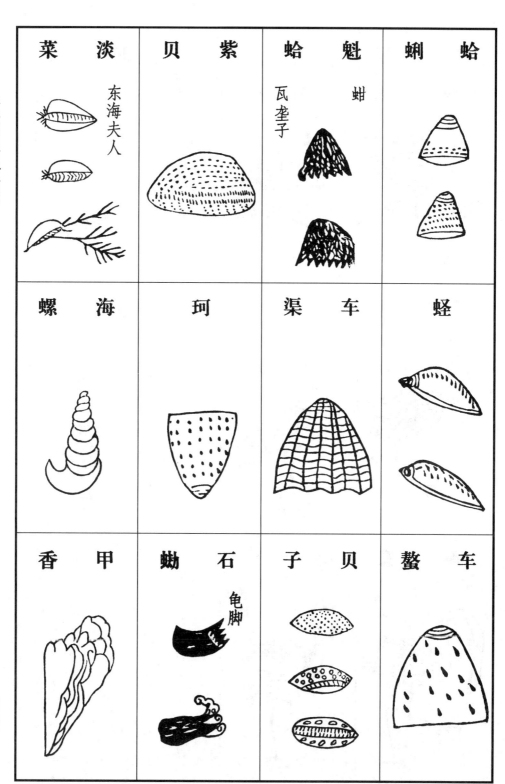

淡菜

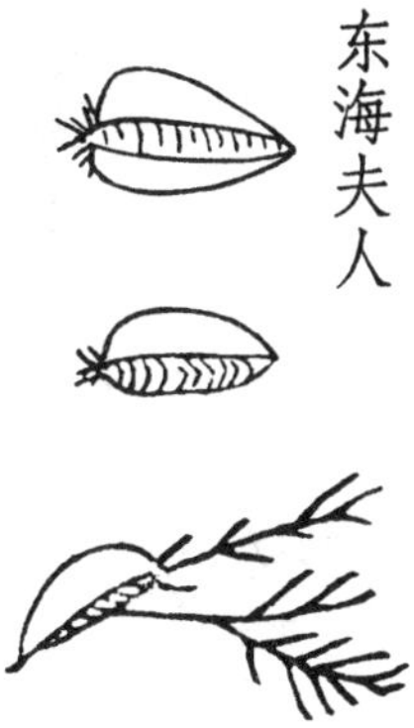

紫贝

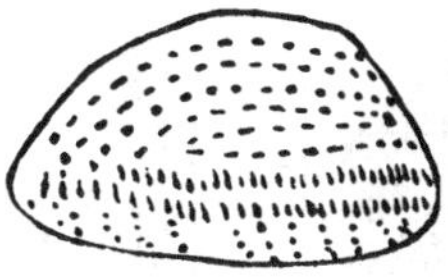

魁蛤

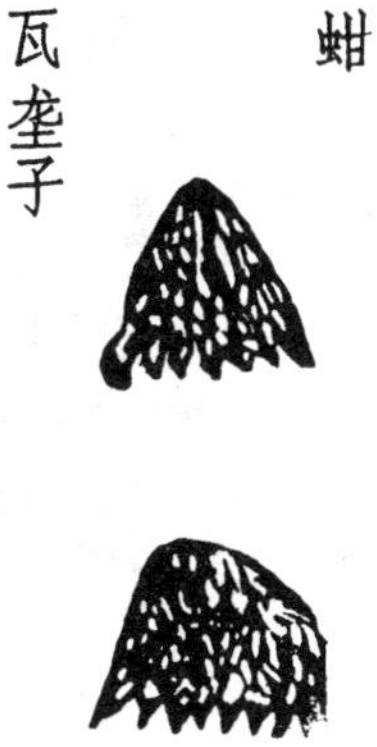

蛤蜊

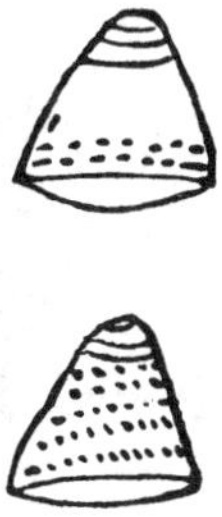

海螺

珂

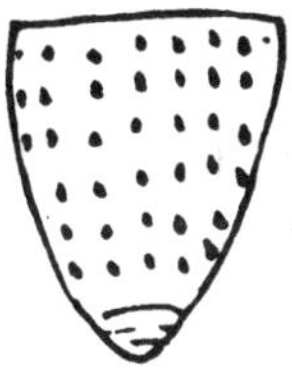

车渠

蛏

甲香

石蜐

贝子

车螯

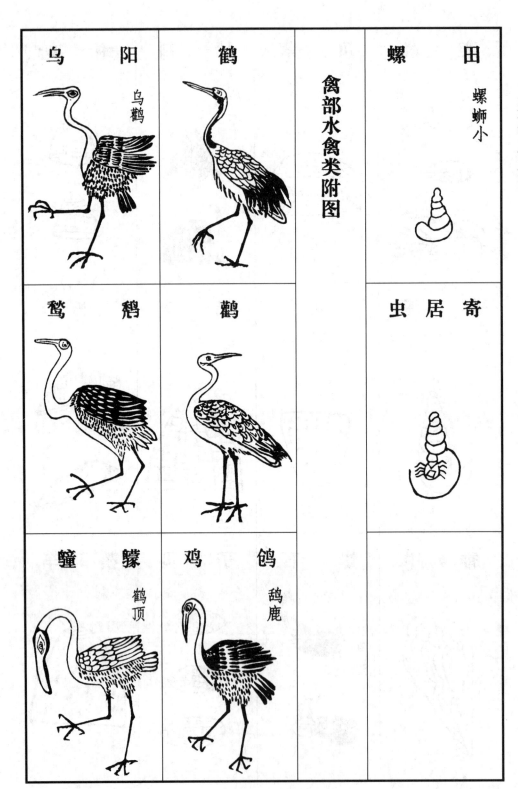

田螺

小螺蛳

寄居虫

禽部水禽类附图

鹤

鹳

鸧鸡

鸹鹿

阳乌

乌鹳

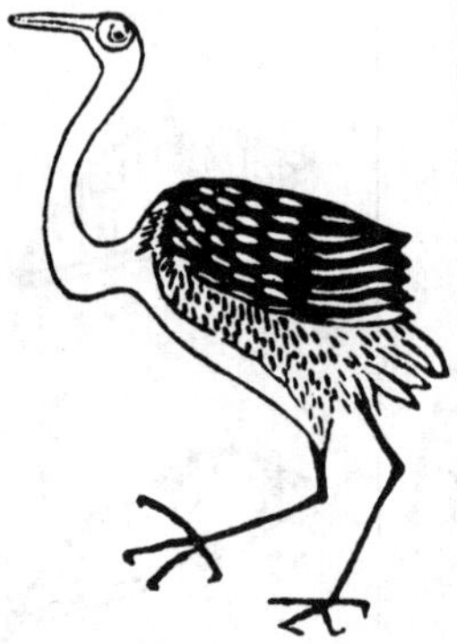

鵚鹙

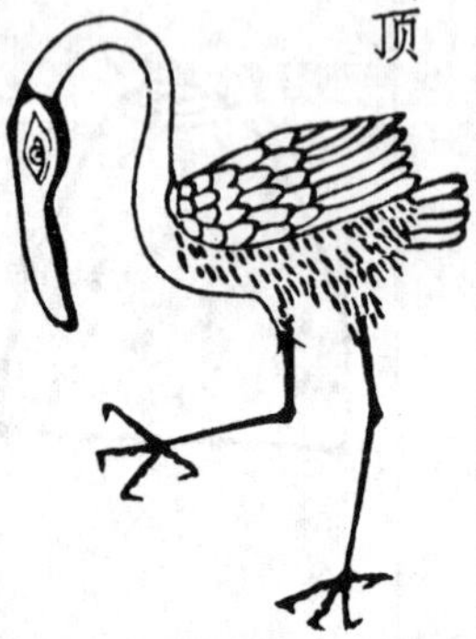

䴋⿰鸟童

鹤顶

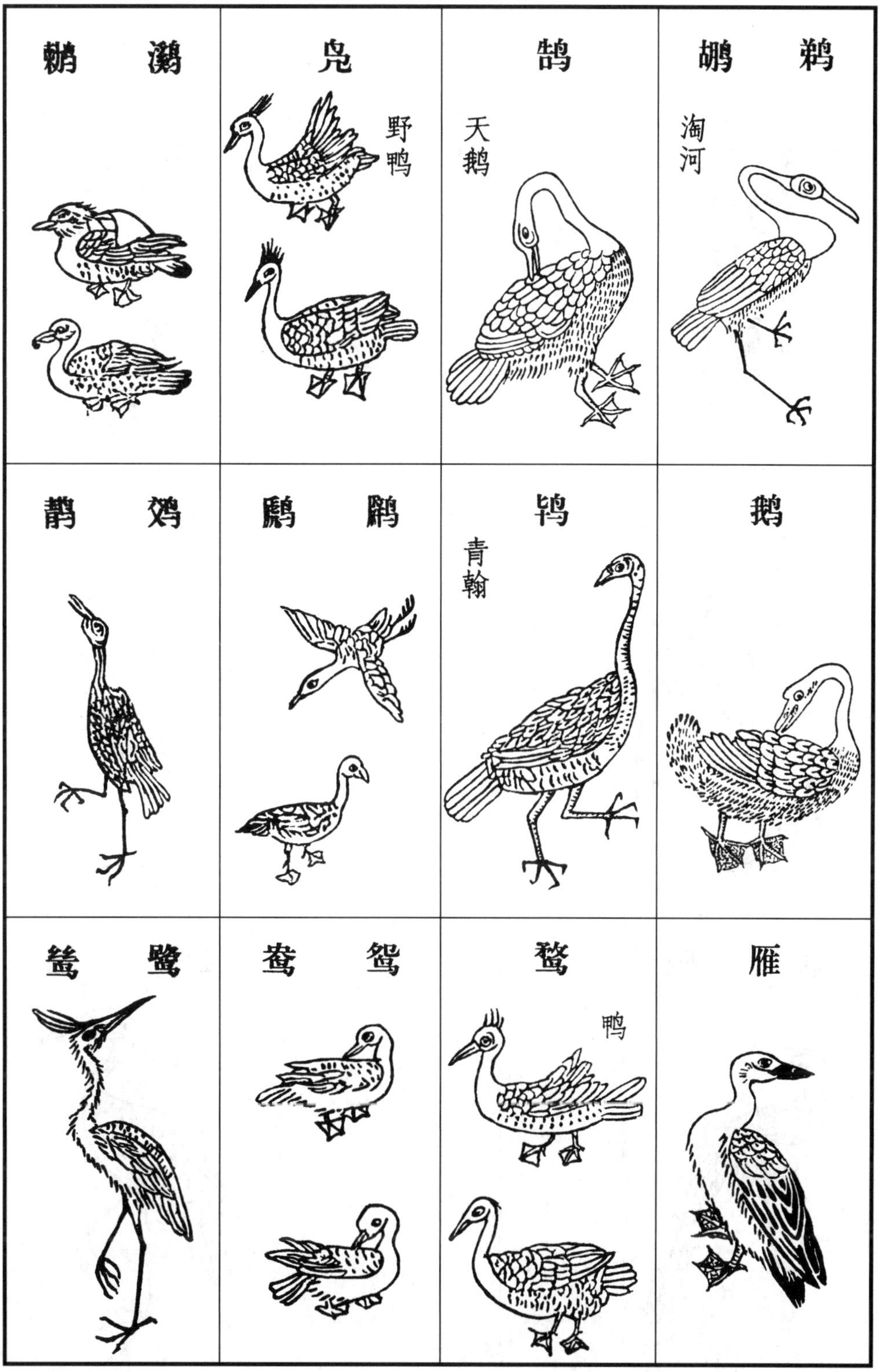
鹈鹕
淘河
鹄
天鹅
凫
野鸭
鸂鶒
鹅
鸧
青翰
鹔鷞
䴔鶄
雁
鹜
鸭
鸳鸯
鹭鸶

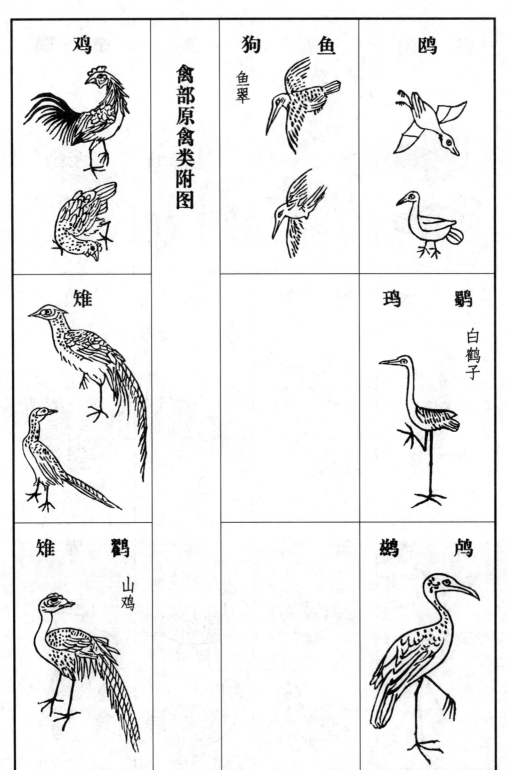

禽部原禽类附图

鸥

鸀玛

白鹤子

鸬鹚

鱼狗

鱼翠

鸡

雉

鸐雉

山鸡

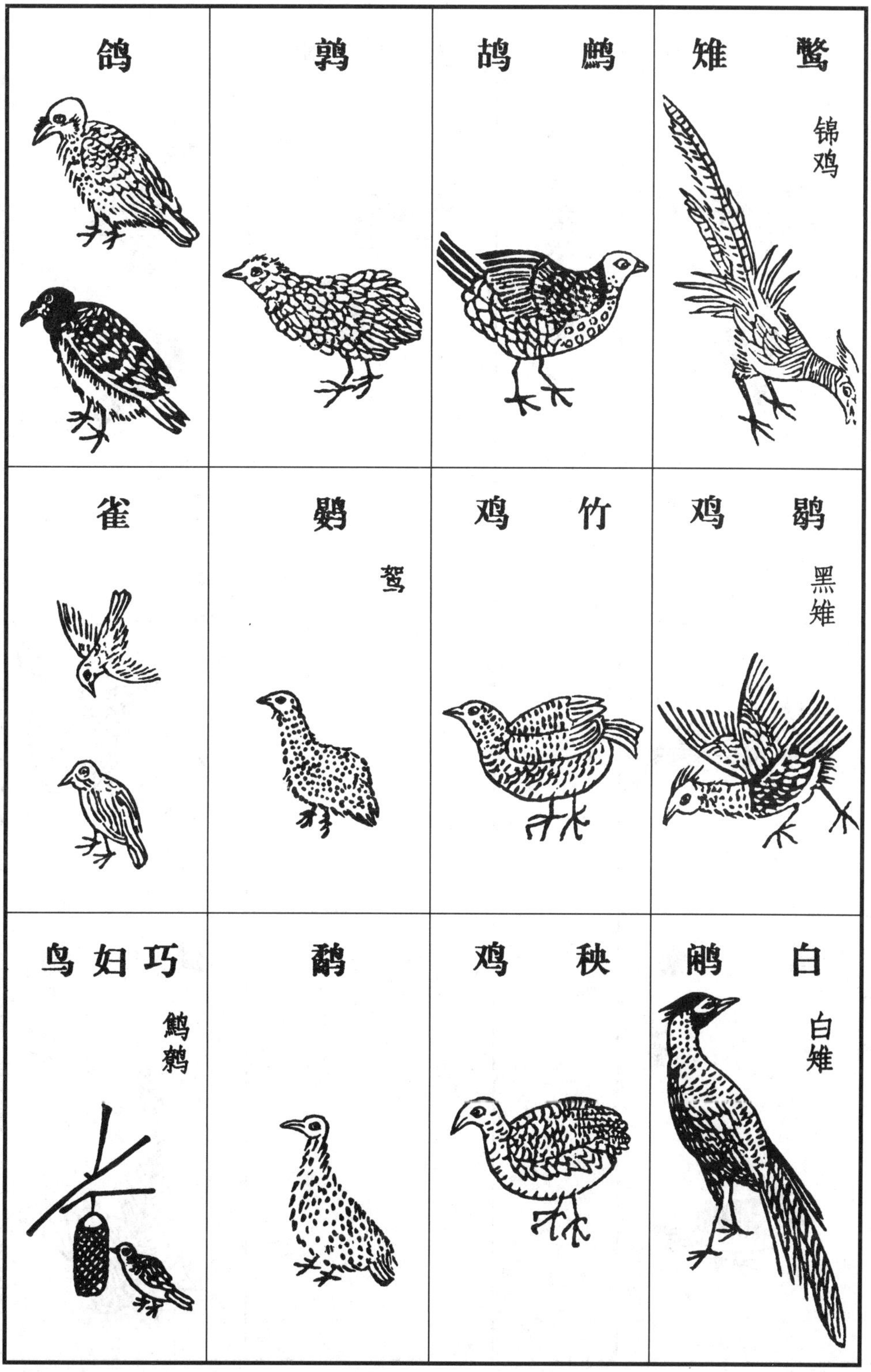
鸽
鹑
鹧鸪
鹫雉
锦鸡
雀
鷃
鴽
竹鸡
鹖鸡
黑雉
巧妇鸟
鹪鹩
鹬
秧鸡
白鹇
白雉

禽部林禽类附图

燕

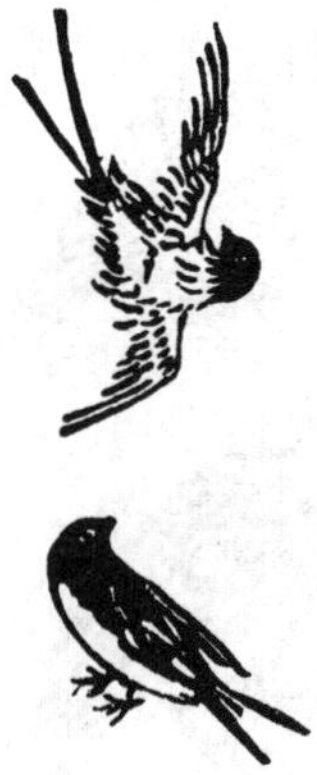

伏翼

蝙蝠

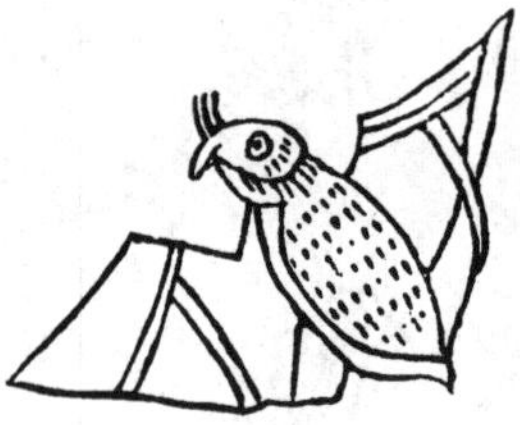

鸓鼠

飞生

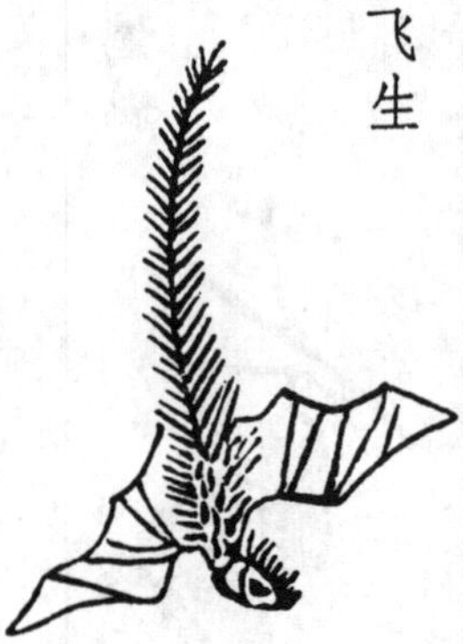

寒号虫

五灵脂

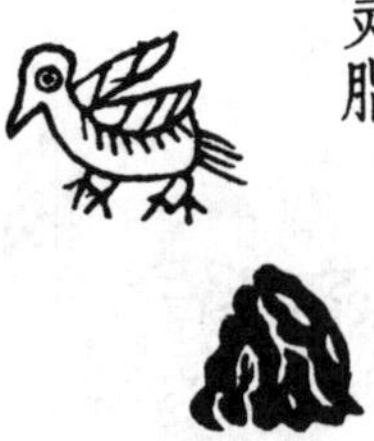

斑鸠

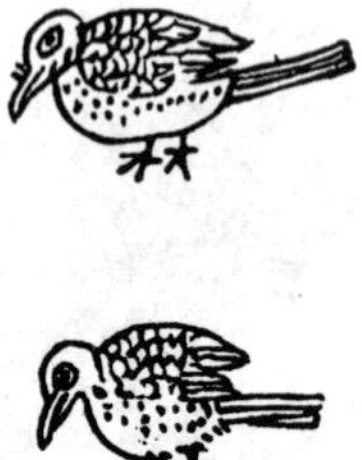

鸤鸠

布谷

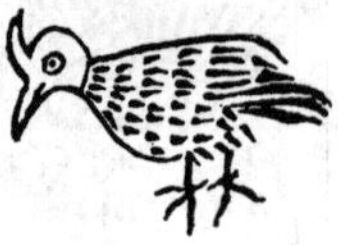

桑鳸

蜡嘴

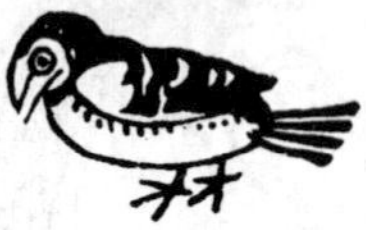

山鹊
鸴
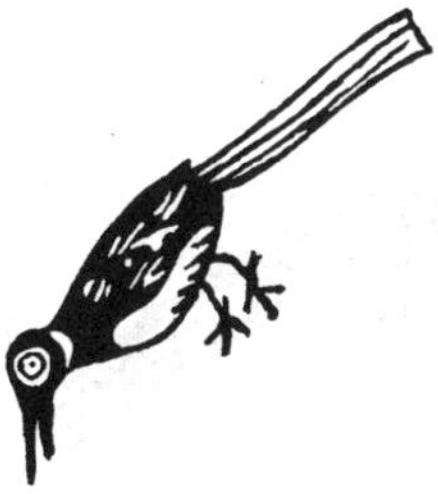

慈乌
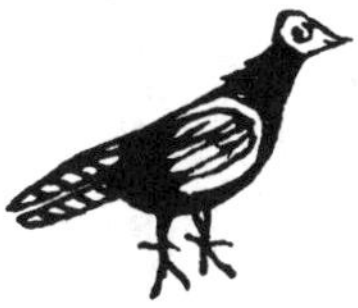

练鹊
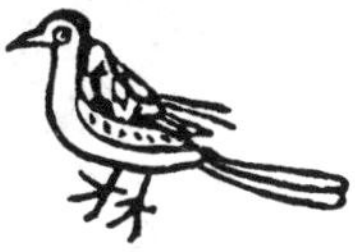

伯劳
䴗
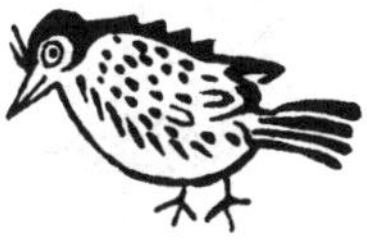

鹘嘲
山鹧
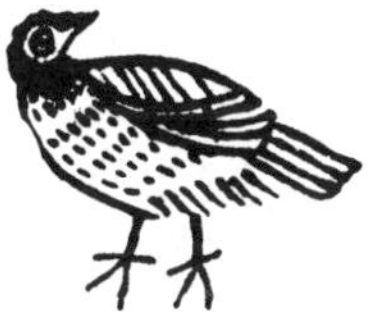

乌鸦
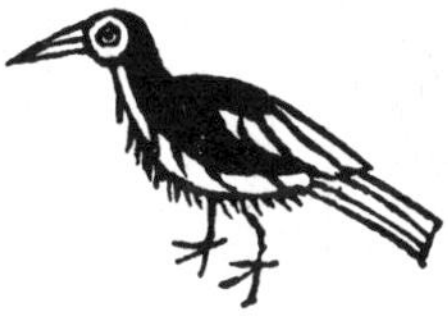

莺
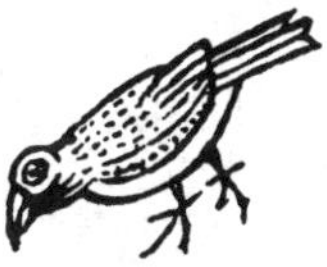

鸜鹆
八哥
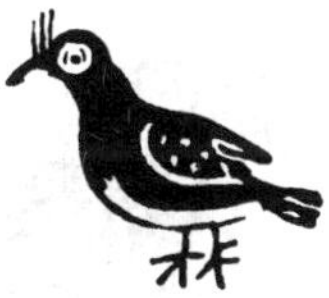

杜鹃

鹊
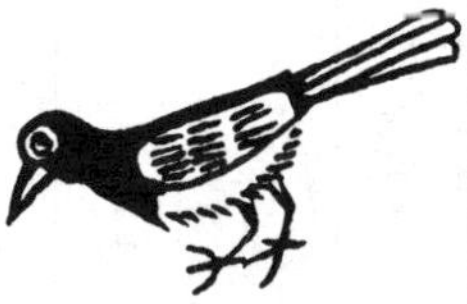

啄木鸟
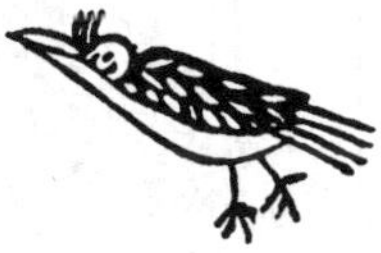

百舌
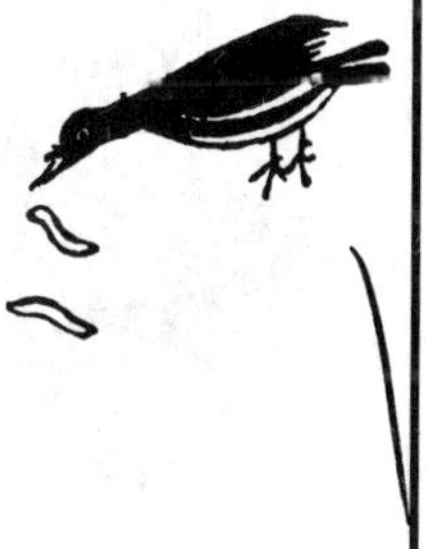

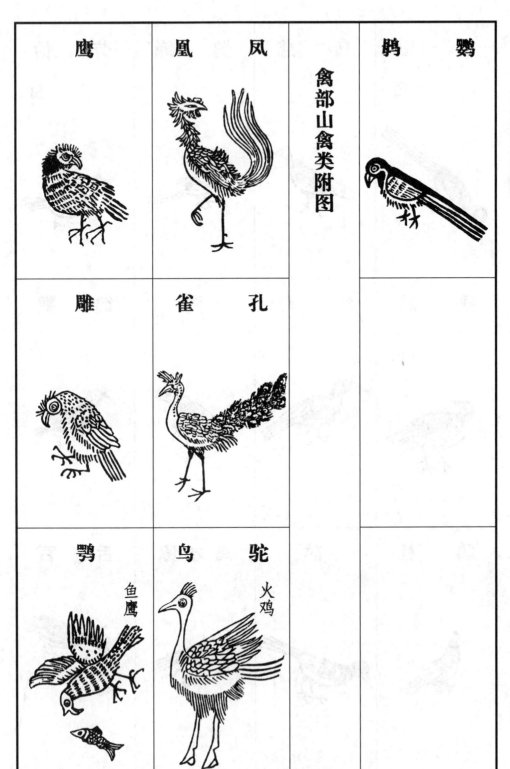

禽部山禽类附图

鹦鹉

凤凰

孔雀

驼鸟

火鸡

鹰

雕

鹗

鱼鹰

鸱

雀鹰

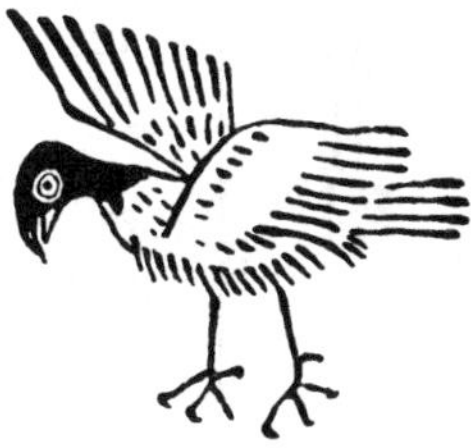

鸺鹠

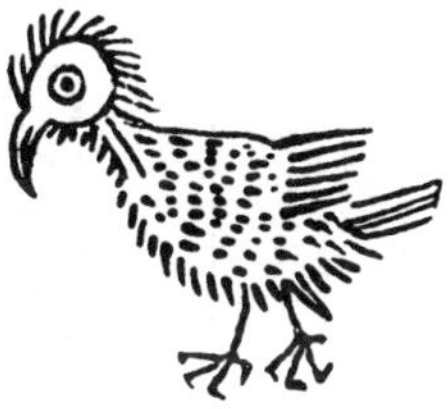

鸮

鵩

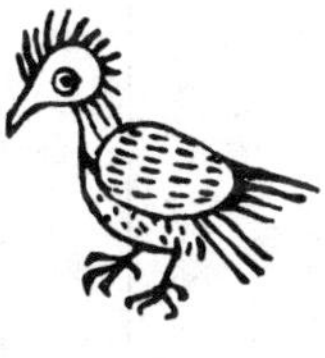

鸩

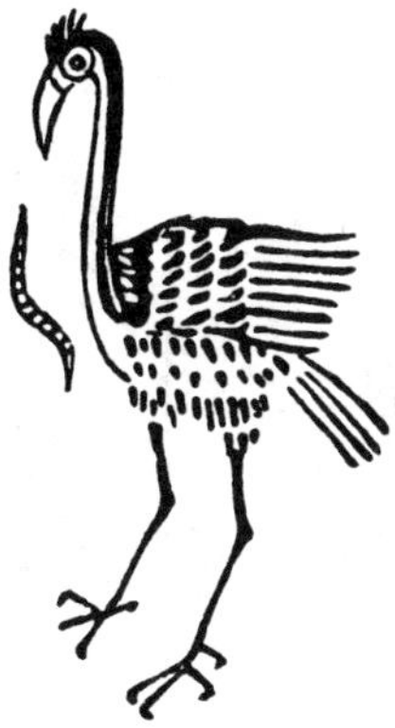

兽部畜类附图

豕

豚小

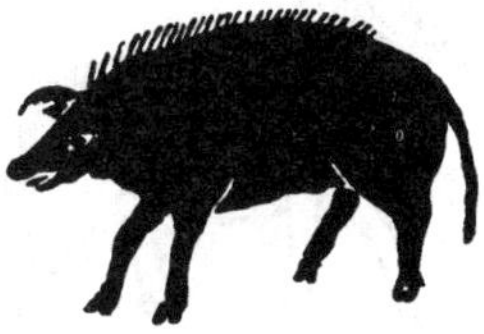

狗

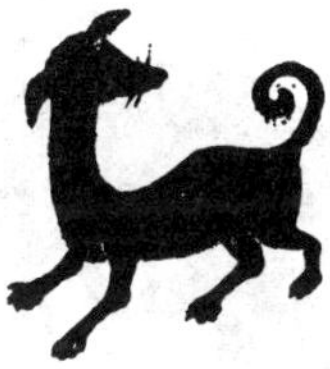

羊

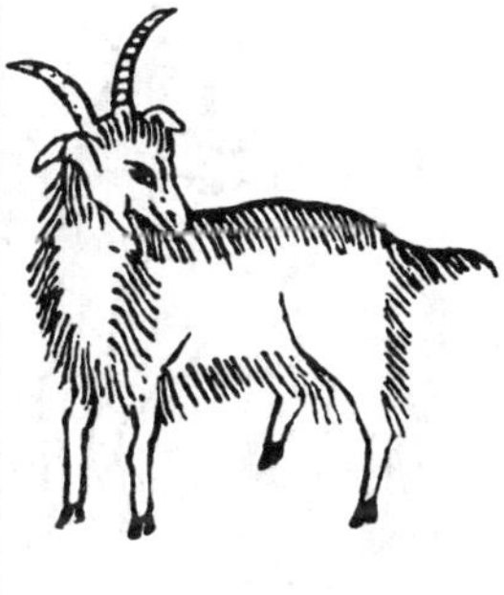

兽部兽类附图

黄羊

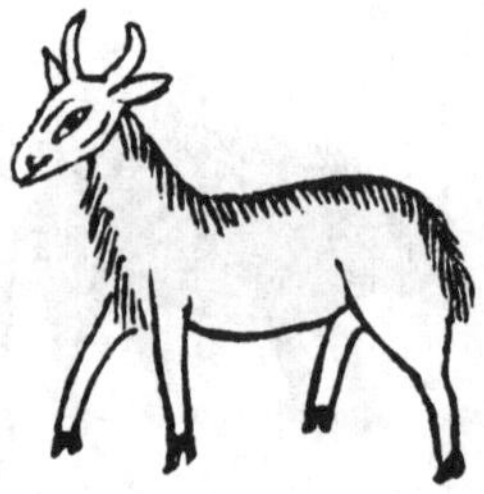

驴

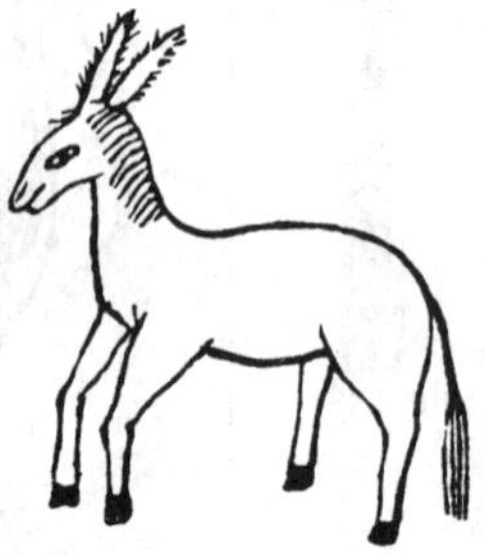

牛黄

牛

大水牛

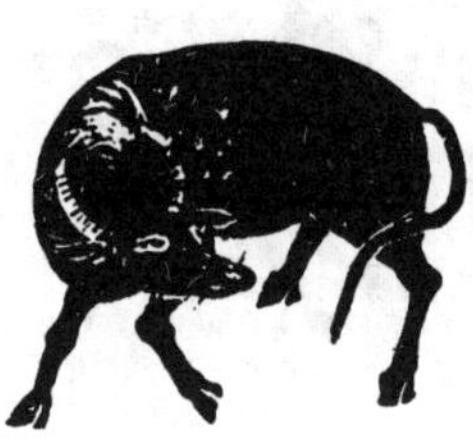

驼

野驼同

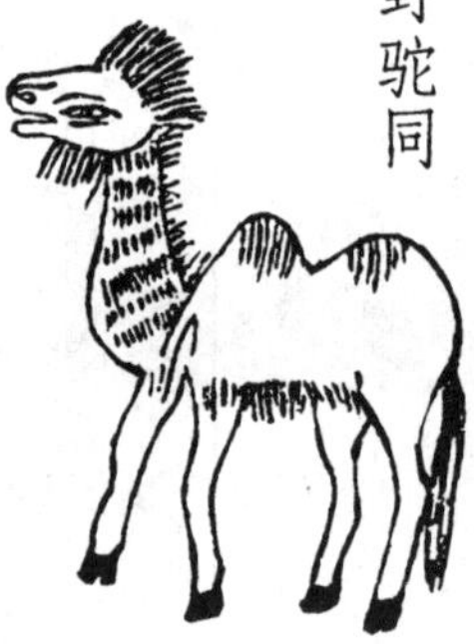

鲊答

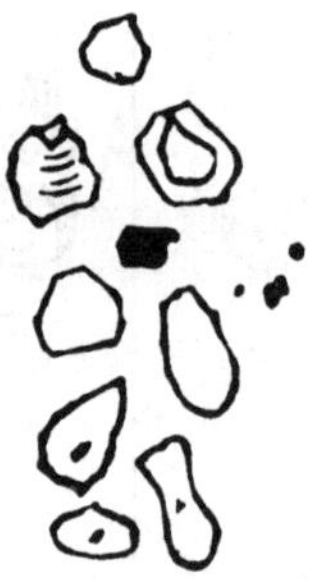

马

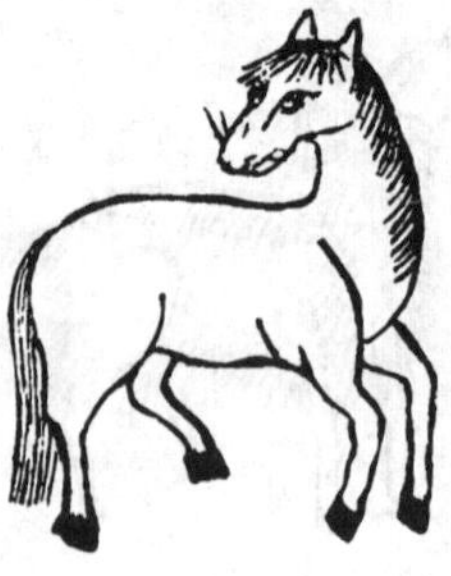

阿胶

阿井

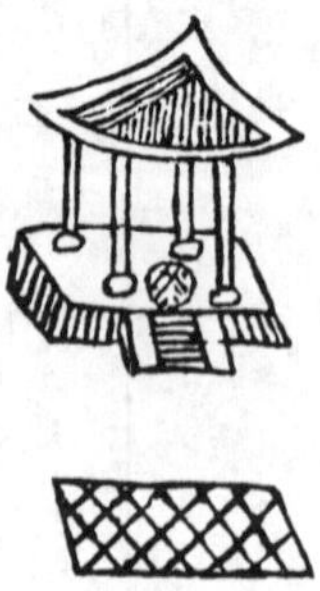

狗宝

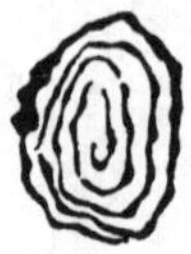

狮

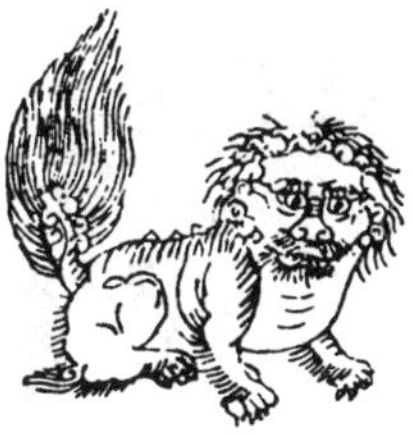

象

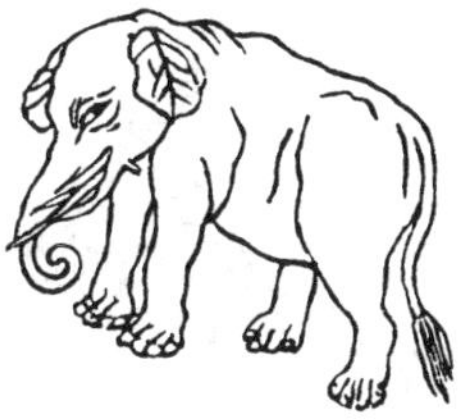

野马

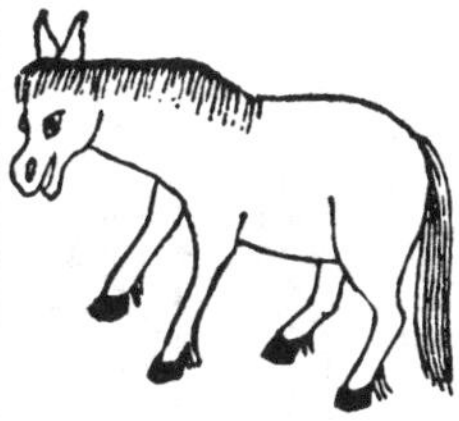

熊

罴大

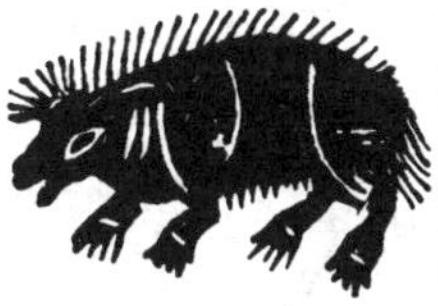

虎

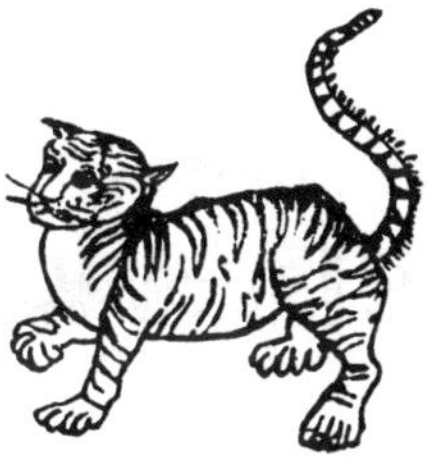

犀

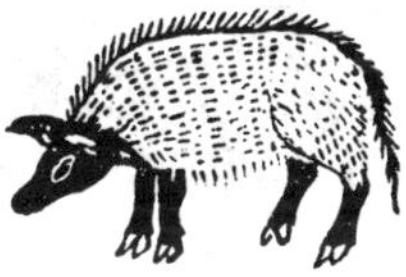

野猪

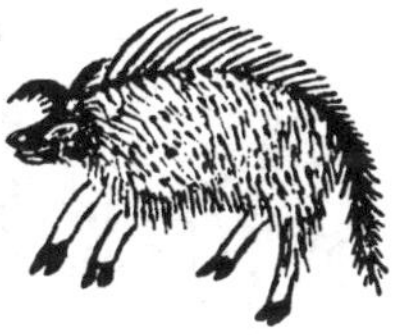

麢羊

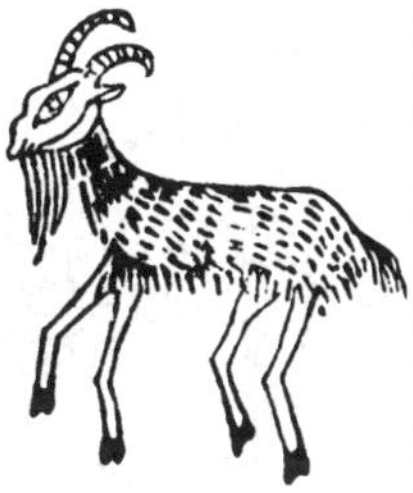

豹

貘色白

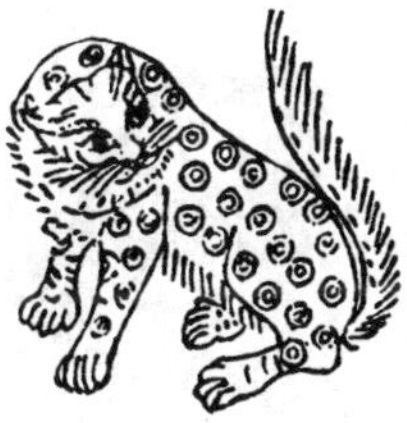

犛牛

犏牛相类

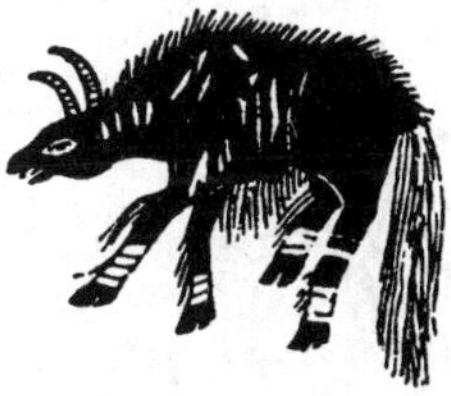

豪猪

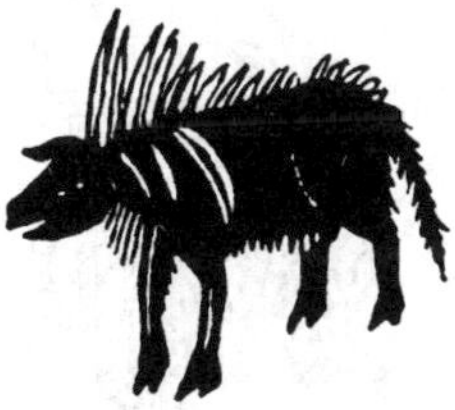

山羊

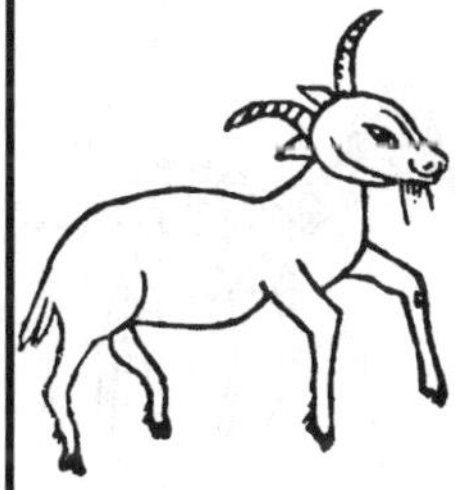

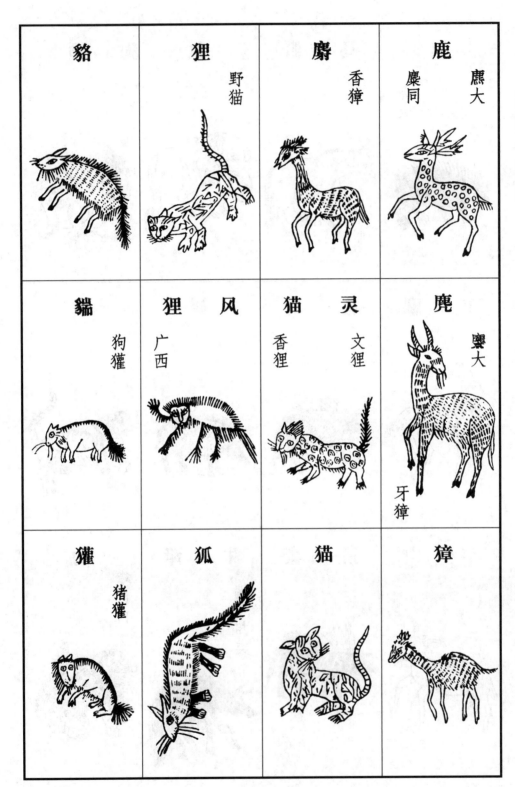

鹿

麀大

麋同

麝

香獐

狸

野猫

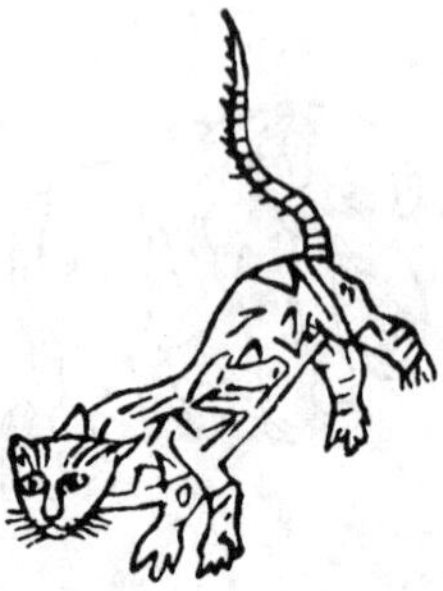

貉

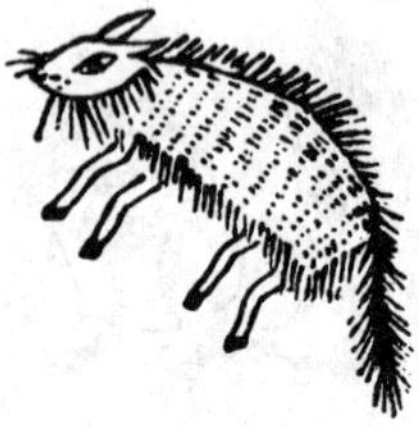

麂

麖大

牙獐

灵猫

文狸

香狸

风狸

广西

貒

狗獾

獐

猫

狐

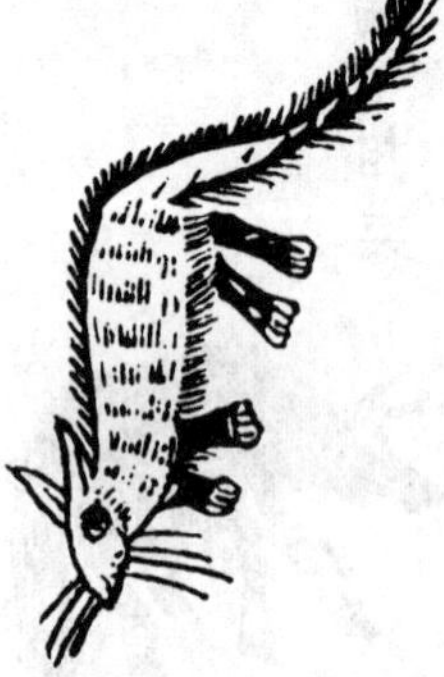

獾

猪獾

兽部鼠类附图

木狗

广西

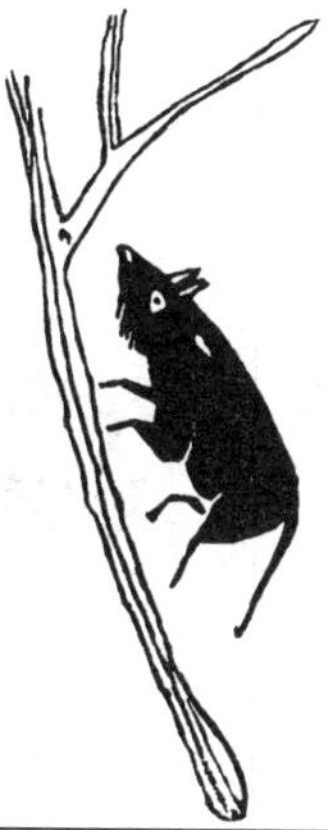

豺

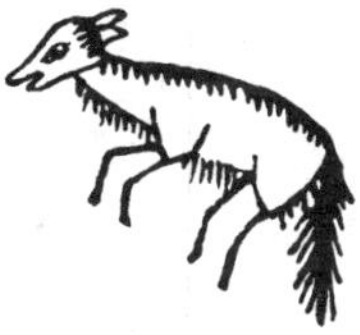

狼

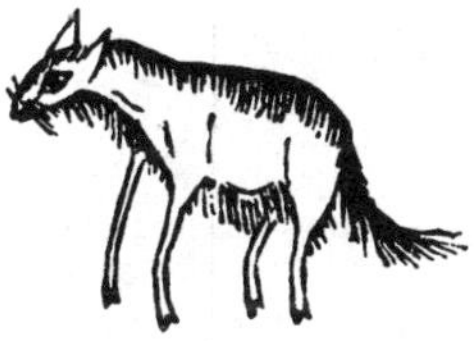

兔

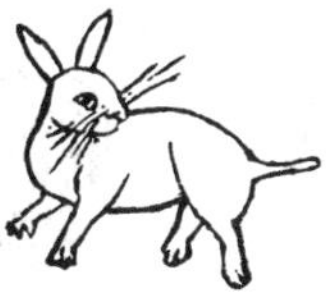

水獭

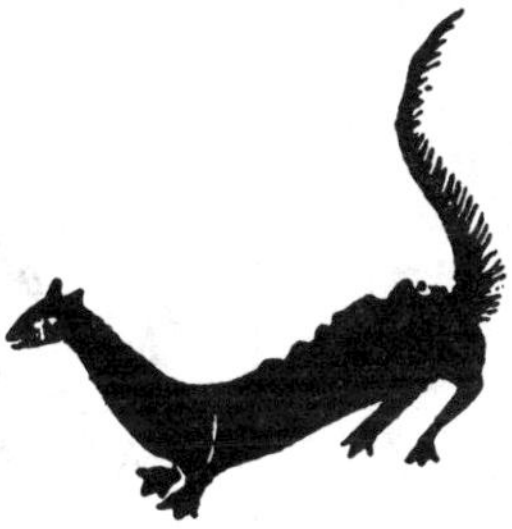

腽肭兽

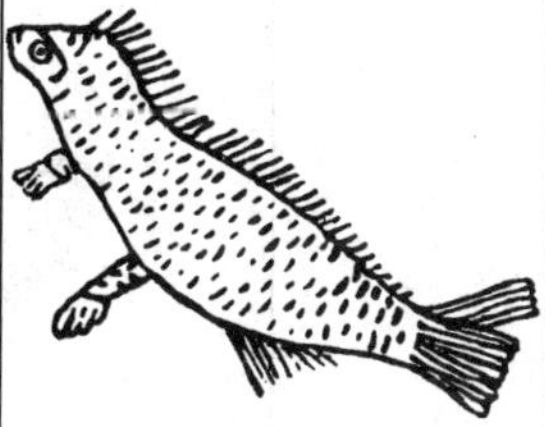

鼠

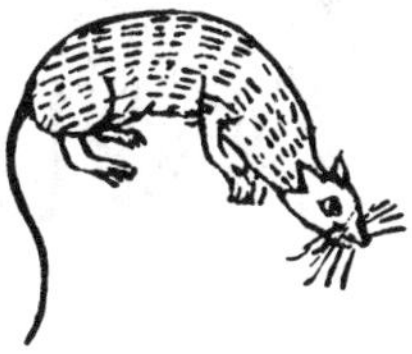

鼹鼠

鼢

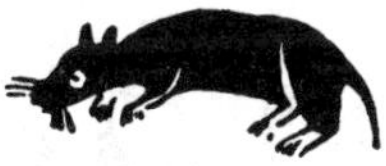

鼫鼠

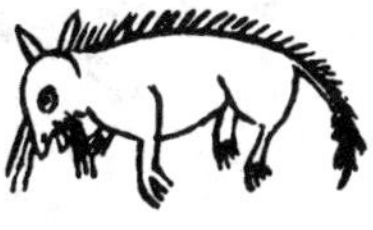

兽部寓类附图

竹䶉

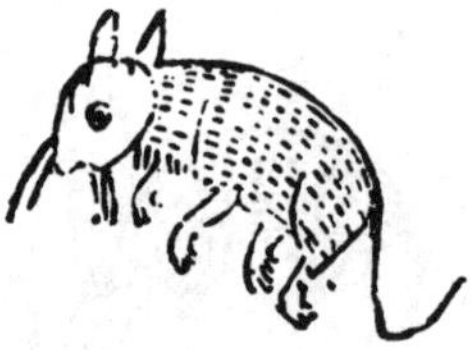

土拨鼠

答剌不花

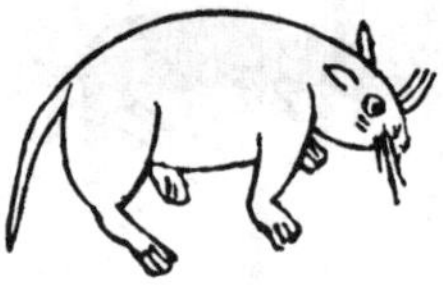

貂鼠

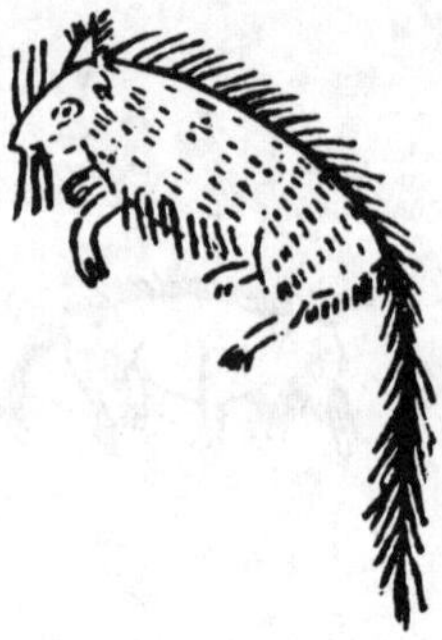

黄鼠

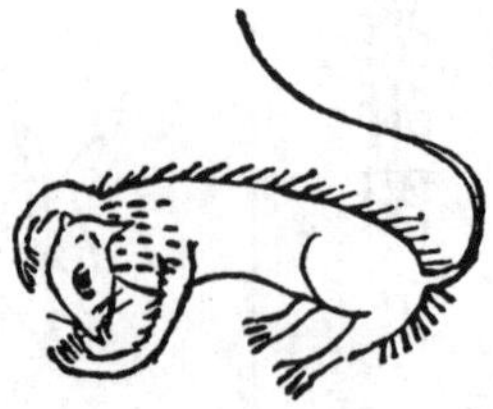

鼬鼠

鼠狼

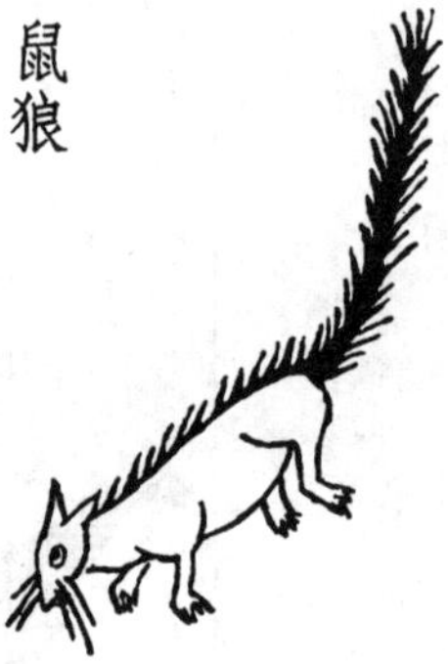

鼷鼠

甘口

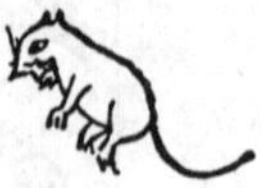

猬

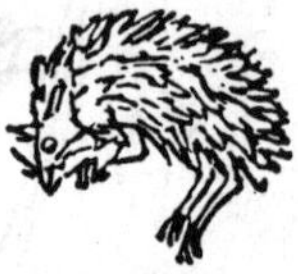

猕猴

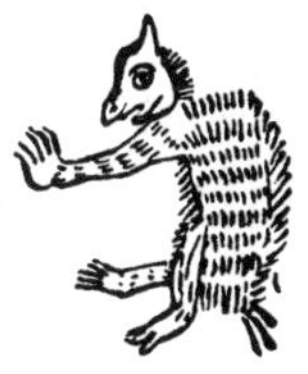

狨

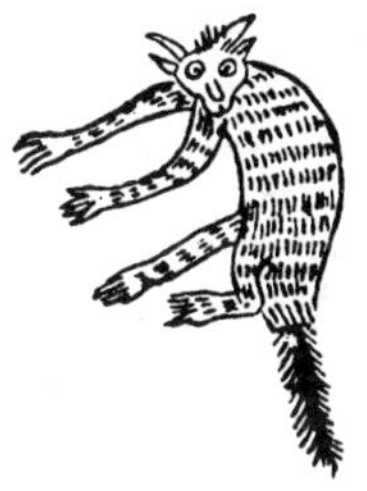

猿

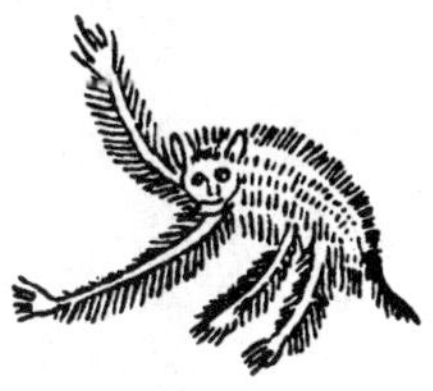

果然

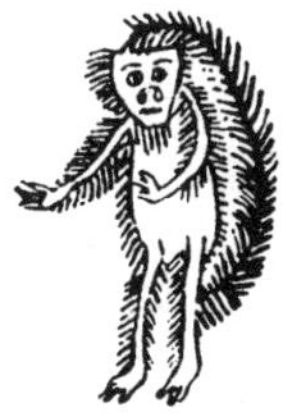

猩猩

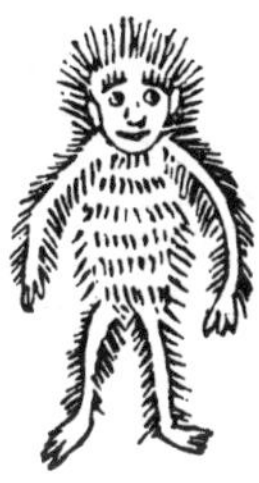

狒狒

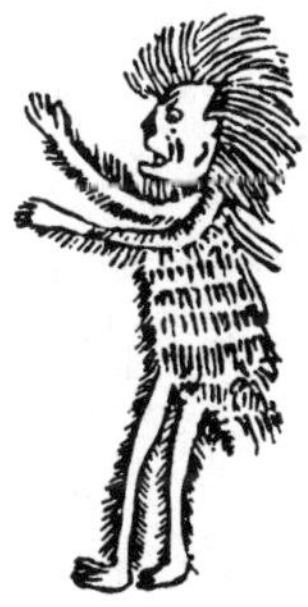

〔一〕菜：原脱，今据本书卷二十七蘩蒌条补。

〔二〕草：原脱，今据本书卷二十七鸡肠草条补。

〔三〕菜：原脱，今据本书卷二十八越瓜条补。

〔四〕羊：本书卷三十一・五敛子条作「阳」。

〔五〕鬣：原作「须」，今据本书卷三十一海松子条改。

〔六〕婆：原脱，今据本书卷三十四櫰香条补。

〔七〕朗：原作「榔」，今据大观、政和本草卷十二朗榆皮条改。

〔八〕木：原作「水」，今据本书卷三十六木芙蓉条改。

本草纲目谷部目录第二十二卷

李时珍曰：太古民无粒食，茹毛饮血。神农氏出，始尝草别谷，以教民耕蓺；又尝草别药，以救民疾夭。轩辕氏出，教以烹饪，制为方剂，而后民始得遂养生之道。周官有五谷、六谷、九谷之名，诗人有八谷、百谷之咏，谷之类可谓繁矣。素问云：五谷为养。麻、麦、稷、黍、豆，以配肝、心、脾、肺、肾。职方氏辨九州之谷，地官[一]辨土宜穜稑之种，以教稼穑树蓺，皆所以重民天也。五方之气，九州之产，百谷各异其性，岂可终日食之而不知其气味损益乎？于是集草实[二]之可粒食者为谷部，凡七十三种，分为四类：曰麻麦稻，曰稷粟，曰菽豆，曰造酿。旧本米谷部三品共五十九种。今并入九种，移一种入菜部，自草部移入一种。

神农本草经七种梁陶弘景注

名医别录一十九种陶弘景注

唐本草三[三]种唐苏恭

药性本草一种唐甄权

本草拾遗十[四]种唐陈藏器

海药本草一种唐李珣

食疗本草三种唐孟诜

开宝本草二种宋马志

嘉祐本草三种宋掌禹锡

图经本草二种宋苏颂

〔一〕官：原缺，今据周礼·地官补。

〔二〕实：原作「宝」，今从张本改。

〔三〕三：原作「二」。按本书卷二十二雀麦、卷二十五女麴及黄蒸，此三种俱采自唐本草。因据改。

〔四〕十：此下原有「一」字，似将唐本草中之一种（女麴或黄蒸）误计入拾遗数内。今按谷部各卷共采拾遗种数删。

日用本草一种元吴瑞　**本草补遗**一种元朱震亨

救荒本草一种周定王　**食鉴本草**一种明宁原

食物本草三种明汪颖　**本草纲目**一十五种明李时珍

〔附注〕魏李当之药录　吴普本草　宋雷敩炮炙　齐徐之才药对

唐杨损之删繁　萧炳〔一〕四声　孙思邈千金　南唐陈士良食性

蜀韩保昇重注　宋寇宗奭衍义　金张元素珍珠〔二〕囊　元李杲法象

王好古汤液　明王纶集要　汪机会编　陈嘉谟蒙筌

谷之一　麻麦稻类一十二种

胡麻本经（即油麻）　**亚麻**图经（即壁虱胡麻）　**大麻**本经（即麻蕡）

小麦别录　**大麦**别录　**穬麦**别录

雀麦唐本（即燕麦）　**荞麦**嘉祐　**苦荞麦**纲目

稻别录（即糯米）　**粳**别录　**籼**纲目

右附方旧六十九〔三〕，新一百七十三〔四〕。

〔一〕炳：原作「病」，今据本书卷一・历代诸家本草・四声本草条改。

〔二〕珠：原作「朱」，今据本书卷一・历代诸家本草・洁古珍珠囊条改。

〔三〕六十九：原作「七十三」，今按卷中旧附方数改。

〔四〕七十三：原作「六十六」，今按卷中新附方数改。

本草纲目谷部第二十二卷

谷之一 麻麦稻类十二种。

胡麻 别录上品

〔校正〕今据沈存中、寇宗奭二说，并入本经青蘘及嘉祐新立白油麻、胡麻油为一条。

【释名】巨胜本经 方茎吴普 狗虱别录 油麻食疗 脂麻衍义 俗作芝麻，非。 叶名青蘘音箱。 茎名麻藍音皆，亦作秸。 〔时珍曰〕按沈存中笔谈云：胡麻即今油麻，更无他说。古者中国止有大麻，其实为蕡。汉使张骞始自大宛得油麻种来，故名胡麻，以别中国大麻也。寇宗奭衍义，亦据此释胡麻，故今并入油麻焉。巨胜即胡麻之角巨如方胜者，非二物也。方茎以茎名，狗虱以形名，油麻、脂麻谓其多脂油也。按张揖广雅：胡麻一名藤弘。弘亦巨也。别录一名鸿藏者，乃藤弘之误也。又杜宝拾遗记〔一〕云：隋大业四年，改胡麻曰交麻。

【集解】〔别录曰〕胡麻一名巨胜〔二〕，生上党川泽，秋采之。青蘘，巨胜苗也〔三〕，生中原川谷。〔弘景曰〕胡麻，八谷之中，惟此为良。纯黑者名巨胜，巨者大也。本生大宛，故名胡麻。又以茎方者为巨胜，圆者为胡麻。〔恭曰〕其角作八棱者为巨胜，四棱者为胡麻。都以乌者为良，白者为劣。〔诜曰〕沃地种者八棱，山田种者四棱。土地有异，功力则同。〔敩曰〕巨胜有七棱，色赤味酸涩者，乃真。其八棱者，两头尖者，色紫黑者，及乌油麻，并呼胡麻，误矣。〔颂曰〕胡麻处处种之，稀复野生。苗梗如麻，而叶圆锐光泽。嫩时可作蔬，道家多食之。本经谓胡麻一名巨胜。陶弘景以茎之方圆分别，苏恭以角棱多少分别，仙方有服胡麻、巨胜二法，功用小别，是皆以为二物矣。或云即今油麻，本生胡中，形体类麻，故名胡麻。八谷之中最为大胜，故名巨胜，乃一物二名。如此则是一物而有二种，如天雄、附子之类。故葛洪云：胡麻中有一叶两尖〔四〕者为巨胜。别录序例云：细麻即胡麻也，形扁扁尔。其茎方者名巨胜，是也。今人所用胡麻之叶，如茌而狭尖。茎

〔一〕拾遗记：本书卷一引据经史百家书目作「大业拾遗录」。

〔二〕胡麻一名巨胜：大观、政和本草卷二十四胡麻条俱作白字，认为「本经」文。

〔三〕青蘘巨胜苗也：大观、政和本草卷二十四青蘘条俱作白字，认为「本经」文。

〔四〕尖：大观、政和本草卷二十四胡麻条俱作「荚」。此间濒湖有意改写，见后文。

高四五尺。黄花，生子成房，如胡麻角而小。嫩时可食，甚甘滑，利大肠。皮亦可作布，类大麻，色黄而脆，俗亦谓之黄麻。其实黑色，如韭子而粒细，味苦如胆，杵末略无膏油。其说各异。此乃服食家要药，乃尔差误，岂复得效也？〔宗奭曰〕胡麻诸说参差不一，止是今人脂麻，更无他义。以其种来自大宛，故名胡麻。今胡地所出者皆肥大，其纹鹊，其色紫黑，取油亦多。嘉祐本草白油麻与此乃一物，但以色言之，比胡地之麻差淡，不全白尔。今人通呼脂麻，故二条治疗大同。如川大〔一〕黄、上党人参之类，特以其地所宜立名，岂可与他土者为二物乎？〔时珍曰〕胡麻即脂麻也。有迟、早二种，黑、白、赤三色，其茎皆方。秋开白花，亦有带紫艳者。节节结角，长者寸许。有四棱、六棱者，房小而子少；七棱、八棱者，房大而子多，皆随土地肥瘠而然。苏恭以四棱为胡麻，八棱为巨胜，正谓其房胜巨大也。其茎高者三四尺。有一茎独上者，角缠而子少；有开枝四散者，角繁而子多，皆因苗之稀稠而然也。其叶有本团而末〔二〕锐者，有本团而末〔二〕分三丫如鸭掌形者，葛洪谓一叶两尖为巨胜者指此。盖不知乌麻、白麻，皆有二种叶也。按本经胡麻一名巨胜，吴普本草一名方茎，抱朴子及五符经并云巨胜一名胡麻，其说甚明。至陶弘景始分茎之方圆。雷敩又以赤麻为巨胜，谓乌麻非胡麻。嘉祐本草复出白油麻，以别胡麻。并不知巨胜即胡麻中丫叶巨胜而子肥者，故承误启疑如此。惟孟诜谓四棱、八棱为土地肥瘠，寇宗奭据沈存中之说，断然以脂麻为胡麻，足以证诸家之误矣。又贾思勰齐民要术种收胡麻法，即今种收脂麻之法，则其为一物尤为可据。今市肆间，因茎分方圆之说，遂以茺蔚子伪为巨胜，以黄麻子及大藜子伪为胡麻，误而又误矣。茺蔚子长一分许，有三棱。黄麻子黑如细韭子，味苦。大藜子状如壁虱及酸枣核仁，味辛甘，并无脂油。不可不辨。梁简文帝劝医文有云：世误以灰涤菜子为胡麻。则胡麻之讹，其来久矣。〔慎微曰〕俗传胡麻须夫妇同种则茂盛。故本事诗云：胡麻好种无人种，正是归时又不归。

胡麻〔修治〕〔弘景曰〕服食胡麻，取乌色者，当九蒸九暴，熬捣饵之。断谷，长生，充饥。虽易得，而学者未能常服，况余药耶？蒸不熟，令人发落。其性与茯苓相宜。俗方用之甚少，时以合汤丸尔。〔敩曰〕凡修事以水淘去浮者，晒干，以酒拌蒸，从巳至亥，出摊晒干。臼中舂去粗皮，留薄皮。以小豆对拌，同炒。豆熟，去豆用之。

〔气味〕〔士良曰〕初食利大小肠，久食即否，去陈留新。〔镜源曰〕巨胜可煮丹砂。

甘，平，无毒。〔主治〕伤

〔一〕大：原作「火」，今据本草衍义卷二十及政和本草卷二十四胡麻条改。

〔二〕末：原作「未」，今从张本改。

中虚羸，补五内，益气力，长肌肉，填髓脑。久服，轻身不老。本经 坚筋骨，明耳目，耐饥渴，延年。疗金疮止痛，及伤寒温疟大吐后，虚热羸困。别录 补中益气，润养五脏，补肺气，止心惊，利大小肠，耐寒暑，逐风湿〔一〕气、游风、头风，治劳气，产后羸困，催生落胞。细研涂发令长。白蜜蒸饵，治百病。日华 炒食，不生风。病风人久食，则步履端正，语言不謇。李廷飞 生嚼涂小儿头疮，煎汤浴恶疮、妇人阴疮，大效。苏恭

白油麻嘉祐 **〔气味〕甘，大寒，无毒。**〔宗奭曰〕白脂麻，世用不可一日阙者，亦不至于大寒也。〔原曰〕生者性寒而治疾，炒者性热而发病，蒸者性温而补人。〔诜曰〕久食抽人肌肉。其汁停久者，饮之发霍乱。

〔主治〕治虚劳，滑肠胃，行风气，通血脉，去头上浮风，润肌肉。食后生啖一合，终身勿辍。又与乳母服之，孩子永不生病。客热，可作饮汁服之。生嚼，傅小儿头上诸疮，良。孟诜 **仙方蒸以辟谷。**苏颂〔二〕

〔发明〕〔甄权曰〕巨胜乃仙经所重。以白蜜等分合服，名静神丸。治肺气，润五脏，其功甚多。亦能休粮，填人精髓，有益于男子。患人虚〔三〕而吸吸者，加而用之。〔时珍曰〕胡麻取油以白者为胜。服食以黑者为良，胡地者尤妙。取其黑色入通于肾，而能润燥也。赤者状如老茄子，壳厚油少，但可食尔，不堪服食。唯钱乙治小儿痘疹〔四〕变黑归肾，百祥丸，用赤脂麻煎汤送下，盖亦取其解毒耳。五符经有巨胜丸，云：即胡麻，本生大宛，五谷之长也。服之不息，可以知万物，通神明，与世常存。参同契亦云：巨胜可延年，还丹入口中。古以胡麻为仙药，而近世罕用，或者未必有此神验，但久服有益而已耶？刘、阮入天台，遇仙女，食胡麻饭。亦以胡麻同米作

〔一〕湿：大观、政和本草卷二十四胡麻条俱作「温」。
〔二〕颂：原作「恭」，今据大观、政和本草卷二十四白油麻条改。
〔三〕虚：此下原衍「虚」字，今据大观、政和本草卷二十四胡麻条删。
〔四〕疹：原作「疮」，今据金陵本改，与小儿药证直诀卷下百祥圆条合。

饭，为仙家食品焉尔。又按苏东坡与程正辅书云：凡痔疾，宜断酒肉与盐酪、酱菜、厚味及粳米饭，唯宜食淡面一味。及以九蒸胡麻（即黑脂麻），同去皮茯苓，入少白蜜为麨[一]食之。日久气力不衰而百病自去，而痔渐退。此乃长生要诀，但易知而难行尔。据此说，则胡麻为脂麻尤可凭矣。其用茯苓，本陶氏注胡麻之说也。近人以脂麻擂烂去滓，入绿豆粉作腐食。其性平润，最益老人。

〔附方〕旧十六[二]，新十五[三]。

服食胡麻 抱朴子[四]云：用上党胡麻三斗，淘净甑蒸，令气遍。日干，以水淘去沫再蒸，如此九度。以汤脱去皮，簸净，炒香为末，白蜜或枣膏丸弹子大。每温酒化下一丸，日三服。忌毒鱼、狗肉、生菜。服至百日，能除一切痼疾，一年身面光泽不饥，二年白发返黑，三年齿落更生，四年水火不能害，五年行及奔马，久服长生。若欲下之，饮葵菜汁。　孙真人云：用胡麻三升，去黄褐[五]者，蒸三十遍，微炒香为末。入白蜜三升，杵三百下，丸梧桐子大。每旦服五十丸。人过四十以上，久服明目洞视，肠柔如筋也。　神仙[六]传云：鲁女生服胡麻饵术，绝谷八十余年，甚少壮，日行三百里，走及獐鹿。

服食巨胜 治五脏虚损，益气力，坚筋骨。用巨胜九蒸九暴，收贮。每服二合，汤浸布裹，挼去皮再研，水滤汁煎饮，和粳米煮粥食之。　〔时珍曰〕古有服食胡麻、巨胜二法。方不出于一人，故有二法，其实一物也。

白发返黑 乌麻九蒸九晒，研末，枣膏丸，服之。　千金方。

腰脚疼痛 新胡麻一升，熬香杵末。日服一小升，服至一斗永瘥。温酒、蜜汤、姜[七]汁皆可下。　千金。

手脚酸痛 微肿。用脂麻五升熬研[八]，酒一升，浸一宿。随意饮。　外台。

入水肢肿 作痛。生胡麻捣涂之。　千金。

偶感风寒 脂麻炒焦，乘热擂酒饮之，暖卧取微汗出良。

中暑毒死 救生散：用新胡麻一升，微炒令黑，摊冷为末，新汲水调服三钱。或丸弹子大，水

〔一〕麨：原作「面」，本书卷三痔漏门·内治段·胡麻项原作「炒」，今并据苏长公二妙集东坡尺牍卷七与程正辅书第五十四改。

〔二〕六：原作「五」。按下列旧附方数，除将蜘蛛咬疮及诸虫咬伤合为一方计算外，尚有十六方。因据改。

〔三〕五：原作六，今按下新附方数改。

〔四〕抱朴子：大观、政和本草卷二十四胡麻条附方俱作「修真秘旨」。

〔五〕褐：按大观、政和本草卷二十四胡麻条附方俱作「黑」。此似濒湖有意改写，使与前「服食以黑者为良」之说一致。

〔六〕神仙：原作「仙方」。按鲁女生事迹见葛洪神仙传卷十，因据改。

〔七〕姜：大观、政和本草卷二十四胡麻条附方俱作「羹」。

〔八〕五升熬研：原作「熬研五升」，今据大观、政和本草卷二十四胡麻条附方改。

下。经验后方。**呕啘不止**白油麻一大合，清酒半升〔一〕，煎取三合，去麻顿〔二〕服。近效方。**牙齿痛肿**胡麻五升，水一斗，煮汁五升。含漱吐之〔三〕，不过二剂神良。肘后。**热淋茎痛**乌麻子、蔓菁子各五合，炒黄，绯袋盛，以井华水三升浸之。每食前服一钱。圣惠方。**小儿下痢**赤白。用油麻一合捣，和蜜汤服之。外台。**解下胎毒**小儿初生，嚼生脂麻，绵包，与儿咂之，其毒自下。**小儿急疳**油麻嚼傅之。外台。**小儿软疖**油麻炒焦，乘热嚼烂傅之。谭氏小儿方。**头面诸疮**脂麻生嚼傅之。普济。**小儿瘰疬**脂麻、连翘等分，为末。频频食之。简便方。**疔肿恶疮**胡麻烧灰、针砂等分，为末。醋和傅之，日三。普济方。**痔疮风肿**作痛。胡麻子煎汤洗之，即消。**坐板疮疥**生脂麻嚼傅之。笔峰杂兴。**阴痒生疮**胡麻嚼烂傅之，良。肘后。**乳疮肿痛**用脂麻炒焦，研末。以灯窝油调涂即安。**妇人乳少**脂麻炒研，入盐少许，食之。唐氏。**汤火伤灼**胡麻生研如泥，涂之。外台。**蜘蛛咬疮**油麻研烂傅之。经验后方。**诸虫咬伤**同上。**蚰蜒入耳**胡麻炒〔四〕研，作袋枕之。梅师。**谷贼尸咽**喉中痛痒，此因误吞谷芒，抢〔五〕刺痒痛也。谷贼属咽，马喉风〔六〕属喉，不可不分。用脂麻炒研，白汤调下。三因方。**痈疮不合**乌麻炒黑，捣傅之。千金。**小便尿血**胡麻三升杵末，以东流水二升浸一宿，平旦绞汁，顿热服。千金方。

胡麻油即香油〔弘景曰〕生榨者良。若蒸炒者，止可供食及然灯耳，不入药用。〔宗奭曰〕炒熟乘热压出油，谓之生油，但可点照；须再煎炼，乃为熟油，始可食，不中点照，亦一异也。如铁自火中出而谓之生鈇，亦此义也。〔时珍曰〕入药以乌麻油为上，白麻油次之，须自榨乃良。若市肆者，不惟已经蒸炒，而又杂之以伪也。**〔气味〕甘，微**

〔一〕酒半升：原作「油半斤」，今据大观、政和本草卷二十四白油麻条附方改，与外台卷六合。
〔二〕顿：原作「温」，据改同上。
〔三〕吐之：大观、政和本草卷二十四胡麻条附方，此下有「茎叶皆可用之」。
〔四〕炒：大观、政和本草卷二十四胡麻条引梅师方俱无。肘后卷六第四十八及外台卷二十二俱作「熬」。
〔五〕抢：原作「桧」，今据三因方卷十六麻仁散改。
〔六〕马喉风：原作「尸咽」，据改同上。

寒，无毒。**〔主治〕**利大肠，产妇胞衣不落。生油摩疮[一]肿，生秃发。别录 去头面游风。孙思邈 主天行热闷，肠内结热。服一合，取利为度。藏器 主喑哑，杀五黄，下三焦热毒气，通大小肠，治蛔心痛。傅一切恶疮疥癣，杀一切虫。取一合，和鸡子两颗，芒消一两，搅服。少时，即泻下热毒，甚良。孟诜 陈油：煎膏，生肌长肉止痛，消痈肿，补皮裂。日华 治痈疽热病。苏颂 解热毒、食毒、虫毒，杀诸虫蝼蚁。时珍

〔发明〕〔藏器曰〕大寒，乃常食所用。而发冷疾，滑精[二]髓，发脏腑渴，困脾脏。令人体重损声。〔士良曰〕有牙齿疾及脾胃疾人，切不可吃。治饮食物，须逐日熬熟用之。若经宿，即动气也。〔刘完素曰〕油生于麻，麻温而油寒，同质而异性也。〔震亨曰〕香油乃炒熟脂麻所出，食之美，且不致疾。若煎炼过，与火无异矣。〔时珍曰〕张华博物志言：积油满百石，则自能生火。陈霆墨谈言：衣绢有油，蒸热则出火星。是油与火同性矣。用以煎炼食物，尤能动火生痰。陈氏谓之大寒，珍意不然。但生用之，有润燥解毒、止痛消肿之功，似乎寒耳。且香油能杀虫，而病发癥者嗜油；炼油能自焚，而气尽则反冷。此又物之玄理也。**〔附方〕**旧十，新二十七[三]。

发癥饮油 外台云：病发癥者，欲得饮油。用油一升，入香泽煎之。盛置病人头边，令气入口鼻，勿[四]与饮之。疲极眠睡，虫当从口出。急以石灰粉手捉取抽尽，即是发也。初出，如不流水中浓菜形。又云：治胸喉间觉有癥虫上下，尝闻葱、豉食香，此乃发癥虫也。二日不食，开口而卧。以油煎葱、豉令香，置口边。虫当出，以物引去之，必愈。**发瘕腰痛** 南史云：宋明帝宫人腰痛牵心，发则气绝。徐文伯诊曰：发瘕也。以油灌之。吐物如发，引之长三尺，头已成蛇，能动摇，悬之滴尽，唯一发尔。**吐解蛊毒** 以清油多饮，取吐。岭南方。**解河豚毒** 一时仓卒无药。急以清麻油多灌，取吐出毒物，即愈。卫生易简方。**解砒石毒** 麻油一碗，灌之。

〔一〕疮：原脱，今据唐本草卷十九、千金翼卷四胡麻条及大观、政和本草卷二十四胡麻油条补。
〔二〕精：大观、政和本草卷二十四白油麻条俱作「骨」。
〔三〕七：原作「六」，今按下新附方数改。
〔四〕勿：原作「物」，今据大观、政和本草卷二十四白油麻条附方改，与千金卷十一第五及外台卷十二俱合。

卫生方。**大风热疾**近效方云：婆罗门僧疗大风疾，并热风手足不遂，压丹石热毒。用消石一两，生乌麻油二大升，同纳铛中。以土墼盖口，纸泥固济，细火煎之。初煎气腥，药熟则香气发。更以生脂麻油二大升和合，微煎之。以意斟量得所，即内不津器中。凡大风人，用纸屋子坐病人，外面烧火发汗，日服一大合，壮者日二服。三七日，头面疱疮皆灭也。图经。**伤寒发黄**生乌麻油一盏，水半盏，鸡子白一枚，和搅服尽。外台。**小儿发热**不拘风寒饮食时行痘疹，并宜用之。以葱涎入香油内，手指蘸油摩擦小儿五心、头面、项背诸处，最能解毒凉肌。直指。**预解痘毒**外台云：时行暄暖，恐发痘疮。用生麻油一小盏，水一盏，旋旋倾下油内，柳枝搅稠如蜜。每服二三蚬壳，大人二合，卧时服之。三五服，大便快利，疮自不生矣。此扁鹊油剂法也。直指：用麻油、童便各半盏，如上法服。**小儿初生**大小便不通。用真香油一两，皮消少许，同煎滚。冷定，徐徐灌入口中，咽下即通。蔺氏经验方。**卒热〔一〕心痛**生麻油一〔二〕合，服之〔三〕良。肘后方。**鼻衄不止**纸条蘸真麻油入鼻取嚏，即愈。有人一夕衄血盈盆，用此而效。普济方。**胎死腹中**清油和蜜等分，入汤顿服。普济方。**漏胎难产**因血干涩也。用清油半两，好蜜一两，同煎数十沸。温服，胎滑即下。他药无益，以此助血为效。胎产须知。**产肠不收**用油五斤，炼熟盆盛。令妇坐盆中，饭久。先用皂角炙，去皮研末。吹少许入鼻作嚏，立上。斗门。**痈疽发背**初作即服此，使毒气不内攻。以麻油一斤，银器煎二十沸，和醇醋二碗。分五次，一日服尽。直指。**肿毒初起**麻油煎葱黑色，趁热通手旋涂，自消。百一选方。**喉痹肿痛**生油一合灌之，立愈。总录。**丹石毒发**发热者，不得食热物，不用火为使。但着厚衣暖卧，取油一匙，含咽。戒怒二七日也。枕中记云：服丹石人，先宜以麻油一升，薤白三升〔四〕切，纳油中，微火煎黑，去滓。合酒每服三合，百日气血充盛也。**身面疮疥**方同

〔一〕热：肘后卷一第八及大观、政和本草卷二十四白油麻条附方俱无，当是濒湖所加。

〔二〕一：肘后卷一第八及大观、政和本草卷二十四白油麻条附方俱作「半」。

〔三〕服之：肘后第一第八及大观、政和本草卷二十四白油麻条附方俱作「温服」。

〔四〕升：大观、政和本草卷二十四白油麻条附方俱作「斤」。

下。**梅花秃癣**用清油一碗，以小竹子烧火入内煎沸，沥猪胆汁一个和匀，剃头擦之，二三日即愈。勿令日晒。普济方。**赤秃发落**香油、水等分，以银钗搅和。日日擦之，发生乃止。普济方。**发落不生**生胡麻油涂之。普济方。**令发长黑**生麻油桑叶煎过，去滓。沐发，令长数尺。普济。**滴耳治聋**生油日滴三五次。候耳中塞出，即愈。总录。**蚰蜒入耳**刘禹锡传信方：用油麻油作煎饼，枕卧，须臾自出。李元淳尚书在河阳日，蚰蜒入耳，无计可为。脑闷有声，至以头击门柱。奏状危困，因发御药〔一〕疗之，不验。忽有人献此方，乃愈。图经。**蜘蛛咬毒**香油和盐，掺之。普济方。**冬月唇裂**香油频频抹之。相感志。**身面白癜**以酒服生胡麻油一合，一日三服，至五斗瘥。忌生冷、猪、鸡、鱼、蒜等百日。千金。**小儿丹毒**生麻油涂之。千金。**打扑伤肿**熬麻油和酒饮之，以火烧热地卧之，觉即疼肿俱消。松阳民相殴，用此法，经官验之，了无痕迹。赵葵行营杂录。**虎爪伤人**先吃清油一碗，仍以油淋洗疮口。赵原阳济急方。**毒蜂螫伤**清油搽之妙。同上。**毒蛇螫伤**急饮好清油一二盏解毒，然后用药也。济急良方。

灯盏残油〔主治〕**能吐风痰食毒，涂痈肿热毒。又治猘犬咬伤，以灌疮口，甚良。**时珍

麻枯饼〔时珍曰〕此乃榨去油麻滓也。亦名麻籸〔二〕（音辛）。荒岁人亦食之。可以养鱼肥田，亦周礼草人强坚用蕡之义。〔附方〕新二。**揩牙乌须**麻枯八两，盐花三两，用生地黄十斤取汁，同入铛中熬干。以铁盖覆之，盐泥泥之，煅赤，取研末。日用三次，揩毕，饮姜茶。先从眉起，一月皆黑也。养老书。**疽疮有虫**生麻油滓贴之，绵裹，当有虫出。千金方。

青蘘音穰。本经上品〔恭曰〕自草部移附此。〔释名〕**梦神，巨胜苗也。生中原山谷。**

〔一〕药：原作「医」，今据大观、政和本草卷二十四白油麻条改。
〔二〕籸：原作「粈」，字书无。今从张本改。

别录〔气味〕甘，寒，无毒。〔主治〕五脏邪气，风寒湿痹，益气，补脑髓，坚筋骨。久服，耳目聪明，不饥不老增寿。本经 主伤暑热。思邈 作汤沐头，去风润发[一]，滑皮肤，益血色。日华 治崩中血凝注者，生捣一升，热汤绞汁半升服，立愈。甄权 祛风解毒润肠。又治飞丝入咽喉者，嚼之即愈。时珍

【发明】〔宗奭曰〕青蘘即油麻叶也。以汤浸，良久涎出，稠黄色，妇人用之梳发，与日华作汤沐发之说相符，则胡麻之为脂麻无疑。〔弘景曰〕胡麻叶甚肥滑，可沐头。但不知云何服之？仙方并无用此，亦当阴干为丸散尔。〔时珍曰〕按服食家有种青蘘作菜食法，云：秋间取巨胜子种畦中，如生菜之法。候苗出采食，滑美不减于葵。则本草所著者，亦茹蔬之功，非入丸散也。

胡麻花 〔思邈曰〕七月采最上标头者，阴干用之。〔藏器曰〕阴干渍汁，溲面食，至韧滑。〔主治〕生秃发。思邈 润大肠。人身上生肉丁者，擦之即愈。时珍

【附方】新一。**眉毛不生** 乌麻花阴干为末，以乌麻油渍之，日涂。外台秘要。

麻秸 〔主治〕烧灰，入点痣去恶肉方中用。时珍

【附方】新二。**小儿盐哮** 脂麻秸，瓦内烧存性，出火毒，研末。以淡豆腐蘸食之。摘玄方。**聤耳出脓** 白麻秸刮取一合，花胭脂一枚，为末。绵裹塞耳中。圣济总录。

亚麻 宋图经

【释名】鸦麻图经 壁虱胡麻纲目

【集解】〔颂曰〕亚麻子出兖州、威胜军。苗叶俱青，花白色。八月上旬采其实用。〔时珍曰〕今陕西人亦种之，即壁虱胡麻也。其实亦可榨油点灯，气恶不堪食。其茎穗颇似茺蔚，子不同。

子 【气味】甘，微温，无毒。

〔一〕发：原作「一」，今据大观、政和本草卷二十四白油麻条改。同卷胡麻条引日华子作「毛发」。

【主治】大风疮癣。苏颂

大麻本经上品

【释名】火麻日用黄麻俗名汉麻尔雅翼雄者名枲麻诗疏牡麻同上雌者名苴麻同上莩麻音字。花名麻蕡本经麻勃〔时珍曰〕麻从两朩在广下，象屋下派麻之形也。朩音派，广音俨。余见下注。云汉麻者，以别胡麻也。

【集解】【正误】〔本经曰〕麻蕡一名麻勃，麻花上勃勃者。七月七日采之良。麻子九月采。入土者损人。生太山川谷〔一〕。〔弘景曰〕麻蕡即牡麻，牡麻则无实。今人作布及履用之。〔恭曰〕蕡即麻实，非花也。尔雅云：蕡，枲实。仪礼云：苴，麻之有蕡者。注云：有子之麻为苴。皆谓子也。陶以蕡为麻勃，谓勃勃然如花者，复重出麻子，误矣。既以蕡为米谷上品，花岂堪食乎？〔藏器曰〕麻子，早春种为春麻子，小而有毒；晚春种为秋麻子，入药佳。压油可以油物。〔宗奭曰〕麻子，海东毛罗岛来者，大如莲实，最胜；其次出上郡、北地者，大如豆；南地者子小。〔颂曰〕麻子处处种之，绩其皮以为布者。农家择其子之有斑黑文者，谓之雌麻，种之则结子繁。他子则不然也。本经麻蕡、麻子所主相同，而麻花非所食之物，苏恭之论似当矣。然本草朱字云，麻蕡味辛，麻子味甘，又似二物。疑本草与尔雅、礼记称谓有不同者。又药性论用麻花，云味苦，主诸风、女经不利。然则蕡也、子也、花也，其三物乎？〔时珍曰〕大麻即今火麻，亦曰黄麻。处处种之，剥麻收子。有雌有雄：雄者为枲，雌者为苴。大科如油麻。叶狭而长，状如益母草叶，一枝七叶或九叶。五六月开细黄花成穗，随即结实，大如胡荽子，可取油。剥其皮作麻。其秸白而有棱，轻虚可为烛心。齐民要术云：麻子放勃时，拔去雄者。若未放勃，先拔之，则不成子也。其子黑而重，可捣治为烛。即此也。本经有麻蕡、麻子二条，谓蕡即麻勃，谓麻子入土者杀人。苏恭谓蕡是麻子，非花也。苏颂谓蕡、子、花为三物。疑而不决。谨按吴普本草云：麻勃一名麻花，味辛无毒。麻蓝一名麻蕡，一名青葛，味辛甘有毒。麻叶有毒，食之杀人。麻子中仁无毒，先藏地中者，食之杀人。据此说则麻勃是花，麻蕡是实，麻仁是实中仁也。普三国时人，去古未远，说甚分明。神农本经以花为蕡，以藏土〔二〕入土杀人，其文皆传

〔一〕麻花……川谷：按此二十八字，大观、政和本草卷二十四麻蕡条俱作墨字，认为别录文。
〔二〕藏土：此下疑脱「为」字。

写脱误尔。陶氏及唐宋诸家，皆不考究而臆度疑似，可谓疏矣。今依吴氏改正于下。

麻勃 〔普曰〕一名麻花。〔时珍曰〕观齐民要术有放勃时拔去雄者之文，则勃为花明矣。**〔气味〕辛，温，无毒。**〔甄权曰〕苦，微热，无毒。畏牡蛎。入行血药，以䗪虫为之使。**〔主治〕一百二十种恶风，黑色遍身苦痒，逐诸风恶血，治女人经候不通。**药性 **治健忘及金疮内漏。**时珍

〔发明〕〔弘景曰〕麻勃方药少用。术家合人参服之，逆知未来事。〔时珍曰〕按范汪方有治健忘方：七月七日收麻勃一升，人参二两，为末，蒸令气遍。每临卧服一刀圭，能尽知四方之事。此乃治健忘，服之能记四方事也。陶云逆知未来事，过言矣。又外台言生疔肿人，忌见麻勃，见之即死者，用胡麻、针砂、烛烬为末，醋和傅之。不知麻勃与疔何故相忌？亦如人有见漆即生疮者，此理皆不可晓。

〔附方〕旧一，新二。**瘰疬初起**七月七日[一]麻花，五月五日艾叶，等分，作炷，灸之百壮。外台秘要。**金疮内漏**麻勃一两，蒲黄二两，为末。酒服一钱匕，日三，夜一。同上。**风病麻木**麻花四两，草乌一两，炒存性为末，炼蜜调成膏。每服三分，白汤调下。

麻蕡 〔普曰〕一名麻蓝，一名青葛。〔时珍曰〕此当是麻子连壳者，故周礼朝事之笾供蕡。月令食麻，与大麻可食、蕡可供稍有分别，壳有毒而仁无毒也。**〔气味〕辛，平，有毒。**〔普曰〕神农：辛。雷公：甘。岐伯：有毒。畏牡蛎、白微。**〔主治〕五劳七伤。多服，令人见鬼狂走。**本经 〔诜曰〕要见鬼者，取生麻子、菖蒲、鬼臼等分，杵丸弹子大。每朝向日服一丸。满百日即见鬼也。**利五脏，下血，寒气**[二]**，破积止痹散脓。久服，通神明，轻身**[三]。别录

〔附方〕旧一。**风癫百病**麻子四升，水六升，猛火煮令芽生，去滓煎取二升，空心服之。或发或不发，或多言语，勿怪之。但令人摩手足，顷定。进三剂愈。千金。

麻仁 **〔修治〕**〔宗奭曰〕麻仁极难去壳。取帛包置沸汤中，浸至冷出之。垂井中一夜，勿令着水。次日日中

〔一〕七日：千金卷二十三第一及外台卷二十三此下俱有「日未出时取」五字，大观、政和本草卷二十四麻蕡条附方仅有「出时收」三字。

〔二〕利五脏下血寒气：按此七字，大观、政和本草卷二十四麻蕡条俱作白字，认为本经文。

〔三〕久服通神明轻身：同上。

曝干，就新瓦上挼去壳，簸扬取仁，粒粒皆完。张仲景麻仁丸，即此大麻子中仁也。

〔气味〕甘，平，无毒。〔诜曰〕微寒。〔普曰〕先藏地中者，食之杀人。〔士良曰〕多食损血脉，滑精气，痿阳气。妇人多食即发带疾。畏牡蛎、白微，恶〔一〕茯苓。

〔主治〕补中益气。久服，肥健不老，神仙〔二〕。本经　**治中风汗出，逐水气，利小便，破积血，复血脉，乳妇产后余疾。沐发，长润。**别录　**下气，去风痹皮顽，令人心欢，炒香，浸小便，绞汁服之。妇人倒产，吞二七枚即正。**藏器　**润五脏，利大肠风热结燥及热淋。**士良　**补虚劳，逐一切风气，长肌肉，益毛发，通乳汁，止消渴，催生难产。**日华　**取汁煮粥，去五脏风，润肺，治关节不通，发落。**孟诜　**利女人经脉，调大肠下痢。涂诸疮癞，杀虫。取汁煮粥食，止呕逆。**时珍

〔发明〕〔弘景曰〕麻子中仁，合丸药并酿酒，大善。但性滑利。〔刘完素曰〕麻，木谷也而治风，同气相求也。〔好古曰〕麻仁，手阳明、足太阴药也。阳明病汗多、胃热、便难，三者皆燥也。故用之以通润也。〔成无己曰〕脾欲缓，急食甘以缓之。麻仁之甘，以缓脾润燥。

〔附方〕旧十九〔三〕，新十九〔四〕。

服食法　麻子仁一升，白羊脂七两，蜜蜡五两，白蜜一合，和杵蒸食之，不饥耐老。食疗。

耐老益气　久服不饥。麻子仁二升，大豆一升，熬香为末，蜜丸。日二服。药性论。

大麻仁酒　治骨髓风毒疼痛，不可运动。用大麻仁水浸，取沉者一大升曝干，于银器中旋旋慢炒香熟，入木臼中捣至万杵，待细如白粉即止，平分为十帖。每用一帖，取家酿无灰酒一大碗，同麻粉，用柳槌蘸入砂盆中擂之，滤去壳，煎至减半。空腹温服一帖。轻者四五帖见效，甚者不出十帖，必失所苦，效不可言。箧中方。

麻子仁粥　治风水腹大，腰脐重痛，不

〔一〕恶：原脱，今据唐本草卷十九及大观、政和本草卷二十四麻蕡条补。
〔二〕神仙：按此二字，大观、政和本草卷二十四麻蕡条俱作墨字，认为别录文。
〔三〕十九：原作「二十」，今按下旧附方数改。
〔四〕十九：原作「十八」，今按下新附方数改。

可转动。用冬麻子半斤〔一〕，研碎，水滤取汁，入粳米二合，煮稀粥，下葱、椒、盐〔二〕豉。空心食。食医心镜。**老人风痹**〔三〕麻子煮粥，上法食之。**五淋涩痛**麻子煮粥，如上法食之。同上。**大便不通**麻子煮粥，如上法服之。肘后方。**麻子仁丸**治脾约，大便秘而小便数。麻子仁二升，芍药半斤，厚朴一尺，大黄、枳实各一斤〔四〕，杏仁一升，熬研，炼蜜丸梧桐子大。每以浆水下十丸，日三服。不知再加。张仲景方。**产后秘塞**许学士云：产后汗多则大便秘，难于用药，惟麻子苏子〔五〕粥最稳。不惟产后可服，凡老人诸虚风秘，皆得力也。用大麻子仁、紫苏子各二〔六〕合，洗净研细，再以水研，滤取汁一盏，分二次煮粥啜之。本事方。**产后瘀血**不尽。麻子仁五升，酒一升渍一夜，明旦去滓〔七〕温服一升，先食服〔八〕。不瘥，夜〔九〕再服一升，不吐不下。不得与男子通一月，将养如初产法〔十〕。千金方。**胎损腹痛**冬麻子一升，杵碎熬香，水二升煮汁，分服。心镜。**妊娠心痛**烦闷。麻子仁一合研，水二〔十一〕盏，煎六分，去滓服。圣惠。**月经不通**或两三月，或半年、一年者。用麻子仁二升，桃仁二两，研匀，熟酒一升，浸一夜。日服一升。普济。**呕**

〔一〕斤：大观、政和本草卷二十四麻蕡条附方俱作「升」。

〔二〕盐：大观、政和本草卷二十四麻蕡条附方俱作「姜」。

〔三〕痹：疑当作「秘」。

〔四〕大黄枳实各一斤：大观、政和本草卷二十四麻蕡条同。伤寒论阳明篇麻子仁丸方作「大黄一斤，枳实半斤」。

〔五〕苏子：原脱，今据本事方卷十补。

〔六〕二：本事方卷十作「半」。

〔七〕滓：原缺，今据千金卷三第五麻子酒方及大观、政和本草卷二十四麻蕡条附方补。

〔八〕先食服：原脱，今据千金卷三第五麻子酒方补。大观、政和本草卷二十四麻蕡条附方俱有「先食」二字。

〔九〕夜：原脱，今据千金卷三第五麻子酒方及大观、政和本草卷二十四麻蕡条附方补。

〔十〕产法：原脱，大观、政和本草亦脱。今据千金卷三第五麻子酒方补。

〔十一〕二：按大观、政和本草卷二十四麻蕡条附方俱作「一」，圣惠方卷七十五作「一大」二字。

逆不止麻仁三合〔一〕杵熬，水研取汁，着少盐，吃立效。李谏议常〔二〕用，极妙。外台。**虚劳内热**下焦虚热，骨节烦疼，肌肉急，小便不利，大便数，少气吸吸，口燥热淋。用大麻仁五合研，水二升，煮减半，分服。四五剂瘥。外台。**补下治渴**麻子仁一升，水三升，煮四五沸去滓。冷服半升，日二。药性论。**消渴饮水**日至数斗，小便赤涩。用秋麻子仁一升，水三升，煮三四沸。饮汁，不过五〔三〕升瘥。肘后方。**乳石发渴**大麻仁三合，水三升，煮二升。时时呷之。外台。**饮酒咽烂**口舌生疮。大麻仁一升，黄芩二两，为末，蜜丸。含之。千金方。**脚气肿渴**大麻仁熬香，水研取一升。别以〔四〕水三升，煮一升〔五〕赤小豆，取〔六〕一升汁，即内麻汁〔七〕，更煎三五沸〔八〕。食豆饮汁。外台秘要。**脚气腹痹**大麻仁一升研碎，酒三升，渍三宿。温服大良。外台。**血痢不止**必效方：用麻子仁汁煮绿豆。空心食，极效。外台。**小儿痢下**赤白，体弱大困者。麻子仁三〔九〕合，炒香研细末。每服一钱，浆〔十〕水服，立效。子母秘录。**截肠怪病**大肠头出寸余，痛苦，干则自落，又出，名为截肠病，若肠尽即不治。但初觉截时，用器盛脂麻油坐浸之，饮大麻子汁数升，即愈也。夏子益奇疾方。**金疮瘀血**在腹中。用大麻仁三升，葱白十四〔十一〕枚，捣熟，水九升，

〔一〕三合：原脱，今据外台卷六补。大观、政和本草卷二十四麻蕡条附方俱作「三两」。

〔二〕常：大观、政和本草卷二十四麻蕡条附方俱作「尝」，外台卷六无此字。

〔三〕五：大观、政和本草卷二十四麻蕡条附方俱作「九」。

〔四〕别以：原作「再入」，今据外台卷十九改。

〔五〕升：此下原有「入」字，今据外台卷十九删。

〔六〕取：原脱，今据外台卷十九补。

〔七〕汁即内麻汁：同上。

〔八〕更煎三五沸：原作「煮熟」，今据外台卷十九改。

〔九〕三：大观、政和本草卷二十四麻蕡条附方俱作「一」。

〔十〕浆：大观、政和本草卷二十四麻蕡条附方此上俱有「蜜」字。

〔十一〕十四：按千金卷二十五第四作「二十」，当是「二七」之误。圣惠方卷六十八正作「二七」，是其证。

煮一升半，顿服。血出不尽，更服。　千金。　**腹中虫病**大麻子仁三升，东行茱萸根八升，渍水。平旦服二升，至夜虫下。　食疗。　**小儿疳疮**嚼麻子傅之，日六七度。　子母〔一〕秘录。　**小儿头疮**〔二〕麻子五升研细，水绞汁，和蜜傅之。　千金。　**白秃无发**麻子三升〔三〕炒焦研末，猪脂和涂，发生为度。　普济方。　**发落不生**蕡麻子汁煮粥，频食之。　圣济总录。　**聤耳出脓**麻子一合，花胭脂一分，研匀，作梃子，绵裹塞之〔四〕。　圣惠方。　**大风癞疾**大麻仁三升淘晒，以酒一斗浸一夜，研取白汁，滤入瓶中，重汤煮数沸收之。每饮一小盏，兼服茄根散、乳香丸，取效。　圣惠方。　**卒被毒箭**麻仁数升，杵汁饮。　肘后。　**解射罔毒**大麻子汁饮之良。　千金。　**辟禳温疫**麻子仁、赤小豆各二七枚，除夜着井中。饮水良。　龙鱼河图。　**赤游丹毒**麻仁捣末，水和傅之。　千金方。　**湿癣肥疮**大麻湝〔五〕傅之，五日瘥。　千金方。　**瘭疽出汁**生手足肩背，累累如赤豆状。剥净，以大麻子炒研末摩之。　千金方。

油　**〔主治〕熬黑压油，傅头，治发落不生。煎熟，时时啜之，治硫黄毒发身热。**　时珍　出千金方、外台秘要。

〔附方〕新一。　**尸咽痛痒**麻子烧取〔六〕脂，酒调一钱〔七〕服之。　圣济〔八〕总录。

叶　**〔气味〕辛，有毒。　〔主治〕捣汁服五合，下蛔虫；捣烂傅蝎毒，俱效。**　苏恭　**浸汤沐发长润，令白发不生。**　〔甄权曰〕以叶一握，同子五升捣和，浸三日，去滓沐发。　**〔发明〕**

〔一〕子母：原脱，今据大观、政和本草卷二十四麻蕡条附方补，以免与「延年秘录」相混。
〔二〕头疮：千金卷五下第八作「头面疮疥」。
〔三〕三升：原脱，今据千金卷十三第八及普济方卷四十八补。
〔四〕作梃子绵裹塞之：圣惠方卷三十六作「滿耳塞药，以绵轻拥，三、两上愈。」
〔五〕湝：原作「潴」，今据千金卷二十三第四改。
〔六〕取：原脱，今据圣济总录卷一二三补。
〔七〕酒调一钱：同上。
〔八〕圣济：原脱，本方见圣济总录卷一二三，因据补。

〔时珍曰〕按郭文疮科心要，乌金散治痈疽疔肿，时毒恶疮。方中用火麻头，同麻黄诸药发汗，则叶之有毒攻毒可知矣。普济方用之截疟，尤可推焉。〔附方〕新二。**治疟不止**火麻叶，不问荣枯，锅内文武火慢炒香，连锅取下〔一〕，以纸盖之，令出汗尽，为末。临发前用茶或酒下。移病人原睡处，其状如醉，醒即愈。又方：火麻叶如上法为末一两，加缩砂、丁香、陈皮、木香〔二〕各半两，酒糊丸梧子大。每酒、茶任下五七丸。能治诸疟，壮元气。普济方。

黄麻〔主治〕**破血，通小便。**时珍〔附方〕新二。**热淋胀痛**麻皮一两，炙甘草三分，水二盏，煎一盏服，日二，取效。圣惠方。**跌扑折伤**疼痛。接骨方：黄麻烧灰、头发灰各一两，乳香五钱，为末。每服三钱，温酒下，立效。王仲勉经验方。

麻根〔主治〕**捣汁或煮汁服，主瘀血石淋。**陶弘景**治产难衣不出，破血壅胀，带下崩中不止者，以水煮服之，效。**苏恭**治热淋下血不止，取三九〔三〕枚，洗净，水五升，煮三升，分服，血止神验。**药性**根及叶捣汁服，治挝打瘀血，心腹满气短，及踠折骨痛不可忍者，皆效。无则以麻煮汁代之。**苏颂　出韦宙独行方。

沤麻汁〔主治〕**止消渴，治瘀血。**苏恭

小麦 别录中品

〔校正〕拾遗麦苗并归为一。

【释名】来〔时珍曰〕来亦作秾。许氏说文云：天降瑞麦〔四〕，一来二麰〔五〕，象芒刺之形，天所来也。如足行来，

〔一〕连锅取下：原作「撮起」，今据普济方卷一九七改。
〔二〕木香：原作一「赤」字，据改同上。
〔三〕三九：意谓「二十七」。按大观、政和本草卷二十四麻蕡条俱作「一十七」。千金卷二十一第二、外台卷二十七（大麻根误作苎麻根）及圣惠方卷五十八俱作「十」，而圣济总录卷九十八则作「五十」，但捣粗末，每用五钱煎服。
〔四〕天降瑞麦：按说文解字卷五下·来部作「周所受瑞麦来麰」。清·段玉裁注在来麰下补「也」字，谓「来麰者以二字为名」。
〔五〕一来二麰：按说文解字卷五下·来部作「一来二縫」。段注谓「不可通。今定为二麦一夆。夆者刺也。」然御览八三八麦条引广志云：「麰似大麦形，有二縫。」则许氏「一来二縫」之文，亦非必不可通。濒湖改为「一来二麰」，段氏改为「二麦一夆」，俱嫌未有确证。

故麥字从來从夂。夂音绥，足行也。诗云，贻我来牟是矣。又云：來象其实，夂象其根[一]。梵书名麦曰迦师错。

【集解】〔颂曰〕大小麦秋种冬长，春秀夏实，具四时中和之气，故为五谷之贵。地暖处亦可春种，至夏便收。然比秋种者，四气不足，故有毒。〔时珍曰〕北人种麦漫撒，南人种麦撮撒。北麦皮薄面多，南麦反此。或云：收麦以蚕沙和之，辟蠹。或云：立秋前以苍耳锉碎同晒收，亦不蛀。秋后则虫已生矣。盖麦性恶湿，故久雨水潦，即多不熟也。

小麦

〔气味〕甘，微寒，无毒。入少阴、太阳之经。〔甄权曰〕平，有小毒。〔恭曰〕小麦作汤，不许皮坼。坼则性温，不能消热止烦也。〔藏器曰〕小麦秋种夏熟，受四时气足，兼有寒热温凉。故麦凉、曲温、麸冷、面热，宜其然也。河渭之西，白麦面亦凉，以其春种，阙二气也。〔时珍曰〕新麦性热，陈麦平和。

〔主治〕除客[二]热，止烦[三]渴咽燥[四]，利小便，养肝气，止漏血唾血。令女人易孕[五]。别录 **养心气，心病宜食之。**思邈 **煎汤饮，治暴淋。**宗奭 **熬末服，杀肠中蛔虫。**药性 **陈者煎汤饮，止虚汗。烧存性，油调，涂诸疮汤火伤灼。**时珍

〔发明〕〔时珍曰〕按素问云：麦属火，心之谷也。郑玄云：麦有孚甲，属木。许慎云：麦属金，金王而生，火王而死。三说各异。而别录云，麦养肝气，与郑说合。孙思邈云，麦养心气，与素问合。夷考其功，除烦、止渴、收汗、利溲、止血，皆心之病也，当以素问为准。盖许以时，郑以形，而素问以功性，故立论不同尔。〔震亨曰〕饥年用小麦代谷，须晒燥，以少水润，舂去皮，煮为饭食，可免面热之患。

〔附方〕旧二[六]，新五[七]。

消渴心烦 用小麦作饭及粥食。心镜。

老人五淋 身热腹满。小麦一升，通草二两，水三升，

〔一〕又云来象其实夂象其根：按许氏说文无此一说。
〔二〕客：唐本草卷十九、千金翼卷四及大观、政和本草卷二十五小麦条俱无。
〔三〕烦：唐本草卷十九、千金翼卷四及大观、政和本草卷二十五小麦条俱作「躁」。
〔四〕燥：千金翼卷四及大观、政和本草卷二十五小麦条俱作「干」。
〔五〕令女人易孕：唐本草卷十九、千金翼卷四及大观、政和本草卷二十五小麦条引别录俱无此文。此濒湖据千金卷二十六第四小麦条文所加。
〔六〕二：原作「三」，今按下旧附方数改。
〔七〕五：原作「四」，今按下新附方数改。

煮一升，饮之即愈。奉亲书。**项下瘿气**用小麦一升，醋一升渍之，晒干为末。以海藻洗，研末三两，和匀。每以酒服方寸匕，日三。小品。**眉炼头疮**用小麦烧存性，为末。油调傅。儒门事亲。**白癜风癣**用小麦摊石上，烧铁物压出油。搽之甚效。医学正传。**汤火伤灼**未成疮者。用小麦炒黑，研入腻粉，油调涂之。勿犯冷水，必致烂。袖珍方。**金疮肠出**用小麦五升，水九升，煮取四升，绵滤取汁，待极冷。令病人卧席上，含汁噀之，肠渐入，噀其背。并勿令病人知，及多人见，傍人语，即肠不入也〔一〕。乃抬席四角轻摇，使肠自入。十日中，但略食羹〔二〕物〔三〕。慎勿惊动，即杀人。刘涓子鬼遗方。

浮麦即水淘浮起者，焙用。**〔气味〕**甘、咸，寒，无毒。**〔主治〕**益气除热，止自汗盗汗，骨蒸虚热，妇人劳热。时珍

麦麸〔主治〕时疾热疮，汤火疮烂，扑损伤折瘀血，醋炒署贴之。日华 和面〔四〕作饼，止泄痢，调中去热健人。以醋拌蒸热，袋盛，包熨人马冷失腰脚伤折处，止痛散血。藏器 醋蒸，熨手足风湿痹痛，寒湿脚气，互易至汗出，并良。末服，止虚汗。时珍

〔发明〕〔时珍曰〕麸乃麦皮也。与浮麦同性，而止汗之功次于浮麦，盖浮麦无肉也。凡人身体疼痛及疮疡肿烂沾渍，或小儿暑月出痘疮，溃烂不能着席睡卧者，并用夹褥盛麸缝合藉卧，性凉而软，诚妙法也。

〔附方〕新七。

虚汗盗汗卫生宝鉴：用浮小麦文武火炒，为末。每服二钱半，米饮下，日三服。或煎汤代茶饮。一方：以猪觜唇煮熟切片，蘸食亦良。**产后虚汗**小麦麸、牡蛎等分，为末。以猪肉汁调服二钱，日二服。胡氏妇人方。**走气作痛**用酽

〔一〕即肠不入也：刘涓子鬼遗方卷二作「或晚未入」，大观、政和本草卷二十五小麦条附方作「肠不即入」，俱以属下为读。
〔二〕羹：原作「美」，今据金陵本改。
〔三〕但略食羹物：刘涓子鬼遗方卷二作「不可饱食，频食而宜少。」大观、政和本草卷二十五小麦条附方俱作「食不饱，数食须使少。」
〔四〕面：原作「麸」，今据大观、政和本草卷二十五小麦条改。

醋拌麸皮炒热，袋盛熨之。生生编。**灭诸瘢痕**春夏用大麦麸，秋冬用小麦麸，筛粉和酥傅之。总录。**小儿眉疮**小麦麸炒黑，研末，酒调傅之。**小便尿血**面麸炒香，以肥猪肉蘸食之。集玄。

面

〔气味〕**甘，温，有微毒。不能消热止烦。**别录 〔大明曰〕性壅热，小动风气，发丹石毒。〔思邈曰〕多食，长宿癖，加客气。畏汉椒、萝卜。

〔主治〕**补虚。久食，实人肤体，厚肠胃，强气力。**藏器 **养气，补不足，助五脏。**日华 **水调服，治人中暑，马病肺〔一〕热。**宗奭 **傅痈肿损伤，散血止痛。生食，利大肠。水调服，止鼻衄吐血。**时珍

〔发明〕〔诜曰〕面有热毒者，多是陈黦〔二〕之色，又为磨中石末在内故也。但杵食之，即良。〔藏器曰〕面性热，惟第二〔三〕磨者凉，为其近麸也。河渭以西，白麦面性凉，以其春种，阙二气也。〔颖曰〕东南卑湿，春多雨水，麦已受湿气，又不曾出汗，故食之作渴，动风气，助湿发热。西北高燥，春雨又少，麦不受湿，复入地窖出汗，北人禀厚少湿，故常食而不病也。〔时珍曰〕北面性温，食之不渴；南面性热，食之烦渴；西边面性凉，皆地气使然也。吞汉椒，食萝卜，皆能解其毒，见萝卜条。医方中往往用飞罗面，取其无石末而性平易尔。陈麦面，水煮食之，无毒。以糟发胀者，能发病发疮，惟〔四〕作蒸饼和药，取其易消也。按李鹏飞延寿书云：北多霜雪，故面无毒；南方雪少，故面有毒。顾元庆檐曝偶谈云：江南麦花夜发，故发病；江北麦花昼发，故宜人。又曰〔五〕：鱼稻宜江淮，羊面宜京〔六〕洛，亦五方有宜不宜也〔七〕。面性虽热，而寒食日以纸袋盛悬风处，数十年亦不坏，则热性皆去而无毒矣。入药尤良。

〔附方〕旧六〔八〕，新二十三〔九〕。

热渴心闷温水一盏，调面一

〔一〕肺：本草衍义卷二十及政和本草卷二十五小麦条，此下俱有「卒」字。
〔二〕黦：大观、政和本草卷二十五小麦条引孟诜俱作「裛」，引食疗又俱作「[illegible]」。
〔三〕二：大观、政和本草卷二十五小麦条俱作「三」。
〔四〕惟：原作「性」，今从张本改。
〔五〕曰：原作「且」，今据檐曝偶谈改。
〔六〕京：原作「江」，据改同上。
〔七〕亦五方有宜不宜也：檐曝偶谈作「诚土地使然」。
〔八〕六：原作「七」，今按下旧附方数改。
〔九〕三：原作「一」，今按下新附方数改。

两，饮之。圣济总录。**中暍卒死**井水和面一大抄，服之。千金。**夜出盗汗**麦面作弹丸，空心、卧时煮食之。次早服妙香散一帖取效。**内损吐血**飞罗面略炒，以京墨汁或藕节汁，调服二钱。医学集成。**大衄血出**口耳皆出者。用白面入盐少许，冷水调服三钱。普济方。**中蛊吐血**小麦面二合，水调服。半日当下出。广记。**呕哕不止**醋和面作弹丸二三十枚，以沸汤煮熟，漉出投浆水中，待温吞三两枚。哕定，即不用再吞。未定，至晚再吞。兵部手集。**寒痢白色**炒面，每以方寸匕入粥中食之。能疗日泻百行，师不救者。外台。**泄痢不固**白面一斤，炒焦黄。每日空心温水服一二匙。正要。**诸疟久疟**用三姓人家寒食面各一合，五月五日午时采青蒿，擂自然汁，和丸绿豆大。临发日早，无根水一丸。一方：加炒黄丹少许。德生堂。**头皮虚肿**薄如蒸饼，状如裹水。以口嚼面傅之良。梅师方。**咽喉肿痛**卒不下食。白面和醋，涂喉外肿处。普济方。**妇人吹奶**水调面煮糊欲熟，即投无灰酒一盏，搅匀热饮。令人徐徐按之，药行即瘥。经验〔一〕方。**乳痈不消**白面半斤炒黄，醋煮为糊，涂之即消。圣惠方。**破〔二〕伤风病**白面、烧盐各一撮，新水调，涂之。普济方。**金疮血出**不止。用生面干傅，五七日即愈。蔺氏经验方。**远行脚趼**成泡者。水调生面涂之，一夜即平。海上。**折伤瘀损**白面、卮子仁同捣，以水调，傅之即散。**火燎成疮**炒面，入卮子仁末，和油傅之。千金。**疮中恶肉**寒食面二两，巴豆五分，水和作饼，烧末掺之。仙传外科。**白秃头疮**白面、豆豉和研，酢和傅之。普济方。**小儿口疮**寒食面五钱，消石七钱，水调半钱，涂足心，男左女右。普济方。**妇人断产**白面一升，酒一升，煮沸去渣，分三服。经水至时前日夜、次日早及天明服之。**阴冷闷痛**渐入腹肿满。醋和面熨之。千金方。**一切漏疮**盐、面和团，烧研傅之。千金方。**瘭疽出汁**生手足肩背，累累如赤豆。剥净，以酒和面傅之。千金方。**一切疔肿**面和腊猪脂封之良。梅师方。**伤米食积**白面一两，白酒麴二丸，炒为末。每服二匙，

〔一〕经验：原作「圣惠」，今检圣惠方卷八十一治吹奶诸方中未见此方。按大观、政和本草卷二十五小麦条附方引作经验方，因据改。

〔二〕破：原作「被」，今据普济方卷一一三改。

白汤调下。如伤肉食，山楂汤下。简便方。

麦粉 〔气味〕甘，凉，无毒。〔主治〕补中，益气脉〔一〕，和五脏，调经络。又炒一合，汤服，断下痢。孟诜 醋熬成膏，消一切痈肿、汤火伤。时珍 〔发明〕〔时珍曰〕麦粉乃是麸面、面洗筋澄出浆粉。今人浆衣多用之，古方鲜用。按万表积善堂方〔二〕云：乌龙膏：治一切痈肿发背，无名肿毒，初发焮热未破者，取效如神。用隔年小粉，愈久者愈佳，以锅炒之。初炒如饧，久炒则干，成黄黑色，冷定研末。陈米醋调成糊，熬如黑漆，瓷罐收之。用时摊纸上，剪孔贴之，即如冰冷，疼痛即止。少顷觉痒，干亦不能动。久则肿毒〔三〕自消，药力亦尽而脱落，甚妙。此方苏州杜水庵所传，屡用有验。药易而功大，济生者宜收藏之〔四〕。

面筋 〔气味〕甘，凉，无毒。〔主治〕解热和中，劳热人宜煮食之。时珍 宽中益气。宁原 〔发明〕〔时珍曰〕面筋，以麸与面水中揉洗而成者。古人罕知，今为素食要物，煮食甚良。今人多以油炒，则性热矣。〔宗奭曰〕生嚼白面成筋，可粘禽、虫。

麦麨 即糗也。以麦蒸，磨成屑。〔气味〕甘，微寒，无毒。〔主治〕消渴，止烦。蜀本

麦苗 拾遗 〔气味〕辛，寒，无毒。〔主治〕消酒毒暴热，酒疸目黄，并捣烂绞汁日饮之。又解蛊毒，煮汁滤服。藏器 除烦闷，解时疾狂热，退胸膈热，利小肠。作齑食，甚益颜色。日华

麦奴 〔藏器曰〕麦穗将熟时，上有黑霉者也。〔主治〕热烦，天行热毒。解丹石毒。藏器 治阳毒温毒，热极发狂大渴，及温疟。时珍 〔发明〕〔时珍曰〕朱肱南阳活人书：治阳毒温毒热极发

〔一〕脉：大观、政和本草卷二十五小麦条引孟诜作「调脉」，而引食疗则作「续气脉」。

〔二〕万表积善堂方：未见。今见明·万历刊「万氏家抄济世良方」六卷，乃万表之孙万邦孚增补重刻本。乌龙膏在第四卷中，文字稍有出入。

〔三〕毒：此下原有「及」字，今据万氏家抄济世良方卷四删。

〔四〕药易……藏之：此三十四字万氏家抄济世良方卷四无。

狂发斑大渴倍常者，用黑奴丸，水化服一丸，汗出或微利即愈。其方用小麦奴、梁上尘、釜底煤、灶突墨，同黄芩、麻黄、消、黄等分为末，蜜丸弹子大。盖取火化者从治之义也。麦乃心之谷，属火，而奴则麦实将成，为湿热所蒸，上黑霉者，与釜煤、灶墨〔一〕同一理也。其方出陈延之小品方，名麦奴丸，初虞世古今录验名高堂丸、水解丸，诚救急良药也。

秆

〔主治〕烧灰，入去疣痣、蚀恶肉膏中用。时珍

大麦 别录中品

【释名】牟麦〔时珍曰〕麦之苗粒皆大于来，故得大名。牟亦大也。通作麰。

【集解】〔弘景曰〕今稞麦一名牟麦，似𥝌麦，惟皮薄尔。〔恭曰〕大麦出关中，即青稞麦，形似小麦而大，皮厚，故谓大麦，不似𥝌麦也。〔颂曰〕大麦今南北皆能种莳。𥝌麦有二种：一种类小麦而大，一种类大麦而大。〔藏器曰〕大、𥝌二麦，前后两出。盖𥝌麦是连皮者，大麦是麦米，但分有壳、无壳也。苏以青稞为大麦，非矣。青稞似大麦，天生皮肉相离，秦陇巴〔二〕西种之。今人将当大麦米粜之，不能分也。〔陈承曰〕小麦，今人以磨面日用者为之。大麦，今人以粒皮似〔三〕稻者为之，作饭滑，饲马良。𥝌麦，今人以似小麦而大粒，色青黄，作面脆硬，食多胀人，汴洛、河北之间又呼为黄稞。关中一种青稞，比近道者粒微小，色微青，专以饲马，未见入药用。然大、𥝌二麦，其名差互。今之𥝌麦似小麦而大者，当谓之大麦；今之大麦不似小麦而矿脆者，当谓之𥝌麦。不可不审。〔时珍曰〕大、𥝌二麦，注者不一。按吴普本草：大麦一名𥝌麦，五谷之长〔四〕也。王祯农书云：青稞有大小二种，似大小麦，而粒大皮薄，多面无麸，西人种之，不过与大小麦异名而已。郭义恭广志云：大麦有黑𥝌麦。有䅌麦，出凉州，似大麦。有赤〔五〕麦，赤色而肥。据此则𥝌麦是大麦中一种皮厚而青色者也。大抵是一类异种，如粟、粳之种近百，总是一类，但方土有不同尔。故二麦主治不甚相远。大麦亦有粘者，名糯麦，可以酿酒。

〔一〕墨：原脱，今从张本补。
〔二〕巴：大观、政和本草卷二十五大麦条俱作「已」。
〔三〕大麦今人以粒皮似：原缺，今据覆刻江西本补，与大观、政和本草卷二十五小麦条引别说合。
〔四〕长：御览八三八麦条引吴氏本草作「盛」。
〔五〕赤：齐民要术卷二第十引广志此下有「小」字，御览八三八麦条引广志无。

【气味】咸，温、微寒，无毒。为五谷长，令人多热。〔诜曰〕暴食似脚弱，为下气故也。久服宜人。熟则有益，带生则冷而损人。石蜜为之使。

【主治】消渴除热，益气调中。别录 补虚劣，壮血脉，益颜色，实五脏，化谷食，止泄，不动风气。久食，令人肥白，滑肌肤。为面，胜于小麦，无躁热。士良 面：平胃止渴，消食疗胀满。苏恭 久食，头发不白。和针砂、没石子等，染发黑色。孟诜 宽胸下气，凉血，消积进食。时珍

【发明】〔宗奭曰〕大麦性平凉滑腻。有人患缠喉风，食不能下。用此面作稀糊，令咽以助胃气而平。三伏中，朝廷作麨，以赐臣下。〔震亨曰〕大麦初熟，人多炒食。此物有火，能生热病，人不知也。〔时珍曰〕大麦作饭食，響〔一〕而有益。煮粥甚滑。磨面作酱甚甘美。

【附方】旧三〔二〕，新六〔三〕。**食饱烦胀**但欲卧者。大麦面熬微香，每白汤服方寸匕，佳。肘后方。**膜外水气**大麦面、甘遂末各半两，水和作饼，炙熟食，取利。总录。**小儿伤乳**腹胀烦闷欲睡。大麦面生用，水调一钱服。白面微炒亦可。保幼大全。**蠼螋尿疮**大麦嚼傅之，日三上。伤寒类要。**肿毒已破**青大麦去须，炒暴花为末，傅之。成靥，揭去又傅。数次即愈。**麦芒入目**大麦煮汁洗之，即出。孙真人方。**汤火伤灼**大麦炒黑，研末，油〔四〕调搽之。**被伤肠出**以大麦粥汁洗肠推入，但饮米糜，百日乃可。千金。**卒患淋痛**大麦三两煎汤，入姜汁、蜂蜜，代茶饮。圣惠方。

麦蘖见蘖米下。

〔一〕響：疑当作「馨」。
〔二〕三：原作「四」，今按下旧附方数改。
〔三〕六：原作「五」，今按下新附方数改。
〔四〕油：原作「细」，形近而误。原方未注明出处。今旁据普济方卷二七七治湯火伤，用小麦炒黑研末，油调涂方改。

苗　〔主治〕诸黄，利小便，杵汁日日服。类要　冬月面目手足皴瘃，煮汁洗之。时珍

〔附方〕新一。小便不通陈大麦秸，煎浓汁，频服。简便方。

大麦奴　〔主治〕解热疾，消药毒。藏器

穬麦 音矿。　别录中品

【释名】〔时珍曰〕穬之壳厚而粗矿也。

【集解】〔弘景曰〕穬麦是马所食者。服食家并食大、穬二麦，令人轻健。〔炳曰〕穬麦西川人种食之。山东、河北人正月种之，名春穬。形状与大麦相似。〔时珍曰〕穬麦有二种：一类小麦而大，一类大麦而大。〔颂曰〕穬麦即大麦一种皮厚者。陈藏器谓即大麦之连壳者，非也。按别录自有穬麦功用，其皮岂可食乎？详大麦下。

【气味】甘，微寒，无毒。〔弘景曰〕此麦性热而云微寒，恐是作屑与合壳异也。〔恭曰〕穬麦性寒，陶云性热，非矣。江东少有故也。〔大明曰〕暴食似动冷气，久即益人。

【主治】轻身除热。久服，令人多力健行。作蘖，温中消食。别录　补中，不动风气。作饼食，良。萧炳

【发明】〔时珍曰〕别录麦蘖附见穬麦下，而大麦下无之，则作蘖当以穬为良也。今人通用，不复分别矣。

雀麦 唐本草

〔校正〕自草部移入此。

【释名】燕麦唐本　蘥音药　杜姥草外台　牛星草〔时珍曰〕此野麦也。燕雀所食，故名。日华本草谓此为瞿麦者，非矣。

【集解】〔恭曰〕雀麦在处有之，生故墟野林下。苗叶似小麦而弱，其实似穬麦而细。〔宗奭曰〕苗与麦同，但穗细长而疏。唐·刘梦得所谓「菟葵燕麦，动摇春风」者也。周定王曰：燕麦穗极细，每穗又分小叉十数箇，子亦细小。春去

皮，作面蒸食，及作饼食，皆可救荒。

【附方】旧三。**胎死腹中 胞衣不下**上抢心。用雀麦一把，水五升，煮二升，温服。子母秘录。**齿䘌并虫**积年不瘥，从少至老者。用雀麦，一名杜姥草，俗名牛星草〔一〕。用苦瓠叶三〔二〕十枚，洗净。取草剪〔三〕长二寸，以瓠叶作五〔四〕包包之，广一寸，厚五分。以三年酢渍之。至日中，以两包火中炮令热，纳口中，熨齿外边，冷更易之。取包置水中解视，即有虫长三分。老者黄色，少者白色。多即二三十枚，少即一二十枚。此方甚妙。外台秘要。

米　〔气味〕甘，平，无毒。〔主治〕充饥滑肠。时珍

苗　〔气味〕甘，平，无毒。〔主治〕女人产不出，煮汁饮之。苏恭

荞麦宋嘉祐

【释名】**荍麦**音翘 **乌麦**吴瑞 **花荞**〔时珍曰〕荞麦之茎弱而翘然，易长易收，磨面如麦，故曰荞曰荍，而与麦同名也。俗亦呼为甜荞，以别苦荞。杨慎丹铅录，指乌麦为燕麦，盖未读日用本草也。

【集解】〔炳曰〕荞麦作饭，须蒸使气馏，烈日暴令开口，舂取米仁作之。〔时珍曰〕荞麦南北皆有。立秋前后下种，八九月收刈，性最畏霜。苗高一二尺，赤茎绿叶，如乌桕树叶。开小白花，繁密粲粲然。结实累累如羊蹄，实有三棱，老则乌黑色。王祯农书云：北方多种。磨而为面，作煎饼，配蒜食。或作汤饼，谓之河漏，以供常食，滑细如粉，亚于麦面。南方亦〔五〕种，但作粉〔六〕饵食，乃农家居冬谷也。

〔一〕俗名牛星草：大观、政和本草卷十一雀麦条附方同。千金卷六下第六作「似牛毛草」，外台卷二十二作「似牛尾草」。

〔二〕三：外台及大观、政和本草同。千金作「四」。

〔三〕剪：大观、政和本草同。千金及外台俱作「屈」。

〔四〕五：大观、政和本草同，似有脱误。千金及外台俱作「五六十」。

〔五〕亦：原作「一」，今据农书・谷谱・集之二荞麦条改。

〔六〕粉：农书・谷谱・集之二荞麦条作「饼」。

【气味】甘，平，寒，无毒。〔思邈曰〕酸，微寒。食之难消。久食动风，令人头眩。作面和猪、羊肉热食，不过八九顿，即患热风，须眉脱落，还生亦希。泾、邠以北，多此疾。又不可合黄鱼食。

【主治】实肠胃，益气力，续精神，能炼五脏滓秽。孟诜 **作饭食，压丹石毒，甚良。**萧炳 **以醋调粉，涂小儿丹毒赤肿热疮。**吴瑞 **降气宽肠，磨积滞，消热肿风痛，除白浊白带，脾积泄泻。以沙糖水调炒面二钱服，治痢疾。炒焦，热水冲服，治绞肠沙痛。**时珍

【发明】〔颖曰〕本草言荞麦能炼五脏滓秽。俗言一年沉积在肠胃者，食之亦消去也。〔时珍曰〕荞麦最降气宽肠，故能炼肠胃滓滞，而治浊带泄痢腹痛上气之疾，气盛有湿热者宜之。若脾胃虚寒人食之，则大脱元气而落须眉，非所宜矣。孟诜云益气力者，殆未然也。按杨起简便方云：肚腹微微作痛，出即泻，泻亦不多，日夜数行者。用荞麦面一味作饭，连食三四次即愈。予壮年患此两月，瘦怯尤甚。用消食化气药俱不效，一僧授此而愈，转用皆效，此可征其炼积滞之功矣。普济治小儿天吊及历节风方中亦用之。

【附方】新十六。

咳嗽上气荞麦粉四两，茶末二钱，生蜜二两，水一碗，顺手搅千下。饮之，良久下气不止，即愈。儒门事亲。

十水肿喘生大戟一钱，荞麦面二钱，水和作饼，炙熟为末。空心茶服，以大小便利为度。圣惠。

男子白浊魏元君济生丹：用荍麦炒焦为末，鸡子白和，丸梧子大。每服五十丸，盐汤下，日三服。

赤白带下方同上。

禁口痢疾荞麦面每服二钱，沙糖水调下。坦仙方。

痈疽发背一切肿毒。荍麦面、硫黄各二两，为末，井华水和作饼，晒收。每用一饼，磨水傅之。痛则令不痛，不痛则令痛，即愈。直指。

疮头黑凹荞麦面煮食之，即发起。直指。

痘疮溃烂用荞麦粉频频傅之。痘疹方。

汤火伤灼用荞麦面炒黄研末，水和傅之，如神。奇效方。

蛇盘瘰疬围〔一〕接项上。用荞麦（炒去壳）、海藻、白僵蚕（炒去丝）等分，为末。白梅浸汤，取肉减半，和丸绿豆大。每服六七十丸，

〔一〕围：原作「囤」，今从张本改。

食后、临卧米饮下，日五服。其毒当从大便泄去。若与淡菜连服尤好。淡菜生于海藻上，亦治此也。忌豆腐、鸡、羊、酒、面。阮氏方。**积聚败血**通仙散：治男子败积，女人败血，不动真气。用荞麦面三钱，大黄二钱半，为末。卧时酒调服之。多能鄙事。**头风畏冷**李楼云：一人头风，首裹重绵，三十年不愈。予以荞麦粉二升，水调作二饼，更互合头上，微汗即愈。怪证奇方。**头风风眼**荞麦作钱大饼，贴眼四角，以米大艾炷灸之，即效如神。**染发令黑**荞麦、针砂各〔一〕二钱，醋和，先以浆水洗净涂之，荷叶包至一更，洗去。再以无食子、诃子皮各二两为末，每用二钱〔二〕，大麦面二钱，醋和浆水调〔三〕涂之，荷叶包至天明，洗去即黑。普济。**绞肠沙痛**荞麦面一撮，炒黄〔四〕，水烹服。简便方。**小肠疝气**荞麦仁炒去尖，胡卢巴酒浸晒干，各四两，小茴香炒一两，为末，酒糊丸梧子大。每空心盐酒下五十丸。两月大便出白脓，去根。孙天仁集效方。

叶〔主治〕作茹食，下气，利耳目。多食即微泄。士良　孙思邈〔五〕曰：生食，动刺风，令人身痒。

秸〔主治〕烧灰淋汁取硷熬干，同石灰等分，蜜收。能烂痈疽，蚀恶肉，去靥痣，最良。穰作荐，辟壁虱。时珍　日华曰：烧灰淋汁，洗六畜疮，并驴、马躁蹄。〔附方〕新二。

噎食荞麦秸烧灰淋汁，入锅内煎取白霜一钱，入蓬砂一钱，研末。每酒服半钱。海上方。**壁虱蜈蚣**荞麦秸作荐，并烧烟熏之。

〔一〕各：原脱，今据圣济总录卷一〇一及普济方卷四十九补。
〔二〕各二两为末每用二钱：同上。
〔三〕浆水调：同上。
〔四〕黄：原缺，今从张本补。
〔五〕思邈：原脱。按下引文见千金卷二十六第四荞麦条，因据补。

苦荞麦 纲目

【集解】〔时珍曰〕苦荞出南方，春社前后种之。茎青多枝，叶似荞麦而尖，开花带绿色，结实亦似荞麦，稍尖而棱角不峭。其味苦恶，农家磨捣为粉，蒸使气馏，滴去黄汁，乃可作为糕饵食之，色如猪肝。谷之下者，聊济荒尔。

【气味】甘、苦，温，有小毒。〔时珍曰〕多食伤胃，发风动气，能发诸病，黄疾人尤当禁之。

【附方】新一。明目枕 苦荞皮、黑豆皮、绿豆皮、决明子、菊花，同作枕，至老明目。邓才杂兴。

稻 别录下品

【释名】稌 音杜。糯 亦作粳。〔时珍曰〕稻稌者，粳、糯之通称。物理论所谓稻者溉种之总称，是矣。本草则专指糯以〔一〕为稻也。稻从舀（音函〔二〕），象人在臼上治稻之义。稌则方言稻音之转尔。其性粘软，故谓之糯。〔颖曰〕糯米缓筋，令人多睡，其性懦也。

【集解】〔弘景曰〕道家方药有稻米、粳米俱用者，此则两物也。稻米白如霜，江东无此，故通呼粳为稻耳，不知色类复云何也？〔恭曰〕稻者，穬谷之通名。尔雅云：稌，稻也。粳者不粘〔三〕之称，一曰籼〔四〕。氾胜之云：三月种粳稻，四月种秫稻。即并稻也，陶谓为二，盖不可解也。〔志曰〕此稻米即糯米也。其粒大小似杭米，细糠白如雪〔五〕。今通呼杭、糯二谷为稻，所以惑之。按李含光音义引字书解粳字云：稻也。杭〔六〕字云：稻属也，不粘。粢字云：稻饼也。粢盖糯也。〔禹锡曰〕尔雅云：稌，稻。郭璞注云：别二名也。今沛国呼稌。周颂云：丰年多黍多稌。礼记云：牛宜稌。豳风云：十月获稻。皆是一物也。说文云：杭，稻属也。沛国谓稻为糯。字林云：糯，粘稻也。杭，不粘稻也。然杭、糯甚相类，以粘不

〔一〕以：原作「为」，今从张本改。
〔二〕函：按「舀」无「函」音，疑「函」为「由」字之误。说文第七上舀，段注云：「以沼切（读如要），今语也。古音读如由。」
〔三〕粘：大观、政和本草卷二十六稻米条俱作「糯」，义同。
〔四〕籼：原作「秫」，今据唐本草卷十九及大观、政和本草卷二十六稻米条改。
〔五〕雪：大观、政和本草卷二十六稻米条俱作「霜」。
〔六〕杭：原作「稻」，今据大观、政和本草卷二十六稻米条改。

粘为异尔。当依说文以稻为糯。颜师古刊谬正俗云：本草稻米，即今之糯米也。或通呼粳、糯为稻。孔子云：食夫稻。周官有稻人。汉有稻田使者。并通指秔、糯而言。所以后人混称，不知稻即糯也。〔宗奭曰〕稻米，今造酒糯稻也。其性温，故可为酒。酒为阳，故多热。西域记〔一〕：天竺国〔二〕土溽热，稻岁四熟，亦可验矣。〔时珍曰〕糯稻，南方水田多种之。其性粘，可以酿酒，可以为粢，可以蒸糕，可以熬饧，可以炒食。其类亦多，其谷壳有红、白二色，或有毛，或无毛。其米亦有赤、白二色，赤者酒多糟少，一种粒白如霜，长三四分者。齐民要术糯有九格、雉木〔三〕、大黄、马首〔四〕、虎皮、火色〔五〕等名是矣。古人酿酒多用秫，故诸说论糯稻，往往费辩也。秫乃糯粟，见本条。

稻米〔气味〕苦，温，无毒。〔思邈曰〕味甘〔六〕。〔宗奭曰〕性温。〔颂曰〕糯米性寒，作酒则热，糟乃温平，亦如大豆与豉、酱之性不同也。〔诜曰〕凉〔七〕。发风动气，使人多睡，不可多食。〔藏器曰〕久食令人身软，缓人筋也。小猫、犬食之，亦脚屈不能行。马食之，足重。妊妇杂肉食之，令子不利。〔萧炳曰〕拥诸经络气，使四肢不收，发风昏昏。〔士良曰〕久食发心悸，及痈疽疮疖中痛。合酒食之，醉难醒。〔时珍曰〕糯性粘滞难化，小儿、病人，最宜忌之。

〔主治〕作饭温中，令人多热，大便坚。别录 **能行营卫中血积，解芫青、斑蝥毒。**士良 **益气止泄**〔八〕。思邈 **补中益气。止**〔九〕**霍乱后吐逆不止，以一合研水服之。**大明 **以骆驼脂作煎饼食，主痔疾。**萧炳 **作糜一斗食，主消渴。**藏器 **暖脾胃，止虚寒泄痢，缩小便，收自汗，发痘疮。**时珍

〔发明〕〔思邈曰〕糯米味甘，脾之谷也，脾病宜食之。〔杨士瀛曰〕

〔一〕记：原脱，今据本草衍义卷二十及政和本草卷二十六稻米条补。
〔二〕国：同上。
〔三〕木：齐民要术卷二第十一作「目」。
〔四〕首：齐民要术卷二第十一作「牙」。
〔五〕火色：齐民要术卷二第十一无。
〔六〕甘：大观、政和本草卷二十六稻米条引孙真人同，但千金卷二十六第四糯米条作「苦」。
〔七〕凉：大观，政和本草卷二十六稻米条引孟诜俱作「寒」，同条引日华子乃作「凉」。
〔八〕益气止泄：大观、政和本草卷二十六稻米条同，但千金卷二十六第四糯米条作「温中，令人能食，多热大便硬。」与别录略同。
〔九〕止：原作「上」，今据大观、政和本草卷二十六稻米条改。

痘疹用粳米，取其解毒，能酿而发之也。〔时珍曰〕糯米性温，酿酒则热，熬饧尤甚，故脾肺虚寒者宜之。若素有痰热风病，及脾病不能转输，食之最能发病成积。孟诜、苏颂或言其性凉、性寒者，谬说也。别录已谓其温中坚大便，令人多热，是岂寒凉者乎？今人冷泄者，炒食即止。老人小便数者，作粢糕或丸子，夜食亦止。其温肺暖脾可验矣。痘证用之，亦取此义。

〔附方〕旧五，新十六。

霍乱烦渴不止。糯米三合，水五升，蜜一合，研汁分服，或煮汁服。杨氏产乳。

消渴饮水方同上。

三消渴病梅花汤：用糯谷炒出白花、桑根白皮等分。每用一两，水二碗，煎汁饮之。三因方。

下痢禁口糯谷一升炒出白花去壳，用姜汁拌湿再炒，为末。每服一匙，汤下，三服即止。经验良方。

久泄食减糯米一升，水浸一宿沥干，慢炒熟，磨筛，入怀庆山药一两。每日清晨用半盏，入砂糖二匙，胡椒末少许，以极滚汤调食。其味极佳，大有滋补。久服令人精暖有子，秘方也。松篁经验方。

鼻衄不止服药不应。独圣散：用糯米微炒黄，为末。每服二钱，新汲水调下。仍吹少许入鼻中。简要济众方。

劳心吐血糯米半两，莲子心七枚，为末，酒服。孙仲盈云：曾用多效。或以墨汁作丸服之。澹寮。

自汗不止糯米、小麦麸同炒，为末。每服三钱，米饮下。或煮猪肉点食。

小便白浊白糯丸：治人夜小便脚停白浊，老人、虚人多此证，令人卒死，大能耗人精液，主头昏重。用糯米五升炒赤黑，白芷一两，为末，糯粉糊丸梧子大。每服五十丸，木馒头煎汤下。无此，用局方补肾汤下。若后生禀赋怯弱，房室太过，小便太多，水管蹇涩，小便如膏脂，入石菖蒲、牡蛎粉甚效。经验良方。

女人白淫糙糯米、花椒等分，炒为末，醋糊丸梧子大。每服三四十丸，食前醋汤下。杨起简便方。

胎动不安下黄水。用糯米一合，黄芪、芎䓖各五钱，水一升，煎八合，分服。产宝。

小儿头疮糯米饭烧灰，入轻粉，清油调傅。普济方。

缠蛇丹毒糯米粉和盐，嚼涂之。济急方。

打扑伤损诸疮。寒食日浸糯米，逐日易水，至小满取出，日干为末，用水调涂之。便民图纂。

金疮痈肿及竹木签刺等毒。用糯米三升，于端午前四十九日，以冷水浸之。一日两换水，轻淘转，勿令搅碎。至端午日取出阴干，绢袋盛，挂通风处。每用旋取，炒黑为末，冷水调如膏药，随疮大小，裹定疮口，外以布包定勿动，直候疮瘥。若金疮犯生水作脓肿甚者，急裹一二食久，即不作脓肿也。若痈疽初发，才觉焮肿，急贴之，一夜便消。灵苑方。

喉痹吒〔一〕腮用前

〔一〕吒：原作「叱」，今据大观、政和本草卷二十六稻米条附方改，现通用「痄」。

膏贴项下及肿处，一夜便消。干即换之，常〔一〕令湿为妙。**竹木签刺**用前膏贴之，一夜刺出在药内也。**颠犬咬伤**糯〔二〕米一合，斑蝥七枚同炒，蝥黄去之；再入七枚，再炒黄去之；又入七枚，待米出烟，去蝥为末。油调傅之，小便利下佳。医方大成。**荒年代粮**稻米一斗淘汰，百蒸百曝，捣末。日食一飧，以水调之。服至三十日止，可一年〔三〕不食。肘后。**虚劳不足**糯米入猪肚内蒸干，捣作丸子，日日服之。**腰痛虚寒**糯米二升，炒熟袋盛，拴靠痛处。内以八角茴香研酒服。谈野翁试验方。

米泔〔气味〕甘，凉，无毒。〔主治〕益气，止烦渴霍乱，解毒。食鸭肉不消者，顿饮一盏，即消。时珍〔附方〕旧一。**烦渴不止**糯米泔任意饮之，即定。研汁亦可。外台。

糯稻花〔主治〕阴干，入揩牙、乌须方用。时珍

稻穰（即稻秆）〔气味〕辛、甘，热，无毒。〔主治〕黄病如金色，煮汁浸之；仍以谷芒炒黄为末，酒服。藏器　烧灰，治坠扑伤损。苏颂　烧灰浸水饮，止消渴。淋汁，浸肠痔。挼穰藉靴鞋，暖足，去寒湿气。时珍〔发明〕〔颂曰〕稻秆灰方，出刘禹锡传信方。云：湖南李从事坠马扑伤损，用稻秆烧灰，以新熟酒连糟入盐和，淋取汁，淋痛处，立瘥也。〔时珍曰〕稻穰煮汁作纸，嫩心取以为鞵，皆大为民利。其纸不可贴疮，能烂肉。按江湖纪闻云：有人壁虱入耳，头痛不可忍，百药不效。用稻秆灰煎汁灌入，即死而出也。〔附方〕旧一，新八。**消渴饮水**取稻穰中心烧灰。每以汤浸一合，澄清饮之。危氏。**喉痹肿痛**稻草烧取墨烟，醋调吹鼻中，或灌入喉中，滚出痰，立愈。普济。**热病余毒**攻手足疼痛欲脱，用稻穰灰煮汁渍之。肘后方〔四〕。**下血成痔**稻藁烧灰淋汁，热渍三五度，瘥。崔氏纂要。**汤火伤疮**用稻草灰冷水淘七遍，

〔一〕常：原作「当」，今据大观、政和本草卷二十六稻米条附方改。
〔二〕糯：原作「粳」，今从张本改。
〔三〕一年：肘后卷四第三十五作「终身」。
〔四〕肘后方：本方见肘后卷二第十三，大观，政和本草卷二十六稻米条附方引伤寒类要与此略同，濒湖作为旧附方计数。

带湿〔一〕摊上，干即易。若疮湿者，焙干油傅，二三次可愈。卫生易简方。**恶虫入耳**香油合稻秆灰汁，滴入之。圣济总录。**噎食不下**赤稻细梢，烧灰，滚汤一碗，隔绢淋汁三次，取汁，入丁香一枚，白豆蔻半枚，米一盏，煮粥食，神效。摘玄妙方。**小便白浊**糯稻草煎浓汁，露一夜，服之。同上。**解砒石毒**稻草烧灰，淋汁，调青黛三钱服。医方摘要。

谷颖谷芒也。作稳，非。〔主治〕**黄病，为末酒服。**藏器〔二〕**又解蛊毒，煎汁饮。**日华

糯糠〔主治〕**齿黄，烧取白灰，旦旦擦之。**时珍

粳音庚。别录中品

【释名】**秔**与粳同。〔时珍曰〕粳乃谷稻之总名也，有早、中、晚三收。诸本草独以晚稻为粳者，非矣。粘者为糯，不粘者为粳。糯者懦也，粳者硬也。但入解热药，以晚粳为良尔。

【集解】〔弘景曰〕粳米，即今人常食之米，但有白、赤、小、大异族四五种，犹同一类也。可作廪米。〔诜曰〕淮、泗之间最多。襄、洛土粳米，亦坚实而香。南方多收火稻，最补益人。诸处虽多粳米，但充饥耳。〔时珍曰〕粳有水旱二稻。南方土下涂泥，多宜水稻。北方地平，惟泽土宜旱稻。西南夷亦有烧山地为畲田种旱稻者，谓之火米。古者惟下种成畦，故祭祀谓稻为嘉蔬，今人皆拔秧栽插矣。其种近百，各〔三〕各不同，俱随土地所宜也。其谷之光〔四〕、芒、长、短、大、细，百不同也。其米之赤、白、紫、乌、坚、松、香、否，不同也。其性之温、凉、寒、热，亦因土产形色而异也。真腊有水稻，高丈许，随水而长。南方有一岁再熟之稻。苏颂之香粳，长白如玉，可充御贡。皆粳之稍异者也。

粳米〔气味〕**甘、苦，平，无毒。**〔思邈曰〕生者寒，燔者热。〔时珍曰〕北粳凉，南粳温。赤粳

〔一〕湿：原作「石」，今据卫生易简方卷十改。
〔二〕藏器：原脱，今据大观、政和本草卷二十六稻米条补。
〔三〕各：原作「名」，今据金陵本改。
〔四〕光：原作「先」，今从张本改，与「芒」为对文。

热，白粳凉，晚白粳寒。新粳热，陈粳凉。凡人嗜生米，久成米瘕，治之以鸡屎白。〔颖曰〕新米乍食，动风气。陈者下气，病人尤宜。〔诜曰〕常食干粳饭，令人热中，唇口干。不可同马肉食，发痼疾。不可和苍耳食，令人卒心痛，急烧仓米灰和蜜浆服之，不尔即死。

〔主治〕益气，止烦止渴〔一〕**止泄。**别录 **温中，和胃气，长肌肉。**蜀本 **补中，壮筋骨，益肠胃。**日华 **煮汁，主心痛，止渴，断热毒下痢。**孟诜 **合芡实作粥食，益精强志，聪耳明目。**好古 **通血脉，和五脏，好颜色。**时珍 出养生集要。 **常食干粳饭，令人不噎。**孙思邈

〔发明〕〔诜曰〕粳米赤者粒大而香，水渍之有味益人。大抵新熟者动气，经再〔二〕年者亦发病。惟江南人多收火稻贮仓，烧去毛，至春舂米食之，即不发病宜人，温中益气，补下元也。〔宗奭曰〕粳以白晚米为第一，早熟米不及也。平和五脏，补益胃〔三〕气，其功莫逮。然稍生则复不益脾，过熟乃佳。〔颖曰〕粳有早、中、晚三收，以晚白米为第一。各处所产，种类甚多，气味不能无少异，而亦不大相远也。天生五谷，所以养人，得之则生，不得则死。惟此谷得天地中和之气，同造化生育之功，故非他物可比。入药之功在所略尔。〔好古曰〕本草言粳米益脾胃，而张仲景白虎汤用之入肺。以味甘为阳明之经，色白为西方之象，而气寒入手太阴也。少阴证桃花汤，用之以补正气。竹叶石膏汤，用之以益不足。〔时珍曰〕粳稻六七月收者为早粳（止可充食），八九月收者为迟粳，十月收者为晚粳。北方气寒，粳性多凉，八九月收者即可入药。南方气热，粳性多温，惟十月晚稻气凉乃可入药。迟粳、晚粳得金气多，故色白者入肺而解热也。早粳得土气多，故赤者益脾而白者益胃。若滇、岭之粳则性热，惟彼土宜之耳。

〔附方〕旧二，新十。**霍乱吐泻**烦渴欲绝。用粳米二合研粉，入水二盏研汁，和淡竹沥一合，顿服。普济。 **赤痢热躁**粳米半升，水研取汁，入油瓷瓶中，蜡纸封口，沉井底一夜，平旦服之。吴内翰家乳母病此，服之有效。普济方。 **自汗不止**粳米粉绢包，频频扑之。 **五种尸病**粳米二升，水六升，煮一沸服，日三。肘后。 **卒心气痛**粳米二升，水六升，煮六七沸

〔一〕止渴：唐本卷十九、千金翼卷四及大观、政和本草卷二十五粳米条引别录文俱无，此似濒湖据汤液本草卷下粳米条加。

〔二〕再：原脱，今据大观、政和本草卷二十五粳米条补。

〔三〕胃：原作「血」，今据本草衍义卷二十及政和本草卷二十五粳米条改。

服。肘后方。**米瘕**〔一〕**嗜米**有人好哑〔二〕米，久则成瘕，不得米则吐出清水，得米即止，米不消化，久亦毙人。用白米五合，鸡屎一升，同炒焦为末。水一〔三〕升，顿服。少时吐出瘕，如研米汁，或白沫淡〔四〕水，乃愈也。千金方。**小儿初生**三日，应开肠胃、助谷神者。碎米浓作汁〔五〕饮，如乳酪〔六〕，频以豆许与儿饮之〔七〕。二〔八〕七日可与哺，慎不得与杂药也。肘后方。**初生无皮**色赤，但有红肉〔九〕，乃受胎未足也。用早白米粉扑之，肌肤自生。普〔十〕济方。**小儿甜疮**生于面耳。令母频嚼白米，卧时涂之。不过三五次，即愈。**荒年辟谷**粳米一斗〔十一〕，酒三升渍之，暴干又渍，酒尽止〔十二〕。取出稍食之〔十三〕，可辟三十日。足一斛〔十四〕二〔十五〕升〔十六〕，辟谷一年。肘后方。**胎动腹痛**急下黄汁。用

〔一〕瘕：原作「瘕」，今据巢源卷十九、千金卷十一第五及外台卷十二改，与下文一致。

〔二〕哑：巢源卷十九及外台卷十二引巢源文俱作「哑」，千金卷十一第五及外台卷十二引广济俱作「食」。

〔三〕一：外台卷十二引广济方同，千金卷十一第五作「二」。

〔四〕淡：千金卷十一第五及外台卷十二俱作「痰」。按古「淡」、「痰」通用，如金匮卷中第十二「痰饮」，脉经卷八第十五及千金翼卷十九第四俱作「淡饮」。

〔五〕汁：大观、政和本草同。千金卷五上第二及外台卷三十五俱作「厚」，圣惠方卷八十二及圣济总录卷一六七俱作「粥」。

〔六〕酪：千金、外台、圣惠方及圣济总录此下俱有「厚薄」二字，大观、政和本草无。

〔七〕饮之：千金卷五上第二及圣惠方卷八十二「饮」作「咽」。此下俱有「频咽三豆许止，日三与之。」外台卷三十五同，仅「频咽」作「嚥」。

〔八〕二：政和本草同，大观本草作「三」。但千金卷五上第二及外台卷三十五俱作「满」。圣济总录无「二」字，与千金、外台义同。圣惠方脱此句。大观、政和本草及圣济总录亦有，但文字颇有出入。

〔九〕肉：原作「筋」，今据普济方卷三六〇米粉散改。

〔十〕普：原作「圣」，今检圣济总录未见此方。方见普济方卷三六〇，名米粉散，因据改。

〔十一〕斗：原作「升」，政和本草卷二十五粳米条附方同。今据肘后卷四第三十五及大观本草附方改。

〔十二〕尽止：原作「浸」，政和本草作「次」。今据肘后卷四第三十五并参考大观本草附方改。

〔十三〕食之：肘后及大观本草此下俱有「渴饮之」三字，政和本草亦有「渴饮」二字。按此方可有两种作法：一用粳米一升，酒三升，则酒多于米，渍后余酒可供渴饮，此为政和所附作法；一用粳米一斗，酒三升，则米多于酒，渍令酒尽乃止，即无余酒可供渴饮，此为肘后及大观所附作法。因疑肘后、大观「渴饮之」文，乃后人据第一种作法所加，濒湖删之诚是。但濒湖此间所采，反为政和所附作法，今改从肘后。

粳米五升，黄芪六两，水七升，煎二升，分四服。圣惠。**赤根丁肿**白粉熬黑，和蜜傅之。千金方。

淅二泔〔释名〕米瀋〔时珍曰〕淅音锡，洗米也。瀋，汁也。泔，甘汁也。第二次者，清而可用，故曰淅二泔。

〔气味〕甘，寒，无毒。〔主治〕清热，止烦渴，利小便，凉血。时珍〔发明〕〔戴原礼曰〕风热赤眼，以淅二泔睡时冷调洗肝散、菊花散之类，服之。〔附方〕新四。**吐血不止**陈红米泔水，温服一钟，日三次。普济方。**鼻出衄血**频饮淅二泔，仍以真麻油或萝卜汁滴入之。证治要诀。**鼻上酒齄**以淅二泔食后冷饮。外以硫黄入大菜头内，煨碾涂之。证治要诀。**服药过剂**闷乱者。粳米瀋〔十七〕饮之。外台。

炒米汤〔主治〕益胃除湿。不去火毒，令人作渴。时珍

粳谷奴谷穗煤黑者。〔主治〕走马喉痹，烧研，酒服方寸匕，立效。时珍 出千金。

禾秆〔主治〕解砒毒，烧灰，新汲水淋汁滤清，冷服一碗，毒当下出。时珍 出卫生易简方。

籼音仙。纲目

【释名】占稻纲目 早稻〔时珍曰〕籼亦粳属之先熟而鲜明之〔十八〕者，故谓之籼。种自占城国〔十九〕，故谓之占。俗作粘者，非矣。

〔十四〕斛：原作「斗」，政和本草附方同。今据肘后卷四第三十五及大观本草附方改。

〔十五〕三：大观、政和本草附方同，肘后卷四第三十五作「二」。

〔十六〕升：肘后及大观本草附方并同。依第二种作法，疑当作「斗」。

〔十七〕瀋：外台卷三十一此下有「五升」。

〔十八〕之：疑衍。

〔十九〕国：此下疑脱「来」字。

【集解】〔时珍曰〕籼似粳而粒小，始自闽入，得种于占城国。宋真宗遣使就闽取三万斛，分给诸道为种，故今各处皆有之。高仰处俱可种，其熟最早，六七月可收。品类亦多，有赤、白二色，与粳大同小异。

籼米　〔气味〕甘，温，无毒。　〔主治〕温中益气，养胃和脾，除湿止泄。时珍

秆　〔主治〕反胃，烧灰淋汁温服，令吐。盖胃中有虫，能杀之也。普济

本草纲目谷部目录第二十三卷

谷之二　稷粟类一十八种

右附方旧二十九[四]，新五十四[五]。

[一] 蒯草附：原脱，今据本卷狼尾草条附录补。
[二] 菵草：此下原有「子」字，今据本卷菵草条删。
[三] 蒒草：此下原有「子」字，今据本卷蒒草条删。
[四] 九：原作「七」，今按卷中旧附方数改。
[五] 四：原作「三」，今按卷中新附方数改。

本草纲目谷部第二十三卷

谷之二 稷粟类一十八〔一〕种

稷 别录下〔二〕品

【释名】穄音祭。**粢**音咨。〔时珍曰〕稷从禾从畟，畟音即，谐声也。又进力治稼也。诗云「畟畟良耜」是矣。种稷者必畟畟进力也。南人承北音，呼稷为穄，谓其米可供祭也。礼记：祭宗庙稷曰明粢。尔雅云：粢，稷也。罗愿云：稷、穄、粢皆一物，语音之轻重耳。赤者名穈，白者名芑，黑者名秬。注见黍下。

【集解】〔弘景曰〕稷米人亦不识，书记多云黍与稷相似。又注黍米云：穄米与黍米相似，而粒殊大，食之不宜人，言发宿病。诗云：黍稷稻粱，禾麻菽麦。此八谷也，俗犹莫能辨证，况芝英乎？〔苏恭曰〕吕氏春秋云：饭之美者，有阳山之穄。高诱注云：关西谓之𪎭（音糜），冀州谓之𪍿（音牵去声）。广雅云：𪍿，穄也。礼记云：稷曰明粢。尔雅云：粢，稷也。说文云「稷乃五谷长」，田正也。此乃官名，非谷号也。先儒以稷为粟类，或言粟之上者，皆说其义，而不知其实也。按氾胜之种植书，有黍不言稷。本草有稷不载穄，穄即稷也。楚人谓之稷，关中谓之糜，呼其米为黄米。其苗与黍同类，故呼黍为籼秫。陶言与黍相似者，得之矣。〔藏器曰〕稷、穄一物也，塞北最多，如黍黑色。〔诜曰〕稷在八谷之中，最为下苗。黍乃作酒，此乃作饭，用之殊涂。〔颂曰〕稷米，出粟处皆能种之。今人不甚珍此，惟祠事用之。农家惟以备他谷之不熟，则为粮耳。〔宗奭曰〕稷米今谓之穄米，先诸米熟，其香可爱，故取以供祭祀。然发故疾，只堪作饭，不粘，其味淡。〔时珍曰〕稷与黍，一类二种也。粘者为黍，不粘者为稷。稷可作饭，黍可酿酒。犹稻之有粳与糯也。陈藏器独指黑黍为稷，亦偏矣。稷黍之苗似粟而低小有毛，结子成枝而殊散，其粒如粟而光滑。三月下种，五六月可收，亦有七八月收者。其色有赤、白、黄、黑数种，黑者禾稍高，今俗通呼为黍子，不复呼稷矣。北边地寒，种之有补。河西出者，颗粒尤硬。稷熟最早，作饭疏爽香美，为五谷之长而属土，故祠谷神者以稷配社。五谷不可遍祭，祭其长以该之也。上古以厉山氏之子为稷

〔一〕八：原作「九」，今按卷内所列种数改，与本卷分目相合。

〔二〕下：原作「上」，今据大观、政和本草总目卷二十六改。

主，至成汤始易以后稷，皆有功于农事者云。

【正误】〔吴瑞曰〕稷苗似芦，粒亦大，南人呼为芦穄。孙炎正义云：稷即粟也。〔时珍曰〕稷黍之苗虽颇似粟，而结子不同。粟穗丛聚攒簇，稷黍之粒疏散成枝。孙氏谓稷为粟，误矣。芦穄即蜀黍也，其茎苗高大如芦。而今之祭祀者，不知稷即黍之不粘者，往往以芦穄为稷，故吴氏亦袭其误也。今并正之。

稷米　〔气味〕甘，寒，无毒。〔诜曰〕多食，发三〔一〕十六种冷病气。不与瓠子同食，发冷病，但饮黍穰〔二〕汁即瘥。又不可与附子同服。

〔主治〕益气，补不足。别录　治热，压丹石毒发热，解苦瓠毒。日华　作饭食，安中利胃宜脾。心镜　凉血解暑。时珍　生生编

〔发明〕〔时珍曰〕按孙真人云：稷，脾之谷也。脾病宜食之。氾胜之云：烧黍稷则瓠死，此物性相制也。稷米、黍穰，能解苦瓠之毒。淮南万毕术云：祠冢之黍，啖儿令不思母。此亦有所厌耶？

〔附方〕新四。补中益气羊肉一脚，熬汤，入河西稷米、葱、盐，煮粥食之。饮膳正要。　卒啘不止粢米〔三〕粉，井华水服之良。肘后。　痈疽发背粢米粉熬黑，以鸡子白和涂练上，剪孔〔四〕贴之，干则易，神效。葛氏方。　辟除瘟疫令不相染。以穄米为末，顿服之。肘后方。

根　〔主治〕心气痛，产难。时珍

〔附方〕新二。心气疼痛高粱根煎汤温服，甚效。　横生难产重阳日取高粱根（名瓜龙）阴干，烧存性，研末。酒服二钱，即下。

黍别录中品

〔校正〕别录中品丹黍米，今并为一。

【释名】赤黍曰虋，音门。曰糜。音糜。白黍曰芑。音起。黑黍曰秬。音距。一稃二米曰

〔一〕三：原作「二」，今据大观、政和本草卷二十六稷米条改。
〔二〕穰：大观、政和本草卷二十六稷米条俱作「酿」。
〔三〕米：肘后卷四第三十此下有「三升为」三字。
〔四〕孔：肘后卷五第三十六此下有「泄毒气」三字。

秠。音疕。并尔雅。〔时珍曰〕按许慎说文云：黍可为酒，从禾入水为意也。魏子才六书精蕴云：禾下从氽，象细粒散垂之形。氾胜之云：黍者暑也。待暑而生，暑后乃成也。诗云：诞降嘉种，维秬维秠，维穈维芑。穈即虋，音转也。郭璞以虋芑为粱粟，以秠即黑黍之二米者，罗愿以秠为来牟，皆非矣。

【集解】〔弘景曰〕黍，荆、郢州及江北皆种之。其苗如芦而异于粟，粒亦大。今人多呼秫粟为黍，非矣。北人作黍饭，方药酿黍米酒，皆用秫黍也。别录丹黍米，即赤黍米也。亦出北间，江东时有，而非土所宜，多入神药用。又有黑黍名秬，酿酒，供祭祀用。〔恭曰〕黍有数种。其苗亦不似芦，虽似粟而非粟也。〔颂曰〕今汴、洛、河、陕间皆种之。尔雅云：虋，赤苗。芑，白苗。秬，黑黍。是也。李巡云：秠是黑黍中一稃有二米者。古之定律者，以上党秬黍之中者累之，以生律度衡量。后人取此黍定之，终不能协律。或云：秬乃黍之中者，一稃二米之黍也。此黍得天地中和之气而生，盖不常有。有则一穗皆同，二米粒并均匀〔一〕无小大，故可定律。他黍则不然。地有肥瘠，岁有凶穰，故米有大小不常矣。今上党民间，或值丰岁，往往得二米者。但稀阔，故不以充贡尔。〔时珍曰〕黍乃稷之粘者。亦有赤、白、黄、黑数种，其苗色亦然。郭义恭广志有赤黍、白黍、黄黍、大黑黍、牛黍、燕颔、马革、驴皮、稻尾诸名。俱以三月种者为上时，五月即熟。四月种者为中时，七月即熟。五月种者为下时，八月乃熟。诗云「秬鬯一卣〔二〕」，则黍之为酒尚也。白者亚于糯，赤者最粘，可蒸食，俱可作饧。古人以黍粘履，以黍雪桃，皆取其粘也。菰叶裹成粽食，谓之角黍。淮南万毕术云：获黍置沟，即生蛴螬。

【正误】〔颂曰〕粘者为秫，可以酿酒，北人谓为黄米，亦曰黄糯；不粘者为黍，可食。如稻之有粳、糯也。〔时珍曰〕此误以黍为稷，以秫为黍也。盖稷之粘者为黍，粟之粘者为秫，粳之粘者为糯。别录本文著黍、秫、糯、稻之性味功用甚明，而注者不谙，往往谬误如此。今俗不知分别，通呼秫与黍为黄米矣。

黍米 此通指诸黍米也。

〔气味〕**甘，温，无毒。久食令人多热，烦。**别录 〔诜曰〕性寒，有小毒，发故疾。久食昏五脏，令人好睡，缓人筋骨，绝血脉。小儿多食，令久不能行。小猫、犬食之，其脚跼屈。合葵菜

〔一〕匀：原作「旬」，今据大观、政和本草卷二十五丹黍米条改。
〔二〕卣：原作「卤」，今据毛诗卷十八・大雅・江汉改。

食，成痼疾。合牛肉、白酒食，生寸白虫。〔李鹏飞曰〕五种黍米，多食闭气〔一〕。〔主治〕益气，补中。别录 烧灰和油，涂杖疮，止痛，不作瘢。孟诜 嚼浓汁，涂小儿鹅口疮，有效。时珍 〔发明〕〔思邈曰〕黍米，肺之谷也。肺病宜食之。主益气。〔时珍曰〕按罗愿云：黍者暑也。以其象火，为南方之谷。盖黍最粘滞，与糯米同性，其气温暖，故功能补肺，而多食作烦热，缓筋骨也。孟氏谓其性寒，非矣。〔附方〕旧二，新二。

男子阴易黍米二两，煮薄粥，和酒饮，发汗即愈。圣济总录。心痛不瘥四十年者。黍米淘汁，温服随意。经验方。汤火灼伤未成疮者。黍米、女麹等分，各炒焦研末，鸡子白调涂之。煮粥亦可。肘后方。闪肭脱臼赤黑肿痛。用黍米粉、铁浆粉各半斤，葱一斤，同炒存性，研末。以醋〔二〕调服三次后，水调入少醋贴之。集成。

丹黍米别录中品 即赤黍也。尔雅谓之虋。〔瑞曰〕浙人呼为红莲米。江南多白黍，间有红者，呼为赤虾米。〔宗奭曰〕丹黍皮赤，其米黄。惟可为糜，不堪为饭，粘着难解。〔原曰〕穗熟色赤，故属火。北人以之酿酒作糕。〔气味〕甘，微寒〔三〕，无毒。〔思邈曰〕微温。〔大明曰〕温，有小毒。不可合蜜及葵同食。〔宗奭曰〕动风性热，多食难消。余同黍米。〔主治〕咳逆上气〔四〕，霍乱，止泄利〔五〕，除热，止烦渴。别录 下气，止咳嗽，退热。大明 治鳖瘕，以新熟者淘泔汁，生服一升，不过三二度愈。孟诜 小儿鹅口〔附方〕旧二，新二。男子阴易用丹黍米三两，煮薄饮〔六〕，酒和饮之〔七〕，令发汗即愈。伤寒类要。

〔一〕多食闭气：三元延寿参赞书卷三作「藏脯于中，食之闭气。」
〔二〕醋：本书卷四跌仆折伤门·内治接骨段·铁浆粉项作「酒」，义长。
〔三〕甘微寒：唐本草卷十九、千金卷二十六第四、千金翼卷四及大观、政和本草卷二十五丹黍米条引别录俱作「苦微温」。
〔四〕上气：唐本草、千金翼及大观、政和本草引别录俱无，此濒湖据千金卷二十六第四所加。
〔五〕利：同上。
〔六〕饮：原脱，今据大观、政和本草卷二十五丹黍米条附方补。
〔七〕之：同上。

不乳者。丹黍米嚼汁涂之。子母秘录。**饮酒不醉**取赤黍渍以狐血，阴干。酒饮时，取一丸置舌下含之，令人不醉。万毕术方。**令妇不妒**取蘗（即赤黍也）同薏苡等分，为丸。常服之。同上。

穰茎并根 〔气味〕辛，热，有小毒。〔诜曰〕醉卧黍穰，令人生厉。人家取其茎穗作提拂扫地，用以煮汁入药，更佳。

〔主治〕**煮汁饮之，解苦瓠毒。浴身，去浮肿。和小豆煮汁服，下小便。**孟诜 **烧灰酒服方寸匕，治妊娠尿血。丹黍根茎：煮汁服，利小便，止上喘。**时珍

〔附方〕旧一，新三。

通身水肿以黍茎扫帚煮汤浴之。**脚气冲心**黍穰一石煮汁，入椒目一升，更煎十沸，渍脚，三四度愈。外台秘要。**天行豌疮**不拘人畜。用黍穰浓煮汁洗之。一茎者是穄穰，不可用。千金。**疮肿伤风**中水痛剧者。黍穰烧烟，熏令汗出，愈。千金方。

蜀黍 食物

〔释名〕**蜀秫**俗名 **芦穄**食物 **芦粟**并俗 **木稷**广雅 **荻粱**同上 **高粱** 〔时珍曰〕蜀黍不甚经见，而今北方最多。按广雅：荻粱，木稷也。盖此亦黍稷之类，而高大如芦荻者，故俗有诸名。种始自蜀，故谓之蜀黍。

【集解】〔颖曰〕蜀黍北地种之，以备缺粮，余及牛马。谷之最长者。南人呼为芦穄。〔时珍曰〕蜀黍宜下地。春月布种，秋月收之。茎高丈许，状似芦荻而内实。叶亦似芦。穗大如帚。粒大如椒，红黑色。米性坚实，黄赤色。有二种：粘者可和糯秫酿酒作饵；不粘者可以作糕煮粥。可以济荒，可以养畜，梢可作帚，茎可织箔席、编篱、供爨，最有利于民者。今人祭祀用以代稷者，误矣。其谷壳浸水色红，可以红酒。博物志云：地种蜀黍，年久多蛇。

米 〔气味〕**甘，涩，温，无毒。** 〔主治〕**温中，涩肠胃，止霍乱。粘者与黍米功同。**时珍

根 〔主治〕**煮汁服，利小便，止喘满。烧灰酒服，治产难有效。**时珍 〔附方〕

新一。**小便不通**止〔一〕喘。红秫散：用红秫黍根二两，扁蓄一两半，灯心百茎，右捣罗〔二〕。每服〔三〕半两，流水煎服。张文叔方〔四〕。

玉蜀黍 纲目

【释名】玉高粱

【集解】〔时珍曰〕玉蜀黍种出西土〔五〕，种者亦罕。其苗叶俱似蜀黍而肥矮，亦似薏苡。苗高三四尺。六七月开花成穗如秕麦状。苗心别出一苞，如棕鱼形，苞上出白须垂垂。久则苞拆子出，颗颗攒簇。子亦大如棕子，黄白色。可炸炒食之。炒拆白花，如炒拆糯谷之状。

米　**〔气味〕甘，平，无毒。**　**〔主治〕调中开胃。**时珍

根叶　**〔气味〕**原缺　**〔主治〕小便淋沥沙石，痛不可忍，煎汤频饮。**时珍

梁 别录中品

〔校正〕别录中品有青粱米、黄粱米、白粱米，今并为一。

【释名】〔时珍曰〕粱者，良也，谷之良者也。或云种出自粱州，或云粱米性凉，故得粱名，皆各执己见也。粱即粟也。考之周礼，九谷、六谷之名，有粱无粟可知矣。自汉以后，始以大而毛长者为粱，细而毛短者为粟。今则通呼为粟，而粱之名反隐矣。今世俗称粟中之大穗长芒，粗粒而有红毛、白毛、黄毛之品者，即粱也。黄白青赤，亦随色命名耳。郭义恭广志有解粱、贝粱、辽东赤粱之名，乃因地命名也。

【集解】〔弘景曰〕凡云粱米，皆是粟类，惟其牙头色异为分别耳。氾胜之云，粱是秫粟，则不尔也。黄粱出青、

〔一〕止：普济方卷二一六作「上」。

〔二〕右捣罗：原脱，今据普济方卷二一六补，始与「散」名相合。

〔三〕服：此下原有「各」字，今据普济方卷二一六删。

〔四〕张文叔方：普济方卷二一六作「出朱氏集验方」。

〔五〕土：原作「上」，今从张本改。

冀州，东间不见有。白粱处处有之，襄阳竹根者为佳。青粱江东少有。又汉中一种枲粱，粒如粟而皮黑可食，酿酒甚消玉。〔恭曰〕粱虽粟类，细论则别。黄粱出蜀、汉、商、浙间，穗大毛长，谷米俱粗于白粱。而收子少，不耐水旱。食之香美，胜于诸粱，人号竹根黄。陶以竹根为白粱，非矣。白粱穗大多毛且长，而谷粗扁长，不似粟圆也。米亦白而大，食之香美，亚于黄粱。青粱谷穗有毛而粒青，米亦微青而细于黄、白粱，其粒似青稞而少粗，早熟而收薄。夏月食之，极为清凉。但味短色恶，不如黄、白粱，故人少种之。作饧清白，胜于余米。〔颂曰〕粱者，粟类也。粟虽粒细而功用则无别也。今汴、洛、河、陕间多种白粱，而青、黄稀有，因其损地力而收获少也。〔宗奭曰〕黄粱、白粱，西洛农家多种，为饭尤佳。余用不甚相宜。

黄粱米 别录中品

〔气味〕甘，平，无毒。〔主治〕益气，和中，止泄。别录 **去客风顽痹。**日华 **止霍乱下痢，利小便，除烦热。**时珍

〔发明〕〔宗奭曰〕青粱、白粱，性皆微凉。独黄粱性味甘平，岂非得土之中和气多耶？〔颂曰〕诸粱比之他谷，最益脾胃。

〔附方〕旧四，新一。**霍乱烦躁** 黄粱米粉半升，水升半，和绞〔一〕如白饮〔二〕，顿服。外台。**霍乱大渴**不止，多饮则杀人。黄粱米五升，水一斗，煮清三升，稍稍饮之。肘后。**小儿鼻干**无涕，脑热也。用黄米粉、生矾末各一两。每以一钱，水调贴囟上，日二次。普济。**小儿赤丹**用土番黄米粉，和鸡子白涂之。兵部手集。**小儿生疮**满身面如火烧。以黄粱米一升〔三〕研粉，和蜜水调之，以瘥为度。外台。

白粱米 别录中品

〔气味〕甘，微寒，无毒。〔主治〕除热，益气。别录 **除胸膈中客热，移五脏气，缓〔四〕筋骨。凡患胃虚并呕吐食及水者，以米汁二合，生〔五〕姜汁一**

〔一〕绞：大观、政和本草同。外台卷六作「搅」。
〔二〕饮：原缺空一字，今据外台卷六及大观、政和本草卷二十五黄粱米条附方补。
〔三〕一升：原脱，今据外台卷三十六及大观、政和本草卷二十五黄粱米条附方补。
〔四〕缓：大观、政和本草卷二十五白粱米条俱作「续」。
〔五〕生：原脱，今据大观、政和本草卷二十五白粱米条补。

合，和服之，佳。孟诜 **炊饭食之，和中，止烦渴。**时珍 **〔附方〕**旧二。**霍乱不止**〔一〕白粱米粉〔二〕五合，水一升〔三〕，和煮粥食〔四〕。千金翼〔五〕。**手足生疣**取白粱米粉，铁铫炒赤研末。以众人唾和涂之，厚一寸，即消。肘后。

青粱米别录中品

〔气味〕甘，微寒，无毒。

〔主治〕胃痹，热中消渴，止泄痢，利小便，益气补中，轻身长年。煮粥食之〔六〕。别录 **健脾，治泄精。**大明

〔发明〕〔时珍曰〕今粟中有大而青黑色者是也。其谷芒多米少，禀受金水之气，其性最凉，而宜病人。〔诜曰〕青粱米可辟谷。以纯苦酒浸三日，百蒸百晒，藏之。远行，日一餐〔七〕之，可度十日；若重餐〔七〕之，四百九十日不饥也。又方：以米一斗，赤石脂三斤，水渍置暖处，一二日，上青白衣，捣为丸如李大。日服三丸，亦不饥也。〔掌禹锡曰〔八〕〕按灵宝五符经中，白鲜米，九蒸九暴，作辟谷粮，而此用青粱米，未见出处。

〔附方〕新七。**补脾益胃**羊肉汤入青粱米、葱、盐，煮粥食。正要。 **脾虚泄痢**青粱米半升〔九〕，神麴炙捣罗为末〔十〕一合〔十一〕，日日煮粥食，即愈。养老书。 **冷气心痛**桃仁二

〔一〕止：按大观、政和本草卷二十五白粱米条俱误作「吐」。濒湖据千金翼卷十八第一改为「止」，极是。

〔二〕粉：原脱，今据千金翼卷十八第一并参考大观本草卷二十五白粱米条附方补。

〔三〕一升：大观、政和本草卷二十五白粱米条附方同。千金翼卷十八第一作「一升半」。

〔四〕和煮粥食：千金翼卷十八第一作「和之如粥，顿服，须臾即止。」大观、政和本草略同。俱未言「煮」。

〔五〕翼：原作「方」。今检千金未见此方。方见千金翼卷十八第一，因据改。

〔六〕煮粥食之：唐本草卷十九、千金卷二十六第四、千金翼卷四及大观、政和本草卷二十五青粱米条引别录俱无此文。

〔七〕餐：原作「飧」，今据大观、政和本草卷二十五青粱米条改。

〔八〕掌禹锡曰：原脱，今据大观、政和本草卷二十五青粱米条补。

〔九〕半升：养老奉亲书第十四麴末粥方作「四合」。

〔十〕炙捣罗为末：原脱，今据养老奉亲书第十四曲末粥方补。

〔十一〕一合：养老奉亲书第十四麴末粥方作「二两」。

两去皮尖〔一〕，水研绞汁，入青粱米四合，煮粥常食。养老书。**五淋涩痛**青粱米四合，入浆〔二〕水二升〔三〕煮粥，下土苏末三〔四〕两，每日空心食之。同上。**老人血淋**车前五合，绵裹煮汁，入青粱米四合，煮粥饮汁。亦能明目，引热下行。同上〔五〕。**乳石发渴**青粱米煮汁饮之。外台。**一切毒药**及鸩毒，烦懑不止。用甘草二两，水五升，煮取二升，去滓，入黍米粉一两，白蜜三两，煎如薄粥食之。外台。

粟 别录中品

【释名】籼粟〔时珍曰〕粟古文作㮚，象穗在禾上之形。而春秋说〔六〕题辞云：西〔七〕乃金所立，米为阳之精，故西字合米为粟。此凿说也。许慎云：粟之为言续也。续于谷也。古者以粟为黍、稷、粱、秫之总称，而今之粟，在古但呼为粱。后人乃专以粱之细者名粟，故唐孟诜本草言人不识粟，而近世皆不识粱也。大抵粘者为秫，不粘者为粟。故呼此为籼粟，以别秫而配籼。北人谓之小米也。

【集解】〔弘景曰〕粟，江南〔八〕西间所种皆是。其粒细于粱，熟舂令白，亦当白粱，呼为白粱粟，或呼为粢米。〔恭曰〕粟类多种，而并细于诸粱。北土常食，与粱有别。粢乃稷米，陶注非矣。〔诜曰〕粟，颗粒小者是，今人多不识之。其粱〔九〕米粒粗大，随色别之。南方多畬田，种之极易。舂粒细香美，少虚怯，只于灰中种之，又不锄治故也。北田所

〔一〕尖：原脱，今据养老奉亲书第十四桃仁粥方补。
〔二〕浆：原作「酱」，今据养老奉亲书第十四苏粥方改。
〔三〕二升：原脱，今据养老奉亲书第十四苏粥方补。
〔四〕三：养老奉亲书第十四苏粥方作「二」。
〔五〕同上：此二字原脱。按此方见养老奉亲书第十四，名车前子饮，因据补。
〔六〕说：原脱，今据御览八四〇粟条补。
〔七〕西：原作「粟」，今据御览八四〇粟条改。
〔八〕南：大观、政和本草卷二十五粟米条俱作「东」。
〔九〕粱：原作「粢」，今据大观、政和本草卷二十五粟米条改。

种多锄之，即难舂；不锄即草翳死。都由土地使然尔。〔时珍曰〕粟，即粱也。穗大而毛长粒粗者为粱，穗小而毛短粒细者为粟。苗俱似茅。种类凡数十，有青赤黄白黑诸色，或因姓氏地名，或因形似时令，随义赋名。故早则有赶麦黄、百日粮之类，中则有八月黄、老军头之类，晚则有雁头青、寒露粟之类。按贾思勰齐民要术云：粟之成熟有早晚，苗秆有高下，收实有息耗，质性有强弱，米味有美恶，山泽有异宜。顺天时，量地利，则用力少而成功多；任性返道，劳而无获。大抵早粟皮薄米实，晚粟皮厚米少。

粟米即小米。

〔气味〕咸，微寒，无毒。〔时珍曰〕咸、淡。〔宗奭曰〕生者难化。熟者滞气，隔食，生虫〔一〕。〔藏器曰〕胃冷者不宜多食。粟浸水至败者，损人。〔瑞曰〕与杏仁同食，令人吐泻。雁食粟，翼〔二〕重不能飞。

〔主治〕养肾气，去脾胃中热，益气。陈者：苦，寒〔三〕。治胃热消渴，利小便。别录 **止痢，压丹石热。**孟诜 **水煮服，治热腹痛及鼻衄。为粉，和水滤汁，解诸毒，治霍乱及转筋入腹，又治卒得鬼打。**藏器 **解小麦毒，发热。**士良 **治反胃热痢。煮粥食，益丹田，补虚损，开肠胃。**时珍 生生编。

〔发明〕〔弘景曰〕陈粟乃三五年者，尤解烦闷，服食家亦将食之。〔宗奭曰〕粟米利小便，故能益脾胃。〔震亨曰〕粟属水与土。陈者最硬难化，得浆水乃化也。〔时珍曰〕粟之味咸淡，气寒下渗，肾之谷也，肾病宜食之。虚热消渴〔四〕泄痢，皆肾病也。渗利小便，所以泄肾邪也。降胃火，故脾胃之病宜食之。

〔附方〕旧五，新五〔五〕。

胃热消渴以陈粟米炊饭〔六〕，食之，良。食医〔七〕心镜。

反胃吐食脾胃气弱，食不消化，汤饮不下。用粟米半升杵粉，水丸梧子大。七枚煮熟，入少盐，空心和汁吞下。或云：纳醋中吞之，

〔一〕生者……生虫：此十二字乃丹溪补遗粟条引衍义语，今检本草衍义及政和本草所附衍义，俱未见到此文。

〔二〕翼：原作「足」。按博物志卷四云：「马食谷则足重不能行，雁食粟则翼重不能飞。」因据改。

〔三〕苦寒：唐本草卷十九、千金翼卷四及大观、政和本草卷二十五粟米条引别录俱作「味苦」。此濒湖据千金卷二十六第四改写。

〔四〕渴：原作「浊」，今据前引别录文改。

〔五〕五：原作「四」，今按下新附方数改。

〔六〕饭：此下原衍「干」字，今据大观、政和本草卷二十五粟米条附方删。

〔七〕食医：原作「医方」，今据大观、政和本草卷二十五粟米条附方改。

得下便已。心镜。**鼻衄不止**粟米粉，水煮服之。普济。**婴孩初生**七日，助谷神以导达肠胃。研粟米煮粥如饴〔一〕。每日哺少许。姚和众方。**孩子赤丹**嚼〔二〕粟米傅之。兵部手集。**小儿重舌**嚼〔三〕粟米哺之。秘录。**杂物眯目**不出。用生粟米七粒，嚼烂取汁，洗之即出。总录。**汤火灼伤**粟米炒焦投水，澄取汁，煎稠如糖。频傅之，能止痛，灭瘢痕。一方：半生半炒，研末，酒调傅之。崔行功纂要。**熊虎爪伤**嚼粟涂之。葛氏方。

粟泔汁〔主治〕**霍乱卒热，心烦渴，饮数升立瘥。臭泔：止消渴，尤良。**苏恭

酸泔及淀：洗皮肤瘙疥，杀虫。饮之，主五痔。和臭樗皮煎服，治小儿疳痢。藏器

〔附方〕新二。**眼热赤肿**粟米泔淀极酸者、生地黄等分，研匀摊绢上，方圆二寸，贴目上熨之。干即易。总录。**疳疮月蚀**寒食泔淀，傅之良。千金。

粟糖〔主治〕**痔漏脱肛，和诸药薰之。**时珍

粟奴〔主治〕**利小肠，除烦懑。**时珍〔发明〕〔时珍曰〕粟奴，即粟苗成穗时生黑煤者。古方不用。圣惠治小肠结涩〔四〕不通，心烦闷乱，有粟奴汤：用粟奴、苦竹须、小豆叶〔五〕、炙甘草各一两〔六〕，灯心十寸，葱白五寸，铜钱七文，水煎分服。取效乃止。

粟廪米见后陈廪米下。

粟蘖米见后蘖米下。

〔一〕如饴：大观、政和本草卷二十五粟米条附方俱作「厚薄如乳」。
〔二〕嚼：大观、政和本草卷二十五粟米条附方俱作「研」。
〔三〕嚼：大观、政和本草卷二十五粟米条附方俱作「用」。
〔四〕涩：原作「沚」，今据圣惠方卷五十八改。
〔五〕叶：圣惠方卷五十八作「蘖」。
〔六〕两：圣惠方卷五十八作「分」，即二钱半。

粟糗见后麨下。

秫音术。别录中品

【释名】众音终。尔雅　**糯秫**唐本　**糯粟**唐本　**黄糯**〔时珍曰〕秫字篆文，象其禾体柔弱之形，俗呼糯粟是矣。北人呼为黄糯，亦曰黄米。酿酒劣于糯也。

【集解】〔恭曰〕秫是稻秫也。今人呼粟糯为秫。北土多以酿酒，而汁少于黍米。凡黍、稷，粟、秫，粳、糯，三谷皆有籼、糯也。〔禹锡曰〕秫米似黍米而粒小，可作酒。〔宗奭曰〕秫米初捣出淡黄白色，亦〔一〕如糯，不堪作饭，最粘，故宜作酒。〔时珍曰〕秫即粱米、粟米之粘者。有赤、白、黄三色，皆可酿酒、熬糖、作餈糕食之。苏颂图经谓秫为黍之粘者，许慎说文谓秫为稷之粘者，崔豹古今注谓秫为稻之粘者，皆误也。惟苏恭以粟、秫分籼、糯，孙炎注尔雅谓秫为粘粟者，得之。

秫米即黄米。〔气味〕**甘，微寒，无毒。**〔诜曰〕性平。不可常食，拥五脏气，动风，迷闷人。〔时珍曰〕按养生集云：味酸性热，粘滞，易成黄积病，小儿不宜多食。〔主治〕**寒热，利大肠，疗漆疮。**别录　**治筋骨挛急，杀疮疥毒热。生捣，和鸡子白，傅毒肿，良。**孟诜　**主犬咬，冻疮，嚼傅之。**日华　**治肺疟，及阳盛阴虚，夜不得眠，及食鹅鸭成癥，妊娠下黄汁。**时珍

〔发明〕〔弘景曰〕北人以此米作酒煮糖，肥软易消。方药不正用，惟嚼以涂漆疮及酿诸药醪尔。〔时珍曰〕秫者，肺之谷也，肺病宜食之。故能去寒热，利大肠。大肠者肺之合，而肺病多作皮寒热也。千金治肺疟方用之，取此义也。灵枢经岐伯治阳盛阴虚，夜不得瞑，半夏汤中用之，取其益阴气而利大肠也。大肠利则阳不盛矣。方见半夏条。又异苑云：宋元嘉中，有人食鸭成癥瘕。医以秫米研粉调水服之。须臾烦躁，吐出一鸭雏而瘥也。千金方治食鸭肉成病，胸满面赤，不能食，以秫米汤一盏饮之。

〔附方〕旧三，新三。

赤痢不止秫米一把，鲫鱼鲊二脔，薤〔二〕白一虎口，煮粥食之。普济

〔一〕亦：本草衍义卷二十及政和本草卷二十五秫米条俱作「经久色」三字。

〔二〕薤：原缺，今据普济方卷二一二补。

方。**筋骨挛急**〔诜曰〕用秫米一石，麴三斗，地黄一斤，茵陈蒿炙黄半〔一〕斤，一依酿酒法服之，良。**肺疟寒热**痰聚胸中，病至令人心寒，寒甚乃热，善惊如有所见。恒山三钱，甘草半钱，秫米三十五粒，水煎。未发时，分作三次服。千金〔二〕。**妊娠下水**黄色如胶，或如小豆汁。秫米、黄芪各一两，水七升，煎三升，分三服。梅师。**浸淫恶疮**有汁，多发于心，不早治，周身则杀人。熬秫米令黄黑，杵末傅之。肘后方。**久泄胃弱**黄米炒为粉。每用数匙，沙糖拌食。简便。

根〔主治〕**煮汤，洗风。**孟诜

䅟子 衫、惨二音。救荒

【释名】**龙爪粟　鸭爪稗**〔时珍曰〕䅟乃不粘之称也。又不实之貌也。龙爪、鸭爪，象其穗歧之形。

【集解】〔周定王曰〕䅟子生水田中及下湿地。叶似稻，但差短。梢头结穗，仿佛稗子穗。其子如黍粒大，茶褐色。捣米，煮粥、炊饭、磨面皆宜。〔时珍曰〕䅟子，山东、河南亦五月种之。苗如茭黍，八九月抽茎，有三棱，如水中藨草之茎。开细花，簇簇结穗如粟穗，而分数歧，如鹰爪之状。内有细子如黍粒而细，赤色。其稃甚薄，其味粗涩。

【气味】**甘，涩，无毒。**

【主治】**补中益气，厚肠胃，济饥。**

稗音败。纲目

【释名】〔时珍曰〕稗乃禾之卑贱者也，故字从卑。

【集解】〔弘景曰〕稗子亦可食。又有乌禾，生野中如稗，荒年可代粮而杀虫，煮以沃地，蝼、蚓皆死。〔藏器曰〕

〔一〕半：大观、政和本草卷二十五秫米条俱作「一」。
〔二〕千金：上方见千金卷十第六，名恒山湯。惟「钱」作「两」，「三十五粒」作「二百二十粒」。

稗有二种：一种黄白色，一种紫黑色。紫黑者似芑有毛，北人呼为乌禾。〔时珍曰〕稗处处野生，最能乱苗。其茎叶穗粒并如黍稷。一斗可得米三升。故曰：五谷不熟，不如稊稗。稊苗似稗而穗如粟，有紫毛，即乌禾也。尔雅谓之苵〔一〕（音迭）。周定王曰。稗有水稗、旱稗。水稗生田中。旱稗苗叶似䅟子，色深绿，根下叶带紫色。梢头出扁穗，结子如黍粒，茶褐色，味微苦，性温。以煮粥、炊饭、磨面食之皆宜。

稗米　〔气味〕辛、甘、苦，微寒，无毒。〔颖曰〕辛、脆。〔主治〕作饭食，益气宜脾，故曹植有芳菰精稗之称。时珍

苗根　〔主治〕金疮及伤损，血出不已。捣傅或研末掺之即止，甚验。时珍

狼尾草 拾遗

【释名】**稂**音郎。**董蓈**尔雅〔二〕作童粱。**狼茅**〔三〕尔雅 **孟**尔雅 **宿田翁**诗疏 **守田**诗疏 〔时珍曰〕狼尾，其穗象形也。秀而不成，嶷然在田，故有宿田、守田之称。

【集解】〔藏器曰〕狼尾生泽地，似茅作穗。广志云：子可作黍食。尔雅云：孟，狼尾。似茅，可以覆屋，是也。〔时珍曰〕狼尾茎、叶、穗、粒并如粟，而穗色紫黄，有毛。荒年亦可采食。许慎说文云：禾粟之穗〔四〕，生而不成者，谓之董蓈。其秀而不实者，名狗尾草，见草部。

米　【气味】甘，平，无毒。

【主治】作饭食之，令人不饥。藏器

【附录】**蒯草**〔藏器曰〕蒯草苗似茅，可织席为索。子亦堪食，如粳米。

〔一〕苵：原作「⿱艹送」，字书无。今据尔雅释草改。
〔二〕雅：原缺，按「稂，童粱。」见尔雅释草。因据补。
〔三〕狼茅：按尔雅释草：「孟，狼尾。」郭注：「似茅。」
〔四〕穗：说文解字第一篇下艸部蓈字，清·段玉裁注谓「穗」当作「莠」。下「董」字当作「童」。

东廧音墙。　拾遗

【释名】

【集解】〔藏器曰〕东廧生河西。苗似蓬，子似葵。九月、十月熟，可为饭食。河西人语曰：贷我东廧，偿我〔一〕田粱。广志云：东廧子粒似葵，青黑色。并、凉间有之。〔时珍曰〕相如赋东廧雕胡，即此。魏书云：乌丸地宜东廧，似穄，可作白酒。又广志云：梁禾，蔓生，其子如葵子，其米粉白如面，可作饘粥。六月种，九月收。牛食之尤肥。此亦一谷，似东廧者也。

子　【气味】甘，平，无毒。

【主治】益气轻身。久服，不饥，坚筋骨，能步行。藏器

菰米纲目

【释名】茭米文选 **雕蓬**尔雅 **雕苽**说文　唐韵作蒋胡。**雕胡**〔二〕〔时珍曰〕菰本作苽，茭草也。其中生菌如瓜形，可食，故谓之苽。其米须霜雕时采之，故谓之凋苽。或讹为雕胡。枚乘七发谓之安胡。尔雅：啮，雕蓬；荐，黍蓬〔三〕。孙炎注云：雕蓬即茭米。古人以为五饭之一者。郑樵通志云：雕蓬即米茭，可作饭食，故谓之啮。其黍蓬即茭之不结实者，惟堪作荐，故谓之荐。杨慎卮言云：蓬有水、陆二种：雕蓬乃水蓬，雕苽是也。黍蓬乃旱蓬，青科是也。青科结实如黍，羌人食之，今松州有焉。珍按：郑、杨二说不同，然皆有理〔四〕，盖蓬类非一种故也。

〔一〕我：原作「尔」，今据齐民要术卷十东墙条及御览八四二东蔷条改。

〔二〕雕胡：御览九九九菰条引说文作此二字。清·段玉裁据此以改说文。

〔三〕蓬：此下原有「也」字，尔雅释草无，因据删。

〔四〕郑杨二说不同然皆有理：郝懿行（尔雅义疏下一·释草）云：「此二说并无根据。蓬乃蒿类，与茭苽别。李时珍本草菰米下引孙炎云彫蓬即茭米，亦未可信。」按本书卷十九菰条已采苏颂图经引尔雅「出隧，蘧蔬」为解，濒湖于本条又别引尔雅「啮，彫蓬；荐，黍蓬」作释，前后不一，无怪郝氏不以为然。

【集解】〔弘景曰〕菰米一名雕胡，可作饼食。〔藏器曰〕雕胡是菰蒋草米，古人所贵。故内则云：鱼宜苽。皆水物也。曹子建七启云：芳菰精稗。谓二草之实，可以为饭也。〔颂曰〕菰生水中，叶如蒲苇。其苗有茎梗者，谓之菰蒋草。至秋结实，乃雕胡米也。古人以为美馔。今饥岁，人犹采以当粮。葛洪西京杂记云：汉太液池边，皆是雕胡、紫箨、绿节、蒲丛之类。盖菰之有米者，长安人谓之雕胡；菰之有首者，谓之绿节；葭芦之未解叶者，谓之紫箨也。〔宗奭曰〕菰蒋花如苇。结青子，细若青麻黄，长几寸。野人收之，合粟为粥食之，甚济饥也。〔时珍曰〕雕胡九月抽茎，开花如苇芀。结实长寸许，霜后采之，大如茅针，皮黑褐色。其米甚白而滑腻，作饭香脆。杜甫诗「波漂菰米沉云黑」者，即此。周礼供御乃六谷、九谷之数，管子书谓之雁膳，故收米入此。其茭笋、菰根，别见菜部。

【气味】甘，冷，无毒。

【主治】止渴藏器 解烦热，调肠胃。时珍

蓬草子 拾遗

【释名】

【集解】〔时珍曰〕陈藏器本草载蓬草子，不具形状。珍按蓬类不一：有雕蓬，即菰草也，见菰米下；有黍蓬，即青科也；又有黄蓬草、飞蓬草。不识陈氏所指果何蓬也？以理推之，非黄蓬即青科尔。黄蓬草生湖泽中，叶如菰蒲，秋月结实成穗，子细如雕胡米。饥年人采食之，须浸洗曝舂，乃不苦涩。青科西南夷人种之，叶如茭黍，秋月结实成穗，有子如赤黍而细，其稃甚薄，曝舂炊食。又粟类有七棱青科、八棱青科，麦类有青稞、黄稞，皆非此类，乃物异名同也。其飞蓬乃藜蒿之类，末大本小，风易拔之，故号飞蓬。子如灰藋菜子，亦可济荒。又魏略云：鲍出遇饥岁，采蓬实，日得数斗，为母作食，西京杂记云：宫中正月上辰，出池边盥濯，食蓬饵，以祓邪气。此皆不知所采乃何蓬也？大抵三种蓬子，亦不甚相远。

子【气味】酸、涩，平，无毒。

【主治】作饭食之，益饥，无异粳米。藏器

菵草 音网。 拾遗

【释名】皇尔雅 守田同上 守气同〔时珍曰〕皇、菵，音相近也。

【集解】〔藏器曰〕菵草生水田中，苗似小麦而小。四月熟，可作饭。〔时珍曰〕尔雅：皇，守田。郭璞云：一名守气，生废田中，似燕麦，子如雕胡，可食。

米 【气味】甘，寒，无毒。

【主治】作饭，去热，利肠胃，益气力。久食，不饥。藏器

蒒〔一〕草海药

【释名】自然谷海药 禹余粮

【集解】〔藏器曰〕博物志云：东海洲上有草名曰蒒。有实，食之如大麦。七月熟，民敛获至冬乃讫。呼为自然谷，亦曰禹余粮。此非石之禹余粮也。〔珣曰〕蒒实如球子，八月收之。彼民常食，中国未曾见也。〔时珍曰〕按方孝孺集有海米行，盖亦蒒草之类也。其诗云：海边有草名海米，大非蓬蒿小非荠。妇女携篮昼作群，采摘仍于海中洗。归来涤釜烧松枝，煮米为饭充朝饥。莫辞苦涩咽不下，性命聊假须臾时。

子 【气味】甘，平，无毒。

【主治】不饥，轻身。藏器 补虚羸损乏〔二〕，温肠胃，止呕逆。久食健人。李珣

薏苡〔三〕本经上品

〔校正〕据千金方，自草部移入此。

【释名】解蠡音礼。本经 芑〔四〕实音起。别录 赣米别录 音感。陶氏作簳〔五〕珠，雷氏作䉶米。回回

〔一〕蒒：大观、政和本草卷二十六师草实条俱作「师」。
〔二〕乏：原作「之」，今据大观、政和本草卷二十六师草实条改。
〔三〕苡：此下原有「仁」字，今据本卷分目删，与本书前后各条体例一致。
〔四〕芑：千金翼卷二及大观、政和本草卷六薏苡人条引别录俱作「起」。
〔五〕簳：大观、政和本草卷六薏苡人条引陶氏俱作「簳」。下同。

米救荒本草**薏珠子**图经〔时珍曰〕薏苡名义未详。其叶似蠡实叶而解散，又似芑黍之苗，故有解蠡、芑实之名。赣米乃其坚硬者，有赣强之意。苗名屋菼。救荒本草云：回回米又呼西番蜀秫。俗名草珠儿。

【集解】〔别录曰〕薏苡仁生真定平泽及田野。八月采实，采根无时。〔弘景曰〕真定县属常山郡。近道处处多有，人家种之。出交趾者子最大，彼土呼为簳珠。故马援在交趾饵之，载还为种，人谗以为珍珠也。实重累者为良。取仁用。〔志云〕今多用梁汉者，气劣于真定。取青白色者良。藏器云〔一〕：取子于甑中蒸使气馏，曝干挼之，得仁矣。亦可磨取之。〔颂曰〕薏苡所在有之。春生苗茎，高三四尺。叶如黍叶。开红白花，作穗。五六月结实，青白色，形如珠子而稍长，故人呼为薏珠子。小儿多以线穿如贯珠为戏。九月、十月采其实。〔敩曰〕凡使勿用䅟米，颗大无味，时人呼为粳䅟是也。薏苡仁颗小色青味甘，咬着粘人齿也。〔时珍曰〕薏苡人多种之。二三月宿根自生。叶如初生芭茅。五六月抽茎开花结实。有二种：一种粘牙者，尖而壳薄，即薏苡也。其米白色如糯米，可作粥饭及磨面食，亦可同米酿酒。一种圆而壳厚坚硬者，即菩提子也。其米少，即粳䅟也。但可穿作念经数珠，故人亦呼为念珠云。其根并白色，大如匙柄，糺结而味甘也。

薏苡仁〔修治〕〔敩曰〕凡使，每一两，以糯米一两同炒熟，去糯米用。亦有更以盐汤煮过者。〔气味〕**甘，微寒，无毒。**〔诜曰〕平。〔主治〕**筋急拘挛，不可屈伸，久〔二〕风湿痹，下气。久服，轻身益气。**本经 **除筋骨中邪气不仁，利肠胃，消水肿，令人能食。**别录 **炊饭作面食，主不饥，温气。煮饮，止消渴，杀蛔虫。**藏器 **治肺痿肺气，积〔三〕脓血，咳嗽涕唾，上气。煎服，破毒肿。**甄权 **去干湿脚气，大验。**孟诜 **健脾益胃，补肺清热，去风胜湿。炊饭食，治冷气。煎饮，利小便热淋。**时珍〔发明〕〔宗奭曰〕薏苡仁本经云微寒，主筋急拘挛。拘挛有两等：素问注中，大筋受热，则缩而短，故挛急不伸，此是因热而拘挛也，故可用薏苡；若素问言因寒则筋急者，不可更用此也。盖受寒使人筋急；寒〔四〕热使人筋挛；若但受热不曾受寒，亦使人筋缓；受湿则又引长无力

〔一〕藏器云：原脱，今据大观、政和本草卷六薏苡人条补。
〔二〕久：千金翼卷二及大观、政和本草卷六薏苡人条引本经俱无。
〔三〕积：大观、政和本草卷六薏苡人条俱作「吐」。
〔四〕寒：本草衍义卷七及政和本草卷六薏苡仁条俱作「受」。此似濒湖有意改写，免与下文重复。

也。此药力势和缓，凡用须加倍即见效。〔震亨曰〕寒则筋急，热则筋缩。急因于坚强，缩因干短促。若受湿则弛，弛则引长。然寒与湿未尝不挟热。三者皆因于湿，然外湿非内湿启之不能成病。故湿之为病，因酒〔一〕而鱼肉继之。甘滑、陈久、烧炙并辛香，皆致湿之因也。〔时珍曰〕薏苡仁属土，阳明药也，故能健脾益胃。虚则补其母，故肺痿、肺痈用之。筋骨之病，以治阳明为本，故拘挛筋急风痹者用之。土〔二〕能胜水除湿，故泄痢水肿用之。按古方小续命汤注云：中风筋急拘挛，语迟脉弦者，加薏苡仁。亦扶脾抑肝之义。又后汉书云：马援在交趾常〔三〕饵薏苡实，云〔四〕能轻身省〔五〕欲以胜瘴气也。又张师正倦游录云：辛稼轩忽患疝疾，重坠大如杯。一道人教以薏珠用东壁黄土炒过，水煮为膏服，数服即消。程沙随病此，稼轩授之亦效。本草薏苡乃上品养心药，故此有功。颂曰：薏苡仁心肺之药多用之。故范汪〔六〕治肺痈，张仲景治风湿、胸痹，并有方法。济生方治肺损咯血，以熟猪肺切，蘸薏苡仁末，空心食之。薏苡补肺，猪肺引经也。赵君猷言屡用有效。

〔附方〕旧七，新七〔七〕。**薏苡仁饭**治冷气。用薏苡仁舂熟，炊为饭食。气味欲如麦饭乃佳。或煮粥亦好。广济方。

薏苡仁粥治久风湿痹，补正气，利肠胃，消水肿，除胸〔八〕中邪气，治筋脉拘挛。薏苡仁为末，同粳米煮粥，日日食之，良。食医心镜〔九〕。

风湿身疼日晡剧者，张仲景麻黄杏仁薏苡仁汤〔十〕主之。麻黄三两，杏仁二〔十一〕十枚，甘草、薏苡

〔一〕酒：本草衍义补遗薏苡仁条此下有「面为多」三字。

〔二〕土：原作「上」。今据上「薏苡仁属土」文改。

〔三〕常：原作「尝」，今据后汉书卷五十四马援传改。

〔四〕云：后汉书卷五十四马援传作「用」，无句末「也」字，其义稍异。

〔五〕省：原作「资」，今据后汉书卷五十四马援传改。

〔六〕范汪：大观、政和本草卷六薏苡人条俱作「韦丹」。

〔七〕旧七新七：原作「旧五新九」，今按下列新旧附方数改。

〔八〕胸：大观、政和本草卷六薏苡人条附方俱作「骨」。

〔九〕食医心鏡：原脱，今据大观、政和本草卷六薏苡人条附方补，并计入旧附方数内。

〔十〕麻黄杏仁薏苡仁湯：大观、政和本草卷六薏苡人条同。金匮卷上第二作「麻黄杏仁薏苡甘草湯」，外台卷十九引古今录验作「薏苡麻黄湯」。诸书药味相同，分量各异。

〔十一〕二：大观、政和本草卷六薏苡人条俱作「三」。其他分量与本书同。

仁各一两，以水四升，煮取二升，分再服。金匮要略。**水肿喘急**用郁李仁三两〔一〕研，以水滤汁，煮薏苡仁饭，日二食之。独行方。**沙石热淋**痛不可忍。用玉秫，即薏苡仁也，子、叶、根皆可用，水煎热饮。夏月冷饮。以通为度。杨氏经验方。**消渴饮水**薏苡仁煮粥饮，并煮粥食之。**周〔二〕痹缓急**偏〔三〕者。薏苡仁十五两，大附子十枚炮，为末。每服方寸匕，日三。张仲景方。**肺痿〔四〕咳唾**脓血。薏苡仁十两杵破，水三升，煎一升，酒少许，服之。梅师。**肺痈咳唾**心胸甲错者。以淳苦酒〔五〕煮薏苡仁〔六〕令浓，微温顿服。肺有血，当吐出愈。范汪方。**肺痈咯血**薏苡仁三合捣烂，水二大盏，煎〔七〕一盏，入酒少许，分二服。济生。**喉卒痈肿**吞薏苡仁二枚，良。外台。**痈疽不溃**薏苡仁一枚，吞之。姚僧坦方。**孕中有痛**薏苡仁煮汁〔八〕，频频饮之。妇人良方补遗。**牙齿䘌痛**薏苡仁、桔梗生研末，点服。不拘大人、小儿。永类方。

根〔**气味**〕**甘，微寒，无毒。**〔**主治**〕**下三虫。**本经　**煮汁糜食甚香，去蛔虫，大效。**弘景　**煮服，堕胎。**藏器　**治卒心腹烦满及胸胁痛者，锉煮浓汁，服三升乃定。**苏颂 出肘后方。**捣汁和酒服，治黄疸有效。**时珍

〔**附方**〕旧二，新二。**黄疸如金**薏苡根煎汤频服。**蛔**

〔一〕三两：原作「二两」。按大观、政和本草卷十四及本书卷三十六郁李条俱作「十二分」，一分即二钱半，「十二分」正合「三两」。因据改。

〔二〕周：金匮卷上第九、外台卷十二及大观、政和本草卷六薏苡人条俱作「胸」。

〔三〕周痹缓急偏：金匮卷上第九无「偏」字，外台卷十二及大观、政和本草卷六薏苡人条俱作「胸痹偏缓急」。

〔四〕痿：大观、政和本草卷六薏苡人条附方俱作「疾」。

〔五〕酒：外台卷十此下有「三升」。

〔六〕仁：外台卷十此下有「一升」。

〔七〕煎：原脱，今检辑本济生方未见此方，因从张本补。

〔八〕汁：此下原衍「吞」字，今据妇人良方补遗卷十五第十删。

虫心痛薏苡根一〔一〕斤切，水七升，煮三升〔二〕，服之，虫死尽出也。梅师〔三〕**经水不通**薏苡根一两，水煎服之。不过数服，效。海上方。**牙齿风痛**薏苡根四两，水煮含漱，冷即易之。延年秘录。

叶　〔主治〕**作饮气香，益中空膈。**苏颂　**暑月煎饮，暖胃益气血。初生小儿浴之，无病。**时珍　出琐碎录。

罂子粟宋开宝

【**释名**】**米囊子**开宝　**御米**同上　**象谷**〔时珍曰〕其实状如罂子，其米如粟，乃象乎谷，而可以供御，故有诸名。

【**集解**】〔藏器曰〕嵩阳子云：罂粟花有四叶，红白色，上有浅红晕子。其囊形如髇箭头〔四〕，中有细米。〔颂曰〕处处有之，人多莳以为饰。花有红、白二种，微腥气。其实形如瓶子，有米粒极细。圃人隔年粪地，九月布子，涉冬至春，始生苗，极繁茂。不尔则不生，生亦不茂。俟瓶焦黄，乃采之。〔宗奭曰〕其花亦有千叶者。一罂凡数千万粒，大小如葶苈子而色白。〔时珍曰〕罂粟秋种冬生，嫩苗作蔬食甚佳。叶如白苣，三四月抽薹结青苞，花开则苞脱。花凡四瓣，大如仰盏，罂在花中，须蕊裹之。花开三日即谢，而罂在茎头，长一二寸，大如马兜铃，上有盖，下有蒂，宛然如酒罂。中有白米极细，可煮粥和饭食。水研滤浆，同绿豆粉作腐食尤佳。亦可取油。其壳入药甚多，而本草不载，乃知古人不用之也。江东人呼千叶者为丽春花。或谓是罂粟别种，盖亦不然。其花变态，本自不常。有白者、红者、紫者、粉红者、杏黄者、半红者、半紫者、半白者。艳丽可爱，故曰丽春，又曰赛牡丹，曰锦被花。详见游默斋花谱。

米　〔**气味**〕**甘，平，无毒。**〔颂〔五〕曰〕性寒。多食利二便，动膀胱气。〔**主治**〕**丹石发**

〔一〕一：大观、政和本草卷六薏苡人条附方俱作「二」。

〔二〕升：大观、政和本草卷六薏苡人条附方此下俱有「先食尽」三字。

〔三〕梅师：大观、政和本草卷六薏苡人条附方俱作「外台秘要」。外台卷七载此方，引自肘后，用疗卒心腹烦满，与肘后卷一第十一合。

〔四〕箭头：原作「头箭」，今据大观、政和本草卷二十五罂子粟条改。

〔五〕颂：原作「宗奭」，今检本草衍义未见此说。说见大观、政和本草卷二十五罂子粟条引苏颂图经，因据改。

动，不下饮食，和竹沥煮作粥食，极美。开宝〔寇曰〕服石人研此水煮，加蜜作汤饮，甚宜。**行风气，逐邪热，治反胃胸中痰滞。**颂 **治泻痢，润燥。**时珍

〔附方〕旧一，新一。**反胃吐食**罂粟粥：用白罂粟米三〔一〕合，人参末三大钱，生山芋五寸细切研。三物以水一升二〔二〕合，煮取六合，入生姜汁及盐花少许，和匀分服。不计早晚，亦不妨别服汤丸。图经。**泄痢赤白**罂粟子炒，罂粟壳炙，等分为末，炼蜜丸梧子大。每服三十丸，米饮下。有人经验。百一选方。

壳

〔修治〕〔时珍曰〕凡用以水洗润，去蒂及筋膜，取外薄皮，阴干细切，以米醋拌炒入药。亦有蜜炒、蜜炙者。

〔气味〕酸、涩，微寒，无毒。〔时珍曰〕得醋、乌梅、橘皮良。

〔主治〕止泻痢，固脱肛，治遗精久咳，敛肺涩肠，止心腹筋骨诸痛。时珍

〔发明〕〔杲曰〕收敛固气。能入肾，故治骨病尤宜。〔震亨曰〕今人虚劳咳嗽，多用粟壳止劫；及湿热泄痢者，用之止涩。其治病之功虽急，杀人如剑，宜深戒之。又曰：治嗽多用粟壳，不必疑，但要先去病根，此乃收后药也。治痢亦同。凡痢须先散邪行滞，岂可遽投粟壳、龙骨之药，以闭塞肠胃。邪气得补而愈甚，所以变症作而淹延不已也。〔时珍曰〕酸主收涩，故初病不可用之。泄泻下痢既久，则气散不固，而肠滑肛脱。咳嗽诸痛既久，则气散不收，而肺胀痛剧。故俱宜此涩之固之，收之敛之。按杨氏直指方云：粟壳治痢，人皆薄之，固矣。然下痢日久，腹中无积痛，当止涩者，岂容不涩？不有此剂，何以对治乎？但要有辅佐耳。又王硕易简方云：粟壳治痢如神。但性紧涩，多令呕逆，故人畏而不敢服。若用醋制，加以乌梅，则用得法矣。或同四君子药，尤不致闭胃妨食而获奇功也。

〔附方〕新八。**热痢便血**粟壳醋炙一两，陈皮半两，为末。每服三钱，乌梅汤下。普济方。**久痢不止**罂粟壳醋炙为末，蜜丸弹子大。每服一丸，水一盏，姜三片，煎八分，温服。又方：粟壳十两去膜，分作三分：一分醋炒，一分蜜炒，一分生用。并为末，蜜丸芡子大。每服三十丸，米汤下。集要：百中散：用粟壳蜜炙，厚朴姜制，各四两，为细末。每服一钱，米饮下。忌生冷。**小儿下痢**神仙救苦散：治小儿赤白痢下，日夜百行不止。用罂

〔一〕三：大观、政和本草卷二十五罂子粟条俱作「二」。

〔二〕一升二：原作「二升三」，今据大观、政和本草卷二十五罂子粟条改。

粟壳半两，醋炒为末，再以铜器炒过，槟榔半两炒赤，研末，各收。每用等分，赤痢蜜汤服，白痢沙糖汤下。忌口味。全幼心鉴。**水泄不止**罂粟壳一枚去蒂膜，乌梅肉、大枣肉各十枚，水一盏，煎七分，温服。经验。**久嗽不止**谷气素壮人用之即效。粟壳去筋，蜜炙为末。每服五分，蜜汤下。危氏方。**久咳虚嗽**贾同知百劳散：治咳嗽多年，自汗。用罂粟壳二两半，去蒂膜，醋炒取一两，乌梅半两，焙为末。每服二钱，卧时白汤下。宣明方。

嫩苗 〔气味〕甘，平，无毒。〔主治〕作蔬食，除热润燥，开胃厚肠。时珍

阿芙蓉 纲目

【释名】阿片〔时珍曰〕俗作鸦片，名义未详〔一〕。或云：阿，方音称我也。以其花色似芙蓉而得此名。

【集解】〔时珍曰〕阿芙蓉前代罕闻，近方有用者，云是罂粟花之津液也。罂粟结青苞时，午后以大针刺其外面青皮，勿损里面硬皮，或三五处，次早津出，以竹刀刮，收入瓷器，阴干用之。故今市者犹有苞片在内。王氏医林集要言是天方国种红罂粟花，不令水淹头，七八月花谢后，刺青皮取之者。案此花五月实枯，安得七八月后尚有青皮？或方土不同乎？

【气味】酸，涩，温，微毒。

【主治】泻痢脱肛不止，能涩丈夫精气。时珍

【发明】〔时珍曰〕俗人房中术用之。京师售一粒金丹，云通治百病，皆方伎家之术耳。

【附方】新四。**久痢**阿芙蓉小豆许，空心温水化下，日一服。忌葱、蒜、浆水。若渴，饮蜜水解之。集要。**赤白痢下**鸦片、木香、黄连、白术各一分，研末，饭丸小豆大。壮者一分，老幼半分，空心米饮下。忌酸物、生冷、油腻、茶、酒、面，无不止者。口渴，略饮米汤。一方：罂粟花未开时，外有两片青叶包之，花开即落，收取为末。每米饮服一钱，神效。赤痢用红花者，白痢用白花者。**一粒金丹**真阿芙蓉一分，粳米饭捣作三丸。每服一丸，未效再进一丸，不可

〔一〕俗作鸦片名义未详：按「阿片」或作「鸦片」，或作「亚片」，皆是外语译音，不必有义。

多服。忌醋，令人肠断。风瘫，热酒下。口目喎邪，羌活汤下。百节痛，独活汤下。正头风 羌活汤下。偏头风，川芎汤下。眩运，防风汤下。阴毒，豆淋酒下。疟疾，桃、柳枝汤下。痰喘〔一〕，葶苈汤下。久〔二〕嗽，干姜、阿胶汤下。劳嗽〔三〕，款冬花汤下。吐〔四〕泄，藿香汤下。赤痢，黄连汤下。白痢，干〔五〕姜汤下。禁口痢，白术汤下。诸气痛，木香酒下。热痛，卮子汤下。脐下痛，灯心汤下。小肠气，川楝子汤下。膀胱气，小〔六〕茴香汤下。血气痛，乳香汤下。胁痛，热酒下。噎食，生姜、丁香汤下。女人血崩，续断汤下。血不止〔七〕，五灵脂汤下。小儿慢脾风，砂仁汤下。　龚云林医鉴〔八〕。

〔一〕痰喘：古今医鉴卷十六作「喘急」。
〔二〕久：古今医鉴卷十六作「虚」。
〔三〕嗽：古今医鉴卷十六作「咳」。
〔四〕吐：古今医鉴卷十六此上有「霍乱」。
〔五〕干：原脱，今据古今医鉴卷十六补。
〔六〕子湯下膀胱气小：同上。
〔七〕续断湯下血不止：同上。
〔八〕医鉴：上方见古今医鉴卷十六，濒湖颇有删节。

本草纲目谷部目录第二十四卷

谷之三　菽豆类十四种

右附方旧四十七[一]，新一百〇三[二]。

[一] 四十七：原作「五十一」，今按卷中旧附方数改。
[二] 〇三：原无，今按卷中新附方数补。

本草纲目谷部第二十四卷

谷之三 菽豆类一十四种。

大豆本经中品

〔校正〕〔禹锡曰〕原附大豆黄卷下，今分出。

【释名】尗俗作菽。〔时珍曰〕豆、尗皆荚谷之总称也。篆文尗，象荚生附茎下垂之形〔一〕。豆象子在荚中之形〔二〕。广雅云：大豆，菽也。小豆，荅也。角曰荚，叶曰藿，茎曰萁。

【集解】〔别录曰〕大豆生太山平泽，九月采之。〔颂曰〕今处处种之。有〔三〕黑白二种，入药用黑者。紧小者为雄，用之尤佳。〔宗奭曰〕大豆有绿、褐、黑三种。有大、小两类：大者出江、浙、湖南、湖北；小者生他处，入药力更佳。又可砲为腐食。〔时珍曰〕大豆有黑、白、黄、褐、青、斑数色：黑者名乌豆，可入药，及充食，作豉；黄者可作腐，榨油，造酱；余但可作腐及炒食而已。皆以夏至前后下种，苗高三四尺，叶团有尖，秋开小白花成丛，结荚长寸余，经霜乃枯。按吕氏春秋云：得时之豆，长茎短足，其荚二七为族，多枝数节，竞叶蕃实〔四〕，大菽则圆，小菽则团。先时者，必长以〔五〕蔓，浮叶疏节，小荚不实。后时者，必短茎疏节，本虚不实。又氾胜之种植书云：夏至种豆，不用深耕。豆花憎见日，见日〔六〕则黄烂而根焦矣。知〔七〕岁所宜，以囊盛豆子，平量埋阴地，冬至后十五〔八〕日发取量之，最多者种焉。盖大豆保岁

〔一〕篆文尗……之形：按说文解字卷七下云：「尗，豆也。象尗（段谓当作尗象）豆生之形也。」

〔二〕豆象子在荚中之形：按说文解字卷五上云：「豆，古食肉器也。从囗（段注：音围，象器之容也），象形（详见段注）。」

〔三〕有：原脱，今据大观、政和卷二十五生大豆条补。

〔四〕竞叶蕃实：原脱，今据吕氏春秋卷二十六审时篇补，与下先时、后时之「不实」为对文。

〔五〕以：原脱，今据吕氏春秋卷二十六审时篇补。

〔六〕见日：原脱，今据齐民要术卷二第六及御览八四一引氾胜之书补。

〔七〕知：原作如，今据御览八四一引氾胜之书改。

〔八〕十五：御览八四一引氾胜之书作〔五十〕。

易得，可以备凶年，小豆不保岁而难得也。

黑大豆〔气味〕甘，平，无毒。久服，令人身重。〔岐伯曰〕生温，熟寒。〔藏器曰〕大豆生平，炒食极热，煮食甚寒，作豉极冷，造酱及生黄卷则平。牛食之温，马食之冷。一体之中，用之数变。〔之才曰〕恶五参、龙胆，得前胡、乌喙、杏仁、牡蛎、诸胆汁良。〔诜曰〕大豆黄屑忌猪肉。小儿以炒豆、猪肉同食，必壅气致死，十有八九。十岁已上不畏也。〔时珍曰〕服蓖麻子者忌炒豆，犯之胀满致死。服厚朴者亦忌之，动气也。

〔主治〕生研，涂痈肿。煮汁饮，杀鬼毒，止痛。本经 逐水胀，除胃中热痹，伤中淋露，下瘀血，散五脏结积内寒。杀乌头毒。炒为屑，主胃中热，除痹去肿，止腹胀消谷。别录 煮食，治温毒水肿。蜀[一]本 调中下气，通关脉，制金石药毒，治[二]牛马温毒。日华 煮汁，解礜石、砒石、甘遂、天雄、附子、射罔、巴豆、芫青、斑蝥、百药之毒及蛊毒。入药，治下痢脐痛。冲酒，治风痉及阴毒腹痛。牛胆贮之，止消渴。时珍 炒黑，热投酒中饮之，治风痹瘫缓口噤，产后头[三]风。食罢生吞半两，去心胸烦热，热风恍惚，明目镇心，温补。久服，好颜色，变白不老[四]。煮食性寒，下热气肿，压丹石烦热。汁[五]，消肿。藏器 主中风脚弱，产后诸疾。同甘草煮汤饮，去一切热毒气，治风毒脚气。煮食，治心痛筋挛膝痛胀满。同桑柴灰汁[六]煮食，下水鼓腹

〔一〕蜀：原作「唐」，今检唐本草无此文。文见大观、政和本草卷二十五生大豆条掌禹锡引蜀本注，因据改。
〔二〕治：原脱，今据大观、政和本草卷二十五生大豆条补。
〔三〕头：大观、政和本草卷二十五生大豆条俱作「诸」。
〔四〕老：大观、政和本草卷二十五生大豆条俱作「忘」。
〔五〕汁：原脱，今据大观、政和本草卷二十五生大豆条补。
〔六〕汁：同上。

胀。和饭捣，涂一切毒肿。疗男女〔一〕阴肿，以绵裹纳之。孟诜 治肾病，利水下气，制诸风热，活血，解诸毒。时珍

〔发明〕〔颂曰〕仙方修治末服之，可以辟谷度饥〔二〕。然多食令人体重，久则如故也。〔诜〔三〕曰〕每食后磨拭吞三十粒〔四〕，令人长生。初服时似身重，一年以后，便觉身轻，又益阳道也。〔颖曰〕陶华以黑豆入盐煮，常时食之，云能补肾。盖豆乃肾之谷，其形类肾，而又黑色通肾，引之以盐，所以妙也。〔时珍曰〕按养老书云：李守愚每晨水吞黑豆二七枚，谓之五脏谷，到老不衰。夫豆有五色，各治五脏〔五〕。惟黑豆属水性寒，为肾之谷，入肾功多，故能治水消胀下气，制风热而活血解毒，所谓同气相求也。又按古方称大豆解百药毒，予每试之大不然；又加甘草，其验乃奇。如此之事，不可不知。

〔附方〕旧三十一〔六〕，新三十六〔七〕。

服食大豆 令人长肌肤，益颜色，填骨髓，加气力，补虚能食，不过两剂。大豆五升，如作酱法，取黄捣末，以猪肪炼膏和，丸梧子大。每服五十丸至百丸，温酒下。神验秘方也。肥人不可服之。延年秘录。

救荒济饥 博物志云：左慈荒年法：用大豆粗〔八〕细调匀者，生熟挼令光，暖彻豆内。先日不食，以冷水顿服讫。一切鱼肉菜果，不得复经口。渴即饮冷水。初小困，十数日后，体力壮健，不复思食也。 黄山谷救荒法：黑豆、贯众各一升，煮熟去众，晒干。每日空心啖五七粒。食百木枝叶皆有味，可饱也。 王氏农书云：辟谷之方，见于石刻。水旱虫荒，国有代有，甚则怀金立鹄，易子炊骸。为民父母者，不可不知此法也。 昔晋惠帝永宁二年，黄门侍郎刘景先表奏：臣遇太白山隐士〔九〕，传济饥辟谷仙方。臣家大小七十余口，更不食别物。

〔一〕女：此下原衍「人」字，今据大观、政和本草卷二十五生大豆条删。
〔二〕饥：大观、政和本草卷二十五生大豆条此下俱有「岁」字。
〔三〕诜：原作「甄权」，今据大观、政和本草卷二十五生大豆条改。
〔四〕三十粒：大观、政和本草卷二十五生大豆条作「鸡子大」。
〔五〕各治五脏：似当作「分治五脏」或「各治一脏」。
〔六〕一：原作「二」，今按下旧附方数改。
〔七〕六：原作「四」，今按下新附方数改。
〔八〕粗：原作「粒」，今据博物志卷五及大观、政和本草卷二十五生大豆条改。
〔九〕士：原作「氏」，今据农书·农桑通诀·集之十附备荒论改。

若不如斯，臣一家甘受刑戮。其方：用大豆五斗淘净，蒸三遍去皮。用大麻子三斗浸一宿，亦蒸三遍，令口开取仁。各捣为末，和捣作团如拳大。入甑内蒸，从戌至子时止，寅时出甑，午时晒干为末。干服之，以饱为度。不得食一切物。第一顿得七日不饥，第二顿得四十九日不饥，第三顿三百日不饥，第四顿得二千四百日不饥，更不必服，永不饥也。不问老少，但依法服食，令人强壮，容貌红白，永不憔悴。口渴，即研大麻子汤饮之，转更滋润脏腑。若要重吃物，用葵子三合研末，煎汤冷服，取下药如金色，任吃诸物，并无所损。前知随州朱颂教民用之有验，序其首尾，勒石于汉阳大别山太平兴国寺。又方：用黑豆五斗淘净，蒸三遍〔一〕，晒干，去皮为末。秋麻子三升，浸去皮，晒研。糯米三斗作粥，和捣为剂如拳大，入甑中蒸一宿，取晒为末。用红小枣五斗，煮去皮核，和为剂如拳大，再蒸一夜。服之，至饱为度。如渴，饮麻子水，便滋润脏腑也。脂麻亦可。但不得食一切之物。**炒豆紫汤**〔颂曰〕古方有紫汤，破血去风，除气防热，产后两日，尤宜服之。用乌豆五升，清酒一斗〔二〕，炒豆〔三〕令烟绝，投酒中，待酒紫赤色，去豆。量性服之，可日夜三盏，神验。中风口噤，加鸡屎白二升和炒，投之。**豆淋酒法**〔宗奭〔四〕曰〕治产后百病，或血热，觉有余血水气，或中风困笃，或背强口噤，或但烦热瘈疭口渴，或身头皆肿，或身痒呕逆直视，或手足顽痹，头旋眼眩，此皆虚热中风也。用大豆三〔五〕升熬熟，至微烟出，入瓶中，以酒五升〔六〕沃之〔七〕，经一日以上。服酒一升，温覆令少汗出，身润即愈。口噤者，加独活半斤，微微捶破，同沃之。产后宜常服，以防风气，又消结血。**中风口㖞**即上方，日服一升。千金。**头风头痛**即上方，密封七日，温服。千金。**破伤中风**口噤。千金方：用大豆一升，熬去腥气，勿使太熟，杵末，蒸令气遍，取下甑，以酒一升淋之。

〔一〕遍：原作「蒸」，今从张本改。

〔二〕斗：大观、政和本草卷二十五生大豆条此下有「半」字。

〔三〕豆：原脱，今据大观、政和本草卷二十五生大豆条补。

〔四〕宗奭：按下文乃濒湖糅合寇宗奭本草衍义及子母秘录二方而成。

〔五〕三：政和本草卷二十五生大豆条附方引子母秘录作「三」，下口㖞及头风方亦作「三」（千金卷八第六、卷十三第八及大观、政和本草卷二十五生大豆条附方），但本草衍义卷二十及政和本草附衍义文俱作「五」。

〔六〕五升：大观、政和本草卷二十五生大豆条附方引子母秘录作「五升」，但本草衍义卷二十及政和本草附衍义文俱作「一斗」。下口㖞方，千金卷八第六及大观、政和本草附方作「三升」。头风方，千金卷十三第八及大观、政和本草附方作「九升」。

〔七〕之：原作「日」，今据本草衍义及政和本草附衍义文改。

温服一升，取汗。傅膏〔一〕疮上，即愈。　经验方：用黑豆四十枚，朱砂二十文，同研末。以酒半盏，调一字〔二〕服之。**颈项强硬**不得顾视。大豆一升，蒸变色，囊裹枕之。　千金。**暴得风疾**四肢挛缩不能行。取大豆三升，淘净湿蒸，以醋二升，倾入瓶中，铺于地上，设席豆上，令病人卧之。仍重盖五六层衣，豆冷渐渐却衣。仍令一人于被内引挽挛急处。更蒸豆再作，并饮荆沥汤。如此三日三夜即休。　崔氏纂要。**风入脏中**治新久肿，风入脏中。以大豆一斗，水五斗，煮取一斗二〔三〕升，去滓。入美酒斗半，煎取九升。旦服三升〔四〕取汗，神验。　千金翼。**风毒攻心**烦躁恍惚。大豆半升淘净，以水二升，煮取七合，食后服之。　心镜。**卒风不语**大豆煮汁，煎稠如饴，含之，并饮汁。　肘后方。**喉痹不语**同上法。　千金。**卒然失音**〔诜曰〕用生大豆一升，青竹筭子四十九枚，长四寸，阔一分，水煮熟，日夜二服瘥。**热毒攻眼**赤痛脸浮。用黑豆一升，分作十袋，沸汤中蒸过，更互熨之，三遍则愈。　普济方。**卒然中恶**大豆二七枚，鸡子黄一个，酒半升，和匀顿服。　千金。**阴毒伤寒**危笃者。用黑豆炒干投酒，热饮或灌之。吐则复饮，汗出为度。　居家必用。**胁〔五〕痛如打**大豆半升熬焦，入酒一升煮沸，饮取醉。　肘后。**腰胁卒痛**大豆炒〔六〕二升，酒三升，煮二升，顿服。　肘后。**卒然腰痛**大豆六升，水拌湿，炒热，布裹熨之，冷即易。乃张文仲所处方也。　延年秘录。**脚气冲心**烦闷不识人。以大豆一升，水三升，浓煮汁服半升〔七〕。未定，再服半升〔七〕。　广利方。**身面浮肿**千金：用乌豆一升，水五升，煮汁三升，入酒五升，更煮三升，分温三服。不瘥再合。　王璆百一选方：用乌豆煮至皮干，为末。每

〔一〕膏：大观、政和本草卷二十五生大豆条附方同，千金卷二十五第三作「杏仁膏」。
〔二〕一字：原脱，今据大观、政和本草卷二十五生大豆条附方补。
〔三〕二：千金翼卷十九第三作「三」。
〔四〕三升：原脱，今据千金翼卷十九第三补。
〔五〕胁：原作「肠」，大观、政和本草卷二十五生大豆条附方同。今据肘后卷四第三十二改。
〔六〕炒：大观、政和本草卷二十五生大豆条附方俱无，当是濒湖所加。
〔七〕半升：原脱，今据大观、政和本草卷二十五生大豆条附方补。

服二钱，米饮下。建炎初，吴内翰女孙忽发肿凸，吴检外台得此方，服之立效。**新久水肿**大〔一〕豆一斗，清水一斗，煮取八升，去豆，入薄酒八升，再煎取八升服之。再〔二〕三服，水当从小便中出。范汪方。**腹中痞硬**夏秋之交，露坐夜久，腹中痞，如群石在腹。用大豆半升，生姜八分，水三〔三〕升，煎一升已来，顿服瘥。经验方。**霍乱胀痛**大豆生研，水服方寸匕。普济。**水痢不止**大豆一升，炒白术半两，为末。每服三钱，米饮下。指南方。**赤痢脐痛**黑豆、茱萸子二件，搓摩，吞咽之，良。经验。**赤白下痢**方见猪胆。**男子便血**黑豆一升，炒焦研末，热酒淋之，去豆饮酒，神效。活人心统。**一切下血**雄黑豆紧小者，以皂角汤微浸，炒熟去皮为末，炼猪脂和，丸梧子大。每服三十丸，陈米饮下。华佗中藏经。**小儿沙淋**黑豆一百二十个，生甘草一寸，新水煮热，入滑石末，乘热饮之，良。全幼心鉴。**肾虚消渴**难治者。黑大豆炒、天花粉等分，为末，面〔四〕糊丸梧子大。每黑豆〔五〕汤下七十丸，日二。名救活丸。普济〔六〕方。**消渴饮水**乌豆置牛胆中，阴干百日，吞尽即瘥。肘后方。**昼夜不眠**以新布火炙熨目，并蒸大豆，更番囊盛枕之，冷即易，终夜常枕之，即愈。肘后方。**疫疠发肿**大黑豆二合炒熟，炙甘草一钱，水一盏煎汁，时时饮之。夷坚志云：靖康二年春，京师大疫。有异人书此方于壁间，用之立验也。**乳石发热**乌豆二升，水九升，铜器煮五升汁，熬稠一升，饮之。外台秘要。**解礜〔七〕砒毒**大豆煮汁饮之，良。肘后。**酒食诸毒**大豆一升，煮汁服，得吐即愈。

〔一〕大：外台卷二十此前有「黑」字。
〔二〕再：外台卷二十此前有「不能者亦可分」。
〔三〕三：大观、政和本草卷二十五生大豆条附方俱作「二」。
〔四〕面：原脱，今据普济方卷一七八补。
〔五〕豆：普济方卷一七八此下有「百粒」二字。
〔六〕济：此下原衍「妙」字。按此方见普济方卷一七八，因据删。
〔七〕礜：原书缺页（据覆刻江西本补），覆刻江西本作「矾」，与肘后第七第六十八及大观、政和本草卷二十五生大豆条附方同。今据千金卷二十四第二及外台卷三十一改，于义为长。

广记。**解诸鱼毒**大豆煮汁饮之。　卫生方。**解巴豆毒**下利不止。大豆煮汁一升，饮之。　肘后方。**恶刺疮痛**大豆浓〔一〕煮汁渍之，取瘥。　千金方。**汤火灼疮**大豆煮汁涂〔二〕之，易愈，无斑。　子母〔三〕秘录。**打头青肿**豆黄末水和〔四〕傅之。　千金方。**折伤堕坠**瘀血在腹，气短。大豆五升〔五〕，水一斗，煮汁二升，顿服。剧者不过三〔六〕作。　千金方。**豌疮烦躁**大豆煮汁饮之，佳。　子母秘录。**痘疮湿烂**黑大豆研末，傅之。**小儿头疮**黑豆炒存性研，水调傅之。　普济方。**身面疣目**七月七日，以大豆〔七〕拭疣上三过。使本人种豆于南向屋东头第二溜中。豆生〔八〕叶，以热汤沃杀，即愈。　外台秘要。**染发令乌**醋煮黑大豆，去豆煎稠，染之。　千金。**牙齿不生**不拘大人小儿，年多者。用黑豆三十粒，牛粪火内烧令烟尽，研入麝香少许。先以针挑破血出，以少许揩之。不得见风，忌酸咸物。　经验方。**牙齿疼痛**黑豆煮酒，频频漱之，良。　周密浩然斋视听抄〔九〕。**月经不断**用前紫汤服之，佳。**妊娠腰痛**大豆一升，酒三升，煮七合，空心饮之。　心镜。**子死腹中**月数未足，母欲闷绝者。用大豆三升，以醋煮浓汁。顿服，立出。　产乳。**胞衣不下**大豆半升，醇酒三升，煮一升半，分三服。　产书。**辟禳时气**以新布盛大豆一斗，纳井中一宿取出。每服七粒，佳。　类〔十〕要。**菜中蛇蛊**蛇毒入菜果中，食之令人得病，名蛇蛊。大豆为末，酒渍绞汁，服半升。**身如虫**

〔一〕浓：覆刻江西本脱，今据千金卷二十五第三补。

〔二〕涂：覆刻江西本作「饮」，今据大观、政和本草卷二十五生大豆条附方改。

〔三〕子母：覆刻江西本作一「毒」字，据改同上。

〔四〕水和：覆刻江西本脱，大观、政和本草卷二十五生大豆条附方亦脱，今据千金卷二十五第三补。

〔五〕升：覆刻江西本缺，今据千金卷二十五第三补。

〔六〕三：同上。

〔七〕豆：外台卷二十九此下有「一合」。

〔八〕生：外台卷二十九此下有「四」字。

〔九〕浩然斋视听抄：覆刻江西本作「冶然斋抄」。按此方见涵芬楼本说郛卷二十浩然斋视听抄医药条，因据改。

〔十〕类：原作「领」，今据大观、政和本草卷二十五生大豆条附方改。

行大豆水渍绞浆〔一〕，旦旦洗之〔二〕，或加少面，沐发亦良〔三〕。千金方。**小儿丹毒**浓煮大豆汁，涂之甚良。千金。**风疽疮疥**凡脚腨及䐐䐩中痒，搔则黄汁出者，是也。以青竹筒三尺，着大豆一升在内，以马屎、糠火烧熏，以器承〔四〕两头取汁，搽之。先以泔清和盐热〔五〕洗之。不过三度，极效。千金。**肝虚目暗**迎风下泪。用腊月牯牛胆，盛黑豆悬风处。取出，每夜吞三七粒，久久自明。龙木论。**小儿胎热**黑豆二钱，甘草一钱，入灯心七寸，淡竹叶一片，水煎，不拘时候服〔六〕。全幼心鉴。**天蛇头指**痛臭甚者。黑豆生研末，入茧内，笼之。济急方。

大豆皮　〔主治〕**生用，疗痘疮目翳。嚼烂，傅小儿尿灰疮。**时珍

豆叶　〔主治〕**捣傅蛇咬，频易即瘥。**时珍　出广利方。〔发明〕〔时珍曰〕按抱朴子内篇云：相国张文蔚庄内有鼠狼穴，养四子为蛇所吞。鼠狼雌雄情切，乃于穴外坋土壅穴。俟蛇出头，度其回转不便，当腰咬断而劈腹，衔出四子，尚有气。置于穴外，衔豆叶嚼而傅之，皆活。后人以豆叶治蛇咬，盖本于此。〔附方〕新二。**止渴急方**大豆苗嫩者三五十茎，涂酥炙黄为末。每服二钱，人参汤下。圣济总录。**小便血淋**大豆叶一把，水四升，煮二升，顿〔七〕服。千金〔八〕方。

花　〔主治〕**主目盲，翳膜。**时珍

大豆黄卷本经中品

〔一〕水渍绞浆：千金卷二十三第五作「渍饭浆水」。
〔二〕洗之：千金卷二十三第五作「温洗面」。
〔三〕良：千金卷二十三第五此下有「勿以水濯之，不过十度洗。」
〔四〕承：原脱，今据千金卷二十二第六补。
〔五〕热：同上。
〔六〕不拘时候服：原脱，今据全幼心鉴卷二甘豆汤补。
〔七〕顿：原作「器」，今据千金卷二十一第二改。
〔八〕千金：原作「圣惠」，今检圣惠未见此方。方见千金卷二十一第二，因据改。

【释名】豆蘖〔弘景曰〕黑大豆为蘖牙，生五寸长，便干之，名为黄卷，用之熬过，服食所须。〔时珍曰〕一法：壬癸日以井华水浸大豆，候生芽，取〔一〕皮，阴干用。

【气味】甘，平，无毒。〔普曰〕得前胡、杏子、牡蛎、乌喙、天雄、鼠屎，共蜜和良。恶海藻、龙胆。

【主治】湿痹，筋挛膝痛。本经 五脏不足〔二〕，胃气结积，益气止痛〔三〕，去黑皯，润肌肤〔四〕皮毛。别录 破妇人恶血。孟诜〔颂曰〕古方蓐妇药中多用之。宜肾。思邈 除胃中积热，消水病胀满。时珍

【附方】新四。**大豆蘖散** 治周痹〔五〕在血脉之中，随脉上下〔六〕。本〔七〕痹不痛，今能〔八〕上下周身，故名。治周痹〔九〕注，五脏留滞，胃中结聚，益气出毒，润皮毛，补肾气。用大豆蘖一斤炒香，为末。每服半钱，温酒调下，空心，加至一钱〔十〕，日三服。宣明方。 **诸〔十一〕风湿痹** 筋挛膝痛，胃中积热口疮烦闷〔十二〕，大便秘〔十三〕涩。黄卷散：用大豆黄

〔一〕取：疑当作「去」。
〔二〕不足：按唐本草卷十九、千金翼卷四及大观、政和本草卷二十五大豆黄卷条俱无，当是濒湖所加。
〔三〕痛：唐本草、千金翼及大观、政和本草大豆黄卷条俱作「毒」。
〔四〕肌肤：唐本草、千金翼及大观、政和本草大豆黄卷条俱作「泽」。
〔五〕痹：此下原有「邪」字，今据灵枢·周痹篇及宣明论方卷二删。
〔六〕随脉上下：原脱，今据宣明论方卷二并参考灵枢·周痹篇补。
〔七〕本：原作「水」，今据宣明论方卷二改。
〔八〕今能：原脱，今据宣明论方卷二补。
〔九〕治周痹：原作「此药」二字，今据宣明论方卷二改。
〔十〕空心加至一钱：原脱，今据宣明论方卷二补。
〔十一〕诸：原作「头」，今据普济方卷三十九大豆麨方改。
〔十二〕口疮烦闷：原脱，今据普济方卷三十九大豆麨方补。
〔十三〕秘：原缺空一字，据补同上。

卷炒熟捣末〔一〕一升，酥半两，研匀〔二〕。食前〔三〕温水服一匙，日二服。普济方。**水病肿满**喘急，大小便涩。大豆黄卷醋炒、大黄炒等分，为细末。葱、橘皮汤服二钱，平明以利为度。圣济总录。**小儿撮口**初生豆芽研烂，绞汁和乳，灌少许良。普济方。

黄大豆食〔四〕鉴

【集解】〔时珍曰〕大豆有黑、青、黄、白、斑数色，惟黑者入药，而黄、白豆炒食作腐，造酱笮油，盛为时用，不可不知别其性味也。周定王曰：黄豆苗高一二尺，叶似黑大豆叶而大，结角比黑豆角稍肥大，其荚、叶嫩时可食，甘美。

【气味】甘，温，无毒。〔时珍曰〕生温，炒热微毒。多食，壅气生痰动嗽，令人身重，发面黄疮疥。

【主治】宽中下气，利大肠，消水胀肿毒。宁原 **研末，熟水和，涂痘后痈。**时珍

【附方】新一。**痘后生疮**黄豆烧黑研末，香油调涂。

豆油〔气味〕**辛、甘，热，微毒。**〔主治〕**涂疮疥，解发脂。**时珍

秸〔主治〕**烧灰，入点痣、去恶肉药。**时珍

赤小豆本经中品

〔校正〕自大豆分出。

【释名】赤豆恭 **红豆**俗 **荅**广雅 **叶名藿。**〔时珍曰〕案诗云：黍稷稻粱，禾麻菽麦。此即八谷也。董仲舒注云：菽是大豆，有两种。小豆名荅，有三四种。王祯云：今之赤豆、白豆、绿豆、豋豆，皆小豆也。此则入药用赤小者也。

〔一〕熟捣末：原脱，据补同上。
〔二〕研匀：原作「为末」，今据普济方卷三十九大豆麨方改。
〔三〕食前：普济方卷三十九大豆麨方作「不拘食前后」。
〔四〕食：原作「良」，今据本书卷一历代诸家本草改，与本卷分目合。

【集解】〔颂曰〕赤小豆，今江淮间多种之。〔宗奭曰〕关西、河北、汴洛多食之。〔时珍曰〕此豆以紧小而赤黯色者入药，其稍大而鲜红、淡红色者，并不治病。俱于夏至后下种，苗科高尺许，枝叶似豇豆，叶微圆峭而小。至秋开花，似豇豆花而小淡，银褐色，有腐气。结荚长二三寸，比绿豆荚稍大，皮色微白带红。三青二黄时即收之，可煮可炒，可作粥、饭、馄饨馅并良也。

【气味】甘、酸，平，无毒。〔思邈曰〕甘、咸，冷。合鱼鲊食成消渴，作酱同饭食成口疮。〔藏器曰〕驴食足轻，人食身重。

【主治】下水肿〔一〕，排痈肿脓血。本经 疗寒热热中消渴，止泄痢〔二〕，利小便，下腹〔三〕胀满，吐逆卒澼。别录 消〔四〕热毒，散恶血，除烦满，通气，健脾胃，令人美食。捣末同鸡子白，涂一切热毒痈肿。煮汁，洗小儿黄烂疮，不过三度。权 缩气行风，坚筋骨，抽肌肉。久食瘦人。士良 散气，去关节烦热，令人心孔开。暴痢后，气满不能食者，煮食一顿即愈。和鲤鱼煮食，甚治脚气。诜 解小麦热毒。煮汁，解酒病。解油〔五〕衣粘缀。日华 辟瘟疫，治产难，下胞衣，通乳汁。和鲤鱼、蠡鱼、鲫鱼、黄雌鸡煮食，并能利水消肿。时珍

【发明】〔弘景曰〕小豆逐津液，利小便。久服令人肌肤枯燥。〔颂曰〕水气、脚气最为急用。有人患脚气，以袋盛此豆，朝夕展转践踏〔六〕之，久久遂愈。〔好古曰〕治水者惟知治水，而不知补胃，则失之壅滞。赤小豆消水通气而健脾

〔一〕肿：唐本草卷十九、千金翼卷四及大观、政和本草卷二十五赤小豆条俱无。
〔二〕痢：同上。
〔三〕腹：同上。
〔四〕消：原作「治」，今据大观、政和本草卷二十五赤小豆条改。
〔五〕油：原脱，今据大观、政和本草卷二十五赤小豆条补。
〔六〕展转践踏：原作「践踏展转」，今据大观、政和本草卷二十五赤小豆条改。

胃，乃其药也。〔藏器曰〕赤小豆和桑根白皮煮食，去湿气痹肿；和通草煮食，则下气无限，名脱气丸。〔时珍曰〕赤小豆小而色赤，心之谷也。其性下行，通乎小肠，能入阴分，治有形之病。故行津液，利小便，消胀除肿止吐，而治下痢肠澼，解酒病，除寒热痈肿，排脓散血，而通乳汁，下胞衣产难，皆病之有形者。久服则降令太过，津血渗泄，所以令人肌瘦身重也。其吹鼻瓜蒂散以辟瘟疫用之，亦取其通气除湿散热耳。或言共工氏有不才子，以冬至死为疫鬼，而畏赤豆，故于是日作小豆粥厌之，亦傅会之妄说也。又案陈自明妇人良方云：予妇食素，产后七日，乳脉不行，服药无效。偶得赤小豆一升，煮粥食之，当夜遂行。因阅本草载此，谩记之。又朱氏集验方云：宋仁宗在东宫时，患痄腮，命道士赞宁治之。取小豆七十粒为末，傅之而愈。中贵人任承亮后患恶疮近死，尚书郎傅永授以药立愈。叩其方，赤小豆也。予苦胁疽，既至五脏，医以药治之甚验。承亮曰：得非赤小豆耶？医谢曰：某用此活三十口，愿勿复言。有僧发背如烂瓜，邻家乳婢用此治之如神。此药治一切痈疽疮疥及赤肿，不拘善恶，但水调涂之，无不愈者。但其性粘，干则难揭，入苎根末即不粘，此法尤佳。

【附方】旧十五〔一〕，新十九。**水气肿胀**〔颂曰〕用赤小豆五合，大蒜一颗，生姜五钱〔二〕，商陆根一条，并碎破，同水煮烂，去药，空心食豆，旋旋啜汁令尽，肿立消也。　韦宙独行方：治水肿从脚起，入腹则杀人。赤小豆一斗，煮极烂，取汁五升，温渍足膝。若已入腹，但食小豆，勿杂食，亦愈。　梅师：治水肿。以东行花桑枝烧灰一升，淋汁，煮赤小豆一升，以代饭，良。**水蛊腹大**动摇有声，皮肤黑者。用赤小豆三升，白茅根一握，水煮食豆，以消为度。　肘后。**辟禳瘟疫**五行书〔三〕云：正月朔旦及十五日，以赤小豆二七枚，麻子七枚，投井中，辟瘟疫甚效。　又正月七日，新布囊盛赤小豆置井中，三日取出，男吞七枚，女吞二七枚〔四〕，竟年无病也。　肘后方〔五〕。**辟厌疾病**正月元旦，面东，以齑水吞赤小豆三七枚，一年无诸疾。　又七月立秋日，面西，以井华水吞赤小豆七枚，一秋不犯痢疾。**伤寒狐惑**

〔一〕五：原作「八」。按下列旧附方中，梅师治水肿、肘后治腹大及辟瘟第一方，已分别计入本书卷三十六桑条、卷十三白茅条及卷二十二大麻条各附方数中，此间不当重计，因据改。

〔二〕五钱：大观、政和本草卷二十五赤小豆条俱作「一分」，即二钱半。

〔三〕五行书：本书卷二十二大麻条附方引自龙鱼河图，方亦稍有出入。

〔四〕男吞七枚女吞二七枚：两「七」字，大观、政和本草卷二十五赤小豆条附方俱作「十」。

〔五〕肘后方：原脱，今据大观、政和本草卷二十五赤小豆条附方补，但与今本肘后卷二第十五所载颇有出入。

〔张仲景曰〕狐惑病，脉数，无热微烦，默默但欲卧，汗出。初得三四日，目赤如鸠眼〔一〕；七八日，目四眦黄黑。若能食者，脓已成也。赤豆当归散主之。赤小豆三升，水浸令芽出，当归三两，为末。浆水服方寸匕，日三服。金匮要略。

下部卒痛如鸟啄之状。用小豆、大豆各一升，蒸熟，作二囊，更互坐之，即止。肘后方。**水谷痢疾**小豆一合，熔蜡三两，顿服取效。必效方。**热毒下血**或因食热物发动。赤小豆末，水服方寸匕。梅师方。**肠痔下血**小豆二〔二〕升，苦酒五升，煮熟日干，再浸至酒尽乃止，为末。酒服一钱，日三服。肘后方。**舌上出血**如簪孔。小豆一升，杵碎，水三升和，绞〔三〕汁服。肘后方。**热淋血淋**不拘男女。用赤小豆三合，慢火〔四〕炒为末，煨葱一茎，擂酒热〔五〕调二钱服。修真秘旨。**重舌鹅口**赤小豆末，醋和涂之。普济方。**小儿不语**四五岁不语者。赤小豆末，酒和，傅舌下。千金。**牙齿疼痛**红豆末，擦牙吐涎，及吹鼻中。一方入铜青少许。一方入花硷少许。家宝方。**中酒呕逆**赤小豆煮汁，徐徐饮之。食鉴本草。**频致堕胎**赤小豆末，酒服方寸匕，日二服。千金。**妊娠行经**方同上。**妇人难产**产宝：用赤小豆生吞七枚，佳。集验：治难产日久气乏。用赤小豆一升，以水九升，煮取汁，入炙过黄明胶一两，同煎少时。一服五合，不过三四服，即产。**胞衣不下**用赤小豆，男七枚，女二七枚，东流水吞服之。救急方。**产后目闭心闷**。赤小豆生研，东流水服方寸匕。不瘥更服。肘后方。**产后闷满**不能食。用小豆三〔六〕七枚，烧研，冷水顿服〔七〕佳。千金方。**乳汁不通**赤小豆煮汁饮之。产书。**妇人吹奶**赤小豆酒研，温服，以滓傅之。熊氏。**妇人乳**

〔一〕眼：原脱，今据金匮卷上第三补。

〔二〕二：大观、政和本草卷二十五赤小豆条附方俱作「一」。

〔三〕绞：大观、政和本草卷二十五赤小豆条附方俱作「搅」。搅不去滓，绞则去滓，作法稍异。

〔四〕火：原脱，今据大观、政和本草卷二十五赤小豆条附方补。

〔五〕擂酒热：大观、政和本草卷二十五赤小豆条附方俱作「细剉，暖酒」。

〔六〕三：原作「二」，今据千金卷三第二及大观、政和本草卷二十五赤小豆条附方改。

〔七〕服：原脱，今据千金卷三第二及大观、政和本草卷二十五赤小豆条附方补。

肿小豆、荞草等分，为末，苦酒和傅佳。梅师。**痈疽初作**赤小豆末，水〔一〕和涂之，毒即消散，频用有效。小品方。**石痈诸痈**赤小豆五合，纳苦酒中五宿，炒研，以苦酒和涂即消。加〔二〕栝楼根等分。范汪方。**痘后痈毒**赤小豆末，鸡子白调涂傅之。**腮颊热肿**赤小豆末，和蜜涂之，一夜即消。或加芙蓉叶末尤妙。**丹毒如火**赤小豆末，和鸡子白，时时涂之不已，逐手即消。小品〔三〕方。**风瘙瘾疹**赤小豆、荆芥穗等分，为末，鸡子清调涂之。**金疮烦满**赤小豆一升，苦酒浸一日，熬燥再浸，满三日，令黑色，为末。每服方寸匕，日三服。千金。**六畜肉毒**小豆一升，烧研。水服三方寸匕，神良。千金方。

叶　**〔主治〕去烦热，止小便数。**别录　**煮食，明目。**日华　**〔发明〕**〔时珍曰〕小豆利小便，而藿止小便，与麻黄发汗而根止汗同意，物理之异如此。**〔附方〕**旧一，新一。**小便频数**小豆叶一斤，入豉汁中煮，调〔四〕和作羹食之。心镜。**小儿遗尿**小豆叶捣汁服之。千金。

芽　**〔主治〕妊娠数月，经水时来，名曰漏胎；或因房室，名曰伤胎。用此为末，温酒服方寸匕，日三，得效乃止。**时珍　出普济。

腐婢本经下品

【集解】〔别录曰〕腐婢生汉中，小豆花也。七月采之，阴干四十日〔五〕。〔弘景曰〕花与实异用，故不同品。方家不用。未解何故有腐婢之名？本经不言是小豆花，别录乃云，未审是否？今海边有小树，状如卮子，茎条〔六〕多曲，气似腐臭。

〔一〕水：大观、政和本草卷二十五赤小豆条附方俱作「醋」。
〔二〕加：此上疑脱「或」或「一」。
〔三〕小品：按大观、政和本草卷二十五赤小豆条引贞元广利方与图经引小品方略同。此间「如火」二字，即引自广利方文。
〔四〕调：原脱，今据大观、政和本草卷二十五赤小豆条附方补。
〔五〕四十日：唐本草卷十九、千金翼卷十四及大观、政和本草卷二十六腐婢条俱无。
〔六〕条：原作「叶」，今据唐本草卷十九及大观、政和本草卷二十六腐婢条改。

土人呼为腐婢，疗疟有效。以酒渍皮服，疗心腹疾。此当是真，此条应入木部也。〔恭曰〕腐婢相承以为葛花。葛花消酒大胜，而小豆全无此效，当以葛花为真。〔禹锡曰〕按别本云：小豆花亦有腐气。与葛花同服，饮酒不醉。与本经治酒病相合。陶、苏二说并非。〔甄权曰〕腐婢即赤小豆花也。〔颂曰〕海边小树、葛花、赤小豆花，三物皆有腐婢之名，名同物异也。〔宗奭曰〕腐婢既在谷部，豆花为是，不必多辩。〔时珍曰〕葛花已见本条。小豆能利小便，治热中，下气止渴，与腐婢主疗相同，其为豆花无疑。但小豆有数种，甄氏药性论独指为赤小豆，今姑从之。

【气味】辛，平，无毒。

【主治】痎〔一〕**疟，寒热邪气，泄痢，阴不起。止消渴**〔二〕。**病酒头痛。**本经　心镜云：上证，用花同豉汁五味，煮羹食之。**消酒毒，明目，下水气，治小儿丹毒热肿**〔三〕，**散气满不能食，煮一顿食之。**药性　**治热中积热，痔瘘下血。**时珍　宣明葛花丸中用之。

【附方】新二。**饮酒不醉**小豆花、叶阴干百日为末，水服方寸匕。或加葛花等分。千金。**疗疮恶肿**小豆花末，傅之。普济方。

绿豆 宋开宝

【释名】〔时珍曰〕绿以色名也。旧本作菉者，非矣。

【集解】〔志曰〕绿豆圆小者佳。粉作饵炙食之良。大者名稙〔四〕豆，苗、子相似，亦能下气治霍乱也。〔瑞曰〕有官绿、油绿，主疗则一。〔时珍曰〕绿豆处处种之。三四月下种，苗高尺许，叶小而有毛，至秋开小花，荚如赤豆荚。粒粗而色鲜者为官绿；皮薄而粉多、粒小而色深者为油绿；皮厚而粉少早种者，呼为摘绿，可频摘也；迟种呼为拔绿，一拔而

〔一〕痎：原作「痰」，今据千金翼卷四及大观、政和本草卷二十六腐婢条改。唐本草此字亦似「痎」，不似「痰」。

〔二〕止消渴：大观、政和本草卷二十六腐婢条俱作墨字，认为别录文。

〔三〕肿：原作「核」，今据大观、政和本草卷二十六腐婢条改。

〔四〕稙：原作「植」，今据大观、政和本草卷二十五菉豆条改。

已。北人用之甚广，可作豆粥、豆饭、豆酒，炒食，麨食，磨而为面，澄滤取粉，可以作饵顿糕，荡皮搓索，为食中要物。以水浸湿生白芽，又为菜中佳品。牛马之食亦多赖之。真济世之良谷也。

【气味】甘，寒，无毒。〔藏器曰〕用之宜连皮，去皮则令人小〔一〕壅气，盖皮寒而肉平也。反榧子壳，害人。合鲤鱼鲊食，久则令人肝黄成渴病。

【主治】煮食，消肿下气，压热解毒〔二〕。生研绞汁服，治丹毒烦热风疹，药石发动，热气奔豚。开宝 **治寒热热中，止泄痢卒澼，利小便胀满。**思邈 **厚肠胃。作枕，明目，治头风头痛。除吐逆〔三〕。**日华 **补益元气〔四〕，和调五脏，安精神，行十二经脉，去浮风，润皮肤，宜常食之。煮汁，止消渴。**孟诜 **解一切药草、牛马、金石诸毒。**宁原 **治痘毒，利肿胀。**时珍

【发明】〔时珍曰〕绿豆肉平皮寒，解金石、砒霜、草木一切诸毒，宜连皮生研水服。按夷坚志云：有人服附子酒多，头肿如斗，唇裂血流。急求绿豆、黑豆各数合嚼食，并煎汤饮之，乃解也。

【附方】新十一〔五〕。**扁鹊三豆饮** 治天行痘疮。预服此饮，疏解热毒，纵出亦少。用绿豆、赤小豆、黑大豆各一升，甘草节二两，以水八升，煮极熟。任意食豆饮汁，七日乃止。一方：加黄大豆、白大豆，名五豆饮。**痘后痈毒** 初起，以三豆膏治之神效。绿豆、赤小豆、黑大豆等分，为末。醋调时时扫涂，即消。医学正传。**防痘入眼** 用绿豆七粒，令儿自投井中，频视七遍，乃还。**小儿丹肿** 绿豆五钱，大黄二钱，为末，用生薄荷汁入蜜调涂。全幼心鉴。**赤痢不止** 以大麻子，水研滤汁，煮绿豆食之，极效。粥食亦可。必效方。**老人淋痛** 青豆二升，橘皮二两，煮豆粥，

〔一〕小：原作「少」，今据大观、政和本草卷二十五菉豆条改。
〔二〕毒：大观、政和本草卷二十五菉豆条俱作「石」。
〔三〕吐逆：大观、政和本草卷二十五菉豆条俱作「热毒风」。
〔四〕元气：大观、政和本草卷二十五菉豆条俱无。
〔五〕一：原脱，今按下列附方数补。

下麻子汁一升。空心渐食之，并饮其汁，甚验。养老书。**消渴饮水**绿豆煮汁，并作粥食。普济方。**心气疼痛**绿豆廿一粒，胡椒十四粒，同研，白汤调服即止。**多食易饥**绿豆、黄麦、糯米各一升，炒熟磨粉。每以白汤服一杯，三五日见效。**十种水气**用绿豆二合半，大附子一只，去皮脐，切作两片，水三碗，煮熟，空心卧时食豆。次日将附子两片作四片，再以绿豆二合半，如前煮食。第三日别以绿豆、附子如前煮食。第四日如第二日法煮食。水从小便下，肿自消。未消再服。忌生冷、毒物、盐、酒六十日，无不效者。朱氏集验方。

绿豆粉

〔气味〕甘，凉、平，无毒。〔原曰〕其胶粘者，脾胃虚人不可多食。〔瑞曰〕勿近杏仁，则烂不能作索。

〔主治〕解诸热，益气，解酒食诸毒，治发背痈疽疮肿，及汤火伤灼。吴瑞**痘疮湿烂不结痂疕者，干扑之良。**宁原**新水调服，治霍乱转筋，解诸药毒死，心头尚温者。**时珍**解菰菌、砒毒。**汪颖

〔发明〕〔时珍曰〕绿豆色绿，小豆之属木者也，通于厥阴、阳明。其性稍平，消肿治痘之功虽同赤豆，而压热解毒之力过之。且益气，厚肠胃，通经脉，无久服枯人之忌。但以作凉粉，造豆酒，或偏于冷，或偏于热，能致人病，皆人所为，非豆之咎也。豆粉须以绿色粘腻者为真。外科治痈疽有内托护心散，极言其神效，丹溪朱氏有论发挥。〔震亨曰〕外科精要谓内托散，一日至三日进十数服，可免毒气内攻脏腑。窃详绿豆解丹毒，治石毒，味甘，入阳明，性寒能补为君。以乳香去恶肿，入少阴，性温善窜为佐。甘草性缓，解五金、八石、百药毒为使〔一〕。想此方专为服丹石发疽者设也。若夫年老者、病深者、证备者、体虚者，绿豆虽补，将有不胜其任之患。五香连翘汤亦非必用之剂。必当助气壮胃，使根本坚固，而行经活血为佐，参以经络时令，使毒气外发，此则内托之本意，治施之早，可以内消也。

〔附方〕新十二。**护心散**又名内托散、乳香万全散。凡有疽疾，一日至三日之内，宜连进十余服，方免变证，使毒气出外。服之稍迟，毒气内攻，渐生呕吐，或鼻生疮菌，不食即危矣。四五日后，亦宜间服之。用真绿豆粉一两，乳香半两，灯心同研和匀，以生甘草浓煎汤调下一钱，时时呷之。若毒气冲心，有呕逆之证，大宜服此。盖绿豆压热下气，消肿解毒。乳香消诸痈肿毒。服至一两，则香彻疮孔中，真圣药也。李嗣立外科方。**疮气呕吐**绿豆粉

〔一〕使：原作「佳」，今从张本改。

三钱，干胭脂半钱，研匀。新汲水调下，一服立止。普济。**霍乱吐利**绿豆粉、白糖各二两，新汲水调服，即愈。生生编。**解烧酒毒**绿豆粉荡皮，多食之即解。**解鸩酒毒**绿豆粉三合，水调服。**解砒石毒**绿豆粉、寒水石等分，以蓝根汁调服三五钱。卫生易简。**解诸药毒**已死，但心头温者。用绿豆粉调水服。卫生易简方。**打扑损伤**用绿豆粉新铫炒紫，新汲井水调傅，以杉木皮缚定，其效如神。此汀人陈氏梦传之方。澹寮方。**杖疮疼痛**绿豆粉炒研，以鸡子白和涂之，妙。生生编。**外肾生疮**绿豆粉、蚯蚓粪等分，研涂之。**暑月痱疮**绿豆粉二两，滑石一两，和匀扑之。一加蛤粉二两。简易方。**一切肿毒**初起。用绿豆粉炒黄黑色，猪牙皂荚一两，为末，用米醋调敷之。皮破者油调之。邵真人经验方。

豆皮〔气味〕**甘，寒，无毒。**〔主治〕**解热毒，退目翳。**时珍〔附方〕新一。

通神散治癍痘目生翳。绿豆皮、白菊花、谷精草等分，为末。每用一钱，以干柿饼一枚，粟米泔一盏，同煮干。食柿，日三服。浅者五七日见效，远者半月见效。直指方。

豆荚〔主治〕**赤痢经年不愈，蒸熟，随意食之良。**时珍　出普济。

豆花〔主治〕**解酒毒。**时珍

豆芽〔气味〕**甘，平，无毒。**〔主治〕**解酒毒热毒，利三焦。**时珍〔发明〕

〔时珍曰〕诸豆生芽皆腥韧不堪，惟此豆之芽白美独异。今人视为寻常，而古人未知者也。但受湿热郁浥之气，故颇发疮动气，与绿豆之性稍有不同。

豆叶〔主治〕**霍乱吐下，绞汁和醋少许，温服。**开宝

白豆宋嘉祐

【释名】饭豆

【集解】〔诜曰〕白豆苗，嫩者可作菜食，生食亦妙。〔颖曰〕浙东一种味甚胜，用以作酱、作腐极佳。北方水白豆，相似而不及也。〔原曰〕白豆即饭豆也，粥饭皆可拌食。〔时珍曰〕饭豆，小豆之白者也，亦有土黄色者。豆大如绿豆而长。四五月种之。苗叶似赤小豆而略大，可食，荚亦似小豆。一种蓑豆，叶如大豆，可作饭、作腐，亦其类也。

【气味】甘，平，无毒。〔原曰〕咸，平。

【主治】补五脏，调中，助十二经脉。孟诜 暖肠胃。日华 杀鬼气。肾之谷，肾病宜食之。思邈

叶 〔主治〕煮食，利五脏，下气。日华

稆豆 拾遗 音吕。

【释名】〔时珍曰〕稆乃自生稻名也。此豆原是野生，故名。今人亦种之于下地矣。

【集解】〔藏器曰〕稆豆生田野，小而黑，堪作酱。尔雅戎菽一名驴豆，古名荳豆，是也。〔瑞曰〕稆豆即黑豆中最细者。〔时珍曰〕此即黑小豆也。小科细粒，霜后乃熟。陈氏指为戎菽，误矣。尔雅亦无此文。戎菽乃胡豆。荳豆乃鹿豆，见菜部。并四月熟。

【气味】甘，温，无毒。

【主治】去贼风风痹，妇人产后冷血，炒令焦黑，及热投酒中，渐渐饮之。藏器

豌豆 拾遗

【释名】胡豆拾遗 戎菽尔雅 回鹘豆辽志 饮膳正要作回回豆。回回，即回鹘也。毕豆唐史 崔寔月令作蹕豆。青小豆千金 青斑豆别录 麻累〔时珍曰〕胡豆，豌豆也。其苗柔弱宛宛，故得豌名。种出胡戎，嫩时青色，老则斑麻，故有胡、戎、青斑、麻累诸名。陈藏器拾遗虽有胡豆，但云苗似豆，生田野间，米中往往有之。然豌豆、蚕豆皆有胡

豆之名。陈氏所云，盖豌豆也。豌豆之粒小，故米中有之。尔雅：戎菽谓之荏菽。管子：山戎出荏菽，布之天下。并注云：即胡豆也。唐史：毕豆出自西戎回鹘地面。张揖广雅：毕豆、豌豆，留豆也。别录序例云：丸药如胡豆大者，即青斑豆也。孙思邈千金方云：青小豆一名胡豆，一名麻累。邺中记云：石虎讳胡，改胡豆为国豆。此数说，皆指豌豆也。盖古昔呼豌豆为胡豆，今则蜀人专呼蚕豆为胡豆，而豌豆名胡豆，人不知矣。又乡人亦呼豌豆大者为淮豆，盖回鹘音相近也。

【集解】〔时珍曰〕豌豆种出西胡，今北土甚多。八九月下种，苗生柔弱如蔓，有须。叶似蒺藜叶，两两对生，嫩时可食。三四月开小花如蛾形，淡紫色。结荚长寸许，子圆如药丸，亦似甘草子。出胡地者大如杏仁。煮、炒皆佳，磨粉面甚白细腻。百谷之中，最为先登。又有野豌豆，粒小不堪，惟苗可茹，名翘摇，见菜部。

【气味】甘，平，无毒。〔思邈曰〕甘、咸，温、平，涩。〔瑞曰〕多食发气病。

【主治】消渴，淡煮食之，良。藏器 **治寒热热中，除吐逆，止泄痢澼下，利小便、腹胀满。**思邈 **调营卫，益中平气。煮食，下乳汁。可作酱用。**瑞 **煮饮，杀鬼毒心病，解乳石毒发。研末，涂痈肿痘疮。作澡豆，去鼾黯，令人面光泽。**时珍

【发明】〔时珍曰〕豌豆属土，故其所主病多系脾胃。元时饮膳，每用此〔一〕豆捣去皮，同羊肉治食，云补中益气。今为日用之物，而唐、宋本草见遗，可谓缺典矣。千金、外台洗面澡豆方，盛用毕豆面，亦取其白腻耳。

【附方】新三。**四圣丹**治小儿痘中有疔，或紫黑而大，或黑坏而臭，或中有黑线，此症十死八九，惟牛都御史得秘传此方点之最妙。用豌豆四十九粒烧存性，头发灰三分，真珠十四粒炒研为末，以油燕脂同杵成膏。先以簪挑疔破，咂去恶血，以少许点之，即时变红活色。**服石毒发**胡豆半升捣研，以水八合绞汁饮之，即愈。外台。**霍乱吐利**豌豆三合，香菜三两，为末〔二〕，水三盏，煎一盏，分二服〔三〕。圣惠。

〔一〕此：原作「比」，今从张本改。
〔二〕为末：圣惠方卷四十七无。
〔三〕煎一盏分二服：圣惠方卷四十七作「煎至一盏半，去滓，分为三服。」

蚕豆食物

【释名】胡豆〔时珍曰〕豆荚状如老蚕，故名。王祯农书谓其蚕时始熟故名，亦通。吴瑞本草以此为豌豆，误矣。此豆种亦自西胡来，虽与豌豆同名、同时种，而形性迥别。太平御览云：张骞使外国，得胡豆种归。指此也。今蜀人呼此为胡豆，而豌豆不复名胡豆矣。

【集解】〔时珍曰〕蚕豆南土种之，蜀中尤多。八月下种，冬生嫩苗可茹。方茎中空。叶状如匙头，本圆末尖，面绿背白，柔厚，一枝三叶。二月开花如蛾状，紫白色，又如豇豆花。结角连缀如大豆，颇似蚕形。蜀人收其子以备荒歉。

【气味】甘、微辛，平，无毒。

【主治】快胃，和脏腑。汪颖

【发明】〔时珍曰〕蚕豆本草失载。万表积善堂方言：一女子误吞针入腹。诸医不能治。一人教令煮〔一〕蚕豆同韭菜食之，针自大便同出。此亦可验其性之利脏腑也。

苗〔气味〕苦、微甘，温。〔主治〕酒醉不省，油盐炒熟，煮汤灌之，效。颖

豇豆纲目 江、绛二音。

【释名】跭䠶音绛双〔时珍曰〕此豆红色居多，荚必双生，故有豇、跭䠶之名。广雅指为胡豆，误矣。

【集解】〔时珍曰〕豇豆处处三四月种之。一种蔓长丈余，一种蔓短。其叶俱本大末尖，嫩时可茹。其花有红、白二色。荚有白、红、紫、赤、斑驳数色，长者至二尺，嫩时充菜，老则收子。此豆可菜、可果、可谷，备用最多，乃豆中之上品，而本草失收，何哉？

【气味】甘、咸，平，无毒。

〔一〕煮：原作「者」，今从张本改。

【主治】理中益气，补肾健胃，和五脏，调营卫，生精髓，止消渴，吐逆泄痢，小便数，解鼠莽毒。时珍

【发明】〔时珍曰〕豇豆开花结荚，必两两并垂，有习坎之义。豆子微曲，如人肾形，所谓豆为肾谷者，宜以此当之。昔卢廉夫教人补肾气，每日空心煮豇豆，入少盐食之，盖得此理。与诸疾无禁，但水肿忌补肾，不宜多食耳。又袖珍方云：中鼠莽毒者，以豇豆煮汁饮即解。欲试者，先刈鼠莽苗，以汁泼之，便根烂不生。此则物理然也。

藊豆 音扁。别录中品

【释名】沿篱豆俗 蛾眉豆〔时珍曰〕藊本作扁，荚形扁也。沿篱，蔓延也。蛾眉，象豆脊〔一〕白路之形也。

【集解】〔弘景曰〕藊豆人家种之于篱垣，其荚蒸食甚美。〔颂曰〕蔓延而上，大叶细花，花有紫、白二色，荚生花下。其实有黑、白二种，白者温而黑者小冷，入药用白者。黑者名鹊豆，盖以其黑间有白道，如鹊羽也。〔时珍曰〕扁豆二月下种，蔓生延缠。叶大如杯，团而有尖。其花状如小蛾，有翅尾形。其荚凡十余样，或长或团，或如龙爪、虎爪，或如猪耳、刀镰，种种不同，皆累累成枝。白露后实更繁衍，嫩时可充蔬食茶料，老则收子煮食。子有黑、白、赤、斑四色。一种荚硬不堪食。惟豆子粗圆而色白者可入药，本草不分别，亦缺文也。

白扁豆

〔修治〕〔时珍曰〕凡用取硬壳扁豆子，连皮炒熟，入药。亦有水浸去皮及生用者，从本方。

〔气味〕甘，微温，无毒。〔诜曰〕微寒，患冷人勿食。〔弘景曰〕患寒热者不可食。

〔主治〕和中，下气。别录 补五脏，主呕逆。久服头不白。孟诜 疗霍乱吐利不止，研末和醋服之。同上〔二〕 行风气，治女子带下，解酒毒、河豚鱼毒。苏颂 解一切草木毒，生嚼及煮汁饮，取效。甄权 止泄痢，消暑，暖脾胃，除湿热，止消渴。时珍

〔发明〕〔时珍曰〕硬壳白扁

〔一〕脊：此下原衍「脊」。按本草衍义卷二十及政和本草卷二十五藊豆条俱云：「皆于豆脊有白路」。因据删。

〔二〕同上：原作苏恭。检唐本草卷十九藊豆条无此文。文见大观、政和本草卷二十五藊豆条掌禹锡等引孟诜说，因据改。

豆，其子充实，白而微黄，其气腥香，其性温平，得乎中和，脾之谷也。入太阴气分，通利三焦，能化清降浊，故专治中宫之病，消暑除湿而解毒也。其软壳及黑鹊色者，其性微凉，但可供食，亦调脾胃。

〔附方〕新九。

霍乱吐利扁豆、香薷各一升，水六升，煮二升，分服。千金。**霍乱转筋**白扁豆为末，醋和服。普济方。**消渴饮水**金豆丸：用白扁豆浸去皮，为末，以天花粉汁同蜜和，丸梧子大，金箔为衣。每服二三十丸，天花粉汁下，日二服。忌炙煿酒色。次服滋肾药。仁存堂方。**赤白带下**白扁豆炒为末，用米饮每服二钱。**毒药堕胎**女人服草药堕胎腹痛者。生白扁豆去皮，为末，米饮服方寸匕。浓煎汁饮。亦可丸服。若〔一〕胎气已伤未堕者，或口噤手强，自汗头低，似乎中风，九死一生。医多不识，作风治，必死无疑。**中砒霜毒**白扁豆生研，水绞汁饮。并永类方。**六畜肉毒**白扁豆烧存性研，冷〔二〕水服之，良。事林广记。**诸鸟肉毒**生扁豆末，冷水服之。同上。**恶疮痂痒**作痛。以扁豆捣封，痂落即愈。肘后。

花〔主治〕**女子赤白带下，干末，米饮服之。**苏颂**焙研服，治崩带。作馄饨食，治泄痢。擂水饮，解中一切药毒垂死。功同扁豆。**时珍

〔附方〕新二。

血崩不止白扁豆花焙干，为末。每服二钱，空心炒米煮饮，入盐少许，调下即效。奇效良方。**一切泄痢**白扁豆花正开者，择净勿洗，以滚汤瀹过，和小猪脊脂肉一条，葱一根，胡椒七粒，酱汁拌匀，就以瀹豆花汁和面，包作小馄饨，炙熟食之。必用食治方。

叶〔主治〕**霍乱吐下不止。**别录**吐利后转筋，生捣一把，入少酢绞汁服，立瘥**〔三〕**。**孟诜**醋炙研服，治瘕疾。**孟诜**杵傅蛇咬。**大明

藤〔主治〕**霍乱，同芦穄、人参、仓米等分，煎服。**时珍

〔一〕若：原作「药」，今从张本改。

〔二〕冷：原作「涂」，今据下方例补。

〔三〕瘥：此下原有「苏恭」，今检唐本草卷十九藊豆条无此文。文见大观、政和本草卷二十五藊豆条掌禹锡等引孟诜说，因据删。

刀豆纲目

【释名】挟剑豆〔时珍曰〕以荚形命名也。案段成式酉阳杂俎云：乐浪有挟剑豆，荚生横斜，如人挟剑。即此豆也。

【集解】〔颖曰〕刀豆长尺许，可入酱用。〔时珍曰〕刀豆人多种之。三月下种，蔓生引一二丈，叶如豇豆叶而稍长大，五六七月开紫花如蛾形。结荚，长者近尺，微似皂荚，扁而剑脊，三棱宛然。嫩时煮食、酱食、蜜煎皆佳。老则收子，子大如拇指头，淡红色。同猪肉、鸡肉煮食，尤美。

【气味】甘，平，无毒。

【主治】温中下气，利肠胃，止呃逆，益肾补元。时珍

【发明】〔时珍曰〕刀豆本草失载，惟近时小书载其暖而补元阳也。又有人病后呃逆不止，声闻邻家。或令取刀豆子烧存性，白汤调服二钱即止。此亦取其下气归元，而逆自止也。

黎[一]豆拾遗

〔校正〕自草部移入此。

【释名】狸豆纲目虎豆〔藏器曰〕豆子作狸首文，故名。〔时珍曰〕黎亦黑色也。此豆荚老则黑色，有毛露筋，如虎、狸指爪，其子亦有点，如虎、狸之斑，煮之汁黑，故有诸名。

【集解】〔藏器曰〕黎豆生江南，蔓如葛，子如皂荚子，作狸首文。人炒食之，别无功用。陶氏注蚺蛇胆云如黎豆者，即此也。尔雅云：诸虑一名虎涉。又注欇根云：苗如豆。尔雅：摄，虎欇。郭璞注云：江东呼欇为藤，似葛而粗大。缠蔓林树，荚有毛刺。一名豆搜，今虎豆也，千岁欇是矣。〔时珍曰〕尔雅虎欇，即狸豆也。古人谓藤为欇，后人讹欇为狸矣。尔雅山欇、虎欇，原是二种。陈氏合而为一，谓诸虑一名虎涉，又以为千岁欇，并误矣。千岁欇见草部。狸豆野生，山人亦有种之者。三月下种生蔓。其叶如豇豆叶，但文理偏斜。六七月开花成簇，紫色，状如扁豆花。一枝结荚十余，长三四

〔一〕黎：大观、政和本草卷十一梨豆条及卷二十二蚺蛇胆条陶注俱作「梨」。下同。

寸，大如拇指，有白茸毛。老则黑而露筋，宛如干熊指爪之状。其子大如刀豆子，淡紫色，有斑点如狸文。煮去黑汁，同猪、鸡肉再煮食，味乃佳。

【气味】甘、微苦，温，有小毒。多食令人闷。

【主治】温中，益气。时珍

本草纲目谷部目录第二十五卷

谷之四　造酿类二十九种

右附方旧七十四[三]，新一百〇九[四]。

〔一〕䭀：原作「饳」，据改见卷中本条校记。
〔二〕糕：此上原有「米」字，今据卷中本条标题删。
〔三〕七十四：原作「八十」，今按卷中旧附方数改。
〔四〕〇九：原脱，今按卷中新附方数补。

本草纲目谷部第二十五卷

谷之四 造酿类二十九种。

大豆豉 别录中品

【释名】〔时珍曰〕按刘熙释名云：豉，嗜也。调和五味，可甘嗜也。许慎说文谓豉为配盐幽菽者，乃咸豉也。

【集解】〔弘景曰〕豉出襄阳、钱塘者香美而浓，入药取中心者佳。〔藏器曰〕蒲州豉味咸，作法与诸豉不同，其味烈。陕州有豉汁，经〔一〕年不败，入药并不如今之豉心，为其无盐故也。〔诜曰〕陕府豉汁，甚胜常豉。其法以大豆为黄蒸，每一斗，加盐四升，椒四两，春三日、夏二日、冬五日〔二〕即成。半熟加生姜五两，既洁净且精也。〔时珍曰〕豉，诸大豆皆可为之，以黑豆者入药。有淡豉、咸豉，治病多用淡豉汁及咸者，当随方法。其豉心乃合豉时取其中心者，非剥皮取心也。此说见外台秘要。造淡豉法：用黑大豆二三斗，六月内淘净，水浸一宿沥干，蒸熟取出摊席上，候微温蒿覆。每三日一看，候黄衣上遍，不可太过。取晒簸净，以水拌干湿得所，以汁出指间为准。安瓮中，筑实，桑叶盖厚三寸，密封泥，于日中晒七日，取出，曝一时，又以水〔三〕拌入瓮。如此七次，再蒸过，摊去火气，瓮收筑封即成矣。造咸豉法：用大豆一斗，水浸三日，淘蒸摊罯，候上黄取出簸净，水淘晒〔四〕干。每四斤，入盐一斤，姜丝半斤，椒、橘、苏、茴、杏仁拌匀，入瓮。上面水浸过一寸，以叶盖封口，晒一月乃成也。造豉汁法：十月至正月，用好豉三斗，清麻油熬令烟断，以一升拌豉蒸过，摊冷晒干，拌再蒸，凡三遍。以白盐一斗捣和，以汤淋汁三四斗，入净釜。下椒、姜、葱、橘丝同煎，三分减一，贮于不津器中，香美绝胜也。有麸豉、瓜豉、酱豉诸品皆可为之，但充食品，不入药用也。

淡豉 〔气味〕苦，寒，无毒。〔思邈曰〕苦、甘，寒，涩。得醯良。〔杲曰〕阴中之阴也。〔主治〕

〔一〕经：此下原有「十」，今据大观、政和本草卷二十五豉条删。

〔二〕冬五日：原脱，今据大观、政和本草卷二十五豉条补。

〔三〕水：原作「米」，今从张本改，与上「以水拌干湿得所」文合。

〔四〕晒：原作「洒」，今详上下文义改。

伤寒头痛寒热，瘴气恶毒，烦躁满闷，虚劳喘吸，两脚疼冷。杀六畜胎子诸毒。别录 **治时疾热病发汗。熬末，能止盗汗，除烦躁**〔一〕。**生捣为丸服，治寒热风，胸中生疮。煮服，治血痢腹痛。研涂阴茎生疮。**药性 **治疟疾骨蒸，中毒药蛊气，犬咬。**大明 **下气调中，治伤寒温毒发癍呕逆。**时珍 千金治温毒黑膏用之。

蒲州豉　〔气味〕咸，寒，无毒。〔主治〕解烦热热毒，寒热虚劳，调中发汗，通关节，杀腥气，伤寒鼻塞。陕州豉汁：亦除烦热。藏器

【发明】〔弘景曰〕豉，食中常用。春夏天〔二〕气不和，蒸炒以酒渍服之至佳。依康伯法，先以醋、酒溲蒸曝燥，麻油和，再蒸曝之，凡三过，末椒、姜治和进食，大胜今时油豉也。患脚人，常将渍酒饮之〔三〕，以滓傅脚，皆瘥。〔颂曰〕古今方书用豉治病最多，江南人善作豉，凡得时气，即先用葱豉汤服之取汗，往往便瘥也。〔时珍曰〕陶说康伯豉法，见博物志，云原出外国，中国谓之康伯，乃传此法之姓名耳。其豉调中下气最妙。黑豆性平，作豉则温。既经蒸署，故能升能散。得葱则发汗，得盐则能吐，得酒则治风，得薤则治痢，得蒜则止血，炒熟则又能止汗，亦麻黄根节之义也。

【附方】旧三十一，新一十九〔四〕。**伤寒发汗**〔颂曰〕葛洪肘后方云：伤寒有数种，庸人卒不能分别者，今取一药兼疗之。凡初觉头痛身〔五〕热，脉洪，一二日，便以葱豉汤治之。用葱白一虎口，豉一升，绵裹，水三升，煮一升，顿服。不汗更作，加葛根三〔六〕两〔七〕；再不汗，加麻黄三〔八〕两。肘后又法：用葱汤煮米粥，入盐豉食之，取汗。又法：用豉

〔一〕躁：原脱，今据政和本草卷二十五豉条补。大观本草误作「燥」。
〔二〕天：原作「之」，今据唐本草卷十九及大观、政和本草卷二十五豉条改。
〔三〕饮之：唐本草及大观、政和本草豉条俱无，但千金卷七第四治脚气方有「去滓饮，惟醉为佳」之文，濒湖似据以补此二字。
〔四〕九：原作「八」，今按下新附方数改。
〔五〕身：肘后卷二第十三及大观、政和本草卷二十五生大豆条俱作「肉」。
〔六〕三：大观、政和本草卷二十五生大豆条同，肘后卷二第十三作「二」。
〔七〕两：肘后卷二第十三此下有「升麻三两」，大观、政和本草俱无。
〔八〕三：大观、政和本草卷二十五生大豆条同，肘后卷二第十三作「二」。

一升，小男溺三升，煎一升，分服取汗。**伤寒不解**伤寒汗出〔一〕不解，已三四日，胸中闷恶者。用豉一升，盐一合，水四升，煮一升半，分服取吐，此秘法也。梅师方。**辟除温疫**豉〔二〕和白术浸酒，常服之。梅师。**伤寒懊憹**吐下后心中懊憹，大下后身热不去，心中〔三〕痛者，并用卮子豉汤吐〔四〕之。肥卮子十四枚，水二盏，煮一盏，入豉半两〔五〕，同煮至七分，去滓服。得吐，止后服〔六〕。伤寒论。**伤寒余毒**伤寒后毒气攻手足，及身体虚肿。用豉五合微炒，以酒一升半，同煎五七沸，任性饮之。简要济众。**伤寒目翳**烧豉二七枚，研末吹之。肘后〔七〕。**伤寒暴痢**〔药性论曰〕以豉一升，薤白一握，水三升，煮薤熟，纳豉更煮，色黑去豉，分为二服。**血痢〔八〕不止**用豉、大蒜等分，杵丸梧子大。每服三十丸，盐汤下。王氏博济。**血痢如刺**〔药性论曰〕以豉一升，水渍相淹，煎两沸，绞汁顿服。不瘥再作。**赤白重下**葛氏：用豆豉熬小焦，捣服一合，日三。或炒焦，以水浸汁服，亦验。外台：用豉心炒为末一升，分四服，酒下，入口即断也。**脏毒下血**乌犀散：用淡豉十文，大蒜二枚煨，同捣丸梧子大。煎香菜汤服二十丸，日二服，安乃止，永绝根本，无所忌。庐州彭大祥云：此药甚妙，但大蒜九蒸乃佳，仍以冷齑水送下。昔朱元成言其侄及陆子楫提刑皆服此，数十年之疾，更不复作也。究原方。**小便血条**淡豆豉一撮，煎汤空腹饮。或入酒服。危氏得效方。**疟疾寒热**煮豉汤饮数升，得大吐即愈。肘后方。**小儿寒热**恶气中人。以湿豉研丸鸡子大，以摩腮上及手足心六七遍，又

〔一〕汗出：原作「不止」，今据大观、政和本草卷二十五豉条附方改。

〔二〕豉：大观、政和本草卷二十五豉条附方此上俱有「熬」字。

〔三〕中：伤寒论太阳篇中此下有「结」字。

〔四〕吐：伤寒论太阳篇中作「主」。

〔五〕半两：伤寒论太阳篇中作「四合」。用水量亦不同，详见彼书。

〔六〕得吐止后服：张志聪伤寒论集注云：「旧本有一服得吐止后服七字，此因瓜蒂散中有香豉，而误传于此也。」

〔七〕肘后：大观、政和本草卷二十五豉条附方俱作「伤寒类要」。按此方见肘后卷二第十三，故濒湖改为「肘后」。

〔八〕血痢：大观、政和本草卷二十五豉条附方俱作「藏毒下血」。方末云：「血痢亦治」。

摩心、脐上，旋旋咒之了，破豉丸看有细毛，弃道中，即便瘥也。食医心镜〔一〕。**盗汗不止**〔诜曰〕以豉一升微炒香，清酒三升渍三日，取汁冷暖任服。不瘥更作，三两剂即止。**齁喘痰积**凡天雨便发，坐卧不得，饮食不进，乃肺窍久积冷痰，遇阴气触动则发也。用此一服即愈，服至七八次，即出恶痰数升，药性亦随而出，即断根矣。用江西淡豆豉一两，蒸捣如泥，入砒霜末一钱，枯白矾三钱，丸绿豆大。每用冷茶、冷水送下七丸，甚者九丸，小儿五丸，即高枕仰卧。忌食热物等。皆效方。**风毒膝挛**骨节痛。用豉心〔二〕五升，九蒸九暴，以酒一斗浸经宿，空心随性温饮。食医心镜。**手足不随**〔三〕豉三升，水九升，煮三升，分三服。又法：豉一升微熬，囊贮渍三升酒中三宿。温服，常令微醉为佳〔四〕。肘后。**头风疼痛**豉汤洗头，避风取瘥。孙真人方。**卒不得语**煮豉汁，加入美酒服之。肘后。**喉痹不语**煮豉汁一升服，覆取汗；仍着桂末于舌下，渐〔五〕咽之。千金。**咽生瘜肉**盐豉和捣涂之。先刺破出血乃用，神效。圣济总录。**口舌生疮**胸膈疼痛者。用焦豉末，含一宿即瘥。圣惠方。**舌上血出**如针孔者。豉三升，水三升，煮沸。服一升，日三服。葛氏方。**堕胎血下**烦满。用豉一升，水三升，煮三沸，调鹿角末服〔六〕方寸匕。子母秘录方。**妊娠动胎**豉汁服妙〔七〕。华佗方也。同上。**妇人难产**乃儿枕破与败血裹其子也。以胜金散逐其败血，即顺〔八〕矣。用盐豉一两，以旧青布裹了，烧赤乳细，入麝香一钱，为末。取秤锤烧红淬酒，调服一大盏。郭稽中方。**小儿胎毒**淡豉煎浓

〔一〕镜：此下原有「家」字，今据本书卷一引据医家书目删。

〔二〕心：原作「三」，今据大观、政和本草卷二十五豉条附方改。

〔三〕手足不随：肘后卷三第十九及大观、政和本草卷二十五豉条附方俱作「中缓风四肢不收」。

〔四〕又法……为佳：此二十四字，肘后卷三第十九作「亦可酒渍煮饮之」七字。大观、政和本草卷二十五豉条附方俱同，仅少一「煮」字。濒湖未计入旧附方数中，今仍之。

〔五〕渐：原脱，今据千金卷六下第七及大观、政和本草卷二十五豉条附方补。

〔六〕服：原脱，今据大观、政和本草卷二十五豉条附方补。

〔七〕妙：原作「炒」，今据大观、政和本草卷二十五豉条附方改。

〔八〕顺：三因方卷十七引郭稽中产科经验保庆集第二论作「自生」二字。

汁，与三五口，其毒自下。又能助脾气，消乳食。　圣惠。**小儿哯乳**用咸豉七个去皮，腻粉一钱，同研，丸黍米大。每服三五丸，藿香汤下。　全幼心鉴。**小儿丹毒**作疮出水。豉炒烟尽为末，油调傅之。　姚和众方。**小儿头疮**以黄泥裹煨熟取研，以莼菜油调傅之。　胜金。**发背痈肿**已溃未溃。用香豉三升，入少水捣成泥，照肿处大小作饼，厚三分。疮有孔，勿覆孔上。铺豉饼，以艾列于上灸之。但使温温，勿令破肉。如热痛，即急易之，患当减。快得安稳〔一〕，一日二次灸之。如先有孔，以汁出为妙。　千金方。**一切恶疮**熬豉为末傅之，不过三四次。　出杨氏产乳。**阴茎生疮**痛烂者。以豉一分，蚯蚓湿泥二分，水研和涂上，干即易之。禁热食、酒、蒜、芥菜。　药性论。**蠼螋尿疮**杵豉傅之。良。　千金。**虫刺螫人**豉心嚼敷，少顷见豉中有毛即瘥。不见再傅，昼夜勿绝，见毛为度。　外台。**蹉跌破伤**筋骨。用豉三升，水三〔二〕升，渍浓汁饮之，止心闷。　千金。**殴伤瘀聚**腹中闷满。豉一升，水三升，煮三沸，分〔三〕服。不瘥再作。　千金。**解蜀椒毒**豉汁饮之。　千金方。**中牛马毒**豉汁和人乳频服之，效。　卫生易简。**小蛤蟆毒**小蛤蟆有毒，食之令人小便秘涩，脐下闷痛，有至死者。以生豉一合，投新汲水半碗，浸浓汁，顿饮之，即愈。　茆亭客话。**中酒成病**豉、葱白各半升，水二升，煮一升，顿服。　千金方。**服药过剂**闷乱者。豉汁饮之。　千金。**杂物眯目**不出。用豉三七枚，浸水洗目，视之即出。　总录方。**刺在肉中**嚼豉涂之。　千金方。**小儿病淋**方见蒸饼发明下。**肿从脚起**豉汁饮之，以滓傅之。　肘后方。

豆黄 食疗

〔校正〕原附大豆下，今分出。

【释名】〔时珍曰〕造法：用黑豆一斗蒸熟，铺席上，以蒿覆之，如盦酱法，待上黄，取出晒干，捣末收用。

〔一〕得安稳：原脱，今据千金卷二十二第三补。大观、政和本草卷二十五豉条附方「安」误作「分」。

〔二〕三：千金卷二十五第三及大观、政和本草卷二十五豉条附方俱作「二」。

〔三〕分：千金卷二十五第三此下有「再」字，大观、政和本草俱无。

【气味】甘，温，无毒。〔诜曰〕忌猪肉。

【主治】湿痹膝痛，五脏不足气，胃气结积，壮气力，润肌肤，益颜色，填骨髓，补虚损，能食，肥健人。以炼猪脂和丸，每服百丸，神验秘方也。肥人勿服。诜 出延年秘录方。生嚼涂阴痒汗出。时珍

【附方】新二。**脾弱不食**饵此当食。大豆黄二升，大麻子三升熬香，为末。每服一合，饮下，日四五服任意。千金方。**打击青肿**大豆黄为末，水和涂之。外台秘要。

豆腐日用

【集解】〔时珍曰〕豆腐之法，始于汉淮南王刘安。凡黑豆、黄豆及白豆、泥豆、豌豆、绿豆之类，皆可为之。造法：水浸硙碎，滤去滓，煎成，以盐卤汁或山矾叶或酸浆、醋淀就釜收之。又有入缸内，以石膏末收者。大抵得咸、苦、酸、辛之物，皆可收敛尔。其面上凝结者，揭取晾干，名豆腐皮，入馔甚佳也。

【气味】甘、咸，寒，有小毒。〔原曰〕性平。〔颂曰〕寒而动气。〔瑞曰〕发肾气、疮疥、头风，杏仁可解。〔时珍曰〕按延寿书云：有人好食豆腐中毒，医不能治。作腐家言：莱菔入汤中则腐不成。遂以莱菔汤下药而愈。大抵暑月恐有人汗，尤宜慎之。

【主治】宽中益气，和脾胃，消胀满，下大肠浊气。宁原 清热散血。时珍

【附方】新五〔一〕。**休息久痢**白豆腐，醋煎食之，即愈。普济方。**赤眼肿痛**有数种，皆肝热血凝也。用消风热药服之。夜用盐收豆腐片贴之，酸浆者勿用。证治要诀。**杖疮青肿**豆腐切片贴之，频易。一法：以烧酒煮贴之，色红即易，不红乃已。拔萃方。**烧酒醉死**心头热者。用热豆腐细切片，遍身贴之，贴冷即换之，苏省乃止。

〔一〕五：原作「四」，今按下列附方数改。

陈廪米别录下品

【释名】**陈仓米**古名**老米**俗名**火米**〔时珍〕有屋曰廪，无屋曰仓，皆官积也。方曰仓，圆曰囷，皆私积也。老亦陈也。火米有三：有火蒸治成者，有火烧治成者，又有畲田火米，与此不同。

【集解】〔弘景曰〕陈廪米即粳米久入仓陈赤者。以廪军人，故曰廪尔。〔一〕方中多用之。人以作醋，胜于新粳米也。〔藏器曰〕廪米、吴人以粟为良，汉地以粳为善。亦犹吴纻郑缟，贵远贱近〔二〕之意。确论其功，粟当居前。〔宗奭曰〕诸家注说不言是粳是粟，然二米陈者性皆冷，煎煮亦无膏腻，频〔三〕食令人自利，与经说稍戾。〔时珍曰〕廪米北人多用粟，南人多用粳及籼，并水浸蒸晒为之，亦有火烧过治成者。入仓陈久，皆气过色变，故古人谓之红粟红腐，陈陈相因也。

【气味】**咸、酸，温，无毒。**〔藏器曰〕廪米热食即热，冷食即冷，假以火气也，体自温平。同马肉飧，发痼疾。〔时珍曰〕廪米年久，其性多凉，但炒食则温尔，岂有热食即热者乎？

【主治】**下气，除烦渴，调胃止泄。**别录 **补五脏，涩肠胃。**日华 **暖脾，去惫气，宜作汤食。**士良 **炊饭食，止痢，补中益气，坚筋骨，通血脉，起阳道。以饭和酢捣封毒肿恶疮，立瘥。北人以饭置瓮中，水浸令酸，食之，暖五脏六腑之气。研取汁〔四〕服，去卒心痛。**孟诜 **宽中消食。多食易饥。**宁原 **调肠胃，利小便，止渴除热。**时珍

【发明】〔时珍曰〕陈仓米煮汁不浑，初时气味俱尽，故冲淡可以养胃。古人多以煮汁煎药，亦取其调肠胃、利小便、去湿热之功也。千金方治洞注下利，炒此米研末饮服者，亦取此义。日华子谓其涩肠胃，寇氏谓其冷利，皆非中论。

〔一〕以廪军人故曰廪尔：大观、政和本草卷二十六陈廪米条引弘景说俱无此文。

〔二〕贵远贱近：原作「贵近贱远」，今据大观、政和本草卷二十六陈廪米条改。

〔三〕频：原作「粉」，今据本草衍义卷二十及政和本草卷二十六陈廪米条改。

〔四〕取汁：原作「米」，今据大观、政和本草卷二十六陈廪米条改。

【附方】新五。**霍乱大渴**能杀人。以黄仓米三升，水一斗，煮汁澄清饮，良。永类钤方。**反胃膈气**不下食者。太仓散：用仓米或白米，日西时以水微拌湿，自想日气如在米中。次日晒干，袋盛挂风处。每以一撮，水煎，和汁饮之，即时便下。又方：陈仓米炊饭焙研。每五两入沉香末半两，和匀。每米饮服二三钱。普济方。**诸般积聚**太仓丸：治脾胃饥饱不时生病，及诸般积聚，百物所伤。陈仓米四两，以巴豆二十一粒去皮同炒，至米香豆黑，勿令米焦，择去豆不用，入去白橘皮四两，为末，糊丸梧子大。每姜汤服五丸，日二服。百一选方。**暑月吐泻**陈仓米二升，麦芽四两，黄连四两切，同蒸熟焙研为末，水丸梧子大。每服百丸，白汤送下。

饭拾遗

【释名】

【集解】〔时珍曰〕饭食，诸谷皆可为之，各随米性，详见本条。然有入药诸饭，不可类从者，应当别出。大抵皆取粳、籼、粟米者尔。

新炊饭〔主治〕人尿床，以热饭一盏，倾尿床处，拌与食之，勿令病者知。又乘热傅肿毒，良。时珍

寒食饭馈饭也。〔主治〕灭瘢痕及杂疮，研末傅之。藏器　烧灰酒服，治食本米饮成积，黄瘦腹痛者，甚效。孙思邈　伤寒食复，用此饭烧研，米饮服二三钱，效。时珍

祀灶饭〔主治〕卒噎，取一粒食之，即下。烧研，搽鼻中疮。时珍

盆边零饭〔主治〕鼻中生疮，烧研傅之。时珍

齿中残饭〔主治〕蝎咬毒痛，傅之即止。时珍

飧饭飧音孙，即水饭也。〔主治〕热食，解渴除烦。时珍

荷叶烧饭

【主治】厚脾胃，通三焦，资助生发之气。时珍

【发明】〔李杲曰〕易水张洁古枳术丸，用荷叶裹烧饭为丸。盖荷之为物，色青中空，象乎震卦风木。在人为足少阳胆同手少阳三焦，为生化〔一〕万物之根蒂。用此物以成其化，胃气何由不上升乎？更以烧饭和药，与白术协力，滋养谷气，令胃厚不致再伤，其利广矣大矣。〔时珍曰〕按韩悉医通云：东南人不识北方炊饭无甑，类呼〔二〕为烧，如烧菜之意，遂讹以荷叶包饭入灰火烧煨，虽丹溪亦未之辩。但以新荷叶煮汤，入粳米造饭，气味亦全也。凡粳米造饭，用荷叶汤者宽中，芥叶汤者豁痰，紫苏汤者行气解肌，薄荷汤者去热，淡竹叶汤者辟暑，皆可类推也。

青精乾石䭀〔三〕饭 宋图经

【释名】乌饭〔颂曰〕按陶隐居登真隐诀载：太极真人青精乾石䭀饭法。䭀音信。䭀之为言飡也，谓以酒、蜜、药草辈溲而曝之也。亦作䃀〔四〕。凡内外诸书并无此字，惟施于此饭之名耳。陈藏器本草名乌饭〔五〕。

【集解】〔颂曰〕登真隐诀载南烛草木名状，注见木部本条下。其作饭法：以生白粳米一斛五斗舂治，淅取一斛二斗。用南烛木叶五斤，燥者三斤亦可，杂茎皮煮取汁，极令清冷，以溲米，米释炊之。从四月至八月末，用新生叶，色皆深；九月至三月，用宿叶，色皆浅，可随时进退其斤两。又采软枝茎皮，于石臼中捣碎。假令四五月中作，可用十许斤熟舂，以斛二斗汤浸染得一斛也。比来只以水渍一二宿，不必用汤。漉而炊之，初米正作绿〔六〕色，蒸过便如绀色。若色不好，

〔一〕化：原作「他」，今据兰室秘藏卷上脾胃虚损论改。

〔二〕呼：原作「乎」，今据韩氏医通卷下第八章枳术方烧饭法改。

〔三〕䭀：原作「𫗢」，形近而误。今据大观、政和本草卷十四南烛枝叶条改。按此虽方士臆造之字，然就「形声」（从食，迅声）之义而言，当以「䭀」字为是。宋·郭忠恕佩觿卷上亦作「䭀」。因据改。下同。

〔四〕䃀：原作「迅」，今据大观、政和本草卷十四南烛枝叶条改。

〔五〕陈藏器本草名乌饭：按大观、政和本草卷十四南烛枝叶条引苏颂图经无此语。「取汁炊饭名乌饭」乃开宝今附文。开宝序虽有「仍采陈藏器拾遗」一语，然又云：「或讨原于别本，或传效于医家。」故谓此文必出于陈氏，殊无确据。

〔六〕绿：原作「红」，今据大观、政和本草卷十四南烛枝叶条改。

亦可淘去，更以新汁渍之。洒濩皆用此汁，惟令饭作正青色乃止。高格曝干，当三蒸曝，每一燥〔一〕辄以青〔二〕汁溲令浥浥。每日可服二升，勿复血食。填胃补髓，消灭三虫。上元宝经云：子服草木之王，气与神通；子食青烛之津，命不复殒。此之谓也。今茅山道士亦作此饭，或以寄远。重蒸过食之，甚香甘也。〔藏器〔三〕曰〕乌饭法：取南烛茎叶捣碎，渍汁浸粳米，九浸九蒸九曝，米粒紧小，黑如瑿〔四〕珠，袋盛，可以适远方也。〔时珍曰〕此饭乃仙家服食之法，而今之释家多于四月八日造之，以供佛耳。造者又入柿叶、白杨叶数十枝以助色，或又加生铁一块者，止知取其上色，不知乃服食家所忌也。

【气味】甘，平，无毒。

【主治】日进一合，不饥，益颜色，坚筋骨，能行。藏器〔五〕 **益肠胃，补髓，灭三虫，久服变白却老。**苏颂 出太极真人法。

粥 拾〔六〕遗

【释名】糜〔时珍曰〕粥字象米在釜中相属之形。释名云：煮米为糜，使糜烂也。粥浊于糜，育育〔七〕然也。厚曰饘，薄曰酏。

小麦粥 〔主治〕**止消渴烦热。**时珍

〔一〕燥：原作「蒸」，今据大观、政和本草卷十四南烛枝叶条改。
〔二〕青：原作「叶」，据改同上。
〔三〕藏器：按大观、政和本草卷十四南烛枝叶条，作乌饭法乃开宝今附文。开宝序虽有「仍采陈藏器拾遗」一语，然又云：「或讨原于别本，或传效于医家。」故谓此法必出于陈氏，殊无确据。拟改「藏器」为「志」，似较妥善。
〔四〕瑿：原作「毉」，今据大观、政和本草卷十四南烛枝叶条改。
〔五〕藏器：按大观、政和本草卷十四南烛枝叶条，「日进……能行」凡十四字乃开宝新附文。拟改「藏器」为「志」，似较妥善。
〔六〕拾：原作「食」，今据大观、政和本草卷二十六寒食麦人粥条改。
〔七〕育育：释名·释饮食·粥条作「粥粥」，寒粥条「末稻米投寒水中」乃作「育育」。

寒食粥用杏仁和诸花〔一〕作之 〔主治〕咳嗽，下热〔二〕气，调中。藏器

糯米 秫米 黍米粥 〔气味〕甘，温，无毒。〔主治〕益气，治脾胃虚寒，泄痢吐逆，小儿痘疮白色。时珍

粳米 籼米 粟米 粱米粥 〔气味〕甘，温、平，无毒。〔主治〕利小便，止烦渴，养脾胃。时珍

【发明】〔时珍曰〕按罗天益宝鉴云：粳、粟米粥，气薄味淡，阳中之阴也。所以淡渗下行，能利小便。韩𢘆医通云：一人病淋，素不服药。予令专啖粟米粥，绝去他味。旬余减，月余痊。此五谷治病之理也。又张耒〔三〕粥记云：每晨起，食粥一大碗。空腹胃虚，谷气便作，所补不细。又极柔腻，与肠胃相得，最为饮食之良。妙〔四〕齐和尚说：山中僧，每将旦一粥，甚系利害。如不食，则终日觉脏腑燥涸。盖粥能畅胃气，生津液也。大抵养生求安乐，亦无深远难知之事，不过寝食之间尔。故作此劝人每日食粥，勿大笑也。又苏轼帖云：夜饥甚。吴子野劝食白粥，云能推陈致新，利膈益胃。粥既快美，粥后一觉，妙不可言也。此皆著粥之有益如此。诸谷作粥，详见本条。古方有用药物、粳、粟、粱米作粥，治病甚多。今略取其可常食者，集于下方，以备参考云。

赤小豆粥 利小便，消水肿脚气，辟邪疠。

绿豆粥 解热毒，止烦渴。

御米粥 治反胃，利大肠。

薏苡仁粥 除湿热，利肠胃。

莲子粉粥 健脾胃，止泄痢。

〔一〕诸花：大观、政和本草卷二十六寒食麦人粥条俱无。
〔二〕热：原作「血」，今据大观、政和本草卷二十六寒食麦人粥条改。
〔三〕耒：原作「来」。按粥记赠邠老，见宋·张耒柯山集卷四十二，因据改。
〔四〕良妙：原作「妙诀」，属上。今据柯山集卷四十二粥记赠邠老改，「良」字属上，「妙」字属下。

芡实粉粥　固精气，明耳目。

菱实粉粥　益肠胃，解内热。

栗子粥　补肾气，益腰脚。

薯蓣粥　补肾精，固肠胃。

芋粥　宽肠胃，令人不饥。

百合粉粥　润肺调中。

萝卜粥　消食利膈。

胡萝卜粥　宽中下气。

马齿苋粥　治痹消肿。

油菜粥　调中下气。

莙荙菜粥　健胃益脾。

波薐菜粥　和中润燥。

荠菜粥　明目利肝。

芹菜粥　去伏热，利大小肠。

芥菜粥　豁痰辟恶。

葵菜粥　润燥宽肠。

韭菜粥　温中暖下。

葱豉粥　发汗解肌。

茯苓粉粥　清上实下。
松子仁粥　润心肺，调大肠。
酸枣仁粥　治烦热，益胆气。
枸杞子粥　补精血，益肾气。
薤白粥　治老人冷利。
生姜粥　温中辟恶。
花椒粥　辟瘴御寒。
茴香粥　和胃治疝。
胡椒粥　茱萸粥　辣米粥　并治心腹疼痛。
麻子粥　胡麻粥　郁李仁粥　并润肠治痹。
苏子粥　下气利膈。
竹叶汤粥　止渴清心。
猪肾粥　羊肾粥　鹿肾粥　并补肾虚诸疾。
羊肝粥　鸡肝粥　并补肝虚，明目。
羊汁粥　鸡汁粥　并治劳损。
鸭汁粥　鲤鱼汁粥　并消水肿。
牛乳粥　补虚羸。
酥蜜粥　养心肺。

鹿角胶入粥食，助元阳，治诸虚。

炒面入粥食，止白痢。

烧盐入粥食，止血痢。

麨

尺沼切。拾遗

〔校正〕原附粟下，今分出。

【释名】糗去九切。〔时珍曰〕麨以炒成，其臭香。故糗从臭，麨从炒省也。刘熙释名云：糗，龋也。饭而磨[一]之，使龋碎也。

【集解】〔恭曰〕麨，蒸米、麦熬过，磨作之。〔藏器曰〕河东人以麦为之，北人以粟为之，东人以粳米为之，炒干饭磨成也。粗者为干糗粮。

米麦麨　【气味】甘、苦，微寒，无毒。〔藏器曰〕酸，寒。

【主治】寒中，除热渴，消石气。苏恭[二]**和水服，解烦热，止泄，实大肠。**藏器 **炒米汤：止烦渴。**时珍

糕

纲目

【释名】粢[三]〔时珍曰〕糕以黍、糯合粳米粉蒸成，状如凝膏也。单糯粉作者曰粢。米粉合豆末、糖、蜜蒸成者曰饵。释名云：粢，慈软也[四]。饵，而也，相粘而也。扬雄方言云：饵谓之糕，或谓之粢，或谓之𩚨（音令），或谓之餣[五]（音浥）。然亦微有分别，不可不知之也。

〔一〕磨：御览八六〇糗糒条引释名，此下有「散」字。今本释名无，清·毕沅释名疏证卷四第十三据御览引文补「散」字。

〔二〕恭：原作「颂」，今据唐本草卷十九及大观、政和本草卷二十五粟米条改。

〔三〕粢：为「餈」之异体字。说文卷五下食部云：「餈，稻饼也。粢或从米。」下同。

〔四〕粢慈软也：按释名·释饮食云：「餈，渍也，蒸（今本作烝，据御览改）燥屑使相润渍，饼之也。」

〔五〕餣：方言卷十三此下有「或谓之䬪（音元）」。

【气味】甘，温，无毒。〔时珍曰〕粳米糕易消导。粢糕最难克化，损脾成〔一〕积，小儿尤宜禁之。

【主治】粳糕：养脾胃，厚肠，益气和中。粢糕：益气暖中，缩小便，坚大便，效。时珍

【发明】〔时珍曰〕晚粳米糕，可代蒸饼，丸脾胃药，取其易化也。糯米粢，可代糯糊，丸丹药，取其相粘也。九日登高米糕，亦可入药。按圣惠方治山瘴疟有糕角饮：九月九日取米糕角阴干半两，寒食饭二百粒，豉一百粒，独蒜一枚，恒山一两，以水二盏，浸一夜，五更煎至一盏，顿服，当下利为度。

【附方】新一。老人泄泻干糕一两，姜汤泡化，代饭。简便方。

粽纲目

【释名】角黍〔时珍曰〕糉俗作粽。古人以菰芦叶裹黍米煮成，尖角，如棕榈叶心之形，故曰粽，曰角黍。近世多用糯米矣。今俗五月五日以为节物相馈送。或言为祭屈原，作此投江，以饲蛟龙也。

【气味】甘，温，无毒。

【主治】五月五日取粽尖，和截疟药，良。时珍

寒具纲目

【释名】捻头钱乙　环饼要术　馓〔时珍曰〕寒具冬春可留数月，及寒食禁烟用之，故名寒具。捻头，捻其头也。环饼，象环钏形也。馓，易消散也。服虔通俗文谓之餲，张揖〔二〕广雅谓之粰䊀，楚辞谓之粔籹，杂字解诂谓之膏环。

【集解】〔时珍曰〕钱乙方中有捻头散，葛洪肘后有捻头汤，医书不载。按郑玄注周礼云：寒具，米食也。贾思勰要术云：环饼一名寒具，以水搜，入牛羊脂和作之，入口即碎。林洪清供云：寒具，捻头也。以糯粉和面，麻油煎成，以糖

〔一〕成：原作「或」，今详上下文义改。
〔二〕揖：原作「楫」，今据本书卷一引据古今书目改。

食之。可留月余，宜禁烟用。观此，则寒具即今馓子也。以糯粉和面，入少盐，牵索纽捻成环钏之形，油煎食之。苏东坡〔一〕寒具诗云：纤手搓成玉数寻，碧油煎出嫩黄深。夜来春睡无轻重，压扁佳人缠臂金。

【气味】甘、咸，温，无毒。

【主治】利大小便，润肠，温中益气。时珍

【附方】新二。**钱氏捻头散**治小儿小便不通。用延胡索、苦楝子等分，为末。每服半钱或一钱，以捻头汤食前调下。如无捻头，滴油数点代之。钱氏小儿方。**血痢不止**地榆晒研为末。每服二钱，掺在羊血上，炙热食之，以捻头煎汤送下。或以地榆煮汁，熬如饴状，一服三合，捻头汤化下。

蒸饼 纲目

【释名】〔时珍曰〕按刘熙释名云：饼者，并也，溲面使合并也。有蒸饼、汤饼〔二〕、胡饼、索饼、酥饼〔三〕之属，皆随形命名也。

【集解】〔时珍曰〕小麦面修治食品甚多，惟蒸饼其来最古，是酵糟发成单面所造，丸药所须，且能治疾，而本草不载，亦一缺也。惟腊月及寒食日蒸之，至皮裂，去皮悬之风干。临时以水浸胀，擂烂滤过，和脾胃及三焦药，甚易消化。且面已过性，不助湿热。其以果菜、油腻诸物为馅者，不堪入药。

【气味】甘，平，无毒。

【主治】消食，养脾胃，温中化滞，益气和血，止汗，利三焦，通水道。时珍

【发明】〔时珍曰〕按爱竹谈薮云：宋宁宗为郡王时，病淋，日夜凡三百起。国医罔措，或举孙琳治之。琳用蒸饼、大蒜、淡豆豉三物捣丸，令以温水下三十丸。曰：今日进三服，病当减三之一，明日亦然，三日病除。已而果然。赐以千

〔一〕苏东坡：原作「刘禹锡」，今据苕溪渔隐丛话后集卷二十八改。诗后云：「寒具乃捻头也，出刘禹锡嘉话。」因而致误。
〔二〕饼：原脱，今据释名·释饮食·饼条补。
〔三〕酥饼：释名·释饮食·饼条无「酥饼」，有「蝎饼、髓饼、金饼」。

缗。或问其说。琳曰：小儿何缘有淋，只是水道不利，三物皆能通利故尔。若琳者，其可与语医矣。

【附方】新六。**积年下血**寒食蒸饼、乌龙尾各一两，皂角七挺去皮酥炙，为末，蜜丸。米饮每服二十丸。圣惠方。**下痢赤白**治营卫气虚，风邪袭入肠胃之间，便痢赤白，脐腹㽲痛，里急后重，烦渴胀满，不进饮食。用干蒸饼蜜拌炒二两〔一〕，御米壳蜜炒四两，为末，炼蜜丸芡子〔二〕大。每服一丸，水一盏，煎化热服。传信适用妙方。**崩中下血**陈年蒸饼，烧存性，米饮服二钱。**盗汗自汗**每夜卧时，带饥吃蒸饼一枚，不过数日即止。医林集要。**一切折伤**寒食蒸饼为末。每服二钱，酒下，甚验。肘后方。**汤火伤灼**馒头饼烧存性，研末，油调涂傅之。肘后方。

女麴 唐本〔三〕

〔校正〕原附小麦下，今分出。

【释名】⿰麦完子音桓。**黄子**〔时珍曰〕此乃女人以完麦罨成黄子，故有诸名。

【集解】〔恭曰〕女麴，完小麦为饭，和成罨之，待上黄衣，取晒。

【气味】甘，温，无毒。

【主治】消食下气，止泄痢，下胎，破冷血。苏恭〔四〕

黄蒸 唐本〔五〕

〔校正〕原附小麦下，今分出。

【释名】**黄衣**苏恭 **麦黄**〔时珍曰〕此乃以米、麦粉和罨，待其熏蒸成黄，故有诸名。

〔一〕二两：传信适用方卷二御爱丸无。
〔二〕芡子：传信适用方卷二御爱丸作「鸡子黄」。
〔三〕唐本：原作「拾遗」，今据唐本草卷十九及大观、政和本草卷二十五小麦条改，与本卷分目合。
〔四〕恭：原作「颂」，今据唐本草卷十九及大观、政和本草卷二十五小麦条改。
〔五〕唐本：原作「拾遗」，据改同上，与本卷分目合。

【集解】〔恭曰〕黄蒸，磨小麦粉拌水和成饼，麻叶裹，待上黄衣，取晒。〔藏器曰〕黄蒸与麸子不殊。北人以小麦，南人以粳米，六七月作之，生绿尘者佳。〔时珍曰〕女麴蒸麦饭罨成，黄蒸磨米、麦粉罨成，稍有不同也。

【气味】

【主治】并同女麴。苏恭　温补，能消诸生物。藏器　温中下气，消食除烦。日华　治食黄、黄汗。时珍

【附方】新一。瘌黄疸疾或黄汗染衣，涕唾皆黄。用好黄蒸二升，每夜以水二升，浸微暖，于铜器中，平旦绞汁半升饮之〔一〕，极效。必效方。

麴宋嘉祐

【释名】酒母〔时珍曰〕麴以米、麦包罨而成，故字从麦、从米、从包省文，会意也。酒非麴不生，故曰酒母。书云：若作酒醴，尔惟麴蘖。是矣。刘熙释名云：麴，朽也，郁使生衣败朽也。

【集解】〔藏器曰〕麴，六月作者良。入药须陈久者，炒香用。〔时珍曰〕麴有麦、面、米造者不一，皆酒醋所须，俱能消导，功不甚远。造大小麦麴法：用大麦米或小麦连皮，井水淘净，晒干。六月六日磨碎，以淘麦水和作块，楮叶包扎，悬风处，七十日可用矣。造面麴法：三伏时，用白面五斤，绿豆五升，以蓼汁煮烂。辣蓼末五两，杏仁泥十两，和踏成饼，楮叶裹悬风处，候生黄收之。造白麴法：用面五斤，糯米粉一斗，水拌微湿，筛过踏饼，楮叶包挂风处，五十日成矣。又米麴法：用糯米粉一斗，自然蓼汁和作圆丸，楮叶包挂风处，七七日晒收。此数种〔二〕麴皆可入药。其各地有入诸药草及毒药者，皆有毒，惟可造酒，不可入药也。

小麦麴　〔气味〕甘，温，无毒。〔震亨曰〕麸皮麴：凉，入大肠经。〔主治〕消谷止痢。

〔一〕饮之：原脱。按必效方已佚，今旁据普济方卷一九五治阴黄又方补。

〔二〕种：原作「十」，今从张本改。

别录 **平胃气，消食痔，治小儿食痫。**苏恭 **调中下气，开胃，疗脏腑中风寒**〔一〕**。**藏器 **主霍乱、心膈气、痰逆，除烦，破癥结。**孟诜 **补虚，去冷气，除肠胃中塞，不下食，令人有颜色。**吴瑞〔二〕 **落胎，并下鬼胎。**日华 **止河鱼之腹**〔三〕**疾。**梁简文〔四〕帝劝医文

大麦麹 〔气味〕同前 **〔主治〕消食和中，下生胎，破血。取五升，以水一斗煮三沸，分五服，其子如糜，令母肥盛。**时珍

面麹　米麹 〔气味〕同前 **〔主治〕消食积、酒积、糯米积，研末酒服立愈。余功同小麦麹。**时珍　出千金。

【附方】旧五，新四。**米谷食积** 炒麹末，白汤调服二钱，日三服。**三焦滞气** 陈麹炒、莱菔子炒等分。每用三钱，水煎，入麝香少许服。普济。**小腹坚大** 如盘，胸满，食不能消化〔五〕。用麹末，汤服方寸匕，日三。千金。**水痢百起** 六月六日麹炒黄、马蔺子等分，为末，米饮服方寸匕。无马蔺子，用牛骨灰代之。普济方。**赤白痢下** 水谷不消。以曲熬粟米粥，服方寸匕，日四五服。肘后方。**酒毒便血** 麹一块，湿纸包煨，为末。空心米饮服二钱，神效。**伤寒食复** 麹一饼，煮汁饮之，良。类要方。**胎动不安** 或上抢心，下血者。生麹饼研末，水和绞汁，服三升。肘后。**狐刺尿疮** 麹末和独头蒜，杵如麦粒〔六〕，纳疮孔中，虫出愈。古今录验。

〔一〕寒：大观、政和本草卷二十五麹条俱作「气」。

〔二〕吴瑞：按「补虚……颜色」凡十八字，见大观、政和本草卷二十五麹条，乃嘉祐新补文之一段。全条注云：「见陈藏器、孟诜、肖炳、陈士良、日华子。」濒湖既将上下各段分属诸家，则此段当为「肖炳」或「士良」。吴瑞元人，不应为宋人所称引，似宜改正。

〔三〕腹：原脱，今据大观、政和本草卷二十五曲条补。

〔四〕简文：原作一「间」字，今据大观、政和本草卷二十五麹条补正。

〔五〕食不能消化：大观、政和本草卷二十五麹条附方俱作「能食而不消」，但千金卷十一第五仅作「食不消」三字。

〔六〕麦粒：大观、政和本草卷二十五麹条附方俱作「帽（大观作瑁）簪头」。

神麯 药性论

【释名】

【集解】〔时珍曰〕昔人用麯，多是造酒之麯。后医乃造神麯，专以供药，力更胜之。盖取诸神聚会之日造之，故得神名。贾思勰齐民要术虽有造神麯古法，繁琐不便。近时造法，更简易也。叶氏水云录云：五月五日，或六月六日，或三伏日，用白面百斤，青蒿自然汁三升，赤小豆末、杏仁泥各三升，苍耳自然汁、野蓼自然汁各三升，以配白虎、青龙、朱雀、玄武、勾陈、螣蛇六神，用汁和面、豆、杏仁作饼，麻叶或楮叶包罯，如造酱黄法，待生黄衣，晒收之。

【气味】甘、辛，温，无毒。〔元素曰〕阳中之阳也，入足阳明经。凡用须火炒黄，以助土气。陈久者良。

【主治】化水谷宿食，癥结积滞，健脾暖胃。药性 养胃气，治赤白痢。元素 消食下气，除痰逆霍乱，泄痢胀满诸疾，其功与麴同。闪挫腰痛者，煅过淬酒温服有效。妇人产后欲回乳者，炒研，酒服二钱，日二即止，甚验。时珍

【发明】〔时珍曰〕按倪维德启微集云：神麯治目病，生用能发其生气，熟用能敛其暴气也。

【附方】旧一，新六。**胃虚不克** 神麯半斤，麦芽五升，杏仁一升，各炒为末，炼蜜丸弹子大。每食后嚼化一丸。普济方。**壮脾进食** 疗痞满暑泄。麴术丸：用神麯炒，苍术泔制炒，等分〔一〕为末，糊丸梧子大。每米饮服五〔二〕十丸。冷者加干姜或吴茱萸。肘后百一方〔三〕。**健胃思食** 消〔四〕食丸：治脾胃俱虚，不能消化水谷，胸膈痞闷，腹胁膨胀，连年累

〔一〕等分：肘后卷四第三十四作「术二斤，曲一斤。」

〔二〕五：肘后卷四第三十四作「三」。

〔三〕肘后百一方：原作「王璆百一选方」，今检是斋百一选方未见。方见肘后卷四第三十四，因据改。

〔四〕消：原作「养」，今据局方卷三改。

月，食减嗜卧，口苦〔一〕无味。神麹六两，麦蘖炒三两，干姜炮四两，乌梅肉焙四两，为末，蜜丸梧子大。每米饮服五十丸〔二〕，日三〔三〕服。和剂局方。**虚寒反胃**方同上。**暴泄不止**神麹炒二两，茱萸汤泡炒半两，为末，醋糊丸梧子大。每服五十丸，米饮下。百一选方。**产后运绝**神〔四〕麹炒为末，水服方寸匕。千金方。**食积心痛**陈神麹一块烧红，淬酒二大碗服之。摘玄方。

红麹 丹溪补遗

【集解】〔时珍曰〕红麹本草不载，法出近世，亦奇术也。其法：白粳米一石五斗，水淘浸一宿，作饭。分作十五处，入麹母三斤，搓揉令匀，并作一处，以帛密覆。热即去帛摊开，觉温急堆起，又密覆。次日日中又作三堆，过一时分作五堆，再一时合作一堆，又过一时分作十五堆，稍温又作一堆，如此数次。第三日，用大桶盛新汲水，以竹箩盛麹作五六分，蘸湿完又作一堆，如前法作一次。第四日，如前又蘸。若麹半沉半浮，再依前法作一次，又蘸。若尽浮则成矣，取出日干收之。其米过心者谓之生黄，入酒及鲊醢中，鲜红可爱。未过心者不甚佳。入药以陈久者良。

【气味】甘，温，无毒。〔瑞曰〕酿酒则辛热，有小毒，发肠风痔瘘、脚气、哮喘痰嗽诸疾。

【主治】消食活血，健脾燥胃，治赤白痢下水谷。震亨 **酿酒，破血行药势，杀山岚瘴气，治打扑伤损。**吴瑞 **治女人血气痛，及产后恶血不尽，擂酒饮之，良。**时珍

【发明】〔时珍曰〕人之水谷入于胃，受中焦湿热熏蒸，游溢精气，日〔五〕化为红，散布脏腑经络，是为营血，此造化自然之微妙也。造红麹者，以白米饭受湿热郁蒸变而为红，即成真色，久亦不渝，此乃人窥造化之巧者也。故红麹有治脾

〔一〕苦：原脱，今据局方卷三补。
〔二〕五十丸：局方卷三作「十五丸加至二十丸」。
〔三〕三：局方卷三作「二」。
〔四〕神：大观、政和本草俱无，但千金卷二第五有。
〔五〕日：疑「自」之误。

胃营血之功，得同气相求之理。

【附方】新四。**湿热泄痢**丹溪青〔一〕六丸：用六一散〔二〕，加炒红麴五钱，为末，蒸饼〔三〕和丸梧子大。每服五七十丸，白汤下，日三服。丹溪心法。**小儿吐逆**频并，不进乳食，手足心热。用红麴年久者三钱半，白术麸炒一钱半，甘草炙一钱，为末。每服半钱，煎枣子、米汤下。经济〔四〕。**小儿头疮**因伤湿入水成毒，浓汁不止。用红麴嚼罨之，甚效。百一选方。**心腹作痛**赤麴、香附、乳香等分为末，酒服。摘玄方。

蘖米别录中品

【释名】〔弘景曰〕此是以米作蘖，非别米名也。〔恭曰〕蘖犹孽也，生不以理之名也。皆当以可生之物生之，取其蘖中之米入药。按食经用稻蘖，稻即秔谷之总名。陶谓以米作蘖，非矣。米岂能更生乎？

【集解】〔宗奭曰〕蘖米，粟蘖也。〔时珍曰〕别录止云蘖米，不云粟作也。苏恭言凡谷皆可生者，是矣。有粟、黍、谷、麦、豆诸蘖，皆水浸胀，候生芽曝干去须，取其中米，炒研面用。其功皆主消导。今并集于左方。日华子谓蘖米为作醋黄子者，亦误矣。

粟蘖一名粟芽 〔气味〕**苦，温，无毒。**〔宗奭曰〕今谷神散中用之，性温于麦蘖。〔主治〕**寒中，下气，除热。**别录 **除烦，消宿食，开胃。**日华 **为末和脂傅面，令皮肤悦泽。**陶弘景

稻蘖一名谷芽 〔气味〕**甘，温，无毒。**〔主治〕**快脾开胃，下气和中，消食**

〔一〕青：方广附余本卷七同，程充纂辑本卷二作「清」。

〔二〕散：方、程两本丹溪心法此下俱有「一料」。

〔三〕蒸饼：程本作「饭」，方本作「陈仓米饭」。

〔四〕济：疑「验」之误。本书卷一引据医家书目虽有「经验济世方」，但不当省作「经济」。

化积。时珍

〔附方〕新一。

启脾进食谷神丸：用谷蘖四两为末，入姜汁、盐少许，和作饼，焙干，入炙甘草、砂仁、白术麸炒各一两，为末。白汤点服之，或丸服。澹寮方。

秈麦蘖一名麦芽

〔气味〕**咸，温，无毒。**

〔主治〕**消食和中。**别录 **破冷气，去心腹胀满。**药性 **开胃，止霍乱，除烦闷，消痰饮，破癥结，能催生落胎。**日华 **补脾胃虚，宽肠下气，腹鸣者用之。**元素 **消化一切米、面、诸果食积。**时珍

〔发明〕〔好古曰〕麦芽、神麴二药，胃气虚人宜服之，以代戊己腐熟水谷。豆蔻、缩砂、乌梅、木瓜、芍药、五味子为之使。〔时珍曰〕麦蘖、谷芽、粟蘖，皆能消导米、面、诸果食积。观造饧者用之，可以类推矣。但有积者能消化，无积而久服，则消人元气也，不可不知。若久服者，须同白术诸药兼用〔一〕，则无害也矣。

〔附方〕旧二〔二〕，新六〔三〕。

快膈进食麦蘖四两，神麴二两，白术、橘皮各一两，为末，蒸饼丸梧子大。每人参汤下三五十丸，效。

谷劳嗜卧饱食便卧，得谷劳病，令人四肢烦重，嘿嘿欲卧，食毕辄甚。用大麦蘖一升，椒一两(并炒)，干姜三两，捣末。每服方寸匕，白汤下，日三。肘后。

腹中虚冷食辄不消，羸瘦弱乏，因生百疾。大麦蘖五升，小麦面半斤，豉五合，杏仁二升，皆熬黄香，捣筛糊丸弹子大。每服一丸，白汤下。肘后方。

产后腹胀不通，转气急，坐卧不安。以麦蘖一合，为末。和酒服，良久通转，神验。此乃供奉辅太初传与崔郎中方也。李绛兵部手集方。

产后青肿乃血水积也。干漆、大麦蘖等分，为末。新瓦中铺漆一层，蘖一层，重重令满，盐泥固济，煅赤研末。热酒调服二钱。产后诸疾并宜。妇人经验方。

产后秘塞五七日不通。不宜妄服药丸。宜用大麦芽炒黄为末，每服三钱，沸汤调下，与粥间服。妇人良方。

妊娠去胎外台：治妊娠欲去胎。麦蘖一升，蜜一升，服之即下。小品：用大麦芽一升，水三升，煮二升，分三服，神效。

产后回乳产妇无子食

〔一〕用：原作「消」，今从张本改。

〔二〕二：原作「三」，今按下旧附方数改。

〔三〕六：原作「五」。按下新附方数为「七」，但「产后青肿」一方，已计入本书卷三十五漆条附方数中，因改为「六」。

乳，乳不消，令人发热恶寒。用大麦蘖二两，炒为末。每服五钱，白汤下，甚良。丹溪纂要方。

饴糖 别录上品

【释名】饧音徐盈切。〔时珍曰〕按刘熙释名云：糖之清者曰饴〔一〕，形怡怡然也。稠者曰饧，强硬如钖也〔二〕。如饧而浊者曰餔〔三〕。方言谓之𫗠餭（音长皇）。楚辞云，粔籹蜜饵有〔四〕𫗠餭，是也。〔嘉谟曰〕因色紫类琥珀，方中谓之胶饴，干枯者名饧。

【集解】〔弘景曰〕方家用饴，乃云胶饴，是湿糖如厚蜜者。其凝强〔五〕及牵白者饧糖，不入药用。〔韩保昇曰〕饴，即软糖也。北人谓之饧。糯米、粳米、秫粟米、蜀秫米、大麻子、枳椇子、黄精、白术并堪熬造。惟以糯米作者入药，粟米者次之，余但可食耳。〔时珍曰〕饴饧用麦蘖或谷芽同诸米熬煎而成，古人寒食多食饧，故医方亦收用之。

【气味】甘，大〔六〕温，无毒。入太阴经。〔宗奭曰〕多食动脾风〔七〕。〔震亨曰〕饴糖属土而成于火，大发湿中之热。寇氏谓其动脾风，言末而遗本矣。〔时珍曰〕凡中满吐逆、秘结牙䘌、赤目疳病者，切宜忌之，生痰动火最甚。甘属土，肾病毋多食甘，甘伤肾，骨痛而齿落，皆指此类也。

【主治】补虚乏，止渴去血。别录 补虚冷，益气力，止肠鸣咽痛，治唾血，消痰润肺止嗽〔八〕。思邈 健脾胃，补中，治吐血。打损瘀血者，熬焦酒服，能下恶血。又

〔一〕糖之清者曰饴：释名·释饮食作「饴小弱于饧」。
〔二〕稠者曰饧强硬如钖也：释名·释饮食作「饧，洋也，煮米消烂洋洋然也。」
〔三〕如饧而浊者曰餔：释名·释饮食作「餔，哺也，如饧而浊可哺也。」
〔四〕有：原作「用」，今据楚辞·招魂改。
〔五〕凝强：原作「宁结」，今据唐本草卷十九及大观、政和本草卷二十四饴糖条改。
〔六〕大：唐本草卷十九、千金卷二十六第四、千金翼卷四及大观、政和本草卷二十四饴糖条俱作「微」。
〔七〕风：原作「气」，今据本草衍义卷二十及政和本草卷二十四饴糖条改，与下震亨说一致。
〔八〕消痰润肺止嗽：千金卷二十六第四饴条作「却卒嗽」三字。

伤寒大毒嗽，于蔓菁、薤汁中煮一沸，顿服之，良。孟诜　**脾弱不思食人少用，能和胃气。亦用和药。**寇宗奭　**解附子、草乌头毒。**时珍

【发明】〔弘景曰〕古方建中汤多用之。糖与酒皆用米蘖，而糖居上品，酒居中品。是糖以和润为优，酒以醺乱为劣也。〔成无己曰〕脾欲缓，急食甘以缓之。胶饴之甘以缓中也。〔好古曰〕饴乃脾经气分药也。甘能补脾之不足。〔时珍曰〕集异记云：邢〔一〕曹进，河朔健将也。为飞矢中目，拔矢而镞留于中，钳之不动，痛困俟死。忽梦胡僧令以米汁注之必愈。广询于人，无悟者。一日一僧丐食，肖所梦者。叩之。僧云：但以寒食饧点〔二〕之。如法用之，应手〔三〕清凉，顿减酸楚。至夜疮痒，用力一钳而出。旬日而瘥。

【附方】旧二，新十〔四〕。**老人烦渴**寒食大麦一升，水七升，煎五升，入赤饧二合，渴即饮之。奉亲书。　**蛟龙瘕病**凡人正二月食芹菜，误食蛟龙精者，为蛟龙病，发则似痫，面色青黄。每服寒食饧五合，日三服。吐出蛟龙，有两头可验。吐蛔者勿用。金匮要略〔五〕。　**鱼脐疔疮**寒食饧涂之，良。干者烧灰。千金方。　**瘭疽毒疮**腊月饴糖，昼夜涂之，数日则愈。千金方。　**误吞稻芒**白饧频食。简便方。　**鱼骨骾咽**不能出。用饴糖丸鸡子黄大吞之。不下再吞。肘后。　**误吞钱钗**及竹木。取饴糖一斤，渐渐食尽，便出。外台。　**箭镞不出**见发明〔六〕。　**服药过剂**闷乱者。饴糖食之。千金。　**草乌头毒**及天雄、附子毒。并食饴糖即解。总录。　**手足瘑疮**炒腊月糖，薄之。千金

〔一〕邢：原作「刑」，今据集异记邢曹进条改。

〔二〕点：原作「默」，据改同上。

〔三〕应手：原脱，今据集异记邢曹进条补。

〔四〕十：原作「九」，今按下新附方数改。

〔五〕金匮要略：本方见金匮卷下第二十五、巢源卷十九、千金卷十一第五、外台卷十二引广济以及其他方书。本书与金匮诸书俱互有出入，文繁不录。

〔六〕见发明：原作「医说良」，今从张本改。

方。**火烧成疮**白糖烧灰，粉之即燥，易瘥。小品方。

酱 别录下品

【释名】〔时珍曰〕按刘熙释名〔一〕云：酱者，将也。能制食物之毒，如将之平暴恶也。

【集解】〔时珍曰〕面酱有大麦、小麦、甜酱、麸酱之属，豆酱有大豆、小豆、豌豆及豆油之属。 豆油法：用大豆三斗，水煮糜，以面二十四斤，拌罨成黄。每十斤，入盐八斤，井水四十斤，搅晒成油收取之。 大豆酱法：用豆炒磨成粉，一斗入面三斗和匀，切片罨黄，晒之。每十斤入盐五斤，井水淹过，晒成收之。 小豆酱法：用豆磨净，和面罨黄，次年再磨。每十斤入盐五斤，以腊水淹过，晒成收之。 豌豆酱法：用豆水浸，蒸软晒干去皮。每一斗入小麦一斗，磨面和切，蒸过盦黄，晒干。每十斤入盐五斤，水二十斤，晒成收之。 麸酱法：用小麦麸蒸熟罨黄，晒干磨碎。每十斤入盐三斤，熟汤二十斤，晒成收之。 甜面酱：用小麦面和剂，切片蒸熟，盦黄晒簸。每十斤入盐三斤，熟水二十斤，晒成收之。小麦面酱：用生面水和，布包踏饼，罨黄晒松。每十斤入盐五斤，水二十斤，晒成收之。 大麦酱用黑豆一斗炒熟，水浸半日，同煮烂，以大麦面二十斤拌匀，筛下面，用煮豆汁和剂，切片蒸熟，罨黄晒捣。每一斗入盐二斤，井水八斤，晒成黑甜而汁清。 又有麻滓酱：用麻枯饼捣蒸，以面和匀罨黄如常，用盐水晒成，色味甘美也。

【气味】**咸〔二〕，冷利，无毒。**〔时珍曰〕面酱：咸。豆酱、甜酱、豆油、大麦酱、麸酱：皆咸、甘。〔诜曰〕多食发小儿无辜，生痰动气。妊娠合雀肉食之，令儿面黑。〔颂曰〕麦酱和鲤鱼食，生口疮。

【主治】**除热，止烦满，杀百药及热汤火毒。**别录 **杀一切鱼、肉、菜蔬、蕈毒，并治蛇、虫、蜂、虿等毒。**日华 **酱汁灌入下部，治大便不通。灌耳中，治飞蛾、虫、蚁入耳。涂猘犬咬及汤、火伤灼未成疮者，有效。又中砒毒，调水服即解。**出时珍方

【发明】〔弘景曰〕酱多以豆作，纯麦者少。入药当以豆酱，陈久者弥好也。又有鱼酱、肉酱，皆呼为醢，不入药

〔一〕刘熙释名：今检刘熙释名无此文。
〔二〕咸：唐本草卷十九、千金翼卷四及大观、政和本草卷二十六酱条此下俱有「酸」字。

用。〔诜曰〕小麦酱杀药力，不如豆酱。又有獐、鹿、兔、雉及鳢鱼酱，皆不可久食也。〔宗奭曰〕圣人不得酱不食，意欲五味和，五脏悦而受之，此亦安乐之一端也。〔时珍曰〕不得酱不食，亦兼取其杀饮食百药之毒也。

【附方】旧一，新五〔一〕。**手指掣痛**酱清和蜜，温热浸〔二〕之，愈乃止。千金。**疬疡风驳**酱清和石硫黄细末，日日揩之。外台秘要。**妊娠下血**豆酱二升，去汁取豆，炒研。酒服方寸匕，日三。古今录验。**妊娠尿血**豆酱一大盏熬干，生地黄二两，为末。每服一钱，米饮下。普济方。**浸淫疮癣**酱瓣和人尿，涂之。千金翼。**解轻粉毒**服轻粉口破者。以三年陈酱化水，频漱之。濒湖集简方。

榆仁酱食疗

〔校正〕原附酱下，今分出。

【集解】〔时珍曰〕造法：取榆仁水浸一伏时，袋盛，揉洗去涎，以蓼汁拌晒，如此七次，同发过面麴，如造酱法下盐晒之。每一升，曲四斤，盐一斤，水五斤。崔寔月令谓之䤊醢，是也。音牟偷。

【气味】辛美，温，无毒。

【主治】利大小便、心腹恶气，杀诸虫。不宜多食。孟诜

芜荑酱食疗

〔校正〕原附酱下，今分出。

【集解】〔时珍曰〕造法与榆仁酱同。

【气味】辛美微臭，温，无毒。多食落发。

【主治】杀三虫，功力强于榆仁酱。孟诜

〔一〕旧一新五：原作「旧六」。按下列六方，除「手指掣痛」一方为大观、政和本草卷二十六酱条旧附方外，其余五方俱为本书新附。因据改。

〔二〕浸：千金卷二十二第六作「涂」，大观、政和本草卷二十二酱条附方俱作「傅」。

【发明】〔张从正曰〕北人亦多食乳酪酥脯甘美之物，皆生虫之萌也。而不生虫者，盖食中多胡荽、芜荑、卤汁，杀九虫之物也。

醋 别录下品

【释名】酢音醋。醯音兮。苦酒〔弘景曰〕醋酒为用，无所不入，愈久愈良，亦谓之醯。以有苦味，俗呼苦酒。丹家又加余物，谓为华池左味。〔时珍曰〕刘熙释名〔一〕云：醋，措也。能措置食毒也。古方多用酢字也。

【集解】〔恭曰〕醋有数种：有米醋〔二〕、麦醋、麹醋、糠醋、糟醋、饧醋、桃醋，葡萄、大枣、蘡薁等诸杂果醋，会意〔三〕者亦极酸烈。惟米醋二三年者入药。余止可啖，不可入药也。〔诜曰〕北人多为糟醋，江外〔四〕人多为米醋，小麦醋不及。糟醋为多妨忌也。大麦醋良〔五〕。〔藏器曰〕苏言葡萄、大枣诸果堪作醋，缘渠是荆楚人，土地俭啬，果败则以酿酒也。糟醋犹不入药，况于果乎？〔时珍曰〕米醋：三伏时用仓米一斗，淘净蒸饭，摊冷罨黄，晒簸，水淋净。别以仓米二斗蒸饭，和匀入瓮，以水淹过，密封暖处，三七日成矣。　糯米醋：秋社日，用糯米一斗淘蒸，用六月六日造成小麦大麹和匀，用水二斗，入瓮封酿，三七日成矣。　粟米醋：用陈粟米一斗，淘浸七日，再蒸淘熟，入瓮密封，日夕搅之，七日成矣。　小麦醋：用小麦水浸三日，蒸熟罨黄，入瓮水淹，七七日成矣。　大麦醋：用大麦米一斗，水浸蒸饭，罨黄晒干，水淋过，再以麦饭二斗和匀，入水封闭，三七日成矣。　饧醋：用饧一斤，水三升煎化，入白麹末二两，瓶封晒成。　其余糟、糠等醋，皆不入药，不能尽纪也。

米醋　【气味】酸、苦，温，无毒。〔诜曰〕大麦醋：微寒。余醋并同。〔弘景曰〕多食损人肌脏。〔藏器曰〕多食损筋骨，亦损胃。不益男子，损人颜色。醋发诸药，不可同食。〔时珍曰〕酸属木，脾病毋多食酸。酸伤

〔一〕刘熙释名：今检刘熙释名无此文。
〔二〕有米醋：唐本草卷十九酢酒条及大观、政和本草卷二十六醋条俱作「此言米醋」，其下俱有「若」字，使米醋与余醋相区别。
〔三〕意：唐本草卷十九酢酒条无此字。大观、政和本草有。
〔四〕外：原作「河」，今据大观、政和本草卷二十六醋条改。
〔五〕良：大观、政和本草卷二十六醋条作「微寒，余如小麦也」七字。

脾，肉胎而唇揭。服茯苓、丹参人，不可食醋。镜源曰：米醋煮制四黄、丹砂、胆矾、常山诸药也。

【主治】消痈肿，散水气，杀邪毒。别录 理诸药，消毒〔一〕。扁鹊 治产后血运，除癥块坚积，消食，杀恶毒，破结气、心中酸水痰饮。藏器 下气除烦，治妇人心痛血气，并产后及伤损金疮出血昏运，杀一切鱼、肉、菜毒。日华 醋〔二〕磨青木香，止卒心痛、血气痛。浸黄蘗含之，治口疮。调大黄末，涂肿毒。煎生大黄服，治痃癖甚良。孟诜 散瘀血，治黄疸、黄汗。〔好古曰〕张仲景治黄汗，有黄芪芍药桂枝苦酒汤；治黄疸，有麻黄醇酒汤，用苦酒、清酒。方见金匮要略。

【发明】〔宗奭曰〕米醋比诸醋最酽，入药多用之，谷气全也，故胜糟醋。产妇房中，常以火炭沃醋气为佳，酸益血也。以磨雄黄，涂蜂虿毒，亦取其收而不散之义。今人食酸则齿软，谓其水生木，水气弱，木气强〔三〕，故如是。造靴皮者，须得醋而纹皱，故知其性收敛，不负酸收之意。〔时珍曰〕按孙光宪北梦琐言云：一婢抱儿落炭火上烧灼，以醋泥傅之，旋愈无痕。又一少年，眼中常见一镜。赵卿谓之曰：来晨以鱼鲙奉候。及期延至，从容久之。少年饥甚，见台上一瓯〔四〕芥醋，旋旋啜之，遂觉胸中豁然，眼花不见。卿云：君吃鱼鲙太多，鱼畏芥醋，故权诳而愈其疾也。观此二事，可证别录治痈肿、杀邪毒之验也。大抵醋治诸疮肿积块，心腹疼痛，痰水血病，杀鱼、肉、菜及诸虫毒气，无非取其酸收之义，而又有散瘀解毒之功。李鹏飞云：醋能少饮〔五〕，辟寒胜酒。王〔六〕戬自幼不食醋，年逾八十，犹能传神也。

〔一〕理诸药消毒：大观、政和本草卷二十六醋条食医心鏡引扁鹊作「能理诸药毒热」。

〔二〕醋：原作「酸」，今从张本改。

〔三〕强：本草衍义卷二十及政和本草卷二十六醋条俱作「盛」。

〔四〕瓯：原作「甄」，今据大观、政和本草卷二十六醋条改。

〔五〕醋能少饮：三元延寿参赞书卷三作「饮少热醋」。

〔六〕王：三元延寿参赞书卷三作「黄」。

【附方】旧二十一〔一〕，新十二〔二〕。**身体卒肿**醋和蚯蚓屎傅之。千金。**白虎风毒**以三年酽醋五升，煎五沸，切葱白三升，煎一沸漉出，以布染乘热裹之，痛止乃已。外台秘要。**霍乱吐利**盐、醋煎服甚良。如宜方。**霍乱烦胀**未得吐下。以好苦酒三升饮之。千金方。**足上转筋**以故绵浸醋中，甑蒸热裹之，冷即易，勿停，取瘥止。外台。**出汗不滴**瘦却腰脚，并耳聋者。米醋浸荆三棱，夏四日，冬六日，为末。醋汤调下二〔三〕钱，即瘥。经验后方。**腋下胡臭**三年酽酢和石灰傅之。外台。**疬疡风病**酢和硫黄末傅之。外台秘要。**痈疽不溃**苦酒和雀屎如小豆大，傅疮头上，即穿也。肘后方。**舌肿不消**以酢和釜底墨，厚傅舌之上下，脱则更傅，须臾即消。千金方。**木舌肿强**糖醋时时含漱。普济方。**牙齿疼痛**米醋一升〔四〕，煮枸杞白皮一升，取半升，含漱即瘥。肘后方。**鼻中出血**酢和胡粉半枣许服。又法：用醋和土，涂阴囊，干即易之。千金方。**塞耳治聋**以醇酢微火炙附子，削尖塞之。千金方。**面黯雀卵**苦酒渍术〔五〕，常常拭之。肘后方。**中砒石毒**饮酽醋，得吐即愈。不可饮水。广记。**服硫发痈**酢和豉研膏傅之，燥则易。千金方。**食鸡子毒**饮醋少许即消。广记。**浑身虱出**方见石部食盐〔六〕。**毒蜂〔七〕伤螫**清醋急饮一二碗，令毒气不散，然后用药。济急方。**蝎刺螫人**酢磨附子汁傅之。食医〔八〕心镜。**蜈蚣咬毒**醋磨生铁傅之。箧中方。**蜘蛛咬毒**同上方。**蠼螋尿疮**以醋和胡〔九〕粉傅之。千金方。**诸虫入耳**凡

〔一〕一：原无，今按下旧附方数补。
〔二〕二：原作「三」，今按下新附方数改。
〔三〕二：大观、政和本草卷二十六醋条附方俱作「三」。
〔四〕一升：原脱，今据大观、政和本草卷二十六醋条附方补。
〔五〕术：原作「木」，今据肘后卷六第五十二及大观、政和本草卷二十六醋条附方改。
〔六〕食盐：原作「盐石」。按本方见本书卷十一食盐条附方，因据改。既已计入彼条新附方数中，此间即不重计。
〔七〕蜂：原作「杀」，今从张本改。
〔八〕食医：原作「医学」，今据大观、政和本草卷二十六醋条附方改。
〔九〕胡：大观、政和本草俱脱，千金卷二十五第二有「胡」字。

百节、蚰蜒、蚁入耳，以苦酒注入，起行即出。钱相公箧中方。**汤火伤灼**即以酸醋淋洗，并以醋泥涂之甚妙，亦无瘢痕也。**狼烟入口**以醋少许饮之。秘方。**足上冻疮**以醋洗足，研藕傅之。**胎死不下**月未足者。大豆煮醋服三升，立便分解。未下再服。子母秘录。**胞衣不下**腹满则杀人。以水入醋少许，噀面，神效。圣惠方。**鬼击卒死**吹醋少许入鼻中。千金。**乳痈坚硬**以罐盛[一]醋，烧热石投之二次，温渍之。冷则更烧石投之，不过三次即愈。千金。**疔肿初起**用面围住，以针乱刺疮上。铜器煎醋沸，倾入围中，令容一盏。冷即易，三度根即出也。

酒 别录中品

〔校正〕拾遗糟笋酒、社酒，今并为一。

【释名】〔时珍曰〕按许氏说文云：酒，就也。所以就人[二]之善恶也。一说：酒字篆文，象酒在卣[三]中之状。饮膳标题云：酒之清者曰酿，浊者曰盎；厚曰醇，薄曰醨；重酿曰酎，一宿曰醴；美曰醑，未榨曰醅；红曰醍，绿曰醽，白曰醝。

【集解】〔恭曰〕酒有秫、黍、粳、糯、粟、麴、蜜、葡萄等色。凡作酒醴须麴，而葡萄、蜜等酒独不用麴。诸酒醇醨不同，惟米酒入药用。〔藏器曰〕凡好酒欲熟时，皆能候风潮而转，此是合阴阳也。〔诜曰〕酒有紫酒、姜酒、桑椹酒、葱豉酒、葡萄酒、蜜酒，及地黄、牛膝、虎骨、牛蒡、大豆、枸杞、通草、仙灵脾、狗肉汁[四]等，皆可和酿作酒，俱各有方。〔宗奭曰〕战国策云：帝女仪狄造酒，进之于禹。说文云：少康造酒，即杜康也[五]。然本草已著酒名，素问亦有酒浆，则酒自黄帝始，非仪狄矣。古方用酒，有醇酒、春酒、白酒、清酒、美酒、糟下酒、粳酒、秫黍酒、葡萄酒、地黄酒、蜜酒、有灰酒、新熟无灰酒、社坛余胙酒。今人所用，有糯酒、煮酒、小豆麴酒、香药麴酒、鹿头酒、羔儿等酒。江

〔一〕盛：原作「成」，今据千金卷二十三第二改。
〔二〕人：说文卷十四下酉部酒条此下有「性」字。
〔三〕卣：原作「卤」，今从张本改。
〔四〕汁：原脱，今据大观、政和本草卷二十五酒条补。
〔五〕少康造酒即杜康也：按说文卷十四下酉部酒条作「杜康造秫酒」五字。

浙、湖南北又以糯粉入众药，和为麴，曰饼子酒。至于官务中，亦有四夷酒，中国不可取以为法。今医家所用，正宜斟酌。但饮家惟取其味，不顾入药何如尔，然久之未见不作疾者。盖此物损益兼行，可不慎欤？汉赐丞相上尊酒，糯为上，稷为中，粟为下。今入药佐使，专用糯米，以清水白面麴所造为正。古人造麴未见入诸药，所以功力和厚，皆胜余酒。今人又以蘖造者，盖止是醴，非酒也。书云：若作酒醴，尔惟麴蘖。酒则用麴，醴则用蘖，气味甚相辽，治疗岂不殊也？〔颖曰〕入药用东阳酒最佳，其酒自古擅名。事林广记所载酿法，其麴亦用药。今则绝无，惟用麸面、蓼汁拌造，假其辛辣之力，蓼亦解毒，清香远达，色复金黄，饮之至醉，不头痛，不口干，不作泻。其水秤之重于他水，邻邑所造俱不然，皆水土之美也。处州金盆露，水和姜汁造麴，以浮饭造酿，醇美可尚，而色香劣于东阳，以其水不及也。江西麻姑酒，以泉得名，而麴有群药。金陵瓶酒，麴米无嫌，而水有硷，且用灰，味太甘，多能聚痰。山东秋露白，色纯味烈〔一〕。苏州小瓶酒，麴有葱及红豆、川乌之类，饮之头痛口渴。淮南〔二〕绿豆酒，麴有绿豆，能解毒，然亦有灰不美。〔时珍曰〕东阳酒即金华酒，古兰陵也，李太白诗所谓「兰陵美酒郁金香」即此，常饮入药俱良。山西襄陵酒、蓟州薏苡酒皆清烈，但麴中亦有药物。黄酒有灰。秦、蜀有咂嘛酒，用稻、麦、黍、秫、药麴，小罂封酿而成，以筒吸饮。谷气既杂，酒不清美，并不可入药。

米酒〔气味〕**苦、甘、辛，大热，有毒。**〔诜曰〕久饮伤神损寿，软筋骨，动气痢。醉卧当风，则成癜风。醉浴冷水成痛痹。服丹砂人饮之，头痛吐热。〔士良曰〕凡服丹砂、北庭、石亭脂、钟乳、诸礜〔三〕石、生姜，并不可长用酒下，能引石药气入四肢，滞血化为痈疽。〔藏器曰〕凡酒忌诸甜物。酒浆照人无影，不可饮。祭酒自耗，不可饮。酒合乳饮，令人气结。同牛肉食，令人生虫。酒后卧黍穰，食猪肉，患大风。〔时珍曰〕酒后食芥及辣物，缓人筋骨。酒后饮茶，伤肾脏，腰脚重坠，膀胱冷痛，兼患痰饮水肿、消渴挛痛之疾。一切毒药，因酒得者难治。又酒得咸而解者，水制火也，酒性上而咸润下也。又畏枳椇、葛花、赤豆花、绿豆粉者，寒胜热也。

〔主治〕**行药势，杀百邪恶毒气。**别录 **通血脉，厚肠胃，润皮肤，散湿〔四〕气，消忧发怒，宣言畅意。**藏器 **养脾**

〔一〕烈：食物本草卷四酒条作「冽」。
〔二〕南：食物本草卷四酒条作「安」。
〔三〕礜：原脱，今据大观、政和本草卷二十五酒条补。
〔四〕湿：大观、政和本草卷二十五酒条俱作「石」。

气，扶肝，除风下气。孟诜 解马肉、桐油毒，丹石发动诸病，热饮之甚良。时珍

糟底酒三年腊糟下取之。开胃下食，暖水脏，温肠胃，消宿食，御风寒，杀一切蔬菜毒。日华 止呕哕，摩风瘙、腰膝疼痛。孙思邈

老酒腊月酿造者，可经数十年不坏。和血养气，暖胃辟寒，发痰动火。时珍

春酒清明酿造者亦可经久。常服令人肥白。孟诜 蠼螋尿疮[一]，饮之至醉，须臾虫出如米也。李绛兵部手集

社坛余胙酒拾遗 治小儿语迟，纳口中佳。又以喷屋四角[二]，辟蚊子。藏器 饮之治聋。〔时珍曰〕按海录碎事云：俗传社酒治聋，故李涛有「社翁今日没心情，为寄治聋酒一瓶」之句。

糟笋节中酒 〔气味〕咸，平，无毒。〔主治〕饮之，主哕气呕逆，或加小儿乳及牛乳同服。又摩疬疡风。藏器

东阳酒 〔气味〕甘、辛，无毒。〔主治〕用制诸药良。

【发明】〔弘景曰〕大[三]寒凝海，惟酒不冰，明其性热，独冠群物。药家多用以行其势，人饮多则体弊神昏，是其有毒故也。博物志云：王肃、张衡、马均三人，冒雾晨行。一人饮酒，一人饱食，一人空腹。空腹者死，饱食者病，饮酒者健。此酒势辟恶，胜于作食之效也。〔好古曰〕酒能行[四]诸经不止，与附子相同。味之辛者能散，苦者能下，甘者[五]居中

〔一〕蠼螋尿疮：大观、政和本草卷二十五酒条附方俱作「蜘蛛遍身成疮」。
〔二〕角：大观、政和本草卷二十五酒条引日华子俱作角，卷二十六社酒条引藏器俱作「壁」。
〔三〕大：原作「夫」，今据唐本草卷十九及大观、政和本草卷二十五酒条改。
〔四〕行：原作「引」，今据汤液本草卷下酒条改。
〔五〕者：此下原有「能」字，今据汤液本草卷下酒条删。

而缓。用为导引，可以通行一身之表，至极高之[一]分。味淡者则利小便而速下也。古人惟以麦造麴酿黍，已为辛热有毒。今之酝者加以乌头、巴豆、砒霜、姜、桂、石灰、灶灰之类大毒大热之药，以增其气味。岂不伤冲和，损精神，涸荣卫，竭天癸，而夭夫人寿耶？〔震亨曰〕本草止言酒热而有毒，不言其湿中发热，近于相火，醉后振寒战栗可见矣。又性喜升，气必随之，痰郁于上，溺涩于下，恣饮寒凉，其热内郁，肺气大伤。其始也病浅，或呕吐，或自汗，或疮疥，或鼻齄，或泄利，或心脾痛，尚可散而去之。其久也病深，或消渴，或内疽，或肺痿，或鼓胀，或失明，或哮喘，或劳瘵，或癫痫，或痔漏，为难名之病，非具眼未易处也。夫醇酒性大热，饮者适口，不自觉也。理宜冷饮，有三益焉。过于肺，入于胃，然后微温。肺先[二]得温中之寒[三]，可以补气。次得寒中之温，可以养胃。冷酒行迟，传化以渐，人不得恣饮也。今则不然，图取快喉舌焉尔。〔颖曰〕人知戒早饮，而不知夜饮更甚。既醉既饱，睡而就枕，热拥伤心伤目。夜气收敛，酒以发之，乱其清明，劳其脾胃，停湿生疮，动火助欲，因而致病者多矣。朱子云：以醉为节可也。〔机曰〕按扁鹊云：过饮腐肠烂胃，溃髓蒸筋，伤神损寿。昔有客访周顗，出美酒二石。顗饮一石二斗，客饮八斗。次明，顗无所苦，客已胁穿而死矣。岂非犯扁鹊之戒乎？〔时珍曰〕酒，天之美禄也。面麴之酒，少饮则和血行气，壮神御寒，消愁遣兴；痛饮则伤神耗血，损胃亡精，生痰动火。邵尧夫诗云：美酒饮教微醉后。此得饮酒之妙，所谓醉中趣、壶中天者也。若夫沉湎无度，醉以为常者，轻则致疾败行，甚则丧邦亡家而陨躯命，其害可胜言哉？此大禹所以疏仪狄，周公所以著酒诰，为世范戒也。

【附方】旧十[四]新七[五]。**惊怖卒死**温酒灌之即醒。**鬼击诸病**卒然着人，如刀刺状，胸胁腹内切痛，不可抑按，或吐血、鼻血、下血，一名鬼排。以醇酒吹两鼻内，良。肘后。**马气入疮**或马汗、马毛入疮，皆致肿痛烦热，入腹则杀人。多饮醇酒，至醉即愈，妙。肘后方。**虎伤人疮**但饮酒，常令大醉，当吐毛出。梅师。**蛇咬成疮**暖酒淋洗疮上，日三次。广利方。**蜘蛛疮毒**同上方。**毒蜂螫人**方同上。**咽伤声破**酒一合，酥一匕，干姜末二匕，和服，日二次。十便良方。**三十年耳聋**酒三升，渍牡荆子一升，七日去滓，任性饮之。千金方。**天行余毒**

〔一〕之：原脱，今据汤液本草卷下酒条补。

〔二〕先：原脱，今据格致余论·醇酒宜冷饮论补。

〔三〕寒：原作「意」，今据格致余论·醇酒宜冷饮论改。

〔四〕十：此下原有「一」，今按下旧附方数删。

〔五〕七：原作「六」，今按下新附方数改。

手足肿〔一〕痛欲断。作坑深三尺，烧热灌酒，着屐踞〔二〕坑上，以衣壅之，勿令泄气。类要方。**下部痔疮**掘地作小坑，烧赤，以酒沃之，纳吴茱萸在内坐之。不过三度良。外台。**产后血闷**清酒一升，和生地黄汁煎服。梅师。**身面疣目**盗酸酒浮〔三〕，洗而咒之曰：疣疣，不知羞。酸酒浮，洗你头。急急如律令。咒七遍，自愈。外台。**断酒不饮**酒七升，朱砂半两，瓶浸紧封，安猪圈内，任猪摇动，七日取出，顿饮。又方：正月一日酒五升，淋碓头杵下，取饮之。千金方。**丈夫脚冷**不随，不能行者。用淳酒三斗，水三斗，入瓮〔四〕中，灰火温之，渍脚至膝。常着灰火，勿令冷，三日止。千金方。**海水伤裂**凡人为海水咸物所伤，及风吹裂，痛不可忍。用蜜半斤，水酒三十斤，防风、当归、羌活、荆芥各二两为末，煎汤浴之。一夕即愈。使琉球〔五〕录。

【附诸药酒方】〔时珍曰〕本草及诸书，并有治病酿酒诸方。今辑其简要者，以备参考。药品多者，不能尽录。

愈疟酒治诸疟疾，频频温饮之。四月八日，水一石，麴一斤为末，俱酘水中。待酢煎之，一石取七斗。待冷，入麴四斤。一宿，上生白沫起。炊秫一石冷酘，三日酒成。贾思勰齐民要术〔六〕。

屠苏酒陈延之小品方云：此华佗方也。元旦饮之，辟疫疠一切不正之气。造法：用赤木桂心七钱五分，防风一两，菝葜五钱，蜀椒、桔梗、大黄五钱七分，乌头二钱五分，赤小豆十四枚，以三角绛囊盛之，除夜悬井底，元旦取出置酒中，煎数沸。举家东向，从少至长，次第饮之。药滓还投井中，岁饮此水，一世无病。〔时珍曰〕苏魁，鬼名。此药屠割鬼爽，故名。或云，草庵名也。

〔一〕肿：大观、政和本草卷二十五酒条附方俱作「疼」。

〔二〕踞：原作「居」，今据大观、政和本草卷二十五酒条附方改。

〔三〕浮：原作「酻」，字书谓「酻」即「醉」字之讹（故张本径改为「醉」）。按酒浮字当作「浮」（今四川犹有「酒浮子」、「浮子酒」诸名），因据改。「酸酒浮」三字外台卷二十九作「一酘酒醋」四字。下同。

〔四〕瓮：原作「瓷」，今检千金尚未见到此方。虽说文新附训瓷为瓦器，然千金全书亦未见此用法。姑旁据千金卷七第二治腰髂不随两脚挛肿方改。

〔五〕球：原作「珠」。按使琉球录一卷，明·陈侃撰，在纪录汇编中。因据改。

〔六〕术：原作「呼」，今据本书卷一引据经史百家书目改。

逡巡酒补虚益气，去一切风痹湿气。久服益寿耐老，好颜色。造法：三月三日收桃花三两三钱，五月五日收马蔺花五两五钱，六月六日收脂麻花六两六钱，九月九日收黄甘菊花九两九钱，阴干。十二月八日取腊水三斗。待春分，取桃仁四十九枚好者，去皮尖，白面十斤正，同前花和作麴，纸包四十九日。用时，白水一瓶，麴一丸，面一块，封良久成矣。如淡，再加一丸。

五加皮酒去一切风湿痿痹，壮筋骨，填精髓。用五加皮洗刮去骨煎汁，和麴、米酿成，饮之。或切碎袋盛，浸酒煮饮。或加当归、牛膝、地榆诸药。

白杨皮酒治风毒脚气，腹中痰癖如石。以白杨皮切片，浸酒起饮。

女贞皮酒治风虚，补腰膝。女贞皮切片，浸酒煮饮之。

仙灵脾酒治偏风不遂，强筋坚骨。仙灵脾一斤，袋盛，浸无灰酒二斗，密封三日，饮之。圣惠方。

薏苡仁酒去风湿，强筋骨，健脾胃。用绝好薏苡仁粉，同麴、米酿酒，或袋盛煮酒饮。

天门冬酒润五脏，和血脉。久服除五劳七伤，癫痫恶疾。常令酒气相接，勿令大醉，忌生冷。十日当出风疹毒气，三十日乃已，五十日不知风吹也。冬月用天门冬去心煮汁，同麴、米酿成。初熟微酸，久乃味佳。千金。

百灵藤酒治诸风。百灵藤十斤，水一石，煎汁三斗，入糯米三斗，神麴九两〔一〕，如常酿成。三五日，更炊一斗〔二〕糯饭候冷〔三〕投之，即熟。澄清日饮，以汗出为效。圣惠方。

白石英酒治风湿周痹，肢节中〔四〕痛，及肾虚耳聋。用白石英、磁石煅醋淬七次各五两，绢袋盛，浸酒一升〔五〕中，五六日，温饮。酒少更添之。圣济总录。

〔一〕两：原作「斤」，今据圣惠方卷二十五改。
〔二〕一斗：原脱，今据圣惠方卷二十五补。
〔三〕候冷：同上。
〔四〕中：原作「湿」，今据圣济总录卷二十改。
〔五〕一升：原脱，今据圣济总录卷二十补。

地黄酒补虚弱，壮筋骨，通血脉，治腹痛，变白发。用生肥地黄绞汁，同麹、米封密器中。春夏三七日、秋冬〔一〕五七日启之，中有绿汁，真精英也，宜先饮之，乃滤汁藏贮。加牛膝汁效更速，亦有加群药者。

牛膝酒壮筋骨，治痿痹，补虚损，除久疟。用牛膝煎汁，和麹、米酿酒。或切碎袋盛浸酒，煮饮。

当归酒和血脉，坚筋骨，止诸痛，调经水。当归煎汁，或酿或浸，并如上法。

菖蒲酒治三十六风，一十二痹，通血脉，治骨痿，久服耳目聪明。石菖蒲煎汁，或酿或浸，并如上法。

枸杞酒补虚弱，益精气，去冷风，壮阳道，止目泪，健腰脚。用甘州枸杞子煮烂捣汁，和麹、米酿酒。或以子同生地黄袋盛，浸酒煮饮。

人参酒补中益气，通治诸虚。用人参末同麹、米酿酒。或袋盛浸酒煮饮。

薯蓣酒治诸风眩运，益精髓，壮脾胃。用薯蓣粉同麹、米酿酒。或同山茱萸、五味子、人参诸药浸酒煮饮。

茯苓酒治头风虚眩，暖腰膝，主五劳七伤。用茯苓粉同麹、米酿酒，饮之。

菊花酒治头风，明耳目，去痿痹，消百病。用甘菊花煎汁，同麹、米酿酒。或加地黄、当归、枸杞诸药亦佳。

黄精酒壮筋骨，益精髓，变白发，治百病。用黄精、苍术各四斤，枸杞根、柏叶〔二〕各五斤，天门冬三斤，煮汁一石，同麹十斤，糯米一石，如常酿酒饮。

桑椹酒补五脏，明耳目。治水肿，不下则满，下之则虚，入腹则十无一活。用桑椹捣汁煎过，同麹、米如常酿酒饮。

术酒治一切风湿筋骨诸病，驻颜色，耐寒暑。用术三十斤，去皮捣，以东流水三石，渍三〔三〕十日，取汁，露一〔四〕夜，浸麹、米酿成饮。

〔一〕春夏三七日秋冬：此七字原脱，今据圣惠方卷九十五补。
〔二〕柏叶：圣惠方卷九十五作「松叶」，用「六斤」。
〔三〕三：圣惠方卷九十五作「二」。
〔四〕一：圣惠方卷九十五作「五」。

蜜酒〔孙真人曰〕治风疹风癣。用沙蜜一斤，糯饭一升，面麴五两，熟水五升，同入瓶内，封七日成酒。寻常以蜜入酒代之，亦良。

蓼酒久服聪明耳目，脾胃健壮。以蓼煎汁，和麴、米酿酒饮。

姜酒〔诜曰〕治偏风，中恶疰忤，心腹冷痛。以姜浸酒，暖服一碗即止。一法：用姜汁和麴，造酒如常，服之佳。

葱豉酒〔诜曰〕解烦热，补虚劳，治伤寒头痛寒热，及冷痢肠痛，解肌发汗。并以葱根、豆豉浸酒煮饮。

茴香酒治卒肾气痛，偏坠牵引，及心腹痛。茴香浸酒煮饮之。舶茴尤妙。

缩砂酒消食和中，下气，止心腹痛。砂仁炒研，袋盛浸酒，煮饮。

莎根酒治心中客热，膀胱胁下气郁，常忧不乐。以莎根一斤切，熬香，袋盛浸酒。日夜服之，常令酒气相续。

茵陈酒治风疾，筋骨挛急。用茵陈蒿炙黄一斤，秫米一石，麴三斤，如常酿酒饮。

青蒿酒治虚劳久疟。青蒿捣汁，煎过，如常酿酒饮。

百部酒治一切久近咳嗽。百部根切炒，袋盛浸酒，频频饮之。

海藻酒治瘿气。海藻一斤，洗净浸酒，日夜细饮。

黄药酒治诸瘿气。万州黄药切片，袋盛浸酒，煮饮。

仙茆酒治精气虚寒，阳痿膝弱，腰痛痹缓，诸虚之病。用仙茆九蒸九晒，浸酒饮。

通草酒续五脏气，通十二经脉，利三焦。通草子煎汁，同麴、米酿酒饮。

南藤酒治风虚，逐冷气，除痹痛，强腰脚。石南藤煎汁，同麴、米酿酒饮。

松液酒治一切风痹脚气。于大松下掘坑，置瓮承取其津液，一斤酿糯米五斗，取酒饮之。

松节酒治冷风虚弱，筋骨挛痛，脚气缓痹。松节煮汁，同麴、米酿酒饮。松叶煎汁亦可。

柏叶酒治风痹历节作痛。东向侧柏叶煮汁，同麴、米酿酒饮。

椒柏酒元旦饮之，辟一切疫疠不正之气。除夕以椒三七粒，东向侧柏叶七枝，浸酒一瓶饮。

竹叶酒治诸风热病，清心畅意。淡竹叶煎汁，如常酿酒饮。

槐枝酒治大麻痿痹。槐枝煮汁，如常酿酒饮。

枳茹酒治中风身直，口僻眼急。用枳壳刮茹，浸酒饮之。

牛蒡酒治诸风毒，利腰脚。用牛蒡根切片，浸酒饮之。

巨胜酒治风虚痹弱，腰膝疼痛。用巨胜子二升炒香，薏苡仁二升，生地黄半斤，袋盛浸酒饮。

麻仁酒治骨髓风毒痛，不能动者。取大麻子中仁炒香，袋盛浸酒饮之。

桃皮酒治水肿，利小便。桃皮煎汁，同秫米酿酒饮。

红麹酒治腹中及产后瘀血。红麹浸酒煮饮。

神麹酒治闪肭腰痛。神麹烧赤，淬酒饮之。

柘根酒治耳聋。方具柘根下。

磁石酒治肾虚耳聋。用磁石、木通、菖蒲等分，袋盛酒浸日饮。

蚕沙酒治风缓顽痹，诸节不随，腹内宿痛。用原蚕沙炒黄，袋盛浸酒饮。

花蛇酒治诸风，顽痹瘫缓，挛急疼痛，恶疮疥癞。用白花蛇肉一条，袋盛，同麹置于缸底，糯饭盖之，三七日，取酒饮。又有群药煮酒方甚多。

乌蛇酒治疗、酿法同上。

蚺蛇酒治诸风痛痹，杀虫辟瘴，治癞风疥癣恶疮。用蚺蛇肉一斤，羌活一两，袋盛，同麹置于缸底，糯饭盖之，酿成酒饮。亦可浸酒。详见本条。〔颖曰〕广西蛇酒：坛上安蛇数寸，其麴则采山中草药，不能无毒也。

蝮蛇酒治恶疮诸瘘，恶风顽痹癫疾。取活蝮蛇一条，同醇酒一斗，封埋马溺处，周年取出，蛇已消化。每服数杯，当身体习习而愈也。

紫酒治卒风，口偏不语，及角弓反张，烦乱欲死，及鼓胀不消。以鸡屎白一升炒焦，投酒中待紫色，去滓频饮。

豆淋酒破血去风，治男子中风口㖞，阴毒腹痛，及小便尿血，妇人产后一切中风诸病。用黑豆炒焦，以酒淋之，温饮。

霹雳酒治疝气偏坠，妇人崩中下血，胎产不下。以铁器烧赤，浸酒饮之。

龟肉酒治十年咳嗽。酿法详见龟条。

虎骨酒治臂胫疼痛，历节风，肾虚，膀胱寒痛。虎胫骨一具，炙黄捶碎，同麴、米如常酿酒饮。亦可浸酒。详见虎条。

麋骨酒治阴虚肾弱，久服令人肥白。麋〔一〕骨煮汁，同麴、米如常酿酒饮之。

鹿头酒治虚劳不足，消渴，夜梦鬼物，补益精气。鹿头煮烂捣泥，连汁和麴、米酿酒饮。少入葱、椒。

鹿茸酒治阳虚痿弱，小便频数，劳损诸虚。用鹿茸、山药浸酒服。详见鹿茸下。

戊戌酒〔诜曰〕大补元阳。〔颖曰〕其性大热，阴虚人及〔二〕无冷〔三〕病人，不宜饮之。用黄狗肉一只煮糜，连汁和麴、米酿酒饮之。

羊羔酒大补元气，健脾胃，益腰肾。宣和化成殿真方：用米一石，如常浸蒸，嫩肥羊肉七斤，麴十四两，杏仁一斤，同煮烂，连汁拌末，入木香一两同酿，勿犯水，十日熟，极〔四〕甘滑。一法：羊肉五斤蒸烂，酒浸一宿，入消梨七个，同捣取汁，和麴、米酿酒饮之。

〔一〕麋：原作「糜」，今据上文改。
〔二〕人及：原脱，今据食物本草卷四酒条补。
〔三〕冷：原作「令」，今据食物本草卷四酒条改。
〔四〕极：原作「亟」，今从张本改。

腽肭脐酒助阳气，益精髓，破癥结冷气，大补益人。腽肭脐酒浸擂烂，同麴、米如常酿酒饮。

烧酒纲目

【释名】火酒纲目 **阿剌吉酒**饮膳正要

【集解】〔时珍曰〕烧酒非古法也。自元时始创其法，用浓酒和糟入甑，蒸令气上，用器承取滴露。凡酸坏之酒，皆可蒸烧。近时惟以糯米或粳米或黍或秫或大麦蒸熟，和麴酿瓮中七日，以甑蒸取。其清如水，味极浓烈，盖酒露也。〔颖曰〕暹逻酒以烧酒复烧二次，入珍宝异香。其坛每个以檀香十数斤烧烟熏令如漆，然后入酒蜡封，埋土中二三年，绝去烧气，取出用之。曾有人携至舶，能饮三四杯即醉，价值数倍也。有积病，饮一二杯即愈，且杀蛊。予亲见二人饮此，打下活虫长二寸许，谓之鱼蛊云。

【气味】辛、甘，大热，有大毒。〔时珍曰〕过饮败胃伤胆，丧心损寿，甚则黑肠腐胃而死。与姜、蒜同食，令人生痔。盐、冷水、绿豆粉解其毒。

【主治】消冷积寒气，燥湿痰，开郁结，止水泄，治霍乱疟疾噎膈，心腹冷痛，阴毒欲死，杀虫辟瘴，利小便，坚大便，洗赤目肿痛，有效。时珍

【发明】〔时珍曰〕烧酒，纯阳毒物也。面有细花者为真。与火同性，得火即燃，同乎焰消。北人四时饮之，南人止暑月饮之。其味辛甘，升扬发散；其气燥热，胜湿祛寒。故能开怫郁而消沉积，通膈噎而散痰饮，治泄疟而止冷痛也。辛先入肺，和水饮之，则抑使下行，通调水道，而小便长白。热能燥金耗血，大肠受刑，故令大便燥结，与姜、蒜同饮即生痔也。若夫暑月饮之，汗出而膈快身凉；赤目洗之，泪出而肿消赤散，此乃从治之方焉。过饮不节，杀人顷刻。近之市沽，又加以砒石、草乌、辣灰、香药，助而引之，是假盗以方〔一〕矣。善摄生者宜戒之。按刘克用病机赋云：有人病赤目，以烧酒入盐饮之，而痛止肿消。盖烧酒性走，引盐通行经络，使郁结开而邪热散，此亦反治劫剂也。

【附方】新七。

冷气心痛烧酒入飞盐饮，即止。**阴毒腹痛**烧酒温饮，汗出即止。**呕逆不止**真火酒一

〔一〕方：疑「刀」之误。

杯，新汲井水一杯，和服甚妙。濒湖。**寒湿泄泻**小便清者。以头烧酒饮之，即止。**耳中有核**如枣核大，痛不可动者。以火酒滴入，仰之半时，即可钳出。李楼奇方。**风虫牙痛**烧酒浸花椒，频频漱之。**寒痰咳嗽**烧酒四两，猪脂、蜜、香油、茶末各四两，同浸酒内，煮成一处。每日挑食，以茶下之，取效。

葡萄酒纲目

【集解】〔诜曰〕葡萄可酿酒，藤汁亦佳。〔时珍曰〕葡萄酒有二样：酿成者味佳，有如烧酒法者有大毒。酿者，取汁同麴，如常酿糯米饭法。无汁，用干葡萄末亦可。魏文帝所谓葡萄酿酒，甘于麴米，醉而易醒者也。烧者，取葡萄数十斤，同大麴酿酢，取入甑蒸之，以器承其滴露，红色可爱。古者西域造之，唐时破〔一〕高昌，始得其法。按梁四公子〔二〕记云：高昌献葡萄干冻酒。杰公曰：葡萄皮薄者味美，皮厚者味苦。八风谷冻成之酒，终年不坏。叶子奇草木子云：元朝于冀宁等路造葡萄酒，八月至太行山辨其真伪。真者下水即流，伪者得水即冰冻矣。久藏者，中有一块，虽极寒，其余皆冰〔三〕，独此不冰〔三〕，乃酒之精液也，饮之令人透腋而死。酒至二三年，亦有大毒。饮膳正要云：酒有数等：出哈喇火者最烈，西番者次之，平阳、太原者又次之。或云：葡萄久贮，亦自成酒，芳甘酷烈，此真葡萄酒也。

酿酒〔气味〕甘、辛，热，微毒。〔时珍曰〕有热疾、齿疾、疮疹人，不可饮之。〔主治〕**暖腰肾，驻颜色，耐寒。**时珍

烧酒〔气味〕辛、甘，大热，有大毒。〔时珍曰〕大热大毒，甚于烧酒。北人习而不觉，南人切不可轻生饮之。〔主治〕**益气调中，耐饥强志。**正要**消痰破癖。**汪颖

糟纲目

【释名】粕纲目

〔一〕破：原作「被」，今从张本改。
〔二〕子：原脱，今据本书卷一引据经史百家书目补。
〔三〕冰：原作「水」，今从张本改。

【集解】〔时珍曰〕糯、秫、黍、麦，皆可蒸酿酒、醋，熬煎饧、饴，化成糟粕。酒糟须用腊月及清明、重阳造者，沥干，入少盐收之。藏物不败，揉物能软。若榨干者，无味矣。醋糟用三伏造者良。

酒糟 〔气味〕甘、辛，无毒。〔主治〕温中消食，除冷气，杀腥，去草、菜毒，润皮肤，调脏腑。藏器[一] 罯扑损瘀血，浸水洗冻疮，捣傅蛇咬、蜂叮毒。日华

〔发明〕〔时珍曰〕酒糟有麹蘖之性，能活血行经止痛，故治伤损有功。按许叔微本事方云：治踠折，伤筋骨，痛不可忍者。用生地黄一斤，藏瓜姜糟一斤，生姜四两，都炒热，布裹罨伤处，冷即易之。曾有人伤折，医令捕一生龟，将杀用之。夜梦龟传此方，用之而愈也。又类编所载，只用藏瓜姜糟一物，入赤小豆末和匀，罨于断伤处，以杉片或白桐片夹之，云不过三日即痊可也。

〔附方〕新四。

手足皲裂 红糟、腊猪脂、姜汁、盐等分，研烂，炒热擦之，裂内甚痛，少顷即合，再擦数次即安。袖珍方。

鹤膝风病 酒醅糟四两，肥皂一个（去子），芒消一两，五味子一两，砂糖一两，姜汁半瓯研匀，日日涂之。加入烧酒尤妙也。

暴发红肿 痛不可忍者。腊糟糟之。谈野翁试验方。

杖疮青肿 用湿绵纸铺伤处，以烧过酒糟捣烂，厚铺纸上。良久，痛处如蚁行，热气上升即散。简便方。

大麦醋糟 〔气味〕酸，微寒，无毒。〔主治〕气滞风壅，手臂[二]脚膝痛，炒热布裹熨之，三两换当愈。孟诜

干饧糟 〔气味〕甘，温，无毒。〔主治〕反胃吐食，暖脾胃，化饮食，益气缓中。时珍

〔发明〕〔时珍曰〕饧以蘖成，暖而消导，故其糟能化滞缓中，养脾止吐也。按继洪澹寮方云：甘露汤：治反胃呕吐不止，服此利胸膈，养脾胃，进饮食。用干饧糟六两，生姜四两，二味同捣作饼，或焙或晒，入炙甘草末二两，盐少许，点汤服之。常熟一富人病反胃，往京口甘露寺设水陆，泊舟岸下。梦一僧持汤一杯与之，饮罢，便觉胸快。次

〔一〕藏器：原作「苏恭」，今据大观、政和本草卷二十五酒条改。
〔二〕臂：原作「背」，今据大观、政和本草卷二十六醋条改。

早入寺，供汤者乃梦中所见僧，常以此汤待宾，故易名曰甘露汤。予在临汀疗一小吏旋愈，切勿忽之。

〔附方〕新一。

脾胃虚弱平胃散（等分）末一斤，入干糖糟（炒）二斤半，生姜一斤半，红枣三百个（煮取肉焙干），通为末。逐日点汤服。摘玄。

米秕食物

【释名】米皮糠〔时珍曰〕秕，亦纰薄之义也。

【集解】〔颖曰〕米秕，即精米上细糠也。昔陈平食糠核而肥也。〔时珍曰〕糠，诸粟谷之壳也。其近米之细者为米秕，味极甜。俭年人多以豆屑或草木花实可食者，和剂蒸煮，以救饥云。

【气味】甘，平，无毒。

【主治】通肠开胃，下气，磨积块。作糗食不饥，充滑肤体，可以颐养。汪颖

春杵头细糠别录中品

〔校正〕〔禹锡曰〕自草部移入此。

【集解】〔时珍曰〕凡谷皆有糠，此当用粳、稻、粟、秫之糠也。北方多用杵，南方多用碓，入药并同。丹家言糠火炼物，力倍于常也。

【气味】辛、甘，热。〔震亨曰〕谷壳属金，糠之性则热也。

【主治】卒噎，刮取含之。别录　亦可煎汤呷之。**烧研，水服方寸匕，令妇人易产。**时珍　出子母秘录。

【发明】〔弘景曰〕治噎用此，亦是舂捣义尔。天下事理，多相影响如此。

【附方】旧一，新一。**膈气噎塞**饮食不下。用碓觜上细糠，蜜丸弹子大，时时含咽津液。圣惠。**咽喉妨碍**如有物吞吐不利。杵头糠、人参各一钱，石莲肉炒一钱，水煎服，日三次。圣济总录。

本草纲目菜部目录第二十六卷

李时珍曰：凡草木之可茹者谓之菜。韭、薤、葵、葱、藿，五菜也。素问云：五谷为养，五菜为充。所以辅佐谷气，疏通壅滞也。古者三农生九谷，场圃蓺草木，以备饥馑，菜固不止于五而已。我国初周定王图草木之可济生者四百余种，为救荒本草，厥有旨哉。夫阴之所生，本在五味；阴之五宫，伤在五味。谨和五味，脏腑以通，气血以流，骨正筋柔，腠理以密，可以长久。是以内则有训，食医有方，菜之于人，补非小也。但五气之良毒各不同，五味之所入有偏胜，民生日用而不知。乃搜可茹之草，凡一百五种为菜部。分为五类：曰薰辛，曰柔滑，曰蓏，曰水，曰芝栭。旧本菜部三品，共六十五种。今并入五种，移十三种入草部，六种入果部。自草部移入及并二十三种，自谷部移入一种，果部移入一种，外类有名未用移入三种。

神农本草经一十三种梁陶弘景注

名医别录一十八〔一〕种梁陶弘景注

唐本草七种唐苏恭

本草拾遗一十三种唐陈藏器

食性本草一种南唐陈士良

日华本草二种宋人大明

千金食治二种唐孙思邈

食疗本草三种唐孟诜　张鼎

蜀本草二种蜀韩保昇

开宝本草六种宋马志

〔一〕八：原作「七」。按本书卷二十七繋菜采自「别录」，彼卷分目原误作「嘉祐」，今已改正，应加入计算，因改「七」为「八」。

嘉祐本草九[一]种宋掌禹锡　　图经本草四种宋苏颂

证类本草一种宋唐慎微　　日用本草三种元吴瑞

食物本草二种明汪颖　　食鉴本草一种明宁原

救荒本草二[二]种明周王　　本草纲目一十六[三]种明李时珍

〔附注〕魏李当之药录　吴普本草　宋雷敩炮炙　齐徐之才药对　唐甄权药性　萧炳四声

唐李珣海药　杨损之删繁　宋寇宗奭衍义　金张元素珍珠囊　元李杲法象　王好古汤液

元朱震亨补遗　明汪机会编　明陈嘉谟蒙筌

菜之一　荤辛类三十二种

韭别录　　山韭千金　孝文韭附　　葱别录

茖葱千金　　胡葱开宝　　薤别录（即藠子）　蓼荞附

蒜别录　　山蒜拾遗　　葫别录（即大蒜）

五辛菜拾遗　　芸薹唐本（即油菜）　　菘别录（即白菜）

芥别录　　白芥开宝　　芜菁别录（即蔓菁）

莱菔唐本（即萝卜）　　生姜别录　　干姜本经　天竺干姜附

同蒿嘉祐　　邪蒿嘉祐　　胡荽嘉祐

〔一〕九：原作「十」。按本书卷二十七分目菾采条已改「嘉祐」为「别录」，因据改。

〔二〕二：原作「一」。按本书卷二十七翻白草采自「救荒」，彼卷分目原误作「纲目」，今已改正，应加入计算，因改「一」为「二」。

〔三〕六：原作「七」。按本书卷二十七分目翻白草条已改「纲目」为「救荒」，因据改。

胡萝卜纲目　水蕲本经（即芹菜）　堇唐本（即旱芹）

紫堇图经　马蕲唐本　莳香唐本（即茴香）

莳萝开宝　蜀胡烂　数低　池德勒　马思荅吉附　罗勒嘉祐（即兰香）

白花菜食物　蔊菜纲目　草豉拾遗

右附方旧一百五十六〔一〕，新二百九十六〔二〕。

〔一〕六：原无，今按卷中旧附方数补。

〔二〕六：原作「二」，今按卷中新附方数改。

本草纲目菜部第二十六卷

菜之一 荤菜类三十二种。

韭 别录中品

【释名】草钟乳拾遗 起阳草侯氏药谱 〔颂曰〕案许慎说文：韭字象叶出地上形。一种而久生，故谓之韭。一岁三四割，其根不伤，至冬壅培之，先春复生，信乎久生者也。〔藏器曰〕俗谓韭叶〔一〕是草钟乳，言其温补〔二〕也。〔时珍曰〕韭之茎名韭白，根名韭黄，花名韭菁。礼记谓韭为丰本，言其美在根也。薤之美在白，韭之美在黄，黄乃未出土者。

【集解】〔时珍曰〕韭丛生丰本，长叶青翠。可以根分，可以子种。其性内生，不得外长。叶高三寸便剪，剪忌日中。一岁不过五剪，收子者只可一剪。八月开花成丛，收取腌藏供馔，谓之长生韭，言剪而复生，久而不乏也。九月收子，其子黑色而扁，须风处阴干，勿令浥郁。北人至冬移根于土窖中，培以马屎，暖则即长，高可尺许，不见风日，其叶黄嫩，谓之韭黄，豪贵皆珍之。韭之为菜，可生可熟，可菹可久，乃菜中最有益者也。罗愿尔雅翼云：物久必变，故老韭为苋。〔颂曰〕郑玄言政〔三〕道得则〔四〕阴物变为阳，故葱变为韭，可验葱冷而韭温也。

【气味】辛、微酸，温，涩，无毒。〔时珍曰〕生：辛，涩。熟：甘、酸。〔大明曰〕热。〔宗奭曰〕春食则香，夏食则臭，多食则能昏神暗目，酒后尤忌。〔诜曰〕热病后十日食之，即发困〔五〕。五月多食，乏气力。冬月多食〔六〕，动宿饮，吐水。不可与蜜及牛肉同食。

〔一〕叶：原脱，今据大观、政和本草卷二十八韭条补。
〔二〕温补：大观、政和本草卷二十八韭条俱作「宜人」。
〔三〕政：原作「玖」，今据大观、政和本草卷二十八韭条改。
〔四〕则：原作「利」，据改同上。
〔五〕困：原作「因」，据改同上。
〔六〕冬月多食：千金卷二十六第三及大观、政和本草卷二十八韭条引黄帝俱作「霜韭冻不可生食」。

【主治】归心，安五脏，除胃中热，利病人，可久食。别录〔时珍曰〕案千金方作可久食，不利病人。叶：煮鲫鱼鲊食，断卒下痢。根：入生发膏用。弘景 根、叶：煮食，温中下气，补虚益阳，调和脏腑，令人能食，止泄血〔一〕脓，腹中冷痛。生捣汁服，主胸痹骨痛不可触者，又解药毒，疗狂狗咬人数〔二〕发者，亦涂〔三〕诸蛇虺、蝎虿、恶虫毒。藏器 煮食，充肺气，除心腹痼冷痃癖。捣汁服，治肥白人中风失音。日华 煮食，归肾壮阳，止泄精，暖腰膝。宁原 炸熟，以盐、醋空心吃十顿，治胸膈噎气。捣汁服，治胸痹刺痛如锥，即吐出胸中恶血甚验。又灌初生小儿，吐去恶水〔四〕恶血，永无诸病。诜 主吐血唾血，衄血尿血，妇人经脉逆行，打扑伤损及膈噎病。捣汁澄清，和童尿饮之，能消散胃脘瘀血，甚效。震亨 饮生汁，主上气喘息欲绝，解肉脯毒。煮汁饮，止消渴盗汗。熏产妇血运，洗肠痔脱肛。时珍

【发明】〔弘景曰〕此菜殊辛臭，虽煮食之，便出犹熏灼，不如葱、薤熟即无气，最是养生所忌。〔颂曰〕菜中此物最温而益人，宜常食之。昔人正月节食五辛以辟疠气，谓韭、薤、葱、蒜、姜也。〔宗奭曰〕韭黄未出粪土，最不益人，食之滞气，盖含抑郁未申之气故也。孔子曰「不时不食」，正谓此类。花食之亦动风。〔思邈曰〕韭味酸，肝病宜食之，大〔五〕益人心。〔时珍曰〕韭，叶热根温，功用相同。生则辛而散血，熟则甘而补中。入足厥阴经，乃肝之菜也。素问言心

〔一〕血：大观、政和本草卷二十八韭条俱作「白」。
〔二〕数：大观、政和本草卷二十八韭条俱作「欲」。
〔三〕涂：大观、政和本草卷二十八韭条俱作「杀」。
〔四〕恶水：大观、政和本草卷二十八韭条俱作「胸中」。
〔五〕大：千金卷二十六第三，此上有「二月、三月宜食韭」七字。

病宜食韭，食鉴本草言归肾，文虽异而理则相贯。盖心乃肝之子，肾乃肝之母，母能令子实，虚则补其母也。道家目〔一〕为五荤之一，谓其能昏人神而动虚阳也。有一贫叟病噎膈，食入即吐，胸中刺痛。或令取韭汁，入盐、梅、卤汁少许，细呷，得入渐加，忽吐稠涎数升而愈。此亦仲景治胸痹用薤白，皆取其辛温能散胃脘痰饮恶血之义也。〔震亨曰〕心痛有食热物及怒郁，致死血留于胃口作痛者，宜用韭汁、桔梗加入药中，开提气血。有肾气上攻以致心痛者，宜用韭汁和五苓散为丸，空心茴香汤下。盖韭性急，能散胃口血滞也。又反胃宜用韭汁二杯，入姜汁、牛乳各一杯，细细温服。盖韭汁消血，姜汁下气消痰和胃，牛乳能解热润燥补虚也。一人腊月饮刮剁酒三杯，自后食必屈曲下膈，硬涩微痛，右脉甚涩，关脉沉。此污血在胃脘之口，气因郁而成痰，隘塞食道也。遂以韭汁半盏，细细冷呷，尽半斤而愈。

【附方】旧十二〔二〕，新二十〔三〕。**胸痹急痛**〔诜曰〕胸痹痛如锥刺，不得俯仰，自汗出，或痛〔四〕彻背上，不治或至死。可取生韭或根五斤，洗捣汁，服之。食疗本草。**阴阳易病**男子阴肿，小腹绞痛，头重眼花，宜猳鼠屎汤煮〔五〕之。用猳鼠屎十四枚，韭根一大把，水二盏，煮七分，去滓再煎二沸，温服，得汗愈。未汗再服。南阳活人书。**伤寒劳复**方同上。**卒然中恶**捣韭汁，灌鼻中，便苏。食医心镜。**卧忽不寤**勿以火照之，但痛啮拇指甲际而唾其面则活。取韭捣汁吹入鼻中。冬月则用韭根。肘后方。**风〔六〕忤邪恶**韭根一把，乌梅十四〔七〕个，吴茱萸炒半升，水一斗煮之。仍以病人栉内入，煮三沸。栉浮者生，沉者死。煮至三升，分三服。金匮要略。**喘息欲绝**韭汁饮一升，效。肘后〔八〕。**夜出盗汗**韭根四十九根，水二升，煮一升，顿服。千金方。**消渴引饮**韭苗日用三五两，或炒或作羹，勿入盐，入

〔一〕目：原作「曰」，今从张本改。
〔二〕二：原作「一」，今按下旧附方数改。
〔三〕十：此下原有「一」，今按下新附方数删。
〔四〕痛：原脱，今据大观、政和本草卷二十八韭条补。
〔五〕煮：南阳活人书卷四第三十问及卷十七猳鼠粪汤俱无此文，疑当作「主」。
〔六〕风：金匮卷下第二十三及肘后卷一第三俱作「感」。金匮又作「客」，外台卷二十八引肘后亦作「客」。
〔七〕十四：外台卷二十八引肘后同。金匮卷下第二十三及今本肘后卷一第三俱作「二十」，当是「二七」之误。
〔八〕肘后：原脱，今据肘后卷三第二十三及大观、政和本草卷二十八韭条附方补，并计入旧附方数内。

酱无妨。吃至十斤即住〔一〕，极效。过清明勿吃。有人病此，引饮无〔二〕度，得此方而愈。　秦宪〔三〕副方。**喉肿难食**韭一把，捣熬傅之。冷即易。　千金方。**水谷痢疾**韭叶作羹、粥、炸、炒，任食之，良。　食医心镜。**脱肛不收**生韭一斤切，以酥拌炒熟，绵裹作二包，更互熨之，以入为度。　圣惠。**痔疮作痛**用盆盛沸汤，以器盖之，留一孔。用洗净韭菜一把，泡汤中。乘热坐孔上，先熏后洗，数次自然脱体也。　袖珍方。**小儿胎毒**初〔四〕生时，以韭汁少许灌之〔五〕，即吐出恶水恶血，永无诸疾。　四声本草。**小儿腹胀**韭根捣汁，和猪脂〔六〕煎服一合。间日一服，取愈。　秘录。**小儿患黄**韭根捣汁，日滴鼻中，取黄水取效。　同上。**痘疮不发**韭根煎汤服之。　海上方。**产后呕水**产后因怒哭伤肝，呕青绿水。用韭叶一斤取汁，入姜汁少许，和饮，遂愈。　摘玄方。**产后血运**韭菜切，安瓶中，沃以热醋，令气入鼻中，即省。　丹溪心法。**赤白带下**韭根捣汁，和童尿露一夜，空心温服取效。　海上仙方。**鼻衄不止**韭根、葱根同捣枣大，塞入鼻中，频易，两三度即止。　千金方。**五般疮癣**韭根炒存性，捣末，以猪脂和涂之。数〔七〕度愈。　经验方。**金疮出血**韭汁和风化石灰日干。每用为末傅之效。　濒湖集简方。**刺伤中水**肿痛。煮韭热搨之。　千金。**漆疮作痒**韭叶杵傅。　斗门方。**猘狗咬伤**七日一发。三七日不发，乃脱也。急于无风处，以冷水洗净，即服韭汁一碗。隔七日又一碗，四十九日共服七碗。须百日忌食酸、咸，一年忌食鱼腥，终身忌食狗肉，方得保全。否则十有九死。徐本斋云：此法出肘后方〔八〕。有风犬一日咬三人，止一人用此得活，亲见有效。　简便。**百虫入耳**韭汁灌之即出。　千

〔一〕住：大观、政和本草卷二十八韭条附方俱作「佳」。
〔二〕无：原作「尤」，今据大观、政和本草卷二十八韭条附方改。
〔三〕宪：大观、政和本草卷二十八韭条附方俱作「运」。
〔四〕初：原作「伤」，今据大观、政和本草卷二十八韭条改。
〔五〕灌之：按圣惠方卷八十二云：「暖水浸少韭子汁涂儿口唇上，干又涂，十数度止。必不得令入口中。」可见韭汁灌法亦当慎用。
〔六〕脂：原作「肪」（肪字之误），今据大观、政和本草卷二十八韭条附方改。
〔七〕数：政和本草卷二十八韭条附方作「三」，大观本草作「二」。
〔八〕肘后方：肘后卷七第五十四「韭汁」作「薤汁」。

金方。**聤耳出汁**韭汁日滴三次。圣惠方。**牙齿虫䘌**韭菜连根洗捣，同人家地板上泥和，傅痛处腮上，以纸盖住。一时取下，有细虫在泥上，可除根。又方：韭根十个，川椒二十粒，香油少许，以水桶上泥同捣，傅病牙颊上。良久有虫出，数次即愈也。**解肉脯毒**凡肉密器盖过夜者为郁肉，屋漏沾着者为漏脯，皆有毒。捣韭汁饮之。张文仲备急方。

食物中毒生韭汁服数升良。千金。

韭子

〔修治〕〔大明〔一〕曰〕入药拣净，蒸熟暴干，簸去黑皮，炒黄用。〔时珍曰〕阳也。伏石锺乳、乳香。

〔气味〕辛、甘，温，无毒。

〔主治〕梦中泄精，溺白〔二〕。别录 暖腰膝，治鬼交，甚效。日华 补肝及命门，治小便频数、遗尿，女人白淫、白带。时珍

〔发明〕〔颂曰〕韭子得龙骨、桑螵蛸，主漏精补中。葛洪、孙思邈诸方多用之。〔弘景曰〕韭子入棘刺诸丸，主漏精。〔时珍曰〕棘刺丸方见外台秘要，治诸劳泄，小便数，药多不录。案：梅师方：治遗精。用韭子五合，白龙骨一两，为末，空心酒服方寸匕。千金方：治梦遗，小便数。用韭子二两，桑螵蛸一两，微炒研末，每旦酒服二钱。三因方：治下元虚冷，小便不禁，或成白浊，有家韭子丸。盖韭乃肝之菜，入足厥阴经。肾主闭藏，肝主疏泄。素问曰：足厥阴病则遗尿。思想无穷，入房太甚，发为筋痿，及为白淫。男随溲而下。女子绵绵而下。韭子之治遗精漏泄、小便频数、女人带下者，能入厥阴，补下焦肝及命门之不足。命门者藏精之府，故同治云。

〔附方〕旧四〔三〕，新三〔四〕。

梦遗溺白〔藏器曰〕韭子，每日空心生吞一二〔五〕十粒，盐汤下。圣惠：治虚劳伤肾，梦中泄精。用韭子二两，微炒为末。食前温酒服二钱匕。**虚劳溺精**用新韭子二升（十月霜后采之），好酒八合渍一宿。以晴明日，童子向南捣一万杵。平旦温酒服方寸匕，日再服之。外台秘要。

〔一〕大明：按大观、政和本草卷二十八韭条，大明仅有「入药炒用」一语。下文乃同条苏颂图经引崔元亮海上方中所云。
〔二〕白：原作「血」，今据唐本草卷十八、千金翼卷四及大观、政和本草卷二十八韭条改。
〔三〕四：原作「三」，今按下旧附方数改。
〔四〕三：原作「四」。按「玉茎强中」一方，已计入本书卷十四补骨脂条新附方数内，此间不当重计，因据改。
〔五〕一二：大观、政和本草卷二十八韭条附方作一「三」字。

梦泄遗尿 韭子二〔一〕升，稻米三升〔二〕，水一斗七升，煮粥取汁六升，分三服。千金方。**玉茎强中** 玉茎强硬不痿，精流不住，时时如针刺，捏之则痛〔三〕，其病名强中，乃肾滞〔四〕漏疾也。用韭子、破故纸各一两，为末。每服三钱，水一盏，煎服。日三即住。夏子益奇方〔五〕。**腰脚无力** 韭子一升拣净，蒸两炊久，暴干，簸去黑皮，炒黄捣粉。安息香二大两，水煮一二百沸，慢火〔六〕炒赤色，和捣为丸梧子大。如干，入少蜜。每日空腹酒下三〔七〕十丸。以饭三五匙压之，大佳。崔元亮海上方。**女人带下** 及男子肾虚冷，梦遗。用韭子七升，醋煮千沸，焙研末，炼蜜丸梧子大。每服三十丸，空心温酒下。千金方。**烟熏虫牙** 用瓦片煅红，安韭子数粒，清油数点，待烟起，以筒吸引至痛处。良久以温水漱，吐有小虫出为效。未尽再熏。救急易方。

山韭 千金

【释名】藿 音育。**韱** 音纤。并未详。

【集解】〔颂曰〕藿，山韭也。山中往往有之，而人多不识。形性亦与家韭相类，但根白，叶如灯心苗耳。韩诗云，六月食郁及薁，谓此也。〔时珍曰〕案尔雅云：藿，山韭也；许慎说文云：韱，山韭也。金幼孜北征录云：北边云台戍〔八〕地，

〔一〕二：原作「一」，今据千金卷十九第四改。
〔二〕三升：原作「一斗」，据改同上。
〔三〕痛：传信适用方卷四附夏方第八作「脆碎」二字。
〔四〕滞：传信适用方卷四附夏方第八作「满」。
〔五〕夏子益奇方：原作「经验方」。按此方见传信适用方卷四附夏子益治奇疾方第八。今据改，使与本书卷十四补骨脂条附方一致。
〔六〕火：原作「先」，今据大观、政和本草卷二十八韭条改。
〔七〕三：大观、政和本草卷二十八韭条俱作「二」。
〔八〕戍：原作「戎」，今据纪录汇编卷三十二前北征录改。

多野韭、沙葱，人皆采而食之。即此也。苏氏以诗之郁即此，未知是否？又吕忱字林云：荃[一]（音[二]严）水韭[三]也。野生水涯，叶如韭而细长，可食。观此，则知野韭又有山、水二种，气味或不相远也。

【气味】咸，寒，涩，无毒。

【主治】宜肾，主大小便数，去烦热，治毛发。千金

【发明】〔时珍曰〕䪥，肾之菜也，肾病宜食之。诸家本草不载，而孙思邈千金方收之。他书䪥字多讹作藿字，藿乃豆叶也。陈直奉亲养老书有䪥菜羹，即此也。其方治老人脾胃气弱，饮食不强。用䪥菜四两，鲫鱼肉五两，煮羹，下五味并少面食。每三五日一作之。云极补益。

【附录】孝文韭拾遗〔藏器曰〕辛，温，无毒。主腹内冷胀满，泄痢肠澼，温中补虚，令人能行。生塞北山谷，状如韭，人多食之，云是后魏孝文帝所种。又有诸葛韭，孔明所种，此韭更长，彼人食之。〔时珍曰〕此亦山韭也，但因人命名耳。

葱 别录中品

【释名】芤纲目 **菜伯**同 **和事草**同 **鹿胎**〔时珍曰〕葱从囱。外直中空，有囱通之象也。芤者，草中有孔也，故字从孔，芤脉象之。葱初生曰葱针，叶曰葱青，衣曰葱袍，茎曰葱白，叶中涕曰葱苒。诸物皆宜，故云菜伯、和事。

【集解】〔恭曰〕葱有数种，山葱曰茖葱，疗病似[四]胡葱。其人间食葱有二种：一种冻葱，经冬不死，分茎栽莳而无子；一种汉葱，冬即叶枯。食用入药，冻葱最善，气味亦佳也。〔保昇曰〕葱凡四种：冬葱即冻葱也，夏衰冬盛，茎叶俱软美，山南、江左有之；汉葱茎实硬而味薄，冬即叶枯；胡葱茎叶粗短[五]，根若金灯；茖葱生于山谷，不入药用。〔颂曰〕

〔一〕荽：原作「签」，今据唐·段公路撰北户录水韭条（涵芬楼本说郛卷二）及集韵卷四·二十六严引字林改。
〔二〕音：原作「童」，今据集韵卷四·二十六严改。
〔三〕水韭：北户录水韭条及集韵卷四·二十六严引字林俱作「水中野韭」。
〔四〕似：唐本草卷十八葱实条同。大观、政和本草卷二十八葱实条俱作「以」。
〔五〕短：原作「硬」，今据大观、政和本草卷二十八葱实条改。

入药用山葱、胡葱，食品用冬葱、汉葱。又有一种楼葱，亦冬葱类，江南人呼为龙角葱，荆〔一〕楚间多种之，其皮赤，每茎上出歧如八角，故云。〔瑞曰〕龙角即龙爪葱，又名羊角葱。茎上生根，移下莳之。〔时珍曰〕冬葱即慈葱，或名太官葱。谓其茎柔细而香，可以经冬，太官上供宜之，故有数名。汉葱一名木葱，其茎粗硬，故有木名。冬葱无子。汉葱春末开花成丛，青白色。其子味辛色黑，有皱纹，作三瓣状。收取阴干，勿令浥郁，可种可栽。

葱茎白　〔气味〕辛，平。叶：温。根须：平〔二〕。并无毒。〔弘景曰〕葱有寒热，白冷青热，伤寒汤中不得用青也。〔宗奭曰〕葱主发散，多食昏人神。〔诜曰〕葱宜冬月食。不可过多，损须发，发人虚气上冲，五脏闭绝，为其开骨节出汗之故也。〔思邈曰〕正月食生葱，令人面上起游风。生葱同蜜食，作下利。烧葱同蜜食，壅气杀人。〔张仲景曰〕生葱合枣食，令人病；合犬、雉肉食，多令人病血〔三〕。〔时珍曰〕服地黄、常山人，忌食葱。〔主治〕作汤，治伤寒寒热，中风面目浮肿，能出汗。本经　伤寒骨肉碎〔四〕痛，喉痹不通，安胎，归目益目睛，除肝中邪气，安中利五脏，杀百药毒。根：治伤寒头痛。别录　主天行时疾，头痛热狂，霍乱转筋，及奔豚气、脚气，心腹痛，目眩，止心迷闷。大明　通关节，止衄血，利大小便。孟诜　治阳明下痢、下血。李杲　达表和里，止血。宁原　除风湿，身痛麻痹，虫积心痛，止大人阳脱，阴毒腹痛，小儿盘肠内钓，妇人妊娠溺血，通乳汁，散乳痛，利耳鸣，涂猘犬伤，制蚯蚓毒。时珍　杀一切鱼、肉毒。士良

〔发明〕〔元素曰〕葱茎白，味辛而甘平，气厚味薄，升也，阳也。入手太阴、足阳明经，专主发散，以通上下阳气。故活人书治伤寒头痛如破，用连须葱白汤主之。张仲景治少阴病，下利清谷，里寒外热，厥逆脉微者，白通汤主之，内用葱白。

〔一〕荆：大观、政和本草卷二十八葱实条俱作「淮」。
〔二〕平：原作「十」，今据金陵本改，与千金卷二十六第三葱实条合。
〔三〕合犬雉肉食多令人病血：金匮卷下第二十五作「和雄鸡、雉、白犬肉食，令人七窍经年流血。」
〔四〕碎：唐本草卷十八、千金翼卷四及大观、政和本草卷二十八葱实条引别录文俱无。此乃濒湖据大观、政和本草引食医心镜「骨节碎痛」文所加。

若面色赤者，四逆汤加葱白。腹中痛者，去葱白。成无已解之云：肾恶燥，急食辛以润之。葱白辛温以通阳气也。〔时珍曰〕葱乃释家五荤之一。生辛散，熟甘温，外实中空，肺之菜也，肺病宜食之。肺主气，外应皮毛，其合阳明。故所治之症多属太阴、阳明，皆取其发散通气之功，通气故能解毒及理血病。气者血之帅也，气通则血活矣。金疮磕损，折伤血出，疼痛不止者，王璆百一选〔一〕方，用葱白、砂糖等分研封之。云痛立止，更无痕瘢也。葱叶亦可用。又葱管吹盐入玉茎内，治小便不通及转脬危急者，极有捷效。余常用治数人得验。

〔附方〕旧十二，新三十六〔二〕。**感冒风寒**初起。即用葱白一握，淡豆豉半合，泡汤服之，取汗。　濒湖集简方。**伤寒头痛**如破者。连须葱白半斤，生姜二两，水煮温服。　活人书。**时疾头痛**发热者。以连根葱白二十根，和米煮粥，入醋少许，热食取汗即解。　济生秘览。**数种伤寒**初起一二日，不能分别者，用上法取汗。**伤寒劳复**因交接者，腹痛卵肿。用葱白捣烂，苦酒一盏，和服之。　千金方。**风湿身痛**生葱擂烂，入香油数点，水煎，调川芎藭、郁金末一钱服，取吐。　丹溪心法。**妊娠伤寒**赤斑变为黑斑，尿血者。以葱白一把，水三升，煮热服汁，食葱令尽，取汗。　伤寒类要。**六月孕动**困笃难救者。葱白一大握，水三升，煎一升，去滓顿服。　杨氏产乳。**胎动下血**腰〔三〕痛抢心。杨氏产乳方〔四〕：用葱白煮浓汁饮之。未死即安，已死即出。未效再服。　一方：加川芎。一方：用银器同米煮粥及羹食。　梅〔五〕师方。**卒中恶死**或先病，或平居寝卧，奄忽而死，皆是中恶。肘后方〔六〕：急取葱心黄刺入鼻孔中，男左女右，入七八寸，鼻、目〔七〕血出即苏。　又法：用葱刺入耳中五

〔一〕选：原脱，今据本书卷一引据医家书目补。

〔二〕六：原作「二」，今按下新附方数改。

〔三〕腰：原作「病」，今据大观、政和本草卷二十八葱实条附方改。

〔四〕杨氏产乳方：原脱，今据大观、政和本草卷二十八葱实条附方补。

〔五〕梅：原作「采」，今据大观、政和本草卷二十八葱实条附方改。

〔六〕肘后方：原脱。按此方见肘后卷一第一、千金卷二十五第一及外台卷二十八，大同小异。大观、政和本草卷二十八葱实条附方引自千金，而本书引文则更近于肘后。因据补，并计入旧附方数内。

〔七〕鼻目：肘后卷一第一及外台卷二十八俱作「目中」（外台此下有「一云耳中血出佳」），但千金卷二十五第一及大观、政和本草葱实条附方俱作「鼻孔中血出」，濒湖因合鼻、目而言。

寸〔一〕，以鼻〔二〕中血出即活也。如无血出，即不可〔三〕治矣。相传此扁鹊秘方也。崔氏纂要。**小儿卒死**无故者。取葱白纳入下部，及两鼻孔中，气通或嚏即活。陈氏经验方。**小儿盘肠**内钓腹痛。用葱汤洗儿腹，仍以炒葱捣贴脐上。良久，尿出痛止。汤氏婴孩宝书。**阴毒腹痛**厥逆唇青卵缩，六脉欲绝者。用葱一束，去根及青，留白二寸，烘热安脐上，以熨斗火熨之，葱坏则易〔四〕。良久热气透入，手足温有汗即瘥，乃服四逆汤。若熨而手足不温，不可治。朱肱南阳活人书。**脱阳危症**凡人大吐大泄之后，四肢厥冷，不省人事，或与女子交后，小腹肾痛，外肾搐缩，冷汗出厥逆，须臾不救。先以葱白炒热熨脐，后以葱白三七茎擂烂，用酒煮灌之，阳气即回。此华佗救卒病方也。**卒心急痛**牙关紧闭欲绝。以老葱白五茎去皮须，捣膏，以匙送入咽中，灌以麻油四两，但得下咽即苏。少顷，虫积皆化黄水而下，永不再发。累得救人。瑞竹堂方。**霍乱烦躁**坐卧不安。葱白二十茎，大枣二十枚，水三升，煎二升，分服。梅〔五〕师方。**蛔虫心痛**用葱茎白二寸，铅粉二钱，捣丸服之，即止。葱能通气，粉能杀虫也。杨氏经验方。**腹皮麻痹**不仁者。多煮葱白食之，即自愈。危氏方。**小便闭胀**不治杀人。葱白三斤，锉炒帕盛，二个更互熨小腹，气透即通也。许学士本事方。**大小便闭**捣葱白和酢，封小腹上。仍灸七壮。外台秘要。**大肠虚闭**匀气散：用连须葱一根，姜一块，盐一捻，淡豉三七粒，捣作饼，烘掩脐中，扎定。良久，气通即通。不通再作。杨氏直指方。**小儿虚闭**葱白三根煎汤，调生蜜、阿胶末服。仍以葱头染蜜，插入肛门。少顷即通。全幼心鉴。**急淋阴肿**泥葱半斤，煨热杵烂，贴脐上。外台。**小便淋涩**或有血〔六〕者。以赤根楼葱近根截一寸许，安脐中，以艾灸七壮。经验方。**小儿不尿**乃胎热也。用

〔一〕五寸：肘后卷一第一及外台卷二十八俱无。
〔二〕鼻：肘后卷一第一及外台卷二十八此上俱有「耳中」二字。
〔三〕不可：肘后卷一第一及外台卷二十八俱作「难」。
〔四〕易：原作「湯」，今据活人书卷十六葱熨法改。
〔五〕梅：原作「罙」，今据大观、政和本草卷二十八葱实条附方改。
〔六〕血：原作「白」，据改同上。

大葱白切四片，用乳汁半盏，同煎片时，分作四服即通。不饮乳者，服之即饮乳。若脐四旁有青黑色及口撮者，不可救也。全幼心鉴。**肿毒尿闭**因肿毒未溃，小便不通。用葱切，入麻油煎至黑色，去葱取油，时涂肿处，即通。普济。**水癞病肿**葱根白皮煮汁，服一盏，当下水出。病已困者，取根捣烂，坐之取气，水自下。圣济录。**阴囊肿痛**葱白、乳香捣涂，即时痛止肿消。又方：用煨葱入盐，杵如泥，涂之。**小便溺血**葱白一握，郁金一两，水一升，煎二合，温服。一日三次。普济方。**肠痔有血**葱白三斤，煮汤熏洗立效。外台。**赤白下痢**葱白一握细切，和米煮粥，日日食之。食医心镜。**便毒初起**葱白炒热，布包熨数次，乃用傅药，即消。永类方：用葱根和蜜捣傅，以纸密护之。外服通气药，即愈。**痈疽肿硬**乌金散：治痈疖肿硬无头，不变色者。米粉四两，葱白一两，同炒黑，研末，醋调贴。一伏时又换，以消为度。外〔一〕科精义。**一切肿毒**葱汁渍之，日四五度。**乳痈初起**葱汁一升，顿服即散。并千金。**疔疮恶肿**刺破，以老葱、生蜜杵贴。两时疔出，以醋汤洗之，神效。圣济录。**小儿秃疮**冷泔洗净，以羊角葱捣泥，入蜜和涂之，神效。杨氏。**刺疮金疮**百治不效。葱煎浓汁渍之，甚良。**金疮瘀血**在腹者。大葱白二十枚，麻子三升，杵碎，水九升，煮一升半，顿服。当吐出脓血而愈。未尽再服。并千金方。**血壅怪病**人遍身忽然肉出如锥，既痒且痛，不能饮食，名血壅〔二〕。不速治，必溃脓血。以赤皮葱烧灰淋洗，饮豉汤数〔三〕盏自安。夏子益怪病奇方。**解金银毒**葱白煮汁饮之。外台秘要。**脑破骨折**蜜和葱白捣匀，厚封立效。肘后方。**自缢垂死**葱心刺耳，鼻〔四〕中有血出，即苏。肘后方〔五〕。

〔一〕外：此上原衍「又」字，今从张本删。

〔二〕壅：传信适用方卷四附夏方第三十作「住」。

〔三〕数：传信适用方卷四附夏方第三十作「三」。

〔四〕鼻：肘后卷一第一及外台卷二十八此上俱有「耳中」二字。

〔五〕肘后方：原脱，今据肘后卷一第一补。

叶　〔主治〕**煨研，傅金疮水入皲肿。盐研，傅蛇、虫伤及中射工、溪毒。**日华　**主水病足肿。**苏颂　**利五脏，益目精，发黄疸。**思邈　〔发明〕〔颂曰〕煨葱治打扑损，见刘禹锡传信方，云得于崔给事。取葱新折者，煻火煨热剥皮，其间有涕，便将罨损处。仍多煨，续续易热者。崔云：顷在泽潞，与李抱真作判官。李相方以球杖按球子。其军将以杖相格，因伤李相拇指并爪甲擗裂。遽索金创药裹之，强索酒饮，而面色愈青，忍痛不止。有军吏言此方，遂用之。三易面色却赤，斯须云已不痛。凡十数度，用热葱并涕缠裹其指，遂毕席笑语。〔时珍曰〕按张氏经验方云：金创折伤血出，用葱白连叶煨热，或锅烙炒热，捣烂傅之，冷即再易。石城尉戴尧臣，试马损大指，血出淋漓。余用此方，再易而痛止。翌日洗面，不见痕迹。宋推官、鲍县尹皆得此方，每有杀伤气未绝者，亟令〔一〕用此，活人甚众。又凡人头目重闷疼痛，时珍每用葱叶插入鼻内二三寸并耳内，气通即便清爽也。〔附方〕旧三，新二。

水病足肿　葱茎叶煮汤渍之，日三五次妙。韦宙独行方。　**小便不通**　葱白连叶捣烂，入蜜，合外肾上，即通。永类钤方。　**疮伤风水**　肿疼〔二〕。取葱青叶和干姜、黄檗等分，煮汤浸洗，立愈。食疗。　**蜘蛛咬疮**　遍身生疮。青葱叶一茎去尖，入蚯蚓一条在内，待化成水，取点咬处即愈。李绛兵部手集。　**代指毒痛**　取萎黄葱叶煮汁，热渍之。千金方。

汁　〔气味〕**辛**〔三〕**，温，滑，无毒。**〔主治〕**溺血，饮之。解藜芦及桂**〔四〕**毒。**别录　**散瘀血，止衄止痛，治头痛耳聋，消痔漏，解众药毒。**时珍　**能消桂**〔五〕**为水，化五石，仙方所用。**弘景　〔发明〕〔时珍曰〕葱汁即葱涕，功同葱白。古方多用葱涎丸药，亦取其通散上焦风气也。胜金方：取汁入酒少许滴鼻中，治衄血不止，云即觉血从脑散下也。又唐瑶经验方，以葱汁和蜜少许服之，亦佳。云邻

〔一〕令：原作「食」，今从张本改。
〔二〕疼：原作「毒」，今据大观、政和本草卷二十八葱实条附方改。
〔三〕辛：唐本草卷十八、千金翼卷四及大观、政和本草卷二十八葱实条俱作「平」。
〔四〕及桂：唐本草卷十八、千金翼卷四及大观、政和本草卷二十八葱实条引别录俱无，乃濒湖据千金卷二十六第三葱实条加此二字。
〔五〕桂：原作「玉」，今据大观、政和本草卷二十八薤条引弘景说改，与抱朴子内篇卷十一「桂可以葱涕合蒸作水」文合。

媪用此甚效，老仆试之亦验。二物同食害人，何〔一〕以能治此疾？恐人脾胃不同，非甚急不可轻试也。〔慎微曰〕三洞要录云：葱者菜之伯也，能消金、锡、玉、石。神仙消金玉浆法：于冬至日，以壶卢盛葱汁及根茎〔二〕，埋庭中。次年夏至发出，尽化为水。以法〔三〕渍金、玉、银青〔四〕石各三分，自消矣。暴干如饴，食之可休粮，亦曰金浆也。

〔附方〕旧二〔五〕，新三〔六〕。**衄血不止**方见上。**金疮出血**不止。取葱炙热，挼汁涂之即止。梅师方。**火焰丹毒**从头起者。生葱汁涂之。**痔瘘作痛**葱涎、白蜜和涂之，先以木鳖子煎汤熏洗，其冷如冰即效。一人苦此，早间用之，午刻即安也。唐仲举方。**解钩吻毒**面青口噤欲死。以葱涕啖之，即解。千金。

须

〔主治〕**通气。**孟诜 **疗饱食房劳，血渗入大肠，便血肠澼成痔，日〔七〕干，研末，每服二钱，温酒下。**时珍

〔附方〕旧一。**喉中肿塞**气不通者。葱须阴干为末，每用二钱，入蒲州胆矾末一钱，和匀。每用一字，吹之。杜壬方。

花

〔主治〕**心脾痛如锥刀刺，腹胀。用一升，同吴茱萸一升，水一大升〔八〕八合，煎七合，去滓，分三〔九〕服，立效。**颂 出崔元亮方。

〔一〕何：原作「向」，今从张本改。
〔二〕茎：原脱，今据大观、政和本草卷二十八葱实条补。
〔三〕法：大观、政和本草卷二十八葱实条俱无此字。
〔四〕青：大观、政和本草同。疑当作「精」。刘河间宣明论方点眼药方中用「银精石」。
〔五〕二：原作「四」，今按下旧附方数改。
〔六〕三：原作「一」，今按下新附方数改。
〔七〕日：原作「口」，今据金陵本改。
〔八〕一大升：原脱，今据大观、政和本草卷二十八葱实条补。
〔九〕三：大观、政和本草卷二十八葱实条俱作「二」。

实〔气味〕辛，大〔一〕温，无毒。〔主治〕明目，补中气〔二〕不足。本经 温中益精。日华 宜肺，归头。思邈 〔附方〕旧一。眼暗补中 葱子半斤为末，每取一匙，水二升〔三〕，煎汤一升半，去滓，入米煮粥食之。亦可为末，蜜丸梧子大，食后米汤服一二十丸，日三服。食医心镜。

茖葱音格。千金

【释名】山葱

【集解】〔保昇曰〕茖葱生山谷，不入药用。〔颂曰〕尔雅云：茖，山葱也。郭注〔四〕云：茖葱生山中，细茎大叶。食之香美于常葱，宜入药用。〔时珍曰〕茖葱，野葱也，山原平地皆有之。生沙地者名沙葱，生水泽者名水葱，野人皆食之。开白花，结子如小葱头。世俗不察胡葱即蒜葱，误指此为胡葱。详〔五〕见胡葱下。保昇言不入药用，苏颂言入药宜用山葱、胡葱。今考思邈千金食性，自有茖葱功用，而诸本失收，今采补之。

【气味】辛，微温，无毒。〔时珍曰〕佛家以茖葱为五荤之一。见蒜下。

【主治】除瘴气恶毒。久食，强志益胆气。思邈 主诸恶蛓、狐尿刺毒，山溪中沙虱、射工等毒。煮汁浸，或捣傅，大效。亦兼小蒜、茱萸辈，不独用也。苏恭

子〔气味〕同葱。〔主治〕泄精。思邈

〔一〕大：唐本草卷十八、千金翼卷四及大观、政和本草卷二十八葱实条俱无。

〔二〕气：同上。

〔三〕水二升：原脱，今据大观、政和本草卷二十八葱实条附方补。

〔四〕郭注：原作「说文」。按说文卷一下艸部茖下无此文。仅云：「茖，艸也。从艸，各声。」苏颂图经亦未称引说文。「山中多有，细茎大叶」之语，见于尔雅释草郭注，因据改。

〔五〕详：原作「祥」，今从张本改。

胡葱 宋开宝

【释名】蒜葱纲目回回葱〔时珍曰〕按孙真人食忌作葫葱，因其根似葫蒜故也。俗称蒜葱，正合此义。元人饮膳正要作回回葱，似言其来自胡地，故曰胡葱耳。

【集解】〔志〔一〕曰〕胡葱生蜀郡山谷。状似大蒜而小，形圆皮赤，梢长而锐。五月、六月采。〔保昇曰〕葱凡四种：冬葱夏枯；汉葱冬枯；胡葱茎叶粗短，根若金灯〔二〕；茖葱生于山谷。〔颂曰〕胡葱类食葱，而根茎皆细白。或云：茎叶〔三〕微短如金灯。或云：似大蒜而小，形圆〔四〕皮赤，梢长〔五〕而锐。〔时珍曰〕胡葱即蒜葱也，马志〔一〕、韩保昇所说是矣，非野葱也。野葱名茖葱，似葱而小。胡葱乃人种莳，八月下种，五月收取，叶似葱而根似蒜，其味如薤，不甚臭。江西有水晶葱，蒜根葱叶，盖其类也。李鹏飞延寿书，言胡葱即蒚子，盖因相似而误尔。今俗皆以野葱为胡葱，因不识蒜葱，故指茖葱为之，谬矣。

【修治】〔敩曰〕凡采得依纹擘碎，用绿梅子相对拌蒸一伏时，去梅子，砂盆中研如膏，瓦器晒干用。

【气味】辛，温，无毒。〔时珍曰〕生则辛平，熟则甘温。〔诜〔六〕曰〕亦是薰物。久食，伤神损性，令人多忘，损目明，绝血脉，发痼疾。患胡臭、䘌齿人，食之转甚。〔思邈曰〕四月勿食胡葱，令人气喘多惊。

【主治】温中下气，消谷能食，杀虫，利五脏不足气。孟诜〔七〕疗肿毒。保昇

〔一〕志：原作「诜」。按下所引乃开宝今附文（大观、政和本草卷二十九胡葱条），今依本书体例改作「志」。后文「孟诜」改「马志」同。

〔二〕根若金灯：大观、政和本草引蜀本图经同，而下文及大观、政和本草引苏颂图经又俱无「根」字。按金灯乃山慈姑别名（见本书卷十三），胡葱之茎、叶及根都与山慈姑相似，二书所说不同，故一有「根」字，一无「根」字。

〔三〕茎叶：原作「根茎」，今据大观、政和本草卷二十八葱实条引图经文改，与前引保升说一致。

〔四〕形圆：原脱，今据大观、政和本草卷二十八葱实条引图经文补，与前引开宝今附文一致。

〔五〕梢长：同上。

〔六〕诜：按下所引乃濒湖糅合「食疗」及「开宝」两者之文而成。

〔七〕孟诜：按上所引亦濒湖糅合「食疗」及「开宝」两者之文而成。

【发明】〔时珍曰〕方术煮溪涧白石为粮，及煮牛、马、驴骨令软，皆用胡葱，则亦软坚之物也。陶弘景言葱能化五石，消桂为水，则是诸葱皆能软石。故今人采茖葱煮石，谓之胡葱也。

【附方】新一。**身面浮肿**小〔一〕便不利，喘急。用胡葱十茎，赤小豆三合〔二〕，消石一两，以水五升，煮葱、豆至熟，候水干，入消石〔三〕同擂成膏。每空心温酒服半匙。圣惠方。

子〔主治〕**中诸肉毒，吐血不止，萎黄悴者，以一升，水煮，冷服半升，日一夜一，血定乃止。**孟诜

薤音械。别录中品

【释名】**藠子**音叫。或作荞者非。**莜子**音钓。**火葱**纲目　**菜芝**别录　**鸿荟**音会。〔时珍曰〕薤本文作䪥，韭类也。故字从韭，从叡(音概)，谐声也。今人因其根白，呼为藠子，江南人讹为莜子。其叶类葱而根如蒜，收种宜火熏，故俗人称为火葱。罗愿云：物莫美于芝，故薤为菜芝。苏颂复附莜〔四〕子于蒜条，误矣。

【集解】〔别录曰〕薤生鲁山平泽。〔恭曰〕薤是韭类。叶似韭而阔，多白而无实。有赤、白二种：白者补而美，赤者苦而无味。〔颂曰〕薤处处有之。春秋分莳〔五〕，至冬叶枯。尔雅云：䪥，山薤也。生山中，茎叶与家薤相类，而根差长，叶差大，仅若鹿葱，体性亦与家薤同。今人少用。〔宗奭曰〕薤叶如金灯叶，差狭而更光。故古人言薤露者，以其光滑难伫之义。〔时珍曰〕薤八月栽根，正月分莳，宜肥壤。数枝一本，则茂而根大。叶状似韭。韭叶中实而扁，有剑脊。薤叶中空，似细葱叶而有棱，气亦如葱。二月开细花，紫白色。根如小蒜，一本数颗，相依而生。五月叶青则掘之，否则肉不满

〔一〕小：圣惠方卷五十四此上有「大」字。
〔二〕三合：圣惠方卷五十四作「一升」。
〔三〕候水干，入消石：原脱，今据圣惠方卷五十四补。
〔四〕莜：原作「筱」，今据大观、政和本草卷二十九蒜条改，使与上文一致。
〔五〕春秋分莳：按大观、政和本草卷二十八薤条俱作「皆春分莳之」。但齐民要术卷三种薤第二十云：「二月、三月种。八月、九月种亦得，秋种者春末生。」故濒湖据以改写。

也。其根煮食、芼酒、糟藏、醋浸皆宜。故内则云：切葱、薤实诸醯以柔之。白乐天诗云「酥暖薤白酒」，谓以酥炒薤白投酒中也。一种水晶葱，葱叶蒜根，与薤相似，不臭，亦其类也。按王祯农书云：野薤俗名天薤。生麦原中，叶似薤而小，味益辛，亦可供食，但不多有。即尔雅山薤是也。

薤白　**【气味】辛、苦，温，滑，无毒。**〔好古曰〕入手阳明经。〔颂曰〕薤宜去青留白，白冷而青热也。〔诜曰〕发热病，不宜多食。三四月勿食生者。〔大明曰〕生食引涕唾。不可与牛肉同食，令人作癥瘕。

【主治】金疮疮败。轻身，不饥耐老。本经　**归骨，除寒热，去水气，温中散结气。作羹食，利病人。诸疮中风寒水气肿痛，捣涂之。**别录　**煮食，耐寒，调中补不足，止久痢冷泻，肥健人。**日华　**治泄痢下重，能泄下焦阳明气滞。**李杲〔好古曰〕下重者，气滞也。四逆散加此以泄气滞。　**治少阴病厥逆泄痢，及胸痹刺痛，下气散血，安胎。**时珍　**心病宜食之。利产妇。**思邈　**治女人带下赤白，作羹食之。骨哽在咽不去者，食之即下。**孟诜　**补虚解毒。**苏颂　**白者补益，赤者疗金疮及风，生肌〔一〕肉。**苏恭　**与蜜同捣，涂汤火伤，效〔二〕甚速。**宗奭　**温补，助阳道。**时珍

【发明】〔弘景曰〕薤性温补，仙方及服食家皆须之，偏入诸膏用。不可生啖，荤辛为忌。〔诜曰〕薤，白色者最好，虽有辛，不荤五脏。学道人长服之，可通神安魂魄，益气续筋力。〔颂曰〕白薤之白，性冷而补。又曰：薤子，煮与蓐妇饮，易产。亦主脚气。〔时珍曰〕薤味辛气温。诸家言其温补，而苏颂图经独谓其冷补。按杜甫薤诗云：束比青刍色，圆齐玉箸头。衰年关膈冷，味暖并无忧。亦言其温补，与经文相合。则冷补之说，盖不然也。又按王祯云：薤生则气辛，熟则甘美。种之不蠹，食之有益。故学道人资之，老人宜之。然道家以薤为五荤之一，而诸氏言其不荤何耶？薛用弱齐谐

〔一〕肌：原作「饥」。按「生肌肉」三字，唐本草卷十八及大观、政和本草卷二十八薤条引唐本注俱无，乃濒湖据大观、政和同条「食疗」文所加，因据改。

〔二〕效：原脱，今据本草衍义卷十九及政和本草卷二十八薤条补。

志〔一〕云：安陆郭坦兄，得天行病后，遂能大餐，每日食至一斛。五年，家贫行乞。一日大饥，至一园，食薤一畦，大蒜一畦。便闷极卧地，吐一物如龙〔二〕，渐渐缩小。有人撮饭于上，即消成水，而病寻瘳也。按此亦薤散结、蒜消癥之验也。〔宗奭曰〕薤叶光滑，露亦难伫。千金治肺气喘急方中用之，亦取其滑泄之义。

【附方】旧十五，新八。

胸痹刺痛张仲景栝楼薤白汤：治胸痹，痛彻心背，喘息咳唾短气，喉中燥痒，寸脉沉迟，关脉弦数，不治杀人。用栝楼实一枚，薤白半升，白酒七升，煮二升，分二服。千金：治胸痹，半夏薤白汤〔三〕：用薤白四两，半夏一合，枳实半两，生姜一两，栝楼实半枚，㕮咀，以白截浆三升，煮一升，温服，日三。肘后：治胸痹〔四〕，瘥而复发。薤〔五〕根五升，捣汁饮之，立瘥。截音在，酢浆也。**卒中恶死**卒死，或先病，或平居寝卧奄忽而死，皆是中恶。以薤汁灌入鼻中，便省。肘后。**霍乱干呕**不止者。以薤一虎口，以水三升，煮取一半，顿服。不过三作即已。韦宙独行方。**奔豚气痛**薤白捣汁饮之。肘后方。**赤痢不止**薤同黄檗煮汁服之。陈藏器。**赤白痢下**薤白一握，同米煮粥，日食之。食医心镜。**小儿疳痢**薤白生捣如泥，以粳米粉和蜜作饼，炙熟与食。不过三两服。杨氏产乳。**产后诸痢**多煮薤白食，仍以羊肾脂同炒食之。范汪方。**妊娠胎动**腹内冷痛。薤白一升，当归四两，水五升，煮二升，分三服。古今录验。**郁肉脯毒**杵薤汁，服二三升良。葛洪方。**疮犯恶露**甚者杀人。薤白捣烂，以帛裹煨极热〔六〕，去帛傅之，冷即易换。亦可捣作饼，以艾灸之，热气入疮，水出即瘥也。梅师方。**手指赤色**随月生死。以生薤一把，苦酒煮熟，捣烂涂之，愈乃止。肘后方。**疥疮痛痒**煮薤叶，捣烂涂之。同上。**灸疮肿痛**薤

〔一〕薛用弱齐谐志：按隋书经籍志有刘宋散骑侍郎东阳无疑撰齐谐记七卷，唐志小说家犹载之，此书久佚，现存梁·吴均撰续齐谐记一卷。而薛用弱又未闻有齐谐之作，仅有集异记一书。今检续齐谐及集异记俱无此文，疑误待考。

〔二〕龙：原作「笼」，今从张本改。

〔三〕半夏薤白湯：千金卷十三第七作「栝楼湯」，药味全同，惟剂量较大。

〔四〕痹：原作「痛」，今据肘后卷四第二十九及外台卷十二改。

〔五〕薤：按今本肘后卷四第二十九作「韭」，疑误。外台卷十二引肘后作「薤」，可以为证。

〔六〕极热：原作一「熟」字，今据大观、政和本草卷二十八薤条附方改。

白一升，猪脂一斤〔一〕，切，以苦酒浸一宿，微火煎三上三下，去滓涂之。梅师方。**手足瘑疮**生薤一把，以热醋投入，以封疮上取效。千金。**毒蛇螫伤**薤白捣傅。徐王〔二〕方。**虎犬咬伤**薤白捣汁一升〔三〕饮之，并涂之。日三服，瘥乃止。葛洪方。**诸鱼骨哽**薤白嚼柔，以绳系中，吞到哽处，引之即出。同上。**误吞钗镮**取薤白曝萎，煮熟勿〔四〕切，食一大束，钗即随出。葛洪方。**目中风肿**〔五〕作痛。取薤白截断，安膜上令遍〔六〕。痛作复为之〔七〕。范汪方。

咽喉肿痛薤根醋捣傅肿处。冷〔八〕即易之。圣济〔九〕。

【附录】蓼荞拾遗〔藏器曰〕味辛，温，无毒。主霍乱腹冷胀满，冷气攻击，腹满不调，产后血攻胸膈刺痛，煮服之。生平泽〔十〕，其苗如葱、韭。〔时珍曰〕此亦山薤之类，方名不同耳。

蒜别录下品

【释名】小蒜别录**茆蒜**音卯。**荤菜**〔时珍曰〕蒜字从祘（音蒜），谐声也。又象蒜根之形。中国初惟有此，后因汉人得胡蒜于西域，遂呼此为小蒜以别之。故崔豹〔十一〕古今注云：蒜，茆〔十二〕蒜也，俗谓之小蒜。胡国有蒜，十子一株，

〔一〕斤：大观本草同，政和本草卷二十八薤条附方作「升」。
〔二〕王：原作「玉」，今据肘后卷七第五十六改。徐王谓北齐西阳郡王徐之才。
〔三〕一升：原脱，今据大观、政和本草卷二十八薤条附方补。
〔四〕勿：原脱，义正相反。今据肘后卷六第五十一及大观、政和本草卷二十八薤条附方补。
〔五〕肿：原作「翳」，今据外台卷二十一及大观、政和本草卷二十八薤条附方改。
〔六〕安膜上令遍：外台卷二十一及大观、政和本草卷二十八薤条附方俱作「仍以肤上令遍膜（外台作漠）皆差」。
〔七〕痛作复为之：外台作「薤头辛痛者止之」，大观、政和本草俱作「头卒痛者止之」。
〔八〕冷：原作「令」，今据圣济总录卷一二二捣薤膏方改。
〔九〕圣济：原作「圣惠」。今检圣惠未见此方。方见圣济总录卷一二二，名捣薤膏。因据改。
〔十〕平泽：大观、政和本草卷六蓼荞条俱作「高原」。
〔十一〕崔豹：原作「伏候（侯字之误）」，今据御览九七七蒜条及古今逸史本崔豹古今注改。
〔十二〕茆：御览九七七蒜条同。崔豹古今注卷下草木第六作「卵（谓根如鸟卵）」，与夏小正「十有二月纳卵蒜」相合。

名曰胡蒜，俗谓之大蒜是矣。蒜乃五荤之一，故许氏说文谓之荤菜。五荤即五辛，谓其辛臭昏神伐性也。练形家以小蒜、大蒜、韭、芸薹、胡荽为五荤，道家以韭、薤、蒜、芸薹、胡荽为五荤，佛家以大蒜、小蒜、兴渠、慈葱、茖葱为五荤。兴渠，即阿魏也。虽各不同，然皆辛熏之物，生食增恚，熟食发淫，有损性灵，故绝之也。

【集解】〔别录曰〕蒜，小蒜也〔一〕。五月五日采之。〔弘景曰〕小蒜生叶时，可煮和食。至五月叶枯，取根名薍子，正尔啖之，亦甚熏臭。〔保昇曰〕小蒜野生，处处有之。小者一名薍（音乱），一名蒚（音力）。苗、叶、根、子皆似葫，而细数倍也。尔雅云：蒚，山蒜也。说文云：蒜，荤菜也。菜之美者，云梦之荤菜〔二〕。生山中者，名蒚。〔颂曰〕本草谓大蒜为葫，小蒜为蒜，而说文所谓荤菜者，乃大蒜也，蒚即小蒜也。书传载物之别名不同如此，用药不可不审。〔宗奭曰〕小蒜即蒚也。苗如葱针，根白，大者如乌芋子。兼根煮食，谓之宅蒜。〔时珍曰〕家蒜有二种：根茎俱小而瓣少，辣甚者，蒜也，小蒜也；根茎俱大而瓣多，辛而带甘者，葫也，大蒜也。按孙炎尔雅正义云：帝登蒚山，遭莸芋毒，将死，得蒜啮食乃解，遂收植之，能杀腥膻虫鱼之毒。又孙愐唐韵云：张骞使西域，始得大蒜种归。据此则小蒜之种，自蒚移栽，从古已有。故尔雅以蒚为山蒜，所以别家蒜也。大蒜之种，自胡地移来，至汉始有。故别录以葫为大蒜，所以见中国之蒜小也。又王祯农书云：一种泽蒜，最易滋蔓，随劚随合。熟时采子，漫散种之。吴人调鼎多用此根作菹，更胜葱、韭也。按此正别录所谓小蒜是也。其始自野泽移来，故有泽名，而寇氏误作宅字矣。诸家皆以野生山蒜、泽蒜解家莳之小蒜，皆失于详考。小蒜虽出于蒚，既经人力栽培，则性气不能不移。故不得不辨。

蒜小蒜根也。〔气味〕辛，温，有小毒。〔弘景曰〕味辛性热。损人，不可长食。〔思邈曰〕无毒。三月勿久食，伤人志性。黄帝书云：同生鱼食，令人夺气，阴核疼。〔瑞曰〕脚气风病人，及时病后，忌食之。〔主治〕**归脾肾，主霍乱，腹中不安，消谷，理胃温中，除邪痹毒气。**别录 **主溪毒。**弘景 **下气，治蛊〔三〕毒，傅蛇、虫、沙虱疮。**日华〔恭曰〕此蒜与胡葱相得。主恶载毒、山溪中沙虱、水毒，大

〔一〕小蒜也：按唐本草卷十八及千金翼卷四蒜条引别录俱无。大观、政和本草卷二十九蒜条，此三字亦俱在小注中，足见非别录文。

〔二〕荤：原脱　今据大观、政和卷二十九蒜条补，与御览九七七蒜条引说文合。按吕氏春秋卷十四本味篇伊尹对汤曰：「菜之美者，云梦之芹。」说文卷一下艸部菦字条「芹」作「菦」。段注：「盖股、微二韵，转移最近。许君采自伊尹书，与吕览字异，音义则同。」

〔三〕蛊：政和本草卷二十九蒜条同，大观本草误作「虫」。

效。山人、俚〔一〕、獠时用之。涂丁肿甚良。孟诜

叶〔主治〕心烦痛，解诸毒，小儿丹疹。思邈

【发明】〔颂曰〕古方多用小蒜治中冷霍乱，煮汁饮之。南齐褚澄治李道念鸡瘕，便瘥。〔宗奭曰〕华佗用蒜齑，即此蒜也。〔时珍曰〕按李延寿南史云：李道念病已五年。吴郡太守〔二〕褚澄诊之。曰：非冷非热，当是食白瀹鸡子过多也。取蒜〔三〕一升煮食，吐出一物涎裹，视之乃鸡雏，翅足俱全。澄曰：未尽也。更吐之，凡十二〔四〕枚而愈。或以蒜字作苏字者，误矣。范晔后汉书云：华佗见一人病噎，食不得下，令取饼店家蒜〔五〕齑大酢〔六〕二〔七〕升饮之，立吐一蛇。病者悬蛇于车，造佗家，见壁北悬蛇数十，乃知其奇。又夏子益奇疾方云：人头面上有光，他人手近之如火炽者，此中蛊也〔八〕。用蒜汁半两，和酒服之，当吐出如蛇状。观三书所载，则蒜乃吐蛊要药，而后人鲜有知者。

【附方】旧七〔九〕，新七。**时气温病**初得头痛，壮热脉大。即以小蒜一升，杵汁三合，顿服。不过再作便愈。肘后方。**霍乱胀满**不得吐下，名干霍乱。小蒜一升，水三升，煮一升，顿服。肘后方。**霍乱转筋**入腹杀人。以小蒜、盐各一两，捣傅脐中，灸七壮，立止。圣济录。**积年心痛**不可忍，不拘十年、五年者，随手见效。浓醋〔十〕煮小

〔一〕俚：原作「狸」，今据大观、政和本草卷二十九蒜条改。

〔二〕吴郡太守：原作「丞相」，今据南史卷二十八褚裕之传附澄传及御览七二三引齐书改。今南齐书卷二十三褚渊传附澄传无此文。

〔三〕蒜：南史澄传作「苏」，濒湖据苏颂说以为误字。御览七二三引齐书正作「蒜」。

〔四〕二：御览七二三引齐书同。南史澄传作「三」。

〔五〕蒜：魏志卷二十九及御览七二二同，后汉书卷七十二下作「蓱」。

〔六〕酢：原缺空一字，今据魏志卷二十九及御览七二二补。后汉书卷七十二下无「大酢」二字。

〔七〕二：后汉书卷七十二下、魏志卷二十九及御览七二二俱作「三」。

〔八〕此中蛊也：按传信适用方卷四附夏方第三十六无此四字，当是濒湖所加。

〔九〕旧七：按下列旧附七方中，治「丹毒五色」及「小儿白秃」二方，大观、政和本草俱附葫条之后。本书既附二方于葫条，又重见于此，似谓大、小二蒜均可施治。今分别计入两条旧附方数内，不以重出论。

〔十〕醋：原缺空一字，今据金陵本补，与大观、政和本草卷二十九蒜条附方合。

蒜食饱，勿着盐。曾用之有效，再不发也。兵部手集。**水毒中人**一名中溪，一名中湿〔一〕，一名水病，似射工而无物。初得恶寒，头目微疼，旦醒暮剧，手足逆冷。三日则生虫，食人下部，肛中有疮〔二〕，不痒不痛。过六七日虫食五脏，注下不禁。以小蒜三〔三〕升，煮微热（大热即无力）以浴身。若身发赤斑文者，毋以他病治之也。肘后方。**射工中人**成疮者。取蒜切片，贴疮上，灸七壮。千金。**止截疟疾**小蒜不拘多少，研泥，入黄丹少许，丸如芡子大。每服一丸，面东新汲水下，至妙。唐慎微。**阴肿如刺**汗出者。小蒜一升，韭根一升，杨柳根二斤，酒三升，煎沸乘热熏之。永类方。**恶核肿结**小蒜、吴茱萸等分，捣傅即散。肘后。**丹毒五色**〔四〕无常，及发足踝者。杵蒜厚傅，频易。葛氏。**小儿白秃**头上团团白色。以蒜切口揩之〔五〕。子母秘录。**蛇蝎螫人**小蒜捣汁服，以滓傅之。肘后。**蜈蚣咬疮**嚼小蒜涂之。良〔六〕。肘后方。**蚰蜒入耳**小蒜洗净，捣汁滴之。未出再滴。李绛兵部手集。

山蒜 拾遗

【释名】蒚音历。**泽蒜**

【集解】〔颂曰〕江南一种山蒜，似大蒜而臭。〔藏器曰〕泽蒜根如小蒜，叶如韭。又生石间者名石蒜，与蒜无异。〔时珍曰〕山蒜、泽蒜、石蒜，同一物也，但分生于山、泽、石间不同耳。人间栽莳小蒜，始自三种移成，故犹有泽蒜之称。尔雅云：蒚，山蒜也。今京口有蒜山，产蒜是也。处处有之，不独江南。又吕忱字林云：荶〔七〕，水中蒜也〔八〕。则蒜不

〔一〕湿：大观、政和本草卷二十九蒜条附方同。肘后卷七第六十四及外台卷四十俱作「洒」。

〔二〕食人下部，肛中有疮：原仅「食下」二字，今据外台卷四十补余六字。

〔三〕三：大观、政和本草同。肘后卷七第六十四及外台卷四十俱作「五」。下「升」字肘后误作「寸」。

〔四〕丹毒五色：原作「五色丹毒」，今据大观、政和本草卷二十九葫条附方改。「五色无常」乃丹毒之证状。

〔五〕切口揩之：大观、政和本草卷二十九葫条附方俱作「揩白处，早朝使之。」若据本书本卷葫条附方，则「口」当作「日」。

〔六〕良：原作「艮」，今据肘后卷七第五十九改。

〔七〕荶：原作「苓」，今据御览九八〇荶条引字林改。

〔八〕水中蒜也：御览九八〇荶条引字林及齐民要术卷十菜茹条荶项俱作「似蒜，生水中。」

但产于山，而又产于水也。别有山慈姑、水仙花、老鸦蒜、石蒜之类，根叶皆似蒜而不可食，其花亦异。并见草部下。

【气味】辛，温，无毒。

【主治】山蒜：治积块，及妇人血瘕，用苦醋磨服[一]多效。苏颂 **泽蒜、石蒜：并温补下气，滑水源。**藏器

葫 别录下品

【释名】大蒜弘景 **荤菜**〔弘景曰〕今人谓葫为大蒜，蒜为小蒜，以其气类相似也。〔时珍曰〕按孙愐唐韵云：张骞使西域，始得大蒜、胡[二]荽。则小蒜乃中土旧有，而大蒜出胡地，故有胡名。二蒜皆属五荤，故通可称荤。详见蒜下。

【集解】〔别录曰〕葫[三]，大蒜也[四]。五月五日采，独子者入药尤佳[五]。〔保昇曰〕葫出梁州者，大径二寸，最美少辛；泾阳者，皮赤甚辣。〔颂曰〕今处处园圃种之。每颗六七瓣，初种一瓣，当年便成独子葫，至明年则复其本矣。其花中有实，亦作葫瓣状而极小，亦可种之。〔时珍曰〕大、小二蒜皆八月种。春食苗，夏初食薹，五月食根，秋月收种。北人不可一日无者也。

【气味】辛，温，有毒。久食损人目。〔弘景曰〕性最熏臭，不可食。俗人作齑以啖[六]鲙肉，损性伐命，莫此之甚。惟可生食，不中煮也。〔恭曰〕此物煮羹臛为馔中之俊，而陶云不中煮，当是未经试耳。〔藏器曰〕初食

〔一〕服：原作「傅」，今据大观、政和本草卷二十九蒜条改。

〔二〕胡：原作「葫」，今据广韵卷四·二十九换·蒜条改，与本书本卷胡荽条合。

〔三〕葫：原作「蒜」，今据大观、政和本草卷二十九葫条改。

〔四〕大蒜也：唐本草卷十八、千金翼卷四及大观、政和本草卷二十九葫条引别录俱无此三字。大观、政和本草仅有「蒜也」二字在注中。此三字似濒湖引弘景语加。

〔五〕尤佳：唐本草卷十八、千金翼卷四及大观、政和本草卷二十九葫条引别录俱作「亦佳」。此似濒湖据千金卷二十六第三葫条「独子者最良」改。

〔六〕啖：原作「取」，今据大观、政和本草卷二十九葫条改。

不利目，多食却明。久食令人血清，使毛发白。〔时珍曰〕久食伤肝损眼。故嵇康养生论云：荤辛害目，此为甚耳。今北人嗜蒜宿炕，故盲瞽最多。陈氏乃云多食明目，与别录相左，何耶？〔震亨曰〕大蒜属火，性热喜散，快膈，善化肉，暑月人多食之。伤气之祸，积久自见，养生者忌之。化肉之功，不足论也。〔瑞〔一〕曰〕多食伤肺、伤脾、伤肝胆，生痰助火昏〔二〕神。〔思邈曰〕四月、八月食葫，伤神，令人喘悸，胁肋气急〔三〕，口味多爽。多食生葫行房，伤肝气，令人面无色。生葫合青鱼鲊食，令人腹内生疮，肠中肿，又成疝瘕，发黄疾。合蜜食，杀人。凡服一切补药，不可食之。

【主治】归五脏，散痈肿䘌疮，除风邪，杀毒气。别录 **下气，消谷，化肉。**苏恭 **去水恶瘴〔四〕气，除风湿，破冷气，烂痃癖，伏邪恶，宣通温补，疗疮癣，杀鬼去痛。**藏器 **健脾胃，治肾气，止霍乱转筋腹痛，除邪祟，解温疫，去蛊毒〔五〕，疗劳疟冷风，傅〔六〕风损〔七〕冷痛，恶疮、蛇虫、溪毒、沙虱，并捣贴之。熟醋浸，经年者良。**日华 **温水捣烂服，治中暑不醒。捣贴足心，止鼻衄不止。和豆豉丸服，治暴下血，通水道。**宗奭 **捣汁饮，治吐血心痛。煮汁饮，治角弓反张。同鲫鱼丸，治膈气。同蛤粉丸，治水肿。同黄丹丸，治痢疟、孕痢。同乳香丸，治腹痛。捣膏敷脐，能达下焦**

〔一〕瑞：原作「颂」。按大观、政和本草卷二十九葫条引苏颂图经无此文。食物本草卷二大蒜条云：「生食伤肺伤脾。」卷八附日用本草大蒜条云：「久食，伤肝胆，损目光，生痰助火昏神。」因据改。

〔二〕昏：原作「养」，今据日用本草大蒜条改。

〔三〕胁肋气急：原脱，今据千金二十六第三补。

〔四〕瘴：原作「痒」，今据大观、政和本草卷二十九葫条改。

〔五〕去蛊毒：原为濒湖略去，将「蛊毒」二字移置「恶疮蛇虫」之后。按治蛊宜内服不宜外贴。今据大观、政和本草卷二十九葫条移回，并补「去」字。

〔六〕傅：原作「传」，大观本草同。今据政和本草卷二十九葫条改。

〔七〕损：大观、政和本草卷二十九葫条俱作「拍」。

消水，利大小便。贴足心，能引热下行，治泄泻暴痢及干湿霍乱，止衄血。纳肛中，能通幽门，治关格不通。时珍

【发明】〔宗奭曰〕葫气极荤，置臭肉中反能掩臭。凡中暑毒人，烂嚼三两瓣，温水送之，下咽即知，但禁饮冷水。又鼻衄不止者，捣贴足心，衄止即拭去。〔时珍曰〕葫蒜入太阴、阳明，其气薰烈，能通五脏，达诸窍，去寒湿，辟邪恶，消痈肿，化癥积肉食，此其功也。故王祯称之云：味久不变，可以资生，可以致远，化臭腐为神奇，调鼎俎，代醯酱。携之旅涂，则炎风瘴雨不能加，食餲腊毒不能害。夏月食之解暑气。北方食肉面尤不可无。乃食经之上品，日用之多助者也。盖不知其辛能散气，热能助火，伤肺损目，昏神伐性之害，荏苒受之而不悟也。尝有一妇，衄血一昼夜不止，诸治不效。时珍令以蒜傅足心，即时血止，真奇方也。又叶石林避暑录话云：一仆暑月驰马，忽仆地欲绝。同舍〔一〕王相教用大蒜及道上热土各一握研烂，以新汲水一盏和取汁，抉齿灌之，少顷即苏。相传徐州市门，忽有版书此方，咸以为神仙救人云。〔藏器曰〕昔有患痃癖者，梦人教每日食大蒜三颗。初服遂至瞑眩吐逆，下部如火。后有人教取数片，合皮截却两头吞之，名曰内灸，果获大效也。〔颂曰〕经言葫散痈肿。按李绛兵部手集方云：毒疮肿毒，号叫卧眠不得，人不能别者。取独头蒜两颗捣烂，麻油和，厚傅疮上，干即易之。屡用救人，无不神效。卢坦侍郎肩上疮作，连心痛闷，用此便瘥。又李仆射患脑痈久不瘥，卢与此方亦瘥。又葛洪肘后方云：凡背肿，取独颗蒜横截一分，安肿头上，炷艾如梧子大，灸蒜百壮，不觉渐消，多灸为善。勿令大热，若觉痛即擎〔二〕起蒜。蒜焦更换新者，勿令损皮肉。洪尝苦小腹下患一大肿，灸之亦瘥。数用灸人，无不应效。又江宁府紫极宫刻石记其事云：但是发背及痈疽恶疮肿核初起有异，皆可灸之，不计壮数。惟要痛者灸至不痛，不痛者灸至痛极而止。疣赘之类灸之，亦便成痂自脱，其效如神。乃知方书无空言者。但人不能以意详审，则不得尽应耳。〔时珍曰〕按李迅论蒜钱灸法云：治〔三〕疽之法，着灸胜于用药。缘热毒中鬲，上下不通。必得毒气发泄，然后解散。凡初发一日之内，便用大独头蒜切如小钱厚，贴顶上灸之。三壮一易，大概以百壮为率。一使疮不开大，二使内肉不坏，三疮口易合，一举而三得之。但头及项以上，切不可用此，恐引气上，更生大祸也。又史源记蒜灸之功云：母氏背胛〔四〕作痒，有赤

〔一〕舍：原作「食」，今据避暑录话卷上改。
〔二〕擎：原作「孳」，今据肘后卷五第三十六及大观、政和本草卷二十九葫条改。
〔三〕治：原作「痈」，今据外科精要卷上第五引文改。
〔四〕胛：原作「脾」，今据外科精要卷上第八引史源治背疮方序改。

晕半寸，白粒如黍。灸二七壮，其赤随消。信宿，有赤流下长二寸。举家归咎于灸。外医用膏护之，日增一晕，二十二日，横斜约六七寸，痛楚不胜。或言一尼病此，得灸而愈。予奔问之。尼云：剧时昏不知人，但闻范奉议坐守灸八百余壮方苏，约艾一筛。予亟归，以炷如银杏大，灸十数，殊不觉；乃灸四旁赤处，皆痛。每一壮烬则赤随缩入，三十余壮，赤晕收退。盖灸迟则初发处肉已坏，故不痛，直待灸到好肉方痛也。至夜则火焮满背，疮高阜而热，夜得安寝矣。至晓如覆一瓯，高三四寸，上有百数小窍，色正黑，调理而安。盖高阜者，毒外出也。小窍多，毒不聚也。色正黑，皮肉坏也。非艾火出其毒于坏肉之里，则内逼五脏而危矣。庸医傅贴凉冷消散之说，何可信哉？

【附方】旧十五〔一〕，新三十二〔二〕。**背疮灸法** 凡觉背上肿硬疼痛，用湿纸贴寻疮头。用大蒜十颗，淡豉半合，乳香一钱，细研。随疮头大小，用竹片作圈围定，填药于内，二分厚，着艾灸之。痛灸至痒，痒灸至痛，以百壮为率。与蒜钱灸法同功。 外科精要。**疔肿恶毒** 用门臼灰一撮罗细，以独蒜或新蒜薹染灰擦疮口，候疮自然出少汁，再擦，少顷即消散也。虽发背痈肿，亦可擦之。**五色丹毒** 无常色，及发足踝者。捣蒜厚傅，干即易之。 肘后方。**关格胀满** 大小便不通。独头蒜烧熟去皮，绵裹纳下部，气立通也。 外台秘要。**干湿霍乱** 转筋。用大蒜捣涂足心，立愈。 永类钤方。**水气肿满** 大蒜、田螺、车前子等分，熬膏摊贴脐中，水从便漩而下，数日即愈。象山民人患水肿，一卜者传此，用之有效。 仇远稗史。**山岚瘴气** 生、熟大蒜各七片，共食之。少顷腹鸣，或吐血，或大便泄，即愈。 摄生众妙方。**疟疾寒热** 肘后：用独头蒜炭上烧之，酒服方寸匕。 简便：用桃仁半片，放内关穴上，将独蒜捣烂罨之，缚住（男左女右），即止。邻妪用此治人屡效。 普济方：端午日，取独头〔三〕蒜煨熟，入矾红等分，捣丸芡子大，每白汤嚼下一丸。**寒疟冷痢** 端午日，以独头蒜十箇，黄丹二钱，捣丸梧子大。每服九丸，长流水下，甚妙。 普济方。**泄泻暴痢** 大蒜捣贴两足心。亦可贴脐中。 千金方。**下痢禁口** 及小儿泄痢方并同上。**肠毒下血** 蒜连丸：用独蒜煨捣，和黄连末为

〔一〕五：原作「六」，今按下旧附方数改。
〔二〕二：原作「一」，今按下新附方数改。
〔三〕头：原作「父」，今从张本改。

丸，日日米汤服之。济生方。**暴下血病**用葫五七枚，去皮研膏，入豆豉捣，丸梧子大。每米饮下五六十丸，无不愈者。寇宗奭本草衍义。**鼻血不止**服药不应。用蒜一枚，去皮研如泥，作钱大饼子，厚一豆许。左鼻血出，贴左足心；右鼻血出，贴右足心；两鼻俱出，俱贴之，立瘥。简要济众方。**血逆心痛**生蒜捣汁，服二升即愈。千金〔一〕。**鬼疰腹痛**不可忍者。独头蒜一枚，香墨如枣大，捣和酱汁一合，顿服。永类钤方。**心腹冷痛**法醋浸至二三年蒜，食至数颗，其效如神。李时珍濒湖集简方。**夜啼腹痛**面青，冷证也。用大蒜一枚煨研日干，乳香五分，捣丸芥子大。每服七丸，乳汁下。危氏得效方。**寒湿气痛**端午日收独蒜，同辰粉捣，涂之。唐瑶经验方。**鬼毒风气**独头蒜一枚，和雄黄、杏仁研为丸，空腹饮下三丸。静坐少时，当下毛出即安。孟诜食疗本草。**狗咽气塞**喘息不通，须臾欲绝。用独头蒜一〔二〕枚，削去两头，塞鼻中。左患塞右，右患塞左。候口中脓血出，立效。圣济〔三〕。**喉痹肿痛**大蒜塞耳、鼻中，日二易之。肘后方。**鱼骨哽咽**独头蒜塞鼻中，自出。十〔四〕便良方。**牙齿疼痛**独头蒜煨，乘热〔五〕切熨痛处，转易之。亦主虫痛。外台秘要。**眉毛动摇**目不能交睫，唤之不应，但能饮食。用蒜三两杵汁，调酒饮，即愈。夏子益奇疾方。**脑泻鼻渊**大蒜切片贴足心，取效止。摘玄方。**头风苦痛**易简方：用大蒜研汁嗃鼻中。圣济录：用大蒜七个去皮，先烧红地，以蒜逐个于地上磨成膏子。却以僵蚕一两，去头足，安蒜上，碗覆一夜，勿令透气。只取蚕研末，嗃入鼻内，口中含水，甚效。**小儿惊风**总录：方同上。**小儿脐风**独头蒜切片，安脐上，以艾灸之。口中有蒜气，即止。黎居士简易方论。**小儿气淋**宋宁宗为郡王时病淋，日夜凡三百起。国医罔措。或举孙琳治之。琳用大蒜、淡豆豉、蒸饼三

〔一〕千金：原作「肘后」，今据大观、政和本草卷二十九葫条附方改。
〔二〕一：原作「二」，今据圣济总录卷一二三改。
〔三〕圣济：原作「圣惠」，今检圣惠未见此方。方见圣济总录卷一二三，因据改。
〔四〕十：原作「千」，今据本书卷一引据医家书目改。
〔五〕乘热：原作「熟」，今据外台卷二十二及大观、政和本草卷二十九葫条附方改。

物捣丸，令以温水下三十丸。曰：今日进三服，病当减三之一，明日亦然，三日病除。已而果然，赐以千缗。或问其说。琳曰：小儿何缘有淋？只是水道不利，三物皆能通利故也。爱竹翁谈薮。**产后中风**角弓反张，不语。用大蒜三十瓣，以水三升，煮一升，灌之即苏。张杰子母秘录。**金疮中风**角弓反张。取蒜一升去心，无灰酒四升煮极烂，并滓服之[一]。须臾得汗即瘥。外台秘要。**妇人阴肿**作痒。蒜汤洗之，效乃止。永类钤方。**阴汗作痒**大蒜、淡豉捣丸梧子大，朱砂为衣，每空腹灯心汤下三十丸。**小便淋沥**或有或无。用大蒜一个，纸包煨熟，露一夜，空心新水送下。朱氏集验方。**小儿白秃**团团然。切蒜日日揩之。秘录。**闭口椒毒**气闭欲绝者。煮蒜食之。张仲景方。**射工溪毒**独头蒜切三分厚，贴上灸之，令蒜气射入即瘥。梅师方。**蜈蝎螫伤**独头蒜摩之，即止。梅师。**蛇虺螫伤**孟诜曰：即时嚼蒜封之，六七易。仍以蒜一升去皮，以乳二升煮熟，空心顿服。明日又进。外以去皮蒜一升捣细，小便一升煮三四沸，浸损处。梅师：用独头蒜、酸草捣绞傅咬处。**脚肚转筋**大蒜擦足心令热，即安。仍以冷水食一瓣。摄生方。**食蟹中毒**干蒜煮汁饮之。集验方。**蛇瘕面光**发热，如火炙人。饮蒜汁一碗，吐出如蛇状，即安。危氏方。

五辛菜 拾遗

【集解】〔时珍曰〕五辛菜，乃元旦立春，以葱、蒜、韭、蓼、蒿、芥辛嫩之菜，杂和食之，取迎新之义，谓之五辛盘，杜甫诗所谓「春日春盘细生菜」是矣。

【气味】辛，温，无毒。〔藏器[二]曰〕热病后食，多损目。

【主治】岁朝食之，助发五脏气。常食，温中去恶气，消食下气。藏器

芸薹 唐本草

〔一〕之：外台卷二十九及大观、政和本草卷二十九葫条附方俱作「一大升以来」五字。

〔二〕藏器：原作「时珍」，今据大观、政和本草卷二十八秦荻梨条改。

【释名】**寒菜**胡居士方　**胡菜**同上　**薹菜**埤雅　**薹芥**沛志　**油菜**纲目　〔时珍曰〕此菜易起薹，须采其薹食，则分枝必多，故名芸薹；而淮人谓之薹芥，即今油菜，为其子可榨油也。羌陇氐胡，其地苦寒，冬月多种此菜，能历霜雪，种自胡来，故服虔通俗文谓之胡菜，而胡洽居士百病方谓之寒菜，皆取此义也。或云塞外有地名云台戍，始种此菜，故名，亦通。

【集解】〔恭曰〕别录云：芸薹乃人间所啖菜也。〔宗奭曰〕芸薹不甚香，经冬根不死，辟蠹，于诸菜中亦不甚佳。〔时珍曰〕芸薹方药多用，诸家注亦不明，今人不识为何菜？珍访考之，乃今油菜也。九月、十月下种，生叶形色微似白菜。冬、春采薹心为茹，三月则老不可食。开小黄花，四瓣，如芥花。结荚收子，亦如芥子，灰赤色。炒过榨油黄色，燃灯甚明，食之不及麻油。近人因有油利，种者亦广云。

茎叶　〔气味〕**辛，温，无毒。**〔大明曰〕凉。〔别录曰〕春月食之，能发膝痼疾。〔诜曰〕先患腰脚者，不可多食，食之加剧。又损阳气，发疮及口齿病。胡臭人不可食。又能生腹中诸虫。道家特忌，以为五荤之一。

〔主治〕**风游丹肿，乳痈。**唐本草　**破癥瘕结血。**开宝　**治产后血风及瘀血。**日华　**煮食，治腰脚痹。捣叶，傅女人吹奶**[一]**。**藏器　**治瘭疽、豌豆疮，散血消肿。伏蓬砂。**时珍

〔发明〕〔藏器曰〕芸薹破血，故产妇宜食之。〔马志曰〕今俗方言病人得吃芸薹，是宜血病也。〔思邈曰〕贞观七年三月，予在内江县饮多，至夜觉四体骨肉疼痛。至晓头痛，额角有丹如弹丸，肿痛。至午通肿，目不能开。经日几毙。予思本草芸薹治风游丹肿，遂取叶捣傅，随手即消，其验如神也。亦可捣汁服之。

〔附方〕新七[二]。

赤火丹毒方见上。

天火热疮初起似痱，渐如水泡，似火烧疮，赤色，急速能杀人。芸薹叶捣汁，调大黄、芒消、生铁衣等分，涂之。近效方。

风热肿毒芸薹苗叶根、蔓菁根各三两，为末，以鸡子清和贴之，即消。无蔓菁，即以商陆根代之，甚效也。近效

〔一〕女人吹奶：按大观、政和本草卷二十九芸薹条俱作「赤游疹」。

〔二〕七：原作「八」。按下治「肠风下血」未载方药，疑是本条「子」附方中治「肠风脏毒」方之病名重出于此。今不计入此间附方数内，因改「八」为「七」。

方。**手足瘭疽**此疽喜着手足肩背，累累如赤豆，剥之汁出。用芸薹叶煮汁服一升，并食干熟菜数顿，少与盐、酱。冬月用子研水服。千金方。**异疽似痈**而小有异，脓如小豆汁，今日去，明日满。用芸薹捣熟，湿〔一〕布袋盛，于热灰中煨熟，更互熨之，不过三二度。无叶用干者。千金。**豌豆斑疮**芸薹叶煎汤洗之。外台秘要。**血痢腹痛**日夜不止。以芸薹叶捣汁二合，入蜜一合，温服。圣惠方。**肠风下血**〔二〕

子〔气味〕辛，温，无毒。〔主治〕梦中泄精，与鬼交。思邈取油傅头，令发长黑。藏器行滞血，破冷气，消肿散结，治产难、产后心腹诸疾，赤丹热肿，金疮血痔。时珍

〔发明〕〔时珍曰〕芸薹菜子、叶同功。其味辛气温，能温能散。其用长于行血滞，破结气。故古方消肿散结，治产后一切心腹气血痛，诸游风丹毒热肿疮痔诸药咸用之。经水行后，加入四物汤服之，云能断产。又治小儿惊风，贴其顶囟，则引气上出也。妇人方治产难歌云：黄金花结粟米实，细研酒下十五粒。灵丹功效妙如神，难产之时能救急。

〔附方〕新十二。**芸薹散**治产后恶露不下，血结冲心刺痛。将来才遇冒〔三〕寒踏冷，其血必往来心腹间，刺痛不可忍，谓之血母。并治产后心腹诸疾。产后三日，不可无此。用芸薹子（炒）、当归、桂心、赤芍药等分。每酒服二钱，赶下恶物。杨氏产乳。**产后血运**芸薹子、生地黄等分，为末。每服三钱，姜七片，酒、水各半盏，童便半盏，煎七分，温服即苏。温隐居海上仙方。**补血破气**追气丸：治妇人血刺，小腹痛不可忍。亦可常服，补血虚，破气块甚效。用芸薹子（微炒）、桂心各一两，高良姜半两，为末，醋糊丸梧子大，每淡醋汤下五丸。沈存中灵苑方。**肠风脏毒**下血。芸薹子生用，甘草炙，为末。每服二钱，水煎服之。圣惠〔四〕方。**头风作痛**芸薹子一分，大黄三分，为末，嗃鼻。**风热**

〔一〕湿：原脱，今据千金卷二十二第六补。
〔二〕肠风下血：此下原缺方药，疑是本条「子」附方中治「肠风脏毒」方之病名重出于此，似当删去。
〔三〕冒：原作「胃」，今从张本改。
〔四〕圣惠：原作「普济」。按方见圣惠卷六十，二药各用「半两」。普济卷三十八载此方，亦云出自圣惠。因据改。

牙痛芸薹子、白芥子、角茴香等分，为末。嗃鼻，左嗃右，右嗃左。　圣惠。**小儿天钓**芸薹子、生乌头（去皮、尖）各二钱，为末。每用一钱，水调涂顶上。名涂顶散。　圣济总录。**风疮不愈**陈菜子油，同穿山甲末熬成膏，涂之即愈。　摄生众妙方。**热疖肿毒**芸薹子、狗头骨等分，为末，醋和傅之。　千金方。**伤损接骨**芸薹子一两，小黄米炒二合，龙骨少许，为末，醋调成膏，摊纸上贴之。　乾坤秘韫。**汤火伤灼**菜子油调蚯蚓屎，搽之。　杨起简便单方。**蜈蚣螫伤**菜子油倾地上，擦地上油掺之即好。勿令四眼人见。　陆氏积德堂方。

菘 别录上品

【释名】白菜〔时珍曰〕按陆佃埤雅云：菘性凌冬晚凋，四时常见，有松之操，故曰菘。今俗谓之白菜，其色青白也。

【集解】〔弘景曰〕菘有数种，犹是一类，止论其美与不美，菜中最为常食。〔宗奭曰〕菘叶如芜菁，绿色差淡，其味微苦，叶嫩稍阔。〔颂曰〕扬州一种菘叶，圆而大，或若箑，啖之无渣，绝胜他土者，疑即牛肚菘也。〔时珍曰〕菘（即今人呼为白菜者）有二种：一种茎圆厚微青，一种茎扁薄而白。其叶皆淡青白色。燕、赵、辽阳、扬州所种者，最肥大而厚，一本有重十余斤者。南方之菘畦内过冬，北方者多入窖内。燕京圃人又以马粪入窖壅培，不见风日，长出苗叶皆嫩黄色，脆美无滓，谓之黄芽菜，豪贵以为嘉品，盖亦仿韭黄之法也。菘子如芸薹子而色灰黑，八月以后种之。二月开黄花，如芥花，四瓣。三月结角，亦如芥。其菜作菹食尤良，不宜蒸晒。

【正误】〔恭曰〕菘有三种：牛肚菘叶最大厚，味甘；紫菘叶薄细，味少苦；白菘似蔓菁也。菘菜不生北土。有人将子北种，初一年即半为芜菁，二年菘种都绝；将芜菁子南种，亦二年都变。土地所宜如此。〔颂曰〕菘，今〔一〕南北皆有之。与蔓菁相类，梗长叶不光者为芜菁，梗短叶阔厚而肥腴〔二〕者为菘。旧说北土无菘，今京洛种菘都类南种，但肥厚差不及尔。〔机曰〕蔓菁、菘菜恐是一种。但在南土，叶高而大者为菘，秋冬有之；在北土，叶短而小者为蔓菁，春夏有之。

〔一〕今：原脱，今据大观、政和本草卷二十七菘条补。
〔二〕腴：原作「瘐」，政和本草同，大观本草作「厚」，今从张本改。

〔时珍曰〕白菘即白菜也。牛肚菘即最肥大者。紫菘即芦菔也，开紫花，故曰紫菘。苏恭谓白菘似蔓菁者，误矣。根叶俱不同，而白菘根坚小，不可食。又言南北变种者，盖指蔓菁、紫菘而言。紫菘根似蔓菁而叶不同，种类亦别。又言北土无菘者，自唐以前或然，近则白菘、紫菘南北通有。惟南土不种蔓菁，种之亦易生也。苏颂漫为两可之言，汪机妄起臆断之辨，俱属谬误，今悉正之。

茎叶〔**气味**〕**甘，温，无毒。**〔大明曰〕凉，微毒。多食发皮肤风瘙痒。〔诜曰〕发风冷内虚人不可食，有热人食亦不发病，性冷可知。本草言性温，未解其意。〔弘景曰〕性和利人，多食似小冷。张仲景言药中有甘草食菘，即令病不除也。〔颂曰〕有小毒不可食多，多则以生姜解之。〔瑞曰〕夏至前食，发气动疾。有足疾者忌之。〔时珍曰〕气虚胃冷人多食，恶心吐沫，气壮人则相宜。〔**主治**〕**通利肠胃，除胸中烦，解酒渴。**别录 **消食下气，治瘴气，止热气嗽。冬汁尤佳。**萧炳 **和中，利大小便。**宁原[一]〔**附方**〕旧一，新二。**小儿赤游**行于上下，至心即死。菘菜捣傅之，即止。张杰子母秘录。**漆毒生疮**白菘菜捣烂涂之。**飞丝入目**白菜揉烂帕包，滴汁三二点入目，即出。普济方。

子〔**气味**〕**甘，平，无毒。**〔**主治**〕**作油，涂头长发，涂刀剑不锈。**音秀。弘景〔**附方**〕旧一。**酒醉不醒**菘菜子二合细研，井华水一盏调，为二服。圣惠方。

芥 别录上品

【**释名**】〔时珍曰〕按王安石字说云：芥者，界也。发汗散气，界我者也。王祯农书云：其气味辛烈，菜中之介然者，食之有刚介之象，故字从介。

【**集解**】〔弘景曰〕芥似菘而有毛，味辣，可生食及作菹。其子可以藏冬瓜。又有莨（音郎），作菹甚辣。〔恭曰〕芥有三种：叶大子粗者，叶可食，子入药用；叶小子细者，叶不堪食，子但作齑；又有白芥子，粗大白色，如白粱米，甚辛

〔一〕原：原作「源」，今据本书卷一历代诸家本草·食鉴本草条改。

美，从西戎来。〔颂曰〕芥处处有之。有青芥，似菘，有毛，味极辣。紫芥，茎叶纯紫可爱，作齑最美。有白芥，见本条。其余南芥、旋芥、花芥、石芥之类，皆菜茹之美者，不能悉录。大抵南土多芥。相传岭南无芜菁，有人携种至彼种之，皆变作芥，地气使然耳。〔时珍曰〕芥有数种：青芥，又名刺芥，似白菘，有柔毛。有大芥，亦名皱叶芥，大叶皱纹，色尤深绿，味更辛辣。二芥宜入药用。有马芥，叶如青芥。有花芥，叶多缺刻，如萝卜英。有紫芥，茎叶皆紫如苏。有石芥，低小。皆以八九月下种。冬月食者，俗呼腊菜；春月食者，俗呼春菜；四月食者，谓之夏芥。芥心嫩薹，谓之芥蓝，瀹食脆美。其花三月开，黄色四出。结荚一二寸。子大如苏子，而色紫味辛，研末泡过为芥酱，以侑肉食，辛香可爱。岭〔一〕南异物志云：南土芥高五六尺，子大如鸡子。此又芥之异者也。

茎叶 〔气味〕辛，温，无毒。〔诜曰〕煮食动气与风，生食发丹石，不可多食。大叶者良，细叶有毛者害人。〔宁原〔二〕曰〕有疮疡、痔疾、便血者忌之。〔思邈曰〕同兔肉食，成恶邪病。同鲫鱼食，发水肿。

〔主治〕**归鼻，除肾经邪气，利九窍，明耳目，安中。久食温中。**别录 **止咳嗽上气，除冷气。**日华 **主咳逆下气，去头面风。**孟诜 **通肺豁痰，利膈开胃。**时珍

〔发明〕〔时珍曰〕芥性辛热而散，故能通肺开胃，利气豁痰。久食则积温成热，辛散太盛，耗人真元，肝木受病，昏人眼目，发人疮痔；而别录谓其能明耳目者，盖知暂时之快，而不知积久之害也。素问云：辛走气，气病无多食辛。多食辛则筋急而爪枯〔三〕。此类是矣。陆佃云：望梅生津，食芥堕泪，五液之自外至也。慕而涎垂，愧而汗出，五液之自内生也。

〔附方〕新四。

牙龈肿烂出臭水者。芥菜秆烧存性，研末，频傅之，即愈。**飞丝入目**青菜汁点之如神。摘玄方。**漆疮搔痒**芥菜煎汤，洗之。千金方。**痔疮肿痛**芥叶捣饼，频坐之。谈野翁经效方。

〔一〕岭：此上原有「刘恂」二字。按刘恂所撰为「岭表录异」，今检刘书未见此文，文见御览九八〇芥条引「岭南异物志」。本书卷一引据经史百家书目虽列有「孟琯岭南异物志」，而御览引文有「唐・孟琯尝于岭表买芥菜……」之语，则所引又非孟琯原著。今不改作「孟琯」，只删去「刘恂」二字。

〔二〕原：原作「源」，今据本书卷一历代诸家本草・食鉴本草条改。

〔三〕多食辛则筋急而爪枯：原作「多则肉胝而唇褰」。按素问・五脏生成篇云：「多食辛则筋急而爪枯，多食酸则肉胝䐢而唇揭。」濒湖误记，今据改。

子　〔气味〕辛，热，无毒。〔时珍曰〕多食昏目动火，泄气伤精。〔主治〕归鼻，去一切邪恶疰气，喉痹。弘景　疰气发无常处，及射工毒，丸服之，或捣末醋和涂之，随手有验。苏恭　治风毒肿及麻痹，醋研傅之。扑损瘀血，腰痛肾冷，和生姜研涂贴之。又治心痛，酒调〔一〕服之。日华　研末作酱食，香美，通利五脏。孟诜　研末水调，涂顶囟，止衄血。吴瑞　温中散寒，豁痰利窍，治胃寒吐食，肺寒咳嗽，风冷气痛，口噤唇紧，消散痈肿瘀血。时珍

〔发明〕〔时珍曰〕芥子功与菜同。其味辛，其气散，故能利九窍，通经络，治口噤、耳聋、鼻衄之证，消瘀血、痈肿、痛痹之邪。其性热而温中，故又能利气豁痰，治嗽止吐，主心腹诸痛。白芥子辛烈更甚，治病尤良。见后本条。

〔附方〕旧八〔二〕，新十六〔三〕。**感寒无汗**　水调芥子末填脐内，以热物隔衣熨之，取汗出妙。杨起简便单方。**身体麻木**　芥菜子末，醋调涂之。济生秘览。**中〔四〕风口噤**　舌本缩者。用芥菜子一升研，入醋二〔五〕升，煎一升，傅颔颊下，效。圣惠方。**小儿唇紧**　用马芥子捣汁曝浓〔六〕，揩破，频涂之。崔氏纂要方〔七〕。**喉痹肿痛**　芥子末，水和傅喉下。干即易之。又用辣芥子研末，醋调取汁，点入喉内。待喉内鸣，却用陈麻骨烧烟吸入，立愈。并圣惠方。**耳卒聋闭**　芥子末，人乳汁和，以绵裹塞之。外台秘要。**雀目不见**　真紫芥菜子，炒

〔一〕调：大观、政和本草卷二十七芥条俱作「醋」。

〔二〕八：原作「五」，今按下旧附方数改。

〔三〕六：原作「八」，今按下新附方数改。

〔四〕中：圣惠方卷六十九及大观、政和本草卷二十七芥条附方，此上俱有「妇人」二字。濒湖参考同卷白芥条附肘后方，认为男女均可采用，乃删。

〔五〕二：圣惠方卷六十九及大观、政和本草卷二十七芥条附方俱作「三」。

〔六〕曝浓：大观、政和本草卷二十七芥条附方俱无。

〔七〕崔氏纂要方：大观、政和本草卷二十七芥条附方俱作「子母秘录」，今仍计入旧附方数内。

黑为末，用羊肝一具，分作八服。每用芥末三钱，捻肝上，笋箨裹定，煮熟冷食，以汁送下。圣济总录。**目中翳膜**芥子一粒，轻手挼入眼中。少顷，以井华水、鸡子清洗之。总录。**眉毛不生**芥菜子、半夏等分，为末，生姜自然汁调搽，数次即生。孙氏集效方。**鬼疰劳气**芥子三升研末，绢袋盛，入三斗酒中七日，温服，一日三次。广济方。**热痰烦运**方见白芥。**霍乱吐泻**芥子捣细，水和傅脐上。圣济总录。**反胃吐食**芥子末，酒服方寸匕，日三服。千金方。**上气呕吐**芥子末，蜜丸梧子大。井华水寅时下七丸，申时再服。千金方。**脐下绞痛**方同上。**腰脊胀痛**芥子末调酒，贴之立效。摘玄方。**走注风毒**作痛。用小芥子末，和鸡子白涂之。圣惠。**一切痈肿**猪胆汁和芥子末贴之，日三上。猪脂亦可。千金翼〔一〕。**痈肿热毒**家芥子末同柏叶捣涂，无不愈者，大验。得山芥更妙。千金翼。**热毒瘰疬**小芥子末，醋和贴之。看消即止，恐损肉。肘后。**五〔二〕种瘘疾**芥子末，以水、蜜和傅〔三〕，干即易之。广济方。**射工中人**有疮。用芥子末和苦〔四〕酒厚涂之。半日痛即止。千金方。**妇人经闭**不行，至一年者，脐腹痛，腰腿沉重，寒热往来。用芥子二两，为末。每服二钱，热酒食前服。仁存方。**阴证伤寒**腹痛厥逆。芥菜子研末，水调贴脐上。生生编。

白芥 宋开宝附

【释名】胡芥蜀本草**蜀芥**〔时珍曰〕其种来自胡戎而盛于蜀，故名。

【集解】〔恭曰〕白芥子粗大白色，如白粱米，甚辛美，从戎中来。〔藏器曰〕白芥生太原、河东。叶如芥而白，

〔一〕千金翼：按大观、政和本草卷二十七白芥条附方俱作「千金」。千金卷二十二第二治痈肿用「芥子末湯和傅纸贴之」。注云：「千金翼以猪胆和涂之。」千金翼卷二十三第八正有此方，濒湖据改。今仍计入旧附方数内。

〔二〕五：大观、政和本草卷二十七芥条附方俱作「九」。

〔三〕和傅：大观、政和本草卷二十七芥条附方俱作「和滓傅喉上下」六字。

〔四〕苦：原脱，今据大观、政和本草卷二十七白芥条附方补。苦酒即醋。

为茹食之甚美。〔保昇曰〕胡芥近道亦有之，叶大子白且粗，入药及啖最佳，而人间未多用之。〔时珍曰〕白芥处处可种，但人知莳之者少尔。以八九月下种，冬生可食。至春深茎高二三尺，其叶花而有[一]丫，如花芥叶，青白色。茎易起而中空，性脆，最畏狂风大雪，须谨护之，乃免折损。三月开黄花，香郁。结角如芥角，其子大如粱米，黄白色。又有一种茎大而中实者尤高，其子亦大。此菜虽是芥类，迥然别种也，然入药胜于芥子。

茎叶　〔气味〕辛，温，无毒。〔时珍曰〕肘后方言热病人不可食胡芥，为其性暖也。　〔主治〕冷气。藏器　安五脏，功与芥同。日华

子　〔气味〕辛，温，无毒。　〔主治〕发汗，主胸膈痰冷，上气，面目黄赤。又醋研，傅射工毒。别录　御恶气遁尸飞尸，及暴风毒肿流四肢疼痛。弘景　烧烟及服，辟邪魅。日华〔藏器曰〕入镇宅方用。　咳嗽，胸胁支满，上气多唾者，每用温酒吞下七粒。思邈　利气豁痰，除寒暖中，散肿止痛，治喘嗽反胃，痹木脚气，筋骨腰节诸痛。时珍

〔发明〕〔震亨曰〕痰在胁下及皮里膜外，非白芥子莫能达。古方控涎丹用白芥子，正此义也。〔时珍曰〕白芥子辛能入肺，温能发散，故有利气豁痰、温中开胃、散痛消肿辟恶之功。按韩𢘿医通云：凡老人苦于痰气喘嗽，胸满懒食，不可妄投燥利之药，反耗真气。𢘿因人求治其亲，静中处三子养亲汤治之，随试随效。盖白芥子白色主痰，下气宽中。紫苏子紫色主气，定喘止嗽。萝卜子白种者主食，开痞降气。各微炒研破，看所主为君。每剂不过三四钱，用生绢袋盛入，煮汤饮之。勿煎太过，则味苦辣。若大便素实者，入蜜一匙。冬月加姜一[二]片尤良。南陵未斋子有辞赞之。　〔附方〕新八[三]。

反胃上气　白芥子末，酒服一二钱。普济方。　**热痰烦运**　白芥子、黑芥子、大戟、甘遂、芒消、朱砂等分为末，糊丸

〔一〕有：原作「右」，今从张本改。
〔二〕一：韩氏医通卷下第八作「三」。
〔三〕新八：此上原有「旧一」。按下列九方唯一似旧附者，为治「反胃上气」方，与大观、政和本草卷二十七白芥条附千金方大致相同。但采自千金（卷十六第四）者，本书已计入芥条旧附数中。此间自当以采自普济（卷三十六）者，计入新附数中为是。因据删。又因治「脚气作痛」方，已计入本书卷十四白芷条新附数中，故此间附方仍为「新八」。

梧子大。每服二十丸，姜汤下。名白芥丸〔一〕。普济。**冷痰痞满**黑芥子、白芥子、大戟、甘遂、胡椒、桂心等分为末，糊丸梧子大。每服十丸，姜汤下。名黑芥丸〔二〕。普济方。**腹冷气起**白芥子一升，微炒研末，汤浸蒸饼丸小豆大。每姜汤吞十丸，甚妙。续传信方。**脚气作痛**方见白芷。**小儿乳癖**白芥子研末，水调摊膏贴之，以平为期。本草权度。**防痘入目**白芥子末，水调涂足心，引毒归下，令疮疹不入目。全幼心鉴。**肿毒初起**白芥子末，醋调涂之。濒湖集简方。**胸胁痰饮**白芥子五钱，白术一两，为末，枣肉和捣，丸梧子大，每白汤服五十丸。摘玄方。

芜菁 别录上品

【释名】**蔓菁**唐本 **九英菘**食疗 **诸葛菜**〔藏器曰〕芜菁北人名蔓菁。今并汾、河朔间烧食其根，呼为芜根，犹是芜菁之号。芜菁，南北之通称也。塞北、河西种者，名九英蔓菁，亦曰九英菘。根叶长大而味不美，人以为军粮。〔禹锡曰〕尔雅云：须，葑苁。诗·谷风云：采葑采菲。毛苌注云：葑，须也。孙炎云：须〔三〕，一名葑苁。礼坊记注〔四〕云：葑，蔓菁也。陈、宋之间谓之葑。陆玑云：葑，芜菁也。幽州人谓之芥。郭璞云：葑苁似羊蹄，叶细，味酢可食。杨雄方言云：蘴、荛，蔓菁也。陈、楚谓之蘴，齐、鲁谓之荛，关西谓之芜菁，赵、魏之部〔五〕谓之大芥。然则葑也，须也，芜菁也，蔓菁也，葑苁〔六〕也，荛也，芥也，七者一物也。〔时珍曰〕按孙愐云：蘴，蔓菁苗也。其说甚通。掌禹锡以葑苁释蔓菁，陈藏器谓葑苁是酸模，当以陈说为优。详见草部酸模下。刘禹锡嘉话录云：诸葛亮所止令兵士独种蔓菁者，取其才出甲，可生啖，一也；叶舒可煮食，二也；久居则随以滋长，三也；弃不令惜，四也；回则易寻而采，五也；冬有根可食，六也。比

〔一〕名白芥丸：普济方卷一六七无。
〔二〕名黑芥丸：同上。
〔三〕须：原作「葑」，今据毛诗注疏卷二之二谷风正义引孙炎说改，与大观、政和本草卷二十七芜菁合。
〔四〕注：原脱，今据毛诗注疏卷二之二谷风正义补，与大观、政和本草合。
〔五〕之部：原脱，今据毛诗注疏卷二之二谷风正义补，与大观、政和本草合。
〔六〕葑苁：大观、政和本草卷二十七芜菁条同。毛诗注疏卷二之二谷风正义作「葑苁」。

诸蔬其利甚博。至今[一]蜀人呼为诸葛菜，江陵亦然。又朱辅溪蛮丛笑[二]云：苗、僚、瑶、佬地方产马王菜，味涩[三]多刺，即诸葛菜也。相传马殷所遗，故名。又蒙古人呼其根为沙吉木儿。

【集解】〔弘景曰〕别录芜菁、芦菔同条。芦菔是今温菘，其根可食，叶不中啖。芜菁根细于温菘而叶似菘，好食，西川惟种此。其子与温菘甚相似，而俗方无用，惟服食家炼饵之，而不言芦菔子，恐不用也。俗人蒸其根及作菹食，但小薰臭尔。〔恭曰〕芜菁北人名蔓菁，根、叶及子皆是菘类，与芦菔全别，体用亦殊。陶言芜菁似芦菔，芦菔叶不堪食，是江表不产二物，理丧其真也。菘子黑色，蔓菁子紫赤色，大小相似。芦菔子黄赤色，而大数倍，且不圆也。〔大明曰〕蔓菁比芦菔梗短而细，叶大，连地上生，厚阔短肥[四]，其色红。〔颂曰〕芜菁南北皆有，北土尤多。四时常有，春食苗，夏食心（亦谓之薹子），秋食茎，冬食根。河朔多种，以备饥岁。菜中之最有益者惟此尔。其子夏秋熟时采之。〔宗奭曰〕蔓菁夏月则枯。当此之时，蔬圃复种，谓之鸡毛菜。食心，正在春时。诸菜之中，有益无损，于世有功。采撷之余，收子为油，燃灯甚明，西人食之。河东、太原所出，其根极大，他处不及也。又出西番吐谷浑地。〔机曰〕叶是蔓菁，根是芦菔。〔时珍曰〕别录以芜菁、芦菔同条，遂致诸说猜度。或以二物为一种，或谓二物全别，或谓在南为莱菔，在北为蔓菁，殊无定见。今按二物根、叶、花、子都别，非一类也。蔓菁是芥属，根长而白，其味辛苦而短，茎粗叶大而厚阔；夏初起薹，开黄花，四出如芥，结角亦如芥；其子均圆，似芥子而紫赤色。芦菔是菘属，根圆，亦有长者，有红白二色；其味辛甘而永；叶不甚大而糙，亦有花叶者；夏初起薹，开淡紫花；结角如虫状，腹大尾尖；子似胡卢巴，不均不圆，黄赤色。如此分之，自明白矣。其蔓菁六月种者，根大而叶蠹；八月种者，叶美而根小；惟七月初种者，根叶俱良。拟卖者纯种九英[五]，九英根大而味短，削净为菹甚佳。今燕京人以瓶腌藏，谓之闭瓮菜。

根叶　〔气味〕苦，温，无毒。〔时珍曰〕辛、甘、苦。〔宗奭曰〕多食动气。　〔主治〕利五脏，轻身益气，可长食之。别录　常食通中，令人肥健。苏颂　消食，下气治嗽，止消

〔一〕今：原作「令」，今据大观、政和本草卷二十七芜菁及芦菔条改。
〔二〕朱辅溪蛮丛笑：原作「朱辅山溪蛮丛话」，今据四库总目·史部·地理类四删改。
〔三〕涩：涵芬楼本说郛卷五及文津阁四库本溪蛮丛笑俱作「苦」。
〔四〕肥：此下原有「而痹」二字，今据大观、政和本草卷二十七芜菁及芦菔条删。
〔五〕英：原作「荚」，今据金陵本改。

渴，去心腹冷痛，及热毒风肿，乳痈妒乳寒热。孟诜

〔发明〕〔诜曰〕九英菘出河西，叶大根亦粗长。和羊肉食甚美，常食都不见发病。冬日作菹煮羹食，消宿食，下气治嗽。诸家商略其性冷，而本草云温，恐误也。

〔附方〕旧七，新七〔一〕。

预禳时疾立春后遇庚子日，温蔓菁汁，合家大小并服之，不限多少，一年可免时疾。神仙教子法〔二〕。

鼻中衄血诸葛菜生捣汁饮。十便良方。

大醉不堪连日病困者。蔓菁菜入少米煮熟，去滓，冷饮之良。肘后方。

饮酒辟气干蔓菁根二七枚，蒸三遍，碾末。酒后水服二钱，即无酒气也。千金。

一切肿毒孙真人食忌〔三〕：生蔓菁根一握，入盐花少许，同捣封之，日三易之。肘后方：用蔓菁叶不中水者，烧灰和腊猪脂封之。

丁肿有根用大针刺作孔，削蔓菁根如针大，染铁生衣刺入孔中。再以蔓菁根、铁生衣等分，捣涂于上。有脓出即易，须臾根出立瘥。忌油腻、生冷、五辛、粘滑、陈臭。肘后。

乳痈寒热蔓菁根并叶去土，不用水洗，以盐和捣涂之。热即换，不过三五次即瘥。冬月只用根。此方已救十数人。须避风。李绛兵部手集。

女子妒乳生蔓菁根捣，和盐、醋、浆水煮汁洗之，五六度良。又捣〔四〕和鸡子白封之亦妙。食疗。

阴肿如斗生蔓菁根捣封之，治人所不能治者。集疗方。

豌豆斑疮蔓菁根捣汁，挑疮研涂之。三食顷，根出矣。肘后方。

犬咬伤疮重发者。用蔓菁根捣汁服之，佳。肘后。

小儿头秃芜菁叶烧灰，和脂傅之。千金。

飞丝入眼蔓菁菜揉烂帕包，滴汁三两点，即出也。普济方。

子

〔气味〕苦、辛，平，无毒。

〔主治〕明目。别录 疗黄疸，利小便。水煮汁服，主癥瘕积聚。少少饮汁，治霍乱心腹胀。末服之，主目暗。为油入面膏，去黑䵟皱文。苏恭 和油傅蜘蛛咬。藏器 压油涂头，能变蒜发。孟诜 入丸药服，令人肥健，

〔一〕旧七新七：原作「旧八新四」，今按下列新旧附方数改。

〔二〕神仙教子法：据大观、政和本草卷二十七芜菁及芦菔条附方，出自「伤寒类要」。

〔三〕孙真人食忌：原脱，今据大观、政和本草卷二十七芜菁及芦菔条附方补。

〔四〕捣：原缺空一字，今据大观、政和本草卷二十七芜菁及芦菔条补。

尤宜妇人。萧炳

〔发明〕〔藏器曰〕仙经言蔓菁子九蒸九曝，捣末长服，可断谷长生。蜘蛛咬者，恐毒入内，捣末酒服，亦以油和傅之。蔓菁园中无蜘蛛，是其相畏也。〔时珍曰〕蔓菁子可升可降，能汗能吐，能下能利小便，又能明目解毒，其功甚伟，而世罕知用之何哉？夏初采子，炒过榨油，同麻油炼熟一色无异，西人多食之。点灯甚明，但烟亦损目。北魏祖珽囚地窖中，因芜菁子油灯伤明，即此也。

〔附方〕旧十二，新十〔一〕。**明目益气** 芜菁子一升，水九升，煮汁尽，日干。如此三度，研细。水服方寸匕，日三。亦可研水和米煮粥食。外台秘要。**常服明目** 使人洞视、充肥〔二〕。用芜菁子三升，以苦酒〔三〕三升煮熟日干，研筛末。以井华水服方寸匕，日三，无所忌。抱朴子云：服尽一斗，能夜视有所见物。千金方。**青盲眼障** 但瞳子不坏者，十得九愈。用蔓菁子六升，蒸之气遍，合甑取下，以釜中热汤淋之，乃曝干还淋，如是三遍，即收杵为末。食上清酒服方〔四〕寸匕，日再服。崔元亮海上方。**虚劳目暗** 方同上法〔五〕。普济方。**补肝明目** 芜菁子淘过一斤，黄精二斤同和，九蒸九晒为末。每空心米饮服二钱，日再服。又方：蔓菁子二升，决明子一升和匀，以酒五升煮干，曝为末。每服二钱，温水调下，日二。并圣惠。**风邪攻目** 视物不明，肝气虚者。用蔓菁子四两，入瓷瓶中烧黑，无声取出，入蛇蜕二两，又烧成灰〔六〕，为末。每服半钱，食后酒下，日三服。圣济总录。**服食辟谷** 芜菁子熟时采之，水煮三过，令苦味尽，曝捣为末。每服二钱，温水下，日三次。久可辟谷。苏颂图经本草。**黄汗染衣** 涕唾皆黄。用蔓菁子捣末，平旦以井华水服一匙，日再服。加至两匙，以知为度。每夜以帛浸小便，逐日看之，渐白

〔一〕旧十二新十：原作「旧四新十八」，今按下列新旧附方数改。

〔二〕充肥：原作「肠肥」，大观本草作「肺肠」，政和本草作「肥肠」。今据千金卷六上第一改。

〔三〕苦酒：大观、政和本草卷二十七芜菁及芦菔条附方亦作「苦酒」，与同条引抱朴子用「大醋」一致。但千金卷六上第一作「清酒」，并云：「水煮酒服亦可。」千金翼卷十一第三正用「水煮」。

〔四〕方：大观、政和本草卷二十七芜菁及芦菔条附方俱作「二」。

〔五〕方同上法：按普济方卷二三四治虚劳目暗方，与本条附方第一外台「明目益气」方大致相同，惟今本普济「蔓菁子」误作「蔓荆子」。

〔六〕灰：原作「炭」，今据圣济总录卷一〇八蔓菁散改。

则瘥，不过服五升已来也。外台秘要。**黄疸如金**睛黄，小便赤。用生蔓菁子末，熟水服方寸匕，日三服。孙真人食忌。**急黄黄疸**及内黄，腹结不通。用蔓菁子捣末，水绞汁服。当得嚏，鼻中出黄水，及下利则愈。以子压油，每服一盏更佳。陈藏器本草拾遗。**热黄便结**用芜菁子捣末，水和绞汁服。少顷当泻一切恶物，沙、石、草、发并出。孟诜食疗本草。**二便关格**胀闷欲绝。蔓菁子油一合，空腹服之即通。通后汗出勿怪。圣惠方。**心腹作胀**蔓菁子一大合拣净捣烂，水一升和研，滤汁一盏，顿服。少顷自利，或自吐，或得汗，即愈。外台秘要。**霍乱胀痛**芜菁子，水煮汁，饮之。濒湖集简方。**妊娠溺涩**芜菁子末，水服方寸匕，日二服。子母秘录。**风疹入腹**身体强，舌干硬。用蔓菁子三两为末，每温酒服一钱。圣惠方。**瘭疽发热**疽着手、足、肩、背，累累如米起，色白，刮之汁出，复发热。用芜菁子熟捣帛裹，展转其上，日夜勿止。肘后方。**骨疽不愈**愈而复发，骨从孔中出者。芜菁子捣傅之，用帛裹定，日一易之。千金方。**小儿头秃**蔓菁子末，和酢傅之。一日三上。千金方。**眉毛脱落**蔓菁子四两炒研，醋和涂之。圣惠。**面黡痣点**蔓菁子研末，入面脂中，夜夜涂之。亦去面皱。圣惠方。

花〔气味〕**辛，平，无毒。**〔主治〕**虚劳眼暗。久服长生，可夜读书。三月三日采花，阴干为末，每服二钱，空心井华水下。**慎微

莱菔音来北。唐本草

【释名】芦萉郭璞云：芦音罗。萉音北，与菔同。**萝卜**音罗北。**雹突**尔雅注**紫花菘**同上**温菘**同上**土酥**

〔保昇曰〕莱菔俗名萝卜。按尔雅云：突，芦萉。孙炎注云：紫花菘也。俗呼温菘。似芜菁，大根。俗名雹突，一名芦菔是矣。〔颂曰〕紫花菘、温菘，皆南人所呼。吴人呼楚菘。广南人呼秦菘。〔时珍曰〕按孙愐广韵言：鲁人名菈遻(音拉答)。秦人名萝卜。王祯农书言：北人萝卜，一种四名：春曰破地锥，夏曰夏生，秋曰萝卜，冬曰〔一〕土酥，谓其洁白如酥也。珍

〔一〕曰：原作「月」，王祯农书·谷谱·集之三·萝布条同。今从张本改，与春、夏、秋文法一致。

按：菘乃菜名，因其耐冬如松、柏也。莱菔乃根名，上古谓之芦萉，中古转为莱菔，后世讹为萝卜，南人呼为萝瓟（与雹同），见晋灼汉书注中。陆佃乃言莱菔能制面毒，是来麰之所服，以菔音服，盖亦就文起义耳。王氏博〔一〕济方，称干萝卜为仙人骨，亦方士谬名也。

【集解】〔弘景曰〕芦菔是今温菘，其根可食。俗人蒸其根及作菹食，但小薰臭尔。叶不中啖。又有突，根细而过辛，不宜服之。〔恭曰〕莱菔即芦菔也。嫩叶为生菜食，大叶可熟啖。陶氏言不中食，理丧其真也。江北、河北、秦、晋、最多，登、莱亦好。〔颂曰〕莱菔南北通有，北土尤多。有大小二种：大者肉坚，宜蒸食；小者白而脆，宜生啖。河朔极有大者，而江南、安州、洪州、信阳者甚大，重至五六斤，或近一秤，亦一时种莳之力也。〔瑞曰〕夏月复种者，名夏萝卜。形小而长者，名蔓菁萝卜。〔时珍曰〕莱菔今天下通有之。昔人以芜菁、莱菔二物混注，已见蔓菁条下。圃人种莱菔，六月下种，秋采苗，冬掘根。春末抽高薹，开小花紫碧色。夏初结角。其子大如大麻子，圆长不等，黄赤色。五月亦可再种。其叶有大者如芜菁，细者如花芥，皆有细柔毛。其根有红、白二色，其状有长、圆二类。大抵生沙壤者脆而甘，生瘠地者坚而辣。根、叶皆可生可熟，可菹可酱，可豉可醋，可糖可腊，可饭，乃蔬中之最有利益者，而古人不深详之，岂因其贱而忽之耶？抑未谙其利耶？

【气味】根辛、甘，叶辛、苦，温，无毒。〔诜曰〕性冷。〔思邈曰〕平。不可与地黄同食，令人发白，为其涩营卫也。〔时珍曰〕多食莱菔动气，惟生姜能制其毒。又伏硇砂。

【主治】散服及炮煮服食，大下气，消谷和中，去痰癖，肥健人；生捣汁服，止消渴，试大有验。唐本 **利关节，理颜色，练五脏恶气，制面毒，行风气，去邪热气。**萧炳 **利五脏，轻身，令人白净肌细。**孟诜 **消痰止咳，治肺痿吐血，温中补不足。同羊肉、银〔二〕鱼煮食，治劳瘦咳嗽。**日华 **同猪肉食，益人。生捣服，治禁口痢。**汪颖 **捣汁服，治吐血衄血。**吴瑞 **宽胸膈，利大小便。生食，止渴宽中；煮食，化痰消导。**宁原

〔一〕博：原作「溥」，今据本书卷一引用医家书目改。
〔二〕银：大观、政和本草卷二十七莱菔条俱作「鲫」。

杀鱼腥气，治豆腐积。汪机 **主吞酸，化积滞，解酒毒，散瘀血，甚效。末服，治五淋。丸服，治白浊。煎汤，洗脚气。饮汁，治下痢及失音，并烟熏欲死。生捣，涂打扑汤火伤。**时珍

【发明】〔颂曰〕莱菔功同芜菁，然力猛更出其右。断下方亦用其根，烧熟入药。尤能制面毒。昔有婆罗门僧东来，见食麦面者，惊云：此大热，何以食之？又见食中有芦菔，乃云：赖有此以解其性。自此相传，食面必啖芦菔。〔炳曰〕捣烂制面，作馎饦食之最佳，饱食亦不发热。酥煎食之，下气。凡人饮食过度，生嚼咽之便消。〔慎微曰〕按杨亿谈苑云：江东居民言种芋三十亩，计省米三十斛；种萝卜三十亩，计益米三十斛。则知萝卜果能消食也。〔宗奭曰〕服地黄、何首乌人食莱菔，则令人髭发白。世皆以为此物味辛、下气速也。然生姜、芥子更辛，何止能散而已。盖莱菔辛而又甘，故能散缓，而又下气速也。所以散气用生姜，下气用莱菔。〔震亨曰〕莱菔根〔一〕属土，有金与水。寇氏言其下气速。人往往煮食过多，停滞成溢饮，岂非甘多而辛少乎？〔时珍曰〕莱菔根、叶同功，生食升气，熟食降气。苏、寇二氏止言其下气速，孙真人言久食涩营卫，亦不知其生则噫气，熟则泄气，升降之不同也。大抵入太阴、阳明、少阳气分，故所主皆肺、脾、肠、胃、三焦之病。李九华云：莱菔多食渗人血。则其白人髭发，盖亦由此，非独因其下气、涩营卫也。按洞微志〔二〕云：齐州有人病狂，云梦中见红裳女子引入宫殿中，小姑令歌，每日遂歌云：五灵楼阁晓玲珑，天府由来是此中。惆怅闷怀言不尽，一丸萝卜火吾宫。有一道士云：此犯大麦毒也。少女心神，小姑脾神。医经言萝卜制面毒，故曰火吾宫。火者，毁也。遂以药并萝卜治之果愈。又按张杲医说云：饶民李七病鼻衄甚危，医以萝卜自然汁和无灰酒饮之即止。盖血随气运，气滞故血妄行，萝卜下气而酒导之故也。又云：有人好食豆腐中毒，医治不效。忽见卖豆腐人言其妻误以萝卜汤入锅中，遂致不成。其人心悟，乃以萝卜汤饮之而瘳。物理之妙如此。又延寿书载李师逃难入石窟中，贼以烟熏之垂死，摸得萝卜菜一束，嚼汁咽下即苏。此法备急，不可不知。

【附方】旧二，新二十四〔三〕。**食物作酸** 萝卜生嚼数片，或生菜嚼之亦佳，绝妙。干者、熟者、盐腌者，及人胃

〔一〕根：原脱，今据本草衍义补遗莱菔条补。
〔二〕洞微志：涵芬楼本说郛卷七十五洞微志中歌辞与此稍有出入。
〔三〕四：原作「一」，今按下新附方数改。

冷者，皆不效。濒湖集简方。**反胃噎疾**萝卜蜜煎浸，细细嚼咽良。普济方。**消渴饮水**独胜散：用出了子萝卜三枚，净洗切片，日干为末。每服二钱，煎猪肉汤澄清调下，日三服，渐增至三钱。生者捣汁亦可，或以汁煮粥食之。图经本草。**肺痿咳血**萝卜和羊肉或鲫鱼，煮熟频食。普济方。**鼻衄不止**萝卜捣汁半盏，入酒少许热服，并以汁注鼻中皆良。或以酒煎沸，入萝卜再煎，饮之。卫生易简方。**下痢禁口**萝卜捣汁一小盏，蜜一盏，水一盏，同煎。早一服，午一服。日晡米饮吞阿胶丸百粒。如无萝卜，以子擂汁亦可。一方：加枯矾七分，同煎。一方：只用萝卜菜煎汤，日日饮之。普济方：用萝卜片，不拘新旧，染蜜噙之，咽汁。味淡再换。觉思食，以肉煮粥与食，不可过多。**痢后肠**〔一〕**痛**方同上。**大肠便血**大萝卜皮烧存性，荷叶烧存性，蒲黄生用，等分为末。每服一钱，米饮下。普济。**肠风下血**蜜炙萝卜，任意食之。昔一妇人服此有效。百一选方。**酒疾下血**连旬不止。用大萝卜二十枚，留青叶寸余，以井水入罐中，煮十分烂，入淡醋，空心任食。寿亲养老方。**大肠脱肛**生莱菔捣，实脐中束之。觉有疮，即除。摘玄方。**小便白浊**生萝卜剜空留盖，入吴茱萸填满，盖定签住，糯米饭上蒸熟，取去茱萸，以萝卜焙研末，糊丸梧子大。每服五十丸，盐汤下，日三服。普济。**沙石诸淋**疼不可忍。用萝卜切片，蜜浸少时，炙干数次，不可过焦。细嚼盐汤下，日三服。名瞑眩膏。普济。**遍身浮肿**出了子萝卜、浮麦等分，浸汤饮之。圣济总录。**脚气走痛**萝卜煎汤洗之。仍以萝卜晒干为末，铺袜内。圣济总录。**偏正头痛**生萝卜汁一蚬壳，仰卧，随左右注鼻中，神效。王荆公病头痛，有道人传此方，移时遂愈也。以此治人，不可胜数。如宜方。**失音不语**萝卜生捣汁，入姜汁同服。普济方。**喉痹肿痛**萝卜汁和皂荚浆服，取吐。同上。**满口烂疮**萝卜自然汁，频漱去涎妙。濒湖集简方。**烟熏欲死**方见发明下。**汤火伤灼**生萝卜捣涂之。子亦可。圣济总录。**花火伤肌**方同上。**打扑血聚**皮不破者。用萝卜或叶捣封之。邵氏方。

〔一〕肠：疑当作「腹」。

子〔**气味**〕辛、甘，平，无毒。〔**主治**〕研汁服，吐风痰。同醋研，消肿毒。日华　下气定喘治痰，消食除胀，利大小便，止气痛，下痢后重，发疮疹。时珍

〔**发明**〕〔震亨曰〕莱菔子治痰，有推墙倒壁之功。〔时珍曰〕莱菔子之功，长于利气。生能升，熟能降。升则吐风痰，散风寒，发疮疹；降则定痰喘咳嗽，调下痢后重，止内痛，皆是利气之效。予曾用，果有殊绩。

〔**附方**〕旧三〔一〕，新十三〔二〕。**上气痰嗽** 喘促唾脓血。以莱菔子一合，研细煎汤，食上服之。食医心镜。**肺痰**〔三〕**咳嗽** 莱菔子半升淘净焙干，炒黄为末，以糖和，丸芡〔四〕子大。绵裹含之，咽汁甚妙。胜金方。**齁喘痰促** 遇厚味即发者。萝卜子淘净，蒸熟晒研，姜汁浸蒸饼丸绿豆大。每服三十丸，以口津咽下，日三服。名清金丸。医学集成。**痰气喘息** 萝卜子炒，皂荚烧存性，等分为末，姜汁和，炼蜜丸梧子大。每服五七十丸，白汤下。简便单方。**久嗽痰喘** 萝卜子炒，杏仁去皮尖炒，等分，蒸饼丸麻子大。每服三五丸，时时津咽。医学集成。**高年气喘** 萝卜子炒，研末，蜜丸梧子大。每服五十丸，白汤下。济生秘览。**宣吐风痰** 胜金方：用萝卜子末，温水调服三钱。良久吐出涎沫。如是摊缓风者，以此吐后用紧疏药，疏后服和气散取瘥。丹溪吐法：用萝卜子半升擂细，浆〔五〕水一碗滤取汁，入香油及蜜些须，温服。后以桐油浸过晒干鹅翎探吐。**中风口禁** 萝卜子、牙皂荚各二钱，以水煎服，取吐。丹溪方。**小儿风寒** 萝卜子生研末一钱，温葱酒服之，取微汗大效。卫生易简方。**风秘气秘** 萝卜子炒一合擂水，和皂荚末二钱服，立通。寿域神方。**气胀气蛊** 莱菔子研，以水滤汁，浸缩〔六〕砂一两一夜，炒干又浸又炒，凡七次，为末。每米饮服一钱，如神。朱氏集验方。**小儿**

〔一〕三：原作「二」，今按下旧附方数改。
〔二〕三：原作「四」，今按下新附方数改。
〔三〕痰：大观、政和本草卷二十七莱菔条附方俱作「疾」。
〔四〕芡：大观、政和本草卷二十七莱菔条附方俱作「弹」。
〔五〕浆：原缺空一字，今据丹溪心法卷五论吐法九十七补。
〔六〕缩：原作「宿」，今从张本改，与本书卷十四缩砂蔤条合

盘肠气痛。用萝卜子炒黄研末，乳香汤服半钱。杨仁斋直指方。**年久头风**莱菔子　生姜等分，捣取汁，入麝香少许，搐入鼻中，立止。普济方。**牙齿疼痛**萝卜子十四粒生研，以人乳和之。左疼点右鼻，右疼点左鼻。**疮疹不出**萝卜子生研末，米饮服二钱，良。卫生易简方。

花〔**主治**〕**用糟下酒藏，食之甚美，明目。**士良

生姜别录中品

〔**校正**〕原附干姜下，今分出。今自草部移入此。

【**释名**】〔时珍曰〕按许慎说文，姜作薑〔一〕，云御湿之菜也。王安石字说云：薑能彊御百邪，故谓之薑。初生嫩者其尖微紫，名紫姜，或作子姜，宿根谓之母姜也。

【**集解**】〔别录曰〕生姜、干姜〔二〕生犍为川〔三〕谷及荆州、扬州。九月采之。〔颂曰〕处处有之，以汉、温、池州者为良。苗高二三尺。叶似箭竹叶而长，两两相对。苗青根黄。无花实。秋时采根。〔时珍曰〕姜宜原隰沙地。四月取母姜种之。五月生苗如初生嫩芦，而叶稍阔似竹叶，对生，叶亦辛香。秋社前后新芽顿长，如列指状，采食无筋，谓之子姜。秋分后者次之，霜后则老矣。性恶湿洳而畏日，故秋热则无姜。吕氏春秋云：和之美者，有杨朴之姜。杨朴地名，在西蜀。春秋运斗枢云：璇星散而为姜。

【**气味**】**辛，微温，无毒。**〔藏器曰〕生姜温，要热则去皮，要冷则留皮。〔元素曰〕辛而甘温，气味俱厚〔四〕，浮而升，阳〔五〕也。〔之才曰〕秦椒为之使。杀半夏、莨菪毒。恶黄芩、黄连、天鼠粪。〔弘景曰〕久服少志少智，伤心气。今人啖辛辣物，惟此最常。故论语云，每食不撤姜。言可常食，但不可多尔。有病者是所宜矣。〔恭曰〕本经言姜久服通神明，主痰气，即可常啖。陶氏谬为此说，检无所据。〔思邈曰〕八九月多食姜，至春多患眼，损寿减筋力。孕妇食

〔一〕薑：原作「彊」，今据说文卷一下艸部改。
〔二〕干姜：千金翼卷二及大观、政和本草卷八生姜条俱无此二字，宜删。
〔三〕川：原作「山」，今据千金翼卷二及大观、政和本草卷八生姜条改。
〔四〕厚：汤液本草卷下生姜条作「轻」，义正相反。
〔五〕阳：原作「扬」，今据汤液本草卷下生姜条改。

之，令儿盈指。〔杲曰〕古人言：秋不食姜，令人泻气。盖夏月火旺，宜汗散之，故食姜不禁。辛走气泻肺，故秋月则禁之。晦庵语录，亦有秋姜夭人天年之语。〔时珍曰〕食姜久，积热患目，珍屡试有准。凡病痔人多食兼酒，立发甚速。痈疮人多食，则生恶肉。此皆昔人所未言者也。相感志云：糟姜瓶内入蝉蜕，虽老姜无筋。亦物性有所伏耶？

【主治】久服去臭气，通神明。本经 归五脏，除风邪寒热〔一〕，伤寒头痛鼻塞，咳逆上气，止呕吐，去痰下气。别录 去水气满，疗咳嗽时疾。和半夏，主心下急痛。又汁〔二〕和杏仁作煎，下一切结〔三〕气实，心胸拥隔冷热气，神效。捣汁和蜜服，治中热呕逆不能下食。甄权 散烦闷，开胃气。汁作煎服，下一切结实，冲胸膈恶气，神验。孟诜 破血调中，去冷气。汁，解药毒。藏器 除壮热，治痰喘胀满，冷痢腹痛，转筋心满，去胸中臭气、狐臭，杀腹内长虫。张鼎〔四〕 益脾胃，散风寒。元素 解菌蕈诸物毒。吴瑞 生用发散，熟用和中。解食野禽中毒成喉痹。浸汁，点赤眼。捣汁和黄明胶熬，贴风湿痛甚妙。时珍

干生姜 〔主治〕治嗽温中，治胀满，霍乱不止，腹痛，冷痢，血闭。病人虚而冷，宜加之。甄权 姜屑，和酒服，治偏风。孟诜 肺经气分之药，能益肺。好古

【发明】〔成无己曰〕姜、枣味辛、甘，专行脾之津液而和营卫。药中用之，不独专于发散也。〔杲曰〕生姜之用

〔一〕归五脏除风邪寒热：此八字及后「去痰下气」四字，千金翼卷二及大观、政和本草卷八生姜条引别录俱无，据大观、政和本草此十二字乃陶隐居所云。

〔二〕又汁：原脱，今据大观、政和本草卷八生姜条补。

〔三〕一切结：原作「急痛」，涉上「和半夏」句而误。今据大观、政和本草卷八生姜条改。

〔四〕张鼎：按张鼎本草，除新唐志外，未见诸家著录，不知濒湖何据而云？观上所引，多为「食疗」中文（大观、政和本草卷八生姜条），似可据改。

有四：制半夏、厚朴之毒，一也；发散风寒，二也；与枣同用，辛温益脾胃元气，温中去湿，三也；与芍药同用，温经散寒，四也。孙真人云，姜为呕家圣药，盖辛以散之。呕乃气逆不散，此药行阳而散气也。或问：生姜辛温入肺，何以云入胃口？曰：俗以心下为胃口者，非矣。咽门之下，受有形之物，乃〔一〕胃之系，便是胃口，与肺系同行，故能入肺而开胃口也。曰：人云夜间勿食生姜，令人闭气，何也？曰：生姜辛温主开发。夜则气本收敛，反开发之，则违天道矣。若有病人，则不然也。生姜屑，比之干姜则不热，比之生姜则不湿〔二〕。以干生姜代干姜者，以其不僭故也。俗言上床萝卜下床姜。姜能开胃，萝卜消食也。〔时珍曰〕姜辛而不荤，去邪辟恶，生啖熟食，醋、酱、糟、盐，蜜煎调和，无不宜之。可蔬可和，可果可药，其利博矣。凡早行山行，宜含一块，不犯雾露清湿之气，及山岚不正之邪。案方广心法附余云：凡中风、中暑、中气、中毒、中恶、干霍乱、一切卒暴之病，用姜汁与童尿服，立可解散。盖姜能开痰下气，童尿降火也。〔颂曰〕崔元亮集验方载：敕赐姜茶治痢方：以生姜切细，和好茶一两碗，任意呷之，便瘥。若是热痢，留姜皮；冷痢，去皮，大妙。〔杨士瀛〔三〕曰〕姜能助阳，茶能助阴，二物皆消散恶气，调和阴阳，且解湿热及酒食暑气之毒，不问赤、白通宜用之。苏东坡治文潞公有效。

【附方】旧二十，新三十。**痰澼卒风**生姜二〔四〕两，附子（生用〔五〕）一〔六〕两，水五〔七〕升，煮取二升，分再〔八〕服。忌猪肉、冷水。　千金。**胃虚风热**不能食。用姜汁半杯，生地黄汁少许，蜜一匙，水二〔九〕合，和服之。　食疗本草。**疟疾寒热**脾胃聚痰，发为寒热。生姜四两，捣自然汁一酒杯，露一夜。于发日五更面北立，饮即止。未止再服。

〔一〕乃：原作「及」，形近而误，今详文义改。汤液本草卷下生姜条作「系」，与「乃」义同。
〔二〕湿：汤液本草卷下生姜条作「润」，义同。按生姜润湿辛温，故蒸腾发散而走表，与上干姜之燥热守中为对文。生姜屑不湿不燥，不表不里，惟取其温暖舒畅之力以治偏风。原书辞不达意，张本遂改「不湿」为「不温」。不思姜失温性，用之何益？无据臆改，断不可从。
〔三〕瀛：原作「赢」，今据本书卷一引据医家书目杨士瀛仁斋直指方条改。
〔四〕二：千金卷十八第六及大观、政和本草卷八生姜条俱作「八」。
〔五〕生用：原脱，今据千金卷十八第六及大观、政和本草卷八生姜条补。
〔六〕一：千金卷十八第六及大观、政和本草卷八生姜条俱作「四」。
〔七〕五：大观、政和本草同，千金卷十八第六作「八」。
〔八〕再：大观、政和本草同，千金卷十八第六作「四」。
〔九〕二：大观、政和本草卷八生姜条俱作「三」。

易简。**寒热痰嗽**初起者。烧姜一块，含咽之。本草衍义。**咳嗽不止**生姜五两，饧半升，微〔一〕火煎熟，食尽愈。段侍御用之有效。孟诜〔二〕必效方。**久患咳噫**生姜汁半合，蜜一匙，煎熟〔三〕，温呷三服愈。外台秘要方。**小儿咳嗽**生姜四两，煎汤浴之。千金方。**暴逆气上**嚼姜两三片，屡效。寇氏衍义。**干呕厥逆**频嚼生姜，呕家圣药也。千金〔四〕。**呕吐不止**生姜一两，醋浆七〔五〕合，银器中煎取四合，连滓呷之。又杀腹内长虫。食医心镜。**心痞呕哕**心下痞坚。生姜八两，水三升，煮一升。半夏五合洗，水五升，煮一升。二味〔六〕同煮一升半，分再服。千金。**反胃羸弱**兵部手集：用母姜二斤，捣汁作粥食。传信适用方：用生姜切片，麻油煎过为末，软柿蘸末嚼咽。**霍乱欲死**生姜五两，牛儿屎一升，水四升，煎二升，分再服，即止。梅师方。**霍乱转筋**入腹欲死。生姜三两捣，酒一升，煮三两〔七〕沸服。仍以姜捣贴痛处。外台秘要。**霍乱腹胀**不得吐下。用生姜一斤，水七升，煮二升，分三服。肘后方。**腹中胀满**不能服药〔八〕。绵裹煨姜，内下部。冷即易之。梅师。**胸胁满痛**凡心胸胁下有邪气结实，硬痛胀满者。生姜一斤，捣渣留汁，慢炒待润，以绢包于患处，款款熨之。冷再以汁炒再熨，良久豁然宽快也。陶华伤寒槌法。**大便不通**生姜削如小指〔九〕，长二寸，涂盐内下部，立通。外台。**冷痢不止**生姜〔十〕煨研为末，共干姜末等分，以醋和面作馄

〔一〕微：原脱，今据外台卷九补。

〔二〕孟诜：原作「初虞世」。按初氏所著乃「养生必用方」而非「必效方」。且此方见外台卷九，亦云出自「必效」。初氏宋人，不当为唐人所称引。故知此为唐·孟诜所著必效方，见旧唐书经籍志及本书卷一引据医家书目，因据改。

〔三〕熟：原脱，今据大观、政和本草卷八生姜条附方补。

〔四〕千金：同上。

〔五〕七：原作「二」，今据大观、政和本草卷八生姜条附方改。

〔六〕二味：原作「取汁」，据改同上。

〔七〕两：外台卷六及大观、政和本草卷八生姜条附方俱作「四」。

〔八〕不能服药：原脱，今据大观、政和本草卷八生姜条附方补。

〔九〕如小指：原脱，今据大观、政和本草卷八生姜条附方补。

〔十〕生姜：大观、政和本草卷八生姜条俱作「取椒」。

饨，先以水煮，又以清饮煮过，停冷，吞二七枚，以粥送下，日一度。食疗。**消渴饮水**干生姜末一两，以鲫鱼胆汁和，丸梧子大。每服七丸，米饮下。圣惠。**湿热发黄**生姜时时周身擦之，其黄自退也。一方：加茵陈蒿，尤妙。伤寒槌法。**暴赤眼肿**〔宗奭曰〕用古铜钱刮姜取汁，于钱唇点之，泪出。今日点，明日愈，勿疑。一治暴风客热，目赤睛痛肿者。腊月取生姜捣绞汁，阴干取粉，入铜青末等分。每以少许沸汤泡，澄清温洗，泪出妙。**舌上生胎**诸病舌胎，以布染井水抹，后用姜片时时擦之，自去。陶华方。**满口烂疮**生姜自然汁，频频漱吐。亦可为末擦之，甚效。**牙齿疼痛**老生姜瓦焙，入枯矾末同擦之。有人日夜呻吟，用之即愈。普济方。**喉痹毒气**生姜二斤捣汁，蜜五合，煎匀。每服一合，日五服。千金〔一〕**食鸠中毒　食竹鸡毒　食鹧鸪毒**方并见禽部本条。**中莴苣毒　中诸药毒　猘犬伤人**并饮生姜汁即解。小品。**虎伤人疮**内服生姜汁。外以汁洗之，用白矾末傅上。秘览〔二〕。**蝮蛇螫人**姜末傅之，干即易。千金。**蜘蛛咬人**炮姜切片贴之，良。千金。**刀斧金疮**生姜嚼傅，勿动。次日即生肉，甚妙。扶寿方。**闪拗手足**生姜、葱白捣烂，和面炒热，盦之。**跌扑伤损**姜汁和酒调生面贴之。**百虫入耳**姜汁少许滴之。**腋下狐臭**姜汁频涂，绝根。经验方〔三〕。**赤白癜风**生姜频擦之，良。并易简。**两耳冻疮**生姜自然汁熬膏涂。暇日记。**发背初起**生姜一块，炭火炙一层，刮一层，为末，以猪胆汁调涂。海上方。**疔疮肿毒**方见白芷下。**诸疮痔漏**久不结痂。用生姜连皮切大片，涂白矾末，炙焦研细，贴之勿动，良。普济。**产后血滞**冲心不下。生姜五两，水八升，煮三升，分三〔四〕服。杨氏产乳〔五〕。**产后肉线**一妇产后用力，垂出肉线长三四

〔一〕千金：原脱，今据大观、政和本草卷八生姜条附方补。

〔二〕秘览：按本书卷一引据医家书目列有「济生秘览」及「锦囊秘览」，此间仅书「秘览」二字，未知孰是？二书俱佚，无从查核，应俟博考。

〔三〕经验方：原脱，今据大观、政和本草卷八生姜条附方补。

〔四〕三升分三：同上。

〔五〕杨氏产乳：同上。

尺，触之痛引心腹欲绝。一道人令买老姜连皮三斤捣烂，入麻油二斤拌匀炒干。先以熟绢五尺，折作方结。令人轻轻盛起肉线，使之屈曲作三团，纳入产户。乃以绢袋盛姜，就近熏之，冷则更换。熏一日夜缩入大半，二日尽入也。云此乃魏夫人秘传怪病方也。但不可使线断，断则不可治之矣。**脉溢怪症**有人毛窍节次血出不止，皮胀如鼓，须臾目、鼻、口被气胀合，此名脉〔一〕溢。生姜自然汁和水各半盏服〔二〕，即安。夏〔三〕子益奇疾方。

姜皮〔气味〕辛，凉，无毒。〔主治〕**消浮肿腹胀痞满，和脾胃，去翳。**时珍

〔附方〕旧一。**拔白换黑**刮老生姜皮一大升，于久用油腻锅内，不须洗刷，固济勿令通气。令精细人守之，文武火煎之，不得火急，自旦至夕即成矣，研为末。拔白后，先以小物点麻子大入孔中。或先点须下，然后拔之，以指捻入。三日后当生黑者，神效。李〔四〕卿用之有验。苏颂图经本草。

叶〔气味〕辛，温，无毒。〔主治〕**食鲙成癥，捣汁饮，即消。**张机

〔附方〕新一。**打伤瘀血**姜叶一升，当归三两，为末。温酒服方寸匕，日三。范汪东阳方。

干姜本经中品

〔校正〕自草部移附此。

【释名】白姜见下。

【集解】〔弘景曰〕干姜今惟出临海、章安，数村解〔五〕作之。蜀汉姜旧美，荆州有好姜，而并〔六〕不能作干者。凡作干姜法：水淹三日，去皮置流水中六日，更刮去皮，然后晒干，置瓷缸中酿三日，乃成。〔颂曰〕造法：采根于长流水洗

〔一〕脉：传信适用方卷四附夏方第三十二作「血」。
〔二〕生姜自然汁和水各半盏服：传信适用方卷四附夏方第三十二作「治饮生姜水二盏」。
〔三〕夏：此上原有「并」字。按前治「产后肉线」方，不在传信适用方卷四附夏子益治奇疾三十八方之中。因据删。
〔四〕李：原作「季」，今据大观、政和本草卷八生姜条改。
〔五〕解：原脱，今据大观、政和本草卷八生姜条补。
〔六〕并：同上。

过，日晒为干姜。以汉、温、池州者为良。陶说乃汉州干姜法也。〔时珍曰〕干姜以母姜造之。今江西、襄、均皆造，以白净结实者为良，故人呼为白姜，又曰均姜。凡入药并宜炮用。

【气味】辛，温，无毒。〔褚曰〕苦、辛。〔好古曰〕大热。〔恭[一]曰〕久服令人目暗。余同生姜。〔时珍曰〕太清外术言：孕妇不可食干姜，令胎内消。盖其性热而辛散故也。

【主治】胸满咳逆上气，温中止血，出汗，逐风湿痹，肠澼下痢。生者尤良。本经 **寒冷腹痛，中恶霍乱胀满，风邪诸毒，皮肤间结气，止唾血。**别录 **治腰肾中疼冷、冷气，破血去风，通四肢关节，开五脏六腑，宣诸络脉，去风毒冷痹，夜多小便。**甄权 **消痰下气，治转筋吐泻，腹脏冷[二]，反胃干呕，瘀血扑损，止鼻洪[三]，解冷热毒，开胃，消宿食。**大明 **主心下寒痞，目睛久赤。**好古

【发明】〔元素曰〕干姜气薄味厚[四]，半沉半浮，可升可降，阳中之阴也。又曰：大辛大热，阳中之阳。其用有四：通心助阳，一也；去脏腑沉寒痼冷，二也；发诸经之寒气，三也；治感寒腹痛，四也。肾中无阳，脉气欲绝，黑附子为引，水煎服之，名姜附汤。亦治中焦寒邪，寒淫所胜，以辛散之也。又能补下焦，故四逆汤用之。干姜本辛，炮之稍苦，故止而不移，所以能治里寒，非若附子行而不止也。理中汤用之者，以其回阳也。〔李杲曰〕干姜生辛炮苦，阳也。生则逐寒邪而发表，炮则除胃冷而守中。多用则耗散元气，辛以散之，是壮火食气故也，须以生甘草缓之。辛热以散里寒，同五味子用以温肺，同人参用以温胃也。〔好古曰〕干姜，心、脾二经气分药也，故补心气不足。或言：干姜辛热而言补脾。今理中汤用之，言泄不言补，何也？盖辛热燥湿，泄脾中寒湿邪气，非泄正气也。又云：服干姜以治中者，必僭上，不可不知。〔震亨曰〕干姜入肺中利肺气，入肾中燥下湿，入肝经引血药生血，同补阴药亦能引血药入气分生血，故血虚发热、产后大热者

〔一〕恭：原作「保昇」，今据大观、政和本草卷八干姜条改。
〔二〕冷：原脱，今据大观、政和本草卷八生姜条补。
〔三〕洪：原作「红」，今据大观、政和本草卷八生姜条改。
〔四〕气薄味厚：汤液本草卷下干姜条作「味薄气厚」。

用之。止唾血、痢血，须炒黑用之。有血脱色白而夭不泽脉濡〔一〕者，此大寒也。宜干姜之辛温以益血，大〔二〕热以温经。〔时珍曰〕干姜能引血药入血分，气药入气分，又能去恶养新，有阳生阴长之意，故血虚者用之；而人吐血、衄血、下血，有阴无阳者，亦宜用之。乃热因热用，从治之法也。

【附方】旧十三〔三〕，新十五〔四〕。**脾胃虚冷**不下食，积〔五〕久羸弱成瘵者。用温州白干姜，浆水煮透，取出焙干捣末，陈廪米煮粥饮丸梧子大。每服三五十丸，白汤下。其效如神。　苏颂图经。**脾胃虚弱**饮食减少，易伤难化，无力肌瘦。用干姜频研四两，以白饧切块，水浴过，入铁铫溶化，和丸梧子大。每空心米饮下三十丸。　十便方。**头运吐逆**胃冷生痰也。用川干姜炮二钱半，甘草炒一钱二分，水一钟半，煎减半服。累用有效。　传信适用方。**心脾冷痛**暖胃消痰。二姜丸：用干姜、高良姜等分，炮研末，糊丸梧子大。每食后，猪皮汤下三十丸。　和剂局方。**心气卒痛**干姜末，米饮服一钱。　外台秘要。**阴阳易病**伤寒后，妇人得病虽瘥，未满百日，不可与男合。为病拘急，手足拳，腹痛欲死，丈夫名阴易，妇人名阳易，速宜汗之即愈。满四日，不可治也。用干姜四两，为末。每用半两，白汤调服。覆衣被出汗后，手足伸即愈。　伤寒类要方。**中寒水泻**干姜炮研末，粥饮服二钱，即效。　千金方。**寒痢青色**干姜切大豆大。每米饮服六七枚，日三夜一。累用得效。　肘后方。**血痢不止**干姜烧黑存性，放冷为末。每服一钱，米饮下，神妙。　姚氏集验。**脾寒疟疾**外台：用干姜、高良姜等分，为末。每服一钱，水一盏，煎至七分服。　又：干姜炒黑为末，临发时以温酒服三钱匕。　王氏博济方〔六〕。**冷气咳嗽**结胀者。干姜末，热酒调服半钱。或饧糖丸噙。　姚僧坦方。**咳嗽上气**

〔一〕濡：原作「懦」，今从张本改。
〔二〕大：原作「目」，从改同上。
〔三〕三：原作「六」，今按下旧附方数改。
〔四〕五：原作「二」，今按下新附方数改。
〔五〕积：原作「倾」，今据大观、政和本草卷八生姜条改。
〔六〕王氏博济方：原脱，今据大观、政和本草卷八干姜条附方补。

用合州干姜（炮），皂荚（炮，去皮子及蛀者），桂心（紫色者去皮），并捣筛等分，炼白蜜和捣一二〔一〕千杵，丸梧子大。每饮服三丸，嗽发即服，日三五服。禁食葱、面、油腻。其效如神。禹锡在淮南与李亚同幕府，李每治人而不出方，或诮其吝。李曰：凡人患嗽，多进冷药。若见此方用药热燥，必不肯服，故但出药即多效也。试之信然。刘禹锡传信方。**虚劳不眠**干姜为末，汤服三钱，取微汗出。千金方。**吐血不止**干姜为末，童子小便调服一钱良。**鼻衄不止**干姜削尖煨，塞鼻中即止。广利方〔二〕。**齆鼻不通**干姜末，蜜调塞鼻中。千金〔三〕方。**冷泪目昏**干姜粉一字炮，汤点洗之。圣济录。**赤眼涩痛**白姜末，水调贴足心，甚妙。普济方。**目忽不见**令人嚼母姜，以舌日舐六七次，以明为度。圣济方。**目中卒痛**干姜削圆滑，内眦中，有汁出拭之。味〔四〕尽更易。千金。**牙痛不止**川姜（炮）、川椒等分为末，掺之。御药院方。**斑豆厥逆**斑豆服凉药多，手足厥冷，脉微。用干姜炮二钱半，粉甘草炙一钱半，水二钟，煎一钟服。庞安常伤寒论。**痈疽初起**干姜一两，炒紫研末，醋调傅四围，留头，自愈。此乃东昌申一斋奇方也。诸症辨疑。**瘰疬不敛**干姜为末，姜汁打糊和作剂，以黄丹为衣。每日随疮大小，入药在内，追脓尽，生肉口合为度。如不合，以葱白汁调大黄末擦之，即愈。救急方。**虎狼伤人**干姜末傅之。肘后。**猘犬伤人**干姜末，水服二匕（生姜汁服亦良），并以姜炙热熨之。**蛇蝎螫人**干姜、雄黄等分为末，袋盛佩之，蛇闻药气逆避人〔五〕。遇螫即以傅之，便定。广利〔六〕方。

【附录】天竺干姜拾遗〔藏器曰〕味辛，温，无毒。主冷气寒中，宿食不消，腹胀下痢，腰背痛，痃癖气块，

〔一〕一二：原作「三」，乃将「一」、「二」两字合而为一。今据大观、政和本草卷八生姜条改。
〔二〕广利方：原脱，今据大观、政和本草卷八干姜条附方补。
〔三〕千金：原作「广利」，今据大观、政和本草卷八干姜条附方改，千金卷六上第二正有此方。
〔四〕味：原作「末」，今据千金卷六上第一改。
〔五〕蛇闻药气逆避人：原脱，今据大观、政和本草卷八干姜条附方补。
〔六〕利：原作「川」，今据大观、政和本草卷八干姜条附方改。

恶血积聚。生婆罗门国，一名胡干姜，状似姜，小黄色也。

同蒿 宋嘉祐

【释名】蓬蒿〔时珍曰〕形气同乎蓬蒿，故名。

【集解】〔机曰〕本草不著形状，后人莫识。〔时珍曰〕同蒿八九月下种，冬春采食肥茎。花、叶微似白蒿，其味辛甘，作蒿气。四月起薹，高二尺余。开深黄色花，状如单瓣菊花。一花结子近百成球，如地菘及苦荬子，最易繁茂。此菜自古已有，孙思邈载在千金方菜类，至宋嘉祐中始补入本草，今人常食者。而汪机乃不能识，辄敢擅自修纂，诚可笑慨。

【气味】甘、辛，平，无毒。〔禹锡曰〕多食动风气，熏人心，令人气满。

【主治】安心气，养脾胃，消痰[一]饮。利肠胃[二]。思邈

邪蒿 宋嘉祐

【释名】〔时珍曰〕此蒿叶纹皆邪，故名。

【集解】〔藏器曰〕邪蒿根、茎似青蒿而细软。〔时珍曰〕三四月生苗，叶似青蒿，色浅不臭。根、叶皆可茹。

【气味】辛，温、平，无毒。〔诜曰〕生食微动风[三]，作羹食良。不与胡荽同食，令人汗臭气。

【主治】胸膈中臭烂恶邪气，利肠胃，通血脉，续不足气。孟诜 煮熟和酱、醋食，治五脏恶邪气厌谷者，治脾胃肠澼，大渴热中，暴疾恶疮。食医心镜

〔一〕痰：千金卷二十六第三同。大观、政和本草卷二十七同蒿条作「水」。

〔二〕利肠胃：千金卷二十六第三及大观、政和本草卷二十七同蒿条俱无。

〔三〕风：大观、政和本草卷二十七同蒿条此下俱有「气」字。

胡荽宋嘉祐

【释名】香荽拾遗 胡菜[一]外台 蒝荽 〔时珍曰〕荽，许氏说文作葰，云姜属，可以香口也。其茎柔叶细而根多须，绥绥然也。张骞使西域始得种归，故名胡荽。今俗呼为蒝荽，蒝乃茎叶布散之貌。俗作芫花之芫，非矣。〔藏器曰〕石勒讳胡，故并、汾人呼胡荽为香荽。

【集解】〔时珍曰〕胡荽处处种之。八月下种，晦日尤良。初生柔茎圆叶，叶有花歧，根软而白。冬春采之，香美可食，亦可作菹。道家五荤之一。立夏后开细花成簇，如芹菜花，淡紫色。五月收子，子如大麻子，亦辛香。按贾思勰齐民要术云：六七月布种者，可竟冬食。春月挼子沃水生芽种者，小小供食而已。王祯农书云：胡荽于蔬菜中，子、叶皆可用，生、熟俱可食，甚有益于世者。宜肥地种之。

【正误】〔李鹏飞曰〕胡荽，荠子也。〔吴瑞曰〕胡荽俗呼蔫子，根、苗如蒜。〔时珍曰〕荠子即蔫子，乃蒩也。李吴二氏[二]并作胡荽，误矣。

根叶 〔气味〕辛，温，微毒。〔诜曰〕平、微寒，无毒。可和生菜食。此是荤菜，损人精神。华佗云：胡臭、口臭、䘌齿及脚气、金疮人，皆不可食，病更加甚。〔藏器曰〕久食令人多忘。根，发痼疾。不可同邪蒿食，令人汗臭难瘥[三]。〔时珍曰〕凡服一切补药及药中有白术、牡丹者，不可食此。伏石钟乳。

〔主治〕消谷，治五脏，补不足，利大小肠，通小腹气，拔四肢热，止头痛，疗沙疹、豌豆疮不出，作酒喷之，立出。通心窍。嘉祐 补筋脉，令人能食。治肠风[四]，用热饼裹食，甚良。孟诜 合诸菜食，气香，令人口爽，辟飞尸、鬼疰、蛊毒。吴瑞 辟鱼、肉毒。宁原

〔发明〕〔时珍曰〕胡荽辛温香窜，内通心脾，外达四肢，能辟一切不正之气。故痘疮出不爽快者，能发之。诸疮皆属心火，营血

〔一〕菜：外台卷二十二引备急疗齿痛方作「葈」，云：「胡葈子，应是胡荽子也。」
〔二〕氏：此下原衍「云」字，今详上下文义删。
〔三〕瘥：原作「产」，今据大观、政和本草卷二十七胡荽条改。
〔四〕风：大观、政和本草卷二十七胡荽条此下俱有「热」字，似濒湖有意删去。

内摄于脾，心脾之气，得芳香则运行，得臭恶则壅滞故尔。按杨士瀛〔一〕直指方云：痘疹不快，宜用胡荽酒喷之，以辟恶气。床帐上下左右皆宜挂之，以御汗气、胡臭、天癸、淫佚之气。一应秽恶，所不可无。若儿虚弱，及天时阴寒，用此最妙。如儿壮实，及春夏晴暖，阳气发越之时，加以酒麴助虐，以火益火，胃中热炽，毒血聚畜，则变成黑陷矣，不可不慎。

〔附方〕旧五，新四。**疹痘不快** 用胡荽二〔二〕两切，以酒二大盏煎沸沃之，以物盖定，勿令泄气。候冷去滓，微微含喷，从项背至足令遍。勿噀头面。经验后方。**热气结滞** 经年数发者。胡荽半斤，五月五日采，阴干，水七升，煮取一升半，去滓分服。未瘥更服。春夏叶、秋冬根茎并可用。必效方。**孩子赤丹** 胡荽汁涂之。谭氏方。**面上黑子** 蒝荽煎汤，日日洗之。小说〔三〕。**产后无乳** 干胡荽煎汤饮之效。经验方。**小便不通** 胡荽二两，葵根一握，水二升，煎一升，入滑石末一两，分三四服。圣济总录。**肛门脱出** 胡荽切一升，烧烟熏之，即入。子母秘录。**解中蛊毒** 胡荽根捣汁半升，和酒服，立下神验。必效方。**蛇虺螫伤** 胡荽苗、合口椒等分，捣涂之。千金方。

子 〔气味〕辛、酸，平，无毒。炒用。〔主治〕消谷能食。思邈 **蛊毒五痔，及食肉中毒，吐〔四〕下血，煮汁冷服。又以油煎，涂小儿秃疮。**藏器 **发痘疹，杀鱼腥。**时珍

〔附方〕旧四，新三〔五〕。**食诸肉毒** 吐下血不止，痿黄者。胡荽子一升煮令发裂，取汁冷服半升，日、夜各一服，即止。食疗本草。**肠风下血** 胡荽子和生菜，以热饼裹食之。同上〔六〕。**痢及泻血** 胡荽子一合，炒捣末。每服二钱，

〔一〕瀛：原作「嬴」，今据本书卷一引据医家书目改。
〔二〕二：大观、政和本草卷二十七胡荽条附方此上俱有「三」字。
〔三〕小说：按本书卷一引据经史百家书目列有「唐小说」及「林氏小说」二种，此间未知所指，待考。
〔四〕吐：大观、政和本草卷二十七胡荽条嘉祐新补文及引藏器说俱无，濒湖用食疗本草文补。
〔五〕旧四新三：原作「旧三新四」。按下治「肠风下血」方与治「食诸肉毒」方，俱见于大观、政和本草卷二十七胡荽条引食疗本草中。今并计入旧附方数内，因据改。
〔六〕同上：原作「普济方」。按普济卷三十八载此方系采自「食疗本草」，因据改。

赤痢砂糖水下，白痢姜汤下，泻血白汤下，日二。普济方。**五痔作痛**胡荽子炒，为末。每服二钱，空心温酒下。数服见效。海上仙方。**痔漏脱肛**胡荽子一升，粟糠一升，乳香少许，以小口瓶烧烟熏之。儒门事亲。**肠头挺出**秋冬捣胡荽子，醋煮熨之，甚效。孟诜食疗本草。**牙齿疼痛**胡菜[一]子（即胡荽子）五升，以水五升，煮取一升，含漱。外台秘要。

胡萝卜纲目

【释名】〔时珍曰〕元时始自胡地来，气味微似萝卜，故名。

【集解】〔时珍曰〕胡萝卜今北土、山东多莳之，淮、楚亦有种者。八月下种，生苗如邪蒿，肥茎有白毛，辛臭如蒿，不可食。冬月掘根，生、熟皆可啖，兼果、蔬之用。根有黄、赤二种，微带蒿气，长五六寸，大者盈握，状似鲜掘地黄及羊蹄根。三四月茎高二三尺，开碎白花，攒簇如伞状，似蛇床花。子亦如蛇床子，稍长而有毛，褐色，又如莳萝子，亦可调和食料。按周定王救荒本草云：野胡萝卜苗、叶、花、实，皆同家胡萝卜，但根细小，味甘，生食、蒸食皆宜。花、子皆大于蛇床。又金幼孜北征录云：交河北有沙萝卜，根长二尺许，大者径寸，下支生小者如箸。其色黄白，气味辛而微苦，亦似萝卜气。此皆胡萝卜之类也。

根〔气味〕**甘、辛，微温，无毒。**〔主治〕**下气补中，利胸膈肠胃，安五脏，令人健食，有益无损。**时珍

子〔主治〕**久痢。**时珍

水[二]蘄音芹。本经下品。

【释名】芹菜别录 **水英**本经 **楚葵**〔弘景曰〕蘄字俗作芹字。论其主治，合在上品，未解何意乃在下品？二月、

〔一〕菜：外台卷二十二及大观、政和本草卷二十七胡荽条附方俱作「葉」。
〔二〕水：原作「苦」，今据唐本草卷十八、千金翼卷四及大观、政和本草卷二十九水蘄条改。

三月作英时，可作菹及熟瀹食。故名水英。〔时珍曰〕斳当作蘄〔一〕，从艸〔二〕、斳，谐声也。后省作芹，从斤，亦谐声也。其性冷滑如葵，故尔雅谓之楚葵。吕氏春秋：菜之美者，有云梦之芹。云梦，楚地也。楚有蘄州、蘄县，俱音淇。罗愿尔雅翼云：地多产芹，故字从芹。蘄亦音芹。徐锴注说文（蘄字，从艸〔三〕，斳声〔四〕）：诸书无斳字，惟说文别出菦字（音银），疑相承误出也。据此，则蘄字亦当从斳，作蘄字也。

【集解】〔别录曰〕水斳生南海池泽。〔恭曰〕水斳即芹菜也。有两种：荻芹白色取根，赤芹取茎、叶。并堪作菹及生菜。〔保昇曰〕芹生水中，叶似芎藭，其花白色而无实，根亦白色。〔诜曰〕水芹生黑滑地，食之不如高田者宜人，置酒酱中香美。高田者名白芹。余田者皆有虫子在叶间，视之不见，食之令人为患。〔弘景曰〕又有渣芹，可为生菜，亦可生啖。〔时珍曰〕芹有水芹、旱芹。水芹生江湖陂泽之涯；旱芹生平地，有赤、白二种。二月生苗，其叶对节而生，似芎藭。其茎有节棱而中空，其气芬芳。五月开细白花，如蛇床花。楚人采以济饥，其利不小。诗云：觱沸槛泉，言采其芹。杜甫诗云：饭煮青泥坊底芹。又云：香芹碧涧羹。皆美芹之功。而列子言乡豪尝芹，蜇口惨腹，盖未得食芹之法耳。

茎

〔气味〕**甘，平，无毒。**〔思邈曰〕苦，酸，冷，涩，无毒。〔诜曰〕和醋食，损齿。鳖瘕不可食。〔李鹏飞曰〕赤芹害人，不可食。

〔主治〕**女子赤沃，止血养精，保血脉，益气，令人肥健嗜食。**本经 **去伏热，杀石药毒，捣汁服。**孟诜 **饮汁，去小儿暴热，大人酒后热，鼻塞身热，去头中风热，利口齿，利大小肠。**藏器 **治烦渴，崩中带下，五种黄病。**大明

〔发明〕〔张仲景〔五〕曰〕春秋二时，龙带精入芹菜中。人误食之为病，面青手青，腹满如妊，痛不可忍，作〔六〕蛟龙病。

〔一〕蘄：按说文卷下一艸部作「菦」，尔雅释草作「芹」。

〔二〕艸：原作「屮」。按说文卷一下云：「屮，古文或以为艸字。读若彻。」段注云：「或之言有也，不尽尔也。言假借必依声托事。屮、艸音类远隔，古文假借尚属偶尔，今则更不当尔也。」因据改。

〔三〕艸：原作「屮」，今据说文卷一下艸部蘄字改。

〔四〕声：原脱，今据说文卷一下艸部蘄字补。

〔五〕张仲景：按下引文见金匮卷下第二十五、巢源卷十九、千金卷十一第五及外台卷十二。诸书互有出入，恐繁不录。

〔六〕作：按金匮卷下第二十五作「名」，义长。

宜〔一〕服硬饧三二升，日三度。吐出如〔二〕蜥蜴便瘥。〔时珍曰〕芹菜生水涯。蛟龙虽云变化莫测，其精那得入此？大抵是蜥蜴、虺蛇之类，春夏之交，遗精于此故尔。且蛇喜嗜芹，尤为可证。别有马芹见后。

【附方】旧一，新二。**小儿吐泻**芹菜切细，煮汁饮之，不拘多少。子母秘录。**小便淋痛**水芹菜白根者，去叶捣汁，井水和服。圣惠方。**小便出血**水芹捣汁，日服六七合。圣惠方。

花〔气味〕苦，寒，无毒。〔主治〕脉溢。苏恭

堇音勤。唐本草

【释名】**苦堇**尔雅　**堇葵**唐本　**旱芹**纲目〔禹锡曰〕尔雅云：啮，苦堇也。郭璞云：即堇葵。本草言味甘，而此云苦堇，古人语倒，犹甘草谓之大苦也。〔时珍曰〕其性滑如葵，故得葵名。

【集解】〔恭曰〕堇菜野生，非人所种。叶似蕺菜，花紫色。〔禹锡曰〕说文云：堇，根如荠，叶如细柳，子如米，蒸汋食之，甘滑。内则云：堇、荁、枌、榆。是矣。〔时珍曰〕此旱芹也。其性滑利。故洪舜俞赋云：烈有椒、桂，滑有堇、榆。一种黄花者，有毒杀人，即毛芹也。见草部毛茛。又乌头苗亦名堇，有毒。各见本条下。

菜【气味】甘，寒，无毒。

【主治】捣汁，洗马毒疮，并服之。又涂蛇蝎毒及痈肿。唐本　久食，除心下烦热。主寒热鼠瘘，瘰疬生疮，结核聚气，下瘀血，止霍乱。又生捣汁半升服，能杀鬼毒，即吐出。孟诜

【发明】〔诜曰〕堇叶止霍乱，与香茙同功。香茙即香薷也。

【附方】旧二，新一。**结核气**堇菜日干为末，油煎成膏。摩之，日三五度，便瘥。孟诜食疗。**湿热气**旱芹

〔一〕宜：原作俱。按诸书均无「俱」字，今据外台卷十二改。
〔二〕如：原脱，今据金匮卷下第二十五补。

菜日干为末，糊丸梧子大。每服四十丸，空心温酒下。大杀百虫毒。寿域神方。**蛇咬疮**生杵堇汁涂之。万毕术。

紫堇 音芹。宋图经

【**释名**】**赤芹**纲目 **蜀芹**图经 **楚葵**同上 **苔菜**同上 **水卜**〔一〕**菜**〔时珍曰〕堇、蕲、芹、𦬆，四字一义也。详下。

【**集解**】〔颂曰〕紫堇生江南吴兴郡。淮南名楚葵，宜春郡名蜀芹，豫章郡名苔菜，晋陵郡名水卜〔二〕菜也。〔时珍曰〕苏颂之说，出于唐玄宗天宝单方中，不具紫堇形状。今按轩辕述宝藏论云：赤芹即紫芹也，生水滨。叶形如赤芍药，青色，长三寸许，叶上黄斑，味苦涩。其汁可以煮雌、制汞、伏朱砂、擒三黄。号为起贫草。又土宿真君本草云：赤芹生阴厓陂泽近水石间，状类赤芍药。其叶深绿而背甚赤，茎叶似荞麦，花红可爱，结实亦如貀荞麦。其根似蜘蛛，嚼之极酸苦涩。江淮人三四月采苗，当蔬食之。南方颇少，太行、王屋诸山最多也。

苗〔**气味**〕**酸，平，微毒。**

花〔**气味**〕**酸，微温，无毒。**〔**主治**〕**大人、小儿脱肛。**苏颂

〔**附方**〕旧一。

脱肛凡大人、小儿脱肛，每天冷及吃冷食，即暴痢不止，肛则下脱，久疗不瘥者。春间收紫堇花二斤，曝干为散，加磁毛末七两，相和研细。涂肛上纳入，即使人噀冷水于面上，即吸入肠中。每日一涂药噀面，不过六七度即瘥矣。又以热酒半升，和散一方寸匕，空腹服之，日再服。渐加至二方寸匕，以瘥为度。若五岁以下小儿，即以半杏子许，和酒服之。忌生冷、陈仓米等物。天宝单方。

马蕲 音芹。唐本草

【**释名**】**牛蕲**尔雅 **胡芹**通志 **野茴香**纲目〔时珍曰〕凡物大者多以马名，此草似芹而大故也。俗称野茴香，以

〔一〕卜：原作「蔔」，今据大观本草卷三十一及政和本草卷三十紫蓳条改。
〔二〕卜：同上。

其气味子形微似也。金光明经三十二品香药，谓之叶婆你。

【集解】〔恭曰〕马蕲生水泽旁。苗似鬼针、菾菜等，嫩时可食。花青白色。子黄黑色，似防风子，调食味用之，香似橘皮而无苦味。〔保昇曰〕花若芹花，子如防风子而扁大。尔雅云：茭，牛蕲也。孙炎释云：似芹而叶细〔一〕锐，可食菜也。一名茭，一名马蕲子，入药用。〔时珍曰〕马蕲与芹同类而异种，处处卑湿地有之。三四月生苗，一本丛出如蒿，白毛蒙茸，嫩时可茹。叶似水芹而微小，似芎䓖叶而色深。五六月开碎花，攒簇如蛇床及莳萝花，青白色。结实亦似莳萝子，但色黑而重尔。其根白色，长者尺许，气亦香而坚硬，不可食。苏恭所谓鬼针，即鬼钗草也。方茎桠叶，子似钗〔二〕脚，着人衣如针。与此稍异。

苗〔气味〕甘、辛，温，无毒。〔主治〕益脾胃，利胸膈，去冷气，作茹食。时珍

子〔气味〕甘、辛，温，无毒。〔主治〕心腹胀满，开胃下气消食，调味用之。唐本　炒研醋服，治卒心痛，令人得睡。孟诜　温中暖脾，治反胃。时珍　〔附方〕新一

慢脾惊风　马芹子、丁香、白僵蚕等分，为末。每服一钱，炙橘皮煎汤下。名醒脾散。普济方。

蘹香 唐本草

〔校正〕自草部移入此。

【释名】茴香　八角〔三〕珠　〔颂曰〕蘹香，北人呼为茴香，声相近也。〔思邈〔四〕曰〕煮臭肉，下少许，即无臭气，臭酱入末亦香，故曰回香。〔时珍曰〕俚俗多怀之衿衽咀嚼，恐蘹香之名，或以此也。

【集解】〔颂曰〕今交、广诸地及近郡皆有之。入药多用番舶者，或云不及近处者有力。三月生叶似老胡荽，极疏

〔一〕细：原作「似」，大观本草作「纸」。今据政和本草卷二十九马芹子条改，与尔雅释草茭条郭注合。

〔二〕钗：原作「杈」，今据大观、政和卷十鬼钗草条改。

〔三〕角：原作「月」，今据本条集解文改。

〔四〕思邈：原作「弘景」。按怀香唐本草始著录，诸书未见有引弘景之说者。下文见千金卷二十六第三茴香条，因据改。

细，作丛。至五月茎粗，高三四尺。七月生花，头如伞盖，黄色。结实如麦而小，青色。北人呼为土茴香。八九月采实阴干。今近道人家园圃种之甚多。川人多煮食其茎叶。〔宗奭曰〕云似老胡荽者误矣，胡荽叶如蛇床。莳香〔一〕虽有叶之名，但散如丝发，特异诸草也。〔时珍曰〕茴香宿根，深冬生苗作丛，肥茎丝叶。五六月开花，如蛇床花而色黄。结子大如麦粒，轻而有细棱，俗呼为大茴香，今惟以宁夏出者第一。其他处小者，谓之小茴香。自番舶来者，实大如柏实，裂成八瓣，一瓣一核，大如豆，黄褐色，有仁，味更甜，俗呼舶茴香，又曰八角茴香（广西左右江峒中亦有之），形色与中国茴香迥别，但气味同尔。北人得之，咀嚼荐酒。

子

〔气味〕辛，平，无毒。〔思邈曰〕苦、辛，微寒，涩。〔权曰〕苦、辛。得酒良。炒黄用。〔好古曰〕阳也，浮也。入手、足少阴、太阳经。

〔主治〕诸瘘、霍乱及蛇伤。唐本 **膀胱胃间冷气及育肠气，调中，止痛、呕吐。**马志 **治干湿脚气，肾劳㿗疝阴疼，开胃下食〔二〕。**大明 **补命门不足。**李杲 **暖丹田。**吴绶

〔发明〕〔诜曰〕茴香国人重之，云有助阳道，未得其方法也。〔好古曰〕茴香本治膀胱药，以其先丙，故曰小肠也，能润丙燥；以其先戊，故从丙至壬，又手、足少阴二药，以开上下经之通道，所以壬与丙交也。〔时珍曰〕小茴香性平，理气开胃，夏月祛蝇辟臭，食料宜之。大茴香性热，多食伤目发疮，食料不宜过用。古方有去铃丸：用茴香二两，连皮生姜四两，同入坩器内淹一伏时，慢火炒之，入盐一两，为末，糊丸梧子大。每服三五十丸，空心盐酒下。此方本治脾胃虚弱病。茴香得盐则引入肾经，发出邪气。肾不受邪，病自不生也。亦治小肠疝气有效。

〔附方〕旧三〔三〕，新十八〔四〕。

开胃进食　茴香二两，生姜四两，同捣匀，入净器内，湿纸盖一宿。次以银、石器中，文武火炒黄焦为末，酒糊丸梧子大。每服十丸至二〔五〕十五丸，温〔六〕酒下。经验后〔七〕方。

瘴疟发热　连背项者。茴香

〔一〕莳香：原脱，今据本草衍义卷十及政和本草卷九莳香子条补。
〔二〕食：原作「气」，今据大观、政和本草卷九莳香子条改。
〔三〕三：原作「四」，今按下旧附方数改。
〔四〕八：原作「六」，今按下新附方数改。
〔五〕二：大观、政和本草卷九莳香子条附方俱无。
〔六〕温：大观、政和本草卷九莳香子条附方俱作「茶」。
〔七〕后：原脱，今据大观、政和本草卷九莳香子条附方补。

子捣汁服之。孙真人方。**大小便闭**鼓胀气促。八角茴香七个，大麻仁半两，为末。生葱白三七根，同研煎汤。调五苓散末服之，日一服。普济。**小便频数**茴香不以多少，淘净，入盐少许，炒研为末，炙糯米糕蘸食之。**伤寒脱阳**小便不通。用茴香末，以生姜自然汁调傅腹上。外用茴香末，入益元散服之。摘玄方。**肾消饮水**小便如膏油。用茴香炒，苦楝子炒，等分为末。每食前酒服二钱。保命集。**肾邪冷气**力弱者。用大茴香六两，分作三分；用生附子一个去皮，分作三分。第一度：用附子一分，茴香一分，同炒黄，出火毒一夜，去附子，研茴香为末，空心盐酒下一钱。第二度：用二味各一分，用炒存性，出火毒，以附子去一半，留一半，同茴香为末，如前服。第三度：各一分，同炒存性，出火毒，全研为末，如前服之。朱氏集验方。**肾虚腰痛**茴香炒研，以猪腰子批开，掺末入内，湿纸裹煨熟。空心食之，盐酒送下。戴原礼要诀。**腰痛如刺**简便方：用八角茴香炒研，每服二钱，食前盐汤下。外以糯米一二升，炒热袋盛，拴于痛处。活人心统：思仙散：用八角茴香、杜仲各炒研三钱，木香一钱，水一钟，酒半钟，煎服。**腰重刺胀**八角茴香炒为末，食前酒服二钱。直指方。**疝气入肾**茴香炒作二包，更换熨之。简便方。**小肠气坠**直指：用八角茴香、小茴香各三钱，乳香少许，水服取汗。孙氏集效方：治小肠疝气，痛不可忍。用大茴香、荔枝核炒黑各等分，研末。每服一钱，温酒调下。濒湖集简方：用大茴香一两，花椒五钱，炒研。每酒服一钱。**膀胱疝痛**本事方：用舶茴香、杏仁各一两，葱白焙干五钱，为末。每酒服二钱，嚼胡桃送下。集要：治疝气膀胱小肠痛。用茴香盐炒，晚蚕沙盐炒，等分为末，炼蜜丸弹子大。每服一丸，温酒嚼下。**疝气偏坠**大茴香末一两，小茴香末一两，用牙猪尿胞一个，连尿入二末于内系定，罐内以酒煮烂，连胞捣，丸如梧子大。每服五十丸，白汤下。仙方也。邓才笔峰杂兴。**胁下刺痛**小茴香一两炒，枳壳五钱麸炒，为末。每服二钱，盐酒调服，神效。袖珍方。**辟除口臭**茴香煮羹及生食，并得。昝殷食医心镜。**蛇咬久溃**小茴香捣末，傅之。千金。

茎叶

〔气味〕与子同。

〔主治〕**煮食，治卒恶心，腹中不安。**甄权 **治小肠气，卒肾气冲胁，如刀刺痛，喘息不得。生捣汁一合，投热酒一合，和服。**孟诜

〔发明〕

〔颂曰〕范汪方：疗恶毒痈肿，或连阴卵髀间疼痛挛急，牵入小腹不可忍，一宿即杀人者。用茴香苗叶，捣汁一升服之，日三四服。其滓以贴肿上。冬月用根。此是外国神方，永嘉以来用之，起死回生神验。

莳萝 宋开宝

〔校正〕自草部移入此。

【释名】慈谋勒开宝 小茴香〔时珍曰〕莳萝、慈谋勒，皆番言也。

【集解】〔藏器曰〕莳萝生佛誓国，实如马芹子，辛香。〔珣曰〕按广州记云：生波斯国。马芹子色黑而重，莳萝子色褐而轻，以此为别。善滋食味，多食无损。㝵不可与阿魏同食，夺其味也。〔颂曰〕今岭南及近道皆有之。三月、四月生苗，花实大类蛇床而簇生，辛香，六七月采实。今人多用和五味，不闻入药用。〔时珍曰〕其子簇生，状如蛇床子而短，微黑，气辛臭，不及茴香。〔嘉谟曰〕俗呼莳萝椒。内有黑子，但皮薄色褐不红耳。

苗 〔气味〕辛，温，无毒。〔主治〕下气利膈。时珍

子 〔气味〕辛，温，无毒。〔主治〕小儿气胀，霍乱呕逆，腹冷不下食，两肋痞满。藏器 健脾，开胃气，温肠，杀鱼、肉毒，补水脏，治肾气，壮筋骨。日华 主膈气，消食，滋食味。李珣 〔附方〕新二。**闪挫腰痛**莳萝作末，酒服二钱匕。永类钤方。 **牙齿疼痛**舶上莳萝、芸薹子、白芥子等分，研末。口中含水，随左右嗃鼻，神效。圣惠方。

【附录】**蜀胡烂**拾遗〔藏器曰〕子：味辛，平，无毒。主冷气心腹胀满，补肾〔一〕，除妇人血气，下痢，杀牙齿虫。生安南，似秫香子，可和食。 **数低**拾遗〔藏器曰〕子：味甘，温，无毒。主冷风冷气，下宿食不消，胀满。生西番、北土，兼似秫香，胡人以作羹食之。 **池德勒**拾遗〔藏器曰〕根：辛，温，无毒。破冷气，消食。生西国，草根也，胡人食之。 **马思荅吉**〔时珍曰〕味苦，温，无毒。去邪气，温中利膈，顺气止痛，生津解渴，令人口香。元时饮膳用之，

〔一〕肾：政和本草卷六蜀胡烂条同，大观本草作「肝」。

云极香料也，不知何状？故附之。

罗勒 宋嘉祐附

【释名】兰香[一]嘉祐 **香菜**纲目 **翳子草**〔禹锡曰〕北人避石勒讳，呼罗勒为兰香。〔时珍曰〕按邺中记云：石虎讳言勒，改罗勒为香菜。今俗人呼为翳子草，以其子治翳也。

【集解】〔禹锡曰〕罗勒处处有之。有三种：一种似紫苏叶；一种叶大，二十步内即闻香；一种堪作生菜。冬月用干者。子可安入目中去翳，少顷湿胀，与物俱出也。〔时珍曰〕香菜须三月枣叶生时种之乃生，否则不生。常以鱼腥水、米泔水、泥沟水浇之，则香而茂。不宜粪水。臞仙神隐书言：园旁水侧宜广种之，饥年亦可济用。其子大如蚤，褐色而不光，七月收之。〔弘景曰〕术家取羊角、马蹄烧作灰，撒湿地遍踏之，即生罗勒。俗呼为西王母菜，食之益人。

【气味】辛，温，微毒。〔禹锡曰〕不可多食，壅关节，涩营卫，令人血脉不行，又动风，发脚气。

【主治】调中消食，去恶气，消水气，宜生食。疗齿根烂疮，为灰[二]**用之甚良。患啘呕者，取汁服半合，冬月用干者煮汁。其根烧灰，傅小儿黄烂疮。**禹锡 **主辟飞尸、鬼疰、蛊毒。**吴瑞

【发明】〔时珍曰〕按罗天益云，兰香味辛气温，能和血润燥，而掌禹锡言，多食涩营卫，血脉不行，何耶？又东垣李氏治牙疼口臭，神功丸中用兰香，云无则以藿香代之，此但取其去恶气而已。故饮膳正要云，与诸菜同食，味辛香能辟腥气，皆此意也。

【附方】新二。**鼻疳赤烂**兰香叶烧灰二钱，铜青五分，轻粉二字，为末，日傅三次。钱乙小儿方。 **反胃欬**

〔一〕兰香：本经逢原卷二兰香条略云：「按兰有三种：一曰兰草，即今之省头草；一曰兰香，又名翳子草；一名罗勒，茎、叶较兰香稍粗大，形虽极类而气荤浊。」详见彼书。

〔二〕灰：原作「使」，今据大观、政和本草卷二十七罗勒条改。

噎生姜四两捣烂，入兰香叶一两，椒末一钱，盐和面四两，裹作烧饼，煨熟。空心吃，不过两三度效。反胃，入甘蔗汁和之。普济方。

子〔主治〕**目翳及尘物入目，以三五颗安目中，少顷当湿胀，与物俱出。又主风赤眵泪。**嘉祐〔发明〕〔时珍曰〕按普济方云：昔庐州知录彭大辨在临安，暴得赤眼后生翳。一医〔一〕用兰香子洗晒，每纳一粒入眦内，闭目少顷，连膜而出也。一方：为末点之。时珍常取子试之水中，亦胀大。盖此子得湿即胀，故能染惹眵泪浮膜尔。然目中不可着一尘，而此子可纳三五颗亦不妨碍，盖一异也。〔附方〕新二。**目昏浮翳**兰香子每用七个，睡时水煎服之，久久有效也。海上名方。**走马牙疳**小儿食肥甘，肾受虚热，口作臭息，次第齿黑，名曰崩砂；渐至龈烂，名曰溃槽；又或血出，名曰宣露；重则齿落，名曰腐根。用兰香子末、轻粉各一钱，蜜陀僧醋淬研末半两，和匀。每以少许傅齿及龈上，立效。内服甘露饮。活幼口议。

白花菜食物

【释名】羊角菜

【集解】〔时珍曰〕白花菜三月种之。柔茎延蔓，一枝五叶，叶大如拇指。秋间开小白花，长蕊。结小角，长二三寸。其子黑色而细，状如初眠蚕沙，不光泽。菜气膻臭，惟宜盐菹食之。〔颖曰〕一种黄花者，名黄花菜，形状相同，但花黄也。

【气味】苦，辛，微毒。〔颖曰〕多食，动风气，滞脏腑，令人胃中闷满，伤脾。

【主治】下气。汪颖**煎水洗痔，捣烂敷风湿痹痛，擂酒饮止疟。**时珍

〔一〕医：原作「僧」，今据普济方卷八十改。

蔊菜音罕〔一〕。纲目

〔校正〕并入草部拾遗⿱艹猂〔二〕菜。

【释名】⿱艹猂菜音罩辣米菜〔时珍曰〕蔊味辛辣，如火焊人，故名。亦作⿱艹猂。陈藏器本草有⿱艹猂菜，云辛菜也，南人食之。不著形状。今考唐韵、玉篇并无⿱艹猂字，止有蔊字，云辛菜也。则⿱艹猂乃蔊字之讹尔。

【集解】〔时珍曰〕蔊菜生南地，田园间小草〔三〕也。冬月布地丛生，长二三寸，柔梗细叶。三月开细花，黄色。结细角长一二分，角内有细子。野人连根、叶拔而食之，味极辛辣，呼为辣米菜。沙地生者尤伶仃。故洪舜俞老圃赋云：蔊有拂士之风。林洪山家清供云：朱文公饮后，辄以蔊茎供蔬品。盖盱江、建阳、严陵人皆喜食之也。

【气味】辛，温，无毒。〔李鹏飞曰〕蔊菜细切，以生蜜洗伴或略汋食之，爽口消食。多食，发痼疾，生热。

【主治】去冷气，腹内久寒，饮食不消，令人能食。藏器　利胸膈，豁冷痰，心腹痛。时珍

草豉拾遗

〔校正〕自草部移入此。

【集解】〔藏器曰〕生巴西诸国。草似韭状，豉出花中，彼人食之。

【气味】辛，平，无毒。

【主治】恶气，调中，益五脏，开胃，令人能食。藏器

〔一〕罕：原作「空」，今据广韵卷三・二十三旱改。

〔二〕⿱艹猂：按字书无此字，大观、政和本草卷八猂菜条俱作「猂」。下同。

〔三〕田园间小草：本草纲目拾遗・正误云：「蔊菜好生高山泉源石上，与石菖一类，其味辛辣。山谷言：孙崿以沙卧蔊食其苗。李东璧谓为田园小草则误。」

本草纲目菜部目录第二十七卷

菜之二　柔滑类四十一种

〔一〕别录：原作「嘉祐」，今据大观、政和本草卷二十八及本书本卷菾菜条改。

〔二〕草：原脱，今据大观、政和本草卷二十九及本书本卷鸡肠草条补。

〔三〕救荒：原作「纲目」，今据救荒本草及本书本卷翻白草条改。

〔四〕黄花：原脱，今据本书本卷蒲公英条补。

〔五〕小：原脱，今据本书本卷翘摇条补。

土芋拾遗（即土卵）　薯蓣本经（即山药）　零余子拾遗

甘薯纲目　百合本经　山丹日华（即红花菜）

草石蚕拾遗（即甘露子）　竹筍[一]蜀本　酸筍纲目

右附方旧三十七[二]，新一百一十。

[一] 筍：今通作「笋」。

[二] 七：原作「四」，今按卷中旧附方数改。

本草纲目菜部第二十七卷

菜之二 柔滑类四十一种。

菠薐 宋嘉祐

【释名】菠菜纲目 波斯草纲目 赤根菜〔慎微曰〕按刘禹锡嘉话录云：菠薐种出自西国。有僧将其子来，云本是颇陵国之种。语讹为波棱耳。〔时珍曰〕按唐会要云：太宗时尼波罗国献波棱菜，类红蓝，实如蒺藜，火熟之能益食味。即此也。方士隐名为波斯草云。

【集解】〔时珍曰〕波棱八月、九月种者，可备冬食；正月、二月种者，可备春蔬。其茎柔脆中空。其叶绿腻柔厚，直出一尖，旁出两尖，似鼓〔一〕子花叶之状而长大。其根长数寸，大如桔梗而色赤，味更甘美。四月起薹尺许。有雄雌。就茎开碎红花，丛簇不显。雌者结实，有刺，状如蒺藜子。种时须砑开，易浸胀。必过月朔乃生，亦一异也。

菜及根 【气味】甘，冷，滑，无毒。〔士良曰〕微毒。多食令人脚弱，发腰痛，动冷气。先患腹冷者，必破腹。不与鳝〔二〕鱼同食，发霍乱。取汁炼霜，制砒、汞，伏雌黄、硫黄。

【主治】利五脏，通肠胃热，解酒毒。服丹石人食之佳。孟诜 通血脉，开胸膈，下气调中，止渴润燥。根尤良。时珍

【发明】〔诜曰〕北人食肉、面，食之即平；南人食鱼、鳖、水米，食之即冷，故多食冷大小肠也。〔时珍曰〕按张从正儒门事亲云：凡人久病，大便涩滞不通，及痔漏之人，宜常食菠薐、葵菜之类，滑以养窍，自然通利。

【附方】新一。消渴引饮日至一石者。菠薐根、鸡内金等分，为末。米饮服一钱，日三。经验方。

〔一〕鼓：原作「豉」。按药无「豉子花」。本书卷十八旋花一名「鼓子花」，二字形近而误，因据改。

〔二〕鳝：原作「䱹」，为鳝鱼属。大观本草卷二十九菠薐条作「蛆」，乃「䱹」之借字。政和本草作「䱹」，乃「鳝」之异体字。今据改。

蕹菜 蕹，去声。 宋嘉祐

【释名】〔时珍曰〕蕹与壅同。此菜惟以壅成，故谓之壅。

【集解】〔藏器曰〕蕹菜岭南种之。蔓生，开白花，堪茹。〔时珍曰〕蕹菜今金陵及江夏人多莳之。性宜湿地，畏霜雪。九月藏入土窖中，三四月取出，壅以粪土，即节节生芽，一本可成一畦也。干柔如蔓而中空，叶似菠薐及錾头形。味短，须同猪肉煮，令肉色紫乃佳。段公路北户录，言其叶如柳者，误矣。按嵇含草木状云：蕹菜叶如落葵而小。南人编苇为筏，作小孔，浮水上。种子于水中，则如萍根浮水面。及长成茎叶，皆出于苇筏孔中，随水上下，南方之奇蔬也。则此菜，水、陆皆可生之也。

【气味】甘，平，无毒。

【主治】解胡蔓草毒（即野葛毒），煮食之。亦生捣服。藏器 捣汁和酒服，治产难。时珍 出唐瑶方。

【发明】〔藏器曰〕南人先食蕹菜，后食野葛，二物相伏，自然无苦。取汁滴野葛苗，当时萎死，相杀如此。张华博物志云：魏武帝啖野葛至一尺。应是先食此菜也。

菾菜 菾音甜。 别录中品

〔校正〕并入嘉祐莙荙菜。

【释名】莙荙菜〔时珍曰〕菾菜，即莙荙也。菾与甜通，因其味也。莙荙之义未详。

【集解】〔弘景曰〕菾菜，即今以作鲊蒸者。〔恭曰〕菾菜叶似升麻苗，南人蒸炮〔一〕食之，大香美。〔保昇曰〕苗高三四尺，茎若蒴藋，有细棱，夏盛冬枯。其茎烧灰淋汁洗衣，白如玉色。〔士良曰〕叶似紫菊而大，花白。〔时珍曰〕菾菜正二月下种，宿根亦自生。其叶青白色，似白菘菜叶而短，茎亦相类，但差小耳。生、熟皆可食，微作土气。四月开细白花。结实状如茱萸梂而轻虚，土黄色，内有细子。根白色。

〔一〕炮：原作「⿱艹缶」，字书无。大观、政和本草卷二十八菾菜条作「缹」，字书或作「炰」，俱为「炮」之异体字。今据改。

【气味】甘、苦，大寒，滑，无毒。〔禹锡曰〕平，微毒。冷气人不可多食，动气。先患腹冷人食之，必破腹。

【主治】时行壮热，解风热毒，捣汁饮之便瘥。别录 夏月以菜作粥食，解热，止热毒痢。捣烂，傅灸疮，止痛易瘥。苏恭 捣汁服，主冷热痢。又止血生肌，及诸禽兽伤，傅之立愈。藏器 煎汤饮，开胃，通心膈，宜妇人。大明 补中下气，理脾气，去头风，利五脏。嘉祐

根 〔气味〕甘，平，无毒。〔主治〕通经脉，下气，开胸膈。正要

子 〔主治〕煮半生，捣汁服，治小儿热。孟诜 醋浸揩面，去粉滓，润泽有光。藏器

〔附方〕新一。痔瘘下血 莙荙子、芸薹子、荆芥子、芫荽子、莴苣子、蔓菁子、萝卜子、葱子等分，以大鲫鱼一个去鳞、肠，装药在内，缝合，入银、石器内，上下用火炼熟，放冷为末。每服二钱，米饮下，日二服。

东风菜 宋开宝

【释名】冬风 〔志曰〕此菜先春而生，故有东风之号。一作冬风，言得冬气也。

【集解】〔志曰〕东风菜生岭南平泽。茎高二三尺，叶似杏叶而长，极厚软，上有细毛，煮食甚美。〔时珍曰〕按裴渊广州记云：东风菜，花、叶似落妊娠〔一〕，茎紫。宜肥肉作羹食，香气似马兰，味如酪。

【气味】甘，寒，无毒。

【主治】风毒壅热，头痛目眩，肝热眼赤，堪入羹臛食。开宝

〔一〕落妊娠：齐民要术卷十东风条引广州记作「落娠妇」。

荠 别录上品

【释名】护生草〔时珍曰〕荠生济济，故谓之荠。释家取其茎作挑灯杖，可辟蚁、蛾，谓之护生草，云能护众生也。

【集解】〔普曰〕荠生野中。〔弘景曰〕荠类甚多，此是今人所食者。叶作菹、羹亦佳。诗云「谁谓荼苦，其甘如荠」是也。〔时珍曰〕荠有大、小数种。小荠叶花〔一〕茎扁，味美。其最细小者，名沙荠也。大荠科、叶皆大，而味不及。其茎硬有毛者，名菥蓂，味不甚佳。并以冬至后生苗，二三月起茎五六寸。开细白花，整整如一。结荚如小萍，而有三角。荚内细子，如葶苈子。其子名蒫（音嵯），四月收之。师旷云：岁欲甘，甘草先生，荠是也。菥蓂、葶苈皆是荠类。葶苈见草部隰〔二〕草类。

【气味】甘，温，无毒。

【主治】利肝和中。别录 **利五脏。根：治目痛。**大明 **明目益胃。**时珍 **根、叶：烧灰，治赤白痢极效。**甄权

【附方】旧一，新二。**暴赤眼**痛胀碜涩。荠菜根杵汁滴之。圣惠。**眼生翳膜**荠菜和根、茎、叶洗净，焙干为细末。每夜卧时先洗眼，挑末米许，安两大眦头。涩痛忍之，久久膜自落也。圣济总录。**肿满腹大**四肢枯瘦，尿涩。用甜葶苈炒、荠菜根等分，为末，炼蜜丸弹子大。每服一丸，陈皮汤下。只二三丸，小便清；十余丸，腹如故。三因。

蒫实〔普曰〕五月五日〔三〕采，阴干。〔士良曰〕亦名菥蓂子。四月八日收之，良。〔周王曰〕饥岁采子，水调成块，煮粥、作饼甚粘滑。

〔气味〕甘，平，无毒。〔权曰〕患气人食之，动冷疾〔四〕。〔诜曰〕不与面同食，令人

〔一〕花：疑当作「小」。
〔二〕隰：原作「湿」。按葶苈为隰草之一种，见本书卷十六分目，因据改。
〔三〕五月五日：原作「三月三日」，乃收荠菜花之时，见物类相感志。今据御览九八〇荠条引吴氏本草改。
〔四〕疾：原作「气」，今据大观、政和本草卷二十七荠条改。

背〔一〕闷。服丹石人不可食。

〔主治〕明目，目痛。别录 **青盲不见物，补五脏不足。**甄权 **治腹胀。**吴普 **去风毒邪气，治壅去翳，解热毒。久服，视物鲜明。**士良

花 **〔主治〕布席下，辟虫。又辟蚊、蛾〔二〕。**士良 **阴干研末，枣汤日服二钱，治久痢。**大明

菥蓂

音锡觅。本经上品

〔校正〕自草部移入此。

【释名】大荠别录 大蕺本经 马辛〔时珍曰〕诸名不可解。吴普本草又云：一名析目，一名荣目，一名马驹。

【集解】〔别录曰〕菥蓂生咸阳川〔三〕泽及道旁。四月、五月采，暴干。〔弘景曰〕今处处有之。是大荠子也。方用甚希少。〔保昇曰〕似荠叶而细，俗呼为老荠。〔恭曰〕尔雅云：菥蓂，大荠也。注云：似荠，俗呼为老荠。然其味甘而不辛也。〔藏器曰〕本经菥蓂一名大荠。苏氏引尔雅为注。案大荠即葶苈，非菥蓂也。菥蓂大而扁，葶苈细而圆，二物殊别也。〔颂曰〕尔雅葶苈谓之蕇（音典），子、叶皆似芥〔四〕，一名狗荠。菥蓂即大荠。大抵二物皆荠类，故人多不能细分，乃尔致疑也。古今眼目方多用之。〔时珍曰〕荠与菥蓂一物也，但分大、小二种耳。小者为荠，大者为菥蓂，菥蓂有毛。故其子功用相同，而陈士良之本草，亦谓荠实一名菥蓂也。葶苈与菥蓂同类，但菥蓂味甘花白，葶苈味苦花黄为异耳。或言菥蓂即甜葶苈，亦通。

苗 **〔气味〕甘，平，无毒。〔主治〕和中益气，利肝明目。**时珍

菥蓂子 **〔气味〕辛，微温，无毒。**〔恭曰〕甘而不辛。〔普曰〕神农、雷公：辛。李当之：小温。〔之才曰〕得蔓〔五〕荆实、细辛良。恶干姜、苦参。一云：苦参为之使。 **〔主治〕明目目痛泪出，除痹，**

〔一〕背：大观、政和本草同。张本作「胸」。
〔二〕又辟蚊蛾：大观、政和本草引陈士良无此文。文见物类相感志，云：「三月三日，收荠菜花置灯檠上，则飞蛾、蚊虫不投。」
〔三〕川：原作「山」，今据千金翼卷二及大观、政和本草卷六菥蓂子条改。
〔四〕芥：原作「荠」。按苏颂在葶苈条虽言似荠，但在本条（大观、政和本草卷六菥蓂子条）引尔雅郭注仍作芥。因据改。
〔五〕蔓：大观、政和本草卷六菥蓂子条俱无。

补五脏，益精光。久服轻身不老。本经 疗心腹腰痛。别录 治肝家积聚，眼目赤肿。甄权

〔附方〕旧一，新一。眼目热痛 泪出不止。菥蓂子捣筛为末。卧时铜簪〔一〕点少许入目，当有热泪及恶物出，甚佳。眼中弩肉 方同上，夜夜点之。崔元亮海上方。

繁缕 别录下品

【释名】蓃缕 尔雅 蔜 音敖。 蓁缕 郭璞 滋草 千金 鹅肠菜 〔时珍曰〕此草茎蔓甚繁，中有一缕，故名。俗呼鹅儿肠菜，象形也。易于滋长，故曰滋草。古乐府云：为乐当及时，何能待来滋。滋乃草名，即此也。

【集解】〔别录曰〕繁缕五月五日日中采，干用。〔恭曰〕此即是鸡肠也。多生湿地坑渠之侧。流俗通谓鸡肠，雅士总名繁缕。〔诜曰〕繁缕即藤也。又恐白软草是〔二〕。〔保昇曰〕叶青花白，采苗入药。〔颂曰〕即鸡肠也。南中多有之，生于田野间。近汴〔三〕下湿地亦或有之。叶似荇菜而小。夏秋间生小白黄花。其茎梗作蔓，断之有丝缕。又细而中空，似鸡肠，因得此名。本草繁缕、鸡肠作两条，苏恭以为一物。谨按郭璞注尔雅云，蓃缕一名鸡肠草，实一物也。今南北所生，或肥瘠不同，故人疑为二物。而葛洪肘后方治卒淋云：用鸡肠及繁缕。如此又似是二物。其用大概主血，故人宜食之。〔时珍曰〕繁缕即鹅肠，非鸡肠也。下湿地极多。正月生苗，叶大如指头。细茎引蔓，断之中空，有一缕如丝。作蔬甘脆。三月以后渐老。开细瓣白花。结小实大如稗粒，中有细子如葶苈子。吴瑞本草谓黄花者为繁缕，白花者为鸡肠，亦不然。二物盖相似。但鹅肠味甘，茎空有缕，花白色；鸡肠味微苦，咀之涎滑，茎中无缕，色微紫，花亦紫色，以此为别。

【气味】酸，平，无毒。〔权曰〕苦。〔时珍曰〕甘，微咸。〔诜曰〕温。〔思邈曰〕黄帝云：合鳝〔四〕鲊食，发消渴，令人多忘。

【主治】积年恶疮、痔〔五〕不愈。别录 破血，下乳汁，产妇宜食之。产后腹有块痛，

〔一〕簪：大观、政和本草卷六菥蓂子条俱作「箸」。

〔二〕是：此下原衍「之」字，今据大观、政和本草卷二十九蘩蒌条删。

〔三〕汴：原作「沐」。按大观、政和本草卷二十九蘩蒌条俱作「京」。北宋都汴梁，当时称「京」，明代称「汴」，又误为「沐」，今据改。

〔四〕鳝：原作「𬶍」（疑是「𬶏」之误字），字书谓是鳝鱼属。千金卷二十六第三作「𬶏」，乃「鳝」之异体字。因据改。

〔五〕痔：唐本草卷十八、千金翼卷四及大观、政和本草卷二十九蘩蒌条引别录俱无，此乃濒湖依千金卷二十六第三孙思邈说所加。

以酒炒绞汁温服。又暴干为末，醋糊和丸，空腹服五〔一〕十丸，取下恶血。藏器

【发明】〔弘景曰〕此菜五月五日采，暴干，烧作屑，疗杂疮有效。亦杂百草服〔二〕之，不止此一种也。〔诜曰〕治恶疮有神效之功，捣汁涂之。作菜食，益人。须五月五日者乃验。〔又〔三〕曰〕能去恶血。不可久食，恐血尽。

【附方】旧二，新二〔四〕。

食治乌髭繁缕为齑，久久食之，能乌髭发。圣惠方。

小便卒淋繁缕草满两手，水煮，常常饮之。范汪东阳方。

产妇有块作痛。繁缕方见上。

丈夫阴疮茎及头溃烂，痛不可忍，久不瘥者。以五月五日繁缕烧焦五分，入新出蚯蚓屎二分，入少水，和研作饼，贴之。干即易。禁酒、面、五辛及热食等物。甚效。扁鹊方。

鸡肠草 别录下品

【校正】原在草部，唐本移入此。

【集解】〔弘景曰〕人家园庭亦有此草。小儿取挼汁以捋蜘蛛网，至粘，可掇蝉。〔恭曰〕此即繁缕也，剩出此条。

〔时珍曰〕鸡肠生下湿地。二〔五〕月生苗，叶似鹅肠而色微深。茎带紫，中不空，无缕。四月有小茎开五出小紫花。结小实，中有细子。其苗作蔬，不如鹅肠。故别录列繁缕于菜部，而列此于草部，以此故也。苏恭不识，疑为一物，误矣。生嚼涎滑，故可掇蝉。鹅肠生嚼无涎，亦自可辨。郑樵通志谓鸡肠似蓼而小，其味小辛，非繁缕者，得之。又石胡荽亦名鸡肠草，与此不同。

【气味】微辛、苦，平，无毒。〔权曰〕苦。〔之才曰〕微寒。

【主治】毒肿，止小便利。别录 **疗蠼螋溺疮。**弘景 **主遗溺，洗手足伤水烂。**甄权 **五**

〔一〕五：大观、政和本草卷二十九蘩蒌条俱作「三」。

〔二〕服：大观、政和本草卷二十九俱作「取」。按陶说烧屑疗疮，当以外用为主。本条附扁鹊治丈夫阴疮，烧焦和水外贴，即可为证。濒湖改「取」为「服」，即专指内服，不言外用，似失隐居原意。

〔三〕又：原作「诜」，与上重复，因改。

〔四〕旧二新二：原作「旧一新三」，今按下列新旧附方数改。

〔五〕二：原作「三」，今据金陵本改。

月五日作灰和盐，疗一切疮及风丹遍身痒痛；亦可捣封，日五六易之。作菜食，益人，去脂膏毒气。又烧傅疳䘌。取汁和蜜服，疗小儿赤白痢，甚良。孟诜 研末或烧灰，揩齿，去宣露。苏颂

【附方】旧四，新五〔一〕。**止小便利** 鸡肠草一斤，于豆豉汁中煮，和米作羹及粥，频食之。食医心镜。**小儿下痢** 赤白。鸡肠草捣汁一合，和蜜服，甚良。孟诜食疗。**气淋胀痛** 鸡肠草三两，石韦去毛一两。每用三钱，水一盏，煎服。圣济总录。**风热牙痛** 浮肿发歇，元脏气虚，小儿疳蚀。鸡肠草、旱莲草、细辛等分，为末。每日擦三次。名祛痛散。普济方。**发背欲死** 鸡肠草捣傅之。肘后方。**反花恶疮** 鸡肠草研汁拂之。或为末，猪脂调搽，极效。医林正宗。**一切头〔二〕疮** 鸡肠草烧灰，和盐傅之。孟诜食疗。**漆疮瘙痒** 鸡肠草捣涂之。肘后方。**射工中人** 成疮者。以鸡肠草捣涂之，经日即愈。卢氏方。

苜蓿 别录上品

【释名】**木粟** 纲目 **光风草** 〔时珍曰〕苜蓿，郭璞作牧宿。谓其宿根自生，可饲牧牛马也。又罗愿尔雅翼作木粟，言其米可炊饭也。葛洪西京杂记云：乐游苑多苜蓿。风在其间，常萧萧然。日照其花有光采。故名怀风，又名光风。茂陵人谓之连枝草。金光明经谓之塞鼻〔三〕力迦。

【集解】〔弘景曰〕长安中乃有苜蓿园。北人甚重之。江南不甚食之，以无味故也。外国复有苜蓿草，以疗目，非此类也。〔诜曰〕彼处人采其根作土黄芪也。〔宗奭曰〕陕西甚多，用饲牛马，嫩时人兼食之。有宿根，刈讫复生。〔时珍曰〕杂记言苜蓿原出大宛，汉使张骞带归中国。然今处处田野有之（陕、陇人亦有种者），年年自生。刈苗作蔬，一年可三

〔一〕旧四新五：原作「旧二新七」，将孟诜食疗二方计入新附数内。今照全书通例，计入旧附数内，因改。

〔二〕头：大观、政和本草卷二十九鸡肠草条俱无。

〔三〕鼻：按广韵在去声六至，毗至切。金光明最胜王经卷七作「毕」，广韵在入声五质，卑吉切。二音稍异。

刈。二月生苗，一科数十茎，茎颇似灰藋。一枝三叶，叶似决明叶，而小如指顶，绿色碧艳。入夏及秋，开细黄花。结小荚圆扁，旋转有刺，数荚累累，老则黑色。内有米如穄米，可为饭，亦可酿酒。罗愿以此为鹤顶草，误矣。鹤顶，乃红心灰藋也。

【气味】苦，平，涩，无毒。〔宗奭曰〕微甘，淡。〔诜曰〕凉。少食好。多食令冷气入筋中，即瘦人。〔李鹏飞曰〕同蜜食，令人下利。

【主治】安中利人，可久食。别录 **利五脏，轻身健人，洗去脾胃间邪热气，通小肠诸恶热毒，煮和酱食，亦可作羹。**孟诜 **利大小肠。**宗奭 **干食益人。**苏颂

根 〔气味〕寒，无毒。〔主治〕热病烦满，目黄赤，小便黄，酒疸，捣取汁〔一〕服一升，令人吐利即愈。苏恭 **捣汁煎饮，治沙石淋痛。**时珍

苋 本经上品

【释名】〔时珍曰〕按陆佃埤雅云：苋之茎叶，皆高大而易见，故其字从见，指事也。

【集解】〔别录曰〕苋实一名莫实，细苋亦同。生淮阳川泽及田中。叶如蓝。十一月采。〔李当之曰〕苋实即苋菜也。〔弘景曰〕苋实当是白苋。所以云细苋亦同，叶如蓝也。细苋即是糠苋，食之乃胜，而并冷利。被霜乃熟，故云十一月采。又有赤苋，茎纯紫，不堪食。马苋别一种，布地生，实至微细，俗呼马齿苋，恐非苋实也。〔恭曰〕赤苋一名蕢〔二〕（音匮）。经言苋实一名莫实，疑莫字误矣。〔保昇曰〕苋凡六种：赤苋、白苋、人苋、紫苋、五色苋、马苋也。惟人、白二苋，实可入药用。赤苋味辛，别有功用。〔颂曰〕人苋、白苋俱大寒，亦谓之糠苋，又谓之胡苋，或谓之细苋，其实一也。但大者为白苋，小者为人苋耳。其子霜后方熟，细而色黑。紫苋茎叶通紫，吴人用染爪者，诸苋中惟此无毒，不寒。赤苋亦谓之花苋，茎叶深赤，根茎亦可糟藏，食之甚美，味辛。五色苋今亦稀有。细苋俗谓之野苋，猪好食之，又名猪苋。〔时珍曰〕苋

〔一〕取汁：原脱，今据唐本草卷十八及大观、政和本草卷二十七苜蓿条补。
〔二〕蕢：大观、政和本草卷二十七苋实条俱作「蕢」，集韵谓同「蕢」。

并三月撒种。六月以后不堪食。老则抽茎如人长，开细花成穗。穗中细子，扁而光黑，与青葙子、鸡冠子无别，九月收之。细苋即野苋也，北人呼为糠苋，柔茎细叶，生即结子，味比家苋更胜。俗呼青葙苗为鸡冠苋，亦可食。见草部。

菜

〔气味〕甘，冷利，无毒。〔恭曰〕赤苋：辛，寒。〔鼎曰〕苋动气，令人烦闷，冷中损腹。不可与鳖同食，生鳖瘕。又取鳖肉如豆大，以苋菜封裹置土坑内，以土盖之，一宿尽变成小鳖也。〔机曰〕此说屡试不验。

〔主治〕白苋：补气除热，通九窍。孟诜 **赤苋：主赤痢，射工、沙虱。**苏恭 **紫苋：杀虫毒，治气痢。**藏器 **六苋：并利大小肠，治初痢，滑胎。**时珍

〔发明〕〔弘景曰〕人苋、细苋并冷利。赤[一]苋疗赤下而不堪食。方用苋菜甚稀，断谷方中时用之。〔颂曰〕赤苋微寒，故主血痢；紫苋不寒，比诸苋无毒，故主气痢。〔诜曰〕五月五日收苋菜，和马齿苋为细末，等分，与妊娠人常服，令易产也。〔震亨曰〕红苋入血分善走，故与马苋同服，能下胎。或煮食之，令人易产。

〔附方〕旧二，新五[二]。**产后下痢**赤白者。用紫苋菜一握切煮汁，入粳米三合，煮粥，食之立瘥也。寿亲养老书。**小儿紧唇**赤苋捣汁洗之，良。圣惠。**漆疮搔痒**苋菜煎汤洗之。**蜈蚣螫伤**取灰苋叶擦之即止。谈野翁方。**蜂虿螫伤**野苋挼擦之。**诸蛇螫人**紫苋捣汁饮一升，以滓涂之。集验方[三]。**射工中人**状如伤寒，寒热，发疮偏在一处，有异于常者。取赤苋合茎、叶捣汁饮一升，日再服之。集验方[三]。

苋实

〔气味〕甘，寒，无毒。

〔主治〕青盲，明目除邪，利大小便，去寒热。久服益气力，不饥轻身。本经 **治白翳，杀蛔虫。**别录 **益精。**大明 **肝风客热，翳目黑花。**时珍

〔发明〕〔时珍曰〕苋实与青葙子同类异种，故其治目之功亦仿佛也。

〔附方〕新一。**利大小便**苋实为末半两，分二服，新汲水下。圣惠。

[一] 赤：原作「亦」，今据大观、政和本草卷二十七苋实条改。
[二] 旧二新五：原作「旧三新四」，今按下列新旧附方数改。
[三] 集验方：按本书卷一引据医家书目列有「董炳集验方」及「朱端章集验方」，此间仅书「集验方」，未知孰是？二书俱佚，无从查考。

根 〔**主治**〕**阴下冷痛，入腹则肿满杀人，捣烂傅之。**时珍 〔**附方**〕新一。**牙痛**苋根晒干，烧存性为末，揩之。再以红灯笼草根煎汤漱之。孙氏集效方。

马齿苋蜀本草

【**释名**】**马苋**别录〔一〕**五行草**图经**五方草**纲目**长命菜**同上**九头狮子草**〔时珍曰〕其叶比并如马齿，而性滑利似苋，故名。俗呼大叶者为㹠耳草，小叶者为鼠齿苋，又名九头狮子草。其性耐久难燥，故有长命之称。宝藏论及八草灵变篇并名马齿龙芽，又名五方草，亦五行之义。〔颂曰〕马齿苋虽名苋类，而苗、叶与苋都不相似。一名五行草，以其叶青、梗赤、花黄、根白、子黑也。〔藏器曰〕别录〔二〕以马齿与苋同类。二物既殊，今〔三〕从别品。

【**集解**】〔弘景曰〕马苋与苋别是一种，布地生，实至微细，俗呼马齿苋，亦可食，小酸。〔保昇曰〕此有二种：叶大者不堪用；叶小者节叶间有水银，每十斤有八两至十两已来。然至难燥，当以槐木捶碎，向日东作架晒之，三两日即干如隔年矣。入药须去茎，其茎无效。〔敩曰〕凡使勿用大叶者，不是马齿苋，亦无水银。〔时珍曰〕马齿苋处处园野生之。柔茎布地，细叶〔四〕对生。六七月开细花，结小尖实，实中细子如葶苈子状。人多采苗煮晒为蔬。方士采取，伏砒结汞，煮丹砂，伏硫黄，死雄制雌，别有法度。一种水马齿，生水中，形状相类，亦可汋食。见王西楼野〔五〕菜谱。

菜 〔**气味**〕**酸，寒，无毒。**〔恭曰〕辛，温。〔宗奭曰〕人多食之，然性寒滑。 〔**主治**〕**诸肿瘘疣目，捣揩之**〔六〕。**破痃癖，止消渴。**藏器 **能肥肠，令人不思食。治女人赤白下。**

〔一〕别录：按大观、政和本草卷二十七苋实条，「苋」一名「马苋」，乃本经文；「马齿苋」一名「马苋」，乃弘景注。俱与别录无关。

〔二〕别录：按大观、政和本草卷二十七苋实条引藏器说俱作「陶」。陶采名医别录（隋书经籍志「本草经集注」之外，别有「名医别录」）药三百六十五种加入本经而为之注，名「本草经集注」。苋实为本经上品，陶说见苋实注中。可见陶氏此说与集注中别录部分完全无关，似应据改。

〔三〕今：大观、政和本草卷二十七苋实条俱作「合」。

〔四〕叶：原作「细」，今详上下文义改。

〔五〕野：原脱，今据本书卷一引据经史百家书目及四库总目・子部・农家存目补。

〔六〕诸肿瘘疣目捣揩之：据大观、政和本草卷二十七苋实条，此八字乃苏恭语。

苏颂 饮汁，治反胃诸淋，金疮流血，破血癖癥瘕，小儿尤良。用汁治紧唇面疱，解马汗、射工毒，涂之瘥。苏恭 治自〔一〕尸脚阴肿。保昇 作膏，涂湿癣、白秃、杖疮。又主三十六种风。煮粥，止痢及疳痢，治腹〔二〕痛。孟诜 服之长年不白。治痈疮，杀诸虫。生捣汁服，当利下恶物，去白虫。和梳垢，封丁肿。又烧灰和陈醋滓，先灸后封之，即根出。开宝 散血消肿，利肠滑胎，解毒通淋，治产后虚汗。时珍

〔发明〕〔时珍曰〕马齿苋所主诸病，皆只取其散血消肿之功也。〔颂曰〕多年恶疮，百方不瘥，或痛焮不已者。并捣烂马齿傅上，不过三两遍。此方出于武元衡相国。武在西川，自苦胫疮焮痒不可堪，百医无效。及到京，有厅吏上此方，用之便瘥也。李绛记其事于兵部手集。

〔附方〕旧十六〔三〕，新二十三。

三十六风结疮。马齿苋一石，水二石，煮取汁，入蜜蜡三两，重煎成膏，涂之。食疗。

诸气不调马齿苋煮粥，食之。食医心镜。

禳解疫气六月六日，采马齿苋晒干。元旦煮熟，同盐、醋食之，可解疫疠气。唐瑶〔四〕经验方。

筋骨疼痛不拘风湿气、杨梅疮及女人月家病，先用此药止疼，然后调理。干马齿苋一斤（湿马齿苋二斤），五加皮半斤，苍术四两，舂碎，以水煎汤洗澡。急用葱、姜擂烂，冲热汤三碗，服之。暖处取汗，立时痛止也。海上名方。

脚气浮肿心腹胀满，小便涩少。马齿草和少粳米，酱汁煮食之。食医心镜。

男女疟疾马齿苋捣，扎手寸口，男左女右。

产后虚汗马齿苋研汁三合服。如无，以干者煮汁。妇人良方。

产后血痢小便不通，脐腹痛。生马齿苋菜杵汁三合，煎沸入蜜一合，和服。产宝。

小儿血痢方同上。心镜。

肛门肿痛马齿苋叶、三叶酸草等分，煎汤熏洗，一日二次，有效。濒湖方。

痔疮初起马齿苋不拘鲜干，煮熟急食

〔一〕自：大观、政和本草卷二十九马齿苋条俱无，似涉上「疣目」而误，应删。
〔二〕腹：原作「肠」，今据大观、政和本草卷二十九马齿苋条改。
〔三〕六：原作「五」，今按下旧附方数改。
〔四〕瑶：原作「宝」，今据本书卷一引据医家书目改。

之。以汤熏洗。一月内外，其孔闭，即愈矣。　杨氏经验方。**赤白带下**不问老、稚、孕妇悉可服。取马齿苋捣绞汁三大合，和鸡子白二〔一〕枚，先温令热，乃下苋汁，微温顿饮之。不过再作即愈。　崔元亮海上方。**小便热淋**马齿苋汁服之。　圣惠方。**阴肿痛极**马齿苋捣傅之，良。　永类钤方。**中蛊欲死**马齿苋捣汁一升饮，并傅之。日四五次。　寿域。**腹中白虫**马齿苋水煮一碗，和盐、醋空腹食之。少顷白虫尽出也。　孟诜食疗。**紧唇面疱**马齿苋煎汤日洗之。　圣惠方。**目中瘜肉**淫肤、赤白膜。马齿苋一大握洗净，和芒消末少许，绵裹安上。频易之。　龙木〔二〕论。**风齿肿痛**马齿苋一把，嚼汁渍之。即日肿消。　本事方。**漏耳诸疮**治耳内外恶疮，及头疮、肥疮、瘑疮。黄马散：用黄檗半两，干马齿苋一两，为末，傅之。　圣惠。**项上疬疮**外台：用马苋阴干烧研，腊猪脂和，以暖泔洗拭，傅之。　简便：治瘰疬未破。马齿苋同靛花捣掺，日三次。**腋下胡臭**马齿苋杵，以蜜和作团，纸裹泥固半寸厚，日干，烧过研末。每以少许和蜜作饼，先以生布揩之，以药夹胁下，令极痛，久忍，然后以手巾勒两臂。日用一次，以瘥为度。　千金方。**小儿火丹**热如火，绕脐即损人。马苋捣涂，日二〔三〕。　广利方。**小儿脐疮**久不瘥者。马齿菜烧研傅之。　千金。**豌豆瘢疮**马齿苋烧研傅之，须臾根逐药出。不出更傅。　肘后。**丁疮肿毒**马齿菜二分，石灰三分，为末，鸡子白和，傅之。**反花恶疮**马齿苋一斤烧研，猪脂和傅。　圣惠〔四〕。**蛀脚臁疮**干马齿苋研末，蜜调傅上。一宿其虫自出，神效。　海上方。**足趾甲疽**肿烂者。屋上马齿苋、昆仑青木香、印成〔五〕盐，等分和匀，烧存性，入光明朱砂少许，傅之。　外台秘

〔一〕二：大观、政和本草卷二十九马齿苋条俱作「一」。

〔二〕木：原作「本」，今据本书卷一引据医家书目改。

〔三〕日二：原脱，今据大观、政和本草卷二十九马齿苋条附方补。

〔四〕圣惠：原脱，今据大观、政和本草卷二十九马齿苋条附方补。方见圣惠卷六十五。

〔五〕成：原作「城」，今据外台卷二十九改。本书卷十一食盐条云：「形盐，即印盐，或以盐刻作虎形也。」

要。**疮久不瘥**积年者。马齿苋捣烂封之。取汁煎稠傅亦可。千金。**马咬人疮**毒〔一〕入心者。马齿苋煮，并汤〔二〕食之。圣惠。**射工溪毒**马齿苋捣汁一升服，以滓傅之，日四五次良。崔元亮海上方。**毛虫螫人**赤痛不止。马齿苋捣熟封之，妙。灵苑方。**蜂虿螫人**方同上。张文仲方。**蜈蚣咬伤**马苋汁涂之。肘后。**小儿白秃**马齿苋煎膏涂之。或烧灰，猪脂和涂。圣惠方。**身面瘢痕**马齿苋汤日洗二次。圣惠方。**杂物眯目**不出。用东墙上马齿苋烧灰研细，点少许于眦头，即出也。圣惠方。

子〔**主治**〕**明目，仙经用之。**开宝**延年益寿。**孟诜**青盲白翳，除邪气，利大小肠，去寒热。以一升捣末，每以一匙用葱、豉煮粥食。或着米糁、五味作羹食。**心镜

〔**附方**〕新一。**目中出泪**或出脓。用马齿苋子、人苋子各半两为末，绵裹铜器中蒸熟，熨大眦头脓水出处。每熨以五十度为率，久久自绝。圣惠。

苦菜本经上品

〔**校正**〕并入嘉祐苦苣、苦荬。

【**释名**】**荼**音荼。本经**苦苣**嘉祐**苦荬**纲目**游冬**别录**褊苣**日用**老鹳菜**救荒**天香菜**〔时珍曰〕苦荼以味名也。经历冬春，故曰游冬。许氏说文苣作蘧。吴人呼为苦荬，其义未详。嘉祐本草言岭南、吴人植苣供馔名苦苣，而又重出苦苣及苦荬条。今并并之。

【**集解**】〔别录曰〕苦菜生益州川谷、山陵、道旁。凌冬不死。三月三日采，阴干。〔桐君药录曰〕苦菜三月生，扶疏。六月花从叶出，茎直花黄。八月实黑，实落根复生，冬不枯。〔恭曰〕尔雅云：荼，苦菜也。易通卦验玄图云：苦菜生于寒秋，经冬历春，得夏乃成。一名游冬。叶似苦苣而细，断之有白汁，花黄似菊，所在有之。其说与桐君略同。苦荬俗亦名苦菜，非此荼也。〔保昇曰〕春花夏实，至秋复生花而不实，经冬不凋。〔宗奭曰〕此月令四月小满节后苦菜秀者是〔三〕

〔一〕毒：原脱，今据圣惠方卷五十七及大观、政和本草卷二十九马齿苋条附方补。
〔二〕并汤：原脱，今据圣惠方卷五十七并参考大观、政和本草卷二十九马齿苋条附方补。
〔三〕是：原脱，今据本草衍义卷十九及政和本草卷二十七苦菜条补。

也。四方皆有，在北道者则冬方凋，生南方者冬夏常青。叶如苦苣而狭，绿色差〔一〕淡。折之白乳汁出，味苦。花似野菊，春夏秋皆旋开。〔时珍曰〕苦菜即苦荬也，家栽者呼为苦苣，实一物也。春初生苗，有赤茎、白茎二种。其茎中空而脆，折之有白汁。胼〔二〕叶似花萝卜菜叶而色绿带碧，上叶抱茎，梢叶〔三〕似鹳嘴，每叶分叉，撺〔四〕挺如穿叶状。开黄花，如初绽野菊。一花结子一丛，如同蒿子及鹤〔五〕虱子，花罢则收敛，子上有白毛茸茸，随风飘扬，落处即生。〔士良曰〕蚕蛾出时不可折取，令蛾子青烂。蚕妇亦忌食之。然野苣若五六回拗后，味反甘滑，胜于家苦荬也。

【正误】〔弘景曰〕苦菜疑即茗也。茗一名荼，凌冬不凋，作饮能令人不眠。〔恭曰〕诗云「谁谓荼苦」，即苦菜异名也。陶氏谓荼为茗，茗乃木类。按尔雅释草云：荼，苦菜也。音途。释木云：槚，苦荼也。音迟遐切。二物全别，不得比例，陶说误矣。

菜　**〔气味〕苦，寒，无毒。**〔张机曰〕野苣不可共蜜食，令人作内〔六〕痔。〔时珍曰〕脾胃虚寒人，不可食。

〔主治〕五脏邪气，厌延叶反，伏也。**谷胃痹。久服安心益气，聪察少卧，轻身耐老。**本经 **肠澼渴热，中疾恶疮。久服耐饥寒，高〔七〕气不老。**别录 **调十二经脉，霍乱后胃气烦逆。久服强力，虽冷甚益人。**嘉祐 **捣汁饮，除面目及舌下黄。其白汁，涂丁肿，拔根。滴痈上，立溃。**藏器 **点瘊子，自落。**衍义 **傅蛇咬。**大明 **明目，主诸痢。**汪机 **血淋痔瘘。**时珍

〔发明〕〔宗奭曰〕苦苣捣汁傅丁疮，殊验。青苗阴干，以备冬月为末，水调傅之。〔时珍曰〕按洞天保生录云：夏三月宜食苦荬，能益心和血通气也。又陆文量菽园杂记云：凡病痔者，宜用苦苣菜，或鲜或干，煮至熟

〔一〕差：原作「蒫」，今据本草衍义卷十九及政和本草卷二十七苦菜条改。
〔二〕胼：原作「朏」，字书无。今从植物名实图考卷三滇苦菜条引文改。「胼」与「骈」通。
〔三〕叶：原作「荣」，今从张本改。
〔四〕撺：此上疑脱「茎」字。
〔五〕鹤：原作「鹳」，涉上「梢叶似鹳嘴」文而误。本书卷十五天名精条云：「结实（名鹤虱）如同蒿。」因据改。
〔六〕内：原作「肉」，今据金匮卷下第二十五改。
〔七〕高：原作「豪」，今据唐本草卷十八、千金翼卷四及大观、政和本草卷二十七苦菜条改。

烂，连汤置器中，横安一板坐之，先熏后洗，冷即止。日洗数次，屡用有效。〔附方〕新六。**血淋尿血**苦荬菜〔一〕一把，酒、水各半，煎服。资生经。**血脉不调**苦荬菜晒干，为末。每服二钱，温酒下。卫生易简方。**喉痹肿痛**野苦荬捣汁半盏，灯心以汤浸，捻汁半盏，和匀服。普济方。**对口恶疮**野苦荬擂汁一钟，入姜汁一匙，和酒服。以渣傅。一二次即愈。唐瑶经验方。**中沙虱毒**沙虱在水中，人澡浴则着人身，钻入皮里。初得皮上正赤，如小豆、黍、粟，摩之痛如刺，三日后寒热发疮毒，若入骨杀人，岭南多此。即以茅叶刮去，以苦菜汁涂之，佳。肘后方。**壶蜂叮螫**苦荬汁涂之，良。摘玄方。

根〔主治〕**赤白痢及骨蒸，并煮服之。**嘉祐**治血淋，利小便。**时珍

花子〔气味〕**甘，平，无毒。**〔主治〕**去中热，安心神。**宗奭**黄疸疾，连花、子研细二钱，水煎服，日二次，良。**汪颖

白苣宋嘉祐

【释名】**石苣**纲目**生菜**〔时珍曰〕白苣、苦苣、莴苣俱不可煮烹，皆宜生挼去汁，盐、醋拌食，通可曰生菜，而白苣稍美，故独得专称也。王氏农书谓之石苣。陆玑诗疏云：青州谓之芑〔二〕。可生食，亦可蒸为〔三〕茹。

【集解】〔藏器曰〕白苣似莴苣，叶有白毛。〔时珍曰〕处处有之。似莴苣而叶色白，折之有白汁。正二月下种。四月开黄花如苦荬，结子亦同。八月、十月可再种。故谚云：生菜不离园。按事类合璧〔四〕云：苣有数种：色白者为白苣，色紫者为紫苣，味苦者为苦苣。

菜【气味】**苦，寒，无毒。**〔炳曰〕平。患冷气人食之即腹冷，亦不至苦损人。产后不可食，令人寒

〔一〕菜：针灸资生经卷三此下有「根」字。
〔二〕芑：原作「芭」，今据毛诗陆疏卷上薄言采芑条改。
〔三〕为：原脱。今据毛诗陆疏卷上薄言采芑条补。
〔四〕事类合璧：原作「合璧事类」，今据本书卷一引据经史百家书目改。

中，小肠痛。〔思邈曰〕不可共酪食，生虫䘌。

【主治】补筋骨，利五脏，开胸膈拥气，通经脉，止脾气，令人齿白，聪明少睡，可煮〔一〕食之。孟诜 解热毒、酒毒，止消渴，利大小肠。宁原

【附方】旧一。**鱼脐疮**其头白似肿，痛不可忍。先以针刺破头及四畔，以白苣取汁〔二〕滴孔中，良。外台秘要。

莴苣 食疗

【释名】莴菜 千金菜〔时珍曰〕按彭乘墨客挥犀云：莴菜自呙国来，故名。

【集解】〔藏器曰〕莴苣有白者、紫者。紫者入烧炼药用。〔时珍曰〕莴苣正二月下种，最宜肥地。叶似白苣而尖，色稍青，折之有白汁粘手。四月抽薹，高三四尺。剥皮生食，味如胡瓜。糟食亦良。江东人盐晒压实，以备方物，谓之莴笋也。花、子并与白苣同。

菜

〔气味〕苦，冷，微毒。〔李鹏飞曰〕久食昏人目。患冷人不宜食。〔时珍曰〕按彭乘云：莴苣有毒，百虫不敢近。蛇虺触之，则目瞑不见物。人中其毒，以姜汁解之。〔藏器曰〕紫莴苣有毒，入烧炼药〔三〕用。〔丹房镜源曰〕莴苣用硫黄种，结砂子，制朱砂。又曰：紫色莴苣和土作器，火煅如铜也。

〔主治〕利五脏，通经脉，开胸膈，功同白苣。藏器 利气，坚筋骨，去口气，白齿牙，明眼目。宁原 通乳汁，利小便，杀虫、蛇毒。时珍

〔附方〕旧一，新五。**乳汁不通**莴苣菜煎酒服。海上方。**小便不通**莴苣菜捣傅脐上即通。卫生易简方。**小便尿血**同上方，甚效。杨氏方。**沙虱水毒**莴苣菜捣汁涂之，良。肘后方。**蚰蜒入耳**莴苣叶干者一分，雄黄一分，为末，糊丸枣核大。蘸生油塞耳中，引出。圣惠方。**百虫入耳**莴苣捣汁滴

〔一〕煮：大观、政和本草卷二十九白苣条俱作「常」。
〔二〕取汁：原脱，今据外台卷三十补。
〔三〕药：原脱，今据大观、政和本草卷二十九白苣条附莴苣文补，与本书本条集解引文一致。

入，自出也。圣济总录。

子入药炒用。 〔主治〕下乳汁，通小便，治阴肿、痔漏下血、伤损作痛。时珍

〔附方〕旧一，新六〔一〕。**乳汁不行**莴苣子三十枚，研细酒服。又方：莴苣子一合，生甘草三钱，糯米、粳米各半合，煮粥频食之。**小便不通**莴苣子捣饼，贴脐中，即通。海上仙方。**肾黄如金**莴苣子一合细研，水一盏，煎五分服。外台秘要。**阴囊㿗肿**莴苣子一合捣末，水一盏，煎五沸，温服。**闪损腰痛**趁痛丸：用白莴苣子炒三两，白粟米炒一撮，乳香、没药、乌梅肉各半两，为末，炼蜜丸弹子大。每嚼一丸，热酒下。玉机微义。**髭发不生**疖疮疤上不生髭发。先以竹刀刮损，以莴苣子拗猢狲姜末，频擦之。摘玄方。

水苦荬宋图经

〔校正〕自外类移入此。

【释名】谢〔二〕婆菜图经**半边山**

【集解】〔颂曰〕水苦荬生宜州溪涧侧。叶似苦荬，厚而〔三〕光泽。根似白术而软。二、八、九月采其根食之。

根 【气味】微苦、辛，寒，无毒。

【主治】风热上壅，咽喉肿痛，及项上风疬，以酒磨服。苏颂

翻白草救荒

【释名】**鸡腿根**救荒**天藕**野菜谱〔时珍曰〕翻白以叶之形名，鸡腿、天藕以根之味名也。楚人谓之湖鸡腿，淮人谓之天藕。

〔一〕六：原作「五」，今按下新附方数改。
〔二〕谢：政和本草同。大观本草卷三十一半边山条作「许」。
〔三〕厚而：原作「而厚」，今据大观本草卷三十一及政和本草卷三十半边山条改，文气较顺。

【集解】〔周定王曰〕翻白草高七八寸。叶硬而厚，有锯齿，背白，似地榆而细长。开黄花。根如指大，长三寸许，皮赤肉白，两头尖峭。生食、煮熟皆宜。〔时珍曰〕鸡腿儿生近泽田地，高不盈尺。春生弱茎，一茎三叶，尖长而厚，有皱纹锯齿，面青背白。四月开小黄花。结子如胡荽子，中有细子。其根状如小白术头，剥去赤皮，其内白色如鸡肉，食之有粉。小儿生食之，荒年人掘以和饭食。

根 **【气味】**甘、微苦，平，无毒。

【主治】吐血下血崩中，疟疾痈疮。时珍

【附方】新七。**崩中下血**用湖鸡腿根一两捣碎，酒二盏，煎一盏服。濒湖集简方。**吐血不止**翻白草，每用五七科㕮咀，水二钟，煎一钟，空心服。**疟疾寒热**翻白草根五七个，煎酒服之。**无名肿毒**方同上。**疔毒初起**不拘已成未成。用翻白草十科，酒煎服，出汗即愈。**浑身疥癞**端午日午时采翻白草，每用一握，煎水洗之。**臁疮溃烂**端午日午时采翻白草，洗收。每用一握，煎汤盆盛，围住熏洗，效。刘松石保寿堂方。

仙人杖草 拾遗

〔校正〕自草部〔一〕移入此。

【集解】〔藏器曰〕仙人杖生剑南平泽。叶似苦苣，丛生。陈子昂观玉篇序云：予从补阙乔公北征，夏四月次于张掖。河洲草木无他异者，惟有仙人杖往往丛生。予家世代服食者，昔常饵之。因为乔公言其功，同旅王仲烈〔二〕甘心食之。人或谓乔公曰，此白棘也。公乃讥予。因作观玉篇焉。〔颂曰〕仙人杖有三物同名：一种是菜类，一种是枯死竹笋〔三〕之色黑者，枸杞一名仙人杖是也。此仙人杖乃作菜茹者，白棘木类，何因相似？或曰：乔公所谓白棘乃枸棘，是枸杞之有针者。本经枸棘无白棘之名，又其味苦，此菜味甘。乃知草木之类，多而难识，使人惑疑似之言，以真为伪，宜乎子昂论著之详也。〔时珍曰〕别有仙人草，生阶除间，高二三寸。又有仙人掌草，生于石壁上。皆与此名同物异，不可不审。并见石草类。

〔一〕草部：按仙人杖草附见大观、政和本草卷十三木部仙人杖条注中，不在草部。
〔二〕同旅王仲烈：原脱，今据大观、政和本草卷十二枸杞条补。
〔三〕笋：大观、政和本草卷十二枸杞条俱作「竿」，濒湖据卷十三仙人杖条「此是笋欲成竹时立死者」文改。

【气味】甘，小温，无毒。

【主治】作茹食，去痰癖，除风冷。大明 久服长生，坚筋骨，令人不老。藏器

蒲公英 唐本草

〔校正〕自草部移入此。

【释名】耩耨草音搆糯。金簪草纲目 黄花地丁〔时珍曰〕名义未详。孙思邈千金方作凫公英，苏颂图经作仆公罂，庚辛玉册作鹁鸪英。俗呼蒲公丁，又呼黄花地丁。淮人谓之白鼓钉，蜀人谓之耳瘢草，关中谓之狗乳草。按土宿本草云：金簪草一名地丁，花如金簪头，独脚如丁，故以名之。

【集解】〔保昇曰〕蒲公英草生平泽田园中。茎、叶似苦苣，断之有白汁。堪生啖。花如单菊而大。四月、五月采之。〔颂曰〕处处有之。春初生苗，叶如苦苣，有细刺。中心抽一茎，茎端出一花，色黄如金钱。俗讹为仆公罂是也。〔宗奭曰〕即今地丁也。四时常有花，花罢飞絮，絮中有子，落处即生。所以庭院间皆有者，因风而来。〔时珍曰〕地丁江之南北颇多，他处亦有之，岭南绝无。小科布地，四散而生，茎、叶、花、絮并似苦苣，但小耳。嫩苗可食。庚辛玉册云：地丁叶似小莴苣，花似大旋蔔，一茎耸上三四寸，断之有白汁。二月采花，三月采根。可制汞，伏三黄。有紫花者，名大丁草，出太行、王屋诸山。陈州亦有，名烧金草。能煅朱砂。一种相类而无花者，名地胆草，亦可伏三黄、砒霜。

苗【气味】甘，平，无毒。

【主治】妇人乳痈肿，水〔一〕煮汁饮及封之，立消。恭 解食毒，散滞气，化热毒，消恶肿、结核、丁肿。震亨 掺牙，乌须发，壮筋骨。时珍 白汁：涂恶刺、狐尿刺疮，即愈。颂

【发明】〔杲曰〕蒲公英苦寒，足少阴肾经君药也，本经必用之。〔震亨曰〕此草属土，开黄花，味甘。解食毒，散滞气，可入阳明、太阴经。化热毒，消肿核，有奇功。同忍冬藤煎汤，入少酒佐服，治乳痈，服罢欲睡，是其功也。睡觉

〔一〕肿水：原作「水肿」，成一病名，未闻蒲公英能治「水肿」。今据千金翼卷三及大观、政和卷十一蒲公草条改。

微汗，病即安矣。〔颂曰〕治恶刺方，出孙思邈千金方。其序云：邈以贞观五年七月十五日夜，以左手中指背触着庭木，至晓遂患痛不可忍。经十日，痛日深，疮日高大，色如熟小豆色。常闻长者论有此方，遂用治之。手下则愈，痛亦除，疮亦即瘥，未十日而平复如故。杨炎南行方亦著其效云。〔时珍曰〕萨谦斋瑞竹堂方，有擦牙乌须发还少丹，甚言此草之功，盖取其能通肾也。故东垣李氏言其为少阴本经必用之药，而著本草者不知此义。

【附方】新五。

还少丹 昔日越王曾遇异人得此方，极能固齿牙，壮筋骨，生肾水。凡年未及八十者，服之须发返黑，齿落更生。年少服之，至老不衰。得遇此者，宿有仙缘，当珍重之，不可轻泄。用蒲公英一斤，一名耩耨草，又名蒲公罂，生平泽中，三四月甚有之，秋后亦有放花者，连根带叶取一斤洗净，勿令见天日，晾干，入斗子。解盐一两，香附子五钱，二味为细末，入蒲公草内淹一宿，分为二十团，用皮纸三四层裹扎定，用六一泥（即蚯蚓粪）如法固济，入灶内焙干，乃以武火煅通红为度，冷定取出，去泥为末。早晚擦牙漱之，吐、咽任便，久久方效。瑞竹堂方。**乳痈红肿** 蒲公英一两，忍冬藤二两，捣烂，水二钟，煎一钟，食前服。睡〔一〕觉病即去矣。积德堂方。**疳疮疔毒** 蒲公英捣烂覆之，即黄花地丁也。别更捣汁，和酒煎服，取汗。唐氏方。**多年恶疮** 蒲公英捣烂贴。救急方。**蛇螫肿痛** 方同上。

黄瓜菜 食物

【释名】黄花菜〔时珍曰〕其花黄，其气如瓜，故名。

【集解】〔颖曰〕黄瓜菜野生田泽。形似油菜，但味少苦。取为羹茹，甚香美。〔时珍曰〕此菜二月生苗，田野遍有，小科如荠。三、四、五月开黄花，花与茎、叶并同地丁，但差小耳。一科数花，结细子，不似地丁之花成絮也。野人茹之，亦采以饲鹅儿。

【气味】甘、微苦，微寒，无毒。

【主治】通结气，利肠胃。汪颖

〔一〕睡：原作「肿」，今从张本改。

生瓜菜宋图经

【释名】[一]其味作生瓜气，故以为名。

【集解】〔颂曰〕生瓜菜生资州平田阴畦间。春生苗，长三四寸，作丛生。叶青而圆，似白苋菜。夏开紫白花，结细实，黑色。

【气味】甘，微寒，无毒。

【主治】走注攻头面四肢，及阳毒伤寒，壮热头痛，心神烦躁，利胸膈，捣汁饮之。又生捣贴肿。苏颂

落葵别录下品

【释名】蔠葵尔雅　藤葵食鉴　藤菜纲目　天葵别录　繁露同　御菜俗　燕脂菜　〔志曰〕落葵一名藤葵，俗呼为胡燕脂。〔时珍曰〕落葵叶冷滑如葵，故得葵名。释家呼为御菜，亦曰藤儿菜。尔雅云：蔠葵，繁露也。一名承露。其叶最能承露，其子垂垂亦如缀露，故得露名。而蔠、落二字相似，疑落字乃蔠字之讹也。案考工记云：大圭，终葵首也。注云：齐人谓椎曰终葵。圭首六寸为椎。然则此菜亦以其叶似椎头而名之乎？

【集解】〔弘景曰〕落葵又名承露。人家多种之。叶惟可𫗴鲊食，冷滑。其子紫色，女人以渍粉傅面为假色，少入药用。〔保昇曰〕蔓生，叶圆厚如杏叶。子似五味子，生青熟黑。所在有之。〔时珍曰〕落葵三月种之，嫩苗可食。五月蔓延，其叶似杏叶而肥厚软滑，作蔬、和肉皆宜。八九月开细紫花，累累结实，大如五味子，熟则紫黑色。揉取汁，红如燕脂，女人饰面、点唇及染布物，谓之胡燕脂，亦曰染绛子，但久则色易变耳。

叶　【气味】酸，寒，滑，无毒。〔时珍曰〕甘、微酸，冷滑。脾冷人不可食。〔弘景曰〕曾为狗啮

〔一〕释名：原作「释解」，乃将「释名」、「集解」合为一项。今照全书体例分为两项。

者，食之终身不瘥。

子 **〔主治〕滑中，散热。**别录 **利大小肠。**时珍

〔主治〕悦泽人面。别录 **可作面脂。**苏颂 〔诜曰〕取子蒸过，烈日中暴干，挼去皮，取仁细研，和白蜜涂面，鲜华立见。

蕺 音戢。 别录下品

【释名】菹菜恭 **鱼腥草** 〔时珍曰〕蕺字，段公路北户录作蕊，音戢。秦人谓之菹子〔一〕。菹、蕺音相近也。其叶腥气，故俗呼为鱼腥草。

【集解】〔恭曰〕蕺菜生湿地山谷阴处，亦能蔓生。叶似荞麦而肥，茎紫赤色。山南、江左人好生食之。关中谓之菹菜。〔保昇曰〕茎、叶俱紫，赤英，有臭气。〔时珍曰〕案赵叔文医方云：鱼腥草即紫蕺。叶似荇，其状三角，一边红，一边青。可以养猪。又有五蕺（即五毒草），花、叶相似，但根似狗脊。见草部。

叶 **【气味】辛，微温，有小毒。**〔别录曰〕多食，令人气喘。〔弘景曰〕俗传食蕺不利人脚，恐由闭气故也。今小儿食之，便觉脚痛。〔诜曰〕小儿食之，三岁不行。久食，发虚弱，损阳气，消精髓。〔思邈曰〕素有脚气人食之，一世不愈。

【主治】蠼螋尿疮。别录 **淡竹筒内煨熟，捣傅恶疮、白秃。**大明 **散热毒痈肿，疮痔脱肛，断痁疾，解硇毒。**时珍

【附方】旧一，新七〔二〕。**背疮热肿** 蕺菜捣汁涂之，留孔以泄热毒，冷即易之。经验方。**痔疮肿痛** 鱼腥草一握，煎汤熏洗，仍以草挹痔即愈。一方：洗后以枯矾入片脑少许，傅之。救急方。**疔疮作痛** 鱼腥草捣烂傅之。痛一二时，不可去草，痛后一二日即愈。徽人所传方也。陆氏积德堂方。**小儿脱肛** 鱼腥草擂如泥，先以朴消水洗过，用芭

〔一〕秦人谓之菹子：文津阁四库本北户录卷二蕹菜条作「蜀人所谓菹香」。

〔二〕七：原作「六」，今按下新附方数改。

蕉叶托住药坐之，自入也。永类方。**虫牙作痛**鱼腥草、花椒、菜子油等分，捣匀，入泥少许，和作小丸如豆大。随牙左右塞耳内，两边轮换，不可一齐用，恐闭耳气。塞一日夜，取看有细虫为效。简便方。**断截疟疾**紫蕺一握，捣烂绢包，周身摩擦，得睡有汗即愈。临发前一时作之。救急易方。**恶蛇虫伤**鱼腥草、皱面草、槐树叶、草决明，一处杵烂，傅之甚效。同上。

蕨 拾遗

【释名】鳖〔时珍曰〕尔雅云：蕨，鳖也。菜名。陆佃埤雅云：蕨初生无叶，状如雀足之拳，又如人足之蹶，故谓之蕨。周秦曰蕨，齐鲁曰鳖，初生亦类鳖脚故也。其苗谓之蕨萁。

【集解】〔藏器曰〕蕨生山间。根如紫草。人采茹食之。〔时珍曰〕蕨处处山中有之。二三月生芽，拳曲状如小儿拳。长则展开如凤尾，高三四尺。其茎嫩时采取，以灰汤煮去涎滑，晒干作蔬，味甘滑，亦可醋食。其根紫色，皮内有白粉，捣烂再三洗澄，取粉作粔籹，荡皮作线食之，色淡紫，而甚滑美也。野人饥年掘取，治造不精，聊以救荒，味即不佳耳。诗云：陟彼南山，言采其蕨。陆玑谓其可以供祭，故采之。然则蕨之为用，不独救荒而已。一种紫萁，似蕨有花而味苦，谓之迷蕨，初生亦可食，尔雅谓之月尔，三苍谓之紫蕨。郭璞云：花繁曰尔。紫蕨拳曲繁盛，故有月尔之名。

萁及根　**【气味】甘，寒，滑，无毒。**〔诜曰〕久食，令人目暗、鼻塞、发落。又冷气人食之〔一〕，多腹胀。小儿食之，脚弱不能行。〔思邈曰〕久食成瘕。

【主治】去暴热，利水道，令人睡。藏器　**补五脏不足，气壅经络筋骨间，毒气。**孟诜　**根烧灰油调，傅蛇、蛸伤。**时珍　蛸音萧，虫名。

【发明】〔藏器曰〕多食消阳气，故令人睡、弱人脚。四皓食芝〔二〕而寿，夷齐食蕨而夭，固非良物。干宝搜神记

〔一〕之：原脱，今据大观、政和本草卷二十七蕨条补。
〔二〕芝：大观、政和本草卷二十七蕨条俱作「之」。古「之」、「芝」通用。

云：郗鉴镇丹徒，二月出猎。有甲士折蕨一枝，食之，觉心中淡淡成疾。后吐一小蛇，悬屋前，渐干成蕨。遂明此物不可生食也。〔时珍曰〕蕨之无益，为其性冷而滑，能利水道，泄阳气，降而不升，耗人真元也。四皓采芝而心逸，夷齐采蕨而心忧，其寿其夭，于蕨何与焉？陈公之言，可谓迂哉。然饥人濒死，赖蕨延活，又不无济世之功。

【附方】新一。**肠风热毒**蕨菜花焙，为末。每服二钱，米饮下。圣惠。

水蕨 纲目

【集解】〔时珍曰〕水蕨似蕨，生水中。吕氏春秋云：菜之美者，有云梦之苣〔一〕。即此菜也。苣音岂。

【气味】甘、苦，寒，无毒。

【主治】腹中痞积，淡煮食，一二日即下恶物。忌杂食一月余乃佳。时珍 卫生方。

薇 拾遗

〔校正〕自草部移入此。

【释名】垂水尔雅 **野豌豆**纲目 **大巢菜**〔时珍曰〕案许慎说文云：薇，似藿。乃菜之微者也。王安石字说云：微贱所食，因谓之薇。故诗以采薇赋戍役。孙炎注尔雅云：薇草生水旁而〔二〕枝叶垂于水，故名垂水也。巢菜见翘摇下。

【集解】〔藏器曰〕薇生水旁，叶似萍，蒸食利人。三秦记云：夷、齐食之三年，颜色不异。武王诫之，不食而死。〔李珣曰〕薇生海、池、泽中，水菜也。〔时珍曰〕薇生麦田中，原泽亦有，故诗云「山有蕨、薇」，非水草也。即今野豌豆，蜀人谓之巢菜。蔓生，茎叶气味皆似豌豆，其藿作蔬、入羹皆宜。诗云：采薇采薇，薇亦柔止。礼记云：芼豕以薇。皆此物也。诗疏以为迷蕨〔三〕，郑氏通志以为金樱芽，皆谬矣。项氏云：巢菜有大、小二种：大者即薇，乃野豌豆之不实者；小者即苏东坡所谓元修菜也。此说得之。

〔一〕苣：吕氏春秋卷十四本味篇作「芹」，详本书卷二十六蒜条集解项校记。

〔二〕而：原作「面」，今据尔雅释草邢昺疏改。

〔三〕诗疏以为迷蕨：按毛诗·召南·草虫：「言采其薇」。朱熹诗集传云：「山间人食之，谓之迷蕨。胡氏（宋·胡寅，字明仲，学者称致堂先生）曰：疑即庄子所谓迷阳者。」诗传大全云：「致堂胡氏曰：野人呼为迷阳。疑庄子所谓迷阳迷阳，无伤吾行，即此薇也。」二书不同，一作「迷蕨」，一作「迷阳」，「阳」字似胜。若作「蕨」，与庄子何涉？

【气味】甘，寒，无毒。

【主治】久食不饥，调中，利大小肠。藏器 利水道，下浮肿，润大肠。珣

翘摇 拾遗

【释名】摇车尔雅 野蚕豆纲目 小巢菜〔藏器曰〕翘摇，幽州人谓之翘饶〔一〕。尔雅云「柱〔二〕夫，摇车（俗呼翘摇〔三〕车）」是矣。蔓生细叶，紫花可食。〔时珍曰〕翘摇言其茎叶柔婉，有翘然飘摇之状，故名。苏东坡云：菜之美者，蜀乡之巢。故人巢元修嗜之，因谓之元修菜。陆放翁诗序云：蜀蔬有两巢：大巢即豌豆之不实者；小巢生稻田中，吴地亦多，一名漂摇草，一名野蚕豆。以油炸之，缀以米糁，名草花，食之佳，作羹尤美。

【集解】〔藏器曰〕翘摇生平泽。蔓生如萱豆，紫花。〔时珍曰〕处处皆有。蜀人秋种春采，老时耕转壅田。故薛田诗云：剩种豌巢沃晚田。蔓似萱豆而细，叶似初生槐芽及蒺藜，而色青黄。欲花未萼之际，采而蒸食，点酒下盐，芼羹作馅，味如小豆藿。至三月开小花，紫白色。结角，子似豌豆而小。

【气味】辛，平，无毒。〔诜曰〕煮食佳，生食令人吐水。

【主治】破血，止血生肌。捣汁服之，疗五种黄病，以瘥为度。藏器 利五脏，明耳目，去热风，令人轻健，长食不厌，甚益人。孟诜 止热疟，活血平胃。时珍

【附方】新二。活血明目 漂摇豆为末，甘草汤服二钱，日二服。卫生易简方。热疟不止 翘摇杵汁服之。广利方。

鹿藿 本经下品

〔校正〕自草部移入此。

【释名】鹿豆郭璞 萱豆音劳。亦作蹽。野绿豆〔时珍曰〕豆叶曰藿，鹿喜食之，故名。俗呼萱豆，萱、鹿音

〔一〕翘饶：原作「苕摇」，今据陆疏及大观、政和本草卷二十七翘摇条改。
〔二〕柱：原作「杜」，今据尔雅释草及大观、政和本草卷二十七翘摇条改。
〔三〕摇：原脱，今据尔雅释草郭注补。

相近也。王磐野菜谱作野绿豆。尔雅云：蔨（音卷），鹿藿也。其实莥（音纽）。即此。

【集解】〔别录曰〕鹿藿生汶山山谷。〔弘景曰〕方药不用，人亦无识者。但葛苗一名鹿藿。〔恭曰〕此草所在有之。苗似豌豆，而引蔓长粗。人采为菜，亦微有豆气，山人名为鹿豆也〔一〕。〔保昇曰〕鹿豆可生啖。五月、六月采苗，日干之。郭璞注尔雅云：鹿豆叶似大豆，蔓延生，根黄而香。是矣。〔时珍曰〕鹿豆即野绿豆，又名䔲豆，多生麦地田野中。苗叶似绿豆而小，引蔓生，生、熟皆可食。三月开淡粉紫花，结小荚。其子大如椒子，黑色。可煮食，或磨面作饼蒸食。

【气味】苦，平，无毒。

【主治】蛊毒，女子腰腹痛不乐，肠痈瘰疬，疬〔二〕疡气。本经 止头痛。梁〔三〕简文劝医文

灰藋 音狄。宋嘉祐

〔校正〕原自草部移入谷部，今复移入此。

【释名】灰涤菜纲目 金锁夭〔时珍曰〕此菜茎叶上有细灰如沙，而枝叶翘趯，故名。梁简文帝劝医文作灰藋菜，俗讹为灰条菜。雷公炮炙论谓之金锁夭。

【集解】〔藏器曰〕灰藋生于熟地。叶心有白粉，似藜。但藜心赤茎大，堪为杖，入药不如白藋也。其子炊为饭，香滑。〔时珍曰〕灰藋处处原野有之。四月生苗，茎有紫红线棱。叶尖有刻，面青背白。茎心、嫩叶背面皆有白灰。为蔬亦佳。五月渐老，高者数尺。七八月开细白花。结实簇簇如球，中有细子，蒸暴取仁，可炊饭及磨粉食。救荒本草云：结子成穗者味甘，散穗者微苦，生墙下、树下者不可用。

【修治】〔敩曰〕灰藋即金锁夭叶，扑蔓翠上〔四〕，往往有金星，堪用。若白青色者，是忌〔五〕女茎，不中用也。若使金锁夭，茎高二尺五六寸为妙。若长若短，皆不中使。凡用勿令犯水，去根日干，以布拭去肉毛令尽，细锉，焙干用之。

〔一〕也：原作「忠」，今据大观、政和本草卷十一鹿藿条改。
〔二〕疬：千金翼卷三及大观、政和本草卷十一鹿藿条俱无。
〔三〕梁：原作「梁」，今据本书卷一引据经史百家书目改。
〔四〕上：原脱，今据大观、政和本草卷二十四灰藋条补。
〔五〕忌：大观、政和本草同。若从下濒湖说，则当作「妓」。

〔时珍曰〕妓女茎即地肤子苗，与灰藋茎相似而叶不同，亦可为蔬。详见本条。

茎叶〔气味〕甘，平，无毒。〔主治〕恶疮，虫、蚕、蜘蛛等咬，捣烂和油傅之。亦可煮食。作汤，浴疥癣风瘙。烧灰纳齿孔中，杀虫䘌。含漱，去甘疮。以灰淋汁，蚀瘜肉，除白癜风、黑子、面䵟。着肉作疮。藏器〔附方〕新一。疔疮恶肿 野灰藋菜叶烧灰，拨破疮皮，唾调少许点之，血出为度。普济。

子仁〔气味〕甘，平，无毒。〔主治〕炊饭磨面食，杀三虫。藏器

藜 纲目

【释名】莱诗疏 红心灰藋玉册 鹤顶草土宿本草 胭脂菜详下文。

【集解】〔时珍曰〕藜处处有之。即灰藋之红心者，茎、叶稍大。河朔人名落藜，南人名胭脂菜，亦曰鹤顶草，皆因形色名也。嫩时亦可食，故昔人谓藜藿与膏粱不同。老则茎可为杖。诗云：南山有台，北山有莱。陆玑注云：莱即藜也。初生可食。谯、沛人以鸡苏为莱，三苍以茱萸为莱，皆名同物异也。韵府谓藜为落帚，亦误矣。宝藏论云：鹤顶龙芽，其顶如鹤，八九月和子收之，入外丹用。

叶〔气味〕甘，平，微毒。〔时珍曰〕按庚辛玉册云：鹤顶，阴草也。捣汁煮粉霜，烧灰淋汁煎粉霜，伏矾石，结草砂，制硫，伏汞及雌黄、砒石。〔主治〕杀虫。藏器 煎汤，洗虫疮，漱齿䘌。捣烂，涂诸虫伤，去癜风。时珍〔附方〕新一。白癜风 红灰藋五斤，茄子根、茎三斤，苍耳根、茎五斤，并晒干烧灰，以水一斗煎汤淋汁熬成膏，别以好乳香半两，铅霜一分，腻粉一分，炼成牛脂二两，和匀，每日涂三次。圣惠。

茎〔主治〕烧灰，和荻灰、蒿灰等分，水和蒸，取汁煎膏。点疣赘、黑子，蚀恶肉。时珍

秦荻藜 唐本草附

【释名】〔时珍曰〕按山海经云：秦山有草，名曰藜，如荻，可以为菹。此即秦荻藜也。盖亦藜类，其名亦由此得之。

【集解】〔恭曰〕秦荻藜生下湿地，所在有之。人所啖者。〔诜曰〕此物于生菜中最香美。

【气味】辛，温，无毒。

【主治】心腹冷胀，下气消食，和酱、醋食之。唐本　破气甚良。又末之和酒服，疗卒〔一〕心痛，悒悒，塞满气。孟诜

子　〔主治〕肿毒，捣末和醋封之，日三易。孟诜

醍醐菜 证类

【集解】〔时珍曰〕唐慎微证类本草收此，而形状莫考。惟雷敩炮炙论云：形似牛皮蔓，掐之有乳汁出，香甜入顶。采得以苦竹刀细切，入砂盆中研如膏，用生绢挼汁出，暖饮。然亦不云治何病也。

【气味】甘，温，无毒。

【主治】月水不利，捣叶绞汁，和酒煎服一盏。千金

【附方】旧一。伤中崩赤　醍醐杵汁，拌酒煎沸，空心服一盏。千金方。

【附录】**茅膏菜** 拾遗〔藏器曰〕味甘，平，无毒。煮服，主赤白久痢。生茅中，高一尺，有毛如油腻，粘人手，子作角生。**鸡侯菜**〔又曰〕味辛，温，无毒。久食，温中益气。顾微广州记云：生岭南，似艾，二月生苗，宜鸡羹食之，故名。**孟娘菜**〔又曰〕味苦，小温，无毒。主妇人腹中血结羸瘦，男子阴囊湿痒，强阳道，令人健行不睡，补虚，去痔瘘、瘰疬、瘿瘤。生四明诸山，冬夏常有叶，似升麻，方茎，山人采茹之。**优殿**〔又曰〕味辛，温，无毒。温中，去恶

〔一〕卒：原脱，今据大观、政和本草卷二十八秦荻梨条补。

气，消食。生安南，人种为茹。南方草木状云：合浦有优殿，人种之，以豆酱食之，芳香好味。

芋别录中品

〔校正〕自果部移入此。

【释名】土芝别录 蹲鸱〔时珍曰〕按徐铉注说文云：芋犹吁也。大叶实根，骇吁人也。吁音芋，疑怪貌。又史记：卓氏[一]云：岷山之下，沃[二]野，下[三]有蹲鸱，至死不饥。注云：芋也。盖芋魁之状，若鸱之蹲坐故也。芋魁，东汉书作芋渠。渠、魁义同。

【集解】〔弘景曰〕芋，钱塘最多。生则有毒，味莶不可食。种芋三年，不采则成梠芋。又别有野芋，名老芋，形叶相似如一，根并杀人。〔恭曰〕芋有六种：青芋、紫芋、真芋、白芋、连禅芋、野芋也。其类虽多，苗并相似。茎高尺余，叶大如扇，似荷叶而长，根类薯蓣而圆。其青芋多子，细长而毒多，初煮须[四]灰汁，更易水煮熟，乃堪食尔。白芋、真芋、连禅、紫芋，并毒少，正可煮啖之，兼肉作羹甚佳。蹲鸱之饶，盖谓此也。野芋大毒，不可啖之。关陕诸芋遍有，山南、江左惟有青、白、紫三芋而已。〔颂曰〕今处处有之，闽、蜀、淮、楚尤多植之。种类虽多，大抵性效相近。蜀川出者，形圆而大，状若蹲鸱，谓之芋魁。彼人种以当粮食而度饥年。江西、闽中出者，形长而大。其细者如卵，生于魁旁，食之尤美。凡食芋并须栽莳者。其野芋有大毒，不可食。〔宗奭曰〕江浙、二川者最大而长。京洛者差圆小，然味佳，他处不及也。当心出苗者为芋头，四边附之而生者为芋子，八九月已后掘食之。〔时珍曰〕芋属虽多，有水、旱二种：旱芋山地可种，水芋水田莳之。叶皆相似，但水芋味胜。茎亦可食。芋不开花，时或七八月间有开者，抽茎生花黄色，旁有一长萼护之，如半边莲花之状也。按郭义恭广志[五]云：芋凡十四种：君子芋，魁大如斗；赤鹯芋，即连禅芋，魁大子少；白果芋，魁大子繁，亩收百斛；青边芋、旁巨芋、车毂芋三种，并魁大子少，叶长丈余；长味芋，味美，茎亦可食；鸡子芋，色黄；九面芋，大而不美；青芋、曹芋、象芋，皆不可食，惟茎可作菹；旱芋，九月熟；蔓芋，缘枝生，大者如二三升也。

〔一〕氏：原作「文君」，今据史记卷一二九貨殖列传改。「卓氏」言「文君」之先人，非谓「文君」。
〔二〕沃：原脱，今据史记貨殖列传补。
〔三〕下：同上。
〔四〕须：原作「头」，今据唐本草卷十七及大观、政和本草卷二十三芋条改。
〔五〕广志：按御览九七五芋条引广志所列十四芋，与此间所引出入很大，文繁不录，详见彼书。

芋子〔气味〕辛，平，滑，有小毒。〔大明曰〕冷。〔弘景曰〕生则有毒，味莶不可食。性滑下石，服饵家所忌。〔恭曰〕多食动宿冷。〔宗奭曰〕多食难克化，滞气困脾。〔主治〕宽肠胃，充肌肤，滑中〔一〕。别录 冷啖，疗烦热，止渴。苏恭 令人肥白，开胃通肠闭。产妇食之，破血；饮汁，止血渴。藏器 破宿血，去死肌。和鱼煮食，甚下气，调中补虚。大明〔发明〕〔诜曰〕芋，白色者无味，紫色者破气。煮汁啖之，止渴。十月后晒干收之，冬月食不发病。他时月不可食。又和鲫鱼、鳢鱼作臛良。久食，令〔二〕人虚劳无力。又煮汁洗腻衣，白如玉也。〔大明曰〕芋以姜同煮过，换水再煮，方可食之。〔附方〕旧二，新二。**腹中癖气** 生芋子一斤压破，酒五斤渍二七日。空腹每饮一升〔三〕，神良。韦宙独行方。**身上浮风** 芋煮汁浴之。慎风半日。孟诜食疗。**疮冒风邪** 肿痛。用白芋烧灰傅之。干即易。千金方。**头上软疖** 用大芋捣傅之，即干。简便方。

叶 茎〔气味〕辛，冷，滑，无毒。〔主治〕除烦止泻，疗妊妇心烦迷闷，胎动不安。又盐研，傅蛇虫咬，并痈肿毒痛，及罯毒箭。大明 **梗**：擦蜂螫尤良。宗奭 **汁**：涂蜘蛛伤。时珍〔发明〕〔慎微曰〕沈括笔谈云：处士刘易〔四〕隐居王屋山，见一蜘蛛为蜂所螫，坠地，腹鼓欲裂，徐行入草，啮破芋梗，以疮就啮处磨之，良久腹消如故。自后用治蜂螫有验，由此。〔附方〕新一。**黄水疮** 芋苗晒干，烧存性研搽。邵真人经验方。

【附录】**野芋**〔弘景曰〕野芋形叶与芋相似，芋种三年不采成梠芋（音吕），并能杀人。误食之烦闷垂死者，惟以土浆及粪汁、大豆汁饮之，则活矣。〔藏器曰〕野芋生溪涧侧，非人所种者，根、叶相似。又有天荷，亦相似而大。〔时珍

〔一〕中：原作「口」，今据唐本草卷十七、千金翼卷四及大观、政和本草卷二十三芋条改。
〔二〕令：原作「治」，义正相反。今据大观、政和本草卷二十三芋条改。
〔三〕升：大观、政和本草卷二十三芋条俱作「杯」。
〔四〕易：原作「阳」，大观、政和本草俱作「汤」。今据梦溪笔谈卷二十四改。

曰〕小者为野芋；大者为天荷，俗名海芋。详见草部毒草类。野芋根辛冷，有大毒。醋摩傅虫疮恶癣。其叶捣涂毒肿初起无名者即消，亦治蜂、虿螫，涂之良。

土芋 拾遗

〔校正〕自草部移入此。

【释名】土卵拾遗 黄独纲目 土豆

【集解】〔藏器曰〕土芋蔓生，叶如豆，其根圆如卵。鹍鸠食后弥吐，人不可食。又云：土卵蔓生，如芋，人以灰汁煮食之。〔恭曰〕土卵似小芋，肉白皮黄。梁、汉人名为黄独。可蒸食之。

根 【气味】甘、辛，寒，有小毒。

【主治】解诸药毒，生研水服，当吐出恶物便止。煮熟食之，甘美不饥[一]，厚人肠胃，去热嗽。藏器

薯蓣 本经上品

〔校正〕自草部移入此。

【释名】薯藇音诸预。土薯音除。山薯图经 山芋吴普 山药衍义 玉延〔吴普曰〕薯蓣一名藷薯，一名儿草，一名修脆。齐、鲁名山芋，郑、越名土藷，秦、楚名玉延。〔颂曰〕江、闽人单呼为藷（音若殊及韶[二]），亦曰山藷。山海经云：景山北望少泽，其草多藷萸（音同薯蓣）。则是一种，但字（或音殊，或音诸）不一，或语有轻重，或相传之讹耳。〔宗奭曰〕薯蓣因唐代宗名预，避讳改为薯药；又因宋英宗讳署，改为山药。尽失当日本名。恐岁久以山药为别物，故详著之。

【集解】〔别录曰〕薯蓣生嵩高山谷。二月、八月采根暴干。〔普曰〕亦生临朐锺山。始生赤茎细蔓。五月开白花。七月结实青黄，八月熟落。其根内白外黄，类芋。〔弘景曰〕近道处处有之，东山、南江皆多。掘取食之以充粮。南康间最大而美，服食亦用之。〔恭曰〕此有两种：一者白而且佳，日干捣粉食大美，且愈疾而补；一者青黑，味殊不美。蜀道者尤

〔一〕饥：原作「肌」，今据大观、政和本草卷八土芋条改。
〔二〕及韶：大观、政和本草卷六薯蓣条俱无。

良。〔颂曰〕处处有，以北都、四明者为佳。春生苗，蔓延篱援。茎紫，叶青有三尖，似白牵牛叶，更厚而光泽。夏开细白花，大类枣花。秋生实于叶间，状如铃。今人冬春采根，刮之白色者为上，青黑者不堪。近汴洛人种之极有息。春取宿根头，以黄沙和牛粪作畦种之。苗生以〔一〕竹梢作援，高一二〔二〕尺。夏月频溉之。当年可食，极肥美。南中一种生山中，根细如指，极紧实，刮磨入汤煮之，作块不散，味更珍〔三〕美，云食之尤益人，过于家园种者。又江湖、闽中一种，根如姜、芋之类而皮紫。极有大者，一枚可重数斤。削去皮，煎、煮食俱美，但性冷于北地者耳。彼土人呼为藷。南北之产或有不同，故形类差别也。〔甄权曰〕按刘敬叔异苑云：薯蓣，野人谓之土藷。根既入药，又复可食。人植之者，随所种之物而像之也。〔时珍曰〕薯蓣入药，野生者为胜；若供馔，则家种者为良。四月生苗延蔓，紫茎绿叶。叶有三尖，似白牵牛叶而更光润。五六月开花成穗，淡红色。结荚成簇，荚凡三棱合成，坚而无仁。其子别结于一旁，状似雷丸，大小不一，皮色土黄而肉白，煮食甘滑，与其根同。王旻山居录云：曾得山芋子如荆棘子者，食之更愈于根。即此也。霜后收子留种，或春月采根截种，皆生。

【修治】〔颂曰〕采白根刮去黄皮，以水浸之，糁白矾末少许入水中，经宿净洗去涎，焙干用。〔宗奭曰〕入药贵生干之，故古方皆用干山药。盖生则性滑，不可入药；熟则滞气，只堪啖〔四〕耳。其法：冬月以布裹手，用竹刀剐〔五〕去皮，竹筛盛，置檐风处，不得见日，一夕干五分，候全干收之。或置焙笼中，微火烘干亦佳。〔敩曰〕凡使勿用平田生二三纪者，须要山中生经十〔六〕纪者。皮赤，四面有须者妙。采得以铜刀刮去赤皮，洗去涎，蒸过暴干用。

根　【气味】甘，温、平，无毒。〔普曰〕神农：甘，小温。桐君、雷公：甘，凉，无毒。〔之才曰〕紫芝为之使。恶甘遂。

〔一〕以：原作「似」，今据大观、政和本草卷六署预条改。
〔二〕一二：政和本草同，大观本草作「三」。
〔三〕珍：原作「真」，今据大观、政和本草卷六署预条改。
〔四〕啖：原作「谈」，今据本草衍义卷七及政和本草卷六署预条改。
〔五〕剐：原作「刚」，据改同上。
〔六〕十：原作「千」，今据大观、政和本草卷六署预条改。

【主治】伤中，补虚羸，除寒热邪气，补中，益气力，长肌肉，强阴〔一〕。久服，耳目聪明，轻身不饥延年。本经 主头面游风，头风眼眩，下气，止腰痛，治虚劳羸瘦，充五脏，除烦热。别录 补五劳七伤，去冷风，镇心神，安魂魄，补心气不足，开达心孔，多记事。甄权 强筋骨，主泄精健忘。大明 益肾气，健脾胃，止泄痢，化痰涎，润皮毛。时珍 生捣贴肿硬毒，能消散。震亨

【发明】〔权曰〕凡患人体虚羸者，宜加而用之。〔诜曰〕利丈夫，助阴力。熟煮和蜜，或为汤煎，或为粉，并佳。干之入药更妙。惟和面作馎饦则动气，为不能制面毒也。〔李杲曰〕山药入手太阴。张仲景八味丸用干山药，以其凉而能补也。亦治皮肤干燥，以此润之。〔时珍曰〕按吴绶云：山药入手、足太阴二经，补其不足，清其虚热。又按王履溯洄集云：山药虽入手太阴，然肺为肾之上源，源既有滋，流岂无益，此八味丸所以用其强阴也。又按曹毗杜兰香传云：食薯蓣可以辟雾露。

【附方】旧一，新十。**补益虚损**益颜色，补下焦虚冷，小便频数，瘦损无力。用薯蓣于沙盆中研细，入铫中，以酥〔二〕一大匙熬令香，旋添酒一盏煎〔三〕搅令匀，空心饮之。每旦一服〔四〕。圣惠方。**心腹虚胀**手足〔五〕厥逆，或饮苦寒之剂多，未食先呕，不思饮食。山药半生半炒，为末。米饮服二钱，一日二服，大有功效。忌铁器、生冷。普济方。**小便数多**山药（以矾水煮过）、白茯苓等分，为末。每水饮服二钱。儒门事亲。**下痢禁口**山药半生半炒，为末。每服二钱，米饮下。卫生易简方。**痰气喘急**生山药捣烂半碗，入甘蔗汁半碗，和匀。顿热饮之，立止。简便单方〔六〕。

〔一〕强阴：按大观、政和本草卷六署预条俱作墨字，认为别录文。
〔二〕酥：原作「酒」，今据圣惠方卷九十五及大观、政和本草卷六署预条附方改。
〔三〕煎：原脱，今据圣惠方卷九十五及大观、政和本草卷六署预条附方补。
〔四〕每旦一服：圣惠方卷九十五及大观、政和本草卷六署预条附方俱无。
〔五〕足：原作「不」，今从张本改。
〔六〕方：原作「玄」，今从张本改，与下治膀眼脊疡方一致。

脾胃虚弱不思饮食。山芋、白术各〔一〕一两，人参七钱半，为末，水〔二〕糊丸小豆大，每米饮下四五〔三〕十丸。普济方。**湿热虚泄**山药、苍术等分，饭丸，米饮服。大人小儿皆宜。濒湖经验方。**肿毒初起**带泥山药、蓖麻子、糯米等分，水浸研，傅之即散也。普济方。**胯眼脊疡**山药、沙糖同捣，涂上即消。先以面涂四围，乃上此。简便单方。**项后结核**或赤肿硬痛。以生山药一挺去皮，蓖麻子二个同研，贴之如神。救急易方。**手足冻疮**山药一截磨泥，傅之。儒门事亲。

零余子 拾遗

〔校正〕自草部移入此。

【集解】〔藏器曰〕零余子，大者如鸡子，小者如弹丸，在叶下生。晒干功用强于薯蓣。薯蓣有数种，此其一也。〔时珍曰〕此即山药藤上所结子也。长圆不一，皮黄肉白。煮熟去皮食之，胜于山药，美于芋子。霜后收之。坠落在地者，亦易生根。

【气味】甘，温，无毒。

【主治】补虚损，强腰脚，益肾，食之不饥。藏器

甘薯 纲目

【集解】〔时珍曰〕按陈祈畅异物志云：甘薯出交广南方。民家以二月种，十月收之。其根似芋，亦有巨魁。大者如鹅卵，小者如鸡、鸭卵。剥去紫皮，肌肉正白如脂肪〔四〕。南人用当米谷、果食，蒸炙皆香美。初时甚甜，经久得风稍淡也。又按嵇含草木状云：甘薯，薯蓣之类，或云芋类也。根、叶亦如芋。根大如拳、瓯，蒸煮食之，味同薯蓣，性不甚冷。

〔一〕各：原脱，今据普济方卷二十五山芋丸方补。
〔二〕水：普济方卷二十五山芋丸方作「煮白面」三字。
〔三〕四五：普济方卷二十五山芋丸方作「三」。
〔四〕脂肪：原作二「肌」字，涉上而误。今据齐民要术卷十薯条引异物志改。

珠崖之不业耕者惟种此，蒸切晒收，以充粮糗，名薯粮。海中之人多寿，亦由不食五谷，而食甘薯故也。

【气味】甘，平，无毒。

【主治】补虚乏，益气力，健脾胃，强肾阴，功同薯蓣。时珍

百合本经中品　〔校正〕自草部移入此。

【释名】䪥音藩。**强瞿**别录 **蒜脑薯**〔别录曰〕一名摩罗，一名重箱，一名中逢花。〔吴普曰〕一名重迈，一名中庭。〔弘景曰〕百合，俗人呼为强仇，仇即瞿也，声之讹耳。〔时珍曰〕百合之根，以众瓣合成也。或云专治百合病故名，亦通。其根如大蒜，其味如山薯，故俗称蒜脑薯。顾野王玉篇亦云，䪥乃百合蒜也。此物花、叶、根皆四向，故曰强瞿。凡物旁生谓之瞿，义出韩诗外传。

【集解】〔别录曰〕百合生荆州山谷。二月、八月采根，阴〔一〕干。〔弘景曰〕近道处处有之。根如葫蒜，数十斤相累。人亦蒸煮食之，乃云是蚯蚓相缠结变作之。亦堪服食。〔恭曰〕此有二种：一种叶大茎长，根粗花白者，宜入药；一种细叶，花红〔二〕色。〔颂曰〕百合三月生苗，高二三尺。簳粗如箭，四面有叶如鸡距，又似柳叶，青色，近茎处微紫，茎端碧白。四五月开红白花，如石榴嘴而大。根如葫蒜，重叠生二三十瓣。又一种花红〔三〕黄，有黑斑点，细叶，叶间有黑子者，不堪入药。按徐锴〔四〕岁时广记：二月种百合，法宜鸡粪。或云百合是蚯蚓化成，而反好鸡粪，理不可知也。〔时珍曰〕百合一茎直上，四向生叶。叶似短竹叶，不似柳叶。五六月茎端开大白花，长五寸，六出，红蕊四垂向下，色亦不红。红者叶似柳，乃山丹也。百合结实略似马兜铃，其内子亦似之。其瓣种之，如种蒜法。山中者，宿根年年自生。未必尽是蚯蚓化成也。蚯蚓多处，不闻尽有百合，其说恐亦浪传耳。

【正误】〔宗奭曰〕百合茎高三尺许。叶如大柳叶，四向攒枝而上。其颠即开淡黄白花，四垂向下覆长蕊，花心有

〔一〕阴：千金翼卷二及大观、政和本草卷八百合条俱作「曝」。

〔二〕红：大观、政和本草卷八百合条此下俱有「白」字。

〔三〕红：大观、政和本草卷八百合条俱无。

〔四〕锴：原作「错」，今据大观、政和本草卷八百合条改。

檀色。每一枝颠，须五六花。子紫色，圆如梧〔一〕子，生于枝叶间。每叶一子，不在花中，亦一异也。根即百合，白色，其形如松子壳〔二〕，四向攒生，中间出苗。〔时珍曰〕寇氏所说，乃卷丹，非百合也，苏颂所传不堪入药者，今正其误。叶短而阔，微似竹叶，白花四垂者，百合也。叶长而狭，尖如柳叶，红花，不四垂者，山丹也。茎叶似山丹而高，红花带黄而四垂，上有黑斑点，其子先结在枝叶间者，卷丹也。卷丹以四月结子，秋时开花，根似百合。其山丹四月开花，根小少瓣。盖一类三种也。吴瑞本草言白花者名百合，红花者名强仇，不知何所据也？

根〔气味〕**甘，平，无毒。**〔权曰〕有小毒。〔主治〕**邪气腹胀心痛，利大小便，补中益气。**本经 **除浮肿胪胀，痞满寒热，通身疼痛，及乳难喉痹，止涕泪。**别录 **百邪鬼魅，涕泣不止，除心下急满痛，治脚气热咳**〔三〕。甄权 **安心定胆益志，养五脏，治颠邪狂叫惊悸，产后血狂运，杀蛊毒气，胁痈**〔四〕**乳痈发背诸疮肿。**大明 **心急黄，宜蜜蒸食之。**孟诜 **治百合病。**宗奭 **温肺止嗽。**元素

〔发明〕〔颂曰〕张仲景治百合病，有百合知母汤、百合滑石代赭汤、百合鸡子汤、百合地黄汤，凡四方。病名百合而用百合治之，不识其义。〔颖曰〕百合新者，可蒸可煮，和肉更佳；干者作粉食，最益人。〔时珍曰〕按王维诗云：冥搜到百合，真使当重肉。果堪止泪无，欲纵望江目。盖取本草百合止涕泪之说。

〔附方〕旧三，新十三。

百合病百合知母汤：治伤寒后百合病，行住坐卧不定，如有鬼神状，已发汗者。用百合七枚，以泉水浸一宿，明旦更以泉水二升〔五〕，煮取一升，却以知母三两，用〔六〕泉水二升煮一升，同百合汁再煮取一升半，分服。　百合鸡子汤：治百合病已经吐后者。用百合七枚，泉水浸一宿，明旦更以泉水二升，煮取一升，入鸡子黄一个，分再服。　百合代赭汤：治百合病已经下后者。用百合七枚，泉水浸一宿，明旦更以泉水二升，煮取一升，却以代赭石一两，滑石三两，水二升，煮取一升，同百合汁再煮取一升半，分再服。　百合地黄汤：治百合病未经汗吐下者。

〔一〕梧：原作「棓」，今据本草衍义卷九及政和本草卷八百合条改。
〔二〕壳：原脱，今据本草衍义卷九及政和本草卷八百合条补。
〔三〕咳：大观、政和本草卷八百合条此下俱有「逆」字。
〔四〕胁痈：大观、政和本草卷八百合条俱作一「[illegible]」（字书无，疑当作熁）字。
〔五〕二升：原脱，今据金匮卷上第三补。
〔六〕用：原作「同」，今参考金匮，从张本改。

用百合七枚，泉水浸一宿，明旦更以泉水二升，煮取一升，入生地黄汁一升，同煎取一升半，分再服。并仲景金匮要略方。**百合变渴**病已经月，变成消渴者。百合一升，水一斗，渍一宿，取汁温浴病人。浴毕食白汤饼。陈延之小品方。**百合变热**者。用百合一两，滑石三两，为末，饮服方寸匕。微利乃良。小品方〔一〕。**百合腹满**作痛者。用百合炒为末，每饮服方寸匕，日二。小品。**阴毒伤寒**百合煮浓汁，服一升良。孙真人食忌。**肺脏壅热**烦闷咳嗽者。新百合四两，蜜和蒸软，时时含一片，吞津。圣惠方。**肺病吐血**新百合捣汁，和水饮之。亦可煮食。卫生易简。**耳聋耳痛**干百合为末，温水服二钱，日二服。胜〔二〕金方。**拔白换黑**七月七日，取百合熟捣，用新瓷瓶盛之，密封挂门上，阴干百日。每拔去白者掺之，即生黑者也。便民图纂。**游风隐疹**以楮叶掺动，用盐泥二两，百合半两，黄丹二钱，醋一分，唾四分，捣和贴之。摘玄方。**疮肿不穿**野百合同盐捣泥，傅之良。应验方。**天泡湿疮**生百合捣涂，一二日即安。濒湖集简方。**鱼骨哽咽**百合五两研末，蜜水调围颈项包住，不过三五次即下。圣济。

花〔主治〕小儿天泡湿疮，暴干研末，菜子油涂，良。时珍

子〔主治〕酒炒微赤，研末汤服，治肠风下血。思邈

山丹日华

【释名】红百合日华**连珠**同**川强瞿**通志**红花菜**

【集解】〔诜曰〕百合红花者名山丹。其根食之不甚良，不及白花者。〔时珍曰〕山丹根似百合，小而瓣少，茎亦短小。其叶狭长而尖，颇似柳叶，与百合迥别。四月开红花，六瓣不四垂，亦结小子。燕、齐人采其花跗未开者，干而货之，名红花菜。卷丹茎叶虽同而稍长大。其花六瓣四垂，大于山丹。四月结子在枝叶间，入秋开花在颠顶，诚一异也。其根

〔一〕小品方：按以上二方俱见金匮卷上第三。外台卷二注云：「小品同」。
〔二〕胜：原作「千」，今检千金未见此方。大观、政和本草卷八百合条附方俱作「胜」，因据改。

有瓣似百合，不堪食，别一种也。

根〔气味〕甘，凉，无毒。正要云：平。〔主治〕疮肿、惊邪。大明女人崩中。时珍

花〔气味〕同根。〔主治〕活血。其蕊，傅疔疮恶肿。时珍

草石蚕拾遗

〔校正〕自草部移入此。

【释名】地蚕日用**土蛹**余冬录**甘露子**食物**滴露**纲目**地瓜儿**〔时珍曰〕蚕蛹皆以根形而名，甘露以根味而名。或言叶上滴露则生，珍常莳之，无此说也。其根长大者，救荒本草谓之地瓜儿。

【集解】〔藏器曰〕陶氏注虫部石蚕云：今俗用草根黑色。按草石蚕生高山石上，根如箸[一]，上有毛，节如蚕，叶似卷柏。山人取食之。〔颂曰〕草根之似蚕者，亦名石蚕。出福州及[二]信州山石上，四时常有。其苗青，亦有节。三月采根用。〔机曰〕草石蚕徽州甚多，土人呼为地蚕。肥白而促节，大如三眠蚕。生下湿地及沙碛间。秋时耕犁，遍地皆是。收取以醋淹作菹食。冬月亦掘取之。〔颖曰〕地蚕生郊野麦地中。叶如薄荷，少狭而尖，文微皱，欠光泽。根白色，状如蚕。四月采根，水瀹和盐为菜茹之。〔时珍曰〕草石蚕即今甘露子也。荆湘、江淮以南野中有之，人亦栽莳。二月生苗，长者近尺，方茎对节，狭叶有齿，并如鸡苏，但叶皱有毛耳。四月开小花成穗，一如紫苏花穗。结子如荆芥子。其根连珠，状如老蚕。五月掘根蒸煮食之，味如百合。或以萝卜卤及盐菹水收之，则不黑。亦可酱渍、蜜藏。既可为菜，又可充果。陈藏器言石蚕叶似卷柏者，若与此不同也。

根【气味】甘，平，无毒。〔时珍曰〕不宜生食及多食，生寸白虫。与诸鱼同食，令人吐。

【主治】浸酒，除风破血。煮食，治溪毒。藏器**焙干，主走注风，散血止痛。其节亦可捣末酒服。**苏颂**和五脏，下气清神。**正要

〔一〕箸：大观、政和本草卷十一草石蚕条俱作「箸」。
〔二〕及：原作「今」，今据大观、政和本草卷二十二石蚕条改。

竹筍〔一〕蜀本草

〔校正〕并入木部拾遗桃竹筍。

【释名】竹萌尔雅　竹芽筍谱　竹胎说文　竹子神异经〔时珍曰〕筍从竹、旬，谐声也。陆佃云：旬内为筍，旬外为竹，故字从旬。今谓竹为妒母草，谓筍生旬有六日而齐母也。僧赞宁筍谱云：筍一名萌，一名箬，一名䈽，一名茁，一名初篁。皆会意也。俗作笋者，非。

【集解】〔弘景曰〕竹类甚多。筍以实中竹、篁竹者为佳。于药无用。〔颂曰〕竹筍，诸家惟以苦竹筍为最贵。然苦竹有二种：一种出江西及闽中〔二〕者，本极粗大，筍味殊苦，不可啖；一种出江浙及近道者，肉厚而叶长阔，筍味微苦，俗呼甜苦筍，食品所宜，亦不闻入药用也。〔时珍曰〕晋·武昌戴凯之、宋·僧赞宁皆著竹谱，凡六十余种。其所产之地，发筍之时，各各不同。详见木部竹下。其筍亦有可食、不可食者。大抵北土鲜竹，惟秦、蜀、吴、楚以南则多有之。竹有雌雄，但看根上第一枝双生者，必雌也，乃有筍。土人于竹根行鞭时掘取嫩者，谓之鞭筍。江南、湖南人冬月掘大竹根下未出土者为冬筍，东观汉记谓之苞筍。并可鲜食，为珍品。其他则南人淡干者为玉版筍、明筍、火筍，盐曝者为盐筍，并可为蔬食也。按赞宁云：凡食筍者譬如治药，得法则益人，反是则有损。采之宜避风日，见风则本坚，入水则肉硬，脱壳煮则失味，生着刃则失柔。煮之宜久，生必损人。苦筍宜久煮，干筍宜取汁为羹茹。蒸之最美，煨之亦佳。味莶者戟人咽，先以灰汤煮过，再煮乃良。或以薄荷数片同煮，亦去莶味。诗云：其蔌伊何，惟筍及蒲。礼云：加豆之实，筍菹鱼醢。则筍之为蔬，尚之久矣。

诸竹筍〔气味〕甘，微寒，无毒。〔藏器曰〕诸筍皆发冷血及气。〔瑞曰〕筍同羊肝食，令人目盲。

〔主治〕消渴，利水道，益气，可久食。别录　利膈下气，化热消痰爽胃。宁原

苦竹筍〔气味〕苦、甘，寒。〔主治〕不睡，去面目并舌上热黄，消渴，明目，解酒毒，除热气，健人。藏器　理心烦闷，益气力，利水道，下气化痰，理风热

〔一〕筍：今通作「笋」，濒湖既以为非，此二条姑仍其旧。

〔二〕及闽中：原脱，今据大观、政和本草卷十三竹叶条补。

脚气，并蒸煮食之。心镜 **治出汗中风失音。**汪颖 **干者烧研入盐，擦牙疳。**时珍 **〔发明〕**〔时珍曰〕四川・叙州・宜宾、长宁所出苦笋，彼人重之。宋・黄山谷有苦笋赋云：僰〔一〕道苦笋，冠冕两川。甘脆惬当，小苦而〔二〕成味；温润缜密，多啖而不痏〔三〕。食肴以之启迪〔四〕，酒客为之流涎。其许之也如此。

篁竹笋 **〔主治〕消渴风热，益气力，消腹胀，蒸、煮、炒食皆宜。**宁原

淡竹笋 **〔气味〕甘，寒。〔主治〕消痰，除热狂壮热，头痛头风，并妊妇头旋，颠仆惊悸，温疫迷闷，小儿惊痫天吊。**汪颖

冬笋 **筀笋** **〔气味〕甘，寒。〔主治〕小儿痘疹不出，煮粥食之，解毒，有发生之义。**汪颖 **〔发明〕**〔诜曰〕淡竹笋及〔五〕中母笋虽美，然发背闷脚气。箭竹笋新者可食，陈者不宜。诸竹笋多食皆动气发冷癥，惟苦竹笋主逆气，不发疾。〔颖曰〕笋与竹沥功近。有人素患痰病，食笋而愈也。〔瑞曰〕淡笋、甘笋、苦笋、冬笋、鞭笋皆可久食。其他杂竹笋性味不一，不宜多食。〔宗奭曰〕笋难化，不益人，脾病不宜食之。一小儿食干笋三寸许，噎于喉中，壮热喘粗如惊。服惊药不效，后吐出笋，诸证乃定。其难化也如此。〔时珍曰〕赞宁笋谱云：笋虽甘美，而滑利大肠，无益于脾，俗谓之刮肠篦。惟生姜及麻油能杀其毒。人以麻滓沃竹丛，则次年凋疏，可验矣。其蕲州丛竹、毛斑竹、匡庐扁竹、泮州方竹、岭南篃竹、簩竹、月竹诸笋，皆苦韧不堪食也。时珍常见俗医治痘，往往劝饮笋汤，云能发痘。盖不知痘疮不宜大肠滑利，而笋有刮肠之名，则暗受其害者，不知若干人也。戒之哉，戒之哉。

桃竹笋拾遗 〔藏器曰〕南人谓之黄笋。灰汁煮之可食，不尔戟人喉。其竹丛生，丑类非一。〔时珍曰〕桃枝竹出川、广中。皮滑而广，犀纹瘦骨，四寸有节，可以为席。**〔气味〕苦，有小毒。〔主治〕六畜疮中**

〔一〕僰：原作「僰」，不成字。今据宋乾道刊本豫章黄先生文集卷一苦笋赋改。
〔二〕而：豫章黄先生文集此下有「反」字。
〔三〕痏：豫章黄先生文集作「疾人」两字。
〔四〕启迪：豫章黄先生文集作「开道」。
〔五〕及：原作「即」，今据大观、政和本草卷十三竹叶条改。

蛆，捣碎纳之，蛆尽出。藏器

刺竹笋〔时珍曰〕生交广中。丛生，大者围二尺，枝节皆有刺。夷人种以为城，伐竹为弓。根大如车辐。一名芭竹。

〔气味〕甘、苦，有小毒。食之落人发。竹谱

酸笋纲目

【集解】〔时珍曰〕酸笋出粤南。顾玠海槎录云：笋大如臂。摘至用沸汤泡去苦水，投冷井水中，浸二三日取出，缕如丝绳，醋煮可食。好事者携入中州，成罕物云。

【气味】酸，凉，无毒。

【主治】作汤食，止渴解酲，利膈。时珍

本草纲目菜部目录二十八卷

菜之三　蓏菜类一十一种

茄开宝　苦茄拾遗　壶卢日华
苦瓠本经　败瓢纲目　冬瓜本经
南瓜纲目　越瓜开宝（即梢瓜）　胡瓜嘉祐（即黄瓜）
丝瓜纲目　天罗勒附　苦瓜救荒

右附方旧二十六〔一〕，新一百一十一〔二〕。

菜之四　水菜类六种

紫菜食疗　石莼拾遗　石花菜食鉴
鹿角菜食性　龙须菜纲目　睡菜纲目

菜之五　芝栭类一十五种

芝本经　木耳本经　杉菌图经
皂荚蕈纲目　香蕈日用　葛花菜纲目
天花蕈日用　蘑菰蕈纲目　鸡㙡纲目

〔一〕六：原作「五」，今按卷中蓏菜类旧附方数改。
〔二〕一十一：原作「零八」，今按卷中蓏菜类新附方数改。

舵菜纲目　**土菌**拾遗　鬼盖、地芩、鬼笔附　**竹蓐**食疗

雚菌本经　蜀格附　**地耳**别录　**石耳**日用

右附方旧七，新二十六。

互考诸菜

本草纲目菜部第二十八卷

菜之三 蓏菜类一十一种

茄音伽。 宋开宝

【释名】落苏拾遗 昆仑瓜御览 草鳖甲〔颂曰〕按段成式云：茄（音加）乃莲茎之名。今呼茄菜，其音若伽，未知所自也。〔时珍曰〕陈藏器本草云：茄一名落苏。名义未详。按五代贻子录作酪酥，盖以其味如酥酪也，于义似通。杜宝拾遗录云：隋炀帝改茄曰昆仑紫瓜。又王隐君养生主论治疟方用干茄，讳名草鳖甲。盖以鳖甲能治寒热，茄亦能治〔一〕寒热故尔。

【集解】〔颂曰〕茄子处处有之。其类有数种：紫茄、黄茄，南北通有；白茄、青水茄，惟北土有之。入药多用黄茄，其余惟可作菜茹尔。江南一种藤茄，作蔓生，皮薄似壶卢，亦不闻中药。〔宗奭曰〕新罗国出一种茄，形如鸡子，淡光微紫色，蒂长味甘。今中国已遍有之。〔时珍曰〕茄种宜于九月黄熟时收取，洗净曝干，至二月下种移栽。株高二三尺，叶大如掌。自夏至秋，开紫花，五瓣相连，五棱如缕，黄蕊绿蒂，蒂包其茄。茄中有瓤，瓤中有子，子如脂麻。其茄有团如栝楼者，长四五寸者。有青茄、紫茄、白茄。白茄亦名银茄，更胜青者。诸茄至老皆黄，苏颂以黄茄为一种，似未深究也。王祯农书云：一种渤海茄，白色而坚实。一种番茄，白而扁，甘脆不涩，生熟可食。一种紫茄，色〔二〕紫，蒂长味甘。一种水茄，形长味甘，可以止渴。洪容斋随笔云：浙西常茄皆皮紫，其白者为水茄；江西常茄皆皮白，其紫者为水茄。亦一异也。刘恂〔三〕岭表录异云：交岭茄树，经冬不凋，有二三年渐成大树者，其实如瓜也。茄叶摘布路上，以灰围之，则子必繁，谓之嫁茄。

茄子〔气味〕甘，寒，无毒。〔志曰〕凡久冷人不可多食，损人动气，发疮及痼疾。〔李鹏飞曰〕秋

〔一〕能治：原作「治能」，今从张本改。
〔二〕色：原作「形」，今据农书·谷谱·集之三·茄子条改。
〔三〕恂：原作「珣」，今据四库总目·史部·地理三改。

后食，多损目。〔时珍曰〕按生生编云：茄性寒利，多食必腹痛下利，女人能伤子宫也。

〔主治〕寒热，五脏劳。孟诜　治温疾传尸劳气。醋摩，傅肿毒。大明　老裂者烧灰，治乳裂。震亨　散血止痛，消肿宽肠。时珍

〔发明〕〔宗奭曰〕蔬圃中惟此无益。开宝本草并无主治，止说损人。后人虽有处治之法，终与正文相失。圃人又下于暖处，厚加粪壤，遂于小满前后求贵价以售。既不以时，损人益多。不时不食，乌可忽也。〔震亨曰〕茄属土，故甘而喜降，大肠易动者忌之。老实治乳头裂，茄根煮汤渍冻疮，折蒂烧灰治口疮，俱获奇效，皆甘以缓火之意〔一〕也。〔时珍曰〕段成式酉阳杂俎言茄厚肠胃，动气发疾。盖不知茄之性滑，不厚肠胃也。

〔附方〕旧六〔二〕，新十。**妇人血黄**　黄茄子竹刀切，阴干为末。每服二钱，温酒调下。摘玄方。**肠风下血**　经霜茄连蒂烧存性为末，每日空心温酒服二钱匕。灵苑方。**久患下血**　大茄种三枚，每用一枚，湿纸包煨熟，安瓶内，以无灰酒一升半沃之，蜡纸封闭三日，去茄暖饮。普济方。**腹内鳖癥**　陈酱茄儿烧存性，入麝香、轻粉少许，脂调贴之。寿域方。**卵癀偏坠**　用双蒂茄子悬于房门上，出入用眼视之。茄蔫所患亦蔫，茄干亦干矣。又法：用双茄悬门上，每日抱儿视之，二三次钉针于上，十余日消矣。刘松石保寿堂方。**大风热痰**　用黄老茄子大者不计多少，以新瓶盛，埋土中，经一年尽化为水，取出入苦参末，同丸梧子大。食已及卧时酒下三十丸，甚效。此方出江南人传。苏颂图经本草。**腰脚拘挛**　腰脚风血积冷，筋急拘挛疼痛者。取茄子五十斤切洗，以水五斗煮取浓汁，滤去滓，更入小铛中，煎至一斗〔三〕以来，即入生粟粉同煎，令稀稠得所，取出搜和，更入麝香、朱砂末，同丸如梧子大。每旦用秫米酒送下三十丸，近暮再服，一月乃瘥。男子、女人通用皆验。图经本草。**磕扑青肿**　老黄茄极大者，切片如一指厚，新瓦焙研为末。欲卧时温酒调服二钱匕，一夜〔四〕消尽，无痕迹也。胜金。**坠损跌扑**　散血止痛。重阳日收老茄子百枚，去蒂四破切之，消石十二两捣碎，以不津器先铺茄子一

〔一〕意：本草衍义补遗茄条作「急」。
〔二〕六：原作「五」，今按下旧附方数改。
〔三〕斗：原作「升」，今据大观、政和本草卷二十九茄子条改。
〔四〕夜：原作「辰」，今据大观、政和本草卷二十九茄子条附方改。

重，乃下消石一重，如此间铺令尽，以纸数层密封，安置净处，上下以新砖承覆，勿犯地气。至正月后取出，去纸两重，日中曝之。逐日如此，至二三月，度茄已烂，开瓶倾出，滤去滓，别入新器中，以薄绵盖头，又曝，至成膏乃可用。每以酒调半匙，空腹饮之，日再，恶血散则痛止而愈矣。若膏久干硬，即以饭饮化动用之。图经本草。**发背恶疮**用上方以酒服半匙，更以膏涂疮口四围，觉冷如冰雪〔一〕，疮干便瘥。其有根本在肤腠者，亦可内消。同上。**热毒疮肿**生茄子一枚，割去二分，去瓤二分，似罐子形，合于疮上即消也。如已出脓，再用取瘥。圣济总录。**牙齿肿痛**隔年糟茄，烧灰频频干擦，立效。海上名方。**虫牙疼痛**黄茄种烧灰擦之，效。摘玄方。**喉痹肿痛**糟茄或酱茄，细嚼咽汁。德生堂方。**妇人乳裂**秋月冷茄子裂开者，阴干烧存性研末，水调涂。补遗方。

蒂〔主治〕**烧灰，米饮服二钱，治肠风下血不止及血痔。**吴瑞**烧灰，治口齿疮䘌。生切，擦癜风。**时珍〔发明〕〔时珍曰〕治癜风，用茄蒂蘸硫、附末掺之，取其散血也。白癜用白茄蒂，紫癜用紫茄蒂，亦各从其类耳。〔附方〕新一。**风蛀牙痛**茄蒂烧灰掺之。或加细辛末等分，日用之。仁存方。

花〔主治〕**金疮牙痛**时珍〔附方〕新一。**牙痛**秋茄花干之，旋烧研涂痛处，立止。海上名方。

根及枯茎叶〔主治〕**冻疮皴裂，煮汤渍之良。**开宝**散血消肿，治血淋下血，血痢阴挺，齿䘌口蕈。**时珍〔附方〕新九〔二〕。**血淋疼痛**茄叶熏干为末，每服二钱，温酒或盐汤下。隔年者尤佳。经验良方。**肠风下血**方同上，米饮下。**久痢不止**茄根烧灰、石榴皮等分为末，以沙糖水服之。简便单方。**女阴挺出**茄根烧存性，为末。油调在纸上，卷筒安入内。一日一上。乾坤生意。**口中生蕈**用醋漱口，以茄母烧灰、飞盐等分，米醋调稀，时时擦之。摘玄方。**牙齿䘌痛**茄根捣汁，频涂之。陈茄树烧灰傅之。先以露蜂房煎汤

〔一〕冰雪：原作一「水」字，今据大观、政和本草卷二十九茄子条改。
〔二〕九：原作「八」，今按下新附方数改。

漱过。海上名方。**牙痛取牙** 茄科以马尿浸三日，晒炒为末。每用点牙即落，真妙。鲍氏方。**夏月趾肿**不能行走者。九月收茄根悬檐下，逐日煎汤洗之。简便。

苦茄 拾遗

【集解】〔藏器曰〕苦茄野生岭南。树小有刺。

子【主治】醋摩，涂痈肿。根，亦可作汤浴。又主瘴气。藏器

壶卢 日华

【释名】瓠瓜说文 **匏瓜**论语〔时珍曰〕壶，酒器也。卢，饭器也。此物各象其形，又可为酒饭之器，因以名之。俗作葫芦者，非矣。葫乃蒜名，芦乃苇属也。其圆者曰匏，亦曰瓢，因其可以浮水如泡、如漂也。凡蓏属皆得称瓜，故曰瓠瓜、匏瓜。古人壶、瓠、匏三名皆可通称，初无分别。故孙愐唐韵云：瓠音壶，又音护。瓠𤬏，瓢也。陶隐居本草作瓠𤬪，云是瓠类也。许慎说文云：瓠〔一〕，匏也。又云：瓢，瓠也〔二〕。匏，大腹瓠也〔三〕。陆玑诗疏云：壶，瓠也。又云：匏，瓠也。庄子云：有五石之瓠。诸书所言，其字皆当与壶同音。而后世以长如越瓜首尾如一者为瓠（音护），瓠之一头有腹长柄者为悬瓠，无柄而圆大形扁者为匏，匏之有短柄大腹者为壶，壶之细腰者为蒲芦，各分名色，迥异于古。以今参详，其形状虽各不同，而苗、叶、皮、子性味则一，故兹不复分条焉。悬瓠，今人所谓茶酒瓢者是也。蒲芦，今之药壶卢是也。郭义恭广志谓之约腹壶，以其腹有约束也。亦有大、小二种也。

【集解】〔弘景曰〕瓠与冬瓜气类同辈。又有瓠𤬪，亦是瓠类。小者名瓢，食之乃胜瓠。此等皆利水道，所以在夏月食之，大约不及冬瓜也。〔恭曰〕瓠与瓠𤬪、冬瓜全非类例。三物苗、叶相似，而实形则异。瓠形似越瓜，长尺余，头尾相似，夏中便熟，秋末便枯。瓠𤬪形状大小非一，夏末始实，秋中方熟，取其为器，经霜乃堪。瓠与甜瓠𤬪体性相类，啖之

〔一〕瓠：按朱骏声谓「瓠即壶卢之合音」，见说文通训定声豫部第九。

〔二〕瓢瓠也：按说文卷七下瓠部作「瓢，蠡也。」段注：「以一瓠劙为二曰瓢，亦曰蠡。」

〔三〕匏大腹瓠也：按说文卷九上包部作「匏，瓠也。」毛诗·邶风「匏有苦叶」。陆佃曰：「短颈大腹曰匏」。濒湖似据此加「大腹」二字。

俱胜冬瓜，陶言不及，乃〔一〕是未悉。此等原种各别也。〔时珍曰〕长瓠、悬瓠、壶卢、匏瓜、蒲卢，名状不一，其实一类各色也。处处有之，但有迟早之殊。陶氏言瓠与冬瓜气类同辈，苏氏言瓠与瓠𤬏全非类例，皆未可凭。数种并以正二月下种，生苗引蔓延缘。其叶似冬瓜叶而稍团，有柔毛，嫩时可食。故诗云：幡幡瓠叶，采之烹之。五六月开白花，结实白色，大小长短，各有种色。瓤中之子，齿列而长，谓之瓠犀。窃谓壶匏之属，既可烹晒，又可为器。大者可为瓮盎，小者可为瓢樽，为〔二〕舟可以浮水，为笙可以奏乐，肤瓤可以养豕，犀瓣可以浇烛，其利溥矣。

壶瓠 〔**气味**〕**甘，平，滑，无毒。**〔恭曰〕甘冷。多食令人吐利。〔扁鹊曰〕患脚气虚胀冷气者食之，永不除也。〔**主治**〕**消渴恶疮，鼻口中肉烂痛。**思邈 **利水道。**弘景 **消热，服丹石人宜之。**孟诜 **除烦，治心热，利小肠，润心肺，治石淋。**大明 〔**发明**〕〔时珍曰〕按名医录云：浙人食匏瓜，多吐泻，谓之发暴。盖此物以暑月壅成故也。惟与香薷同食则可免。〔**附方**〕新一。**腹胀黄肿** 用亚腰壶卢连子烧存性，每服一个，食前温酒下。不饮酒者，白汤下。十余日见效。简便方。

叶 〔**气味**〕**甘，平，无毒。**〔**主治**〕**为茹耐饥。**思邈

蔓 须 花 〔**主治**〕**解毒。**时珍 〔**附方**〕新一。**预解胎毒** 七八月，或三伏日，或中秋日，剪壶卢须如环子脚者，阴干，于除夜煎汤浴小儿，则可免出痘。唐瑶经验方。

子 〔**主治**〕**齿龂或肿或露，齿摇疼痛，用八两同牛膝四两，每服五钱，煎水含漱，日三四次。**御药院方

苦瓠 本经下品

【**释名**】**苦匏** 国语 **苦壶卢**

〔一〕乃：原脱，唐本草卷十八亦脱。今据大观、政和本草卷二十九苦瓠条补。
〔二〕为：此下原衍「要」字，今详上下文义删。

【集解】〔别录曰〕苦瓠生晋地。〔弘景曰〕今瓠忽有苦者，如胆不可食，非别生一种也。又有瓠𤬏，亦是瓠类。〔恭曰〕本经所论，都是苦瓠𤬏尔。陶谓瓠中苦者，大误矣。瓠中时有苦者，不入药用，无所主疗，亦不堪啖。瓠与瓠𤬏，原种各别，非甘者变为苦也。〔保昇曰〕瓠即匏也。有甘、苦二种：甘者大，苦者小。〔机曰〕瓠壶有原种是甘，忽变为苦者。俗谓以鸡粪壅之，或牛马踏践则变为苦。陶说亦有所见，未可尽非也。〔时珍曰〕诗云：匏有苦叶。国语云：苦匏不材，于人共济而已。皆指苦壶而言，即苦瓠也。瓠、壶同音，陶氏以瓠作护音释之，所以不稳也。应劭风俗通云：烧穰可以杀瓠。或云畜瓠之家不烧穰，种瓜之家不焚漆。物性相畏也。苏恭言：服苦瓠过分，吐利不止者，以黍穰灰汁解之。盖取乎此。凡用苦瓠，须细理莹净无黡翳者乃佳，不尔有毒。

瓤及子　〔气味〕苦，寒，有毒。〔主治〕**大水，面目四肢浮肿，下水，令人吐。**本经 **利石淋，吐呀嗽囊结，疰蛊痰饮。又煮汁渍阴，疗小便不通。**苏恭 **煎汁滴鼻中，出黄水，去伤冷鼻塞，黄疸。**藏器 **吐蛔虫。**大明 **治痈疽恶疮，疥癣龋齿有虫𧏾者。又可制汞。**时珍

〔附方〕旧八，新十七。**急黄病**苦瓠一枚，开孔，以水煮之，搅取汁，滴入鼻中。去黄水。陈藏器。**黄疸肿满**苦壶卢瓤如大枣许，以童子小便二合，浸之一时，取两酸枣大，纳两鼻中，深吸气，待黄水出良。又方：用瓠瓤熬黄为末，每服半钱，日一服，十日愈。然有吐者当详之。伤寒类要。**大水胀满**头面洪大。用莹净好苦瓠白瓤，捻如豆粒，以面裹煮一沸〔一〕，空心服七枚。至午当出水一斗〔二〕。二〔三〕日水自出不止，大瘦乃瘥。二年内忌咸物〔四〕。外台〔五〕。圣惠：用苦壶卢瓤一两，微炒为末，每日粥饮服一钱。**通身水肿**苦瓠膜炒二两，苦葶苈五分，捣合丸小豆大。每服五丸，日三，水下止。又用苦瓠膜五分，大枣七枚，捣丸。一服三丸，如人行十里许，又服三

〔一〕沸：原作「夜」，今据外台卷二十及大观、政和本草卷二十九苦瓠条附方改。
〔二〕斗：大观、政和本草同。外台卷二十作「升」。
〔三〕二：大观、政和本草同。外台卷二十作「三四」两字。
〔四〕二年内忌咸物：外台卷二十及大观、政和本草卷二十九苦瓠条附方俱作「三年内慎口味也」。
〔五〕外台：原脱，今据外台卷二十及大观、政和本草卷二十九苦瓠条附方补。

丸，水出更服一丸，即止。并千金方。**石水腹肿**四肢皆瘦削。用苦瓠膜炒一两，杏仁半两炒去皮尖，为末，糊丸小豆大。每饮下十丸，日三，水下止。圣济总录。**水蛊洪肿**苦瓠瓤一枚，水二升，煮至一升，煎至可丸，如小豆大，每米饮下十丸。待小便利，作小豆羹食。勿饮水。**小便不通**胀急者。用苦瓠子三十枚炒，蝼蛄三个焙，为末，每冷水服一钱。并圣济总录。**小儿闪癖**取苦瓠未破者，煮令热，解开熨之。陈藏器本草。**风痰头痛**苦瓠膜取汁，以苇管灌入鼻中，其气上冲脑门，须臾恶涎流下，其病立愈除根，勿以昏运为疑。干者浸汁亦效，其子为末吹入亦效。年久头风皆愈。普济方。**鼻窒气塞**苦壶卢子为末，醇酒浸之，夏一日，冬七日。日日少少点之。圣惠方。**眼目昏暗**七月七日，取苦瓠白瓤绞汁一合〔一〕，以酢二〔二〕升，古钱七文，同以微火煎减半。每日取沫〔三〕纳眦中，神效。千金。**弩肉血翳**秋间取小柄壶卢，或小药壶卢，阴干，于紧小处锯断，内空一小孔如眼孔大。遇有此病，将眼皮上下用手挣开，将壶卢孔合定。初虽甚痛苦，然瘀肉、血翳皆渐下，不伤睛也。刘松石经验方。**齿䘌口臭**苦瓠子为末，蜜丸半枣大。每旦漱口了，含一丸，仍涂齿龂上，涎出，吐去妙。圣惠方。**风虫牙痛**壶卢子半升，水五升，煎三升，含漱之。茎叶亦可。不过三度。圣惠方。**恶疮癣癞**十年不瘥者。苦瓠一枚，煮汁搽之，日三度。肘后方。**九瘘有孔**苦瓠四枚，大如盏者，各穿一孔如指大，汤煮十数沸，取一竹筒长一尺，一头插瓠孔中，一头注疮孔上，冷则易之，用遍乃止。千金方。**痔疮肿痛**苦壶卢、苦荬菜煎汤，先熏后洗，乃贴熊胆、密陀僧、胆矾、片脑末，良。摘玄方。**下部悬痈**择人神不在日，空心用井华水调百药煎末一碗服之。微利后，却用秋壶卢（一名苦不老，生在架上而苦者）切片置疮上，灸二七壮。萧端式病此连年，一灸遂愈。永类钤方。**卒中蛊毒**或吐血，或下血，皆如烂肝者。苦瓠一枚，水二升，煮一升服，立吐即愈。又方，用苦酒一升煮令消，服之取吐，神验。肘后方。**死胎不下**苦壶卢烧存性，研末。每服一钱，空心热酒

〔一〕合：原作「各」，今据千金卷六上第一改。

〔二〕二：千金卷六上第一及大观、政和本草卷二十九苦瓠条附方俱作「一」。

〔三〕取沫：大观、政和本草同。千金卷六上第一作「以米许大」。

下。海上名方。**聤耳出脓**干瓠子一分，黄连半钱，为末。以绵先缴净，吹入半字，日二次。圣惠方。**鼻中瘜肉**苦壶卢子、苦丁香等分，入麝香少许，为末，纸捻点之。圣惠方。

花〔主治〕一切瘘疮，霜后收曝，研末傅之。时珍

蔓〔主治〕麻疮，煎汤浴之即愈。时珍　出仇远稗史。〔附方〕新一。**小儿白秃**瓠藤同裹盐荷叶煎浓汁洗，三五次愈。总录。

败瓢 纲目

【集解】〔时珍曰〕瓢乃匏壶破开为之者，近世方药亦时用之，当以苦瓠者为佳，年久者尤妙。

【气味】苦，平，无毒。

【主治】消胀杀虫，治痔漏下血，崩中带下赤白。时珍

【附方】新六。**中满鼓胀**用三五年陈壶卢瓢一个，以糯米一斗作酒，待熟，以瓢于炭火上炙热，入酒浸之，如此三五次，将瓢烧存性，研末。每服三钱，酒下，神效。余居士选奇方。**大便下血**败瓢（烧存性）、黄连等分研末，每空心温酒服二钱。简便方。**赤白崩中**旧壶卢瓢炒存性，莲房煅存性，等分研末。每服二钱，热水调服。三服，有汗为度，即止。甚者五服止，最妙。忌房事、发物、生冷。海上方。**脑漏流脓**破瓢、白鸡冠花、白螺蛳壳各烧存性，等分，血竭、麝香各五分，为末。以好酒洒湿熟艾，连药揉成饼，贴在顶门上，以熨斗熨之，以愈为度。孙氏集效方。**腋下瘤瘿**用长柄茶壶卢烧存性，研末搽之，以消为度。一府校老妪右腋生一瘤，渐长至尺许，其状如长瓠子，久而溃烂。一方士教以此法用之，遂出水，消尽而愈。濒湖集简方。**汤火伤灼**旧壶卢瓢烧灰傅之。同上。

冬瓜 本经上品

〔校正〕今并入白瓜子。

【释名】白瓜本经 **水芝**同上 **地芝**广雅 〔志曰〕冬瓜经霜后，皮上白如粉涂，其子亦白，故名白冬瓜，而子云白瓜子也。〔时珍曰〕冬瓜，以其冬熟也。又贾思勰云：冬瓜正二三月种之。若十月种者，结瓜肥好，乃胜春种。则冬瓜之名或又以此也。别录白冬瓜原附于本经瓜子之下。宋开宝本草加作白瓜子，复分白冬瓜为别录一种。遂致诸注辩说纷纷。今并为一。

【集解】〔别录曰〕白瓜子生嵩高平泽，冬瓜仁也。八月采之。〔颂曰〕今处处园圃莳之。其实生苗蔓下，大者如斗而更长，皮厚而有毛，初生正青绿，经霜则白粉。人家多藏蓄弥年，作菜果。入药须霜后取，置之经年，破出核洗，燥乃擂取仁用之。亦堪单作服饵。〔时珍曰〕冬瓜三月生苗引蔓，大叶团而有尖，茎叶皆有刺毛。六七月开黄花，结实大者径尺余，长三四尺，嫩时绿色有毛，老则苍色有粉，其皮坚厚，其肉肥白。其瓤谓之瓜练，白虚如絮，可以浣练衣服。其子谓之瓜犀，在瓤中成列。霜后取之，其肉可煮为茹，可蜜为果。其子仁亦可食。盖兼蔬、果之用。凡收瓜忌酒、漆、麝香及糯米，触之必烂。

白冬瓜 **〔气味〕甘，微寒，无毒。**〔弘景曰〕冷利。**〔主治〕小腹水胀，利小便，止渴。**别录 **捣汁服，止消渴烦闷，解毒。**弘景 **益气耐老，除心胸满，去头面热。**孟诜 **消热毒痈肿。切片摩痱子，甚良。**大明 **利大小肠，压丹石毒。**苏颂

〔发明〕〔诜曰〕热者食之佳，冷者食之瘦人。煮食练五脏，为其下气故也。欲得体瘦轻健者，则可长食之；若要肥，则勿食也。〔宗奭曰〕凡患发背及一切痈疽者，削一大块置疮上，热则易之，分散热毒气甚良。〔震亨曰〕冬瓜性走而急。寇氏谓其分散热毒气，盖亦取其走而性急也。久病者、阴虚者忌之。孙真人言：九月勿食，令人反胃。须被霜食之乃佳。〔诜曰〕取瓜一颗和桐叶与猪〔一〕食之，一冬更不要与诸物食，自然不饥，长三四倍也。

〔附方〕旧七，新七〔二〕。

积〔三〕热消渴 白瓜去皮，每

〔一〕猪：按大观、政和本草卷二十七白冬瓜条引食疗此下俱有「肉」字，则冬瓜、桐叶和猪肉为人所食；濒湖省去「肉」字，似冬瓜和桐叶为猪所食。应据补「肉」字。

〔二〕旧七新七：原作「旧八新六」，今按下列新旧附方数改。

〔三〕积：大观、政和本草卷二十七白冬瓜条俱作「肺」。

食后吃三二两，五七度良。孟诜食疗。**消渴不止**冬瓜一枚削皮，埋湿地中，一月取出，破开取清水日饮之。或烧熟绞汁饮之。圣济总录。**消渴骨蒸**大冬瓜一枚去瓤，入黄连末填满，安瓮内，待瓜消尽，同研，丸梧子大。每服三四十丸，煎冬瓜汤下。经验。**产后痢渴**久病津液枯竭，四肢浮肿，口舌干燥。用冬瓜一枚，黄土泥厚五寸，煨熟绞汁饮。亦治伤寒痢渴。古今录验。**小儿渴利**冬瓜汁饮之。千金。**小儿魃病**寒热如疳。用冬瓜、萹蓄各四两，水二升，煎汤浴之。千金方。**婴孩寒热**冬瓜炮熟，绞汁饮。子母秘录。**水病**〔一〕**危急**冬瓜不拘多少，任意吃之，神效无比。兵部手集。**十种水气**浮肿喘满。用大冬瓜一枚，切盖去瓤，以赤小豆填满，盖合签定，以纸筋泥固济，日干，用糯糠两大箩，入瓜在内，煨至火尽，取出切片，同豆焙干为末，水糊丸梧子大。每服七十丸，煎冬瓜子汤下，日三服，小便利为度。杨氏家藏方。**发背欲死**冬瓜截去头，合疮上。瓜烂，截去更合之。瓜未尽，疮已小敛矣。乃用膏贴之。肘后方。**痔疮肿痛**冬瓜煎汤洗之。袖珍方。**马汗入疮**干冬瓜烧研，洗净傅之。**食鱼中毒**冬瓜汁饮之，良。小品方。**面黑令白**冬瓜一个，竹刀去皮切片，酒一升半，水一升，煮烂滤去滓，熬成膏，瓶收，每夜涂之。圣济总录。

瓜练瓤也。

〔气味〕甘，平，无毒。

〔主治〕绞汁服，止烦躁热渴，利小肠，治五淋，压丹石毒。甄权 **洗面澡身，去䵟䵳，令人悦泽白皙。**时珍

〔附方〕新二。**消渴烦乱**冬瓜瓤干者一两，水煎饮。圣惠方。**水肿烦渴**小便少者。冬瓜白瓤，水煎汁，淡饮之。圣济总录。

白瓜子〔别录曰〕冬瓜仁也。八月采之。**〔正误〕**〔恭曰〕此甘瓜也。甘字似白字，后人误写耳。当改从甘字。〔志曰〕本草注：白瓜子，冬瓜仁也。苏氏所言，殊为孟浪。且甘瓜即甜瓜，亦有青、白二种。其子色黄，主疗与冬瓜全异。但冬瓜经霜有白衣，其子亦白，白瓜之号因斯而得。况诸方惟用冬瓜子，不见用甘瓜子者。苏说不可凭也。

〔气味〕甘，平，无毒。〔别录曰〕寒。久服寒中。

〔主治〕令人悦泽好颜色，益气不饥。

〔一〕病：大观、政和本草卷二十七白冬瓜条附方此下俱有「初得」二字。

久服，轻身耐老。本经 **除烦满不乐。可作面脂。**别录 **去皮肤风及黑䵟，润肌肤。**大明 **治肠痈。**时珍

〔发明〕〔颂曰〕冬瓜仁，亦堪单作服饵。又研末作汤饮，及作面脂药，并令人〔一〕颜色光泽。宗懔荆楚岁时记〔二〕云：七月，采瓜犀以为面脂。即瓜瓣也。亦堪作澡豆。〔宗奭曰〕服食方亦稀用之。

〔附方〕旧四，新四〔三〕。**服食法**取冬瓜仁七升，以绢袋盛，投三沸汤中，须臾取曝干，如此三度，又与清苦酒渍之一〔四〕宿，曝干为末，日服方寸匕。令人肥悦明目，延年不老。又法：取子三五升，去皮为丸，空心日服三十丸。令人白净如玉。孟诜食疗。**补肝明目**治男子五劳七伤，明目。用冬瓜仁，方同上。外台秘要。**悦泽面容**白瓜仁五两〔五〕，桃花四两〔五〕，白杨皮二两〔五〕，为末。食后饮服方寸匕，日三服。欲白加瓜仁，欲红加桃花。三十日面白，五十日手足俱白。一方有橘皮，无杨皮。肘后方。**多年损伤**不瘥者。瓜子末，温酒服之。孙真人方。**消渴不止**小便多。用干冬瓜子、麦门冬、黄连各二两，水煎饮之。冬瓜苗叶俱治消渴，不拘新干。摘玄方。**男子白浊**陈冬瓜仁炒为末，每空心米饮服五钱。救急易方。**女子白带**方同上。

瓜皮 **〔主治〕可作丸服，亦入面脂。**苏颂 **主驴马汗入疮肿痛，阴干为末涂之。又主折伤损痛。**时珍

〔附方〕新二。**跌扑伤损**用干冬瓜皮一两，真牛皮胶一两，锉入锅内炒存性，研末。每服五钱，好酒热服。仍饮酒一瓯，厚盖取微汗。其痛即止，一宿如初，极效。摘玄方。**损伤腰痛**冬瓜皮烧研，酒服一钱。生生编。

叶 **〔主治〕治肿毒，杀蜂，疗蜂叮。**大明 **主消渴，疟疾寒热。又焙研，傅多年**

〔一〕人：此下原衍「好」字，今据大观、政和本草白瓜子条删。
〔二〕记：原作「纪」，今据大观、政和本草卷廿七白瓜子条及本书卷一引据古今书目改。
〔三〕旧四新四：原作「旧二新五」，今按下列新旧附方数改。
〔四〕一：原作「二」，今据大观、政和本草卷廿七白瓜子条并参考千金卷六上第一及外台卷二十一补肝散改。
〔五〕两：肘后卷六第五十二作「分」。

恶疮。时珍

〔附方〕新一。积热泻痢冬瓜叶嫩心，拖面煎饼食之。海上名方。

藤〔主治〕烧灰，可出绣黥。煎汤〔一〕，洗黑鼾并疮疥。大明 捣汁服，解木耳毒。煎水，洗脱肛。烧灰，可淬铜、铁，伏砒石。时珍

南瓜纲目

【集解】〔时珍曰〕南瓜种出南番，转入闽、浙，今燕京诸处亦有之矣。三〔二〕月下种，宜沙沃地。四月生苗，引蔓甚繁，一蔓可延十余丈，节节有根，近地即着。其茎中空。其叶状如蜀葵而大如荷叶。八九月开黄花，如西瓜花。结瓜正圆，大如西瓜，皮上有棱如甜瓜。一本可结数十颗，其色或绿或黄或红。经霜收置暖处，可留至春。其子如冬瓜子。其肉厚色黄，不可生食，惟去皮瓤瀹食，味如山药。同猪肉煮食更良，亦可蜜煎。按王祯农书云：浙中一种阴瓜，宜阴地种之。秋熟色黄如金，皮肤稍厚，可藏至春，食之如新。疑此即南瓜也。

【气味】甘，温，无毒。〔时珍曰〕多食发脚气、黄疸。不可同羊肉食，令人气壅。

【主治】补中益气。时珍

越瓜宋开宝

【释名】梢瓜食物菜瓜〔时珍曰〕越瓜以地名也，俗名梢瓜，南人呼为菜瓜。

【集解】〔藏器曰〕越瓜生越中。大者色正白。越人当果食之，亦可糟藏。〔时珍曰〕越瓜南北皆有。二三月下种生苗，就地引蔓，青叶黄花，并如冬瓜花叶而小。夏秋之间结瓜，有青、白二色，大如瓠子。一种长者至二尺许，俗呼羊角瓜。其子状如胡瓜子，大如麦粒。其瓜生食，可充果、蔬，酱、豉、糖、醋藏浸皆宜，亦可作菹。

〔一〕黥煎汤：大观、政和本草卷二十七白冬瓜条俱作「点黯」二字。

〔二〕三：原作「二」，今据金陵本改。

【气味】甘，寒，无毒。〔诜曰〕生食多冷中动气，令人心痛，脐下癥结，发诸疮。又令人虚弱不能行，不益小儿。天行病后不可食。又不得与牛乳酪及鲊同食。〔时珍曰〕按萧了真云：菜瓜能暗人耳目。观驴马食之即眼烂，可知矣。

【主治】利肠胃，止烦渴。开宝 利小便，去烦热，解酒毒，宣泄热气。烧灰，傅口吻疮及阴茎热疮。藏器 和饭作鲊，久食益肠胃。心镜

胡瓜 宋嘉祐

【释名】黄瓜〔藏器曰〕北人避石勒讳，改呼黄瓜，至今因之。〔时珍曰〕张骞使西域得种，故名胡瓜。按杜宝拾遗录云：隋大业四年避讳，改胡瓜为黄瓜。与陈氏之说微异。今俗以月令王瓜生即此，误矣。王瓜，土瓜也。见草部。

【集解】〔时珍曰〕胡瓜处处有之。正二月下种，三月生苗引蔓。叶如冬瓜叶，亦有毛。四五月开黄花，结瓜围二三寸，长者至尺许，青色，皮上有痦瘟如疣子，至老则黄赤色。其子与菜瓜子同。一种五月种者，霜时结瓜，白色而短，并生熟可食，兼蔬蓏之用，糟酱不及菜瓜也。

【气味】甘，寒，有小毒。〔诜曰〕不可多食，动寒热，多疟病，积瘀热，发疰气，令人虚热上逆少气，损阴血，发疮疥脚气，虚肿百病。天行病后，不可食之。小儿切忌，滑中生疳虫。不可多用醋。

【主治】清热解渴，利水道。宁原

【附方】旧一，新六〔一〕。小儿热痢 嫩黄瓜同蜜食十余枚，良。海上名方。 水病肚胀 四肢浮肿。用胡瓜一个破开，连子以醋煮一半，水煮一半〔二〕至烂，空心俱食之，须臾下水也。千金髓。 小儿出汗 香瓜丸：用黄连、胡黄连、黄檗、川大黄（煨熟）、鳖甲（醋炙）、柴胡、芦荟、青皮等分为末。用大黄瓜黄色者一个，割下头，填药至满，盖定签

〔一〕旧一新六：原作「旧二新五」，今按下列新旧附方数改。
〔二〕水煮一半：原脱，今据大观、政和本草卷二十七胡瓜叶条附方补。

住，慢火煨熟，同捣烂，入面糊丸绿豆大。每服二三丸，大者五七丸至十丸，食后新水下。钱乙小儿方。**咽喉肿痛**老黄瓜一枚去子，入消填满，阴干为末。每以少许吹之。医林集要。**杖疮焮肿**六月六日，取黄瓜入瓷瓶中，水浸之。每以水扫于疮上，立效。医林集要。**火眼赤痛**五月取老黄瓜一条，上开小孔，去瓤，入芒消令满，悬阴处，待消透出刮下，留点眼甚效。寿域神方。**汤火伤灼**五月五日，掐黄瓜入瓶内封，挂檐下，取水刷之，良。医方摘要。

叶〔气味〕**苦，平，有小毒。**〔主治〕**小儿闪癖，一岁用一叶，生挼搅汁服，得吐、下良。**藏器

根〔主治〕**捣傅狐刺毒肿。**大明

丝瓜 纲目

【释名】**天丝瓜**本事 **天罗**事类合璧 **布瓜**同上 **蛮瓜**本事 **鱼鰦**〔时珍曰〕此瓜老则筋丝罗织，故有丝罗之名。昔人谓之鱼鰦，或云虞刺。始自南方来，故曰蛮瓜。

【集解】〔时珍曰〕丝瓜，唐宋以前无闻，今〔一〕南北皆有之，以为常蔬。二月下种，生苗引蔓，延树竹，或作棚架。其叶大于蜀葵而多丫尖，有细毛刺，取汁可染绿。其茎有棱。六七月开黄花，五出，微似胡瓜花，蕊瓣俱黄。其瓜大寸许，长一二尺，甚则三四尺，深绿色，有皱点，瓜头如鳖首。嫩时去皮，可烹可曝，点茶充蔬。老则大如杵，筋络缠纽如织成，经霜乃枯，惟可藉靴履，涤釜器，故村人呼为洗锅罗瓜。内有隔，子在隔中，状如栝楼子，黑色而扁。其花苞及嫩叶、卷须，皆可食也。

瓜〔气味〕**甘，平，无毒。**入药用老者。〔主治〕**痘疮不快，枯者烧存性，入朱砂研末，蜜水调服，甚妙。**震亨 **煮食，除热利肠。老者烧存性服，去风化痰，凉血**

〔一〕今：原作「令」，今从张本改。

解毒，杀虫，通经络，行血脉，下乳汁，治大小便下血，痔漏崩中，黄积，疝痛卵肿，血气作痛，痈疽疮肿，齿䘌，痘疹胎毒。时珍 **暖胃补阳，固气和胎。**生生编

〔发明〕〔颖曰〕丝瓜本草诸书无考，惟痘疮及脚痈方中烧灰用之，亦取其性冷解毒耳。〔时珍曰〕丝瓜老者，筋络贯串，房隔联属。故能通人脉络脏腑，而去风解毒，消肿化痰，祛痛杀虫，及治诸血病也。

〔附方〕新二十八。**痘疮不快**初出或未出，多者令少，少者令稀。老丝瓜近蒂三寸连皮烧存性，研末，砂糖水服。直指。**痈疽不敛**疮口太深。用丝瓜捣汁频抹之。直指方。**风热腮肿**丝瓜烧存性，研末，水调搽之。严月轩方。**肺热面疮**苦丝瓜、牙皂荚并烧灰，等分，油调搽。摘玄方。**玉茎疮溃**丝瓜连子捣汁，和五倍子末，频搽之。丹溪方。**坐板疮疥**丝瓜皮焙干为末，烧酒调搽之。摄生众妙方。**天泡湿疮**丝瓜汁调辰粉，频搽之。**手足冻疮**老丝瓜烧存性，和腊猪脂涂之。海上方。**肛门酒痔**丝瓜烧存性，研末，酒服二钱。严月轩方。**痔漏脱肛**丝瓜烧灰、多年石灰、雄黄各五钱为末，以猪胆、鸡子清及香油和调，贴之，收上乃止。孙氏集效方。**肠风下血**霜后干丝瓜烧存性，为末，空心酒服二钱。一名蛮瓜，一名天罗，一名天丝瓜是矣。许叔微本事方。**下血危笃**不可救者。丝瓜（即天罗）一个烧存性，槐花减半〔一〕，为末，每空心米饮服二钱。普济方。**酒痢便血**腹痛，或如鱼脑五色者。干丝瓜一枚，连皮烧研，空心酒服二钱。一方煨食之。俗名鱼鰦是也。经验良方。**血〔二〕崩不止**老丝瓜烧灰、棕榈烧灰等分，盐酒或盐汤服〔三〕。奇效良方。**经脉不通**干丝瓜一个为末，用白鸽血调成饼，日干研末。每服二钱，空心酒下。先服四物汤三服。海上名方。**乳汁不通**丝瓜连子烧存性研，酒服一二钱，被覆取汗即通。简便单方。**干血气痛**妇人血气不行，上冲心膈，变为干血气者。

〔一〕减半：普济卷三十八絲瓜散作「各等分，如气弱减分。」

〔二〕血：奇效良方卷六十三作「白」。

〔三〕盐酒或盐汤服：按奇效良方卷六十三作「空心酒调下」五字。上一「盐」字似误，覆刻江西本改作「用」，义长。「或盐汤」三字，当是濒湖所加。

用丝瓜一枚烧存性，空心温酒服。寿域神方。**小肠气痛**绕脐冲心。连蒂老丝瓜烧存性，研末。每服三钱，热酒调下。甚者不过二三服即消。**卵肿偏坠**丝瓜架上初结者，留下，待瓜结尽叶落取下，烧存性为末，炼蜜调成膏，每晚好酒服一匙。如在左左睡，在右右睡。刘松石保寿堂方。**腰痛不止**天罗布〔一〕瓜子仁炒焦，擂酒热〔二〕服，以渣炒热〔三〕傅之。熊氏补遗。**喉闭肿痛**天罗瓜研汁灌之。普济。**卒然中风**防风、荆芥一两，升麻半两，姜三片，水一盏，煎半盏，以丝瓜子研，取浆半盏，和匀灌之。如手足麻痒，以羌活煎汤洗之。唐瑶经验方。**化痰止嗽**天罗（即丝瓜）烧存性为末。枣肉和，丸弹子大。每服一丸，温酒化下。摄生众妙方。**风虫牙痛**经霜干丝瓜烧存性为末，擦之。直指方。**风气牙痛**百药不效者用此，大能去风，惟蛀牙不效。天罗（即生丝瓜）一个，擦盐火烧存性，研末频擦，涎尽即愈。腮肿，以水调贴之。马敏叔云：此乃严月轩家传屡效之方，一试即便可睡也。**食积黄疸**丝瓜连子烧存性，为末。每服二钱，因面得病面汤下，因酒得病温酒下，连进数服愈。卫生易简方。**小儿浮肿**天罗、灯草、葱白等分，煎浓汁服，并洗之。普济方。**水蛊腹胀**老丝瓜去皮一枚剪碎，巴豆十四粒同炒，豆黄去豆，以瓜同陈仓米再炒熟，去瓜，研米为末，糊丸梧子大。每服百丸，白汤下。盖米收胃气，巴豆逐水，丝瓜象人脉络，借其气以引之也。此乃元时杭州名医宋会之之方。鲜于枢钩玄。

叶　〔主治〕**癣疮，频挼掺之。疗痈疽丁肿卵㿗。**时珍

〔附方〕新六。**虫癣**清晨采露水丝瓜叶七片，逐片擦七下，如神。忌鸡、鱼、发物。摄生众妙方。**阴子偏坠**丝瓜叶烧存性三钱，鸡子壳烧灰二钱，温酒调服。余居士选奇方。**头疮生蛆**头皮内时有蛆出，以刀切破，挤丝瓜叶汁搽之。蛆出尽，绝根。小山怪证方。**汤火伤灼**丝瓜叶焙研，入辰粉一钱，蜜调搽之。生者捣傅。一日即好也。海上名方。**鱼脐丁疮**丝瓜叶（即虞刺叶

〔一〕布：熊氏妇人良方补遗卷四第七同，但据本条释名及下列附方，疑是衍文。
〔二〕热：原脱，今据熊氏妇人良方补遗卷四第七补。
〔三〕炒热：同上。

也）、连须葱白、韭菜等分，同入石钵内，研烂取汁，以热酒和服。以渣贴腋下，病在左手贴左腋，右手贴右腋；病在左脚贴左胯，右脚贴右胯；在中贴心、脐。用帛缚住，候肉下红线处皆白则散矣。如有潮热，亦用此法。却令人抱住，恐其颤倒则难救矣。危氏得效方。**刀疮神药**古石灰、新石灰、丝瓜根叶（初种放两叶者）、韭菜根各等分，捣一千下作饼，阴干为末，擦之。止血定痛生肌，如神效。侍御苏海峰所传。董炳集验方。

藤根 〔气味〕同叶。〔主治〕齿䘌脑漏，杀虫解毒。时珍 〔附方〕新八〔一〕。**预解痘毒**五六月取丝瓜蔓上卷须阴干，至正月初一日子时，用二两半煎汤（父母只令一人知），温浴小儿身面上下，以去胎毒，永不出痘，纵出亦少也。体仁汇编。**诸疮久溃**丝瓜老根熬水扫之，大凉即愈。应验方。**喉风肿痛**丝瓜根，以瓦瓶盛水浸，饮之。海上名方。**脑崩流汁**鼻中时时流臭黄水，脑痛，名控脑砂，有虫食脑中也。用丝瓜藤近根三五尺〔二〕，烧存性。每服一钱，温酒下，以愈为度。医学正传。**牙宣露痛**海上妙方：用丝瓜藤阴干，临时火煅存性，研擦即止，最妙。惠生堂方：用丝瓜藤一握，川椒一撮，灯心一把，水煎浓汁，漱吐，其痛立住如神。**咽喉骨鲠**七月七日，取丝瓜根阴干，烧存性。每服二钱，以原鲠物煮汤服之。笔峰杂兴。**腰痛不止**丝瓜根烧存性，为末。每温酒服二钱，神效甚捷。邓笔峰杂兴。

【附录】**天罗勒**拾遗〔藏器曰〕生江南平地。主溪毒，挼碎傅之。〔时珍曰〕陈氏注此不详。又江南呼丝瓜为天罗，疑即此物，然无的据，姑附之。

苦瓜 救荒

【释名】**锦荔枝**救荒 **癞葡萄**〔时珍曰〕苦以味名。瓜及荔枝、葡萄，皆以实及茎、叶相似得名。

【集解】〔周定王曰〕锦荔枝即癞葡萄，蔓延草木。茎长七八尺，茎有毛涩。叶似野葡萄，而花又开黄花。实大如

〔一〕八：原作「七」，今按下新附方数改。
〔二〕尺：医学正传卷五鼻病祖传方作「寸许」二字。

鸡子，有皱纹，似荔枝。〔时珍曰〕苦瓜原出南番，今闽、广皆种之。五月下子，生苗引蔓，茎叶卷须，并如葡萄而小。七八月开小黄花，五瓣如碗形。结瓜长者四五寸，短者二三寸，青色，皮上痱瘰如癞及荔枝壳状，熟则黄色自裂，内有红瓤裹子。瓤味甘可食。其子形扁如瓜子，亦有痱瘰。南人以青皮煮肉及盐酱充蔬，苦涩有青气。按费信星槎胜览云：苏门答刺国一等瓜，皮若荔枝，未剖时甚臭如烂蒜，剖开如囊，味如酥，香甜可口。疑此即苦瓜也。

瓜　〔气味〕苦，寒，无毒。〔主治〕除邪热，解劳乏，清心明目。时珍　生生编。

子　〔气味〕苦、甘，无毒。〔主治〕益气壮阳。时珍

菜之四 水菜类六种。

紫菜 食疗

【释名】紫䓴音软。

【集解】〔诜曰〕紫菜生南海中，附石。正青色，取而干之则紫色。〔时珍曰〕闽、越海边悉有之。大叶而薄。彼人挼成饼状，晒干货之，其色正紫，亦石衣之属也。

【气味】甘，寒，无毒。〔藏器曰〕多食令人腹痛发气，吐白沫。饮热醋少许，即消。

【主治】热气烦塞咽喉，煮汁饮之。孟诜　病瘿瘤脚气者，宜食之。时珍

【发明】〔震亨曰〕凡瘿结积块之疾，宜常食紫菜，乃咸能软坚之义。

石莼 拾遗

〔校正〕自草部移入此。

【集解】〔藏器曰〕石莼生南海，附石而生。似紫菜，色青。

【气味】甘，平，无毒。

【主治】下水，利小便。藏器　主风秘不通，五膈气，并脐下结气，煮汁饮之。胡人

用治痔〔一〕疾。李珣

石花菜 食鉴

【释名】琼枝〔时珍曰〕并以形名也。

【集解】〔时珍曰〕石花菜生南海沙石间。高二三寸，状如珊瑚，有红、白二色，枝上有细齿。以沸汤泡去砂屑，沃以姜、醋，食之甚脆。其根埋沙中，可再生枝也。一种稍粗而似鸡爪者，谓之鸡脚菜，味更佳。二物久浸皆化成胶冻也。郭璞海赋所谓水物则玉珧海月，土肉石华，即此物也。

【气味】甘、咸，大寒，滑，无毒。

【主治】去上焦浮热，发下部虚寒。宁原

鹿角菜 食性

【释名】猴葵〔时珍曰〕按沈怀远南越志云：猴葵一名鹿角。盖鹿角以形名，猴葵因其性滑也。

【集解】〔士良曰〕鹿角菜生海州、登、莱、沂、密诸处海中。〔时珍曰〕鹿角菜生东南海中石崖间。长三四寸，大如铁线，分丫如鹿角状，紫黄色。土人采曝，货为海错。以水洗醋拌，则胀起如新，味极滑美。若久浸则化如胶状，女人用以梳发，粘而不乱。

【气味】甘，大寒，滑，无毒。〔诜曰〕微毒。丈夫不可久食，发痼疾，损腰肾、经络、血气，令人脚冷痹，少颜色。

【主治】下热风气，疗小儿骨蒸热劳。服丹石人食之，能下石力。士良 解面热。大明

〔一〕痔：大观、政和本草卷七石莼条俱作「耳」。

龙须菜纲目

【集解】〔时珍曰〕龙须菜生东南海边石上。丛生无枝，叶状如柳，根须长者尺余，白色。以醋浸食之，和肉蒸食亦佳。博物志一种石发似指此物，与石衣之石发同名也。

【气味】甘，寒，无毒。

【主治】瘿结热气，利小便。时珍

睡菜纲目

【释名】瞑菜瞑音眠。绰菜　醉草　懒妇箴〔一〕记事珠〔二〕未详。

【集解】〔时珍曰〕按稽含南方草木状云：绰菜夏生池沼间。叶类慈姑〔三〕，根如藕条。南海人食之，令人思睡，呼为瞑菜。段公路北户录云：睡菜五六月生田塘中。土人采根为盐菹，食之好睡。郭宪洞冥记有却睡草，食之令人不睡，与此相反也。珍按：苦菜、龙葵皆能使人不睡。却睡之草，其此类乎？

【气味】甘、微苦，寒，无毒。

【主治】心膈邪热不得眠。时珍

菜之五芝栭类一十五种。

芝本经上品

〔校正〕并入本经青、赤、黄、白、黑、紫六芝。

〔一〕箴：原作「葴」，今据记事珠·花木门·众草条改。

〔二〕珠：原脱。按明·刘国翰撰记事珠·花木门·众草条云：「睡草、醉草、懒妇箴，上三物一名，出桂林，见之令即睡。」因据补。

〔三〕慈姑：原作「慈菇」，南方草木状卷上作「茨菰」。今据本书卷三十三慈姑条改，使本书前后一致。

【释名】茵音因。〔时珍曰〕芝本作之，篆文象草生地上之形。后人借之字为语辞，遂加草以别之也。尔雅云：茵〔一〕，芝也。注云：一岁三华〔二〕瑞草。或曰生于刚处曰菌，生于柔处曰芝。昔四皓采芝，群仙服食，则芝亦菌属可食者，故移入菜部。

【集解】〔别录曰〕青芝生泰山，赤芝生霍山，黄芝生嵩山，白芝生华山，黑芝生常山，紫芝生高夏山谷。六芝皆六月、八月采。〔弘景曰〕南岳本是衡山，汉武帝始以小霍山代之，此赤芝当生衡山也。郡县无高夏名，恐是山名也。此六芝皆仙草之类，俗所稀见，族类甚多，形色瓌异，并载芝草图中。今俗所用紫芝，乃是朽木株上所生，状如木檽，名为紫芝，止疗痔，不宜合诸补丸药也。凡得芝草，便正尔食之，无余节度，故皆不云服法也。〔恭曰〕五芝经云：皆以五色生于五岳。诸方所献，白芝未必华山，黑芝又非常岳。且多黄、白，稀有黑、青者。然紫芝最多，非五芝类。但芝自难得，纵获一二，岂得终久服耶？〔禹锡曰〕王充论衡云：芝生于土。土气和，故芝草生。瑞命记〔三〕云：王者仁慈，则芝草生。是也。〔时珍曰〕芝类甚多，亦有花实者。本草惟以六芝标名，然其种属不可不识。神农经云：山川云雨、四时五行、阴阳昼夜之精，以生五色神芝，为圣王休祥。瑞应图云：芝草常以六月生，春青夏紫，秋白冬黑。葛洪抱朴子云：芝有石芝、木芝、草芝〔四〕、肉芝、菌芝，凡数百种也。石芝石象，生于海隅〔五〕石山岛屿之涯。肉芝状如肉，附于大石，头尾具有，乃生物也。赤者如珊瑚，白者如截肪，黑者如泽漆，青者如翠羽，黄者如紫金，皆光明洞彻如坚冰也。大者十余斤，小者三四斤。凡求芝草，入名山，必以三月、九月，乃山开出神药之月。必以天〔六〕辅时，出三奇吉门。到山须六阴之日，明堂之时。带灵宝符，牵白犬〔七〕，抱白鸡，包白盐一斗，及开山符檄，着大石上。执吴唐草一把入山，山神喜，必得见芝。须禹步往采。以王相专和、支干〔八〕相生之日，刻以骨刀，阴干为末服，乃有功效。若人不至精久斋，行秽德薄，又不晓入山之术，虽得其

〔一〕茵：尔雅义疏·释草：「茵字不见他书。类聚九十八引尔雅作菌芝。盖菌字破坏作茵耳。」

〔二〕三华：按九歌云：「采三秀兮于山门」。注：「三秀，芝草。」嵇康诗云：「煌煌灵芝，一年三秀。」景纯乃改为「三华」。

〔三〕记：原作「礼」，大观、政和本草卷六紫芝条同。今据御览九八六引古瑞命记改。

〔四〕草芝：原脱，今据抱朴子仙药篇及御览九八五补。

〔五〕隅：原作「禹」，今据抱朴子仙药篇及御览九八五改。

〔六〕天：原作「三」，今据抱朴子仙药篇及御览九八六改。

〔七〕犬：原作「大」，据改同上。

〔八〕干：原作「千」，据改同上。

图，鬼神不以与，人终不可得见也。曰菌芝，生深山之中，大木之下〔一〕，泉水之侧。其状或如宫室，如龙虎，如车马，如飞鸟，五色无常。凡百二十种，自有图也。曰木威喜芝，乃松〔二〕脂沦地，千年化为茯苓，万岁其上生小木，状似莲花，夜视有光，持之甚滑，烧之不焦，带之辟兵，服之神仙。曰飞节芝，三〔三〕千岁老松上，皮中有脂，状如龙〔四〕形，服之长生。曰木渠芝，寄生大木上，状如莲花，九茎一丛，味甘而辛。曰黄檗芝，生于千岁黄檗根下，有细根如缕，服之地仙。曰建木芝，生于都广，其皮如缨蛇〔五〕，其实如鸾鸟〔六〕。曰参成芝，赤色有光，扣其枝叶，如金石之音。曰樊桃芝，其木如升龙〔七〕，其花叶〔八〕如丹萝，其实如翠鸟，并可服食。曰千岁芝，生枯木下，根如坐人，刻之有血，血涂二足，可行水隐形，又可治病。已上皆木芝也。曰独摇芝，无风自动，其茎大如手指，叶似苋，根有大魁如斗，周绕有细子十二枚绕之，相去丈许，生高山深谷，服之神仙。曰牛角芝，生虎寿山及吴陵〔九〕上，状似葱而特出如牛角，长三四尺，青色。曰龙仙芝，似昇龙相负之形。曰紫珠芝，茎黄叶赤，实如李而紫色。曰白符〔十〕芝，似梅，大雪而花，季冬而实。曰朱草芝九曲三叶，叶有实也〔十一〕。其茎如针〔十二〕。曰五德芝，状似楼殿，五色各具，方茎紫气。已上皆草芝也，有百二十种，人得服之神仙。曰玉脂〔十三〕芝，生于有玉之山，状似鸟兽，色无常彩，多似山水苍玉，亦如鲜明水晶。曰七明〔十四〕九光芝，生于临水石崖之

〔一〕下：原作「上」，据改同上。
〔二〕松：抱朴子仙药篇及御览九八五此下俱有「柏」字。
〔三〕三：原作「生」，今据抱朴子仙药篇及御览九八六改。
〔四〕龙：原作「飞」，据改同上。
〔五〕蛇：原脱，今据抱朴子仙药篇及御览九八六补。
〔六〕鸟：同上。
〔七〕升龙：原作「笼」，今据抱朴子仙药篇及御览九八六改。
〔八〕叶：原脱，今据抱朴子仙药篇及御览九八六补。
〔九〕陵：御览九八六同，抱朴子仙药篇作「坂」。
〔十〕符：原作「苻」，今据抱朴子仙药篇及御览九八六改。
〔十一〕九曲三叶叶有实也：御览九八六同，抱朴子仙药篇作「九曲，曲有三叶，叶有三实也。」
〔十二〕其茎如针：抱朴子仙药篇及御览九八六俱无。
〔十三〕脂：原作「晤」，今据抱朴子仙药篇及御览九八五改。
〔十四〕明：原作「孔」，据改同上。

间，状如盘碗，有茎蒂〔一〕连缀之〔二〕，此芝〔三〕有七孔者名七明，九孔者名九光〔四〕，夜见其光，食至七枚，七孔洞彻，一名萤火芝。曰石蜜芝，生少室石户中石上，终难得。曰石〔五〕桂芝，生石穴中，似桂树，乃石也，光明味辛。曰石脑芝、石中黄，皆石芝类也。千岁燕、千岁蝙蝠、千岁龟、万岁蟾蜍、山中见小人，皆肉芝类也，凡百二十种。又按采芝图云：凤凰芝，生名山金玉间，服食一年，与凤凰俱也。曰燕胎芝〔六〕，形如葵，紫色，有燕象。曰黑云芝，生山谷之阴，黑盖赤理黑茎，味咸苦。又有五色龙芝、五方芝、天芝、地芝、人芝、山芝、土芝、石芝、金芝、水芝、火芝、雷芝、甘露芝、青云芝、云气芝、白虎芝、车马芝、太一芝等，名状不一。张华博物志云：名山生神芝不死之草。上芝为车马，中芝人形，下芝六畜形。又按段成式酉阳杂俎云：屋柱无故生芝者：白主丧，赤主血，黑主贼，黄主喜；形如人面者亡财，如牛马者远役，如龟蛇者蚕耗。时珍尝疑：芝乃腐朽余气所生，正如人生瘤赘，而古今皆以为瑞草，又云服食可仙，诚为迂谬。近读成式之言，始知先得我所欲言，其揆一也。又方士以木积湿处，用药傅之，即生五色芝。嘉靖中王金尝生以献世宗。此昔人所未言者，不可不知。

青芝一名龙芝本经〔七〕

〔气味〕酸，平，无毒。〔时珍曰〕五色之芝，配以五行之味，盖亦据理而已，未必其味便随五色也。即如五畜以羊属火，五果以杏配心，皆云味苦之义。〔之才曰〕青、赤、黄、白、黑、紫六芝，并以薯蓣为之使，得发良，得麻子仁、白瓜子、牡桂甚益人，恶常山，畏扁青、茵陈蒿。

〔主治〕明目，补肝气，安精魂，仁恕。久食，轻身不老，延年神仙。本经**不忘强志。**唐本

赤芝一名丹芝本经

〔气味〕苦，平，无毒。

〔主治〕胸中结，益心气，补中，

〔一〕蒂：原作「叶」，御览九八五同。今据抱朴子仙药篇改。
〔二〕连缀之：原脱，今据抱朴子仙药篇补。
〔三〕芝：此下原有「叶」字，今据抱朴子仙药篇及御览九八五删。
〔四〕者名七明九孔者名九光：此十字原脱，御览九八五仅脱「名七明九孔者」六字。今据抱朴子仙药篇补。
〔五〕石：原脱，今据抱朴子仙药篇及御览九八五补。
〔六〕燕胎芝：按御览九八六，燕胎芝见茅君内传，不在采芝图中。
〔七〕本经：原作「别录」。按大观、政和本草卷六青芝条，「青芝一名龙芝」俱作白字，认为本经文。因据改。

增智慧，不忘。久食，轻身不老，延年神仙。本经

黄芝一名金芝本经 〔气味〕甘，平，无毒。〔主治〕心腹五邪，益脾气，安神，忠信和乐。久食，轻身不老，延年神仙。本经

白芝一名玉芝本经素芝 〔气味〕辛，平，无毒。〔主治〕咳逆上气，益肺气，通利口鼻，强志意，勇悍，安魄。久食，轻身不老，延年神仙。本经

黑芝一名玄芝本经 〔气味〕咸，平，无毒。〔主治〕癃，利水道，益肾气，通九窍，聪察。久食，轻身不老，延年神仙。本经

紫芝一名木芝本经 〔气味〕甘，温，无毒。〔甄权曰〕平。〔主治〕耳聋，利关节，保神，益精气，坚筋骨，好颜色。久服，轻身不老延年。本经 疗虚劳，治痔。时珍

〔附方〕新一。紫芝丸 治虚劳短气，胸胁苦伤，手足逆冷，或时烦躁口干，目视䀮䀮，腹内时痛，不思饮食，此药安神保精也。紫芝一两半，山芋（焙）、天雄（炮去皮）、柏子仁（炒）、巴戟天（去心）、白茯苓（去皮）、枳实（去瓤麸炒）各三钱五分，生地黄（焙）、麦门冬（去心焙）、五味子（炒）、半夏（制炒）、附子（炒去皮）、牡丹皮、人参各七钱五分，远志（去心）、蓼实各二钱五分，瓜子仁（炒）、泽泻各五钱，为末，炼蜜丸梧子大。每服十五丸，渐至三十丸，温酒下，日三服。圣济总录。

木耳本经中品

〔校正〕自桑根白皮条分出。

【释名】木檽[一]而、软二音。木菌窘、卷二音。木坳音纵。树鸡韩文 木蛾〔时珍曰〕木耳生于朽木之上，无枝叶，乃湿热余气所生。曰耳曰蛾，象形也。曰檽，以软湿者佳也。曰鸡曰坳，因味似也。南楚人谓鸡为坳。曰菌，犹蜠也，亦象形也。蜠乃贝子之名。或曰：地生为菌，木生为蛾。北人曰蛾，南人曰蕈。

〔一〕檽：按栮、檽、檽、檽及檽，均为「耳」之异体字。大观、政和本草桑根白皮条附五木耳作「檽」。

【集解】〔别录曰〕五木耳生犍为山谷。六月多雨时采，即暴干。〔弘景曰〕此云五木耳，而不显言是何木。惟老桑树生桑耳，有青、黄、赤、白者。软湿者人采以作菹，无复药用。〔恭曰〕桑、槐、楮、榆、柳，此为五木耳。软者并堪啖。楮耳人常食，槐耳疗痔。煮浆粥安诸木上，以草覆之，即生蕈尔。〔时珍曰〕木耳各木皆生，其良毒亦必随木性，不可不审。然今货者，亦多杂木，惟桑、柳、楮、榆之耳为多云。

【气味】甘，平，有小毒。〔权曰〕蕈耳，古槐、桑树上者良，柘木者次之。其余树上，多动风气，发痼疾，令人肋下急，损经络背膊，闷人。〔藏器曰〕木耳，恶蛇、虫从下过者，有毒。枫木上生者，令人笑不止。采归色变者有毒，夜视有光者、欲烂不生虫者并有毒，并生捣冬瓜蔓汁解之。〔时珍曰〕按张仲景云：木耳赤色及仰生者，并不可食。

【主治】益气不饥，轻身强志。本经 断谷治痔。时珍

【发明】〔颖曰〕一人患痔，诸药不效，用木耳煮羹食之而愈，极验。〔时珍曰〕按生生编云：柳蛾补胃，木耳衰精。言老柳之蛾能补胃理气。木耳乃朽木所生，得一阴之气，故有衰精冷肾之害也。

【附方】新六。**眼流冷泪**木耳一两烧存性，木贼一两，为末。每服二钱，以清米泔煎服。惠济方。**血注脚疮**桑耳、楮耳[一]、牛屎菰各五钱，胎发灰（男用女，女用男[二]）三钱[三]，研末，油[四]和涂之，或[五]干涂之。奇效良方。**崩中漏下**木耳半斤，炒见烟，为末，每服二钱一分，头发灰三分，共二钱四分，以应二十四气。好酒调服，出汗。孙氏集效方。**新久泄痢**干木耳一两炒，鹿角胶二钱半炒，为末。每服三钱，温酒调下，日二。御药院方。**血痢下**

〔一〕楮耳：原作「槠耳」。按本书卷三十槠子条无「生耳能食」之文，本条集解引苏恭有「桑、槐、楮、榆、柳，此为五木耳」及「楮耳人常食」之语。「楮」「槠」二字，形近而误，因据改。奇效良方卷五十四作「肥株树菰」，当是「楮耳」异名。

〔二〕男用女女用男：奇效良方卷五十四作「男作男，女用女。」

〔三〕三钱：奇效良方卷五十四作「三个」，谓用三个男或女孩之全部胎发。

〔四〕油：奇效良方卷五十四此上有「干则清麻」四字，义长。

〔五〕或：奇效良方卷五十四作「湿则」二字，义长。

血木耳炒研五钱，酒服即可。亦用井花水服。或以水煮盐、醋食之，以汁送下〔一〕。普济方。**一切牙痛**木耳、荆芥等分，煎汤频漱。普济方。

桑耳

〔释名〕桑檽唐本**桑蛾**宋本**桑鸡**纲目**桑黄**药性**桑臣**药性**桑上寄生**〔弘景曰〕断谷方：桑檽又呼为桑上寄生。名同物异也。〔时珍曰〕桑檽以下皆软耳之名，桑黄以下皆硬菰之名，其功性则一也。

〔气味〕甘，平，有毒。〔诜曰〕寒，无毒。〔大明曰〕温，微毒。〔权曰〕桑、槐耳：甘、辛，平，无毒。

〔主治〕黑者，主女人漏下赤白汁，血病癥瘕积聚，阴痛，阴阳寒热，无子。本经 **疗月水不调。其黄熟陈白者，止久泄，益气不饥。其金色者，治癖饮积聚，腹痛金疮。**别录 **治女子崩中带下，月闭血凝，产后血凝，男子痃癖。**甄权 **止血衄，肠风泻血，妇人心腹痛。**大明 **利五脏，宣肠胃气，排〔二〕毒气。压丹石人热发，和葱、豉作羹食。**孟诜

〔附方〕旧三，新十一〔三〕。**少小鼻衄**小劳辄出。桑耳熬焦捣末，每发时，以杏仁大塞鼻中，数度即可断。肘后方。**五痔下血**桑耳作羹，空心饱食，三日一作〔四〕。待孔卒痛如鸟啄状，取大、小豆各一升合捣，作两囊蒸之，及热，更互坐之即瘥。外台〔五〕。**脱肛泻血**不止。用桑黄一两，熟附子一两，为末，炼蜜丸梧子大，每米饮下二十丸。圣惠。**血淋疼痛**桑黄、槲白皮各二钱，水煎服，日一次。圣惠方。**月水不断**肉色黄瘦，血竭暂止，数日复发，小劳辄

〔一〕食之以汁送下：普济方卷二一二作「食后服其汁」。

〔二〕排：大观、政和本草卷十三桑根白皮条俱作「拥」，与上连读。

〔三〕旧三新十一：原作「旧四新十」，今按下列新旧附方数改。

〔四〕三日一作：按千金卷二十三第三及外台卷二十六俱作「三日食之」，濒湖据以改写。然「三日食之」四字，终嫌文理不顺。大观、政和本草卷十三桑根白皮条俱作「日三食之」，义长。

〔五〕外台：原作「圣惠方」，今据外台卷二十六及大观、政和本草卷十三桑根白皮条附方改，并计入旧附方数内。

剧，久疾失治者，皆可服之。桑黄焙研，每服二钱，食前热酒下，日二服。　普济方。**崩中漏下**桑耳炒黑为末，酒服方寸匕，日三服取效。　千金方。**赤白带下**桑耳切碎，酒煎服。　苏颂图经。**遗尿且涩**桑耳为末，每酒下方寸匕，日三服。　圣济总录。**留饮宿食**桑耳二两，巴豆一两去皮，五升米下蒸过，和枣膏捣丸麻子大。每服一二丸，取利止。　范汪方。**心下急痛**桑耳烧存性，热酒服二钱。　集简方。**瘰疬溃烂**桑黄菰五钱，水红豆一两，百草霜三钱，青苔二钱，片脑一分，为末，鸡子白调傅，以车前、艾叶、桑皮煎汤洗之。　纂要〔一〕奇方。**咽喉痹痛**五月五日，收桑上木耳，白如鱼鳞者，临时捣碎，绵包弹子大，蜜汤浸，含之立效。　便民方。**面上黑斑**桑耳焙研，每食后热汤服一钱，一月愈。　摘玄方。**足趾肉刺**先以汤浸，刮去一层，用黑木耳贴之，自消烂不痛。　近效方。

槐耳

〔释名〕槐檽唐本　**槐菌**唐本　**槐鸡**蜀本　**赤鸡**纲目　**槐蛾**〔恭曰〕此槐树上菌也。当取坚如桑耳者。〔权曰〕煮浆粥安槐木上，草覆之，即生蕈耳。

〔气味〕苦、辛，平，无毒。

〔主治〕五痔脱肛，下血心痛，妇人阴中疮痛。苏恭　**治风破血，益力。**甄权

〔附方〕旧三，新三〔二〕。**肠痔下血**槐树上木耳，为末。饮服方寸匕，日三服。　肘后方。**崩中下血**不问年月远近。用槐耳烧存性，为末。每服方寸匕，温酒下。　产宝方。**产后血疼**欲死者。槐鸡半两为末，酒浓煎饮服，立愈。　妇人良方。**蛔虫心痛**槐木耳烧存性，为末，水服枣许。若不止，饮热水一升，蛔虫立出。　张文仲〔三〕备急方〔四〕。**月水不断**劳损黄瘦，暂止复发，小劳辄剧者。槐蛾（炒黄）、赤石脂各一两，为末，食前热酒服二钱。　桑黄亦可。　圣惠方。**脏毒下血**槐耳烧二两，干漆烧一两，为末。每服一钱，温酒下。　圣济总录。

〔一〕要：原脱，今据本书卷一引据医家书目补。
〔二〕旧三新三：原作「旧二新四」，今按下列新旧附方数改。
〔三〕仲：原作「中」，今据本书卷一引据医家书目改。
〔四〕张文仲备急方：大观、政和本草卷十二槐实条附方俱作「外台秘要」。方见外台卷七引张文仲，濒湖据以改写。今仍计入旧附方数。

榆耳八月采之。〔主治〕令人不饥。时珍 〔附方〕新一。服食方淮南万毕术云：八月榆檽，以美酒渍曝，同青粱米、紫苋实蒸熟为末。每服三指撮，酒下，令人辟谷不饥。

柳耳〔主治〕补胃理气。时珍 〔附方〕新一。反胃吐痰柳树蕈五七个，煎汤服即愈。活人心统。

柘耳〔释名〕柘黄 〔主治〕肺痈咳唾脓血腥臭，不问脓成未成。用一两研末，同百齿霜二钱，糊丸梧子大。米饮下三十丸，效甚捷。时珍

杨栌耳〔藏器曰〕出南山。〔气味〕平，无毒。〔主治〕老血结块，破血止血，煮服之。藏器

杉菌宋图经

【集解】〔颂曰〕杉菌出宜州。生积年杉木上，状若菌。采无时。

【气味】甘、辛[一]，微温，无毒。

【主治】心脾气疼，及暴心痛。苏颂

皂荚蕈纲目

【集解】〔时珍曰〕生皂荚树上木耳也。不可食。采得焙干备用。

【气味】辛，有毒。

【主治】积垢作痛，泡汤饮之，微泄效。未已再服。又治肿毒初起，磨醋涂之，

〔一〕甘辛：大观、政和本草卷十四杉材条俱作「苦」。

良。时珍

【附方】新一。

肠风泻血皂角树上蕈，瓦焙为末。每服一钱，温酒下。许学士本事方。

香蕈日用

【释名】〔时珍曰〕蕈从覃。覃，延也。蕈味隽永，有覃延之意。

【集解】〔瑞曰〕蕈生桐、柳、枳椇木上。紫色者名香蕈，白色者名肉蕈，皆因湿气熏蒸而成。生山僻处者，有毒杀人。〔颖曰〕香蕈生深山烂枫木上。小于菌而薄，黄黑色，味甚香美，最为佳品。〔时珍曰〕蕈品不一。宋人陈仁玉著菌谱甚详。今录其略于此云：芝、菌，皆气茁也。自商山茹芝，而五台天花，亦甲群汇。仙居介乎天台、括苍之间，丛山入天，仙灵所宫，爰产异菌。林居岩栖者，左右芼之，乃藜苋之至腴。近或以羞王公，登玉食矣。一曰合蕈，又名台蕈，生台之韦羌山。寒极雪收，春气欲动，土松芽活，此菌候也。其质外褐色，肌理玉洁，芳香韵味，一发釜鬲，闻于百步。山人曝干以售，香味减于生者。他山虽产，其柄高而香劣，不及矣。二曰稠膏蕈，生孟溪诸山。秋中雨零露浸，酿山膏木腴，发为菌花。生绝顶树杪，初如蕊珠，圆莹类轻酥滴乳，浅黄白色，味尤甘。已乃张伞大若掌，味顿渝矣。春时亦生而膏液少。食之之法，下鼎似沸，漉起参和众味，而特全于酒。切勿搅动，则涎腥不可食矣。亦可蒸熟致远。三曰松蕈，生松阴，采无时。凡物松出，无不可爱者。四曰麦蕈，生溪边沙壤中。味殊美，绝类蘑菰。五曰玉蕈，初寒时生，洁皙可爱。作羹微韧。俗名寒蒲蕈。六曰黄蕈，丛生山中。黄色，俗名黄缵〔一〕蕈，又名黄[犭奄]。七曰紫蕈，赭〔二〕紫色，产山中，为下品。八曰四季蕈，生林木中，味甘而肌理粗峭。九曰鹅膏蕈，生高山中，状类鹅子，久而伞开。味殊甘滑，不减稠膏。然与杜蕈相乱，不可不慎。杜蕈，土菌也。

【气味】甘，平，无毒。

【主治】益气不饥，治风破血。吴瑞

松蕈：治溲浊不禁，食之有效。菌谱

〔一〕缵：涵芬楼本说郛卷七十菌谱作「攒」。

〔二〕赭：涵芬楼本说郛卷七十菌谱作「赪」。

葛花菜 纲目

【释名】葛乳〔时珍曰〕诸名山皆有之，惟太和山采取，云乃葛之精华也。秋霜浮空，如芝、菌涌生地上，其色赤脆，盖蕈类也。

【气味】苦、甘，无毒。

【主治】醒神，治酒积。时珍　太和山〔一〕志。

天花蕈 日用

【释名】天花菜

【集解】〔瑞曰〕天花菜出山西五台山。形如松花而大，香气如蕈，白色，食之甚美。〔时珍曰〕五台多蛇蕈，感其气而生，故味美而无益，其价颇珍。段成式酉阳杂俎云：代北〔二〕有〔三〕树鸡，如杯棬，俗呼胡孙眼。其此类欤？

【气味】甘，平，无毒。〔时珍曰〕按正要云：有毒。

【主治】益气，杀虫。吴瑞

蘑菰蕈 纲目

【释名】肉蕈

【集解】〔时珍曰〕蘑菰出山东、淮北诸处。埋桑、楮诸木于土中，浇以米泔，待菰生采之。长二三寸，本小末大，白色柔软，其中空虚，状如未开玉簪花。俗名鸡腿蘑菰，谓其味如鸡也。一种状如羊肚，有蜂窠眼者，名羊肚菜。

〔一〕山：原脱，今据本书卷一引据经史百家书目补，与本条释名「惟太和山（即武当山）采取」文合。

〔二〕代北：酉阳杂俎前集卷十九竹肉条作「向北」，与上连读，谓「竹皆向北」。同条上文云：「江淮有竹肉」。似树鸡亦生江淮间。

〔三〕有：酉阳杂俎前集卷十九竹肉条此下有「大」字。

【气味】甘，寒，无毒。〔正要曰〕有毒。动气发病，不可多食。

【主治】益肠胃，化痰理气。时珍 出生生编。

鸡㙡纲目

【释名】鸡菌〔时珍曰〕南人谓为鸡㙡，皆言其味似之也。

【集解】〔时珍曰〕鸡㙡出云南，生沙地间丁蕈也。高脚伞头。土人采烘寄远，以充方物。点茶、烹肉皆宜。气味皆似香蕈，而不及其风韵也。又广西横州出雷菌，遇雷过即生，须疾采之，稍迟则腐或老，故名。作羹甚美，亦如鸡㙡之属。此数种其价并珍。

【气味】甘，平，无毒。

【主治】益胃清神，治痔。时珍

舵菜纲目

【集解】〔时珍曰〕此即海舶舵上所生菌也。亦不多得。

【气味】咸、甘，寒，无毒。

【主治】瘿结气，痰饮。时珍

土菌拾遗

〔校正〕自草部移入此。

【释名】杜蕈菌谱 地蕈拾遗 菰子食物 地鸡尔雅 獐头〔藏器曰〕地生者为菌，木生者为檽。江东人呼为蕈。尔雅云：中馗，菌也。孙炎注云：地蕈子也。或云地鸡，亦云獐头。郭璞注云：地蕈似钉盖，江东名为土菌，可啖。凡菌从地中出者，皆主疮疥，牛粪上黑菌尤佳。若烧灰地上经秋雨，生菌重台者，名仙人帽，大主血病。〔时珍曰〕中〔一〕馗神名，又槌名也。此菌钉上若伞，其状如槌及中〔一〕馗之帽，故以名之。

【气味】甘，寒，有毒。〔诜曰〕菌子有数般，槐树上者良。野田中者有毒杀人，又多发冷气，令人腹中微微痛，发五脏风，拥经脉，动痔病，令人昏昏多睡，背膊四肢无力。〔藏器曰〕菌，冬春无毒，夏秋有毒，有蛇、虫从下过也。夜中有光者，欲烂无虫者，煮之不熟者，煮讫照人无影者，上有毛下无纹者，仰卷赤色者，并有毒杀人。中其毒者，地浆及粪汁解之。〔颖曰〕凡煮菌，投以姜屑、饭粒，若色黑者杀人，否则无毒。〔时珍曰〕按菌谱云：杜蕈生土中，与山中鹅膏蕈相乱。俗言毒蠚之气所成，食之杀人。甚美有恶，食肉不食马肝，未为不知味也。凡中其毒者，必笑不止。解之以苦茗、白矾，酌〔二〕新水并咽之，无不立愈。又按杨士瀛直指方云：广南人杀毒蛇，覆之以草，以水洒之，数日菌生。采干为末，入酒毒人。遇再饮酒，毒发立死。又陈氏拾遗云：南夷以胡蔓草毒人至死，悬尸于树，汁滴地上，生菌子收之，名菌药，毒人至烈。此皆不可不知，故并记之。马勃亦菌类，见草部。

【主治】烧灰，傅疮疥。藏器

【附方】新一。**疔肿**黑牯牛撒〔三〕粪石上，待生菌子，焙干，豨莶草等分为末。以竹筒去两头，紧缚，合住疔上。用水和末一钱，入筒内。少顷沸起，则根拔出。未出，再作二三次。医学正传。

【附录】鬼盖〔别录有名未用曰〕味甘，平，无毒。主小儿寒热痫。从生垣墙下，赤色，旦生暮死。一名地盖。〔弘景曰〕一名朝生，即今鬼伞也。〔藏器曰〕一名鬼屋。生阴湿处，如菌，其盖黑而茎赤。和醋，傅肿毒、恶疮、马脊肿。〔杜正伦曰〕鬼伞有小毒。夏日得雨，聚生粪堆，见日即消黑。〔时珍曰〕此亦土菌之类，朝生夕死者。烧灰治疔肿，以针刺破四边，纳灰入内，经宿出根。**地芩**〔别录曰〕味苦，无毒。主小儿痫，除邪养胎，风痹洗洗寒热，目中青翳，女子带下。生腐木积草处。天雨生盖，如朝生，黄白色。四月采之。〔时珍曰〕此即鬼盖之色黄白者，其功亦相近。**鬼笔**拾

〔一〕中：宋·沈括补笔谈作「钟」。

〔二〕酌：原作「勺」，乃「酌」之异体字。今据菌谱鹅膏蕈条改，较为通用。

〔三〕撒：原作「抛」，今据医学正传卷六疮疡门拔疔法改。

遗〔藏器曰〕鬼笔生粪秽处。头如笔，紫色。朝生暮死，名朝生暮落花。小儿呼为狗溺薹。主治疮疽䘌疥痈瘘。并日干研末，和油涂之。凡菌从地出者，皆主疮疥，牛粪上黑菌尤佳。〔时珍曰〕此亦鬼盖之类而无伞者。红紫松虚，如花之状，故得花名。研末，傅下疳疮。

竹蓐 食疗 〔校正〕并入拾遗竹肉。

【释名】竹肉拾遗 竹菰纲目 竹蕈〔时珍曰〕草更生曰蓐，得溽湿之气而成也。陈藏器本草作竹肉，因其味也。

【集解】〔诜曰〕慈竹林夏月逢雨，滴汁着地生蓐。似鹿角，白色，可食。〔藏器曰〕竹肉生苦竹枝上。如鸡子，似肉脔，有大毒。以灰汁煮三度炼讫，然后依常菜茹食之。炼不熟者，戟人喉出血，手爪尽脱。应别有功，人未尽识之。〔时珍曰〕此即竹菰也。生朽竹根节上。状如木耳，红色。段成式酉阳杂俎云：江淮有竹肉，大如弹丸，味如白树〔一〕鸡。即此物也。惟苦竹生者有毒耳。

【气味】甘、咸，寒，无毒。〔藏器曰〕苦竹肉：有大毒。

【主治】一切赤白痢，和姜、酱食之。孟诜 苦竹肉：灰汁炼过食，杀三虫毒邪气，破老血。藏器

雚菌 音桓〔二〕郡。本经下品 〔校正〕自草部移入此。

【释名】雚芦 本经〔时珍曰〕雚当作萑，乃芦苇之属，此菌生于其下，故名也。若雚音观，乃鸟名，与萑芦无关。

【集解】〔别录曰〕雚菌生东海池泽及渤海章武。八月采，阴干。〔弘景曰〕出北来，此〔三〕亦无有。形状似菌，云鹳屎所化生，一名鹳菌。单末之，猪肉臛和食，可以遣蛔虫。〔恭曰〕雚菌今出渤海芦苇泽中碱卤地，自然有此菌尔，非鹳

〔一〕树：酉阳杂俎前集卷十九竹肉条无。
〔二〕桓：政和本草同，大观本草卷十雚菌条作「完」。
〔三〕此：政和本草同，大观本草卷十雚菌条作「比」。

屎所化生也。其菌色白轻虚，表里相似，与众菌不同。疗蛔有效。〔保昇曰〕今出沧州。秋雨以时即有，天旱久霖即稀。日干者良。

【气味】咸，平，有小毒。〔别录曰〕甘，微温。〔权曰〕苦。得酒良，畏鸡子。

【主治】心痛，温中，去长虫白癣蛲虫，蛇螫毒，癥瘕诸虫。本经 **疽蜗，去蛔虫寸白，恶疮。**别录 **除腹内冷痛，治白秃。**甄权

【附方】旧一。**蛔虫攻心**如刺，吐清汁者。雚菌一两杵末，羊肉臛和食之，日一顿，大效。外台秘要。

【附录】蜀格〔别录曰〕味苦，平，无毒。主寒热瘘痹，女子带下痈肿。生山阳，如雚菌而有刺。

地耳 别录

〔校正〕自有名未用移入此。

【释名】地踏菰纲目

【集解】〔别录曰〕地耳生丘陵，如碧石青也。〔时珍曰〕地耳亦石耳之属，生于地者也。状如木耳。春夏生雨中，雨后即早采之，见日即不堪。俗名地踏菰是也。

【气味】甘，寒，无毒。

【主治】明目益气，令人有子。别录

石耳 日用

【释名】灵芝灵苑方

【集解】〔瑞曰〕石耳生天台、四明、河南、宣州、黄山、巴西、边徼诸山石崖上，远望如烟。〔时珍曰〕庐山亦多，状如地耳。山僧采曝馈远。洗去沙土，作茹胜于木耳，佳品也。

【气味】甘，平，无毒。〔颖曰〕冷。〔段成式曰〕热。

【主治】久食益色，至老不改，令人不饥，大小便少。吴瑞 明目益精。时珍

【附方】新一。泻血脱肛 石耳五两炒，白枯矾一两，密陀僧半两，为末，蒸饼丸梧子大，每米饮下二十丸。普济方。

互考诸菜

香薷　紫苏　紫菀　蘩菜　牛膝苗　防风苗
薄荷　荏苏　马兰　蒌蒿　泽兰根　地黄苗
诸葵　蔛菜　酸模　菖蒲　牛蒡苗　青葙苗
龙葵　决明　甘蓝　萝藦　红花苗　车前苗
萱草　芦笋　茭笋　苹　海苔菜　独帚苗
羊蹄　蒲笋　莼菜　荇　齐头蒿　昆布苗
昆布　地菘　蓼芽　海藻　王瓜　百部
藕丝　蘘荷　蒟头　茨茎　菱茎
豆藿　豆芽　豆荚　豆腐　罂粟苗
椿芽　槐芽　芜荑　枸杞　皂荚苗
榆芽　槿芽　棕笋　五加

本草纲目果部目录第二十九卷

李时珍曰：木实曰果，草实曰蓏。熟则可食，干则可脯。丰俭可以济时，疾苦可以备药。辅助粒食，以养民生。故素问云：五果为助。五果者，以五味、五色应五脏，李、杏、桃、栗、枣是矣。占书欲知五谷之收否，但看五果之盛衰。李主小豆，杏主大麦，桃主小麦，栗主稻，枣主禾。礼记内则列果品菱、椇、榛、瓜之类。周官职方氏辨五地之物，山林宜皂物，柞、栗之属。川泽宜膏物，菱、芡之属。丘陵宜核物。梅、李之属。甸师掌野果蓏。场人树果蓏珍异之物，以时藏之。观此，则果〔一〕蓏之土产常异，性味良毒，岂可纵嗜欲而不知物理乎？于是集草木之实号为果蓏者为果部，凡一百二十七种。分为六类：曰五果，曰山，曰夷，曰味，曰蓏，曰水。旧本果部三品共五十三种。今移一种入菜部，四种入草部。自木部移入并附三十一种，草部移入四种，菜部移入一种，外类移入四种。

神农本草经十二〔二〕种梁陶弘景注　　名医别录十六〔三〕种同上

唐本草十一种唐苏恭　　本草拾遗二十种唐陈藏器

海药本草一种唐李珣　　食性本草一种唐陈士良

食疗本草一种唐孟诜　　开宝本草十九种宋马志

嘉祐本草二种宋掌禹锡　　图经本草五种宋苏颂

〔一〕时藏之观此则果：此七字原本版坏，今据覆刻江西本补。

〔二〕二：原作「一」。按本书卷三十一龙眼采自本经，而彼条及分目原俱误作「别录」，今已订正，因据改。

〔三〕六：原作「七」，据改同上。

日华本草二种宋人大明　**食物本草一种**明汪颖

日用本草二〔一〕种元吴瑞　**本草会编一种**明汪机

本草纲目三十三种明李时珍

〔附注〕

魏吴普本草　李当之本草　宋雷敩〔二〕炮炙论

齐徐之才药对　唐甄权药性　孙思邈千金

唐萧炳四声　杨损之删繁　蜀韩保昇重注

宋寇宗奭衍义　唐慎微证类　金张元素珍珠囊

元李杲法〔三〕象　王好古汤液　朱震亨补遗

明宁原食鉴　周定王救荒　陈嘉谟蒙筌

果之一　五果类一十一种

李别录（徐李附）　**杏**别录　**巴旦杏**纲目　**梅**本经

榔梅纲目　**桃**本经　**栗**别录　**天师栗**纲目

枣本经　**仲思枣**开宝　**苦枣**食性

右附方旧一百一十三，新一百一十五〔四〕。

〔一〕二：原作「一」。按本书卷三十银杏及卷三十三西瓜俱采自「日用本草」，因据改，与果部一百二十七种及本书卷一采集诸家本草药品总数俱合。

〔二〕敩：原作「效」，今据本书卷一历代诸家本草改。

〔三〕法：原作「注」，据改同上。

〔四〕一十五：原作「零八」，今按本卷新附方数改。

本草纲目果部第二十九卷

果之一 五果类一十一〔一〕种

李 别录下品

【释名】嘉庆子〔时珍曰〕按罗愿尔雅翼云：李乃木之多子者，故字从木、子。窃谓木之多子者多矣，何独李称木子耶？按素问言李味酸属肝，东方之果也。则李于五果属木，故得专称尔。今人呼干李为嘉庆子。按韦述两京记云：东都嘉庆坊有美李，人称为嘉庆子。久之称谓既熟，不复知其所自矣。梵书名李曰居陵迦。

【集解】〔弘景曰〕李类甚多。京口有麦李，麦秀时熟，小而肥甜，核不入药。姑熟有南居李，解核如杏子形者，入药为佳。〔志曰〕李有绿李、黄李、紫李、牛〔二〕李、水李，并甘美堪食，核不中用。有野李，味苦，核仁入药。〔颂曰〕李处处有之。郭璞注尔雅：休，乃无实李也。一名赵李。痤（音磋），乃接虑李也。一名麦李。细熟有沟道，与麦同熟。驳，乃赤李也。陶氏所谓南居李，今不复识。医家但用核若杏核者。〔宗奭曰〕李树大者高丈许。一种御李子，大如樱桃，红黄色，先诸李熟，医家用者亦少。〔时珍曰〕李，绿叶白花，树能耐久，其种近百。其子大者如杯如卵，小者如弹如樱。其味有甘、酸、苦、涩数种。其色有青、绿、紫、朱、黄、赤、缥绮、胭脂、青皮、紫灰之殊。其形有牛心、马肝、柰李、杏李、水李、离核、合核、无核、匾缝之异。其产有武陵、房陵诸李。早则麦李、御李，四月熟。迟则晚李、冬李，十月、十一月熟。又有季春李，冬花春实也。按王祯农书云：北方一种御黄李，形大而肉厚核小，甘香而美。江南建宁一种均亭李，紫而肥大，味甘如蜜。有擘李，熟则自裂。有糕李，肥粘如糕。皆李之嘉美者也。今人用盐曝、糖藏、蜜煎为果，惟曝干白李有益。其法：夏李色黄时摘之，以盐挼去汁，合盐晒萎，去核复晒干，荐酒、作饤皆佳。

实 〔气味〕苦、酸，微温，无毒。〔时珍曰〕李味甘酸，其苦涩者不可食。不沉水者有毒，不可食。〔大明曰〕多食令人胪胀，发虚热。〔诜曰〕临水食之，令发痰疟。不可合雀肉食。合蜜食，损五脏。〔宗奭曰〕不可

〔一〕一：原作「二」，今按下列种数改。

〔二〕牛：政和本草作「生」。大观本草卷二十三李核人条作「朱」，义长。西京杂记：上林苑有朱李。曹丕与吴质书：沉朱李。是其证。

合浆水食，发霍乱，涩气而然。服术人忌之。〔主治〕曝食，去痼热，调中。别录　去骨节间劳热。孟诜　肝病宜食之。思邈

核仁　〔气味〕苦，平，无毒。〔主治〕僵仆踒折〔一〕，瘀血骨痛。别录　令人好颜色。吴普〔二〕　治女子少腹肿满。利小肠，下水气，除浮肿。甄权　治面䵟黑子。苏颂　〔附方〕旧一，新一。女人面䵟　用李核仁去皮细研，以鸡子白和如稀饧涂之。至旦〔三〕以浆水洗去，后涂胡粉。不过五六日效。忌见风。崔元亮海上方。　蝎虿螫痛　苦李仁嚼涂之，良。古今录验。

根白皮　〔修治〕〔时珍曰〕李根皮取东行者，刮去皱皮，炙黄入药用。别录不言用何等李根，亦不言其味。但药性论云：入药用苦李根皮，味咸。而张仲景治奔豚气，奔豚汤中用甘李根白皮。则甘、苦二种皆可用欤？　〔气味〕大寒，无毒。〔大明曰〕凉，无毒。〔主治〕消渴，止心烦逆奔豚〔四〕气。别录　治疮。吴普　煎水含漱，治齿痛。弘景　煎汁饮，主赤白痢。大明　炙黄煎汤，日再饮之，治女人卒赤白下，有验。孟诜　治小儿暴热，解丹毒。时珍　苦李根皮：味咸，治脚下气，主热毒烦躁。煮汁服，止消渴。甄权　〔附方〕新二。小儿丹毒　从两股走及阴头。用李根烧为末，以田中流水和涂之。千金。　咽喉卒塞　无药处，以皂角末吹鼻取嚏。仍以李树近根皮，磨水涂喉外，良验。菽园杂记。

花　〔气味〕苦，香，无毒。〔主治〕令人面泽，去粉滓䵟黯。时珍　〔附方〕新

〔一〕踒折：唐本草卷十七、千金翼卷四及大观、政和本草卷二十三李核人条俱作一「跻」字。

〔二〕令人好颜色吴普：按御览九六八引吴氏本草曰：「李核治仆僵，花令人好色。」据此则此七字当移至本条花主治下。

〔三〕旦：大观、政和本草卷二十三李核人条俱作「晚」。

〔四〕豚：唐本草卷十七、千金翼卷四及大观、政和本草卷二十三李核人条俱无。

一。**面黑粉滓**用李花、梨花、樱桃花、白蜀〔一〕葵花、白莲花、红莲花、旋复花、秦椒各六两，桃花、木瓜花、丁香、沉香、青木香、钟乳粉各三两，珍珠、玉屑各二两，蜀水花一两，大豆末七合，为细末瓶收。每日盥靧，用洗手面，百日光洁如玉也。普济方〔二〕。

叶〔**气味**〕**甘、酸，平，无毒。**〔**主治**〕**小儿壮热，痁疾惊痫，煎汤浴之，良。**大明

〔**附方**〕新一。**恶刺疮痛**李叶、枣叶捣汁点之，效。千金。

树胶〔**气味**〕**苦，寒，无毒。**〔**主治**〕**目翳，定痛消肿。**时珍

【附录】徐李〔别录有名未用曰〕生太山之阴。树如李而小。其实青色，无核。熟则采食之，轻身益气延年。〔时珍曰〕此即无核李也。唐崔奉国家有之，乃异种也。谬言龙耳血堕地所生。

杏别录下品

【释名】甜梅〔时珍曰〕杏字篆文象子在木枝之形。或云从口及从可者，并非也。江南录云：杨行密改杏名甜梅。

【集解】〔别录曰〕杏生晋山川〔三〕谷。五月采之。〔颂曰〕今处处有之。有数种：黄而圆者名金杏，相传种出自济南郡之分流山，彼人谓之汉帝杏，言汉武帝上苑之种也。今近汴洛皆种之，熟最早。其扁而青黄者名木杏，味酢不及之。山杏不堪入药。杏仁今以从东来人家种者为胜。〔宗奭曰〕金杏深赭色，核大而扁，乃接成者，其味最胜。又有白杏，熟时色青白或微黄，味甘淡而不酢。生杏可晒脯作干果食之。山杏辈只可收仁用耳。〔时珍曰〕诸杏，叶皆圆而有尖，二月开红花，亦有千叶者，不结实。甘而有沙者为沙杏，黄而带酢者为梅杏，青而带黄者为柰杏。其金杏大如梨，黄如橘。西京杂记载蓬莱杏花五色，盖异种也。按王祯农书云：北方肉杏甚佳，赤大而扁，谓之金刚拳。凡杏熟时，榨浓汁，涂盘中晒干，以手摩刮收之，可和水调麨食，亦五果为助之义也。

〔一〕蜀：原脱，今据普济方卷五十二澡豆方补。

〔二〕普济方：按本方见普济方卷五十二，题澡豆方。彼方无「秦椒」，有「柰花」（即茉莉）四两，「麝香」半两。其他分量亦有出入。

〔三〕山川：原作川山，今据唐本草卷十七、千金翼卷四及大观、政和本草卷二十三杏核人条改。

实〔气味〕酸，热，有小毒。生食多，伤筋骨。别录〔颂曰〕杏之类梅者味酢，类桃者味甘。〔宗奭曰〕凡杏性皆热。小儿多食，致疮痈膈热。〔扁鹊曰〕多食动宿疾，令人目盲、须眉落。〔源曰〕多食，生痰热，昏精神。产妇尤忌之。

〔主治〕曝脯食，止渴，去冷热毒。心之果，心病宜食之。思邈

核仁〔修治〕〔别录曰〕五月采之。〔弘景曰〕凡用杏仁，以汤浸去皮尖，炒黄。或用面麸炒过。〔敩曰〕凡用，以汤浸去皮尖。每斤入白火石一斤，乌豆三合，以东流水同煮，从巳至午，取出晒干用。〔时珍曰〕治风寒肺病药中，亦有连皮尖用者，取其发散也。

〔气味〕甘（苦），温（冷利）〔一〕，有小毒。两仁者杀人，可以毒狗。〔震亨曰〕杏仁性热，因寒者可用。〔思邈曰〕杏仁作汤如白沫不解者，食之令气壅身热。汤经宿者动冷气。〔时珍曰〕凡杏、桃诸花皆五出。若六出必双仁，为其反常，故有毒也。〔徐之才曰〕得火良。恶黄芩、黄芪、葛根，畏蘘草。

〔主治〕咳逆上气雷鸣，喉痹，下气，产乳金疮，寒心奔豚。本经 惊痫，心下烦热，风气往来，时行头痛，解肌，消心下急满痛〔二〕，杀狗毒。别录 解锡毒。之才 治腹痹不通，发汗，主温病脚气，咳嗽上气喘促。入天门冬煎，润心肺。和酪作汤，润声气。甄权 除肺热，治上焦风燥，利胸膈气逆，润大肠气秘。元素 杀虫，治诸疮疥，消肿，去头面诸风气皶疱。时珍

〔发明〕〔元素曰〕杏仁气薄味厚，浊而沉坠，降也、阴也。入手太阴经。其用有三：润肺也，消食积也，散滞气也。〔杲曰〕杏仁散结润燥，除肺中风热咳嗽。杏仁下喘，治气也；桃仁疗狂，治血也。俱治大便秘，当分气、血。昼则便难，行阳气也；夜则便难，行阴血也。故虚人便闭，不可过泄。脉浮者属气，用杏仁、陈皮；脉沉者属血，用桃仁、陈皮。手阳明与手太阴为表里，贲门主往来，魄门主收闭，为气之通道，故并用陈皮佐之。〔好古曰〕张仲景麻黄汤，及王朝奉治伤寒气上喘逆，并用杏仁者，为其利气、泻肺、解肌也。〔时

〔一〕甘苦温冷利：按大观、政和本草卷二十三杏核人条，「甘温」为本经文，「苦冷利」为别录文。濒湖此处未加分别，读之似觉不顺。今加括号。

〔二〕满痛：唐本草卷十七、千金翼卷四及大观、政和本草卷二十三杏核人条引别录俱无，濒湖取药性论文加入。

珍曰〕杏仁能散能降，故解肌散风、降气润燥、消积治伤损药中用之。治疮杀虫，用其毒也。按医余云：凡索面、豆粉近杏仁则烂。顷一兵官食粉成积，医师以积气丸、杏仁相半研为丸，熟水下，数服愈。又野人闲话云：翰林学士辛士逊，在青城山道院中，梦皇姑谓曰：可服杏仁，令汝聪明，老而健壮，心力不倦。求其方，则用杏仁一味，每盥漱毕，以七枚纳口中，良久脱去皮，细嚼和津液顿咽。日日食之，一年必换血，令人轻健。此申天师方也。又杨士瀛直指方云：凡人以水浸杏仁五枚，五更端坐，逐粒细嚼至尽，和津吞下。久则能润五脏，去尘滓，驱风明目，治肝肾风虚，瞳人带青，眼翳风痒之病。珍按：杏仁性热降气，亦非久服之药。此特其咀嚼吞纳津液，以消积秽则可耳。古有服杏丹法，云是左慈之方。唐慎微收入本草，云久服寿至千万。其说妄诞可鄙，今删其纰〔一〕谬之辞，存之于下，使读者毋信其诳也。

〔附方〕

旧三十七〔二〕，新二十二〔三〕。

杏金丹 左慈秘诀云：亦名草金丹。方出浑皇子，服之长年不死。夏姬服之，寿年七百，乃仙去也。世人不信，皆由不肯精心修治故也。其法：须人罕到处。寅月𩌦斸杏树地下，通阳气。二月除树下草。三月离树五步作畦垄，以通水。亢旱则引泉灌溉。有霜雪则烧火树下，以救花苞。至五月杏熟自落，收仁六斗，以汤浸去皮及双仁者，用南流水三石和研，取汁两石八斗，去滓。以新铁釜用酥三斤，以糠火及炭然釜，少少磨酥至尽，乃内汁入釜。釜上安盆，盆上钻孔，用弦悬车辖至釜底，以纸塞孔，勿令泄气。初着糠火，一日三动车辖，以衮其汁。五日有露液生，十日白霜起，又二日白霜尽，即金花出，丹乃成也。开盆炙干，以翎扫下，枣肉和，丸梧子大。每服三丸，空心暖酒下。至七日宿疾皆除，喑盲挛跛、疝痔瘿痫疮肿，万病皆愈。久服通灵不死云云。衍文不录。〔颂曰〕古方用杏仁修治如法，自朝蒸至午，便以慢火微烘〔四〕，至七日乃收之。每旦空腹啖之，久久不止，驻颜延年，云是夏姬之法〔五〕。然杏仁能使人血溢，少误必出血不已，或至委顿，故近人少有服者。或云服至二三年，往往或泻，或脐中出物，皆不可治也。

杏酥法 〔颂曰〕去风虚，除百病。捣烂杏仁一石，以好酒二石，研滤取汁一石五斗，入白蜜一斗五升搅匀，封于新瓮中，勿泄气。三十日看酒上酥出，即掠取纳瓷器中贮之。取其酒滓团如梨大，置空屋中，作格安之。候成饴脯状，旦服一枚，以前酒下。〔藏器曰〕杏酪服之，润五脏，去

〔一〕纰：原作「秕」，今从张本改。
〔二〕七：原作「五」，今按下旧附方数改。
〔三〕二十二：原作「十八」，今按下新附方数改。
〔四〕烘：原作「炒」，今据大观、政和本草卷二十三杏核人条改。
〔五〕夏姬之法：千金卷十二有夏姬杏人方，可参考。

痰嗽。生、熟吃俱可，若半生半熟服之杀人。**又法**〔宗奭曰〕治肺燥喘热，大肠秘，润五脏。用杏仁去皮研细，每一升，入水一升半，捣稠汁。入生蜜〔一〕四两，甘草一寸〔二〕，银、石器中慢火熬成稀膏，入酥二两同收〔三〕。每夜沸汤，点服一匙。衍义。**万病丸**治男妇五劳七伤，一切诸疾。杏仁一斗二升，童子小便煮七次，以蜜四两拌匀，再以童便五升于碗内重蒸，取出日晒夜露数日。任意嚼食，即愈。**补肺丸**治咳嗽。用杏仁二大升（山中者不用，去双仁者），以童子小便二〔四〕斗浸之，春夏七日，秋冬二七日，连皮尖于砂盆中研滤取汁，煮令鱼眼沸，候软如面糊即成。以粗布摊曝之〔五〕，可丸即丸服之。食前后总须服三五十丸，茶、酒任下。忌白水粥。刘禹锡传信方。**咳嗽寒热**旦夕加重，少喜多嗔，面色不润，忽进忽退，积渐少食，脉弦紧者。杏仁半斤去皮尖，童子小便二斗〔六〕浸七日，漉出温水淘洗，砂盆内研如泥，以小便三升煎如膏。每服一钱，熟水下。妇人室女服之，尤妙。千金方。**久患肺气**喘急至效。甚者不过二〔七〕剂，永瘥。杏仁去皮尖二两，童子小便浸，一日一换，夏月三四换，满半月取出，焙干研细。每服一枣大，薄荷一叶，蜜一鸡头〔八〕大，水一钟，煎七分，食后温服。忌腥物。胜金方。**咳逆上气**不拘大人小儿。以杏仁三升去皮尖，炒黄研膏，入蜜一升，杵熟。每食前含之，咽汁。千金。**上气喘急**杏仁、桃仁各半两，去皮尖炒研，用水调生面和，丸梧子大。每服十丸，姜、蜜汤下，微利为度。圣济总录。**喘促浮肿**小便淋沥。用杏仁一两，去皮尖熬研，和米煮粥，空心吃二合妙。心镜。**头面风肿**杏仁捣膏，鸡子黄和杵，涂帛上，厚裹之。干则又涂，不过七八次愈也。千金方。**风虚头痛**欲破者。杏仁去皮尖，晒

〔一〕蜜：原作「姜」，今据本草衍义卷十八及政和本草卷二十三杏核人条改。

〔二〕寸：本草衍义卷十八及政和本草卷二十三杏核人条俱作「茎，约一钱」四字。

〔三〕入酥二两同收：本草衍义卷十八及政和本草卷二十三杏核人条俱无，仅在临服前「入少酥」。

〔四〕二：大观、政和本草卷二十三杏核人条俱作「一」。

〔五〕以粗布摊曝之：大观、政和本草卷二十三杏核人条俱作「后即以马尾罗或粗布下之，日曝」。

〔六〕二斗：原脱，今据大观、政和本草卷二十三杏核人条附方补。

〔七〕二：大观本草作「一」，政和本草作「三」。

〔八〕头：原作「子」，今据大观、政和本草卷二十三杏核人条附方改。「鸡头」谓芡实，见本书卷三十三芡实条。

干研末，水九升研滤汁，煎如麻腐状，取和羹粥食。七日后大汗出，诸风渐减。此法神妙，可深秘之。慎风、冷、猪、鸡、鱼、蒜、醋。　千金方。**头面诸风**眼瞤鼻塞，眼出冷泪。用杏仁三升研细，水煮四五沸，洗头。待冷汗尽，三度愈。　千金。**偏风不遂**失音不语。生吞杏仁七枚，不去皮尖，逐日加至七七枚，周而复始。食后仍饮竹沥，以瘥为度。　外台秘要。**破伤风肿**杏仁杵膏厚涂上，然烛遥炙之。　千金方。**金疮中风**角弓反张。用杏仁杵碎，蒸令气溜，绞脂服一小升，兼摩疮上良。　必效方。**温病食劳**杏仁五两，酢二升，煎取一升，服之取汗瘥。　类要。**心腹结气**杏仁、桂枝、橘皮、诃黎勒皮等分，为丸。每服三十丸，白汤下。无忌。　孟诜食疗。**喉痹痰嗽**杏仁去皮熬黄三分，和桂末一分，研泥，裹含之，咽汁。　陈藏器本草。**喉热生疮**方同上。**卒失音声**方同上。　文潞〔一〕公药准。**肺病咯血**杏仁四十个，以黄蜡炒黄，研入青黛一钱，作饼。用柿饼一个，破开包药，湿纸裹煨熟食之，取效。　丹溪方。**卒不小便**杏仁二七枚，去皮尖，炒黄研末，米饮服之。　古今录验方〔二〕。**血崩不止**诸药不效，服此立止。用甜杏仁上黄皮，烧存性，为末。每服三钱，空心热酒服。　保寿堂方。**五痔下血**杏仁去皮尖及双仁者，水三升，研滤汁，煎减半，同米煮粥食之。　食医心镜。**谷道䘌痛**肿痒。杏仁杵膏，频频傅之。　肘后方。**阴疮烂痛**杏仁烧黑研成膏，时时傅之。　钤方。**产门虫疽**痛痒不可忍。用杏仁去皮烧存性，杵烂绵裹，纳入阴中，取效。　孟诜食疗本草。**身面疣目**杏仁烧黑研膏，擦破，日日涂之。　千金方。**面上皯疱**杏仁去皮，捣和鸡子白。夜涂之，旦以暖酒洗去。　孟诜食疗。**两颊赤痒**其状如痱，名头面风。以杏仁频频揩之。内服消风散。　证治要诀。**耳卒聋闭**杏仁七枚，去皮拍碎，分作三分，以绵裹之，着盐如小豆许，以器盛于饭上蒸熟。令病人侧卧，以一裹捻油滴耳中。良久又以一裹滴之，取效。　外台。**耳出脓汁**杏仁炒黑，捣膏〔三〕绵裹纳入，日三四易之妙。　梅师方。**鼻中生疮**杏仁研末，乳汁和傅。　千金方。**疳**

〔一〕潞：原作「路」，今据大观、政和本草卷二十三杏核人条附方及本书卷一引据医家书目改。
〔二〕古今录验方：本方见外台卷三十三引古今录验疗妊娠卒不得小便，用杏仁二十枚，服如大豆大七枚，立得利。但大观、政和本草卷二十三杏核人条附方俱作「产宝方」。今仍计入旧附方数内。
〔三〕捣膏：大观、政和本草卷二十三杏核人条附方俱作「为末」。

疮蚀鼻杏仁烧，压取油傅之。千金方。**牙齿虫䘌**杏仁烧存性，研膏发裹，纳虫孔中。杀虫去风，其痛便止。重者不过再上。本草拾遗〔一〕。**牙龈痒痛**杏仁一百枚，去皮尖、两仁〔二〕，以盐方寸匕，水一升，煮令汁〔三〕出，含漱吐之。三度愈。千金方。**风虫牙痛**杏仁针刺于灯上烧烟，乘热搭病牙上。又复烧搭七次。绝不疼，病牙逐时断落也。普济方。**目中赤脉**痒痛，时见黑花。用初生杏子仁一升，古五铢钱七文，入瓶内密封，埋门限下，一百日化为水，每夕点之。圣济总录。**胎赤眼疾**杏仁压油半鸡子壳，食盐一钱，入石器中，以柳枝一握紧束，研至色黑，以熟艾一团安碗内烧烘之，令气透火尽即成。每点少许入两眦，甚效。圣济总录。**目中翳遮**但瞳子不破者。用杏仁三升去皮，面裹作三包，煻火煨熟，去面研烂，压去油。每用一钱，入铜绿一钱，研匀点之。同上。**目生弩肉**或痒或痛，渐覆瞳人。用杏仁去皮二钱半，腻粉半钱，研匀，绵裹箸头点之。同上。**伤目生弩**广利方：用生杏仁七枚，去皮细嚼，吐于掌中，乘热以绵裹箸头点弩肉上。不过四五度愈。总录：用杏仁研膏，人乳化开，日点三次。**小儿血眼**儿初生艰难，血瘀眦睚，遂溅渗其睛，不见瞳人。轻则外胞赤肿，上下弦烂。用杏仁二枚去皮尖，嚼乳汁三五匙，入腻粉少许，蒸熟，绢包频点。重者加黄连、朴消最良。全幼心鉴。**小儿脐烂**成风。杏仁去皮研傅。子母秘录。**小儿咽肿**杏仁炒黑，研烂含咽。普济方。**针入肉内**不出者。双杏仁捣烂，以车脂调贴。其针自出。瑞竹堂方。**箭镝在咽**或刀刃在咽膈诸隐处。杵杏仁傅之。肘后方。**狐尿疮痛**杏仁研烂，煮一两沸，及热浸之。冷即易。必效方。**狗咬伤疮**烂嚼杏仁涂之。寇氏。**食狗不消**心下坚胀，口干发热妄语。杏仁一升去皮尖，水三〔四〕升煎沸，去渣取汁分三服，下肉为度。

〔一〕本草拾遗：原作「食疗」。按大观本草卷二十三杏核人条在「绵裹内」之后，「匿齿孔中」之前，脱「女人阴中治虫疽陈藏器云……物裹内」凡三十字，政和本草不脱。濒湖此方似据大观本草，故作「食疗」。今据政和本草改。

〔二〕尖两仁：原脱，今据大观、政和本草卷二十三杏核人条附方补。

〔三〕汁：大观、政和本草卷二十三杏核人条附方俱作「沫」。

〔四〕三：原作「二」，今据大观、政和本草卷二十三杏核人条附方改。

梅师方。**解狼毒毒**杏仁捣烂，水和服之。千金方。**一切食停**气满膨胀。用红杏仁三百粒，巴豆二十粒同炒，色变去豆不用，研杏为末，橘皮汤调下。杨氏家藏方。**白癜风斑**杏仁连皮尖，每早嚼二七粒，揩令赤色。夜卧再用。圣济总录。**诸疮肿痛**杏仁去皮，研滤取膏，入轻粉，麻油调搽神效。不拘大人、小儿。鲍氏。**小儿头疮**杏仁烧研傅之。事林广记。**蛆虫入耳**杏仁捣泥，取油滴入。非出则死。扶寿精方。

花 〔气味〕**苦，温，无毒。**〔主治〕**补不足，女子伤中，寒热痹厥逆。**别录

〔附方〕新二。**妇人无子**二月丁亥日，取杏花、桃花阴干为末。戊子日和井华水服方寸匕，日三服。卫生易简方。**粉滓面䵟**杏花、桃花各一升，东流水浸七日。洗面三七遍，极妙。圣济总录。

叶 〔主治〕**人卒肿满，身面洪大，煮浓汁热渍，亦少少服之。**肘后

枝 〔主治〕**堕伤，取一握，水一升煮减半，入酒三合和匀，分再〔一〕服，大效。**苏颂

〔附方〕旧一。**坠扑瘀血**在内，烦闷者。用东引杏树枝三两，细锉微熬，好酒二〔二〕升煎十余沸，分二服。塞上方。

根 〔主治〕**食杏仁多，致迷乱将死，切碎煎汤服，即解。**时珍

巴旦杏纲目

【释名】**八担杏**正要 **忽鹿麻**

【集解】〔时珍曰〕巴旦杏，出回回旧地，今关西诸土亦有。树如杏而叶差小，实亦尖小而肉薄。其核如梅核，壳薄而仁甘美。点茶食之，味如榛子。西人以充方物。

〔一〕再：原脱，今据大观、政和本草卷二十三杏核人条补。

〔二〕二：原作「一」，今据大观、政和本草卷二十三杏核人条附方改。

【气味】甘，平、温，无毒。

【主治】止咳下气，消心腹逆闷。时珍　出饮膳正要。

梅本经中品

【释名】〔时珍曰〕梅古文作呆〔一〕，象子在木上之形。梅乃杏类，故反杏为呆。书家讹为甘木。后作梅，从每，谐声也。或云：梅者媒也，媒合众味。故书云：若作和羹，尔惟盐梅。而梅字亦从某也。陆佃埤雅言梅入北方变为杏，郭璞注尔雅以柟为梅，皆误矣。柟即柟木，荆人呼为梅，见陆玑草木疏。

【集解】〔别录曰〕梅实生汉中山谷。五月采实，火干。〔颂曰〕今襄汉、川蜀、江湖、淮岭皆有之。〔时珍曰〕按陆玑诗疏云：梅，杏类也。树、叶皆略似杏，叶有长尖，先众木而花。其实酢，曝干为脯，入羹臛齑中，又含之可以香口。子赤者材坚，子白者材脆。范成大梅谱云：江梅，野生者，不经栽接，花小而香，子小而硬。消梅，实圆松脆，多液无滓，惟可生啖，不入煎造。绿萼梅，枝跗皆绿。重叶梅，花叶重叠，结实多双。红梅，花色如杏。杏梅，色淡红，实扁而斑，味全似杏。鸳鸯梅，即多叶红梅也，一蒂双实。一云：苦楝接梅，则花带黑色。谭子化书云：李〔二〕接桃而本〔三〕强者其实毛，梅接杏而本强者其实甘。梅实采半黄者，以烟熏之为乌梅；青者盐淹曝干为白梅。亦可蜜煎、糖藏，以充果饤。熟者笮汁晒收为梅酱。惟乌梅、白梅可入药。梅酱夏月可调渴水饮之。

实　〔气味〕酸，平，无毒。〔大明曰〕多食损齿伤筋，蚀脾胃，令人发膈上痰热。服黄精人忌食之。食梅齿𪙊者，嚼胡桃肉解之。　物类相感志云：梅子同韶粉食，则不酸、不软牙。　〔发明〕〔宗奭曰〕食梅则津液泄者，水生木也。津液泄则伤肾，肾属水，外为齿故也。〔时珍曰〕梅，花开于冬而实熟于夏，得木之全气，故其味最酸，所谓曲直作酸也。肝为乙木，胆为甲木。人之舌下有四窍，两窍通胆液，故食梅则津生者，类相感应也。故素问云：味过于酸，肝气以津。又云：酸走筋，筋病无多食酸。不然，物之味酸者多矣，何独梅能生津耶？

〔一〕呆：说文卷六上木部作「槑」。朱骏声按：「此籀文也，籀多繁重。」

〔二〕李：谭子化书卷二胡夫条作「梨」。

〔三〕本：原作「木」，今据谭子化书卷二胡夫条改，与下文一致。

乌梅〔修治〕〔弘景曰〕用须去核，微炒之。〔时珍曰〕造法：取青梅篮盛，于突上熏黑。若以稻灰淋汁润湿蒸过，则肥泽不蠹。

〔气味〕酸，温、平，涩，无毒。〔杲曰〕寒。忌猪肉。〔主治〕下气，除热烦满，安心，止肢体痛，偏枯不仁，死肌，去青黑痣，蚀恶肉[一]。本经 去痹，利筋脉，止下痢，好唾口干。别录 水渍汁饮，治伤寒烦热。弘景 止渴调中，去痰治疟瘴，止吐逆霍乱，除冷热痢。藏器 治虚劳骨蒸，消酒毒，令人得睡。和建茶、干姜为丸服，止休息痢，大验。大明 敛肺涩肠，止久嗽泻痢，反胃噎膈，蛔厥吐利，消肿涌痰，杀虫，解鱼毒、马汗毒、硫黄毒。时珍

白梅〔释名〕盐梅 霜梅〔修治〕取大青梅以盐汁渍之，日晒夜渍，十日成矣。久乃上霜。〔气味〕酸、咸，平，无毒。〔主治〕和药点痣，蚀恶肉。弘景 刺在肉中者，嚼傅之即出。孟诜 治刀箭伤，止血，研烂傅之。大明 乳痈肿毒，杵烂贴之，佳。汪颖 除痰。苏颂 治中风惊痫，喉痹痰厥僵仆，牙关紧闭者，取梅肉揩擦牙龈，涎出即开。又治泻痢烦渴，霍乱吐下，下血血崩，功同乌梅。时珍

〔发明〕〔弘景曰〕生梅、乌梅、白梅，功应相似。

〔好古曰〕乌梅，脾、肺二经血分药也。能收肺气，治燥嗽。肺欲收，急食酸以收之。〔时珍曰〕乌梅、白梅所主诸病，皆取其酸收之义。惟张仲景治蛔厥乌梅丸及虫䘌方中用者，取虫得酸即止之义，稍有不同耳。医说载：曾鲁公痢血百余日，国医不能疗。陈应之用盐水梅肉一枚研烂，合腊茶，入醋服之，一啜而安。大丞梁庄肃公亦痢血，应之用乌梅、胡黄连、灶下土等分为末，茶调服，亦效。盖血得酸则敛，得寒则止，得苦则涩故也。其蚀恶疮胬肉，虽是酸收，却有物理之妙。说出本经。其法载于刘涓子鬼遗方：用乌梅肉烧存性研，傅恶肉上，一夜立尽。圣惠用乌梅和蜜作饼贴者，其力缓。按杨起简便方云：起臂生一疽，脓溃百日方愈，中有恶肉突起，如蚕豆大，月余不消，医治不效。因阅本草得此方，试之，一日夜去其大

〔一〕蚀恶肉：唐本草卷十七、千金翼卷四及大观、政和本草卷二十三梅实条引本经俱作「恶疾」二字。濒湖用陶弘景注改写。

半，再上一日而平。乃知世有奇方如此，遂留心搜刻诸方，始基于此方也。

〔**附方**〕旧十一〔一〕，新二十二〔二〕。

诸疮弩肉方见上。**痈疽疮肿**已溃未溃皆可用。盐白梅烧存性为末，入轻粉少许，香油调，涂四围。王氏易简〔三〕方。**喉痹乳蛾**冰梅丸：用青梅二十枚，盐十二两，淹五日，取梅汁，入明矾三两，桔梗、白芷、防风各二两，猪牙皂角三十条，俱为细末，拌汁和梅入瓶收之。每用一枚，噙咽津液。凡中风痰厥，牙关不开，用此擦之尤佳。总录：用白梅包生矾末作丸含咽，或纳吞之。**消渴烦闷**乌梅肉二两，微炒为末。每服二钱，水二盏，煎一盏，去滓，入豉二百粒，煎至半盏，温服。简要济众方。**泄痢口渴**乌梅煎汤，日饮代茶。扶寿精方。**产后痢渴**乌梅肉二十个，麦门冬十二分，以水〔四〕一升，煮七合，细呷之。必效方〔五〕。**赤痢腹痛**直指：用陈白梅同真茶、蜜水各半，煎饮之。圣惠：用乌梅肉（炒）、黄连各四两，为末，炼蜜丸梧子大。每米饮服二十丸，日三服。**便痢脓血**乌梅一两去核，烧过为末。每服二钱，米饮下，立止。圣济总录。**久痢不止**肠垢已出。肘后：用乌梅肉二十个，水一盏，煎六分，食前分二服。袖珍：用乌梅肉、白梅肉各七个捣烂，入乳香末少许，杵丸梧桐子大。每服二三十丸，茶汤下，日三。**大便下血**及酒痢、久痢不止。用乌梅三两，烧存性为末，醋煮米糊和，丸梧子大。每空心米饮服二十丸，日三。济生方。**小便尿血**乌梅烧存性研末，醋糊丸梧子大。每服四十丸，酒下。**血崩不止**乌梅肉七枚，烧存性研末。米饮服之，日二。**大便不通**气奔欲死者。乌梅十颗，汤浸去核，丸枣大。纳入下部，少时即通。食疗本草。**霍乱吐利**盐梅煎汤，细细饮之。如宜方。**蛔虫上行**出于口鼻。乌梅煎汤频饮，并含之，即安。食鉴本草。**水气满急**乌梅、大枣各三枚，水四升，煮二升，

〔一〕一：原作「三」，今按下旧附方数改。
〔二〕二：原脱，今按下新附方数补。
〔三〕易简：原作「简易」，今据本书卷一引据医家书目改。
〔四〕以水：原作「每以」，今据普济方卷三五五改。
〔五〕必效方：本方见普济方卷三五五，未言出自「必效方」。

纳蜜和匀，含咽之。　圣济总录。**梅核膈气**取半青半黄梅子，每个用盐一两淹一日夜，晒干又浸又晒，至水尽乃止。用青钱三个，夹二梅，麻线缚定，通装磁罐内封埋地下，百日取出。每用一枚，含之咽汁，入喉即消。收一年者治一人，二年者治二人，其妙绝伦。　龚氏经验方。**心腹胀痛**短气欲绝者。乌梅二七枚，水五升，煮一沸，纳大钱二七枚，煮二升半，顿服之。　肘后。**劳疟劣弱**乌梅十四枚，豆豉二合，桃、柳枝各一虎口，甘草三寸，生姜一块，以童子小便二升，煎一半〔一〕，温服即止。　图经本草。**久咳不已**乌梅肉微炒，罂粟壳去筋膜蜜炒，等分为末。每服二钱，睡时蜜汤调下。**痰厥头痛**如破者。乌梅肉三十个，盐三撮，酒三升，煮一升，顿服取吐即愈。　肘后方〔二〕。**伤寒头痛**壮〔三〕热，胸中烦痛，四五日不解。乌梅十四枚，盐五合，水一升，煎半升，温服取吐。吐后避风良。　梅师方。**折伤金疮**干梅烧存性傅之，一宿瘥。　千金方。**马汗入疮**作痛。用乌梅连核捣烂，以头醋和傅。仍先刺疮，出去紫血，乃傅之系定〔四〕。　经验方。**猘犬伤毒**乌梅末，酒服二钱。　千金。**指头肿毒**痛甚者。乌梅肉和鱼鲊捣，封之妙。　李楼奇方。**伤寒䘌疮**生下部者。乌梅肉三〔五〕两炒为末，炼蜜丸梧子大。以石榴根皮煎汤，食前下三〔六〕十丸。　圣惠方。**小儿头疮**乌梅烧末，生油调涂。　圣济录。**香口去臭**曝干梅脯，常时含之。　毛诗疏〔七〕。**硫黄毒发**令人背膊疼闷，目暗漠漠。乌梅肉焙一两，沙糖半两，浆水一大盏，煎七分，呷之。　总录。

〔一〕一半：大观、政和本草卷二十三梅实条俱作「七合」。

〔二〕肘后方：本方见肘后卷四第二十八。大观、政和本草卷二十三梅实条附方治痰厥头痛引圣惠方，方见圣惠卷五十一，与肘后方大同小异。今仍计入旧附方数内。

〔三〕壮：原作「肚」，今据大观、政和本草卷二十三梅实条附方改。

〔四〕定：原作「足」，据改同上。

〔五〕三：大观、政和本草附方同。圣惠卷十三作「二」。

〔六〕三：圣惠卷十三及大观、政和本草卷二十三梅实条附方俱无。

〔七〕毛诗疏：原脱，今据大观、政和本草卷二十三梅实条附方补，仍计入旧附方数内。

核仁　〔气味〕酸，平，无毒。〔主治〕明目，益气，不饥。吴普　除烦热。甄权[一]　治代指忽然肿痛，捣烂，和醋浸之。时珍　肘后方。

花　〔气味〕微酸，涩，无毒。〔发明〕〔时珍曰〕白梅花古方未见用者。近时有梅花汤：用半开花，溶蜡封花口，投蜜罐中，过时以一两朵同蜜一匙点沸汤服。又有蜜渍梅花法：用白梅肉少许，浸雪水，润花，露一宿，蜜浸荐酒。又梅花粥法：用落英入熟米粥再煮食之。故杨诚斋有「蜜点梅花带露餐」及「脱蕊收将熬粥吃」之句，皆取其助雅致、清神思而已。

叶　〔气味〕酸，平，无毒。〔主治〕休息痢及霍乱，煮浓汁饮之。大明　〔藏器曰〕嵩阳子言：清水揉梅叶，洗蕉葛衣，经夏不脆。有验。〔时珍曰〕夏衣生霉点，梅叶煎汤洗之即去，甚妙。

〔附方〕旧一，新二。**中水毒病**初起头痛恶寒，心烦拘急，旦醒暮剧。梅叶捣汁三升饮之良。肘后。**下部虫䘌**梅叶、桃叶一斛，杵烂蒸极热，内小器中，隔布坐蒸之，虫尽死也。外台秘要。**月水不止**梅叶焙，棕榈皮灰，各等分为末。每服二钱，酒调下。圣济总录。

根　〔主治〕风痹。别录　出土者杀人。初生小儿，取根同桃、李根煮汤浴之，无疮热之患。崔氏纂要　煎汤饮，治霍乱，止休息痢。大明

榔梅纲目

【集解】〔时珍曰〕榔梅出均州太和山。相传真武折梅枝插于榔树。誓曰：吾道若成，花开果结。后果如其言。今树尚在五龙宫北，榔木梅实，杏形桃核。道士每岁采而蜜煎，以充贡献焉。榔乃榆树也。

实【气味】甘、酸，平，无毒。

〔一〕甄权：原作「孟诜」，今据大观、政和本草卷二十三梅实条改。

【主治】生津止渴，清神下气，消酒。时珍

桃本经下品

〔校正〕木部有拾遗桃橛，今并入此。

【释名】〔时珍曰〕桃性早花，易植而子繁，故字从木、兆。十亿曰兆，言其多也。或云从兆谐声也。

【集解】〔别录曰〕桃生太山川谷。〔弘景曰〕今处处有之。核仁入药，当取解核者种之为佳，山桃仁不堪用。〔颂曰〕汴东、陕西者尤大而美。大抵佳果肥美者，皆圃人以他木接成，殊失本性。入药当用本生者为佳。今市肆卖者，多杂接核之仁，为不堪也。〔宗奭曰〕山中一种桃，正合月令桃始华者，花多子少，不堪啖，惟堪取仁入药。汴中有油桃，小于众桃，光如涂油，不益脾胃。太原有金桃，色深黄。洛中有昆仑桃，肉深红紫色。又有饼子桃，状如香饼子。其味皆甘。〔时珍曰〕桃品甚多，易于栽种，且早结实。五年宜以刀劙其皮，出其脂液，则多延数年。其花有红、紫、白、千叶、二色之殊，其实有红桃、绯桃、碧桃、缃桃、白桃、乌桃、金桃、银桃、胭脂桃，皆以色名者也。有绵桃、油桃、御桃、方桃、匾桃、偏核桃，皆以形名者也。有五月早桃、十月冬桃、秋桃、霜桃，皆以时名者也。并可供食。惟山中毛桃，即尔雅所谓榹〔一〕桃者，小而多毛，核粘味恶。其仁充满多脂，可入药用，盖外不足者内有余也。冬桃一名西王母桃，一名仙人桃，即昆仑桃，形如栝楼，表里彻赤，得霜始熟。方桃形微方。匾桃出南番，形匾肉涩，核状如盒，其仁甘美。番人珍之，名波淡树，树甚高大〔二〕。偏核桃出波斯〔三〕，形薄而尖，头偏，状如半月，其仁酷似新罗松〔四〕子，可食，性热。又杨维桢、宋濂集中并载元朝御库蟠桃，核大如碗，以为神异。按王子年拾遗记载汉明帝时，常山献巨核桃，霜下始花，隆暑方熟。玄中记载积石之桃，大如斗斛器。酉阳杂俎载九疑有桃核，半扇可容米一升；及蜀后主有桃核杯，半扇容水五升，良久如酒味可饮。此皆桃之极大者。昔人谓桃为仙果，殆此类欤？生桃切片瀹过，曝干为脯，可充果食。又桃酢法：取烂熟桃纳瓮中，盖口七日，漉去皮核，密封二七日酢成，香美可食。种树书云：柿接桃则为金桃，李接桃则为李桃，梅接桃则脆。桃树生虫，煮猪

〔一〕榹：原作「褫」，今据尔雅释木改。

〔二〕番人珍之名波淡树树甚高大：按酉阳杂俎前集卷十八偏桃条云：「偏桃波斯呼为婆淡树。长五六丈，围四五尺。……西域诸国并珍之。」乃谓偏桃，非言匾桃。

〔三〕波斯：酉阳杂俎同。御览九六七桃条引岭表录异作「占卑国」。按「占卑」当是「卑占」之误，见本书卷三十一海松子条校记。

〔四〕松：原作「桃」，今据金陵本改，与御览九六七桃条引岭表录异文合。

头汁浇之即止。皆物性之微妙也。

实 〔气味〕辛、酸、甘，热，微毒。多食令人有热。〔诜曰〕能发丹石毒，生者尤损人。〔思邈曰〕黄帝书云：食桃饱，入水浴，令人成淋及寒热病。〔时珍曰〕生桃多食，令人膨胀及生痈疖，有损无益。五果列桃为下以此。〔瑞曰〕桃与鳖同食，患心痛。服术人忌食之。

〔主治〕作脯食，益颜色。大明 肺之果，肺病宜食之。思邈

冬桃，食之解劳热。时珍 出尔雅注。

核仁 〔修治〕〔别录曰〕七月采，取仁阴干。〔敩曰〕凡使须去皮，用白术、乌豆二味，同于坩〔一〕锅中煮二伏时，漉出劈〔二〕开，心黄如金色乃用。〔时珍曰〕桃仁行血，宜连皮、尖生用。润燥活血，宜汤浸去皮、尖炒黄用。或麦麸同炒，或烧存性，各随本方。双仁者有毒，不可食，说见杏仁下。

〔气味〕苦、甘，平，无毒。〔思邈曰〕苦、甘、辛，平。〔诜曰〕温。〔弘景曰〕桃仁作酪，性冷。香附为之使。

〔主治〔三〕〕瘀血血闭，癥瘕邪气，杀小虫。本经 止咳逆上气，消心下坚硬，除卒暴击血，通月水，止心腹〔四〕痛。别录 治血结、血秘、血燥，通润大便，破畜血。元素 杀三虫。又每夜嚼一枚和蜜，涂手、面良。孟诜 主血滞风痹骨蒸，肝疟寒热，鬼注疼痛，产后血病。时珍

〔发明〕〔杲曰〕桃仁苦重于甘，气薄味厚，沉而降，阴中之阳，手、足厥阴经血分药也。苦以泄滞血，甘以生新血，故破凝血者用之。其功有四：治热入血室，一也；泄腹中滞血，二也；除皮肤血热燥痒，三也；行皮肤凝聚之血，四也。〔成无己曰〕肝者血之源，血聚则肝气燥。肝苦急，急食甘以缓之。桃仁之甘以缓肝散血，故张仲景抵当汤用之，以治伤寒八九日，内有畜

〔一〕坩：大观、政和本草卷二十三桃核人条俱作「埚」，谓陶器。
〔二〕劈：大观、政和本草卷二十三桃核人条俱作「用手擗」。
〔三〕治：原作「使」，今从张本改，与全书体例一致。
〔四〕心腹：唐本草卷十七、千金翼卷四及大观、政和本草卷二十三桃核人条引别录文俱无。原意止痛不限于心腹。

血，发热如狂，小腹满痛，小便自利者。又有当汗失汗，热毒深入，吐血及血结胸，烦躁谵语者，亦以此汤主之。与虻虫、水蛭、大黄同用。

〔附方〕旧十九，新十一〔一〕。

延年去风令人光润。用桃仁五合去皮，用粳米饭浆同研，绞汁令尽，温温洗面极妙。千金翼。

偏风不遂及癖疾〔二〕。用桃仁二〔三〕千七百枚，去皮、尖、双仁，以好酒一斗三升，浸二十一日，取出晒干杵细，作丸如梧子大。每服二〔四〕十丸，以原酒吞之。外台秘要。

风劳毒肿挛痛，或牵引小腹及腰痛。桃仁一升去皮尖，熬令黑烟出，热研如脂膏，以酒三升搅和服，暖卧取汗。不过三度瘥。食医心镜。

疟疾寒热桃仁一百枚去皮尖，乳钵内研成膏，不得犯生水，入黄丹三钱，丸梧子大。每服三丸，当发日面北温酒吞下。五月五日午时合之，忌鸡、犬、妇人。见唐慎微本草。

骨蒸作热桃仁一百二十枚，留尖去皮及双仁，杵为丸，平旦井花水顿服之。令尽量饮酒至醉，仍须任意吃水。隔日一剂。百日不得食肉。外台秘要。

上气喘急方见杏仁。

上气咳嗽胸满气喘。桃仁三两去皮尖，以水一大升研汁，和粳米二合煮粥食之。心镜。

卒得咳嗽桃仁三升去皮杵，着器中密封，蒸熟日干，绢袋盛，浸二斗酒中，七日可饮，日饮四五合。

尸疰鬼疰乃五尸之一，又挟鬼邪为祟。其病变动，有三十六种至九十九种。大略使人寒热淋沥，沉沉默默，不知所苦而无处不恶。累年积月，以至于死，死后复传傍人。急以桃仁五十枚研泥，水煮取四升，服之取吐。吐不尽，三四日再吐。肘后方。

传尸鬼气咳嗽痃癖注气，血气不通，日渐消瘦。桃仁一两去皮尖杵碎，水一升半煮汁，入米作粥，空心食之。心镜〔五〕。

鬼疰心痛桃仁一合烂研，煎汤服之。备急〔六〕方。

卒然心痛桃仁七枚去皮尖研烂，水一合服之。肘后方。

人好魇寐桃仁熬去皮尖三七枚，以小便服之。千金方。

〔一〕一：原作「二」。按下列新附方中「上气喘急」一方，已计入本卷杏条核仁新附方数内，此间不应重计。因据改。

〔二〕癖疾：大观、政和本草卷二十三桃核人条附方俱作「癖疰」。按外台卷十四引延年方作「冷痹疰等」四字，义长。

〔三〕二：外台卷十四及大观、政和本草卷二十三桃核人条附方俱作「一」。

〔四〕二：大观、政和本草附方同，外台卷十四作「三」。

〔五〕心鏡：原脱，今据大观、政和本草卷二十三桃核人条附方补。

〔六〕备急：原作「急救」，今据大观、政和本草卷二十三桃核人条附方改。

下部虫䘌病人齿龈〔一〕无色，舌上白，喜睡愦愦不知痛痒处，或下痢，乃下部生虫食肛也。桃仁十五〔二〕枚，苦酒二升，盐一合，煮六合服之。　肘后方。**崩中漏下**不止者。桃核烧存性研细，酒服方寸匕，日三。　千金。**妇人难产**数日不出。桃仁一个劈开，一片书可字，一片书出字，还合〔三〕吞之即生。　删繁方。**产后百病**千金桃仁煎：治妇人产后百病诸气。取桃仁一千二百枚，去皮、尖、双仁，熬捣极细，以清酒一斗半，研如麦粥法〔四〕，纳小〔五〕项瓷〔六〕瓶中，面封，入汤中煮一伏时。每服一匙〔七〕，温酒和服，日再。　图经本草。**产后身热**如火，皮如粟粒者。桃仁研泥，同腊猪脂傅之。日日易之。　千金方。**产后血闭**桃仁二十枚去皮尖，藕一块，水煎服之良。　唐瑶经验方。**产后阴肿**桃仁烧研傅之。**妇人阴痒**桃仁杵烂，绵裹塞之。　肘后方。**男子阴肿**作痒。用桃仁炒香为末，酒服方寸匕，日二。仍捣傅之。　外台。**小儿卵癞**方同上。**小儿烂疮**初起肿〔八〕浆似火疮，桃仁研烂〔九〕傅之。　秘录。**小儿聤耳**桃仁炒研绵裹，日日塞之。　千金方。**风虫牙痛**针刺桃仁，灯上烧烟出吹灭，安痛齿上咬之。不过五六次愈。　卫生家宝方。**唇干裂痛**桃仁捣和猪脂傅。　海上。**大便不快**里急后重。用桃仁三两去皮，吴茱萸二两，食盐一两，同炒熟，去盐、茱，每嚼桃仁五七粒。　总录。**急劳咳嗽**烦热。用桃仁三两去皮尖，猪肝一枚，童子小便五升，同煮干，于木臼内捣烂，入蒸饼和，丸梧子大。每温水下三十丸。　圣惠方。**冷劳减食**渐至黑瘦。用桃仁五百颗，吴茱萸三两，同入铁铛

〔一〕龈：原脱，肘后卷二第十三及巢源卷八伤寒湿䘌候亦脱。今据外台卷二引肘后及巢源文补。
〔二〕十五：肘后卷二第十三同。外台卷二引肘后作「五十」。
〔三〕还合：原脱，今据外台卷三十三引删繁方补。
〔四〕法：原脱，今据千金卷三第一及大观、政和本草卷二十三桃核人条补。
〔五〕小：大观、政和本草同，千金卷三第一作「长」。
〔六〕项瓷：原脱，今据千金卷三第一及大观、政和本草卷二十三桃核人条补。
〔七〕匙：大观、政和本草同，千金卷三第一作「合」。
〔八〕肿：大观、政和本草卷二十三桃核人条附方俱作「膘」。
〔九〕研烂：大观、政和本草卷二十三桃核人条附方俱作「面脂」。

中，微火炒一炊久，将桃仁一颗〔一〕去皮，看似〔二〕微黄色即渐加火，待微烟出，即乘热收入新瓶内，厚纸封住，勿令泄气。每日空心取桃仁二十粒去皮嚼之，以温酒下。至重者服五百粒愈。圣惠方。**预辟瘴疠**桃仁一斤，吴茱萸、青盐各四两，同炒熟，以新瓶密封一七，取出拣去茱、盐，将桃仁去皮尖，每嚼一二十枚。山居尤宜之。余居士选奇方。

桃毛毛桃实上毛也。刮取用之。**〔气味〕辛，平，微毒。〔主治〕破血〔三〕闭，下血瘕，寒热积聚，无子〔四〕，带下诸疾。**别录**疗崩中，破癖气。**大明**治恶鬼邪气。**孟诜

桃枭〔释名〕桃奴别录**枭**〔五〕**景**同上**神桃**〔别录曰〕此是桃实着树经冬不落者，正月采之，中实者良。〔时珍曰〕桃子干悬如枭首磔木之状，故名。奴者，言其不能成实也。家宝方谓之神桃，言其辟恶也。千叶桃花结子在树不落者，名鬼髑髅。雷敩炮炙论有修治之法，而方书未见用者。〔敩曰〕鬼髑髅十一月采得，以酒拌蒸之，从巳至未，焙干，以铜刀切，焙取肉用。**〔气味〕苦，微温，有小毒。〔主治〕杀百鬼精物。**本经**杀精魅五毒不祥，疗中恶腹痛。**别录〔颂曰〕胡洽治中恶毒气蛊疰有桃枭〔六〕汤。**治肺气腰痛，破血，疗心痛，酒磨暖服之。**大明**主吐血诸药不效，烧存性，研末，米汤调服，有验。**汪颖**治小儿虚汗，妇人妊娠下血，破伏梁结气，止邪疟。烧烟熏痔疮。烧黑油调，傅小儿头上肥疮软疖。**时珍

〔附方〕旧三，新五。**伏梁结气**在心下不散。桃奴三两为末，空心温酒，每服二钱。圣惠。**鬼疟寒热**树上自干桃子二七枚为末，滴水丸梧子大，朱砂为衣。每服一丸，侵晨面东井华水下，良。圣济总录。**五种疟疾**家宝通神丸：用神桃（即桃奴）十四枚，巴豆七粒，黑豆一两，研匀，以冷水和，丸梧子大，朱砂为衣。发

〔一〕颗：原脱，今据圣惠方卷二十八补。
〔二〕看似：同上。
〔三〕血：唐本草卷十七、千金翼卷四及大观、政和本草卷二十三桃核人条俱作「坚」。
〔四〕下血瘕寒热积聚无子：按大观、政和本草卷二十三桃核人条，此九字俱作白字，认为本经文。
〔五〕枭：原作「桃」，今据千金翼卷四及大观、政和本草卷二十三桃核人条改。
〔六〕枭：大观、政和本草卷二十三桃核人条俱作「奴」。

日五更念药王菩萨七遍，井华水下一丸，立瘥。不过二次，妙不可言。王隐君养生主论。**妊娠下血**不止。用桃枭烧存性研，水服取瘥。葛洪方。**盗汗不止**树上干桃子一个，霜梅二个，葱根七个，灯心二茎，陈皮一钱，稻根、大麦芽各一撮，水二锺，煎服。经验方。**白秃头疮**干桃一两，黑豆一合，为末，腊猪脂调搽。圣惠。**小儿头疮**树上干桃烧研，入腻粉，麻油调搽。圣惠。**食桃成病**桃枭烧灰二钱，水服取吐即愈。陆光禄说有人食桃不消化作病时，于林间得槁桃烧服，登时吐出即愈，此以类相攻也。张文仲备急方。

花 **〔修治〕**〔别录曰〕三月三日采，阴干之。〔敩曰〕桃花勿用千叶者，令人鼻衄不止，目黄。收花拣净，以绢袋盛，悬檐下令干用。

〔气味〕苦，平，无毒。

〔主治〕杀疰恶鬼，令人好颜色。本经 **悦泽人面，除水气，破石淋，利大小便，下三虫。**别录 **消肿满，下恶气。**苏恭 **治心腹痛及秃疮。**孟诜 **利宿水痰饮积滞，治风狂。研末，傅头上[一]肥疮，手足瘑疮。**时珍

〔发明〕〔弘景曰〕肘后方言服三树桃花尽，则面色红润悦泽如桃花也。〔颂曰〕太清草木方言：酒渍桃花饮之，除百疾，益颜色。〔时珍曰〕按欧阳询初学记[二]，载北齐崔氏以桃花、白雪与儿靧面，云令面妍华光悦，盖得本草令人好颜色、悦泽人面之义；而陶、苏二氏乃引服桃花法，则因本草之言而谬用者也。桃花性走泄下降，利大肠甚快，用以治气实人病水饮肿满积滞、大小便闭塞者，则有功无害。若久服，即耗人阴血，损元气，岂能悦泽颜色耶？按张从正儒门事亲载：一妇滑泻数年，百治不效。或言：此伤饮有积也。桃花落时，以棘针刺取数十萼，勿犯人手。以面和作饼，煨熟食之，米饮送下。不一二时，泻下如倾。六七日，行至数百行，昏困，惟饮凉水而平。观此，则桃花之峻利可征矣。又苏鹗杜阳编载：范纯佑女丧夫发狂，闭之室中，夜断窗櫺，登桃树上食桃花几尽。及旦，家人接下，自是遂愈也。珍按：此亦惊怒伤肝，痰夹败血，遂致发狂。偶得桃花利痰饮、散滞血之功，与张仲景治积热发狂用承气汤，畜血发狂用桃仁承气汤之意相同；而陈藏器乃言桃

〔一〕 上：原作「下」，今据本条附方治「头上肥疮」改。

〔二〕 欧阳询初学记：按「欧阳询」所撰为艺文类聚，而「初学记」乃徐坚等所撰（四库总目·子部·类书一及本书卷一引据经史百家书目）。此间濒湖误记，必有一误。然今检二书及北齐书俱未见到本文，疑误待考。

花食之患淋，何耶？

〔附方〕旧三，新十三。

大便艰难桃花为末，水服方寸匕，即通。千金。

产后秘塞大小便不通。用桃花、葵子、滑石、槟榔等分，为末。每空心葱白汤服二钱，即利。集验方。

心腹积痛三月三日采桃花晒干杵末，以水服二钱匕，良。孟诜食疗本草。

疟疾不已桃花为末，酒服方寸匕良。梅师方。

痰饮宿水桃花散：收桃花阴干为末，温酒服一合，取利。觉虚，食少粥。不似转下药也。崔行功纂要方。

脚气肿痛桃花一升，阴干为末。每温酒细呷之，一宿即消。外台秘要。

腰脊作痛三月三日取桃花一斗一升，井华水三斗，麴六升，米六斗，炊熟，如常酿酒。每服一升，日三服，神良。千金。

脓瘘不止桃花为末，猪脂和傅之，日二。千金。

头上秃疮三月三日收未开桃花阴干，与桑椹赤者等分作末，以猪脂和。先取灰汁洗去痂，即涂之。食疗。

头上肥疮一百五日寒食节，收桃花为末。食后以水半盏调服方寸匕，日三，甚良。崔元亮海上方。

黄水面疮方同上。

足上瘑疮桃花、食盐等分杵匀，醋和傅之。肘后方。

雀卵面疱桃花、冬瓜仁研末等分，蜜调傅之。圣惠。

干粪塞肠胀痛不通。用毛桃花湿者一两，和面三两，作馄饨煮熟，空心食之。日午腹鸣如雷，当下恶物也。圣惠方。

面上粉刺癗子如米粉〔一〕。用桃花、丹砂各三〔二〕两为末。每服一钱，空心井水下，日三服。十日知，二十日小便当出黑汁，面色莹白也。圣惠方〔三〕。

令面光华三月三日收桃花，七月七日收鸡血，和涂面上。三二日后脱下，则光华颜色也。圣济总录。

叶〔颂曰〕采嫩者名桃心，入药尤胜。

〔气味〕**苦**〔四〕，**平，无毒。**

〔主治〕**除尸虫，出疮中小虫。**别录 **治恶气，小儿寒热客忤。**大明 **疗伤寒、时气、风痹无汗，治头风，通大小便，止霍乱腹痛。**时珍

〔发明〕〔颂曰〕桃叶蒸汗法：张文仲备急方治天行病，有支太医桃叶汤熏法：

〔一〕面上粉刺癗子如米粉：圣济总录卷一〇一及普济方卷五十一丹砂散俱作「面粉皻如麻子」。

〔二〕三：圣济总录卷一〇一及普济方卷五十一丹砂散俱作「五」。

〔三〕圣惠方：今检圣惠未见此方。方见圣济总录卷一〇一及普济方卷五十一，名丹砂散。

〔四〕苦：政和本草卷二十三桃核人条此下有「辛」字，但唐本草、千金翼及大观本草俱无。

用水一〔一〕石煮桃叶，取七斗，安床箦下，厚被盖卧床上，乘热熏之。少时当雨汗，汗遍去汤，速粉之，并灸大椎穴，则愈。又陈廪丘小品方，有阮河南桃叶蒸法云：连发汗，汗不出者死，可蒸之，如中风法。烧地令热，去火，以少水洒之，布干桃叶于上厚二三寸，安席叶上卧之，温覆得大汗，被中傅粉极燥，便瘥也。凡柏叶、麦麸、蚕沙皆可如此法用。张苗言：曾有人疲极汗出，卧簟受冷，但苦寒倦。四日凡八发汗，汗不出，用此法而瘥也。〔时珍曰〕按许叔微本事方云：伤寒病，医者须顾表里，循次第。昔范云为梁武帝属官，得时疫热疾〔二〕，召徐文伯诊之。是时武帝有九锡之命，期在旦夕。云恐不预，求速愈。文伯曰：此甚易，政恐二年后不复〔三〕起尔。云曰：朝闻道夕死可矣，况二年乎。文伯乃以火煅地，布桃、柏叶于上，令云卧之。少顷汗出粉之，翌日遂愈。后二年云果卒。取汗先期，尚能促寿；况不顾表里时日，便欲速愈者乎？夫桃叶发汗妙法也，犹有此戒，可不慎欤？

〔附方〕旧九，新二〔四〕。

风袭项强不得顾视。穿地作坑，煅赤，以水洒之令冷，铺生桃叶于内。卧席上，以项着坑上，蒸至汗出，良久即瘥。千金方。**小儿伤寒**时气。用桃叶三两，水五升，煮十沸取汁，日五六遍淋之。后烧雄鼠粪二枚服之，妙。伤寒类要。**二便不通**桃叶〔五〕杵汁半升服。冬用桃〔六〕皮。孙真人方。**霍乱腹痛**吐利〔七〕。桃叶三升切，水五升，煮一升三合〔八〕，分二服。外台。**除三尸虫**桃叶杵汁，服一升。外台秘要。**肠痔出血**桃叶一斛杵，蒸之〔九〕，纳小口器中坐，有虫自出。肘后方。**女人阴疮**如虫咬痒痛者。生捣桃叶，绵裹纳之，日三四易。食疗本草。**足上病疮**桃叶捣，和苦酒傅之。肘后方。**鼻内生疮**桃叶嫩心杵烂塞之。

〔一〕一：原作「二」，今据外台卷三及大观、政和本草卷二十三桃核人条改。
〔二〕得时疫热疾：本事方卷八作「忽感伤寒之疾」。
〔三〕复：原作「坐」，今据本事方卷八改。
〔四〕旧九新二：原作「旧十新一」，今按下列新旧附方数改。
〔五〕叶：大观、政和本草附方同。千金卷十五上第六作「花」。
〔六〕桃：原作「榆」，今据大观、政和本草卷二十三桃核人条附方并参考千金卷十五上第六改。
〔七〕吐利：原脱，今据外台卷六及大观、政和本草卷二十三桃核人条附方补。
〔八〕三合：同上。
〔九〕蒸之：原在「器中坐」下，今据大观、政和本草卷二十三桃核人条附方移此。

无叶用枝。简便方。**身面癣疮**日午捣桃叶，取汁搽之。千金。**诸虫入耳**桃叶挼熟塞之。或捣汁滴之。或作枕，枕一夕自出。梅师方。

茎及白皮

〔修治〕〔时珍曰〕树皮、根皮皆可，用根皮尤良。并取东行者，刮去粗皮，取白皮入药。

〔气味〕苦，平〔一〕，无毒。

〔主治〕除邪鬼中恶腹痛，去胃中热。别录　**治疰忤心腹痛，解蛊毒，辟疫疠，疗黄疸身目如金，杀诸疮虫。**时珍

〔附方〕旧十五〔二〕，新五。**天行疫疠**常以东行桃枝煎熬汤浴之，佳。类要。**黄疸如金**晴明时，清晨勿令鸡、犬、妇人见，取东引桃根细如箸、若钗股者一握，切细，以水一大升，煎一小升，空腹顿服。后三五日，其黄离离如薄云散开，百日方平复也。黄散后，可时时饮清酒一杯，则眼中易散，否则散迟。忌食热面、猪、鱼等物。此是徐之才家秘方也。类要〔三〕**肺热喘急**集验：治肺热闷喘急，客热往来，欲死，不堪服药者。用桃皮、芫花各一升，以水四升，煮取一〔四〕升五合〔五〕。以故布纳汁中，取薄胸口，温四肢，不〔六〕盈数刻即止。图经。**喉痹塞痛**桃皮煮汁三升服。千金方〔七〕。**心虚健忘**圣惠〔八〕：令耳目聪明。用戊子日，取东引桃枝二七〔九〕寸〔十〕枕之。又方：五月五日日未出时，取东引桃枝刻作三寸木人，着衣领〔十一〕带中

〔一〕平：千金翼卷四及大观、政和本草卷二十三桃核人条俱作「辛」。

〔二〕五：原作「四」，今按下旧附方数改。

〔三〕类要：原作「初虞世必效方」，今据大观、政和本草卷二十三桃核人条附方改。

〔四〕一：政和本草同，大观本草作「二」。

〔五〕五合：原脱，今据大观、政和本草卷二十三桃核人条补。

〔六〕不：同上。

〔七〕方：原作「翼」，今检千金翼未见此方。方见千金卷六下第七，大观、政和本草卷二十三桃核人条附方亦云引自千金方。因据改。

〔八〕圣惠：原脱，今据圣惠方卷四及大观、政和本草卷二十三桃核人条附方补，仍计入旧附方数内。

〔九〕七：原脱，大观、政和本草亦脱。今据千金卷十四第七及圣惠方卷四补。

〔十〕寸：圣惠方及大观、政和本草同，千金卷十四第七作「枚」。

〔十一〕领：千金、圣惠及大观、政和本草俱无。

佩之。千金方〔一〕。**卒得心痛**东引桃枝一把切，以酒一升，煎半升，顿服大效。肘后方。**鬼疰心痛**东引桃枝一握，去粗皮切，水二升，煎半升，频服。崔氏。**解中蛊毒**用东引桃白皮（烘干）、大戟、斑蝥（去足翅熬），三物等分为末。以冷水服半方寸匕，即出。不出更服。或因酒得以酒服，因食得以食服。必效方〔二〕云：此乃李饶州法也。亦可以米泔丸服。苏颂图经。**卒得恶疮**人不识者。取桃皮作屑纳之。孙真人方。**卒患瘰疬**不痛者。取桃树白皮贴疮上，灸二七壮良。孙真人方。**热病口疮**成䘌。桃枝煎浓汁含之。下部有疮，纳入之。类要。**下部䘌疮**桃白皮煮取浓汁如稀饧，入熊胆少许，以绵蘸药纳入下部疮上。梅师。**五痔作痛**桃根，水煎汁浸洗之，当有虫出。**小儿湿癣**桃树青皮为末，和醋频傅之。子母秘录。**狂狗咬伤**桃白皮一握，水三升，煎一升服。梅师方。**水肿尿短**桃皮三斤去内外皮，秫米一斗，女曲一升，以水二斗煮桃皮，取汁一斗，以一半渍曲，一半渍秫饭，如常酿成酒。每服一合，日三次，以体中有热为候。小便多是病去。忌生冷、一切毒物。圣济总录。**妇人经闭**数年不通，面色萎黄，唇口青白，腹内成块，肚上筋起，腿胫或肿，桃根煎主〔三〕之。用桃树根、牛蒡根、马鞭草根、牛膝、蓬蘽各一斤〔四〕锉，以水三斗，煎一斗去滓，更以慢火煎如饧状收之。每以热酒调服一匙。圣惠。**牙疼颊肿**桃白皮、柳白皮、槐白皮等分，煎酒热漱。冷则吐之。圣惠方。**小儿白秃**桃皮五两煎汁，入白面沐之，并服。同上。

桃胶

〔修治〕〔时珍曰〕桃茂盛时，以刀割树皮，久则胶溢出，采收，以桑灰汤浸过，曝干用。如服食，当依本方修炼。

〔气味〕苦，平，无毒。〔主治〕炼服，保中不饥，忍风寒。别录**下石淋，破血，治中恶疰忤。**苏恭**主恶鬼邪气。**孟诜**和血益气，治下痢，止痛。**时珍**〔发明〕**

〔一〕方：原作「翼」，大观、政和本草同。今检千金翼尚未见到此方，方见千金方卷十四第七。因据改。

〔二〕必效方：原作「初虞世」，今据大观、政和本草卷二十三桃核人条引苏颂图经改。按「必效方」为唐·孟诜撰，而初虞世所撰乃「养生必用方」。且「图经」成书（公元一〇六一）在「养生必用方」（公元一〇九七）之前，「图经」中亦不当引「初虞世」之说。因据改。

〔三〕主：原作「煮」，今详上下文义并参考圣惠方卷七十二桃根煎方改。

〔四〕各一斤：圣惠方卷七十二桃根煎同，惟牛膝作「二斤」。

〔颂曰〕本草言桃胶炼服，保中不饥。按仙方服胶法：取胶二十斤，绢袋盛，于栎木灰汁一石中，煮三五沸，取挂高处，候干再煮，如此三度，曝干研筛，蜜和丸梧子大，每空腹酒服二十丸。久服身轻不老。〔时珍曰〕按抱朴子云：桃胶以桑灰汁渍过服之，除百病，数月断谷，久则晦夜有光如月。又列仙传云：高丘公服桃胶得仙。古方以桃胶为仙药，而后人不复用之，岂其功亦未必如是之殊耶？〔附方〕旧二，新三。**虚热作渴**桃胶如弹丸大，含之佳。外台。**石淋作痛**桃木胶如枣大，夏以冷水三合，冬以汤三合，和服，日三服。当下石，石尽即止。古今〔一〕录验。**血淋作痛**桃胶（炒）、木通、石膏各一钱，水一盏，煎七分，食后服。杨氏家藏方。**产后下痢**赤白，里急后重，㽲〔二〕痛。用桃胶（焙干）、沉香、蒲黄（炒）各等分，为末。每服二钱，食前米饮下。妇人良方。**痘黡发搐**黑陷者。用桃胶煎汤饮之。或水熬成膏，酒化服之，大效。总微论。

桃符

〔主治〕**中恶，精魅邪气，水煮汁服之。**孟诜

〔发明〕〔时珍曰〕典术云：桃乃西方之木，五木之精，仙木也。味辛气恶，故能厌伏邪气，制百鬼。今人门上用桃符以此。玉烛宝典云：户上着桃板辟邪，取山海经神荼、郁垒居东海蟠桃树下，主领众鬼之义。许慎云：羿死于桃棓。棓，杖也。故鬼畏桃，而今人用桃梗作杙橛以辟鬼也。礼记云：王吊则巫祝以桃茢前引，以辟不祥。茢者，桃枝作帚也。博物志云：桃根为印，可以召鬼。甄异传云：鬼但畏东南枝尔。据此诸说，则本草桃之枝、叶、根、核、桃枭、桃橛，皆辟鬼祟产忤，盖有由来矣。钱乙小儿方，疏取积热及结胸，用巴豆、硇、汞之药，以桃符煎汤下，亦是厌之之义也。

桃橛

拾遗〔时珍曰〕橛音掘，即杙也。人多钉于地上，以镇家宅，三载者良。

〔主治〕**卒心腹痛，鬼疰，破血，辟邪恶气胀满，煮汁服之，与桃符同功。**藏器

〔附方〕新一。**风虫牙痛**门下桃橛烧取汁，少少纳孔中，以蜡固之。圣惠方。

桃寄生

见木部。

桃蠹虫

移入虫部。

〔一〕今：原作「方」，今据大观、政和本草卷二十三桃核人条改，与本书卷一引据医家书目合。

〔二〕㽲：原作「腹」，今据金陵本改，与妇人良方卷二十二第十一合。

栗 别录上品

【释名】〔时珍曰〕栗，说文作㮚，从卤（音条），象花实下垂之状也。梵书名笃迦。

【集解】〔别录曰〕栗生山阴，九月采。〔弘景曰〕今会稽诸暨栗，形大皮厚，不美；剡及始丰栗，皮薄而甜，乃佳。〔颂曰〕栗处处有之，而兖州、宣州者最胜。木高二三丈，叶极类栎。四月开花青黄色，长条似胡桃花。实有房猬，大者若拳，中子三五〔一〕；小者若桃李，中子惟一二。将熟则罅拆子出。栗类亦多。按陆玑诗疏云：栗，五方皆有之，周、秦、吴、扬特饶。惟濮阳及范阳栗甜美味长，他方者不及也。倭、韩国诸岛上栗大如鸡子，味短不美。桂阳有莘栗，丛生，实大如杏仁，皮、子形色与栗无异，但小耳。又有奥栗，皆与栗同，子圆而细，惟江湖有之，或云即莘也。莘音榛，诗云「树之莘栗」是矣。〔保昇〔二〕曰〕板栗、锥栗二树皆大。茅栗似板栗而细如橡子，其树虽小，叶亦不殊，但春生夏花、秋实冬枯为异耳。〔宗奭曰〕湖北一种旋栗，顶圆末尖，即榛栗，象榛子形也。栗欲干收，莫如曝之；欲生收，莫如润沙藏之，至夏初尚如新也。〔时珍曰〕栗但可种成，不可移栽。按事类合璧云：栗木高二三丈，苞生多刺如猬毛，每枝不下四五个苞，有青、黄、赤三色。中子或单或双，或三或四。其壳生黄熟紫，壳内有膜裹仁，九月霜降乃熟。其苞自裂而子坠者，乃可久藏，苞未裂者易腐也。其花作条，大如箸头，长四五寸，可以点灯。栗之大者为板栗，中心扁子为栗楔。稍小者为山栗。山栗之圆而末尖者为锥栗。圆小如橡子者为莘栗。小如指顶者为茅栗，即尔雅所谓栭栗也，一名栵栗，可炒食之。刘恂岭表录异云：广中无栗。惟勤〔三〕州山中有石栗，一年方熟，圆如弹子，皮厚而味如胡桃。得非栗乃水果，不宜于炎方耶？

实〔气味〕咸，温，无毒。〔诜〔四〕曰〕吴栗虽大味短，不如北栗。凡栗日中曝干食，即下气补益；不尔犹有木〔五〕气，不补益也。火煨去汗，亦杀木气。生食则发气，蒸炒热食则壅气。凡患风水人不宜食，味咸生水也〔六〕。〔恭

〔一〕五：原作「四」，今据大观、政和本草卷二十三栗条改。
〔二〕保昇：原作「恭」，据改同上。
〔三〕勤：原作「靳」。按广中无「靳州」，今据岭表录卷中改。御览九六四栗条引岭表录异作「勤」，亦因形近而误。
〔四〕诜：原作「铣」，今据大观、政和本草卷二十三栗条及本书卷一历代诸家本草改。
〔五〕木：原作「水」，今据大观、政和本草卷二十三栗条改，与下「亦杀木气」及卷三十木瓜条「亦取其陈久无木气，如栗子去木气之义尔」俱合。
〔六〕味咸生水也：大观、政和本草卷二十三栗条引孟诜说俱无。

曰〕栗作粉食，胜于菱、芡；但以饲孩儿，令齿不生。〔宗奭曰〕小儿不可多食。生则难化，熟则滞气，膈食生虫，往往致病。

〔主治〕益气，厚肠胃，补肾气，令人耐饥。别录 **生食，治腰脚不遂。**思邈 **疗筋骨断碎，肿痛瘀血，生嚼涂之，有效。**苏恭

栗楔音屑。〔时珍曰〕一球三颗，其中扁者栗楔也。**〔主治〕筋骨风痛。**士良 **活血尤效。**〔颂曰〕今衡山合活血丹用之。**每日生食七枚，破冷痃癖。又生嚼，罯恶刺，出箭头，傅瘰疬肿毒痛。**大明

〔发明〕〔思邈曰〕栗，肾之果也。肾病宜食之。〔弘景曰〕相传有人患腰脚弱，往栗树下食数升，便能起行。此是补肾之义，然应生啖。若服饵则宜蒸曝之。〔宗奭曰〕栗之补肾，为其味咸，又滞其气也。〔时珍曰〕栗于五果属水。水潦之年则栗不熟，类相应也。有人内寒，暴泄如注，令食煨栗二三十枚，顿愈。肾主大便，栗能通肾，于此可验。经验后〔一〕方治肾虚腰脚无力，以袋盛生栗悬干，每旦吃十余颗，次吃猪肾粥助之，久必强健。盖风干之栗，胜于日曝，而火煨油炒，胜于煮蒸。仍须细嚼，连液吞咽，则有益。若顿食至饱，反致伤脾矣。按苏子由诗云：老去自添腰脚病，山翁服栗旧传方。客来为说晨兴晚，三咽徐收白玉浆。此得食栗之诀也。王祯农书云：史记载秦饥，应侯请发五苑枣、栗。则本草栗厚肠胃、补肾气、令人耐饥之说，殆非虚语矣。

〔附方〕旧三，新五。**小儿疳疮**生嚼栗子傅之。外台。**苇刺入肉**方同上。**马汗入肉**成疮者。方同上。胜金方。**马咬成疮**独颗栗子烧研傅之。医说。**熊虎爪伤**嚼栗傅之〔二〕。肘后〔三〕。**小儿口疮**大栗煮熟，日日与食之，甚效。普济。**衄血不止**宣州大栗七枚刺破，连皮烧存性，出火毒，入麝香少许研匀。每服二钱，温水下。圣济总录。**金刃斧伤**用独壳大栗研傅，或仓卒嚼傅亦可。集简方。

栗荴〔四〕音孚。〔恭曰〕栗内薄皮也。**〔气味〕甘，平，涩，无毒〔主治〕捣散，和**

〔一〕后：原脱，今据大观、政和本草卷二十三栗条附方补。
〔二〕嚼栗傅之：原作「方同上」，今据肘后卷七第五十三及大观、政和本草卷二十三栗条附方改。
〔三〕肘后：原脱，今据肘后卷七第五十三及大观、政和本草卷二十三栗条附方补，仍计入旧附方数内。
〔四〕荴：唐本草卷十七及大观、政和本草栗条俱作「扶」。

蜜涂面，令光急去皱文。苏恭 〔附方〕新二〔一〕。骨鲠在咽栗子内薄皮烧存性，研末，吹入咽中即下。圣济总录：用栗子肉上皮半两为末，鲇鱼肝一个，乳香二钱半，同捣，丸梧子大。看鲠远近，以线系绵裹一丸，水润吞之，提线钓出也。

栗壳栗之黑壳也。〔气味〕同荴。〔主治〕反胃消渴，煮汁饮之。孟诜 煮汁饮，止泻血。大明 〔附方〕新一。鼻衄不止累医不效。栗壳烧存性，研末，粥饮服二钱。圣惠方。

毛球栗外刺包也。〔主治〕煮汁，洗火丹毒肿。苏恭

花〔主治〕瘰疬。吴瑞

树皮〔主治〕煮汁，洗沙虱、溪毒。苏恭 疗疮毒。苏颂 治丹毒五色无常。剥皮有刺者，煎水洗之。孟诜 出肘后方。

根〔主治〕偏肾气，酒煎服之。汪颖

天师栗纲目

【集解】〔时珍曰〕按宋祁益州方物记云：天师栗，惟西蜀青城山中有之，他处无有也。云张天师学道于此所遗，故名。似栗而味美，惟独房若橡为异耳。今武当山所卖娑罗子，恐即此物也。

【气味】甘，温，无毒。

【主治】久食，已风挛。时珍 出益州记。

枣本经上品

【释名】〔时珍曰〕按陆佃埤雅云：大曰枣，小曰棘。棘，酸枣也。枣性高，故重朿；棘性低，故并朿。朿音次。

〔一〕二 原作「一」，今按下新附方数改。

枣、棘皆有刺针，会意也。

【集解】〔别录曰〕枣生河东平泽。〔弘景曰〕世传河东猗氏县枣特异。今青州出者形大而核细，多膏甚甜。郁州互〔一〕市者亦好，小不及耳。江东临沂、金城枣形大而虚，少脂，好者亦可用之。南枣大恶，不堪啖。〔颂曰〕近北州郡皆出枣，惟青州之种特佳。晋州、绛州者虽大，而不及青州肉厚也。江南出者，坚燥少脂。今园圃种莳者，其种甚多。美者有水菱枣、御枣之类，皆不堪入药，盖肌肉轻虚故也。南郡〔二〕人煮而曝干，皮薄而皱，味更甘于他枣，谓之天蒸枣，亦不入药。按郭璞注尔雅云：壶枣大而锐，壶犹〔三〕瓠也。边，腰枣也，细腰，今谓之辘轳枣。櫅，白枣也，子白乃熟。洗，大枣也，出河东猗氏县，大如鸡卵。遵，羊枣也，实小紫黑，俗名羊矢枣。樲，酸枣也，木小而实酢。还味，稔枣也，其味短。蹶泄，苦枣也，其味苦。晰，无实枣也。〔宗奭曰〕大枣先青州，次晋州，皆可晒曝入药，益脾胃。余者止可充食用耳。青州人以枣去皮核，焙干为枣圈，以为奇果。有御枣，甘美轻脆，后众枣熟而易生虫，今人所谓扑落酥者是也。又有牙枣，先众枣熟，亦甘美，微酸而尖长。二枣皆可啖，不堪收曝。〔时珍曰〕枣木赤心有刺。四月生小叶，尖觥光泽。五月开小花，白色微青。南北皆有，惟青、晋所出者肥大甘美，入药为良。其类甚繁，尔雅所载之外，郭义恭广志有狗牙、鸡心、牛头、羊矢〔四〕、猕猴、细腰、赤心、三星、骈白之名，又有木枣、氐枣、桂枣、夕枣、灌枣、墟枣、蒸枣、白枣、丹枣、棠枣，及安邑、信都诸枣。谷城紫枣长二寸，羊角枣长三寸。密云所出小枣，脆润核细，味亦甘美，皆可充果食，不堪入药。入药须用青州及晋地晒干大枣为良。按贾思勰齐民要术云：凡枣全赤时，日日撼而收曝，则红皱。若半赤收者，肉未充满，干即色黄而皮皱。将〔五〕赤收者，味亦不佳。食经作干枣法：须治净地，铺菰箔之类承枣，日晒夜露，择去胖烂，曝干收之。切而晒干者为枣脯。煮熟榨出者为枣膏，亦曰枣瓤。蒸熟者为胶枣，加以糖、蜜拌蒸则更甜；以麻油叶同蒸，则色更润泽。捣

〔一〕互：原作「玄」，今据大观、政和本草卷二十三大枣条改。

〔二〕郡：大观、政和本草卷二十三大枣条俱作「都」。

〔三〕壶犹：原作「犹壶」，今据尔雅释木郭注及大观、政和本草卷二十三大枣条改。

〔四〕矢：原作「角」，今据齐民要术卷四第三十三及御览九六五枣条引广志改，与尔雅释木郭注合。邺中记虽言石虎园中有「羊角枣」（即下文所谓「长三寸」者），但不当列入广志诸枣之中。因据改。

〔五〕而皮皱将：此四字原脱，今据齐民要术卷四第三十三补。

胶枣〔一〕晒干者为枣油，其法取红软干枣入釜，以水仅淹平，煮沸漉出，砂盆研细，生布绞取汁，涂盘上晒干，其形如油，以手摩刮为末收之。每以一匙，投汤碗中，酸甜味足，即成美浆，用和米麨，最止饥渴、益脾胃也。卢谌祭法云：春祀用枣油。即此。

生枣

〔气味〕甘、辛，热，无毒。多食令人寒热。凡羸瘦者不可食。〔思邈曰〕多食令人热渴膨胀，动脏腑，损脾元，助湿热。

大枣

〔释名〕干枣别录 **美枣**别录 **良枣** 〔别录曰〕八月采，曝干。〔瑞曰〕此即晒干大枣也。味最良美，故宜入药。今人亦有用胶枣之肥大者。

〔气味〕甘，平，无毒。〔思邈曰〕甘、辛，热，滑，无毒。〔杲曰〕温。〔大明曰〕有齿病、疳病、虫䘌人不宜啖枣，小儿尤不宜食。又忌与葱同食，令人五脏不和；与鱼同食，令人腰腹痛。〔时珍曰〕今人蒸枣多用糖、蜜拌过，久食最损脾、助湿热也。啖枣多，令人齿黄生䘌。故嵇康养生论云：齿处晋而黄，虱处头而黑。

〔主治〕心腹邪气，安中，养脾气，平胃气，通九窍，助十二经，补少气、少津液、身中不足，大惊四肢重，和百药。久服轻身延年。本经 〔宗奭曰〕煮取肉，和脾胃药甚佳。 **补中益气，坚志强力，除烦闷，疗心下悬，除肠澼。久服不饥神仙。**别录 **润心肺，止嗽，补五脏，治虚损，除肠胃癖气。和光粉烧，治疳痢。**大明 **小儿患秋痢，与蛀枣食之良。**孟诜 **杀乌头、附子、天雄毒。**之才 **和阴阳，调荣卫，生津液。**李杲

〔发明〕〔弘景曰〕道家方药，以枣为佳饵。其皮利，肉补虚，所以合汤皆擘之也。〔杲曰〕大枣气味俱厚，阳也。温以补不足，甘以缓阴血。〔成无己曰〕邪在荣卫者，辛甘以解之。故用姜、枣以和荣卫，生发脾胃升腾之气。张仲景治奔豚，用大枣滋脾土以平肾气也。治水饮胁痛有十枣汤，益土而胜水也。〔震亨曰〕枣属土而有火，味甘性缓。甘先入脾，补脾者未尝用甘。故今人食甘多者，脾必受病也。〔时珍曰〕素问言枣为脾之果，脾病宜食之。谓治病和药，枣为脾经

〔一〕胶枣：原作「枣胶」。按上文云「蒸熟者为胶枣」（下大枣释名项下亦有「胶枣」之文），与食物本草（原妄题李杲编）卷三枣条相合，因据改。

血分药也。若无故频食，则生虫损齿，贻害多矣。按王好古云：中满者勿食甘，甘令人满。故张仲景建中汤心下痞者，减饧、枣，与甘草同例，此得用枣之方矣。又按许叔微本事方云：一妇病脏燥悲泣不止，祈祷备至。予忆古方治此证用大枣汤遂治，与服尽剂而愈。古人识病治方，妙绝如此。又陈自明妇人良方云：程虎卿内人妊娠四五个月，遇昼则惨戚悲伤，泪下数欠，如有所凭，医巫兼治皆无益。管伯周说：先人曾语此，治须大枣汤乃愈。虎卿借方治药，一投而愈。方见下条。又摘玄方治此证，用红枣烧存性，酒服三钱，亦大枣汤变法也。

〔附方〕旧七，新十二。

调和胃气以干枣去核，缓火逼燥为末。量多少入少生姜末，白汤点服。调和胃气甚良。衍义。

反胃吐食大枣一枚去核，用斑蝥一枚去头翅，入在内，煨熟去蝥，空心食之，白汤下良。

小肠气痛大枣一枚去核，用斑蝥一枚去头、足〔一〕、翅，入〔二〕枣内，纸包煨熟，去蝥食枣，以桂心、毕澄茄汤下。直指。

伤寒热病后，口干咽痛，喜唾。大枣二十枚，乌梅十枚，捣入蜜丸。含如杏核大〔三〕，咽汁甚效。千金方。

妇人脏燥悲伤欲哭，象若神灵，数欠者，大枣汤主之。大枣十枚，小麦一升，甘草二〔四〕两，每服一两，水煎服之。亦补脾气。金匮〔五〕。

妊娠腹痛大红枣十四枚，烧焦为末，以小便服之。梅师。

大便燥塞大枣一枚去核，入轻粉半钱缚定，煨熟食之，仍以枣汤送下。直指。

咒枣治疟执枣一枚，咒曰：吾有枣一枚，一心归大道。优他或优降，或劈火烧之。念七遍，吹枣上，与病人食之，即愈。岣嵝神书。

烦闷不眠大枣十四枚，葱白七茎，水三升，煮一升，顿服。千金。

上气咳嗽治伤中筋脉急，上气咳嗽者。用枣二十枚去核，以酥四两微火煎，入枣肉中泣尽酥，取收之。常含一枚，微微咽之取瘥。圣惠方。

肺疽吐血因啖辛辣、热物致伤者。用红枣连核烧存性，百药煎煅过，等分为末。每服二钱，米饮下。三因。

耳聋鼻塞不闻音声、香臭者。取大枣十五枚去皮核，蓖麻子

〔一〕足：原脱，今据仁斋直指方论卷十八煨枣方补。

〔二〕入：原作「又」，今据仁斋直指方论卷十八煨枣方改。

〔三〕如杏核大：原作「一杏仁」，今据千金卷十第一改。

〔四〕二：金匮卷下第二十二及本事方卷十俱作「三」。

〔五〕金匮：原脱，今据金匮卷下第二十二补。

三百枚去皮，和捣。绵裹塞耳、鼻，日一度。三十余日，闻声及香臭也。先治耳，后治鼻，不可并塞。孟诜食疗。**久服香身**用大枣肉和桂心、白瓜仁、松树皮为丸，久服之。食疗本草。**走马牙疳**新枣肉一枚，同黄檗烧焦为末，油和傅之。若加砒少许更妙。王氏博济。**诸疮久坏**不愈者。枣膏三升，煎水频洗，取愈。千金。**痔疮疼痛**大肥枣一枚剥去皮，取水银掌中，以唾研令极熟，傅枣瓤上，纳入下部良。外台。**下部虫痒**蒸大枣取膏，以水银和捻，长三寸，以绵裹，夜纳下部中，明日虫皆出也。肘后。**卒急心疼**海上方诀云：一个乌梅二个枣，七枚杏仁一处捣。男酒女醋送下之，不害心疼直到老。**食椒闭气**京枣食之即解也。百一选方。

三岁陈枣核中仁 〔气味〕燔之，苦，平，无毒。〔主治〕**腹痛邪气**。别录 **恶气卒疰忤**。孟诜 **核烧研，掺胫疮良**。时珍 〔发明〕〔时珍曰〕按刘根别传云：道士陈孜如痴人，江夏袁仲阳敬事之。孜曰：今春当有疾，可服枣核中仁二十七枚。后果大病，服之而愈。又云：常服枣仁，百邪不复干也。仲阳服之有效，则枣果有治邪之说矣。又道书云：常含枣核治气，令口行津液，咽之佳。谢承后汉书亦云：孟节能含枣核，不食可至十〔一〕年也。此皆藉枣以生津受气，而咽之又能达黄宫，以交离坎之义耳。

叶 〔气味〕甘，温，微毒。〔别录曰〕散服使人瘦，久则呕吐。〔主治〕**覆麻黄，能令出汗**。本经 **和葛粉，揩热痱疮，良**。别录 **治小儿壮热，煎汤浴之**。大明 〔附方〕新二。

小儿伤寒五日已后热不退。用枣叶半握，麻黄半两，葱白、豆豉各一合，童子小便二钟，煎一钟，分二服，取汗。总录。**反胃呕哕**干枣叶一两，藿香半两，丁香二钱半，每服二钱，姜三片，水一盏煎服。圣惠方。

木心 〔气味〕甘，涩，温，有小毒。〔主治〕**中蛊腹痛，面目青黄，淋露骨立。锉取一斛，水淹三寸，煮至二斗澄清，煎五升。旦服五合，取吐即愈。又煎红**

〔一〕十：御览九六五枣条引谢承后汉书作「五」。

水服之，能通经脉。时珍　出小品方。

根　〔主治〕小儿赤丹从脚趺起，煎汤频浴之。时珍　出千金。　〔附方〕旧一。令发易长取东行枣根三尺，横安甑上蒸之，两头汗出，收取傅发，即易长。　圣惠方。

皮　〔主治〕同老桑树皮，并取北向者，等分，烧研。每用一合，井水煎，澄取清，洗目。一月三洗，昏者复明。忌荤、酒、房事。时珍

仲思枣 宋开宝

【释名】仙枣〔志曰〕北齐时有仙人仲思得此枣种之，因以为名。

【集解】〔志曰〕仲思枣形如大枣，长一〔一〕二寸，正紫色，细文小核，味甘。今亦少有。〔时珍曰〕按杜宝大业拾遗记云：隋时信都郡献仲思枣，长四寸，围五寸，肉肥核小有味，胜于青州枣，亦名仙枣。观此，则广志之西王母枣、谷城紫枣，皆此类也。

【气味】甘，温，无毒。

【主治】补虚益气，润五脏，去痰嗽冷气。久服令人肥健，好颜色，神仙不饥。开宝

苦枣 食性

【释名】蹶泄尔雅　名义未详〔二〕。

〔一〕一：原脱，今据大观、政和本草卷二十三仲思枣条补。

〔二〕名义未详：郝懿行云：「蹶泄者，今登、莱人谓物之短尾者为蹶泄（音若厥雪）。枣形肥短，故以为名。释文：蹶，居卫反。泄，息列反。初学记引广志曰，有桂枣、夕枣之名。然则桂、蹶声同，夕、泄声转，疑桂夕即蹶泄矣。」见尔雅义疏下二释木。后说牵强，前说稍胜。姑录于此，以备一说。

【集解】〔士良曰〕苦枣处处有之。色青而小，味苦不堪，人多不食。

实【气味】苦，大寒，无毒。

【主治】伤寒热伏在脏腑，狂荡烦满，大小便闭涩。取肉煮研，和蜜丸服。士良

本草纲目果部目录第三十卷

果之二　山果类三十四种

梨别录　鹿梨图经　棠梨纲目
海红纲目　木瓜别录　楂子食疗
榠楂图经　榅桲开宝　山楂唐本（即山查）
庵罗果开宝　柰别录　林檎开宝
柹[一]别录　椑柹开宝　君迁子拾遗（即牛奶柹）
安石榴别录　橘本经　柑开宝
橙开宝　柚日华　枸橼图经（即香橼）
金橘纲目　枇杷别录　杨梅开宝
樱桃别录　山婴桃别录　银杏日用（即白果）
胡桃开宝　榛[二]开宝　阿月浑子拾遗
槠子拾遗　钩栗拾遗　橡实唐本（即栎子）
槲实唐本（即槲若[三]）

[一] 柹：今通用「柿」字。
[二] 榛：此下原有「子」字，今据本卷榛条删。
[三] 即槲若：按本卷本条言「若即叶」，此间言「槲实即槲若」，与彼不合，应删。

右附方旧五十五〔一〕，新一百七十四。

〔一〕五：原作「二」，今按本卷旧附方数改。

本草纲目果部第三十卷

果之二 山果类三十四种

梨 别录下品

【释名】快果　果宗　玉乳　蜜父〔震亨曰〕梨者，利也。其性下行流利也。〔弘景曰〕梨种殊多，并皆冷利，多食损人，故俗人谓之快果，不入药用。

【集解】〔颂曰〕梨处处皆有，而种类殊别。医方相承，用乳梨、鹅梨。乳梨出宣城，皮厚而肉实，其味极长。鹅梨河之南北州郡皆有之，皮薄而浆多，味差短，其香则过之。其余水梨、消梨、紫糜〔一〕梨、赤梨、青梨、茅梨、甘棠梨、御儿梨之类甚多，俱不入药也。一种桑梨，惟堪蜜煮食之，止口干，生食不益人，冷中。又有紫花梨，疗心热。唐武宗有此疾，百药不效。青城山邢道人以此梨绞汁进之，帝疾遂愈。复求之，不可得。常山郡忽有一株，因缄封以进。帝多食之，解烦燥殊效。岁久木枯，不复有种，今人不得而用之矣。〔时珍曰〕梨树高二三丈，尖叶光腻有细齿，二月开白花如雪六出。上巳无风则结实必佳。故古语云：上巳有风梨有蠹，中秋无月蚌无胎。贾思勰言梨核每颗有十余子，种之惟一二子生梨，余皆生杜，此亦一异也。杜即棠梨也。梨品甚多，必须棠梨、桑树接过者，则结子早而佳。梨有青、黄、红、紫四色。乳梨即雪梨，鹅梨即绵梨，消梨即香水梨也。俱为上品，可以治病。御儿梨即玉乳梨之讹。或云御儿一作语儿，地名也，在苏州嘉兴县，见汉书注。其他青皮、早谷、半斤、沙糜诸梨，皆粗涩不堪，止可蒸煮及切烘为脯尔。一种醋梨，易水煮熟，则甜美不损人也。昔人言梨，皆以常山真定、山阳钜野、梁国睢阳、齐国临淄、钜鹿、弘农、京兆、邺都、洛阳为称。盖好梨多产于北土，南方惟宣城者为胜。故司马迁史记云：淮北、荥南、河济之间，千株梨其人与千户侯等也。又魏文帝诏云：真定御〔二〕梨大如拳，甘如蜜，脆如菱〔三〕，可以解烦释悁〔四〕。辛氏三秦记云：含消梨大如五升器，坠地则破，须以囊承取之。

〔一〕糜：大观、政和本草卷二十三梨条俱作「煤」。
〔二〕御：御览九六九同。艺文类聚八十六及大观、政和本草卷二十三梨条俱作「郡」。
〔三〕菱：大观、政和本草卷二十三作「蔆」，即「菱」之异体字。艺文类聚八十六及御览九六九俱作「凌」。
〔四〕释悁：御览九六九作「释渴」，大观、政和本草卷二十三只作一「渴」字。艺文类聚八十六只作一「饴」字，疑误。

汉武帝尝种于上苑。此又梨之奇品也。物类相感志言：梨与萝卜相间收藏，或削梨蒂插〔一〕于萝卜上藏之，皆可经年不烂。今北人每于树上包裹，过冬乃摘，亦妙。

实

〔气味〕甘、微酸，寒，无毒。多食令人寒中萎困。金疮、乳妇、血虚者，尤不可食。〔志曰〕别本云：梨：甘寒，多食成冷痢。桑梨：生食冷中，不益人。

〔主治〕热嗽，止渴。切片贴汤火伤，止痛不烂。苏恭 **治客热，中风不语，治伤寒热发，解丹石热气、惊邪，利大小便。**开宝 **除贼风，止心烦气喘热狂。作浆，吐风痰。**大明 **卒暗风不语者，生捣汁频〔二〕服。胸中痞塞热结者，宜多食之。**孟诜 **润肺凉心，消痰降火，解疮毒、酒毒。**时珍

〔发明〕〔宗奭曰〕梨多食动脾，少则不及病，用梨者当斟酌之。惟病酒烦渴人食之甚佳，终不能却疾。〔慎微曰〕孙光宪北梦琐言云：有一朝士见奉御梁新诊之，曰：风疾已深，请速归去。复见鄜州马医赵鄂诊之，言与梁同，但请多吃消梨，咀龁不及，绞汁而饮。到家旬日，唯吃消梨顿爽也。〔时珍曰〕别录著梨，止言其害，不著其功。陶隐居言梨不入药。盖古人论病多主风寒，用药皆是桂、附，故不知梨有治风热、润肺凉心、消痰降火、解毒之功也。今人痰病、火病，十居六七。梨之有益，盖不为少，但不宜过食尔。按类编云：一士人状若有疾，厌厌无聊，往谒杨吉老诊之。杨曰：君热证已极，气血消铄，此去三年，当以疽死。士人不乐而去。闻茅山有道士医术通神，而不欲自鸣。乃衣仆衣，诣山拜之，愿执薪水之役。道士留置弟子中。久之以实白道士。道士诊之，笑曰：汝便下山，但日日吃好梨一颗。如生梨已尽，则取干者泡汤，食滓饮汁，疾自当平。士人如其戒，经一岁复见吉老。见其颜貌腴泽，脉息和平，惊曰：君必遇异人，不然岂有痊理？士人备告吉老。吉老具衣冠望茅山设拜，自咎其学之未至。此与琐言之说仿佛。观夫二条，则梨之功岂小补哉？然惟乳梨、鹅梨、消梨可食，余梨则亦不能去病也。

〔附方〕旧八，新四〔三〕。

消渴饮水　用香水梨，或鹅梨，或江南雪梨皆可，取汁以蜜汤熬成瓶收。无时以热水或冷水调服，愈乃止。普济方。

卒得咳嗽　〔颂曰〕崔元亮海上方：用

〔一〕插：原作「种」，今据物类相感志·果子改。

〔二〕频：大观、政和本草卷二十三梨条俱作「顿」。

〔三〕旧八新四：原作「旧六新三」，今按下列新旧附方数改。

好梨去核，捣汁一碗，入椒四十粒，煎一沸去滓，纳黑饧一大两，消讫，细细含咽立定。〔诜曰〕用梨一颗，刺五十孔，每孔纳椒一粒，面裹灰火煨熟，停冷去椒食之。又方：去核纳酥、蜜，面裹烧熟，冷食。又方：切片，酥煎食之。又方：捣汁一升，入酥、蜜各一两，地黄汁一升，煎成含咽。凡治嗽须喘急定时冷食之。若热食反伤肺，令嗽更剧，不可救也。若反，可作羊肉汤饼饱食之，便卧少时〔一〕，即佳。**痰喘气急** 梨剜空，纳小黑豆令满，留盖合住系定，糠火煨熟，捣作饼。每日食之，至效。摘玄。**暗风失音** 生梨捣汁一盏饮之，日再服。食疗本草。**小儿风热** 昏懵躁闷，不能食。用消梨三枚切破，以水二升，煮取汁一升，入粳米一合，煮粥食之。圣惠方。**赤目胬肉** 日夜痛者。取好梨一颗捣绞汁，以绵裹黄连片一钱浸汁，仰卧点之。图经。**赤眼肿痛** 鹅梨一枚捣汁，黄连末半两，腻粉一字，和匀绵裹浸梨汁中，日日点之。圣惠。**反胃转食** 药物不下。用大雪梨一个，以丁香十五粒刺入梨内，湿纸包四五重，煨熟食之。总录。

花 〔主治〕**去面黑粉滓。**时珍 方见李花下。

叶 〔主治〕**霍乱吐利不止，煮汁服。作煎，治风。**苏恭 **治小儿寒疝。**苏颂 **捣汁服，解中菌毒。**吴瑞

〔附方〕旧三，新一。**小儿寒疝** 腹痛大汗出。用梨叶浓煎七合，分作数服，饮之大良。此徐王〔二〕经验方也。图经本草。**中水毒病** 初起头痛恶寒，拘急心烦。用梨叶一把捣烂，以酒一盏搅饮。箧中方。**蠼螋尿疮** 出黄水。用〔三〕梨叶〔四〕汁〔五〕涂之。干即易。箧中方。**食梨过伤** 梨叶煎汁解之。黄〔六〕记。

木皮 〔主治〕**解伤寒时气。**时珍

〔附方〕新四。**伤寒温疫** 已发未发。用梨木皮、大甘草各一

〔一〕便卧少时：原脱，今据大观、政和本草卷二十三梨条补。

〔二〕王：原作「玉」，今据大观、政和本草卷二十三梨条改。徐王谓北齐西阳郡王徐之才。

〔三〕用：大观、政和本草卷二十三梨条附方俱作「嚼」。

〔四〕叶：大观、政和本草卷二十三梨条附方俱无。故此方当移前「实」附方中。

〔五〕汁：原作「一」，今据大观、政和本草卷二十三梨条附方改。

〔六〕黄：疑「广」之误。今检太平广记、事林广记及岁时广记之类，尚未见到此方，待考。

两，黄秫谷一合，为末，锅底煤一钱。每服三钱，白汤下，日二服，取愈。此蔡医博方也。黎居士简易方。**霍乱吐利**梨枝煮汁饮。圣惠。**气积郁冒**人有气从脐左右起上冲，胸满气促，郁冒厥者。用梨木灰、伏出鸡卵壳中白皮、紫苑、麻黄去节，等分为末，糊丸梧子大。每服十丸，酒下。亦可为末服方寸匕，或煮汤服。总录。**结气咳逆**三十年者服之亦瘥。方同上。

鹿梨图经

〔校正〕原附梨下，今分出。

【释名】鼠梨诗疏**山梨**毛诗**杨〔一〕檖**尔雅**罗**〔时珍曰〕尔雅云：檖，罗也。其木有纹如罗，故名。诗云：隰有树檖。毛苌注云：「檖一名赤罗」。一名山梨，一名树梨。今人谓之杨檖。陆玑诗疏云：檖即鹿梨也，一名鼠梨。

【集解】〔颂曰〕江宁府信州一种小梨名鹿梨，叶如茶，根如小拇指。彼人取皮治疮，八月采之。近处亦有，但采实作干，不知入药也。〔时珍曰〕山梨，野梨也，处处有之。梨大如杏，可食。其木文细密，赤者文急，白者文缓。按陆玑云：鹿梨，齐郡尧山、鲁国、河内皆有，人亦种之。实似梨而酢，亦有美脆者。

实　〔气味〕**酸，涩，寒，无毒。**〔主治〕**煨食治痢。**苏颂

根皮　〔气味〕同实。〔主治〕**疮疥，煎汁洗之。**苏颂　〔附方〕新二。**一切疮**鹿梨散：用鹿梨根、蛇床子各半斤，真剪草四两，硫黄三钱，轻粉一钱，为末，麻油调傅之。小儿，涂于绢衣上着之，七日不解，自愈。仁存方。**一切癣**鹿梨根刮皮捣烂，醋和麻布包擦之。干者为末，以水和捣。唐瑶经验方。

棠梨纲目

【释名】甘棠〔二〕〔时珍曰〕尔雅云：杜，甘棠也。赤者杜，白者棠。或云：牝曰杜，牡〔三〕曰棠。或云：涩者杜，

〔一〕杨：原作「阳」，今据尔雅释木郭注改。下同。
〔二〕甘棠：原脱，今据金陵本补。
〔三〕牡：原作「杜」，今据说文卷六上木部棠字改。

甘者棠。杜者涩也，棠者糖也。三说俱通，末说近是。

【集解】〔时珍曰〕棠梨，野梨也。处处山林有之。树似梨而小。叶似苍术叶，亦有团者，三叉者，叶边皆有锯齿，色颇黪白。二月开白花，结实如小楝子大，霜后可食。其树接梨甚嘉。有甘、酢、赤、白二种。按陆玑诗疏云：白棠，甘棠也，子多酸美而滑。赤棠子涩而酢，木理亦赤，可作弓材。救荒本草云：其叶味微苦，嫩时炸熟，水浸淘净，油、盐调食，或蒸晒代茶。其花亦可炸食，或晒干磨面作烧饼食以济饥。又杨〔一〕慎丹铅录言：尹伯奇采楟花以济饥。注者言楟即山梨，乃今棠梨也。未知是否？

实 〔气味〕**酸、甘，涩，寒，无毒。** 〔主治〕**烧食，止滑痢。**时珍

枝叶 〔气味〕同实。 〔主治〕**霍乱吐泻不止，转筋腹痛，取一握，同木瓜二两煎汁，细呷之。**时珍　圣惠方。

〔附方〕新一。**反胃吐食**棠梨叶油炒去刺，为末，每旦酒服一钱。山居四要。

海红 纲目

【释名】**海棠梨**〔时珍曰〕按李德裕草〔二〕木记云：凡花木名海者，皆从海外来，如海棠之类是也。又李白诗注云：海红乃花名，出新罗国甚多。则海棠之自海外有据矣。

【集解】〔时珍曰〕饮膳正要果类有海红，不知出处，此即海棠梨之实也。状如木瓜而小，二月开红花，实至八月乃熟。郑樵通志云：海棠子名海红，即尔雅赤棠也。沈立海棠记〔三〕云：棠有甘棠、沙棠、棠梨，皆非海棠也。海棠盛于蜀中。其出江南者名南海棠，大抵相类，而花差小。棠性多类梨。其核生者长慢，十数〔四〕年乃花。以枝接梨及木瓜者易茂。

〔一〕杨：原作「穆」，今据本书卷一引据经史百家书目改。

〔二〕草：原作「花」，今据本书卷一引据经史百家书目改。

〔三〕记：原作「谱」。按沈立所撰为海棠记，海棠谱乃宋钱唐人陈思撰。因据改。

〔四〕十数：原作「数十」，今据海棠记改。

其根色黄而盘劲。其〔一〕木坚而多节，外白中赤。其枝叶密而条畅。其叶类杜，大者缥绿色，小者浅紫色。二月开花五出，初如胭脂点点然，开则渐成缬晕，落则有若宿妆淡粉。其蒂长寸余，淡紫色，或三萼、五萼成丛。其蕊如金粟，中有紫须。其实状如梨，大如樱桃，至秋可食，味甘酸。大抵海棠花以紫绵色者为正，余皆棠梨耳。海棠花不香，惟蜀之嘉州者有香而木大。有黄海棠，花黄。贴干〔二〕海棠，花小而鲜。垂丝海棠，花粉红向下。皆无子，非真海棠也。

子【气味】酸、甘，平，无毒。

【主治】泄痢时珍　出正要。

木瓜别录中品

【释名】楙音茂。〔时珍曰〕按尔雅云：楙，木瓜。郭璞注云：木实如小瓜，酢而可食。则木瓜之名，取此义也。或云：木瓜味酸，得木之正气故名。亦通。楙从林、矛，谐声也。

【集解】〔弘景曰〕木瓜，山阴兰亭尤多，彼人以为良果。又有榠楂，大而黄。有楂子，小而涩。礼云：楂、梨钻之。古亦以楂为果，今则不也。〔保昇曰〕其树枝状如柰，花作房生子，形似栝楼，火干甚香。楂子似梨而酢，江外常为果食。〔颂曰〕木瓜处处有之，而宣城者为佳。木状如柰。春末开花，深红色。其实大者如瓜，小者如拳，上黄似着粉。宣人种莳尤谨，遍满山谷。始实成则镞纸花粘于上，夜露日烘，渐变红，花〔三〕文如生。本州以充土贡，故有宣城花木瓜之称。榠楂酷类木瓜，但看蒂间别有重蒂如乳者为木瓜，无者为榠楂也。〔敩曰〕真木瓜皮薄，色赤黄，香而甘酸不涩，其向里子头尖，一面方，食之益人。有和圆子，色微黄，蒂粗，其子小圆，味涩微咸〔四〕，能伤人气。有蔓子，颗小，味绝涩，不堪用。有土伏子，味绝苦涩不堪，子如大样油麻，饵之令人目涩〔五〕、多赤筋痛也。〔宗奭曰〕西洛〔六〕大木瓜，其味和美，至

〔一〕其：原作「且」，据改同上。
〔二〕干：群芳谱作「梗」。
〔三〕花：此下原衍「色其」二字，今据大观、政和本草卷二十三木瓜条删。
〔四〕咸：原作「酸」，今据大观、政和本草卷二十三木瓜条改。
〔五〕涩：原作「色」，据改同上。
〔六〕洛：本草衍义卷十八及政和本草卷二十三木瓜条俱作「京」。按北宋以洛阳（非如汉、唐以长安）为西京，故濒湖改「京」为「洛」。

熟止青白色，入药绝有功，胜宣州者，味淡。〔时珍曰〕木瓜可种可接，可以枝压。其叶光而厚，其实如小瓜而有鼻。津润味不木者为木瓜。圆小于木瓜，味木而酢涩者为木桃。似木瓜而无鼻，大于木桃，味涩者为木李，亦曰木梨，即榠楂及和圆子也。鼻乃花脱处，非脐蒂也。木瓜性脆，可蜜渍之为果。去子蒸烂，捣泥入蜜与姜作煎，冬月饮尤佳。木桃、木李性坚，可蜜煎及作糕食之。木瓜烧灰散池中，可以毒鱼，说出淮南万毕术。又广志云：木瓜枝，一尺有〔一〕百二十节，可为杖〔二〕。

实

〔修治〕〔敩曰〕凡使木瓜，勿犯铁器，以铜刀削去硬皮并子，切片晒干，以黄牛乳汁拌蒸，从巳至未，待如膏煎，乃晒用也。〔时珍曰〕今人但切片晒干入药尔。按大明会典：宣州岁贡乌烂虫蛀木瓜入御药局。亦取其陈久无木气，如栗子去木气之义尔。

〔气味〕**酸，温，无毒。**〔思邈曰〕酸、咸，温，涩。〔诜曰〕不可多食，损齿及骨。

〔主治〕**湿痹邪〔三〕气，霍乱大吐下，转筋不止。**别录 **治脚气冲心，取嫩者一颗，去子煎服佳。强筋骨，下冷气，止呕逆，心膈痰唾，消食，止水利后渴不止，作饮服之。**藏器 **止吐泻奔豚，及水肿冷热痢，心腹痛。**大明 **调营卫，助谷气。**雷敩 **去湿和胃，滋脾益肺，治腹胀善噫，心下烦痞。**好古

〔发明〕〔杲曰〕木瓜入手、足太阴血分，气脱能收，气滞能和。〔弘景曰〕木瓜最疗转筋。如转筋时，但呼其名及书上作木瓜字皆愈，此理亦不可解。俗人拄木瓜杖，云利筋胫〔四〕也。〔宗奭曰〕木瓜得木之正，酸能入肝，故益筋与血。病腰肾脚膝无力，皆不可缺也。人以铅霜或胡粉涂之，则失酢味，且无渣，盖受金之制也。〔时珍曰〕木瓜所主霍乱吐利转筋脚气，皆脾胃病，非肝病也。肝虽主筋，而转筋则由湿热、寒湿之邪袭伤脾胃所致，故筋转必起于足腓。腓及宗筋皆属阳明。木瓜治转筋，非益筋也，理脾而伐肝也。土病则金衰而木盛，故用酸温以收脾肺之耗散，而借其走筋以平肝邪，乃土中泻木以助金也。木平则土得令而金受荫矣。素问云：酸走筋，筋病无多食酸。孟诜云：多食木瓜，损齿及骨。皆伐肝之明验，而木瓜入手、足太阴为脾、肺药，非肝药，益可征矣。

〔一〕有：艺文类聚卷八十七木瓜条引广志作「号」，谓号称一尺具百二十节。濒湖将「号」字移下，故在此间着一「有」字。

〔二〕杖：原作「数号」，今据艺文类聚八十七木瓜条引广志改。

〔三〕邪：原作「脚」，今据唐本草卷十七、千金翼卷四及大观、政和本草卷二十三木瓜条引别录文改。

〔四〕胫：原作「脉」，今据唐本草卷十七及大观、政和本草木瓜条引弘景说改。苏颂图经始作「脉」。

又针经云：多食酸，令人癃。酸入于胃，其气涩以收，上之两焦〔一〕，不能出入，流入胃中，下去膀胱，胞薄以软，得酸则缩卷，约而不通，故水道不利而癃涩也。罗天益宝鉴云：太保刘仲海日食蜜煎木瓜三五枚，同伴数人皆病淋疾，以问天益。天益曰：此食酸所致也，但夺食则已。阴之所生，本在五味；阴之所营，伤在五味。五味太过，皆能伤人，不独酸也。又陆佃埤雅云：俗言梨百损一益，楙百益一损。故诗云，投我以木瓜，取其有益也。

〔附方〕旧二，新十。

项强筋急不可转侧，肝、肾二脏受风也。用宣州木瓜二个取盖去瓤，没药二两，乳香二钱半，二味入木瓜内缚定，饭上蒸三四次，烂研成膏。每用三钱，入生地黄汁半盏，无灰酒二盏，暖化温服。许叔微云：有人患此，自午后发，黄昏时定。予谓此必先从足起。足〔二〕少阴之筋自足至项。筋者肝之合。今日中至黄昏，阳中之阴，肺也。自离至兑，阴旺阳弱之时。故灵宝毕法云：离至乾，肾气绝而肝气弱。肝、肾二脏受邪，故发于此时。予授此及都梁丸服之〔三〕而愈。本事方。**脚气肿急**用木瓜切片，囊盛踏之。广德顾安中，患脚气筋急腿肿。因附舟以足阁一袋上，渐觉不痛。乃问舟子：袋中何物？曰：宣州木瓜也。及归，制木瓜袋用之，顿愈。名医录。**脚筋挛痛**用木瓜数枚，以酒、水各半，煮烂捣膏，乘热贴于痛处，以帛裹之。冷即换，日三五度。食疗本草。**脐下绞痛**木瓜三〔四〕片，桑叶七片，大枣三枚，水三升，煮半升，顿服即愈。食疗。**小儿洞痢**木瓜捣汁服之。千金方。**霍乱转筋**木瓜〔五〕一两，酒一升，煎服。不饮酒者，煎汤服。仍煎汤浸青布裹其足。圣惠。**霍乱腹痛**木瓜五钱，桑叶三片，枣肉一枚，水煎服。圣惠方。**四蒸木瓜圆**治肝、肾、脾三经气虚，为风寒暑湿相搏，流注经络。凡遇六气〔六〕更变，七情不和，必至发动，或肿满，或顽痹，憎寒壮热，呕吐自汗，霍乱吐利。用宣州大木瓜四个，切盖剜空听用。一个入黄芪、续断末各半两于内，一个入苍术、橘皮末各半两于内，一个入

〔一〕上之两焦：原作「两焦之气」，今据灵枢五味论第六十三及太素卷二调食改。按太素杨注作「上行两焦」，千金卷二十六第一作「上走两焦」，可见「之」与「行」、「走」义同。

〔二〕足：原脱，今据本事方卷一木瓜煎补，与灵枢·经筋第十三合。

〔三〕及都梁丸服之：本事方卷一木瓜煎，此六字作「方，三服」三字。

〔四〕三：大观、政和本草卷二十三木瓜条俱作「一、两」。

〔五〕瓜：圣惠方卷四十七此下有「末」字。

〔六〕六气：原作「□化」，今据御药院方卷一：四蒸木瓜圆改。

乌药、黄松节末各半两于内（黄松节即茯神中心木也），一个入威灵仙、苦葶苈末各半两于内。以原盖簪定，用酒浸透，入甑内蒸熟晒，三浸、三蒸、三晒，捣末，以榆皮末、水和糊，丸如梧子大。每服五十丸，温酒、盐汤任下。御药院方。**肾脏虚冷**气攻腹胁，胀满疼痛。用大木瓜三十枚，去皮、核，剜空，以甘菊花末、青盐末各一斤填满，置笼内蒸熟，捣成膏，入新艾茸二斤搜和，丸如梧子大。每米饮下三十丸，日二。圣济总录。**发槁不泽**木瓜浸油梳头。圣惠方。**反花痔疮**木瓜为末，以鳝鱼身上涎调，贴之，以纸护住。医林集要。**辟除壁虱**以木瓜切片，铺于席下。臞仙神隐。

木瓜核 〔主治〕**霍乱烦躁气急，每嚼七粒，温水咽之。**时珍 出圣惠。

枝 叶 皮 根 〔气味〕**并酸，涩，温，无毒。**〔主治〕**煮汁饮，并止霍乱吐下转筋，疗脚气。**别录 **枝作杖，利筋脉。根、叶煮汤淋足胫**〔一〕**，可以已蹶。木材作桶濯足，甚益人。**苏颂 **枝、叶煮汁饮，治热痢。**时珍 出千金。

花 〔主治〕**面黑粉滓。**方见李花。

楂子

音渣。食疗 〔校正〕原附木瓜下，今分出。

【释名】**木桃**埤雅 **和圆子**〔时珍曰〕木瓜酸香而性脆。木桃酢涩而多渣，故谓之楂，雷公炮炙论和圆子即此也。

【集解】〔藏器曰〕楂子生中都，似榅桲而小，江外常为果食，北土无之。〔颂曰〕处处有之，孟州特多。〔弘景曰〕礼云：楂梨钻之。谓钻去核也。郑玄不识，以为梨之不臧者。郭璞以为似梨而酢涩。古以为果，今不入例矣。〔时珍曰〕楂子乃木瓜之酢涩者，小于木瓜，色微黄，蒂、核皆粗，核中之子小圆也。按王祯农书云：楂似小梨，西川、唐、邓间多种之。味劣于梨与木瓜，而入蜜煮汤，则香美过之。庄子云：楂、梨、橘、柚皆可于口。淮南子云：树楂、梨、橘，食之

〔一〕胫：原脱，今据大观、政和本草卷二十三木瓜条补。

则美，嗅之则香。皆指此也。

【气味】酸，涩，平，无毒。〔诜曰〕多食伤气，损齿及筋。

【主治】断痢。弘景　去恶心咽酸，止酒痰黄水。藏器　煮汁饮，治霍乱转筋，功与木瓜相近。孟诜

榠楂

音冥渣。宋图经

〔校正〕原附木瓜下，今分出。

【释名】蛮楂通志　瘙楂拾遗　木李诗经　木梨埤雅　〔时珍曰〕木李生于吴越，故郑樵通志谓之蛮楂。云俗呼为木梨，则榠楂盖蛮楂之讹也。

【集解】〔颂曰〕榠楂木、叶、花、实酷类木瓜，但比木瓜大而黄色。辨之惟看蒂间别有重蒂如乳者为木瓜，无此则榠楂也。可以进酒去痰。道家生压取汁，和甘松、玄参末作湿香，云甚爽神也。〔诜曰〕榠楂气辛香，致衣箱中杀蠹虫。〔时珍曰〕榠楂乃木瓜之大而黄色无重蒂者也。楂子乃木瓜之短小而味酢涩者也。榅桲则楂类之生于北土者也。三物与木瓜皆是一类各种，故其形状功用不甚相远，但木瓜得木之正气为可贵耳。

【气味】酸，平，无毒。

【主治】解酒去痰。弘景　食之去恶心，止心中酸水。藏器　煨食，止痢。浸油梳头，治发白、发赤。大明　煮汁服，治霍乱转筋。吴瑞

榅桲

音温孛。宋开宝

【释名】〔时珍曰〕榅桲性温而气馞，故名。馞（音孛），香气也。

【集解】〔志曰〕榅桲生北土，似楂子而小。〔颂曰〕今关陕有之，沙苑出者更佳。其实大抵类楂，但肤慢而多毛，味尤甘。其气芬馥，置衣笥中亦香。〔藏器曰〕树如林檎，花白绿色。〔宗奭曰〕食之须净去浮毛，不尔损人肺。花白色，

亦香。最多生虫，少有不蛀者。〔时珍曰〕榅桲盖榠楂之类生于北土者，故其形状功用皆相仿佛。李珣南海药录〔一〕言：关中〔二〕谓林檎为榅桲。按述征记云：林檎佳美。榅桲微大而状丑有毛，其味香，关辅乃有，江南甚希。观此则林檎、榅桲，盖相似而二物也。李氏误矣。

【气味】酸、甘，微温，无毒。〔士良曰〕发毒热，秘大小肠，聚胸中痰，壅涩血脉，不宜多食。〔瑞曰〕同车螯食，发疝气。

【主治】温中，下气消食，除心间酸水，去臭，辟衣鱼。开宝 **去胸膈积食，止渴除烦。将卧时，啖一、两枚，生、熟皆宜。**苏颂 〔宗奭曰〕卧时啖此太多，亦痞塞胃脘也。 **主水泻肠虚烦热，散酒气，并宜生食**〔三〕。李珣

木皮 **〔主治〕捣末，傅疮。**苏颂

山楂音渣。 唐本草

〔校正〕唐本草木部赤爪木，宋图经外类棠梂子，丹溪补遗山查，皆一物也。今并于一，但以山楂标题。

【释名】赤爪子侧巧切。 唐本 **鼠楂**唐本 **猴楂**危氏 **茅楂**日用 **朹子**音求。 **檕梅**音计。 并尔雅 **羊梂**唐本 **棠梂子**图经 **山里果**食鉴 〔时珍曰〕山楂味似楂子，故亦名楂。世俗皆作查字〔四〕，误矣。查（音槎）乃水中浮木，与楂何关〔五〕？郭璞注尔雅云：朹（音求）树如梅。其子大如指头，赤色似小柰，可食。此即山楂也，世俗作梂字亦误

〔一〕录：大观本草卷三十、政和本草卷一及本书卷一历代诸家本草俱作「谱」。

〔二〕关中：大观、政和本草卷二十三文林郎条俱作「南山」。

〔三〕主水泻……生食：按此十四字见大观、政和本草卷二十三文林郎条。濒湖既谓「林檎是文林郎，非榅桲」，则此十四字并下「李珣」二字，当移本卷林檎条主治项下。

〔四〕世俗皆作查字：按尔雅释木：「樝李曰钻之」。经典释文卷三十云：「字亦作查」。是「樝」之作「查」，已在唐·陆德明以前。

〔五〕与楂何关：按此段乃就楂之繁体「樝」字而言。今「樝」已简化为「楂」，而「楂」即「查」之异体字，亦即水中浮木，遂使「与楂何关」之文似不可解。当知此条「楂」字，原俱作「樝」。

矣。梂乃栎实，于朹何关？楂、朹之名，见于尔雅。自晋、宋以来，不知其原，但用查、梂耳。此物生于山原茅林中，猴、鼠喜食之，故又有诸名也。唐本草赤爪木当作赤枣，盖枣、爪音讹也，楂状似赤枣故尔。范成大虞衡志有赤枣子。王璆百一选方云：山里红果，俗名酸枣，又名鼻涕团。正合此义矣。

【集解】〔恭曰〕赤爪木，赤楂也。出山南、申、安、随诸州。小树高五六尺，叶似香薷。子似虎掌，大如小林檎，赤色。〔藏器曰〕赤爪草，即鼠楂梂也。生高原。梂似小楂而赤，人食之。〔颂曰〕棠梂子生滁州。三〔一〕月开白花，随便结实，采无时。彼人用治下痢及腰疼有效。他处亦有，不入药用。〔时珍曰〕赤爪、棠梂、山楂，一物也。古方罕用，故唐本虽有赤爪，后人不知即此也。自丹溪朱氏始著山楂之功，而后遂为要药。其类有二种，皆生山中。一种小者，山人呼为棠朹子、茅楂、猴楂，可入药用。树高数尺，叶有五尖，桠间有刺。三月开五出小白花。实有赤、黄二色，肥者如小林檎，小者如指头，九月乃熟，小儿采而卖之。闽人取熟者去皮核，捣和糖、蜜，作为楂糕，以充果物。其核状如牵牛子，黑色甚坚。一种大者，山人呼为羊朹子。树高丈余，花叶皆同，但实稍大而色黄绿，皮涩肉虚为异尔。初甚酸涩，经霜乃可食。功应相同，而采药者不收。

实

〔修治〕〔时珍曰〕九月霜后取带熟者，去核曝干，或蒸熟去皮核，捣作饼子，日干用。

〔气味〕酸，冷，无毒。〔时珍曰〕酸、甘，微温。生食多令人嘈烦易饥，损齿，齿龋人尤不宜也。

〔主治〕煮汁服，止水痢。沐头洗身，治疮痒。唐本 煮汁洗漆疮，多瘥。弘景 治腰痛有效。苏颂 消食积，补脾，治小肠疝气，发小儿疮疹。吴瑞 健胃，行结气。治妇人产后儿枕痛，恶露不尽，煎汁入沙糖服之，立效。震亨 化饮食，消肉积癥瘕，痰饮痞满吞酸，滞血痛胀。时珍 化血块气块，活血。宁原

〔发明〕〔震亨曰〕山楂大能克化饮食。若胃中无食积，脾虚不能运化，不思食者，多服之，则反克伐脾胃生发之气也。〔时珍曰〕凡脾弱食物不克化，胸腹酸刺胀闷者，于每食后嚼二三枚，绝佳。但不可多用，恐反克伐也。按物类相感志言：煮老鸡、硬肉，入山楂数颗即易烂。则其消肉积之功，益可推矣。珍邻家一小儿，因食积黄肿，腹胀如鼓。偶往羊朹树下，取食之至饱。归而大吐痰水，其病遂愈。羊朹乃山楂同类，医家不用而有此效，则

〔一〕三：原作「二」，今据大观本草卷三十一及政和本草卷三十棠梂子条改，与下濒湖自说一致。

其功应相同矣。〔附方〕新七〔一〕。**偏坠疝气**山棠梂肉、茴香（炒）各一两为末，糊丸梧子大。每服一百丸，空心白汤下。卫生易简方。**老人腰痛**及腿痛。用棠梂子、鹿茸（炙）等分为末，蜜丸梧子大。每服百丸，日二服。**肠风下血**用寒药、热药及脾弱药俱不效者。独用山里果（俗名酸枣，又名鼻涕团）干者为末，艾汤调下，应手即愈。百一选方。**痘疹不快**干山楂为末，汤点服之，立出红活。又法：猴楂五个，酒煎入水，温服即出。危氏得效方。**痘疮干黑**危困者。用棠梂子为末，紫草煎酒调服一钱。全幼心鉴。**食肉不消**山楂肉四两，水煮食之，并饮其汁。简便方。

核〔主治〕**吞之，化食磨积，治癞疝。**时珍〔附方〕新一〔二〕。**难产**山楂核七七粒，百草霜为衣，酒吞下。海上方。**阴肾癞肿**方见橄榄。

赤爪木〔气味〕**苦，寒，无毒。**〔主治〕**水痢，头风身痒。**唐本

根〔主治〕**消积，治反胃。**时珍

茎　叶〔主治〕**煮汁，洗漆疮。**时珍　出肘后。

庵罗果宋开宝

【释名】**庵摩罗迦果**出佛书。**香盖**〔时珍曰〕庵罗，梵音二合者也。庵摩罗，梵音三合者也。华言清净是也。

【集解】〔志曰〕庵罗果树生，若林檎而极大。〔宗奭曰〕西洛甚多，梨之类也。其状亦梨，先诸梨熟，七夕前后已堪啖。色黄如鹅梨，才熟便松软，入药亦希。〔时珍曰〕按一统志云：庵罗果俗名香盖，乃果中极品。种出西域，亦柰类也。叶似茶叶。实似北梨，五六月熟，多食亦无害。今安南诸地亦有之。

〔一〕七：原作「六」，今按下新附方数改。

〔二〕一：原作「二」。按下列治「阴肾癞肿」方，已计入本书卷三十一橄榄条核项新附方数内，此间不应重计。因据改。

【气味】甘，温，无毒。〔士良曰〕酸，微寒。〔志曰〕动风疾。凡天行病及食饱后，俱不可食。同大蒜、辛物食，令人患黄病。

【主治】食之止渴。开宝 主妇人经脉不通，丈夫营卫中血脉不行。久食，令人不饥。士良

叶 〔主治〕渴疾，煎汤饮。士良

柰别录下品

【释名】频婆音波。〔时珍曰〕篆文柰字，象子缀于木之形。梵言谓之频婆，今北人亦呼之，犹云端好也。

【集解】〔弘景曰〕柰，江南虽有，而北国最丰。作脯食之，不宜人。林檎相似而小，俱不益人。〔士良曰〕此有三种：大而长者为柰，圆者为林檎，皆夏熟；小者味涩为梣，秋熟，一名楸子。〔时珍曰〕柰与林檎，一类二种也。树、实皆似林檎而大，西土最多，可栽可压。有白、赤、青三色。白者为素柰，赤者为丹柰，亦曰朱柰，青者为绿柰，皆夏熟。凉州有冬柰，冬熟，子带碧色。孔氏六帖言：凉州白柰，大如兔头。西京杂记言：上林苑紫柰，大如升〔一〕，核紫花青。其汁如漆，著衣不可浣，名脂〔二〕衣柰。此皆异种也。郭义恭广志云：西方例多柰，家家收切，暴干为脯，数十百斛，以为蓄积，谓之频婆粮。亦取柰汁为豉用。其法：取熟柰纳瓮中，勿令蝇入。六七日待烂，以酒腌，痛拌令如粥状，下水更拌，滤去皮子。良久去清汁，倾布上，以灰在下引汁尽，划开日干为末，调物甘酸得所也。刘熙释名载：柰油，以柰捣汁涂缯上，暴燥取下，色如油也。今关西人以赤柰、楸子取汁涂器中，暴干名果单是矣。味甘酸，可以馈远。杜恕笃论云：日给之花似柰，柰实而日给零落，虚伪与真实相似也。则日给乃柰之不实者。而王羲之帖云：来禽、日给，皆囊盛为佳果。则又似指柰为日给矣。木槿花亦名日及，或同名耳。

〔一〕升：御览九七〇㮈条引洞冥记同。今本洞冥记作「斗」。
〔二〕脂：今本洞冥记作「暗」。

实 【气味】苦，寒，有小毒。多食令人肺壅〔一〕胪胀，有病人尤甚。别录 〔思邈曰〕酸、苦，寒，涩，无毒。〔时珍曰〕案正要云：频婆：甘，无毒。

【主治】补中焦诸不足气，和脾。治卒食饱气壅不通者，捣汁服。孟诜 益心气，耐饥。千金 生津止渴。正要

林檎 宋开宝

〔校正〕并入拾遗文林郎果。

【释名】来禽 法帖 文林郎果 〔藏器曰〕文林郎生渤海间。云其树从河中浮来，有文林郎拾得种之，因以为名。〔珣曰〕文林郎，南人呼为榅桲是矣。〔时珍曰〕案洪玉父云：此果味甘，能来众禽于林，故有林禽、来禽之名。又唐高宗时，纪王李谨得五色林檎似朱柰以贡。帝大悦，赐谨为文林郎。人因呼林檎为文林郎果。又述征记云：林檎实佳美。其榅桲微大而状丑，有毛而香，关辅乃有，江南甚希。据此，则林檎是文林郎，非榅桲矣。

【集解】〔志曰〕林檎在处有之。树似柰，皆二月开粉红花。子亦如柰而差圆，六月、七月熟。〔颂曰〕亦有甘、酢二种：甘〔二〕者早熟而味脆美；酢者差晚，须烂熟乃堪啖。今医家干之入治伤寒药，谓之林檎散。〔时珍曰〕林檎即柰之小而圆者。其味酢者，即楸子也。其类有金林檎、红林檎、水林檎、蜜林檎、黑林檎，皆以色味立名。黑者色似紫柰。有冬月再实者。林檎熟时，晒干研末点汤服甚美，谓之林檎麨。僧赞宁物类相感志云：林檎树生毛虫，埋蚕蛾于下，或以洗鱼水浇之即止。皆物性之妙也。

【气味】酸、甘，温，无毒。〔思邈曰〕酸、苦，平，涩，无毒。多食令人百脉弱。〔志曰〕多食发热及冷痰涩气，令人好唾〔三〕，或生疮疖，闭百脉。其子食之，令人烦心。

〔一〕肺壅：唐本草卷十七、千金翼卷四及大观、政和本草卷二十三柰条引别录俱无，乃濒湖采日华子本草文加此二字。

〔二〕甘：原作「白」，今据大观、政和本草卷二十三林檎条改。

〔三〕唾：按大观、政和本草卷二十三林檎条俱作「睡」。濒湖从千金卷二十六第二林檎条作「唾」。但详千金上下文义，乃谓林檎酸涩，能止渴，止人好唾，与其东行根能治消渴好唾，功效相同。非谓多食之，反能令人好唾。似当仍从大观、政和改「唾」为「睡」。

【主治】〔一〕下气消痰，治霍乱肚痛。大明　消渴者，宜食之。苏颂　疗水谷痢、泄精。孟诜　小儿闪癖。时珍

【附方】旧三。水痢不止林檎半熟者十枚，水二升，煎一升，并林檎食之。食医心镜。小儿下痢林檎、构子同杵汁，任意服之。子母秘录。小儿闪癖头发竖黄，瘰疬瘦弱者。干林檎脯研末，和醋傅之。同上。

东行根　〔主治〕白虫、蛔虫，消渴好唾。孟诜

柹〔二〕音士。　别录中品

【释名】〔时珍曰〕柹从𠂔（音滓），谐声也。俗作柿非矣。柿（音肺），削木片也。胡名镇头迦。

【集解】〔颂曰〕柹南北皆有之，其种亦多。红柹所在皆有。黄柹生汴、洛诸州。朱柹出华山，似红柹而圆小，皮薄可爱，味更甘珍。椑柹色青，可生啖。诸柹食之皆美而益人。又有一种小柹，谓之软枣，俗呼为牛奶柹。世传柹有七绝：一多寿，二多阴，三无鸟巢，四无虫蠹，五霜叶可玩，六嘉宾，七落叶肥滑，可以临书也。〔宗奭曰〕柹有数种：着盖柹，于蒂下别有一重。又有牛心柹，状如牛心。蒸饼柹，状如市卖蒸饼。华州朱柹，小而深红。塔柹，大于诸柹。去皮挂木〔三〕上，风日干之佳。火干者味不甚佳。其生者可以温水养去涩味也。〔时珍曰〕柹高树大叶，圆而光泽。四月开小花，黄白色。结实青绿色，八九月乃熟。生柹置器中自红者谓之烘柹，日干者谓之白柹，火干者谓之乌柹，水浸藏者谓之醂柹。其核形扁，状如木鳖子仁而硬坚。其根甚固，谓之柹盘。案事类合璧云：柹，朱果也。大者如楪，八棱稍扁；其次如拳；小或如鸡子、鸭子、牛心、鹿心之状。一种小而如拆二钱者，谓之猴枣。皆以核少者为佳。

烘柹〔时珍曰〕烘柹，非谓火烘也。即青绿之柹，收置器中，自然红熟如烘成，涩味尽去，其甘如蜜。欧阳修归田

〔一〕主治：应将本卷榅桲条主治项下「主水泻肠虚烦热，散酒气，并宜生食。李珣」共十六字，移在此二字之后。见彼条校记。

〔二〕柹：今通用「柿」字。

〔三〕木：原作「本」，今据本草衍义卷十八及政和本草卷二十三柹条改。

录言襄、邓人以榠楂或榅桲或橘叶于中则熟，亦不必。**〔气味〕甘，寒，涩，无毒。**〔弘景曰〕生柹性冷，鹿心柹尤不可食，令人腹痛。〔宗奭曰〕凡柹皆凉，不至大寒。食之引痰，为其味甘也。日干者食多动风。〔颂曰〕〔一〕凡柹同蟹食，令人腹痛作泻，二物俱寒也。〔时珍曰〕按王璆百一选方云：一人食蟹，多食红柹，至夜大吐，继之以血，昏不省人。一道者云：惟木香可解。乃磨汁灌之，即渐苏醒而愈也。**〔主治〕通耳鼻气，治肠澼〔二〕不足。解酒毒，压胃间热，止口干。**别录 **续经脉气。**诜

〔发明〕〔藏器曰〕饮酒食红柹，令人易醉或心痛欲死。别录言解酒毒，失之矣。

白柹　柹霜

〔修治〕〔时珍曰〕白柹即干柹生霜者。其法用大柹去皮捻扁，日晒夜露至干，内瓮中，待生白霜乃取出。今人谓之柹饼，亦曰柹花。其霜谓之柹霜。**〔气味〕甘，平，涩，无毒。**〔弘景曰〕日干者性冷，生柹弥冷。火熏者性热。**〔主治〕补虚劳不足，消腹中宿血，涩中厚肠，健脾胃气。**诜 **开胃涩肠，消痰止渴，治吐血，润心肺，疗肺痿心热咳嗽，润声喉，杀虫。**大明 **温补。多食，去面皯。**藏器 **治反胃咯血，血淋肠澼，痔漏下血。**时珍 **霜：清上焦心肺热，生津止渴，化痰宁嗽，治咽喉口舌疮痛。**时珍

〔发明〕〔震亨曰〕干柹属金而有土，属阴而有收意。故止血治咳，亦可为助也。〔时珍曰〕柹乃脾、肺血分之果也。其味甘而气平，性涩而能收，故有健脾涩肠、治嗽止血之功。盖大肠者，肺之合而胃之子也。真正柹霜，乃其精液，入肺病上焦药尤佳。按方勺泊宅编云：外兄刘掾云：病脏毒下血，凡半月，自分必死。得一方，只以干柹烧灰，饮服二钱，遂愈。又王璆百一方云：曾通判子病下血十年，亦用此方一服而愈。为散、为丸皆可，与本草治肠澼、消宿血、解热毒之义相合。则柹为太阴血分之药，益可征矣。又经验方云：有人三世死于反胃病，至孙得一方：用干柹饼同干饭日日食之，绝不用水饮。如法食之，其病遂愈。此又一征也。

〔一〕颂曰：原脱，今据大观、政和本草卷二十三柹条补。

〔二〕澼：原缺空一字，今据唐本草卷十七、千金翼卷四及大观、政和本草卷二十三柹条补。

〔附方〕旧四，新十二〔一〕。**肠风脏毒**方说见上。**小便血淋**叶氏：用干柹三枚烧存性，研末，陈米饮服。经验方。用白柿、乌豆、盐花煎汤，入墨汁服之。

热淋涩痛干柹、灯心等分，水煎日饮。朱氏方。**小儿秋痢**以粳米煮粥，熟时入干柹末，再煮三两沸食之。奶母亦食之。食疗。**反胃吐食**干柹三枚，连蒂捣烂，酒服甚效。切勿以他药杂之。**腹薄食减**凡男女脾虚腹薄，食不消化，面上黑点者。用干柹三〔二〕斤，酥一斤，蜜半斤，以酥、蜜煎匀，下柹煮十余沸，用不津器贮之。每日空腹食三五枚，甚良。孟诜食疗。**痰嗽带血**青州大柹饼，饭上蒸熟批开。每用一枚，掺真青黛一钱，卧时食之，薄荷汤下。丹溪纂要。**产后咳逆**气乱心烦。用干柹切碎，水煮汁呷。产宝。**妇人蒜发**干柹五枚，以茅香煮熟，枸杞子酒浸焙研，各等分，捣丸梧子大。每服五十丸，茅香汤下，日三。普济。**面生鼾䵴**干柹日日食之。普济方。**鼻窒不通**干柹同粳米煮粥，日食。圣济。**耳聋鼻塞**干柹三枚细切，以粳米三合，豆豉少许煮粥，日日空心食之。圣惠。**痘疮入目**白柹日日食之良。**臁胫烂疮**用柹霜、柹蒂等分烧研，傅之甚效。笔峰杂兴。**解桐油毒**干柹饼食之。普济。

乌柹火熏干者。〔气味〕甘，温，无毒。〔主治〕杀虫〔三〕，疗金疮、火疮，生肉止痛。别录　治狗啮疮，断下痢。弘景　服药口苦及呕逆者，食少许即止。藏器

醂柹音览〔修治〕〔瑞曰〕水藏者性冷，盐藏者有毒。〔时珍曰〕醂，藏柹也。水收、盐浸之外，又有以熟柹用灰汁澡三四度，令汁尽着器中，经十余日即可食，治病非宜。〔主治〕涩下焦，健脾胃，消宿血。诜

柹糕〔修治〕〔时珍曰〕案李氏食经云：用糯米（洗净）一斗，大干柹五十个，同捣粉蒸食。如干，入煮枣

〔一〕二：原脱，今按下新附方数补。
〔二〕三：大观、政和本草卷二十三柹条俱作「二」。
〔三〕虫：唐本草卷十七及大观、政和本草柹条引别录俱作「毒」，引日华子本草始作「虫」。

泥和拌之。〔主治〕作饼及糕与小儿食，治秋痢。诜 **黄柹和米粉作糗蒸，与小儿食，止下痢、下血有效。**藏器

柹蒂 〔气味〕**涩，平，无毒。** 〔主治〕**咳逆哕气，煮汁服。**诜 〔发明〕〔震亨曰〕人之阴气，依胃为养。土伤则木挟相火，直冲清道而上作咳逆。古人以为胃寒，既用丁香、柹蒂，不知其孰为补虚，孰为降火？不能清气利痰，惟有助火而已。〔时珍曰〕咳逆者，气自脐下冲脉直上至咽膈，作呃忒蹇逆之声也。朱肱南阳书以哕为咳逆，王履溯洄集以咳嗽为咳逆，皆误矣。哕者干呕有声也。咳逆有伤寒吐下后，及久病产后，老人虚人，阴气大亏，阳气暴逆，自下焦逆至上焦而不能出者。有伤寒失下，及平人痰气抑遏而然者。当视其虚实阴阳，或温或补，或泄热，或降气，或吐或下可也。古方单用柹蒂煮汁饮之，取其苦温能降逆气也。济生柹蒂散，加以丁香、生姜之辛热，以开痰散郁，盖从治之法，而昔人亦常用之收效矣。至易水张氏又益以人参，治病后虚人咳逆，亦有功绩。丹溪朱氏但执以寒治热之理，而不及从治之法，矫枉之过矣。若陈氏三因又加以良姜之类，是真以为胃寒而助其邪火者也。

〔附方〕新一。**咳逆不止**济生柹蒂散：治咳逆胸满。用柹蒂、丁香各二钱，生姜五片，水煎服。或为末，白汤点服。洁古加人参一钱，治虚人咳逆。三因加良姜、甘草等分。卫生宝鉴加青皮、陈皮。王氏易简加半夏、生姜。

木皮 〔主治〕**下血。晒焙研末，米饮服二钱，两服可止。**颂 **汤火疮，烧灰，油调傅。**时珍

根 〔主治〕**血崩，血痢，下血。**时珍

椑柹音卑士。宋开宝

【释名】**漆柹**日华 **绿柹**日用 **青椑**广志 **乌椑**开宝 **花椑**日用 **赤棠椑** 〔时珍曰〕椑乃柹之小而卑者，故谓之椑。他柹至熟则黄赤，惟此虽熟亦青黑色。捣碎浸汁谓之柹漆，可以染罾、扇诸物，故有漆柹之名。

【集解】〔志曰〕椑柹生江淮以南，似柹而青黑[一]。潘岳闲居赋所谓「梁侯乌椑之柹」是也。〔颂曰〕椑柹出宣歙、

〔一〕黑：原作「黄」，今据大观、政和本草卷二十三椑柹条改，与本条释名一致。

荆襄、闽广诸州。柹大如杏，惟堪生啖，不可为干也。

【气味】甘，寒，涩，无毒。〔弘景曰〕椑生啖性冷，服石家宜之，不入药用。不可与蟹同食。

【主治】压丹石药发热，利水，解酒毒，去胃中热。久食，令人寒中。开宝 止烦渴，润心肺，除腹脏冷热。日华

君迁子 拾遗

【释名】㮕枣千金作软枣。 梬枣广志 音逞。 牛奶柹名苑 丁香柹日用 红蓝枣齐民要术 〔时珍曰〕君迁之名，始见于左思吴都赋，而著其状于刘欣期交州记，名义莫详。㮕枣，其形似枣而软也。司马光名苑云：君迁子似马奶，即今牛奶柹也，以形得名。崔豹古今注云：牛奶柹即㮕枣，叶如柹，子亦如柹而小。唐宋诸家，不知君迁、㮕枣、牛奶柹皆一物，故详证之。

【集解】〔藏器曰〕君迁子生海南。树高丈余。子中有汁，如乳汁甜美。吴都赋「平仲君迁」是也。〔时珍曰〕君迁即㮕枣，其木类柹而叶长。但结实小而长，状如牛奶，干熟则紫黑色。一种小圆如指顶大者，名丁香柹，味尤美。救荒本草以为羊矢枣，误矣。其树接大柹最佳。广志云：㮕枣，小柹也。肌细而厚，少核，可以供御。即此。

【气味】甘，涩，平，无毒。

【主治】止消渴，去烦热，令人润泽。藏器 镇心。久服，悦人颜色，令人轻健。珣

安石榴 别录下品

【释名】若榴广雅 丹若古今注 金罂 〔时珍曰〕榴者瘤也，丹实垂垂如赘瘤也。博物志云：汉张骞出使西域，得涂林安石国榴种以归，故名安石榴。又按齐民要术云：凡植榴者须安僵石枯骨于根下，即花实繁茂。则安石之名义或取此也。若木乃扶桑之名，榴花丹赪似之，故亦有丹若之称。傅玄榴赋所谓「灼若旭日栖扶桑」者是矣。笔衡云：五代吴越王钱鏐改榴为金罂。酉阳杂俎言榴甜者名天浆。道家书谓榴为三尸酒，言三尸虫得此果则醉也。故范成大诗云：玉池咽清肥，三彭

迹如扫。

【集解】〔弘景曰〕石榴花赤可爱，故人多植之，尤为外国所重。有甜、酢二种，医家惟用酢者之根、壳。榴子乃服食者所忌。〔颂曰〕安石榴本生西域，今处处有之。木不甚高大，枝柯附干，自地便生作丛。种极易息，折其条盘土中便生也。花有黄、赤二色。实有甘、酢二种，甘者可食，酢者入药。又一种山石榴，形颇相类而绝小，不作房生，青齐间甚多，不入药，但蜜渍以当果甚美。〔宗奭曰〕石榴有酸、淡二种。旋开单叶花，旋结实，实中子〔一〕红，孙枝甚多，秋后经霜，则自坼裂。一种子白，莹澈如水晶者，味亦甘，谓之水晶石榴。惟酸石榴入药，须老木所结，收留陈久者乃佳。〔时珍曰〕榴五月开花，有红、黄、白三色。单叶者结实。千叶者不结实，或结亦无子也。实有甜、酸、苦三种。抱朴子言苦者出积石山，或云即山石榴也。酉阳杂俎言南诏石榴皮薄如纸。琐碎录言河阴石榴名三十八者，其中只有三十八子也。又南中有四季榴，四时开花，秋月结实，实方绽，随复开花。有火石榴赤色如火。海石榴高一二尺即结实。皆异种也。案事类合璧云：榴大如杯，赤色有黑斑点，皮中如蜂窠，有黄膜隔之，子形如人齿，淡红色，亦有洁白如雪者。潘岳赋云：榴者，天下之奇树，九州之名果。千房同膜，千子如一。御饥疗渴，解酲止醉。

甘石榴

〔气味〕甘、酸，温，涩，无毒。多食损人肺。别录　〔诜曰〕多食损齿令黑。凡服食药物人忌食之。〔震亨曰〕榴者留也。其汁酸性滞，恋膈〔二〕成痰。

〔主治〕咽喉燥渴。别录　**能理乳石毒。**段成式〔三〕　**制三尸虫。**时珍

酸石榴

〔气味〕酸，温，涩，无毒。

〔主治〕赤白痢腹痛，连子捣汁，顿服一枚。孟诜　**止泻痢崩中带下。**时珍

〔发明〕〔时珍曰〕榴受少阳之气，而荣于四月，盛于五月，实于盛夏，熟于深秋。丹花赤实，其味甘酸，其气温涩，具木火之象。故多食损肺、齿而生痰涎。酸者则兼收敛之气，故入断下、崩中之药。或云白榴皮治白痢，红榴皮治红痢，亦通。

〔附方〕新五。

肠滑久痢黑神散：用酸石榴一个煅烟尽，

〔一〕子：原脱，今据本草衍义卷十八及政和本草卷二十三安石榴条补。

〔二〕膈：原脱，今据本草衍义补遗石榴条补。

〔三〕段成式：原作「孟诜」，今据大观、政和本草卷二十三安石榴条改，与酉阳杂俎前集卷十八石榴条合。

出火毒一夜，研末，仍以酸榴一块煎汤服，神效无比。**久泻不止**方同上。并普济方。**痢血五色**或脓或水，冷热不调。酸石榴五枚，连子捣汁二升。每服五合，神妙。圣济。**小便不禁**酸石榴烧存性（无则用枝烧灰代之），每服二钱，用柏白皮切焙四钱，煎汤一盏，入榴灰再煎至八分，空心温服，晚再服。圣惠。**捻须令黑**酸石榴结成时，就东南枝上拣大者一个，顶上开一孔，内水银半两于中，原皮封之，麻扎定，牛屎封护，待经霜摘下，倾出壳内水，以鱼鳔笼指蘸水捻须，久久自黑也。普济。

酸榴皮　**〔修治〕**〔敩曰〕凡使榴皮、叶、根勿犯铁，并不计干湿，皆以浆水浸一夜，取出用，其水如墨汁也。

〔气味〕同实。　**〔主治〕止下痢漏精。**别录　**治筋骨风，腰脚不遂，行步挛急疼痛，涩肠。取汁点目，止泪下。**权　**煎服，下蛔虫。**藏器　**止泻痢，下血脱肛，崩中带下。**时珍

〔附方〕旧六，新四。**赤白痢下**腹痛，食不消化者。食疗本草：用醋榴皮炙黄为末，枣肉或粟米饭和，丸梧子大。每空腹米饮服三十丸，日三〔一〕服，以知为度。如寒滑，加附子、赤石脂各一倍。肘后方：用皮烧存性，为末。每米饮服方寸匕，日三服，效乃止。**粪前有血**令人面黄。用酢石榴皮炙，研末。每服二钱，用茄子枝煎汤服。孙真人方。**肠滑久痢**神妙无比方也。用石榴一个劈破，炭火簇烧存性，出火毒，为末。每服一〔二〕钱，别以酸石榴一瓣，水一盏，煎汤调服。经验方。**久痢久泻**陈石榴皮酢者，焙研细末。每服二钱，米饮下。患二三年或二三月百方不效者，服之便止，不可轻忽之也。普济方。**小儿风痫**大生石榴一枚，割去顶剜空，入全蝎五枚，黄泥固济，煅存性为末。每服半钱，乳汁调下。或防风汤下亦可。圣济录。**卒病耳聋**八九月间，取石榴一个，上作孔如球子大，内米醋令满，以原皮盖之，水和面裹煨熟，取起去盖，入少黑李子、仙沼子末，取水滴耳中勿动。脑中若痛〔三〕，勿惊。如此三夜，再作必通〔四〕。案

〔一〕三：大观、政和本草卷二十三安石榴条俱作「二」。
〔二〕一：大观、政和本草卷二十三安石榴条附方俱作「二」。
〔三〕痛：原作「动」，今据大观、政和本草卷二十三安石榴条附方改。
〔四〕再作必通：大观、政和本草卷二十三安石榴条附方俱作「又点别耳依前法佳」。

唐慎微本草收采此方，云出孙真人，而黑李子不知为何物也？其仙沼子即预知子。**食榴损齿**石榴黑皮炙黄研末，枣肉和，丸梧子大。每日空腹三丸，白汤下，日二服。普济。**丁肿恶毒**以针刺四畔，用榴皮着疮上，以面围四畔灸之，以痛为度。仍内榴末傅上急裹，经宿连根自出也。肘后百一方。**脚肚生疮**初起如粟，搔之渐开，黄水浸淫，痒痛溃烂，遂致绕胫而成痼疾。用酸榴皮煎汤冷定，日日扫之，取愈乃止。医学正宗。

酸榴东行根〔**气味**〕同皮。〔**主治**〕**蛔虫、寸白。**别录**青者，入染须用。**权**治口齿病。**颂**止涩泻痢、带下，功与皮同。**时珍〔**附方**〕旧三，新二。**金蚕蛊毒**吮白矾味甘，嚼黑豆不腥者，即是中蛊也。石榴根皮煎浓汁服，即吐出活蛊，无不愈者。丹溪摘玄方。**寸白蛔虫**酢石榴东引根一握洗锉，用水三升，煎取半碗，五更温服尽，至明取下虫一大团，永绝根本，食粥补之。崔元亮海上方：用榴皮煎水，煮米作粥食之，亦良。**女子经闭**不通。用酢榴根东生者一握炙干，水二大盏，浓煎一盏，空心服之。未通再服。斗门。**赤白下痢**〔一〕方同上。

榴花〔**主治**〕**阴干为末，和铁丹服，一年变白发如漆。**藏器铁丹，飞铁为丹也，亦铁粉之属。**千**〔二〕**叶者，治心热吐血。又研末吹鼻，止衄血立效。亦傅金疮出血。**苏颂〔**附方**〕旧一，新二。**金疮出血**榴花半斤，石灰一升，捣和阴干。每用少许傅之，立止。崔元亮方。**鼻出衄血**酢榴花二钱半，黄蜀葵花一钱，为末。每服一钱，水一盏，煎服，效乃止。圣济录。**九窍出血**石榴花（揉）塞之取效。叶亦可。

橘本经上品

〔**校正**〕〔志曰〕自木部移入此。

【**释名**】〔时珍曰〕橘从矞（音鹬），谐声也。又云，五色为庆，二色为矞。矞云外赤内黄，非烟非雾，郁郁纷纷之

〔一〕下痢：大观、政和本草卷二十三安石榴条附斗门方俱作「带下」。

〔二〕千：大观、政和本草卷二十三安石榴条附方俱作「百」。

象。橘实外赤内黄，剖之香雾纷郁，有似乎矞云。橘之从矞，又取此意也。

【集解】〔别录曰〕橘柚生江南及山南山谷，十月采。〔恭曰〕柚之皮厚味甘，不似橘皮味辛苦。其肉亦如橘，有甘有酸。酸者名胡柑。今俗谓橙为柚，非矣。案郭璞云：柚似橙而实酢，大于橘。孔安国云：小曰橘，大曰柚，皆为柑也。〔颂曰〕橘柚今江浙、荆襄、湖岭皆有之。木高一二丈，叶〔一〕与枳无辨，刺出茎间。夏初生白花，六七月成实，至冬黄熟。旧说小为橘，大为柚。今医家乃用黄橘、青橘，不言柚。岂青橘是柚之类乎？〔宗奭曰〕橘、柚自是两种。本草云：一名橘皮。后人误加柚字，安生分别。且青橘、黄橘治疗尚殊，况柚为别种乎？惟郭璞所言，乃真识橘、柚者。若不如此分别，误以柚皮为橘皮，是贻无穷之患矣。〔时珍曰〕橘、柚苏恭所说甚是。苏颂不知青橘即橘之未黄者，乃以为柚，误矣。夫橘、柚、柑三者相类而不同。橘实小，其瓣味微酢，其皮薄而红，味辛而苦。柑大于橘，其瓣味甘，其皮稍厚而黄，味辛而甘。柚大小皆如橙，其瓣味酢，其皮最厚而黄，味甘而不甚辛。如此分之，即不误矣。按事类合璧云：橘树高丈许，枝多生刺。其叶两头尖，绿色光面，大寸余，长二寸许。四月着小白花，甚香。结实至冬黄熟，大者如杯，包中有瓣，瓣中有核也。宋韩彦直著橘谱〔二〕三卷甚详，其略云：柑橘出苏州、台州，西出荆州，南出闽、广、抚州，皆不如温州者为上也。柑品有八，橘品十有四，多是接成。惟种成者，气味尤胜。黄橘扁小而多香雾，乃橘之上品也。朱橘小而色赤如火。绿橘〔三〕绀碧可爱，不待霜后，色味已佳，隆冬采之，生意如新。乳橘状似乳柑，皮坚瓤多，味绝酸芳。塌橘状大而扁，外绿心红，瓣巨多液，经春乃甘美。包橘外薄内盈，其脉瓣隔皮可数。绵橘微小，极软美可爱，而不多结。沙橘细小甘美。油橘皮似油饰，中坚外黑，乃橘之下品也。早黄橘秋半已丹。冻橘八月开花，冬结春采。穿心橘实大皮光，而心虚可穿。荔枝橘出横阳，肤理皱密如荔子也。俗传橘下埋鼠，则结实加倍。故物类相感志曰：橘见尸而实繁。涅槃经云：如橘见鼠，其果实多。周礼言橘逾淮而北〔四〕，变为枳，地气然也。余见柑下。

橘实　〔气味〕**甘、酸，温，无毒。**〔弘景曰〕食之多痰，恐非益也。〔原曰〕多食恋膈生痰，滞肺气。〔瑞曰〕同螃蟹食，令人患软痈。

〔主治〕**甘者润肺，酸者聚痰。**藏器 **止消渴，开胃，除胸**

〔一〕叶：原脱，今据大观、政和本草卷二十三橘柚条补。
〔二〕谱：四库总目·子部谱录类及涵芬楼本说郛卷七十五俱作「录」。
〔三〕橘：原作「色」，今据说郛卷七十五橘录改。
〔四〕北：原作「白」，今据周礼考工记改。

中膈气。大明 **〔发明〕**〔时珍曰〕橘皮下气消痰，其肉生痰聚饮，表里之异如此，凡物皆然。今人以蜜煎橘充果食甚佳，亦可酱菹也。

黄橘皮

〔释名〕红皮汤液 **陈皮**食疗 〔弘景曰〕橘皮疗气大胜。以东橘为好，西江者不如。须陈久者为良。〔好古曰〕橘皮以色红日久者为佳，故曰红皮、陈皮。去白者曰橘红也。

〔修治〕〔敩曰〕凡使勿用柚〔一〕皮、皱子皮，二件用不得。凡修事，须去白膜一重，锉细，以鲤鱼皮裹一宿，至明取用。〔宗奭曰〕本草橘柚作一条，盖传误也。后世不知，以柚皮为橘皮，是贻无穷之患矣。此乃六陈之一，天下日用所须。今人又多以乳柑皮乱之，不可不择也。柑皮不甚苦，橘皮极苦，至熟亦苦。或以皮之紧慢分别，又因方土不同。亦互有紧慢也。〔时珍曰〕橘皮纹细色红而薄，内多筋脉，其味苦辛。柑皮纹粗色黄而厚，内多白膜，其味辛甘。柚皮最厚而虚，纹更粗，色黄，内多膜无筋，其味甘多辛少。但以此别之，即不差矣。橘皮性温，柑、柚皮性冷，不可不知。今天下多以广中来者为胜，江西者次之。然亦多以柑皮杂之。柑皮犹可用，柚皮则悬绝矣。凡橘皮入和中理胃药则留白，入下气消痰药则去白，其说出于圣济经。去白者，以白汤入盐洗润透，刮去筋膜，晒干用。亦有煮焙者，各随本方。

〔气味〕苦、辛，温，无毒。 **〔主治〕胸中瘕热逆气，利水谷。久服去臭，下气通神。**本经 **下气，止呕咳，治气冲胸中，吐逆霍乱，疗脾不能消谷，止泄，除膀胱留热停水，五〔二〕淋，利小便，去寸白虫。**别录 **清痰涎，治上气咳嗽，开胃，主气痢，破癥瘕痃癖。**甄权 **疗呕哕反胃嘈杂，时吐清水，痰痞痎疟，大肠閟塞，妇人乳痈。入食料，解鱼腥毒。**时珍

〔发明〕〔杲曰〕橘皮气薄味厚，阳中之阴也。可升可降，为脾、肺二〔三〕经气分药。留白则补脾胃，去白则理肺气。同白术则补脾胃，同甘草则补肺。独用则泻肺损脾。其体轻浮，一能导胸中寒邪，二破滞气，三益脾胃。加青皮减半用之去滞气，推陈致新。但多用久服，能损元气也。〔原曰〕橘皮能散能泻，能温能补能和，化痰治嗽，顺气理中，调脾快膈，通五淋，疗酒病，其功当在诸药之

〔一〕柚：原作「桔」，今据大观、政和本草卷二十三橘柚条改。
〔二〕五：原作「起」，今据唐本草卷十二、千金翼卷三及大观、政和本草卷二十三橘柚条引别录文改。
〔三〕二：原作「三」，今从张本改，与下「橘皮为二经气分之药」文合。

上。〔时珍曰〕橘皮，苦能泄能燥，辛能散，温能和。其治百病，总是取其理气燥湿之功。同补药则补，同泻药则泻，同升药则升，同降药则降。脾乃元气之母，肺乃摄气之籥，故橘皮为二经气分之药，但随所配而补泻升降也。洁古张氏云，陈皮、枳壳利其气而痰自下，盖此义也。同杏仁治大肠气閟，同桃仁治大肠血閟，皆取其通滞也。详见杏仁下。按方勺泊宅编云：橘皮宽膈降气，消痰饮，极有殊功。他药贵新，惟此贵陈。外舅莫强中令丰城时得疾，凡食已辄胸满不下，百方不效。偶家人合橘红汤，因取尝之，似相宜，连日饮之。一日忽觉胸中有物坠下，大惊目瞪，自汗如雨。须臾腹痛，下数块如铁弹子，臭不可闻。自此胸次廓然，其疾顿愈，盖脾之冷积也。其方：用橘皮去穰一斤，甘草、盐花各四两，水五碗，慢火煮干，焙研为末，白汤点服。名二贤散，治一切痰气特验。世医徒知半夏、南星之属，何足以语此哉？珍按：二贤散，丹溪变之为润下丸，用治痰气有效。惟气实人服之相宜，气不足者不宜用之也。

〔附方〕旧八〔一〕，新二十〔二〕。**润下丸** 治湿痰，因火泛上，停滞胸膈，咳唾稠粘。陈橘皮半斤，入砂锅内，下盐五钱，化水淹过煮干，粉甘草二两，去皮蜜炙，各取净末，蒸饼和丸梧桐子大。每服百丸，白汤下。丹溪方。**宽中丸** 治脾气不和，冷气客于中，壅遏不通，是为胀满。用橘皮四两，白术二两，为末，酒糊丸梧子大。每食前木香汤下三十丸，日三服。是斋指迷方〔三〕。**橘皮汤** 治男女伤寒并一切杂病呕哕，手足逆冷者。用橘皮四两，生姜一两〔四〕，水二升，煎一升，徐徐呷之即止。仲景方。**嘈杂吐水** 真橘皮去白为末，五更安五分于掌心舐之，即睡，三日必效。皮不真则不验。怪证奇方。**霍乱吐泻** 不拘男女，但有一点胃气存者，服之再生。广陈皮去白五钱，真藿香五钱，水二盏，煎一盏，时时温服。出百一选方。圣惠：用陈橘皮末二钱，汤点服。不省者灌之。仍烧砖沃醋，布裹砖，安心下熨之，便活。**反胃吐食** 真橘皮，以日照西壁土炒香为末。每服二钱，生姜三片，枣肉一枚，水二钟，煎一钟，温服。直指方。**卒然食噎** 橘皮一两，汤浸去瓤，焙为末。以水一大盏，

〔一〕八：原作「七」，今按下旧附方数改。

〔二〕十：此下原有「一」字，今按下新附方数删。

〔三〕是斋指迷方：按本书卷一引据医家书目同，但下注有「王贶」二字，知「是斋」为「全生」之误。今检「是斋百一选方」及辑本「全生指迷方」俱未见到此方，但前为全书而后为辑本，则此当是全生指迷之佚方，似应改「是斋」为「全生」。

〔四〕一两：金匮卷中第十七及外台卷二俱作「半斤」。

煎半盏，热服。食医心镜。**诸气呃噫**橘皮二两去瓤，水一升，煎五合，顿服。或加枳壳尤良。孙尚药方。**痰膈气胀**陈皮三钱，水煎热服。杨氏简便方。**卒然失声**橘皮半两，水煎徐呷。肘后方。**经年气嗽**橘皮、神麹、生姜焙干等分，为末，蒸饼和，丸梧子大。每服三五十丸，食后、夜卧各一服。有人患此服之，兼旧患膀胱气皆愈也。寇氏衍义。**化食消痰**胸中热气。用橘皮半两微熬，为末。水煎代茶，细呷。心镜。**下焦冷气**干陈橘皮一斤为末，蜜丸梧子大，每食前温酒下三十丸。食疗本草。**脚气冲心**或心下结硬，腹中虚冷。陈皮一斤和杏仁五两去皮尖熬，少加蜜捣和，丸如梧桐子大，每日食前米饮下三十丸。食疗。**老人气闷**方同上。济生。**大肠闷塞**陈皮连白，酒煮焙研末，每温酒服二钱。一方〔一〕米饮下。普济。**途中心痛**橘皮去白，煎汤饮之，甚良。谈野翁方。**食鱼蟹毒**方同上。肘后。**风痰麻木**凡手及十指麻木，大风麻木，皆是湿痰死血。用橘红一斤，逆流水五碗，煮烂去滓，再煮至一碗，顿服取吐，乃吐痰圣药也。不吐，加瓜蒂末。摘玄方。**脾寒诸疟**不拘老少孕妇，只两服便止。真橘皮去白切，生姜自然汁浸过一指，银器内重汤煮，焙干研末。每服三钱，用隔年青州枣十个，水一盏，煎半盏，发前服，以枣下之。适用方。**小儿疳瘦**久服消食和气，长肌肉。用陈橘皮一两，黄连以米泔水浸一日，一两半，研末，入麝三分，用猪胆盛药，以浆水煮熟取出，用粟米饭和，丸绿豆大。每服一二十丸，米饮下。钱氏小儿方。**产后尿闷**不通者。陈皮一两去白为末，每空心温酒服二钱，一服即通。此张不愚方也。妇人良方。**产后吹奶**陈皮一两，甘草一钱，水煎服，即散。**妇人乳痈**未成者即散，已成者即溃，痛不可忍者即不疼，神验不可云喻也。用真陈橘皮汤浸去白晒，面炒微黄，为末。每服二钱，麝香调酒下。初发者一服见效。名橘香散。张氏方。**聤耳出汁**陈皮烧研一钱，麝香少许，为末日掺。名立效散。**鱼骨鲠咽**橘皮常含，咽汁即下。圣惠方。**嵌甲作痛**不能行履者。浓煎陈皮汤浸良久，甲肉自离，轻手剪去，以虎骨末傅之即安。医林集要。

〔一〕一方：原脱，今据普济方卷三十九补。

青橘皮〔修治〕〔时珍曰〕青橘皮乃橘之未黄而青色者，薄而光，其气芳烈。今人多以小柑、小柚、小橙伪为之，不可不慎辨之。入药以汤浸去瓤，切片醋拌，瓦炒过用。

〔气味〕苦、辛，温，无毒。

〔主治〕**气滞，下食，破积结及膈气。**颂　**破坚癖，散滞气，去下焦诸湿，治左胁肝经积气。**元素　**治胸膈气逆，胁痛，小腹疝痛，消乳肿，疏肝胆，泻肺气。**时珍

〔发明〕〔元素曰〕青橘皮气味俱厚，沉而降，阴也。入厥阴、少阳经，治肝胆之病。〔杲曰〕青皮乃足厥阴引经之药，能引食入太阴之仓。破滞削坚，皆治在下之病。有滞气则破滞气，无滞气则损真气。〔好古曰〕陈皮治高，青皮治低，与枳壳治胸〔一〕膈，枳实治心下同意。〔震亨曰〕青皮乃肝胆二经气分药，故人多怒有滞气，胁下有郁积，或小腹疝疼，用之以疏通二经，行其气也。若二经实〔二〕者，当先补而后用之。又云：疏肝气加青皮，炒黑则入血分也。〔时珍曰〕青橘皮古无用者，至宋时医家始用之。其色青气烈，味苦而辛，治之以醋，所谓肝欲散，急食辛以散之，以酸泄之，以苦降之也。陈皮浮而升，入脾、肺气分。青皮沉而降，入肝、胆气分。一体二用，物理自然也。小儿消积多用青皮，最能发汗，有汗者不可用。说出杨仁斋直指方，人罕知之。〔嘉谟曰〕久疟热甚，必结癖块，宜多服清脾汤。内有青皮疏利肝邪，则癖自不结也。

〔附方〕旧二，新七。

快膈汤　治冷膈气及酒食后饱满。用青橘皮一斤作四分：四两用盐汤浸，四两用百〔三〕沸汤浸，四两用醋浸，四两用酒浸。各三日取出，去白切丝，以盐一两炒微焦，研末。每用二钱，以茶末五分，水煎温服。亦可点服。经验后方〔四〕

理脾快气　青橘皮一斤日干焙研末，甘草末一两，檀香末半两，和匀收之。每用一二钱，入盐少许，白汤点服。

法制青皮　常服安神调气，消食解酒益胃，不拘老人小儿。宋仁宗每食后咀数片，乃邢和璞真人所献，名万年草。刘跂改名延年草，仁宗

〔一〕胸：原作「胃」，今据汤液本草卷下青皮条改。

〔二〕实：疑当作「虚」，或「实」上脱「不」字。

〔三〕百：原作「白」，今据本书卷五热汤条改。

〔四〕经验后方：原脱，今据大观、政和本草卷二十三橘柚条附方补，仍计入旧附方数内。按原方青橘皮用「四两」。将盐一两，分作四分，一分不用。在青橘皮汤浸一宿漉出去瓤以后，用其余三分（普济方径作七钱半）之盐拌和匀，炒微焦，为末。普济方卷二〇四全同。濒湖将青橘皮一斤分作四分，分别以盐汤、百沸汤、醋、酒浸三日，再用盐一两炒，与原方略异。

以赐吕丞相。用青皮一斤浸去苦味，去瓤炼净，白盐花五两，炙甘草六两，舶茴香四两，甜水一斗煮之。不住搅，勿令著底。候水尽慢火焙干，勿令焦。去甘草、茴香，只取青皮密收用。王氏易简方。**疟疾寒热**青皮一两烧存性，研末。发前温酒服一钱，临时再服。圣惠方。**伤寒呃逆**声闻四邻。四花青皮全者，研末。每服二钱，白汤下。医林集要。**产后气逆**青橘皮为末，葱白、童子小便煎二钱服。经验后方。**妇人乳癌**因久积忧郁，乳房内有核如指头，不痛不痒，五七年成痈，名乳癌，不可治也。用青皮四钱，水一盏半，煎一盏，徐徐服之，日一服。或用酒服。丹溪方。**聤耳出汁**青皮烧研末，绵包塞之。**唇燥生疮**青皮烧研，猪脂调涂。

橘瓤上筋膜〔主治〕口渴、吐酒，炒熟煎汤饮，甚效。大明

橘核〔修治〕〔时珍曰〕凡用须以新瓦焙香，去壳取仁，研碎入药。〔气味〕苦，平，无毒。〔主治〕肾疰腰痛，膀胱气痛，肾冷。炒研，每温酒服一钱，或酒煎服之。大明 治酒皶风鼻赤。炒研，每服一钱，胡桃肉一个，擂酒服，以知为度。宗奭 小肠疝气及阴核肿痛。炒研五钱，老酒煎服，或酒糊丸服，甚效。时珍〔发明〕〔时珍曰〕橘核入足厥阴，与青皮同功，故治腰痛㿉疝在下之病，不独取象于核也。和剂局方治诸疝痛及内㿉，卵肿偏坠，或硬如石，或肿至溃，有橘核丸，用之有效。品味颇多，详见本方。〔附方〕新一。**腰痛**橘核、杜仲各二两炒，研末。每服二钱，盐酒下。简便方。

叶〔气味〕苦，平，无毒。〔主治〕导胸膈逆气，入厥阴，行肝气，消肿散毒，乳痈胁痛，用之行经。震亨〔附方〕新一。**肺痈**绿橘叶洗，捣绞汁一盏服之。吐出脓血即愈。经验良方。

柑 宋开宝

【释名】木奴〔志曰〕柑未经霜时犹酸，霜后甚甜，故名柑子。〔时珍曰〕汉李衡种柑于武陵洲上，号为木奴焉。

【集解】〔炳〔一〕曰〕乳柑出西戎者佳。〔志曰〕柑生岭南及江南。树似橘，实亦似橘而圆大，皮色生青熟黄赤〔二〕。惟乳柑皮入药，山柑皮疗咽痛，余皆不堪用。又有沙柑、青柑，体性相类。〔藏器曰〕柑有朱柑、黄柑、乳柑、石柑、沙柑。橘有朱橘、乳橘、塌橘、山橘、黄淡子。此辈皮皆去气调中，实俱堪食，就中以乳柑为上也。〔时珍曰〕柑，南方果也，而闽、广、温、台、苏、抚、荆州为盛，川蜀虽有不及之。其树无异于橘，但刺少耳。柑皮比橘色黄而稍厚，理稍粗而味不苦。橘可久留，柑易腐败。柑树畏冰雪，橘树略可。此柑、橘之异也。柑、橘皮今人多混用，不可不辨，详见橘下。案韩彦直橘谱云：乳柑，出温州诸邑，惟泥山者为最，以其味似乳酪故名。彼人呼为真柑，似以它柑为假矣。其木婆娑，其叶纤长，其花香韵，其实圆正，肤理如泽蜡，其大六七寸，其皮薄而味珍，脉不粘瓣，食〔三〕不留滓，一颗仅二三核，亦有全无者，擘之香雾噀人，为柑中绝品也。生枝柑，形不圆，色青肤粗，味带微酸，留之枝间，可耐久也，俟味变甘，乃带叶折，故名。海红柑，树小而颗极大，有围及尺者，皮厚色红，可久藏，今狮头柑亦是其类也。洞庭柑，种出洞庭山，皮细味美，其熟最早也。甜柑，类洞庭而大，每颗必八瓣，不待霜而黄也。木柑，类洞庭，肤粗顽，瓣大而少液，故谓之木也。朱柑，类洞庭而大，色绝嫣红，其味酸，人不重之。馒头柑，近蒂起如馒头尖，味香美也。

【气味】甘，大寒，无毒。〔颂曰〕冷。〔志曰〕多食令人肺冷生痰，脾冷发痼癖，大肠泻利，发阴汗。

【主治】利肠胃中热毒，解丹石，止暴渴，利小便。开宝

【附方】新一。**难产** 柑橘瓤阴干，烧存性，研末，温酒服二钱。集效。

皮

〔气味〕**辛、甘，寒，无毒。**〔时珍曰〕橘皮苦辛温，柑皮辛甘寒。外形虽似，而气味不同。〔诜曰〕多食令肺燥。

〔主治〕**下气调中。**藏器 **解酒毒及酒渴，去白焙研末，点汤入盐饮之。**大明 **治产后肌浮，为末酒服。**藏器〔四〕 **伤寒饮食劳复者，浓煎汁服。**时珍 **山柑皮：治咽喉**

〔一〕炳：原作「颂」，今据大观、政和本草卷二十三乳柑子条改。
〔二〕赤：原脱，今据大观、政和本草卷二十三乳柑子条补。
〔三〕食：原作「实」，今据说郛卷七十五橘录改。
〔四〕藏器：原作「雷斅」，今据大观、政和本草卷二十三乳柑子条改。

痛效。开宝

核　〔主治〕作涂面药。苏颂

叶　〔主治〕聤耳流水或脓血。取嫩头七个，入水数滴，杵取汁滴之，即愈。蔺氏

橙 宋开宝

【释名】金球　鹄壳〔时珍曰〕案陆佃埤雅云：橙，柚属也。可登而成之，故字从登。又谐声也。

【集解】〔志曰〕橙，树似橘而叶大，其形圆，大于橘而香，皮厚而皱，八月熟。〔时珍曰〕橙产南土，其实似柚而香，叶有两刻缺如两段，亦有一种气臭者。柚乃柑属之大者，早黄难留；橙乃橘属之大者，晚熟耐久。皆有大小二种。案事类合璧云：橙树高枝，叶不甚类橘，亦有刺。其实大者如碗，颇似朱栾，经霜早熟，色黄皮厚，蹙衄如沸，香气馥郁。其皮可以熏衣，可以芼鲜，可以和菹醢，可以为酱齑，可以蜜煎，可以糖制为橙丁，可以蜜制为橙膏。嗅之则香，食之则美，诚佳果也。〔宗奭曰〕橙皮今止以为果，或合汤待宾，未见入药。宿酒未解者，食之速醒。

【气味】酸，寒，无毒。〔士良曰〕暖。多食伤肝气，发虚热。与猿肉同食，发头旋恶心。〔时珍曰〕猿乃水獭之属也。诸家本草皆作槟榔，误矣。

【主治】洗去酸汁，切和盐、蜜，煎成贮食，止恶心，能去胃中浮风恶气。开宝　行风气，疗瘿气，发瘰疬，杀鱼、蟹毒。士良

皮　〔气味〕苦、辛，温，无毒。　〔主治〕作酱、醋香美，散肠胃恶气，消食下气，去胃中浮风气。开宝　和盐贮食，止恶心，解酒病。孟诜　糖作橙丁，甘美，消痰下气，利膈宽中，解酒。时珍

〔附方〕新二。**香橙汤**宽中快气，消酒。用橙皮二斤切片，生姜五两切焙擂烂，入炙甘草末一两，檀香末半两，和作小饼。每嚼一饼，沸汤入盐送下。奇效良方。**痔疮肿痛**隔年风干橙子，

桶内烧烟熏之，神效。医方摘要。

核　〔主治〕**面䵟粉刺，湿研，夜夜涂之。**时珍　〔附方〕新一。**闪挫腰痛**橙子核炒研，酒服三钱即愈。摄生方。

柚

音又。　日华

【释名】**櫾**与柚同。**条**尔雅　**壶柑**唐本　**臭橙**食性　**朱栾**　〔时珍曰〕柚色油然，其状如卣，故名。壶亦象形。今人呼其黄而小者为蜜筒，正此意也。其大者谓之朱栾[一]，亦取团栾之象。最大者谓之香栾。尔雅谓之櫠（音废），又曰椵（音贾）。广雅谓之镭柚，镭亦壶也。桂海志谓之臭柚，皆一物。但以大小古今方言称呼不同耳。

【集解】〔恭曰〕柚皮厚味甘，不似橘皮薄味辛而苦。其肉亦如橘，有甘有酸，酸者名壶柑。今俗人谓橙为柚，非矣。案吕氏春秋云：果之美者，江浦之橘，云梦之柚。郭璞云：柚出江南，似橙而实酢，大如橘。禹贡云：扬州厥包橘、柚。孔安国云：小曰橘，大曰柚，皆为柑也。〔颂曰〕闽中、岭外、江南皆有柚，比橘黄白色而大。襄、唐间柚，色青黄而实小。其味皆酢，皮厚，不堪入药。〔时珍曰〕柚，树、叶皆似橙。其实有大、小二种：小者如柑如橙；大者如瓜如升，有围及尺余者，亦橙之类也。今人呼为朱栾，形色圆正，都类柑、橙。但皮厚而粗，其味甘，其气臭，其瓣坚而酸恶不可食，其花甚香。南人种其核，长成以接柑、橘，云甚良也。盖橙乃橘属，故其皮皱厚而香，味苦而辛；柚乃柑属，故其皮粗厚而臭，味甘而辛。如此分柚与橙、橘自明矣。郭璞云：櫠，大柚[二]也。实大如盏[三]，皮厚二三寸，子似枳，食之少味。范成大云：广南臭柚大如瓜，可食，其皮甚厚，染墨打碑，可代毡刷，且不损纸也。列子云：吴越之间有木焉，其名为櫾。碧树而冬青，实丹而味酸。食其皮汁，已愤厥之疾。渡淮而北，化而为枳。此言地气之不同如此。

【气味】**酸，寒，无毒。**

【主治】**消食，解酒毒，治饮酒人口气，去肠胃中恶气，疗妊妇不思食口淡。**大明

〔一〕朱欒：植物名实图考卷三十二柚条云：「李时珍以朱欒、蜜筒并为一种，殊未的。」

〔二〕大柚：尔雅释木郭注作「柚属」。

〔三〕盏：尔雅释木郭注作「盂」。

皮 〔气味〕甘、辛，平，无毒。〔正误〕〔时珍曰〕案沈括笔谈云：本草言橘皮苦，柚皮甘，误矣。柚皮极苦，不可入口，甘者乃橙〔一〕也。此说似与今柚不同，乃沈氏自误也，不可为据。〔主治〕下气。宜食，不入药。弘景 消食快膈，散愤懑之气，化痰。时珍 〔附方〕新一。痰气咳嗽用香栾去核切，砂瓶内浸酒，封固一夜，煮烂，蜜拌匀，时时含咽。

叶 〔主治〕头风痛，同葱白捣，贴太阳穴。时珍

花 〔主治〕蒸麻油作香泽面脂，长发润燥。时珍

枸橼音矩员。宋图经

〔校正〕原附豆蔻下，今分出。

【释名】香橼俗作圆。佛手柑〔时珍曰〕义未详。佛手，取象也。

【集解】〔藏器曰〕枸橼生岭南，柑、橘之属也。其叶大，其实大如盏，味辛酸。〔颂曰〕今闽广、江南〔二〕皆有之，彼人呼为香橼子。形长如小瓜状，其皮若橙而光泽可爱，肉甚厚，白如萝卜而松虚。虽味短而香芬大胜，置衣笥中，则数日香不歇。寄至北方，人甚贵重。古作五和糁用之。〔时珍曰〕枸橼产闽广间。木似朱栾而叶尖长，枝间有刺。植之近水乃生。其实状如人手，有指，俗呼为佛手柑。有长一尺四五寸者。皮如橙柚而厚，皱而光泽。其色如瓜，生绿熟黄。其核细。其味不甚佳而清香袭人。南人雕镂花鸟，作蜜煎果食。置之几案，可供玩赏。若安芋〔三〕片于蒂而以湿纸围护，经久不瘪。或捣蒜罨其蒂上，则香更充溢。异物志云：浸汁浣葛纻，胜似酸浆也。

皮瓤 〔气味〕辛、酸，无毒。〔弘景曰〕性温。〔恭曰〕性冷。陶说误矣。〔藏器曰〕性温不冷。

〔主治〕下气，除心头痰水。藏器 煮酒饮，治痰气咳嗽。煎汤，治心下气痛。时珍

〔一〕橙：元、明刊本梦溪笔谈卷二十六俱误作「橙」，应据苏沈良方卷一论橘柚条改作「柑」，方与本书本卷柑皮、橙皮气味相合。

〔二〕南：大观、政和本草卷二十三橘柚条俱作「西」。

〔三〕芋：原缺空一字，今从张本补。

根叶　〔主治〕同皮。橘谱

金橘纲目

【释名】**金柑**橘谱**卢橘**汉书**夏橘**广州记〔一〕**山橘**北户录**给客橙**魏王花木志　〔时珍曰〕此橘生时青卢色，黄熟则如金，故有金橘、卢橘之名。卢，黑色也。或云卢，酒器之名，其形肖之故也。注文选者以枇杷为卢橘，误矣。案司马相如上林赋云：卢橘夏熟，枇杷橪柿。以二物并列，则非一物明矣。此橘夏冬相继，故云夏熟，而裴渊广州记〔一〕谓之夏橘。给客橙者，其芳香如橙，可供给客也。

【集解】〔时珍曰〕金橘生吴粤、江浙、川广间。或言出营道者为冠，而江浙者皮甘肉酸，次之。其树似橘，不甚高大。五月开白花结实，秋冬黄熟，大者径寸，小者如指头，形长而皮坚，肌理细莹，生则深绿色，熟乃黄如金。其味酸甘，而芳香可爱，糖造、蜜煎皆佳。案魏王花木志云：蜀之成都、临邛、江源诸处，有给客橙，一名卢橘。似橘而非，若柚而香。夏冬花实常相继，或如弹丸，或如樱桃，通岁食之。又刘恂〔二〕岭表录异云：山橘子大如土瓜，次如弹丸，小树绿叶，夏结冬熟，金色薄皮而味酸，偏能破气。容、广人连枝藏之，入脍醋尤加香美。韩彦直橘谱云：金柑出江西，北人不识。景祐中始至汴都，因温成皇后嗜之，价遂贵重。藏绿豆中可经时不变，盖橘性热、豆性凉也。又有山金柑，一名山金橘，俗名金豆。木高尺许，实如樱桃，内止一核。俱可蜜渍，香味清美。已上诸说，皆指今之金橘，但有一类数种之异耳。

【气味】**酸、甘，温，无毒。**

【主治】**下气快膈，止渴解酲，辟臭。皮尤佳。**时珍

枇杷别录中品

【释名】〔宗奭曰〕其叶形似琵琶，故名。

〔一〕记：原作「志」，今据本书卷一引据经史百家书目改，与卷二十七东风菜条一致。

〔二〕恂：原作「栒」，今据本书卷一引据经史百家书目改。

【集解】〔颂曰〕枇杷旧不著所出州土，今襄、汉、吴、蜀、闽、岭、江西南、湖南北皆有之。木高丈余，肥枝长叶，大如驴耳，背有黄毛，阴密婆娑可爱，四时不凋。盛冬开白花，至三四月成实作梂，生大如弹丸，熟时色如黄杏，微有毛，皮肉甚薄，核大如茅〔一〕栗，黄褐色。四月采叶，暴干用。〔时珍曰〕案郭义恭广志云：枇杷易种，叶微似栗，冬花春实。其子簇结有毛，四月熟，大者如鸡子，小者如龙眼，白者为上，黄者次之。无核者名焦子，出广州。又杨万里诗云：大叶耸长耳，一枝堪满盘。荔支分与核，金橘却无酸。颇尽其状。注文选者以枇杷为卢橘，误矣。详金橘。

实　**〔气味〕甘、酸，平，无毒。**〔志曰〕寒。〔诜曰〕温。多食发痰热，伤脾。同炙肉及热面食，令人患热毒〔二〕黄疾。

〔主治〕止渴下气，利肺气，止吐逆，主上焦热，润五脏。大明

叶　**〔修治〕**〔恭曰〕凡用须火炙，以布拭去毛。不尔射人肺，令咳不已。或以粟秆作刷刷之，尤易洁净。〔敩曰〕凡采得秤，湿叶重一两，干者三叶重一两，乃为气足，堪用。粗布拭去毛，以甘草汤洗一遍，用绵再拭干。每一两以酥二钱半涂上，炙过用。〔时珍曰〕治胃病以姜汁涂炙，治肺病以蜜水涂炙，乃良。

〔气味〕苦，平，无毒。〔权曰〕甘、微辛，〔弘景曰〕煮汁饮之，则小冷。

〔主治〕卒啘不止，下气，煮汁服。别录　〔弘景曰〕若不暇煮，但嚼汁咽，亦瘥。**治呕哕不止，妇人产后口干。**大明　**煮汁饮，主渴疾，治肺气热嗽，及肺风疮，胸面上疮。**诜　**和胃降气，清热解暑毒，疗脚气。**时珍

〔发明〕〔时珍曰〕枇杷叶气薄味厚，阳中之阴。治肺胃之病，大都取其下气之功耳。气下则火降痰顺，而逆者不逆，呕者不呕，渴者不渴，咳者不咳矣。〔宗奭曰〕治肺热嗽甚有功。一妇人患肺热久嗽，身如火炙，肌瘦将成劳。以枇杷叶、木通、款冬花、紫菀、杏仁、桑白皮各等分，大黄减半，如常治讫，为末，蜜丸樱桃大。食后、夜卧各含化一丸，未终剂而愈矣。

〔附方〕新七。

温病发哕　因饮水多者。枇杷叶（去毛炙香）、茅根各半斤，水四升，煎二升，稍稍〔三〕饮之。庞安常方。

〔一〕茅：大观、政和本草卷二十三枇杷叶条俱作「小」。

〔二〕毒：原脱，今据大观、政和本草卷二十三枇杷叶条补。

〔三〕稍稍：伤寒总病论卷五枇杷茅根汤作「稍热」，义长。本病因「饮水」患「暴冷啘」，故宜「稍热饮之」。

反胃呕哕枇杷叶（去毛炙）、丁香各一两，人参二两，为末〔一〕。每服三钱，水一盏，姜三片，煎服。圣惠。**衄血不止**枇杷叶去毛，焙研末。茶服一二钱，日二。同上。**酒齄赤鼻**枇杷叶、卮子仁等分，为末。每服二钱，温酒调下，日三服。本事〔二〕。**面上风疮**方同上。**痔疮肿痛**枇杷叶蜜炙，乌梅肉焙，为末。先以乌梅汤洗，贴之。集要。**痘疮溃烂**枇杷叶煎汤洗之。摘玄。

花　〔主治〕**头风，鼻流清涕。辛夷等分，研末，酒服二钱，日二服。**时珍

木白皮　〔主治〕**生嚼咽汁，止吐逆不下食，煮汁冷服尤佳。**思邈

杨梅宋开宝

【释名】杬子音求。　〔时珍曰〕其形如水杨子而味似梅，故名。段氏北户录名杬子。扬州人呼白杨梅为圣僧。

【集解】〔志曰〕杨梅生江南、岭南山谷。树若荔枝树，而叶细阴青。子形似水杨子，而生青熟红，肉在核上，无皮壳。四月、五月采之。南人腌藏为果，寄至北方。〔时珍曰〕杨梅树叶如龙眼及紫瑞香，冬月不凋。二月开花结实，形如楮实子，五月熟，有红、白、紫三种，红胜于白，紫胜于红，颗大而核细，盐藏、蜜渍、糖收皆佳。东方朔林邑记云：邑有杨梅，其大如杯碗，青时极酸，熟则如蜜。用以酿酒，号为梅香酎，甚珍重之。赞宁物类相感志云：桑上接杨梅则不酸。杨梅树生癞，以甘草钉钉之则无。皆物理之妙也。〔藏器曰〕张华博物志言地瘴处多生杨梅，验之信然。

实　〔气味〕**酸、甘，温，无毒。**〔诜曰〕热，微毒。久食令人发热，损齿及筋。忌生葱同食。〔瑞曰〕发疮致痰。

〔主治〕**盐藏食，去痰止呕哕，消食下酒。干作屑，临饮酒时服方寸匕，止吐酒。**开宝　**止渴，和五脏，能涤肠胃，除烦愦恶气。烧灰服，断下痢甚验。**

〔一〕为末：原脱，今据圣惠方卷四十七丁香散方补。
〔二〕本事：此方见本事方卷五。原是二方，濒湖合而为一。

盐者常含一枚，咽汁，利五脏下气。洗

〔附方〕旧一，新三。

下痢不止杨梅烧研，每米饮服二钱，日二服。普济。

头痛不止杨梅为末，以少许㗜鼻取嚏妙。

头风作痛杨梅为末，每食后薄荷茶服二钱。或以消风散同煎服。或同捣末，以白梅肉和，丸弹子大，每食后葱茶嚼下一丸。朱氏集验。

一切损伤止血生肌，令无瘢痕。用盐藏杨梅和核捣如泥，做成挺子，以竹筒收之。凡遇破伤，研末傅之，神圣绝妙。经验后〔一〕方。

核仁

〔主治〕**脚气。**〔时珍曰〕案王明清〔二〕挥麈录云：会稽杨梅为天下冠。童贯苦脚气，或云杨梅仁可治之。郡守王嶷馈五十石，贯用之而愈。取仁法：以柿漆拌核暴之，则自裂出也。

树皮及根

〔主治〕**煎汤，洗恶疮疥癣。**大明 **煎水，漱牙痛。服之，解砒毒。烧灰油调，涂汤火伤。**时珍

〔附方〕新三〔三〕。

中砒毒心腹绞痛，欲吐不吐，面青肢冷。用杨梅树皮煎汤二三碗，服之即愈。王硕易简方。

风虫牙痛普济方：用杨梅根皮厚者焙一两，川芎藭五钱，麝香少许，研末。每用半钱，鼻内㗜之，口中含水，涎出痛止。摘要方：用杨梅根皮、韭菜根、厨案上油泥，等分捣匀，贴于两腮上，半时辰，其虫从眼角出也。屡用有效之方。

樱桃 别录上品

【释名】**莺桃**礼注 **含桃**月令 **荆桃**〔宗奭曰〕孟诜本草言此乃樱，非桃也。虽非桃类，以其形肖桃，故曰樱桃，又何疑焉？如沐〔四〕猴梨、胡桃之类，皆取其形相似耳。礼记仲春，天子以含桃荐宗庙即此。故王维诗云：才是寝园春荐后，非干御苑鸟衔残。药中不甚用。〔时珍曰〕其颗如璎珠，故谓之樱。而许慎作莺桃，云莺所含食，故又曰含桃，亦通。案尔雅云：楔（音戛），荆桃也。孙炎注云：即今樱桃。最大而甘者，谓之崖蜜。

〔一〕后：原脱，今据大观、政和本草卷二十三杨梅条附方补。

〔二〕明清：原作「性之」，今据四库总目·子部·小说家二改。按挥麈录著者宋·王明清字仲言，未闻有「性之」之号，因据改。

〔三〕三：原作「二」，今按下新附方数改。

〔四〕沐：本草衍义卷十八及政和本草卷二十三樱桃条俱作「木」。

【集解】〔颂曰〕樱桃处处有之，而洛中者最胜。其木多阴，先百果熟，故古人多贵之。其实熟时深红色者，谓之朱樱。紫色，皮里有细黄点者，谓之紫樱，味最珍重。又有正黄明者，谓之蜡樱；小而红者，谓之樱珠，味皆不及。极大者，有若弹丸，核细而肉厚，尤难得。〔时珍曰〕樱桃树不甚高。春初开白花，繁英如雪。叶团，有尖及细齿。结子一枝数十颗，三月熟时须守护，否则鸟食无遗也。盐藏、蜜煎皆可，或同蜜捣作糕食，唐人以酪荐食之。林洪山家清供云：樱桃经雨则虫自内生，人莫之见。用水浸良久，则虫皆出，乃可食也。试之果然。

【气味】甘，热，涩，无毒。〔大明曰〕平，微毒。多食令人吐。〔诜曰〕食多无损，但发虚热耳。有暗风人不可食，食之立发。〔李鹏飞曰〕伤筋骨，败血气。有寒热病人不可食。

【主治】调中，益脾气，令人好颜色，美志。别录 **止泄精、水谷痢。**孟诜

【发明】〔宗奭曰〕小儿食之过多，无不作热。此果三月末、四月初熟，得正阳之气，先诸果熟，故性热也。〔震亨曰〕樱桃属火而有土〔一〕，性大热而发湿。旧有热病及喘嗽者，得之立病，且有死者也。〔时珍曰〕案张子和儒门事亲云：舞水一富家有二子，好食紫樱，每日啖一二升〔二〕。半月后〔三〕，长者发肺痿，幼者发肺痈，相继而死。呜呼！百果之生，所以养人，非欲害人。富贵之家，纵其嗜欲，取死是何？天耶命耶？邵尧夫诗云「爽口物多终作疾」，真格言哉。观此，则寇、朱二氏之言，益可证矣。王维诗云：饱食不须愁内热，大官还有蔗浆寒。盖谓寒物同食，犹可解其热也。

叶 **〔气味〕甘，平，无毒。**煮老鹅，易软熟。**〔主治〕蛇咬，捣汁饮，并傅之。**颂

东行根 **〔主治〕煮汁服，立下寸白蛔虫。**颂〔四〕

枝 **〔主治〕雀卵斑䵟，同紫萍、牙皂、白梅肉研和，日用洗面。**时珍

花 **〔主治〕面黑粉滓。**方见李花。

〔一〕而有土：原脱，今据本草衍义补遗补，与下「发湿」义合。
〔二〕升：儒门事亲卷七肺痈一〇九作「斤」。
〔三〕半月后：儒门事亲卷七肺痈一〇九作「每岁须食半月，后一二年」。
〔四〕颂：原作「大明」，今据大观、政和本草卷二十三樱桃条改。

山婴桃别录上品

〔校正〕唐本退入有名未用，今移入此。

【释名】朱桃别录〔一〕 麦樱〔二〕吴普 英豆别录 李桃〔诜曰〕此婴桃俗名李桃，又名奈桃。前樱桃名樱，非桃也。

【集解】〔别录曰〕婴桃实大如麦，多毛。四月采，阴干。〔弘景曰〕樱桃即今朱樱，可煮食者。婴桃形相似而实乖异，山间时有之，方药不用〔三〕。〔时珍曰〕树如朱婴，但叶长尖不团。子小而尖，生青熟黄赤，亦不光泽，而味恶不堪食。

实【气味】辛，平，无毒。

【主治】止泄，肠澼，除热，调中益脾气，令人好颜色，美志。别录 止泄精。孟诜

银杏日用

【释名】白果日用 鸭脚子〔时珍曰〕原生江南，叶似鸭掌，因名鸭脚。宋初始入贡，改呼银杏，因其形似小杏而核色白也。今名白果。梅尧臣诗：鸭脚类绿李，其名因叶高。欧阳修诗：绛囊初入贡，银杏贵中州。是矣。

【集解】〔时珍曰〕银杏生江南，以宣城者为胜。树高二三丈。叶薄纵理，俨如鸭掌形，有刻缺，面绿背淡。二月开花成簇，青白色，二更开花，随即卸落，人罕见之。一枝结子百十，状如楝子，经霜乃熟烂，去肉取核为果。其核两头尖，三棱为雄，二棱为雌。其仁嫩时绿色，久则黄。须雌雄同种，其树相望，乃结实；或雌树临水亦可；或凿一孔，内雄木一块泥之亦结。阴阳相感之妙如此。其树耐久，肌理白腻。术家取刻符印，云能召使也。文选吴都赋注：平仲果，其实如银。未知即此果否？

〔一〕朱桃别录：按唐本草卷二十、千金翼卷四及大观、政和本草卷三十婴桃条引别录俱作「牛桃」，御览九六九樱桃条引吴氏本草乃作「朱桃」。

〔二〕樱：御览九六九樱桃条引吴氏本草作「英」。郝懿行云：「古无樱字，故英与莺俱可通借。」（尔雅义疏下二·释木·楔荆桃条）

〔三〕用：原作「同」，今据唐本草卷二十及大观、政和本草卷三十婴桃条改。

核仁【气味】甘、苦，平，涩，无毒。〔时珍曰〕熟食，小苦微甘，性温有小毒。多食令人胪胀。〔瑞曰〕多食壅气动风。小儿食多昏霍，发惊引疳。同鳗鲡鱼食，患软风。

【主治】生食引疳解酒，熟食益人。李鹏飞　熟食温肺益气，定喘嗽，缩小便，止白浊。生食降痰，消毒杀虫。嚼浆涂鼻面手足，去齇疱䵟䵳皴皱，及疥癣疳䘌阴虱。时珍

【发明】〔时珍曰〕银杏宋初始著名，而修本草者不收。近时方药亦时用之。其气薄味厚，性涩而收，色白属金。故能入肺经，益肺气，定喘嗽，缩小便。生捣能浣油腻，则其去痰浊之功，可类推矣。其花夜开，人不得见，盖阴毒之物，故又能杀虫消毒。然食多则收令太过，令人气壅胪胀昏顿。故物类相感志言银杏能醉人，而三元延寿书言白果食满千个者死。又云：昔有饥者，同以白果代饭食饱，次日皆死也。

【附方】新十八〔一〕。**寒嗽痰喘**　白果七个煨熟，以熟艾作七丸，每果入艾一丸，纸包再煨香，去艾吃。　秘韫方。**哮喘痰嗽**　鸭〔二〕掌散：用银杏五个，麻黄二钱半，甘草炙二钱，水一锺半，煎八分，卧时服。　又金陵一铺治哮喘，白果定喘汤，服之无不效者，其人以此起家。其方：用白果二十一个炒黄，麻黄三钱，苏子二钱，款冬花、法制半夏、桑白皮蜜炙各二钱，杏仁去皮尖、黄芩微炒各一钱半，甘草一钱，水三钟，煎二钟，随时分作二服。不用姜。　并摄生方。**咳嗽失声**　白果仁四两，白茯苓、桑白皮二两，乌豆半升炒，蜜半斤，煮熟日干为末，以乳汁半碗拌湿，九蒸九晒，丸如绿豆大。每服三五十丸，白汤下，神效。　余居士方。**小便频数**　白果十四枚，七生七煨，食之，取效止。**小便白浊**　生白果仁十枚，擂水饮，日一服，取效止。**赤白带下**　下元虚惫。白果、莲肉、江米各五钱，胡椒一钱半，为末。用乌骨鸡一只，去肠盛药，瓦器煮烂，空心食之。　集简方。**肠风下血**　银杏煨熟，出火气，食之，米饮下。**肠风脏毒**　银杏四

〔一〕八：原作「七」。下列治哮喘痰嗽方，今按通例作二方计数，因据改。

〔二〕鸭：原作「鸦」，今据本条释名改。

十九枚，去壳生研，入百药煎末和，丸弹子大。每服二三丸，空心细嚼，米饮送下。戴原礼证治要诀。**牙齿虫䘌**生银杏，每食后嚼一二个，良。永类钤方。**手足皴裂**生白果嚼烂，夜夜涂之。**鼻面酒皶**银杏、酒浮糟同嚼烂，夜涂旦洗。医林集要。**头面癣疮**生白果仁切断，频擦取效。邵氏经验方。**下部疳疮**生白果杵，涂之。赵原阳。**阴虱作痒**阴毛际肉中生虫如虱，或红或白，痒不可忍者。白果仁嚼细，频擦之，取效。刘长春方。**狗咬成疮**白果仁嚼细涂之。**乳痈溃烂**银杏半斤，以四两研酒服之，以四两研傅之。救急易方。**水疔暗疔**水疔色黄，麻木不痛；暗疔疮凸色红，使人昏狂。并先刺四畔，后用银杏去壳浸油中年久者，捣罨之。普济方。

胡桃宋开宝

【释名】羌桃名物志 **核桃**〔颂曰〕此果本出羌胡，汉时张骞使西域始得种还，植之秦中，渐及东土，故名之。〔时珍曰〕此果外有青皮肉包之，其形如桃，胡桃乃其核也。羌〔一〕音呼核如胡，名或以此〔二〕。或作核桃〔三〕。梵书名播罗师。

【集解】〔颂曰〕胡桃生北土，今陕、洛间甚多。大株厚叶多阴。实亦有房，秋冬熟时采之。出陈仓者薄皮多肌。出阴平者大而皮脆〔四〕，急捉则碎。汴州虽有而实不佳。江表亦时有之，南方则无。〔时珍曰〕胡桃树高丈许。春初生叶，长四五寸，微似大青叶，两两相对，颇作恶气。三月开花如栗花，穗苍黄色。结实至秋如青桃状，熟时沤烂皮肉，取核为果。人多以榉柳接之。案刘恂岭表录异云：南方有山胡桃，底平如槟榔，皮厚而大坚，多肉少穰。其壳甚厚，须椎之方破。然则南方亦有，但不佳耳。

核仁〔气味〕甘，平、温，无毒。〔颂曰〕性热，不可多食。〔思邈曰〕甘冷滑。多食动痰饮，令

〔一〕羌：原作「尤」，今从张本改。
〔二〕此：原作「比」，从改同上。
〔三〕核桃：原脱，今详上下文义补。
〔四〕脆：原作「肥」，今据大观、政和本草卷二十三及御览九七一胡桃条引「广志」文改。

人恶心、吐水、吐食物。〔志曰〕多食动风，脱人眉。同酒食，多令人咯血。〔颖曰〕多食生痰，动肾火。〔发明〕〔震亨曰〕胡桃属土而有火，性热。本草云甘平，是无热矣。然又云动风脱人眉，非热何以伤肺耶？〔时珍曰〕胡桃仁味甘气热，皮涩肉润。孙真人言其冷滑，误矣。近世医方用治痰气喘嗽醋心及疠风诸病，而酒家往往醉后嗜之。则食多吐水吐食脱眉，及酒同食咯血之说，亦未必尽然也。但胡桃性热，能入肾肺，惟虚寒者宜之。而痰火积热者，不宜多食耳。

〔主治〕食之令人肥健，润肌，黑须发。多食利小便，去五痔。捣和胡粉，拔白须发，内孔中，则生黑毛。烧存性，和松脂研，傅瘰疬疮。开宝 **食之令人能食，通润血脉，骨肉细腻。**诜 方见下。**治损伤、石淋。同破故纸蜜丸服，补下焦。**颂 **补气养血，润燥化痰，益命门，利三焦，温肺润肠，治虚寒喘嗽，腰脚重痛，心腹疝痛，血痢肠风，散肿毒，发痘疮，制铜毒。**时珍

油胡桃　〔气味〕辛，热，有毒。〔主治〕杀虫攻毒，治痈肿、疠风、疥癣、杨梅、白秃诸疮，润须发。时珍

【发明】〔韩𢘅曰〕破故纸属火，能使心包与命门之火相通。胡桃属木〔一〕，主润血养血，血属阴，阴恶燥，故油以润之。佐破故纸，有木火相生之妙。故古有云：黄檗无知母，破故纸无胡桃，犹水母之无虾也。〔时珍曰〕三焦者，元气之别使。命门者，三焦之本原。盖一原一委也。命门指所居之府而名，为藏精系胞之物。三焦指分治之部而名，为出纳腐熟之司。盖一以体名，一以用名。其体非脂非肉，白膜裹之，在七节之旁，两肾之间。二系著脊，下通二肾，上通心肺，贯属于脑。为生命之原，相火之主，精气之府。人物皆有之，生人生物，皆由此出。灵枢本脏论已著其厚薄缓急直〔二〕结之状。而扁鹊难经不知原委体用之分，以右肾为命门，谓三焦有名无状。而高阳生伪譔脉诀，承其谬说，以误后人。至朱肱南阳活人书、陈言三因方论、戴起宗脉诀刊误，始著说辟之，而知之者尚鲜。胡桃仁颇类其状，而外皮水汁皆青黑。故能入北方，通命门，利三焦，益气养血，与破故纸同为补下焦肾命之药。夫命门气与肾通，藏精血而恶燥。若肾、命不燥，精气内充，则饮食自

〔一〕木：原作「水」，今据下「木火相生」文改，与本书卷十四补骨脂条一致。

〔二〕急直：原脱，今据灵枢本脏第四十七补。

健，肌肤光泽，肠腑润而血脉通。此胡桃佐补药，有令人肥健能食，润肌黑发固精，治燥调血之功也。命门既通则三焦利，故上通于肺而虚寒喘嗽者宜之，下通于肾而腰脚虚痛者宜之，内而心腹诸痛可止，外而疮肿之毒可散矣。洪氏夷坚志止言胡桃治痰嗽能敛肺，盖不知其为命门三焦之药也。油胡桃有毒，伤人咽肺，而疮科取之，用其毒也。胡桃制铜，此又物理之不可晓者。洪迈云：迈有痰疾，因晚对，上遣使谕令以胡桃肉三颗，生姜三片，卧时嚼服，即饮汤两三呷，又再嚼桃、姜如前数，即静卧，必愈。迈还玉堂，如旨服之，及旦而痰消嗽止。又溧阳洪辑幼子，病痰喘，凡五昼夜不乳食。医以危告。其妻夜梦观音授方，令服人参胡桃汤。辑急取新罗人参寸许，胡桃肉一枚，煎汤一蚬壳许，灌之，喘即定。明日以汤剥去胡桃皮用之，喘复作。仍连皮用，信宿而瘳。此方不载书册，盖人参定喘，胡桃连皮能敛肺故也。

【附方】旧五，新二十七〔一〕。**服胡桃法**〔诜曰〕凡服胡桃不得并食，须渐渐食之。初日服一颗，每五日加一颗，至二十颗止，周而复始。常服令人能食，骨肉细腻光润，须发黑泽，血脉通润，养一切老痔。**青娥丸**方见草部补骨脂。**胡桃丸**益血补髓，强筋壮骨，延年明目，悦心润肌，能除百病。用胡桃仁四两捣膏，入破故纸、杜仲、萆薢末各四两杵匀，丸梧子大。每空心温酒、盐汤任下五十丸。御药院方。**消肾溢精**胡桃丸：治消肾病，因房欲无节，及服丹石，或失志伤肾，遂致水弱火强，口舌干，精自溢出，或小便赤黄，大便燥实，或小便大利而不甚渴。用胡桃肉、白茯苓各四两，附子一枚去皮切片，姜汁、蛤粉同焙为末，蜜丸梧子大。每服三十丸，米饮下。普济方。**小便频数**胡桃煨熟，卧时嚼之，温酒下。**石淋痛楚**便中有石子者。胡桃肉一升，细米煮浆粥一升，相和顿服即瘥。崔元亮海上方。**风寒无汗**发热头痛。核桃肉、葱白、细茶、生姜等分，捣烂，水一钟，煎七分，热服。覆衣取汗。谈野翁方。**痰喘咳嗽**方见发明。**老人喘嗽**气促，睡卧不得，服此立定。胡桃肉去皮、杏仁去皮尖、生姜各一两，研膏，入炼蜜少许和，丸弹子大。每卧时嚼一丸，姜汤下。普济方。**产后气喘**胡桃肉、人参各二钱〔二〕，水一〔三〕盏，煎七分，顿服〔四〕。**久嗽不**

〔一〕七：原作「八」。按下列新附方中，治「酒齄鼻赤」方仅见于本卷橘条橘核主治文中，未计入附方数内，而青娥丸则已计入卷十四补骨脂条新附方数中，此间不当重计。通计新方，实只二十七首，因照改。
〔二〕各二钱：普济方卷三五五作「各等分，每服五钱」。
〔三〕一：普济方卷三五五作「二」。
〔四〕顿服：普济方卷三五五作「频频呷服」。

止核桃仁五十个煮熟去皮，人参五两，杏仁三百五十个麸炒汤浸去皮，研匀，入炼蜜，丸梧子大。每空心细嚼一丸，人参汤下。临卧再服。萧大尹方。**食物醋心**胡桃烂嚼，以生姜汤下，立止。传信适用方。**食酸齿齼**细嚼胡桃即解。日华子本草。**误吞铜钱**多食胡桃，自化出也。胡桃与铜钱共食，即成粉，可证矣。李楼方。**揩齿乌须**胡桃仁（烧过）、贝母各等分，为散，日用之。圣惠。**眼目暗昏**四月内取风落小胡桃，每日午时食饱，以无根水吞下，偃卧，觉鼻孔中有泥腥气为度。卫生易简方。**赤痢不止**胡桃仁、枳壳各七个，皂角不蛀者一挺，新瓦上烧存性，研为细末，分作八服。每临卧时一服，二更一服，五更一服，荆芥茶下。总录。**血崩不止**胡桃肉十五〔一〕枚，灯上烧存性，研作一服，空心温酒调下，神效。**急心气痛**核桃一个，枣子一枚，去核夹桃，纸裹煨熟，以生姜汤一钟，细嚼送下。永久不发，名盏落汤。赵氏经验。**小肠气痛**胡桃一枚，烧炭〔二〕研末，热酒服之。奇效良方。**便毒初起**子和儒门事亲：用胡桃七个，烧研酒服，不过三服，见效。杨氏经验：用胡桃三枚，夹铜钱一个，食之即愈。**鱼口毒疮**端午日午时，取树上青胡桃筐内阴干，临时全烧为末，黄酒服。少行一二次，有脓自大便出，无脓即消，二三服平。杨氏〔三〕经验。**一切痈肿**背痈、附骨疽，未成脓者。胡桃十个煨熟去壳，槐花一两研末，杵匀，热酒调服。古今录验。**疔疮恶肿**胡桃一个平破，取仁嚼烂，安壳内，合在疮上，频换甚效。普济。**痘疮倒陷**胡桃肉一枚烧存性，干胭脂半钱，研匀，胡荽煎酒调服。儒门事亲。**小儿头疮**久不愈。胡桃和皮，灯上烧存性，碗盖出火毒，入轻粉少许，生油调涂，一二次愈。保幼大全。**酒皶鼻赤**方见橘核。**聤耳出汁**胡桃仁烧研，狗胆汁和作挺子，绵裹塞之。普济方。**伤耳成疮**出汁者。用胡桃杵取油纳入。同上。**火烧成疮**胡桃仁烧黑研傅。梅师方〔四〕。**压扑伤损**胡桃仁捣，和温酒顿

〔一〕十五：原作「五十」，今据金陵本改，与本书卷四崩中漏下门止涩段胡桃项一致。

〔二〕炭：原作「灰」，今据奇效良方卷四十七神效胡桃酒改。

〔三〕氏：原作「试」，今据本书卷一引据医家书目改，与前方一致。

〔四〕梅师方：原脱，今据大观、政和本草卷二十三胡桃条附方补，仍计入旧附方数内。

服便瘥。图经本草。**疥疮瘙痒**油核桃一个，雄黄一钱，艾叶杵熟一钱，捣匀绵包，夜卧裹阴囊，历效。勿洗。集简方。

胡桃青皮　**〔气味〕苦，涩，无毒。**

〔主治〕染髭及帛，皆黑。〔志曰〕仙方取青皮压油，和詹糖香，涂毛发，色如漆也。

〔附方〕新五〔一〕。**乌髭发**胡桃皮、蝌蚪等分，捣泥涂之，一染即黑。总录：用青胡桃三枚和皮捣细，入乳汁三盏，于银石器内调匀，搽须发三五次，每日用胡桃油润之，良。**疬疡风**青胡桃皮捣泥，入酱清少许、硇砂少许合匀。先以泔洗，后傅之。外台。**白癜风**青胡桃皮一个，硫黄一皂子大，研匀。日日掺之，取效。**嵌甲**胡桃皮烧灰贴。

树〔二〕皮　**〔主治〕止水痢。春月斫皮汁，沐头至黑。煎水，可染褐。**开宝

〔附方〕新一。**染须发**胡桃根皮一秤，莲子草十斤，切，以瓮盛之，入水五斗，浸一月去滓，熬至五升〔三〕，入芸薹子油一斗，慢火煎取五升收之。凡用，先以炭灰汁洗，用油涂之，外以牛蒡〔四〕叶包住，绢裹一夜洗去，用七日即黑也。圣惠方〔五〕。

壳　**〔主治〕烧存性，入下血、崩中药。**时珍

榛宋开宝

【释名】亲古榛字。〔时珍曰〕案罗氏尔雅翼云：礼记郑玄注云：关中甚多此果。关中，秦地也。榛之从秦，盖取此意。左传云：女贽不过榛、栗、枣、脩，以告虔也。则榛有臻至之义，以其名告己之虔也。古作亲，从辛，从木。俗作

〔一〕五：原作「四」，今按下新附方数改。

〔二〕树：原脱，今据大观、政和本草卷二十三胡桃条补。

〔三〕升：原作「斤」，今据圣惠方卷四十一及普济方卷四十九改。

〔四〕蒡：原作「柿」，据改同上。

〔五〕圣惠方：原作「总录」，今检圣济总录未见此方。方见圣惠方卷四十一。普济方卷四十九引此方亦注明出自圣惠。因据改。

莘，误矣。莘音诜。

【集解】〔志曰〕榛生辽东山谷。树高丈许。子如小栗，军行食之当粮。中土亦有。郑玄云：关中鄜、坊甚多。〔颂曰〕桂阳有亲而[一]丛生，实大如杏子中仁，皮子形色与栗无异，但小耳。〔大明曰〕新罗榛子肥白，最良。〔时珍曰〕榛树低小如荆，丛生。冬末开花如栎花，成条下垂，长二三寸。二月生叶如初生樱桃叶，多皱文而有细齿及尖。其实作苞，三五相粘，一苞一实。实如栎实，下壮上锐，生青熟褐，其壳厚而坚，其仁白而圆，大如杏仁，亦有皮尖。然多空者，故谚云十榛九空。按陆玑诗疏云：榛有两种：一种大小枝叶皮树皆如栗，而子小，形如橡子，味亦如栗，枝茎可以为烛，诗所谓「树之榛、栗」者也；一种高丈余，枝叶如木[二]蓼，子作胡桃味，辽、代、上党甚多，久留亦易油坏者也。

仁【气味】甘，平，无毒。

【主治】益气力，实肠胃，令人不饥健行。开宝 止饥，调中开胃，甚验。大明

阿月浑子 拾遗

〔校正〕自木部移入此，并入海药无名木皮。

【释名】胡榛子拾遗 无名子海药

【集解】〔藏器曰〕阿月浑子生西国诸番，与胡榛子同树，一岁胡榛子，二岁阿月浑子也。〔珣曰〕按徐表南州记云：无名木生岭南山谷，其实状若榛子，号无名子，波斯家呼为阿月浑子也。

仁 〔气味〕辛，温，涩，无毒。〔主治〕诸痢，去冷气，令人肥健。藏器 治腰冷，阴肾虚[三]弱，房中术多用之，得木香、山茱萸良。李珣

无名木皮海药 〔气味〕辛，大温，无毒。〔主治〕阴肾萎弱，囊下湿痒，并

〔一〕而：原作「栗」，今据大观、政和本草卷二十三栗条改。

〔二〕木：原作「水」，今据齐民要术卷四种栗第三十八及御览九七三榛条引诗义疏改。水蓼枝低而此高丈余，故知非是。木蓼一名天蓼，近之。

〔三〕虚：此下原有「痿」字，今据大观、政和本草卷十二无名木皮条删。

煎〔一〕汁小浴，极妙。珣

槠子 拾遗

〔校正〕原附钩栗，今析出。

【集解】〔藏器曰〕槠子生江南。皮、树如栗，冬月不凋，子小于橡子。〔颖曰〕槠子有苦、甜二种，治作粉食、糕食，褐色甚佳。〔时珍曰〕槠子处处山谷有之。其木大者数抱，高二三丈。叶长大如栗，叶稍尖而厚坚光泽，锯齿峭利，凌冬不凋。三四月开白花成穗，如栗花。结实大如槲子，外有小苞，霜后苞裂子坠。子圆褐而有尖，大如菩提子。内仁如杏仁，生食苦涩，煮、炒乃带甘，亦可磨粉。甜槠子粒小，木文细白，俗名面槠。苦槠子粒大，木文粗赤，俗名血槠。其色黑者名铁槠。按山海经云：前山有木，其名曰槠。郭璞注曰：槠子似柞子可食，冬月采之。木作屋柱、棺材，难腐也。

仁 〔气味〕苦，涩，平，无毒。〔时珍曰〕案正要云：酸、甘，微寒。不可多食。〔主治〕食之不饥，令人健行，止泄痢，破恶血，止渴。藏器

皮 叶 〔主治〕煮汁饮，止产妇血。藏器 嫩叶：贴臁疮，一日三换，良。吴瑞

钩栗 拾遗

【释名】巢钩子拾遗 甜槠子〔瑞曰〕钩栗即甜槠子。〔时珍曰〕钩、槠二字，方音相近。其状如栎，当作钩栎。

【集解】〔藏器曰〕钩栗生江南山谷。木大数围，冬月不凋，其子似栗而圆小。又有雀子，相似而圆黑，久食不饥。详槠子下。

仁【气味】甘，平，无毒。

【主治】食之不饥，厚肠胃，令人肥健。藏器

〔一〕煎：原作「蘸」，今据大观、政和本草卷十二无名木皮条改。

橡实

音象。唐本草

〔校正〕自木部移入。

【释名】橡斗说文 **皂斗**同 **栎梂**音历求。 **柞子**音作。 **芧**杼同。序、暑二音。 **栩**音许。 〔禹锡曰〕案尔雅云：栩，杼也。又曰：栎，其实梂。孙炎注云：栩，一名杼也。栎，似樗之木也。梂，盛实之房也。其实名橡，有梂猬自裹之。诗唐风云：集于苞栩。秦风云：山有苞栎。陆玑注云：即柞栎也。秦人谓之栎，徐人谓之杼，或谓之栩。其子谓之皂，亦曰皂斗。其壳煮汁可染皂也。今京洛、河内亦谓之杼。盖五方通语，皆一物也。〔时珍曰〕栎，柞木也。实名橡斗、皂斗，谓其斗刓剜象斗，可以染皂也。南人呼皂如柞，音相近也。

【集解】〔颂曰〕橡实，栎木子也。所在山谷皆有。木高二三丈。三四月开花黄色，八九月结实。其实为皂斗，槲、栎皆有斗，而以栎为胜。〔宗奭曰〕栎叶如栗叶，所在有之。木坚而不堪充材，亦木之性也。为炭则他木皆不及。其壳虽可染皂，若曾经雨水者，其色淡。槲亦有壳，但小而不及栎也。〔时珍曰〕栎有二种：一种不结实者，其名曰棫，其木心赤，诗云"瑟彼柞棫"是也；一种结实者，其名曰栩，其实为橡。二者树小则耸枝，大则偃蹇。其叶如槠叶，而文理皆斜勾。四五月开花如栗花，黄色。结实如荔枝核而有尖。其蒂有斗，包其半截。其仁如老莲肉，山人俭岁采以为饭，或捣浸取粉食，丰年可以肥猪。北人亦种之。其木高二三丈，坚实而重，有斑文点点。大者可作柱栋，小者可为薪炭。周礼职方氏"山林宜皂物，柞、栗之属"即此也。其嫩叶可煎饮代茶。

实

〔修治〕〔雷曰〕霜后收采，去壳蒸之，从巳至未，锉作五片，日干用。〔周定王曰〕取子换水，浸十五次，淘去涩味，蒸极熟食之，可以济饥。

〔气味〕苦，微温，无毒。

〔主治〕下痢，厚肠胃，肥健人。苏恭 **涩肠止泻。煮食，止饥，御歉岁。**大明

〔发明〕〔思邈曰〕橡子非果非谷而最益人，服食未能断谷，啖之尤佳。无气而受气，无味而受味，消食止痢，令人强健不极。〔时珍曰〕木实为果，橡盖果也。俭岁，人皆取以御饥，昔挚虞入南山，饥甚拾橡实而食，唐杜甫客秦州，采橡、栗自给，是矣。

〔附方〕新五。

水谷下痢日夜百余行者。橡实二两，楮叶（炙）一两，为末。每服一钱，食前乌梅汤调下。圣惠方。 **血痢不止**上方加缩砂仁半两。 **下痢脱肛**橡斗子烧存性研末，猪脂和傅。直指方。 **痔疮出血**橡子粉、糯米粉各一升，炒黄，滚水调作

果子，饭上蒸熟食之。不过四五次效。李楼奇方。**石痈坚硬**如石，不作脓。用橡子一枚，以醋于青石上磨汁涂之。干则易，不过十度即平。千金方。

斗壳 **〔修治〕**〔大明曰〕入药并宜捣细，炒焦或烧存性研用。**〔气味〕涩，温，无毒。〔主治〕为散及煮汁服，止下痢。并可染皂。**恭 **止肠风崩中带下，冷热泻痢。并染须发。**大明 **〔附方〕**新五〔一〕。**下痢脱肛**橡斗壳烧存性，研末。猪脂和搽，并煎汁洗之。直指方。**肠风下血**橡斗子壳，用白梅肉填满，两个合定，铁线札住，煅存性，研末。每服二钱，米饮下。一方：用硫黄填满，煅研酒服。余居士选奇方。**走马牙疳**橡斗壳入盐填满，合定烧透，出火毒，研末，入麝香少许。先以米泔漱过，搽之。全幼心鉴。**风虫牙痛**橡斗五个入盐在内，皂荚一条入盐在内，同煅过研末。日擦三五次，荆芥汤漱之，良。经验良方。

木皮 **根皮**拾遗 **〔气味〕苦，平，无毒。〔主治〕恶疮，因风犯露致肿者，煎汁日洗，令脓血尽乃止。亦治痢。**藏器 **止水痢，消瘰疬。**大明 **〔附方〕**新一。**蚀烂痈肿**及疣赘瘤痣。柞栎木灰四斗，桑柴灰四斗，石灰一斗五升，以沸汤调湿，甑中蒸一日，取釜中沸汤七斗，合甑灰淋之取汁，再熬至一升，投乱头发一鸡子大消尽，又剪五色彩投入消尽，瓶盛密收。每以少许，挑破点之。煎时勿令鸡、犬、妇人、小儿见。普济方。

槲实音斛。唐本草

〔校正〕自木部移附此。

【释名】槲樕音速。**朴樕**并尔雅 **大叶栎**俗 **栎橿子**〔时珍曰〕槲樕犹觳觫也。栗子绽悬，有颤栗之象，故谓之栗；槲叶摇动，有觳觫之态，故曰槲樕也。朴樕者，婆娑、蓬然之貌。其树偃蹇，其叶芃芃故也。俗称衣物不整者为朴樕，本此。其实木彊，故俗谓之栎橿子。史言武后挂赦书于槲树，人遂呼为金鸡树云。

【集解】〔颂曰〕槲，处处山林有之。木高丈余，与栎相类。亦有斗，但小不中用耳。不拘时采。其皮、叶入药。〔宗

〔一〕五：原作「四」，今按下新附方数改。

颂曰〕槲亦有斗，木虽坚而不堪充材，止宜作柴，为炭不及栎木。〔时珍曰〕槲有二种：一种丛生小者名枹（音孚），见尔雅。一种高者名大叶栎。树、叶俱似栗，长大粗厚，冬月凋落。三四月开花亦如栗，八九月结实似橡子而稍短小，其蒂亦有斗。其实僵涩味恶，荒岁人亦食之。其木理粗不及橡木，所谓樗栎之材者指此。

仁 〔气味〕苦，涩，平，无毒。〔主治〕蒸煮作粉，涩肠止痢，功同橡子。时珍

槲若 〔修治〕〔颂曰〕若即叶[一]之名也。入药须微炙令焦。〔气味〕甘、苦，平，无毒。〔主治〕疗痔，止血及血痢，止渴。恭 活血，利小便，除面上皶赤。时珍 〔附方〕旧五，新三。**卒然吐血**槲叶为末，每服二钱，水一盏，煎七分，和滓服。简要济众。**鼻衄不止**槲叶捣汁一小盏，顿服即止。圣惠方。**肠风血痔**热多者尤佳。槲叶微炙研末一钱，槐花炒研末一钱[二]，米饮调服。未止再服。寇氏衍义。**冷淋茎痛**槲叶研末，每服三钱，水一盏，葱白七寸，煎六分，去滓，食前温服。日二。圣惠方[三]。**孩子淋疾**槲叶三片，煎汤服一鸡子壳，小便即时下也。孙真人方。**蝼蛄漏疾**槲叶烧存性研，以米泔别浸槲叶，取汁洗疮后，乃纳灰少许于疮中。圣惠方。**鼻上皶疱**出脓血者。以泔水煮槲叶，取汁洗之，拭干，纳槲叶灰少许于中，良。圣惠。**腋下胡臭**槲若三升切，水煮浓汁，洗毕，即以甘苦瓠壳烟熏之。后用辛夷、细辛、杜衡末，醋浸一夜，傅之。千金方。

木皮俗名赤龙皮。〔气味〕苦，涩，无毒。〔主治〕煎服，除蛊[四]及漏，甚效。

〔一〕叶：原作「枼」，今据大观、政和本草卷十四槲若条改。

〔二〕一钱：按本草衍义卷十五及政和本草卷十四槲若条俱未注明用量，仅云：「炒槐花减槲叶之半」。如此则上、下「一钱」，当分别改为「二钱」与「一钱」，或「一钱」与「半钱」。

〔三〕圣惠方：原脱，今据圣惠方卷五十八及大观、政和本草卷十四槲若条附方补，仍计入旧附方数内。

〔四〕蛊：原作「虫」，今据唐本草卷十四、千金翼卷三及大观、政和本草卷十四槲若条改。

恭**煎汤，洗恶疮，良。**权**能吐瘰疬，涩五脏。**大明**止赤白痢，肠风下血。**时珍

〔附方〕旧四，新六〔一〕。

赤龙皮汤治诸败烂疮、乳疮。用槲皮（切）三升，水一斗，煮五升，春夏冷用，秋冬温用，洗之。洗毕乃傅诸膏。肘后。

附〔二〕骨疽疮槲皮烧研，米饮每服方寸匕。千金方。

下部生疮槲皮、榉皮煮汁，熬如饴糖，以导下部。肘后方。

一切瘘疾千金：用槲树北阴白皮三十斤锉，以水一石，煮一斗，去滓煎如饴，又取通都厕上雄鼠屎、雌鼠屎各十四枚，烧汁尽研和之，纳温酒一升和匀。瘦人食五合，当有虫出也。崔氏纂要：用槲白皮切五升，水八升煮令泣泣〔三〕，去滓，再煎成膏。日服枣许，并涂疮上。宜食苜蓿、盐、饭以助之。以瘥为度。

小儿瘰疬槲树皮去粗皮切，煎汤频洗之。圣惠方。

蛊毒下血槲木北阴白皮一大握，长五寸，以水三升，煮取一升，空腹分服，即吐毒出也。千金及翼〔四〕。

赤白久痢不拘大人、小儿。用新槲皮一斤，去黑皮切，以水一斗，煎取五升，去滓煎膏，和酒服。子母秘录〔五〕。

久痢不止槲白皮（姜汁炙五度）一两，干姜（炮）半两，为末。每服二钱，米饮调〔六〕下。圣济总录。

久疮不已槲木皮一尺，阔六寸，切，以水一斗，煮取五升，入白沙糖十挺，煎取一升，分三服，即吐而愈。肘后方。

〔一〕六：原作「五」，今按下新附方数改。

〔二〕附：原作「肘」，今据金陵本改，与千金卷二十二第六合。

〔三〕泣泣：原作「泣尽」，今据外台卷二十三改。

〔四〕千金及翼：原脱。按千金卷二十四第四及千金翼卷二十第二俱载此方。大观本草卷十四槲若条引图经作「千金」，政和本草则作「千金翼」。今补作「千金及翼」，计入旧附方数内。

〔五〕子母秘录：原脱，今据大观、政和本草卷十四槲若条附方补，仍计入旧附方数内。

〔六〕调：原作「酒」，今据圣济总录卷七十七干姜散改。

本草纲目果部目录第三十一卷

果之三　夷果类三十一种

荔枝开宝　龙眼本经[一]　龙荔纲目

橄榄开宝　木威子拾遗　庵摩勒唐本

毗梨勒唐本　没离梨拾遗　五敛子纲目（即阳桃）

五子实纲目　榧实别录　海松子开宝

槟榔别录　大腹子开宝　椰子开宝　青田核、树头酒、严树酒附[二]

无漏子拾遗（即波斯枣）　桄榔子开宝　莎木面海药

波罗蜜纲目　无花果食物　文光果　天仙果　古度子[三]附

阿勒勃[四]拾遗　罗望子附[五]　沙棠果纲目　棎子拾遗

麂目拾遗　都桷子拾遗　都念子拾遗

都咸子拾遗　摩厨子拾遗　齐墩果、德庆果附

〔一〕本经：原作「别录」，据改详本条校记。

〔二〕青田核树头酒严树酒附：原脱，今据本卷椰子条附录补。

〔三〕古度子：原脱，今据本卷无花果条附录补。

〔四〕勒勃：原作「勃勒」，据改见本条校记。

〔五〕罗望子附：原脱，今据本卷阿勒勃条附录补。

韶子拾遗　马槟榔会编　枳椇唐本

右附方旧十三〔一〕，新四十八〔二〕。

〔一〕十三：原作「二十一」，今按本卷旧附方数改。
〔二〕八：原作「一」，今按本卷新附方数改。

本草纲目果部第三十一卷

果之三夷果类三十一种。

荔枝宋开宝

【释名】离枝纲目丹荔〔颂曰〕按朱应扶南记云：此木结实时，枝弱而蒂牢，不可摘取，必以刀斧劙取其枝，故以为名。劙（音利）与劦同。〔时珍曰〕司马相如上林赋作离支。按白居易云：若离本枝，一日色变，三日味变。则离支之名，又或取此义也。

【集解】〔颂曰〕荔枝生岭南及巴中。今闽之泉、福、漳州、兴化军，蜀之嘉、蜀、渝、涪州，及二广州郡皆有之。其品以闽中为第一，蜀川[一]次之，岭南为下。其木高二三丈，自径尺至于合抱，类桂木、冬青之属。绿叶蓬蓬然，四时荣茂不雕。其木性至坚劲，土人取其根，作阮咸槽及弹棋局。其花青白，状若冠之蕤绥。其子喜双实，状如初生松球。壳有皱纹如罗，初青渐红。肉色淡白如肪玉，味甘而多汁。夏至将中，则子翕然俱赤，乃可食也。大树下子至百斛，五六月盛熟时，彼方皆燕会其下以赏之，极量取啖，虽多亦不伤人，少过则饮蜜浆便解。荔枝始传于汉世，初惟出岭南，后出蜀中。故左思蜀都赋云：旁挺龙目，侧生荔枝。唐·白居易图序论之详矣。今闽中四郡所出特奇，蔡襄谱其种类至三十余品，肌肉甚厚，甘香莹白，非广、蜀之比也。福唐岁贡白曝荔枝、蜜煎荔枝肉，俱为上方珍果。白曝须嘉实乃堪，其市货者，多用杂色荔枝入盐、梅曝成，皮色深红，味亦少酸，殊失本真。经曝则可经岁，商贩流布，遍及华夏，味犹不歇，百果之盛，皆不及此。又有焦核荔枝，核如鸡舌香，味更甜美。或云是木生背阳，结实不完就者。又有绿色、蜡色，皆其品之奇者，本土亦自难得。其蜀、岭荔枝，初生小酢，肉薄核大，不堪白曝。花及根亦入药。〔藏器曰〕顾微广州记云：荔枝冬夏常青，其实大如鸡卵，壳朱肉白，核黄黑色，似半[二]熟莲子，精者核如鸡舌香，甘美多汁，极益人也。〔时珍曰〕荔枝炎方之果，性最畏寒，易种而根浮。其木甚耐久，有经数百年犹结实者。其实生时肉白，干时肉红。日晒火烘，卤浸蜜煎，皆可致远。成朵

〔一〕川：原作州，今据大观、政和本草卷二十三荔枝条改。

〔二〕半：大观、政和本草卷二十三荔枝子条俱无。齐民要术卷十引广志亦无。

晒干者谓之荔锦。按白居易荔枝图序云：荔枝生巴、峡间。树形团团如帷盖，叶如冬青。花如橘而春荣，实如丹而夏熟。朵如蒲桃，核如枇杷。壳如红缯，膜如紫绡。瓤肉洁白如冰雪，浆液甘酸如醴酪。大略如彼，其实过之。若离本枝，一日而色变，二日而香变，三日而味变，四五日外，色香味尽去矣。又蔡襄荔枝谱云：广、蜀所出，早熟而肉薄，味甘酸，不及闽中下等者。闽中惟四郡有之，福州最多，兴化最奇，泉、漳次之。福州延亘原野，一家甚至万株。兴化上品，大径寸余，香气清远，色紫壳薄，瓤厚膜红，核如丁香母。剥之如水精，食之如绛雪。荔枝以甘为味，虽百千树莫有同者，过甘与淡，皆失于中。若夫厚皮尖刺〔一〕，肌理黄色，附核而赤，食之有渣，食已而涩，虽无酢味，亦自下等矣。最忌麝香，触之花、实尽落也。又洪迈夷坚〔二〕志云：莆田荔枝名品，皆出天成，虽以其核种之，亦失本体，形状百出，不可以理求也。沈括笔谈谓焦核荔枝〔三〕，乃土人去其大根，燔焦种成者，大不然也。〔珣曰〕荔枝树似青木香。熟时人未采，则百虫不敢近。人才采之，乌鸟、蝙蝠之类，无不伤残之也。故采荔枝者，必日中而众采之。一日色变，二日味变，三日色味俱变。故古诗云，色味不逾三日变也。

实　**〔气味〕甘，平，无毒。**〔珣曰〕甘、酸，热。多食令人发虚热。〔李鹏飞曰〕生荔枝多食，发热烦渴，口干衄血。〔颂曰〕多食不伤人。如少过度，饮蜜浆一杯便解也。〔时珍曰〕荔枝气味纯阳，其性畏热〔四〕。鲜者食多，即龈肿口痛，或衄血也。病齿䘌及火病人尤忌之。开宝本草言其性平，苏氏谓多食无伤，皆谬说也。按物类相感志云：食荔枝多则醉，以壳浸水饮之即解。此即食物不消，还以本物消之之意。

〔主治〕止渴，益人颜色。开宝　**食之止烦渴，头重心躁，背膊劳闷。**李珣　**通神，益智，健气。**孟诜　**治瘰疬瘤赘，赤肿疔肿，发小儿痘疮。**时珍

〔发明〕〔震亨曰〕荔枝属阳，主散无形质之滞气，故消〔五〕瘤赘赤肿者用之。苟不明此，虽用之无应。

〔附方〕新六。

痘疮不发　荔枝肉浸酒饮，并食之。忌生冷。闻人规痘疹论。

疔疮恶肿　普济方：用荔枝五箇或三箇，不用双数，以狗粪中米淘净为末，与糯米粥同研成膏，摊纸上贴之。留一孔出毒气。济生秘

〔一〕刺：原作「斜」，今据蔡襄荔枝谱第二改。
〔二〕夷坚：原作「坚夷」，今据本书卷一引据经史百家书目改。
〔三〕枝：原作「子」，今据梦溪笔谈卷二十四改。
〔四〕畏热：疑当作「微热」。食疗本草作「微温」，足资参考。
〔五〕消：原脱，今据本草衍义补遗荔子肉条补。

览：用荔枝肉、白梅各三箇，捣作饼子。贴于疮上，根即出也。**风牙疼痛**普济：用荔枝连壳烧存性，研末，擦牙即止。乃治诸药不效仙方也。　孙氏集效方：用大荔枝一箇，剔开填盐满壳，煅研，搽之即愈。**呃逆不止**荔枝七箇，连皮核烧存性，为末。白汤调下，立止。　杨拱医方摘要。

核　〔气味〕**甘，温，涩，无毒。**　〔主治〕**心痛、小肠气痛，以一枚煨存性，研末，新酒调服。**宗奭　**治癞疝气痛，妇人血气刺痛。**时珍　〔发明〕〔时珍曰〕荔枝核入厥阴，行散滞气，其实双结而核肖睾丸，故其治癞疝卵肿，有述类象形之义。　〔附方〕新六。**脾痛不止**荔枝核为末，醋服二钱。数服即愈。　卫生易简方。**妇人血气**刺痛。用荔枝核烧存性半两，香附子炒一两，为末。每服二钱，盐汤、米饮任下。名蠲痛散。　妇人良方。**疝气癞肿**孙氏：用荔枝核（炒黑色）、大茴香（炒）等分，为末。每服一钱，温酒下。　皆效方：玉环来笑丹：用荔枝核四十九箇，陈皮连白九钱，硫黄四钱，为末，盐水打面糊丸绿豆大。遇痛时，空心酒服九丸，良久再服。不过三服，甚效如神。亦治诸气痛。**阴肾肿痛**荔枝核烧研，酒服二钱。**肾肿如斗**荔枝核、青橘皮、茴香等分，各炒研。酒服二钱，日三。

壳　〔主治〕**痘疮出不爽快，煎汤饮之。又解荔枝热，浸水饮。**时珍　〔附方〕新一。**赤白痢**荔枝壳、橡斗壳（炒）、石榴皮（炒）、甘草（炙），各等分。每以半两，水一盏半，煎七〔一〕分，温服，日二服。普济方。

花及皮根　〔主治〕**喉痹肿痛，用水煮汁，细细含咽，取瘥止。**苏颂　出崔元亮海上方。

〔一〕七：普济方卷二一一橡实散作「八」。

〔校正〕自木部移入此。〔宗奭曰〕龙眼专为果，未见入药。本草编入木部，非矣。

龙眼本经〔一〕中品

【释名】**龙目**吴普 **圆眼**俗名 **益智**本经〔二〕 **亚荔枝**开宝 **荔枝奴** **骊珠** **燕卵** **蜜脾** **鲛泪** **川弹子**南方草木状 〔时珍曰〕龙眼、龙目，象形也。吴普本草谓之龙目，又曰比目。曹宪博雅谓之益智。〔弘景曰〕广州有龙眼，非益智也，恐彼人别名耳。〔志曰〕甘味归脾，能益人智，故名益智，非今之益智子也。〔颂曰〕荔枝才过，龙眼即熟，故南人目为荔枝奴。又名木弹。晒干寄远，北人以为佳果，目为亚荔枝。

【集解】〔别录曰〕龙眼生南海山谷。一名益智〔三〕。其大者似槟榔。〔恭曰〕龙眼树似荔枝，叶若林檎，花白色。子如槟榔，有鳞甲，大如雀卵。〔颂曰〕今闽、广、蜀道出荔枝处皆有之。嵇含南方草木状云〔四〕：木高一二丈〔五〕，似荔枝而枝叶微小，凌冬不凋。春末夏初，开细白花。七月实熟〔六〕，壳青黄色，文作鳞甲，形圆，大如弹丸，核若木梡子〔七〕而不坚，肉薄于荔枝，白而有浆，其甘如蜜。实极繁，每枝三二十〔八〕颗，作穗如蒲桃。汉时南海常贡之，大为民害。临武长唐羌上书言状。和帝感其言，下诏止之。〔时珍曰〕龙眼正圆，别录、苏恭比之槟榔，殊不类也。其木性畏寒，白露后方可采摘，晒焙令干，成朵干者名龙眼锦。按范成大桂海志有山龙眼，出广中，色青，肉如龙眼，夏月实熟可啖，此亦龙眼之野生者欤？

实〔气味〕**甘，平，无毒。**〔恭曰〕甘、酸，温。〔李鹏飞曰〕生者沸汤瀹过食，不动脾。〔主

〔一〕本经：原作「别录」。按大观、政和本草卷十三龙眼条俱作白字，认为本经文。本书卷二本经存目中亦有龙眼。因据改。

〔二〕本经：原作「别录」。按大观、政和本草卷十三龙眼条「一名益智」四字俱作白字，认为本经文。因据改。

〔三〕一名益智：据前条校记，此四字是本经文，非别录文，应删。

〔四〕嵇含南方草木状云：按大观、政和本草卷十三龙眼条引苏颂图经无此八字，且下文与南方草木状文颇有出入，似应据删。

〔五〕木高一二丈：南方草木状无此文。大观、政和本草作「木高二丈余」，御览九七三引交州记作「树高五六丈」。

〔六〕凌冬……实熟：此十六字，大观、政和本草略同，南方草木状无此文。

〔七〕木梡子：南方草木状同，大观、政和本草作「无患」。

〔八〕每枝三二十：大观、政和本草同，南方草木状作「一朵五六十」。

治〕五脏邪气，安志厌食。除蛊毒，去三虫。久服强魂聪明，轻身不老，通神明。本经〔一〕开胃益脾，补虚长智。时珍

〔发明〕〔时珍曰〕食品以荔枝为贵，而资益则龙眼为良。盖荔枝性热，而龙眼性和平也。严用和济生方，治思虑劳伤心脾有归脾汤，取甘味归脾、能益人智之义。

〔附方〕新一。

归脾汤 治思虑过度，劳伤心脾，健忘怔忡，虚烦不眠，自汗惊悸。用龙眼肉、酸枣仁（炒）、黄芪（炙）、白术（焙）、茯神各一两，木香、人参各〔二〕半两，炙甘草二钱半，㕮咀。每服五〔三〕钱，姜三〔四〕片，枣一枚，水二钟，煎一钟，温服。济生方。

核 〔主治〕胡臭。六枚，同胡椒二七枚研，遇汗出即擦之。时珍

龙荔 纲目

【释名】见下。

【集解】〔时珍曰〕按范成大桂海志云：龙荔出岭南。状如小荔枝，而肉味如龙眼，其木之身、叶亦似二果，故名曰龙荔。三月开小白花，与荔枝同时熟，不可生啖，但可蒸食。

实【主治】甘，热，有小毒。生食令人发痫，或见鬼物。时珍 出桂海志。

橄榄 宋开宝

【释名】青果 梅圣俞集 忠果 记事珠 谏果 出农书 〔时珍曰〕橄榄名义未详。此果虽熟，其色亦青，故俗呼青果。其有色黄者不堪，病物也。王祯云：其味苦涩，久之方回甘味。王元之作诗，比之忠言逆耳，世乱乃思之，故人名为谏果。

〔一〕本经：原作「别录」。按上文除「除蛊毒，去三虫」六字出自蜀本草外，其余二十一字，大观、政和本草卷十三龙眼条俱作白字，认为本经文。因据改。

〔二〕人参各：原脱，今据济生方卷四补。

〔三〕五：济生方卷四作「四」。

〔四〕三：济生方卷四作「五」。

果。

【集解】〔志曰〕橄榄生岭南。树似木槵子树而高，端直可爱。结子形如生诃子，无棱瓣，八月、九月采之。又有一种波斯橄榄，生邕州。色类相似，但核作两瓣，蜜渍食之。〔诜曰〕其树大数围。实长寸许，先生者向下，后生者渐高。熟时生食味酢，蜜渍极甜。〔珣曰〕按南州异物志云：闽、广诸郡及缘海浦屿间皆有之。树高丈馀，叶似榉柳。二月开花，八月成实，状如长枣，两头尖，青色。核亦两头尖而有棱，核内有三窍，窍中有仁，可食。〔颂曰〕按刘恂岭表录异云：橄榄树枝皆高耸。其子深秋方熟，南人重之，生咀嚼之，味虽苦涩，而芬香胜于含鸡舌香也。有野生者，子繁而树峻不可梯缘，但刻根下方寸许，纳盐入内，一夕子皆自落，木亦无损。其枝节间有脂膏如桃胶，南人采取和皮、叶煎汁，熬如黑饧〔一〕，谓之榄糖，用泥船隙，牢如胶漆，着水益干也。〔时珍曰〕橄榄树高，将熟时以木钉钉之，或纳盐少许于皮内，其实一夕自落，亦物理之妙也。其子生食甚佳，蜜渍、盐藏皆可致远。其木脂〔二〕状如黑胶者，土人采取，爇之清烈，谓之榄香。杂以牛皮胶者，即不佳矣。又有绿榄，色绿。乌榄，色青黑，肉烂而甘。取肉捶碎干放，自有霜如白盐，谓之榄酱。青榄核内仁干小。惟乌榄仁最肥大，有文层叠如海螵蛸状而味甘美，谓之榄仁。又有一种方榄，出广西两江峒中，似橄榄而有三角或四角，即是波斯橄榄之类也。

实

〔气味〕酸、甘，温，无毒。〔宗奭曰〕味涩，良久乃甘。〔震亨曰〕味涩而甘，醉饱宜之。然性热，多食能致上壅。〔时珍曰〕橄榄盐过则不苦涩，同栗子食甚香。按延寿书云：凡食橄榄必去两头，其性热也。过白露摘食，庶不病疟。

〔主治〕生食、煮饮，并消酒毒，解鯸鲐鱼毒。开宝 **嚼汁咽之，治鱼鲠。**宗奭 **生啖、煮汁，能解诸毒。**苏颂 **开胃下气，止泻。**大明 **生津液，止烦渴，治咽喉痛。咀嚼咽汁，能解一切鱼、鳖毒。**时珍

〔发明〕〔志曰〕鯸鲐鱼，即河豚也。人误食其肝及子，必迷闷至死，惟橄榄及木煮汁能解之。其木作舟楫，拨着鱼皆浮出，故知物有相畏如此者。〔时珍曰〕按名医录云：吴江一富人，食鳜鱼被鲠，横在胸中，不上不下，痛声动邻里，半月馀几死。忽遇渔人张九，令取橄榄与食。时无此果，以核研末，急流水调服，骨遂下而愈。张九云：我父老相传，橄榄木作取鱼棹篦，鱼触着即浮出，所以知鱼畏橄榄也。今人煮河

〔一〕饧：原作「锡」，御览九七二引岭表录异同。今据大观、政和本草卷二十三橄榄条改。

〔二〕脂：原作「枝」，今据前「其枝节间有脂膏如桃胶」文改。

豚、团鱼，皆用橄榄，乃知橄榄能治一切鱼、鳖之毒也。

〔附方〕新四。**初生胎毒**小儿落地时，用橄榄一箇烧研，朱砂末五分和匀，嚼生脂麻一口，吐唾和药，绢包如枣核大，安儿口中，待咂一个时顷，方可与乳。此药取下肠胃秽毒，令儿少疾，及出痘稀少也。孙氏集效方。**唇裂生疮**橄榄炒研，猪脂和涂之。**牙齿风疳**脓血有虫。用橄榄烧研，入麝香少许，贴之。圣惠方。**下部疳疮**橄榄烧存性，研末，油调敷之。或加孩儿茶等分。乾坤生意。

榄仁〔气味〕甘，平，无毒。〔主治〕**唇吻燥痛，研烂傅之。**开宝

核〔气味〕甘，涩，温，无毒。〔主治〕**磨汁服，治诸鱼骨鲠，及食鲙成积，又治小儿痘疮倒黡。烧研服之，治下血。**时珍

〔附方〕新三。**肠风下血**橄榄核，灯上烧存性，研末。每服二钱，陈米饮调下。仁斋直指方。**阴肾癞肿**橄榄核、荔枝核、山楂核等分，烧存性，研末。每服二钱，空心茴香汤调下。**耳足冻疮**橄榄核烧研，油调涂之。乾坤生意。

木威子 拾遗

【释名】未详

【集解】〔藏器曰〕木威生岭南山谷。树高丈馀，叶似楝叶。子如橄榄而坚，亦似枣，削去皮可为粽食[一]。〔时珍曰〕木威子，橄榄之类也。陈氏说出顾微广州记中。而梁元帝金楼子云：橄榄树之南向者为橄榄，东向者为木威。此亦传闻谬说也。

实【气味】**酸、辛**[二]**，无毒。**藏器 〔时珍曰〕按广州记云：苦，涩。

【主治】**心中恶水，水气。**藏器

〔一〕削去皮可为粽食：按大观、政和本草卷二十三木威子条引藏器俱无此文。御览九七二引南越志作「削去皮，南人以为糁」。

〔二〕辛：大观、政和本草卷二十三木威子条俱作「平」。

庵摩勒唐本〔一〕

〔校正〕自木部移入此。

【释名】余甘子唐本 庵摩落迦果〔藏器曰〕梵书名庵摩勒，又名摩勒落迦果。其味初食苦涩，良久更甘，故曰馀甘。

【集解】〔恭曰〕庵摩勒生岭南交、广、爱等州。树叶细似合昏。其花黄。实似李、柰，青黄色，核圆有棱，或六或七，其中仁亦入药用。〔珣曰〕生西国者，大小如枳橘子状。〔颂曰〕馀甘子，今二广诸郡及西川、戎、泸、蛮界山谷皆有之。木高一二丈，枝条甚软。叶青细密，朝开暮敛如夜合，而叶微小，春生冬雕。三月有花，着条而生，如粟粒，微黄。随即结实作莛，每条三两子，至冬而熟，如李子状，青白色，连核作五六瓣，干即并核皆裂，俗作果子啖之。〔时珍曰〕馀甘，泉州山中亦有之。状如川楝子，味类橄榄，亦可蜜渍、盐藏。其木可制器物。按陈祈畅异物志云：馀甘树叶如夜合及槐叶，其枝如柘，其花黄。其子圆，大如弹丸，色微黄，有文理如定陶瓜，核有五六棱，初入口苦涩，良久饮水更甘，盐而蒸之尤美。其说与两苏所言相合。而临海异物志云：馀甘子如梭形，大如梅子，其核两头锐，与橄榄一物异名也。然橄榄形长尖，馀甘形圆，稍有不同，叶形亦异，盖二物也。又苏恭言其仁可入药，而未见主治何病，岂亦与果同功耶？

实【气味】甘，寒，无毒。〔珣曰〕苦、酸、甘，微寒，涩。

【主治】风虚热气。唐本 补益强气。合铁粉一斤用，变白不老。取子压汁，和油涂头，生发去风痒，令发生如漆黑也。藏器 主丹石伤肺，上气咳嗽。久服，轻身延年长生。服乳石人，宜常食之。李珣 为末点汤服，解金石毒。宗奭 解硫黄毒。时珍 出益部方物图。

仁〔二〕

【发明】〔宗奭曰〕黄金得馀甘则体柔，亦物类相感相伏也，故能解金石之毒云。

〔一〕本：原作「附」，今据本卷分目改，与本书前后各条体例一致。

〔二〕仁：按此项下无文。似应将集解项下「时珍曰：苏恭言其仁可入药，而未见主治何病，岂亦与果同功耶？」一段移此。

毗梨勒唐本草

〔校正〕自木部移入此。

【释名】三果〔珣曰〕木似诃梨勒，而子亦相似，但圆而毗，故以名之。毗即脐也〔一〕。

【集解】〔恭曰〕毗梨勒出西域及南海诸国、岭南交、爱等州，戎人谓之三果。树似胡桃，子形亦似胡桃。核似诃梨勒，而圆短无棱，用亦同法。番人以此作浆甚热〔二〕。

实【气味】苦，寒，无毒。〔珣曰〕味苦带涩，微温无毒。作浆性热。

【主治】风虚热气，功同庵摩勒。唐本 暖肠腹，去一切冷气。作浆染须发，变黑色。甄权 下气，止泻痢。大明 烧灰，干血有效。李珣

【发明】〔时珍曰〕毗梨勒古方罕用，惟千金方补肾鹿角丸用三果浆吞之，云无则以酒代之。则此果亦馀甘之类，而性稍温涩也。

【附方】新一。大风发脱毗梨勒烧灰，频擦有效。圣惠方。

没离梨〔三〕拾遗

【集解】〔藏器曰〕没离梨生西南诸国。似毗梨勒，上有毛少许也。

实【气味】辛，平，无毒。〔珣曰〕微温。

〔一〕毗即脐也：大观、政和本草卷十三毗梨勒条引海药俱无此文。按毗梨勒及诃梨勒皆外来语，原义未易探索。惟就上文「但圆而毗」及大观、政和本草卷十四诃梨勒条引雷公云「毗路勒个个毗」两句汉文而言，则「毗」字自当训「厚」（毛诗卷十二节南山「天子是毗」。传：「厚也」）。濒湖以「毗即脐」为释，似未的当。

〔二〕热：原作「熟」，今据大观、政和本草卷十三毗梨勒条改。

〔三〕没离梨：此条原有目无文，今据大观、政和本草卷十四没离梨条，照本书体例补六十六字。

【主治】上气，下食。藏器　主消食涩肠下气，及上气咳嗽。并宜入面药。李珣

五敛子 纲目

【释名】五棱子 桂海志　阳桃　〔时珍曰〕按稽含草木状云：南人呼棱为敛，故以为名。

【集解】〔时珍曰〕五敛子出岭南及闽中，闽人呼为阳桃。其大如拳，其色青黄润绿，形甚诡异，状如田家碌碡，上有五棱如刻起，作剑脊形。皮肉脆软，其味初酸久甘，其核如柰。五月熟，一树可得数石，十月再熟。以蜜渍之，甘酢而美，俗亦晒干以充果食。又有三廉子，盖亦此类也。陈祈畅异物志云：三廉出熙安诸郡。南人呼棱为廉，虽名三廉，或有五六棱者。食之多汁，味甘且酸，尤宜与众果参食。

实【气味】酸、甘，涩，平，无毒。

【主治】风热，生津止渴。时珍

五子实 纲目

【集解】〔时珍曰〕五子树今潮州有之。按裴渊广州记云：五子实，大如梨而内有五核，故名。

实【气味】甘，温，无毒。

【主治】霍乱金疮，宜食之。时珍　潮州志。

榧实 别录下品。

〔校正〕〔时珍曰〕别录木部有榧实，又有棑华。神农本草鱼虫部有柀子，宋开宝本草退柀子入有名未用。今据苏恭之说，合并于下。

【释名】柀子 音彼。　神农　赤果 日用　玉榧 日用　玉山果　〔时珍曰〕榧亦作棑，其木名文木，斐然章采，故谓之榧。信州玉山县者为佳。故苏东坡诗云：彼美玉山果，粲为金盘实。柀子见下。〔瑞曰〕土人呼为赤果，亦曰玉榧。

【集解】〔别录曰〕榧实生永昌。彼子生永昌山谷。〔弘景曰〕彼子亦名罴子，从来无用者，古今诸医不复识之。

榧实出东阳诸郡。〔恭曰〕彼子当从木作柀子，误入虫部也。尔雅柀〔一〕亦名煔〔二〕。其叶似杉，木如柏而微软。子名榧子，宜入果部。又注榧实云：即虫部彼子也。其木大连抱，高数仞，其叶似杉，其木如柏，其理似松，肌细软，堪为器用。〔宗奭曰〕榧实大如橄榄，壳色紫褐而脆，其中子有一重黑粗衣，其仁黄白色，嚼久渐甘美也。〔藏器曰〕棑华即榧子之华也。棑与榧同。榧树似杉，子如长槟榔，食之肥美。本经虫部有彼子，陶氏复于木部出榧实、棑华，皆一物也。〔颖曰〕榧有一种粗榧。其木与榧相似，但理粗色赤耳。其子稍肥大，仅圆不尖。神农本草柀子即粗榧也。〔时珍曰〕榧生深山中，人呼为野杉。按罗愿尔雅翼云：柀似杉而异于杉。彼有美实而木有文采，其木似桐而叶似杉，绝难长。木有牝牡，牡者华而牝者实。冬月开黄圆花，结实大小如枣。其核长如橄榄核，有尖者、不尖者，无棱而壳薄，黄白色。其仁可生啖，亦可焙收。以小而心实者为佳，一树不下数十斛。陶氏不识柀子，惟苏恭能辨为一物也。

榧实别录

〔气味〕甘，平，涩，无毒。〔瑞曰〕性热，同鹅肉食，生断节风，又上壅人，忌火气。〔时珍曰〕按物类相感志云：榧煮素羹，味更甜美。猪脂炒榧，黑皮自脱。榧子同甘蔗食，其渣自软。又云：榧子皮反绿豆，能杀人也。

〔主治〕常食，治五痔，去三虫蛊毒，鬼疰恶毒。别录 **食之，疗寸白虫。**弘景 **消谷，助筋骨，行营卫，明目轻身，令人能食。多食一二升，亦不发病。**孟诜 **多食滑肠，五痔人宜之。**宗奭 **治咳嗽白浊，助阳道。**生生编。

柀子本经。旧作彼。

〔气味〕甘，温，有毒。

〔主治〕腹中邪气，去三虫，蛇螫蛊毒，鬼疰伏尸。本经

〔发明〕〔震亨曰〕榧子，肺家果也。火炒食之，香酥甘美。但多食则引火入肺，大肠受伤尔。〔原曰〕榧子杀腹间大小虫，小儿黄瘦有虫积者宜食之。苏东坡诗云「驱除三彭虫，已我心腹疾」，是矣。〔时珍曰〕榧实、柀子治疗相同，当为一物无疑。但本经柀子有毒，似有不同，亦因其能杀虫蛊尔。汪颖以粗榧为柀子，终是一类，不甚相远也。

〔附方〕旧一，新五。**寸白虫**〔诜曰〕日食榧子七颗，满七日，虫皆化为水也。外台秘要：用榧子一百枚，去皮火燃，啖之，经宿虫消下也。胃弱者啖五十枚。**好食茶叶**面黄者。每日食榧子七枚，以愈为度。杨起

〔一〕柀：原作「彼」，今据尔雅释木改。
〔二〕煔：郝懿行曰：「宋本及释文俱作煔，不成字，盖粘字之误。」（尔雅义疏下二·释木·柀煔条）

简便方。**令发不落**榧子三个，胡桃二个，侧柏叶一两，捣浸雪水梳头，发永不落且润也。圣惠方。**卒吐血出**先食蒸饼两三个，以榧子为末，白汤服三钱，日三服。圣济总录。**尸咽痛痒**语言不出。榧实半两，芜荑一两，杏仁、桂各半两，为末，蜜丸弹子大，含咽。圣济总录。

榧华别录。春月生采之。〔藏器曰〕即榧子华也。**〔气味〕苦。〔主治〕水气，去赤虫，令人好色，不可久服。**别录

海松子宋开宝

【释名】新罗松子

【集解】〔志曰〕海松子，状如小栗，三角。其中仁香美，东夷当果食之，亦代麻腐食之，与中国松子不同。〔炳曰〕五粒松一丛五叶如钗，道家服食绝粒，子如巴豆，新罗往往进之。〔颂曰〕五粒字当作五鬣，音传讹也。五鬣为一丛，或有两鬣、七鬣者。松岁久则实繁。中原虽有，小而不及塞上者佳好也。〔瑞曰〕松子有南松、北松。华阴松形小壳薄，有斑极香；新罗者肉甚香美。〔时珍曰〕海松子出辽东及云南，其树与中国松树同，惟五叶一丛者，球内结子，大如巴豆而有三棱，一头尖尔，久收亦油。马志谓似小栗，殊失本体。中国松子大如柏子，亦可入药，不堪果食，详见木部松下。按段成式酉阳杂俎云：予种五鬣松二株，根大如碗，结实与新罗、南诏者无别。其三鬣者，俗呼孔雀松。亦有七鬣者。或云：三针者为栝子松，五针者为松子松。

仁【气味】甘，小温，无毒。〔珣曰〕新罗松子甘美大温，去皮食之甚香，与云南松子不同〔云南松子似巴豆，其味不及〕，与卑占〔一〕国偏桃仁相似。多食发热毒〔二〕。〔时珍曰〕按医说云：食胡羊肉不可食松子；而物类相

〔一〕占：原作「古」，今据政和本草卷二十三海松子条改。大观本草作「方」，形近而误。按岭表录异卷中云：「偏核桃出毕占国……破之食其桃仁，味酸，似新罗松子。」可以为证。

〔二〕多食发热毒：详大观、政和本草卷二十三海松子条引海药文，此五字乃言云南松子。若言新罗松子，岂有「多食发热毒」之物而能「久服轻身延年不老」耶？此五字应移前「其味不及」下。

感志云：凡杂色羊肉入松子则无毒。其说不同，何哉？

【主治】骨节风，头眩，去死肌，变白，散水气，润五脏，不饥。开宝 **逐风痹寒气，虚羸少气，补不足，润皮肤，肥五脏。**大明〔一〕 **主诸风，温肠胃。久服，轻身延年不老。**李珣 **润肺，治燥结咳嗽。**时珍 **同柏子仁，治虚秘。**宗奭

【发明】〔时珍曰〕服食家用松子皆海松子。曰：中国松子，肌细力薄，只可入药耳。按列仙传云：偓佺好食松实，体毛数寸，走及奔马。又犊子少在黑山食松子、茯苓，寿数百岁。又赤松子好食松实、天门冬、石脂，齿落更生，发落更出，莫知所终。皆指此松子也。

【附方】旧一，新三。**服松子法** 七月取松实（过时即落难收也），去木皮，捣如膏收之。每服鸡子大，酒调下，日三服。百日身轻，三百日行五百里，绝谷，久服神仙。渴即饮水。亦可以炼过松脂同服之。圣惠方。**肺燥咳嗽** 苏游凤髓汤：用松子仁一两，胡桃仁二两，研膏，和熟蜜半两收之。每服二钱，食后沸汤点服。外台秘要。**小儿寒嗽** 或作壅喘。用松子仁五个，百部（炒）、麻黄各三分，杏仁四十个（去皮尖，以少水略煮三五沸），化白砂糖丸芡子大。每食后含化十丸，大妙。钱乙小儿方。**大便虚秘** 松子仁、柏子仁、麻子仁等分，研泥，溶白蜡和，丸梧子大。每服五十丸，黄芪汤下。寇宗奭。

槟榔 别录中品

〔校正〕自木部移入此。

【释名】宾门 李当之药对 **仁频** 音宾。**洗瘴丹** 〔时珍曰〕宾与郎皆贵客之称。稽含南方草木状言：交广人凡贵胜族客，必先呈此果。若邂逅不设，用相嫌恨。则槟榔名义，盖取于此。雷敩炮炙论谓尖者为槟，圆者为榔，亦似强说。又颜师古注上林赋云：仁频即槟榔也。〔诜曰〕闽中呼为橄榄子。

【集解】〔别录曰〕槟榔生南海。〔弘景曰〕此有三四种。出交州者，形小味甘。广州以南者，形大味涩。又有大

〔一〕大明：原作「别录」，今据大观、政和本草卷二十三海松子条改。

者名猪槟榔。皆可作药。小者名蒳子，俗呼为槟榔孙，亦可食。〔恭曰〕生交州、爱州及昆仑。〔颂曰〕今岭外州郡皆有之。木大如桄榔，而高五七丈，正直无枝，皮似青桐，节似桂枝〔一〕。叶生木颠，大如盾头，又似芭蕉叶。其实作房，从叶中出，旁有刺若棘针，重叠其下。一房数百实，如鸡子状，皆有皮壳。其实春生，至夏乃熟，肉满壳中，色正白。苏恭言其肉极易烂，不经数日。今入北者，皆先以灰煮熟，焙熏令干，始可留久也。小而味甘者，名山槟榔。大而味涩核亦大者，名猪槟榔。最小者名蒳子。雷氏言尖长而有紫文者名槟，圆大而矮者名榔，榔力大而槟力小。今医家亦不细分，但以作鸡心状、正稳心不虚、破之作锦文者为佳尔。岭南人啖之以当果食，言南方地湿〔二〕，不食此无以祛瘴疠也。生食其味苦涩，得扶留藤与瓦屋子灰同咀嚼之，则柔滑甘美也。刘恂岭表录异云：真槟榔来自舶〔三〕上，今交广生者皆大腹子也，彼中悉呼为槟榔。或云：槟榔难得真者，今贾人所货者，皆是大腹槟榔也，与槟榔相似，但茎、叶、干小异尔，连皮收之。〔时珍曰〕槟榔树初生若笋竿积硬，引茎直上。茎干颇似桄榔、椰子而有节，旁无枝柯，条从心生。端顶有叶如甘蕉，条派开破，风至则如羽扇扫天之状。三月叶中肿起一房，因自拆裂，出穗凡数百颗，大如桃李。又生刺重累于下，以护卫其实。五月成熟，剥去其皮，煮其肉而干之。皮皆筋丝，与大腹皮同也。按汉喻〔四〕益期与韩康伯笺云：槟榔，子既非常，木亦特异。大者三围，高者九丈。叶聚〔五〕树端，房构〔六〕叶下。华秀房中，子结房外。其擢穗似禾〔七〕，其缀实似谷。其皮似桐而厚，其节似竹而概。其内空，其外劲。其屈如伏虹，其申如缒绳。本不大，末不小。上不倾，下不斜。调直亭亭，千百如一。步其林则寥朗，庇其阴〔八〕则萧条。信可长吟远想。但性不耐霜，不得北〔九〕植。必当遐树海南，辽然万里。弗遇长者之目，令人恨深

〔一〕枝：大观、政和本草卷十三槟榔条俱作「竹」，与御览九七一槟榔条引林邑记合。

〔二〕湿：大观、政和本草卷十三槟榔条俱作「温」，与御览九七一引岭表录异文合。此似濒湖以槟榔性温，有意改写。

〔三〕舶：原作「船」，今据御览九七一引岭表录异改。

〔四〕喻：宋刊本艺文类聚八十七同。明刊本艺文类聚及御览九七一槟榔条俱作「俞」。

〔五〕聚：原作「丛」，今据艺文类聚八十七槟榔条改。

〔六〕构：原作「结」，据改同上。

〔七〕禾：原作「黍」，据改同上。

〔八〕阴：艺文类聚八十七同，当是「荫」之借字，御览九七一正作「荫」。

〔九〕北：原作「比」，今据艺文类聚八十七及御览九七一槟榔条改。

也。又竺法真罗〔一〕山疏云：山槟榔一名蒳子，生日南，树似栟榈而小，与槟榔同状。一丛十余干，一干十余房，一房数百子。子长寸余，五月采之，味近苦甘。观此，则山槟榔即蒳子，猪槟榔即大腹子也。苏颂以味甘者为山槟榔，涩者为猪槟榔，似欠分明。

槟榔子【修治】〔敩曰〕头圆矮毗者为榔，形尖紫文者为槟。槟力小，榔力大。凡使用白槟及存坐稳正、心坚有锦文者为妙。半白半黑并心虚者，不入药用。以刀刮去底，细切之。勿令经火，恐无力。若熟使，不如不用。〔时珍曰〕近时方药亦有以火煨焙用者。然初生白槟榔，须本境可得。若他处者，必经煮熏，安得生者耶？又槟榔生食，必以扶留藤、古贲灰为使，相合嚼之，吐去红水一口，乃滑美不涩，下气消食。此三物相去甚远，为物各异，而相成相合如此，亦为异矣。俗谓「槟榔为命赖扶留」以此。古贲灰即蛎蚌灰也。贲乃蚌字之讹。瓦屋子灰亦可用。

【气味】苦、辛，温，涩，无毒。〔甄权曰〕味甘，大寒。〔大明曰〕味涩。〔弘景曰〕交州者味甘，广州者味涩。〔珣曰〕白者味甘，赤者味苦。〔元素曰〕味辛而苦，纯阳也。无毒。〔诜曰〕多食亦发热。

【主治】消谷逐水，除痰澼，杀三虫、伏尸，疗〔二〕寸白。别录 **治腹胀，生捣末服，利水谷道。傅疮，生肌肉止痛。烧灰，傅口吻白疮。**苏恭 **宣利五脏六腑壅滞，破胸中〔三〕气，下水肿，治心痛〔四〕积聚。**甄权 **除一切风，下一切气，通关节，利九窍，补五劳七伤，健脾调中，除烦，破癥结。**大明 **主贲豚膀胱诸气，五膈气，风冷气，脚气，宿食不消。**李珣 **治冲脉为病，气逆里急。**好古 **治泻痢后重，心腹诸痛，大小便气秘，痰气喘急，疗诸疟，御瘴疠。**时珍

【发明】〔元素曰〕槟榔味厚气轻，沉而降，阴中阳也。苦以破滞，辛以散邪，泄胸中至高之气，使之下行，性如

〔一〕罗：大观、政和本草卷十九鸑雉条此上有「登」字，御览九七一槟榔条此下有「浮」字。
〔二〕疗：原脱，今据唐本草卷十三、千金翼卷三及大观、政和本草卷十三槟榔条补。
〔三〕胸中：大观、政和本草卷十三槟榔条引药性论俱作「坚满」。
〔四〕痛：大观、政和本草卷十三槟榔条此下俱有「风血」。

铁石之沉重，能坠诸药至于下极，故治诸气、后重如神也。〔时珍曰〕按罗大经鹤林玉露云：岭南人以槟榔代茶御瘴，其功有四：一曰醒能使之醉，盖食之久，则熏然颊赤，若饮酒然，苏东坡所谓「红潮登颊醉槟榔」也。二曰醉能使之醒，盖酒后嚼之，则宽气下痰，余酲顿解，朱晦庵所谓「槟榔收得为祛痰」也。三曰饥能使之饱。四曰饱能使之饥。盖空腹食之，则充然气盛如饱；饱后食之，则饮食快然易消。又且赋性疏通而不泄气，禀味严正而更有余甘，有是德故有是功也。又按吴兴章杰瘴说云：岭表之俗，多食槟榔，日至十数。夫瘴疠之作，率因饮食过度，气痞积结，而槟榔最能下气消食去痰，故人狃于近利，而暗于远患也。夫峤南地热，四时出汗，人多黄瘠，食之则脏器疏泄，一旦病瘴，不敢发散攻下，岂尽气候所致，槟榔盖亦为患，殆未思尔。又东阳卢和云：闽广人常服槟榔，云能祛瘴。有瘴服之可也，无瘴而服之，宁不损正气而有开门延寇之祸乎？南人喜食此果，故备考诸说以见其功过焉。又朱晦庵槟榔诗云：忆昔南游日，初尝面发红。药囊知有用，茗碗讵能同？蠲疾收殊效，修真录异功。三彭如不避，糜烂七非中。亦与其治疾杀虫之功，而不满其代茶之俗也。

【附方】旧十一〔一〕，新十五〔二〕。**痰涎为害**槟榔为末，白汤每服一钱。御药院方。**呕吐痰水**白槟榔一颗煨〔三〕热，橘皮二钱半炙，为末。水一盏，煎半盏，温服。千金。**醋心吐水**槟榔四两，橘皮一〔四〕两，为末。每服方寸匕，空心生蜜汤调下。梅师方。**伤寒痞满**阴病下早成痞，按之虚软而不痛。槟榔、枳实等分，为末。每服二钱，黄连煎汤下。宣明方。**伤寒结胸**已经汗、下后者。槟榔二两，酒二盏，煎一盏，分二服。庞安时伤寒论。**蛔厥腹痛**方同上。**心脾作痛**鸡心槟榔、高良姜各一钱半，陈米百粒，同以水煎，服之。直指。**膀胱诸气**槟榔〔五〕二枚，一生一熟，为末。酒煎服之，良。此太医秦鸣鹤方也。海药本草。**本脏气痛**鸡心槟榔，以小便磨半个服。或用热酒调末一钱服之。斗门方。**腰重作痛**槟榔为末，酒服一钱。斗门方。**脚气壅痛**以沙牛尿一盏，磨槟榔一枚，空心暖

〔一〕一：原作「三」，今按下旧附方数改。
〔二〕五：原作「四」，今按下新附方数改。
〔三〕煨：原作「烘」，今据大观、政和本草卷十三槟榔条附方改。
〔四〕一：大观、政和本草卷十三槟榔条附方俱作「二」。
〔五〕榔：此下原有「十」，今据大观、政和本草卷十三槟榔条附方删。

服。梅师脚气论。**脚气冲心**闷乱不识人。用白槟榔十〔一〕二分，为末，分二〔二〕服，空心暖小便五合调下，日二服。或入姜汁、温酒同服。广利。**脚气胀满**非冷非热，或老人、弱人病此。用槟榔仁为末，以槟榔壳煎汁或茶饮、苏汤〔三〕或豉汁调服二钱〔四〕，甚利。外台秘要。**干霍乱病**心腹胀痛，不吐不利，烦闷欲死。用槟榔末五钱，童子小便半盏，水一盏，煎服。圣济总录。**大肠湿闷**肠胃有湿，大便秘塞。大槟榔一枚，麦门冬煎汤磨汁温服。或以蜜汤调末二钱服，亦可。普济。**大小便闷**槟榔为末，蜜汤调服二钱。或以童子小便、葱白同煎，服之亦良。普济方。**小便淋痛**面煨槟榔、赤芍药各半两，为末。每服三钱，入灯心，水煎，空心服，日二服。十便良方。**血淋作痛**槟榔一枚，以麦门冬煎汤，细磨浓汁一盏，顿热，空心服，日二服。**虫痔里急**槟榔为末，每日空心以白汤调服二钱。**寸白虫病**槟榔二七枚，为末。先以水二升半，煮槟榔皮，取一升，空心调末方寸匕服之，经日虫尽出。未尽再服，以尽为度。千金方。**诸虫在脏**久不瘥者。槟榔半两炮，为末。每服一钱至〔五〕二钱，空心〔六〕以葱、蜜煎汤调服〔七〕。简要济众〔八〕。**金疮恶心**白槟榔四两，橘皮一两，为末。每空心生蜜汤服二钱。圣惠方。**丹从脐起**槟榔末，醋调傅之。本事方。**小儿头疮**水磨槟榔，晒取粉，和生油涂之。圣惠方。**口吻生疮**槟榔〔九〕烧研，入轻粉末〔十〕，傅之良。圣惠方〔十一〕。

〔一〕十：政和本草同，大观本草卷十三槟榔条附方作「子」。

〔二〕二：大观、政和本草卷十三槟榔条附方俱作「三」。

〔三〕苏汤：外台卷十九及大观、政和本草卷十三槟榔条附方俱无，当是濒湖所加。

〔四〕二钱：外台卷十九及大观、政和本草卷十三槟榔条附方俱作「方寸匕」。

〔五〕一钱至：原脱，今据大观、政和本草卷十三槟榔条附方补。

〔六〕空心：同上。

〔七〕服：此下原有「一钱」，今据大观、政和本草卷十三槟榔条附方删。

〔八〕简要济众：原作「圣惠方」，检圣惠未见此方。今据大观、政和本草卷十三槟榔条附方改，并计入旧附方数内。

〔九〕槟榔：圣惠方卷三十六及大观、政和本草卷十三槟榔条附方此下俱有「一枚」。

〔十〕入轻粉末：圣惠方卷三十六及大观、政和本草卷十三槟榔条附方俱无。

〔十一〕圣惠方：原脱，今据圣惠方卷三十六及大观、政和本草卷十三槟榔条附方补，仍计入旧附方数内。

聤耳出脓槟榔末吹之。鲍氏方。

大腹子 宋开宝

〔校正〕自木部移入此。

【释名】大腹槟榔图经 **猪槟榔**〔时珍曰〕大腹以形名，所以别鸡心槟榔也。

【集解】〔志曰〕大腹生南海诸国，所出与槟榔相似，茎、叶、根、干小异耳。〔弘景曰〕向阳者为槟榔，向阴者为大腹。〔时珍曰〕大腹子出岭表、滇南，即槟榔中一种腹大形扁而味涩者，不似槟榔尖长味良耳，所谓猪槟榔者是矣。盖亦土产之异，今人不甚分别。陶氏分阴阳之说，亦是臆见。按刘恂岭表录异云：交广生者，非舶上槟榔，皆大腹子也，彼中悉呼为槟榔。自嫩及老，采实啖之。以扶留藤、瓦屋灰同食之，以祛瘴疠。收其皮入药，皮外黑色，皮内皆筋丝如椰子皮。又云南记云：大腹槟榔每枝有三二百颗，青时剖之，以一片蒌叶及蛤粉卷和食之，即减涩味。观此二说，则大腹子与槟榔皆可通用，但力比槟榔稍劣耳。

大腹子 〔气味〕辛，涩，温，无毒。〔主治〕与槟榔同功。时珍

大腹皮 〔修治〕〔思邈曰〕鸩鸟多集槟榔树上。凡用槟榔皮，宜先以酒洗，后以大豆汁再洗过，晒干入灰火烧煨，切用。

〔气味〕辛，微温，无毒。〔主治〕冷热气攻心腹，大肠壅〔一〕毒，痰膈醋心。并以姜、盐同煎，入疏气药用之，良。开宝 **下一切气，止霍乱，通大小肠，健脾开胃调中〔二〕。**大明 **降逆气，消肌肤中水气浮肿，脚气壅逆，瘴疟痞满，胎气恶阻胀闷。**时珍

【附方】新二。**漏疮恶秽**大腹皮煎汤洗之。直指。 **乌癞风疮**大腹子生者或干者，连全皮勿伤动，以酒一升浸之，慢火熬干为末，腊猪脂和傅。圣济总录。

〔一〕壅：原作「蛊」，今据大观、政和本草卷十三大腹条改。

〔二〕中：原作「下」，据改同上。

椰子宋开宝

〔校正〕自木部移入此。

【释名】越王头纲目 胥余〔时珍曰〕按稽含南方草木状云：相传林邑王与越王有怨，使刺客乘其醉，取其首，悬于树，化为椰子，其核犹有两眼，故俗谓之越王头，而其浆犹如酒也。此说虽谬，而俗传以为口实。南人称其君长为爷，则椰名盖取于爷义也。相如上林赋作胥余，或作胥耶。

【集解】〔志曰〕椰子生安南，树如棕榈，子中有浆，饮之得醉。〔颂曰〕椰子岭南州郡皆有之。郭义恭广志云：木似桄榔无枝条，高数[一]丈。叶在木末如束蒲。其实大如瓠，垂于枝间，如挂物然。实外有粗皮，如棕包。皮内有坚壳，圆而微长。壳内有肤，白如猪肪[二]，厚半寸许，味如胡桃。肤内裹浆四五合如乳，饮之冷而动气醺人。壳可为器。肉可糖煎寄远，作果甚佳。〔珣曰〕按刘欣期交州记云：椰树状若海棕。实大如碗，外有粗皮，如大腹子、豆蔻之类。内有浆似酒，饮之不醉。生云南者亦好。〔宗奭曰〕椰子开之，有汁白色如乳，如酒极香，别是一种气味，强名为酒。中有白瓤[三]，形圆如栝楼，上起细垅，亦白色而微虚，其纹若妇人裙褶，味亦如汁。与着壳一重白肉，皆可糖煎为果。其壳可为酒器，如酒中有毒，则酒沸起或裂破。今人漆其里，即失用椰子之意。〔时珍曰〕椰子乃果中之大者。其树初栽时，用盐置根下则易发。木至斗大方结实，大者三四围，高五六丈，木似桄榔、槟榔之属，通身无枝。其叶在木顶，长四五尺，直耸指天，状如棕榈，势如凤尾。二月着花成穗，出于叶间，长二三尺，大如五斗器。仍连着实，一穗数枚，小者如栝楼，大者如寒瓜，长七八寸，径四五寸，悬着树端。六七月熟，有粗皮包之。皮内有核，圆而黑润，甚坚硬，厚二三分。壳内有白肉瓤如凝雪，味甘美如牛乳。瓤肉空处，有浆数合，钻蒂倾出，清美如酒。若久者，则混浊不佳矣。其壳磨光，有斑缬点纹，横破之可作壶爵，纵破之可作瓢杓也。又唐史言番人以其花造酒，饮之亦醉也。类书有青田核、树头酒、严树酒，皆椰酒、椰花之类，并附于左：

【附录】青田核崔豹古今注云：乌孙国有青田核，状如桃核，不知其树。核大如数斗[四]，剖之盛水，则变酒味，甚

〔一〕数：原作「余」，今据大观、政和本草卷十四椰子条改。御览九七二椰条引广志作「六七」，与南方草木状卷下椰树条合。

〔二〕肪：原作「肤」，今据大观、政和本草卷十四椰子条改。御览九七二椰条引广志此句作「核中肤白如雪」。

〔三〕瓤：原作「瓠」，今据本草衍义卷十五及政和本草卷十四椰子条改。

〔四〕数斗：崔豹古今注卷下第六作「六升瓠」。

醇美。饮尽随即注水，随尽随成〔一〕。但不可久，久则苦涩尔。谓之青田酒，汉末蜀王刘璋〔二〕曾得之。**树头酒** 一统志〔三〕云：缅甸在滇南，有树类〔四〕棕，高五六丈，结实如椰子。土人以罐盛麹，悬于实下，划其实，汁流于罐中以成酒，名树头酒。或不用麹，惟取汁熬为白糖。其树即贝树也，缅人取其叶写书。**严树酒** 一统志云：琼州有严树，捣其皮叶，浸以清水，和以粳酿（或入石榴花叶），数日成酒，能醉人。又梁书云：顿逊国有酒树，似安石榴，取花汁贮杯中，数日成酒。盖此类也。又有文章草，可以成酒。

椰子瓤　〔**气味**〕**甘，平，无毒。**　〔**主治**〕**益气。**开宝 **治风。**汪颖 **食之不饥，令人面泽。**时珍　出异物志。

椰子浆　〔**气味**〕**甘，温，无毒。**〔珣曰〕多食，冷而动气。〔时珍曰〕其性热，故饮之者多昏如醉状。异物志云：食其肉则不饥，饮其浆则增渴。〔**主治**〕**止消渴。涂头，益发令黑。**开宝 **治吐血水肿，去风热。**李珣　〔**发明**〕〔震亨曰〕椰子生海南极热之地，土人赖此解夏月毒渴，天之生物，各因其材也。

椰子皮　〔**修治**〕〔颂曰〕不拘时月采其根皮，入药炙用。一云：其实皮亦可用。〔**气味**〕**苦，平，无毒。**〔**主治**〕**止血，疗鼻衄，吐逆霍乱，煮汁饮之。**开宝 **治卒心痛，烧存性，研，以新汲水服一钱，极验。**时珍　出龚氏方。

壳　〔**主治**〕**杨梅疮筋骨痛。烧存性，临时炒热，以滚酒泡服二三钱，暖覆取汗，其痛即止，神验。**时珍

〔一〕随尽随成：疑是「随注随成」之误。御览八四五酒下引文止作「随成」二字，属上为句，亦通。今本古今注卷下第六作「随尽随盛」则又别是一义。

〔二〕汉末蜀王刘璋：此六字，崔豹古今注卷下第六作「刘章」（与周勃、陈平共诛诸吕之朱虚侯）二字。

〔三〕一统志：原作「寰宇志」，今检太平寰宇记（文献通考「记」作「志」）未见此文。文见大明一统志卷八十七缅甸军民宣慰使司条土产项，因据改。

〔四〕类：原作「头」，今据大明一统志卷八十七改。

无漏子拾遗

【释名】千年枣开宝 万年枣一统志 海枣草木状 波斯枣拾遗 番枣岭表录异 金果辍耕录 木名海棕岭表录异 凤尾蕉〔时珍曰〕无漏名义未详。千年、万岁，言其树性耐久也。曰海，曰波斯，曰番，言其种自外国来也。金果，贵之也。曰棕，曰蕉，象其干、叶之形也。番人名其木曰窟莽，名其实曰苦鲁麻枣。苦麻、窟莽，皆番音相近也。

【集解】〔藏器曰〕无漏子即波斯枣，生波斯国，状如枣。〔珣曰〕树若栗木。其实若橡子，有三角。〔颂曰〕按刘恂岭表录异云：广州有一种波斯枣，木无旁枝，直耸三四丈，至巅四向，共生十余枝，叶如棕榈，彼土人呼为海棕木。三五年一着子，每朵约三二十颗，都类北方青枣，但小尔。舶商亦有携本国者至中国，色类沙糖，皮肉软烂，味极甘，似北地天蒸枣，而其核全别，两头不尖，双卷而圆，如小块紫矿，种之不生，盖蒸熟者也。〔时珍曰〕千年枣虽有枣名，别是一物，南番诸国皆有之，即杜甫所赋海棕也。按段成式酉阳杂俎云：波斯枣生波斯国，彼人呼为窟莽。树长三四丈，围五六尺。叶似土藤，不凋。二月生花，状如蕉花。有两甲〔一〕，渐渐开罅，中有十余房。子长二寸，黄白色，状如楝子，有核。六七月熟则紫〔二〕黑，状类干枣，食之味甘如饴也。又陶九成辍耕录云：四川成都有金果树六株，相传汉时物也。高五六十丈，围三四寻，挺直如矢，木无枝柯。顶上有叶如棕榈，皮如龙鳞，叶如凤尾，实如枣而大。每岁仲冬，有司具祭收采，令医工以刀剥去青皮，石灰汤瀹过，入冷熟蜜浸换四次，瓶封进献。不如此法，则生涩不可食。番人名为苦鲁麻枣，盖凤尾蕉〔三〕也。一名万岁枣，泉州有万年枣，即此物也。又稽含草木状云，海枣大如杯碗，以比安期海上如瓜之枣，似未得其详也。巴旦杏亦名忽鹿麻，另是一物也。

实【气味】甘，温，无毒。

【主治】补〔四〕中益气，除痰嗽，补虚损，好颜色，令人肥健。藏器 消食止咳，治

〔一〕甲：原作「脚」，今据酉阳杂俎前集卷十八波斯枣条改。
〔二〕紫：原作「子」，据改同上。
〔三〕蕉：原作「焦」，今据本条释名项改。
〔四〕补：大观、政和本草卷二十三无漏子条俱作「温」。

虚羸，悦人。久服无损。李珣

桄榔子 宋开宝

〔校正〕自木部移入此。

【释名】木名姑榔木 临海异物志 面木 伽蓝记 董棕 杨慎卮言 铁木 〔时珍曰〕其木似槟榔而光利，故名桄榔。姑榔，其音讹也。面言其粉也，铁言其坚也。

【集解】〔颂曰〕桄榔木，岭南二广州郡皆有之，人家亦植之庭院间。其木似栟榈而坚硬，斫其内取面，大者至数石，食之不饥。其皮至柔，坚韧可以作绠。其子作穗生木端，不拘时月采之。按刘恂岭表录异云：桄榔木枝叶并蕃〔一〕茂，与槟榔小异。然叶下有须如粗马尾，广人采之以织巾子；得咸水浸，即粗胀而韧，彼人以缚海舶，不用钉线。木性如竹，紫黑色，有文理而坚，工人解之，以制博弈局。其树皮中有屑如面，可作饼食。〔藏器曰〕按临海异物志云：姑榔木生牂牁山谷。外皮有毛如棕榈而散生。其木刚利如铁，可作钐锄，中湿〔二〕更利，惟中焦则〔三〕易败尔，物之相伏如此。皮中有白粉，似稻米粉〔四〕及麦面，可作饼饵食，名桄榔面。彼土少谷，常以牛酪食之。〔时珍曰〕桄榔，二广、交、蜀皆有之。按郭义恭广志云：木大者四五围，高五六丈，拱直无旁枝。巅顶生叶数十，破〔五〕似棕叶，其木肌坚，斫入数寸，得粉赤黄色，可食。又顾岕海槎录云：桄榔木身直如杉，又如棕榈、椰子、槟榔、波斯枣、古散诸树而稍异，有节似大竹。树杪挺出数枝，开花成穗，绿色。结子如青珠，每条不下百颗，一树近百余条，团团悬挂若伞，极可爱。其木最重，色类花梨而多纹，番舶用代铁枪，锋铓甚利。古散亦木名，可为杖，又名虎散。

子〔气味〕苦，平，无毒。〔主治〕破宿血。开宝

面〔气味〕甘，平，无毒。〔主治〕作饼炙食腴美，令人不饥，补益虚羸损乏，腰脚无力。久服轻身辟谷。李珣

〔一〕蕃：原作「著」，今据御览九六〇桄榔条引岭表录异改。
〔二〕湿：大观、政和本草卷十四及御览九六〇桄榔条引临海异物志俱作「石」。
〔三〕则：大观、政和本草卷十四俱作「根」，御览九六〇作「榔」。
〔四〕粉：原作「粆」。御览同，字书无。今据大观、政和本草卷十四桄榔子条引临海志改。
〔五〕破：御览九六〇桄榔条引广志无。

莎木面 莎音梭。 海药

〔校正〕自木部移入此。

【释名】欀木 音襄。〔时珍曰〕莎字韵书不载，惟孙愐唐韵莎字注云：树似桄榔。则莎字当作莎衣之莎。其叶离披如莎衣之状，故谓之莎也。张勃吴录。地理志言，交趾欀木，皮中有白粉如米屑，干之捣末，以水淋过似面，可作饼食者，即此木也。后人讹欀为莎，音相近尔。杨慎卮言乃谓欀木即桄榔，误矣。按左思吴都赋云：面有桄榔〔一〕。又曰：文、欀、桢、橿。既是一物，不应两用矣。

【集解】〔珣曰〕按蜀记云：莎木生南中八郡。树高十许丈，阔四五围。峰头生叶，两边行列如飞鸟翼。皮中有白面石许，捣筛作饼，或磨屑作饭食之，彼人呼为莎面，轻滑美好，胜于桄榔面也。〔藏器曰〕莎木生岭南山谷。大者木皮内出面数斛，色黄白。〔时珍曰〕按刘欣期交州记云：都勾树似棕榈，木中出屑如桄榔面，可作饼饵。恐此即欀木也。

莎面【气味】甘，平、温，无毒。

【主治】补益虚冷，消食。李珣 温补。久食不饥，长生。藏器

波罗蜜 纲目

【释名】曩伽结〔时珍曰〕波罗蜜，梵语也。因此果味甘，故借名之。安南人名曩伽结，波斯人名婆那娑，拂林人名阿萨嚲，皆一物也。

【集解】〔时珍曰〕波罗蜜生交趾、南邦诸国，今岭南、滇南亦有之。树高五六丈，树类冬青而黑润倍之。叶极光净，冬夏不凋。树至斗大方结实，不花而实，出于枝间，多者十数枚，少者五六枚，大如冬瓜，外有厚皮裹之，若栗球，上有软刺礧砢。五六月熟时，颗重五六斤，剥去外皮壳，内肉层叠如橘囊，食之味至甜美如蜜，香气满室。一实凡数百核，核大如枣。其中仁如栗黄，煮炒食之甚佳。果中之大者，惟此与椰子而已。

瓤〔气味〕甘、香、微酸，平，无毒。〔主治〕止渴解烦，醒酒益气，令人

〔一〕面有桄榔：按此四字乃蜀都赋（文选卷四）文，濒湖误记。应据文选卷五吴都赋改作「栟榈、枸榔」。

悦泽。时珍

核中仁 〔气味〕同瓤。〔主治〕补中益气，令人不饥轻健。时珍

无花果食物

【释名】映日果便民图纂 优昙钵广州志 阿驵〔一〕音楚。〔时珍曰〕无花果凡数种，此乃映日果也。即广中所谓优昙钵，及波斯所谓阿驵〔一〕也。

【集解】〔时珍曰〕无花果出扬州及云南，今吴、楚、闽、越人家，亦或折枝插成。枝柯如枇杷树，三月发叶如花构叶。五月内不花而实，实出枝间，状如木馒头，其内虚软。采以盐渍，压实令扁，日干充果食。熟则紫色，软烂甘味如柿而无核也。按方舆志云：广西优昙钵不花而实，状如枇杷。又段成式酉阳杂俎云：阿驵〔一〕出波斯，拂林人呼为底珍树。长丈余〔二〕，枝叶繁茂，叶有五〔三〕丫如蓖麻，无花而实，色赤类椑柿〔四〕，一月而熟，味亦如柿。二书所说，皆即此果也。又有文光果、天仙果、古度子，皆无花之果，并附于左：

【附录】文光果出景州。形如无花果，肉味如栗，五月成熟。天仙果出四川。树高八九尺，叶似荔枝而小，无花而实，子如樱桃，累累缀枝间，六七月熟，其味至甘。宋祁方物赞云：有子孙枝，不花而实。薄言采之，味埒蜂蜜。**古度子**出交广诸州。树叶如栗，不花而实，枝柯间生子，大如石榴及楂子而色赤，味醋，煮以为粽食之。若数日不煮，则化作飞蚁，穿皮飞去也。

实 〔气味〕甘，平，无毒。〔主治〕开胃，止泄痢。汪颖 治五痔，咽喉痛。时珍

叶 〔气味〕甘、微辛，平，有小毒。〔主治〕五痔肿痛，煎汤频熏洗之，取效。震亨

〔一〕驵：酉阳杂俎前集卷十八底称实条作「驿」。(「称」原作「桸」，字书无。既是译音，即无正字，因改作「称」。原书即有「桸」「珍」二译。)

〔二〕丈余：酉阳杂俎前集卷十八底称实条作「四五丈」。

〔三〕叶有五：原作「有」，今据酉阳杂俎前集卷十八底称实条补「叶」「五」二字。

〔四〕柿：酉阳杂俎前集卷十八底称实条作「子」。

阿勒勃〔一〕拾遗

〔校正〕自木部移入此。

【释名】婆罗门皂荚拾遗 波斯皂荚〔时珍曰〕婆罗门，西域国名；波斯，西南国名也。

【集解】〔藏器曰〕阿勒勃生拂林〔二〕国。状似皂荚而圆长，味甘好吃。〔时珍曰〕此即波斯皂荚也。按段成式酉阳杂俎云：波斯皂荚，彼人呼为忽野檐，拂林人呼为阿梨去伐〔三〕。树长三四丈，围四五尺。叶似枸橼而短小，经寒不凋。不花而实，荚长二尺，中有隔。隔内各有一子，大如指头，赤色至坚硬，中黑如墨，味甘如饴可食，亦入药也。

子【气味】苦，大寒，无毒。

【主治】心膈间热风，心黄，骨蒸寒热，杀三虫。藏器 炙黄入药，治热病，下痰，通经络，疗小儿疳气。李珣

【附录】罗望子〔时珍曰〕按桂海志云：出广西。壳长数寸，如肥〔四〕皂及刀豆，色正丹，内有二三子，煨食甘美。

沙棠果纲目

【集解】〔时珍曰〕按吕氏春秋云：果之美者，沙棠之实。今岭外宁乡、泷水、罗浮山中皆有之。木状如棠，黄花赤实，其味如李而无核。

实【气味】甘，平，无毒。

【主治】食之，却水病。时珍 山海经。

〔一〕勒勃：原作「勃勒」，今据大观、政和本草卷十二阿勒勃条改。下同。
〔二〕拂林：大观、政和本草卷十二阿勒勃条俱作「佛逝」。
〔三〕去伐：原脱，今据酉阳杂俎前集卷十八波斯皂荚条补。
〔四〕肥：原作「把」，今据桂海虞衡志·果志·罗望子条改。

棎子 音蟾。拾遗

【集解】〔藏器曰〕棎子似梨，生江南，左思吴都赋「棎、留〔一〕御霜」是也。〔时珍曰〕棎、留，二果名。按薛莹荆阳以南〔二〕异物志云：棎子树，南越、丹阳诸郡山中皆有之。其实如梨，冬熟味酢。刘〔三〕子树生交广、武平、兴古诸郡山中。三月着花，结实如梨，七八月熟，色黄，味甘、酢，而核甚坚。

实【气味】甘，涩，平，无毒。

【主治】生食之，止水痢。熟和蜜食之，去嗽。藏器

鹿目 拾遗

〔校正〕自木部移入此。

【释名】鬼目〔藏器曰〕此出岭南，状如鹿目，故名。陶氏注豆蔻引鹿目小冷，即此也。后人讹为鬼目。

【集解】〔时珍曰〕鬼目有草木三种：此乃木生者，其草鬼目别见草部白英下，又羊蹄菜亦名鬼目，并物异名同。按刘欣期交州记云：鬼目出交趾、九真、武平、兴古诸处。树高大似棠梨，叶似楮而皮白，二月生花，仍连着子，大者如木瓜，小者如梅李，而小斜不周正。七八月熟，色黄味酸，以蜜浸食之佳。

【气味】酸、甘，小冷，无毒。多食，发冷痰。藏器

都桷子 拾遗

【释名】构子〔时珍曰〕桷音角。太平御览作桶子（音同上声），盖传写之讹也。亦与楮构之构，名同实异。陈祈

〔一〕留：大观、政和本草卷二十三棎子条及宋、明刊本六臣注文选卷五吴都赋俱作「榴」。六臣文选注云：「善本作刘」。今海录轩本李善注文选作「榴」，已非善本之旧。御览九七三刘条引吴都赋作「刘」。

〔二〕以南：原脱，今据文选卷五吴都赋刘渊林注引文补。

〔三〕刘：此间尚存李善本文选之旧。

畅异物志赞云：枸子之树，枝叶四布。名同种异，实味甜酢。果而无核，里面如素。析〔一〕酒止醒，更为遗赂。

【集解】〔珣曰〕按徐表南州记云：都桷子生广南山谷。树高丈余，二月开花，连着实，大如鸡卵，七月熟。〔时珍曰〕按魏王花木志云：都桷树出九真、交趾，野生。二三月开花，赤色。子似木瓜，八九月熟，里民取食之，味酢，以盐、酸沤食，或蜜藏皆可。一云状如青梅。

实【气味】酸，涩，平，无毒。

【主治】久食，益气止泄。藏器 安神温肠，治痔。久服无损。李珣 解酒，止烦渴。时珍

都〔二〕念子 拾遗

【释名】倒捻子 详下文。

【集解】〔藏器曰〕杜宝拾遗录云：都念子生岭南。隋炀帝时进百株，植于西苑。树高丈余，叶如白杨，枝柯长细。花心金色，花赤如蜀葵而大。子如小枣，蜜渍食之，甘美益人。〔时珍曰〕按刘恂岭表录异云：倒捻子窠丛不大，叶如苦李。花似蜀葵，小而深紫，南中妇女多用染色。子如软柿，外紫内赤，无核，头上有四叶如柿蒂。食之必捻其蒂，故谓之倒捻子，讹而为都念子也。味甚甘软。

实【气味】甘、酸，小温，无毒。

【主治】痰嗽哕气。藏器 暖腹脏，益肌肉。时珍 岭表录异。

都咸子 拾遗

〔校正〕自木部移入此。

【集解】〔藏器曰〕都咸子生广南山谷。按徐表南州记云：其树如李，子大如指。取子及皮、叶曝干，作饮极香美也。〔时珍曰〕按嵇含南方草木状云：都咸树出日南。三月生花，仍连着实，大如指，长三寸，七八月熟，其色正黑。

〔一〕析：原作「折」，今据御览九七二桶子条引文改。析，解也。

〔二〕都：大观、政和本草卷二十三石都念子条此上俱有「石」字。

子及皮、叶【气味】甘，平，无毒。

【主治】火干作饮，止渴润肺，去烦除痰。藏器 去伤寒清涕，咳逆上气，宜煎服之。李珣

摩厨子 拾遗

【集解】〔藏器曰〕摩厨子生西域及南海并斯调国。子如瓜，可为茹。其汁香美，如中国用油。陈祈畅异物志赞云：木有摩厨，生自斯调。厥汁肥润，其泽如膏。馨香馥郁〔一〕，可以煎熬。彼州之人，以为嘉肴。〔珣曰〕摩厨二月开花，四五月结实，如瓜状。〔时珍曰〕又有齐墩果、德庆果，亦其类也。今附于左：

【附录】齐墩〔二〕果 酉阳杂俎云：齐墩〔二〕树生波斯及拂林国，高二三丈，皮青白，花似柚极香。子似杨桃，五月熟，西域人压为油以煎饼果，如中国之用巨胜也。德庆果 一统志云：广之德庆州出之。其树冬荣，子大如杯，炙而食之，味如猪肉也。

实【气味】甘，香，平，无毒。

【主治】益气，润五脏。久服令人肥健。藏器 安神养血生肌，久服轻健。李珣

韶子 拾遗

【集解】〔藏器曰〕韶子生岭南。按裴渊广州记〔三〕云：韶叶如栗，赤色。子大如栗，有棘刺。破其皮，内有肉如猪肪，着核不离，味甘酢，核如荔枝。〔时珍曰〕按范成大虞衡志云：广南有山韶子，夏熟，色红，肉如荔枝。又有藤韶子，秋熟，大如凫卵柿也。

实【气味】甘，温，无毒。

〔一〕馥郁：御览九六〇摩厨条同。大观、政和本草卷二十三摩厨子条俱作「稞射」。
〔二〕墩：酉阳杂俎前集卷十八齐瞰树条作「瞰」，译音近似。
〔三〕记：原作「志」，今据御览九六〇韶条及本书卷一引据经史百家书目改。

【主治】暴痢，心腹冷气。藏器

马槟榔会编

【释名】马金囊云南志马金南记事珠紫槟榔纲目

【集解】〔时珍曰〕马槟榔生滇南金齿、沅江诸夷地，蔓生。结实大如葡萄，紫色味甘。内有核，颇似大风子而壳稍薄，团长斜扁不等。核内有仁，亦甜。

实 〔气味〕甘，寒，无毒。

核仁 〔气味〕苦、甘，寒，无毒。〔机曰〕凡嚼之者，以冷水一口送下，其甜如蜜，亦不伤人也。

〔主治〕产难，临时细嚼数枚，井华水送下，须臾立产。再以四枚去壳，两手各握二枚，恶水自下也。欲断产者，常嚼二枚，水下。久则子宫冷，自不孕矣。汪机 伤寒热病，食数枚，冷水下。又治恶疮肿毒，内食一枚，冷水下；外嚼涂之，即无所伤。时珍

枳椇音止矩。唐本草

〔校正〕自木部移入此，并入拾遗木蜜。

【释名】蜜樍橵音止矩。蜜屈律广记木蜜拾遗木饧同上木珊瑚广志鸡距子苏文鸡爪子俗名木名白石木唐注金钩木地志枅栱音鸡拱。交加枝〔时珍曰〕枳椇，徐锴注说文作樍橵，又作枳枸，皆屈曲不伸之意。此树多枝而曲，其子亦卷曲，故以名之。曰蜜、曰饧，因其味也。曰珊瑚、曰鸡距、曰鸡爪，象其形也。曰交加、曰枅栱，言其实之纽屈也。枅栱，枋梁之名。按雷公炮炙序云：弊箄淡卤，如酒沾交。注云：交加枝，即蜜樍橵也。又诗话云：子生枝端，横折歧出，状若枅栱，故土人谓之枅栱也。珍谓枅栱及俗称鸡矩，蜀人之称桔枸、棘枸，滇人之称鸡橘子，巴人之称金钩，广人之称结留子，散见书记者，皆枳椇、鸡距之字，方音转异尔。俗又讹鸡爪为曹公爪，或谓之梨枣树，或谓之癞汉指头，崔豹古今注一名树蜜，一名木石〔一〕，皆一物也。

〔一〕崔豹……木石：崔豹古今注卷下第六云：「枳椇子一名树蜜，一名木饧，一名白石，一名白实，一名木石，一名木实。」御览九七四略同。

【集解】〔恭曰〕枳椇子其树径尺，木名白石，叶如桑柘。其子作房似珊瑚，核在其端，人皆食之。〔颂曰〕此诗小雅所谓南山有枸也。陆玑疏义云：椇枸树高大如白杨，所在皆有，枝柯不直。子着枝端，啖之甘美如饴，八九月熟，江南特美之，谓之木蜜。能败酒味，若以其木为柱，则屋中之酒皆薄也。〔诜曰〕昔有南人修舍用此木，误落一片入酒瓮中，酒化为水也。〔藏器曰〕木蜜树生南方，人呼白石木，枝、叶俱甜。嫩叶可生啖，味如蜜。老枝细破，煎汁成蜜，倍甜，止渴解烦也。〔时珍曰〕枳椇木高三四丈，叶圆大如桑柘，夏月开花。枝头结实，如鸡爪形，长寸许，纽曲，开作二三歧，俨若鸡之足距。嫩时青色，经霜乃黄，嚼之味甘如蜜。每开歧尽处，结一二小子，状如蔓荆子，内有扁核赤色，如酸枣仁形。飞鸟喜巢其上，故宋玉赋云：枳枸来巢。曲礼云：妇人之贽，椇、榛、脯脩。即此也。盐藏荷裹，可以备冬储。

实

〔气味〕甘，平，无毒。〔诜曰〕多食发蛔虫。

〔主治〕**头风，小腹拘急。**唐本 **止渴除烦，去膈上热，润五脏，利大小便，功用同蜂蜜。枝、叶煎膏亦同。**藏器 **止呕逆，解酒毒，辟虫毒。**时珍

〔发明〕〔震亨曰〕一男子年三十余，因饮酒发热，又兼房劳虚乏。乃服补气血之药，加葛根以解酒毒。微汗出，人反懈怠，热如故。此乃气血虚，不禁葛根之散也。必须鸡距子解其毒，遂煎药中加而服之，乃愈。〔时珍曰〕枳椇，本草止言木能败酒，而丹溪朱氏治酒病往往用其实，其功当亦同也。按苏东坡集云：眉山揭颖臣病消渴，日饮水数斗，饭亦倍常，小便频数。服消渴药逾年，疾日甚，自度必死。予令延蜀医张肱诊之。笑曰：君几误死。乃取麝香当门子以酒濡湿，作十许丸，用棘枸子煎汤吞之，遂愈。问其故。肱曰：消渴消中皆脾弱肾败，土不制水而成疾。今颖臣脾脉极热而肾气不衰，当由果实、酒物过度，积热在脾，所以食多而饮水。水饮既多，溺不得不多，非消非渴也。麝香能制酒果花木。棘枸亦胜酒，屋外有此木，屋内酿酒多不佳。故以此二物为药，以去其酒果之毒也。棘枸实如鸡距，故俗谓之鸡距，亦曰癞汉指头。食之如牛乳，本草名枳椇，小儿喜食之。吁！古人重格物，若肱盖得此理矣，医云乎哉。

木汁

〔气味〕同枳椇。

〔附方〕新一。

腋下狐气用桔枸树凿孔，取汁一二碗，用青木香、东桃、西柳、七姓妇人乳，一处煎一二沸。就热，于五月五日鸡叫时洗了，将水放在十字路口，速回勿顾，即愈。只是他人先遇者，必带去也。桔枸树即梨枣树也。胡濙卫生易简方。

木皮

〔气味〕**甘，温，无毒。**

〔主治〕**五痔，和五脏。**唐本

本草纲目果部目录第三十二卷

果之四　味类一十三种

右附方旧五十三[二]，新一百[三]。

[一] 树：原脱，今据本卷盐麸子条附录补。
[二] 三：原作「四」，今按本卷旧附方数改。
[三] 一百：原作「九十六」，今按本卷新附方数改。

本草纲目果部第三十二卷

果之四 味类一十三种

秦椒 本经中品

〔校正〕自木部移入此。

【释名】大椒尔雅 檓毁 花椒

【集解】〔别录曰〕秦椒生泰山山谷及秦岭上，或琅琊。八月、九月采实。〔弘景曰〕今从西来。形似椒而大，色黄黑，味亦颇有椒气。或云即今樛树子。樛乃猪椒，恐谬。〔恭曰〕秦椒树、叶及茎、子都似蜀椒，但味短实细尔。蓝田、秦岭间大有之。〔颂曰〕今秦、凤、明、越、金、商州皆有之。初秋生花，秋末结实，九月、十月采之。尔雅云：檓，大椒。郭璞注云：椒丛生，实大者为檓也。诗唐风云：椒聊之实，繁衍盈升。陆玑疏义云：椒树似茱萸，有针刺。茎〔一〕叶坚而滑泽，味亦辛香。蜀人作茶，吴人作茗，皆以其叶合煮为香。今成皋诸山有竹叶椒，其木亦如蜀椒，小毒热，不中合药也，可入饮食中及蒸鸡、豚用。东海诸岛上亦有椒〔二〕，枝、叶皆相似。子长而不圆，甚香，其味似橘皮。岛上獐、鹿食其叶，其肉自然作椒、橘香。今南北〔三〕所生一种椒，其实大于蜀椒，与陶氏及郭、陆之说正相合，当以实大者为秦椒也。〔宗奭曰〕此秦地所产者，故言秦椒。大率椒株皆相似，但秦椒叶差大，粒亦大而纹低，不若蜀椒皱纹高为〔四〕异也。然秦地亦有蜀椒种。〔时珍曰〕秦椒，花椒也。始产于秦，今处处可种，最易蕃衍。其叶对生，尖而有刺。四月生细花。五月结实，生青熟红，大于蜀椒，其目亦不及蜀椒目光黑也。范子计然云：蜀椒出武都，赤色者善；秦椒出陇西天水，粒细者善。苏颂谓其秋初生花，盖不然也。

【修治】同蜀椒。

〔一〕茎：原脱，今据陆疏椒聊之实条及大观、政和本草卷十三秦椒条补。
〔二〕椒：陆疏椒聊之实条此下有「树」字。
〔三〕北：原作「比」，今据大观、政和本草卷十三秦椒条改。
〔四〕高为：原作「为高」，今据本草衍义卷十四及政和本草卷十三秦椒条改。

椒红【气味】辛，温，有毒。〔别录曰〕生温，熟寒，有毒。〔权曰〕苦、辛。〔之才曰〕恶栝楼、防葵，畏雌黄。

【主治】除风邪气，温中，去寒痹，坚齿发，明目。久服，轻身好颜色，耐老增年通神。本经 **疗喉痹吐逆疝瘕，去老血，产后余疾腹〔一〕痛，出汗，利五脏。**别录 **上气咳嗽，久风湿痹。**孟诜 **治恶风遍身，四肢㿏痹，口齿浮肿摇动，女人月闭不通，产后恶血痢，多年痢，疗腹中冷痛，生毛发，灭瘢。**甄权 **能下肿湿气。**震亨

【附方】旧六〔二〕。**膏瘅〔三〕尿多**其人饮少。用秦椒一〔四〕分出汗，瓜蒂二分，为末。水服方寸匕，日三服。伤寒类要。**手足心肿**乃风也。椒、盐末等分，醋和傅之，良。肘后方。**损疮中风**以面作馄饨，包秦椒，于灰中烧之令热〔五〕，断使〔六〕开口，封于疮上，冷即易之。孟诜食疗。**久患口疮**〔七〕大椒去闭口者，水洗面拌，煮作粥，空腹吞之〔八〕，以饭压下。重者可再服，以瘥为度。食疗本草。**牙齿风痛**秦椒煎醋含漱。孟诜食疗。**百虫入耳**椒末一钱，醋半盏浸良久，少少滴入，自出。续十全〔九〕方。

〔一〕腹：唐本草、千金翼及政和本草俱同，惟大观本草卷十三秦椒条作「肿」，当是误字。
〔二〕六：此下原有「新」字。按下列六方俱为旧附，未附新方，因删。
〔三〕瘅：原作「痹」，今据大观、政和本草卷十三秦椒条附方改。
〔四〕一：原作「二」，据改同上。
〔五〕热：原作「熟」，大观、政和本草卷十四蜀椒条同。今据卷十三秦椒条改，与下「冷即易之」文合。
〔六〕使：原脱，今据大观、政和本草卷十三秦椒条补。
〔七〕久患口疮：按大观、政和本草卷十三秦椒条，下方为「损疮中风」之「又法」，似有脱误。濒湖从卷十四蜀椒条改作「久患口疮」，义长。
〔八〕空腹吞之：大观、政和本草卷十四蜀椒条此下俱有「三五匙」，卷十三秦椒条无。
〔九〕十全：原作「千金」，今据大观、政和本草卷十三秦椒条附方改。

蜀椒 本经下品

〔校正〕自木部移入此。

【释名】巴椒别录 汉椒日华〔一〕 川椒纲目 南椒炮炙论 蓎藙唐毅 点椒 〔时珍曰〕蜀，古国名。汉，水名。今川西成都、广汉、潼川诸处是矣。巴亦国名，又水名。今川东重庆、夔州、顺庆、阆中诸处是矣。川则巴蜀之总称，因岷、沱、黑、白四大水，分东、西、南、北为四川也。

【集解】〔别录曰〕蜀椒生武都山谷及巴郡。八月采实，阴干。〔弘景曰〕蜀郡〔二〕北部〔三〕人家种之。皮肉厚，腹里白，气味浓。江阳、晋康及建平间亦有而细赤，辛而不香，力势不如巴郡者。〔恭曰〕今出金州西城〔四〕者最佳。〔颂曰〕今归、峡及蜀川、陕洛间人家多作园圃种之。木高四五尺，似茱萸而小，有针刺。叶坚而滑，可煮饮食。四月结子无花，但生于枝叶间，颗如小豆而圆，皮紫赤色，八月采实，焙干。江淮、北土〔五〕亦有之，茎叶〔六〕都相类，但不及蜀中者良而皮厚、里白、味烈也。〔时珍曰〕蜀椒肉厚皮皱，其子光黑，如人之瞳人，故谓之椒目。他椒子虽光黑，亦不似之。若土椒，则子无光彩矣。

【修治】〔敩曰〕凡使南椒须去目及闭口者，以酒拌湿蒸，从巳至午，放冷密盖，无气后取出，便入瓷器中，勿令伤风也。〔宗奭曰〕凡用秦椒、蜀椒，并微炒使出汗，乘热入竹筒中，以梗捣去里面黄壳，取红用，未尽再捣。或只炒热，隔纸铺地上，以碗覆，待冷碾取红用。

椒红 〔气味〕辛，温，有毒。〔别录曰〕大热。多食，令人乏气喘促。口闭者杀人。〔诜曰〕十〔七〕月

〔一〕华：原作「革」，今据大观、政和本草卷十四蜀椒条改。
〔二〕郡：唐本草卷十四蜀椒条同。大观、政和本草俱作「都」。
〔三〕部：原作「郡」，今据唐本草及大观、政和本草卷十四蜀椒条改。
〔四〕城：原作「域」，今据大观、政和本草卷十四蜀椒条改。
〔五〕土：原作「上」，今据大观、政和本草卷十四蜀椒条改。
〔六〕叶：大观、政和本草卷十四蜀椒条俱作「实」。
〔七〕十：原作「五」，今据大观、政和本草卷十四蜀椒条引食疗本草文改，与同条引孙真人及千金卷二十六第三蜀椒条引黄帝文俱合。

食椒，损气伤心，令人多忘。〔李鹏飞曰〕久食，令人失明，伤血脉。〔之才曰〕杏仁为之使，得盐味佳，畏款冬花、防风、附子、雄黄。可收水银。中其毒者，凉水、麻仁浆解之。

〔主治〕邪气咳逆，温中，逐骨节皮肤死肌，寒湿〔一〕痹痛，下气。久服头不白，轻身增年。本经　除六腑寒冷，伤寒温疟大风汗不出，心腹留饮宿食，肠澼下痢，泄精，女子字乳余疾，散风邪瘕结，水肿黄疸，鬼疰蛊毒，杀虫、鱼毒。久服开腠理，通血脉，坚齿发，明目〔二〕，调关节，耐寒暑，可作膏药。别录　治头风下泪，腰脚不遂，虚损留结，破血，下诸石水，治咳嗽，腹内冷痛，除齿痛。甄权　破癥结开胸〔三〕，治天行时气，产后宿血，壮阳，疗阴汗，暖腰膝，缩小便，止呕逆。大明　通神去老，益血，利五脏，下乳汁，灭瘢，生毛发。孟诜　散寒除湿，解郁结，消宿食，通三焦，温脾胃，补右肾命门，杀蛔虫，止泄泻。时珍

〔发明〕〔颂曰〕服食方，单服椒红补下，宜用蜀椒乃佳。段成式言椒气下达，饵之益下，不上冲也。〔时珍曰〕椒纯阳之物，乃手足太阴、右肾命门气分之药。其味辛而麻，其气温以热。禀南方之阳，受西方之阴。故能入肺散寒，治咳嗽；入脾除湿，治风寒湿痹，水肿泻痢；入右肾补火，治阳衰溲数，足弱久痢诸证。一妇年七十余，病泻五年，百药不效。予以感应丸五十丸投之，大便二日不行。再以平胃散加椒红、茴香，枣肉为丸与服，遂瘳。每因怒食举发，服之即止。此除湿消食，温脾补肾之验也。按岁时记言：岁旦饮椒柏酒以辟疫疠。椒乃玉衡星精，服之令人体健耐老；柏乃百木之精，为仙药，能伏邪鬼故也。吴猛真人服椒诀云：椒禀五行之气而生，叶青、皮红、花黄、膜白、子黑。其气馨香，其性下行，能使火热下达，不致上薰，芳草之中，功皆不及（其方见下）。时珍窃谓椒红丸虽云补肾，不分水火，未免误人。大抵此方惟脾胃及命门虚寒有湿郁者相宜。若肺胃素热者，大宜远之。故丹溪朱氏云：椒属火，有下达之能。服之既久，则

〔一〕湿：原作「热」，今据唐本草卷十四、千金翼卷三及大观、政和本草卷十四蜀椒条改。
〔二〕明目：唐本草、千金翼及大观、政和本草引别录俱无此文，乃濒湖据食疗本草加入。
〔三〕胸：大观、政和本草卷十四蜀椒条俱作「胃」。

火自水中生。故世人服椒者，无不被其毒也。又上清诀云：凡人吃饭伤饱，觉气上冲，心胸痞闷者，以水吞生椒一二十颗即散。取其能通三焦，引正气，下恶气，消宿食也。又戴原礼云：凡人呕吐，服药不纳者，必有蛔在膈间。蛔闻药则动，动则药出而蛔不出。但于呕吐药中，加炒川椒十粒良，盖蛔见椒则头伏也。观此，则张仲景治蛔厥乌梅丸中用蜀椒，亦此义也。许叔微云：大凡肾气上逆，须以川椒引之归经则安。

〔附方〕旧十二，新二十三。**椒红丸**治元脏伤惫，目暗耳聋。服此百日，觉身轻少睡，足有力，是其效也。服及三年，心智爽悟，目明倍常，面色红悦，髭发光黑。用蜀椒去目及合口者，炒出汗，曝干，捣取红一斤。以生地黄捣自然汁，入铜器中煎至一升，候稀稠得所，和椒末丸梧子大。每空心暖酒下三十丸。合药时勿令妇人、鸡、犬见。诗云：其椒应五行，其仁通六义。欲知先有功，夜见无梦〔一〕寐。四时去烦劳，五脏调元气。明目腰不痛，身轻心健记。别更有异能，三年精自秘。回老返婴童，康强不思睡。九虫顿消亡〔二〕，三尸自逃避。若能久饵之，神仙应可冀。**补益心肾**仙方椒苓丸：补益心肾，明目驻颜，顺气祛风延年。真川椒一斤炒去汗，白茯苓十两去皮，为末，炼蜜丸梧子大。每服五十丸，空心盐汤下。忌铁器。邵真人经验方。**虚冷短气**川椒三两，去目并合口者，以生绢袋盛，浸无灰酒五升中三日，随性饮之。**腹内虚冷**用生椒择去不拆〔三〕者，用四十粒，以浆水浸一宿，令合口，空心新汲水吞下。久服暖脏腑，驻颜黑发明目，令人思饮食。斗门方。**心腹冷痛**以布裹椒安痛处，用熨斗熨令椒出汗，即止。孙真人方。**冷虫心痛**川椒四两，炒出汗，酒一碗淋之，服酒。寿域神方。**阴冷入腹**有人阴冷，渐渐冷气入阴囊肿满，日夜疼闷欲死。以布裹椒包囊下，热气大通，日再易之，以消为度。千金。**呃噫不止**川椒四两炒研，面糊丸梧子大。每服十丸，醋汤下，神效。邵以正经验方。**传尸劳疰**最杀劳虫。用真川椒红色者，去子及合口，以黄草纸二重隔之，炒出汗，取放地上，以砂盆盖定，以火灰密遮四旁，约一时许，为细末，去壳，以老酒浸白糕和，丸梧子大。每服

〔一〕梦：原版损坏，今据覆刻江西本补。
〔二〕亡：原作「忘」，今从张本改。
〔三〕拆：原作「折」，大观本草同。今据政和本草卷十四蜀椒条附方改。

四〔一〕十丸，食前盐汤下。服至二〔二〕斤，其疾自愈。此药兼治诸痹，用肉桂煎汤下；腰痛，用茴香汤〔三〕下；肾冷，用盐汤下。昔有一人病此，遇异人授是方，服至二斤，吐出一虫如蛇而安，遂名神授丸。陈言三因方。**历节风痛**白虎历节风痛甚，肉理枯虚，生虫游走痒痛，兼治痹疾，半身不遂。即上治劳疰神授丸方。世医得效方〔四〕。**寒湿脚气**川椒二三升，疏布囊盛之，日以踏脚。贵人所用。大全良方。**诸疮中风**生蜀椒一升，以少面和溲〔五〕裹椒，勿令漏气，分作两裹，于煻灰火中烧熟，刺头作孔，当疮上罨之，使椒气射入疮中，冷即易之。须臾疮中出水，及遍体出冷汗，即瘥也。韦宙独行方。**疮肿作痛**生椒末、釜下土、荞麦粉等分研，醋和傅之。外台秘要。**囊疮痛痒**红椒七粒，葱头七箇，煮水洗之。一人途中苦此，湘山寺僧授此方，数日愈，名驱风散。经验方。**手足皴裂**椒四合，以水煮之，去渣渍之，半食顷，出令燥，须臾再浸，候干，涂猪羊脑髓，极妙。深师〔六〕方。**漆疮作痒**谭氏方：用汉椒煎汤洗之。相感志云：凡至漆所，嚼川椒涂鼻上，不生漆疮。**夏月湿泻**川椒炒取红、肉豆蔻煨各一两，为末，粳米饭丸梧子大。每量人米饮服百丸。**飧〔七〕泻不化**及久痢。小椒一两炒，苍术二两土炒，碾末，醋糊丸梧子大。每米饮服五〔八〕十丸。普济。**久冷下痢**或不痢，腰腹苦〔九〕冷。用蜀椒三升，酢渍一宿，麴三升，同椒一升，拌作粥食，不过三升瘥。千金方。**老小泄**

〔一〕四：三因方卷十神授散作「三、五」，世医得效方卷十三神授圆作「五、七」。

〔二〕二：原作「一」，今据三因方卷十神授散（本为散剂，每服二钱，如不能禁，始改为丸）改，与下文合。

〔三〕汤：世医得效方卷十三神授圆作「酒」。

〔四〕世医得效方：原脱。按上述证状及配方见元·危亦林撰世医得效方卷十三，名神授圆，因据补。

〔五〕溲：原作「搜」（说文：求也），今据大观、政和本草卷十四蜀椒条改（说文：溲，浸沃也）改。

〔六〕深师：原作「胜金」，今据大观、政和本草卷十四蜀椒条附方改。

〔七〕飧：原作「餐」，今据普济方卷二〇八椒术丸改。彼云：「夕食谓之飧。以食之难化者，尤在于夕。故食不化而泄出，则谓飧泄。此俗所谓水谷痢也。」

〔八〕五：普济方卷二〇八椒术丸作「二、三」。

〔九〕苦：原作「若」，今据千金卷十五下第八改。

泻小儿水泻，及人年五十以上患泻。用椒二两，醋二升，煮醋尽，慢火焙干碾末，瓷器贮之。每服二钱匕，酒或〔一〕米饮下。　谭氏。**水泻奶疳**椒一分，去目碾末，酥调，少少涂脑上，日三度。　姚和仲延龄方。**食茶面黄**川椒红，炒碾末，糊丸梧子大。每服十丸，茶汤下。　胜金〔二〕方。**伤寒齿衄**伤寒呕血，继而齿缝出血不止。用开口川椒四十九粒，入醋一盏，同煎熟，入白矾少许服之。　直指方。**风虫牙痛**总录：用川椒红末，水和白面丸皂子大，烧热咬之，数度愈。　一方：花椒四钱，牙皂七七个，醋一碗煎，漱之。　**头上白秃**花椒末，猪脂调傅，三五度便愈。　普济方。**妇人秃鬓**汉椒四两，酒浸，密室内日日搽之，自然长也。　圣惠方。**蝎螫作痛**川椒嚼细涂之，微麻即止。　杏林摘要。**百虫入耳**川椒碾细，浸醋灌之，自出。　危氏方。**毒蛇咬螫**以闭口椒及叶捣，封之良。　肘后方。**蛇入人口**因熟取凉，卧地下，有蛇入口，不得出者。用刀破蛇尾，纳生椒二三粒，裹定，须臾即自退出也。　圣惠方。**小儿暴惊**啼哭绝死。蜀椒、左顾牡蛎各六铢，以酢浆水一升，煮五合。每灌一合。　千金方。**舌蹇语吃**川椒，以生面包丸。每服十粒，醋汤送下。　救急方。**痔漏脱肛**每日空心嚼川椒一钱，凉水送下，三五次即收。　同上。**肾风囊痒**川椒、杏仁研膏，涂掌心，合阴囊而卧，甚效。　直指方。

椒目

〔气味〕苦，寒，无毒。〔权曰〕苦、辛，有小毒。

〔主治〕水腹胀满，利小便。　苏恭**治十二种水气，及肾虚耳卒鸣聋，膀胱急。**　甄权**止气喘。**　震亨

〔发明〕〔权曰〕椒气下达，故椒目能治肾虚耳鸣。用巴豆、菖蒲同碾细，以松脂、黄蜡溶和为挺，纳耳中抽之。治肾气虚，耳中如风水鸣，或如打钟磬之声，卒暴聋者。一日一易，神验。〔宗奭曰〕椒目治盗汗有功。将目微炒碾细，用半钱，以生猪上唇煎汤一合，睡时调服，无不效。盖椒目能行水，又治水蛊也。〔震亨曰〕诸喘不止，用椒目炒碾二〔三〕钱，白汤调服二三服以上劫之，后乃

〔一〕或：原作「及」，今据大观、政和本草卷十四蜀椒条附方改。
〔二〕胜金：原作「简便」，据改同上。
〔三〕二：本书卷三喘逆门·痰气段·椒目项同（金陵本作一）。丹溪心法卷二喘十五作「一、二」。宜随证增减。

随痰、火用药。〔时珍曰〕椒目下达，能行渗道，不行谷道，所以能下水燥湿、定喘消蛊也。

〔附方〕新六〔一〕。**水气肿满**椒目炒，捣如膏，每酒服方寸匕。千金方。**留饮腹痛**椒目二两，巴豆一两去皮心，熬捣，以枣膏和，丸麻子大。每服二丸，吞下其痛即止。又方：椒目十四枚，巴豆一枚，豉十六枚，合捣为二丸。服之，取吐利。肘后方。**痔漏肿痛**椒目一撮，碾细。空心水服三钱，如神。海上方。**崩中带下**椒目炒碾细，每温酒服一勺〔二〕。金匮钩玄。**眼生黑花**年久不可治者。椒目炒一两，苍术炒一两，为末，醋糊丸梧子大。每服二十丸，醋汤下。本事方。

叶　〔气味〕**辛，热，无毒。**〔主治〕**奔豚、伏梁气，及内外肾钓，并霍乱转筋，和艾及葱碾，以醋拌罨之**〔三〕。大明　**杀虫，洗脚气及漆疮。**时珍

根　〔气味〕**辛，热，微毒。**〔主治〕**肾与膀胱虚冷，血淋色瘀者，煎汤细饮。色鲜者勿服。**时珍　出证治要诀。

崖椒宋图经

【释名】野椒

【集解】〔颂曰〕施州一种崖椒，叶大于蜀椒，彼土人四季采皮入药。〔时珍曰〕此即俗名野椒也。不甚香，而子灰色不黑，无光。野人用炒鸡、鸭食。

椒红【气味】辛，热，无毒。忌盐。〔时珍曰〕有毒。

【主治】肺气上喘，兼咳嗽。并野姜为末，酒服一钱匕。苏颂

〔一〕六：原作「五」，今按下新附方数改。
〔二〕勺：原作「钩」。检金匮钩玄卷三血崩条仅有「白带用椒目末」一语，今从张本改。
〔三〕醋拌罨之：政和本草卷十四蜀椒条作「醋、汤拌署拌得」，大观本草作「豉、汤拌下拌得」。

蔓椒本经下品

〔校正〕自木部移入此。

【释名】猪椒别录　豕椒本经〔一〕　豨椒别录　豨椒弘景　狗椒别录　金椒图经　〔时珍曰〕此椒蔓生，气臭如狗、彘，故得诸名。

【集解】〔别录曰〕蔓椒生云中川〔二〕谷及丘冢间。采茎根，煮酿酒。〔弘景曰〕山野处处有之，俗呼为樛子。似椒、椴而小不香，一名豨椒，可以蒸病出汗。〔时珍曰〕蔓椒野生林箐间，枝软如蔓，子、叶皆似椒，山人亦食之。尔雅云，椒、椴丑梂〔三〕，谓其子丛生也。陶氏所谓樛子，当作梂〔三〕子，诸椒之通称，非独蔓椒也。

实、根、茎【气味】苦，温，无毒。

【主治】风寒湿痹，历节疼，除四肢厥气，膝痛，煎汤蒸浴，取汗。本经　根主痔，烧末服，并煮汁浸之。藏器　贼风挛急。孟诜　通身水肿，用枝叶煎〔四〕汁，熬如饧状，每空心服一匙，日三服〔五〕。时珍　出千金。

地椒宋嘉祐

〔校正〕自草部移入此。

【集解】〔禹锡曰〕地椒出上党郡。其苗覆地蔓生，茎、叶甚细，花作小朵，色紫白，因旧茎而生。〔时珍曰〕地椒出北地，即蔓椒之小者。贴地生叶，形小，味微辛。土人以煮羊肉食，香美。

〔一〕本经：原作「别录」。按大观、政和本草卷十四蔓椒条「一名豕椒」俱作白字，认为本经文。因据改。

〔二〕川：原作「山」，今据千金翼卷三及大观、政和本草卷十四蔓椒条改。唐本草作「山川」二字。

〔三〕梂：原作「球」，形近而误。尔雅释木作「莍」。郝懿行云：「今按上云：椒，其实梂。梂与莍，声、义同。莍之言裘也。芒刺锋攒，如裘自裹，故谓之莍也。」因据改。

〔四〕煎：此下原有「如」字，今详上下文义并参考千金卷二十一第四删。

〔五〕服：千金卷二十一第四此下有「痒，以汁洗之。」

实【气味】辛，温，有小毒。

【主治】淋渫肿痛。可作杀蛀虫药。嘉祐

【附方】新一。牙痛地花椒、川芎䓖尖等分，为末，擦之。海上名方。

胡椒唐本草

〔校正〕自木部移入此。

【释名】昧履支〔时珍曰〕胡椒，因其辛辣似椒，故得椒名，实非椒也。

【集解】〔恭曰〕胡椒生西戎。形如鼠李子，调食用之，味甚辛辣。〔慎微曰〕按段成式酉阳杂俎云：胡椒出摩伽陁国，呼为昧履支。其苗蔓生，茎极柔弱，叶长寸半。有细条与叶齐，条条结子，两两相对。其叶晨开暮合，合则裹其子于叶中。形似汉椒，至辛辣，六月采，今食料用之。〔时珍曰〕胡椒，今南番诸国及交趾、滇南、海南诸地皆有之。蔓生附树及作棚引之。叶如扁豆、山药辈。正月开黄白花，结椒累累，缠藤而生，状如梧桐子，亦无核，生青熟红，青者更辣。四月熟，五月采收，曝干乃皱。今遍中国食品，为日用之物也。

实【气味】辛，大温，无毒。〔时珍曰〕辛热纯阳，走气助火，昏目发疮。〔珣曰〕多食损肺，令人吐血。

【主治】下气温中去痰，除脏腑中风冷。唐本 去胃口虚冷气，宿食不消，霍乱气逆，心腹卒痛，冷气上冲。李珣 调五脏，壮肾气，治冷痢，杀一切鱼、肉、鳖、蕈毒。大明 去胃寒吐水，大肠寒滑。宗奭 暖肠胃，除寒湿，反胃虚胀，冷积阴毒，牙齿浮热作痛。时珍

【发明】〔宗奭曰〕胡椒去胃中寒痰，食已则吐水甚验。大肠寒滑亦可用，须以他药佐之，过剂则走气也。〔震亨曰〕胡椒属火而性燥，食之快膈，喜之者众，积久则脾胃肺气大伤。凡病气疾人，益大其祸也。牙齿痛必用胡椒、荜茇者，散其中浮热也。〔时珍曰〕胡椒大辛热，纯阳之物，肠胃寒湿者宜之。热病人食之，动火伤气，阴受其害。时珍自少嗜之，

岁岁病目，而不疑及也。后渐知其弊，遂痛绝之，目病亦止。才食一二粒，即便昏涩。此乃昔人所未试者。盖辛走气，热助火，此物气味俱厚故也。病咽喉口齿者，亦宜忌之。近医每以绿豆同用，治病有效。盖豆寒椒热，阴阳配合得宜，且以豆制椒毒也。按张从正儒门事亲云：噎膈之病，或因酒得，或因气得，或因胃火。医氏不察，火里烧姜，汤中煮桂；丁香未已，豆蔻继之；荜茇未已，胡椒继之。虽曰和胃，胃本不寒；虽曰补胃，胃本不虚。况三阳既结，食必上潮，止宜汤丸小小润之可也。时珍窃谓此说虽是，然亦有食入反出、无火之证，又有痰气郁结、得辛热暂开之证，不可执一也。

【附方】旧二，新二十二〔一〕。**心腹冷痛**胡椒三七枚，清酒吞之。或云一岁一粒。孟诜食疗。**心下大痛**寿域方：用椒四十九粒，乳香一钱，研匀。男用生姜、女用当归酒下。又方：用椒五分，没药三钱，研细。分二服，温酒下。又方：胡椒、绿豆各四十九粒研烂，酒下神效。**霍乱吐泻**孙真人：用胡椒三十粒，以饮吞之。直指方：用胡椒四十九粒，绿豆一百四十九粒，研匀。木瓜汤服一钱。**反胃吐食**戴原礼方：用胡椒醋浸，日干，如此七次，为末，酒糊丸梧子大。每服三四十丸，醋汤下。圣惠方：用胡椒七钱半，煨姜一两，水煎，分二服。是斋百一方：用胡椒、半夏（汤泡）等分，为末，姜汁糊丸梧子大。每姜汤下三十丸。**夏月冷泻**及霍乱。用胡椒碾末，饭丸梧子大。每米饮下四十丸。卫生易简方。**赤白下痢**胡椒、绿豆各一岁一粒，为末，糊丸梧子大。红用生姜、白用米汤下。集简方。**大小便闭**关格不通，胀闷二三日则杀人。胡椒二十一粒，打碎，水一盏，煎六分，去滓，入芒消半两，煎化服。总录。**小儿虚胀**塌气丸：用胡椒一两，蝎尾半两，为末，面糊丸粟米大。每服五七丸，陈米饮下。一加莱菔子半两。钱乙方。**虚寒积癖**在背膜之外，流于两胁，气逆喘急，久则营卫凝滞，溃为痈疽，多致不救。用胡椒二百五十粒，蝎尾四个，生木香二钱半，为末，粟米饭丸绿豆大。每服二十丸，橘皮汤下。名磨积丸。济生方。**房劳阴毒**胡椒七粒，葱心二寸半，麝香一分，捣烂，以黄蜡溶和，做成条子，插入阴内，少顷汗出即愈。孙氏集效方。**惊风内钓**胡椒、木鳖子仁等分，为末，醋调黑豆末，和杵，丸绿豆大。每服三四十丸，荆芥汤下。圣惠。**发散寒邪**胡椒、丁香各七粒，碾碎，以葱白捣

〔一〕二：原作「一」，今按下新附方数改。

膏和，涂两手心，合掌握定，夹于大腿内侧，温覆取汗则愈。伤寒蕴要。**伤寒咳逆**日夜不止，寒气攻胃也。胡椒三十粒打碎，麝香半钱，酒一钟，煎半钟，热服。圣惠方。**风虫牙痛**卫生易简方：用胡椒、荜茇等分，为末，蜡丸麻子大。每用一丸，塞蛀孔中。韩氏医通：治风、虫、客寒，三般牙痛，呻吟不止。用胡椒九粒，绿豆十一粒，布裹捶碎，以丝绵包作一粒，患处咬定，涎出吐去，立愈。普济方：用胡椒一钱半，以羊脂拌打四十丸，擦之追涎。**阿伽陁丸**治妇人血崩。用胡椒、紫檀香、郁金、茜根、小檗皮等分，为末，水丸梧子大。每服二十丸，阿胶汤下。〔时珍曰〕按酉阳杂俎：胡椒出摩伽陁国。此方之名，因此而讹者也。**沙石淋痛**胡椒、朴消等分，为末。每服用二钱，白汤下，日二。名二拗散。普济方。**蜈蚣咬伤**胡椒嚼封之，即不痛。多能鄙事。

毕澄茄宋开宝

〔校正〕自草部移入此。

【释名】毗陵茄子〔时珍曰〕皆番语也。

【集解】〔藏器曰〕毕澄茄生佛誓国。状似梧桐子及蔓荆子而微大。〔珣曰〕胡椒生南海诸国。向阴者为澄茄，向阳者为胡椒。按顾微广州志云：澄茄生诸海国，乃嫩胡椒也。青时就树采摘，柄粗而蒂圆。〔颂曰〕今广州亦有之。春夏生叶，青滑可爱。结实似梧桐子，微大，八月、九月采之。〔时珍曰〕海南诸番皆有之。蔓生，春开白花，夏结黑实，与胡椒一类二种，正如大腹之与槟榔相近耳。

【修治】〔敩曰〕凡采得，去柄及皱皮了，用酒浸蒸之，从巳至酉，杵细晒干，入药用。

实【气味】辛，温，无毒。〔珣曰〕辛、苦，微温。

【主治】下气消食，去皮肤风，心腹间气胀，令人能食，疗鬼气。能染发及香身。藏器 **治一切冷气痰澼，并霍乱吐泻，肚腹痛，肾气膀胱冷。**大明 **暖脾胃，止呕吐哕逆。**时珍

【附方】旧一，新五。**脾胃虚弱**胸膈不快，不进饮食。用毕澄茄为末，姜汁打神曲糊，丸梧子大。每姜汤下七

十丸，日二服。济生方。**噎食不纳**毕澄茄、白豆蔻等分，为末。干舐之。寿域神方。**反胃吐食**吐出黑汁，治不愈者。用毕澄茄为末，米糊丸梧子大。每姜汤下三四十丸，日一服。愈后服平胃散三百帖。永类钤方。**伤寒咳逆**呃噫，日夜不定者。用毕澄茄、高良姜各等分，为末。每服二钱，水六分，煎十沸，入酢少许，服之。苏颂图经。**痘疮入目**羞明生翳。毕澄茄末，吹少许入鼻中，三五次效。飞鸿集。**鼻塞不通**肺气上攻而致者。毕澄茄丸：用毕澄茄半两，薄荷叶三钱，荆芥穗一钱半，为末，蜜丸芡子大。时时含咽。御药院方。

【附录】山胡椒唐本草〔恭曰〕所在有之。似胡椒，色黑，颗粒大如黑豆。味辛，大热，无毒。主心腹冷痛，破滞气，俗用有效。

吴茱萸本经中品

〔校正〕自木部移入此。

【释名】〔藏器曰〕茱萸南北总有，入药以吴地者为好，所以有吴之名也。〔时珍曰〕茱萸二字义未详。萸有俞、由二音。

【集解】〔别录曰〕吴茱萸生上谷川谷[一]及冤句。九月九日采，阴干。陈久者良。〔颂曰〕今处处有之，江浙[二]、蜀汉尤[三]多。木高丈余，皮青绿色。叶似椿而阔厚，紫色。三月开红紫细花。七月、八月结实似椒子，嫩时微黄，至熟则深紫。或云：颗粒紧小，经久色青绿者，是吴茱萸；颗粒大，经久色黄黑者，是食茱萸。恐亦不然。按周处风土记云：俗尚九月九日谓之上九，茱萸到此日气烈熟色赤，可折其房以插头，云辟恶气御冬。又续齐谐记云：汝南桓景随费长房学道。长房谓曰：九月九日汝家有灾厄，宜令急去，各作绛囊盛茱萸以系臂上，登高饮菊花酒，此祸可消。景如其言，举家登高山，夕还见鸡、犬、牛、羊一时暴死。长房闻之曰：此代之矣。故人至此日登高饮酒，戴茱萸囊，由此尔。〔时珍曰〕茱萸枝柔而肥，叶长而皱，其实结于梢头，累累成簇而无核，与椒不同。一种粒大，一种粒小，小者入药为胜。淮南万毕术云：井上

〔一〕川谷：原脱，今据唐本草卷十三、千金翼卷三及大观、政和本草卷十三吴茱萸条补。

〔二〕浙：原作「淮」，今据大观、政和本草卷十三吴茱萸条改。

〔三〕尤：原作「犹」，据改同上。

宜种茱萸，叶落井中，人饮其水，无瘟疫。悬其子于屋，辟鬼魅。五行志云：舍东种白杨、茱萸，增年除害。

【修治】〔敩曰〕凡使去叶梗〔一〕，每十两以盐二两投东流水四斗中，分作一百度洗之，自然无涎，日干入丸散用之。若用醋煮者，每十两用醋一镒，煮三十沸后，入茱萸熬干用。〔宗奭曰〕凡用吴茱萸，须深汤中浸去苦烈汁七次，始可焙用。

【气味】辛，温，有小毒。〔权曰〕辛、苦，大热，有毒。〔好古曰〕辛、苦，热。气味俱厚，阳中阴也。半浮半沉，入足太阴经血分，少阴、厥阴经气分。〔思邈曰〕陈久者良，闭口者有毒。多食伤神，令人起伏气，咽喉不通。〔时珍曰〕辛热，走气动火，昏目发疮。〔之才曰〕蓼实为之使。恶丹参、消石、白垩，畏紫石英。

【主治】温中下气，止痛，除湿血痹，逐风邪，开腠理，咳逆寒热。本经 **利五脏，去痰冷逆气，饮食不消，心腹诸冷绞痛，中恶心腹痛。**别录 **霍乱转筋，胃冷吐泻腹痛，产后心痛，治遍身㾦痹刺痛，腰脚软弱，利大肠壅气，肠风痔疾，杀三虫。**甄权 **杀恶虫毒，牙齿虫䘌，鬼魅疰气。**藏器 **下产后余血，治肾气、脚气水肿，通关节，起阳健脾。**大明 **主痢，止泻，厚肠胃，肥健人。**孟诜 **治痞满塞胸，咽膈不通，润肝燥脾。**好古 **开郁化滞，治吞酸，厥阴痰涎头痛，阴毒腹痛，疝气血痢，喉舌口疮。**时珍

【发明】〔颂曰〕段成式言椒气好下，茱萸气好上。言其冲膈，不可为服食之药，故多食冲眼又脱发也。〔宗奭曰〕此物下气最速，肠虚人服之愈甚。〔元素曰〕气味俱厚，浮而降，阳中阴也。其用有三：去胸中逆气满塞，止心腹感寒疠痛，消宿酒，为白豆蔻之使也。〔杲曰〕浊阴不降，厥气上逆，咽膈不通，食则令人口开目瞪，阴寒隔塞，气不得上下。此病不已，令人寒中，腹满膨胀下利。宜以吴茱萸之苦热，泄其逆气，用之如神，诸药不可代也。不宜多用，恐损元气。〔好古曰〕冲脉为病，逆气里急，宜此主之。震、坤合见，其色绿。故仲景吴茱萸汤、当归四逆汤方，治厥阴病及温脾胃，皆用此也。〔时珍曰〕茱萸辛热，能散能温；苦热，能燥能坚。故其所治之症，皆取其散寒温中、燥湿解郁之功而已。案朱氏集

〔一〕梗：按大观、政和本草卷十三吴茱萸条俱作「核」。濒湖谓茱萸无核，故改为「梗」。

验方云：中丞常子正苦痰饮，每食饱或阴晴节变率同，十日一发，头疼背寒，呕吐酸汁，即数日伏枕不食，服药罔效。宣和初为顺昌司禄，于太守蔡达道席上，得吴仙丹方服之，遂不再作。每遇饮食过多腹满，服五七十丸便已。少顷小便作茱萸气，酒饮皆随小水而去。前后痰药甚众，无及此者。用吴茱萸(汤泡七次)、茯苓等分，为末，炼蜜丸梧子大。每熟水下五十丸。梅杨卿方：只用茱萸酒浸三宿，以茯苓末拌之，日干。每吞百粒，温酒下。又咽喉口舌生疮者，以茱萸末醋调贴两足心，移夜便愈。其性虽热，而能引热下行，盖亦从治之义；而谓茱萸之性上行不下者，似不然也。有人治小儿痘疮口噤者，啮茱萸一二粒，抹之即开，亦取其辛散耳。

【附方】旧二十四〔一〕，新二十二〔二〕。**风瘙痒痹**〔三〕茱萸一升，酒五升，煮取一升半，温洗之，立止。 孟诜食疗。**贼风口偏**不能语者。茱萸一升，姜豉三升〔四〕，清酒五升，和煎五沸，待冷服半升，一日三服，得少汗即瘥。 同上。**冬月感寒**吴茱萸五钱，煎汤服之，取汗。**头风作痛**茱萸煎浓汤，以绵染，频拭发根良。 千金翼方。**呕涎头痛**吴茱萸汤：用茱萸一升，枣二十枚，生姜一大两，人参一两，以水五升，煎取三升。每服七合，日三服。 仲景方〔五〕。**呕而胸满**方同上。**脚气冲心**吴茱萸、生姜擂汁饮，甚良。 孟诜方。**肾气上哕**肾气自腹中起，上筑于咽喉，逆气连属而不能出，或至数十声，上下不得喘息。此由寒伤胃脘，肾虚气逆，上乘于胃，与气相并。难经谓之哕。素问云：病深者，其声哕。宜服此方。如不止，灸期门、关元、肾俞穴。用吴茱萸(醋炒热)、橘皮、附子(去皮)各一两，为末，面糊丸梧子大。每姜汤下七十丸。 孙氏仁存方。**阴毒伤寒**四肢逆冷。用茱萸一升，酒拌湿，绢袋二个，包蒸极热，更互熨足心。候气透，痛亦即止，累有效。 圣惠方。**中恶心痛**吴茱萸五合，酒三升，煮沸，分三服。 杨氏产乳。**心腹冷痛**方同上。 千金。**冷气腹痛**吴茱萸二钱擂烂，以酒一钟调之。用香油一杯，入锅煎热，倾茱酒入锅，

〔一〕四：原作「五」，今按下旧附方数改。
〔二〕二：原作「一」，今按下新附方数改。
〔三〕风瘙痒痹：大观、政和本草卷十三吴茱萸条俱作「风瘙痒痛」，食茱萸条俱作「皮肉痒痛」。
〔四〕姜豉三升：大观、政和本草卷二十三吴茱萸条俱无，食茱萸条俱作「美豉三升」。
〔五〕仲景方：伤寒论阳明篇、厥阴篇及金匮卷中第十七，枣作「十二枚」，生姜作「六两」，人参作「三两」。

煎一滚，取服立止。　唐瑶经验方。**脾元气痛**发歇不可忍。用茱萸一两，桃仁一两，和炒茱萸焦，去茱，取桃仁去皮尖研细，葱白三茎，煨熟，酒浸温服。　经验方。**寒疝往来**吴茱萸一两，生姜半两，清酒一升，煎温分服。　肘后方。**小肠疝气**夺命丹：治远年近日，小肠疝气，偏坠掣疼，脐下撮痛，以致闷乱，及外肾肿硬，日渐滋长，及阴间湿痒成疮。用吴茱萸去梗一斤，分作四分：四两酒浸，四两醋浸，四两汤浸，四两童子小便浸一宿，同焙干，泽泻二两，为末，酒糊丸梧子大。每服五十丸，空心盐汤或酒吞下。（如宜方名星斗丸。）　和剂局方。**小儿肾缩**乃初生受寒所致。用吴茱萸、硫黄各半两，同大蒜研，涂其腹。仍以蛇床子烟熏之。　圣惠方。**妇人阴寒**十年无子者。用吴茱萸、川椒各一升，为末，炼蜜丸弹子大。绵裹内阴中，日再易之。但子宫开，即有子也。　经心录。**子肠脱出**茱萸三升，酒五升，煎二升，分三服。　兵部手集。**醋心上攻**如浓醋[一]。用茱萸一合，水三盏，煎七分，顿服。近有人心如蜇破，服此，二十年不发也。累用有效。　同上。**食已吞酸**胃气虚冷者。吴茱萸（汤泡七次焙）、干姜（炮）等分，为末，汤服一钱。　圣惠方。**转筋入腹**茱萸炒二两，酒二盏，煎一盏，分二服。得下即安。　圣济录。**霍乱干呕**不止。吴茱萸（泡炒）、干姜（炮）等分，水煎服之。　同上。**多年脾泄**老人多此，谓之水土同化。吴茱萸三钱泡过，入水煎汁，入盐少许，通口服。盖茱萸能暖膀胱，水道既清，大肠自固。他药虽热，不能分解清浊也。　孙氏仁存方。**脏寒泄泻**倦怠减食。吴茱萸汤泡过炒，猪脏半条，去脂洗净，装满扎定，文火煮熟，捣丸梧子大。每服五十丸，米饮下，日二服。　普济。**滑痢不止**方同上。**下痢水泄**吴茱萸（泡炒）、黄连（炒）各二钱，水煎服。未止再服。　圣惠方。**赤白下痢**和剂局方：戊己丸：治脾胃受湿，下痢腹痛，米谷不化。用吴茱萸、黄连、白芍药各一两，同炒为末，蒸饼丸梧子大。每服二三十丸，米饮下。　百一选方：变通丸：治赤白痢日夜无度，及肠风下血。用川黄连二两，吴茱萸二两汤泡七次，同炒香，拣出各自为末，粟米饭丸梧子大，另收。每服三十丸：赤痢，甘草汤下黄连丸；白痢，干姜汤下茱萸丸；赤白痢，各用十五丸，米汤下。此乃浙西河山纯老以传苏韬光者，救人甚效。　邓笔峰杂兴方：二色丸：治痢及水泄肠风。用吴茱萸二两，黄连二两，

［一］醋：原作「酸」，今据大观、政和本草卷十三吴茱萸条附方改。

同炒香，各自为末。以百草霜末二两，同黄连作丸；以白芍药末二两，同茱萸作丸。各用饭丸梧子大，各收。每服五十丸：赤痢，乌梅汤下连霜；白痢，米饮下茱芍丸；赤白痢，各半服之。**赤痢脐痛**茱萸合黑豆汤吞之。千金方。**肠痔常血**下部痒痛如虫咬者。掘地作坑烧赤，以酒沃之，捣茱萸二升入坑，乘热坐有孔板熏之，冷乃下。不过三四度愈。肘后方。**腹中癥块**茱萸三升捣，和酒煮熟，布裹熨癥上。冷更炒热，更番熨之。癥移走，逐熨之，消乃止。姚僧坦集验方。**产后盗汗**啬啬恶寒。茱萸一鸡子大，酒三升，渍半日，煮服。千金翼。**口疮口疳**茱萸末，醋调涂足心，一夕愈。集简方。**咽喉作痛**方同上。**牙齿疼痛**茱萸煎酒，含漱之。孟诜本草。**小儿头疮**吴茱萸炒焦为末，入汞粉少许，猪脂、醋调涂之。圣惠方。**小儿瘭疮**一名火灼疮，一名火烂疮。茱萸煎酒，拭之良。兵部手集。**老小风疹**方同上。千金〔一〕。**痈疽发背**及发乳诸毒。用吴茱萸一升，捣为末，用苦酒调涂帛上，贴之。外台秘要。**阴下湿痒**吴茱萸煎汤，频洗取效。同上。**骨在肉中**不出者。咀茱萸封之，骨当腐出。孟诜食疗。**鱼骨入腹**刺痛不得出者。吴茱萸水煮一盏，温服，其骨必软出。未出再服。同上。**蛇咬毒疮**用吴茱萸一两为末，冷水和，作三服，立安。胜金方。**肩疽白秃**并用吴茱萸盐淹过，炒研，醋和涂之。活幼口议。**寒热怪病**寒热不止，数日四肢坚如石，击之似钟磬声，日渐瘦恶。用茱萸、木香等分，煎汤饮之愈。夏子益方。

叶〔气味〕辛、苦，热，无毒。〔主治〕霍乱下气，止心腹痛冷气。内外肾钓痛，盐碾罨之，神验，干即易。转筋者同艾捣，以醋和罨之。大明 治大寒犯脑，头痛，以酒拌叶，袋盛蒸熟，更互枕熨之，痛止为度。时珍

枝〔主治〕大小便卒关格不通，取南行枝，如手第二指中节，含之立下。苏颂出姚僧坦集验方。

〔一〕千金：大观、政和本草卷十三吴茱萸条附方俱作「千金翼」，千金翼卷十七第三正有此方。但千金卷二十二第五原有此方，故濒湖改作「千金」。

根及白皮 〔气味〕同叶。〔主治〕**杀三虫。**本经 **蛲虫。治喉痹咳逆，止泄注，食不消，女子经产余血，疗白癣。**别录 **杀牙齿虫，止痛。**藏器 **治中恶腹中刺痛，下痢不禁，疗漆疮。**甄权

〔附方〕旧二，新二。**寸白虫** 茱萸东北阴细根（大如指者勿用〔一〕）洗去土，四两〔二〕，切，以水、酒各〔三〕一升渍一宿，平旦分再服，当取虫下。千金方。**肝劳生〔四〕虫** 眼中赤脉。吴茱萸根为末一两半〔五〕，粳米半合〔六〕，鸡子白三个〔七〕，化蜡一两半〔八〕和，丸小豆大。每米汤下三十丸〔九〕，当取虫下。**脾劳发热** 有〔十〕虫在脾中为病，令人好呕者。取东行茱萸根大者一尺，大麻〔十一〕子八升，橘皮二两，三物㕮咀，以酒一斗，浸一宿，微火薄暖之，绞去滓。平旦空腹服一升〔十二〕，取虫下，或死或半烂，或下黄汁。凡作药时，切忌言语。删繁方。**肾热肢肿** 拘急。茱萸根一合半，桑白皮三合，酒二升，煮一升，日二服。普济方。

食茱萸 唐本草

〔校正〕自木部移入此，并入拾遗榄子。

【释名】**榝**音杀。**藙**音毅。**艾子**图经 **越椒**博雅 **榄子**拾遗 **辣子** 〔弘景曰〕礼记名藙，而俗中呼为榝子，当

〔一〕用：原脱，今据千金卷十八第七及大观、政和本草卷十三吴茱萸条附方补。
〔二〕两：原作「寸」，今据大观、政和本草卷十三吴茱萸条附方改。千金卷十八第七「四两」作「一升」。
〔三〕水酒各：大观、政和本草同。千金卷十八第七作「酒」。
〔四〕生：千金卷十八第七及外台卷二十六此下俱有「长」字。
〔五〕一两半：千金卷十八第七作「二两」，外台卷二十六作「三升」。
〔六〕合：千金作「斤」，外台作「升」。
〔七〕三个：千金、外台俱作「五枚」。又此下俱有「干漆四两」。
〔八〕一两半：千金作「二两」，外台作「三两」。
〔九〕三十丸：千金作「一百丸」，外台作「一百二十丸」。千金、外台此下俱有「小儿五十丸」。
〔十〕有：千金卷十八第七、外台卷二十六及大观、政和本草卷十三吴茱萸条此下俱有「白」字。
〔十一〕麻：原作「春」，今据千金卷十八第七、外台卷二十六及大观、政和本草卷十三吴茱萸条改。
〔十二〕以酒……一升：此二十二字，大观、政和本草卷十三吴茱萸条略同。千金卷十八第七及外台卷二十六俱作「以水煎服，临时量之。」

是不识藙字也。〔恭曰〕尔雅云：椒榝丑梂。陆玑诗疏云：椒，榝属也。并有榝名，陶说误矣。〔时珍曰〕此即欓子也。蜀人呼为艾子，楚人呼为辣子，古人谓之藙及榝子。因其辛辣，蜇口惨腹，使人有杀毅党然之状，故有诸名。苏恭谓茱萸之开口者为食茱萸。孟诜谓茱萸之闭口者为欓子。马志谓粒大、色黄黑者为食茱萸，粒紧小、色青绿者为吴茱萸。陈藏器谓吴、食二茱萸是一物，入药以吴地者为良，不当重出此条，只可言汉与吴，不可言食与不食。时珍窃谓数说皆因茱萸二字相混致误耳。不知吴茱、食茱乃一类二种。茱萸取吴地者入药，故名吴茱萸。欓子则形味似茱萸，惟可食用，故名食茱萸也。陈藏器不知食茱萸即欓子，重出欓子一条，正自误矣。按曹宪博雅云：欓子、越椒，茱萸也。郑樵通志云：欓子一名食茱萸，以别吴茱萸。礼记三牲用藙，是食茱萸也。二说足正诸人之谬。

【集解】〔颂〔一〕曰〕欓子出闽中、江东。其木高大似樗，茎间有刺。其子辛辣如椒，南人淹藏作果品，或以寄远。吴越春秋云，越以甘蜜丸欓报吴增封之礼，则欓之相赠尚矣。〔又曰〕食茱萸南北皆有之。其木亦甚高大，有长及百尺者。枝茎青黄，上有小白点。叶类油麻，其花黄色。蜀人呼为艾子，礼记所谓藙者是也。藙、艾，声相近也。宜入食羹中，能发辛香。〔时珍曰〕食茱萸、欓子、辣子，一物也。高木长叶，黄花绿子，丛簇枝上。味辛而苦，土人八月采，捣滤取汁，入石灰搅成，名曰艾油，亦曰辣米油，始辛辣蜇口，入食物中用。周处风土记以椒、欓、姜为三香，则自古尚之矣，而今贵人罕用之。

实【气味】辛、苦，大热，无毒。〔时珍曰〕有小毒，动脾火，病目者忌之。〔颖曰〕发疮痔、浮肿、虚恚。〔之才曰〕畏紫石英。

【主治】功同吴茱萸，力少劣尔。疗水气用之佳。苏恭 **心腹冷气痛，中恶，除咳〔二〕逆，去脏腑冷，温中，甚良。**孟诜 **疗蛊毒〔三〕飞尸着喉口者，刺破，以子揩之，令血出，当下涎沫。煮汁服之，去暴冷腹痛，食不消，杀腥物。**藏器 **治冷痢带下，暖胃燥湿。**时珍

〔一〕颂：原作「藏器」，今据大观、政和本草卷十四蜀椒条改，并改下「颂曰」为「又曰」。
〔二〕咳：大观本草同，政和本草卷十三食茱萸条作「饮」。
〔三〕蛊毒：大观、政和本草卷十四欓子条俱作「游蛊」。

【附方】新二。**赤白带下**榄子、石菖蒲等分，为末。每旦盐酒温服二钱。经验方。**久泻虚痢**腹痛者，榄子丸治之。榄子、肉豆蔻各一两，陈米一两半，以米一分同二味炒黄为末，一分生碾为末，粟米粥丸梧子大。每陈米饮下五十丸，日三服。普济方。

盐麸子 开宝

〔校正〕自木部移入此。

【释名】**五棑**音倍。**盐肤子**纲目 **盐梅子**同 **盐梂子**同 **木盐**通志 **天盐**灵草篇 **叛奴盐**拾遗 **酸桶**拾遗

〔藏器曰〕蜀人谓之酸桶，亦曰酢桶。吴人谓之盐麸。戎人谓之木盐。〔时珍曰〕其味酸、咸，故有诸名。山海经云：橐山多棑木，郭璞注云：棑木出蜀中，七八月吐穗，成时如有盐粉，可以酢羹。即此也。后人讹为五倍矣。

【集解】〔藏器曰〕盐麸子生吴、蜀山谷。树状如椿。七月子成穗，粒如小豆。上有盐似雪，可为羹用。岭南人取子为末食之，酸咸止渴，将以防瘴。〔时珍曰〕肤木即棑木，东南山原甚多。木状如椿。其叶两两对生，长而有齿，面青背白，有细毛，味酸。正叶之下，节节两边，有直叶贴茎，如箭羽状。五六月开花，青黄色成穗，一枝累累。七月结子，大如细豆而扁，生青，熟微紫色。其核淡绿，状如肾形。核外薄皮上有薄盐，小儿食之，滇、蜀人采为木盐。叶上有虫，结成五倍子，八月取之。详见虫部。后魏书云：勿吉国，水气咸凝，盐生树上。即此物也。别有咸平树、咸草、酸角，皆其类也。附见于左：

【附录】**咸平树**真腊国人，不能为酸，但用咸平树叶及荚与子为之。**酸角**云南·临安诸处有之。状如猪牙皂荚，浸水和羹，酸美如醋。**咸草**扶桑东有女国，产咸草。叶似邪蒿，而气香味咸，彼人食之。

子〔气味〕**酸、咸，微寒，无毒。**盐霜制汞、硫。〔主治〕**除痰饮瘴疟，喉中热结喉痹，止渴，解酒毒黄疸，飞尸蛊毒，天行寒热，痰**〔一〕**嗽，变白，生毛发，去头上白屑，捣末服之。**藏器 **生津降火化痰，润肺滋肾，消毒止痢收汗，治风湿眼病。**

〔一〕痰：原作「咳」，今据大观、政和本草卷十四盐麸子条改。

时珍

〔发明〕〔时珍曰〕盐麸子气寒味酸而咸，阴中之阴也。咸能软而润，故降火化痰消毒；酸能收而涩，故生津润肺止痢。肾主五液：入肺为痰，入脾为涎，入心为汗，入肝为泪，自入为唾，其〔一〕本皆水也。盐麸、五倍先走肾、肝，有救水之功。所以痰涎、盗汗、风湿、下泪、涕唾之证，皆宜用之。

树白皮〔主治〕**破血止血，蛊毒血痢，杀蛔虫，并煎服之。**开宝

根白皮〔主治〕**酒疸，捣碎，米泔浸一宿，平旦空腹温服一二升。**开宝 **诸骨鲠，以醋煎浓汁，时呷之。**时珍

〔发明〕〔时珍曰〕按本草集议云：盐麸子根能软鸡骨。岑公云：有人被鸡骨哽，项肿可畏。用此根煎醋，啜至三碗，便吐出也。又彭医官治骨哽，以此根捣烂，入盐少许，绵裹，以线系定吞之，牵引上下，亦钓出骨也。

醋林子图经

〔校正〕自外类移入此。

【释名】〔时珍曰〕以味得名。

【集解】〔颂曰〕醋林子，生四川邛州山野林箐中。木高丈余，枝叶繁茂。三月开白花，四出。九月、十月子熟，累累数十枚成朵，生青熟赤，略类樱桃而蒂短。熟时采之阴干，连核用。土人以盐、醋收藏充果食。其叶味酸，夷獠人采得，入盐和鱼脍〔二〕食，云胜用醋也。

实【气味】酸，温，无毒。

【主治】久痢不瘥，及痔漏下血，蛔咬心痛，小儿疳蛔，心腹胀满黄瘦，下寸白虫，单捣为末，酒调〔三〕**一钱匕服之**〔四〕**甚效。盐、醋藏者，食之生津液，醒酒止渴。**

〔一〕其：原书版坏，今从张本补。

〔二〕脍：原作「鲙」，今据大观本草卷三十一及政和本草卷三十醋林子条改。

〔三〕调：原作「服」，据改同上。

〔四〕服之：原脱，今据大观本草卷三十一及政和本草卷三十醋林子条补。

多食，令人口舌粗拆也。苏颂

茗 唐本草

〔校正〕自木部移入此。

【释名】苦𣘻搽、途二音。唐本　檟尔雅　蔎音设。　荈音舛。〔颂曰〕郭璞云：早采为茶，晚采为茗，一名荈，蜀人谓之苦茶。陆羽云：其名有五：一茶，二檟，三蔎，四茗，五荈。〔时珍曰〕杨慎丹铅录云：茶即古荼字（音途），诗云「谁谓荼苦，其甘如荠」是也。颜师古云：汉时荼陵，始转途音为宅加切，或言六经无茶字，未深考耳。

【集解】〔神农食经曰〕茶茗生益州及山陵道旁。凌冬不死，三月三日采干。〔恭曰〕茗生山南·汉〔一〕中山谷。尔雅云：檟，苦荼。郭璞注云：树小似卮子。冬生叶，可煮作羹饮。〔颂曰〕今闽浙、蜀荆〔二〕、江湖、淮南山中皆有之，通谓之荼〔三〕。春中始生嫩叶，蒸焙去苦水，末之乃可饮。与古所食，殊不同也。陆羽茶经云：茶〔四〕者，南方嘉木。自一尺二尺至数十尺，其巴川峡山有两人合抱者，伐而掇之。木如瓜芦，叶如卮子，花如白蔷薇，实如栟榈，蒂〔五〕如丁香，根如胡桃。其上者生烂石，中者生砾〔六〕壤，下者生黄土。艺法如种瓜，三岁可采。阳崖〔七〕阴林：紫者上，绿者次；笋者上，芽者次；叶卷者上，舒者次。在二月、三月、四月之间，茶之笋者，生于烂石〔八〕之间，长四五寸，若蕨之始抽，凌露采之。茶之芽者，发于丛薄之上，有三枝、四枝、五枝，于枝颠采之〔九〕。采得蒸焙封干，有千类万状也。略而言之：如胡人靴者蹙

〔一〕汉：原作「泽」，今据唐本草卷十三及大观、政和本草卷十三茗、苦𣘻条改。

〔二〕荆：原脱，今据大观、政和本草卷十三茗、苦𣘻条补。

〔三〕荼：大观、政和本草卷十三茗、苦𣘻条作「茶。荼、茶声近，故呼之。」共八字。

〔四〕茶：郝懿行云：诸书说茶处，其字仍作荼。至唐·陆羽著茶经，始减一画作茶。

〔五〕蒂：原作「莘」，今据茶经卷上·一之源及大观、政和本草卷十三茗、苦𣘻条改。

〔六〕砾：原作「栎」，今据茶经卷上·一之源改。

〔七〕崖：原作「岸」，据改同上。

〔八〕烂石：茶经卷上·三之造，此下有「沃土」二字。

〔九〕于枝颠采之：茶经卷上·三之造作「选其中枝颖拔者采焉」。

缩然，如犎牛臆者廉襜〔一〕然，浮云〔二〕出山者轮囷然，飙风〔三〕拂水者涵澹然，皆茶之精好者也。如竹箨，如霜荷，皆茶之瘠老者也。其别者，有石楠〔四〕芽、枸杞芽、枇杷芽〔五〕，皆治风疾。又有皂荚芽、槐芽、柳芽，乃上春摘其芽和茶作之。故今南人输官茶，往往杂以众叶。惟茅芦竹箬〔六〕之类不可入，自余山中草木芽叶，皆可和合，椿、柿尤奇。真茶性冷，惟雅州蒙山出者温而主疾。毛文锡茶谱云：蒙山有五顶，上有茶园，其中顶曰上清峰。昔有僧人病冷且久，遇一老父谓曰：蒙之中顶茶，当以春分之先后，多构人力，俟雷发声，并手采择，三日而止。若获一两，以本处水煎服，即能祛宿疾，二两当眼前无疾，三两能固肌骨，四两即为地仙矣。其僧如说，获一两余服之，未尽而疾瘳。其四顶茶园，采摘不废。惟中峰草木繁密，云雾蔽亏，鸷兽时出，故人迹不到矣。近岁稍贵此品，制作亦精于他处。〔陈承曰〕近世蔡襄述闽茶极备。惟建州北苑数处产者，性味与诸方略不同。今亦独名蜡茶，上供御用。碾治作饼，日晒得火愈良。其他者或为芽，或为末收贮，若微见火便硬，不可久收，色味俱败。惟鼎州一种芽茶，性味略类建茶，今汴中及河北、京西等处磨为末，亦冒腊茶者，是也。

〔宗奭曰〕苦茶即今茶也。陆羽有茶经，丁谓有北苑茶录，毛文锡有茶谱，蔡宗颜有茶对，皆甚详。然古人谓茶为雀舌、麦颗，言其至嫩也。又有新芽一发，便长寸余，其粗如针，最为上品，其根干、水土力皆有余故也。雀舌、麦颗又在下品，前人未知尔。〔时珍曰〕茶有野生、种生，种者用子。其子大如指顶，正圆黑色。其仁入口，初甘后苦，最戟人喉，而闽人以榨油食用。二月下种，一坎须百颗乃生一株，盖空壳者多故也。畏水与日，最宜坡地荫处。清明前采者上，谷雨前者次之，此后皆老茗尔。采、蒸、揉、焙，修造皆有法，详见茶谱。茶之税始于唐德宗，盛于宋、元，及于我朝，乃与西番互市易马。夫茶一木尔，下为民生日用之资，上为朝廷赋税之助，其利博哉。昔贤所称，大约谓唐人尚茶，茶品益众。有雅州之蒙顶、石花、露芽、谷芽为第一，建宁之北苑龙凤团为上供。蜀之茶，则有东川之神泉兽目，硖州之碧涧明月，夔州之真香，邛州之火井，思安黔阳之都濡，嘉定之峨眉，泸州之纳溪，玉垒之沙坪。楚之茶，则有荆州之仙人掌，湖南之白露，长沙之

〔一〕襜：原作「沾」，今据茶经卷上·三之造改。
〔二〕浮云：原脱，今据茶经卷上·三之造补。
〔三〕飙风：同上。
〔四〕石楠：大观、政和本草卷十三茗、苦𣘻条俱作「枳壳」。
〔五〕芽：原作「叶」，今据大观、政和本草卷十三茗、苦𣘻条改。
〔六〕箬：原作「笋」，据改同上。

铁色，蕲州蕲门之团面，寿州霍山之黄芽，庐州之六安英山，武昌之樊〔一〕山，岳州之巴陵，辰州之溆浦，湖南之宝庆、茶陵。吴越之茶，则有湖州顾渚之紫笋，福州方山之生芽，洪州之白露，双井之白毛，庐山之云雾，常州之阳羡，池州之九华，丫山之阳坡，袁州之界桥，睦州之鸠坑，宣州之阳坑，金华之举岩，会稽之日铸。皆产茶有名者。其他犹多，而猥杂更甚。按陶隐居注苦荼〔二〕云：酉〔三〕阳、武昌、庐江、晋陵〔四〕皆有好茗，饮之宜人。凡所饮物，有茗及木叶、天门冬苗、菝葜叶，皆益人。余物并冷利。又巴东县有真茶，火熇作卷结为饮，亦令人不眠。俗中多煮檀叶及大皂李叶作茶饮，并冷利。南方有瓜芦木，亦似茗也。今人采槠、栎、山矾、南烛、乌药诸叶，皆可为饮，以乱茶云。

叶

〔气味〕苦、甘，微寒，无毒。〔藏器曰〕苦寒，久食，令人瘦，去人脂，使人不睡。饮之宜热，冷则聚痰。〔胡洽曰〕与榧同食，令人身重。〔李鹏飞曰〕大渴及酒后饮茶，水入肾经，令人腰、脚、膀胱冷痛，兼患水肿、挛痹诸疾。大抵饮茶宜热宜少，不饮尤佳，空腹最忌之。〔时珍曰〕服威灵仙、土茯苓者，忌饮茶。

〔主治〕**瘘疮，利小便，去痰热，止渴，令人少睡，有力悦志。**神农食经　**下气消食。作饮，加茱萸、葱、姜良。**苏恭　**破热气，除瘴气，利大小肠。**藏器　**清头目，治中风昏愦，多睡不醒。**好古　**治伤暑。合醋，治泄痢，甚效。**陈承　**炒煎饮，治热毒赤白痢。同芎䓖、葱白煎饮，止头痛。**吴瑞　**浓煎，吐风热痰涎。**时珍

〔发明〕〔好古曰〕茗茶气寒味苦，入手、足厥阴经。治阴证汤药内入此，去格拒之寒，及治伏阳，大意相似。经云：苦以泄之。其体下行，所以能清头目。〔机曰〕头目不清，热熏上也。以苦泄其热，则上清矣。且茶体轻浮，采摘之时，芽蘖初萌，正得春升之气，味虽苦而气则薄，乃阴中之阳，可升可降。利头目，盖本诸此。〔汪颖曰〕一人好烧鹅炙煿，日常不缺。人咸防其生痈疽，后卒不病。访知其人每夜必啜凉茶一碗，乃知茶能解炙煿之毒也。〔杨士瀛曰〕姜茶治痢。姜助阳，茶助阴，并能消暑、解酒食毒。且一寒一热，调平阴阳，不问赤、白、冷、热，用之皆良。生姜细切，与真茶等分，新水浓煎服之。苏东坡以此治文潞公有效。〔时珍曰〕茶苦而寒，阴中之阴，沉也降也，最能降火。火为百病，火降则上清矣。然火有五，火有虚实。若少壮胃健之人，心肺脾胃之

〔一〕樊：原缺空一字，今从张本补。
〔二〕荼：原作「茶」，今据唐本草卷十八及大观、政和本草卷二十七苦荼条改。
〔三〕酉：唐本草卷十八及大观、政和本草卷二十七苦荼条俱作「西」。
〔四〕陵：唐本草卷十八及大观、政和本草卷二十七苦荼条俱作「熙」。

火多盛，故与茶相宜。温饮则火因寒气而下降，热饮则茶借火气而升散，又兼解酒食之毒，使人神思闿爽，不昏不睡，此茶之功也。若虚寒及血弱之人，饮之既久，则脾胃恶寒，元气暗损，土不制水，精血潜虚；成痰饮，成痞胀，成痿痹，成黄瘦，成呕逆，成洞泻，成腹痛，成疝瘕，种种内伤，此茶之害也。民生日用，蹈其弊者，往往皆是，而妇妪受害更多，习俗移人，自不觉尔。况真茶既少，杂茶更多，其为患也，又可胜言哉？人有嗜茶成癖者，时时咀啜不止，久而伤营伤精，血不华色，黄瘁痿弱，抱病不悔，尤可叹惋。晋干宝搜神记〔一〕载：武官因〔二〕时病后，啜茗一斛二升乃止。才减升合，便为不足。有客令更进五升，忽吐一物，状如牛脾〔三〕而有口。浇之以茗，尽一斛二升。再浇五升，即溢出矣。人遂谓之斛茗瘕〔四〕。嗜茶者观此可以戒矣。陶隐居杂录言丹丘子、黄山君服茶轻身换骨，壶公食忌言苦茶久食羽化者，皆方士谬言误世者也。按唐右〔五〕补阙母炅〔六〕代〔七〕茶饮〔八〕序云：释滞消拥〔九〕，一日之利暂佳；瘠气侵精，终身之累斯大。获益则功归茶力，贻患则不谓茶灾。岂非福近易知，祸远难见乎？又宋学士苏轼茶说云：除烦去腻，世故不可无茶，然暗中损人不少。空心饮茶入盐，直入肾经，且冷脾胃，乃引贼入室也。惟饮食后浓茶漱口，既去烦腻，而脾胃不知，且苦能坚齿消蠹，深得饮茶之妙。古人呼茗为酪奴，亦贱之也。时珍早年气盛，每饮新茗必至数碗，轻汗发而肌骨清，颇觉痛快。中年胃气稍损，饮之即觉为害，不痞闷呕恶，即腹冷洞泄。故备述诸说，以警同好焉。又浓茶能令人吐，乃酸苦涌泄为阴之义，非其性能升也。

〔附方〕旧六，新十四〔十〕。**气虚头痛** 用上春茶末调成膏，置瓦盏内覆转，以巴豆四十粒，作二次烧烟熏之，晒干乳

〔一〕干宝搜神记：今检搜神记未见此文。文见搜神后记（旧本题晋·陶潜撰）卷三，似应据改。

〔二〕因：原作「周」，今据搜神后记卷三改，与封氏闻见记卷六饮茶条引续搜神记合。

〔三〕状如牛脾：按搜神后记卷三作「形质缩绉，状如牛肚。」据此则「脾」为「膍」之借字（膍、脾双声）。周礼·醢人：「脾析蠯醢」。司农注：「脾析，牛百叶也。」封氏闻见记卷六饮茶条作「胰」，注云：「一作肺。」俱似误字。

〔四〕斛茗瘕：搜神后记卷三作「斛二瘕」，封氏闻见记卷六饮茶条引续搜神记作「茗瘕」。

〔五〕右：原脱，今据御览八六七茗条引唐新语补。

〔六〕母炅：大观、政和本草卷十三及御览八六七茗条俱作「母景」，全唐文三七三作「毋煚」。

〔七〕代：原脱，今据御览八六七茗条补。

〔八〕饮：原脱，今据大观、政和本草卷十三及御览八六七茗条补。

〔九〕拥：御览八六七茗条同，乃「壅」之借字。大观、政和本草卷十三及本草衍义卷十四俱作「壅」。

〔十〕四：原作「三」，今按下新附方数改。

细。每服一字，别入好茶末，食后煎服，立效。医方大成。**热毒下痢**食医心镜〔一〕：赤白下痢。以好茶一斤〔二〕，炙捣末，浓煎一二盏服。久患痢者，亦宜服之。直指：用蜡茶，赤痢以蜜水煎服，白痢以连皮自然姜汁同水煎服。二三服即愈。经验良方：用蜡茶二钱，汤点七分，入麻油一蚬壳和服。须臾腹痛大下即止。一少年用之有效。一方：蜡茶末，以白梅肉和丸。赤痢甘草汤下，白痢乌梅汤下，各百丸。一方〔三〕：建茶合醋煎，热服，即止。**大便下血**营卫气虚，或受风邪，或食生冷，或啖炙煿，或饮食过度，积热肠间，使脾胃受伤，糟粕不聚，大便下利清血，脐腹作痛，里急后重，及酒毒一切下血，并皆治之。用细茶半斤碾末，川百药煎五箇烧存性。每服二钱，米饮下，日二服。普济方。**产后秘塞**以葱涎调蜡茶末，丸百丸，茶服自通。不可用大黄利药，利者百无一生。郭稽中妇人方。**久年心痛**十年、五年者。煎湖茶，以头醋和匀，服之良。兵部手集。**腰痛难转**煎茶五合，投醋二合，顿服。食医心镜〔四〕。**嗜茶成癖**一人病此。一方士令以新鞋盛茶令满，任意食尽，再盛一鞋，如此三度，自不吃也。男用女鞋，女用男鞋，用之果愈也。集简方。**解诸中毒**芽茶、白矾等分，碾末，冷水调下。简便方。**痘疮作痒**房中宜烧茶烟恒熏之。**阴囊生疮**用蜡面茶为末，先以甘草汤洗，后贴之妙。经验方。**脚丫湿烂**茶叶嚼烂傅之，有效。摄生方。**蠼螋尿疮**初如糁粟，渐大如豆，更大如火烙浆疱〔五〕，疼痛至甚者。速以草茶并蜡茶俱可，以生油调傅。药至，痛立〔六〕止。胜金方。**风痰颠疾**茶芽、卮子各一两，煎浓汁一碗服。良久探吐。摘玄方。**霍乱烦闷**茶末一钱煎水，调干姜末一钱，服之即安。圣济总录。**月水不通**茶清一瓶，入沙糖少许，露一夜服。虽三箇月胎亦通，不可轻视。鲍氏。**痰喘咳嗽**不能睡卧。好末茶一两，白僵蚕一两，为末，放碗内盖定，倾沸汤一小盏。临卧，再添汤点服。瑞竹堂方。

〔一〕食医心鏡：原作「孟诜曰」，今据大观、政和本草卷十三茗、苦搽条附方改。
〔二〕斤：大观、政和本草卷十三茗、苦搽条附方俱作「片」。
〔三〕一方：此乃陈承别说用治泄泻之方。虽泄泻与下痢究有不同，然亦不妨兼治。今仍计入旧附方数内，始合前标「旧六」之数。
〔四〕食医心鏡：原作「孟诜食疗」，今据大观、政和本草卷十三茗、苦搽条附方改。
〔五〕疱：原作「炮」：今据大观、政和本草卷十三茗、苦搽条附方改。
〔六〕立：原作「乃」，据改同上。

茶子〔气味〕苦，寒，有毒。〔主治〕**喘急咳嗽，去痰垢。捣仁洗衣，除油腻。**时珍

〔附方〕新三。**上气喘急**时有咳嗽。茶子、百合等分，为末，蜜丸梧子大。每服七丸，新汲水下。圣惠方。**喘嗽齁䶎**不拘大人、小儿。用糯米泔少许磨茶子，滴入鼻中，令吸入口服之。口咬竹筒，少顷涎出如线。不过二三次绝根，屡验。经验良方。**头脑鸣响**状如虫蛀，名大白蚁。以茶子为末，吹入鼻中，取效。杨拱医方摘要。

皋芦 拾遗

〔校正〕自木部移入此。

【释名】**瓜芦**弘景 **苦𦶟**〔藏器曰〕南越志云：龙川县有皋芦，一名瓜芦，叶似茗。土人谓之过罗，或曰物罗，皆夷语也。

【集解】〔弘景苦菜注曰〕南方有瓜芦，亦似茗。若摘取其叶，作屑煮饮，即通夜不睡。煮盐人惟资此饮，而交、广最所重，客来先设，乃加以香芼之物。〔李珣曰〕按此木即皋芦也。生南海诸山中，叶似茗而大，味苦涩，出新平县。南人取作茗饮，极重之，如蜀人饮茶也。〔时珍曰〕皋芦叶状如茗，而大如手掌。挼碎泡饮，最苦而色浊，风味比茶不及远矣。今广人用之，名曰苦𦶟。

叶【气味】**苦，平，无毒。**〔时珍曰〕寒。胃冷者不可用。

【主治】**煮饮，止渴明目除烦，令人不睡，消痰利水**[一]。藏器 **通小肠，治淋，止头痛烦热。**李珣 **噙咽，清上膈，利咽喉。**时珍

〔一〕利水：大观、政和本草卷十四瓜芦条俱作「和水」，属下「当茗用之」为句。

本草纲目果部目录第三十三卷

[一] 祐：此下原有「瓜蒂」二字，因与全书体例不合，今删。

[二] 二：原作「一」，今将「诸果有毒」条计入，始与前「附录二十三种」数合。

侯骚子　酒杯藤子　甬子　山枣

限支　灵床上果子拾遗[一]

诸果有毒拾遗

右附方旧十五，新六十六[二]。

互考

[一] 拾遗：原无，今据本卷灵床上果子条补。

[二] 六：原作「三」，今按本卷水果类新附方数改。

本草纲目果部第三十三卷

果之五 蓏类九种。

〔校正〕自菜部移入此。并入本经瓜蒂。

甜瓜 宋嘉祐

〔释名〕甘瓜唐本 果瓜〔时珍曰〕瓜字篆文，象瓜在须蔓间之形。甜瓜之味甜于诸瓜，故独得甘、甜之称。旧列菜部，误矣。按王祯云：瓜类不同，其用有二：供果者为果瓜，甜瓜、西瓜是也；供菜者为菜瓜，胡瓜、越瓜是也。在木曰果，在地曰蓏。大曰瓜，小曰瓞。其子曰𤬏，其肉曰瓤。其跗曰环，谓脱花处也；其蒂曰疐，谓系蔓处也。礼记为天子削瓜及瓜祭，皆指果瓜也。本草瓜蒂，亦此瓜之蒂也。

〔集解〕〔别录曰〕瓜蒂生嵩高平泽，七月七日采，阴干。〔颂曰〕瓜蒂即甜瓜蒂也，处处有之。园圃所莳，有青、白二种，子色皆黄。入药当用早青瓜蒂为良。〔时珍曰〕甜瓜，北土、中州种莳甚多。二三月下种，延蔓而生，叶大数寸，五六月花开黄色，六七月瓜熟。其类甚繁：有团有长，有尖有扁。大或径尺，小或一捻。其棱或有或无，其色或青或绿，或黄斑、糁斑，或白路、黄路。其瓤或白或红，其子或黄或赤，或白或黑。按王祯农书云：瓜品甚多，不可枚举。以状得名，则有龙肝、虎掌、兔头、狸首、羊髓、蜜筒之称；以色得名，则有乌瓜、白团、黄𤮊、白𤮊、小青、大斑之别。然其味，不出乎甘香而已。广志惟以辽东、燉煌、庐江之瓜为胜。然瓜州之大瓜，阳城之御瓜，西蜀之温瓜，永嘉之寒瓜，未可以优劣论也。甘肃甜瓜，皮、瓤皆甘胜糖蜜，其皮暴干〔一〕犹美。浙中一种阴瓜，种于阴处，熟则色黄如金，肤皮稍厚，藏之至春，食之如新。此皆种蓺之功，不必拘于土地也。甜瓜子曝裂取仁，可充果食。凡瓜最畏麝气，触之甚至一蒂不收。

瓜瓤 〔气味〕甘，寒，滑，有小毒。〔大明曰〕无毒。〔思邈曰〕多食，发黄疸，令人虚羸多忘，解药力。病后食多，或反胃。脚气人食之，患永不除也。〔诜曰〕多食，令人阴下湿痒生疮，动宿冷〔二〕癥癖病，破腹，发

〔一〕干：原作「甘」，今据农书·谷谱·集之三·甜瓜条改。

〔二〕冷：原作「令」，今据大观、政和本草卷二十七甜瓜条及瓜蒂条改。

虚热，令人惙惙气弱，脚手无力。少食则可。龙鱼河图云：凡瓜有两鼻、两蒂者，杀人。五月瓜沉水者，食之得冷病，终身不瘥。九月被霜者，食之冬病寒热。与油饼同食，发病。　多食瓜作胀者，食盐花即化。〔弘景曰〕食瓜多，即入水自渍，便消。〔时珍曰〕张华博物志言：人以冷水渍至膝，可顿啖瓜至数十枚；渍至项，其啖转多，水皆作瓜气也。则水浸消瓜，亦物性也。瓜最忌麝与酒，凡食瓜过多，但饮酒及水服麝香，尤胜于食盐、渍水也。

〔主治〕止渴，除烦热，利小便，通三焦间〔一〕**壅塞气，治口鼻疮。**嘉祐　**暑月食之，永不中暑。**宗奭　**〔发明〕**〔宗奭曰〕甜瓜虽解暑气，而性冷，消损阳气，多食未有不下利者。贫下多食，深秋作痢，最为难治。惟以皮蜜浸收之良，皮亦可作羹食。〔弘景曰〕凡瓜皆冷利，早青者尤甚。熟瓜除瓤食之，不害人。〔时珍曰〕瓜性最寒，曝而食之尤冷。故稽圣赋云：瓜寒于曝，油冷于煎，此物性之异也。王冀洛都赋云：瓜则消暑荡悁，解渴疗饥。又奇效良方云：昔有男子病脓血恶痢，痛不可忍。以水浸甜瓜食数枚，即愈。此亦消暑之验也。

瓜子仁　**〔修治〕**〔敩曰〕凡收得曝干杵细，马尾筛筛过成粉，以纸三重裹压去油用。不去油，其力短也。西瓜子仁同。

〔气味〕甘，寒，无毒。〔主治〕腹内结聚，破溃脓血，最为肠胃脾内壅要药。别录　**止月经太过，研末去油，水调服。**藏器　炮炙论序曰：血泛经过，饮调瓜子。　**炒食，补中宜人。**孟诜　**清肺润肠，和中止渴。**时珍　**〔附方〕**旧一，新二。　**口臭**用甜瓜子杵末，蜜和为丸。每旦漱口后含一丸。亦可贴齿。千金。　**腰腿疼痛**甜瓜子三两，酒浸十日，为末。每服三钱，空心酒下，日三。寿域神方。　**肠痈已成**小腹肿痛，小便似淋，或大便难涩下脓。用甜瓜子一合，当归炒一两，蛇退皮一条，㕮咀。每服四钱，水一盏半，煎一盏，食前服，利下恶物为妙。圣惠。

瓜蒂本经上品　**〔释名〕瓜丁**千金　**苦丁香**象形。　**〔修治〕**〔敩曰〕凡使勿用白瓜蒂，要取青绿色瓜，气足时，其蒂自然落在蔓上。采得，系屋东有风处，吹干用。〔宗奭曰〕此甜瓜蒂也。去瓜皮用蒂，约半寸许，曝极干，临

〔一〕间：政和本草卷二十七甜瓜条同，大观本草作「开」。按同卷瓜蒂条引食疗本草此句作「通三焦壅塞（此塞字大观误作寒）气」。观此，则以作「间」义长。

时研用。〔时珍曰〕按唐瑶云：甜瓜蒂以团而〔一〕短瓜、团瓜者良。若香甜瓜及长如瓠子者，皆供菜之瓜，其蒂不可用也。

〔气味〕苦，寒，有毒。〔大明曰〕无毒。

〔主治〕大水，身面四肢浮肿，下水杀蛊毒，咳逆上气，及食诸果，病在胸腹中，皆吐下之。本经　**去鼻中瘜肉，疗黄疸。**别录　**治脑塞〔二〕热齆，眼昏吐痰。**大明　**吐风热痰涎，治风眩头痛，癫痫喉痹，头目有湿气。**时珍　**得麝香、细辛，治鼻不闻香臭。**好古

〔发明〕〔张机曰〕病如桂枝证，头不痛，项不强，寸脉微浮〔三〕，胸中痞硬〔四〕，气上冲咽喉，不得息者，此为胸中有寒也〔五〕，当吐之；太阳中暍，身〔六〕热疼重而脉微弱，此夏月伤冷水，水行皮中也，宜吐之；少阳病，头痛发寒热，脉紧不大，是膈上有痰也〔七〕，宜吐之；病胸上诸实，郁郁而痛，不能食，欲人按之，而反有浊唾，下利日十余行〔八〕，寸口脉微弦〔九〕者，当吐之；懊侬烦躁不得眠，未经汗下者，谓之实烦，当吐之；宿食在上管〔十〕者，当吐之，并宜以瓜蒂散主之。惟诸亡血虚家，不可与瓜蒂散也。〔成无己曰〕高者越之，在上者涌之。故越以瓜蒂、香豉之苦，涌以赤小豆之酸，酸苦涌泄为阴也。〔杲曰〕难经云：上部有脉，下部无脉，其人当吐不吐者，死。此饮食内伤，填塞胸中，食伤太阴，风木生发之气伏于下，宜瓜蒂散吐之，素问所谓木郁则达之也。吐去上焦有形之物，则木得舒畅，天地交而万物通矣。若尺脉绝者，不宜用此，恐损真元，令人胃气不复也。〔宗奭曰〕此物吐涎，甚不损

〔一〕团而：二字疑衍。

〔二〕塞：原作「寒」，今据大观、政和本草卷二十七瓜蒂条改。

〔三〕寸脉微浮：伤寒论太阳篇下同。巢源卷七伤寒候作「其脉微」。

〔四〕硬：原作「哽」，今据伤寒论太阳篇改。金匮玉函经卷五第十六及千金翼卷九第六俱作「坚」。巢源卷七伤寒候「痞硬」作「愊牢」。坚、牢与硬，义并同。

〔五〕此为胸中有寒也：千金卷九第七瓜蒂散方同，另条作「此以内有久痰」。

〔六〕身：原作「神」，今据伤寒论痉湿暍篇及金匮卷上第二改。

〔七〕少阳病……有痰也：按伤寒、金匮俱未见此文。文见圣济总录卷二十四，自非张机所说。又「少阳病」三字，圣济作「伤寒」二字。

〔八〕行：注解伤寒论卷八第十九及金匮玉函经卷五第十六此下俱有「其脉反迟」。

〔九〕弦：注解伤寒论卷八第十九及金匮玉函经卷五第十六俱作「滑」。

〔十〕管：脉经卷七第五、千金卷九第七及千金翼卷十第四同。注解伤寒论卷八第十九及金匮玉函经卷五第十六俱作「脘」。

人，全胜石绿、硇砂辈也。〔震亨曰〕瓜蒂性急，能损胃气，胃弱者宜以他药代之。病后、产后，尤宜深戒。〔时珍曰〕瓜蒂乃阳明经除湿热之药，故能引去胸脘痰涎，头目湿气，皮肤水气，黄疸湿热诸证。凡胃弱人及病后、产后用吐药，皆宜加慎，何独瓜蒂为然。

〔附方〕旧七，新十五〔一〕。**瓜蒂散**治证见上。其方用瓜蒂二钱半（熬黄），赤小豆二钱半，为末。每用一钱，以香豉一合，热汤七合，煮糜去滓，和服。少少加之，快吐乃止。仲景伤寒论。**太阳中暍**身热头痛而脉微弱，此夏月伤冷水，水行皮中所致。瓜蒂二七〔二〕个，水一升，煮五合，顿服取吐。金匮要略。**风涎暴作**气塞倒仆。用瓜蒂为末。每用一二钱，腻粉一钱匕，以水半合调灌，良久涎自出。不出，含沙糖一块，下咽即涎出也。寇氏衍义。**诸风诸痫**诸风膈痰〔三〕，诸痫涎涌。用瓜蒂炒黄为末，量人以酸齑水一盏，调下取吐。风痫，加蝎梢半钱。湿气肿满，加赤小豆末一钱。有虫，加狗油五七点，雄黄一钱；甚则加芫花半钱，立吐虫出。东垣活法机要。**风痫喉风**咳嗽，及遍身风疹，急中涎潮等证，不拘大人、小儿。此药不大吐逆，只出涎水。瓜蒂为末，壮年服一字，老少半字，早晨井华水下。一食顷，含沙糖一块。良久涎如水出，年深者出墨涎，有块布水上也。涎尽食粥一两日。如吐多，人困甚，即以麝香泡汤一盏饮之，即止。经验后方。**急黄喘息**心上坚硬，欲得水吃者。瓜蒂二小合，赤小豆一〔四〕合，研末。暖浆水五合，服方寸匕。一炊久当吐，不吐再服。吹鼻取水亦可。伤寒类要。**遍身如金**瓜蒂四十九枚，丁香四十九枚，甘锅内烧存性，为末。每用一字，吹鼻取出黄水。亦可揩牙追涎。经验方。**热病发黄**瓜蒂为末，以大豆许吹鼻中。轻则半日，重则一日，流取黄水乃愈。千金翼。**黄疸**〔五〕**瘀黄**并取瓜蒂、丁香、赤小豆各七枚，为末。吹豆许入鼻，少时黄水流出。隔日一用，瘥乃止。孟诜食疗。**身面浮肿**方同上。**十种蛊气**苦丁香为末，枣肉和，丸梧子大。每服三十丸，枣汤

〔一〕五：原作「四」，今按下新附方数改。
〔二〕七：金匮卷上第二作「十」。
〔三〕痰：活法机要卷中第十独圣散作「实」。
〔四〕一：大观、政和本草卷二十七瓜蒂条附方俱作「二」。
〔五〕疸：原作「疸」，今据大观、政和本草卷二十七瓜蒂条附方改。

下，甚效。瑞竹堂方。**湿家头痛**瓜蒂末一字，喑入鼻中，口含冷水，取出黄水愈。活人书。**疟疾寒热**瓜蒂二枚，水半盏，浸一宿，顿服，取吐愈。千金。**发狂欲走**瓜蒂末，井水服一钱，取吐即愈。圣惠方。**大便不通**瓜蒂七枚，研末，绵裹，塞入下部即通。必效方。**鼻中瘜肉**圣惠：用陈瓜蒂末，吹之，日三次，瘥乃已。又方：瓜蒂末、白矾末各半钱，绵裹塞之，或以猪脂和挺子塞之。日一换。又方：青甜瓜蒂二枚，雄黄、麝香半分，为末。先抓破，后贴之，日三次。汤液：用瓜蒂十四个，丁香一个，黍米四十九粒，研末。口中含水，喑鼻，取下乃止。**风热牙痛**瓜蒂七枚炒研，麝香少许和之，绵裹咬定，流涎。圣济总录。**鸡屎白秃**甜瓜蔓连蒂不拘多少，以水浸一夜，砂锅熬取苦汁，去滓再熬如饧盛收。每剃去痂疕洗净，以膏一盏，加半夏末二钱，姜汁一匙，狗胆汁一枚，和匀涂之，不过三上。忌食动风之物。儒门事亲。**齁喘痰气**苦丁香三个，为末。水调服，吐痰即止。朱氏集验方。

蔓阴干。

〔主治〕**女人月经断绝，同使君子各半两，甘草六钱，为末，每酒服二钱。**

花

〔主治〕**心痛咳逆。**别录

叶

〔主治〕**人无发，捣汁涂之即生。**嘉祐**补中，治小儿疳，及打伤损折，为末酒服，去瘀血。**孟诜

〔附方〕新一。**面上黡子**七月七日午时，取生〔一〕瓜叶七枚，直入北堂中，向南立，逐枚拭黡，即灭去也。淮南万毕术。

西瓜日用

【释名】**寒瓜**见下。

【集解】〔瑞曰〕契丹破回纥，始得此种，以牛粪覆而种之。结实如斗大，而圆如匏，色如青玉，子如金色，或黑

〔一〕生：原脱，今据御览三十一·七月七日条补。

麻色。北地多有之。〔时珍曰〕按胡峤陷虏记言：峤征回纥，得此种归，名曰西瓜。则西瓜自五代时始入中国，今则南北皆有，而南方者味稍不及，亦甜瓜之类也。二月下种，蔓生，花、叶皆如甜瓜。七八月实熟，有围及径尺者，长至二尺者。其棱或有或无，其色或青或绿，其瓤或白或红，红者味尤胜。其子或黄或红，或黑或白，白者味更劣。其味有甘、有淡、有酸，酸者为下。陶弘景注瓜蒂言，永嘉有寒瓜甚大，可藏至春者，即此也。盖五代之先，瓜种已入浙东，但无西瓜之名，未遍中国尔。其瓜子曝裂取仁，生食、炒熟俱佳。皮不堪啖，亦可蜜煎、酱藏。〔颂曰〕一种杨溪瓜，秋生冬熟，形略长扁而大，瓤色如胭脂，味胜。可留至次年，云是异人所遗之种也。

瓜瓤　**〔气味〕甘、淡，寒，无毒。**〔瑞曰〕有小毒。多食作吐利，胃弱者不可食。同油饼食，损脾。〔时珍曰〕按延寿书云：北人禀厚，食之犹惯；南人禀薄，多食易至霍乱，冷病终身也。又按相感志云：食西瓜后食其子，即不噫瓜气。以瓜划破，曝日中，少顷食，即冷如水也。得酒气，近糯米，即易烂。猫踏之，即易沙。**〔主治〕消烦止渴，解暑热。**吴瑞　**疗喉痹。**汪颖　**宽中下气，利小水，治血痢，解酒毒。**宁原　**含汁，治口疮。**震亨

〔发明〕〔颖曰〕西瓜性寒解热，有天生白虎汤之号。然亦不宜多食。〔时珍曰〕西瓜、甜瓜皆属生冷。世俗以为醍醐灌顶，甘露洒心，取其一时之快，不知其伤脾助湿之害也。真西山卫生歌云：「瓜桃生冷宜少飧，免致秋来成疟痢。」是矣。又李鹏飞延寿书云：防州太守陈逢原，避暑食瓜过多，至秋忽腰腿痛，不能举动。遇商助教疗之，乃愈。此皆食瓜之患也，故集书于此，以为鉴戒云。又洪忠宣松漠纪闻言：有人苦目病。或令以西瓜切片暴干，日日服之，遂愈。由其性冷降火故也。

皮　**〔气味〕甘，凉，无毒。〔主治〕口、舌、唇内生疮，烧研噙之。**震亨

〔附方〕新二。**闪挫腰痛**西瓜青皮，阴干为末，盐酒调服三钱。摄生众妙方。　**食瓜过伤**瓜皮煎汤解之。诸瓜皆同。事林广记。

瓜子仁　**〔气味〕甘，寒，无毒。〔主治〕与甜瓜仁同。**时珍

葡萄本经上品

【释名】蒲桃古字**草龙珠**〔时珍曰〕葡萄汉书作蒲桃，可以造酒，人酺饮之，则醄然而醉，故有是名[一]。其圆者名草龙珠，长者名马乳葡萄，白者名水晶葡萄，黑者名紫葡萄。汉书言张骞使西域还，始得此种，而神农本草已有葡萄，则汉前陇西旧有，但未入关耳。

【集解】〔别录曰〕葡萄生陇西、五原、燉煌山谷。〔弘景曰〕魏国使人多赍来南方。状如五味子而甘美，可作酒，云用藤汁殊美。北人多肥健耐寒，盖食斯乎？不植淮南，亦如橘之变于河北也。人说即是此间蘡薁，恐亦如枳之与橘耶？〔恭曰〕蘡薁即山葡萄，苗、叶相似，亦堪作酒。葡萄取子汁酿酒，陶云用藤汁，谬矣。〔颂曰〕今河东及近汴州郡皆有之。苗作藤蔓而极长，太盛者一二本绵被山谷间。花极细而黄白色。其实有紫、白二色，有圆如珠者，有长似马乳者，有无核者，皆七月、八月熟，取汁可酿酒。按史记云：大宛以葡萄酿酒，富人藏酒万余石，久者十数年不败。张骞使西域，得其种还，中国始有。盖北果之最珍者，今太原尚作此酒寄远也。其根、茎中空相通，暮溉其根，而晨朝水浸子中矣。故俗呼其苗为木通，以利小肠。江东出一种，实细而酸者，名蘡薁子。〔宗奭曰〕段成式言：葡萄有黄、白、黑三种。唐书言：波斯所出者，大如鸡卵。此物最难干，不干不可收。不问土地，但收皆可酿酒。〔时珍曰〕葡萄，折藤压之最易生。春月萌苞生叶，颇似栝楼叶而有五尖。生须延蔓，引数十丈。三月开小花成穗，黄白色。仍连着实，星编珠聚，七八月熟，有紫、白二色。西人及太原、平阳皆作葡萄干，货之四方。蜀中有绿葡萄，熟时色绿。云南所出者，大如枣，味尤长。西边有琐琐葡萄，大如五味子而无核。按物类相感志云：甘草作钉，针葡萄，立死。以麝香入葡萄皮内，则葡萄尽作香气。其爱憎异于他草如此。又言：其藤穿过枣树，则实味更美也。三元延寿书言：葡萄架下不可饮酒，恐虫屎伤人。

实〔气味〕甘，平，涩，无毒。〔诜曰〕甘、酸，温。多食，令人卒烦闷、眼暗。**〔主治〕筋骨湿痹，益气倍力强志，令人肥健，耐饥忍风寒。久食，轻身不老延年。可作酒。**本经 **逐水，利小便。**别录 **除肠间水，调中治淋。**甄权 **时气痘疮[二]不出，食之，或研酒**

〔一〕葡萄……是名：按蒲桃及葡萄皆是译音，不必有义。
〔二〕痘疮：大观、政和本草卷二十三葡萄条俱作「发疮疹」三字。

饮，甚效。苏颂

〔**发明**〕〔颂曰〕按魏文帝诏群臣曰：蒲桃当夏末〔一〕涉秋，尚有余暑，醉酒宿酲〔二〕，掩露而食。甘而不饴〔三〕，酸而不酢〔四〕，冷而不寒，味长汁多，除烦解渴〔五〕。又酿为酒，甘于曲蘖，善醉而易醒。他方之果，宁有匹之者乎？〔震亨曰〕葡萄属土，有水与木火。东南人食之多病热，西北人食之无恙。盖能下走渗道，西北人禀气厚故耳。

〔**附方**〕新三。**除烦止渴** 生葡萄捣滤取汁，以瓦器熬稠，入熟蜜少许同收。点汤饮甚良。居家必用。**热淋涩痛** 葡萄捣取自然汁、生藕捣取自然汁、生地黄捣取自然汁、白沙蜜各五合。每服一盏，石器温服。圣惠方。**胎上冲心** 葡萄煎汤饮之，即下。圣惠方。

根及藤、叶〔**气味**〕同实。〔**主治**〕**煮浓汁细饮，止呕哕及霍乱后恶心，孕妇子上冲心，饮之即下，胎安。**孟诜 **治腰脚肢腿痛，煎汤淋洗之良。又饮其汁，利小便，通小肠，消肿满。**时珍 〔**附方**〕新一。**水肿** 葡萄嫩心十四个，蝼蛄七个（去头尾），同研，露七日，曝干为末。每服半钱，淡酒调下。暑月尤佳。洁古保命集。

蘡薁 音婴郁。纲目

〔**校正**〕原附葡萄下，今分出。

【**释名**】**燕薁**毛诗 **蘡舌**广雅 **山葡萄**唐注 **野葡萄**俗名 **藤名木龙**〔时珍曰〕名义未详。

【**集解**】〔恭曰〕蘡薁蔓生。苗、叶与葡萄相似而小〔六〕，亦有茎大如碗者。冬月惟叶凋而藤不死。藤汁味甘，子味

〔一〕夏末：御览九七二蒲萄条作「朱夏」。
〔二〕酲：艺文类聚八十七、御览九七二及大观、政和本草卷二十三葡萄条俱作「醒」。
〔三〕饴：大观、政和本草同，艺文类聚八十七、御览九七二俱作「餶」。
〔四〕酸而不酢：大观、政和本草同，艺文类聚八十七作「酸而不脆」，御览九七二作「脆而不酸」。
〔五〕渴：大观、政和本草俱作「悁」，艺文类聚及御览俱作「餶」。
〔六〕而小：按大观、政和本草卷二十三葡萄条唐本注仅言「相似」，无「而小」二字。濒湖似取卷七千岁蘽条苏颂图经之文入此，与蜀本图经「葡萄苗叶似蘡薁而大」文合。

甘酸，即千岁蘽也。〔颂曰〕蘡薁子生江东，实似葡萄，细而味酸，亦堪为酒。〔时珍曰〕蘡薁野生林墅间，亦可插植。蔓、叶、花、实，与葡萄无异。其实小而圆，色不甚紫也。诗云「六月食薁」即此。其茎吹之，气出有汁，如通草也。

【正误】〔藏器曰〕苏恭注千岁蘽即是蘡薁，妄言也。千岁蘽藤如葛，而叶背白，子赤可食。蘡薁藤斫断通气，更无甘汁。详见草部千岁蘽下。〔时珍曰〕苏恭所说蘡薁形状甚是，但以为千岁蘽则非矣。

实〔气味〕**甘、酸，平，无毒。**〔主治〕**止渴，悦色益气。**苏恭

藤〔气味〕**甘，平，无毒。**〔主治〕**哕逆，伤寒后呕哕，捣汁饮之良。**苏恭 **止渴，利小便。**时珍

〔附方〕新三。**呕哕厥逆**蘡薁藤煎汁，呷之。肘后方。**目中障翳**蘡薁藤，以水浸过，吹气取汁，滴入目中，去热翳，赤、白〔一〕障。拾遗本草。**五淋血淋**木龙汤：用木龙（即野葡萄藤也）、竹园荽、淡竹叶、麦门冬（连根苗）、红枣肉、灯心草、乌梅、当归各等分，煎汤代茶饮。百一选方〔二〕。

根〔气味〕同藤。〔主治〕**下焦热痛淋闷，消肿毒。**时珍

〔附方〕新四。**男妇热淋**野葡萄根七钱，葛根三钱，水一钟，煎七分，入童子小便三分，空心温服。乾坤秘韫。**女人腹痛**方同上。**一切肿毒**赤龙散：用野葡萄根，晒研为末，水调涂之，即消也。儒门事亲方。**赤游风肿**忽然肿痒，不治则杀人。用野葡萄根捣如泥，涂之即消。通变要法。

猕猴桃宋开宝

【释名】猕猴梨开宝 **藤梨**同上 **阳桃**日用 **木子**〔时珍曰〕其形如梨，其色如桃，而猕猴喜食，故有诸名。闽人呼为阳桃。

【集解】〔志曰〕生山谷中。藤着树生，叶圆有毛。其实形似鸡卵大，其皮褐色，经霜始甘美可食。皮堪作纸。〔宗

〔一〕白：大观、政和本草卷七千岁蘽条俱无。
〔二〕方：原脱，今据本书卷一引据医家书目补。

奭曰〕今陕西永兴军南山甚多。枝条柔弱，高二三丈，多附木而生。其子〔一〕十月烂熟，色淡绿，生则极酸。子繁细，其色如芥子。浅山傍道则有存〔二〕者，深山则多为猴所食矣。

实 〔气味〕**酸、甘，寒，无毒。**〔藏器曰〕咸、酸〔三〕，无毒。多食冷脾胃，动泄〔四〕澼。〔宗奭曰〕有实热者宜食之。太过，则令人脏寒作泄。〔诜曰〕并宜取瓤和蜜作煎食。〔主治〕**止暴渴，解烦热，压丹石，下石淋**〔五〕。开宝 **调中下气，主骨节风，瘫缓不随，长年白发，野鸡内**〔六〕**痔病。**藏器

藤中汁 〔气味〕**甘，滑，寒，无毒。**〔主治〕**热壅**〔七〕**反胃，和生姜汁服之。又下石淋。**藏器

枝、叶 〔主治〕**杀虫。煮汁饲狗，疗瘑疥。**开宝

甘蔗音柘。别录中品

【释名】**竿蔗**草木状 **藷**音遮。〔时珍曰〕按野史云：吕惠卿言：凡草皆正生嫡出，惟蔗侧种，根上庶出，故字从庶也。嵇含作竿蔗，谓其茎如竹竿也。离骚、汉书皆作柘，字通用也。藷字出许慎说文，盖蔗音之转也。

【集解】〔弘景曰〕蔗出江东为胜，庐陵亦有好者。广州一种，数年生皆大如竹，长丈余，取汁为沙糖，甚益人。

〔一〕其子：本草衍义卷十八及政和本草卷二十三猕猴桃条俱无此二字。详上下文义，应是「其实」之误。
〔二〕存：原作「子」，今据本草衍义卷十八及政和本草卷二十三猕猴桃条改。
〔三〕酸：大观、政和本草卷二十三猕猴条俱作「温」。此似濒湖有意改写，使与上下文一致。
〔四〕泄：政和本草同，大观本草作「溲」。
〔五〕石淋：原作「淋石」，今据大观、政和本草卷二十三猕猴桃条改。又此下原有「热壅」二字，今详上下文义，移下藤中汁主治项下「反胃」二字之前。
〔六〕内：大观、政和本草卷二十三猕猴桃条俱作「肉」。
〔七〕热壅：原在前实主治项下「下石淋」之后，今详上下文义移此。

又有荻蔗，节疏而细，亦可啖也。〔颂曰〕今江浙、闽广、湖南、蜀川所生，大者亦高丈许。有二种：荻蔗其叶似荻〔一〕，茎细短而节疏，但堪生啖，亦可煎稀糖；竹蔗茎粗而长，可笮汁为沙糖，泉、福、吉、广诸州多作之。炼沙糖和牛乳为乳糖，惟蜀川作之。南人贩至北地者，荻蔗多而竹蔗少也。〔诜曰〕蔗有赤色者名昆仑蔗，白色者名荻蔗。竹蔗以蜀及岭南者为胜，江东虽有而劣于蜀产。会稽所作乳糖，殆胜于蜀。〔时珍曰〕蔗皆畦种，丛生，最困地力。茎似竹而内实，大者围数寸，长六七尺，根下节密，以渐而疏。抽叶如芦叶而大，长三四尺，扶疏四垂。八九月收茎，可留过春充果食。按王灼糖霜谱云：蔗有四色：曰杜蔗，即竹蔗也，绿嫩薄皮，味极醇厚，专用作霜；曰西蔗，作霜色浅；曰芀蔗，亦名蜡蔗，即荻蔗也，亦可作沙糖；曰红蔗，亦名紫蔗，即昆仑蔗也，止可生啖，不堪作糖。凡蔗榨浆饮固佳，又不若咀嚼之，味隽永也。

蔗　**〔气味〕甘，平，涩，无毒。**〔大明曰〕冷。〔诜曰〕共酒食，发痰。〔瑞曰〕多食，发虚热，动衄血。相感志云：同榧子食，则渣软。

〔主治〕下气和中，助脾气，利大肠。别录　**利大小肠，消痰止渴，除心胸烦热，解酒毒。**大明　**止呕哕反胃，宽胸膈。**时珍

〔发明〕〔时珍曰〕蔗，脾之果也。其浆甘寒，能泻火热，素问所谓甘温除大热之意。煎炼成糖，则甘温而助湿热，所谓积温成热也。蔗浆消渴解酒，自古称之。故汉书郊祀歌云：百末〔二〕旨酒布兰生，泰尊柘浆析朝酲。唐王维樱桃诗云：饱食不须愁内热，大官还有蔗浆寒。是矣。而孟诜乃谓共酒食发痰者，岂不知其有解酒除热之功耶？日华子大明又谓沙糖能解酒毒，则不知既经煎炼，便能助酒为热，与生浆之性异矣。按晁氏客话云：甘草遇火则热，麻油遇火则冷，甘蔗煎饴则热，水成汤则冷。此物性之异，医者可不知乎？又野史云：卢绛中病痁疾疲瘵，忽梦白衣妇人云：食蔗可愈。及旦买蔗数挺食之，翌日疾愈。此亦助脾和中之验欤？

〔附方〕旧三，新四〔三〕。**发热口干**小便赤涩。取甘蔗去皮，嚼汁咽之。饮浆亦可。外台秘要。**痰喘气急**方见山药。**反胃吐食**朝食暮吐，暮食朝吐，旋旋吐者。用甘蔗汁七升，生姜汁一升，和匀，日日细呷之。梅师方。**干呕不息**蔗汁温服半升，日三次。入姜汁更佳。肘后方。**痁疟疲瘵**见前。**眼暴赤肿**碜涩疼痛。甘蔗汁二合，

〔一〕其叶似荻：此四字原在「高丈许」之后，「有二种」之前。今据大观、政和本草卷二十三甘蔗条移此。

〔二〕末：原作「味」，御览九七四同。今据汉书礼乐志郊祀歌景星十二改。师古曰：「百末，百草华之末也。旨，美也。以百草华末杂酒，故香且美也。事见春秋繁露。」

〔三〕四：原作「五」。按下「痰喘气急」一方，已计入本书卷二十七薯蓣条新附方数内，此间不应重计，因据改。

黄连半两，入铜器内慢火养浓，去滓，点之。普济。**虚热咳嗽**口干涕唾。用甘蔗汁一升半，青粱米四合，煮粥。日食二次，极润心肺。董氏方。**小儿口疳**蔗皮烧研，掺之。简便方。

滓〔主治〕烧存性，研末，乌桕油调，涂小儿头疮白秃，频涂取瘥。烧烟勿令入人目，能使暗明。时珍

沙糖 唐本草

【集解】〔恭曰〕沙糖〔一〕，蜀地、西戎、江东并有之。笮甘蔗汁煎成，紫色。〔瑞曰〕稀者为蔗糖，干者为沙糖，球者为球糖，饼者为糖饼。沙糖中凝结如石，破之如沙，透明白者，为糖霜。〔时珍曰〕此紫沙糖也。法出西域，唐太宗始遣人传其法入中国。以蔗汁过樟木槽，取而煎成。清者为蔗糖〔二〕，凝结有沙者为沙糖。漆瓮造成，如石、如霜、如冰者，为石蜜、为糖霜、为冰糖也。紫糖亦可煎化，印成鸟兽果物之状，以充席献。今之货者，又多杂以米饧诸物，不可不知。

【气味】甘，寒，无毒。〔恭曰〕冷利过于石蜜。〔诜曰〕性温不冷。多食令人心痛，生长虫，消肌肉，损齿，发疳䘌。与鲫鱼同食，成疳虫；与葵同食，生流澼；与笋同食，不消成癥，身重不能行。

【主治】心腹热胀，口干渴。唐本 **润心肺大小肠热，解酒毒。腊月瓶封窖粪坑中，患天行热狂者，绞汁服，甚良。**大明 **和中助脾，缓肝气。**时珍

【发明】〔宗奭曰〕蔗汁清，故费煎炼致紫黑色。今医家治暴热，多用为先导；兼啖驼、马，解热。小儿多食则损齿生虫者，土制水，倮虫属土，得甘即生也。〔震亨曰〕糖生胃火，乃湿土生热，故能损齿生虫，与食枣病龋同意，非土制水也。〔时珍曰〕沙糖性温，殊于蔗浆，故不宜多食。与鱼、笋之类同食，皆不益人。今人每用为调和，徒取其适口，而不知阴受其害也。但其性能和脾缓肝，故治脾胃及泻肝药用为先导。本草言其性寒，苏恭谓其冷利，皆昧此理。

【附方】旧一，新五。**下痢禁口**沙糖半斤，乌梅一个，水二碗，煎一碗，时时饮之。摘玄方。**腹中紧胀**

〔一〕糖：此下原有「生」字，今据唐本草卷十七、千金翼卷四及大观、政和本草卷二十三沙糖条删。

〔二〕糖：原作「饧」，今据前引吴瑞「稀者为蔗糖」文改，使前后一致。

白糖以酒三升，煮服之。不过再服。子母秘录。**痘不落痂**沙糖，调新汲水一杯服之（白汤调亦可），日二服。刘提点方。**虎伤人疮**水化沙糖一碗服，并涂之。摘玄方。**上气喘嗽**烦热，食即吐逆。用沙糖、姜汁等分，相和，慢煎二十沸。每咽半匙，取效。**食韭口臭**沙糖解之。摘要方。

石蜜 唐本草

【释名】白沙糖〔恭曰〕石蜜即乳糖也，与虫部石蜜同名。〔时珍曰〕按万震凉州异物志云：石蜜非石类，假石之名也。实乃甘蔗汁煎而曝之，则凝如石而体甚轻，故谓之石蜜也。

【集解】〔志约〔一〕曰〕石蜜出益州及西戎，煎炼沙糖为之，可作饼块，黄白色。〔恭曰〕石蜜用水、牛乳、米粉和煎成块，作饼坚重。西戎来者佳，江左亦有，殆胜于蜀。〔诜曰〕自蜀中、波斯来者良。东吴亦有，不及两处者。皆煎蔗汁、牛乳，则易细白耳。〔宗奭曰〕石蜜，川、浙者最佳，其味厚，他处皆次之，煎炼以型〔二〕象物，达京师。至夏月及久阴雨，多自消化。土人先以竹叶及纸裹包，外用石夹〔三〕埋之，不得见风，遂可免。今人谓之乳糖。其作饼黄白色者，谓之捻糖，易消化，入药至少。〔时珍曰〕石蜜，即白沙糖也。凝结作饼块如石者为石蜜，轻白如霜者为糖霜，坚白如冰者为冰糖，皆一物有精粗之异也。以白糖煎化，模印成人物狮象之形者为飨糖，后汉书注所谓猊糖是也。以石蜜和诸果仁，及橙橘皮、缩砂、薄荷之类，作成饼块者，为糖缠。以石蜜和牛乳、酥酪作成饼块者，为乳糖。皆一物数变也。唐本草明言石蜜煎沙糖为之，而诸注皆以乳糖即为石蜜，殊欠分明。按王灼糖霜谱云：古者惟饮蔗浆，其后煎为蔗饧，又曝为石蜜，唐初以蔗为酒。而糖霜则自大历间有邹和尚者，来住蜀之遂宁伞山，始传造法。故甘蔗所在植之，独有福建、四明、番禺、广汉、遂宁有冰糖，他处皆颗碎、色浅、味薄。惟竹蔗绿嫩味厚，作霜最佳，西蔗次之。凡霜一瓮，其中品色亦自不同。惟叠如假山者为上，团枝次之，瓮鉴次之，小颗块又次之，沙脚为下；紫色及如水晶色者为上，深琥珀色次之，浅黄又次之，浅白为下。

〔一〕志约：按下引文，乃唐本草正文，见唐本草卷十七及大观、政和本草卷二十三。孔志约曾助苏恭修唐本草（见卷十五后题名及新唐志），且为作序（见大观、政和本草卷一），故宋志竟题为「孔志约唐本草」。然新旧唐志皆言唐本草为苏恭所撰，即孔序亦称「苏恭表請修定，诏许孝崇等二十二人与苏恭详撰。」可见志约仅为助修二十二人之一。不当谓唐本正文为彼所说。此间似应从书「本经」「别录」之例，改「志约」为「唐本」。

〔二〕型：原作「铜」。按本草衍义卷十八及政和本草卷二十三石蜜条俱作「铏」，乃「型」之借字。今据改。

〔三〕夹：政和本草卷二十三石蜜条同。本草衍义卷十八同条作「灰」，义长。

【气味】甘，寒，冷利，无毒。

【主治】心腹热胀，口干渴。唐本 治目中热膜，明目。和枣肉、巨胜末为丸噙之，润肺气，助五脏，生津。孟诜 润心肺燥热，治嗽消痰，解酒和中，助脾气，缓肝气。时珍

【发明】〔震亨曰〕石蜜甘喜入脾，食多则害必生于脾。西北地高多燥，得之有益；东北地下多湿，得之未有不病者，亦兼气之厚薄不同耳。〔时珍曰〕石蜜、糖霜、冰糖，比之紫沙糖性稍平，功用相同，入药胜之。然不冷利，若久食则助热，损齿、生虫之害同也。

刺蜜拾遗

〔校正〕自草部移入此。

【释名】草蜜拾遗 给敦罗

【集解】〔藏器曰〕交河沙中有草，头上有毛，毛中生蜜。胡人名为给敦罗。〔时珍曰〕按李延寿北史云：高昌有草名羊刺，其上生蜜，味甚甘美。又梁四公子记云：高昌贡刺蜜。杰公云：南平城羊刺无叶，其蜜色白而味甘；盐城羊刺叶大，其蜜色青而味薄也。高昌即交河，在西番，今为火州。又段成式酉阳杂俎云：北天竺国有蜜草，蔓生大叶，秋冬不死，因受霜露，遂成蜜也。又大明一统志云：西番撒马儿罕地，有小草丛生，叶细如蓝，秋露凝其上，味甘如蜜，可熬为饧，土人呼为达即古宾，盖甘露也。按此二说，皆草蜜也，但不知其草即羊刺否也？又有䕸齐树，亦出蜜，云可入药而不得其详，今附于左：

【附录】䕸齐音别。　按段成式云：䕸齐出波斯国，拂林国亦有之，名顸勃梨佗（顸音夺）。树长丈余，皮色青薄光净。叶似阿魏，生于枝端，一枝三叶。八月伐之，蜡月更抽新条。七月断其枝，有黄汁如蜜，微香，可以入药疗病也。

【气味】甘，平，无毒。

【主治】骨蒸发热痰嗽，暴痢下血，开胃止渴除烦。藏器

果之六 水果类六种。

莲藕本经上品

【释名】其根藕尔雅 其实莲同上 其茎叶荷〔韩保昇曰〕藕生水中，其叶名荷。按尔雅云：荷，芙蕖。其茎茄，其叶蕸，其本蔤，其华菡萏，其实莲，其根藕，其中菂，菂中薏。邢昺注云：芙蕖，总名也，别名芙蓉，江东人呼为荷。菡萏，莲花也。菂，莲实也。薏，菂中青心也。郭璞注云：蔤乃茎下白蒻在泥中者。莲乃房也。菂乃子也。薏乃中心苦薏也。江东人呼荷花为芙蓉，北人以藕为荷，亦以莲为荷，蜀人以藕为茄，此皆习俗传误也。陆玑诗疏云：其茎为荷。其花未发为菡萏，已发为芙蕖。其实莲，莲之皮青里白。其子菂，菂之壳青肉白。菂内青心二三分，为苦薏也。〔时珍曰〕尔雅以荷为根名，韩氏以荷为叶名，陆玑以荷为茎名。按茎乃负叶者也，有负荷之义，当从陆说。蔤乃嫩蒻，如竹之行鞭者。节生二茎，一为叶，一为花，尽处乃生藕，为花、叶、根、实之本。显仁藏用，功成不居，可谓退藏于密矣，故谓之蔤。花叶常偶生，不偶不生，故根曰藕。或云藕善耕泥，故字从耦，耦者耕也。茄音加，加于蔤上也。蕸音遐，远于密也。菡萏，函合未发之意。芙蓉，敷布容艳之意。莲者连也，花实相连而出也。菂者的也，子在房中点点如的也。的乃凡物点注之名。薏犹意也，含苦在内也。古诗云：食子心无弃，苦心生意存。是矣。

【集解】〔别录曰〕藕实茎生汝南池泽。八月采。〔当之曰〕所在池泽皆有，豫章、汝南者良。苗高五六尺，叶团青大如扇，其花赤，子黑如羊矢。〔时珍曰〕莲藕，荆、扬、豫、益诸处湖泽陂池皆有之。以莲子种者生迟，藕芽种者最易发。其芽穿泥成白蒻，即蔤也。长者至丈余，五六月嫩时，没水取之，可作蔬茹，俗呼藕丝菜。节生二茎：一为藕荷，其叶贴水，其下旁行生藕也；一为芰荷，其叶出水，其旁茎生花也。其叶清明后生。六七月开花，花有红、白、粉红三色。花心有黄须，蕊长寸余，须内即莲也。花褪连房成菂，菂在房如蜂子在窠之状。六七月采嫩者，生食脆美。至秋房枯子黑，其坚如石，谓之石莲子。八九月收之，斫去黑壳，货之四方，谓之莲肉。冬月至春掘藕食之，藕白有孔有丝，大者如肱臂，长六七尺，凡五六节。大抵野生及红花者，莲多藕劣；种植及白花者，莲少藕佳也。其花白者香，红者艳，千叶者不结实。别有合欢（并头者），有夜舒荷（夜布昼卷）、睡莲（花夜入水）、金莲（花黄）、碧莲（花碧）、绣莲（花如绣），皆是异种，故不述。相感志云：荷梗塞穴鼠自去，煎汤洗镴垢自新。物性然也。

莲实

〔释名〕藕实本经 菂尔雅 薂音吸。同上 石莲子别录 水芝本经 泽芝古今注

〔修治〕〔弘

景曰〕藕实即莲子，八九月采黑坚如石者，干捣〔一〕破之。〔颂曰〕其菂至秋黑而沉水，为石莲子，可磨为饭食。〔时珍曰〕石莲剁去黑壳，谓之莲肉。以水浸去赤皮、青心，生食甚佳。入药须蒸熟去心，或晒或焙干用。亦有每一斤，用獖猪肚一个盛贮，煮熟捣焙用者。今药肆一种石莲子，状如土石而味苦，不知何物也？

〔气味〕甘，平，涩，无毒。〔别录曰〕寒。〔大明曰〕莲子、石莲性俱温。〔时珍曰〕嫩菂性平，石莲性温。得茯苓、山药、白术、枸杞子良。〔诜曰〕生食过多，微动冷气胀人。蒸食甚良。大便燥涩者，不可食。

〔主治〕补中养神，益气力，除百疾。久服，轻身耐老，不饥延年。本经 **主五脏不足，伤中气绝〔二〕，益十二经脉血气。**孟诜 **止渴去热，安心止痢，治腰痛及泄精。多食令人欢喜。**大明 **交心肾，厚肠胃，固精气，强筋骨，补虚损，利耳目，除寒湿，止脾泄久痢，赤白浊，女人带下崩中诸血病。**时珍 **捣碎和米作粥饭食，轻身益气，令人强健。**苏颂 出诗疏。**安靖上下君相火邪。**嘉谟

〔发明〕〔时珍曰〕莲产于淤泥，而不为泥染；居于水中，而不为水没。根茎花实，凡品难同；清净济用，群美兼得。自蒻蔤而节节生茎，生叶，生花，生藕；由菡萏而生蕊，生莲，生菂，生薏。其莲菂则始而黄，黄而青，青而绿，绿而黑，中含白肉，内隐青心。石莲坚刚，可历永久。薏藏生意，藕复萌芽，展转生生，造化不息。故释氏用为引譬，妙理具存；医家取为服食，百病可却。盖莲之味甘气温而性啬，禀清芳之气，得稼穑之味，乃脾之果也。脾者黄宫，所以交媾水、火，会合木、金者也。土为元气之母，母气既和，津液相成，神乃自生，久视耐老，此其权舆也。昔人治心肾不交，劳伤白浊，有清心莲子饮；补心肾，益精血，有瑞莲丸，皆得此理。〔藏器曰〕经秋正黑，名〔三〕石莲子，入水必沉，惟煎盐卤能浮之。此物居山海间，经百年不坏，人得食之，令发黑不老。〔诜曰〕诸鸟、猿猴取得不食，藏之石室内，人得三百年者，食之永不老也。又雁食之，粪于田野山岩之中，不逢阴雨，经久不坏。人得之，每旦空腹食十枚，身轻能登高涉远也。

〔附方〕旧四，新十。

服食不饥〔诜曰〕石莲肉蒸熟去心，为末，炼蜜丸梧子大。日服三十丸。此仙家方也。

清心

〔一〕捣：原作「抟」，今据唐本草卷十七及大观、政和本草卷二十三藕实茎条改。
〔二〕气绝：原脱，今据大观、政和本草卷二十三藕实茎条补。
〔三〕名：原脱，今据大观、政和本草卷二十三藕实茎条补。

宁神〔宗奭曰〕用莲蓬中干石莲子肉，于砂盆中擦去赤皮，留心，同为末，入龙脑，点汤服之。**补中强志**益耳目聪明。用莲实半两去皮心，研末，水煮熟，以粳米三合作粥，入末搅匀食。圣惠方。**补虚益损**水芝丹：用莲实半升，酒浸二宿，以牙猪肚一个洗净，入莲在内，缝定煮熟，取出晒干为末，酒煮米糊丸梧子大。每服五十丸，食前温酒送下。医学发明。**小便频数**下焦真气虚弱者。用上方，醋糊丸，服。**白浊遗精**石莲肉、龙骨、益智仁等分，为末。每服二钱，空心米饮下。普济：用莲肉、白茯苓等分，为末。白汤调服。**心虚赤浊**莲子六一汤：用石莲肉六两，炙甘草一两，为末。每服一钱，灯心汤下。直指方。**久痢禁口**石莲肉炒，为末。每服二钱，陈仓米汤〔一〕调下，便觉思食，甚妙。加入香连丸，尤妙〔二〕。丹溪心法。**脾泄肠滑**方同上。**哕逆不止**石莲肉六枚，炒赤黄色，研末。冷熟水半盏和服，便止。苏颂图经。**产后咳逆**呕吐，心忡目运。用石莲子两半，白茯苓一两，丁香五钱，为末。每米饮服二钱。良方补遗。**眼赤作痛**莲实去皮研末一盏，粳米半升，以水煮粥，常食。普济方。**小儿热渴**莲实二十枚炒，浮萍二钱半，生姜少许，水煎，分三服。圣济总录。**反胃吐食**石莲肉为末，入少肉豆蔻末，米汤调服之。直指方。

藕

〔气味〕甘，平，无毒。〔大明曰〕温。〔时珍曰〕相感志云：藕以盐水共食，则不损口；同油炸面米果食，则无渣。煮忌铁器。

〔主治〕热渴，散留血，生肌。久服令人心欢。别录　止怒止泄，消食解酒毒，及病后干渴。藏器　捣汁服，止闷除烦开胃，治霍乱，破产后血闷〔三〕。捣膏，署金疮并伤折，止暴痛。蒸煮食之，大能开胃。大明　生食，治霍乱后虚渴。蒸食，甚补五脏，实下焦。同蜜食，令人腹脏肥，不生诸虫，亦可休粮。孟诜　汁：解射罔毒、蟹毒。徐之才　捣浸澄粉服食，轻身益年。臞仙

〔发明〕〔弘景曰〕根入神

〔一〕汤：原脱，今据丹溪心法卷二补。
〔二〕加入香连丸尤妙：丹溪心法卷二作「仍以日照东方壁土炒真橘皮为末，姜、枣略煎佐之。」
〔三〕闷：原作闞，今据大观、政和本草卷二十三藕实茎条改。

仙家。宋时太官作血䐓（音勘），庖人削藕皮误落血中，遂散涣不凝。故医家用以破血多效也。䐓者，血羹也。〔诜曰〕产后忌生冷物，独藕不同生冷者，为能破血也。〔时珍曰〕白花藕大而孔扁者，生食味甘，煮食不美；红花及野藕，生食味涩，煮蒸则佳。夫藕生于卑污，而洁白自若。质柔而穿坚，居下而有节。孔窍玲珑，丝纶内隐。生于嫩蒻，而发为茎、叶、花、实，又复生芽，以续生生之脉。四时可食，令人心欢，可谓灵根矣。故其所主者，皆心脾血分之疾，与莲之功稍不同云。

〔附方〕旧四，新八〔一〕。**时气烦渴**生藕汁一盏，生蜜一合，和匀，细服。圣惠。**伤寒口干**生藕汁、生地黄汁、童子小便各半盏，煎温，服之。庞安时伤寒论。**霍乱烦渴**藕汁一钟，姜汁半钟，和匀饮。圣济总录。**霍乱吐利**生藕捣汁服。圣惠。**上焦痰热**藕汁、梨汁各半盏，和服。简便。**产后闷乱**血气上冲，口干腹痛。梅师方：用生藕汁三〔二〕升，饮之。庞安时：用藕汁、生地黄汁、童子小便等分，煎服。**小便热淋**生藕汁、生地黄汁、蒲萄汁各等分〔三〕，每服□〔四〕盏〔五〕，入蜜〔六〕温服。**坠马血瘀**积在胸腹，唾血无数者。干藕根为末，酒服方寸匕，日二〔七〕次。千金方。**食蟹中毒**生藕汁饮之。圣惠。**冻脚裂坼**蒸熟藕捣烂涂之。**尘芒入目**大藕洗捣，绵裹，滴汁入目中，即出也。普济方。

藕蔤 **〔释名〕藕丝菜**五六月嫩时，采为蔬茹，老则为藕梢，味不堪矣。**〔气味〕甘，平，无毒。〔主治〕生食，主霍乱后虚渴烦闷不能食，解酒食毒。**苏颂 **功与藕同。**时珍 **解烦毒，下瘀血。**汪颖

〔一〕八：原作「六」，今按下新附方数改。
〔二〕三：大观本草卷二十三藕实茎条附方作「一」，政和本草作「二」。
〔三〕等分：圣济总录卷九十八及普济方卷二一四·四汁饮俱作「五合」。
〔四〕□：原缺空一字，圣济总录作「七分一」三字，普济方作「七分水一」四字，「水」是衍文。
〔五〕盏：圣济总录及普济方此下俱有「银石器内慢火煎沸」。
〔六〕入蜜：圣济总录及普济方「蜜」在前「蒲萄汁」之后，与三汁同煎。
〔七〕二：千金卷二十五第三及大观、政和本草卷二十三藕实茎条附方俱作「三」。

藕节 〔气味〕涩，平，无毒。〔大明曰〕冷。伏硫黄。〔主治〕捣汁饮，主吐血不止，及口鼻出血。甄权 消瘀血，解热毒。产后血闷，和地黄研汁，入热酒、小便饮。大明 能止咳血唾血，血淋溺血，下血血痢血崩。时珍 〔发明〕〔时珍曰〕一男子病血淋，痛胀祈死。予以藕汁调发灰，每服二钱，服三日而血止痛除。按赵溍养疴漫笔云：宋孝宗患痢，众医不效。高宗偶见一小药肆，召而问之。其人问得病之由，乃食湖蟹所致。遂诊脉，曰：此冷痢也。乃用新采藕节捣烂，热酒调下，数服即愈。高宗大喜，就以捣药金杵臼赐之，人遂称为金杵臼严防御家，可谓不世之遇也。大抵藕能消瘀血，解热开胃，而又解蟹毒故也。

〔附方〕新五。鼻衄不止 藕节捣汁饮，并滴鼻中。卒暴吐血 双荷散：用藕节、荷蒂各七个，以蜜少许擂烂，用水二钟，煎八分，去滓，温服。或为末丸服亦可。圣惠。大便下血 藕节晒干研末，人参、白蜜煎汤，调服二钱，日二服。全幼心鉴。遗精白浊 心虚不宁。金锁玉关丸：用藕节、莲花须、莲子肉、芡实肉、山药、白茯苓、白茯神各二两，为末。用金樱子二斤搥碎，以水一斗，熬八分，去滓，再熬成膏，入少面和药，丸梧子大。每服七十丸，米饮下。鼻渊脑泻 藕节、芎䓖焙研，为末。每服二钱，米饮下。普济。

莲薏 即莲子中青心也。〔释名〕苦薏 〔气味〕苦，寒，无毒。〔藏器曰〕食莲子不去心，令人作吐。〔主治〕血渴，产后渴，生研末，米饮服二钱，立愈。士良 止霍乱。大明 清心去热。时珍 出统旨。〔附方〕新二。劳心吐血 莲子心七个，糯米二十一粒，为末，酒服。此临安张上舍方也。是斋百一方。小便遗精 莲子心一撮，为末，入辰砂一分。每服一钱，白汤下，日二。医林集要。

莲蕊须 【释名】佛座须 花开时采取，阴干。亦可充果食。〔气味〕甘，涩，温，无毒。〔大明曰〕忌地黄、葱、蒜。〔主治〕清心通肾，固精气，乌须发，悦颜色，益血，止血崩、吐血。时珍 〔发明〕〔时珍曰〕莲须本草不收，而三因诸方、固真丸、巨胜子丸各补益方中，往往用之。其功大抵与莲子同也。〔附方〕新一。久近痔漏 三十年者，三服除根。用莲花蕊、黑牵牛头末各一两半，当归五钱，为末。每空心酒服二钱。忌热物。五日见效。孙氏集效方。

莲花　〔释名〕芙蓉古今注　芙蕖同上　水华　〔气味〕苦、甘，温，无毒。忌地黄、葱、蒜。〔主治〕镇心益色。驻颜轻身〔一〕。大明　〔弘景曰〕花入神仙家用，入香尤妙。〔附方〕旧二，新二。服食驻颜七月七日采莲花七分，八月八日采根八分，九月九日采实九分，阴干捣筛。每服方寸匕，温酒调服。太清草木方。天泡湿疮荷花贴之。简便方。难产催生莲花一瓣，书人字，吞之，即易产。肘后方。坠损呕血坠跌积血心胃，呕血不止。用干荷花为末，每酒服方寸匕，其效如神。杨拱医方摘要。

莲房　〔释名〕莲蓬壳陈久者良。〔气味〕苦，涩，温，无毒。〔主治〕破血。孟诜　治血胀腹痛，及产后胎衣不下，酒煮服之。水煮服之，解野菌毒。藏器　止血崩、下血、溺血。时珍　〔发明〕〔时珍曰〕莲房入厥阴血分，消瘀散血，与荷叶同功，亦急则治标之意也。〔附方〕新六。经血不止瑞莲散：用陈莲蓬壳烧存性，研末。每服二钱，热酒下。妇人经验方。血崩不止不拘冷热。用莲蓬壳、荆芥穗各烧存性，等分为末。每服二钱，米饮下。圣惠方。产后血崩莲蓬壳五个，香附二两，各烧存性，为末。每服二钱，米饮下，日二。妇人良方。漏胎下血莲房烧研，面糊丸梧子大。每服百丸，汤、酒任下，日二。朱氏集验方。小便血淋莲房烧存性，为末，入麝香少许。每服二钱半，米饮调下，日二。经验方。天泡湿疮莲蓬壳烧存性，研末，井泥调涂，神效。海上方。

荷叶　〔释名〕嫩者荷钱象形。贴水者藕荷生藕者。出水者芰荷生花者。蒂名荷鼻　〔修治〕〔大明曰〕入药并炙〔二〕用。〔气味〕苦，平，无毒。〔时珍曰〕畏桐油。伏白银，伏硫黄。〔主治〕止渴，落胞破血，治产后口干，心肺躁烦。大明　治血胀腹痛，产后胎衣不下，酒

〔一〕轻身：原作「身轻」，今据大观、政和本草卷二十三藕实茎条改。

〔二〕炙：原作「多」，今据大观、政和本草卷二十三藕实茎条改。

煮服之。荷鼻：安胎，去恶血，留好血，止血痢，杀菌蕈毒，并煮水服。藏器 生发元气，裨助脾胃，涩精滑〔一〕，散瘀血，消水肿痈肿，发痘疮，治吐血咯血衄血，下血溺血血淋，崩中，产后恶血，损伤败血。时珍

〔发明〕〔杲曰〕洁古张先生口授枳术丸方，用荷叶烧饭为丸。当时未悟其理，老年味之始得。夫震者动也，人感之生足少阳甲胆，是属风木，为生化万物之根蒂。人之饮食入胃，营气上行，即少阳甲胆之气，与手少阳三焦元气，同为生发之气。素问云：履端于始，序则不愆。荷叶生于水土之下，污秽之中，挺然独立。其色青，其形仰，其中空，象震卦之体。食药感此气之化，胃气何由不升乎？用此为引，可谓远识合道矣。更以烧饭和药，与白术协力滋养，补令胃厚，不致内伤，其利广矣大矣。世之用巴豆、牵牛者，岂足语此？〔时珍曰〕烧饭见谷部饭下。按东垣试效方云：雷头风证，头面疙瘩肿痛，憎寒发热，状如伤寒，病在三阳，不可过用寒药重剂，诛伐无过。一人病此，诸药不效，余处清震汤治之而愈。用荷叶一枚，升麻五钱，苍术五钱，水煎温服。盖震为雷，而荷叶之形象震体，其色又青，乃涉类象形之义也。又案闻人规痘疹八十一论云：痘疮已出，复为风寒外袭，则窍闭血凝，其点不长，或变黑色，此为倒黡，必身痛，四肢微厥。但温肌散邪，则热气复行，而斑自出也。宜紫背荷叶散治之。盖荷叶能升发阳气，散瘀血，留好血，僵蚕能解结滞之气故也。此药易得，而活人甚多，胜于人牙、龙脑也。又戴原礼证治要诀云：荷叶服之，令人瘦劣，故单服可以消阳水浮肿之气。

〔附方〕旧四，新二十三〔二〕。**阳水浮肿** 败荷叶烧存性，研末。每服二钱，米饮调下，日三服。证治要诀。**脚膝浮肿** 荷叶心、藁本等分，煎汤，淋洗之。永类方。**痘疮倒黡** 紫背荷叶散，又名南金散：治风寒外袭倒黡势危者，万无一失。用霜后荷叶贴水紫背者炙干，白僵蚕直者炒去丝，等分为末。每服半钱，用胡荽汤或温酒调下。闻人规痘疹论。**诸般痈肿** 拔毒止痛。荷叶中心蒂如钱者，不拘多少，煎汤淋洗，拭干，以飞过寒水石，同腊猪脂涂之。又治痈肿，柞木饮方中亦用之。本事方。**打扑损伤** 恶血攻心，闷乱疼痛

〔一〕滑：原作「渭」，形近而误。今据金陵本改。
〔二〕三：原作「二」，今按下新附方数改。

者。以干荷叶五片[一]烧存性，为末。每服三[二]钱，童子热尿一盏，食前调下，日三服，利下恶物为度。　圣惠方。**产后心痛**恶血不尽也。荷叶炒香为末。每服方寸匕，沸汤或童子小便调下。或烧灰、或煎汁皆可。　救急方。**胎衣不下**方同上。**伤寒产后**血运欲死。用荷叶、红花、姜黄等分，炒研末。童子小便调服二钱。　庞安常伤寒论。**孕妇伤寒**大热烦渴，恐伤胎气。用嫩卷荷叶焙半两，蚌粉二钱半，为末。每服三钱，新汲水入蜜调服，并涂腹上。名罩胎散。　郑氏方。**妊娠胎动**已见黄水者。干荷蒂一枚炙，研为末。糯米淘汁一钟，调服即安。　唐氏经验方。**吐血不止**嫩荷叶七个，擂水服之，甚佳。　又方：干荷叶、生蒲黄等分，为末。每服三钱，桑白皮煎汤调下。　肘后方：用经霜败荷烧存性，研末。新水服二钱。**吐血咯血**经验后方[三]：荷叶焙[四]干，为末。米汤调服二钱，一日二服，以知为度。　圣济总录：用败荷叶、蒲黄各一两，为末。每服二钱，麦门冬汤下。**吐血衄血**阳乘于阴，血热妄行，宜服四生丸。陈日华云：屡用得效。用生荷叶、生艾叶、生柏叶、生地黄等分，捣烂，丸鸡子大。每服一丸，水三盏，煎一盏，去滓服。　济生方。**崩中下血**荷叶烧研半两，蒲黄、黄芩各一两，为末。每空心酒服三钱。**血痢不止**荷叶蒂，水煮汁，服之。　普济方。**下痢赤白**荷叶烧研。每服二钱，红痢蜜、白痢沙糖汤下。**脱肛不收**贴水荷叶焙研，酒服二钱，仍以荷叶盛末坐之。经验良方。**牙齿疼痛**青荷叶剪取钱蒂七个，以浓米醋一盏，煎半盏，去滓，熬成膏，时时抹之妙。　唐氏经验方。**赤游火丹**新生荷叶捣烂，入盐涂之。　摘玄方。**漆疮作痒**干荷叶煎汤，洗之良。　集验方。**遍身风疠**荷叶三十枚，石灰一斗，淋汁合煮。渍之，半日乃出。数日一作，良。　圣惠方。**偏头风痛**升麻、苍术各一两，荷叶一个，水二钟，煎一钟，食后温服。或烧荷叶一个，为末，以煎汁调服。　简便方。**刀斧伤疮**荷叶烧研，搽之。　集简方。**阴肿**

[一] 片：大观、政和本草卷二十三藕实茎条附方俱作「斤」。
[二] 三：原脱，今据大观、政和本草卷二十三藕实茎条附方补。
[三] 经验后方：同上。并计入旧附方数内。
[四] 焙：原作「赔」，今据大观、政和本草卷二十三藕实茎条附方改。

痛痒荷叶、浮萍、蛇床等分煎水，日洗之。医垒元戎。

红白莲花 拾遗

〔校正〕自草部移入此。

【集解】〔藏器曰〕红莲花、白莲花，生西国，胡人将来也。〔时珍曰〕此不知即莲花否？而功与莲同，以类相从，姑移入此。

【气味】甘，平，无毒。

【主治】久服，令人好颜色，变白却老。藏器

芰实 音妓。 别录上品

【释名】**菱**别录 **水栗**风俗通 **沙角**〔时珍曰〕其叶支散，故字从支。其角棱峭，故谓之菱，而俗呼为菱角也。昔人多不分别，惟伍〔一〕安贫武陵记，以三角、四角者为芰，两角者为菱。左传〔二〕屈到嗜芰，即此物也。尔雅谓之厥攈（音眉）。又许慎说文云：菱，楚谓之芰，秦谓之薢茩。杨氏丹铅录以芰为鸡头，引离骚缉芰荷以为衣，言菱叶不可缉衣，皆误矣。案尔雅薢茩乃决明之名，非厥攈也。又埤雅芰荷乃藕上出水生花之茎，非鸡头也。与菱同名异物。许、杨二氏失于详考，故正之。

【集解】〔弘景曰〕芰实，庐、江间最多，皆取火燔以为米充粮，今多蒸暴食之。〔颂曰〕菱，处处有之。叶浮水上，花黄白色，花落而实生，渐向水中乃熟。实有二种：一种四角，一种两角。两角中又有嫩皮而紫色者，谓之浮菱，食之尤美。江淮及山东人暴其实以为米，代粮。〔时珍曰〕芰菱有湖泺处则有之。菱落泥中，最易生发。有野菱、家菱，皆三月生蔓延引。叶浮水上，扁而有尖，光面如镜。叶下之茎有股如虾股，一茎一叶，两两相差，如蝶翅状。五六月开小白花，背日而生，昼合宵炕，随月转移。其实有数种：或三角、四角，或两角、无角。野菱自生湖中，叶、实俱小。其角硬直刺人，其

〔一〕伍：原作「王」，本书卷一引据经史百家书目同，乃沿酉阳杂俎（前集卷十九芰条）之误。今据舆地纪胜卷六十八常德府人物条改。

〔二〕左传：按「屈到嗜芰」，左传未见此文。文见国语·楚语。

色嫩青老黑。嫩时剥食甘美，老则蒸煮食之。野人暴干，剁米为饭为粥，为糕为果，皆可代粮。其茎亦可暴收，和米作饭，以度荒歉，盖泽农有利之物也。家菱种于陂塘，叶、实俱大，角软而脆，亦有两角弯卷如弓形者，其色有青、有红、有紫，嫩时剥食，皮脆肉美，盖佳果也。老则壳黑而硬，坠入江中，谓之乌菱。冬月取之，风干为果，生、熟皆佳。夏月以粪水浇其叶，则实更肥美。按段成式酉阳杂俎云：苏州折腰菱，多两角。荆州郢城菱，三角无刺。可以按〔一〕莎。汉武帝昆明池有浮根菱，亦曰青水菱，叶没水下，根〔二〕出水上。或云：玄都有鸡翔〔三〕菱，碧色，状如鸡飞，仙人凫伯子常食之。

【气味】甘，平，无毒。〔诜曰〕生食，性冷利。多食，伤人脏腑，损阳气，痿茎，生蛲虫。水族中此物最不治病。若过食腹胀者，可暖姜酒服之即消，亦可含吴茱萸咽津。〔时珍曰〕仇池笔记言：菱花开背日，芡花开向日，故菱寒而芡暖。别录言芰实性平，岂生者性冷，而干者则性平欤？

【主治】安中补五脏，不饥轻身。别录 **蒸暴，和蜜饵之，断谷长生。**弘景 **解丹石毒。**苏颂 **鲜者〔四〕，解伤寒积热，止消渴，解酒毒、射罔毒。**时珍 **捣烂澄〔五〕粉食，补中延年。**臞仙

芰花

〔气味〕**涩**　〔主治〕**入染须发方。**时珍

乌菱壳

〔主治〕**入染须发方，亦止泄痢。**时珍

芡实音俭。　本经上品

【释名】鸡头本经 **雁喙**同 **雁头**古今注 **鸿头**韩退之 **鸡雍〔六〕**庄子 **卯菱**管子 **芀子**音唯。 **水流黄**〔弘景

〔一〕按：酉阳杂俎前集卷十九菱条作「接」。注云：「一曰按」。
〔二〕根：原作「菱」，今据酉阳杂俎前集卷十九菱条改，方与以「浮根」命名之义相合。
〔三〕鸡翔：酉阳杂俎前集卷十九菱条作「翻鸡」。
〔四〕鲜者：原作「解暑」，今据金陵本改。
〔五〕澄：原作「登」，今从张本改。
〔六〕雍：庄子·徐无鬼篇作「痈」，注：「痈或作壅」。司马彪注云：「鸡壅即鸡头也。」按「邕」、「雍」、「痈」、「壅」古通用。

曰】此即今芀子也。茎〔一〕上花似鸡冠，故名鸡头。〔颂曰〕其苞〔二〕形类鸡、雁头，故有诸名。〔时珍曰〕芡可济俭歉，故谓之芡。鸡雍见庄子徐〔三〕无鬼篇。卯蔆见管子五行篇。扬雄方言云：南楚谓之鸡头，幽燕谓之雁头，徐、青、淮、泗谓之芡子。其茎谓之芀，亦曰葰。郑樵通志以钩芙为芡，误矣。钩芙，陆生草也，其茎可食。水流黄见下。

【集解】〔别录曰〕鸡头实生雷泽〔四〕池泽。八月采之。〔保升曰〕苗生水中，叶大如荷，皱而有刺。花子若拳大，形似〔五〕鸡头。实若石榴，其皮青黑，肉白如菱米也。〔颂曰〕处处有之，生水泽中。其叶俗名鸡头盘，花下结实。其茎嫩者名芀蔌，亦名葰菜，人采为蔬茹。〔宗奭曰〕天下皆有之。临水居人，采子去皮，捣仁为粉，蒸炸作饼，可以代粮。〔时珍曰〕芡茎三月生叶贴水，大于荷叶，皱文如縠，蹙衄如沸，面青背紫，茎、叶皆有刺。其茎长至丈余，中亦有孔有丝，嫩者剥皮可食。五六月生紫花，花开向日结苞，外有青刺，如猬刺及栗球之形。花在苞顶，亦如鸡喙及猬喙。剥开内有斑驳软肉裹子，累累如珠玑。壳内白米，状如鱼目。深秋老时，泽农广收，烂取芡子，藏至囷石，以备歉荒。其根状如三棱，煮食如芋。

【修治】〔诜曰〕凡用蒸熟，烈日晒裂取仁，亦可舂取粉用。〔时珍曰〕新者煮食良。入涩精药，连壳用亦可。案刘跂〔六〕暇日记云：芡实一斗，以防风四两煎汤浸过用，且经久不坏。

【气味】甘，平，涩，无毒。〔弘景曰〕小儿多食，令不长。〔诜曰〕生食多，动风冷气。〔宗奭曰〕食多，不益脾胃，兼难消化。

【主治】湿痹，腰脊膝痛，补中，除暴疾，益精气，强志，令耳目聪明。久服，

〔一〕茎：唐本草卷十七鸡头实条作「子形」二字，与齐民要术卷六第六十一种芡法文合。大观、政和本草卷二十三仅作一「形」字，费解，濒湖遂改为「茎」，似与隐居原义不同。

〔二〕苞：大观、政和本草卷二十三鸡头实条俱作「实」。

〔三〕徐：原脱，今据庄子·徐无鬼篇补。

〔四〕泽：原作「池」，今据唐本草卷十七、千金翼卷四及大观、政和本草卷二十三鸡头实条改。

〔五〕似：原作「作」，今据大观、政和本草卷二十三鸡头实条改，义较显豁。

〔六〕刘跂：原作「陈彦和」。按下引文见说郛（陶珽重辑本）卷二十七宋·刘跂著暇日记。因句末「不坏」下原有「陈彦和屡用之」一语，濒湖遂误以「陈彦和」为「暇日记」著者，今据改。

轻身不饥，耐老神仙。本经 **开胃助气。**日华 **止渴益肾，治小便不禁，遗精白浊带下。**时珍

【发明】〔弘景曰〕仙方取此合莲实饵之，甚益人。〔恭曰〕作粉食，益人胜于菱也。〔颂曰〕取其实及中子，捣烂暴干，再捣筛末，熬金樱子煎和丸服之，云补下益人，谓之水陆丹。〔时珍曰〕案孙升谈圃云：芡本不益人，而俗谓之水流黄何也？盖人之食芡，必咀嚼之，终日嗫嗫。而芡味甘平，腴而不腻。食之者能使华液流通，转相灌溉，其功胜于乳石也。淮南子云：狸头愈瘻，鸡头已瘘。注者云，即芡实也。

【附方】旧一，新三。**鸡头粥** 益精气，强志意，利耳目。鸡头实三合，煮熟去壳〔一〕，粳米一合煮粥，日日空心食。经验后方〔二〕。**玉锁丹** 治精气虚滑。用芡实、莲茎。方见藕节下〔三〕。**四精丸** 治思虑、色欲过度，损伤心气，小便数，遗精。用秋石、白茯苓、芡实、莲肉各二两，为末，蒸枣和，丸梧子大。每服三十丸，空心盐汤送下。永类方。**分清丸** 治浊病。用芡实粉、白茯苓粉，黄蜡化蜜和，丸梧桐子大。每服百丸，盐汤下。摘玄方。

鸡头菜即蔿菜 芡茎也。**〔气味〕咸、甘，平，无毒。〔主治〕止烦渴，除虚热，生熟皆宜。**时珍

根 〔气味〕同茎。**〔主治〕小腹结气痛，煮食之。**士良 **〔附方〕**新一。**偏坠气块** 鸡头根切片煮熟，盐、醋食之。法天生意。

乌芋 别录中品

〔一〕壳：大观、政和本草卷二十三鸡头实条附方此下俱有「研如膏」。

〔二〕后方：原脱，今据大观、政和本草卷二十三鸡头实条附方补。

〔三〕玉锁丹……方见藕节下：按玉锁丹，治精气虚滑。用龙骨、莲花蕊、鸡头实、乌梅肉等分，蒸山药研膏，丸小豆大。每日空心服二十丸，米饮、汤下。出御药院方卷六。本卷莲藕条藕节附方，治遗精白浊，心虚不宁，用藕节等八味，乃金锁玉关丸。两方名称、症状及药味，出入颇大，似不能认为一方。今仍计入本条新附方数内。

【释名】凫茈音疵。**凫茨**音瓷。**葧脐**衍义**黑三棱**博济方**芍**音晓。**地栗**郑樵通志　〔时珍曰〕乌芋，其根如芋而色乌也。凫喜食之，故尔雅名凫茈，后遂讹为凫茨，又讹为葧脐。盖切韵凫、葧同一字母，音相近也。三棱、地栗，皆形似也。〔瑞曰〕小者名凫茈，大者名地栗。

【集解】〔颂曰〕乌芋，今凫茨也。苗似龙须而细，色正青。根如指头大，黑色，皮厚有毛。又有一种皮薄无毛者亦同。田中人并食之。〔宗奭曰〕皮厚色黑，肉硬而白者，谓之猪葧脐。皮薄泽，色淡紫，肉软而脆者，谓之羊葧脐。正二月，人采食之。此二等药中罕用，荒岁人多采以充粮。〔时珍曰〕凫茈生浅水田中。其苗三四月出土，一茎直上，无枝叶，状如龙须。肥〔一〕田栽者，粗近葱、蒲，高二三尺。其根白蒻，秋后结颗，大如山楂、栗子，而脐有聚毛，累累下生入泥底。野生者，黑而小，食之多滓。种出者，紫而大，食之多毛。吴人以沃田种之，三月下种，霜后苗枯，冬春掘收为果，生食、煮食皆良。

【正误】〔别录曰〕乌芋一名借姑。二月生叶如芋。三月三日采根，暴干。〔弘景曰〕借姑生水田中。叶有桠，状如泽泻，不正似芋。其根黄，似芋子而小，疑有乌者，根极相似，细而美。叶状如苋，草呼为凫茨，恐即此也。〔恭曰〕乌芋一名槎丫，一名茨菰。〔时珍曰〕乌芋、慈姑原是二物。慈姑有叶，其根散生。乌芋有茎无叶，其根下生。气味不同，主治亦异。而别录误以借姑为乌芋，谓其叶如芋。陶、苏二氏因凫茨、慈姑字音相近，遂致混注，而诸家说者因之不明。今正其误。

根【气味】甘，微寒，滑，无毒。〔诜曰〕性冷。先有冷气人不可食，令人腹胀气满。小儿秋月食多，脐下结痛也。

【主治】消渴痹热，温中益气。别录**下丹石，消风毒，除胸中实热气。可作粉食，明耳目，消黄疸**〔二〕。孟诜**开胃下食。**大明**作粉食，厚人肠胃，不饥，能解毒，服金石人宜之。**苏颂**疗五种膈气，消宿食，饭后宜食之。治误吞铜物。**汪机**主血痢下血血**

〔一〕肥：原版损坏，今从张本补。
〔二〕疸：原作「疽」，今据大观、政和本草卷二十三乌芋条改。

崩，辟蛊毒。时珍

【发明】〔机曰〕乌芋善毁铜，合铜钱嚼之，则钱化，可见其为消坚削积之物。故能化五种膈疾，而消宿食，治误吞铜也，〔时珍曰〕按王氏博济方，治五积、冷气攻心、变为五膈诸病，金锁丸中用黑三棱。注云：即凫茈干者。则汪氏所谓消坚之说，盖本于此。又董炳集验方云：地栗晒干为末，白汤每服二钱，能辟蛊毒。传闻下蛊之家，知有此物，便不敢下。此亦前人所未知者。

【附方】新五。**大便下血**荸脐捣汁大半锺，好酒半锺，空心温服。三日见效。神秘方。**下痢赤白**午日午时取完好荸脐，洗净拭干，勿令损破，于瓶内入好烧酒浸之，黄泥密封收贮。遇有患者，取二枚细嚼，空心用原酒送下。唐瑶经验方。**妇人血崩**凫茈一岁一个，烧存性，研末，酒服之。李氏方。**小儿口疮**用荸脐烧存性，研末，掺之。杨起简便方。**误吞铜钱**生凫茈研汁，细细呷之，自然消化成水。王璆百一选方。

慈姑日华

〔校正〕原混乌芋下，今分出。仍并入图经外类剪刀草。

【释名】借姑别录　**水萍**别录　**河凫茈**〔一〕图经　**白地栗**同上　**苗名剪刀草**图经　**箭搭草**救荒　**槎丫草**苏恭　**燕尾草**大明　〔时珍曰〕慈姑，一根岁生十二子，如慈姑之乳诸子，故以名之。作茨菰者非矣。河凫茈、白地栗，所以别乌芋之凫茈、地栗也。剪刀、箭搭、槎丫、燕尾，并象叶形也。

【集解】〔别录曰〕借姑，三月三日采根，暴干。〔弘景曰〕借姑生水田中。叶有桠，状如泽泻。其根黄，似芋子而小，煮之可啖。〔恭曰〕慈姑生水中。叶似錍箭之镞，泽泻之类也。〔颂曰〕剪刀草，生江湖及汴洛近水河沟沙碛中。叶如剪刀形。茎干似嫩蒲，又似三棱。苗甚软，其色深青绿。每丛十余茎，内抽出一两茎，上分枝，开小白花，四瓣，蕊深黄色。根大者如杏，小者如栗〔二〕，色白而莹滑。五六七月采叶，正二月采根，即慈姑也。煮熟味甘甜，时人以作果子。福州别有一种，小异，三月开花，四时采根，功亦相似。〔时珍曰〕慈姑生浅水中，人亦种之。三月生苗，青茎中空，其外有

〔一〕茈：大观本草卷三十一及政和本草卷三十剪刀草条俱作「茨」。
〔二〕栗：大观本草卷三十一及政和本草卷三十剪刀草条俱作「杏核」二字。

棱。叶如燕尾，前尖后歧。霜后叶枯，根乃练结，冬及春初，掘以为果。须灰汤煮熟，去皮食，乃不麻涩戟人咽也。嫩茎亦可炸食。又取汁，可制粉霜、雌黄。又有山慈姑，名同实异，见草部。

根 〔气味〕**苦、甘，微寒，无毒。**〔大明曰〕冷，有毒。多食，发虚热，及肠风痔漏，崩中带下，疮疖。以生姜同煮佳。怀孕人不可食。〔诜曰〕吴人常食之，令人发脚气瘫缓风，损齿失颜色，皮肉干燥。卒食之，使人干呕〔一〕也。

〔主治〕**百毒，产后血闷，攻心欲死，产难胞衣不出，捣汁服一升。又下石淋。**苏恭〔二〕

叶 〔主治〕**诸恶疮肿，小儿游瘤丹毒，捣烂涂之，即便消退，甚佳。**苏颂 **治蛇、虫咬，捣烂封之。**大明 **调蚌粉，涂瘙痱。**时珍

附录诸果 纲目二十一种，拾遗一种。

〔时珍曰〕方册所记诸果，名品甚多，不能详其性、味、状。既列于果，则养生者不可不知，因略采附以俟。

津符子 〔时珍曰〕孙真人千金方云：味苦，平，滑。多食令人口爽，不知五味。

必思荅 〔又曰〕忽思慧〔三〕饮膳正要云：味甘，无毒。调中顺气。出回回田地。

甘剑子 〔又曰〕范成大桂海志云：状似巴榄子，仁附肉，有白靥，不可食，发人病。北人呼为海胡桃是也。

杨摇子 〔又曰〕沈莹临海异物志云：生闽越。其子生树皮中，其体有脊，形甚异而味甘无奇，色青黄，长四五寸。

海梧子 〔又曰〕嵇含南方草木状云：出林邑。树似梧桐，色白。叶似青桐。其子如大栗，肥甘可食。

木竹子 〔又曰〕桂海志云：皮色形状全似大枇杷，肉味甘美，秋冬实熟。出广西。

〔一〕干呕：大观、政和本草卷二十三乌芋条俱作「呕水」。

〔二〕苏恭：原作「大明」，今据唐本草卷十七及大观、政和本草卷二十三乌芋条改。

〔三〕忽思慧：原作「忽必烈」，今据原书卷首虞集序及进书表改。四库总目·子部·谱录类存目改作「和斯辉」，译音近似。

櫓罟子〔又曰〕桂海志云：大如半升碗，数十房攒聚成球，每房有缝[一]。冬生青，至夏红。破其瓣食之，微甘。出广西。

罗晃子〔又曰〕桂海志云：状如橄榄，其皮七重[二]。出广西。顾玠海槎录云：横州出九层皮果，至九层方见肉也。夏熟，味如栗。

柠子〔又曰〕徐表南州记云：出九真、交趾。树生子如桃实，长寸余。二月开花，连着子，五月熟，色黄。盐藏食之，味酸似梅。

夫编子〔又曰〕南州记云：树生交趾山谷。三月开花，仍连着子，五六月熟。入鸡、鱼、猪、鸭羹中，味美，亦可盐藏。

白缘子〔又曰〕刘欣期交州记云：出交趾。树高丈余，实味甘美如胡桃。

系弥子〔又曰〕郭义恭广志云：状圆而细，赤如软枣。其味初苦后甘，可食。

人面子〔又曰〕草木状云：出南海。树似含桃。子如桃实，无味，以蜜渍可食。其核正如人面，可玩。祝穆方舆胜览云：出广中。大如梅李。春花、夏实、秋熟，蜜煎甘酸可食。其核两边似人面，口、目、鼻皆具。

黄皮果〔又曰〕海槎录云：出广西横州。状如楝子及小枣而味酸。

四味果〔又曰〕段成式酉阳杂俎云：出祁连山。木生如枣。剖以竹刀则甘，铁刀则苦，木刀则酸，芦刀则辛。行旅得之，能止饥渴。

千岁子〔又曰〕草木状云：出交趾。蔓生。子在根下，须绿色，交加如织。一苞恒二百馀颗，皮壳青黄色。壳中有肉如栗，味亦如之。干则壳肉相离，撼之有声。桂海志云：状似青黄李，味甘。

侯骚子〔又曰〕酉阳杂俎云：蔓生。子大如鸡卵，既甘且冷，消酒轻身。王太仆曾献之。

〔一〕缝：原作「绛」，今据桂海虞衡志·果志·櫓罟子条改。

〔二〕重：原作「种」，今据桂海虞衡志·果志·罗晃子条改。

酒杯藤子〔又曰〕崔豹古今注云：出西域。藤大如臂。花坚硬，可以酌酒，文章映澈。实大如指，味如豆蔻，食之消酒。张骞得其种于大宛。

蕳音间**子**〔又曰〕贾思勰齐民要术云：藤，生交趾、合浦。缘树木，正二月花，四五月熟，实〔一〕如梨，赤如鸡冠，核如鱼鳞。生食，味淡泊〔二〕。

山枣〔又曰〕寰宇志云：出广西肇庆府。叶似梅，果似荔枝，九月熟，可食。

隈支〔又曰〕宋祁益州方物图云：生邛州山谷中。树高丈馀，枝修而弱。开白花。实大若雀卵，状似荔枝，肉黄肤甘。

灵床上果子拾遗　藏器云：人夜谵语，食之即止。

诸果有毒拾遗

凡果未成核者，食之令人发痈疖及寒热。

凡果落地有恶虫缘过者，食之令人患九漏。

凡果双仁者，有毒杀人。

凡瓜双蒂者，有毒杀人。沉水者，杀人。

凡果忽有异常者，根下必有毒蛇，食之杀人。

互考

槠实　梧桐子　枸杞子　金樱子

〔一〕实：原脱，今据齐民要术卷十藤条蕳子藤项补。

〔二〕泊：原作「治」，今据齐民要术卷十藤条蕳子藤项改。

山茱萸　桑椹　木半夏　胡颓子

松花　桂花　栎实　已上木〔一〕部

黄精　葳蕤〔二〕　蒲黄　菰首

蒟酱　豆蔻　益智子　使君子

燕覆子　蓬蘽　覆盆子　已上草部〔三〕

〔一〕木：原作「果」。按以上各条俱在木部，不在果部，因改。

〔二〕蕤：此下原有「已上」二字，文义不全，因删。

〔三〕已上草部：原脱，今从张本补。

本草纲目木部目录第三十四卷

李时珍曰：木乃植物，五行之一。性有土宜，山谷原隰。肇由气化，爰受形质。乔条苞灌，根叶华实。坚脆美恶，各具太极。色香气味，区辨品类。食备果蔬，材充药器。寒温毒良，直有考汇。多识其名，奚止读诗。埤以本草，益启其知。乃肆搜猎，萃而类之。是为木部，凡一百八十种，分为六类：曰香，曰乔，曰灌，曰寓，曰苞，曰杂。旧本木部三品，共二百六十三种。今并入二十五种，移一十四种入草部，二十九种入蔓草，三十一种入果部，三种入菜部，一十六种入器用部，二种入虫部。自草部移入二种，外类有名未用移入十一种。

神农本草经四十四种梁陶弘景注。

名医别录二十三种梁陶弘景注。

唐本草二十二种唐苏恭。　**本草拾遗三十九种**唐陈藏器。

海药本草五种唐李珣。　**蜀本草一种**蜀韩保昇。

开宝本草一十五种宋马志。　**嘉祐本草六种**宋掌禹锡。

图经本草一种宋苏颂。　**日华本草一种**宋人大明。

证类本草一种宋唐慎微。　**本草补遗一种**元朱震亨。

本草纲目二十一种明李时珍。

〔附注〕魏李当之药录　吴普本草　宋雷敩炮炙　齐徐之才药对　唐甄权药性　孙思邈千金

唐孟诜食疗　杨损之删繁　萧炳四声　南唐陈士良食性　宋陈承别说　寇宗奭衍义

金张元素珍珠囊　元李杲法象　王好古汤液　元吴瑞日用　明汪颖食物　汪机会编

周定王救荒　王纶集要　宁原食鉴　陈嘉谟[一]蒙筌

木之一　香木类三十五种

柏本经　松别录　杉别录　丹桎木皮[二]附　桂本经

箘桂本经　天竺桂海药　月桂拾遗　木兰本经

辛夷本经　沉香别录　蜜香拾遗　丁香开宝　（即鸡舌香）

檀香别录　降真香证类　楠别录　樟拾遗

钓樟别录　乌药开宝　研药附　櫰香纲目　（即兜娄婆[三]香）

必栗香拾遗　枫香脂唐本　（即白胶香）　熏陆香（乳香）别录

没药开宝　骐驎竭唐本　（即血竭）　质汗开宝　安息香唐本

苏合香别录　詹糖香别录　结杀附　笃耨香纲目　胆八[四]香附

龙脑香唐本　元慈勒附　樟脑纲目　阿魏唐本　卢会开宝

胡桐泪唐本　返魂香海药[五]　兜木香附

右附方旧七十四[六]，新二百零七[七]。

〔一〕谟：原脱，今据本书卷一历代诸家本草补。

〔二〕皮：原脱，今据本卷杉条附录补。

〔三〕婆：原脱，今据本卷櫰香条补。

〔四〕胆八：原缺，今据本卷笃耨香条附录补。

〔五〕药：原作「宁」，今据大观、政和本草卷十二及本书本卷返魂香条改。

〔六〕七十四：原作「五十七」，今按本卷旧附方数改。

〔七〕二百零七：原作「一百九十八」，今按本卷新附方数改。

本草纲目木部第三十四卷

木之一 香木类三十五种

柏本经上品

【释名】椈音菊。侧柏〔李时珍曰〕按魏子才六书精蕴云：万木皆向阳，而柏独西指，盖阴木而有贞德者，故字从白。白者，西方也。陆佃埤雅云：柏之指西，犹针之指南也。柏有数种，入药惟取叶扁而侧生者，故口侧柏。〔寇宗奭曰〕予官陕西，登高望柏，千万株皆一一西指。盖此木至坚，不畏霜雪，得木之正气，他木不及。所以受金之正气所制，一一西指也。

【集解】〔别录曰〕柏实生太山山谷，柏叶尤良。四时各依方面采，阴干。〔陶弘景曰〕处处有柏，当以太山为佳尔。并忌取冢墓上者。其叶以秋夏采者良。〔苏恭曰〕今太山无复采子，惟出陕州、宜州为胜。八月采之。〔苏颂曰〕柏实以乾州者为最。三月开花，九月结子成熟，取采蒸曝，舂擂取仁用。其叶名侧柏，密州出者尤佳。虽与他柏相类，而其叶皆侧向而生，功效殊别。古柏叶尤奇，益州诸葛孔明庙中有大柏木，相传是蜀世所植，故人多采以作药，其味甘香，异常柏也。〔雷敩曰〕柏叶有花柏叶、丛柏叶及有子圆叶。其有子圆叶成片，如大片云母，叶皆侧，叶上有微赤毛者，宜入药用。花柏叶，其树浓叶成朵，无子；丛柏叶，其树绿色，并不入药。〔陈承曰〕陶隐居说柏忌冢墓上者，而今乾州者皆是乾陵所出，他处皆无大者，但取其州土所宜，子实气味丰美可也。其柏异于他处，木之文理，大者多为菩萨云气、人物鸟兽，状极分明可观。有盗得一株径尺者，值万钱，宜其子实为贵也。〔时珍曰〕史记言：松柏为百〔一〕木之长。其树耸直，其皮薄，其肌腻。其花细琐，其实成梂，状如小铃，霜后四裂，中有数子，大如麦粒，芬香可爱。柏叶松身者，桧也。其叶尖硬，亦谓之栝。今人名圆柏，以别侧柏。松叶柏身者，枞〔二〕也。松桧相半者，桧柏也。峨眉山中一种竹叶柏身者，谓之竹柏。

柏实

【修治】〔敩曰〕凡使先以酒浸一宿，至明漉出，晒干，用黄精自然汁于日中煎之，缓火煮成煎为度。

〔一〕百：原作「柏」，今据史记卷一二八龟策列传改。
〔二〕枞：原作「纵」，今据尔雅释木改。

每煎柏子仁三两，用酒五两浸。〔时珍曰〕此法是服食家用者。寻常用，只蒸熟曝烈〔一〕舂簸取仁，炒研入药。**〔气味〕甘，平，无毒。**〔甄权曰〕甘、辛。畏菊花、羊蹄草。〔徐之才曰〕见叶下。**〔主治〕惊悸益气，除风湿〔二〕，安五脏。久服，令人润泽美色，耳目聪明，不饥不老，轻身延年。**本经　**疗恍惚，虚损吸吸，历节腰中重痛，益血止汗。**别录　**治头风，腰肾中冷，膀胱冷脓〔三〕宿水，兴阳道，益寿，去百邪鬼魅，小儿惊痫。**甄权　**润肝。**好古　**养心气，润肾燥，安魂定魄，益智宁神。烧沥，泽头发，治疥癣。**时珍

〔发明〕〔王好古曰〕柏子仁，肝经气分药也。又润肾，古方十精丸用之。〔时珍曰〕柏子仁性平而不寒不燥，味甘而补，辛而能润，其气清香，能透心肾，益脾胃，盖仙家上品药也，宜乎滋养之剂用之。列仙传云：赤松子食柏实，齿落更生，行及奔马。谅非虚语也。

〔附方〕旧二，新六〔四〕。**服柏实法**八月连房取实曝收，去壳研末。每服二钱，温酒下，一日三服。渴即饮水，令人悦泽。一方：加松子仁等分，以松脂和丸。一方：加菊花等分，蜜丸服。奇效方：用柏子仁二斤，为末，酒浸为膏，枣肉三斤，白蜜、白术末、地黄末各一斤，捣匀，丸弹子大。每嚼一丸，一日三服。百日，百病愈；久服，延年壮神。**老人虚秘**柏子仁、松子仁、大麻仁等分，同研，溶蜜蜡丸梧子大。以少黄丹汤，食前调服二三十丸，日二服。寇宗奭。**肠风下血**柏子十四个捶碎，囊贮浸好酒三盏，煎八分服，立止。普济方。**小儿躽啼**惊痫腹满，大便青白色。用柏子仁末，温水调服一钱。圣惠方。**黄水湿疮**真柏油二两，香油二两，熬稠搽之，如神。陆氏积德堂方。

柏叶

〔修治〕〔敩曰〕凡用挼去两畔并心枝了，用糯泔浸七日，以酒拌蒸一伏时。每一斤用黄精自然汁十二

〔一〕烈：覆刻江西本作「裂」，义长。

〔二〕湿：唐本草卷十二、千金翼卷三及大观、政和本草卷十二柏实条此下俱有「痹」字。

〔三〕脓：原作「浓」，今据大观、政和本草卷十二柏实条改。

〔四〕六：原作「四」，今按下新附方数改。

两浸焙，又浸又焙，待汁干用之。〔时珍曰〕此服食治法也。常用或生或炒，各从本方。**〔气味〕苦，微温，无毒。**〔权曰〕苦、辛，性涩。与酒相宜。〔颂曰〕性寒。〔之才曰〕瓜子、牡蛎、桂为之使。畏菊花、羊蹄、诸石及面麴。伏砒、消。〔弘景曰〕柏之叶、实，服饵所重。此云恶麴，而人以酿酒无妨。恐酒米相和，异单用也。**〔主治〕吐血衄血，痢血崩中赤白，轻身益气，令人耐寒暑，去湿痹，止饥**〔一〕。别录 **治冷风历节疼痛，止尿血。**甄权 **炙，署冻疮。烧取汁涂头，黑润鬓发。**大明 **傅汤火伤，止痛灭瘢。服之，疗蛊痢。作汤常服，杀五脏虫，益人。**苏颂 **〔发明〕**〔震亨曰〕柏属阴与金，善守。故采其叶，随月建方，取其多得月令之气。此补阴之要药，其性多燥，久得之大益脾土，以滋〔二〕其肺。〔时珍曰〕柏性后凋而耐久，禀坚凝之质，乃多寿之木，所以可入服食。道家以之点汤常饮，元旦以之浸酒辟邪，皆有取于此。麝食之而体香，毛女食之而体轻，亦其证验矣。毛女者，秦王宫人。关东贼至，惊走入山，饥无所食。有一老公教吃松柏叶〔三〕，初时苦涩，久乃相宜，遂不复饥，冬不寒，夏不热。至汉成帝时，猎者于终南山见一人，无衣服，身生黑毛，跳坑越涧如飞，乃密围获之，去秦时二〔四〕百余载矣。事出葛洪抱朴子书中。

〔附方〕旧十，新十一〔五〕。**服松柏法**孙真人枕中记云：尝以三月、四月采新生松叶，长三四寸许，并花蕊阴干；又于深山岩谷中，采当年新生柏叶，长二三寸者，阴干，为末，白蜜丸如小豆大。常以日未出时，烧香东向，手持八十一丸，以酒下。服一年，延十年命；服二年，延二十年命。欲得长肌肉，加大麻、巨胜；欲心力壮健者，加茯苓、人参。此药除百病，益元气，滋五脏六腑，清明耳目，强壮不衰老，延年益寿，神验。用七月七日露水丸之，更佳。服时仍祝曰：神仙真药，体合自然。服药入腹，天地同年。祝毕服药。断诸杂肉、五辛。**神仙服饵**五月五日，采五方侧柏叶三斤，远志（去心）二斤，白茯苓（去皮）一斤，为末，炼蜜和，丸梧子

〔一〕止饥：原作「生肌」，今据唐本草卷十二、千金翼卷三及大观、政和本草卷十二柏实条改。

〔二〕滋：本草衍义补遗柏条作「涩」。

〔三〕松柏叶：大观、政和本草卷十二柏实条引抱朴子作「松柏叶实」，明鲁藩刊本抱朴子内篇仙药篇作「松叶松实」。

〔四〕二：抱朴子仙药篇及大观、政和本草引文俱作「三」，但汉成帝去秦时实只二百余载，故濒湖改「三」为「二」。

〔五〕十一：原作「九」，今按下新附方数改。

大。每以仙灵脾酒下三十丸，日再服。并无所忌。勿示非人。**中风不省**涎潮口禁，语言不出，手足亸曳。得病之日，便进此药，可使风退气和，不成废人。柏叶一握去枝，葱白一握连根研如泥，无灰酒一升，煎一二十沸，温服。如不饮酒，分作四五服，方进他药。　杨氏家藏方。**时气瘴疫**社中西南柏树东南枝，取暴干研末。每服一钱，新水调下，日三四服。　圣惠方。**霍乱转筋**柏叶捣烂，裹脚上，及煎汁淋之。　圣惠方。**吐血不止**张仲景柏叶汤〔一〕：用青柏叶一把，干姜二〔二〕片，阿胶一挺炙，三味，以水二升，煮一升，去滓，别绞马通汁一升，合煎取一升，绵滤，一服尽之。　圣惠方：用柏叶，米饮服二钱。或蜜丸，或水煎服，并良。**忧恚呕血**烦满少气，胸中疼痛。柏叶为散，米饮调服二方寸匕。　圣惠方。**衄血不止**柏叶、榴花研末，吹之。　普济方。**小便尿血**柏叶、黄连焙研，酒服三钱。　济急方。**大肠下血**随四时方向，采侧柏叶烧研。每米饮服二钱。王涣之舒州病此，陈宜父大夫传方，二服愈。　百一选方。**酒毒下血**或下痢。嫩柏叶（九蒸九晒）二两，陈槐花（炒焦）一两，为末，蜜丸梧子大。每空心温酒下四十丸。　普济方。**蛊痢下血**男子、妇人、小儿大腹，下黑血茶脚色，或脓血如淀色。柏叶焙干为末，与黄连同煎为汁，服之。　本草图经。**小儿洞痢**柏叶煮汁，代茶饮之。　经验后〔三〕方。**月水不断**侧柏叶（炙）、芍药等分。每用三钱，水、酒各半，煎服。　室女用侧柏叶、木贼（炒微焦）等分，为末。每服二钱，米饮下。　圣济总录。**汤火烧灼**柏叶生捣涂之，系定二三日，止痛灭瘢。　本草图经。**鼠瘘核痛**未成脓。以柏叶捣涂，熬盐熨之，令热〔四〕气下即消。　姚僧坦集验方。**大风疠疾**眉发不生。侧柏叶九蒸九晒，为末，炼蜜丸梧子大。每服五丸至十丸，日三、夜一服。百日即生。　圣惠方。**头发不生**侧柏

〔一〕张仲景柏叶汤：本方引自大观、政和本草卷十二柏实条苏颂图经，仅一字（三改二）之异。金匮卷中第十六及外台卷二引仲景伤寒论柏叶汤，「阿胶一挺炙」俱作「艾三把」。外台方后注云：「一方有阿胶，无艾。」正是本方。

〔二〕二：大观、政和本草卷十二柏实条俱作「三」。

〔三〕后：原脱，今据大观　政和本草卷十二柏实条附方补。

〔四〕令热：同上。

叶阴干，作末，和麻油涂之。孙真人食忌〔一〕。**头发黄赤**生柏叶末一升，猪膏一斤和，丸弹子大。每以布裹一丸，纳泔汁中化开，沐之。一月，色黑而润矣。圣惠方。

枝节〔主治〕**煮汁酿酒，去风痹、历节风。烧取湝油，疗瘑疥及虫癞良。**苏恭

〔附方〕旧二，新一。**霍乱转筋**以暖物裹脚，后以柏木片煮汤淋之。经验后〔二〕方。**齿䘌肿痛**柏枝烧热，拄孔中。须臾虫缘枝出。圣惠。**恶疮有虫**久不愈者。以柏枝节烧沥取油傅之。三五次无不愈。亦治牛马疥。陈承本草别说。

脂〔主治〕**身面疣目，同松脂研匀涂之，数夕自失。**圣惠

根白皮〔气味〕**苦，平，无毒。**〔主治〕**火灼烂疮，长毛发。**别录

〔附方〕旧一。**热油灼伤**柏白皮，以腊猪脂煎油，涂疮上。肘后方。

松 别录上品

【释名】〔时珍曰〕按王安石字说云：松柏为百木之长。松犹公也，柏犹伯也。故松从公，柏从白。

【集解】〔别录曰〕松脂生太山山谷。六月采。〔颂曰〕松处处有之。其叶有两鬣、五鬣、七鬣。岁久则实繁。中原虽有，不及塞上者佳好也。松脂以通明如熏陆香颗者为胜。〔宗奭曰〕松黄一如蒲黄，但味差淡。松子多海东来，今关右亦有，但细小味薄也。〔时珍曰〕松树磥砢修耸多节，其皮粗厚有鳞形，其叶后凋。二三月抽蕤生花，长四五寸，采其花蕊为松黄。结实状如猪心，叠成鳞砌，秋老则子长鳞裂。然叶有二针、三针、五针之别。三针者为栝子松，五针者为松子松。其子大如柏子，惟辽海及云南者，子大如巴豆可食，谓之海松子，详见果部。孙思邈云：松脂以衡山者为良。衡山东五百里，满谷所出者，与天下不同。苏轼云：镇定松脂亦良。抱朴子云：凡老松皮内自然聚脂为第一，胜于凿取及煮成者。其根下有伤处，不见日月者为阴脂，尤佳。老松余气结为茯苓。千年松脂化为琥珀。玉策记云：千年松树四边枝起，上杪不长如

〔一〕孙真人食忌：原作「梅师方」，今据大观、政和本草卷十二柏实条附方改。
〔二〕后：原脱，今据大观、政和本草卷十二柏实条附方补。

偃盖。其精化为青牛、青羊、青犬、青人、伏龟，其寿皆千岁。

松脂

〔别名〕松膏本经**松肪**同**松胶**纲目**松香**同**沥青**

〔修治〕〔弘景曰〕采炼松脂法，并在服食方中。以桑灰汁或酒煮软，挼纳寒水中数十过，白滑则可用。〔颂曰〕凡用松脂，先须炼治。用大釜加水置甑，用白茅借甑底，又加黄砂于茅上，厚寸许。然后布松脂于上，炊以桑薪，汤减频添热水。候松脂尽入釜中，乃出之，投于冷水，既凝又蒸，如此三〔一〕过，其白如玉，然后入用。

〔气味〕苦、甘，温，无毒。〔权曰〕甘，平。〔震亨曰〕松脂属阳金。伏汞。

〔主治〕痈〔二〕**疽恶疮，头疡白秃，疥瘙风气，安五脏，除热。久服，轻身不老延年。**本经 **除胃中伏热，咽干消渴，风痹死肌。炼之令白。其赤者，主恶痹。**别录 **煎膏，生肌止痛，排脓抽风。贴诸疮脓血瘘烂。塞牙孔，杀虫。**甄权 **除邪下气，润心肺，治耳聋。古方多用辟谷。**大明 **强筋骨，利耳目，治崩带。**时珍

〔发明〕〔弘景曰〕松、柏皆有脂润，凌冬不凋，理为佳物，服食多用，但人多轻忽之尔。〔颂曰〕道人服饵，或合茯苓、松柏实、菊花作丸，亦可单服。〔时珍曰〕松叶、松实，服饵所须；松节、松心，耐久不朽。松脂则又树之津液精华也。在土不朽，流脂日久，变为琥珀，宜其可以辟谷延龄。葛洪抱朴子云：上党赵瞿病癞历年，垂死其家弃之，送置山穴中。瞿怨泣经月，有仙人见而哀之，以一囊药与之。瞿服百余日，其疮都愈，颜色丰悦，肌肤玉泽。仙人再过之，瞿谢活命之恩，乞求其方。仙人曰：此是松脂，山中便多。此物汝炼服之，可以长生不死。瞿乃归家长服，身体转轻，气力百倍，登危涉险，终日不困。年百余岁，齿不坠，发不白。夜卧忽见屋间有光，大如镜，久而一室尽明如昼。又见面上有采女一〔三〕人，戏于口鼻之间。后入抱犊山成地仙。于时人闻瞿服此脂，皆竞服之，车运驴负，积之盈室。不过一月，未觉大益，皆辄止焉。志之不坚如此。张杲医说有服松丹之法。

〔附方〕旧七，新十七。

服食辟谷千金方：用松脂十〔四〕斤，以桑薪灰汁一石，煮

〔一〕三：原作「二」，今据大观、政和本草卷十二松脂条改。

〔二〕痈：千金翼及大观、政和本草俱无，惟唐本草卷十二松脂条有。

〔三〕一：抱朴子内篇仙药篇作「二」。

〔四〕十：千金卷二十七第六作「七」。

五七〔一〕沸，漉出，冷水中凝〔二〕，复煮之，凡十遍乃白，细研为散。每服一二钱，粥饮调下，日三服。服至十两以上，不饥，饥再服之。一年以后，夜视目明。久服，延年益寿。又法：百炼松脂治下筛，蜜和纳筒〔三〕中，勿见风日。每服一团，一日三服。服至百日，耐寒暑；二百日，五脏补益；五年，即见西王母。伏虎禅师服法：用松脂十斤，炼之五度，令苦味尽。每一斤，入茯苓末〔四〕四两。每旦水服一刀圭，能令不食，而复延龄，身轻清爽。**强筋补益**四圣不老丹：用明松脂一斤，以无灰酒沙锅内桑柴火煮数沸，竹枝搅稠，乃住火，倾入水内结块，复以酒煮九遍，其脂如玉，不苦不涩乃止，为细末。用十二两，入白茯苓末半斤，黄菊花末半斤，柏子仁去油取霜半斤，炼蜜丸如梧子大。每空心好酒送下七十二丸。须择吉日修合，勿令妇人、鸡、犬见之。松梅丸：用松脂以长流水桑柴煮拔三次，再以桑灰滴汁煮七次扯拔，更以好酒煮二次，仍以长流水煮二次，色白不苦为度。每一斤，入九蒸地黄末十两，乌梅末六两，炼蜜丸梧子大。每服七十丸，空心盐、米汤下。健阳补中，强筋润肌，大能益人。白飞霞方外奇方。**揩齿固牙**松脂（出镇定者佳）稀布盛，入沸汤煮，取浮水面者投冷水中(不出者不用)，研末，入白茯苓末和匀。日用揩齿漱口，亦可咽之，固牙驻颜。苏东坡仇池笔记。**历节诸风**百节酸痛不可忍。松脂三十斤，炼五十遍。以炼酥三升，和松〔五〕脂三升，搅令极稠。每旦空心酒服方寸匕，日三服。数食面粥为佳，慎血腥、生冷、酢物、果子，一百日瘥。外台秘要。**肝虚目泪**炼成松脂一斤，酿米二斗，水七斗，麴二斗，造酒，频饮之。**妇人白带**松香五两，酒二升煮干，木臼杵细，酒糊丸如梧子大。每服百丸，温酒下。摘玄方。**小儿秃疮**简便方：用松香五钱，猪油一两熬，搽，一日数次，数日即愈。卫生宝鉴〔六〕：用沥青二两，黄蜡一两半，

〔一〕五七：千金卷二十七第六作「三」。
〔二〕凝：原作「旋」，今据千金卷二十七第六改。
〔三〕筒：原作「角」，据改同上。
〔四〕末：原脱，今据大观、政和本草卷十二松脂条引野人闲话补。
〔五〕松：原脱，今据外台卷十四及大观、政和本草卷十二松脂条附方补。
〔六〕卫生宝鉴：方见彼书卷十九，名千金膏，此间用其半剂。然千金膏治腊姑（一名蝼蛄），又治多日诸般恶疮。别有软青膏治小儿头疮，与千金膏略同，但用巴豆、腻粉而不用铜绿。

铜绿一钱半，麻油一两半，文武〔一〕熬收。每摊贴之，神效。**小儿紧唇**松脂炙化，贴之。圣惠方。**风虫牙痛**刮松上脂，滚水泡化，一漱即止，已试验。集简方。**龋齿有孔**松脂纴塞，须臾虫从脂出也。梅师方。**久聋不听**炼松脂三两，巴豆一两，和捣成丸。薄绵裹塞，一日二度。梅师方。**一切瘘疮**炼成松脂末，填令满，日三四度。圣惠方。**一切肿毒**松香八两，铜青二钱，蓖麻仁五钱，同捣作膏，摊贴甚妙。李楼奇方。**软疖频发**翠玉膏：用通明沥青八两，铜绿二两，麻油三钱，雄猪胆汁三个。先溶沥青，乃下油、胆，倾入水中扯拔，器盛。每用〔二〕绯帛摊贴，不须再换。**小金丝膏**治一切疮疖肿毒。沥青、白胶香各二两，乳香二钱，没药一两，黄蜡三钱，又以香油三钱，同熬至滴下不散，倾入水中，扯千遍收贮。每捻作饼，贴之。**疥癣湿疮**松胶香研细，少入轻粉。先以油涂疮，糁末在上，一日便干。顽者三二度愈。刘涓子鬼遗方。**阴囊湿痒**欲溃者。用板儿松香为末，纸卷作筒。每根入花椒三粒，浸灯盏内三宿，取出点烧，淋下油搽之。先以米泔洗过。简便方。**金疮出血**沥青末，少加生铜屑末，糁之，立愈。唐瑶经验方。**猪啮成疮**松脂炼作饼，贴之。千金。**刺入肉中**百理不瘥。松脂流出如乳头香者，傅上以帛裹。三五日当有根出，不痛不痒，不觉自安。兵部手集。

松节〔**气味**〕**苦，温，无毒。**〔**主治**〕**百节**〔三〕**久风，风虚脚痹疼痛。**别录。**酿酒，主脚弱，骨节风。**弘景。**炒焦，治筋骨间病，能燥血中之湿。**震亨。**治风蛀牙痛，煎水含漱，或烧灰日揩，有效。**时珍

〔**发明**〕〔时珍曰〕松节，松之骨也。质坚气劲，久亦不朽，故筋骨间风湿诸病宜之。

〔**附方**〕旧二，新五〔四〕。**历节风痛**四肢如解脱。松节酒：用二十斤，酒五斗，浸三七日。每服一合，

〔一〕文武：按卫生宝鉴千金膏无此二字。详彼制法，似「文武」为「文火」之误。
〔二〕用：原作「月」，今从张本改。
〔三〕节：原作「邪」，今据唐本草卷十二、千金翼卷三及大观、政和本草卷十二松脂条改。
〔四〕旧二新五：原作「旧三新四」，今按下列新旧附方数改。

日五六服。外台。**转筋挛急**松节一两锉如米大，乳香一钱，银石器慢火炒焦，存一二分性，出火毒，研末。每服一二钱，热木瓜酒调下。一应筋病皆治之。孙用和秘宝方。**风热牙病**圣惠方：用油松节如枣大一块碎切，胡椒七颗，入烧酒，须二三盏，乘热入飞过白矾少许。噙漱三五口，立瘥。又用松节二两，槐白皮、地骨皮各一两，浆水煎汤。热漱冷吐，瘥乃止。**反胃吐食**松节煎酒，细饮之。百一方。**阴毒腹痛**油松木七块炒焦，冲酒二钟，热服。集简方。**颠扑伤损**松节煎酒服。谈野翁方。

松淄音谄。火烧松枝取液也。

〔主治〕疮疥及马牛疮。苏恭

松叶

〔别名〕松毛

〔气味〕苦，温，无毒。〔主治〕风湿疮，生毛发，安五脏，守中，不饥延年。别录 **细切，以水及面饮服之，或捣屑丸服，可断谷及治恶疾。**弘景 **炙罯冻疮风湿〔一〕疮，佳。**大明 **去风痛脚痹，杀米虫。**时珍

〔附方〕旧六，新三。**服食松叶**松叶细切更研，每日食前以酒调下二钱，亦可煮汁作粥食。初服稍难，久则自便矣。令人不老，身生绿毛，轻身益气。久服不已，绝谷不饥不渴。圣惠方。**天行温疫**松叶细切，酒服方寸匕，日三服。能辟五年瘟。伤寒类要。**中风口喎**青松叶一斤捣汁，清酒一斗〔二〕，浸二宿，近火一宿。初服半升，渐至一升，头面汗出即止。千金方。**三年中风**松叶一斤细切，以酒一斗，煮取三升。顿服，汗出立瘥。千金方。**历节风痛**松叶捣汁一升，以酒三升，浸七日。服一合，日三服。千金方。**脚气风痹**松叶酒：治十二风痹不能行，服更生散数〔三〕剂，及众疗不得力，服此一剂，便能行远，不过两剂。松叶六十斤细锉，以水四石，煮取四斗九升，以米五斗，酿如常法。别煮松叶汁以渍米并馈饭，泥酿封头，七日发，澄饮之取醉。得此酒力者甚众。千金方。**风牙肿痛**松叶一握，盐一合，酒二升煎，漱。圣惠方。**大**

〔一〕湿：原脱，今据大观、政和本草卷十二松脂条补。
〔二〕斗：原作「升」，大观、政和本草附方同。今据千金卷八第六改。
〔三〕数：原作「四」，今据千金卷七第四及大观、政和本草卷十二松脂条附方改。

风恶疮猪鬃〔一〕松叶二斤，麻黄（去节）五两，锉，以生绢袋盛，清酒二斗浸之，春夏五日，秋冬七日。每温服一小盏，常令醺醺，以效为度。圣惠方。**阴囊湿痒**松毛煎汤，频洗。简便方。

松花　〔别名〕松黄　〔气味〕甘，温，无毒。〔震亨〔二〕曰〕多食，发上焦热病。〔主治〕润心肺，益气，除风止血。亦可酿酒。时珍　〔发明〕〔恭曰〕松花即松黄，拂取正似〔三〕蒲黄，酒服令轻身，疗病胜似皮、叶及脂也。〔颂曰〕花上黄粉，山人及时拂取，作汤点之甚佳。但不堪停久，故鲜用寄远。〔时珍曰〕今人收黄和白沙糖印为饼膏，充〔四〕果饼食之，且难久收，恐轻身疗病之功，未必胜脂、叶也。〔附方〕旧一，新一。

头旋脑肿三月收松花并薹五六寸如鼠尾者，蒸切一升，以生绢囊贮，浸三升酒中五日。空心暖饮五合。普济方。**产后壮热**头痛颊赤，口干唇焦，烦渴昏闷。用松花、蒲黄、川芎、当归、石膏等分，为末。每服二钱，水二合，红花二捻，同煎七分，细呷。本草衍义。

根白皮　〔气味〕苦，温，无毒。〔主治〕辟谷不饥。别录　补五劳，益气。大明

木皮　〔别名〕赤龙皮　〔主治〕痈疽疮口不合，生肌止血，治白秃、杖疮、汤火疮。时珍　〔附方〕新四。**肠风下血**松木皮，去粗皮，取里白者，切晒焙研为末。每服一钱，腊茶汤下。杨氏家藏方。**三十年痢**赤松上苍皮一斗，为末。面粥和服一升，日三。不过一斗，救人。圣惠方。**金疮杖疮**赤龙鳞（即古松皮）煅存性，研末。搽之，最止痛。永类钤方。**小儿头疮**浸湿，名胎风疮。古松上自有□□〔五〕皮，入豆豉

〔一〕鬃：原作「肉」，今据圣惠方卷二十四松叶浸酒方改。

〔二〕亨：原作「享」，按下引文见朱震亨本草衍义补遗松条，因据改。

〔三〕似：原作「以」，今据唐本草及大观、政和本草卷十二松脂条改。

〔四〕充：原作「尤」，字书无。今从张本改。

〔五〕□□：原缺二字，湖北本作「粗浮」，张本作「赤厚」，本书卷四诸疮下头疮条仅作一「薄」字，存疑待考。

少许，瓦上炒存性，研末，入轻粉，香油调，涂之。经验良方。

松实见果部。

艾纳见草部苔类桑花下。

松蕈见菜部香蕈下。

杉 别录下〔一〕品

【释名】煔音杉。**沙木**纲目 **檠木**音敬。

【集解】〔颂曰〕杉材旧不著所出州土，今南中深山多有之。木类松而劲〔二〕直，叶附枝生若刺针〔三〕。郭璞注尔雅云：煔似松，生江南。可以为船及棺材，作柱埋之不腐。又人家常用作桶板，甚耐水。〔宗奭曰〕杉干端直，大抵如松，冬不凋，但叶阔成枝也。今处处有之，入药须用油杉及臭者良。〔时珍曰〕杉木叶硬，微扁如刺，结实如枫实。江南人以惊蛰前后取枝插种，出倭国者谓之倭木，并不及蜀、黔诸峒所产者尤良。其木有赤、白二种：赤杉实而多油，白杉虚而干燥。有斑纹如雉者，谓之野鸡斑，作棺尤贵。其木不生白蚁，烧灰最发火药。

杉材 〔气味〕**辛，微温，无毒。**〔主治〕**漆〔四〕疮，煮汤洗之，无不瘥。**别录 **煮水浸捋脚气肿满。服之，治心腹胀痛，去恶气。**苏恭 **治风毒奔豚，霍乱上气，并煎汤服。**大明 〔发明〕〔震亨曰〕杉屑属金有火。其节煮汁浸捋脚气肿满，尤效。〔颂曰〕唐柳柳州纂〔五〕救三死方云：

〔一〕下：原作「中」，今据唐本草卷十四、千金翼卷三及大观、政和本草卷十四杉材条改。

〔二〕劲：原作「径」，今据大观、政和本草卷十四杉材条改。

〔三〕针：原作「斟」，据改同上。

〔四〕漆：原缺，今据唐本草卷十四、千金翼卷三及大观、政和本草卷十四杉材条补。

〔五〕柳柳州纂：大观、政和本草卷十四杉材条引图经同，同书卷二十二蜣螂条引图经俱作「刘禹锡纂柳州」。

元和十二年二月得脚气，夜半痞绝，胁有块，大如石，且死，困〔一〕不知人，搐搦上视〔二〕，三日〔三〕。家人号哭。荥〔四〕阳郑洵美传杉木汤，服半食顷大下，三行气通块散。方用杉木节一大升，橘叶（切）一大升（无叶则以皮代之），大腹槟榔七枚（连子碎之），童子小便三大升，共煮取〔五〕一大升半，分为两服。若一服得快，即停后服。此乃死病，会有教者，乃得不死。恐人不幸病此，故传之云。

〔附方〕新四。

肺壅痰滞上焦不利，卒然咳嗽。杉木屑一两，皂角（去皮酥炙）三两，为末，蜜丸梧子大。每米饮下十丸，一日四服。圣惠方。**小儿阴肿**赤痛，日夜啼叫，数日退皮，愈而复作。用老杉木烧灰，入腻粉，清油调傅，效。危氏得效方。**肺壅失音**杉木烧炭入碗中，以小碗覆之，用汤淋下，去碗饮水。不愈再作，音出乃止。集简方。**臁疮黑烂**多年老杉木节烧灰，麻油调，隔箬叶贴〔六〕之，绢帛包定，数贴而愈。救急方。

皮

〔主治〕金疮血出，及汤火伤灼，取老树皮烧存性，研傅之。或入鸡子清调傅。一二日愈。时珍

叶

〔主治〕风、虫牙痛，同芎䓖、细辛煎酒含漱。时珍

子

〔主治〕疝气痛，一岁一粒，烧研酒服。时珍

杉菌见菜部。

【附录】丹桎木皮桎音直。〔藏器曰〕生江南深山。似杉木。皮，主治疬疡〔七〕风。取一握，去上黑〔八〕，打碎，

〔一〕困：大观、政和本草卷十四杉材条俱作「因大寒」三字。
〔二〕搐搦上视：此四字大观、政和本草俱无。
〔三〕日：原作「月」，今据大观、政和本草卷十四杉材条改。
〔四〕荥：原作「荣」，政和本草同。今据大观本草卷十四杉材条改。
〔五〕取：原脱，今据大观、政和本草卷十四杉材条补。
〔六〕贴：原作「隔」，涉上而误，今详上下文义改。
〔七〕疬疡：原作「伤」，今据大观、政和本草卷十四丹桎木皮条改。
〔八〕上黑：原作「土」，据改同上。

煎如糖，日日涂之。

桂别录上品 牡桂本经上品

【释名】梫音寝。〔时珍曰〕按范成大桂海志云：凡木叶心皆一纵理，独桂有两道如圭形，故字从圭。陆佃埤雅云：桂犹圭也。宣导百药，为之先聘通使，如执圭之使也。尔雅谓之梫者，能侵害他木也。故吕氏春秋云：桂枝之下无杂木。雷公炮炙论云：桂钉木根，其木即死。是也。桂即牡桂之厚而辛烈者，牡桂即桂之薄而味淡者，别录不当重出。今并为一，而分目于下。

【集解】〔别录曰〕桂生桂阳，牡桂生南海山谷。二月、八月、十月采皮，阴干。〔弘景曰〕南海即是广州。神农本经惟有牡桂、菌桂。俗用牡桂，扁广殊薄，皮黄，脂肉甚少，气如木兰，味亦类桂，不知是〔一〕别树，是桂之老宿者？菌桂正圆如竹，三重者良，俗中不见，惟以嫩枝破卷成圆者用之，非真菌桂也，并宜研访。今俗又以半卷多脂者，单名为桂，入药最多，是桂有三种矣。此桂广州出者好；交州、桂州者，形段小而多脂肉，亦好；湘州、始兴、桂阳县者，即是小桂，不如广州者。经云：桂，叶如柏叶泽黑，皮黄心赤。齐武帝时，湘州送树，植芳林苑中。今东山有桂皮，气粗相类，而叶乖异，亦能凌冬，恐是牡桂。人多呼为丹桂，正谓皮赤尔。北方重此，每食辄须之，盖礼所云姜桂以为芬芳也。〔恭曰〕桂惟有二种。陶氏引经云似柏叶，不知此言从何所出？又于别录剩出桂条，为深误也。单名桂者，即是牡桂，乃尔雅所谓「梫，木桂」也。叶长尺许，花、子皆与菌桂同。大小枝皮俱名牡桂。但大枝皮，肉理粗虚如木而肉少味薄，名曰木桂，亦云大桂；不及小嫩枝皮，肉多而半卷，中必皱起，其味辛美，一名肉桂，亦名桂枝，一名桂心，出融州、桂州、交州甚良。其菌桂，叶似柿叶，中有纵文三道，表里无毛而光泽。肌理紧薄如竹，大枝、小枝皮俱是筒〔二〕。其大枝无肉，老皮坚板，不能重卷，味极淡薄，不入药用；小枝薄而卷及二三重者良。或名筒桂，陶云小桂是也。今惟出韶州。〔保昇曰〕桂有三种：菌桂，叶似柿叶而尖狭光净。花白蕊黄，四月开。五月结实。树皮青黄，薄卷若筒，亦名筒桂。其厚硬味薄者，名板桂，不入药用。牡桂，叶似枇杷叶，狭长于菌桂叶一二倍。其嫩枝皮半卷多紫，而肉中皱起，肌理虚软，谓之桂枝，又名肉桂。削去上皮，名曰桂心。其厚者名曰木桂。药中以此为善。陶氏言半卷多脂者为桂。又引仙经云：叶似柏叶。此则桂有三种明矣。

〔一〕知是：原作「是知」，今据唐本草及大观、政和本草卷十二牡桂条改。

〔二〕筒：唐本草卷十二箘桂条作「箘桂」二字，大观、政和本草卷十二菌桂条作「菌」。

陶虽是梁武帝时人，实生于宋孝武建元三年，历齐为诸王侍读，曾见芳林苑所植之树。苏恭只知有二种，指陶为误，何臆断之甚也。〔藏器曰〕菌桂、牡桂、桂心三色，同是一物。桂林桂岭，因桂得名，今之所生，不离此郡。从岭以南际海尽有桂树，惟柳、象州最多。味既辛〔一〕烈，皮又厚坚。厚者必嫩，薄者必老。采者以老薄为一色，嫩厚为一色。嫩既辛烈，兼又筒卷。老必味淡，自然板薄。薄者即牡桂，卷者即菌桂也。桂心即是削除皮上甲错，取其近里〔二〕而有味者。〔承曰〕诸家所说，几不可考。今广、交商人所贩，及医家见用，惟陈藏器一说最近之。〔颂曰〕尔雅但言「梫，木桂」一种，本草载桂及牡桂、菌桂三种。今岭表所出，则有筒桂、肉桂、桂心、官桂、板桂之名，而医家用之罕有分别。旧说菌桂正圆如竹，有二三重者，则今之筒桂也。牡桂皮薄色黄少脂肉者，则今之官桂也。桂是半卷多脂者，则今之板桂也。而今观宾、宜、韶、钦诸州所图上者，种类亦各不同，然总谓之桂，无复别名。参考旧注，谓菌桂，叶似柿，中有三道文，肌理紧薄如竹，大小皆成筒，与今宾州所出者相类。牡桂，叶狭于菌桂而长数倍，其嫩枝皮半卷多紫，与今宜州、韶州所出者相类。彼土人谓其皮为木兰皮，肉为桂心。此又有黄、紫两色，益可验也。桂，叶如柏叶而泽黑〔三〕，皮黄心赤〔四〕，今钦州所出者，叶密而细，恐是其类，但不作柏叶形为异尔。苏恭以单桂、牡桂为一物，亦未可据。其木俱高三四丈，多生深山蛮洞中，人家园圃亦有种者。移植于岭北，则气味殊少辛辣，不堪入药也。三月、四月生花，全类茱萸。九月结实，今人多以装缀花果作筵具。其叶甚香，可用作饮尤佳。二月、八月采皮，九月采花，并阴干，不可近火。〔时珍曰〕桂有数种，以今参访：牡桂，叶长如枇杷叶，坚硬有毛及锯齿，其花白色，其皮多脂。菌桂，叶如柿叶，而尖狭光净，有三纵文而无锯齿，其花有黄有白，其皮薄而卷。今商人所货，皆此二桂。但以卷者为菌桂，半卷及板者为牡桂，即自明白。苏恭所说，正合医家见今用者。陈藏器、陈承断菌、牡为一物者，非矣。陶弘景复以单字桂为叶似柏者，亦非也。柏叶之桂，乃服食家所云，非此治病之桂也。苏颂所说稍明，亦不当以钦州者为单字之桂也。按尸子云：春花秋英曰桂。嵇含南方草木状云：桂生合浦、交趾，生必高山之巅，冬夏常青。其类自为林，更无杂树。有三种：皮赤者为丹〔五〕桂，叶似柿叶〔六〕者为菌桂，叶似枇杷叶〔六〕者为牡桂。

〔一〕辛：原作「多」，今据大观、政和本草卷十二桂条改。

〔二〕里：原作「理」，据改同上。

〔三〕黑：原脱，今据大观、政和本草卷十二桂条补，与前陶引经云一致。

〔四〕赤：此下原有「与」字，今据大观、政和本草卷十二桂条删。

〔五〕丹：原作「用」，今据南方草木状卷中桂条改。

〔六〕叶：原脱，今据南方草木状卷中桂条补。

其说甚明，足破诸家之辨矣。又有岩桂，乃菌桂之类，详菌桂下。韩众[一]采药诗云：暗河之桂，实大如枣。得而食之，后天而老。此又一种也。暗河不知在何处？

【正误】〔好古曰〕寇氏衍义言：官桂不知缘何立名？予考图经，今观、宾、宜诸州出者佳。世人以观字画多，故写作官也。〔时珍曰〕此误。图经今观，乃今视之意。岭南无观州。曰官桂者，乃上等供官之桂也。

桂别录〔时珍曰〕此即肉桂也。厚而辛烈，去粗皮用。其去内外皮者，即为桂心。〔气味〕甘、辛，大热，有小毒。〔权曰〕桂心：苦、辛，无毒。〔元素曰〕肉桂：气热，味大辛，纯阳也。〔杲曰〕桂：辛，热，有毒。阳中之阳，浮也。气之薄者，桂枝也；气之厚者，桂肉也。气薄则发泄，桂枝上行而发表；气厚则发热，桂肉下行而补肾。此天地亲上亲下之道也。〔好古曰〕桂枝入足太阳经，桂心入手少阴经血分，桂肉入足少阴、太阴经血分。细薄者为枝为嫩，厚脂者为肉为老。去其皮与里，当其中者为桂心。别录言有小毒，又云久服神仙不老。虽有小毒，亦从类化。与黄芩、黄连为使，小毒何施？与乌头、附子为使，全取其热性而已。与巴豆、硇砂、干漆、穿山甲、水蛭等同用，则小毒化为大毒。与人参、麦门冬、甘草同用，则调中益气，便可久服也。〔之才曰〕桂得人参、甘草、麦门冬、大黄、黄芩，调中益气。得柴胡、紫石英、干地黄，疗吐逆。忌生葱、石脂。

〔主治〕利肝肺气，心腹寒热冷疾[二]，霍乱转筋，头痛腰痛出汗，止烦止唾，咳嗽鼻齆，堕胎，温中，坚筋骨，通血脉，理疏不足，宣导百药，无所畏。久服，神仙不老。别录 补下焦不足，治沉寒痼冷之病，渗泄止渴，去营卫中风寒，表虚自汗。春夏为禁药，秋冬下部腹痛，非此不能止。元素 补命门不足，益火消阴。好古 治寒痹风喑，阴盛失血，泻痢惊痫。时珍

桂心药性论〔敩曰〕用紫色厚者，去上粗皮并内薄皮，取心中味辛者用。中土只有桂草，以煮丹阳木皮，伪充桂心也。〔时珍曰〕按酉阳杂俎云：丹阳山中有山桂，叶如麻，开细黄花。此即雷氏所谓丹阳木皮也。〔气味〕苦、

〔一〕众：一作「终」，大观、政和本草卷十二菌桂条及本书卷一引据经史百家书目正作「终」。

〔二〕疾：原作「痰」，今据唐本草卷十二、千金翼卷三及大观、政和本草卷十二桂条改。

辛，无毒。详前桂下。〔主治〕九种心痛，腹内冷气痛不可忍，咳逆结气壅痹，脚痹不仁，止下痢，杀三虫，治鼻中瘜肉，破血，通利月闭，胞衣不下。甄权 治一切风气，补五劳七伤，通九窍，利关节，益精明目，暖腰膝，治风痹骨节挛缩，续筋骨，生肌肉，消瘀血，破痃癖癥瘕，杀草木毒。大明 治风僻失音喉痹，阳虚失血，内托痈疽痘疮，能引血化汗化脓，解蛇蝮毒。时珍

牡桂本经〔时珍曰〕此即木桂也。薄而味淡，去粗皮用。其最薄者为桂枝，枝之嫩小者为柳桂。〔气味〕辛，温，无毒。〔权曰〕甘、辛。〔元素曰〕桂枝味辛、甘，气微热，气味俱薄，体轻而上行，浮而升，阳也。余见前单桂下。

〔主治〕上气咳逆结气，喉痹吐吸，利关节，补中益气。久服通神，轻身不老。本经 心痛胁痛胁风，温筋通脉，止烦出汗。别录 去冷风疼痛。甄权 去伤风头痛，开腠理，解表发汗，去皮肤风湿。元素 泄奔豚，散下焦畜血，利肺气。成无己 横行手臂，治痛风。震亨

【发明】〔宗奭曰〕桂甘、辛，大热。素问云：辛甘发散为阳。故汉张仲景桂枝汤治伤寒表虚，皆须此药，正合辛甘发散之意。本草三种之桂，不用牡桂、菌桂者，此二种性止于温，不可以治风寒之病也。然本经止言桂，仲景又言桂枝者，取枝上皮也。〔好古曰〕或问：本草言桂能止烦出汗，而张仲景治伤寒有「当发汗」凡数处，皆用桂枝汤。又云无汗不得服桂枝。汗家不得重发汗，若用桂枝是重发其汗。汗多者用桂枝甘草汤，此又用桂枝闭汗也。一药二用，与本草之义相通否乎？曰：本草言桂辛甘大热，能宣导百药，通血脉，止烦出汗，是调其血而汗自出也。仲景云：太阳中风，阴弱者，汗自出。卫实营虚，故发热汗出。又云太阳病发热汗出者，此为营弱卫强，阴虚阳必凑之，故皆用桂枝发其汗。此乃调其营气，则卫气自和，风邪无所容，遂自汗而解。非桂枝能开腠理，发出其汗也。汗多用桂枝者，以之调和营卫，则邪从汗出而汗自止，非桂枝能闭汗孔也。昧者不知出汗、闭汗之意，遇伤寒无汗者亦用桂枝，误之甚矣。桂枝汤下发汗字，当认作出字，汗自然发出。非若麻黄能开腠理，发出其汗也。其治虚汗，亦当逆察其意可也。〔成无己曰〕桂枝本为解肌。若太阳中风，腠

理致密，营卫邪实，津液禁固，其脉浮紧，发热汗不出者，不可与此必也。皮肤疏泄，自汗，脉浮缓，风邪干于卫气者，乃可投之。发散以辛甘为主，桂枝辛热，故以为君。而以芍药为臣、甘草为佐者，风淫所胜，平以辛苦，以甘缓之，以酸收之也。以姜、枣为使者，辛甘能发散，而又用其行脾胃之津液而和营卫，不专于发散也。故麻黄汤不用姜、枣，专于发汗，不待行其津液也。〔承曰〕凡桂之厚实气味重者，宜入治水脏及下焦药；轻薄气味淡者，宜入治头目发散药。故本经以菌桂养精神，牡桂利关节。仲景发汗用桂枝，乃枝条，非身干也，取其轻薄能发散。又有一种柳桂，乃桂之嫩小枝条，尤宜入上焦药用。〔时珍曰〕麻黄遍彻皮毛，故专于发汗而寒邪散，肺主皮毛，辛走肺也。桂枝透达营卫，故能解肌而风邪去，脾主营，肺主卫，甘走脾，辛走肺也。肉桂下行，益〔一〕火之原，此东垣所谓肾苦燥，急食辛以润之，开腠理，致津液，通其气者也。圣惠方言桂心入心，引血化汗化脓。盖手少阴君火、厥阴相火，与命门同气者也。别录云「桂通血脉」是矣。曾世荣言：小儿惊风及泄泻，并宜用五苓散以泻丙火，渗土湿。内有桂，能抑肝风而扶脾土。又医余录云：有人患赤眼肿痛，脾虚不能饮食，肝脉盛，脾脉弱。用凉药治肝则脾愈虚，用暖药治脾则肝愈盛。但于温平药中倍加肉桂，杀肝而益脾，故一治两得之。传云「木得桂而枯」是也。此皆与别录桂利肝肺气，牡桂治胁痛胁风之义相符。人所不知者，今为拈出。又桂性辛散，能通子宫而破血，故别录言其堕胎，庞安时乃云炒过则不损胎也。又丁香、官桂治痘疮灰塌，能温托化脓，详见丁香下。

【附方】旧二十，新十三〔二〕。

阴痹熨法 寒痹者，留而不去，时痛而皮不仁。刺布衣者，以火焠之；刺大人者，以药熨之。熨法：用醇酒二十斤〔三〕，蜀椒一斤〔三〕，干姜一斤〔四〕，桂心一斤〔四〕，凡四物，吹咀渍酒中。用绵絮一斤，细白布四丈〔五〕，并纳酒中，置马矢煴中，封涂勿使泄气。五日五夜，出布、絮暴干，复渍以尽其汁。每渍必晬〔六〕其日，乃出干之。并用滓与絮复布为复巾，长六七尺，为六七巾。每用一巾，生桑炭火炙巾，以熨寒痹所刺之处，令热入至病所。寒则复

〔一〕益：原作「溢」，今据金陵本改。

〔二〕三：原作「二」，今按下新附方数改。

〔三〕斤：大观、政和本草卷十二桂条苏颂图经引甲乙经作「斗」，但灵枢·寿夭刚柔篇、今本甲乙卷十第一上及太素卷二十二·三变刺俱作「升」。

〔四〕斤：灵枢·寿夭刚柔篇同。大观、政和本草俱作「斗」，今本甲乙及太素俱作「升」。

〔五〕丈：今本甲乙此下有「二尺」，灵枢、太素及大观、政和本草俱无。

〔六〕晬：原作「捽」，今据灵枢、甲乙、太素及政和本草改。（大观本草误作「脺」）

炙巾以熨之，三十遍而止。汗出以巾拭身，亦三十遍而止。起步内中，无见风。每刺必熨，如此病已矣。灵枢经〔一〕。

足躄筋急　桂末，白酒和涂之，一日一上。皇甫谧甲乙经。**中风口㖞**　面目相引，偏僻颊急，舌不可转。桂心酒煮取汁，故布蘸搨病上，正即止。左㖞搨右，右㖞搨左。常用大效。千金方。**中风逆冷**　吐清水，宛转啼呼。桂一〔二〕两，水一升半，煎半升，冷服〔三〕。肘后方。**中风失音**　桂着舌下，咽汁。又方：桂末三钱，水二盏，煎一盏〔四〕服，取汗。千金方〔五〕。**喉痹不语**　方同上。**偏正头风**　天阴风雨即发。桂心末一两，酒调如膏〔六〕，涂傅〔七〕额角〔八〕及顶上。圣惠方。**暑月解毒**　桂苓丸〔九〕：用肉桂（去粗皮，不见火）、茯苓〔十〕（去皮）等分，为细末，炼蜜丸龙眼大〔十一〕。每新汲水化服一丸。和剂方。**桂浆渴水**　夏月饮之，解烦渴，益气消痰。桂末一〔十二〕大两，白蜜一升，以水二斗，先煎取一斗。待冷〔十三〕，入新瓷瓶中，乃下二物，搅〔十四〕二三百转。先以油纸〔十五〕一重覆上，加七〔十六〕重封之。每日去纸一

〔一〕灵枢经：大观、政和本草卷十二桂条苏颂图经原引甲乙经文，今改引灵枢经，大致相同，仍计入旧附方数内。

〔二〕一：肘后卷三第九同。大观、政和本草卷十二桂条附方俱作「二」。

〔三〕水一升半煎半升冷服：肘后卷三第九及大观、政和本草卷十二桂条附方俱作「以水三升，煮取二升，去滓，适寒温尽服。」

〔四〕桂末三钱水二盏煎一盏：大观、政和本草卷十二桂条附方俱作「桂一尺，以水三升，煎取一升」。

〔五〕千金方：大观、政和本草卷十二桂条附方俱作「孙真人食忌」。

〔六〕如膏：原脱，今据圣惠方卷二十及大观、政和本草卷十二桂条附方补。

〔七〕傅：原作「下」，今据圣惠方卷二十及大观、政和本草卷十二桂条附方改。

〔八〕角：原作「上」，据改同上。

〔九〕丸：原作「所」，局方卷二作「圆」，今改作通用字「丸」。

〔十〕茯苓：原作「伏茯」，今据局方卷二桂苓圆改。

〔十一〕龙眼大：局方卷二桂苓圆作「每两作八圆」。

〔十二〕一：大观、政和本草卷十二桂条及是斋百一选方卷二十俱作「二」。

〔十三〕待冷：原脱，今据大观、政和本草卷十二桂条及是斋百一选方卷二十补。

〔十四〕搅：原作「打」，今据大观、政和本草卷十二桂条及是斋百一选方卷二十改。

〔十五〕纸：大观、政和本草卷十二桂条及是斋百一选方卷二十俱作「单」。

〔十六〕七：原作「一」，今据大观、政和本草卷十二桂条及是斋百一选方卷二十改，方与下文相合。又「七」上大观、政和本草及是斋百一选方俱有「纸」字。

重，七日开之，气香味美，格韵绝高，今人多作之。图经本草。**九种心痛**圣惠方：用桂心二钱半，为末。酒一盏半，煎半盏饮，立效。外台秘要：桂末，酒服方寸匕，须臾六七次。**心腹胀痛**气短欲绝。桂二两，水一升二合，煮八合，顿服之。肘后方。**中恶心痛**方同上。千金。**寒疝心痛**四肢逆冷，全不饮食。桂心研末一钱，热酒调下取效。圣惠方。**产后心痛**恶血冲心，气闷欲绝。桂心三两〔一〕为末，狗胆汁丸芡子〔二〕大。每热酒服一〔三〕丸。圣惠。**产后瘕痛**桂末，酒服方寸匕，取效。肘后。**死胎不下**桂末二钱，待痛紧时，童子小便温热调下。名观音救生散，亦治产难横生。加麝香少许，酒下，比之水银等药，不损人。何〔四〕氏方。**血崩不止**桂心不拘多少，砂锅内煅存性，为末。每米饮空腹服一二钱。名神应散。妇人良方。**反腰血痛**桂末和苦酒涂之。干再上。肘后方。**吐血下血**肘后：用桂心为末，水服方寸匕〔五〕。王璆曰：此阴乘阳之症也，不可服凉药。南阳赵宣德暴吐血，服二次而止。其甥亦以二服而安。**小儿久痢**赤白。用桂（去皮，以姜汁炙紫）、黄连（以茱萸炒过）等分，为末。紫苏、木瓜煎汤服之。名金锁散。全幼心鉴。**小儿遗尿**桂末、雄鸡肝等分，捣丸小豆大。温水调下，日二〔六〕服。外台。**婴儿脐肿**多因伤湿。桂心炙热熨之，日四五次。姚和众方。**外肾偏肿**桂末，水调方寸匕，涂之。梅师方。**食果腹胀**不拘老小。用桂末，饭和丸绿豆大。吞五六丸，白汤下。未消再服。经验方。**打扑伤损**瘀血溷闷，身体疼痛。辣桂为末，酒服二钱。直指〔七〕方。**乳痈肿痛**桂心、甘草各二分，乌头一分炮，为末，和苦酒涂之，纸覆住。脓化为水，神效。肘后方。**重舌鹅**

〔一〕三两：原脱，今据圣惠方卷八十及大观、政和本草卷十二桂条附方补。
〔二〕芡子：圣惠方卷八十及大观、政和本草卷十二桂条附方俱作「如樱桃」。
〔三〕服一：大观、政和本草卷十二桂条附方俱作「磨下二」，圣惠方卷八十作「研下三」。
〔四〕何：原作「向」，今据妇人良方卷十七第五改。
〔五〕匕：千金卷十二第六此下有「日夜可二十服」。大观、政和本草卷十二桂条附方亦有，惟「可」字作「含」，疑误。
〔六〕二：大观、政和本草卷十二桂条附方俱作「三」。检今本外台未见此方。
〔七〕指：原作「止」。按上方见仁斋直指方卷二十六，因据改。

口桂末，和姜汁涂之。汤氏宝书。**诸蛇伤毒**桂心、栝楼等分，为末，竹筒密塞。遇毒蛇伤，即傅之。塞不密，即不中用也。**闭口椒毒**气欲绝，或出白沫，身体冷。急煎桂汁服之，多饮新汲水一二升。梅师方。**中钩吻毒　解芫青毒**并煮桂汁服。

叶　〔**主治**〕**捣碎浸水，洗发，去垢除风。**时珍

箘桂音窘。　本经上品

【**释名**】**筒桂**唐本　**小桂**〔恭曰〕箘者竹名。此桂嫩而易卷如筒，即古所用筒桂也。筒似箘字，后人误书为箘，习而成俗，亦复因循也。〔时珍曰〕今本草又作从草之菌，愈误矣。牡桂为大桂，故此称小桂。

【**集解**】〔别录曰〕箘桂生交阯、桂林山谷岩崖间。无骨，正圆如竹。立秋采之。〔弘景曰〕交阯属交州，桂林属广州。蜀都赋云「箘桂临岩」是矣。俗中不见正圆如竹者，惟嫩枝破卷成圆，犹依桂用，非真箘桂也。仙经用箘桂，云三重者良，则明非今桂矣。别是一物，应更研访。〔时珍曰〕箘桂，叶似柿叶者是。详前桂下。别录所谓正圆如竹者，谓皮卷如竹筒。陶氏误疑是木形如竹，反谓卷成圆者非真也。今人所栽岩桂，亦是箘桂之类而稍异。其叶不似柿叶，亦有锯齿如枇杷叶而粗涩者，有无锯齿如巵子叶而光洁者。丛生岩岭间，谓之岩桂，俗呼为木犀。其花有白者名银桂，黄者名金桂，红者名丹桂。有秋花者，春花者，四季花者，逐月花者。其皮薄而不辣，不堪入药。惟花可收茗、浸酒、盐渍，及作香搽、发泽之类耳。

【**发明**】见前桂下。〔时珍曰〕箘桂主治，与桂心、牡桂迥然不同。昔人所服食者，盖此类耳。

【**正误**】〔弘景曰〕仙经服食桂，以葱涕〔一〕合和云母蒸化为水服之。〔慎微曰〕抱朴子云：桂可合竹沥饵之，亦可以龟脑和服之。七年能步行水上，长生不死。赵佗子服桂二十年，足下生毛，日行五百里，力举千斤。列仙传云：范蠡好食桂，饮水卖药，世人见之。又桂父，象林人，常服桂皮叶，以龟脑和之。〔时珍曰〕方士〔二〕谬言，类多如此，唐氏收入本

〔一〕涕：原作「梯」，今据大观、政和本草卷十二桂条改

〔二〕士：原作「上」，今从张本改。

草，恐误后人，故详记。

皮三月、七月采。〔气味〕辛，温，无毒。〔主治〕百病，养精神，和颜色，为诸药先聘通使。久服轻身不老，面生光华，媚好常如童子。本经

木犀花〔气味〕辛，温，无毒。〔主治〕同百药煎、孩儿茶作膏饼噙，生津辟臭化痰，治风虫牙痛。同麻油蒸熟，润发，及作面脂。时珍

天竺桂 海药

【集解】〔珣曰〕天竺桂生南海山谷，功用似桂。其皮薄，不甚辛烈。〔宗奭曰〕皮与牡桂相同，但薄耳。〔时珍曰〕此即今闽、粤、浙中山桂也，而台州天竺最多，故名。大树繁花，结实如莲子状。天竺僧人称为月桂是矣。详月桂下。

皮【气味】辛，温，无毒。

【主治】腹内诸冷，血气胀痛。藏器 破产后恶血，治血痢肠风，补暖腰脚，功与桂心同，方家少用。珣

月桂 拾遗

【集解】〔藏器曰〕今江东诸处，每至四五月后晦，多于衢路间得月桂子，大于狸豆，破之辛香，古者相传是月中下也。余杭灵隐寺僧种得一株，近代诗人多所论述。洞冥记云：有远飞鸡，朝往夕还，常衔桂实归于南土。南土月路也，故北方无之。山桂犹堪为药，况月桂乎？〔时珍曰〕吴刚伐月桂之说，起于隋唐小说。月桂落子之说，起于武后之时。相传有梵僧自天竺鹫岭飞来，故八月常有桂子落于天竺。唐书亦云垂拱四年三月，有月桂子降于台州，十余日乃止。宋仁宗天圣丁卯八月十五日夜，月明天净。杭州灵隐寺月桂子降，其繁如雨，其大如豆，其圆如珠，其色有白者、黄者、黑者，壳如芡实，味辛。拾以进呈。寺僧种之，得二十五株。慈云式公有序记之。张君房宿钱塘月轮寺，亦见桂子纷如烟雾，回旋成穗，

坠如牵牛子，黄白相间，咀之无味。据此，则月中真若有树矣。窃谓月乃阴魄，其中婆娑者，山河之影尔。月既无桂，则空中所坠者何物耶？泛观群史，有雨尘沙土石，雨金铅钱汞，雨絮帛谷粟，雨草木花药，雨毛血鱼肉之类甚众。则桂子之雨，亦妖怪所致，非月中有桂也。桂生南方，故惟南方有之。宋史云元丰三年六月，饶州雨木子数亩，状类山芋子，味辛而香，即此类也。道经月桂谓之不时花，不可供献。

子【气味】辛，温，无毒。

【主治】小儿耳后月蚀疮，研碎傅之。藏器

木兰本经上品

【释名】杜兰别录**林兰**本经**木莲**纲目**黄心**〔时珍曰〕其香如兰，其花如莲，故名。其木心黄，故曰黄心。

【集解】〔别录曰〕木兰生零陵山谷及太山。皮似桂而香。十二月采皮，阴干。〔弘景曰〕零陵诸处皆有之。状如楠树，皮甚薄而味辛香。今益州者皮厚，状如厚朴，而气味为胜。今东人皆以山桂皮当之，亦相类。道家用合香亦好。〔保昇曰〕所在皆有。树高数仞。叶似菌桂叶，有三道纵文，其叶辛香不及桂也。皮如板桂，有纵横文。三月、四月采皮，阴干。〔颂曰〕今湖、岭、蜀川诸州皆有之。此与桂全别，而韶州所上〔一〕，乃云与桂同是一种。取外皮为木兰，中肉为桂心。盖是桂中之一种尔。十一月、十二月采，阴干。任昉述异记云：木兰川〔二〕，在浔阳江中，多木兰。又七里洲中有鲁班刻木兰舟，至今在洲中。今诗家云木兰舟，出于此。〔时珍曰〕木兰枝叶俱疏。其花内白外紫，亦有四季开者。深山生者尤大，可以为舟。按白乐天集云：木莲生巴峡山谷间，民呼为黄心树。大者高五六丈，涉冬不凋。身如青杨，有白纹。叶如桂而厚大，无脊。花如莲花，香色艳腻皆同，独房蕊有异。四月初始开，二十日即谢，不结实。此说乃真木兰也。其花有红、黄、白数色。其木肌细而心黄，梓人所重。苏颂所言韶州者，是牡桂，非木兰也。或云木兰树虽去皮，亦不死。罗愿言其冬花、实如小柿甘美者，恐不然也。

皮〔气味〕苦，寒，无毒。〔主治〕身大热在皮肤中，去面热赤疱酒皶，恶

〔一〕上：大观、政和本草卷十二木兰条俱作「生」。
〔二〕川：原作「洲」，今据述异记卷下及大观、政和本草卷十二木兰条改。

风癞疾，阴下痒湿，明耳目。本经 疗中风伤寒，及痈疽水肿，去臭气。别录 治酒疸，利小便，疗重舌。时珍

〔附方〕旧二，新二〔一〕。

小儿重舌木兰皮一尺，广四寸，削去粗皮，入醋一升，渍汁噙之。子母秘录。

面上皻疱䵟黯。用木兰皮一斤细切，以三年酢浆渍之百日，晒干捣末。每浆水服方寸匕，日三服。（肘后：用酒渍之。卮子仁一斤〔二〕。）古今录验〔三〕方。

酒疸发斑赤黑黄色，心下懊痛，足胫肿满，小便黄，由大醉当风，入水所致。用木兰皮一两，黄芪二两，为末。酒服方寸匕，日三服。肘后方。

花

〔主治〕鱼哽骨哽，化铁丹用之。时珍

辛夷本经上品

【释名】辛雉本经 侯桃同 房木同 木笔拾遗 迎春〔时珍曰〕夷者荑也。其苞初生如荑而味辛也。扬雄甘泉赋云：列辛雉于林薄。服虔注云：即辛夷。雉、夷声相近也。今本草作辛矧，传写之误矣。〔藏器曰〕辛夷花未发时，苞如小桃子，有毛，故名侯桃。初发如笔头，北人呼为木笔。其花最早，南人呼为迎春。

【集解】〔别录曰〕辛夷生汉中、魏兴、梁州川谷。其树似杜仲，高丈余。子似冬桃而小。九月采实，暴干，去心及外毛。毛射人肺，令人咳。〔弘景曰〕今出丹阳近道。形如桃子，小时气味辛香。〔恭曰〕此是树花未开时收之。正月、二月好采。云九月采实者，恐误也。〔保昇曰〕其树大连合抱，高数仞。叶似柿叶而狭长。正月、二月花，似有毛小桃，色白而带紫。花落而无子。夏杪复着花，如小笔。又有一种，花、叶〔四〕皆同，但三月花开，四月花落，子赤似相思子。二种所在山谷皆有。〔禹锡曰〕今苑中有树，高三四丈，其枝繁茂。正二月花开，紫白色。花落乃生叶，夏初复生花。经秋〔五〕历

〔一〕二：原作「一」，今按下新附方数改。

〔二〕一斤：外台卷三十二引肘后同。千金翼卷五第五、木兰皮用「五两」（取厚者），卮子仁作「六两」。

〔三〕古今录验：大观、政和本草卷十二木兰条附方俱作「外台秘要」。外台卷三十二木兰散引自「佳验」，当是「集验」（姚僧坦著）之误。似应据改。

〔四〕叶：原作「药」，今据大观、政和本草卷十二辛夷条改。

〔五〕秋：原作「伏」，据改同上。

冬，叶花渐大，如有毛小桃，至来年正二月始开。初是兴元府进来，树才三四尺，有花无子，经二十余年方结实。盖年浅者无子，非有二种也。其花开早晚，各随方土节气尔。〔宗奭曰〕辛夷处处有之，人家园亭亦多种植。先花后叶，即木笔花也。其花未开时，苞上有毛，尖长如笔，故取象而名。花有桃红、紫色二种，入药当用紫者，须未开时收之，已开者不佳。〔时珍曰〕辛夷花初出枝头，苞长半寸，而尖锐俨如笔头，重重有青黄茸毛顺铺，长半分许。及开则似莲花而小如盏，紫苞红焰，作莲及兰花香。亦有白色者，人呼为玉兰。又有千叶者。诸家言苞似小桃者，比类欠当。

苞【修治】〔敩曰〕凡用辛夷，拭去赤肉毛了，以芭蕉水浸一宿，用浆水煮之，从巳至未，取出焙干用。若治眼目中患，即一时去皮，用向里实者。〔大明曰〕入药微炙。

【气味】辛，温，无毒。〔时珍曰〕气味俱薄，浮而散，阳也。入手太阴、足阳明经。〔之才曰〕芎藭为之使。恶五石脂，畏菖蒲、蒲黄、黄连、石膏、黄环。

【主治】五脏身体寒热，风头脑痛面䵟。久服下气，轻身明目，增年耐老。本经 温中解肌，利九窍，通鼻塞涕出，治面肿引齿痛，眩冒身兀兀如在车船之上者，生须发，去白虫。别录 通关脉，治头痛憎寒，体噤瘙痒。入面脂，生光泽。大明 鼻渊鼻鼽，鼻窒鼻疮，及痘后鼻疮，并用研末，入麝香少许，葱白蘸入数次，甚良。时珍

【发明】〔时珍曰〕鼻气通于天。天者头也，肺也。肺开窍于鼻，而阳明胃脉环鼻而上行。脑为元神之府，而鼻为命门之窍。人之中气不足，清阳不升，则头为之倾，九窍为之不利。辛夷之辛温走气而入肺，其体轻浮，能助胃中清阳上行通于天。所以能温中，治头面目鼻九窍之病。轩岐之后，能达此理者，东垣李杲一人而已。

沉香 别录上品

【释名】沉水香纲目 蜜香〔时珍曰〕木之心节置水则沉，故名沉水，亦曰水沉。半沉者为栈香，不沉者为黄熟香。南越志言交州人称为蜜香，谓其气如蜜脾也。梵书名阿迦嚧〔一〕香。

〔一〕阿迦嚧：唐·义净译金光明最胜王经卷七作「恶揭噜」，译音近似。

【集解】〔恭曰〕沉香、青桂、鸡骨、马蹄、煎〔一〕香，同是一树，出天竺诸国。木似榉柳，树皮青色。叶似橘叶，经冬不凋。夏生花，白而圆。秋结实似槟榔，大如桑椹，紫而味辛。〔藏器曰〕沉香枝、叶并似椿。云似橘者，恐未是也。其枝节不朽，沉水者为沉香；其肌理有黑脉，浮者为煎香。鸡骨、马蹄皆是煎香，并无别功，止可熏衣去臭。〔颂曰〕沉香、青桂等香，出海南诸国及交、广、崖州。沈怀远南越志云：交趾蜜香树，彼人取之，先断其积年老木根，经年其外皮干俱朽烂，木心与枝节不坏，坚黑沉水者，即沉香也。半浮半沉与水面平者，为鸡骨香。细枝紧实未烂者，为青桂香。其干为栈香。其根为黄熟香。其根节轻而大者，为马蹄香。此六物同出一树，有精粗之异尔，并采无时。刘恂岭表录异云：广管罗州多栈香树，身似柜柳，其花白而繁，其叶如橘。其皮堪作纸，名香皮纸，灰白色，有纹如鱼子〔二〕，沾水即烂，不及楮纸，亦无香气。沉香、鸡骨、黄熟、栈香虽是一树，而根、干、枝、节，各有分别也。又丁谓天香传云：此香奇品最多。四香凡四名〔三〕十二状，出于一本〔四〕。木体如白杨，叶如冬青而小。海北窦、化、高、雷皆出香之地，比海南者优劣不侔。既所禀不同，复售者多而取者速，其香不待稍成，乃趋利戕〔五〕贼之深也。非同琼管黎人，非时不妄剪伐，故木无夭札之患，得必异香焉。〔宗奭曰〕岭南诸郡悉有，傍海处尤多。交干连枝，冈岭相接，千里不绝。叶如冬青，大者数抱，木性虚柔。山民以构茅庐〔六〕，或为桥梁，为饭甑，为狗槽〔七〕，有香者百无一二。盖木得水方结，多在折枝枯干中，或为沉，或为煎，或为黄熟。自枯死者，谓之水盘香。南恩〔八〕、高、窦等州，惟产生结香。盖山民入山，以刀斫曲干斜枝成坎，经年得雨水浸渍，遂结成香。乃锯取之，刮去白木，其香结为斑点，名鹧鸪斑，燔之极清烈。香之良者，惟在琼、崖等州，俗谓之角沉、黄沉，乃枯木得者，宜入药用。依木皮而结者，谓之青桂，气尤清。在土中岁久，不待刓〔九〕剔而成薄片者，谓之龙鳞。削之

〔一〕煎：大观、政和本草同。唐本草卷十二沉香条作「笺」。

〔二〕子：岭表录异及大观、政和本草卷十二沉香条此下俱有「笺」字。

〔三〕名：原脱，大观、政和本草亦脱，今据天香传补。

〔四〕本：原作「木」，今据天香传及大观、政和本草卷十二沉香条改。

〔五〕戕：原作「伐」，据改同上。

〔六〕庐：原作「芦」，今据本草衍义卷十三及政和本草卷十二沉香条改。

〔七〕为狗槽：本草衍义卷十三及政和本草卷十二沉香条俱作「尤佳」二字。

〔八〕恩：原作「息」，今据本草衍义卷十三及政和本草卷十二沉香条改。

〔九〕刓：原作「创」，据改同上。

自卷，咀之柔韧者，谓之黄蜡沉，尤难得也。〔承曰〕诸品之外，又有龙鳞、麻叶、竹叶之类，不止一二十品。要之入药惟取中实沉水者。或沉水而有中心空者，则是鸡骨。谓中有朽路，如鸡骨中血眼也。〔时珍曰〕沉香品类，诸说颇详。今考杨亿谈苑、蔡绦丛谈、范成大桂海志、张师正倦游录、洪驹父香谱、叶廷珪香录诸书，撮其未尽者补之云。香之等凡三：曰沉，曰栈，曰黄熟是也。沉香入水即沉，其品凡四：曰熟结，乃膏脉凝结自朽出者；曰生结，乃刀斧伐仆，膏脉结聚者；曰脱落，乃因水朽而结者；曰虫漏，乃因蠹隙而结者。生结为上，熟脱次之。坚黑为上，黄色次之。角沉黑润，黄沉黄润，蜡沉柔韧，革沉纹横，皆上品也。海岛所出，有如石杵，如肘如拳，如凤雀龟蛇，云气人物。及海南马蹄、牛头、燕口、茧栗、竹叶、芝菌、梭子、附子等香，皆因形命名尔。其栈香入水半浮半沉，即沉香之半结连木者，或作煎香，番名婆木香，亦曰弄水香。其类有猬刺香、鸡骨香、叶子香，皆因形而名。有大如笠〔一〕者，为蓬莱香。有如山石枯槎者，为光香。入药皆次于沉香。其黄熟香，即香之轻虚者，俗讹为速香是矣。有生速，斫伐而取者。有熟速，腐朽而取者。其大而可雕刻者，谓之水盘头。并不堪入药，但可焚爇。叶廷珪云：出渤泥、占城、真腊者，谓之番沉，亦曰舶沉，曰药沉，医家多用之，以真腊为上。蔡绦云：占城不若真腊，真腊不若海南黎峒。黎峒又以万安黎母山东峒者，冠绝天下，谓之海南沉，一片万钱。海北高、化诸州者，皆栈香尔。范成大云：黎峒出者名土沉香，或曰崖香。虽薄如纸者，入水亦沉。万安在岛东，钟朝阳之气，故香尤酝藉，土人亦自难得。舶沉香多腥烈，尾烟必焦。交趾海北之香，聚于钦州，谓之钦香，气尤酷〔二〕烈。南人不甚重之，惟以入药。

【正误】〔时珍曰〕按李珣海药本草谓沉者为沉香，浮者为檀香。梁元帝金楼子谓一木五香：根为檀，节为沉，花为鸡舌，胶为熏陆，叶为藿香。并误也。五香各是一种。所谓五香一本者，即前苏恭所言，沉、栈、青桂、马蹄、鸡骨者是矣。

【修治】〔敩曰〕凡使沉香，须要不枯，如觜角硬重沉于水下者为上，半沉者次之。不可见火。〔时珍曰〕欲入丸散，以纸裹置怀中，待燥研之。或入乳钵以水磨粉，晒干亦可。若入煎剂，惟磨汁临时入之。

【气味】辛，微温，无毒。〔珣曰〕苦，温。〔大明曰〕辛，热。〔元素曰〕阳也。有升有降。〔时珍曰〕

〔一〕笠：原作「竺」，今据桂海虞衡志·香志·蓬莱香条改。

〔二〕酷：原作「焦」，今据桂海虞衡志·香志·沉水香条改。

咀嚼香甜者性平，辛辣者性热。

【主治】风水毒肿，去恶气。别录 主心腹痛，霍乱中恶，邪鬼疰气，清人神，并宜酒煮服之。诸疮肿，宜入膏中。李珣 调中，补五脏，益精壮阳，暖腰膝，止转筋吐泻冷气，破癥癖，冷风麻痹，骨节不任，风湿皮肤瘙痒，气痢。大明 补右〔一〕肾命门。元素 补脾胃，及痰涎、血出于脾。李杲 益气和神。刘完素 治上热下寒，气逆喘急，大肠虚闭，小便气淋，男子精冷。时珍

【附方】新七。**诸虚寒热**冷痰虚热。冷香汤：用沉香、附子（炮）等分，水一盏，煎七分，露一夜，空心温服。王好古医垒元戎。**胃冷久呃**沉香、紫苏、白豆蔻仁各一钱，为末。每柿蒂汤服五七分。吴球活人心统。**心神不足**火不降，水不升，健忘惊悸。朱雀丸：用沉香五钱，茯神二两，为末，炼蜜和，丸小豆大。每食后人参汤服三十丸，日二服。王璆百一选方。**肾虚目黑**暖水脏。用沉香一两，蜀椒去目，炒出汗，四两，为末，酒糊丸梧子大。每服三十丸，空心盐汤下。普济方。**胞转不通**非小肠、膀胱、厥阴受病，乃强忍房事，或过忍小便所致，当治其气则愈，非利药可通也。沉香、木香各二钱，为末。白汤空腹服之，以通为度。医垒元戎。**大肠虚闭**因汗多，津液耗涸者。沉香一两，肉苁蓉酒浸焙二两，各研末，以麻仁研汁作糊，丸梧子大。每服一百丸，蜜汤下。严子礼济生方。**痘疮黑陷**沉香、檀香、乳香等分，爇于盆内。抱儿于上熏之，即起。鲜于枢钩玄。

蜜香 拾遗

【释名】木蜜内典 **没香**纲目 **多香木**同 **阿蹉**音矬。

【集解】〔藏器曰〕蜜香生交州。大树，节如沉香。法华经注云：木蜜，香蜜也。树形似槐而香，伐之五六年，乃

〔一〕右：原作「石」，今据汤液本草卷下沉香条改。

取其香。异物志云：其叶〔一〕如椿。树生千岁，斫仆之，四五岁乃往看，已〔二〕腐败，惟中节坚贞〔三〕者是香。〔珣曰〕生南海诸山中。种之五六年便有香。交州记云：树似沉香无异也。〔时珍曰〕按魏王花木志云：木蜜号千岁树，根本甚大，伐之四五岁，取不腐者为香。观此，则陈藏器所谓生千岁乃斫者，盖误讹也。段成式酉阳杂俎云：没树出波斯国，拂林国人呼为阿䭴〔四〕。树长丈馀，皮青白色，叶似槐而长，花似橘花而大。子黑色，大如山茱萸，酸甜可食。广州志云：肇庆新兴县出多香木，俗名蜜香。辟恶气，杀鬼精。晋书云：太康五年，大秦国献蜜香树皮纸，微褐色，有纹如鱼子，极香而坚韧。观此数说，则蜜香亦沉香之类，故形状功用两相仿佛。南越志谓交人称沉香为蜜香。交州志谓蜜香似沉香。岭表录异言栈香皮纸似鱼子。尤可互证。杨慎丹铅录言蜜树是蜜蒙花树者，谬也。又枳椇木亦名木蜜，不知亦同类否？详见果部。

【气味】辛，温，无毒。

【主治】去臭，除鬼气。藏器 辟恶，去邪鬼尸注心气。李珣

丁香 宋开宝

〔校正〕并入别录鸡舌香。

【释名】丁子香嘉祐 鸡舌香〔藏器曰〕鸡舌香与丁香同种，花实丛生，其中心最大者为鸡舌（击破有顺理而解为两向，如鸡舌，故名），乃是母丁香也。〔禹锡曰〕按齐民要术云：鸡舌香俗人以其似丁子，故呼为丁子香。〔时珍曰〕宋嘉祐本草重出鸡舌，今并为一。

【集解】〔恭曰〕鸡舌香树叶及皮并似栗，花如梅花，子似枣核，此雌树也，不入香用。其雄树虽花不实，采花酿之以成香。出昆仑及交州、爱州以南。〔珣曰〕丁香生东海及昆仑国。二月、三月花开，紫白色。至七月方始成实，小者为丁香，大者（如巴豆）为母丁香。〔志曰〕丁香生交、广、南番。按广州图上丁香，树高丈馀，木类桂，叶似栎叶。花圆细，黄色，凌冬不凋。其子出枝蕊上如钉，长三四分，紫色。其中有粗大如山茱萸者，俗呼为母丁香。二月、八月采子及

〔一〕叶：大观、政和本草卷十二蜜香条两引异物志，一作「叶」，一作「树」。
〔二〕已：大观、政和本草同。御览九八二木蜜条引异物志作「岁月久树材恶者」七字。
〔三〕贞：大观、政和本草同。御览九八二木蜜条引异物志作「直芬香」三字。
〔四〕䭴：明刊本酉阳杂俎前集卷十八没树条作「縒」，译音近似。

根。一云：盛冬生花、子，至次年春采之。〔颂曰〕鸡舌香唐本草言其木似栗。南越志言是沉香花。广志言是草花蔓生，实熟贯之，可以香口。其说不定。今人皆以乳香中拣出木实似枣核者为之，坚顽枯燥，绝无气味，烧亦无香，用疗气与口臭则甚乖疏，不知缘何以为鸡舌也？京下老医言：鸡舌与丁香同种，其中最大者为鸡舌，即母丁香，疗口臭最良，治气亦效。葛稚川百一方：治暴气刺心痛，用鸡舌香酒服。又抱朴子书：以鸡舌、黄连，乳汁煎之，注目，治百疹之在目者皆愈，更加精明。古方治疮痈五香连翘汤用鸡舌香，而孙真人千金方无鸡舌，用丁香，似为一物也。其采花酿成香之说，绝无知者。〔慎微曰〕沈存中笔谈云：予集灵苑方，据陈藏器拾遗，以鸡舌为丁香母。今考之尚不然，鸡舌即丁香也。齐民要术言鸡舌俗名丁子香。日华子言丁香治口气，与三省故事载汉时郎官日〔一〕含鸡舌香，欲其奏事芬芳之说相合。及千金方五香汤用丁香无鸡舌，最为明验。开宝本草重出丁香，谬矣。今世以乳香中大如山茱萸者为鸡舌，略无气味，治疾殊乖。〔承曰〕嘉祐补注及苏颂图经引诸书，以鸡舌为丁香。抱朴子言可注眼。但丁香恐不宜入眼，含之口中热臭不可近。乳香中所拣者，虽无气味，却无臭气，有淡〔二〕利九窍之理。诸方用治小儿惊痫，亦欲其达九窍也。〔敩曰〕丁香有雌、雄。雄者颗小；雌者大如山萸，更名母丁香，入药最胜。〔时珍曰〕雄为丁香，雌为鸡舌，诸说甚明，独陈承所言甚为谬妄。不知乳香中所拣者，乃番枣核也，即无漏子之核，见果部。前人不知丁香即鸡舌，误以此物充之尔。干姜、焰消尚可点眼，草果、阿魏番人以作食料，则丁香之点眼、噙口，又何害哉？

鸡舌香别录

〔气味〕辛，微温，无毒。〔时珍曰〕辛，温。

〔主治〕风水毒肿，霍乱心痛，去恶气〔三〕。别录　吹鼻，杀脑疳。入诸香中，令人身香。甄权　同姜汁，涂拔去白须孔中，即生异常黑者〔四〕。藏器

丁香开宝

〔气味〕辛，温，无毒。〔时珍曰〕辛，热。〔好古曰〕纯阳。入手太阴、足少阴、阳明经。〔敩曰〕方中多用雌者，力大。膏煎中若用雄，须去丁，盖乳子发人背痈也。不可见火。畏郁金。

〔主治〕温

〔一〕日：梦溪笔谈卷二十六同。大观、政和本草卷十二鸡舌香条引文俱作「口」。

〔二〕淡：原作「痰」，今据金陵本改，与大观、政和本草卷十二藿香条引文合。

〔三〕气：原作「热」，今据唐本草卷十二、千金翼卷三沉香条及大观、政和本草卷十二鸡舌香条改。

〔四〕异常黑者：原作「黑者异常」，今据大观、政和本草卷十二丁香条改。

脾胃，止霍乱拥胀，风毒诸肿，齿疳䘌。能发诸香。开宝 风疳〔一〕䘌骨槽劳臭，杀虫辟恶去邪，治奶头花，止五色毒痢，疗〔二〕五痔。李珣 治口气冷气，冷劳反胃，鬼疰蛊毒，杀酒毒，消痃癖，疗肾气奔豚气，阴痛腹痛，壮阳，暖腰膝。大明 疗呕逆，甚验。保升 去胃寒，理元气。气血盛者勿服。元素 治虚哕，小儿吐泻，痘疮胃虚，灰白不发。时珍

【发明】〔好古曰〕丁香与五味子、广茂〔三〕同用，治奔豚之气。亦能泄肺，能补胃，大能疗肾。〔宗奭曰〕日华子言丁香治口气，此正是御史所含之香也。治脾胃冷气不和甚良。母丁香气味尤佳。〔震亨曰〕口居上，地气出焉。脾有郁火，溢入肺中，失其清和之意，而浊气上行，发为口气。若以丁香治之，是扬汤止沸尔。惟香薷治之甚捷。〔时珍曰〕宋末太医陈文中，治小儿痘疮不光泽，不起发，或胀或泻，或渴或气促，表里俱虚之证。并用木香散、异攻散，倍加丁香、官桂。甚者丁香三五十枚，官桂一二钱。亦有服之而愈者。此丹溪朱氏所谓立方之时，必运气在寒水司天之际，又值严冬郁遏阳气，故用大辛热之剂发之者也。若不分气血虚实寒热经络，一概骤用，其杀人也必矣。葛洪抱朴子云：凡百病在目者，以鸡舌香、黄连、乳汁煎注之，皆愈。此得辛散苦降养阴之妙。陈承言不可点眼者，盖不知此理也。

【附方】旧九〔四〕，新十七〔五〕。

暴心气痛鸡舌香末，酒服一钱。肘后方。

干霍乱痛不吐不下。丁香十四枚，研末，以沸汤一升和之，顿服。不瘥更作。思邈千金方。

小儿吐泻丁香、橘红等分，炼蜜丸黄豆大。米汤化下。刘氏小儿方。

小儿呕吐不止。丁香、生半夏各一钱，姜汁浸一夜，晒干为末，姜汁打面糊丸黍米大。量大小，用姜汤下。全幼心鉴。

婴儿吐乳小儿百日晬内吐乳，或粪青色。用年少妇人乳汁一盏，入丁香十枚，陈皮去白一钱，石器煎

〔一〕疳：原脱，今据大观、政和本草卷十二丁香条补。
〔二〕疗：同上。
〔三〕茂：原作「茂」，今据汤液本草卷下丁香条改。
〔四〕九：原作「八」，今按下旧附方数改。
〔五〕七：原作「八」，今按下新附方数改。

一二十沸，细细与服。　陈文中小儿方。　**小儿冷疳**面黄腹大，食即吐者。母丁香七枚，为末，乳汁和蒸三次，姜汤服之。卫生易简方。　**胃冷呕逆**气厥不通。母丁香三箇，陈橘皮一块（去白焙），水煎，热服。　十便良方。　**反胃吐食**袖珍方：用母丁香一两为末，以盐梅入捣和，丸芡子大。每噙一丸。　圣惠方：用母丁香、神麹（炒）等分，为末。米饮服一钱。　**朝食暮吐**丁香十五箇研末，甘蔗汁、姜汁和，丸莲子大。噙咽之。　摘玄方。　**反胃关格**气噎不通。丁香、木香各一两。每服四钱，水一盏半，煎一盏。先以黄泥做成碗，滤药汁于内，食前服。此方乃掾史吴安之传于都事盖耘夫有效，试之果然。土碗取其助脾也。　德生堂经验方。　**伤寒呃**〔一〕**逆**〔二〕及哕逆不定。丁香一两，干柿蒂（焙）一两，为末。每服一钱，煎人参汤下。　简要济众方。　**毒肿入腹**鸡舌香、青木香、薰陆香、麝香各一两，水四升，煮二升，分二服。　肘后方。　**食蟹致伤**丁香末，姜汤服五分。　证治要诀。　**妇人崩中**昼夜不止。丁香二两，酒二升，煎一升〔三〕，分服。　梅师方。　**妇人产难**母丁香三十六粒，滴乳香三钱六分，为末，同活兔胆和杵千下，丸作三十六丸。每服一丸，好酒化下，立验。名如意丹。　颐真堂经验方。　**妇人阴冷**母丁香末，纱囊盛如指大，纳入阴中，病即已。　本草衍义。　**鼻中瘜肉**丁香绵裹纳之。　圣惠方。　**风牙宣露**发歇口气〔四〕。鸡舌香、射干各〔五〕一两，麝香一分，为末，日揩〔六〕。　圣济总录。　**龋齿黑臭**鸡舌香煮汁，含之。　外台秘要。　**唇舌生疮**鸡舌香末，绵裹含之。　外台。　**乳头裂破**丁香末，傅之。　梅师方。　**妒乳乳痈**〔七〕丁香末，水服方寸匕。　梅师方。　**痈疽恶肉**丁香末傅之，外以膏药护之。　怪证奇方。

〔一〕呃：原作「呢」，今从张本改。

〔二〕逆：大观、政和本草卷十二丁香条附方俱作「咳噫」。

〔三〕煎一升：大观本草卷十二丁香条附方作「相和半」，政和本草作「取半」，俱无「煎」字。但本方见外台卷三十四，作「丁香一百颗，好酒一大升，右二味煮取三两沸，去滓顿服。」又有「煮」字。

〔四〕风牙宣露发歇口气：圣济总录卷一二一鸡舌香散作「风冷乘于齿间，发歇疼痛，口气宣露。」

〔五〕各：原脱，今据圣济总录卷一二一鸡舌香散补。

〔六〕日揩：圣济总录卷一二一鸡舌香散作「每用少许揩齿，良久以温汤漱口。」

〔七〕痈：原作「痛」，今据大观、政和本草卷十二丁香条附方改。

桑蝎螫人丁香末，蜜调涂。圣惠方。**香衣辟汗**丁香一两为末，川椒六十粒和之。绢袋盛佩，绝无汗气。多能鄙事。

丁皮〔时珍曰〕即树皮也。似桂皮而厚。**〔气味〕**同香。**〔主治〕齿痛。**李珣 **心腹冷气诸病。方家用代丁香。**时珍

枝〔主治〕一切冷气，心腹胀满，恶心，泄泻虚滑，水谷不消。用枝杖七斤，肉豆蔻（面煨）八斤，白面（炒）六斤，甘草（炒）十一斤，炒盐中〔一〕三斤，为末。日日点服。出御药院方。

根〔气味〕辛，热，有毒。〔主治〕风热毒肿。不入心腹之用。开宝

檀香 别录下品〔二〕

【释名】旃檀纲目 **真檀**〔时珍曰〕檀，善木也，故字从亶。亶，善也。释氏呼为旃檀，以为汤沐，犹言离垢也。番人讹为真檀。云南人呼紫檀为胜沉香，即赤檀也。

【集解】〔藏器曰〕白檀出海南。树如檀。〔恭曰〕紫真檀出昆仑盘盘国。虽不生中华，人间遍有之。〔颂曰〕檀香有数种，黄、白、紫之异，今人盛用之。江淮、河朔所生檀木，即其类，但不香尔。〔时珍曰〕按大明一统志云：檀香出广东、云南，及占城、真腊、爪哇、渤泥、暹罗、三佛齐、回回等国，今岭南诸地亦皆有之。树、叶皆似荔枝，皮青色而滑泽。叶廷珪香谱云：皮实而色黄者为黄檀，皮洁而色白者为白檀，皮腐而色紫者为紫檀。其木并坚重清香，而白檀尤良。宜以纸封收，则不泄气。王佐格古论云：紫檀诸溪峒出之。性坚。新者色红，旧者色紫，有蟹爪文。新者以水浸之，可染物。

〔一〕中：疑「十」之误。检御药院方未见此方，存疑待考。

〔二〕檀香别录下品：按唐本草、千金翼及大观、政和本草木部下品中俱无「檀香」，有「紫真檀」。唐本草及千金翼上品中沉香条俱无「檀香」，有「枫香」。但二书上品中已别有「枫香脂」条。又大观、政和本草目录乳香条下注云：「已上六（原只五种，从熏陆分出乳香）种，原附沉香下，今各分条。」观六种中有「檀香」，无「枫香」。足证唐本草及千金翼沉香条之「枫香」，实为「檀香」之误。濒湖既将下品之「紫真檀」并入本条而以「檀香」标目，似应改「下品」为「上品」。

真者揩壁上色紫，故有紫檀名〔一〕。黄檀最香。俱可作带銙、扇骨等物。

白旃檀 〔气味〕辛，温，无毒。〔大明曰〕热。〔元素曰〕阳中微阴。入手太阴、足少阴，通行阳明经。

〔主治〕消风热肿毒。弘景 治中恶鬼气，杀虫。藏器 煎服，止心腹痛，霍乱肾气痛。水磨，涂外肾并腰肾痛处。大明 散冷气，引胃气上升，进饮食。元素 噎膈吐食。又面生黑子，每夜以浆水洗拭令赤，磨汁涂之，甚良。时珍 〔发明〕〔杲曰〕白檀调气，引芳香之物，上至极高之分。最宜橙、橘之属，佐以姜、枣，辅以葛根、缩砂、益智、豆蔻，通行阳明之经，在胸膈之上，处咽嗌之间，为理气要药。〔时珍曰〕楞严经云：白旃檀涂身，能除一切热恼。今西南诸番酋，皆用诸香涂身，取此义也。杜宝大业录云：隋有寿禅师妙医术，作五香饮济人。沉香饮、檀香饮、丁香饮、泽兰饮、甘松饮，皆以香为主，更加别药，有味而止渴，兼补益人也。道书檀香谓之浴香，不可烧供上真。

紫檀 〔气味〕咸，微寒，无毒。〔主治〕摩涂恶毒风毒。别录 刮末傅金疮，止血止痛。疗淋。弘景 醋磨，傅一切卒肿。千金〔二〕 〔发明〕〔时珍曰〕白檀辛温，气分之药也。故能理卫气而调脾肺，利胸膈。紫檀咸寒，血分之药也。故能和营气而消肿毒，治金疮。

降真香 证类

【释名】紫藤香纲目 鸡骨香〔珣曰〕仙传：拌和诸香，烧烟直上，感引鹤降。醮星辰，烧此香为第一，度箓功力极验。降真之名以此。〔时珍曰〕俗呼舶上来者为番降，亦名鸡骨，与沉香同名。

【集解】〔慎微曰〕降真香出黔南。〔珣曰〕生南海山中及大秦国。其香似苏方木，烧之初不甚香，得诸香和之则特美。入药以番降紫而润者为良。〔时珍曰〕今广东、广西、云南、汉中、施州、永顺、保靖，及占城、安南、暹罗、渤泥、琉球诸地皆有之。朱辅溪蛮丛笑云：鸡骨香即降香，本出海南。今溪峒僻处所出者，似是而非，劲瘦不甚香。周达观真

〔一〕名：原作「色」，今详上下文义改。王佐新增格古要论卷八紫檀条，此句作「近以眞者揩粉壁上果紫，余木不然。」

〔二〕千金：原作「大明」，今据大观、政和卷十四紫眞檀条改。

腊记云：降香生丛林中，番人颇费砍〔一〕斫之功，乃树心也。其外白皮，厚八九寸，或五六寸。焚之气劲而远。又嵇含草木状云：紫藤香，长茎细叶〔二〕，根极坚实，重重有皮，花白子黑。其茎截置烟炱〔三〕中，经久成紫香，可降神。按嵇氏所说，与前说稍异，岂即朱氏所谓似是而非者乎？抑中国者与番降不同乎？

【气味】辛，温，无毒。

【主治】烧之，辟天行时气，宅舍怪异。小儿带之，辟邪恶气。李珣 **疗折伤金疮，止血定痛，消肿生肌。**时珍

【发明】〔时珍曰〕降香，唐、宋本草失收。唐慎微始增入之，而不著其功用。今折伤金疮家多用其节，云可代没药、血竭。按名医录云：周密被海寇刃伤，血出不止，筋如断，骨如折，用花蕊石散不效。军士李高用紫金散掩之，血止痛定。明日结痂如铁，遂愈，且无瘢痕。叩其方，则用紫藤香瓷瓦刮下研末尔。云即降之最佳者，曾救万人。罗天益卫生宝鉴亦取此方，云甚效也。

【附方】新二。**金疮出血** 降真香、五倍子、铜花等分为末，傅之。医林集要。**痈疽恶毒** 番降末，枫、乳香，等分为丸，熏之，去恶气甚妙。集简方。

楠 别录下品

〔校正〕并入海药栅〔四〕木皮，拾遗柟〔五〕木枝叶。

【释名】柟 与楠字同。〔时珍曰〕南方之木，故字从南。海药本草栅木皮，即柟字之误，今正之。

【集解】〔藏器曰〕柟木高大，叶如桑，出南方山中。〔宗奭曰〕楠材，今江南造船皆用之，其木性坚而善居水。

〔一〕砍：原作「坎」，今据真腊风土记出产条改。
〔二〕长茎细叶：南方草木状卷中紫藤条作「叶细长，茎如竹」。
〔三〕炱：原作「焰」，今据南方草木状卷中紫藤条改。
〔四〕栅：原作「柟」，今据大观、政和本草卷十二栅木皮条改。若径作「柟」，则下释名项谓「栅即柟字之误」，即成无的放矢。
〔五〕柟：原作「栅」，今据大观、政和本草卷十三柟木枝叶条改，与下集解项藏器说合。

久则当中空，为白蛾所穴。〔时珍曰〕楠木生南方，而黔、蜀诸山尤多。其树直上，童童若幢盖之状，枝叶不相碍。叶〔一〕似豫章，而大如牛耳，一头尖，经岁不凋，新陈相换。其花赤黄色。实似丁香，色青，不可食。干甚端伟，高者十余丈，巨者数十围，气甚芬芳，为梁栋器物皆佳，盖良材也。色赤者坚，白者脆。其近根年深向阳者，结成草木山水之状，俗呼为骰柏楠，宜作器。

楠材〔气味〕**辛，微温，无毒。**〔藏器曰〕苦，温，无毒。〔大明曰〕热，微毒。〔主治〕**霍乱吐下不止，煮汁服。**别录 **煎汤洗转筋及足肿。枝叶同功。**大明 〔附方〕新三。**水肿自足起** 削楠木、桐木煮汁渍足，并饮少许，日日为之。肘后方。**心胀腹痛** 未得吐下。取楠木削三四两，水三升，煮三沸，饮之。肘后方。**聤耳出脓** 楠木烧研，以绵杖缴入。圣惠方。

皮〔气味〕**苦，温，无毒。**〔主治〕**霍乱吐泻，小儿吐乳，暖胃正气，并宜煎服。**李珣

樟 拾遗

【释名】〔时珍曰〕其木理多文章，故谓之樟。

【集解】〔藏器曰〕江东舸船多用樟木。县名豫章，因木得名。〔时珍曰〕西南处处山谷有之。木高丈余。小叶似楠而尖长，背有黄赤茸毛，四时不凋。夏开细花，结小子。木大者数抱，肌理细而错纵有文，宜于雕刻，气甚芬烈。豫、章乃二木名，一类二种也。豫即钓〔二〕樟，见下条。

樟材〔气味〕**辛，温，无毒。**〔主治〕**恶气中恶，心腹痛鬼疰，霍乱腹胀，宿食不消，常吐酸臭水，酒煮服，无药处用之。煎汤，浴脚气疥癣风痒。作履，除**

〔一〕叶：原作「茂」，今据陆玑诗疏卷上「有条有梅」条改。

〔二〕钓：原作「均」，今据下「钓樟」条改。

脚气。藏器〔**发明**〕〔时珍曰〕霍乱及干霍乱须吐者。以樟木屑煎浓汁吐之，甚良。又中恶、鬼气卒死者，以樟木烧烟熏之，待苏乃用药。此物辛烈香窜，能去湿气、辟邪恶故也。〔**附方**〕新一。**手足痛风**冷痛如虎咬者。用樟木屑一斗，急流水一石，煎极滚泡之，乘热安足于桶上熏之。以草荐围住，勿令汤气入目。其功甚捷，此家传经验方也。虞抟医学正传。

瘿节〔**主治**〕**风疰鬼邪。**时珍〔**附方**〕新一。**三木节散**治风劳，面色青白，肢节沉重，膂间痛，或寒或热，或躁或嗔，思食不能食，被虫侵蚀，证状多端。天灵盖（酥炙，研）二两，牛黄、人中白（焙）各半两，麝香二钱，为末。别以樟木瘤节、皂荚木瘤节、槐木瘤节各为末五两，每以三钱，水一盏，煎半盏，去滓，调前末一钱，五更顿服，取下虫物为妙。圣惠方。

钓樟别录下品

〔**校正**〕并入拾遗枕材。

【**释名**】**乌樟**弘景**棆**音纶。**枕**音沈。**豫**纲目〔时珍曰〕樟有大、小二种，紫、淡二色。此即樟之小者。按郑樵通志云：钓樟亦樟之类，即尔雅所谓「棆，无疵」是也。又相如赋云：楩、楠、豫、章。颜师古注云：豫即枕木，章即樟木。二木生至七年，乃可分别。观此，则豫即别录所谓钓樟者也。根似乌药香，故又名乌樟。

【**集解**】〔弘景曰〕钓樟出桂〔一〕阳、邵陵诸处，亦呼作乌樟，方家少用，而俗人多识。〔恭曰〕生郴〔二〕州山谷。树高丈馀。叶似楠叶而尖长，背有赤毛，若枇杷叶上毛。八月、九月采根皮，日干。〔炳曰〕根似乌药香。〔藏器曰〕枕生南海山谷。作舸船，次于樟木。

根皮〔**气味**〕**辛，温，无毒。**〔**主治**〕**金疮止血，刮屑傅之，甚验。**别录**磨服，治霍乱。**萧炳**治奔豚脚气水肿，煎汤服。亦可浴疮痍疥癣风瘙，并研末傅之。**大明

〔一〕桂：原作「睢」，今据唐本草及大观、政和本草卷十四钓樟条改。

〔二〕郴：大观、政和本草同。唐本草卷十四钓樟条作「柳」。

茎叶 **〔主治〕置门上，辟天行时气。**萧炳

乌药宋开宝

【释名】旁其拾遗 **鳑魮**纲目 **矮樟** 〔时珍曰〕乌以色名。其叶状似鳑魮鲫鱼，故俗呼为鳑魮树。拾遗作旁其，方音讹也。南人亦呼为矮樟，其气似樟也。

【集解】〔藏器曰〕乌药生岭南·邕州、容州及江南。树生似茶，高丈馀。一叶三桠，叶青阴白。根状似山芍药及乌樟，根色黑褐，作车毂纹，横生。八月采根。其直根者不堪用。〔颂曰〕今台州、雷州、衡州皆有之，以天台者为胜。木似茶槚，高五七尺。叶微圆而尖，面青背白，有纹。四五月开细花，黄白色。六月结实。根有极大者，又似钓樟根。然根有二种：岭南者黑褐色而坚硬，天台者白而虚软，并以八月采。根如车毂纹、形如连珠者佳。或云：天台者香白可爱，而不及海南者力大。〔承曰〕世称天台者为胜。今比之洪州、衡州者，天台香味为劣，入药功效亦不及。但肉色颇赤，而差细小尔。〔时珍曰〕吴、楚山中极多，人以为薪。根、叶皆有香气，但根不甚大，才如芍药尔。嫩者肉白，老者肉褐色。其子如冬青子，生青熟紫，核壳极薄。其仁亦香而苦。

根 **〔气味〕辛，温，无毒。**〔好古曰〕气厚于味，阳也。入足阳明、少阴经。**〔主治〕中恶心腹痛，蛊毒疰忤鬼气，宿食不消，天行疫瘴，膀胱肾间冷气攻冲背膂，妇人血气，小儿腹中诸虫。**藏器 **治一切气[一]除一切冷，霍乱，反胃吐食泻痢，痈疖疥疠，并解冷热，其功不可悉载。猫、犬百病，并可磨服。**大明 **理元气。**好古 **中气脚气疝气，气厥头痛，肿胀喘急，止小便频数及白浊。**时珍

〔发明〕〔宗奭曰〕乌药性和，来气少，走泄多，但不甚刚猛。与沉香同磨作汤点服，治胸腹冷气甚稳当。〔时珍曰〕乌药辛温香窜，能散诸气。故惠民和剂局方治中风中气诸证，用乌药顺气散者，先疏其气，气顺则风散也。严用和济生方治七情郁结，上气喘急，用四磨汤者，降中兼

〔一〕治一切气：原脱，今据大观、政和本草卷十三乌药条补。

升，泻中带补也。其方以人参、乌药、沉香、槟榔各磨浓汁七分，合煎，细细咽之。朱氏集验方治虚寒小便频数，缩泉丸，用同益智子等分为丸服者，取其通阳明、少阴经也。方见草部益智子下。

〔附方〕新十一。

乌沉汤治一切气，一切冷，补五脏，调中壮阳，暖腰膝，去邪气，冷风麻痹，膀胱、肾间冷气，攻冲背膂，俯仰不利，风水毒肿，吐泻转筋，癥癖刺痛，中恶心腹痛，鬼气疰忤，天行瘴疫，妇人血气痛。用天台乌药一百两，沉香五十两，人参三两，甘草（爁）四两〔一〕，为末。每服半钱，姜盐汤空心点服。和剂局方。

一切气痛不拘男女，冷气、血气、肥气、息贲气、伏梁气、奔豚气，抢心切痛，冷汗，喘息欲绝。天台乌药（小者，酒浸一夜，炒）、茴香（炒）、青橘皮（去白，炒）、良姜（炒）等分，为末。温酒、童便调下。卫生家宝方。

男妇诸病香乌散：用香附、乌药等分，为末。每服一二钱。饮食不进，姜、枣汤下；疟疾，干姜、白盐汤下；腹中有虫，槟榔汤下；头风虚肿，茶汤下；妇人冷气，米饮下；产后血攻心脾痛，童便下；妇人血海痛，男子疝气，茴香汤下。乾坤秘韫。

小肠疝气乌药一两，升麻八钱，水二钟，煎一钟，露一宿，空心热服。孙天仁集效方。

脚气掣痛乡村无药。初发时即取土乌药，不犯铁器，布揩去土，瓷瓦刮屑，好酒浸一宿。次早空心温服，溏泄即愈。入麝少许尤佳。痛入腹者，以乌药同鸡子瓦罐中水煮一日，取鸡子，切片蘸食，以汤送下，甚效。永类钤方。

血痢泻血乌药烧存性研，陈米饭丸梧子大。每米饮下三十丸。普济方。

小儿慢惊昏沉或搐。乌药磨水，灌之。济急方。

气厥头痛不拘多〔二〕少，及产后头痛。天台乌药、川芎藭等分，为末。每服二钱，腊茶清调下。产后，铁锤烧红淬酒调下。济生方。

咽喉闭痛生乌药（即矮樟根），以酸醋二盏，煎一盏，先噙后咽，吐出痰涎为愈。经验方。

孕中有痛洪州乌药（软白香辣者）五钱，水一盏，牛皮胶一片，同煎至七分，温服。乃龚彦德方也。妇人良方。

心腹气痛乌药水磨浓汁一盏，入橘皮一片，苏一叶，煎服。集简方。

嫩叶

〔主治〕炙碾煎饮代茗，补中益气，止小便滑数。藏器

〔发明〕〔时珍曰〕乌药，下通少阴肾经，上理脾胃元气。故丹溪朱氏补阴丸药中，往往加乌药叶也。

〔一〕两：局方卷三此下有「半」字。
〔二〕多：疑当作「老」。今检辑本济生方未见此方，待考。

子〔主治〕阴毒伤寒，腹痛欲死。取一合炒起黑烟，投水中，煎三五沸，服一大盏，汗〔一〕出阳回即瘥。斗门方

【附录】研药〔珣曰〕生南海诸州小树，叶如椒，根如乌药而圆小。根味苦，温，无毒。主霍乱，下痢赤白，中恶蛊毒，腹内不调者。锉，水煎服。

櫰香音怀。纲目

【释名】兜娄婆香

【集解】〔时珍曰〕櫰香，江淮、湖岭山中有之。木大者近丈许，小者多被樵采。叶青而长，有锯〔二〕齿，状如小蓟叶而香，对节生。其根状如枸杞根而大，煨之甚香。楞严经云：坛前安一小炉〔三〕，以兜娄婆香煎取香〔四〕水，沐浴其炭〔五〕。即此香也。

根【气味】苦，涩，平，无毒。

【主治】头疖〔六〕肿毒。碾末，麻脂调涂，七日腐落。时珍

必栗香拾遗

【释名】花木香　詹香

〔一〕汗：原作「汁」，今据大观、政和本草卷十三乌药条附方改。
〔二〕锯：原作「巨」，今据香乘卷四萮香条改。
〔三〕炉：原作「胪」，今据楞严经卷七改。
〔四〕取香：原脱，今据楞严经卷七补。
〔五〕其炭：同上。
〔六〕疖：本书卷四痈疽门肿疡条櫰香项作「疽」。

【集解】〔藏器曰〕必栗香生高山中。叶如老椿，捣置上流，鱼悉暴腮而死。木为书轴，白鱼不损书也。

【气味】辛，温，无毒。

【主治】鬼疰心气，断一切恶气，煮汁服之。烧为香，杀虫、鱼。藏器

枫香脂 唐本草

【释名】白胶香〔时珍曰〕枫树枝弱善摇，故字从风。俗呼香枫。金光明经谓其香为须〔一〕萨折罗婆香。〔颂曰〕尔雅谓枫为欇欇〔二〕，言风至则欇欇而鸣也。梵书谓之萨阇罗婆香。

【集解】〔恭曰〕枫香脂，所在大山中皆有之。〔颂曰〕今南方及关陕甚多。树甚高大，似白杨。叶圆而作歧，有三角〔三〕而香。二月有花，白色。乃连着实，大如鸭卵。八月、九月熟时，暴干可烧。南方草木状云：枫实惟九真有之。用之有神，乃难得之物。其脂为白胶香，五月斫为坎，十一月采之。说文解字云：枫木，厚叶弱枝善摇。汉宫殿中多植之，至霜后叶丹可爱，故称枫宸。任昉述异记云：南中有枫子鬼。木之老者为人形，亦呼为灵枫，盖瘤瘿也。至今越巫有得之者，以雕刻鬼神，可致灵异。〔保升曰〕王瓘轩辕本纪云：黄帝杀蚩尤于黎山之丘，掷其械于大荒之中，化为枫木之林。尔雅注云：其脂入地，千年为琥珀。〔时珍曰〕枫木枝干修耸，大者连数围。其木甚坚，有赤有白，白者细腻。其实成球，有柔刺。嵇含言枫实惟出九真者，不知即此枫否？孙炎尔雅正义云：枫子鬼乃欇木上寄生枝，高三四尺，天旱以泥涂之，即雨也。荀伯子临川记云：岭南枫木，岁久生瘤如人形，遇暴雷骤雨则暗长三五尺，谓之枫人。宋齐丘化书云：老枫化为羽人。数说不同，大抵瘿瘤之说，犹有理也。

香脂〔修治〕〔时珍曰〕凡用以齑水煮二十沸，入冷水中，揉扯数十次，晒干用。〔气味〕辛、苦，平，无毒。〔主治〕瘾疹风痒浮肿，煮水浴之。又主齿痛。唐本 一切痈疽疮疥，

〔一〕须：唐·义净译金光明最胜王经卷七无，下引梵书亦无，疑衍。
〔二〕欇欇：原作「摄摄」，大观本草同。今据尔雅释木及政和本草卷十二枫香脂条改。下同。
〔三〕三角：大观、政和本草同，南方草木状卷中枫香条作「脂」。

金疮吐衄咯血，活血生肌，止痛解毒。烧过揩牙，永无牙疾。时珍

〔**发明**〕〔震亨曰〕枫香属金，有水与火。其性疏通（故木易有虫穴），为外科要药。近世不知，误以松脂之清莹者为之，甚谬。〔宗奭曰〕枫香、松脂皆可乱乳香。但枫香微白黄色，烧之可见真伪。〔时珍曰〕枫香、松脂皆可乱乳香，其功虽次于乳香，而亦仿佛不远。

〔**附方**〕旧一，新十五。**吐血不止**白胶香为散。每服二钱，新汲水调下。简要济众。**吐血衄血**白胶香、蛤粉等分，为末。姜汁调服。王璆百一选方。**吐血咯血**澹寮方：用白胶香、铜青各一钱，为末。入干柿内，纸包煨熟，食之。圣惠方：用白胶香切片炙黄一两，新绵一两烧灰，为末。每服一钱，米饮下。**金疮断筋**枫香末傅之。危氏方。**便痈脓血**白胶香一两，为末。入麝香、轻粉少许，掺之。袖珍方。**小儿奶疽**生面上。用枫香为膏，摊贴之。活幼全书。**瘰疬软疖**白胶香一两化开，以蓖麻子六十四粒研入，待成膏，摊贴。儒门事亲。**诸疮不合**白胶香、轻粉各二钱，猪脂和涂。直指方。**一切恶疮**水沉金丝膏：用白胶香、沥青各一两，以麻油、黄蜡各二钱半，同熔〔一〕化，入冷水中扯千遍，摊贴之。儒门事亲。**恶疮疼痛**枫香、腻粉等分，为末。浆水洗净，贴之。寿亲养老书。**久近胫疮**白胶香为末，以酒瓶上箬叶夹末，贴之。袖珍方。**小儿疥癣**白胶香、黄檗、轻粉等分，为末。羊骨髓和，傅之。儒门事亲。**大便不通**白胶香半枣大，鼠粪二枚，研匀，水和作挺。纳入肛内，良久自通。普济方。**年久牙痛**枫香脂为末，以香炉内灰和匀。每旦揩擦。危氏得效方。**鱼骨哽咽**白胶香细细吞之。圣惠方。

木皮

〔**气味**〕**辛，平，有小毒。**苏恭

〔**主治**〕**水肿，下水气，煮汁用之。**苏恭 **煎饮，止水痢为最。**藏器 **止霍乱刺风冷风，煎汤浴之。**大明

〔**正误**〕〔藏器曰〕枫皮性涩，能止水痢。苏云下水肿，水肿非涩药所疗，又云有毒，明见其谬。

〔**附方**〕新一。**大风疮**枫子木（烧存性，研）、轻粉等分，麻油调搽，极妙。章贡有鼓角匠病此，一道人传方，遂愈。经验良方。

〔一〕熔：原作「溶」，今据儒门事亲卷十五第一改。

根叶〔主治〕痈疽已成，擂酒饮，以滓贴之。时珍

菌〔气味〕有毒，食之令人笑不止，地浆解之。弘景

薰陆香（乳香）别录上品

【释名】马尾香海药天泽香内典摩勒香纲目多伽罗香〔宗奭曰〕薰陆即乳香，为其垂滴如乳头也。熔塌在地者为塌香，皆一也。〔时珍曰〕佛书谓之天泽香，言其润泽也。又谓之多伽罗香，又曰杜噜香。李珣言薰陆是树皮，乳是树脂。陈藏器言乳是薰陆之类。寇宗奭言是一物。陈承言薰陆是总名，乳是薰陆之乳头也。今考香谱言乳有十余品，则乳乃熏陆中似乳头之一品尔。陈承之说为近理。二物原附沉香下，宋嘉祐本草分出二条，今据诸说，合并为一。

【集解】〔恭曰〕薰陆香形似白胶香，出天竺者色白，出单于者夹绿色，香亦不甚。〔珣曰〕按广志云：薰陆香是树皮鳞甲，采之复生。乳头香生南海，是波斯松树脂也，紫赤如樱桃，透明者为上。〔藏器曰〕乳香即薰陆之类也。〔禹锡曰〕按南方异物志云：薰陆出大秦国。在海边有大树，枝叶正如古松，生于沙中。盛夏木胶流出沙上，状如桃胶。夷人采取卖与商贾，无贾则自食之。〔宗奭曰〕薰陆，木叶类棠梨，南印度界阿吒厘国出之，谓之西香，南番者更佳，即乳香也。〔承曰〕西出天竺〔一〕，南出波斯等国。西者色黄白，南者色紫赤。日久重叠者，不成乳头，杂以沙石。其成乳者，乃新出未杂沙石者也。薰陆是总名，乳是薰陆之乳头也。今松脂、枫脂中，亦有此状者甚多。〔时珍曰〕乳香今人多以枫香杂之，惟烧之可辨。南番诸国皆有。宋史言乳香有一十三等。按叶廷珪香录云：乳香一名薰陆香，出大食国南，其树类松。以斤斫树，脂溢于外，结而成香，聚而成块。上品为拣香，圆大如乳头，透明，俗呼滴乳。次〔二〕曰明乳，其色亚于拣香。又〔三〕次为瓶香，以瓶收者。又次曰袋香，言收时只置袋中〔四〕。次为乳塌，杂沙石者。次为黑塌，色黑。次为水湿塌，水渍色败气变者。次为斫削，杂碎不堪。次为缠末，播扬为尘者。观此则乳有自流出者，有斫树溢出者。诸说皆言其树类松。寇氏言类棠梨，恐亦传闻，当从前说。道书乳香、檀香谓之浴香，不可烧祀上真。

〔一〕竺：大观、政和本草卷十二藿香条此下俱有「单于」，同卷沉香条引苏颂图经亦说「熏陆香出天竺、单于二国」，似应据补。
〔二〕次：原作「又」，今据陈氏香谱卷一乳香条引文改。
〔三〕其色亚于拣香又：此七字原脱，今据陈氏香谱卷一乳香条引文补。
〔四〕又次曰袋香言收时只置袋中：此十二字原脱，据补同上。

【修治】〔颂曰〕乳性至粘难碾。用时以缯袋挂于窗隙间，良久取研，乃不粘也。〔大明曰〕入丸散，微炒杀毒，则不粘。〔时珍曰〕或言乳香入丸药，以少酒研如泥，以水飞过，晒干用。或言以灯心同研则易细。或言以糯米数粒同研，或言以人指甲二三片同研，或言以乳钵坐热水中乳之，皆易细。外丹本草云：乳香以韭实、葱、蒜煅伏成汁，最柔五金。丹房镜源云：乳香哑铜。

【气味】微温，无毒。〔大明曰〕乳香：辛，热，微毒。〔元素曰〕苦、辛，纯阳。〔震亨曰〕善窜，入手少阴经。

【主治】熏陆：主风水毒肿，去恶气伏尸，瘾疹痒毒。乳香同功。别录 **乳香：治耳聋，中风口噤不语，妇人血气，止大肠泄澼，疗诸疮，令内消，能发酒，理风冷。**藏器 **下气益精，补腰膝，治肾气，止霍乱，冲恶中邪气，心腹痛疰气。煎膏，止痛长肉。**大明 **治不眠。**之才 **补肾，定诸经之痛。**元素 **仙方用以辟谷。**李珣 **消痈疽诸毒，托里护心，活血定痛伸筋，治妇人产难折伤。**时珍

【发明】〔时珍曰〕乳香香窜，能入心经，活血定痛，故为痈疽疮疡、心腹痛要药。素问〔一〕云「诸痛痒疮疡皆属心火」是矣。产科诸方多用之，亦取其活血之功尔。陈自明妇人良方云：知蕲州施少卿，得神寝丸方于蕲州徐太丞，云妇人临产月服之，令胎滑易生，极有效验。用通明乳香半两，枳壳一两，为末，炼蜜丸梧子大，每空心酒服三十丸。李嗣立治痈疽初起，内托护心散，云：香彻疮孔中，能使毒气外出，不致内攻也。方见谷部绿豆下。按葛洪抱朴子云：浮炎洲在南海中，出薰陆香，乃树有伤穿，木胶流堕。夷人采之，恒患狤猲兽啖之。此兽研刺不死，以杖打之皮不伤，而骨碎乃死。观此，则乳香之治折伤，虽能活血止痛，亦其性然也。杨清叟云：凡人筋不伸者，敷药宜加乳香，其性能伸筋。

【附方】旧四〔二〕，新二十七〔三〕。

口目㖞斜 乳香烧烟熏之，以顺其血脉。证治要诀。

祛风益颜 真乳香

〔一〕问：原作「简」。按下引文见素问·至真要大论，因据改。
〔二〕四：原作「五」，今按下旧附方数改。
〔三〕七：原作「六」，今按下新附方数改。

二〔一〕斤，白蜜三斤，瓷器合煎如饧。每旦服二匙〔二〕。　奇效方。**急慢惊风**乳香半两，甘遂半两，同研末。每服半钱，用乳香汤下，小便亦可。　王氏博济方。**小儿内钓**腹痛。用乳香、没药、木香等分，水煎服之。　阮氏小儿方。**小儿夜啼**乳香一钱，灯花七枚，为末。每服半字，乳汁下。　圣惠方。**心气疼痛**不可忍。用乳香三两，真茶四两，为末，以腊月鹿血和，丸弹子大。每温醋化一丸，服之。　瑞竹堂经验方。**冷心气痛**乳香一粒，胡椒四十九粒，研，入姜汁，热酒调服。　潘氏经验方。**阴证呃逆**乳香同硫黄烧烟，嗅之。　伤寒蕴要。**辟禳瘟疫**每腊月二十四日五更，取第一汲井水浸乳香。至元旦五更温热，从小至大，每人以乳一块，饮水三呷，则一年无时灾。孔平仲云：此乃宣圣之方，孔氏七十馀代用之也。**梦寐遗精**乳香一块，拇指大，卧时细嚼，含至三更咽下，三五服即效。　医林集要。**淋癃溺血**取乳香中夹石〔三〕者，研细，米饮服一钱〔四〕。　危氏得效方。**难产催生**简要济众方：用黄明乳香五钱〔五〕。为末，母猪血和，丸梧子大。每酒服五丸。　经验方：用乳香，以五月五日午时，令一人在壁内奉乳钵，一童子在壁外，以笔管自壁缝中逐粒递过，放钵内研细，水丸芡子大。每服一丸，无灰酒下。　圣惠方〔六〕：用明乳香一豆〔七〕大，为末，新汲水一盏，入醋少许。令产妇两手捉石燕，念虑药〔八〕三遍乃饮之。略行数步即下。　海上方：用乳香、朱砂等分，为末。麝香酒服一钱，良久自下。**咽喉骨哽**乳香一钱，水研服之。　卫生易简〔九〕方。**香口辟臭**滴乳噙之。　摘玄方。**风虫牙痛**不可忍

〔一〕二：奇效良方卷二十一服乳香法作「三」。

〔二〕每旦服二匙：奇效良方卷二十一服乳香法作「每日空心及晚食前服一栗壳」。

〔三〕石：原作「舌」，今据世医得效方卷八乳石散改。

〔四〕服一钱：世医得效方卷八乳石散作「或麦门冬汤调下」。

〔五〕五钱：按大观、政和本草卷十二乳香条俱作「一分」，古方一分即「二钱半」，濒湖加倍。

〔六〕圣惠方：今检圣惠未见此方，仅卷七十七有「两手各把一石燕立产」一方。此方见普济方卷三五六，未言出自圣惠。

〔七〕一豆：普济方卷三五六作「如皂子」。

〔八〕虑药：普济方卷三五六作「医灵药圣」四字。

〔九〕易简：原作「月筋」，今据本书卷一引据医家书目改。

者。梅师方：用薰陆香嚼，咽其〔一〕汁，立瘥。　朱氏集验方：用乳香豆许安孔中，烧烟箸烙化立止。　又方：乳香、川椒末各一钱，为末，化蜡和作丸，塞孔中。　直指方：用乳香、巴豆等分，研和蜡丸，塞之。　圣惠方：用乳香、枯矾等分，蜡丸，塞之。**大风疠疾**摩勒香一斤（即乳头内光明者）细研，入牛乳五升，甘草末四两，瓷盒盛之，安桌子上，置中庭，安剑一口。夜于北极下祝祷，去盒子盖，露一夜。次日入甑中蒸，炊三斗米熟即止。夜间依前祝露又蒸，如此三次乃止。每服一茶匙，空心及晚食前温酒调服。服后当有恶物出，至三日三夜乃愈也。　圣惠方。**漏疮脓血**白乳香二钱，牡蛎粉一钱，为末，雪糕丸麻子大。每姜汤服三十丸。　直指方。**斑痘不快**乳香研细，猪心血和，丸芡子大。每温水化服一丸。　闻人规痘疹论。**痈疽寒颤**乳香半两，熟水研服。颤发于脾，乳香能入脾故也。　仁斋直指方。**甲疽弩肉**脓血疼痛不愈。用乳香（为末）、胆矾（烧研）等分，傅之，内消即愈。　灵苑方。**玉茎作肿**乳香、葱白等分，捣傅。　山居四要。**野火丹毒**自两足起。乳香末，羊脂调涂。　幼幼新书。**疬疡风驳**薰陆香、白敛同研，日日揩之。并作末，水服。　千金方。**杖疮溃烂**乳香煎油，搽疮口。　永类钤方。

没药 宋开宝

【释名】末药〔时珍曰〕没、末皆梵言。

【集解】〔志曰〕没药生波斯国。其块大小不定，黑色，似安息香。〔颂曰〕今海南诸国及广州或有之。木之根株皆如橄榄，叶青而密。岁久者，则有脂液流滴在地下，凝结成块，或大或小，亦类安息香。采无时。〔珣曰〕按徐表南州记云：是波斯松脂也。状如神香，赤黑色。〔时珍曰〕按一统志云：没药树高大如松，皮厚一二寸。采时掘树下为坎，用斧伐其皮，脂流于坎，旬馀方取之。李珣言乳香是波斯松脂，此又言没药亦是松脂，盖出传闻之误尔。所谓神香者，不知何物也？

【修治】同乳香。

〔一〕其：原作「英」，今据大观、政和本草卷十二熏陆香条附方改。

【气味】苦，平，无毒。

【主治】破血止痛，疗金疮杖疮，诸恶疮痔漏，卒下血，目中翳晕痛肤赤。开宝 **破癥瘕宿血，损伤瘀血，消肿痛。**大明 **心胆虚，肝血不足。**好古 **堕胎，及产后心腹血气痛，并入丸散服。**李珣 **散血消肿，定痛生肌。**时珍

【发明】〔权曰〕凡金刃所伤，打损踠跌坠马，筋骨疼痛，心腹血瘀者，并宜研烂热酒调服。推陈致新，能生好血。〔宗奭曰〕没药大概通滞血。血滞则气壅瘀，气壅瘀则经络满急，经络满急故痛且肿。凡打扑踠跌，皆伤经络，气血不行，瘀壅作肿痛也。〔时珍曰〕乳香活血，没药散血，皆能止痛消肿生肌。故二药每每相兼而用。

【附方】旧三，新六〔一〕。**历节诸风**骨节疼痛，昼夜不止。没药末半两，虎胫骨酥炙为末三两。每服二钱，温酒调下〔二〕。图经本草。**筋骨损伤**米粉四两炒黄，入没药、乳香末各半两，酒调成膏，摊贴之。御药院方。**金刃所伤**未透膜者。乳香、没药各一钱〔三〕，以童子小便半盏，酒半盏，温化服之。为末亦可〔四〕。奇效良方。**小儿盘肠**气痛。没药、乳香等分，为末。以木香磨水煎沸，调一钱服，立效。汤氏婴孩宝书〔五〕。**妇人腹痛**内伤疠刺。没药末一钱，酒服便止。图经本草。**妇人血运**方同上。**血气心痛**没药末二钱，水一盏，酒一盏，煎服。医林集要。**产后恶血**没药、血竭末各一钱，童子小便、温酒各半盏，煎沸服，良久再服。恶血自下，更不生痛。妇人良方。**女人异疾**女人月事退出，皆作禽兽之形，欲来伤人。先将绵塞阴户，乃顿服没药末一两，白汤调下，即愈。危氏方。

〔一〕旧三新六：原作「旧二新七」，今按下列新旧附方数改。

〔二〕下：大观、政和本草卷十三没药条此下俱有「日三服」。

〔三〕钱：奇效良方卷五十六作「皂子大」三字。

〔四〕为末亦可：奇效良方卷五十六作「然后用花蕊石散或乌贼鱼骨或龙骨为末，傅疮口上，立止。

〔五〕汤氏婴孩宝书：原作「杨氏婴孩宝鉴」，今据宋史艺文志及本书卷一引据医家书目改。

骐驎竭 唐本草

【释名】血竭〔时珍曰〕骐驎亦马名也。此物如干血，故谓之血竭。曰骐驎者，隐之也。旧与紫铆同条，紫铆乃此树上虫所造成，今分入虫部。

【集解】〔恭曰〕骐驎竭树名渴留，紫铆树名渴廪〔一〕，二物大同小异。〔志曰〕二物同条，功效全〔二〕别。紫铆色赤而黑，其叶大如盘，铆从叶上出。骐驎竭色黄而赤，从木中出，如松脂。〔珣曰〕按南越志云：骐驎竭，是紫铆树之脂也。欲验真伪，但嚼之不烂如蜡者为上。〔颂曰〕今南番诸国及广州皆出之。木高数丈，婆娑可爱。叶似樱桃而有三角。其脂液从木中流出，滴下如胶饴状，久而坚凝，乃成竭，赤作血色。采无时。旧说与紫铆大都相类，而别是一物，功力亦殊。〔敩曰〕凡使勿用海母血，真相似，只是味咸并腥气。骐驎竭味微咸、甘，似卮子气也。〔时珍曰〕骐驎竭是树脂，紫铆是虫造。按一统志云：血竭树略如没药树，其肌赤色。采法亦于树下掘坎，斧伐其树，脂流于坎，旬日取之。多出大食诸国。今人试之，以透指甲者为真。独孤滔丹房镜源云：此物出于西胡，禀荧惑之气而结。以火烧之，有赤汁涌出，久而灰不变本色者，为真也。

【修治】〔敩曰〕凡使先研作粉，筛过入丸散中用。若同众药捣，则化作尘飞也。

【气味】甘、咸，平，无毒〔三〕。〔大明曰〕得密陀僧良。

【主治】心腹卒痛，金疮血出，破积血，止痛生肉，去五脏邪气。唐本 打伤折〔四〕损，一切疼痛，血气搅刺，内伤血聚，补虚，并宜酒服。李珣 补心包络、肝血不足。好古 益阳精，消阴滞气。太清修炼〔五〕法 傅一切恶疮疥癣，久不合。性急，不可多使，却引

〔一〕廪：原作「禀」，今据大观、政和本草卷十三紫铆骐驎竭条改。
〔二〕全：原作亦，据改同上。
〔三〕无毒：唐本草卷四作「有少毒」，千金翼卷二及大观、政和本草卷十三俱作「有小毒」，濒湖从别本注、海药及日华子改为无毒。
〔四〕打伤折：原作「伤折打」，今据大观、政和本草卷十三紫铆骐驎竭条改。
〔五〕修炼：大观、政和本草卷十三紫铆骐驎竭条俱作「伏炼灵妙」。

脓。大明 **散滞血诸痛，妇人血气，小儿瘈疭。**时珍

【发明】〔时珍曰〕骐驎竭，木之脂液，如人之膏血，其味甘咸而走血，盖手、足厥阴药也。肝与心包皆主血故尔。河间刘氏云「血竭〔一〕除血痛，为和血之圣药」是矣。乳香、没药虽主血病，而兼入气分，此则专于血分者也。

【附方】旧二，新十〔二〕。**白虎风痛**走注，两膝热肿。用骐驎竭、硫黄末各一两，每温酒服一钱。圣惠方。**新久脚气**血竭、乳香等分同研，以木瓜一个，剜孔入药在内，以面厚裹，砂锅煮烂，连面捣，丸梧子大。每温酒服三十丸。忌生冷。奇效方。**慢惊瘈疭**定魄安魂，益气。用血竭半两，乳香二钱半，同捣成剂，火炙溶〔三〕丸〔四〕梧子〔五〕大。每服一丸，薄荷煎汤〔六〕化下。夏月用人参汤〔七〕。御药院方。**鼻出衄血**血竭、蒲黄等分为末，吹之。医林集要。**血痔肠风**血竭末，傅之。直指方。**金疮出血**骐驎竭末，傅之立止。广利方。**产后血冲**心胸满喘，命在须臾。用血竭、没药各一钱，研细，童便和酒调服。医林集要。**产后血运**不知人及狂语。用骐驎竭一两，研末。每服二钱，温酒调下。太平圣惠方。**收敛疮口**血竭末一字，麝香少许，大枣烧灰半钱，同研。津调涂之。究原方。**臁疮不合**血竭末傅之，以干为度。济急仙方。**嵌甲疼痛**血竭末，傅之。医林集要。**腹中血块**血竭、没药各一两，滑石（牡丹皮同煮过）一两，为末，醋糊丸梧子大，服之。摘玄方。

质汗 宋开宝

〔一〕竭：原作「结」，今从张本改。
〔二〕旧二新十：原作「旧一新十一」。按下列治「金疮出血」及「产后血运」二方，俱见大观、政和本草卷十三紫铆骐驎竭条附方。因据改。
〔三〕溶：御药院方卷十一·九籥卫生方·熏陆香丸作「为」。
〔四〕丸：御药院方此下有「干时滴水」。
〔五〕梧子：御药院方作「酸枣」。
〔六〕煎汤：御药院方作「酒」。
〔七〕用人参汤：御药院方作「为细末用薄荷人参汤调下」。

【释名】〔时珍曰〕汗音寒，番语也。

【集解】〔藏器曰〕质汗出西番，煎柽乳、松泪、甘草、地黄并热血成之。番人试药，以小儿断一足，以药纳口中，将足踏之，当时能走者良。

【气味】甘，温，无毒。

【主治】**金疮伤折，瘀血内损，补筋肉，消恶血，下血气，妇人产后诸血结，腹痛内冷不下食。并以酒消服之，亦傅病处。**藏器

【附方】新一。**室女经闭**血结成块，心腹攻痛。质汗、姜黄、川大黄（炒）各半两，为末。每服一钱，温水下。圣济总录。

安息香 唐本草

【释名】〔时珍曰〕此香辟恶，安息诸邪，故名。或云：安息，国名也。梵书谓之拙贝罗〔一〕香。

【集解】〔恭曰〕安息香出西戎。状如松脂，黄黑色，为块。新者亦柔韧。〔珣曰〕生南海波斯国，树中脂也，状若桃胶，秋月采之。〔禹锡曰〕按段成式酉阳杂俎云：安息香树出波斯国，呼为辟邪树。长二〔二〕三丈，皮色黄黑。叶有四角，经寒不凋。二月开花黄色，花心微碧。不结实。刻其树皮，其胶如饴，名安息香，六七月坚凝乃取之。烧之，通神明〔三〕，辟众恶。〔时珍曰〕今安南、三佛齐诸地皆有之。一统志云：树如苦楝，大而且直。叶似羊桃而长。木心有脂作香。叶廷珪香录云：此乃树脂，形色类胡桃瓤。不宜于烧，而能发众香，故人取以和香。今人和香有如饧者，谓之安息油。机曰：或言烧之能集鼠者为真。

【气味】辛、苦，平，无毒。

〔一〕拙贝罗：唐·义净译金光明最胜王经卷七作「窭具椤」。
〔二〕二：酉阳杂俎前集卷十八及大观、政和本草卷十三安息香条俱无此字。
〔三〕明：原脱，大观、政和本草亦脱，今据酉阳杂俎前集卷十八安息香树条补。

【主治】心腹恶气，鬼疰。唐本　邪气魍魉，鬼胎血邪，辟蛊毒，霍乱风痛，男子遗精，暖肾气，妇人血噤，并产后血运。大明　妇人夜梦鬼交，同臭黄合为丸〔一〕，烧熏丹穴，永断。李珣　烧之，去鬼来神。萧炳　治中恶魇寐，劳瘵传尸。时珍

【附方】新四。**卒然心痛**或经年频发。安息香研末，沸汤服半钱。危氏得效方。**小儿肚痛**曲脚而啼。安息香丸：用安息香酒蒸成膏。沉香、木香、丁香、藿香、八角茴香各三钱，香附子、缩砂仁、炙甘草各五钱，为末。以膏和，炼蜜丸芡子大。每服一丸，紫苏汤化下。全幼心鉴。**小儿惊邪**安息香一豆许，烧之自除。奇效良方。**历节风痛**用精猪肉四两切片，裹安息香二两，以瓶盛灰，大火上着一铜版片隔之，安香于上烧之，以瓶口对痛处熏之，勿令透气。圣惠方。

苏合香别录上品

【释名】〔时珍曰〕按郭义恭广志云：此香出苏合国，因以名之。梵书谓之咄鲁瑟剑。

【集解】〔别录曰〕苏合香出中台川谷。〔恭曰〕今从西域及昆仑来。紫赤色，与紫真檀相似，坚实极芳香，惟〔二〕重如石，烧之灰白者好。〔颂曰〕今广州虽有苏合香，但类苏木，无香气。药中只用如膏油者，极芬烈。陶隐居以为狮子矢者，亦是指此膏油者言之尔。梁书云：中天竺国出苏合香，是诸香汁煎成，非自然一物也。又云：大秦国人采得苏合香，先煎其汁以为香膏，乃卖其滓与诸国贾人。是以展转来达中国者，不大香也。然则广南货者，其经煎煮之馀乎？今用如膏油者，乃合治成者尔。〔时珍曰〕按寰宇志云：苏合油出安南、三佛齐诸国。树生膏，可为药，以浓而无滓者为上。叶廷珪香谱云：苏合香油出大食国。气味皆类笃耨香。沈括笔谈云：今之苏合香赤色如坚木，又有苏合油如黐胶，人多用之。而刘梦得传信方言苏合香多薄叶，子如金色，按之即少，放之即起，良久不定，如虫动，气烈者佳。如此则全非今所用者，宜精考之。窃按沈氏所说，亦是油也。不必致疑。

〔一〕合为丸：原脱，今据大观、政和本草卷十三安息香条补。

〔二〕惟：原作「性」，唐本草无此字，今据大观、政和本草卷十二苏合香条改。

【正误】〔弘景曰〕苏合香俗传是狮子屎，外国说不尔。今皆从西域来，亦不复入药，惟供合好香尔。〔恭曰〕此是胡人诳言，陶不悟也。〔藏器曰〕苏合香色黄白，狮子屎色赤黑，二物相似而不同。狮子屎极臭。或云：狮子屎是西国草木皮汁所为，胡人将来，欲贵重之，故饰其名尔。

【气味】甘，温，无毒。

【主治】辟恶，杀鬼精物，温疟蛊毒痫痓，去三虫，除邪，令人无梦魇。久服，通神明，轻身长年。别录

【发明】〔时珍曰〕苏合香气窜，能通诸窍脏腑，故其功能辟一切不正之气。按沈括笔谈云：太尉王文正公气羸多病。宋真宗面赐药酒一瓶，令空腹饮之，可以和气血，辟外邪。公饮之，大觉安健。次日称谢。上曰：此苏合香酒也。每酒一斗，入苏合香丸一两同煮。极能调和五脏，却腹中诸疾。每冒寒夙兴，则宜饮一杯。自此臣庶之家皆仿为之，此方盛行于时。其方本出唐玄宗开元广济方，谓之白术丸。后人亦编入千金、外台，治疾有殊效。

【附方】新二。**苏合香丸** 治传尸骨蒸，殗殜肺痿，疰忤鬼气，卒心痛，霍乱吐利，时气鬼魅瘴疟，赤白暴痢，瘀血月闭，痃〔一〕癖疔肿，小儿惊痫客忤，大人中风、中气、狐狸等病。用苏合油一两，安息香末二两，以无灰酒熬成膏，入苏合油内。白术、香附子、青木香、白檀香、沉香、丁香、麝香、毕拨、诃梨勒（煨，去核）、朱砂、乌犀角（镑）各二两，龙脑、薰陆香各一两，为末，以香膏加炼蜜和成剂，蜡纸包收。每服旋丸梧子大，早朝取井华水，温冷任意，化服四丸。老人、小儿一丸。惠民和剂局方。**水气浮肿** 苏合香、白粉、水银等分，捣匀，蜜丸小〔二〕豆大。每服二丸，白水下。当下水出。肘后方。

詹糖香 别录上品

【释名】〔时珍曰〕詹言其粘，糖言其状也。

〔一〕痃：原作「⿸疒弦」，字书无。今据局方卷三改。

〔二〕小：肘后卷四第二十五作「大」。

【集解】〔弘景曰〕出晋安、岑州。上真淳者难得，多以其皮及蠹虫屎杂之，惟软者为佳。皆合香家要用，不正入药。〔恭曰〕詹糖树似橘。煎枝叶为香，似沙糖而黑。出交广以南，生晋安。近方多用之。〔时珍曰〕其花亦香，如茉莉花香气。

【气味】苦，微温，无毒。

【主治】风水毒肿，去恶气伏尸。别录 **治恶核恶疮。**弘景 **和胡桃、青皮捣，涂发令黑如漆。**时珍

【附录】结杀〔藏器曰〕结杀生西国，树之花也，极香。同胡桃仁入膏，和香油涂头，去头风白屑，生发〔一〕。

笃耨香 纲目

【释名】

【集解】〔时珍曰〕笃耨香出真腊国，树之脂也。树如松形。其香老则溢出，色白而透明者名白笃耨，盛夏不融，香气清远。土人取后，夏月以火炙树，令脂液再溢，至冬乃凝，复收之。其香夏融冬结。以瓠瓢盛，置阴凉处，乃得不融。杂以树皮者则色黑，名黑笃耨，为下品。

【气味】缺

【主治】面黧鼾黯。同白附子、冬瓜子、白及、石榴皮等分为末，酒浸三日，洗面后傅之。久则面莹如玉。时珍

【附录】胆八香〔时珍曰〕胆八树生交趾、南番诸国。树如稚木犀。叶鲜红，色类霜枫。其实压油和诸香爇之，辟恶气。

〔一〕生发：原脱，今据大观、政和本草卷十四结杀条补。

龙脑香 唐本草

【释名】片脑纲目 羯婆〔一〕罗香衍义 膏名婆律香 〔时珍曰〕龙脑者，因其状加贵重之称也。以白莹如冰，及作梅花片者为良，故俗呼为冰片脑，或云梅花脑。番中又有米脑、速脑、金脚脑、苍龙脑等称，皆因形色命名，不及冰片、梅花者也。清者名脑油，金光明经谓之羯婆罗〔二〕香。〔恭曰〕龙脑是树根中干脂。婆律香是根下清脂。旧出婆律国，因以为名也。

【集解】〔恭曰〕龙脑香及膏香出婆律国。树形似杉木。脑形似白松脂，作杉木气，明净者善。久经风日或如雀屎者不佳。或云：子似豆蔻，皮有错甲，即杉脂也。今江南有杉木，未经试。或方土无脂，犹甘蕉之无实也。〔颂曰〕今惟南海番舶贾客货之。南海山中亦有之。相传云：其木高七八丈，大可六七围，如积年杉木状，旁生枝，其叶正圆而背白，结实如豆蔻，皮有甲错，香即木中脂也。膏即根下清液，谓之婆律膏。按段成式酉阳杂俎云：龙脑香树名固不婆律，无花实。其树有肥有瘦：瘦者出龙脑，肥者出婆律膏。香在木心中。波斯国亦出之。断其树剪取之，其膏于树端流出，斫树作坎而承之。两〔三〕说大同小异。唐天宝中交趾贡龙脑，皆如蝉、蚕之形。彼人云：老树根节方有之，然极难得。禁中呼为瑞龙脑，带之衣衿，香闻十余步外，后不复有此。今海南龙脑，多用火煏成片，其中亦容杂伪。入药惟贵生者，状若梅花片，甚佳也。〔珣曰〕是西海波律国波律树中脂也，状如白胶香。其龙脑油本出佛誓国，从树取之。〔宗奭曰〕西域记云：西方秣罗矩吒〔四〕国，在南印度境。有羯布罗香树〔五〕，干如松株而叶异，花果亦异。湿时无香。木干之后，循理析〔六〕之，中有香，状类云母，色如冰雪，即龙脑香也。〔时珍曰〕龙脑香，南番诸国皆有之。叶廷珪香录云：乃深山穷谷中千年老杉树，其枝干不曾损动者，则有香。若损动，则气泄无脑矣。土人解作板，板缝有脑出，乃劈取之。大者成片如花瓣，清者名脑油。江南

〔一〕婆：本草衍义卷十四及政和本草卷十三龙脑香条俱作「布」，译音近似。
〔二〕羯婆罗：唐·义净译金光明最胜王经卷七婆律膏作「揭罗婆」，罗婆二字似倒。
〔三〕两：原作「而」，今据大观、政和本草卷十三龙脑香条改。
〔四〕秣罗矩吒：原作「抹罗短吒」，今据大唐西域记卷十改。
〔五〕树：原脱。今据大唐西域记卷十补。
〔六〕析：原作「折」，今据大唐西域记卷十改。

异闻录云：南唐保大中贡龙脑浆，云以缣囊贮龙脑，悬于琉璃瓶中，少顷滴沥成〔一〕水，香气馥烈，大补益元气。按此浆与脑油稍异，盖亦其类尔。宋史熙宁九年，英州雷震，一山梓树尽枯，中皆化为龙脑。此虽怪异，可见龙脑亦有变成者也。

【修治】〔恭曰〕龙脑香合糯米炭、相思子贮之，则不耗。〔时珍曰〕或言以鸡毛、相思子同入小瓷罐密收之佳。相感志言以杉木炭养之更良，不耗。今人多以樟脑升打乱之，不可不辨也。相思子见本条。

【气味】辛、苦，微寒，无毒。〔珣曰〕苦、辛，温，无毒。〔元素曰〕热。阳中之阳。

【主治】妇人难产，研末少许，新汲水服，立下。别录 **心腹邪气，风湿积聚，耳聋，明目，去目赤肤翳。**唐本 **内外障眼，镇心秘精，治三虫五痔。**李珣 **散心盛有热。**好古 **入骨，治骨痛。**李杲 **治大肠脱。**元素 **疗喉痹脑痛，鼻瘜齿痛，伤寒舌出，小儿痘陷，通诸窍，散郁火。**时珍

苍龙脑　〔主治〕风疮䵟䵲，入膏煎良。不可点眼，伤人。李珣

婆律香膏　〔主治〕耳聋，摩一切风。苏恭

【发明】〔宗奭曰〕此物大通利关隔热塞，大人、小儿风涎闭塞〔二〕，及暴得惊热，甚为济用。然非常服之药，独行则势弱，佐使则有功。于茶亦相宜，多则掩茶气。味甚清香，为百药之先，万物中香无出其右者。〔震亨曰〕龙脑属火。世知其寒而通利，然未达其热而轻浮飞越，喜其香而贵细，动辄与麝同用〔三〕为桂附之助。然人之阳易动，阴易亏，不可不思。〔杲曰〕龙脑入骨，风病在骨髓者宜用之。若风在血脉肌肉，辄用脑、麝，反引风入骨髓，如油入面，莫之能出也。〔王纶曰〕龙脑大辛善走，故能散热，通利结气。目痛、喉痹、下疳诸方多用之者，取其辛散也。人欲死者吞之，为气散尽也。世人误以为寒，不知其辛散之性似乎凉尔。诸香皆属阳，岂有香之至者而性反寒乎？〔时珍曰〕古方眼科、小儿科皆言龙脑辛

〔一〕成：原作「或」，今从张本改。
〔二〕塞：本草衍义卷十四及政和本草卷十三龙脑香条俱作「壅」，义同。
〔三〕用：原脱，今据本草衍义补遗龙脑条补。

凉，能入心经，故治目病、惊风方多用之。痘疮心热血瘀倒黡者，用引猪血直入心窍，使毒气宣散于外，则血活痘发。其说皆似是而实未当也。目病、惊病、痘病，皆火病也。火郁则发之，从治之法，辛主发散故尔。其气先入肺，传于心脾，能走能散，使壅塞通利，则经络条达，而惊热自平，疮毒能出。用猪心血能引龙脑入心经，非龙脑能入心也。沈存中良方云：痘疮稠〔一〕密，盛则变黑者。用生〔二〕豮〔三〕猪血一橡斗〔四〕，龙脑半分〔五〕，温酒和服。潘氏云〔六〕：一女病发热〔七〕腹〔八〕痛，手足厥逆，渐〔九〕加昏闷，形证极恶，疑是痘候。时暑月，急取屠家败血，倍用龙脑和服。得睡，须臾一身疮出而安。若非此方，则横夭矣。又宋·文天祥、贾似道皆服脑子求死不得，惟廖莹中以热酒服数握，九窍流血而死。此非脑子有毒，乃热酒引其辛香，散溢经络，气血沸乱而然尔。

【附方】旧二，新十二。**目生肤翳**龙脑末一两，日点三五度。圣济总录。**目赤目膜**龙脑、雄雀屎各八分，为末，以人乳汁一合调成膏。日日点之，无有不验。圣惠方。**头目风热**上攻。用龙脑末半两，南蓬砂末一两，频嗃两鼻。御药院方。**头脑疼痛**片脑一钱，纸卷作捻，烧烟熏鼻，吐出痰涎即愈。寿域方。**风热喉痹**灯心一钱，黄檗五分，并烧存性，白矾七分煅过，冰片脑三分，为末。每以一二分吹患处。此陆一峰家传绝妙方也。濒湖集简方。**鼻中瘜肉**垂下者。用片脑点之，自入。集简方。**伤寒舌出**过寸者。梅花片脑半分，为末。掺之，随于即愈。洪迈夷坚志。**中风牙噤**无门下药者，开关散揩之。五月五日午时，用龙脑、天南星等分，为末。每以一字揩齿二三十遍，其口自

〔一〕稠：原作「周」。按苏沈良方无此文，今从张本改。
〔二〕生：苏沈良方卷十作「干」（腊月取瓶盛挂风处令干）。本书卷五十豕条心血段附方云：无「干」血，用「生」血。
〔三〕豮：原作「猪」，苏沈良方无此字，今据本书卷五十豕条心血段附方改。
〔四〕一橡斗：此就生者而言。苏沈良方卷十作「半枣大」，乃就干者而言。本书卷五十豕条心血段附方作「一钱」，亦就干者而言。
〔五〕半分：苏沈良方卷十作「大豆许」，本书卷五十豕条心血段附方作「少许」。
〔六〕潘氏云：苏沈良方卷十作「潘医加绿豆英粉半枣块同研」。
〔七〕一女病发热：苏沈良方卷十作「予家小女子病伤寒」。
〔八〕腹：原作「腰」，今据苏沈良方卷十改。
〔九〕渐：原作「目」（当是「日」字之误），据改同上。

开。**牙齿疼痛**梅花脑、朱砂末各少许，揩之立止。集简方。**痘疮狂躁**心烦气喘，妄语或见鬼神，疮色赤未透者。经验后〔一〕方：用龙脑一钱细研，旋以猪心血丸芡子大。每服一丸，紫草汤下。少时心神便定，得睡疮发。总微论：用豮猪第二番血清半杯〔二〕，酒半杯〔二〕，和匀，入龙脑一分，温服〔三〕。良久利下瘀血一二行，疮即红活。此治痘疮黑靥候恶，医所不治者，百发百中。**内外痔疮**片脑一二分，葱汁化，搽之。简便方。**酒齄鼻赤**脑子、真酥，频搽。普济方。**梦漏口疮**经络中火邪，梦漏恍惚，口疮咽〔四〕燥。龙脑三钱，黄檗三两，为末，蜜丸梧子大。每麦门冬汤下十丸。摘玄方。

子

〔气味〕辛，温。气似龙脑。〔主治〕下恶气，消食，散胀满，香人口。苏恭

【附录】元慈勒〔藏器曰〕出波斯国。状似龙脑香，乃树中脂也。味甘，平，无毒。主心病流血，合金疮，去腹内恶血，血痢下血，妇人带下，明目，去翳障、风泪、努肉。

樟脑 纲目

【释名】韶脑

【集解】〔时珍曰〕樟脑出韶州、漳州。状似龙脑，白色如雪，樟树脂膏也。胡演升炼方云：煎樟脑法：用樟木新者切片，以井水浸三日三夜，入锅煎之，柳木频搅。待汁减半，柳上有白霜，即滤去滓，倾汁入瓦盆内。经宿，自然结成块也。他处虽有樟木，不解取脑。又炼樟脑法：用铜盆，以陈壁土为粉糁之，却糁樟脑一重，又糁壁土，如此四五重。以薄荷安土上，再用一盆覆之，黄泥封固，于火上款款炙之。须以意度之，不可太过、不及。勿令走气。候冷取出，则脑皆升于上

〔一〕后：原脱，今据大观、政和本草卷十三龙脑香条附方补。

〔二〕杯：小儿卫生总微论卷八作「合」。

〔三〕一分温服：小儿卫生总微论卷八作「少许，和搅令匀，服之。」

〔四〕咽：原作「烟」，今从张本改。

盆。如此升两三次，可充片脑也。

【修治】〔时珍曰〕凡用，每一两以二碗合住，湿纸糊口，文武火熁之。半时许取出，冷定用。又法：每一两，用黄连、薄荷六钱，白芷、细辛四钱，荆芥、密蒙花二钱，当归、槐花一钱。以新土碗铺杉木片于底，安药在上，入水半盏，洒脑于上，再以一碗合住，糊口，安火煨之。待水干取开，其脑自升于上。以翎扫下，形似松脂，可入风热眼药。人亦多以乱片脑，不可不辨。

【气味】辛，热，无毒。

【主治】通关窍，利滞气，治中恶邪气，霍乱心腹痛，寒湿脚气，疥癣风瘙，龋齿，杀虫辟蠹。着鞋中，去脚气。时珍

【发明】〔时珍曰〕樟脑纯阳，与焰消同性，水中生火，其焰益炽。今丹炉及烟火家多用之。辛热香窜，禀龙火之气，去湿杀虫，此其所长。故烧烟熏衣筐席簟，能辟壁虱、虫蛀。李石续博物志云：脚弱病人，用杉木为桶濯足，排樟脑于两股间，用帛绷定，月余甚妙。王玺医林集要方：治脚气肿痛。用樟脑二两，乌头三两，为末，醋糊丸弹子大。每置一丸于足心踏之，下以微火烘之，衣被围覆，汗出如涎为效。

【附方】新三。**小儿秃疮**韶脑一钱，花椒二钱，脂麻二两，为末。以退猪汤洗后，搽之。简便方。**牙齿虫痛**普济方：用韶脑、朱砂等分，擦之神效。余居士选奇方：用樟脑、黄丹、肥皂（去皮核）等分，研匀蜜丸。塞孔中。

阿魏唐本草

〔校正〕自草部移入此。

【释名】**阿虞**纲目**熏渠**唐本**哈昔泥**〔时珍曰〕夷人自称曰阿，此物极臭，阿之所畏也。波斯国呼为阿虞〔一〕，天竺国呼为形虞，涅槃经谓之央匮。蒙古人谓之哈昔泥，元时食用以和料。其根名稳展，云淹羊肉甚香美，功同阿魏。见饮膳正要。

〔一〕虞：酉阳杂俎前集卷十八阿魏条此下有「截」字。

【集解】〔恭曰〕阿魏生西番及昆仑。苗叶根茎酷似白芷。捣根汁，日、煎作饼者为上。截根穿暴干者为次。体性极臭而能止臭，亦为奇物也。又婆罗门云：熏渠即是阿魏，取根汁暴之如胶，或截[一]根日干，并极臭。西国持咒人禁食之。常食用之，云去臭气。戎人重此，犹俗中贵胡椒，巴人重负蠜也。〔珣曰〕按广志云：生[二]昆仑国。是木津液，如桃胶状。其色黑者不堪，其状黄散者为上。云南长河中亦有，与[三]舶上来者滋味相似一般，只无黄色。〔颂曰〕今惟广州有之，云是木膏液滴酿结成，与苏恭所说不同。按段成式酉阳杂俎云：阿魏木，生波斯国及伽阇那国（即北天竺也）。木长八九尺[四]，皮色青黄。三月生叶，似鼠耳。无花实。断[五]其枝，汁出如饴，久乃坚凝，名阿魏。摩伽陀僧言：取其汁和米、豆屑合酿而成。其说与广州所生者相近。〔承曰〕阿魏合在木部。今二浙人家亦种之，枝叶香气皆同而差淡薄，但无汁膏尔。〔时珍曰〕阿魏有草、木二种。草者出西域[六]，可晒可煎，苏恭所说是也。木者出南番，取其脂汁，李珣、苏颂、陈承所说是也。按一统志所载有此二种。云出火州及沙鹿、海牙国者，草高尺许，根株独立，枝叶如盖，臭气逼人，生取其汁熬作膏，名阿魏。出三佛齐及暹逻国者，树不甚高，土人纳竹筒于树内，脂满其中，冬月破筒取之。或云其脂最毒，人不敢近。每采时，以羊系于树下，自远射之。脂之毒着羊，羊毙即为阿魏。观此，则其有二种明矣。盖其树低[七]小如枸杞、牡荆之类，西南风土不同，故或如草如木也。系羊射脂之说，俗亦相传，但无实据。谚云：黄芩无假，阿魏无真。以其多伪也。刘纯诗云：阿魏无真却有真，臭而止臭乃为珍。〔炳曰〕人多言煎蒜白为假者。〔敩曰〕验法有三：第一，以半铢安熟铜器中一宿，至明沾阿魏处白如银，永无赤色；第二将一铢置于五斗草自然汁中一夜，至明如鲜血色；第三将一铢安于柚树上，树立干，便是真者。凡用，乳钵研细，热酒器上裛过，入药。

〔一〕截：原作「载」，今据大观、政和本草卷九阿魏条苏颂图经引旧说改。

〔二〕生：大观、政和本草卷九阿魏条引广志此下有「石」字。

〔三〕与：原作「如」，今据大观、政和本草卷九阿魏条改。

〔四〕尺：大观、政和本草同，酉阳杂俎前集卷十八阿魏条作「丈」。下文有「树不甚高」及「其树低小如枸杞牡荆之类」，则「尺」字是而「丈」字非。

〔五〕断：原脱，今据酉阳杂俎前集卷十八及大观、政和本草卷九阿魏条补。

〔六〕草者出西域：按此说不确。据前引酉阳杂俎，波斯及北天竺皆产阿魏木，而皆属西域范围，足证「木者亦出西域」。

〔七〕低：原作「底」，今据前「树不甚高」文改。

【气味】辛，平，无毒。

【主治】杀诸小虫，去臭气，破癥积，下恶气，除邪鬼蛊毒。唐本 治风邪鬼疰，心腹中冷。李珣 传尸冷气，辟瘟治疟，主霍乱心腹痛，肾气瘟瘴，御一切蕈、菜毒。大明 解自死牛、羊、马肉诸毒。汪机 消肉积。震亨

【发明】〔炳曰〕阿魏下细虫，极效。〔时珍曰〕阿魏消肉积，杀小虫，故能解毒辟邪，治疟、痢、疳、劳、尸注、冷痛诸证。按王璆百一选方云：夔州谭逵〔一〕病疟半年。故人窦藏叟授方：用真阿魏、好丹砂各一两，研匀，米糊和，丸皂子大。每空心人参汤化服一丸，即愈。世人治疟，惟用常山、砒霜毒物，多有所损。此方平易，人所不知。草窗周密云：此方治疟以无根水下，治痢以黄连、木香汤下，疟、痢亦多起于积滞故尔。

【附方】新十。**辟鬼除邪** 阿魏枣许为末，以牛乳或肉汁煎五六沸服之。至暮，以乳服安息香枣许。久者不过十日。忌一切菜。孙侍郎用之有效。唐崔行功纂要。**恶疰腹痛** 不可忍者。阿魏末，热酒服一二钱，立止。永类钤方。**尸疰中恶** 近死尸，恶气入腹，终身不愈。用阿魏三两。每用二钱，拌面裹作馄饨十余枚，煮熟食之，日三。服至三七日，永除。忌五辛、油物。圣惠方。**癞疝疼痛** 败精恶血，结在阴囊所致。用阿魏二两，醋和荞麦面作饼裹之煨熟，大槟榔二枚钻孔，溶乳香填满，亦以荞面裹之煨熟，入硇砂末一钱，赤芍药末一两，糊丸梧子大。每食前，酒下三十丸。危氏得效方。**小儿盘肠** 内吊，腹痛不止。用阿魏为末，大蒜半瓣炮熟研烂和，丸麻子大。每艾汤服五丸。总微论。**脾积结块** 鸡子五个，阿魏五分，黄蜡一两，同煎化，分作十服。每空心细嚼，温水送下。诸物不忌，腹痛无妨。十日后大便下血，乃积化也。保寿堂经验方。**痞块有积** 阿魏五钱，五灵脂（炒烟尽）五钱，为末，以黄雄狗胆汁和，丸黍米大。空心唾津送下三十丸。忌羊肉、醋、面。扶寿精方。**五噎膈气** 方同上。**痎疟寒热** 阿魏、胭脂各一豆大，研匀，以蒜膏和，覆虎口上，男左女右。圣济总录。**牙齿虫痛** 阿魏、臭黄等分，为末，糊丸绿豆大。每绵裹一丸，随左右插入耳

〔一〕谭逵：原作「潭远」，今据是斋百一选方卷十一改。

中，立效。圣惠方

卢会宋开宝

〔校正〕自草部移入此。

【释名】奴会开宝　讷会拾遗　象胆〔时珍曰〕名义未详。〔藏器曰〕俗呼为象胆，以其味苦如胆也。

【集解】〔珣曰〕卢会生波斯国。状似黑饧，乃树脂也。〔颂曰〕今惟广州有来者。其木生山野中，滴脂泪而成。采之不拘时月。〔时珍曰〕卢会原在草部。药谱及图经所状，皆言是木脂。而一统志云：爪哇、三佛齐诸国所出者，乃草属，状如鲎尾，采之以玉器捣成膏。与前说不同，何哉？岂亦木质草形乎？

【气味】苦，寒，无毒。

【主治】热风烦闷，胸膈间热气，明目镇心，小儿癫痫惊风，疗五疳，杀三虫及痔病疮瘘，解巴豆毒。开宝　主小儿诸疳热。李珣　单用，杀疳蛔。吹鼻，杀脑疳，除鼻痒。甄权　研末，傅䘌齿甚妙。治湿癣出黄汁。苏颂

【发明】〔时珍曰〕卢会，乃厥阴经药也。其功专于杀虫清热。已上诸病，皆热与虫所生故也。〔颂曰〕唐刘禹锡传信方云：予少年曾患癣，初在颈项〔一〕间，后延上左耳，遂成湿疮浸淫。用斑蝥、狗胆、桃根诸药，徒令蜇蠚，其疮转盛。偶于楚州，卖药人教用卢会一两，炙甘草半两，研末，先以温浆水洗癣，拭净傅之，立干便瘥。真神奇也。

【附方】新一。小儿脾疳卢会、使君子等分，为末。每米饮服一二钱。卫生易简方。

胡桐泪唐本草

〔校正〕自草部移入此。

【释名】胡桐硷纲目　胡桐律〔珣曰〕胡桐泪，是胡桐树脂也，故名泪。作律字者非也，律、泪声讹尔。〔时珍曰〕西域传云：车师国多胡桐。颜师古注云：胡桐似桐，不似桑，故名胡桐。虫食其树而汁出下流者，俗名胡桐泪，言似

〔一〕项：原作「顶」，今据大观、政和本草卷九卢会条改。

眼泪也。其入土石成块如卤硷者，为胡桐硷（音减）。或云：律当作沥，非讹也，犹松脂名沥青之义。亦通。

【集解】〔恭曰〕胡桐泪，出肃州以西平泽及山谷中。形似黄矾而坚实。有夹烂木者，云是胡桐树脂沦入土石硷卤地者。其树高大，皮叶似白杨、青桐、桑辈，故名胡桐木，堪器用。〔保昇曰〕凉州以西有之。初生似柳，大则似桑、桐。其津下入地，与土石相染，状如姜石，极咸苦，得水便消，若矾石、消石之类。冬月采之。〔大明曰〕此有二般：木律不中入药；惟用石律，石上采之，形如小石片子，黄土色者为上。〔颂曰〕今西番亦有商人货之。〔时珍曰〕木泪乃树脂流出者，其状如膏油。石泪乃脂入土石间者，其状成块，以其得卤斥之气，故入药为胜。

【气味】**咸，苦，大寒，无毒。**〔恭曰〕伏砒石。可为金银焊药。

【主治】**大毒热，心腹烦满，水和服之，取吐。牛马急黄黑汗，水研三二两灌之，立瘥。**唐本 **主风虫牙齿痛，杀火毒、面毒。**大明 **风疳䘌齿，骨槽风劳。能软一切物。多服令人吐。**李珣 **瘰疬非此不能除。**元素 **咽喉热痛，水磨扫之，取涎。**时珍

【发明】〔颂曰〕古方稀用。今治口齿家多用，为最要之物。〔时珍曰〕石泪入地受卤气，故其性寒能除热，其味咸能入骨软坚。

【附方】新六。**湿热牙疼**喜吸风。胡桐泪，入麝香掺之。**牙疼出血**胡桐泪半两研末，夜夜贴之。或入麝香少许。圣惠方。**走马牙疳**胡桐硷、黄丹等分为末，掺之。医林集要。**牙疳宣露**脓血臭气者。胡桐泪一两，枸杞根一升。每用五钱，煎水热漱。又方：胡桐泪、葶苈等分，研掺。圣惠方。**牙齿蠹黑**乃肾虚也。胡桐泪一两，丹砂半两，麝香一分，为末，掺之。圣济总录。

返魂香 海药

【集解】〔珣曰〕按汉书云：武帝时，西国进返魂香。内传云：西海聚窟州有返魂树，状如枫、柏，花、叶香闻百里。采其根于釜中水煮取汁，炼之如漆，乃香成也。其名有六：曰返魂、惊精、回生、振灵、马精、却死。凡有疫死者，烧

豆许熏之再活，故曰返魂。〔时珍曰〕张华博物志云：武帝时，西域月氏国〔一〕，度弱水贡此香三枚，大如燕卵，黑如桑椹〔二〕。值长安大疫，西使请烧一枚辟之，宫中病者闻之即起，香闻百里，数日不歇。疫死未三日者，熏之皆活，乃返生神药也。此说虽涉诡怪，然理外之事，容或有之，未可便指为谬也。

【附录】兜木香〔藏器曰〕汉武故事云：西王母降，烧兜木香末，乃兜渠国所进，如大〔三〕豆。涂宫门，香闻百里。关中大疫，死者相枕，闻此香，疫皆止，死者皆起。此乃灵香，非常物也。

〔一〕西域月氏国：博物志卷二异产作「弱水西国」。

〔二〕黑如桑椹：博物志卷二异产作「与枣相似」。

〔三〕大：原缺空一字，今据大观、政和本草卷六兜木香条补。

本草纲目木部目录第三十五卷

木之二　乔木类五十二种

〔一〕浮：原作「胡」，今据大观、政和本草卷十二浮烂罗勒条及本书本卷厚朴条附录改。
〔二〕𣟂：原作「郢」，今据大观、政和本草卷十四𣟂桐皮条及本书本卷罂子桐条附录改。
〔三〕楝：原作「栋」，今据大观、政和本草卷十四楝实条及本书本卷楝条改。
〔四〕朗：原作「榔」，今据大观、政和本草卷十二朗榆皮条改。

芜荑本经　苏方木唐本　乌木纲目

桦木开宝　缑木拾遗　桐木拾遗（即花桐）

棕榈嘉祐　橉木拾遗　柯树拾遗

乌桕木唐本　巴豆本经　大风子补遗

海红豆海药　相思子纲目　猪腰子纲目

石瓜纲目

右附方旧一百五十〔一〕，新三百二十七〔二〕。

〔一〕五十：原作「三十五」，今按本卷旧附方数改。

〔二〕二十七：原作「三十二」，今按本卷新附方数改。

本草纲目木部第三十五卷

木之二乔木类五十二〔一〕种

檗木本经上品

【释名】黄檗别录 根名檀桓〔时珍曰〕檗木名义未详。本经言檗木及根，不言檗皮，岂古时木与皮通用乎？俗作黄柏者，省写之谬也。

【集解】〔别录曰〕檗木生汉中山谷及永昌。〔弘景曰〕今出邵陵者，轻薄色深为胜。出东山者，厚而色浅。其根于道家入木芝品，今人不知取服。又有一种小树，状如石榴，其皮黄而苦，俗呼为子檗，亦主口疮。又一种小树，多刺，皮亦黄色，亦主口疮。〔恭曰〕子檗亦名山石榴，子似女贞，皮白不黄，亦名小檗，所在有之。今云皮黄，谬矣。按今俗用子檗皆多刺小树，名刺檗，非小檗也。〔禹锡曰〕按蜀本图经云：黄檗树高数丈。叶似吴茱萸，亦如紫椿，经冬不凋。皮外白，里深黄色。其根结块，如松下茯苓。今所在有，本出房、商、合等州山谷中。皮紧，厚二三分，鲜黄者上。二月、五月采皮，日干。〔机曰〕房、商者，治里、治下用之；邵陵者，治表、治上用之。各适其宜尔。〔颂曰〕处处有之，以蜀中出者肉厚色深为佳。

【修治】〔敩曰〕凡使檗皮，削去粗皮，用生蜜水浸半日，漉出晒干，用蜜涂，文武火炙，令蜜尽为度。每五两，用蜜三两。〔元素曰〕二制治上焦，单制治中焦，不制治下焦也。〔时珍曰〕黄檗性寒而沉，生用则降实火，熟用则不伤胃，酒制则治上，盐制则治下，蜜制则治中。

【气味】苦，寒，无毒。〔元素曰〕性寒味苦，气味俱厚，沉而降，阴也。又云：苦厚微辛，阴中之阳。入足少阴经，为足太阳引经药。〔好古曰〕黄芩、栀子入肺，黄连入心，黄檗入肾，燥湿所归，各从其类也。故活人书四味解毒汤，乃上下内外通治之药。〔之才曰〕恶干漆，伏硫黄。

〔一〕二：原作「一」，今按下列乔木总数改。

【主治】五脏肠胃中结热，黄疸肠痔，止泄痢，女子漏下赤白，阴伤蚀疮。本经 **疗惊气在皮间，肌肤热赤起，目热赤痛，口疮。久服通神。**别录 **热疮疱起，虫疮血痢，止消渴，杀蛀虫。**藏器 **男子阴痿，及傅茎上疮，治下血如鸡鸭肝片。**甄权 **安心除劳，治骨蒸，洗肝明目，多泪，口干心热，杀疳虫，治蛔心痛，鼻衄，肠风下血，后分〔一〕急热肿痛。**大明 **泻膀胱相火，补肾水不足，坚肾壮骨髓，疗下焦虚，诸痿瘫痪，利下窍，除热。**元素 **泻伏火，救肾水，治冲脉气逆，不渴而小便不通，诸疮痛不可忍。**李杲 **得知母，滋阴降火。得苍术，除湿清热，为治痿要药。得细辛，泻膀胱火，治口舌生疮。**震亨 **傅小儿头疮。**时珍

【发明】〔元素曰〕黄檗之用有六：泻膀胱龙火，一也；利小便结，二也；除下焦湿肿，三也；痢疾先见血，四也；脐中痛，五也；补肾不足，壮骨髓，六也。凡肾水膀胱不足，诸痿厥脚膝〔二〕无力，于黄芪汤中加用，使两足膝中气力涌出，痿软即便去也，乃瘫痪必用之药。蜜炒研末，治口疮如神。故雷公炮炙论云：口疮舌坼〔三〕，立愈黄酥。谓以酥炙根黄，含之也。〔杲曰〕黄檗、苍术，乃治痿要药。凡去下焦湿热作肿及痛，并膀胱有火邪，并小便不利及黄涩者。并用酒洗黄檗、知母为君，茯苓、泽泻为佐。凡小便不通而口渴者，邪热在气分，肺中伏热不能生水，是绝小便之源也。法当用气味俱薄、淡渗之药，猪苓、泽泻之类，泻肺火而清肺气〔四〕，滋水之化源。若邪热在下焦血分，不渴而小便不通者，乃素问所谓无阴则阳无以生，无阳则阴无以化。膀胱者州都之官，津液藏焉，气化则能出矣。法当用气味俱厚、阴中之阴药治之，黄檗、知母是也。长安王善夫病小便不通，渐成中满，腹坚如石，脚腿裂破出水，双睛凸出，饮食不下，痛苦不可名状。治满、利小便、渗泄之药服遍矣。予诊之曰：此乃奉养太过，膏粱积热，损伤肾水，致膀胱久而干涸，小便不化，火又逆上，而为呕

〔一〕分：原脱，今据大观、政和本草卷十二檗木条补。
〔二〕膝：原脱，今据金陵本补，与汤液本草卷下黄檗条合。
〔三〕坼：原作「折」，今据大观、政和本草卷一雷序改。
〔四〕气：原作「金」，今据兰室秘藏卷下小便淋闭论改。

哕。难经所谓关则不得小便，格则吐逆者。洁古老人言：热在下焦，但治下焦，其病必愈。遂处以北方寒水所化大苦寒之药，黄檗、知母各一两，酒洗焙碾，入桂一钱为引，熟水丸如芡子大。每服二百丸，沸汤下。少时如刀刺前阴火烧之状，溺如瀑泉涌出，床下成流，顾盼之间，肿胀消散。内经云：热者寒之。肾恶燥，急食辛以润之。以黄檗之苦寒泻热、补水润燥为君，知母之苦寒泻肾火为佐，肉桂辛热为使，寒因热用〔一〕也。〔震亨曰〕黄檗走至阴，有泻火补阴之功，非阴中之火，不可用也。火有二：君火者，人火也，心火也，可以湿伏，可以水灭，可以直折，黄连之属可以制之；相火者，天火也，龙雷之火也，阴火也，不可以水湿折之，当从其性而伏之，惟黄檗之属可以降之。〔时珍曰〕古书言知母佐黄檗，滋阴降火，有金水相生之义。黄檗无知母，犹水母之无虾也。盖黄檗能制膀胱、命门阴中之火，知母能清肺金，滋肾水之化源。故洁古、东垣、丹溪皆以为滋阴降火要药，上古所未言也。盖气为阳，血为阴。邪火煎熬，则阴血渐涸，故阴虚火动之病须之。然必少壮气盛能食者，用之相宜。若中气不足而邪火炽甚者，久服则有寒中之变。近时虚损，及纵欲求嗣之人，用补阴药，往往以此二味为君，日日服饵。降令太过，脾胃受伤，真阳暗损，精气不暖，致生他病。盖不知此物苦寒而滑渗，且苦味久服，有反从火化之害。故叶氏医学统旨，有「四物加知母、黄檗，久服伤胃，不能生阴」之戒。

【附方】旧十三〔二〕。新三十〔三〕。

阴火为病大补丸：用黄檗去皮，盐、酒炒褐为末，水丸梧子大。血虚，四物汤下；气虚，四君子汤下。丹溪方。**男女诸虚**孙氏集效方：坎离丸：治男子、妇人诸虚百损，小便淋漓，遗精白浊等证。黄檗（去皮，切）二斤，熟糯米一升，童子小便浸之，九浸九晒，蒸过晒研为末，酒煮面糊丸梧子大。每服一百丸，温酒送下。**上盛下虚**水火偏盛，消中等证。黄檗一斤，分作四分，用醇酒、蜜汤、盐水、童尿浸洗，晒炒为末，以知母一斤，去毛切捣熬膏和，丸梧子大。每服七十丸，白汤下。活人心统。**四治坎离诸丸**方见草部苍术下。**脏毒痔漏**下血不止。孙探玄集效方：檗皮丸：用川黄檗皮（刮净）一斤，分作四分，三分用酒、醋、童尿各浸七日，洗晒焙，一分生炒黑色，为末，炼蜜丸梧子大。每空心温酒下五十丸。久服除根。杨诚经验方：百补丸：专治诸虚赤白浊。用川檗皮（刮净）一斤，分作四分，用酒、蜜、人乳、糯米泔各浸透，炙干切研，廪米饭丸。如上法服。又陆一峰檗皮丸：黄檗一斤，分作

〔一〕用：原作「引」。按兰室秘藏卷下通关丸及医学发明卷七滋肾丸俱有「寒因热用」（素问·至真要大论）之语，因据改。

〔二〕三：原作「二」，今按下旧附方数改。

〔三〕十：此下原有「一」，今按下新附方数删。

四分，三分用醇酒、盐汤、童尿各浸二日焙研，一分用酥炙研末，以猪脏一条去膜，入药在内扎，煮熟捣丸。如上法服之。**下血数升**黄檗一两去皮，鸡子白涂炙为末，水丸绿豆大。每服七丸，温水下。名金虎丸。普济方。**小儿下血**或血痢。黄檗半两，赤芍药四钱，为末，饭丸麻子大。每服一二十丸，食前米饮下。阎孝忠集效方。**妊娠下痢**白色，昼夜三五十行。根黄（厚者）蜜炒令焦为末，大蒜煨熟，去皮捣烂作膏〔一〕和，丸梧子大。每空心，米饮下三五十丸，日三服。神妙不可述。妇人良方。**小儿热泻**黄檗削皮，焙为末，用米汤和，丸粟米大。每服一二十丸，米汤下。十全博救方。**赤白浊淫**及梦泄精滑。真珠粉丸：黄檗（炒）、真蛤粉各一斤，为末，滴水丸桐子大〔二〕。每服一百丸，空心温酒下。黄檗苦而降火，蛤粉咸而补肾也。又方：加知母（炒）、牡蛎粉（煅）、山药（炒）等分为末，糊丸梧子大。每服八十丸，盐汤下。洁古家珍。**积热梦遗**心忪恍惚，膈中有热，宜清心丸主之。黄檗末一两，片脑一钱，炼蜜丸梧子大。每服十五丸，麦门冬汤下。此大智禅师方也。许学士本事方。**消渴尿多**能食。黄檗一斤，水一升，煮三五沸，渴即饮之，恣饮，数日即止。韦宙独行方。**呕血热极**黄檗蜜涂，炙干为末。麦门冬汤调服二钱，立瘥。经验方。**时行赤目**黄檗去粗皮为末，湿纸包裹，黄泥固，煨干。每用一弹子大，纱帕包之，浸水一盏，饭上蒸熟，乘热熏洗，极效。此方有金木水火土，故名五行汤。一丸可用三二次。龙木论。**婴儿赤目**在蓐内者。人乳浸黄檗汁点之。小品方〔三〕。**眼目昏暗**每旦含黄檗一片，吐津洗之。终身行之，永无目疾。普济方。**卒喉痹痛**黄檗片含之。又以一斤，酒一斗，煮二沸，恣饮便愈。肘后方。**咽喉卒肿**食饮不通。苦酒和黄檗末傅之，冷即易。肘后方。**小儿重舌**黄檗浸苦竹沥点之。千金方。**口舌生疮**外台：用黄檗含之良。深师：用蜜渍取汁，含之吐涎。寇氏衍义：治心脾有热，舌颊生疮。蜜炙黄檗、青黛各一分，为末，入生龙脑一字。掺之吐涎。赴筵散：用黄檗、细辛等分为末，掺。或用黄檗、干姜等分，亦

〔一〕作膏：原脱，今据妇人良方卷十五第二补。

〔二〕滴水丸桐子大：原脱，今据洁古家珍·杂方·珍珠粉丸补。

〔三〕方：原作同，今据外台卷三十六及本书卷一引据医家书目改。

良。**口疳臭烂**绿云散：用黄檗五钱，铜绿二钱，为末。掺之，漱去涎。三因方。**鼻疳有虫**黄檗二两，冷水浸一宿，绞汁温服。圣惠方。**鼻中生疮**黄檗、槟榔末，猪脂和傅。普济方。**唇疮痛痒**黄檗末，以蔷薇根汁调涂，立效。圣济录。**鬈毛毒疮**生头中，初生如蒲桃，痛甚。黄檗一两，乳香二钱半，为末，槐花煎水调作饼，贴于疮口。普济方。**小儿囟肿**生下即肿者。黄檗末水调，贴足心。普济方。**伤寒遗毒**手足肿痛欲断。黄檗五斤，水三升煮，渍之。肘后方。**痈疽乳发**初起者。黄檗末和鸡子白涂之，干即易。梅师方。**痈疽肿毒**黄檗皮（炒）、川乌头（炮）等分，为末。唾调涂之，留头，频以米泔水润湿。集简方。**小儿脐疮**不合者。黄檗末涂之。子母秘录。**小儿脓疮**遍身不干。用黄檗末，入枯矾少许，掺之即愈。杨起简便方。**男子阴疮**有二种：一者阴蚀作臼，脓出；一者只生热疮。热疮用黄檗、黄芩等分煎汤，洗之。仍以黄檗、黄连作末，傅之。又法：黄檗煎汤洗之，涂以白蜜。肘后方。**臁疮热疮**黄檗末一两，轻粉三钱，猪胆汁调，搽之。或只用蜜炙黄檗一味。**火毒生疮**凡人冬月向火，火气入内，两股生疮，其汁淋漓。用黄檗末掺之，立愈。一妇病此，人无识者〔一〕，用此而愈。张杲医说。**冻疮裂痛**乳汁调黄檗末，涂之。儒门事亲。**自死肉毒**自死六畜有毒。以黄檗末，水服方寸匕。肘后方。**敛疮生肌**黄檗末，面糊调涂，效。宣明方。

檀桓 拾遗

【集解】〔藏器曰〕檀桓乃百岁檗之根，如天门冬，长三四尺，别在一旁，以小根缀之。一名檀桓芝。出灵宝方。

〔时珍曰〕本经但言黄檗根名檀桓。陈氏所说乃檗旁所生檀桓芝也，与陶弘景所说同。

【气味】苦，寒，无毒。

【主治】心腹百病，安魂魄，不饥渴。久服，轻身延年通神。别录〔二〕**长生神仙，**

〔一〕者：此下原有「有」字，今据张杲医说卷七火气入脚生疮条删。

〔二〕别录：原作「本经」。按「心腹……通神」凡十八字，大观、政和本草卷十二檗木条俱作墨字，认为别录文，因据改。

去万病。为散，饮服方寸匕，尽一枚有验。藏器

小檗 唐本草

【释名】子檗弘景 山石榴〔时珍曰〕此与金樱子、杜鹃花并名山石榴，非一物也。

【集解】〔弘景曰〕子檗树小，状如石榴，其皮黄而苦。又一种多刺，皮亦黄。并主口疮。〔恭曰〕小檗生山石间，所在皆有，襄阳岘山东者为良。一名山石榴，其树枝叶与石榴无别，但花异，子细黑圆如牛李子及女贞子尔。其树皮白，陶云皮黄，恐谬矣。今太常所贮，乃小树多刺而叶细者，名〔一〕刺檗，非小檗也。〔藏器曰〕凡是檗木皆皮黄。今既不黄，非檗也。小檗如石榴，皮黄，子赤如枸杞子，两头尖。人锉枝以染黄。若云子黑而圆，恐是别物，非小檗也。〔时珍曰〕小檗山间时有之，小树也。其皮外白里黄，状如檗皮而薄小。

【气味】苦，大寒，无毒。

【主治】口疮疳䘌，杀诸虫，去心腹中热气。唐本 治血崩。时珍 妇人良方，治血崩，阿茄陀丸方中用之。

黄栌 宋嘉祐〔二〕

【集解】〔藏器曰〕黄栌生商洛山谷，四川界甚有之。叶圆木黄，可染黄色。

木【气味】苦，寒，无毒。

【主治】除烦热，解酒疸目黄，水煮服之。藏器 洗赤眼及汤火、漆疮。时珍〔三〕

〔一〕名：大观、政和本草卷十四小檗条此下俱有「白」字。

〔二〕祐：原作「佑」，今据本书卷一历代诸家本草改。

〔三〕时珍：据大观、政和本草卷十四黄栌条，似当改作「日华」。

【附方】新一。**大风癞疾**黄栌木五两（锉，用新汲水一斗浸二七日，焙研），苏方木五两，乌麻子一斗（九蒸九暴），天麻二两，丁香、乳香各〔一〕一两，为末。以赤黍米一升淘净，用浸黄栌水煮米粥捣和，丸梧子大。每服二三十丸，食后浆水下，日二、夜一。圣济总录。

厚朴本经中品

〔校正〕并入有名未用逐折。

【释名】烈朴日华 **赤朴**别录 **厚皮**同 **重皮**广雅 **树名榛**别录 **子名逐折**别录 〔时珍曰〕其木质朴而皮厚，味辛烈而色紫赤，故有厚朴、烈、赤诸名。〔颂曰〕广雅谓之重皮，方书或作厚皮也。

【集解】〔别录曰〕厚朴生交趾、冤句。三月、九月、十月采皮，阴干。〔弘景曰〕今出建平、宜都。极厚、肉紫色为好，壳薄而白者不佳。俗方多用，道家不须也。〔颂曰〕今洛阳、陕西、江淮、湖南、蜀川山谷中往往有之，而以梓州、龙州者为上。木高三四丈，径一二尺。春生叶如槲叶，四季不凋。红花而青实。皮极鳞皱而厚，紫色多润者佳，薄而白者不堪。〔宗奭曰〕今伊阳县及商州亦有，但薄而色淡，不如梓州者厚而紫色有油。〔时珍曰〕朴树肤白肉紫，叶如□□〔二〕。五六月开细花，结实如冬青子，生青熟赤，有核。七八月采之，味甘美。

皮

〔修治〕〔敩曰〕凡使要紫色味辛者为好，刮去粗皮。入丸散，每一斤用酥四两炙熟用。若入汤饮，用自然姜汁八两炙尽为度。〔大明曰〕凡入药去粗皮，用姜汁炙，或浸炒用。〔宗奭曰〕味苦。不以姜制，则棘人喉舌。

〔气味〕**苦，温，无毒。**〔别录曰〕大温。〔吴普曰〕神农、岐伯、雷公：苦，无毒。李当之：小温。〔权曰〕苦、辛，大热。〔元素曰〕气温，味苦、辛。气味俱厚，体重浊而微降，阴中阳也。〔杲曰〕可升可降。〔之才曰〕干姜为之使。恶泽泻、消石、寒水石。忌豆，食之动气。

〔主治〕**中风伤寒，头痛寒热惊悸，气血痹，死肌，去三虫。**本经 **温中益气，消痰下气，疗霍乱及腹痛胀满，胃中冷逆，胸中呕不止，泄痢淋露，除惊，去留热心烦满，厚肠胃。**别录 **健脾，治反胃，霍乱转筋，**

〔一〕各：原脱，今据圣济总录卷十八乌麻子丸补。

〔二〕□□：原缺空二字，覆刻江西本作「槩叶」，湖北本作「楡叶」，张本作「槲叶」（据苏颂说）。

冷热气，泻膀胱及五脏一切气，妇人产前产后腹脏不安，杀肠中虫，明耳目，调关节。大明 **治积年冷气，腹内雷鸣虚吼，宿食不消，去结水，破宿血，化水谷，止吐酸水，大温胃气，治冷痛，主病人虚而尿白。**甄权 **主肺气胀满，膨而喘咳。**好古

〔发明〕〔宗奭曰〕厚朴，平胃散中用，最调中。至今此药盛行，既能温脾胃，又能走冷气，为世所须也。〔元素曰〕厚朴之用有三：平胃，一也；去腹胀，二也；孕妇忌之，三也。虽除腹胀，若虚弱人，宜斟酌用之，误服脱人元气。惟寒胀大热药中兼用，乃结者散之之神药也。〔震亨曰〕厚朴属土，有火。其气温，能泻胃中之实也，平胃散用之。佐以苍术，正为泻胃中之湿，平胃土之太过，以致于中和而已，非谓温补脾胃也。习以成俗，皆谓之补，哀哉！其治腹胀者，因其味辛以提其滞气，滞行则宜去之。若气实人，误服参、芪药多补气，胀闷或作喘，宜此泻之。〔好古曰〕本草言厚朴治中风伤寒头痛，温中益气，消痰下气，厚肠胃，去腹满，果泄气乎？果益气乎？盖与枳实、大黄同用，则能泄实满，所谓消痰下气是也。若与橘皮、苍术同用，则能除湿满，所谓温中益气是也。与解利药同用，则治伤寒头痛；与泻痢药同用，则厚肠胃。大抵其性味苦温，用苦则泄，用温则补也。故成无己云：厚朴之苦，以泄腹满。〔杲曰〕苦能下气，故泄实满；温能益气，故散湿满。

〔附方〕旧九，新五〔一〕。**厚朴煎丸** 孙兆云：补肾不如补脾。脾胃气壮，则能饮食。饮食既进，则益营卫，养精血，滋骨髓。是以素问云：精不足者补之以味，形不足者补之以气。此药大补脾胃虚损，温中降气，化痰进食，去冷饮、呕吐、泄泻等证。用厚朴去皮锉片，用生姜二斤连皮切片，以水五升同煮干，去姜，焙朴。以干姜四两，甘草二两，再同厚朴以水五升煮干，去草，焙姜、朴为末。用枣肉、生姜同煮熟，去姜，捣枣和，丸梧子大。每服五十丸，米饮下。一方加熟附子。王璆百一选方。**痰壅呕逆** 心胸满闷，不下饮食。厚朴一两，姜汁炙黄为末。非时米饮调下二钱匕。圣惠方。**腹胀脉数**〔二〕厚朴三物汤：用厚朴半斤，枳实五枚，以水一斗二升，煎取五升，入大黄四两，再煎三升。温服一

〔一〕旧九新五：原作「旧七新七」，今按下列新旧附方数改。

〔二〕腹胀脉数：大观、政和本草同。脉经卷八第十一作「腹满痛」，金匮卷上第十作「（腹满）痛而闭者」。

升，转动更服，不动勿服。张仲景金匮要略。**腹痛胀满**〔一〕厚朴七物汤：用厚朴半斤制〔二〕，甘草、大黄各三两，枣十枚，大枳实五枚，桂〔三〕二两，生姜五两，以水一斗，煎取四升。温服八合，日三。呕者，加半夏五合〔四〕。金匮要略。**男女气胀**心闷，饮食不下，冷热相攻，久患不愈。厚朴（姜汁炙焦黑）为末。以陈米饮调服二钱匕，日三服。斗门方。**反胃止泻**方同上。**中满洞泻**。厚朴、干姜等分为末，蜜丸梧子大。每服五十丸，米饮下。鲍氏方。**小儿吐泻**胃虚及有痰惊。梓朴散：用梓州厚朴一两，半夏（汤泡七次，姜汁浸半日，晒干）一钱，以米泔三升同浸一百刻，水尽为度。如未尽，少加火熬干。去厚朴，只研半夏。每服半钱或一字，薄荷汤调下。钱乙小儿直诀。**霍乱腹痛**厚朴汤：用厚朴（炙）四两，桂心二两，枳实五枚，生姜二〔五〕两，水六升，煎取二升，分三服。此陶隐居方也。唐·石泉公王方庆广南方云：此方不惟治霍乱，凡诸病皆治。圣惠方：用厚朴姜汁炙，研末。新汲水服二钱，如神。**下痢水谷**久不瘥者。厚朴三两，黄连三两，水三升，煎一升，空心细服。梅师方。**大肠干结**厚朴生研，猪脏（煮）捣和，丸梧子大。每姜水下三十丸。十便良方。**尿浑白浊**心脾不调，肾气浑浊。用厚朴（姜汁炙）一两，白茯苓一钱，水、酒各一碗，煎一碗，温服。经验良方。**月水不通**厚朴三两炙切，水三升，煎一升，分二〔六〕服，空心饮。不过三四剂，神验。一加桃仁、红花。子母秘录〔七〕。

逐折

〔气味〕甘，温，无毒。 **〔主治〕疗鼠瘘，明目益气。**别录 **〔正误〕**〔别录有名未用曰〕逐折杀鼠，益气明目。一名百合，一名厚实，生木间，茎黄，七月实，黑如大豆。〔弘景曰〕杜仲子，亦名

〔一〕腹痛胀满：大观、政和本草同。金匮卷上第十作「病腹满，发热十日，脉浮而数，饮食如故。」

〔二〕制：金匮卷上第十及大观、政和本草卷十三厚朴条俱无。

〔三〕桂：大观、政和本草同。金匮卷上第十作「桂枝」。

〔四〕合：金匮卷上第十及大观、政和本草此下俱有「下利，去大黄。寒多者，加生姜至半斤。」

〔五〕二：大观、政和本草卷十三厚朴条附方俱作「三」。

〔六〕二：大观、政和本草卷十三厚朴条附方俱作「三」。

〔七〕子母秘录：原作「梅师方」，今据大观、政和本草卷十三厚朴条附方改。

逐折。别录厚朴条下，已言子名逐折；而有名未用中复出逐折，主治相同，惟鼠瘘、杀鼠字误，未知孰是尔？所云厚实，乃厚朴实也，故皮谓之厚皮。陶氏不知，援引杜仲为注，皆误矣。今正之。

【附录】浮烂罗勒〔藏器曰〕生康国。皮似厚朴，味酸，平，无毒。主一切风气，开胃补心，除冷痹，调脏腑，

杜仲本经上品

【释名】思仲别录 **思仙**本经 **木绵**吴普 **櫋**〔时珍曰〕昔有杜仲服此得道，因以名之。思仲、思仙，皆由此义。其皮中有银丝如绵，故曰木绵。其子名逐折，与厚朴子同名。

【集解】〔别录曰〕杜仲生上虞山谷及上党、汉中。二月、五月、六月、九月采皮。〔弘景曰〕上虞在豫州，虞、虢之虞，非会稽上虞县也。今用出建平、宜都者。状如厚朴，折之多白丝者为佳。〔保昇曰〕生深山大谷，所在有之。树高数丈，叶似辛夷。〔颂曰〕今出商州、成州、峡州近处大山中。叶亦类柘，其皮折之白丝相连。江南谓之櫋。初生嫩叶可食，谓之櫋芽。花、实苦涩，亦堪入药。木可作屐〔一〕，益脚。

皮

〔修治〕〔敩曰〕凡使削去粗皮。每一斤，用酥一〔二〕两，蜜三两，和涂火炙，以尽为度。细锉用。

〔气味〕辛，平，无毒。〔别录曰〕甘，温。〔权曰〕苦，暖。〔元素曰〕性温，味辛、甘。气味俱薄，沉而降，阴也。〔杲曰〕阳也，降也。〔好古曰〕肝经气分药也。〔之才曰〕恶玄参、蛇蜕皮。

〔主治〕腰膝痛，补中益精气，坚筋骨，强志，除阴下痒湿，小便余沥。久服，轻身耐老。本经 **脚中酸疼，不欲践地。**别录 **治肾劳，腰脊挛。**大明 **肾冷，臀腰痛。人虚而身强直，风也。腰不利，加而用之。**甄权 **能使筋骨相着。**李杲 **润肝燥，补肝经风虚。**好古

〔发明〕〔时珍曰〕杜仲古方只知滋肾，惟王好古言是肝经气分药，润肝燥，补肝虚，发昔人所未发也。盖肝主筋，肾主骨。肾充则骨强，

〔一〕屐：原作「履」，今据大观、政和本草卷十二杜仲条改。
〔二〕一：大观、政和本草卷十二杜仲条俱作「二」。

肝充则筋健。屈伸利用，皆属于筋。杜仲色紫而润，味甘微辛，其气温平。甘温能补，微辛能润。故能入肝而补肾，子能令母实也。按庞元英谈薮：一少年新娶，后得脚软病，且疼甚。医作脚气治不效。路钤孙琳诊之。用杜仲一味，寸断片拆。每以一两，用半酒、半水一大盏煎服。三日能行，又三日全愈。琳曰：此乃肾虚，非脚气也。杜仲能治腰膝痛，以酒行之，则为效容易矣。

〔附方〕旧六〔一〕，新三。**青娥丸**方见补骨脂下。**肾虚腰痛**崔元亮海上集验方：用杜仲去皮炙黄一大斤，分作十〔二〕剂。每夜取一剂，以水一大升，浸至五更，煎三分减一，取汁，以羊肾三四枚切下，再煮三五沸，如作羹法，和以椒、盐，空腹顿服。圣惠方：入薤白七茎。箧中方：加五味子半斤〔三〕。**风冷伤肾**腰背虚痛。杜仲一斤切炒，酒二升〔四〕，渍十日，日服三合。此陶隐居得效方也。三因方：为末，每旦以温酒服二钱。**病后虚汗**及目中流汁〔五〕。杜仲、牡蛎等分，为末。卧时水服五匕，不止更服。肘后方。**频惯堕胎**或三四月即堕者。于两月前，以杜仲八两（糯米煎汤浸透，炒去丝），续断二两（酒浸焙干）为末，以山药五六两，为末作糊，丸梧子大。每服五十丸，空心米饮下。（肘后方：用杜仲焙研，枣肉为丸。糯米饮下。）杨起简便方。**产后诸疾**及胎脏不安。杜仲去皮，瓦上焙干，木臼捣末，煮枣肉和，丸弹子大。每服一丸，糯米饮下，日二服。胜金方。

檰芽　〔气味〕缺　〔主治〕**作蔬，去风毒脚气，久积风冷，肠痔下血。亦可煎汤**〔六〕。苏颂

椿樗唐本草

〔校正〕并入嘉祐椿荚。

【释名】**香者名椿**集韵作櫄，夏书作杶，左传作橁。**臭者名樗**音丑居切。亦作榑。**山樗名栲**音考。**虎**

〔一〕六：原作「三」，今按下旧附方数改。
〔二〕十：大观、政和本草卷十二杜仲条俱作「十四」。
〔三〕斤：大观本草同。政和本草作「升」。
〔四〕升：大观、政和本草卷十二杜仲条附方引肘后方同。肘后卷四第三十二附隐居效方作「斗」。
〔五〕汁：肘后卷二第十四作「汗」。
〔六〕汤：原作「蕩」，今据大观、政和本草卷十二杜仲条改。

目树拾遗**大眼桐**〔时珍曰〕椿樗易长而多寿考，故有椿、栲之称。庄子言「大椿以八千岁为春秋」是矣。椿香而樗臭，故椿字又作櫄，其气熏也。樗字从虖，其气臭，人呵嘑之也。樗亦椿音之转尔。〔藏器曰〕俗呼椿为猪椿，北人呼樗为山椿，江东呼为虎目树，亦名虎眼。谓叶脱处有痕，如虎之眼目。又如樗蒱子，故得此名。

【集解】〔恭曰〕椿、樗二树形相似，但樗木疏、椿木实为别也。〔颂曰〕二木南北皆有之。形干大抵相类，但椿木实而叶香可啖，樗木疏而气臭，膳夫亦能熬去其[一]气，并采无时。樗木最为无用，庄子所谓「吾有大木，人谓之樗，其本[二]拥肿不中绳墨，小枝曲拳不中规矩」者。尔雅云：栲，山樗。郭璞注云：栲似樗，色小白，生山中，因名。亦类漆树。俗语云：櫄、樗、栲、漆，相似如一。陆玑诗疏云：山樗与田樗无异，叶差狭尔。吴人以叶为茗。〔宗奭曰〕椿、樗皆臭，但一种有花结子，一种无花不实。世以无花而木身大，其干端直者为椿，椿木用叶。其有花、荚而木身小，干多迂矮者为樗，樗用根及荚、叶。又虫部有樗鸡，不言椿鸡，以显有鸡者为樗，无鸡者为椿。古人命名其义甚明。〔禹锡曰〕樗之有花者无荚，有荚者无花。其荚夏月常生臭樗上，未见椿上有荚者。然世俗不辨椿、樗之异，故呼樗荚为椿荚尔。〔时珍曰〕椿、樗、栲，乃一木三种也。椿木皮细肌实而赤，嫩叶香甘可茹。樗木皮粗肌虚而白，其叶臭恶，歉年人或采食。栲木即樗之生山中者，木亦虚大，梓人亦或用之。然爪之如腐朽，故古人以为不材之木。不似椿木坚实，可入栋梁也。

叶　**〔气味〕苦，温，有小毒。**〔诜曰〕椿芽多食动风，熏十二经脉、五脏六腑，令人神昏血气微。若和猪肉、热面频食则中满，盖壅[三]经络也。〔时珍曰〕椿叶无毒，樗叶有小毒。　**〔主治〕煮水，洗疮疥风疽。樗木根、叶尤良。**唐本　**白秃不生发，取椿、桃、楸叶心捣汁，频涂之。**时珍　**嫩芽瀹食，消风祛毒。**生生编

白皮及根皮　**〔修治〕**〔敩曰〕凡使椿根，不近西头者为上。采出拌生葱蒸半日，锉细，以袋盛挂屋南畔，阴干用。〔时珍曰〕椿、樗木皮、根皮，并刮去粗皮，阴干，临时切焙入用。　**〔气味〕苦，温，无毒。**〔权曰〕

〔一〕其：原脱，今据大观、政和本草卷十四椿木叶条补。

〔二〕本：原作「木」，今据庄子·逍遥游篇及大观、政和本草卷十四椿木叶条改。

〔三〕壅：原作「拥」，乃「壅」之借字，大观、政和本草卷十四椿木叶条正作「壅」，因据改。

微热。〔震亨曰〕凉而燥。〔藏器曰〕樗根有小毒。〔时珍曰〕樗根制硫黄、砒石、黄金。

〔主治〕**疳䘌。樗根尤良。**唐本 **去口鼻疳虫，杀蛔虫疥䘌，鬼注传尸，蛊毒下血，及赤白久痢。**藏器 **得地榆，止疳痢。**萧炳 **止女子血崩，产后血不止，赤带，肠风泻血不住，肠滑泻，缩小便。蜜炙用。**大明 **利溺涩。**雷敩 **治赤白浊，赤白带，湿气下痢，精滑梦遗，燥下湿，去肺胃陈积之痰。**震亨

〔发明〕〔诜曰〕女子血崩，及产后血不止，月信来多，并赤带下。宜取东引细椿根一大握洗净，以水一大升煮汁，分服便断。小儿疳痢，亦宜多服。仍取白皮一握，粳米五十粒，葱白一握，炙甘草三寸，豉两合，水一升，煮半升，以意服之。枝叶功用皆同。〔震亨曰〕椿根白皮，性凉而能涩血。凡湿热为病，泻痢浊带，精滑梦遗诸证，无不用之，有燥下湿及去肺胃陈痰之功。治泄泻，有除湿实肠之力。但痢疾滞气未尽者，不可遽用。宜入丸散，亦可煎服，不见有害。予每用炒研糊丸，看病作汤使，名固肠丸也。〔时珍曰〕椿皮色赤而香，樗皮色白而臭，多服微利人。盖椿皮入血分而性涩，樗皮入气分而性利，不可不辨。其主治之功虽同，而涩利之效则异，正如茯苓、芍药，赤、白颇殊也。凡血分受病不足者，宜用椿皮；气分受病有郁者，宜用樗皮，此心得之微也。乾坤生意治疮肿下药，用樗皮以无根水研汁，服二三碗，取利数行，是其验矣。故陈藏器言樗皮有小毒，盖有所试也。〔宗奭曰〕洛阳一女人，年四十六七，耽饮无度，多食鱼蟹，畜毒在脏，日夜二三十泻，大便与脓血杂下，大肠连肛门痛不堪任。医以止血痢药不效，又以肠风药则益甚，盖肠风则有血无脓。如此半年馀，气血渐弱，食减肌瘦。服热药则腹愈痛，血愈下；服冷药即注泄食减，服温平药则病不知。如此期年，垂命待尽。或人教服人参散，一服知，二服减，三服脓血皆定，遂常服之而愈。其方治大肠风虚，饮酒过度，挟热下痢脓血痛甚，多日不瘥。用樗根白皮一两，人参一两，为末。每服二钱，空心温酒调服，米饮亦可。忌油腻、湿面、青菜、果子、甜物、鸡、猪、鱼、羊、蒜、薤等。

〔附方〕旧六，新十一〔一〕。

去鬼气 樗根皮〔二〕一握细切，以童儿小便二升，豉一合，浸一宿，绞汁煎一沸。三五日一度，服之。陈藏器本草。**小儿疳疾** 椿白皮(日干)二两为末，以以粟米淘净研浓汁和，丸梧子大。十岁三四丸，米饮下，量人加减。仍以一丸纳竹筒中，吹入鼻内，三度良。子母秘录。

〔一〕 一：原无，今按下新附方数补。

〔二〕 皮：原脱，今据大观、政和本草卷十四椿木叶条补。

小儿疳痢困重者。用樗白皮捣粉，以水和枣作大馄饨子。日晒少时，又捣，如此三遍〔一〕以水煮熟，空肚吞七枚。重者不过七服。忌油腻、热面、毒物。　又方：用樗根浓汁一蚬壳，和粟米泔等分，灌下部。再度即瘥，其验如神。大人亦宜。外台秘要。　**休息痢疾**日夜无度，腥臭不可近，脐腹撮痛。东垣脾胃论：用椿根白皮、诃黎勒各半两，母丁香三十个，为末，醋糊丸梧子大。每服五十丸，米饮下。　唐瑶经验方：用椿根白皮东南行者，长流水内漂三日，去黄皮，焙为末。每一两加木香二钱，粳米饭为丸。每服一钱二分，空腹〔二〕米饮下。　**水谷下利**及每至立秋前后即患痢，兼腰痛。取樗根一大两捣筛，以好面捻作馄饨（如皂子大），水煮熟。每日空心服十枚。并无禁忌，神良。　刘禹锡传信方。　**下利清血**腹中刺痛。椿根白皮洗刮晒研，醋糊丸梧子大。每空心米饮下三四十丸。一加苍术、枳壳减半。　经验方。　**脏毒下痢**赤白。用香椿洗刮取皮，日干为末。饮下一钱，立效。　经验方。　**脏毒下血**温白丸：用椿根白皮去粗皮，酒浸晒研，枣肉和，丸梧子大。每淡酒服五十丸。或酒糊丸亦可。　儒门事亲。　**下血经年**樗根三钱，水一盏，煎七分，入酒半盏服。或作丸服。虚者加人参等分。　即虎眼树。　仁存方。　**血痢下血**腊月，日未出时，取背阴地北引樗根皮，东流水洗净，挂风处阴干为末。每二两入寒食面一两，新汲水丸梧子大，阴干。每服三十丸，水煮滚，倾出，温水送下。忌见日，则无效。名如神丸。普济方。　**脾毒肠风**因营卫虚弱，风气袭之，热气乘之，血渗肠间，故大便下血。用臭椿根（刮去粗皮，焙干）四两，苍术（米泔浸焙）、枳壳（麸炒）各一两，为末，醋糊丸如梧子大。每服五十丸，米饮下，日三服。　本事方。　**产后肠脱**不能收拾者。樗枝（取皮焙干）一握，水五升，连根葱五茎，汉椒一撮，同煎至三升，去滓倾盆内。乘热熏洗（冷则再热，一服可作五次用），洗后睡少时。忌盐鲊、酱面、发风毒物，及用心劳力等事。年深者亦治之。　妇人良方。　**女人白带**椿根白皮、滑石等分，为末，粥丸梧子大。每空腹白汤下一百丸。　又方：椿根白皮一两半，干姜（炒黑）、白芍药（炒黑）、黄檗

〔一〕用樗白皮……三遍：据大观、政和本草卷十四椿木叶条附方，此乃濒湖糅合杨氏产乳及近效而成一方。然近效方作馄饨法云「勿令破」，此间从杨氏作小颗子法作「晒捣三遍」。既经晒捣三遍，岂能不破？且亦不成其为馄饨。可见二方作法不同，实不能合而为一。又近效云：「取面捻作馄饨子，如小枣大。」与外台卷二十五合。此作「以水和枣作大馄饨子」。按二方俱不用枣，此间改「如小枣大」为「和枣」，亦显然有误。

〔二〕腹：原作「服」，今详上下文义改。

〔炒黑〕各二钱，为末。如上法丸服。丹溪方。**男子白浊**方同上。

荚〔**释名**〕**凤眼草**象形。〔**主治**〕**大便下血**嘉祐〔**附方**〕新四〔一〕。**肠风泻血**椿荚半生半烧，为末。每服二钱，米饮下。普济方。**误吞鱼刺**生生编：用椿树子烧研，酒服二钱。保寿堂方：用香椿树子〔阴干〕半碗，擂碎，热酒冲服，良久连骨吐出。**洗头明目**用凤眼草（即椿树上丛生荚也）烧灰淋水洗头，经一年眼如童子。加椿皮灰尤佳。正月七日、二月八日、三月四日、四月五日、五月二日、六月四日、七月七日、八月三日、九月二十日、十月二十三日、十一月二十九日、十二月十四日洗之。卫生易简方。

漆本经上品

【**释名**】**桼**〔时珍曰〕许慎说文云：漆本作桼，木汁可以髹物，其字象水滴而下之形也。

【**集解**】〔别录曰〕干漆生汉中山谷。夏至后采，干之。〔弘景曰〕今梁州漆最甚，益州亦有。广州漆性急易燥。其诸处漆桶中自然干者，状如蜂房孔孔隔者为佳。〔保升曰〕漆树高二三丈馀，皮白，叶似椿，花似槐，其子似牛李子，木心黄。六月、七月刻取滋汁。金州者最善。漆性并急，凡取时须荏油解破，故淳者难得，可重重别制〔二〕拭〔三〕之。上等清漆，色黑如瑿，若铁石者好。黄嫩若蜂窠者不佳。〔颂曰〕今蜀、汉、金〔四〕、峡、襄、歙州皆有之。以竹筒钉入木中，取汁。崔豹古今注云：以刚斧斫其皮开，以竹管承之，滴汁则成漆也。〔宗奭曰〕湿漆药中未见用，凡用〔五〕者皆干漆尔。其湿者，在燥热及霜〔六〕冷时则难干；得阴湿，虽寒月亦易干，亦物之性也。若沾渍人，以油治之。凡验漆，惟稀者以物蘸起，

〔一〕四：原作「三」，今按下新附方数改。

〔二〕制：政和本草同。大观本草卷十二干漆条作「刷」。

〔三〕拭：大观、政和本草卷十二干漆条俱作「试」。

〔四〕金：原作「今」，今据大观、政和本草卷十二干漆条改，与上「金州者最善」及下「以金州者为佳，故世称金漆」文一致。

〔五〕凡用：原脱，今据本草衍义卷十三及政和本草卷十二干漆条补。

〔六〕霜：原作「木」，今据本草衍义卷十三及政和本草卷十二干漆条改。

细而不断，断而急收起〔一〕；又涂于干竹上，荫之速干者，并佳。〔时珍曰〕漆树人多种之，春分前移栽易成，有利。其身如柿，其叶如椿。以金州者为佳，故世称金漆。人多以物乱之。试诀有云：微扇光如镜，悬丝急似钩。撼成琥珀色，打着有浮沤。今广浙中出一种漆树，似小榎而大。六月取汁漆物，黄泽如金，即唐书所谓黄漆者也。入药仍当用黑漆。广南漆作饴糖气，沾沾无力。

干漆

〔修治〕〔大明曰〕干漆入药，须捣碎炒熟。不尔，损人肠胃。若是湿漆，煎干更好。亦有烧存性者。

〔气味〕辛，温，无毒。〔权曰〕辛、咸。〔宗奭曰〕苦。〔元素曰〕辛，平，有毒。降也，阳中阴也。〔之才曰〕半夏为之使。畏鸡子，忌油脂。〔弘景曰〕生漆毒烈，人以鸡子和服之去虫，犹自啮肠胃也。畏漆人乃致死者。外气亦能使身肉疮肿，自有疗法。〔大明曰〕毒发，饮铁浆，并黄栌汁、甘豆汤、吃蟹，并可制之。〔时珍曰〕今人货漆多杂桐油，故多毒。淮南子云：蟹见漆而不干。相感志云：漆得蟹而成水。盖物性相制也。凡人畏漆者，嚼蜀椒涂口鼻则可免。生漆疮者，杉木汤、紫苏汤、漆姑草汤、蟹汤浴之，皆良。

〔主治〕绝伤，补中，续筋骨，填髓脑，安五脏，五缓六急，风寒湿痹。生漆：去长虫。久服，轻身耐老。本经 **干漆：疗咳嗽，消瘀血痞结腰痛，女子疝瘕，利小肠，去蛔虫。**别录 **杀三虫，主女人经脉不通。**甄权 **治传尸劳，除风。**大明 **削年深坚结之积滞，破日久凝结之瘀血。**元素

〔发明〕〔弘景曰〕仙方用蟹消漆为水，炼服长生。抱朴子云：淳漆不粘者，服之通神长生。或以大蟹〔二〕投其中，或以云母水，或以玉水合之服，九虫悉下，恶血从鼻出。服至一年，六甲、行厨至也。〔震亨曰〕漆属金，有水与火，性急而飞补。用为去积滞之药，中节则积滞去后，补性内行，人不知也。〔时珍曰〕漆性毒而杀虫，降而行血。所主诸证虽繁，其功只在二者而已。

〔附方〕旧四，新七。**小儿虫病**胃寒危恶证，与痫相似者。干漆（捣烧烟尽）、白芜荑等分，为末。米饮服一字至一钱。杜壬〔三〕方。**九种〔四〕心痛**及腹胁积聚滞气。筒内干漆一两，捣炒烟尽，研末，醋煮面糊丸梧子大。每服五丸至

〔一〕起：原作「更」，今据本草衍义卷十三及政和本草卷十二干漆条改。
〔二〕蟹：抱朴子内篇·仙药篇此下有「十枚」。
〔三〕壬：原作「仁」，今据大观、政和本草卷十二干漆条附方改。
〔四〕种：原作「肿」，据改同上。

九〔一〕丸，热酒下。　简要济众。**女人血气**妇人不曾生长，血气〔二〕疼痛不可忍，及治丈夫疝气、小肠气撮痛者，并宜服二圣丸。湿漆一两，熬一食顷，入干漆末一两和，丸梧〔三〕子大。每服三四〔四〕丸，温酒下。怕漆人不可服。　经验方。**女人经闭**指南方〔五〕：万应丸：治女人月经瘀闭不来，绕脐寒疝痛彻，及产后血气不调，诸癥瘕等病。用干漆一两（打碎，炒烟尽），牛膝末一两，以生地黄汁一升，入银、石器中慢熬，俟可丸，丸如梧子大。每服一丸，加〔六〕至三五丸，酒、饮任下，以通为度〔七〕。　产宝方：治女人月经不利，血气上攻，欲呕，不得睡。用当归四钱，干漆三钱（炒烟尽），为末，炼蜜丸梧子大。每服十五丸，空心温酒下。　千金：治女人月水不通，脐下坚如杯，时发热往来，下痢羸瘦，此为血瘕。若生肉癥，不可治也。干漆一斤烧研，生地黄二十斤取汁和，煎至可丸，丸梧子大。每服三丸，空心酒下。**产后青肿**疼痛，及血气水疾。干漆、大麦芽等分，为末，新瓦罐相间铺满，盐泥固济，锻赤，放冷研散。每服一二钱，热酒下。但是产后诸疾皆可服。妇人经验方。**五劳七伤**补益方：用干漆、柏子仁、山茱萸、酸枣仁各等分，为末，蜜丸梧子大。每服二七丸，温酒下，日二服。　千金方。**喉痹欲绝**不可针药者。干漆烧烟，以筒吸之。　圣济总录。**解中蛊毒**平胃散末，以生漆和，丸梧子大。每空心温酒下七十丸至百丸。　直指方。**下部生疮**生漆涂之良。　肘后方。

漆叶

〔气味〕缺

〔主治〕五尸劳疾，杀虫。暴干研末，日用酒服一钱匕。　时珍

〔发明〕〔颂曰〕华佗传载：彭城樊阿，少师事佗。佗授以漆叶青粘散方，云服之去三虫，利五脏，轻身益气，使人头不白。阿从其言，年五百馀岁。漆叶所在有之。青粘生丰沛、彭城及朝歌。一名地节，一名黄芝。主理五脏，益精气。本出于

〔一〕九：大观、政和本草卷十二干漆条附方俱作「七」。

〔二〕气：大观、政和本草卷十二干漆条附方，此下俱有「脏腑」二字。

〔三〕梧：大观、政和本草卷十二干漆条附方俱作「牛皂」。

〔四〕三四：大观、政和本草卷十二干漆条附方俱作「一」。

〔五〕指南方：大观、政和本草卷十二干漆条附方俱作「席延赏」。普济方卷三三三作「拔粹方」。此方又见妇人良方卷一第七，名「万病丸」。

〔六〕加：原作「如」，今从张本改。

〔七〕每服……为度：妇人良方卷一第七万病丸作「空心米饮或温酒下二丸，日再，勿加，病去止药。」

迷人入山，见仙人服之，以告佗。佗以为佳，语阿。阿秘之。近者人见阿之寿而气力强盛，问之。因醉误说，人服多验。后无复有〔一〕人识青粘，或云即黄精之正叶者也。〔时珍曰〕按葛洪抱朴子云：漆叶、青粘，凡薮之草也。樊阿服之，得寿二百岁，而耳目聪明，犹能持针治病。此近代之实事，良史所记注者也。洪说犹近于理，前言阿年五百岁者，误也。或云青粘即葳蕤。

漆子〔主治〕下血。时珍

漆花〔主治〕小儿解颅、腹胀、交胫不行方中用之。时珍

梓本经下品

【释名】木王〔时珍曰〕梓或作杍〔二〕，其义未详。按陆佃埤雅云：梓为百木长，故呼梓为木王。盖木莫良于梓，故书以梓材名篇，礼以梓人名匠，朝廷以梓宫名棺也。罗愿云：屋室有此木，则馀材皆不震。其为木王可知。

【集解】〔别录曰〕梓白皮生河内山谷。〔弘景曰〕此即梓树之皮。梓有三种，当用朴素不腐者。〔颂曰〕今近道皆有之，宫寺人家园亭亦多植之。木似桐而叶小，花紫。尔雅云：椅，梓。郭璞注云：即楸也。诗鄘风云：椅、桐、梓、漆，爰伐琴瑟。陆玑注云：楸之疏理白色而生子者为梓，梓实桐皮为椅，大同而小异也。入药当用有子者。又一种鼠梓，一名楰，亦楸属也。枝叶木理皆如楸。今人谓之苦楸，江东人谓之虎梓。诗小雅云「北山有楰」是也。鼠李一名鼠梓，或云即此。然花实都不相类，恐别一物而名同尔。〔藏器曰〕楸生山谷间，与梓树本同末异，或以为一物者误矣。〔大明曰〕梓有数般，惟楸梓皮入药佳，馀皆不堪。〔机曰〕按尔雅翼云：说文言：椅，梓也。梓，楸也。檟亦楸也。然则椅、梓、檟、楸，一物四名。而陆玑诗疏以楸之疏理白色〔三〕生子者为梓，梓实桐皮者为椅。贾思勰齐民要术又以白色有角者为梓，即角

〔一〕有：原脱，今据大观、政和本草卷十二干漆条补。

〔二〕梓或作杍：按说文卷六上木部，「杍」为「李」之古文。段注：「尚书（梓材第十三）音义曰：梓音子，本亦作杍。马云古作梓字。治木器曰梓。正义曰：此古杍字，今文作梓。按正义本经作杍，音义本经作梓。据二家说，盖壁中古文作杍，而马季长（融）易为梓匠之梓也。如马说，是壁中文假借杍为梓匠字也。」

〔三〕疏理白色：原作「白理」，今据大观、政和本草卷十四梓白皮条两引陆玑文改。

楸也，又名子楸。黄色无子者为椅〔一〕楸，又名荆黄楸。但以子之有无为别。其角细长如箸，其长近尺，冬后叶落而角犹在树。其实亦名豫章。〔时珍曰〕梓木处处有之。有三〔二〕种：木理白者为梓，赤者为楸，梓之美文者为椅，楸之小者为榎。诸家疏注，殊欠分明。桐亦名椅，与此不同。此椅即尸子所谓「荆有长松、文椅」者也。

梓白皮 〔**气味**〕**苦，寒，无毒。**〔**主治**〕**热毒，去三虫。**本经 **疗目中疾，主吐逆胃反。小儿热疮，身头热烦，蚀疮，煎汤浴之，并捣傅。**别录 **煎汤洗小儿壮热，一切疮疥，皮肤瘙痒。**大明 **治温病复感寒邪，变为胃啘，煮汁饮之。**时珍 〔**附方**〕新一。**时气温病**头痛壮热，初得一日。用生梓木削去黑皮，取里白者切一升，水二升五合煎汁。每服八合，取瘥。肘后方。

叶 〔**主治**〕**捣傅猪疮。饲猪，肥大三倍。**本经〔三〕 **疗手脚火烂疮。**别录〔四〕 〔弘景曰〕桐叶、梓叶肥猪之法未见，应在商丘子养猪经中。〔恭曰〕二树花叶饲猪，并能肥大且易养，见李当之本草及博物志，然不云傅猪疮也。 〔**附方**〕新一。**风癣疙瘩**梓叶、木绵子、羯羊屎、鼠屎等分，入瓶中合定，烧取汁涂之。试效录验方。

楸 拾遗

【**释名**】**榎** 〔时珍曰〕楸叶大而早脱，故谓之楸；榎叶小而早秀，故谓之榎。唐时立秋日，京师卖楸叶，妇女、儿童剪花戴之，取秋意也。尔雅云：叶小而皵，榎。叶大而皵，楸〔五〕。皵音鹊，皮粗也。

〔一〕椅：齐民要术卷五第五十作「柳」。
〔二〕三：按下所列，实为「四」种。
〔三〕本经：原作「别录」。按以上主治文，大观、政和本草卷十四梓白皮条俱作白字，认为本经文。因据改。
〔四〕别录：原脱，今据大观、政和本草卷十四梓白皮条补。
〔五〕叶小而皵榎叶大而皵楸：按左传襄公二年，正义引樊光云：「大，老也。皵，楮皮也。皮老而粗楮者为楸。小，少也。少而粗楮者为槚（榎之异体字）。」可见大小及皵皆说皮而非说叶。两「叶」字尔雅本无，应据删。

【集解】见梓下。〔周定王曰〕楸有二种。一种刺楸，其树高大，皮色苍白，上有黄白斑点，枝梗间多大刺。叶似楸而薄，味甘，嫩时炸熟，水淘过拌食。〔时珍曰〕楸有行列，茎干直耸可爱。至秋垂条如线，谓之楸线，其木湿时脆，燥则坚，故谓之良材，宜作棋枰，即梓之赤者也。

木白皮　〔气味〕**苦，小寒，无毒。**〔珣曰〕微温。　〔主治〕**吐逆，杀三虫及皮肤虫。煎膏，粘傅恶疮疽瘘，痈肿疳痔。除脓血，生肌肤，长筋骨。**藏器　**消食涩肠下气，治上气咳嗽。亦入面药。**李珣　**口吻生疮，贴之，频易取效。**时珍　〔附方〕旧一，新一。**瘘疮**楸枝作煎，频洗取效。肘后方。**白癜风疮**楸白皮五斤，水五斗，煎五升，去滓，煎如稠膏。日三摩之。圣济总录。

叶　〔气味〕同皮。　〔主治〕**捣傅疮肿。煮汤，洗脓血。冬取干叶用之。诸痈肿溃及内有刺不出者，取叶十重贴之。**藏器　出范汪方。　〔发明〕〔时珍曰〕楸乃外科要药，而近人少知。葛常之韵语阳秋云：有人患发背溃坏，肠胃可窥，百方不瘥。一医用立秋日太阳未升时，采楸树叶，熬之为膏，傅其外；内以云母膏作小丸服，尽四两，不累日而愈也。东晋范汪，名医也，亦称楸叶治疮肿之功。则楸有拔毒排脓之力可知。

〔附方〕旧七，新一〔一〕。**上气咳嗽**腹满羸瘦者。楸叶三斗，水三斗，煮三十沸，去滓，煎至可，丸如枣大。以筒纳入下部中，立愈。崔元亮海上集验方。**一切毒肿**不问硬软。取楸叶十重傅肿上，旧帛裹之，日三易之。当重重有毒气为水，流在叶上。冬月取干叶，盐水浸软，或取根皮捣烂，傅之皆效。止痛消肿，食脓血，胜于众药。范汪东阳方。**瘰疬瘘疮**楸煎神方：秋分前后早晚〔二〕，令人持袋摘楸叶，纳袋中〔三〕。秤取十五斤，以水一石，净釜中煎取三斗，又换锅煎取

〔一〕旧七新一：原作「旧一新七」。按下列八方，除治小儿目翳一方为新附外，其余七方，俱附见大观、政和本草卷十四梓白皮条及楸木皮条。因据改。

〔二〕早晚：大观、政和本草卷十四梓白皮条俱作「平旦」，不言「晚」。

〔三〕中：原作「斤」，今据大观、政和本草卷十四梓白皮条改。

七八升，又换锅煎取二升，乃纳不津器中。用时先取麻油半合，蜡一分，酥一栗子许，同消化。又取杏仁七粒，生姜少许，同研。米粉二钱，同入膏中搅匀。先涂疮上，经二日来乃拭却，即以篦子匀涂楸煎满疮上，仍以软帛裹之。且〔一〕日一拭，更上新药。不过五六上，已破者即便生肌，未破者即内消。瘥后须将慎半年。采药及煎时，并禁孝子、妇人、僧道、鸡犬见之。 箧中方。 **灸疮不瘥** 痒痛不瘥。楸叶及〔二〕根皮为末，傅之。 圣惠方。 **头痒生疮** 楸叶捣汁，频涂。 圣惠方。 **儿发不生** 楸叶中心，捣汁频涂。 千金翼〔三〕。 **小儿目翳** 嫩楸叶三两烂捣，纸包泥裹，烧干去泥，入水少许，绞汁，铜器慢熬如稀饧，瓷合收之。每旦点之。 普济方。 **小儿秃疮** 楸叶捣汁，涂之。 子母秘录〔四〕。

桐 本经下品

【释名】白桐弘景 **黄桐**图经 **泡桐**纲目 **椅桐**弘景 **荣桐** 〔时珍曰〕本经桐叶，即白桐也。桐华成筒，故谓之桐。其材轻虚，色白而有绮文，故俗谓之白桐、泡桐，古谓之椅桐也。先花后叶，故尔雅谓之荣桐。或言其花而不实者，未之察也。陆玑以椅为梧桐，郭璞以荣为梧桐，并误。

【集解】〔别录曰〕桐叶生桐柏山谷。〔弘景曰〕桐树有四种：青桐，叶、皮青，似梧而无子；梧桐，皮白，叶似青桐而有子，子肥可食；白桐，一名椅桐，人家多植之，与冈桐无异，但有花、子，二月开花，黄紫色，礼云「三月桐始华」者也，堪作琴瑟；冈桐无子，是作琴瑟者。本草用桐华，应是白桐。〔颂曰〕桐处处有之。陆玑草木疏言白桐宜为琴瑟。云南牂牁人，取花中白毳淹渍，绩以为布，似毛布〔五〕，谓之华布。椅，即梧桐也。今江南人作油者，即冈桐也，有子大于梧子。江南有赪桐，秋开红花，无实。有紫桐，花如百合，实堪糖煮以啖。岭南有刺桐，花色深红。〔宗奭曰〕本经桐叶不

〔一〕且：疑「旦」之误。大观、政和本草卷十四梓白皮条俱作「一」。

〔二〕及：此上原衍「头」字。今据圣惠方卷六十八及大观、政和本草卷十四楸木皮条附方删。又此「及」字，圣惠方及大观、政和本草俱作「或」。

〔三〕翼：原作「方」，今据大观、政和本草卷十四楸木皮条附方改。千金翼卷十一第二正有此方。

〔四〕子母秘录：原作「圣惠方」。今检圣惠未见此方，因据大观、政和本草卷十四楸木皮条附方改。

〔五〕布：原作「服」，今据大观、政和本草卷十四桐叶条改，与陆疏卷上梓椅梧桐条合。

指定是何桐，致难执用。但四种各有治疗。白桐，叶三桠，开白花，不结子。无花者为冈桐，不中作琴，体重。茌桐，子可作桐油。梧桐，结子可食。〔时珍曰〕陶注桐有四种，以无子者为青桐、冈桐，有子者为梧桐、白桐。寇注言白桐、冈桐皆无子。苏注以冈桐为油桐。而贾思勰齐民要术言：实而皮青者为梧桐，华而不实者为白桐。白桐冬结似子者，乃是明年之华房，非子也。冈桐即油桐也，子大有油。其说与陶氏相反。以今咨访，互有是否。盖白桐即泡桐也。叶大径尺，最易生长。皮色粗白，其木轻虚，不生虫蛀，作器物、屋柱甚良。二月开花，如牵牛花而白色。结实大如巨枣，长寸余，壳内有子片，轻虚如榆荚、葵实之状，老则壳裂，随风飘扬。其花紫色者名冈桐。茌桐即油桐也。青桐即梧桐之无实者。按陈翥桐谱，分别白桐、冈桐甚明。云：白花桐，文理粗而体性慢，喜生朝阳之地。因子而出者，一年可起三四尺；由根而出者，可五七尺。其叶圆大而尖长有角，光滑而毳。先花后叶。花白色，花心微红。其实大二三寸，内为两房，房内有肉，肉上有薄片〔一〕，即其子也。紫花桐，文理细而体性坚，亦生朝阳之地，不如白桐易长。其叶三角而圆，大如白桐，色青多毛而不光，且硬，微赤。亦先花后叶，花色紫。其实亦同白桐而微尖，状如诃子而粘，房中肉黄色。二桐皮色皆一，但花、叶小异，体性坚、慢不同尔。亦有冬月复花者。

桐叶 **〔气味〕苦，寒，无毒。**

〔主治〕恶蚀疮着阴。本经 **消肿毒，生发。**时珍

〔附方〕新四。**手足肿浮**桐叶煮汁渍之，并饮少许。或加小豆，尤妙。圣惠方。**痈疽发背**大如盘，臭腐不可近。桐叶醋蒸贴上。退热止痛，渐渐生肉收口，极验秘方也。医林正宗。**发落不生**桐叶一把，麻子仁三升，米泔煮五六沸，去滓。日日洗之则长。肘后方。**发白染黑**经霜桐叶及子，多收捣碎，以甑蒸之，生布绞汁，沐头。普济方。

木皮 **〔主治〕五痔，杀三虫。**本经 **疗奔豚气病。**别录 **五淋。沐发，去头风，生发滋润。**甄权 **治恶疮，小儿丹毒，煎汁涂之。**时珍

〔附方〕新三。**肿从脚起**削桐木煮汁，渍之，并饮少许。肘后方。**伤寒发狂**六七日热极狂言，见鬼欲走。取桐皮（削去黑，擘断四寸）一束，以酒五合，水一升，煮半升，去滓顿服。当吐下青黄汁数升，即瘥。肘后方。**跌扑伤损**水桐树皮，去青留〔二〕白，醋炒捣傅。集简方。

〔一〕有薄片：陈翥桐谱·类属第二作「细白而黑点者」。

〔二〕留：原作「榴」，今从张本改。

花 〔主治〕**傅猪疮。饲猪，肥大三倍。**本经 〔附方〕新一。**眼见诸物**禽虫飞走，乃肝胆之疾。青桐子花、酸枣仁、玄明粉、羌活各一两，为末。每服二钱，水煎和滓，日三服。经验良方。

梧桐 纲目

【释名】**榇**〔时珍曰〕梧桐名义未详。尔雅谓之榇，因其可为棺，左传所谓「桐棺三寸」是矣。旧附桐下，今别出条。

【集解】〔弘景曰〕梧桐皮白，叶似青桐，而子肥可食。〔颂曰〕陶氏谓白桐一名椅桐。陆玑谓梓实桐皮为椅，即今梧桐。是二种俱有椅名也。遁甲书云：梧桐可知日月正闰。生十二叶，一边有六叶，从下数〔一〕一〔二〕叶为一月，至上十二叶〔三〕。有闰十三叶，小余者。视之，则知闰何月也。故曰梧桐不生则九州异。〔宗奭曰〕梧桐四月开嫩黄小花，一如枣花。枝头出丝，堕地成油，沾渍衣履。五六月结子，人收炒食，味如菱、芡。此是月令「清明桐始华」者。〔时珍曰〕梧桐处处有之。树似桐而皮青不皵，其木无节直生，理细而性紧。叶似桐而稍小，光滑有尖。其花细蕊，坠下如醭。其荚长三寸许，五片合成，老则裂开如箕，谓之橐鄂。其子缀于橐鄂上，多者五六，少或二三。子大如胡椒，其皮皱。罗愿尔雅翼云：梧桐多阴，青皮白骨，似青桐而多子。其木易生，鸟〔四〕衔子堕辄生。但晚春生叶，早秋即凋。古称凤凰非梧桐不栖，岂亦食其实乎？诗云：梧桐生矣，于彼朝阳。齐民要术云：梧桐生山石间者，为乐器更鸣响也。

木白皮 〔气味〕缺。〔主治〕**烧研，和乳汁涂须发，变黄赤。**时珍 **治肠痔。**苏颂 删繁方治痔，青龙五生膏中用之。

叶 〔主治〕**发背，炙焦研末，蜜调傅，干即易。**肘后

子 〔气味〕**甘，平，无毒。**〔主治〕**捣汁涂，拔去白发，根下必生黑者。又**

〔一〕数：原作「數」，今据大观、政和本草卷十四桐叶条改。
〔二〕一：原作「二」，据改同上。
〔三〕叶：原作「月」，据改同上。
〔四〕鸟：原作「乌」，今据尔雅翼卷九梧条改。

治小儿口疮，和鸡子烧存性，研掺。时珍

罂子桐 拾遗

【释名】虎子桐拾遗 荏桐衍义 油桐（时珍曰）罂子，因实状似罂也。虎子，以其毒也。荏者，言其油似荏油也。

【集解】（藏器曰）罂子桐生山中。树似梧桐。（颂曰）南人作油者，乃冈桐也。有子大于梧子。（宗奭曰）荏桐，早春先开淡红花，状如鼓子花，成筒子。子可作桐油。（时珍曰）冈桐即白桐之紫花者。油桐枝、干、花、叶并类冈桐而小，树长亦迟，花亦微红。但其实大而圆，每实中有二子或四子，大如大风子。其肉白色，味甘而吐人。亦或谓之紫花桐。人多种莳收子，货之为油，入漆家及艌船用，为时所须。人多伪之，惟以篾圈蘸起如鼓面者为真。

桐子油【气味】甘、微辛，寒，有大毒。（大明曰）冷，微毒。（时珍曰）桐油吐人，得酒即解。

【主治】摩疥癣虫疮毒肿。毒鼠至死。藏器　傅恶疮，及宣水肿，涂鼠咬处。能辟鼠。大明　涂胫疮、汤火伤疮。吐风痰喉痹，及一切诸疾，以水和油，扫入喉中探吐；或以子研末，吹入喉中取吐。又点灯烧铜箸头，烙风热烂眼，亦妙。时珍

【附方】新七。痈肿初起 桐油点灯，入竹筒内熏之，得出黄水即消。医林正宗。血风臁疮 胡粉煅过研，桐油调作隔纸膏，贴之。又方：用船上陈桐油石灰煅过，又以人发拌桐油炙干为末，仍以桐油调作膏，涂纸上，刺孔贴之。杨起简便方。脚肚风疮 如癞。桐油、人乳等分，扫之。数次即愈。集简方。酒皶赤鼻 桐油入黄丹、雄黄，傅之。摘玄方。冻疮皲裂 桐油一碗，发一握，熬化瓶收。每以温水洗令软，傅之即安。救急方。解砒石毒 桐油二升，灌之。吐即毒解。华佗危病方。

【附录】椰桐 音而郢切。（藏器曰）生山谷间。状似青桐，叶有桠。人取皮以沤丝。木皮味甘，温，无毒。治蚕咬毒气入腹，末服之。鸡犬食蚕欲死者，煎汁灌之，丝烂即愈。叶：主蛇、虫、蜘蛛咬毒，捣烂封之。

海桐 宋开宝

【释名】刺桐 〔珣曰〕生南海山谷中，树似桐而皮黄白色，有刺，故以名之。

【集解】〔颂曰〕海桐生南海及雷州，近海州郡亦有之。叶大如手，作三花尖。皮若梓白皮，而坚韧可作绳，入水不烂。不拘时月采之。又云：岭南有刺桐，叶如梧桐。其花附干而生，侧敷如掌，形若金凤，枝干有刺，花色深红。江南有赪桐，红花无实。〔时珍曰〕海桐皮有巨刺，如鼋甲之刺，或云即刺桐〔一〕皮也。按嵇含南方草木状云：九真有刺桐，布叶繁密。三月开花，赤色照映，三五房凋，则三五复发〔二〕。陈翥桐谱云：刺桐生山谷中。文理细紧，而性喜拆裂。体有巨刺，如榄树。其叶〔三〕如枫。赪桐身青，叶圆大而长。高三四尺，便有花成朵而繁，红色如火，为夏秋荣观。

木皮〔气味〕苦，平，无毒。〔大明曰〕温。**〔主治〕霍乱中恶，赤白久痢，除疳䘌疥癣，牙齿虫痛，并煮服及含之。水浸洗目，除肤赤。**开宝 **主腰脚不遂，血脉顽痹，腿膝疼痛，赤白泻痢。**李珣 **去风杀虫。煎汤，洗赤目。**时珍

〔发明〕〔颂曰〕古方多用浸酒治风蹶。南唐筠州刺史王绍颜撰续传信方云：顷年予在姑孰，得腰膝痛不可忍。医以肾脏风毒攻刺诸药莫疗。因览刘禹锡传信方，备有此验。修服一剂，便减五分。其方用海桐皮二两，牛膝、芎䓖、羌活、地骨皮、五加皮各一两，甘草半两〔四〕，薏苡仁二两，生地黄十两，并净洗焙干细〔五〕锉，以绵包裹，入无灰酒二斗浸之，冬二七，夏一七。空心饮一盏，每日早、午、晚各一次，长令醺醺。此方不得添减，禁毒食。〔时珍曰〕海桐皮能行经络，达病所。又入血分，及去风杀虫。

〔附方〕新三。**风癣有虫** 海桐皮、蛇床子等分，为末，以腊猪脂调，搽之。艾元英如宜方。**风虫牙痛** 海桐皮煎

〔一〕桐：原作「同」，今从张本改，与上下文俱合。
〔二〕发：南方草木状卷中刺桐条此下有「如是者竟岁」。
〔三〕叶：原作「实」，今据陈翥桐谱·类属第二改。
〔四〕两：原作「钱」，今据大观、政和本草卷十三海桐皮条改。
〔五〕细：原脱，今据大观、政和本草卷十三海桐皮条补。

水，漱之。圣惠方。**中恶霍乱**海桐皮煮汁，服之。圣济总录。

刺桐花　〔主治〕**止金疮血，殊效。**苏颂

【附录】鸡桐〔时珍曰〕生岭南山间。其叶如楝。用叶煮汤，洗渫足膝风湿痹气。

楝本经下品

【释名】苦楝图经**实名金铃子**〔时珍曰〕按罗愿尔雅翼云：楝叶可以练物，故谓之楝。其子如小铃，熟则黄色。名金铃，象形也。

【集解】〔别录曰〕楝实生荆山山谷。〔弘景曰〕处处有之。俗人五月五日取叶佩之，云辟恶也。〔恭曰〕此有雌雄两种：雄者无子，根赤有毒，服之使人吐，不能止，时有至死者；雌者有子，根白微毒。入药当用雌者。〔颂曰〕楝实以蜀川者为佳。木高丈余，叶密如槐而长。三四月开花，红紫色，芬香满庭。实如弹丸，生青熟黄，十二月采之。根采无时。〔时珍曰〕楝长甚速，三五年即可作椽。其子正如圆枣，以川中者为良。王祯农书言鹓鸰食其实。应劭风俗通言獬豸食其叶。宗懔岁时记言蛟龙畏楝，故端午以叶包粽，投江中祭屈原。

实　〔修治〕〔敩曰〕凡采得晒〔一〕干，酒拌令透，蒸待皮软，刮去皮，取肉去核用。凡使肉不使核，使核不使肉。如使核，捶碎，用浆水煮一伏时，晒干。其花落子，谓之石茱萸，不入药用。〔嘉谟曰〕石茱萸亦入外科用。〔气味〕**苦，寒，有小毒。**〔元素曰〕酸、苦，平。阴中之阳。〔时珍曰〕得酒煮，乃寒因热用也。茴香为之使。

〔主治〕**温疾伤寒，大热烦狂，杀三虫，疥疡，利小便水道。**本经　**主中大热狂，失心躁闷，作汤浴，不入汤使。**甄权　**入心及小肠，止上下部腹痛。**李杲　**泻膀胱。**好古　**治诸疝虫痔。**时珍　〔发明〕〔元素曰〕热厥暴痛，非此不能除。〔时珍曰〕楝实导小肠、膀胱之热，因引心包相火下行，故

〔一〕晒：原作「熬」，今据大观、政和本草卷十四楝实条改。

心腹痛及疝气为要药。甄权乃言不入汤使，则本经何以有治热狂、利小便之文耶？近方治疝，有四治、五治、七治诸法，盖亦配合之巧耳。

〔附方〕旧三，新八。

热厥心痛或发或止，身热足寒，久不愈者。先灸太溪、昆仑，引热下行。内服金铃散：用金铃子、玄胡索各一两，为末。每服三钱，温酒调下。洁古活法机要。**小儿冷疝**气痛，肤囊浮肿。金铃子（去核）五钱，吴茱萸二钱半，为末，酒糊丸黍米大。每盐汤下二三十丸。全幼心鉴。**丈夫疝气**本脏气伤，膀胱连小肠等气。金铃子一百个，温汤浸过去皮，巴豆二百个，微打破，以面二升，同于铜铛内炒至金铃子赤为度。放冷取出，去核为末，巴、面不用。每服三钱，热酒或醋汤调服。一方入盐炒茴香半两。经验方。**癞疝肿痛**澹寮方：楝实丸：治钓[一]肾偏坠，痛不可忍。用川楝子肉五两，分[二]作五分：一两用破故纸二[三]钱炒黄，一两用小茴香三钱、食盐半钱同炒，一两用莱菔子一钱同炒，一两用牵牛子三钱同炒，一两用斑蝥七[四]枚（去头、足）同炒。拣去食盐、莱菔、牵牛、斑蝥，只留故纸、茴香，同研为末，以酒打面糊丸梧子大。每空心酒下五[五]十丸。得效方：楝实丸：治一切疝气肿痛，大有神效。用川楝子酒润取肉一斤，分作四分：四两用小麦一合，斑蝥四十九个，同炒熟，去蝥；四两用小麦一合，巴豆四十九枚，同炒熟，去豆；四两用小麦一合，巴戟肉一两，同炒熟，去戟；四两用小茴香一合，食盐一两，同炒熟，去盐。加破故纸（酒炒）一两，广木香（不见火）一两，为末，酒煮面糊丸梧子大。每服五十丸，盐汤空心下，日三服。直指方：楝实丸：治外肾胀大，麻木痛破，及奔豚疝气。用川楝子四十九个，分七处切取肉：七个用小茴香五钱同炒，七个用破故纸二钱半同炒，七个用黑牵牛二钱半同炒，七个用食盐二钱同炒，七个用萝卜子二钱半同炒，七个用巴豆十四个同炒，七个用斑蝥十四个（去头、足）同炒。拣去萝卜子、巴豆、斑蝥三味不用。入青木香五钱，南木香、官桂各二钱半，为末，酒煮面糊丸梧子大。每服三十丸，食前用盐汤下，一日三服。**脏毒下血**苦楝子炒黄为末，蜜丸梧子大。米饮每吞十丸至二十丸。经验

〔一〕钓：原作「钩」，今据澹寮集验秘方卷六金铃子圆改。
〔二〕分：澹寮集验秘方卷六金铃子圆作「剉」。
〔三〕二：澹寮集验秘方卷六金铃子圆作「三」。
〔四〕七：澹寮集验秘方卷六金铃子圆作「一」。
〔五〕五：澹寮集验秘方卷六金铃子圆作「三」。

方。**腹中长虫**楝实以淳苦酒渍一〔一〕宿，绵裹，塞入谷道中三寸许，日二易〔二〕之。外台秘要。**耳卒热肿**楝实五合捣烂，绵裹塞之，频换。圣惠方。**肾消膏淋**病在下焦。苦楝子、茴香等分，炒为末。每温酒服一钱。圣惠方。**小儿五疳**川楝子肉、川芎藭等分，为末，猪胆汁丸。米饮下。摘玄方。

根及木皮〔气味〕苦，微寒，微毒。〔大明曰〕雄者根赤有毒，吐泻杀人，不可误服。雌者入服食，每一两可入糯米五十粒同煎，杀毒。若泻者，以冷粥止之。不泻者，以热葱粥发之。

〔主治〕蛔虫，利大肠。别录　**苦酒和〔三〕，涂疥癣甚良。**弘景　**治游风热毒，风疹恶疮疥癞，小儿壮热，并煎汤浸洗。**大明

〔附方〕旧四，新六〔四〕。**消渴有虫**苦楝根白皮一握切焙，入麝香少许，水二碗，煎至一碗，空心饮之，虽困顿不妨。下虫如蛔而红色，其渴自止。消渴有虫，人所不知。洪迈夷坚志。**小儿蛔虫**楝木皮削去苍皮，水煮汁，量大小饮之。斗门方：用为末，米饮服二钱。集简方：用根皮同鸡卵煮熟，空心食之。次日虫下。经验方：抵圣散：用苦楝皮二两，白芜荑半两，为末。每以一二钱，水煎〔五〕服之。简便方：用楝根白皮（去粗）二斤切，水一斗，煮取汁三升，沙锅熬〔六〕成膏。五更初，温酒服一匙，以虫下为度。**小儿诸疮**恶疮、秃疮、蠼螋疮、浸淫疮，并宜楝树皮或枝烧灰傅之。干者猪脂调。千金方。**口中瘘疮**东行楝根细锉，水煮浓汁，日日含漱，吐去勿咽。肘后方。**蜈蚣蜂伤**楝树枝、叶汁，涂之良。杨起简便方。**疥疮风虫**楝根皮、皂角（去皮、子）等分，为末。猪脂调涂。奇效方。

花〔主治〕热痱，焙末掺之。铺席下，杀蚤、虱。时珍

〔一〕一：大观、政和本草卷十四楝实条附方俱无，外台卷二十六作「再」。
〔二〕日二易：大观、政和本草卷十四楝实条附方俱作「日易」，外台卷二十六作「一日易」。
〔三〕和：大观、政和本草卷十四楝实条俱作「摩」。
〔四〕旧四新六：原作「旧二新八」，今按下列新旧附方数改。
〔五〕煎：大观、政和本草卷十四楝实条附方此下俱有「放冷待发时」。
〔六〕熬：原脱，今详上下文义补。

叶 〔主治〕疝入囊痛，临发时煎酒饮。时珍

槐本经上品

〔校正〕并入嘉祐槐花、槐胶。

【释名】櫰音怀。〔时珍曰〕按周礼外朝之法，面三槐，三公位焉。吴澄注云：槐之言怀也，怀来人于此也。王安石释云：槐华〔一〕黄，中怀其美〔二〕，故三公位之。春秋元命包云：槐之言归也。古者树槐，听讼其下，使情归实也。

【集解】〔别录曰〕槐实生河南平泽。可作神烛。〔颂曰〕今处处有之。其木有极高大者。按尔雅槐有数种：叶大而黑者名櫰槐，昼合夜开者名守宫槐，叶细而青绿者但谓之槐，其功用不言有别。四月、五月开黄花，六月、七月结实。七月七日采嫩实，捣汁作煎。十月采老实入药。皮、根采无时。医家用之最多。〔时珍曰〕槐之生也，季春五日而兔目，十日而鼠耳，更旬而始规，二旬而叶成。初生嫩芽可炸熟，水淘过食，亦可作饮代茶。或采槐子种畦中，采苗食之亦良。其木材坚重，有青黄白黑色。其花未开时，状如米粒，炒过煎水染黄甚鲜。其实作荚连珠，中有黑子，以子连多者为好。周礼：秋取槐、檀之火。淮南子：老槐生火。天玄主物簿云：老槐生丹。槐之神异如此。〔藏器曰〕子上房，七月收之，堪染皂。

槐实 〔修治〕〔斅曰〕凡采得，去单子并五子者，只取两子、三子者，以铜锤锤破，用乌牛乳浸一宿，蒸过用。

〔气味〕苦，寒，无毒。〔别录曰〕酸、咸。〔之才曰〕景天为之使。

〔主治〕五内邪气热，止涎唾，补绝伤〔三〕，火疮，妇人乳瘕，子藏急痛。本经 久服，明目益气，头不白，延年。治五痔疮瘘，以七月七日取之，捣汁铜器盛之，日煎令可，丸如鼠屎，纳窍中，日三易乃愈。又堕胎〔四〕。别录 治大热难产。甄权 杀虫去风。合房阴干煮饮，明

〔一〕华：原脱，今据周官新义卷十五秋官。朝士条补。

〔二〕槐华黄中怀其美：按周官新义卷十五秋官。朝士条原文为「槐之为木也：其华黄，中德之畅也；其实玄，至道之复也；文在中，含章之义也。」

〔三〕伤：唐本草卷十二、千金翼卷三及大观、政和本草卷十二槐实条引本经此下俱有「五痔」，濒湖移下别录文中。

〔四〕以七月……堕胎：按唐本草、千金翼及大观、政和本草槐实条，别录此段文原接本经「子藏急痛」下，乃专治子藏急痛之方，兼治五痔。濒湖见旧附千金疗痔方（千金卷二十三第三）与此文略似，竟将本经治「五痔」二字移此，而子藏急痛之治法遂不明显。

目，除热泪，头脑心胸间热风烦闷，风眩欲倒，心头吐涎如醉，漾漾如舡车上者。藏器 **治丈夫、女人阴疮湿痒。催生，吞七粒。**大明 **疏导风热。**宗奭 **治口齿风，凉大肠，润肝燥。**李杲

〔发明〕〔好古曰〕槐实纯阴，肝经气分药也。治证与桃仁同。〔弘景曰〕槐子以十月巳日采相连多者，新盆盛，合泥百日，皮烂为水，核如大豆。服之令脑满，发不白而长生。〔颂曰〕折嫩房角作汤代茗，主头风，明目补脑。水吞黑子，以变白发。扁鹊明目使发不落法：十月上巳日，取槐子去皮，纳新瓶中，封口二〔一〕七日。初服一枚，再服二枚，日加一枚。至十日，又从一枚起，终而复始。令人可夜读书，延年益气力，大良。〔时珍曰〕按太清草木方云：槐者虚星之精。十月上巳日采子服之，去百病，长生通神。梁书言庾肩吾常服槐实，年七十余，发鬓皆黑，目看细字，亦其验也。古方以子入冬月牛胆中渍之，阴干百日，每食后吞一枚。云久服明目通神，白发还黑。有痔及下血者，尤宜服之。

〔附方〕旧一，新四。

槐角丸治五种肠风泻血。粪前有血名外痔，粪后有血名内痔，大肠不收名脱肛，谷道四面弩肉如奶名举痔，头上有孔名瘘疮，内有虫名虫痔，并皆治之。槐角（去梗，炒）一两〔二〕，地榆、当归（酒焙）、防风、黄芩、枳壳（麸炒）各半两〔二〕，为末，酒糊丸梧子大。每服五〔三〕十丸，米饮下。和剂局方。**大肠脱肛**槐角、槐花各等分，炒为末，用羊血蘸药，炙熟食之，以酒送下。猪腰子（去皮）蘸炙亦可。百一选方。**内痔外痔**许仁则方：用槐角子一斗，捣汁晒稠，取地胆为末，同煎，丸梧子大。每饮服十丸。兼作挺子，纳下部。或以苦参末代地胆亦可。外台秘要。**目热昏暗**槐子、黄连（去须）各〔四〕二两，为末，蜜丸梧子大。每浆水下二十丸，日二服。圣济总录〔五〕。**大热心闷**槐子烧末，酒服方寸匕。伤寒类要〔六〕。

〔一〕二：大观、政和本草卷十二槐实条俱作「三」。
〔二〕两：局方卷八作「斤」，以供众用。
〔三〕五：局方卷八作「三」。
〔四〕去须各：原脱，今据普济方卷八十一槐子丸补。
〔五〕圣济总录：今检圣济总录未见此方，方见普济方卷八十一，名槐子丸，似应据改。
〔六〕伤寒类要：原作「十（千字缺笔）金方」，今据大观、政和本草卷十二槐实条附方改。

槐花 **〔修治〕**〔宗奭曰〕未开时采收，陈久者良，入药炒用。染家以水煮一沸出之，其稠滓为饼，染色更鲜也。

〔气味〕苦，平，无毒。〔元素曰〕味厚气薄，纯〔一〕阴也。

〔主治〕五痔，心痛眼赤，杀腹脏虫，及皮肤风热，肠风泻血，赤白痢，并炒研服。大明 **凉大肠。**元素 **炒香频嚼，治失音及喉痹，又疗吐血衄血**〔二〕**，崩中漏下。**时珍

〔发明〕〔时珍曰〕槐花味苦、色黄、气凉，阳明、厥阴血分药也。故所主之病，多属二经。

〔附方〕旧一，新二十。**衄血不止**槐花、乌贼鱼骨等分，半生半炒为末，吹之。普济方。**舌衄出血**槐花末，傅之即止。朱氏集验。**吐血不止**槐花烧存性，入麝香少许研匀，糯米饮下三钱。普济方。**咯血唾血**槐花炒研。每服三钱，糯米饮下。仰卧一时取效。朱氏方。**小便尿血**槐花（炒）、郁金（煨）各一两，为末。每服二钱，淡豉汤下，立效。箧中秘宝〔三〕方。**大肠下血**经验方：用槐花、荆芥穗等分，为末。酒服一钱匕。集简方：用柏叶三钱，槐花六钱，煎汤日服。袖珍：用槐花、枳壳等分，炒存性为末。新汲水服二钱。**暴热下血**生猪脏一条，洗净控干，以炒槐花末填满扎定，米醋沙锅内煮烂，擂丸弹子大，日干。每服一丸，空心当归煎酒化下。永类钤方。**酒毒下血**槐花（半生半炒）一两，山卮子（焙）五钱，为末。新汲水服二服。经验良方。**脏毒下血**新槐花炒研，酒服三钱，日三服。或用槐白皮煎汤服。普济方。**妇人漏血**不止。槐花烧存性，研。每服二三钱，食前温酒下。圣惠方。**血崩不止**槐花三两，黄芩二两，为末。每服半两，酒一碗，铜秤锤一枚，桑柴火烧红，浸入酒内，调服。忌口。乾坤秘韫。**中风失音**炒槐花，三更后仰卧嚼咽。危氏得效方。**痈疽发背**凡人中热毒，眼花头运，口干舌苦，心惊背热，四肢麻木，觉有红晕在背后者。即取槐花子一大抄，铁杓炒褐色，以好酒一碗汗〔四〕

〔一〕纯：原作「纸」，今据洁古珍珠囊槐花条改。（济生拔萃卷五珍珠囊「纯」下「阴」字误作「阳」。）
〔二〕血：原脱，今据本书本条附方第一补。
〔三〕宝：原作「密」，今据政和本草卷首及本书卷一引据医家书目改。
〔四〕汗：疑「冲」之误。

之。乘热饮酒，一汗即愈。如未退，再炒一服，极效。纵成脓者，亦无不愈。彭幸庵云：此方三十年屡效者。刘松石保寿堂方。**杨梅毒疮**乃阳明积热所生。槐花四两略炒，入酒二盏，煎十余沸，热服。胃虚寒者勿用。集简方。**外痔长寸**用槐花煎汤，频洗并服之。数日自缩。集简方。**疔疮肿毒**一切痈疽发背，不问已成未成，但焮痛者皆治。槐花（微炒）、核桃仁二两，无灰酒一锺，煎十余沸，热服。未成者二三服，已成者一二服见效。医方摘要。**发背散血**槐花、绿豆粉各一升，同炒作〔一〕象牙色，研末。用细茶一两，煎一碗，露一夜，调末三钱傅之，留头。勿犯妇女手。摄生众妙〔二〕方。**下血血崩**槐花一两，棕灰五钱，盐一钱，水三锺，煎减半服。摘玄方。**白带不止**槐花（炒）、牡蛎（煅）等分，为末。每酒服三钱，取效。同上。

叶　**〔气味〕苦，平，无毒。**

〔主治〕煎汤，治小儿惊痫壮热，疥癣及丁肿。皮、茎同用。大明　**邪气产难绝伤〔三〕，及瘾疹牙齿诸风〔四〕，采嫩叶食。**孟诜

〔附方〕旧二，新一。

霍乱烦闷槐叶、桑叶各一钱，炙甘草三分，水煎服之。圣惠方。**肠风痔疾**用槐叶一斤，蒸熟晒干研末，煎饮代茶。久服明目。食医心镜。**鼻气窒塞**以水五升煮槐叶，取三升，下葱、豉调和再煎，饮。千金方。

枝　**〔气味〕**同叶。

〔主治〕洗疮及阴囊下湿痒。八月断大枝，候生嫩蘖，煮汁酿酒，疗大风痿痹甚效。别录　**炮热，熨蝎毒。**恭　**青枝烧沥，涂癣。煅黑，揩牙去虫。煎汤，洗痔核。**颂　**烧灰，沐头长发。**藏器　**治赤目、崩漏。**时珍

〔发明〕〔颂曰〕刘禹锡传信方，著硖州王及郎中槐汤灸痔法甚详。以槐枝浓煎汤先洗痔，便以艾灸其上七壮，以知为度。王及素有痔疾，充西川安抚使判官，乘骡入骆谷，其痔大作，状如胡瓜，热气如火，至驿僵仆。邮吏用此法灸至三五壮，忽觉热气一道入肠中，因大转

〔一〕作：原脱，今据摄生众妙方卷八补。
〔二〕众妙：原作「妙用」，本书卷一引据医家书目亦作「妙用」。按上方见明・张时彻编摄生众妙方卷八，因据改。
〔三〕邪气产难绝伤：详食疗本草上下文，并与本经对照，疑此六字乃槐实主治。
〔四〕风：大观、政和本草卷十二槐实条引食疗本草此下俱有「疼」字。

泻，先血后秽，其痛甚楚。泻后遂失胡瓜所在，登骡而驰矣。

〔附方〕旧五，新一。**风热牙痛**槐枝烧热烙之。圣惠方。**胎赤风眼**槐木枝如马鞭大，长二尺，作二段齐头。麻油一匙，置铜钵中。晨使童子一人，以其木研之，至暝乃止。令仰卧，以涂目，日三度瘥。**九种心痛**当太岁上取新生槐枝一握，去两头，用水三大升，煎取一升，顿服。千金。**崩中赤白**不问远近。取槐枝烧灰，食前酒下方寸匕，日二服。梅〔一〕师方。**胎动欲产**日月未足者。取槐树东引枝，令孕妇手把之，即易生。子母秘录。**阴疮湿痒**槐树北面不见日枝，煎水洗三五遍。冷再暖之。孟诜必效方。

木皮　根白皮

〔气味〕苦，平，无毒。

〔主治〕烂疮，喉痹寒热。别录　煮汁，淋阴囊坠肿气痛〔二〕。煮浆水，漱口齿风疳䘌血。甄权　治中风皮肤不仁，浴男子阴疝卵肿〔三〕，浸洗五痔，一切恶疮，妇人产门痒痛，及汤火疮。煎膏，止痛长肉，消痈肿。大明　煮汁服，治下血。苏颂

〔附方〕旧四，新二。**中风身直**不得屈申反复者。取槐皮黄白者切之，以酒或水六升，煮取二升，稍稍服之。肘后方。**破伤中风**避阴槐枝上皮，旋刻一片，安伤处，用艾灸皮上百壮。不痛者灸至痛，痛者灸至不痛，用火摩之。普济。**风虫牙痛**槐树白皮一握切，以酪一升煮，去滓，入盐少许，含漱。广济方。**阴下湿痒**槐白皮炒，煎水日洗。生生方〔四〕。**痔疮有虫**作痒，或下脓血。多取槐白皮浓煮汁，先熏后洗。良久欲大便，当有虫出，不过三度即愈。仍以皮为末，绵裹纳下部中。梅师方。**蠼螋恶疮**槐白皮醋浸半日，洗之。孙真人千金翼。

槐胶

〔气味〕苦，寒，无毒。

〔主治〕一切风，化涎，肝脏风，筋脉抽掣，

〔一〕梅：原作「深」，今据大观、政和本草卷十二槐实条附方改。

〔二〕阴囊坠肿气痛：大观、政和本草卷十二槐实条引药性论俱作「男子阴疝卵肿」。

〔三〕浴男子阴疝卵肿：按大观、政和本草卷十二槐实条，此七字乃药性论文，非大明说。

〔四〕生生方：按本书卷一引据医家书目有「生生编」（佚），本方当出自是编。

及急风口噤，或四肢不收顽痹，或毒风周身如虫行，或破伤风，口眼偏斜，腰脊[一]强硬。任作汤、散、丸、煎，杂诸药用之。亦可水煮和药为丸。嘉祐 煨热，绵裹塞耳，治风热聋闭。时珍

槐耳 见菜部木耳。

檀 拾遗

【释名】〔时珍曰〕朱子云：檀，善木也。其字从亶以此。亶者善也。

【集解】〔藏器曰〕按苏恭言：檀似秦皮。其叶堪为饮。树体细，堪作斧柯。至夏有不生者，忽然叶开，当有大水。农人候之以占水旱，号为水檀。又有一种叶如檀，高五六尺，生高原，四月开花正紫，亦名檀树，其根如葛。〔颂曰〕江淮、河朔山中皆有之。亦檀香类，但不香尔。〔时珍曰〕檀有黄、白二种，叶皆如槐，皮青而泽，肌细而腻，体重而坚，状与梓榆、荚蒾相似。故俚语云：斫檀不谛得荚蒾[二]，荚蒾[二]尚可得驳马。驳马，梓榆也。又名六驳，皮色青白，多癣驳也。檀木宜杵、楤、锤器之用。

皮及根皮【气味】辛，平，有小毒。

【主治】皮和榆皮为粉食，可断谷救荒。根皮：涂疮疥，杀虫。藏器

荚蒾 唐本草

【释名】系[三]迷 诗疏 羿先 同上

〔一〕脊：原作「背」，今据大观、政和本草卷十二槐胶条改。
〔二〕荚蒾：毛诗陆疏卷上爰有树檀条作「系迷」，一作「檕迷」。
〔三〕系：原作「击」，今据毛诗陆疏卷上爰有树檀条（一作檕）改。

【集解】〔恭曰〕荚蒾叶似木槿及榆，作小树，其子如溲疏〔一〕，两两相并，四四相〔二〕对，而色赤味甘。陆玑诗疏云：檀、榆之类也。所在山谷有之。〔藏器曰〕生北土山林中。皮堪为索。

枝叶〔气味〕甘、苦，平，无毒。〔主治〕三虫，下气消谷。煮汁和米作粥，饲小儿甚美。唐本作粥，灌六畜疮中生蛆，立出。藏器

秦皮本经中品

〔校正〕并入拾遗桪木。

【释名】**梣皮**音岑。**桪木**音寻。**石檀**别录**樊槻**弘景**盆桂**日华**苦树**苏恭**苦枥**〔时珍曰〕秦皮，本作梣皮。其木小而岑高，故以为名。人讹为桪木，又讹为秦。或云本出秦地，故得秦名也。高诱注淮南子云：梣，苦枥木也。〔恭曰〕树叶似檀，故名石檀。俗因味苦，呼为苦树。

【集解】〔别录曰〕秦皮生庐江川谷及冤句水边。二月、八月采皮，阴干。〔弘景曰〕俗云是樊槻皮，而水渍以和墨书，色不脱，微青。〔恭曰〕此树似檀，叶细，皮有白点而不粗错，取皮渍水便碧色，书纸看之皆青色者，是真。〔颂曰〕今陕西州郡及河阳亦有之。其木大都似檀，枝干皆青绿色。叶如匙头许〔三〕大而不光。并无花实，根似槐根。俗呼为白〔四〕桪木。

皮【气味】苦，微寒，无毒。〔别录曰〕大寒。〔普曰〕神农、雷公、黄帝、岐伯：酸，无毒。李当之：小寒。〔权曰〕平。恶苦瓠、防葵。〔之才曰〕恶吴茱萸。大戟为之使。

【主治】风寒湿痹洗洗寒气，除热，目中青翳白膜。久服，头不白，轻身。本经疗男子少精，妇人带下，小儿痫，身热。可作洗目汤。久服，皮肤光泽，肥大有

〔一〕溲疏：原作「疏溲」，今据唐本草及大观、政和本草卷十四荚蒾条改，与本书卷三十六溲疏条合。
〔二〕幷四四相：原脱，今据唐本草及大观、政和本草卷十四荚蒾条补。
〔三〕许：原作「虚」，今据大观、政和本草卷十三秦皮条改。
〔四〕白：大观、政和本草卷十三秦皮条俱作「自」。

子。别录 **明目，去目**〔一〕**中久热，两目赤肿疼痛，风泪不止。作汤，浴小儿身热。煎水澄清，洗赤目极效。**甄权 **主热痢下重，下焦虚。**好古 **同叶煮汤洗蛇咬，并研末**〔二〕**傅之。**藏器

【发明】〔弘景曰〕秦皮俗方惟以疗目，道家亦有用处。〔大明曰〕秦皮之功，洗肝益精，明目退热。〔元素曰〕秦皮沉也，阴也。其用有四：治风寒湿邪成痹，青白幻翳遮睛，女子崩中带下，小儿风热惊痫。〔好古曰〕痢则下焦虚，故张仲景白头翁汤，以黄檗、黄连、秦皮同用，皆苦以坚之也。秦皮浸水青蓝色，与紫草同用，治目病以增光晕，尤佳。〔时珍曰〕梣皮，色青气寒，味苦性涩，乃是厥阴肝、少阳胆经药也。故治目病、惊痫，取其平木也。治下痢、崩带，取其收涩也。又能治男子少精，益精有子，皆取其涩而补也。故老子云：天道贵涩。此药乃服食及惊痫崩痢所宜，而人止知其治目一节，几于废弃，良为可惋。淮南子云：梣皮色青，治目之要药也。又万毕术云「梣皮止〔三〕水」，谓其能收泪也。高诱解作致水，言能使水沸者，谬也。

【附方】旧三，新三。**赤眼生翳**秦皮一两，水一升半，煮七合，澄清。日日温洗。一方加滑石、黄连等分。外台秘要〔四〕。**眼暴肿痛**秦皮、黄连各一两，苦竹叶半升，水二升半，煮取八合，食后温服。此乃谢道人方也。外台秘要。**赤眼睛疮**秦皮一两，清水一升，白碗中浸，春夏一食顷以上，看碧色出，即以箸头缠绵，仰卧点令满眼，微痛勿畏，良久沥去热汁。日点十度以上，不过两日瘥也。外台秘要。**眼弦挑针**乃肝脾〔五〕积热〔六〕。锉秦皮，夹沙糖，水煎，调大

〔一〕目：大观、政和本草卷十三秦皮条俱作「肝」，义长，不宜改为「目」字。

〔二〕并研末：大观、政和本草卷十四梣木皮条俱作「亦可作屑」。

〔三〕止：御览九九二秦皮条引淮南万毕术作「致」。

〔四〕要：原脱，今据大观、政和本草卷十三秦皮条附方补。

〔五〕肝脾：仁斋直指方论卷二十治偷针方作「脾间」。

〔六〕热：仁斋直指方论卷二十治偷针方，此下有「兼宿食不消」。

黄末一钱〔一〕，微利佳。仁斋直指方。**血痢连年**秦皮、鼠尾草、蔷薇根等分，以水煎取汁，铜器重釜煎成，丸如梧子大。每服五六丸，日二〔二〕服。稍增，以知为度。亦可煎饮〔三〕。千金方。**天蛇毒疮**似癞非癞。天蛇，乃草间黄〔四〕花蜘蛛也。人被其螫，为露水所濡，乃成此疾。以秦皮煮汁一斗，饮之即瘥。沈存中〔五〕。

合欢 本经中品

【释名】合昏唐本 **夜合**日华 **青裳**图经 **萌葛**纲目 **乌赖树**〔颂曰〕崔豹古今注云：欲蠲人之忿，则赠以青裳。青裳，合欢也。植之庭除，使人不忿。故嵇康养生论云：合欢蠲忿，萱草忘忧。〔藏器曰〕其叶至暮即合，故云合昏。〔时珍曰〕按王璆百一选方云：夜合俗名萌葛，越人谓之乌赖树。又金光明经谓之尸利洒树。

【集解】〔本经〔六〕曰〕合欢生豫州河内〔七〕山谷。树如狗〔八〕骨树。〔别录曰〕生益州山谷。〔弘景曰〕俗间少识，当以其非疗病之功也。〔恭曰〕此树叶似皂荚及槐，极细。五月花发，红白色，上有丝茸。秋实作荚，子极薄细。所在山谷有之，今东西京第宅山池间亦有种者，名曰合昏。〔颂曰〕今汴洛间皆有之，人家多植于庭除间。木似梧桐，枝甚柔弱。叶似皂角，极细而繁密，互相交结。每一风来，辄自相解了，不相牵缀。采皮及叶用，不拘时月。〔宗奭曰〕合欢花，其色如今之醺晕线〔九〕，上半白，下半肉红，散垂如丝，为花之异。其绿叶至夜则合也。嫩时炸熟水淘，亦可食。

木皮去粗皮炒用。**【气味】甘，平，无毒。**

〔一〕一钱：仁斋直指方论卷二十治偸针方作「少许」。
〔二〕二：千金卷十五下第七作「三」。
〔三〕煎饮：千金卷十五下第七作「浓汁服半升」。
〔四〕黄：原脱，今据梦溪笔谈卷二十五及大观、政和本草卷十三秦皮条附方补。
〔五〕沈存中：原作「寇宗奭本草」，今据大观、政和卷十三秦皮条附方改，与梦溪笔谈卷二十五合。
〔六〕本经：唐本草卷十三、千金翼卷三及大观、政和本草卷十三合欢条引本经俱未见此文。文见御览九六〇合欢条引神农本草。
〔七〕河内：原脱，今据御览九六〇合欢条引神农本草文补。
〔八〕狗：御览同。疑当作「枸」。本书卷三十六有枸骨条。
〔九〕线：原作「绿」，今据本草衍义卷十四及政和本草卷十三合欢条改。

【主治】安五脏，和〔一〕心志，令人欢乐无忧。久服，轻身明目，得所欲。本经 煎膏，消痈肿，续筋骨。大明 杀虫。捣末，和铛下墨，生油调，涂蜘蛛咬疮。用叶，洗衣垢。藏器 折〔二〕伤疼痛，花〔三〕研末，酒服二钱匕。宗奭〔四〕 和血消肿止痛。时珍

【发明】〔震亨曰〕合欢属土〔五〕，补阴之功甚捷。长肌肉，续筋骨，概可见矣。与白蜡同入膏用神效，而外科家未曾录用何也？

【附方】旧二，新三。**肺痈唾浊**心胸甲〔六〕错。取夜合皮一掌大，水三升，煮取一半，分二服。韦宙独行方。

扑损折骨夜合树皮（即合欢皮，去粗皮，炒黑色）四两，芥菜子（炒）一两，为末。每服二钱，温酒卧时服，以滓傅之，接骨甚妙。王璆百一选方。**发落不生**合欢木灰二合，墙衣五合，铁精一合，水萍末二合，研匀，生油调涂，一夜一次。普济方。**小儿撮口**夜合花枝浓煮汁，拭口中，并洗之。子母秘录。**中风挛缩**夜合枝酒：夜合枝、柏枝、槐枝、桑枝、石榴枝各五两，并生锉。糯米五升，黑豆五升，羌活二两，防风五钱，细麹七斤半。先以水五斗煎五枝，取二斗五升，浸米、豆蒸熟，入麹与防风、羌活如常酿酒法，封三七日，压汁。每饮五合，勿过醉致吐，常令有酒气也。奇效良方。

皂荚本经下〔七〕品

【释名】**皂角**纲目 **鸡栖子**纲目 **乌犀**纲目 **悬刀**〔时珍曰〕荚之树皂，故名。广志谓之鸡栖子，曾氏方谓之乌

〔一〕和：唐本草同。千金翼卷三及大观、政和本草卷十三合欢条俱作「利」。
〔二〕折：大观、政和本草卷十三合欢条附方俱作「打」。
〔三〕花：原脱，今据大观、政和本草卷十三合欢条附方补。
〔四〕宗奭：今检本草衍义无此文。文见大观、政和本草卷十三合欢条引「子母秘录」。彼书著者，崇文总目作「许仁则」，宋志作「张杰」。
〔五〕土：本草衍义补遗此下有「而有水与金」五字。
〔六〕甲：原作「男」，今据大观、政和本草卷十三合欢条改，与千金卷十七第七黄昏汤合。
〔七〕下：原作「中」，今据唐本草卷十四、千金翼卷三、大观、政和本草卷十四皂荚条及本书卷二神农本草经目录改。

犀，外丹本草谓之悬刀。

【集解】〔别录曰〕皂荚生雍州山谷及鲁·邹县，如猪牙者良。九月、十月采荚，阴干。〔弘景曰〕处处有之，长尺二者良。俗人见其有虫孔而未尝见虫形，皆言不可近，令人恶病，殊不尔也。其虫状如草叶上青虫，荚〔一〕微黑便出，所以难见。〔恭曰〕此物有三种：猪牙皂荚最下，其形曲戾薄恶，全无滋润，洗垢不去；其尺二者，粗大长虚而无润；若长六七寸，圆厚节促直者，皮薄多肉，味浓大好。〔颂曰〕所在有之，以怀、孟州〔二〕者为胜。木极有高大者。本经用如猪牙者，陶用尺二者，苏用六寸圆厚者。今医家作疏风气丸、煎多用长皂荚，治齿及取积药多用牙皂荚，所用虽殊，性味不甚相远。其初生嫩芽，以为蔬茹，更益人。〔时珍曰〕皂树高大。叶如槐叶，瘦长而尖。枝间多刺。夏开细黄花。结实有三种：一种小如猪牙；一种长而肥厚，多脂而粘；一种长而瘦薄，枯燥不粘。以多脂者为佳。其树多刺难上，采时以篾箍其树，一夜自落，亦一异也。有不结实者，树凿一孔，入生铁三五斤，泥封之，即结荚。人以铁砧捶皂荚，即自损。铁碾碾之，久则成孔。铁锅爨之，多爆片落。岂皂荚与铁有感召之情耶？

皂荚 **〔修治〕**〔敩曰〕凡使，要赤肥并不蛀者，以新汲水浸一宿，用铜刀削去粗皮，以酥反复炙透，捶去子、弦用。每荚一两，用酥五钱。〔好古曰〕凡用有蜜炙、酥炙、绞汁、烧灰之异，各依方法。

〔气味〕辛、咸，温，有小毒。〔好古曰〕入厥阴经气分。〔时珍曰〕入手太阴、阳明经气分。〔之才曰〕柏实为之使。恶麦门冬，畏空青、人参、苦参。〔机曰〕伏丹砂、粉霜、硫黄、硇砂。

〔主治〕风痹死肌邪气，风头泪出，利九窍，杀精物。本经 **疗腹胀满，消谷，除咳嗽囊结，妇人胞不落，明目益精。可为沐药，不入汤。**别录 **通关节，除〔三〕头风，消痰杀虫，治骨蒸，开胃，中风口噤。**大明 **破坚癥，腹中痛，能堕胎。又将浸酒中，取尽其精，煎成膏涂帛，贴一切肿痛。**甄权 **溽暑久雨时，合苍术烧烟，辟瘟疫邪湿气。**宗奭 **烧烟，熏久痢脱肛。**汪机 **搜肝风，泻**

〔一〕荚：原脱，今据唐本草及大观、政和本草卷十四皂荚条补。
〔二〕州：原脱，今据大观、政和本草卷十四皂荚条补。
〔三〕除：原脱，今据大观、政和本草卷十四皂荚条补。

肝气。好古 **通肺及大肠气，治咽喉痹塞，痰气喘咳，风疠疥癣。**时珍

〔发明〕〔好古曰〕皂荚厥阴之药。活人书治阴毒正阳〔一〕散内用皂荚，引入厥阴也。〔时珍曰〕皂荚属金，入手太阴、阳明之经。金胜木，燥胜风，故兼入足厥阴，治风木之病。其味辛而性燥，气浮而散。吹之导之，则通上下诸窍；服之则治风湿痰喘肿满，杀虫；涂之则散肿消毒，搜风治疮。按庞安时伤寒总病论云：元祐五年，自春至秋，蕲、黄二郡人患急喉痹，十死八九，速者半日、一日而死。黄州推官潘昌言得黑龙膏方，救活数十人也。其方治九种喉痹：急喉痹、缠喉风、结喉、烂喉、遁虫、虫喋〔二〕、重舌、木舌、飞丝入口。用大皂荚四十挺切，水三斗，浸一夜，煎至一斗半。入人参末半两，甘草末一两，煎至五升，去滓。入无灰酒一升，釜煤二匕〔三〕，煎如饧，入瓶封，埋地中一夜。每温酒化下一匙，或扫入喉内，取恶涎尽为度。后含甘草片。又孙用和家传秘宝方云：凡人卒中风，昏昏如醉，形体不收，或倒或不倒，或口角流涎出，斯须不治，便成大病。此证风涎潮于上，胸〔四〕痹气不通，宜用急救稀涎散吐之。用大皂荚（肥实不蛀者）四挺（去黑皮），白矾（光明者）一两，为末。每用半钱，重者三字，温水调灌。不大呕吐，只是微微稀冷涎或出一升、二升。当待惺惺，乃用药调治。不可便大吐之，恐过剂伤人。累效不能尽〔五〕述。〔宗奭曰〕此法用皂荚末一两，生矾末半两，腻粉半两，水调一二钱，过咽即吐涎。用矾者，分膈下涎也。

〔附方〕旧二十，新三十七〔六〕。

中风口噤不开，涎潮壅上。皂角一挺去皮，猪脂涂炙黄色，为末。每服一钱，温酒调下。气壮〔七〕者二钱，以吐出风涎为度。简要济众方。**中风口㖞**皂角五两，去皮为末，三年大醋和之。左㖞涂右，右㖞涂左，干更上之。外台秘要。**中暑不省**皂荚一两烧存性，甘草一两微炒，为末。温水调一钱，灌之。澹寮方。**鬼魇不寤**皂荚末刀圭〔八〕吹鼻中〔九〕，能起死人。千金方。**自缢将绝**皂角末吹鼻中。外

〔一〕阳：原作「气」，今据汤液本草卷下皂荚条改，与活人书卷四第二十问及卷十六第十正阳散合。
〔二〕喋：原作「蝶」，今据伤寒总病论卷三古方黑龙煎条改。
〔三〕二匕：伤寒总病论卷三作「一匕半」。
〔四〕胸：大观、政和本草卷十四皂荚条附方俱作「膈」。
〔五〕尽：原作「书」，今据大观、政和本草卷十四皂荚条附方改。
〔六〕七：原作「六」，今按下新附方数改。
〔七〕气壮：大观、政和本草卷十四皂荚条附方俱作「气实脉盛」四字。
〔八〕刀圭：大观、政和本草同。千金卷二十五第一作「如大豆许」。
〔九〕鼻中：原作「之」，今据千金卷二十五第一改。

台〔一〕方。**水溺卒死**一宿者，尚可活。纸〔二〕裹皂荚末纳下部，须臾出水即活。外台〔三〕秘要。**急喉痹塞**逡巡不救。灵苑方〔四〕：皂荚生研末。每以少许点患处，外以醋调厚封项下。须臾便破，出血即愈。或挼水灌之，亦良。直指方：用皂角肉半截锉细〔五〕，米〔六〕醋半〔七〕盏，煎七分，破出脓血即愈〔八〕。**咽喉肿痛**牙皂一挺去皮，米醋浸炙七次，勿令太焦，为末。每吹少许入咽，吐涎即止。圣济总录。**风痫诸痰**五痫膏：治诸风，取痰如神。大皂角半斤去皮、子，以蜜四两涂上，慢火炙透捶碎，以热水浸一时，挼取汁，慢火熬成膏。入麝香少许，摊在夹绵纸上，晒干，剪作纸花。每用三四片，入淡浆水一小盏中洗淋下，以筒吹汁入鼻内。待痰涎流尽，吃脂麻饼一个，涎尽即愈，立效。普济方。**风邪痫疾**皂荚（烧存性）四两，苍耳根、茎、叶（日干）四两，密陀僧一两，为末，成丸梧子大，朱砂为衣。每服三四十丸，枣汤下，日二服。稍退，只服二十丸。名抵住丸。永类方。**一切痰气**皂荚（烧存性）、萝卜子（炒）等分，姜汁入炼蜜丸梧子大。每服五、七十丸，白汤下。简便方。**胸中痰结**皂荚三十挺去皮切，水五升浸一夜，挼取汁，慢熬至可丸，丸如梧子大。每食后，盐浆水下十丸。又钓痰膏：用半夏醋煮过，以皂角膏和匀，入明矾少许，以柿饼捣膏，丸如弹子，噙之。圣惠方。**咳逆上气**唾浊不得卧。皂荚丸：用皂荚炙，去皮、子，研末，蜜丸梧子大。每服一〔九〕丸，枣膏汤下，日三、夜一服。张仲景方。**痰喘咳嗽**长皂荚三条（去皮、子）：一荚入巴豆十粒，一荚入半夏十粒，一荚入杏仁十粒。用姜汁

〔一〕台：原作「一」。按本方见外台卷二十八，因据改。
〔二〕纸：政和本草同。外台卷二十八及大观本草卷十四皂荚条附方俱作「绵」。
〔三〕台：原作「一」，今据外台卷二十八及大观、政和本草卷十四皂荚条附方改。
〔四〕灵苑方：原脱，今据大观、政和本草卷十四皂荚条附方补。
〔五〕锉细：原脱，今据仁斋直指方卷二十一补。
〔六〕米：原作「水」，今据仁斋直指方卷二十一改。
〔七〕半：仁斋直指方卷二十一作「一大」二字。
〔八〕破出脓血即愈：仁斋直指方卷二十一作「滤清，咽。」三字。
〔九〕一：大观、政和本草卷十四皂荚条同。金匮卷上第七作「三」。

制杏仁，麻油制巴豆，蜜制半夏，一处火炙黄色为末。每用一字安手心，临卧以姜汁调之，吃下神效。余居士选奇方。**卒寒咳嗽**皂荚烧研，豉汤服二钱。千金方。**牙病喘息**喉中水鸡鸣。用肥皂荚两挺酥炙，取肉为末，蜜丸豆大。每服一丸，取微利为度。不利更服，一日一服。必效方。**肿满入腹**胀急。皂荚去皮、子，炙黄为末，酒一斗，石器煮沸。服一升[一]，日三服。肘后方。**二便关格**千金方：用皂荚烧研，粥饮下三钱，立通。宣明方：铁脚丸：用皂荚炙，去皮、子，为末，酒面糊丸。每服五十丸，酒下。圣惠方：用皂荚烧烟于桶内，坐上熏之，即通。**食气黄肿**气喘胸满。用不蛀皂角（去皮、子，醋涂炙焦为末）一钱，巴豆七枚（去油、膜），以淡醋研好墨和，丸麻子大。每服三丸，食后陈橘皮汤下，日三服。隔一日增一丸，以愈为度。经验方。**胸腹胀满**欲令瘦者。猪牙皂角相续量长一尺，微火煨，去皮、子，捣筛，蜜丸大如梧子。服时先吃羊肉两脔，汁三两口，后以肉汁吞药十丸，以快利为度。觉得力，更服，以利清水即止药。瘥后一月，不得食肉及诸油腻。崔元亮海上集验方。**身面卒肿**洪满。用皂荚去皮炙黄，锉三升，酒一斗，渍透煮沸。每服一升，一日三服。肘后方[二]。**卒热劳疾**皂荚续成一尺以上，酥一大两微涂缓炙，酥尽捣筛，蜜丸梧子大。每日空腹饮下十五丸，渐增至二十丸。重者不过两剂愈。崔元亮海上方。**急劳烦热**体瘦。三皂丸：用皂荚、皂荚树皮、皂荚刺各一斤，同烧灰，以水三斗，淋汁再淋，如此三五度，煎之候少凝，入麝香末一分，以童子小便浸蒸饼，丸小豆大。每空心温水下七丸。圣惠方。**脚气肿痛**皂角、赤小豆为末，酒、醋调，贴肿处。永类方。**伤寒初得**不问阴阳。以皂角一挺（肥者），烧赤为末，以水五合和，顿服之。阴病[三]极效。千金方。**时气头痛**烦热。用皂角烧研，新汲水一中盏，姜汁、蜜各少许，和二钱服之。先以暖水淋浴后服药，取汗即愈。圣惠。**卒病头痛**皂角末吹鼻取嚏。斗门方。**脑宣不止**不蛀皂角去皮、子，蜜炙捶碎，入水挼取浓汁，熬成膏。嗃鼻，口内咬箸[四]，良久涎出为度。张

[一] 升：原作「斗」，今据肘后卷三第二十四及大观、政和本草卷十四皂荚条附方改。

[二] 肘后方：此方与前治「肿满入腹」似是一方。濒湖亦未计入旧附方数内。

[三] 阴病：详大观、政和本草卷十四皂荚条附方，疑此下脱「以酒和服」四字。

[四] 箸：原板未刻，今据儒门事亲卷十五第四补。

子和儒门事亲。**䶂鼻不通**皂角末吹之。　千金方。**风热牙痛**皂角一挺去子，入盐满壳，仍加白矾少许，黄泥固济，煅〔一〕研。日擦之。杨〔二〕诚经验方。**风虫牙痛**外台秘要方：用皂荚末涂齿上，有涎吐之。　十全方：用猪牙皂角、食盐等分，为末。日揩之。**揩牙乌须**大皂角二十挺，以姜汁、地黄汁蘸炙十遍，为末。日用揩牙甚妙。　普济方。**霍乱转筋**皂角末，吹豆许入鼻，取嚏即安。　梅〔三〕师方。**肠风下血**用长尺皂角五挺，去皮、子，酥炙三次，研末，精羊肉十两，细切捣烂和，丸梧子大。每温水下二十丸。　圣惠。**大肠脱肛**不蛀皂角五挺捶碎，水挼取汁二升。浸之，自收上。收后以汤荡其腰肚上下，令皂角气行，则不再作。仍以皂角去皮，酥炙为末，枣肉和丸，米饮下三十丸。　圣惠方。**下部䘌疮**皂荚烧研，绵裹导之。　肘后方。**外肾偏疼**皂角和皮为末，水调傅之良。　梅师方。**便毒肿痛**皂角（炒焦）、水粉（炒）等分，研末，以热醋调，摊贴患处，频以水润之，即效。　又方：用猪牙皂角七片煨黄，去皮、弦，出火毒，为末。空心温酒服五钱。　袖珍方。**便毒痈疽**皂角一条，醋熬膏，傅之。屡效。　直指方。**妇人吹乳**袖珍方：用猪牙皂角去皮，蜜炙为末。酒服一钱。　又诗云：妇人吹奶法如何？皂角烧灰蛤粉和。热酒一杯调八字，管教时刻笑呵呵。**丁肿恶疮**皂角去皮，酥炙焦为末，入麝香少许，人粪少许，和涂。五日后根出。　普济方。**小儿头疮**粘肥及白秃。用皂角烧黑为末，去痂傅之，不过三次即愈。　邓笔峰卫生杂兴〔四〕。**小儿恶疮**先以〔五〕皂荚水〔六〕洗，拭干。以少油麻〔七〕捣烂，涂之。　肘后方。**足上风疮**作痒甚者。皂角炙热，烙之。　潘氏方。**大风诸癞**长皂角二十条炙，去

〔一〕煅：原作「服」，今从张本改。
〔二〕杨：原作「相」，今从张本改。
〔三〕梅：原缺空一字，今据大观、政和本草卷十四皂荚条附方补。
〔四〕兴：原作「典」，今据本书卷一引据医家书目改。
〔五〕先以：原脱，今据肘后卷五及大观、政和本草卷十四皂荚条附方补。
〔六〕水：大观、政和本草附方同。肘后卷五作「汤热」二字。
〔七〕油麻：原作「麻油」，今据肘后卷五及大观、政和本草卷十四皂荚条附方改。

皮、子，以酒煎稠，滤过候冷，入雪糕，丸梧子大。每酒下五十丸。直指方。**积年疥疮**猪肚内放皂角煮熟，去皂角，食之。袖珍方。**射工水毒**生疮。皂荚长尺二者，苦酒一升煎汁，熬如饴，涂之。肘后方。**咽喉骨哽**猪牙皂角二条切碎，生绢袋盛缝满，线缚项[一]中，立消。简便方。**鱼骨哽咽**皂角末吹鼻取嚏。圣惠方。**九里蜂毒**皂荚钻孔，贴叮处，艾灸孔上三五壮即安。救急方。**肾风阴痒**以稻草烧皂角，烟熏十余次即止。济急仙方。

子

〔修治〕〔敩曰〕拣取圆满坚硬不蛀者，以瓶煮熟，剥去硬皮一重，取向里白肉两片，去黄，以铜刀切，晒用。其黄消人肾气。

〔气味〕辛，温，无毒。

〔主治〕炒，春去赤皮，以水浸软，煮熟，糖渍食之，疏导五脏风热壅。宗奭 核中白肉，入治肺药。核中黄心，嚼食，治膈痰吞酸。苏颂 仁，和血润肠。李杲 治风热大肠虚秘，瘰疬肿毒疮癣。时珍

〔发明〕〔机曰〕皂角核烧存性，治大便燥结。其性得湿则滑，滑则燥结自通也。〔时珍曰〕皂荚味辛属金，能通大肠阳明燥金，乃辛以润之之义，非得湿则滑也。

〔附方〕旧三，新十一。**腰脚风痛**不能履地。皂角子一千二百个洗净，以少酥熬香为末，蜜丸梧子大。每空心以蒺藜子、酸枣仁汤下三十丸。千金方。**大肠虚秘**风人、虚人、脚气人，大肠或秘或利。用上方服至百丸，以通为度。**下痢不止**诸药不效。服此三服，宿垢去尽，即变黄色，屡验。皂角子，瓦焙为末，米糊丸梧子大。每服四五十丸，陈茶下。医方摘要。**肠风下血**皂荚子、槐实各[二]一两，用占谷糠炒香，去糠为末。陈粟米饮下一钱。名神效散。普济[三]方。**里急后重**不蛀皂角子（米糠炒过）、枳壳（炒）等分，为末，饭丸梧子大。每米饮下三十丸。普济方。**小儿流涎**脾热有痰。皂荚子仁半两，半夏（姜汤泡七次）一钱二分，为末，姜汁丸麻子大。每温水下五

〔一〕项：原作「顶」，今从张本改。
〔二〕各：原脱，今据普济方卷三十八神效散补。
〔三〕普济：原作「圣惠」，今检圣惠未见此方。方见普济方卷三十八，亦未云出自圣惠，因据改。

丸。圣济总录。**恶水入口**及皂荚水入口，热痛不止。以皂荚子（烧存性）一分，沙糖半两，和膏，含之。博济方。**妇人难产**皂角子二枚，吞之。千金方。**风虫牙痛**皂角子末，绵裹弹子大两颗，醋煮热，更互熨之，日三五度。圣惠方。**粉滓面䵳**皂角子、杏仁等分，研匀。夜以津和，涂之。圣惠方。**预免疮疖**凡小儿每年六月六日，照年岁吞皂荚子，可免疮疖之患。大人亦可吞七枚，或二十一枚。林静斋〔一〕所传方也。吴旻〔二〕扶寿方。**便痈初起**皂角子七个研末，水服效。一方照年岁吞之。儒门事亲方。**一切丁肿**皂角子仁作末，傅之。五日愈。千金方。**年久瘰疬**阮氏经验方：用不蛀皂角子一百粒，米醋一升，硇砂二钱，同煮干，炒令酥。看疬子多少，如一个服一粒，十个服十粒，细嚼米汤下。酒浸煮服亦可。圣济总录言：虚人不可用硇砂也。

刺一名天丁。

〔**气味**〕**辛，温，无毒。**

〔**主治**〕**米醋熬嫩刺作煎，涂疮癣有奇效。**苏颂 **治痈肿妒乳，风疠恶疮，胎衣不下，杀虫。**时珍

〔**发明**〕〔杨士瀛曰〕皂荚刺能引诸药性上行，治上焦病。〔震亨曰〕能引至痈疽溃处，甚验。〔时珍曰〕皂荚刺治风杀虫，功与荚同，但其锐利直达病所为异耳。神仙传云：左亲骑军崔言，一旦得大风恶疾，双目昏盲，眉发自落，鼻梁崩倒，势不可救。遇异人传方：用皂角刺三斤烧灰，蒸一时久，日干为末。食后浓煎大黄汤调一匕，饮之。一旬眉发再生，肌润目明。后入山修道，不知所终。又刘守真保命集云：疠风乃营气热，风寒客于脉而不去。宜先用桦皮散服五七日，后灸承浆穴七壮。三灸后，每旦早服桦皮散，午以升麻葛根汤下钱氏泻青丸。晚服二〔三〕圣散：用大黄末半两煎汤，调皂角刺灰三钱。乃缓疏泄血中之风热也。仍戒房室三年。桦皮散见桦皮下。又追风再造散，即二〔三〕圣散，云服之便出黑虫为验。数日再服，直候虫尽为绝根也。新虫嘴赤，老虫嘴黑。

〔**附方**〕新十二。**小儿重舌**皂角刺灰，入朴消或脑子少许，漱口，掺入舌下，涎出自消。普济〔四〕方。**小便淋闭**皂角刺（烧存性）、破故纸等分，为末。无灰酒服。圣济总录。**肠风下血**便前近肾肝，便后近心肺。皂角刺

〔一〕斋：原作「齐」，今据扶寿精方·小儿门改。

〔二〕旻：原作「昊」，今据扶寿精方及本书卷一引据医家书目改。

〔三〕二：原作「一」，今据保命集卷中第十一改。

〔四〕普济：原作「圣惠」，今检圣惠未见此方。方见普济方卷三六五，因据改。

灰二两，胡桃仁、破故纸（炒）、槐花（炒）各一两，为末。每服一钱，米饮下。　普济方。**伤风下痢**风伤久不已，而下痢脓血，日数十度。用皂角刺、枳实（麸炒）、槐花（生用）各半两，为末，炼蜜丸梧子大。每服三十丸，米汤下，日二服。　袖珍方。**胎衣不下**皂角棘烧为末。每服一钱，温酒调下。　熊氏补遗。**妇人乳痈**皂角刺（烧存性）一两，蚌粉一钱，和研。每服一钱，温酒下。　直指方。**乳汁结毒**产后乳汁不泄，结毒者。皂角刺、蔓荆子各烧存性，等分为末。每温酒服二钱。　袖珍方。**腹内生疮**在肠脏不可药治者。取皂角刺不拘多少，好酒一碗，煎至七分，温服。其脓血悉从小便中出，极效。不饮酒者，水煎亦可。　蔺〔一〕氏经验方。**疮肿无头**皂角刺烧灰，酒服三钱。嚼葵子三五粒。其处如针刺为效。　儒门事亲。**癌瘭恶疮**皂角刺烧存性研，白及少许，为末，傅之。　直指方。**大风疠疮**选奇方：用黄檗末、皂角刺灰各三钱，研匀，空心酒服。取下虫物，并不损人。食白粥两三日，服补气药数剂。名神效散。如四〔二〕肢肿，用针刺出水再服。忌一切鱼、肉、发风之物。取下虫大小长短其色不一，约一二升，其病乃愈也。　仁存方。**发背不溃**皂角刺（麦麸炒黄）一两，绵黄芪（焙）一两，甘草半两，为末。每服一大钱，酒一盏，乳香一块，煎七分，去滓温服。　普济本事方。

木皮　根皮　〔气味〕辛，温，无毒。　〔主治〕风热痰气，杀虫。时珍　〔附方〕新二。**肺风恶疮**瘙痒。用木乳（即皂荚根皮，秋冬采如罗纹者，阴干炙黄）、白蒺藜（炒）、黄芪、人参、枳壳（炒）、甘草（炙）等分为末。沸汤每服一钱。　普济方。**产后肠脱**不收。用皂角树皮半斤，皂角核一合，川楝树皮半斤，石莲子（炒，去心）一合，为粗末，以水煎汤，乘热以物围定，坐熏洗之。挹干，便吃补气丸药一服，仰睡。　妇人良方。

叶　〔主治〕入洗风疮渫用。时珍

【附录】鬼皂荚〔藏器曰〕生江南泽〔三〕畔。状如皂荚，高一二尺。作汤浴，去风疮疥癣。挼叶，去衣垢，沐发令长。

〔一〕蔺：原作「兰」，今从张本改，与本书卷一引据医家书目合。
〔二〕四：原作「血」，今从张本改。
〔三〕泽：原作「驿」，今据大观、政和本草卷十四皂荚条改。

肥皂荚纲目

【集解】〔时珍曰〕肥皂荚生高山中。其树高大，叶如檀及皂荚叶。五六月开白花，结荚长三四寸，状如云实之荚，而肥厚多肉。内有黑子数颗，大如指头，不正圆，其色如漆而甚坚。中有白仁如栗，煨熟可食。亦可种之。十月采荚煮熟，捣烂和白面及诸香作丸，澡身面，去垢而腻润，胜于皂荚也。相感志言：肥皂荚水，死金鱼，辟马蚁，麸见之则不就。亦物性然耳。

荚　**〔气味〕辛，温，微毒。〔主治〕去风湿下痢便血，疮癣肿毒。**时珍

〔附方〕新九。**肠风下血**独子〔一〕肥皂烧存性，一片为末，糕〔二〕糊丸；一片为末〔三〕，米饮调，吞〔四〕下。普济方。**下痢禁口**肥皂荚一枚，以盐实其内，烧存性，为末。以少许入白米粥内，食之即效。乾坤生意。**风虚牙肿**老人肾虚，或因凉药擦牙致痛。用独子肥皂，以青盐实之，烧存性，研末掺之。或入生樟脑十五文。卫生家宝方。**头耳诸疮**眉癣、燕窝疮。并用肥皂（煅存性）一钱，枯矾一分，研匀，香油调，涂之。摘玄方。**小儿头疮**因伤汤水成脓，出水不止。用肥皂烧存性，入腻粉，麻油调搽。海上方。**腊梨头疮**不拘大人、小儿。用独核肥皂去核，填入沙糖，入巴豆二枚扎定，盐泥包，煅存性，入槟榔、轻粉五七分，研匀，香油调搽。先以灰汁洗过，温水再洗，拭干乃搽。一宿见效，不须再洗。普济方。**癣疮不愈**以川槿皮煎汤，用肥皂（去核及内膜）浸汤时时搽之。杨起简便方。**便毒初起**肥皂捣烂傅之，甚效。简便方。**玉茎湿痒**肥皂一个，烧存性，香油调搽即愈。摄生方。

核　**〔气味〕甘，腥，温，无毒。〔主治〕除风气。**时珍

〔一〕子：普济方卷三十八作「牙」，不及「子」字义长。
〔二〕糕：原脱，今据普济方卷三十八补。
〔三〕一片为末：原作「成」，今据普济方卷三十八改。
〔四〕调吞：原脱，今据普济方卷三十八补。

无患子宋开宝

【释名】桓拾遗 木患子纲目 噤〔一〕娄拾遗 肥珠子纲目 油珠子纲目 菩提子纲目 鬼见愁〔藏器曰〕桓、患字声讹也。崔豹古今注云：昔有神巫曰瑶眊〔二〕能符劾百鬼，得鬼则以此木为棒，棒杀之。世人相传以此木为器用，以厌鬼魅，故号曰无患。人又讹为木患也。〔时珍曰〕俗名为鬼见愁。道家禳解方中用之，缘此义也。释家取为数珠，故谓之菩提子，与薏苡同名。纂文言其木名卢鬼〔三〕木。山人呼为肥珠子、油珠子，因其实如肥油而子圆如珠也。

【集解】〔藏器曰〕无患子，高〔四〕山大树也。子黑如漆珠。博物志云：桓叶似榉柳叶。核坚正黑如瑿，可作香缨及浣垢。〔宗奭曰〕今释子取为念珠，以紫红色、小者佳。入药亦少。西洛亦有之。〔时珍曰〕生高山中。树甚高大，枝叶皆如椿，特其叶对生。五六月开白花。结实大如弹丸，状如银杏及苦楝子，生青熟黄，老则文皱。黄时肥如油炸之形，味辛气膻且硬。其蒂下有二小子，相粘承之。实中一核，坚黑似肥皂荚之核，而正圆如珠。壳中有仁如榛子仁，亦辛膻，可炒食。十月采实，煮熟去核，捣和麦面或豆面作澡药，去垢同于肥皂，用洗真珠甚妙。山海经云：秩周〔五〕之山，其木多桓。郭璞注云：叶似柳，皮黄不错。子似楝，着酒中饮之，辟恶气，浣衣〔六〕去垢，核坚正黑。即此也。今武当山中所出鬼见愁，亦是树荚之子，其形正如刀豆子而色褐，彼人亦以穿数珠。别又是一物，非无患也。

子皮即核外肉也。　〔气味〕微苦，平，有小毒。　〔主治〕澣垢，去面䵟。喉痹，研纳喉中，立开。又主飞尸。藏器

〔附方〕新二。**洗头去风**明目。用槵子皮、皂角、胡饼、菖蒲同捶碎，浆水调作弹子大。每用泡汤洗头良。多能鄙事。　**洗面去䵟**槵子肉皮捣烂，入白面和，丸大丸。每日用洗面，去

〔一〕噤：大观、政和本草卷十四无患子条同。御览九五九无患条引纂文作「粿」。

〔二〕瑶眊：大观、政和本草卷十四无患子条同。御览九五九无患条引崔豹古今注作「宲眊」，字书无「宲」，疑是「宝」之异体字，今本古今注卷下第八正作「宝眊」。

〔三〕卢鬼：御览九五九无患条引纂文作「粿娄」。

〔四〕高：原缺空一字，今据大观、政和本草卷十四无患子条补。

〔五〕周：山海经卷五中山经作「箕」。郭注：「音雕。」

〔六〕衣：原作「之」，今据山海经卷五中山经郭注改。

垢及䵟甚良。集简方。

子中仁〔气味〕辛，平，无毒。〔主治〕烧之，辟邪恶气。藏器 煨食，辟恶，去口臭。时珍

〔附方〕新一。

牙齿肿痛 肥珠子一两，大黄、香附各一两，青盐半两，泥固煅研。日用擦牙。普济方。

栾华 本经下品

【集解】〔别录曰〕栾华生汉中川谷。五月采。〔恭曰〕此树叶似木槿而薄细。花黄似槐而稍长大。子壳似酸浆，其中有实如熟豌豆，圆黑坚硬，堪为数珠者，是也。五月、六月花可收，南人以染黄甚鲜明，又以疗目赤烂。〔颂曰〕今南方及汴中园圃间或有之。〔宗奭曰〕长安山中亦有之。其子谓之木栾子，携至京都为数珠，未见入药。

华【气味】苦，寒，无毒。〔之才曰〕决明为之使。

【主治】目痛泪出伤眦，消目肿。本经 合黄连作煎，疗目赤烂。苏恭

无食子 唐本草

【释名】没石子 开宝 墨石子 炮炙论 麻茶泽 〔珣曰〕波斯人每食以代果，故番胡呼为没食子。梵书无与没同音。今人呼为墨石、没石，转传讹矣。

【集解】〔恭曰〕无食子生西戎沙碛间。树似柽。〔禹锡曰〕按段成式酉阳杂俎云：无食子出波斯国，呼为摩泽〔一〕树。高六七丈，围八九尺。叶似〔二〕桃叶〔三〕而长。三月开花白色，心微红。子圆如弹丸，初青，熟乃黄白。虫蚀成孔者〔四〕入

〔一〕泽：酉阳杂俎前集卷十八无石子条及大观、政和本草卷十四无食子条引段书俱作「贼」。译音近似。
〔二〕似：原作「以」，今据酉阳杂俎前集卷十八及大观、政和本草卷十四无食子条改。
〔三〕叶：原脱，大观、政和本草亦脱。今据酉阳杂俎前集卷十八无石子条补。
〔四〕者：酉阳杂俎前集卷十八及大观本草卷十四无食子条此下俱有「正熟，皮无孔者」六字。政和本草无。

药用。其树一年生无食子〔一〕。一年生拔屡子，大如指，长三寸，上有壳，中仁如栗黄可啖。〔时珍曰〕按方舆志云：大食国有树，一年生如栗子而长，名曰蒲卢子，可食。次年则生麻茶泽，即没石子也。间岁互生，一根异产如此。一统志云：没石子出大食诸地。树如樟，实如中国茅栗。

子【修治】〔敩曰〕凡使勿犯铜铁，并被火惊。用颗小、无杴〔二〕米者妙〔三〕。用浆水于砂盆中研令尽，焙干再研，如乌犀色入药。

【气味】苦，温，无毒。

【主治】赤白痢，肠滑，生肌肉。唐本　**肠虚冷痢，益血生精，和气安神，乌髭发，治阴毒痿，烧灰用。**李珣　**温中，治阴疮阴汗，小儿疳䘌，冷滑不禁。**马志

【发明】〔宗奭曰〕没石子，合他药染须。造墨家亦用之。〔珣曰〕张仲景用治阴汗，烧灰，先以汤浴了，布裹灰扑之，甚良。

【附方】旧三，新五。**血痢不止**没石子一两为末，饭丸小豆大。每食前米饮下五十丸。普济方。**小儿久痢**没石子二个，熬黄研末，作馄饨食之。宫气方。**产后下痢**没石子一个，烧存性，研末。冷即〔四〕酒服，热即用饮下，日二。子母秘录。**牙齿疼痛**绵裹无食子末一钱咬之，涎出吐去。圣济总录。**鼻面酒齄**南方没石子有孔者，水磨成膏。夜夜涂之，甚妙。危氏得效方。**口鼻急疳**没石子末，吹下部，即瘥。千金方。**大小口疮**没石子（炮）三分，甘草一分，研末掺之。月内小儿生者，少许置乳上吮之，入口即啼，不过三次。圣惠方。**足趾肉刺**无食子三枚，

〔一〕一年生无食子：按无食子非果实，乃其树幼枝上之干燥虫瘿。沒食子蜂刺伤其树，使长出赘生物后，产卵其中，赘生物逐渐长大即成无食子。下拔屡子方是果实。

〔二〕杴：大观本草卷十四无食子条作「狄」，政和本草作「杴」。

〔三〕妙：原作「炒」，今据大观、政和本草卷十四无食子条改。

〔四〕冷即：原脱，今据大观、政和本草卷十四无食子条附方补。

肥皂荚一挺，烧存性，为末。醋和傅之，立效。奇效方。

诃黎勒 唐本草

【释名】诃子〔时珍曰〕诃黎勒，梵言天主持来也。

【集解】〔恭曰〕诃黎勒生交州、爱州。〔颂曰〕今岭南皆有而广州最盛。树似木槵，花白。子形似卮子、橄榄，青黄色，皮肉相着。七月、八月实熟时采，六路者佳。岭南异物志云：广州法性寺有四五十株，子极小而味不涩，皆是六路。每岁州贡，只以此寺者。寺有古井，木根蘸水，水味不咸。每子熟时，有佳客至，则院僧煎汤以延之。其法用新摘诃子五枚，甘草一寸，破之，汲井水同煎，色若新茶。今其寺谓之乾明古寺，尚在，旧木犹有六七株。南海风俗尚贵此汤，然煎之不必尽如昔时之法也。诃子未熟时，风飘堕者，谓之随风子，暴干收之，益小者佳，彼人尤珍贵之。〔萧炳曰〕波斯舶上来者，六路黑色肉厚者良。六路即六棱也。〔敩曰〕几使勿用毗黎勒，个个毗头也〔一〕。若诃黎勒文只有六路。或多或少，并是杂路勒，皆圆而露，文或八路至十三路，号曰榔精勒，涩不堪用。

【修治】〔敩曰〕凡用诃黎勒，酒浸后蒸一伏时，刀削去路，取肉锉焙用。用核则去肉。

【气味】苦，温，无毒。〔权曰〕苦、甘。〔炳曰〕苦、酸。〔珣曰〕酸，涩，温。〔好古曰〕苦、酸，平。苦重酸轻，味厚，阴也，降也。

【主治】冷气，心腹胀满，下食。唐本 破胸膈结气，通利津液，止水道，黑髭发。甄权 下宿物，止肠澼久泄，赤白痢。萧炳 消痰下气，化食开胃，除烦治水，调中，止呕吐霍乱，心腹虚痛，奔豚肾气，肺气喘急，五膈气，肠风泻血，崩中带下，怀孕漏胎，及胎动欲生，胀闷气喘。并患痢人肛门急痛，产妇阴痛，和蜡烧烟熏之，及煎汤熏洗。大明 治痰嗽咽喉不利，含三数枚殊胜。苏颂〔二〕 实大肠，敛肺降火。震亨

〔一〕头也：大观、政和本草卷十四诃梨勒条俱无此二字。
〔二〕颂：原作「恭」，今据大观、政和本草卷十四诃梨勒条改。

【发明】〔宗奭曰〕诃黎勒，气虚人亦宜缓缓煨熟少服。此物虽涩肠而又泄气，其味苦涩故尔。〔杲曰〕肺苦气上逆，急食苦以泄之，以酸补之。诃子苦重泻气，酸轻不能补肺，故嗽药中不用。〔震亨曰〕诃子下气，以其味〔一〕苦而性急。肺苦急，急食苦以泻之，谓降而下走也，气实者宜之。若气虚者，似难轻服。又治肺气，因火伤极，遂郁遏胀满。其味酸苦，有收敛降火之功也。〔时珍曰〕诃子同乌梅、五倍子用则收敛，同橘皮、厚朴用则下气，同人参用则能补肺治咳嗽。东垣言嗽药不用者，非矣。但咳嗽未久者，不可骤用尔。嵇含草木状言作饮久服，令髭发白者变黑，亦取其涩也。〔珣曰〕诃黎皮主嗽，肉主眼涩痛。波斯人将诃黎勒、大腹等在舶上，用防不虞。或遇大鱼放涎滑水中数里，船不能通，乃煮此洗其涎滑，寻化为水，则其治气消痰功力可知矣。　〔慎微曰〕金光明经〔二〕·流水长者子〔三〕除病品云：热病下药，服诃黎勒〔四〕。又广异记云：高仙芝在大食国得诃黎勒，长五寸〔五〕，置抹肚中，便觉腹中痛，因大利十余行，疑诃黎勒为祟。后问大〔六〕食长老。云：此物人带一切病消，利者乃出恶物尔。仙芝宝之，后被诛，失所在。　〔颂曰〕诃黎主痢，唐本草不载。张仲景治气痢有方。唐·刘禹锡传信方云：予曾苦赤白下，诸药服遍久不瘥，转为白脓。令狐将军传此方：用诃黎勒三枚，两炮一生，并取皮末之，以沸浆水一合服之。若只水痢，加一钱匕甘草末；若微有脓血，加二〔七〕匕；血多〔八〕，加三匕。

【附方】旧十，新五〔九〕。

下气消食　诃黎一枚为末，瓦〔十〕器中水一大升，煎三两沸，下药更煎三五沸，如麴尘色，入少盐，饮之。　食医心镜。

一切气疾　宿食不消。诃黎一枚，入夜含之，至明嚼咽。　又方：诃黎三枚，湿纸包，

〔一〕味：原作「殊」，今据本草衍义补遗诃子条改。
〔二〕经：此下原有「言」字，今据大观、政和本草卷十四诃梨勒条删，与金光明经卷三除病品合。
〔三〕子：原脱，今据大观、政和本草卷十四诃梨勒条补。按「流水长者子」五字，大观、政和本草有，金光明经卷三除病品上无。
〔四〕热病下药服诃黎勒：按此八字乃持水长者答其子流水所问而说，见金光明经卷三除病品第十五。
〔五〕五寸：原作「三下」，今据大观、政和本草卷十四诃梨勒条改。
〔六〕大：原作「火」，据改同上。
〔七〕二：原作「三」，据改同上。
〔八〕多：此下原有「亦」，今据大观、政和本草卷十四诃梨勒条删。
〔九〕旧十新五：原作「旧九新六」，今按下列新旧附方数改。
〔十〕瓦：大观、政和本草卷十四诃梨勒条附方俱作「银」。濒湖用瓦，有所改进。

煨熟去核，细嚼，以牛乳下。　千金方。**气嗽日久**生诃黎一枚，含之咽汁。瘥后口爽，不知食味，却煎槟榔汤一碗服，立便有味。此知连州成密方也。　经验方。**呕逆不食**诃黎勒皮二两，炒研，糊〔一〕丸梧子大。空心汤服二十丸，日三〔二〕服。　广济方。**风痰霍乱**食不消，大便涩。诃黎三枚，取皮为末。和酒顿服，三五次妙。　外台秘要。**小儿霍乱**诃黎一枚，为末。沸汤服一半，未止再服。　子母秘录。**小儿风痰**壅闭，语音不出，气促喘闷，手足动摇。诃子（半生半炮，去核）、大腹皮等分，水煎服。名二圣散。　全幼心鉴。**风热冲顶**热闷。诃黎二枚为末，芒消一钱〔三〕，同入醋中〔四〕，搅令消，摩涂热处。　外台秘要。**气痢水泻**诃黎勒十枚面裹，煻火煨熟，去核研末，粥饮顿服。亦可饭丸服。一加木香。　又长服方：诃黎勒、陈橘皮、厚朴各三两，捣筛，蜜丸大如梧子。每服二三十丸，白汤下。　图经本草。**水泻下痢**诃黎勒（炮）二分，肉豆蔻一分，为末。米饮每服二钱。　圣惠方。**下痢转白**诃子三个，二炮一生，为末，沸汤调服。水痢，加甘草末一钱。　普济方。**赤白下痢**诃子十二个，六生六煨，去核，焙为末。赤痢，生甘草汤下；白痢，炙甘草汤下。不过再服。　赵原阳济急方。**妒精下疳**大诃子烧灰，入麝香少许，先以米泔水洗，后搽之。或以荆芥、黄檗、甘草、马鞭草、葱白煎汤洗亦可。　昔方士周守真医唐靖烂茎一二寸，用此取效也。　洪迈夷坚志。

核〔**主治**〕**磨白蜜注目，去风赤涩**〔五〕**痛，神良。**苏颂　**止咳及痢。**时珍

叶〔**主治**〕**下气消痰，止渴及泄痢，煎饮服，功同诃黎。**时珍　唐。包佶有病中谢李吏部惠诃黎勒叶诗。

〔一〕糊：大观、政和本草卷十四诃梨勒条附方俱作「蜜」。
〔二〕三：大观、政和本草卷十四诃梨勒条附方俱作「二」。
〔三〕一钱：外台卷十五作「三合」。
〔四〕中：外台卷十五此下有「一升」。
〔五〕涩：原脱，今据大观、政和本草卷十四诃梨勒条补。

婆罗得宋开宝

【释名】婆罗勒〔时珍曰〕婆罗得，梵言重生果也。

【集解】〔珣曰〕婆罗得生西海波斯国。树似中华〔一〕柳树，子如蓖麻子，方家多用之。〔时珍曰〕按王焘〔二〕外台秘要：婆罗勒似蓖麻子〔三〕，但以指甲爪之，即有汁出。即此物也。

子【气味】辛，温，无毒。

【主治】冷气块，温中，补腰肾，破痃癖，可染髭发令黑。藏器

【附方】新一。拔白生黑婆罗勒十颗去皮取汁，熊脂二两，白马鬐膏（炼过）一两，生姜（炒）一两，母丁香半两，二味〔四〕为末，和匀〔五〕。每拔白点之，揩令入肉，即生黑者。此严中丞所用方也。孟诜近效方。

榉别录下品

【释名】榉柳衍义　鬼柳〔时珍曰〕其树高举，其木如柳，故名。山人讹为鬼柳。郭璞注尔雅作柜柳，云似柳，皮可煮饮也。

【集解】〔弘景曰〕榉树山中处处有之。皮似檀、槐，叶如栎、槲。人多识之。〔恭曰〕所在皆有，多生溪涧水侧。叶似樗而狭长。树大者连抱，高数仞，皮极粗厚。殊不似檀。〔宗奭曰〕榉木今人呼为榉柳。其叶谓柳非柳，谓槐非槐。最大者，木高五六丈，合二三人抱。湖南北甚多，然亦不材也，不堪为器，嫩皮取以缘栲栳及箕唇。〔时珍曰〕榉材红紫，作

〔一〕华：原作「叶」，今据大观、政和本草卷十四婆罗得条改。

〔二〕焘：原作「寿」，今据本书卷一引据医家书目改。

〔三〕蓖麻子：外台卷三十二作「尖齐子」。

〔四〕二味：原脱，今据外台卷三十二补。

〔五〕匀：原作「煎」，今据外台卷三十二改。外台此下尚有「取一小槐枝，左搅数千遍，少顷即凝，或似膏。」

箱、案之类甚佳。郑樵通志云：榉乃榆类〔一〕而杴〔二〕烈，其实亦如榆钱之状。乡人采其叶为甜茶。

木皮 **〔修治〕**〔敩曰〕凡使勿用三四年者无力，用二十年以来者心空，其树只有半边，向西生者良。剥下去粗皮，细锉蒸之，从巳至未，出焙干用。

〔气味〕苦，大寒，无毒。〔主治〕时行头痛，热结在肠胃。别录 **夏日煎饮，去热。**弘景 **俗用煮汁服，疗水气，断痢。**苏恭 **安胎，止妊妇腹痛。山榉皮：性平，治热毒风熁肿毒。**大明

〔附方〕旧一，新四。**通身水肿** 榉树皮煮汁，日饮。圣惠方。**毒气攻腹** 手足肿痛。榉树皮和槲皮煮汁，煎如饴糖，以榉皮煮浓汁化饮。肘后方。**蛊毒下血** 榉皮一尺，芦根五寸，水二升，煮一升，顿服。当下蛊出。千金方。**小儿痢血** 梁州榉皮二十分（炙），犀角十二分，水三升，煮取一升，分三服取瘥。古今录验方。**飞血赤眼** 榉皮（去粗皮，切）二两，古钱七文，水一升半，煎七合，去滓热洗〔三〕，日二次。圣济总录。

叶 **〔气味〕苦，冷，无毒。〔主治〕挼贴火烂疮，有效。**苏恭 **治肿烂恶疮，盐捣罯之。**大明

柳 本经下品

【释名】小杨 说文 **杨柳**〔弘景曰〕柳即今水杨柳也。〔恭曰〕柳与水杨全不相似。水杨叶圆阔而尖，枝条短硬。柳叶狭长而青绿，枝条长软。陶以柳为水杨，非也。〔藏器曰〕江东人通名杨柳，北人都不言杨。杨树枝叶短，柳树枝叶长。〔时珍曰〕杨枝硬而扬起，故谓之杨；柳枝弱而垂流，故谓之柳，盖一类二种也。苏恭所说为是。按说文云：杨，蒲柳

〔一〕类：原作「须」，今据郑樵通志卷七十六草木昆虫略二・木类・榉条改。

〔二〕杴：原作枕，今据通志卷七十六榉条改。按本书卷十五豨莶条释名云：「此草气臭如猪而味莶螫，故谓之豨莶。」又云：「火杴当作虎莶，俗音讹尔。」是「杴」为「莶」之异体字，而「杴」与「莶」俱为「[illegible]」（谓辛烈螫喉）之借字，「[illegible]」字又从「硷」字衍化而来。因据改。

〔三〕洗：原作「先」，今据圣济总录卷一〇五改。

也。从木，昜声。柳，小杨也。从木，丣声。昜音阳，丣音酉。又尔雅云：杨，蒲柳也。旄，泽柳也。柽，河柳也。观此，则杨可称柳，柳亦可称杨，故今南人犹并称杨柳。俞〔一〕宗本种树书言：顺插为柳，倒插为杨。其说牵强，且失扬起之意。〔宗奭曰〕释家谓柳为尼俱律陀木。

【集解】〔别录曰〕柳华生琅邪川泽。〔颂曰〕今处处有之，俗所谓杨柳者也。其类非一：蒲柳即水杨也，枝劲韧可为箭笴，多生河北。杞柳生水旁，叶粗而白，木理微赤，可为车毂。今人取其细条，火逼令柔，屈作箱箧，孟子所谓杞柳为桮棬者，鲁地及河朔尤多。柽柳见本条。〔时珍曰〕杨柳，纵横倒顺插之皆生。春初生柔荑，即开黄蕊花。至春晚叶长成后，花中结细黑子，蕊落而絮出，如白绒，因风而飞。子着衣物能生虫，入池沼即化为浮萍。古者春取榆、柳之火。陶朱公言种柳千树，可足柴炭。其嫩芽可作饮汤。

柳华　〔释名〕**柳絮**本经　〔正误〕见下　〔气味〕**苦，寒，无毒。**　〔主治〕**风水黄疸，面热黑。**本经　**痂疥恶疮金疮。柳实：主溃痈，逐脓血。子汁：疗渴。**别录　**华：主止血，治湿痹，四肢挛急，膝痛。**甄权　〔发明〕〔弘景曰〕柳华熟时，随风状如飞雪，当用其未舒时者。子亦随花飞止，应水渍汁尔。〔藏器曰〕本经以柳絮为花，其误甚矣。花即初发时黄蕊，其子乃飞絮也。〔承曰〕柳絮可以捍毡，代羊毛为茵褥，柔软性凉，宜与小儿卧尤佳。〔宗奭曰〕柳花黄蕊干时絮方出，收之贴灸疮良。絮之下连小黑子，因风而起，得水湿便生，如苦荬、地丁之花落结子成絮。古人以絮为花，谓花如雪者，皆误矣。藏器之说为是。又有实及子汁之文，诸家不解，今人亦不见用。〔时珍曰〕本经主治风水黄疸者，柳花也。别录主治恶疮金疮、溃痈逐脓血，药性论止血疗痹者，柳絮及实也。花乃嫩蕊，可捣汁服。子与絮连，难以分别〔二〕，惟可贴疮止血裹痹之用。所谓子汁疗渴者，则连絮浸渍，研汁服之尔。又崔寔四民月令言三月三日及上除日，采絮愈疾，则入药多用絮也。〔附方〕新六。

吐血咯血柳絮焙研，米饮服一钱。经验方。**金疮血出**柳絮封之，即止。外台秘要。**面上脓疮**柳絮、腻粉等分，以灯盏油调涂。普济方。**走马牙疳**杨花烧存性，入麝香少许，搽。保幼大全。**大风疠疮**杨花（四两，捣成饼，

〔一〕俞：原作「余」，今据本书卷一引据经史百家书目改。
〔二〕别：原作「柳」，今从张本改。

贴壁上，待干取下，米泔水浸一时取起，瓦焙研末）二两，白花蛇、乌蛇各一条（去头尾，酒浸取肉），全蝎、蜈蚣、蟾酥、雄黄各五钱，苦参、天麻各一两，为末，水煎麻黄取汁熬膏和，丸梧子大，朱砂为衣。每服五十丸，温酒下。一日三服，以愈为度。孙氏集效良方。**脚多汗湿**杨花着鞋及袜内穿之。摘玄。

叶〔气味〕同华。〔主治〕**恶疥痂疮马疥，煎煮洗之，立愈。又疗心腹内血，止痛。**别录 **煎水，洗漆疮。**弘景 **天行热病，传尸骨蒸劳，下水气。煎膏，续筋骨，长肉止痛。主服金石人发大热闷，汤火疮毒入腹热闷，及疔疮。**日华 **疗白浊，解丹毒。**时珍

〔附方〕旧一，新五。**小便白浊**清明柳叶煎汤代茶，以愈为度。集简方。**小儿丹烦**柳叶一斤，水一斗，煮取汁三升。搨洗赤处，日七八度。子母秘录。**眉毛脱落**垂柳叶阴干为末，每姜汁于铁器中调，夜夜摩之。圣惠方。**卒得恶疮**不可名识者。柳叶或皮，水煮汁，入少盐，频洗之。肘后方。**面上恶疮**方同上。**痘烂生蛆**嫩柳叶铺席上卧之，蛆尽出而愈也。李楼奇方。

枝及根白皮〔气味〕同华。〔主治〕**痰热淋疾。可为浴汤，洗风肿瘙痒。煮酒，漱齿痛。**苏恭 **小儿一日、五日寒热，煎枝浴之。**藏器 **煎服，治黄疸白浊。酒煮，熨诸痛肿，去风止痛消肿。**时珍

〔发明〕〔颂曰〕柳枝皮及根亦入药。葛洪肘后方，治痈疽、肿毒、妒乳等多用之。韦宙独行方，主疔疮及反花疮，并煎柳枝叶作膏涂之。今人作浴汤、膏药、牙齿药，亦用其枝为最要之药。〔时珍曰〕柳枝去风消肿止痛。其嫩枝削为牙杖，涤齿甚妙。

〔附方〕旧十，新十〔一〕。**黄疸初起**柳枝煮浓汁半升，顿服。外台秘要。**脾胃虚弱**不思饮食，食下不化，病似翻胃噎膈。清明日取柳枝一大把熬汤，煮小米作饭，洒面滚成珠子，晒干，袋悬风处。每用烧滚水随意下米，米沉住火，少时米浮，取看无硬心则熟，可顿食之。久则面散不粘矣，名曰络索米。杨起简便方。**走注气痛**气痛之病，忽有一处如打扑之状，不可忍，走注不定，静时，其处冷加霜雪，此皆暴

〔一〕十：原作「八」，今按下新附方数改。

寒伤之也。以白酒煮杨柳白皮，暖熨之。有赤点处，镵去血妙。凡诸卒肿急痛，熨之皆即止。姚增坦集验方。**风毒卒肿**方同上。**阴卒肿痛**柳枝（三尺长）二十枚，细锉，水煮极热，以故帛裹包肿处，仍以热汤洗之。集验方。**项下瘿气**水涯露出柳根三十斤，水一斛，煮取五升，以糯米三斗，如常酿酒，日饮。范汪方。**齿龈肿痛**垂柳枝、槐白皮、桑白皮、白杨皮等分，煎水，热含冷吐。又方：柳枝、槐枝、桑枝煎水熬膏，入姜汁、细辛、芎䓖末，每用擦牙。圣惠方。**风虫牙痛**杨柳白皮卷如指大，含咀，以汁渍齿根，数过即愈。又方：柳枝一握锉，入少盐花，浆水煎，含甚验。又方：柳枝锉一升，大豆一升，合炒，豆熟，瓷器盛之，清酒三升，渍三日。频含漱涎，三日愈。古今录验。**耳痛有脓**柳根细切，熟捣封之〔一〕，燥即易之。斗门方。**漏疮肿痛**柳根红须，煎水日洗。摘玄方：用杨柳条罐内烧烟熏之，出水即效。**乳痈妒乳**初起坚紫，众疗不瘥。柳根皮熟捣火温，帛裹〔二〕熨之。冷更易，一宿消。肘后方。**反花恶疮**肉出如饭粒，根深脓溃。柳枝叶三斤，水五升，煎汁二升，熬如饧。日三涂之。圣惠方。**天灶丹毒**赤从背起。柳木灰，水调涂之。外台秘要。**汤火灼疮**柳皮烧灰涂之。亦可以根白皮煎猪脂，频傅之。肘后方。**痔疮如瓜**肿痛如火。柳〔三〕枝煎浓汤洗之，艾灸三五壮。王及郎中病此，驿吏用此方灸之，觉热〔四〕气入肠，大下血秽至痛，一顷遂消，驰马而去。本事方〔五〕。

柳胶〔主治〕恶疮。及结砂子。时珍

柳寄生见后寓木类。

柳耳见菜部木耳。

〔一〕之：大观、政和本草卷十四柳华条附方此下有「以帛掩」。
〔二〕帛裹：肘后卷五第三十六作「帛囊贮」三字。大观、政和本草卷十四柳华条附方无此文。
〔三〕柳：大观、政和本草卷十二槐实条及本事方卷七俱作「槐」。
〔四〕热：原作「熟」，今据大观、政和本草卷十二槐实条及本事方卷七改。
〔五〕本事方：按方及王事见本事方卷七，本出自唐。刘禹锡传信方，本书已采入本卷槐条枝项发明中。濒湖改「槐」为「柳」，重出于此。

柳蠹见虫部。

柽柳音侦。　宋开宝

【释名】赤柽日华**赤杨**古今注**河柳**尔雅**雨师**诗疏**垂丝柳**纲目**人柳**纲目**三眠柳**衍义**观音柳**〔时珍曰〕按罗愿尔雅翼云：天之将雨，柽先知之，起气以应，又负霜雪不凋，乃木之圣者也。故字从圣，又名雨师。或曰：得雨则垂垂如丝，当作雨丝。又三辅故事云：汉武帝苑中有柳，状如人，号曰人柳，一日三起三眠。则柽柳之圣，又不独知雨、负雪而已。今俗称长寿仙人柳。亦曰观音柳，谓观音用此洒水也。〔宗奭曰〕今人谓之三春柳，以其一年三秀故名。

【集解】〔志曰〕赤柽木生河西沙地。皮赤色，细叶。〔禹锡曰〕尔雅：柽，河柳也。郭璞注云：今河旁赤茎小杨也。陆玑诗疏云：生水旁，皮赤如绛，枝叶如松。〔时珍曰〕柽柳小干弱枝，插之易生。赤皮，细叶如丝，婀娜可爱。一年三次作花，花穗长三四寸，水红色如蓼花色。南齐时，益州献蜀柳，条长，状若丝缕者，即此柳也。段成式酉阳杂俎言：凉州有赤白柽，大者为炭，其灰汁可以煮铜为银〔一〕。故沈炯赋云：柽似柏而香。王祯农书云：山柳赤而脆，河柳白而明。则柽又有白色者也。〔宗奭〕汴京甚多。河西戎〔二〕人取滑枝为鞭。

木　**〔气味〕甘、咸，温，无毒。〔主治〕剥驴马血入肉毒，取木片火炙熨之，并煮汁浸之。**开宝　**枝叶：消痞，解酒毒，利小便。**时珍　**〔附方〕**新三。**腹中痞积**观音柳煎汤，露一夜，五更空心饮数次，痞自消。卫生易简方。**一切诸风**不问远近。柽叶半斤（切，枝亦可），荆芥半斤，水五升，煮二升，澄清，入白蜜五合，竹沥五合，新瓶盛之，油纸封，入重汤煮一伏时。每服一小盏，日三服。普济方。**酒多致病**长寿仙人柳，晒干为末。每服一钱，温酒调下。卫生易简方。

柽乳即脂汁。**〔主治〕合质汗药，治金疮。**开宝

〔一〕为银：原脱，今据酉阳杂俎前集卷十八赤白柽条补。

〔二〕戎：原作「或」，今据本草衍义卷十五及政和本草卷十四赤柽木条改。

水杨唐本草

【释名】青杨纲目 蒲柳尔雅 蒲杨古今注 蒲栘音移。栘柳古今注 萑苻音丸蒲。〔时珍曰〕杨枝硬而扬起，故谓之杨。多宜水涘蒲萑之地，故有水杨、蒲柳、萑苻之名。

【集解】〔恭曰〕水杨叶圆阔而尖〔一〕，枝条短硬，与柳全别。柳叶狭长，枝条长软。〔颂曰〕尔雅：杨，蒲柳也。其枝劲韧，可为箭笴。左传所谓董泽之蒲，又谓之萑苻。今河北沙地多生之。杨柳之类亦多。崔豹古今注云：白杨叶圆，青杨叶长，柳叶长而细，栘杨叶圆而弱。水杨即蒲柳，亦曰蒲杨，叶似青杨，茎可作矢。赤杨霜降则叶赤，材理亦赤。然今人鲜能分别。〔机曰〕苏恭说水杨叶圆阔，崔豹说蒲杨似青杨，青杨叶长似不相类。〔时珍曰〕按陆玑诗疏云：蒲柳有二种：一种皮正青，一种皮正白。可为矢，北土尤多，花与柳同。

枝叶　〔气味〕苦，平，无毒。〔主治〕久痢赤白，捣汁一升服，日二，大效。唐本　主痈肿痘毒。时珍　〔发明〕〔时珍曰〕水杨根治痈肿，故近人用枝叶治痘疮。魏直博爱心鉴云：痘疮数日陷顶，浆滞不行，或风寒所阻者。宜用水杨枝叶（无叶用枝）五斤，流水一大釜，煎汤温浴之。如冷添汤，良久照见累起有晕丝者，浆行也。如不满，再浴之。力弱者，只洗头、面、手、足。如屡浴不起者，气血败矣，不可再浴。始出及痒塌者，皆不可浴。痘不行浆，乃气涩血滞，腠理固密，或风寒外阻而然。浴令暖气透达，和畅郁蒸，气血通彻，每随暖气而发，行浆贯满，功非浅也。若内服助气血药，借此升之，其效更速，风寒亦不得而阻之矣。直见一妪在村中用此有验，叩得其方，行之百发百中，慎勿易之，诚有燮理之妙也。盖黄钟一动而蛰虫启户，东风一吹而坚冰解释〔二〕，同一春也。群书皆无此法，故详著之。

木白皮及根　〔气味〕同华。〔主治〕金疮痛楚，乳痈诸肿，痘疮。时珍　〔发明〕〔时珍曰〕按李仲南永类钤方云：有人治乳痈，持药一根，生擂贴疮，其热如火，再贴遂平。求其方，乃水杨柳根也。葛洪

〔一〕尖：唐本草卷十四柳华条及大观、政和本草卷十四柳华条、水杨叶条俱作「赤」。

〔二〕释：原作「腹」，今据博爱心鉴卷上水杨汤改。

肘后方，治乳痈用柳根。则杨与柳性气不远，可通用也。〔附方〕新一。**金疮苦痛**杨木白皮熬燥碾末，水服方寸匕，仍傅之，日三次。千金方。

白杨 唐本草

【释名】独摇〔宗奭曰〕木〔一〕身似杨微白，故曰白杨，非如粉之白也。〔时珍曰〕郑樵通志言，白杨一名高飞，与移杨同名。今俗通呼移杨为白杨，且白杨亦因风独摇，故得同名也。

【集解】〔恭曰〕白杨取叶圆大，蒂小，无风自动者。〔藏器曰〕白杨北土极多，人种墟墓间，树大皮白。其无风自动者，乃移杨，非白杨也。〔颂曰〕今处处有之，北土尤多。株甚高大，叶圆如梨叶，皮白色，木似杨，采无时。崔豹古今注云「白杨叶圆，青杨叶长」是也。〔宗奭曰〕陕西甚多，永、耀间居人修盖，多此木也。其根易生，斫木〔二〕时碎札入土即生根，故易繁植，土地所宜尔。风才至，叶如大雨声。谓无风自动，则无此事。但风微时，其叶孤绝处，则往往独摇，以其蒂细〔三〕长，叶重大，势使然也。〔时珍曰〕白杨木高大。叶圆似梨而肥大有尖，面青而光，背甚白色，有锯齿。木肌细白，性坚直，用为梁栱，终不挠曲。与移杨乃一类二种也，治病之功，大抵仿佛。嫩叶亦可救荒，老叶可作酒麴料。

木皮〔修治〕〔敩曰〕凡使，铜刀刮去粗皮蒸之，从巳至未。以布袋盛，挂屋东角，待干用。

〔气味〕苦，寒，无毒。〔大明曰〕酸，冷。

〔主治〕毒风脚气肿，四肢缓弱不随，毒气游易在皮肤中，痰癖等，酒渍服之。唐本 **去风痹宿血，折伤，血沥在骨肉间，痛不可忍，及皮肤风瘙肿，杂五木为汤，浸损处。**藏器 **治扑损瘀血，并煎酒服。煎膏，可续筋骨。**大明 **煎汤日饮，止孕痢。煎醋含漱，止牙痛。煎浆水入盐含漱，治口疮。煎水酿酒，消瘿气。**时珍

〔附方〕旧一，新一。**妊娠下痢**白杨皮一斤，水一斗，煮取二升，分三服。千金方。

〔一〕木：原作「本」，今据本草衍义卷十五及政和本草卷十四白杨条改。
〔二〕易生斫木：原作一「不」字，据改同上。
〔三〕细：原脱，今据本草衍义卷十五及政和本草卷十四白杨条补。

项下瘿气秫米三斗炊熟，取圆叶白杨皮十两，勿令见风，切，水五升，煮取二升，渍麴末五两，如常酿酒。每旦一盏，日再服。　崔氏方。

枝　〔主治〕**消腹痛，治吻疮。**时珍　〔附方〕旧二，新一。**口吻烂疮**白杨嫩枝，铁上烧灰，和脂傅之。　外台秘要。**腹满癖坚**如石，积年不损者。必效方：用白杨木东南〔一〕枝去粗皮，辟风细锉五升，熬黄，以酒五升淋讫，用绢袋盛滓，还纳酒中，密封再宿。每服一合，日三服。　外台秘要。**面色不白**白杨皮十八两，桃花一两，白瓜子仁三两，为末。每服方寸匕，日三服。五十日，面及手足皆白。　圣济总录。

叶　〔主治〕**龋齿，煎水含漱。又治骨疽久发，骨从中出，频捣傅之。**时珍

扶栘音夫栘。　拾遗

【释名】栘杨古今注**唐棣**尔雅**高飞**崔豹**独摇**〔时珍曰〕栘乃白杨同类，故得杨名。按尔雅：唐棣，栘也。崔豹曰：栘杨，江东呼为夫栘〔二〕。圆叶弱蒂，微风则大摇，故名高飞，又曰独摇。陆玑以唐棣为郁李者，误矣。郁李乃常棣，非唐棣也。

【集解】〔藏器曰〕扶栘木生江南山谷。树大十数围，无风叶动，花反而后合，诗云「棠棣之华，偏其反而」是也。〔时珍曰〕栘杨与白杨是同类二种，今南人通呼为白杨，故俚人有「白杨叶，有风掣，无风掣」之语。其入药之功大抵相近。

木皮【气味】苦，平，有小毒。

【主治】去风血脚气疼痹，踠损瘀血，痛不可忍，取白皮火炙，酒浸服之。和五木皮煮汤，捋脚气，杀瘃虫风瘙。烧作灰，置酒中，令味正，经时不败。藏器

【发明】〔时珍曰〕白杨、栘杨皮，并杂五木皮煮汤，浸捋损痹诸痛肿。所谓五木者，桑、槐、桃、楮、柳也。并

〔一〕南：原脱，今据外台卷十二及大观、政和本草卷十四白杨条补。
〔二〕江东呼为夫栘：「栘」原作「移」。按今本崔豹古今注及御览九五七杨柳下引文俱无此六字，今据尔雅释木「唐棣，栘」条郭注改。

去风和血。

【附方】新一。

妇人白崩 扶杨皮半斤，牡丹皮四两，升麻、牡蛎（煅）各一两。每用一两，酒二钟，煎一钟，食前服。 集简方。

松杨 拾遗

〔校正〕并入唐本草椋子木。

【释名】椋子木 音凉 〔时珍曰〕其材如松，其身如杨，故名松杨。尔雅云：椋即来也。其阴可荫凉，故曰椋木。〔藏器曰〕江西人呼为凉木。松杨县以此得名。

【集解】〔藏器曰〕松杨生江南林落间。大树，叶如梨。〔志曰〕椋子木，叶似柿，两叶相当。子细圆如牛李，生青熟黑。其木坚重，煮汁色赤。郭璞云：椋材中车辋。八月、九月采木，日干用。

木 〔气味〕甘、咸，平，无毒。〔主治〕折伤，破恶血，养好血，安胎止痛生肉。唐本

木皮 〔气味〕苦，平，无毒。〔主治〕水痢不问冷热，浓煎令黑，服一升。藏器

榆 俞、由二音。 本经上品

【释名】零榆 本经 白者名枌 〔时珍曰〕按王安石字说云：榆渖俞柔，故谓之榆。其枌则有分之道，故谓之枌。其荚飘零，故曰零榆。

【集解】〔别录曰〕榆皮生颍川山谷。二月采皮，取白暴干。八月采实。并勿令中湿，湿则伤人。〔弘景曰〕此即今之榆树，取皮刮去上赤皮，亦可临时用之，性至滑利。初生荚仁，以作糜羹，令人多睡，嵇康所谓「榆令人瞑」也。〔恭曰〕榆三月实熟，寻即落矣。今云八月采实，恐误也。〔藏器曰〕江东无大榆。有刺榆，秋实。故经云「八月采」者，误也。刺榆，皮不滑利。〔颂曰〕榆处处有之。三月生荚，古人采仁以为糜羹，今无复食者，惟用陈老实作酱耳。按尔雅疏云：榆

类有数十种，叶皆相似，但皮及木理有异耳。刺榆有针刺如柘，其叶如榆，瀹为蔬羹，滑于白榆，即尔雅所谓「枢，荎」，诗经所谓「山有枢」是也。白榆先生叶，却着荚，皮白色，二月剥皮，刮去粗皵，中极滑白，即尔雅所谓「榆，白枌」是也。荒岁农人取皮为粉，食之当粮，不损人。四月采实。〔宗奭曰〕榆皮，初春先生荚者是也。嫩时收贮为羹茹。嘉祐中，丰沛人缺食多用之。〔时珍曰〕邢昺尔雅疏云：榆有数十种，今人不能尽别，惟知荚榆、白榆、刺榆、榔榆数者而已。荚榆、白榆皆大榆也。有赤、白二种。白者名枌，其木甚高大。未生叶时，枝条间先生榆荚，形状似钱而小，色白成串，俗呼榆钱。后方生叶，似山茱萸叶而长，尖艄润泽。嫩叶炸，浸淘过可食。故内则云：堇、荁、枌、榆、免〔一〕、薧，滫瀡以滑之。三月采榆钱可作羹，亦可收至冬酿酒。瀹过晒干可为酱，即榆仁酱也。崔寔月令谓之醔䤈（音牟偷）者，是也。山榆之荚名芜荑，与此相近，但味稍苦耳。诸榆性皆扇地，故其下五谷不植。古人春取榆火。今人采其白皮为榆面，水调和香剂，粘滑胜于胶漆。〔承曰〕榆皮湿捣如糊，用粘瓦石极有力。汴洛人以石为碓嘴，用此胶之。

白皮 〔气味〕**甘，平，滑利，无毒。**〔主治〕**大小便不通，利水道，除邪气。久服，断谷**〔二〕**轻身不饥。其实尤良。**本经 **疗肠胃邪热气，消肿，治小儿头疮痂疕。**别录 **通经脉。捣涎，傅癣疮。**大明 **滑胎，利五淋，治齁喘，疗不眠。**甄权 **生皮捣，和三年醋滓，封暴患赤肿，女人妒乳肿，日六七易，效。**孟诜 **利窍，渗湿热，行津液，消痈肿。**时珍

〔发明〕〔诜曰〕高昌人多捣白皮为末，和菜菹食甚美，令人能食。仙家长服，服丹石人亦服之，取利关节故也。〔时珍曰〕榆皮、榆叶，性皆滑利下降，手足太阳、手阳明经药也。故人小便不通，五淋肿满，喘嗽不眠，经脉胎产诸证宜之。本草十剂云：滑可去着，冬葵子、榆白皮之属。盖亦取其利窍渗湿热，消留着有形之物尔。气盛而壅者宜之。若胃寒而虚者，久服渗利，恐泄真气。本经所谓「久服轻身不饥」，苏颂所谓「榆粉多食不损人」者，恐非确论也。

〔附方〕旧九，新九。**断谷不饥** 榆皮、檀皮为末，日服数合。救荒本草。**齁喘不止** 榆白皮阴干焙为末。每日旦

〔一〕免：原作「兎」，乃沿别本礼记之误。今据宋刊纂图互注本礼记改。郑注：「免，新生者。」按「免」为「鱻」之借字。周礼·天官·庖人：「凡其死生鱻薨（薧之借字，干也）之物，以共王之膳。」郑司农云：「鲜（鱼名，出貉国。经典多借鲜为鱻）谓生肉。」可见「免」、「鲜」俱是「鱻」之借字，而今唯「鲜」字通行。

〔二〕断谷：唐本草卷十二、千金翼卷三及大观、政和本草卷十二榆皮条引本经俱无，乃濒湖取隐居注加入。

夜用水五合，末二钱，煎如胶，服。　药性论〔一〕。**久嗽欲死**许明〔二〕有效方：用厚榆皮削如指大，去黑，刻令如锯〔三〕，长尺余，纳喉中频出入，当吐脓血而愈。　古今录验。**虚劳白浊**榆白皮二升，水二斗，煮取五升，分五服。　千金方。**小便气淋**榆枝、石燕子煎水，日服。　普济方。**五淋涩痛**榆白皮阴干焙研。每以二钱，水五合，煎如胶，日二服。　普济方。**渴而尿多**非淋也。用榆皮二斤〔四〕，去黑皮，以水一斗，煮取五升，一服三合，日三服。　外台秘要。**身体暴肿**榆皮捣末，同米作粥食之。小便利即消〔五〕。　备急方。**临月易产**榆皮焙为末。临月，日三服方寸匕，令产极易。　陈承本草别说。**堕胎下血**不止。榆白皮、当归（焙）各半两，入生姜，水煎服之。　普济方。**胎死腹中**或母病欲下胎。榆白皮煮汁，服二升。　子母秘录。**身首生疮**榆白皮末，油〔六〕和涂之〔七〕，虫当出。　杨氏产乳〔八〕。**火灼烂疮**榆白皮嚼涂之。　千金髓。**五色丹毒**俗名游〔九〕肿，犯者多死，不可轻视。以榆白皮末，鸡子白和，涂之。　千金。**小儿虫疮**榆皮末和猪脂涂绵上，覆之。虫出立瘥。　千金方。**痈疽发背**榆根白皮切，清水洗，捣极烂，和香油傅之，留头出气。燥则以苦茶频润，不粘更换新者。将愈，以桑叶嚼烂，随大小贴之，口合乃止。神效。　救急方。**小儿瘰疬**榆白皮生捣如泥，封之。频易。　必效方。**小儿秃疮**醋和榆白皮末涂之，虫当出。　子母秘录〔十〕。

〔一〕药性论：原作「食疗本草」，今据大观、政和本草卷十二榆皮条改。

〔二〕明：此下原有「则」字，今据外台卷九删。

〔三〕去黑刻令如锯：原脱，今据外台卷九补。

〔四〕斤：原作「片」，大观、政和本草附方同。今据外台卷十一改。

〔五〕利即消：原作一「良」字，大观、政和本草附方作一「利」字，今据外台卷二十补正。

〔六〕油：大观、政和本草卷十二榆皮条附方俱作「好苦酒」。

〔七〕之：大观、政和本草卷十二榆皮条附方，此下俱有「又以绵裹覆上」。

〔八〕杨氏产乳：原作「子母秘录」，今据大观、政和本草卷十二榆皮条附方改。

〔九〕游：千金卷二十二、千金翼卷二十四及大观、政和本草卷十二榆皮条附方俱作「油」。千金又作「赤流」。

〔十〕子母秘录：原作「产乳方」，今据大观、政和本草卷十二榆皮条附方改。

叶〔气味〕同上。〔主治〕嫩叶作羹及炸食，消水肿，利小便，下石淋，压丹石。藏器〔时珍曰〕暴干为末，淡盐水拌，或炙或晒干，拌菜食之，亦辛滑下水气。煎汁，洗酒齄鼻。同酸枣仁等分蜜丸，日服，治胆热虚劳不眠。时珍

花〔主治〕小儿痫，小便不利，伤热。别录

荚仁〔气味〕微辛，平，无毒。〔主治〕作糜羹食，令人多睡。弘景 主妇人带下，和牛肉作羹食。藏器 子酱：似芜荑，能助肺，杀诸虫，下气，令人能食，消心腹间恶气，卒心痛，涂诸疮癣，以陈者良。孟诜

榆耳见木耳。

朗〔一〕榆 拾遗

【集解】〔藏器曰〕朗榆生山中。状如榆，其皮有滑汁，秋生荚，如大〔二〕榆。〔时珍曰〕大榆二月生荚，朗榆八月生荚，可分别。

皮【气味】甘，寒，无毒。

【主治】下热淋，利水道，令人睡。藏器 治小儿解颅。时珍

芜荑 本经〔三〕中品

〔一〕朗：原作「榔」，今据大观、政和本草卷十二朗榆皮条改。下同。
〔二〕大：大观、政和本草卷十二朗榆皮条俱作「北」。下云：「陶公只见（疑脱朗字）榆作注，为南土无榆也。」
〔三〕本经：原作「别录」。按大观、政和本草卷十三芜荑条俱作白字，认为本经文。因据改，与本书本卷分目一致。

【释名】莁荑尔雅 **无姑**本经 **蔱蘠**音殿唐。 **木名梗**音偏。〔时珍曰〕按说文云：梗〔一〕，山枌榆也。有刺，实〔二〕为芜荑。尔雅云：无姑，其实荑〔三〕。又云：莁〔四〕荑，蔱蘠。则此物乃莁树之荑，故名也。〔恭曰〕蔱蘠乃蔱蘠二字之误。

【集解】〔别录曰〕芜荑生晋山川谷。三月采实，阴干。〔弘景曰〕今惟出高丽，状如榆荚，气臭如犼，彼人皆以作酱食之。性杀虫，置物中亦辟蛀，但患其臭。〔恭曰〕今延州、同州者甚好。〔志曰〕河东、河西处处有之。〔颂曰〕近道亦有之，以太原者良。大抵榆类而差小，其实亦早成，比榆乃大，气臭。郭璞尔雅注云：无姑，姑榆也。生山中，叶〔五〕圆而厚，剥取皮合渍之，其味辛香，所谓芜荑也。采实阴干用。今人又多取作屑，以芼五味，惟陈者良。人收藏之多以盐渍，则失气味，但宜食品，不堪入药。〔珣曰〕按广州记云：生大秦国，是波斯芜荑也。〔藏器曰〕芜荑气膻者良，乃山榆仁也。〔时珍曰〕芜荑有大小两种：小者即榆荚也，揉取仁，酝为酱，味尤辛。人多以外物相和，不可不择去之。入药皆用大芜荑，别有种。

【气味】辛，平，无毒。〔权曰〕苦，平。〔珣曰〕辛，温。〔诜曰〕作酱甚香美，功尤胜于榆仁。可少食之，过多发热，为辛故也。秋月食之，尤宜人。

【主治】五内邪气，散皮肤骨节中淫淫温行毒，去三虫，化食。本经 **逐寸白，散肠中嗢嗢喘息。**别录 **主积冷气，心腹癥痛，除肌肤节中风淫淫如虫行。**甄权〔六〕 **五脏皮肤肢节邪气。长食，治五痔，杀中恶虫毒，诸病不生。**孟诜 **治肠风痔瘘，恶疮疥癣。**

〔一〕**梗**：按说文卷六上木部作「梗」。

〔二〕**实**：说文卷六上木部作「荚可」二字。

〔三〕**荑**：尔雅释木作「夷」。

〔四〕**莁**：原作「芜」，今据尔雅释草改，与下文一致。

〔五〕**叶**：尔雅释木注及大观、政和本草引文同，疑误。急就篇注引作「荚」字，是。

〔六〕**甄权**：原作「蜀本」，今据大观、政和本草卷十三芜荑条改。

大明**杀虫止痛，治妇人子宫风虚，孩子疳泻冷痢。得诃子、豆蔻良。**李珣**和猪胆**〔一〕**捣，涂热疮。和蜜，治湿癣。和沙牛酪或马酪，治一切疮。**孟诜〔二〕

【附方】旧三，新七。**脾胃有虫**食即作痛，面黄无色。以石州芜荑仁二两，和面炒黄色为末。非时米饮服二钱匕。千金方。**制杀诸虫**生芜荑、生槟榔各四两，为末，蒸饼丸梧子大。每服二十丸，白汤下。本事方。**疳热有虫**瘦悴，久服充肥。用榆仁一两，黄连一两，为末，猪胆汁七枚和，入碗内，饭上蒸之，一日蒸一次，九蒸乃入麝香半钱，汤浸蒸饼和，丸绿豆大。每服五七丸至一二十丸，米饮下。钱氏小儿直诀。**小儿虫痫**胃寒虫上诸证，危恶与痫相似。用白芜荑、干漆（烧存性）等分，为末。米饮调服一字至一钱。杜壬方。**结阴下血**芜荑一两捣烂，纸压去油，为末，以雄猪胆汁丸梧子大。每服九丸，甘草汤下，日五服。三日断根。普济方。**脾胃气泄**久患不止。芜荑五两捣末，饭丸梧子大。每日空心、午饭前，陈米饮下三十丸〔三〕。久服，去三尸，益神驻颜。此方得之章镣，曾用得力。王绍颜续传信方。**膀胱气急**宜下气。用芜荑捣和食盐末等分，以绵裹如枣大，纳下部，或下恶汁，并下气佳。外台秘要。**婴孩惊喑**风后失音不能言。肥儿丸：用芜荑(炒)、神麴(炒)、麦蘖(炒)、黄连(炒)各一钱，为末，猪胆汁打糊丸黍米大。每服十丸，木通汤下。黄连能去心窍恶血。全幼心鉴。**虫牙作痛**以芜荑仁安蛀孔中及缝中，甚效。危氏得效方。**腹中鳖瘕**平时嗜酒，血入于酒则为酒鳖；平时多气，血凝于气则为气鳖；虚劳痼冷，败血杂痰，则为血鳖。摇头掉尾，如虫之行，上侵人咽，下蚀人肛，或附胁背，或隐胸腹，大则如鳖，小或如钱。治法惟用芜荑（炒）煎服之，兼用暖胃益血理中之类，乃可杀之。若徒事雷丸、锡灰之类，无益也。仁斋直指方。

苏方木 唐本草

〔一〕胆：大观、政和本草卷十三芜荑条俱作「脂」。
〔二〕孟诜：原作「张鼎」，今据大观、政和本草卷十三芜荑条改。
〔三〕丸：大观、政和本草卷十三芜荑条此下俱有「增至四十丸」。

【释名】苏木〔时珍曰〕海岛有苏方国，其地产此木，故名。今人省呼为苏木尔。

【集解】〔恭曰〕苏方木自南海、昆仑来，而交州、爱州亦有之。树似庵罗，叶若榆叶而无涩，抽条长丈许，花黄，子生〔一〕青熟黑。其木，人用染绛色。〔珣曰〕按徐表南州记云：生海畔。叶似绛，木若女贞。〔时珍曰〕按嵇含南方草木状云：苏方树类槐，黄花黑子，出九真。煎汁忌铁器，则色黯。其木蠹之粪名曰紫纳，亦可用。暹罗国人贱用如薪。

【修治】〔敩曰〕凡使去上粗皮并节。若得中心文横如紫角者，号曰木中尊，其力倍常百等。须细锉重捣，拌细梅树枝蒸之，从巳至申，阴干用。

【气味】甘、咸，平，无毒。〔杲曰〕甘、咸，凉。可升可降，阳中阴也。〔好古曰〕味甘而微酸、辛，其性平。

【主治】破血。产后血胀闷欲死者，水煮〔二〕五两，取浓汁服。唐本 **妇人血气心腹痛，月候不调及蓐劳，排脓止痛，消痈肿扑损瘀血，女人失音血噤，赤白痢，并后分急痛。**大明 **虚劳血癖气壅滞，产后恶露不安，心腹搅痛，及经络不通，男女中风，口噤不语。并宜细研乳头香末方寸匕，以酒煎苏方木，调服。立吐恶物瘥。**海药 **霍乱呕逆，及人常呕吐，用水煎服。**藏器 **破疮疡死血，产后败血。**李杲

【发明】〔元素曰〕苏木性凉，味微辛。发散表里风气，宜与防风同用。又能破死血，产后血肿胀满欲死者宜之。

〔时珍曰〕苏方木乃三阴经血分药。少用则和血，多用则破血。

【附方】旧一，新五。

产后血运 苏方木三两，水五升，煎取二升，分再〔三〕服。肘后方〔四〕。

产后气喘面

〔一〕生：原脱，今据唐本草及大观、政和本草卷十四苏方木条补。

〔二〕煮：按唐本草及大观本草卷十四苏方木条此下俱有「若酒煮」（意谓「或酒煮」）。政和本草「若」误作「苦」。

〔三〕再：原脱，今据大观、政和本草卷十四苏方木条附方补。

〔四〕肘后方：同上。

黑欲死，乃血入肺也。用苏木二两，水两碗，煮一碗，入人参末一两服。随时加减，神效不可言。胡氏方。**破伤风病**苏方木为散三钱，酒服立效。名独圣散。普济方。**脚气肿痛**苏方木、鹭鸶藤等分，细锉，入定粉少许，水二斗，煎一斗五升，先熏后洗。普济方。**偏坠肿痛**苏方木二两，好酒一壶煮熟，频饮立好。集简方。**金疮接指**凡指断及刀斧伤。用真苏木末敷之，外以蚕茧包缚完固，数日如故。摄生方。

乌木 纲目

【释名】乌樠木樠音漫。**乌文木**〔时珍曰〕木名文木，南人呼文如樠，故也。

【集解】〔时珍曰〕乌木出海南、云南、南番。叶似棕榈。其木漆黑，体重坚致，可为箸及器物。有间道者，嫩木也。南人多以系木〔一〕染色伪之。南方草物〔二〕状云：文木树高七八丈〔三〕，其色正黑，如水牛角，作马鞭，日南有之。古今注云：乌文木出波斯，舶上将来，乌文阑〔四〕然。温、括、婺等州亦出之。皆此物也。

【气味】甘、咸，平，无毒。

【主治】解毒，又主霍乱吐利，取屑研末，温酒服。时珍

〔一〕系木：御览九六一系弥条引毛诗义疏有「系迷」（同条引广志亦作「系迷」，但齐民要术卷十引广志则作「系弥」），云「似檀」。又云「一名契」，契下似脱一字。今本毛诗陆疏卷上爰有树檀条云：「系（一作檕）迷一名挈榼。」尔雅·释木：「魄，榽榼。」郭注：「魄，大木细叶，似檀。齐人谚曰：上山斫檀，榽榼先殚。」本书本卷前「荚蒾」条引诗疏，谓荚蒾一名系迷。郝懿行云：榽、榼、荚、系、挈（契）、檕、迷（蒾）、弥（木），并双声及叠韵假借字也。（尔雅义疏下二）

〔二〕物：今通行本及本书卷一引据经史百家书目俱作「木」，但齐民要术卷十、艺文类聚卷八十二、文选卷二十七美女篇注及法苑珠林卷四十九俱作「物」，御览则「木」「物」两作。余嘉锡云：「其书本兼纪岭南草木物产，故曰草物状。今本分草、木、果、竹四类，而无其他物产，即此已可知其非原书矣。」（四库提要辨证卷八史部六）

〔三〕丈：原作「尺」，检通行本南方草木状无此条，今据御览九六〇文木条引南方草物状改。

〔四〕阑：御览九六一乌文条引崔豹古今注作「烂」。濒湖盖用周书王会篇「夷用阑木」文改写。

桦木 宋开宝

【释名】槶〔藏器曰〕晋·中书令王珉，伤寒身验方中作槶字。〔时珍曰〕画工以皮烧烟熏纸，作古画字，故名槶。俗省作桦字也。

【集解】〔藏器曰〕桦木似山桃，支堪为烛。〔宗奭曰〕皮上有紫黑花匀者，裹鞍、弓、镫。〔时珍曰〕桦木生辽东及临洮、河州、西北诸地。其木色黄，有小斑点红色，能收肥腻。其皮厚而轻虚软柔，皮匠家用衬靴里，及为刀靶之类，谓之暖皮。胡人尤重之。以皮卷蜡，可作烛点。

木皮〔气味〕苦，平，无毒。〔主治〕诸黄疸，浓煮汁饮之良。开宝 **煮汁冷饮，主伤寒时行热毒疮，特良。即今豌豆疮也。**藏器 **烧灰合他药，治肺风毒。**宗奭 **治乳痈。**时珍

〔附方〕旧一，新四。**乳痈初发**肿痛结硬欲破，一服即瘥。以北来真桦皮烧存性研，无灰酒温服方寸匕，即卧，觉即瘥也。沈存中灵苑方。**乳痈腐烂**靴内年久桦皮，烧灰。酒服一钱，日一服。唐瑶经验。**肺风毒疮**遍身疮疥如疠，及瘾疹瘙痒，面上风刺，妇人粉刺，并用桦皮散主之。桦皮（烧灰）四两，枳壳（去穰，烧）四两，荆芥穗二两，炙甘草半两，各为末，杏仁（水煮过，去皮、尖）二两（研泥烂），研匀。每服二钱，食后温酒调下。疮疥甚者，日三服〔一〕。和剂方。**小便热短**桦皮浓煮汁，饮。集简方。**染黑须发**槶〔二〕皮一片，包侧柏一枝，烧烟熏香油碗内成烟，以手抹在须鬓上，即黑也。多能鄙事。

脂〔主治〕烧之，辟鬼邪。藏器

〔一〕疮疥甚者日三服：局方卷八桦皮散作「日进三服。疮疥甚者，每日频服。」

〔二〕槶：原作「柊」。按多能鄙事卷六作「画」。今从张本改，与本条释名一致。

綟木 拾遗

【释名】【集解】〔藏器曰〕生林泽〔一〕山谷。木文侧戾，故曰綟木。

【气味】甘，温，无毒。

【主治】风血羸瘦，补腰脚，益阳道，宜浸酒饮。藏器

椆木 拾遗

【集解】〔藏器曰〕出安南及南海。用作床几，似紫檀而色赤，性坚好。〔时珍曰〕木性坚，紫红色。亦有花纹者，谓之花椆木，可作器皿、扇骨诸物。俗作花梨，误矣。

【气味】辛，温，无毒。

【主治】产后恶露冲心，癥瘕结气，赤白漏下，并锉煎服。李珣　破血块，冷嗽，煮汁热服。为枕令人头痛，性热故也。藏器

棕榈 宋嘉祐

【释名】栟榈〔时珍曰〕皮中毛缕如马之騣𩮀，故名。椶俗作棕。𩮀音闾，鬣也。栟〔二〕音并。

【集解】〔颂曰〕棕榈出岭南、西川，今江南亦有之。木高一二丈，无枝条。叶大而圆，有如车轮，萃于树杪。其下有皮重叠裹之，每皮一匝，为一节。二旬一采，皮转复生上。六七月生黄白花。八九月结实，作房如鱼子，黑色。九月、十月采其皮用。山海经云：石翠之山，其木多棕是也。〔藏器曰〕其皮作绳，入土〔三〕千岁不烂。昔有人开冢得一索，已生

〔一〕泽：大观、政和本草卷十二綟木条俱作「汉」。

〔二〕栟：原作「併」，今据上「栟榈」名改。

〔三〕土：原作「水」，今据大观、政和本草卷十四栟榈木条改。

根。岭南有桄榔、槟榔、椰子、冬叶、虎散、多罗等木，叶〔一〕皆与栟榈相类。〔时珍曰〕棕榈，川、广甚多，今江南亦种之，最难长。初生叶如白及叶，高二三尺则木端数叶大如扇，上耸，四散歧裂，其茎三棱，四时不凋。其干正直无枝，近叶处有皮裹之，每长一层即为一节。干身赤黑，皆筋络，宜为钟杵，亦可旋为器物。其皮有丝毛，错纵如织，剥取缕解，可织衣、帽、褥、椅之属，大为时利。每岁必两三剥之，否则树死，或不长也。三月于木端茎中出数黄苞，苞中有细子成列，乃花之孕也，状如鱼腹孕子，谓之棕鱼，亦曰棕笋。渐长出苞，则成花穗，黄白色。结实累累，大如豆，生黄熟黑，甚坚实。或云：南方此木有两种：一种有皮丝，可作绳；一种小而无丝，惟叶可作帚。郑樵通志以为王彗者，非也。王彗乃落帚之名，即地肤子。别有蒲葵，叶与此相似而柔薄，可为扇、笠，许慎说文〔二〕以为棕榈亦误矣。

笋及子花　**〔气味〕苦，涩，平，无毒。**〔藏器曰〕有小毒，戟人喉，未可轻服。〔珣曰〕温，有大毒，不堪食。〔时珍曰〕棕鱼皆言有毒不可食，而广、蜀人蜜煮、醋浸，以供佛、寄远，苏东坡亦有食棕笋诗，乃制去其毒尔。

〔主治〕涩肠，止泻痢肠风，崩中带下，及养血。藏器　**〔附方〕**新一。**大肠下血**棕笋煮熟，切片晒干为末，蜜汤或酒服一二钱。集简方。

皮　**〔气味〕**同子。　**〔主治〕止鼻衄吐血，破癥，治肠风赤白痢，崩中带下，烧存性用。**大明　**主金疮疥癣，生肌止血。**李珣　**〔发明〕**〔宗奭曰〕棕皮烧黑，治妇人血露及吐血，须佐以他药。〔时珍曰〕棕灰性涩，若失血去多，瘀滞已尽者，用之切当，所谓涩可去脱也。与乱发同用更良。年久败棕入药尤妙。

〔附方〕新六。　**鼻血不止**棕榈灰，随左右吹之。黎居士方。　**血崩不止**棕榈皮烧存性，空心淡酒服三钱。一方加煅白矾等分。妇人良方。　**血淋不止**棕榈皮半烧半炒为末，每服二钱，甚效。卫生家宝方。　**下血不止**棕榈皮半斤，栝楼一个，烧灰。每服二钱，米饮调下。百一选方。　**水谷痢下**棕榈皮烧研，水服方寸匕。近效方。　**小便不通**棕皮毛烧存性，以水、酒服二钱即通利，累试甚验。摄生方。

〔一〕叶：大观、政和本草卷十四栟榈木条俱无。

〔二〕许慎说文：按今本说文无此文，但御览九五九栟榈条引「说文曰：棕一名蒲葵。」玉篇卷十二木部及广韵卷一·一东俱云：「棕榈一曰蒲葵。」

橉木

橉　良刃切。　拾遗

【释名】橝木音潭。

【集解】〔藏器曰〕橉木生江南深山大树。树有数种，取叶厚大白花者入药，自〔一〕余灰入染家用。〔时珍曰〕此木最硬，梓人谓之橉筋木是也。木入染绛用，叶亦可酿酒。

木灰【气味】甘，温，小毒。

【主治】卒心腹〔二〕癥瘕，坚满痃癖。淋汁八升，酿米一斗，待酒熟，每温饮半合，渐增至一二盏，即愈。藏器　出肘后。

柯树

拾遗

【释名】木奴

【集解】〔珣曰〕按广志云：生广南山谷。波斯家用木为船舫者也。

白皮【气味】辛，平，有小毒。

【主治】大腹水病。采皮煮汁去滓，煎令可，丸如梧子大。平旦空心饮下三丸，须臾又一丸，气、水并从小便出也。藏器

乌桕木

唐本草

【释名】鸦臼〔时珍曰〕乌桕，乌〔三〕喜食其子，因以名之。陆龟蒙诗云：行歇每依鸦舅〔四〕影，挑频时见鼠姑心。

〔一〕自：原作「白」，今据大观、政和本草卷十四橉木灰条改。
〔二〕腹：原作「肠」，据改同上。
〔三〕乌：原作「鸟」，今从张本改，与上下文义合。
〔四〕舅：原作「臼」，今据唐甫里先生文集卷八偶掇野蔬寄袭美改。

是矣。鼠姑，牡丹也。或云：其木老则根下黑烂成臼，故得此名。郑樵通志言「乌柏即桕柳」者，非。

【集解】〔恭曰〕生山南平泽。树高数仞，叶似梨、杏。五月开细花，黄白色。子黑色。〔藏器曰〕叶可染皂。子可压油，然灯极明。〔宗奭曰〕叶如小杏叶，但微薄而绿色差淡。子八九月熟，初青后黑，分为三瓣。〔时珍曰〕南方平泽甚多。今江西人种植，采子蒸煮，取脂浇烛货之。子上皮脂，胜于仁也。

根白皮 **〔气味〕苦，微温，有毒。**〔大明曰〕性凉，慢火炙干黄乃用。**〔主治〕暴水，癥结积聚。**唐本 **疗头风，通大小便。**大明 **解蛇毒。**震亨 **〔发明〕**〔时珍曰〕乌柏根性沉而降，阴中之阴，利水通肠，功胜大戟。一野人病肿满气壮，令掘此根捣烂，水煎服一碗，连行数行而病平。气虚人不可用之。此方出太平圣惠方，言其功神圣，但不可多服尔。诚然。**〔附方〕**旧一，新九。**小便不通**乌柏根皮煎汤，饮之。肘后方。**大便不通**乌柏木根方长一寸，劈破，水煎半盏，服之立通。不用多吃。其功神圣，兼能取水。斗门方。**二便关格**二三日则杀人。乌柏东南根白皮，干为末，热水服二钱。先以芒消二两，煎汤服，取吐甚效。肘后方。**水气虚肿**小便涩。乌柏皮二两〔一〕，槟榔、木通各〔二〕一两，为末。每服二钱，米饮下。圣惠方。**脚气湿疮**极痒有虫。乌柏根为末傅之，少时有涎出良。摘玄方。**尸注中恶**心腹痛刺，沉默错乱。用乌柏根皮煎浓汁一合，调朱砂末一钱，服之。肘后方无朱砂。永类方。**暗疔昏狂**疮头凸红。柏树根经行路者，取二尺许，去皮捣烂，井华水调一盏服。待泻过，以三角银杏仁浸油，捣罨患处。圣济总录。**婴儿胎毒**满头。用水边乌柏树根晒研，入雄黄末少许，生油调搽。经验良方。**鼠莽砒毒**乌柏根半两，擂水服之。医方大成。**盐齁痰喘**柏树皮去粗捣汁，和飞面作饼烙熟。早辰与儿吃三四个，待吐下盐涎乃佳。如不行，热茶催之。摘玄方。

叶 **〔气味〕**同根。**〔主治〕食牛马六畜肉，生疔肿欲死者。捣自然汁一二碗，**

〔一〕二两：原脱，今据圣惠方卷五十四补。
〔二〕各：同上。

顿服得大利，去毒即愈。未利再服。冬用根。时珍

柏油〔气味〕甘，凉，无毒。〔主治〕涂头，变白为黑。服一合，令人下利，去阴下水气。炒子作汤亦可。藏器　涂一切肿毒疮疥。时珍〔附方〕新二。脓泡疥疮柏油二两，水银二钱，樟脑五钱，同研，频入唾津，不见星乃止。以温汤洗净疮，以药填入。唐瑶经验方。小儿虫疮用旧绢作衣，化柏油涂之，与儿穿着。次日虫皆出油上，取下爁之有声是也。别以油衣与穿，以虫尽为〔一〕度。濒湖集简方。

巴豆本经下品

【释名】**巴菽**本经　**刚子**炮炙　**老阳子**〔时珍曰〕此物出巴蜀，而形如菽豆，故以名之。宋本草一名巴椒，乃菽字传讹也。雷敩炮炙论又分紧小色黄者为巴，有三棱色黑者为豆，小而两头尖者为刚子。云巴与豆可用，刚子不可用〔杀人〕。其说殊乖。盖紧小者是雌，有棱及两头尖者是雄。雄者峻利，雌者稍缓也。用之得宜，皆有功力；用之失宜，参、术亦能为害，况巴豆乎？

【集解】〔别录曰〕巴豆生巴郡川谷。八月采，阴干用之，去心、皮。〔颂曰〕今嘉州、眉州、戎州皆有之。木高一二丈。叶如樱桃而厚大，初生青色，后渐黄赤，至十二月叶渐凋〔二〕，二月复渐生，四月旧叶落尽，新叶齐生，即花发成穗，微黄色。五六月结实作房，生青，至八月熟而黄，类白豆蔻，渐渐自落，乃收之。一房有三〔三〕瓣，一瓣一子，共〔四〕三子。子仍有壳，用之去壳。戎州出者，壳上有纵文，隐起如线，一道至两三道。彼土人呼为金线巴豆，最为上等，他处亦稀有。〔时珍曰〕巴豆房似大风子壳而脆薄，子及仁皆似海松子。所云似白豆蔻者，殊不类。

【修治】〔弘景曰〕巴豆最能泻人，新者佳，用之去心、皮，熬令黄黑，捣如膏，乃和丸散。〔敩曰〕凡用巴与〔五〕豆

〔一〕为：此下原衍「为」字，今从张本删。

〔二〕凋：原作「稠」，今据大观、政和本草卷十四巴豆条改。

〔三〕三：原作「二」，据改同上。

〔四〕共：原作「或」，据改同上。

〔五〕与：大观、政和本草卷十四巴豆条俱无，濒湖据雷公上文加。

敲碎，以麻油并酒等煮干研膏用。每一两，用油、酒各七合。〔大明曰〕凡入丸散，炒用不如去心、膜，换水煮五度（各一沸）也。〔时珍曰〕巴豆有用仁者，用壳者，用油者，有生用者，麸炒者，醋煮者，烧存性者，有研烂以纸包压去油者（谓之巴豆霜）。

【气味】辛，温，有毒。〔别录曰〕生温熟寒，有大毒。〔普曰〕神农、岐伯、桐君：辛，有毒。黄帝：甘，有毒。李当之：热[一]。〔元素曰〕性热味苦，气薄味厚，体重而沉降，阴也。〔杲曰〕性热味辛，有大毒，浮也，阳中阳也。〔时珍曰〕巴豆气热味辛，生猛熟缓，能吐能下，能止能行，是可升可降药也。别录言其熟则性寒，张氏言其降，李氏言其浮，皆泥于一偏矣。盖此物不去膜则伤胃，不去心则作呕，以沉香水浸则能升能降，与大黄同用泻人反缓，为其性相畏也。王充论衡云：万物含太阳火气而生者，皆有毒。故巴豆辛热有毒。〔之才曰〕芫花为之使。畏大黄、黄连、芦笋、菰笋、藜芦、酱、豉、冷水，得火良，恶蘘草，与牵牛相反。中其毒者，用冷水、黄连汁、大豆汁解之。

【主治】伤寒温疟寒热，破癥瘕结聚坚积，留饮痰癖，大腹水胀[二]，荡练[三]五脏六腑，开通闭塞，利水谷道，去恶肉，除鬼毒蛊疰邪物，杀虫鱼。本经　疗女子月闭烂胎，金疮脓血，不利丈夫阴[四]，杀斑蝥蛇虺毒。可炼饵之，益血脉，令人色好，变化与鬼神通。别录　治十种水肿，痿痹，落胎。药性　通宣一切病，泄壅滞，除风补劳，健脾开胃，消痰破血，排脓[五]消肿毒，杀腹脏虫，治恶疮瘜肉，及疥癞疔肿。日华　导气消积，去脏腑停寒，治生冷硬物所伤。元素　治泻痢惊痫，心腹痛疝气，风㖞耳聋，喉痹牙痛，通利关窍。时珍

〔一〕热：御览九九三巴豆条吴氏本草引李氏作「主温热寒」，疑是「生温熟寒」之误。

〔二〕水胀：原脱，今据唐本草卷十四、千金翼卷三及大观、政和本草卷十四巴豆条补。

〔三〕练：唐本草及大观、政和本草俱同。惟千金翼作「涤」，义同。

〔四〕阴：原脱，今据唐本草卷十四、千金翼卷三及大观、政和本草卷十四巴豆条补。汤液本草卷下巴豆条「阴」下有「癞」字，未知何据？

〔五〕脓：原作「浓」，今据大观、政和本草卷十四巴豆条改。

【发明】〔元素曰〕巴豆乃斩关夺门之将，不可轻用。〔震亨曰〕巴豆去胃中寒积。无寒积者勿用。〔元素曰〕世以巴豆热药治酒病膈气，以其辛热能开肠胃郁结也。但郁结虽开，而亡血液，损其真阴。〔从正曰〕伤寒风湿〔一〕，小儿疮痘，妇人产后，用之下膈，不死亦危。奈何庸人畏大黄而不畏巴豆，以其性热而剂小耳。岂知以蜡匮之，犹能下后使人津液枯竭，胸热口燥，耗却天真，留毒不去，他病转生。故下药宜〔二〕以为禁。〔藏器曰〕巴豆主癥癖痃气，痞满积聚，冷气血块，宿食不消，痰饮吐水。取青黑大者，每日空腹服一枚，去壳勿令白膜破，乃作两片（并四边不得有损缺）吞之，以饮压令下。少顷腹内热如火，利出恶物。虽利而不虚，若久服亦不利〔三〕。白膜破者不用。〔好古曰〕若急治为水谷道路之剂，去皮、心、膜、油，生用。若缓治为消坚磨积之剂，炒去烟令紫黑用，可以通肠，可以止泻，世所不知也。张仲景治百病客忤备急丸用之。〔时珍曰〕巴豆峻用则有戡乱劫病之功，微用亦有抚缓调中之妙。譬之萧、曹、绛、灌，乃勇猛武夫，而用之为相，亦能辅治太平。王海藏言其可以通肠，可以止泻，此发千古之秘也。一老妇年六十余，病溏泄已五年，肉食、油物、生冷犯之即作痛。服调脾、升提、止涩诸药，入腹则泄反甚。延余诊之，脉沉而滑，此乃脾胃久伤，冷积凝滞所致。王太仆所谓大寒凝内，久利溏泄，愈而复发，绵历岁年者。法当以热下之，则寒去利止。遂用蜡匮巴豆丸药五十丸与服，二日大便不通亦不利，其泄遂愈。自是每用治泄痢积滞诸病，皆不泻而病愈者近百人。妙在配合得宜，药病相对耳。苟用所不当用，则犯轻用损阴之戒矣。

【正误】〔弘景曰〕道家亦有炼饵法，服之云可神仙。人吞一枚便死，而鼠食之三年重三十斤，物性乃有相耐如此。〔时珍曰〕汉时方士言巴豆炼饵，令人色好神仙，名医别录采入本草。张华博物志言鼠食巴豆重三十斤。一谬一诬，陶氏信为实语，误矣。又言人吞一枚即死，亦近过情，今并正之。

【附方】旧十三，新二十六。**一切积滞**巴豆一两，蛤粉二两，黄檗三两，为末，水丸绿豆大。每水下五丸。医学切问。**寒澼宿食**久饮〔四〕不消，大便闭塞。巴豆仁一升，清酒五升，煮三日三夜，研熟，合酒微火煎令可，丸如豌豆

〔一〕湿：儒门事亲卷二第十六作「温」。

〔二〕宜：原作「官」。按儒门事亲无此字，今从张本改。

〔三〕利：此下原有「人」字，今据大观、政和本草卷十四巴豆条删，免生误解。

〔四〕久饮：原脱，今据千金卷十五上第六巴豆丸补。

大。每服一丸，水下。欲吐者，二丸。　千金方。**水蛊大腹**动摇水声，皮肤色黑。巴豆九十枚（去心、皮，熬黄），杏仁六十枚（去皮、尖，熬黄），捣丸小豆大。水下一丸，以利为度。勿饮酒。　张文仲备急方。**飞尸鬼击**中恶，心痛腹胀，大便不通。走马汤：用巴豆二枚（去皮、心，熬黄），杏仁二枚，以绵包椎碎，热汤一合，捻取白汁服之，当下而愈。量老小用之。　外台。**食疟积疟**巴豆（去皮、心）二钱〔一〕，皂荚（去皮、子〔二〕）六钱〔三〕，捣丸绿豆大。一服一丸，冷汤下。　肘后方。**积滞泄痢**腹痛里急。杏仁（去皮、尖）、巴豆（去皮、心）各四十九个，同烧存性，研泥，熔蜡和，丸绿豆大。每服二三丸，煎大黄汤下，间日一服。一加百草霜三钱。　刘守真宣明方。**气痢赤白**巴豆一两去皮、心，熬研，以熟猪肝丸绿豆大。空心米饮下三四丸，量人用。此乃郑獬侍御所传方也。　经验方。**泻血不止**巴豆一个去皮，以鸡子开一孔纳入，纸封煨熟，去豆食之，其病即止。虚人分作二服，决效。　普济方。**小儿下痢**赤白。用巴豆（煨熟，去油）一钱，百草霜二钱，研末，飞罗面煮糊，丸黍米大，量人用之。赤用甘草汤，白用米汤，赤白用姜汤下。　全幼心鉴。**夏月水泻**不止。巴豆一粒，针头烧存性，化蜡和作一丸。倒流水下。　危氏得效方。**小儿吐泻**巴豆一个，针穿灯上烧过，黄蜡一豆大，灯上烧，滴入水中，同杵丸黍米大。每用五七丸，莲子、灯心汤下。　同上。**伏暑霍乱**伤冷，吐利烦渴〔四〕。水浸丹：用巴豆二十五个（去皮、心及油），黄丹（炒，研）一两二钱半，化黄蜡和，丸绿豆大。每服五七丸，水浸少顷，别以新汲水吞下。　和剂方。**干霍乱病**心腹胀痛，不吐不利，欲死。巴豆一枚（去皮、心），热水研服，得吐、利即定也。**二〔五〕便不通**巴豆（连油）、黄连〔六〕各半两，捣作饼子。先滴葱、盐汁在脐内，安饼于上，灸二七壮，取利为度。　杨氏家藏。

〔一〕钱：肘后卷三第十六作「两」。
〔二〕子：肘后卷三第十六作「炙」。
〔三〕六钱：肘后卷三第十六作「三两」。
〔四〕渴：原作「湿」，今据局方卷二水浸丹改。
〔五〕二：杨氏家藏方卷四圣饼子作「小」。
〔六〕黄连：原作「连黄」，今据杨氏家藏方卷四圣饼子改。

寒痰气喘青橘皮一片，展开入刚子一个，麻扎定，火上烧存性，研末。姜汁和酒一锺，呷服。天台李翰林用此治莫秀才，到口便止，神方也。张杲医说。**风湿痰病**人坐密室中，左用滚水一盆，右用炭火一盆，前置一桌，书一册。先将无油新巴豆四十九粒研如泥，纸压去油，分作三饼。如病在左，令病人将右手仰置书上，安〔一〕药于掌心，以碗安药上，倾热水入碗内。水凉即换〔二〕，良久汗出，立见神效。病在右安左掌心。一云随左右安之。保寿堂经验方。**阴毒伤寒**心结，按之极痛，大小便闭，但出气稍暖者。急取巴豆十粒研，入面一钱，捻作饼，安脐内，以小艾炷灸五壮，气达即通。此太师陈北山方也。仁斋直指方。**解中药毒**巴豆（去皮，不去油）、马牙消等分，研丸。冷水服一弹丸。初虞世〔三〕方。**喉痹垂死**止有余气者。巴豆去皮，线穿，内入喉中，牵出即苏。千金。**缠喉风痹**巴豆两粒，纸卷作角，切断两头，以针穿作孔子〔四〕，入鼻〔五〕中，气透即通。胜金方。**伤寒舌出**巴豆一粒，去油取霜，以纸捻卷，内入鼻中。舌即收上。普济方。**舌上出血**如簪〔六〕孔。巴豆一枚，乱发鸡子大〔七〕，烧研，酒服。圣惠。**中风口㖞**巴豆七枚去皮研，左㖞涂右手心，右㖞涂左手心，仍以暖水一盏安药上。须臾即正，洗去。圣惠方。**小儿口疮**不能食乳。刚子一枚连油研，入黄丹少许，剃去囟上发，贴之。四边起粟泡，便用温水洗去，乃以菖蒲汤再洗，即不成疮，神效。瑞竹堂方。**风虫牙痛**圣惠：用巴豆一粒，煨黄去壳，蒜一瓣，切一头，剜去中心，入豆在内盖定，绵裹，随左右塞耳中。经验方：用巴豆一粒研，绵裹咬之。又方：针刺巴豆，灯上烧令烟出，熏痛处。三五次神效。**天丝入咽**凡露地饮食，有飞丝入

〔一〕上安：原版损坏，今从张本补。
〔二〕换：同上。
〔三〕初虞世：原作「广利」，今据大观、政和本草卷十四巴豆条附方改。二本俱作「初虞」二字，今又据本书卷一引据医家书目补「世」字。
〔四〕作孔子：原作「孔内」二字，今据大观、政和本草卷十四巴豆条附方改。
〔五〕鼻：原作「喉」，据改同上。若作「喉」，即与前方无甚大别。本方专为喉闭不能入药者设，自以作「鼻」为是。
〔六〕簪：原作「箸」，今据圣惠方卷三十七改。
〔七〕大：原作「火」，据改同上。

上，食之令人咽喉生疮。急以白矾、巴豆烧灰，吹入即愈。琐碎录。**耳卒聋闭**巴豆一粒蜡〔一〕裹，针刺孔通气，塞之取效。经验。**风瘙隐疹**心下迷闷。巴豆五十粒〔二〕去心〔三〕、皮，水七升，煮三〔四〕升〔五〕，以帛染拭之，随手愈。千金翼〔六〕。**疥疮搔痒**巴豆十粒，炮黄去皮、心，右顺手研，入酥少许，腻粉少许，抓破点上，不得近目并外肾上。如熏目著肾，则以黄丹涂之，甚妙。十全〔七〕方。**荷钱癣疮**巴豆仁三个，连油杵泥，以生绢包擦，日一二次，三日痊好。碑以正经验方。**一切恶疮**巴豆三十粒，麻油煎黑，去豆，以油调硫黄、轻粉末，频涂取效。普济。**痈疽恶肉**乌金膏：解一切疮毒，及腐化瘀肉，最能推陈致新。巴豆仁炒焦，研膏，点痛处则解毒，涂瘀肉上则自化。加乳香少许亦可。若毒深不能收敛者，宜作捻纴之，不致成疮〔八〕。外科理例〔九〕。**疣痣黑子**巴豆一钱（石灰炒过），人言一钱，糯米五分（炒），研点之。怪症方。**箭镞入肉**不可拔出者。用新巴豆仁（略熬）与蜣螂同研涂之，斯须痛定，微痒忍之，待极痒不可忍，便撼拔动之，取出，速以生肌膏傅之而痊。亦治疮肿。夏侯郸在润州得此方，后至洪州，旅舍主人妻病背疮，呻吟不已，郸用此方试之，即痛止也。经验方。**小儿痰喘**巴豆一粒杵烂，绵裹塞鼻，男左女右，痰即自下。龚氏医鉴。

〔一〕蜡：原缺空一字，今据大观、政和本草卷十四巴豆条附方补。

〔二〕五十粒：千金卷五下第八、千金翼卷十一第二及大观、政和本草卷十四附方引千金翼俱同。惟附方引千金作「二两」，与千金卷二十二第五合。

〔三〕心：原脱，今据千金卷五下第八、千金翼卷十一第二及大观、政和本草卷十四巴豆条附方引千金翼补。

〔四〕三：原作「二」，今据千金卷二十二第五及大观、政和本草附方引千金改。

〔五〕水七升煮三升：千金卷二十二第五及大观、政和本草附方引千金同。千金卷五下第八及千金翼卷十一第二俱作「以水三升，煮取一升」。大观、政和本草附方引千金翼则作「以水二升，煎取一升」。

〔六〕千金翼：从上数条校记，可见本方乃濒湖糅合千金卷五下第八、卷二十二第五及千金翼卷十一第二共三方而成。

〔七〕十全：原作「千金」，检千金未见此方。今据大观、政和本草卷十四巴豆条附方改。

〔八〕疮：原作「痛」，今据外科理例附方一六八乌金膏改。

〔九〕理例：原作「精义」，今检外科精义未见此方。方见外科理例附方，因据改。

牛疫动头巴豆二粒研，生麻油三两，浆水半升，和灌之。　贾相公牛经。

油　〔**主治**〕**中风痰厥气厥，中恶喉痹，一切急病，咽喉不通，牙关紧闭。以研烂巴豆绵纸包，压取油作捻点灯，吹灭熏鼻中，或用热烟刺入喉内，即时出涎或恶血便苏。又舌上无故出血，以熏舌之上下，自止。**时珍

壳　〔**主治**〕**消积滞，治泻痢。**时珍　〔**附方**〕新二。**一切泻痢**脉浮洪者，多日难已；脉微小者，服之立止。名胜金膏。巴豆皮、楮叶同烧存性研，化蜡丸绿豆大。每甘草汤下五丸。　刘河间宣明方。**痢频脱肛**黑色坚硬。用巴豆壳烧灰，芭蕉自然汁煮，入朴消少许，洗软，用真麻油点火滴于上，以枯矾、龙骨少许为末，掺肛头上，以芭蕉叶托入。　危氏得效方。

树根　〔**主治**〕**痈疽发背，脑疽鬓疽大患。掘取洗捣，敷患处，留头，妙不可言。收根阴干，临时水捣亦可。**时珍　出杨诚经验方。

大风子补遗

【**释名**】〔时珍曰〕能治大风疾，故名。

【**集解**】〔时珍曰〕大风子，今海南诸国皆有之。按周达观真腊记云：大风乃大树之子，状如椰子而圆。其中有核数十枚，大如雷丸子。中有仁白色，久则黄而油，不堪入药。

仁【**修治**】〔时珍曰〕取大风子油法：用子三斤（去壳及黄油者）研极烂，瓷器盛之，封口入滚汤中，盖锅密封，勿令透气，文武火煎至黑色如膏，名大风油，可以和药。

【**气味**】**辛，热，有毒。**

【**主治**】**风癣疥癞，杨梅诸疮，攻毒杀虫。**时珍

【发明】〔震亨曰〕粗工治大风病，佐以大风油。殊不知此物性热，有燥痰之功而伤血，至有病将愈而先失明者。

〔时珍曰〕大风油治疮，有杀虫劫毒之功，盖不可多服。用之外涂，其功不可没也。

【附方】新五。**大风诸癞**大风子油一两，苦参末三两，入少酒，糊丸梧子大。每服五十丸，空心温酒下。仍以苦参汤洗之。普济方。**大风疮裂**大风子烧存性，和麻油，轻粉研涂。仍以壳煎汤洗之。岭南卫生方。**杨梅恶疮**方同上。**风刺赤鼻**大风子仁、木鳖子仁、轻粉、硫黄为末，夜夜唾调涂之。**手背皴裂**大风子捣泥，涂之。寿域。

海红豆 海药

【释名】【集解】〔珣曰〕按徐表南州记云：生南海人家园圃中。大树而生，叶圆有荚[一]。近时[二]蜀中种之亦成。

〔时珍曰〕树高二三丈，叶似梨叶而圆。按宋祁益部方物图云：红豆叶如冬青而圆泽，春开花白色，结荚枝间。其子累累如缀珠，若大红豆而扁，皮红肉白，以似得名，蜀人用为果饤。

豆【气味】微寒，有小毒。

【主治】人黑皮䵟黯花癣，头面游风。宜入面药及澡豆。李珣

相思子 纲目

【释名】红豆〔时珍曰〕按古今诗话云：相思子圆而红。故老言：昔有人殁于边，其妻思之，哭于树下而卒，因以名之。此与韩凭冢上相思树不同，彼乃连理梓木也。或云即海红豆之类，未审的否？

【集解】〔时珍曰〕相思子生岭南。树高丈余，白色。其叶似槐，其花似皂荚，其荚似扁豆。其子大如小豆，半截红色，半截黑色，彼人以嵌首饰。段公路北户录言有蔓生，用子收龙脑香相宜，令香不耗也。

【气味】苦，平，有小毒，吐人。

〔一〕荚：大观、政和本草卷十二海红豆条俱作「英」。
〔二〕时：大观、政和本草卷十二海红豆条俱作「右」。

【主治】通九窍，去心腹邪气，止热闷头痛，风痰瘴疟，杀腹脏及皮肤内一切虫，除蛊毒。取二七枚研服，即当吐出。时珍

【附方】新三。瘴疟寒热相思子十四枚，水研服，取吐立瘥。千金。猫鬼野道眼见猫鬼，及耳有所闻。用相思子、蓖麻子、巴豆各一枚，朱砂末、蜡各四铢，合捣，丸如麻子大，含〔一〕之。即以灰围患人，面前着一斗灰火，吐药入火中，沸即画十字于火上，其猫鬼者死也。千金方。解中蛊毒必效方：用未钻相思子十四枚，杵碎为末。温水半盏，和服。欲吐抑之勿吐，少顷当大吐。轻者但服七枚。非常〔二〕神效。外台秘要。

猪腰子纲目

【集解】〔时珍曰〕猪腰子生柳州。蔓生结荚，内子大若猪之内肾，状酷似之，长三四寸，色紫而肉坚。彼人以充土宜，馈送中土〔三〕。

【气味】甘、微辛，无毒。

【主治】一切疮毒及毒箭伤。研细，酒服一二钱，并涂之。时珍

石瓜纲目

【集解】〔时珍曰〕石瓜出四川峨眉山中及芒部地方。其树修干，树端挺叶，肥滑如冬青，状似桑。其花浅黄色，结实如缀，长而不圆，壳裂则子见，其形似瓜，其坚如石，煮液黄色。

【气味】苦，平，微毒。

【主治】心痛。煎汁，洗风痹。时珍

〔一〕含：原作「服」，今据千金卷二十五第二改，与下「吐药入火中」文合。
〔二〕非常：此二字原在前「少顷当大吐」下，今据外台卷二十八移此。
〔三〕土：原作「上」，今从张本改。

本草纲目木部目录第三十六卷

木之三　灌木类五十一[一]种

[一] 一：原无。按原分目在山矾后漏列「梫木」一种，今加入计算，因补「一」字。
[二] 梫木拾遗：原脱，今据本卷梫木条补。

木绵纲目　柞木嘉祐　黄杨木纲目

不凋木拾遗　卖子木唐本　木天蓼唐本

放杖木拾遗　接骨木唐本　灵寿木拾遗

楤木拾遗　木麻拾遗　大空唐本

右附方旧九十〔一〕，新二百零八〔二〕。

〔一〕九十：原作「八十七」，今按本卷旧附方数改。

〔二〕八：原作「七」，今按本卷新附方数改。

本草纲目木部第三十六卷

木之三 灌〔一〕木类五十一〔二〕种。

桑本经中品

【释名】子名椹〔时珍曰〕徐锴说文解字〔三〕云：叒〔四〕（音若），东方自然神木之名，其字象形。桑乃蚕所食，异于东方自然〔四〕之神木，故加木于叒〔五〕下而别之。典术云：桑乃箕星之精。

【集解】〔颂曰〕方书称桑之功最神，在人资用尤多。尔雅云：桑辨有〔六〕葚者栀。又云：女桑，桋桑。檿桑，山桑。郭璞云：辨，半也。葚与椹同。一半有椹，一半无椹，名栀。俗间呼桑之小而条长者，皆为女桑。其山桑似桑，材中弓弩；檿桑丝中琴瑟，皆材之美者也，他木鲜及之。〔时珍曰〕桑有数种：有白桑，叶大如掌而厚；鸡桑，叶花而薄；子桑，先椹而后叶；山桑，叶尖而长。以子种者，不若压条而分者。桑生黄衣，谓之金桑，其木必将槁矣。种树书云：桑以构接则桑大。桑根下埋龟甲，则茂盛不蛀。

桑根白皮

【修治】〔别录曰〕采无时。出土上者杀人。〔弘景曰〕东行桑根乃易得，而江边多出土，不可轻信。〔时珍曰〕古本草言桑根见地上者名马领〔七〕，有毒杀人。旁行出土者名伏蛇，亦有毒而治心痛。故吴淑事类赋云：伏蛇疗疾〔八〕，马领〔九〕杀人。〔敩曰〕凡使，采十年以上向东畔嫩根，铜刀刮去青黄薄皮一重，取里白皮切，焙干用。其皮中

〔一〕灌：原缺空一字，今据本书卷三十四木部小序补。
〔二〕一：原承本卷分目之误，无此「一」字。据补见彼处校记。
〔三〕解字：原作「字解」，今据徐锴说文解字系传通释改。
〔四〕异于东方自然：此六字原作一「叶」字，据改同上。
〔五〕叒：原作「桑」，今据说文解字系传通释卷十二改。
〔六〕有：原作「自」，今据尔雅释木改。
〔七〕领：原缺空一字，今据御览九五五桑条引神农本草文补。
〔八〕疗疾：原作一「痛」字，今据事类赋卷二十五桑条改。
〔九〕领：原缺空一字，今据事类赋卷二十五桑条补。

涎勿去之，药力俱在其上也。忌铁及铅。或云：木之白皮亦可用。煮汁染褐色，久不落。

〔气味〕甘，寒，无毒。〔权曰〕平。〔大明曰〕温。〔元素曰〕苦、酸。〔杲曰〕甘、辛，寒。可升可降，阳中阴也。〔好古曰〕甘厚而辛薄，入手太阴经。〔之才曰〕续断、桂心、麻子为之使。

〔主治〕伤中，五劳六极，羸瘦，崩中绝脉，补虚益气。本经 **去肺中水气，唾血热渴，水肿腹满胪胀，利水道，去寸白，可以缝金疮。**别录 **治肺气喘满，虚劳客热头痛，内补不足。**甄权 **煮汁饮，利五脏。入散用，下一切风气水气。**孟诜 **调中下气，消痰止渴，开胃下食，杀腹脏虫，止霍乱吐泻。研汁，治小儿天吊惊痫客忤，及傅鹅口疮，大验。**大明 **泻肺，利大小肠，降气散血。**时珍

〔发明〕〔杲曰〕桑白皮，甘以固元气之不足而补虚，辛以泻肺气之有余而止嗽。又云：桑白皮泻肺，然性不纯良，不宜多用。〔时珍曰〕桑白皮长于利小水，乃实则泻其子也，故肺中有水气及肺火有余者宜之。十剂云：燥可去湿，桑白皮、赤小豆之属是矣。宋医钱乙治肺气热盛，咳嗽而后喘，面肿身热，泻白散：用桑白皮（炒）一两，地骨皮（焙）一两，甘草（炒）半两〔一〕。每服一二钱，入粳米百粒，水煎，食后温服。桑白皮、地骨皮皆能泻火从小便去，甘草泻火而缓中，粳米清肺而养血，此乃泻肺诸方之准绳也。元医罗天益言其泻肺中伏火而补正气，泻邪所以补正也。若肺虚而小便利者，不宜用之。〔颂曰〕桑白皮作线缝金疮肠出，更以热鸡血涂之。唐·安金藏剖腹，用此法而愈。

〔附方〕旧九，新五〔二〕。

咳嗽吐血甚者殷鲜。桑根白皮一斤，米泔浸三宿，刮去黄皮，锉细，入糯米四两，焙干为末。每服一〔三〕钱，米饮下。经验方。**消渴尿多**入地三尺桑根，剥取白皮炙黄黑，锉，以水煮浓汁，随意饮之。亦可入少米。勿用盐。肘后方。**产后下血**炙桑白皮，煮水饮之。肘后方。**血露不绝**锯截桑根，取屑五指撮，以醇酒服之，日三服。肘后方。

〔一〕半两：小儿药证真（直）诀武英殿聚珍本（从永乐大典辑出）同。周学海刻本（据仿宋本）作「一钱」。

〔二〕旧九新五：原作「旧八新六」。按治「小儿天吊」一方，乃大观、政和本草卷十三桑根白皮条旧附，因据改。

〔三〕一：大观、政和本草卷十三桑根白皮条附方，此下俱有「两」字。

后方。**坠马拗损**桑根白皮五斤为末，水〔一〕一升煎膏，傅之便止。已后亦无宿血，终不发动。经验后方。**金刃伤疮**新桑白皮烧灰，和马粪涂疮上，数易之。亦可煮汁服之。广利方。**杂物眯眼**新桑根白〔二〕皮洗净〔三〕，捶烂入眼〔四〕，拨〔五〕之自出。圣惠方。**发鬓堕落**桑白皮（锉）二〔六〕升。以水〔七〕淹浸，煮五六沸，去滓，频频洗沐，自不落也。千金〔八〕方。**发槁不泽**桑根白皮、柏叶各一斤，煎汁沐之即润。圣惠方。**小儿重舌**桑根白皮煮汁，涂乳上饮之。子母秘录。**小儿流涎**脾热也，胸膈有痰。新桑根白皮捣自然汁涂之，甚效。干者煎水。圣惠方。**小儿天吊**惊痫客忤。家桑东行根取研汁服。圣惠方〔九〕。**小儿火丹**桑根白皮煮汁浴之。或为末，羊膏和涂之。千金方。**石痈坚硬**不作脓者。蜀桑白皮阴干为末，烊胶和酒调傅，以软为度。千金方。

皮中白汁

〔主治〕小儿口疮白漫漫〔十〕，拭净〔十一〕涂之便愈。又涂金刃所伤燥

〔一〕水：原脱，今据大观、政和本草卷十三桑根白皮条附方补。
〔二〕白：原脱，今据圣惠方卷三十三补。
〔三〕洗净：圣惠方卷三十三作「如箸大，削一头令薄」。
〔四〕捶烂入眼：圣惠方卷三十三作「捶令软滑，渐渐令入于目中」。
〔五〕拨：圣惠方卷三十三作「粘」，义长。因其皮中有涎，故可粘之。
〔六〕二：大观、政和本草卷十三桑根白皮条附方同。千金卷十三第八及普济方卷五十沐头汤俱作「三」。外台卷三十二引千金作「一」，似缺笔划。
〔七〕水：千金卷十三第八及普济方卷五十沐头汤，此下俱有「五升」二字。外台卷三十二引千金时省去，大观、政和本草附方采自外台，故亦无此二字。
〔八〕千金：原作「圣惠」，今检圣惠未见此方。大观、政和本草卷十三桑根白皮条附方采自外台，外台卷三十二采自千金。普济方卷五十亦载此方，名沐头汤。原注：出海上方。要以千金为最早，因据改。
〔九〕圣惠方：今检圣惠未见此方。方见大观、政和本草卷十三桑根白皮条，乃日华子方，似应据改。仍计入旧附方数内。
〔十〕漫：原脱，今据千金卷五下第七及大观、政和本草卷十三桑根白皮条附方补。
〔十一〕白漫（漫）拭净：大观、政和本草卷十三桑根白皮条引苏颂图经俱无，乃濒湖采千金卷五下第七及大观、政和本条附方所加。但「拭净」千金作「先以父发拭口」，大观、政和附方同，惟无「父」字。

痛，须臾血止，仍以白皮裹之，甚良。苏颂 涂蛇、蜈蚣、蜘蛛伤，有验。取枝烧沥，治大风疮疥，生眉、发。时珍

〔附方〕旧一，新三。小儿鹅口桑白〔一〕皮汁，和胡粉涂之。子母秘录。小儿唇肿桑木汁涂之，即愈。圣惠方。解百毒气桑白汁一合服之，须臾吐利自出。肘后方。破伤中风桑沥、好酒，对和温服，以醉为度。醒服消风散。摘玄方。

桑椹一名文武实。〔主治〕单食，止消渴。苏恭 利五脏关节，通〔二〕血气。久服不饥，安魂镇神，令人聪明，变白不老。多收暴干为末，蜜丸日服。藏器 捣汁饮，解中酒毒。酿酒服，利水气消肿。时珍 〔发明〕〔宗奭曰〕本经言桑甚详，然独遗乌椹，桑之精英尽在于此。采摘微研，以布滤汁，石器熬成稀膏，量多少入蜜熬稠，贮瓷器中。每抄一二钱，食后、夜卧，以沸汤点服。治服金石发热口渴（生精神）及小肠热，其性微凉故也。仙方日干为末，蜜和为丸，酒服亦良。〔时珍曰〕椹有乌、白二种。杨氏产乳云，孩子不得与桑椹，令儿心寒，而陆玑诗疏云，鸠食桑椹多则醉伤其性，何耶？四民〔三〕月令云：四月宜饮桑椹酒，能理百种风热。其法用椹汁三斗，重汤煮至一斗半，入白蜜二合，酥油一两，生姜一合，煮令得所，瓶收。每服一合，和酒饮之。亦可以汁熬烧酒，藏之经年，味力愈佳。史言魏武帝军乏食，得干椹以济饥。金末大荒，民皆食椹，获活者不可胜计。则椹之干湿皆可救荒，平时不可不收采也。

〔附方〕旧一，新七〔四〕。水肿胀满水不下则满溢，水下则虚竭还胀，十无一活，宜用桑椹酒治之。桑心皮切，以水二斗，煮汁一斗，入桑椹再煮，取五升，以糯饭五升，酿酒饮。普济方。瘰疬结核文武膏：用文武实（即桑葚子）二斗（黑熟者），以布取汁，银、石器熬成薄〔五〕膏。每白汤调服一匙，日三服。保命集。

〔一〕白：原脱，今据大观、政和本草卷十三桑根白皮条附方补。

〔二〕通：原作「痛」，今据大观、政和本草卷十三桑根白皮条改。

〔三〕民：原作「时」，本书卷一引据经史百家书目同。按此书已佚，而齐民要术、艺文类聚、初学记及御览诸书俱引作「民」。因据改，使与本书卷三十五柳条引文一致。隋书经籍志及新、旧唐志避唐太宗讳，「民」作「人」。

〔四〕七：原作「六」，今按下新附方数改。

〔五〕薄：原脱，今据保命集卷下第二十七补。

诸骨哽咽红椹子细嚼，先咽汁，后咽滓，新水送下。干者亦可。圣惠方。**小儿赤秃**桑椹取汁，频服。千金方。**小儿白秃**黑椹入罂中曝三七日，化为水，洗之，三七日神效。圣济录。**拔白变黑**黑椹一斤〔一〕，蝌蚪一斤〔一〕，瓶盛封闭，悬屋东头一百日，尽化为黑泥，以染白发如漆。陈藏器本草。**发白不生**黑熟桑椹，水浸日晒，搽涂，令黑而复生也。千金方。**阴证腹痛**桑椹绢包风干，过伏天，为末。每服三钱，热酒下，取汗。集简方。

叶

〔气味〕苦、甘，寒，有小毒。〔大明曰〕家桑叶：暖，无毒。

〔主治〕除寒热，出汗。本经〔二〕**汁：解蜈蚣毒。**别录〔三〕**煎浓汁服，能除脚气水肿，利大小肠。**苏恭**炙熟煎饮，代茶止渴。**孟诜〔四〕**煎饮，利五脏，通关节，下气。嫩叶煎酒服，治一切风。蒸熟（捣），罯风痛出汗，并扑损瘀血。挼〔五〕烂，涂蛇、虫〔六〕伤。**大明**研汁，治金疮及小儿吻疮。煎汁服，止霍乱腹痛吐〔七〕下，亦可以干叶煮之。鸡桑叶：煮汁熬膏服，去老风及宿血。**藏器**治劳热咳嗽，明目长发。**时珍

〔发明〕〔颂曰〕桑叶可常服。神仙服食方：以四月桑茂盛时采叶。又十月霜后三分，二分已落时，一分在者，名神仙叶，即采取，与前叶同阴干捣末，丸、散任服，或煎水代茶饮之。又霜后叶煮汤，淋渫手足，去风痹殊胜。又微炙和桑衣煎服，治痢及金疮诸损伤，止血。〔震亨曰〕经霜桑叶研末，米饮服，止盗汗。〔时珍曰〕桑叶乃手、足阳明之药，汁煎代茗，能止消渴。

〔附方〕旧二，新十一。**青盲洗法**昔武

〔一〕斤：大观、政和本草卷十三桑根白皮条俱作「升」。
〔二〕本经：原作「经本」，今据大观、政和本草卷十三桑根白皮条改。
〔三〕别录：原作「录别」，据改同上。
〔四〕诜：原作「洗」，据改同上。
〔五〕挼：大观、政和本草卷十三桑根白皮条此上俱有「盐」字。
〔六〕虫：大观、政和本草卷十三桑根白皮条此下俱有「蜈蚣」。
〔七〕痛吐：原作「吐痛」，今据大观、政和本草卷十三桑根白皮条改。

胜军宋仲孚患此二十年，用此法，二年目明如故。新采〔一〕青桑叶阴〔二〕干，逐月按日就地上烧存性。每以一合，于瓷器内煎减二分，倾出澄清，温热洗目，至百度，屡试有验。正月初八，二月初八，三月初六，四月初四，五月初五〔三〕，六月初二〔四〕，七月初七，八月二十，九月十二，十月十七〔五〕，十一月初二〔六〕，十二月三十。普济方。**风眼下泪**腊月不落桑叶煎汤，日日温洗。或入芒消。集简方。**赤眼涩痛**桑叶为末，纸卷烧烟熏鼻取效，海上方也。普济方。**头发不长**桑叶、麻叶煮泔水沐之，七次可长数〔七〕尺。千金方。**吐血不止**晚桑叶焙研，凉茶服三钱。只一服止，后用补肝肺药。圣济总录。**小儿渴〔八〕疾**桑叶不拘多少，逐片染生蜜，线〔九〕系蒂上，绷，阴干细切，煎汁日饮代茶。胜金〔十〕方。**霍乱转筋**入腹烦闷。桑叶一握，煎饮，一二服立定。圣惠方。**大肠脱肛**黄皮桑树叶三升，水煎过，带温罨纳之。仁斋直指方。**肺毒风疮**状如大风。绿云散：用好桑叶净洗，蒸熟（一宿候〔十一〕）日干为末。水调二钱匕服。经验

〔一〕采：原作「研」，今从湖北本改。

〔二〕阴：原作「所」，从改同上。

〔三〕五：原作「六」，今据龙木论卷十桑叶条、大观、政和本草卷十三桑根白皮条附方、圣济总录卷一〇三及本书本条桑柴灰附方改。（普济方卷八十三・五月下脱文。）

〔四〕二：普济方、大观、政和本草及本书本条桑柴灰附方同。龙木论作「六」。

〔五〕七：原作「三」，政和本草及圣济总录作二（大观脱十月一短句）。今据龙木论（「十七」上脱「十月」二字）、普济方及本书本条桑柴灰附方改。

〔六〕初二：龙木论（「月」上脱「一」字）及圣济总录同。普济方作「二十」，大观、政和本草及本书本条桑柴灰附方俱作二十六。

〔七〕数：千金卷十三第八作「六」。

〔八〕渴：政和本草附方同，大观附方作「泻」。按本条桑叶主治项，孟诜有「炙熟煎饮代茶止渴」之文；发明项，濒湖亦有「汁煎代茗能止消渴」之语。自当以「渴」字为是。但陈藏器谓「桑叶汁止霍乱腹痛吐下」。普济方卷三九五婴孩吐泻门「治吐利转筋，用桑叶研水服。」虽兼吐证，亦未可遽断「泻」字为非。胜金方久佚，应俟博考。

〔九〕线：原作「绵」，今据大观、政和本草卷十三桑根白皮条附方改。

〔十〕金：原作「人」，据改同上。

〔十一〕候：原脱，今据大观、政和本草卷十三桑根白皮条附方补。

后〔一〕方。**痛口不敛**经霜黄桑叶为末，傅之。直指方。**穿掌肿毒**新桑叶研烂，罨之即愈。通玄论。**汤火伤疮**经霜桑叶烧存性，为末，油和傅之。三日愈。医学正传。**手足麻木**不知痛痒。霜降后桑叶煎汤，频洗。救急方。

枝　**〔气味〕苦，平。〔主治〕遍体风痒干燥，水气脚气风气，四肢拘挛，上气眼运，肺气咳嗽，消食利小便。久服轻身，聪明耳目，令人光泽。疗口干及痈疽后渴，用嫩条细切一升，熬香煎饮，亦无禁忌。久服，终身不患偏风。**苏颂　出近效方，名桑枝煎。一法：用花桑枝寸锉，炒香，瓦器煮减一半，再入银器，重汤熬减一半。或入少蜜亦可。**〔发明〕**〔颂曰〕桑枝不冷不热，可以常服。抱朴子言：仙经云，一切仙药，不得桑煎不服。〔时珍曰〕煎药用桑者，取其能利关节，除风寒湿痹诸痛也。观灵枢经治寒痹内热，用桂酒法，以桑炭炙布巾，熨痹处；治口僻用马膏法，以桑钩钩其口，及坐桑灰〔二〕上，皆取此意也。又痈疽发背不起发，或瘀肉不腐溃，及阴疮、瘰疬、流注、臁疮、顽疮、恶疮久不愈者，用桑木炙法，未溃则拔毒止痛，已溃则补接阳气，亦取桑通关节，去风寒，火性畅达，出郁毒之意。其法以干桑木劈成细片，扎作小把，然火吹息，炙患处。每吹炙片时，以瘀肉腐动为度，内服补托药，诚良方也。又按赵溍养疴漫笔云：越州一学录少年苦嗽，百药不效。或令用南向柔桑条一束，每条寸折纳锅中，以水五碗，煎至一碗，盛瓦器中，渴即饮之，服一月而愈。此亦桑枝煎变法尔。

〔附方〕旧二，新四〔三〕。**服食变白**久服通血气，利五脏。鸡桑嫩枝，阴干为末，蜜和作丸。每日酒服六十丸。圣惠方。**水气脚气**桑条二两炒香，以水一升，煎二合。每日空心服之，亦无禁忌。圣济总录。**风热臂痛**桑枝一小升切炒，水三升，煎二升，一日服尽。许叔微云：尝〔四〕病臂痛，诸药不效，服此数剂寻愈。观本草切用

〔一〕后：原脱，今据大观、政和本草卷十三桑根白皮条附方补。

〔二〕灰：灵枢、甲乙同。太素卷十三经筋作「炭」。杨上善注：「仍于壁上为坎，令与坐等，坎中生桑炭火。」可见既非用灰，亦不坐于其上。

〔三〕旧二新四：原作「旧一新五」，今按下列新旧附方数改。

〔四〕尝：原作「常」，今据本事方卷七桑枝煎治风改。

及〔一〕图经言其不冷不热，可以常服；抱朴子言一切仙药，不得桑枝煎不服，可知矣。本事方。**解中蛊毒**令人腹内坚痛，面黄青色，淋露骨立，病变不常。桑木心锉一斛〔二〕，着釜中，以水淹令上有〔三〕三寸〔四〕，煮取二斗澄清，微火煎得五升。空心服五合，则吐蛊毒出也。肘后方。**刺伤手足**犯露水肿痛，多杀人。以桑枝三条，塘火炮热断之，以头熨疮上令热，冷即易之，尽三〔五〕条则疮自烂。仍取韭白或薤白傅上，急以帛裹之。有肿更作。千金方。**紫白癜风**桑枝十斤，益母草三斤，水五斗，慢火〔六〕煮至五斤，去滓再煎成膏。每卧时温酒调服半合，以愈为度。圣惠方。

桑柴灰

〔气味〕辛，寒，有小毒。〔诜曰〕淋汁入炼五金家用，可结汞、伏硫。

〔主治〕蒸淋取汁为煎，与冬灰等分，同灭痣疵黑子，蚀恶肉。煮小豆食，大下水胀。傅金疮，止血生肌。苏恭 **桑霜：治噎食积块。**时珍

〔附方〕旧五〔七〕，新六。**目赤肿痛**桑灰一两。黄连〔八〕半两，为末。每以一钱泡汤，澄清洗之。圣济总录。**洗青盲眼**正月八，二月八，三月六，四月四〔九〕，五月五，六月二〔十〕，七月七，八月二十，九月十二，十月十七〔十一〕，十一月二十六〔十二〕，十二月三十日。每遇上件神日，用桑柴灰

〔一〕观本草切用及：本事方卷七桑枝煎治风无此文。
〔二〕斛：原作「解」，今从湖北本改，与肘后卷七第六十三及大观、政和本草卷十三桑根白皮条附方俱合。
〔三〕令上有：原脱，今据肘后卷七第六十三及大观、政和本草卷十三桑根白皮条附方补。
〔四〕寸：原作「斗」，大观、政和本草同。今据肘后卷七第六十三改。
〔五〕三：原作「二」，大观、政和本草同。今据千金卷二十五第三改，与上文合。
〔六〕慢火：原作一「漫」字，今据圣惠方卷二十四改。
〔七〕五：原作「六」，今按下旧附方数改。
〔八〕连：原作「莲」，今据圣济总录卷一〇三神锦散改。
〔九〕四：龙木论、大观本草及普济方同。政和本草及圣济总录俱作六。
〔十〕二：大观、政和本草、圣济总录及普济方俱同，惟龙木论作「六」。
〔十一〕七：龙木论（「十七」上脱「十月」二字）及普济方同，政和本草及圣济总录俱作「二」。
〔十二〕二十六：大观、政和本草同（普济方作「二十」，疑脱「六」字，或衍「十」字）。龙木论作「二」（「月」上脱「一」字），圣济总录作「初二」。

一合，煎汤沃之，于瓷器中，澄取极清，稍热〔一〕洗之。如冷即重汤顿温，不住手洗。久久视物如鹰鹘也。一法〔二〕以桑灰、童子小便和作丸。每用一丸，泡汤澄洗。　经验方〔三〕。**尸注鬼注**其病变动，乃有〔四〕三十六种至九十九种，使人寒热淋沥，恍惚默默，不的知所苦，累年积月，以至于死，复传亲人，宜急治之。用桑树白皮曝干，烧灰二斗〔五〕，着甑中蒸透，以釜中汤三〔六〕四斗，淋之又淋，凡三度极浓，澄清止取二斗，以渍赤小豆二〔七〕斗一宿，曝干复渍，灰汁尽乃止，以豆蒸熟。以〔八〕羊肉或鹿肉作羹，进此豆饭，初食一升至二升，取饱。微者三四斗愈，极者七八斗愈。病去时，体中自觉疼痒淫淫。若根本不尽，再为之。神效方也。　肘后方。**腹中癥瘕**方见介部鳖下。**身面水肿**坐卧不得。取东引花桑枝，烧灰淋汁，煮赤小豆。每饥即饱食之，不得吃汤饮。　梅师方。**面上痣疵**寒食前后，取桑条烧灰淋汁，入石灰熬膏，以自己唾调点之，自落也。皆效方。**白癜驳风**桑柴灰二斗，甑内蒸之，取釜内热汤洗。不过五六度瘥。　圣惠方。**大风恶疾**眉发脱落。以桑柴灰热汤淋取汁，洗头面（以大豆水研浆，解释〔九〕灰味，弥佳）。次用熟水，入绿豆面濯之。三日一洗头，一日一洗面，不过十度良。　圣惠方。**狐尿刺人**肿痛欲死。热〔十〕桑灰汁渍之，冷即易。　肘后方。**金疮作痛**桑柴灰筛细，傅之。　梅师方。**疮伤风水**肿痛入腹则杀人。多〔十一〕以桑灰淋汁渍之，冷复易。　梅师方。**头风白屑**桑灰

〔一〕热：原作熟，今据龙木论卷十及大观、政和本草卷十三桑根白皮条附方改。

〔二〕一法：龙木论、大观、政和本草附方及普济方治青盲俱无此法。法见圣济总录卷一〇三洗眼方，治目赤堆眵肿痛，濒湖移治青盲。

〔三〕经验方：原作龙木论。按龙木论卷十桑叶条载此方，云采自「经验方」，大观、政和本草卷十三桑根白皮条附方正作「经验方」。因据改，仍计入旧附方数内。

〔四〕有：原作「自」，今据肘后卷一第七、千金卷十七第八及外台卷十三改。

〔五〕斗：原作「十」，外台作「升」（下「斗」字俱作「升」），今据肘后卷一第七改。

〔六〕三：原作「二」，今据肘后卷一第七改。

〔七〕二：原作「三」，今据肘后卷一第七及外台卷十三改。

〔八〕以：原作「或」，今据肘后卷一第七改。

〔九〕释：原作「泽」，今据圣惠方卷二十四改。

〔十〕热：原脱，今据肘后卷七第五十五补，与下文合。

〔十一〕多：原脱，今据大观、政和本草卷十三桑根白皮条附方补。

淋汁沐之，神良。圣惠方。

桑耳　**桑黄**见菜部木耳。

桑花见草部苔类。

桑寄生见后寓木类。

桑柴火见火部。

桑螵蛸见虫部。

桑蠹见虫部。

柘宋嘉祐

【释名】〔时珍曰〕按陆佃埤雅云：柘宜山石，柞宜山阜。柘之从石，其取此义欤？

【集解】〔宗奭曰〕柘木里有纹，亦可旋为器。其叶可饲蚕，曰柘蚕，然叶硬〔一〕，不及桑叶。入药以无刺者良。〔时珍曰〕处处山中有之。喜丛生。干疏而直。叶丰而厚，团而有尖。其叶饲蚕，取丝作琴瑟，清响胜常。尔雅所谓棘茧，即此蚕也。考工记云：弓人取材以柘为上。其实状如桑子，而圆粒如椒，名隹子（隹音锥）。其木染黄赤色，谓之柘黄，天子所服。相感志云：柘木以酒醋调矿灰涂之，一宿则作间道乌〔二〕木文。物性相伏也。

木白皮　东行根白皮

【气味】甘，温，无毒。

【主治】妇人崩中血结，疟疾。大明　煮汁酿酒服，主风虚耳聋，补劳损虚羸，腰肾冷，梦与人交接泄精者。藏器

〔一〕然叶硬：本草衍义卷十五及政和本草卷十四柘木条俱作「叶梗然」。

〔二〕乌：原作「鸟」，今据物类相感志·器用改。

【发明】〔时珍曰〕柘能通肾气，故圣惠方治耳鸣耳聋一二十年者，有柘根〔一〕酒。用柘根二〔二〕十斤，菖蒲五斗〔三〕，各以水一石，煮取汁五斗。故铁二〔二〕十斤煅赤，以水五斗浸取清。合水一石五斗，用米二石，麴〔四〕二〔二〕斗，如常酿酒成。用真磁石三斤为末，浸酒中三宿。日夜饮之，取小醉而眠。闻人声乃止。

【附方】新二。

飞丝入目柘浆点之，以绵蘸水拭去。医学纲目。

洗目令明柘木煎汤，按日温洗，自寅至亥乃止，无不效者。正月初二，二月初二，三月不洗，四月初五，五月十五，六月十一，七月初七，八月初二，九月初二，十月十九，十一月不洗，十二月十四日。徐神翁方也。海上方。

小儿鹅口重舌。柘根五斤（锉），水五升，煮二升，去滓，煎取五合，频涂之。无根，弓材亦可。千金方。

柘黄见菜部木耳。

奴柘拾遗

【集解】〔藏器曰〕生江南山野。似柘，节有刺，冬不凋。〔时珍曰〕此树似柘而小，有刺。叶亦如柞叶而小，可饲蚕。

刺【气味】苦，小温，无毒。

【主治】老妇〔五〕血瘕，男子痃癖闷痞。取刺和三棱草、马鞭草作煎，如稠糖。病在心，食后；在脐，空心服。当下恶物。藏器

〔一〕柘根：圣惠方卷三十六作「铁浆」。
〔二〕二：圣惠方卷三十六铁浆酒作「三」。
〔三〕五斗：圣惠方卷三十六铁浆酒作「七斤」。
〔四〕麴：原作「面」，今据圣惠方卷三十六铁浆酒改。
〔五〕妇：大观、政和本草卷十三奴柘条俱无。濒湖加「妇」字，与下「男子」为对文。

楮 别录上品

【释名】**穀**音媾。亦作构。**穀桑**〔颂曰〕陆玑诗疏云：构，幽州谓之穀桑，或曰楮桑。荆扬、交广谓之穀。〔时珍曰〕楮本作柠，其皮可绩为纻故也。楚人呼乳为穀，其木中白汁如乳，故以名之。陆佃埤雅作穀米之穀，训为善者，误矣。或以楮、构为二物者，亦误矣。详下文。

【集解】〔别录曰〕楮实生少室山，所在有之。八月、九月采实日干，四十日成。〔弘景曰〕此即今构树也。南人呼穀纸亦为楮纸。武陵人作穀皮衣，甚坚好。〔颂〔一〕曰〕此有二种：一种皮有斑花文，谓之斑穀，今人用皮为冠者；一种皮白无花，枝叶大相类。但取其叶似葡萄叶作瓣而有子者为佳。其实初夏生，大如弹丸，青绿色，至六七月渐深红色，乃成熟。八九月采，水浸去皮、穰，取中子。段成式酉阳杂俎云：谷田久废必生构。叶有瓣曰楮，无曰构。陆氏诗疏云：江南人绩其皮以为布。又捣以为纸，长数丈，光泽甚好。又食其嫩芽，以当菜茹。今楮纸用之最博，楮布不见有之。医方但贵楮实，余亦稀用。〔大明曰〕皮斑者是楮，皮白者是穀。〔时珍曰〕按许慎说文言楮穀乃一种也，不必分别，惟辨雌雄耳。雄者皮斑而叶无桠叉，三月开花成长穗，如柳花状，不结实，歉年人采花食之。雌者皮白而叶有桠叉，亦开碎花，结实如杨梅，半熟时水澡〔二〕去子，蜜煎作果食。二种树并易生，叶多涩毛。南人剥皮捣煮造纸，亦缉练为布，不坚易朽。裴渊广州记言：蛮夷取穀皮熟捶为揭里罽〔三〕布，以拟毡，甚暖也。其木腐后生菌耳，味甚佳好。

楮实亦名穀实 别录 楮桃 纲目

〔修治〕〔敩曰〕采得后，水浸三日，搅旋投水，浮者去之。晒干，以酒浸一伏时了，蒸之，从巳至亥，焙干用。　经验后〔四〕方：煎法：六月六日，采〔五〕取穀子五升，以水一斗〔六〕，煮取五升，去滓，微火煎如饧用。

〔气味〕**甘，寒，无毒。**　〔主治〕**阴痿水肿，益气充肌明目。久**

〔一〕颂：原作「恭」，今据大观、政和本草卷十二楮实条改。
〔二〕澡：原作「操」，今从张本改。
〔三〕罽：御览九六〇穀条引裴渊广州记作「鬐」，译音近似。
〔四〕后：原脱，今据大观、政和本草卷十二楮实条附方补。
〔五〕采：同上。
〔六〕斗：大观、政和本草卷十二楮实条附方俱作「石」。

服，不饥不老，轻身。别录 **壮筋骨，助阳气，补虚劳，健腰膝，益颜色。**大明 **〔发明〕**〔弘景曰〕仙方采捣取汁和丹用，亦干服，使人通神见鬼。〔颂曰〕仙方单服，其实正赤时，收子阴干，筛末，水服二钱匕，益久乃佳。抱朴子云：楮木实赤者服之，老者成少，令人彻视见鬼神。道士梁须年七十，服之更少壮，到百四十岁，能行及走马。〔时珍曰〕别录载楮实功用大补益，而修真秘旨书言久服令人成骨软之痿。济生秘览治骨哽，用楮实煎汤服之，岂非软骨之徵乎？按南唐书云：烈祖食饴喉中噎，国医莫能愈。吴廷绍独请进楮实汤，一服疾失去。群医他日取用皆不验，扣廷绍。答云：噎因甘起，故以此治之。愚谓此乃治骨鲠〔一〕软坚之义尔，群医用治他噎，故不验也。

〔附方〕新六。

水气蛊胀 楮实子丸，以洁净府〔二〕。用楮实子一斗，水二斗，熬成膏。茯苓三两，白丁香一两半，为末，以膏和，丸梧子大。从少至多，服〔三〕至小便清利，胀减为度。后服治中汤养之。忌甘苦峻补及发动之物。洁古活法机要。**肝热生翳** 楮实子研细，食后蜜汤服一钱，日再服。直指方。**喉痹喉风** 五月五日（或六月六日、七月七日），采楮桃阴干。每用一个为末，井华水服之。重者以两个。集简方。**身面石疽** 状如痤疖〔四〕而皮厚。穀子捣，傅之。外台秘要。**金疮出血** 穀子捣，傅之。外台秘要。**目昏难视** 楮桃、荆芥穗各五百枚，为末，炼蜜丸弹子大。食后嚼一丸，薄荷汤送下，一日三服。卫生易简方。

叶 **〔气味〕甘，凉，无毒。** **〔主治〕小儿身热，食不生肌。可作浴汤。又主恶疮生肉。**别录 **治刺风身痒。**大明 **治鼻衄数升不断者，捣汁三升，再三服之，良久即**

〔一〕鲠：原作「硬」，今详上下文义改。
〔二〕府：原作「釜」，今据活法机要卷下第二十四改。「洁净府」见素问·汤液醪醴论，王注「谓泻膀胱水去也」。
〔三〕服：原作「胀」，今据活法机要卷下第二十四改。
〔四〕疖：原作「癤」，今据千金卷二十二第六改。

止。嫩芽〔一〕**茹之，去四肢**〔二〕**风痹，赤白下痢。**苏颂 **炒研搜面作馎饦**〔三〕**食之，主水痢。**甄权 **利小便，去风湿肿胀，白浊疝气癣疮。**时珍

〔**附方**〕旧六〔四〕，新十〔五〕。

水谷下痢 见果部橡实下。

老少瘴痢 日夜百余度者。取干楮叶三两（熬），捣为末。每服方寸匕，乌梅汤下，日再服。取羊肉裹末，纳肛中，利出即止。杨炎南行方。

小儿下痢 赤白，作渴，得水又呕逆者。构叶炙香，以饮浆半升浸至水绿，去叶。以木瓜一个切，纳汁中，煮二三沸，去木瓜〔六〕，细细饮之。子母秘录。

脱肛不收 五花构叶阴干为末。每服二钱，米饮调下。兼涂肠头。圣惠方。

小便白浊 构叶为末，蒸饼丸梧子大。每服三十丸，白汤下。经验良方。

通身水肿 楮枝叶煎汁如饧。空腹服一匕，日三服。圣惠方。

虚肥面肿 积年气上如水病，但脚不肿。用榖楮叶八两，以水一斗，煮取六升，去滓，纳米煮粥，常食勿绝。外台秘要。

卒风不语 榖枝叶锉细，酒煮沫出，随多少，日匕饮之。肘后方。

人耽睡卧 花榖叶晒，研末。汤服一二钱，取瘥止。杨尧辅方。

吐血鼻血 楮叶捣汁一二升，旋旋温饮之。圣惠方。

一切眼翳 三月收榖木软叶，晒干为末，入麝香少许。每以黍米大注眦内，其翳自落。圣惠方。

木肾疝气 楮叶、雄黄等分，为末，酒糊丸梧子大。每盐酒下五十丸。医学集成。

疝气入囊 五月五日采榖树叶，阴干为末。每服一二匙，空心温酒下。简便方。

癣疮湿痒 楮〔七〕叶捣傅。圣惠方。

痔瘘肿痛 楮叶半斤，捣烂封之。集简方。

蝮蛇螫

〔一〕芽：原脱，今据大观、政和本草卷十二楮实条补。
〔二〕肢：原作「脂」，今据大观、政和本草卷十二楮实条改。
〔三〕饦：原作「饨」，据改同上。
〔四〕六：原作「五」，今按下旧附方数改。
〔五〕十：此下原有「二」，今按下新附方数删。
〔六〕去木瓜：原脱，今据大观、政和本草卷十二楮实条附方补。
〔七〕楮：原作「捣」，今据大观、政和本草卷十二楮实条附方改。又「楮叶」下，附方有「半斤细切」。

伤楮叶、麻叶合捣，取汁渍之。千金方。**鱼骨哽咽**楮叶捣汁啜之。十便良方。

枝茎〔主治〕**瘾疹痒，煮汤洗浴**。别录 **捣浓汁饮半升，治小便不通**。时珍〔附方〕旧一，新一。**头风白屑**楮木作枕，六十日一易新者。外台秘要。**暴赤眼痛**碜涩者。嫩楮枝（去叶）放地，火烧，以碗覆之。一日取灰泡汤，澄清温洗。圣惠方。

树白皮〔气味〕**甘，平，无毒**。〔主治〕**逐水，利小便**。别录 **治水肿气满**。甄权 **喉痹**。吴普 **煮汁酿酒饮，治水肿入腹，短气咳嗽。为散服，治下血血崩**。时珍〔附方〕旧一，新六。**肠风下血**秋采楮皮阴干为末。酒服三钱（或入麝香少许），日二。普济方。**血痢血崩**楮树皮、荆芥等分，为末。冷醋调服一钱〔一〕，血崩以煎匕服〔二〕，神效不可具述。危氏得效方。**男妇肿疾**不拘久近，暴风入腹。妇人新产上圊，风入脏内，腹中如马鞭，短气。楮皮枝叶一大束（切）煮汁酿酒，不断饮之。不过三四日即退，可常服之。千金方。**风水肿浮**一身尽浮。楮皮散：用楮白皮、猪苓、木通各二钱，桑白皮三钱，陈〔三〕橘皮一钱，生姜三片，水二锺煎服。日一剂。圣济总录〔四〕。**膀胱石水**四肢瘦削，小腹胀满。构根白皮、桑根白皮各二〔五〕升，白术四两，黑大豆五升，流水一斗，煮四升，入清酒二升，再煮至三升，日再、夜一分〔六〕服之。集验方。**目中翳膜**楮白皮暴干，作一绳子如钗股大，烧灰细研。每点少许，日三五次，瘥乃止。崔氏方。**鱼骨哽咽**楮树嫩皮捣烂为丸。水下二三十丸。

〔一〕服一钱：世医得效方卷六荆芥汤治血痢作「徐徐呷服」，未言分量。

〔二〕以煎匕服：世医得效方卷六荆芥汤治血崩作「每服二钱，水一盏，煎至七分，去滓，放温服。」

〔三〕陈：此下原衍「皮」字，今据圣惠方卷五十四、圣济总录卷七十九及普济方卷一九二删。

〔四〕圣济总录：按本方见圣济总录卷七十九（名橘皮汤），缺猪苓、木通二味，多苏子一味。又见圣惠方卷五十四及普济方卷一九二（名楮白皮散），二书俱有猪苓、木通，但苏子作苏叶。三书及此间分量互有出入，恐繁不录。

〔五〕二：千金卷二十一第四及外台卷二十俱作「三」。（下水、酒分量此间较原方少三分之一。）

〔六〕夜一分：原作「一匕」，今据千金卷二十一第四及外台卷二十改。（原方煮取五升，分五服，余者明日更服。）

卫生易简方。

皮间白汁 〔释名〕**构胶**纲目 **五金胶漆**〔大明曰〕能合朱砂为团，故名五金胶漆。〔时珍曰〕构汁最粘。今人用粘金薄。古法粘经书，以楮树汁和白及、飞面调糊，接纸永不脱解，过于胶漆。〔气味〕**甘，平，无毒。**〔主治〕**疗癣。**别录 **傅蛇、虫、蜂、蝎、犬咬。**大明 〔附方〕旧一。**天行病后胀满** 两胁刺胀，脐下如水肿。以构树枝汁，随意服之。小便利即消。外台秘要。

楮皮纸见服器部纸〔一〕。

楮耳见菜部木耳。

枳本经中品

〔校正〕并入开宝枳壳。

【释名】子名**枳实**本经 **枳壳**宋开宝 〔宗奭曰〕枳实、枳壳一物也。小则其性酷而速，大则其性详而缓。故张仲景治伤寒仓卒之病，承气汤中用枳实，皆取其疏通、决泄、破结实之义。他方但导败风壅之气，可常服者，故用枳壳，其义如此。〔恭曰〕既称枳实，须合核瓤，今殊不然。〔时珍曰〕枳乃木名，从只〔二〕，谐声也。实乃其子，故曰枳实。后〔三〕人因小者性速，又呼老者为枳壳。生则皮厚而实，熟则壳薄而虚，正如青橘皮、陈橘皮之义。宋人复出枳壳一条，非矣。寇氏以为破结实而名，亦未必然。

【集解】〔别录曰〕枳实生河内川泽。九月、十月采，阴干。〔志曰〕枳壳生商州川谷。九月、十月采，阴干。〔藏器曰〕本经采〔四〕实用九月、十月，不如七月、八月，既厚且辛。旧云江南为橘，江北为枳。周礼亦云：橘逾淮而北，为枳。今江南枳、橘俱有，江北有枳无橘。此自别种，非关变易也。〔颂曰〕今洛西、江湖州郡皆有之，以商州者为佳。木如橘而

〔一〕见服器部纸：原无，今据本书卷三十八纸条主治及附方，并参照前后各条体例补。

〔二〕只：原作「枳」。按说文卷六上木部枳云：「从木，只声。」因据改。

〔三〕后：原作「从」，今从张本改。

〔四〕采：原作「枳」，今据大观、政和本草卷十三枳实条改。

小，高五七尺。叶如橙，多刺。春生白花，至秋成实。七月、八月采者为实，九月、十月采者为壳。今医家以皮厚而小者为枳实，完大者为枳壳，皆以翻肚如盆口状、陈久者为胜。近道所出者，俗呼臭橘，不堪用。

【修治】〔弘景曰〕枳实采，破令干，除核，微炙令香〔一〕用。以陈者为良。俗方多用，道家不须。〔敩曰〕枳实、枳壳性效不同。若使枳壳，取辛苦腥并有隙油者，要尘〔二〕久年深者为佳。并去穰核，以小麦麸炒至麸焦，去麸用。

枳实 **〔气味〕苦，寒，无毒。**〔别录曰〕酸，微寒。〔普曰〕神农：苦。雷公：酸，无毒。李当之：大寒。〔权曰〕辛、苦。〔元素曰〕性寒味苦，气厚味薄，浮而升（微降），阴中阳也。〔杲曰〕沉也，阴也。

〔主治〕大风在皮肤中，如麻豆苦痒，除寒热结，止痢，长肌肉，利五脏，益气轻身。本经 **除胸胁痰癖，逐停水，破结实，消胀满，心下急痞痛逆气，胁风痛，安胃气，止溏泄，明目。**别录 **解伤寒结胸，主上气喘咳，肾内伤冷，阴痿而有气，加而用之。**甄权 **消食，散败血，破积坚，去胃中湿热。**元素

〔发明〕〔震亨曰〕枳实泻痰，能冲墙倒壁，滑窍破气之药也。〔元素曰〕心下痞及宿食不消，并宜枳实、黄连。〔杲曰〕以蜜炙用，则破水积以泄气，除内热。洁古用去〔三〕脾经积血。脾无积血，则心下不痞也。〔好古曰〕益气则佐之以人参、白术、干姜，破气则佐之以大黄、牵牛、芒消，此本经所以言益气而复言消痞也。非白术不能去湿，非枳实不能除痞。故洁古制枳术丸方，以调胃脾；张仲景治心下坚大〔四〕如盘，水饮所作，枳实白术汤，用枳实七枚，术〔五〕三〔六〕两，水一斗〔七〕，煎三升，分三服，腹中软，即消也。余见枳壳下。

〔一〕香：原作「干」，今据大观、政和本草卷十三枳实条改。

〔二〕尘：大观、政和本草同。尔雅释诂：尘，久也。诗书借「陈」为之，今亦通用「陈」字。

〔三〕去：原作「云」，今据汤液本草卷下枳实条改。

〔四〕大：原作「六」，今据金匮卷中第十四及汤液本草卷下枳实条改。

〔五〕术：原作「木」，据改同上。

〔六〕三：外台卷七、卷八，大观、政和本草卷十三及汤液本草卷下枳实条俱同。金匮卷中第十四作「二」。

〔七〕一斗：外台卷七、卷八，大观、政和本草卷十三及汤液本草卷下枳实条俱同。金匮卷中第十四作「五升」。

〔附方〕旧九，新四。**卒胸痹痛**枳实捣末。汤服方寸匕，日三夜一。肘后方。**胸痹结胸**胸痹，心中〔一〕痞坚〔二〕，留气结胸，胸满〔三〕，胁下逆气〔四〕抢心，枳实薤白〔五〕汤主之。陈枳实四枚，厚朴四两，薤白半斤，栝楼一枚，桂〔六〕一两，以水五升，先煎枳、朴，取二升去滓，纳余药，煎三两沸，分温三服，当愈。张仲景金匮要略。**伤寒胸痛**伤寒后，卒胸膈闭痛。枳实麸炒为末。米饮服二钱，日二服。济众方〔七〕。**产后腹痛**枳实（麸炒）、芍药（酒炒）各二钱，水一盏煎服。亦可为末服。圣惠方。**奔豚气痛**枳实炙为末。饮下方寸匕，日三、夜一。外台秘要。**妇人阴肿**坚痛。枳实半斤碎炒，帛裹熨之。冷即易。子母秘录。**大便不通**枳实、皂荚等分，为末，饭丸，米饮下。危氏得效方。**积痢脱肛**枳实石上磨平〔八〕，蜜炙暖〔九〕，更互熨之，缩乃止。千金方。**小儿久痢**水谷不调。枳实捣末，饮服一二钱。广利方。**肠风下血**枳实半斤（麸炒），黄芪半斤，为末。米饮非时服二钱匕。糊丸〔十〕亦可。经验方。**小儿〔十一〕五痔**不以年月。枳实为末，炼蜜丸梧子大。空心饮下三〔十二〕十丸。集验方。**小儿头疮**枳实烧灰，猪脂调涂。圣惠方。**皮**

〔一〕中：原作下，今据金匮卷上第九、千金卷十三第七、外台卷十二及大观、政和本草卷十三枳实条改。

〔二〕坚：外台及大观、政和本草同。金匮及千金无此字。

〔三〕胸满：原脱，今据金匮、千金、外台及大观、政和本草补。

〔四〕气：外台及大观、政和本草同。金匮及千金无此字。

〔五〕薤白：外台无此二字，金匮及千金此下有「桂枝」二字，大观、政和本草此下仅有一「桂」字。

〔六〕桂：大观、政和本草同，外台作「桂心」，金匮及千金俱作「桂枝」。

〔七〕济众方：原作「严子札（礼字之误）济生方」，今据大观、政和本草卷十三枳实条附方改。（本书卷一引据医家书目有「周应简要济众方」。）

〔八〕平：千金卷二十四第六作「令滑泽，钻安柄」（大观、政和本草略同）。

〔九〕暖：原作「黄」，今据千金卷二十四第六及大观、政和本草卷十三枳实条附方改。

〔十〕丸：大观、政和本草卷十三枳实条附方此下有「汤下三五十丸」。

〔十一〕小儿：大观、政和本草卷十三枳实条附方无此二字。

〔十二〕三：大观、政和本草卷十三枳实条附方俱作「二」。

肤风疹积实醋浸，火炙熨之即消。外台秘要。

枳壳

〔气味〕苦、酸，微寒，无毒。〔权曰〕苦、辛。〔元素曰〕气味升降，与枳实同。〔杲曰〕沉也，阴也。

〔主治〕风痒麻〔一〕痹，通利关节，劳气咳嗽，背膊闷倦，散留结胸膈痰滞，逐水，消胀满大肠〔二〕风，安胃，止风痛。开宝 遍身风疹，肌中如麻豆恶痒〔三〕，肠风痔疾，心腹结气，两胁胀虚，关膈壅塞。甄权 健脾开胃，调五脏，下气，止呕逆，消痰，治反胃霍乱泻痢，消食，破癥结痃癖五膈气，及肺气水肿，利〔四〕大小肠，除风明目。炙热，熨痔肿。大明 泄肺气，除胸痞。元素 治里急后重。时珍

〔发明〕〔元素曰〕枳壳破气，胜湿化痰，泄肺走大肠，多用损胸中至高之气，止可二三服而已。禀受素壮而气刺痛者，看在何部经分，以别经药导之。〔杲曰〕气血弱者不可服，以其损气也。〔好古曰〕枳壳主高，枳实主下；高者主气，下者主血。故壳主胸膈皮毛之病，实主心腹脾胃之病，大同小异。朱肱活人书言，治痞宜先用桔梗枳壳汤，非用此治心下痞也。果知误下，气将陷而成痞，故先用此，使不致于痞也。若已成痞而用此，则失之晚矣，不惟不能消痞，反损胸中之气，先之一字有谓也。〔时珍曰〕枳实、枳壳气味功用俱同，上世亦无分别。魏、晋以来，始分实、壳之用。洁古张氏、东垣李氏又分治高治下之说。大抵其功皆能利气。气下则痰喘止，气行则痞胀消，气通则痛刺止，气利则后重除。故以枳壳〔五〕利胸膈，枳实〔六〕利肠胃。然张仲景治胸痹痞满，以枳实为要药；诸方治下血痔痢、大肠秘塞、里急后重，又以枳壳为通用。则枳实不独治下，而壳不独治高也。盖自飞门至魄门，皆肺主之，三焦相通，一气而已。则二物分之可也，不分亦无伤。杜壬方载湖〔七〕阳公

〔一〕痒麻：原作「痹淋」，今据大观、政和本草卷十三枳壳条改。
〔二〕肠：原作「胁」，据改同上。
〔三〕痒：原作「疮」，据改同上。
〔四〕利：原脱，今据大观、政和本草卷十三枳壳条补。
〔五〕壳：原作「实」，今据上引王好古说改，方能引出下面转语。
〔六〕实：原作「壳」，据改同上。
〔七〕湖：格致余论·难产论同。大观、政和本草卷十三枳壳条附方俱作「胡」。下同。

主苦难产，有方士进瘦胎散〔一〕方。用枳壳四两，甘草二两，为末。每服一钱，白汤点服。自五月后一日一服，至临月，不惟易产，仍无胎中恶病也。张洁〔二〕古活法机要改以枳术丸日服，令胎瘦易生，谓之束胎丸。而寇宗奭衍义言，胎壮则子有力易生，令服枳壳药反致无力，兼子亦气弱难养，所谓缩胎易产者，大不然也。以理思之，寇氏之说似觉为优。或胎前气盛壅滞者宜用之，所谓八九月胎必用枳壳、苏梗以顺气，胎前无滞，则产后无虚也。若气禀弱者，即大非所宜矣。〔震亨曰〕难产多见于郁闷安逸之人，富贵奉养之家。古方瘦胎饮〔三〕，为湖阳公主作也。予妹苦于难产，其形肥而好坐，予思此与公主正相反也。彼奉养之人，其气必实，故耗其气使平则易产。今形肥则气虚，久坐则气不运，当补其母之气。以紫苏饮加补气药，与〔四〕十数贴服之，遂快产。

〔附方〕旧三，新十六〔五〕。

伤寒呃〔六〕噫枳壳半两，木香一钱，为末。每白汤服一钱，未知再服。本事方。

老幼腹胀血气凝滞，用此宽肠顺气，名四炒丸。商州枳壳（厚而绿背者，去穰）四两，分作四分：一两用苍术一两同炒，一两用萝卜子一两同炒，一两用干漆一两同炒，一两用茴香一两同炒黄。去四味，只取枳壳为末。以四味煎汁煮面糊和，丸梧子大。每食后，米饮下五十丸。王氏易简〔七〕方。

消积顺气治五积六聚，不拘男妇老小，但是气积，并皆治之，乃仙传方也。枳壳三斤去穰，每个入巴豆仁一个，合定扎煮，慢火水煮一日。汤减再加热汤，勿用冷水。待时足汁尽，去巴豆，切片晒干（勿炒）为末，醋煮面糊丸梧子大。每服三四十丸，随病汤使。邵真人经验方。

顺气止痢枳壳（炒）二两四钱，甘草六钱，为末。每沸汤服二钱。婴童百问。

疏导脚气即上方，用木瓜汤服。直指方。

小儿秘涩枳壳（煨，去穰）、甘草各一钱，以水煎服。全幼心鉴。

肠风下血不拘远年近日。博济方：用枳壳（烧黑存性）五钱，羊胫炭（为末）三钱，和令匀〔八〕，五更空心米饮服。如人行五里，再一服。当日见效。简便

〔一〕散：原作「饮」，今据大观、政和本草卷十三枳壳条附方改。
〔二〕洁：原作「景」，今据本书卷一历代诸家本草·洁古珍珠囊条改。
〔三〕饮：格致余论·难产论同。若据大观、政和本草，则当改作「散」。
〔四〕与：原脱，今据格致余论·难产论补。
〔五〕六：原作「五」，今按下新附方数改。
〔六〕呃：本事方卷八作「吃」，不及「呃」字义长。
〔七〕易简：原作「简易」，今据本书卷一引据医家书目改。
〔八〕和令匀：原脱，今据辑本博济方卷三乌金散补。

方：用枳壳一两，黄连五钱，水一钟，煎半钟，空心服。**痔疮肿痛**必效方：用枳壳煨熟熨之，七枚立定。本事方：用枳壳末入瓶中，水煎百沸，先熏后洗。**怀胎腹痛**〔一〕枳壳三两（麸炒），黄芩一两，为粗末〔二〕。每服五钱，水一盏半，煎一盏服。若胀满身重，加白术一两。活法机要。**产后肠出**不收。枳壳煎汤浸之，良久即入也。袖珍方。**小儿惊风**不惊丸：治小儿因惊气吐逆作搐，痰涎壅塞，手足掣疭，眼睛斜视。枳壳（去穰，麸炒）、淡豆豉等分，为末。每服一字，甚者半钱，急惊薄荷自然汁下，慢惊荆芥汤入酒三五点下，日三服。陈文中小儿方。**牙齿疼痛**枳壳浸酒含漱。圣惠方。**风疹作痒**枳壳三两，麸炒为末。每服二钱，水一盏，煎六分，去滓温服。仍以汁涂〔三〕。经验后〔四〕方。**小儿软疖**大枳壳一个去白，磨口平，以面糊抹边合疖上。自出脓血尽，更无痕也。危氏得效方。**利气明目**枳壳麸炒一两为末，点汤代茶。普济方。**下早成痞**伤寒阴证，下早成痞，心下满而不痛，按之虚软。枳壳、槟榔等分，为末。每服三钱，黄连汤调下。宣明方。**胁骨疼痛**因惊伤肝者。枳壳一两（麸炒），桂枝（生）半两，为细末。每服二钱，姜枣汤下。本事方。

枳茹树皮也。或云：枳壳上刮下皮也。

〔主治〕中风身直，不得屈伸反复，及口僻眼斜〔五〕。刮皮一升〔六〕，酒三升〔七〕，渍一宿，每温服五合〔八〕，酒尽再作。苏颂 **树茎及皮：主水**

〔一〕痛：活法机要卷下第二十九枳壳汤作「胀」。
〔二〕为粗末：原脱，今据活法机要卷下第二十九枳壳汤补。
〔三〕仍以汁涂：按经验后方无此语，乃濒湖概括梅师方附此。
〔四〕后：原脱，今据大观、政和本草卷十三枳壳条附方补。
〔五〕口僻眼斜：按苏颂图经及肘后方俱无此语，乃濒湖据千金方加入（千金「斜」作「急」）。
〔六〕一升：肘后方及苏颂图经同。千金卷八第六治口僻眼急作「五升」。
〔七〕三升：政和本草卷十三枳壳条附方引肘后及千金同，大观本草作「二升」。肘后卷三第十九及苏颂图经俱作「一升」，千金卷八第六作「一斗」。
〔八〕五合：苏颂图经同。肘后作「五合至一升」，千金作「随性饮之」。

胀暴风，骨节疼急。弘景

根皮〔主治〕**浸酒，漱齿痛。**甄权**煮汁服，治大便下血。末服，治野鸡病有血。**藏器

嫩叶〔主治〕**煎汤代茶，去风。**时珍　出茶谱。

枸橘 纲目

【释名】臭橘

【集解】〔时珍曰〕枸橘处处有之。树、叶并与橘同，但干多刺。三月开白花，青蕊不香。结实大如弹丸，形如枳实而壳薄，不香。人家多收种为藩蓠，亦或收小实，伪充枳实及青橘皮售之，不可不辨。

叶〔气味〕**辛，温，无毒。**〔主治〕**下痢脓血后重，同萆薢等分炒存性研，每茶调二钱服。又治喉瘘，消肿导毒。**时珍

〔附方〕新一。**咽喉怪证**咽喉生疮，层层如叠[一]，不痛，日久有窍出臭气，废饮食。用臭[二]橘叶煎汤连服，必愈。夏子益奇病方。

刺〔主治〕**风虫牙痛，每以一合煎汁含之。**时珍

橘核〔主治〕**肠风下血不止。同樗根白皮等分炒研，每服一钱，皂荚子煎汤调服。**时珍

〔附方〕新一。**白疹瘙痒**遍身者。小枸橘细切，麦麸炒黄为末。每服二钱，酒浸少时，饮酒。初以枸橘煎汤洗患处。救急方。

树皮〔主治〕**中风强直，不得屈伸。细切一升，酒二升，浸一宿。每日温服**

〔一〕如叠：传信适用方卷四附夏方第九作「相叠」，此下有「五色，渐渐肿起」。

〔二〕臭：传信适用方卷四附夏方第九无此字。

半升。酒尽再作。时珍

卮子本经中品

【释名】木丹本经　越桃别录　鲜支纲目　花名薝卜〔时珍曰〕卮，酒器也。卮子象之，故名。俗作栀。司马相如赋云：鲜支黄砾〔一〕。注云：鲜支即支子也。佛书称其花为薝卜，谢灵运谓之林兰，曾端伯呼为禅友。或曰：薝卜金色，非卮子也。

【集解】〔别录曰〕卮子生南阳川谷。九月采实，暴干。〔弘景曰〕处处有之。亦两三种小异，以七棱者为良。经霜乃取，入染家用，于药甚稀。〔颂曰〕今南方及西蜀州郡皆有之。木高七八尺。叶似李而厚硬，又似樗蒲子。二三月生白花，花皆六出，甚芬香，俗说即西域薝卜也。夏秋结实如诃子状，生青熟黄，中仁深红。南人竞种以售利。史记货殖传云：卮、茜千石，与千户侯等。言获利博也。入药用山卮子，方书所谓越桃也。皮薄而圆小，刻房七棱至九棱者为佳。其大而长者，雷敩炮炙论谓之伏尸卮子，入药无力。〔时珍曰〕卮子叶如兔耳，厚而深绿，春荣秋瘁。入夏开花，大如酒杯，白瓣黄蕊。随即结实，薄皮细子有须，霜后收之。蜀中有红卮子，花烂红色，其实染物则赭红色。

【修治】〔敩曰〕凡使须要如雀〔二〕脑，并须长有九路赤色者为上。先去皮、须取仁，以甘草水浸一宿，漉出焙干，捣筛为末用。〔震亨曰〕治上焦、中焦连壳用，下焦去壳，洗去黄浆，炒用。治血病，炒黑用。〔好古曰〕去心胸中热，用仁；去肌表热，用皮。

【气味】苦，寒，无毒。〔别录曰〕大寒。〔元素曰〕气薄味厚，轻清上行，气浮而味降，阳中阴也。〔杲曰〕沉也，阴也。入手太阴肺经血分。丹书：卮子柔金。

【主治】五内邪气，胃中热气，面赤酒疱皶鼻，白癞赤癞疮疡。本经　疗目赤热痛，胸心大小肠大热，心中烦闷。别录　去热毒风，除时疾热，解五种黄病，利五淋，通

〔一〕砾：原作「烁」，今据史记卷一一七司马相如列传及文选卷八上林赋改。
〔二〕雀：原作「萑」，今据大观、政和本草卷十三栀子条改。

小便，解消渴，明目，主中恶，杀蛊虫毒。甄权 **解玉支毒。**弘景 羊踯躅也。**主喑哑，紫癜风。**孟诜 **治心烦懊侬不得眠，脐下血滞而小便不利。**元素 **泻三焦火，清胃脘血，治热厥心痛，解热郁，行结气。**震亨 **治吐血衄血，血痢下血血淋，损伤瘀血，及伤寒劳复，热厥头痛，疝气，汤火伤。**时珍

【发明】〔元素曰〕栀子轻飘而象肺，色赤而象火，故能泻肺中之火。其用有四：心经客热一也，除烦躁二也，去上焦虚热三也，治风四也。〔震亨曰〕栀子泻三焦之火，及痞块中火邪，最清胃脘之血。其性屈曲下行，能降火从小便中泄去。凡心痛稍久，不宜温散，反助火邪。故古方多用栀子以导热药，则邪易伏而病易退。〔好古曰〕本草不言栀子能吐，仲景用为吐药。栀子本非吐药，为邪气在上，拒而不纳，食令上吐，则邪因以出，所谓「其高者因而越之」也。或用为利小便药，实非利小便，乃清肺也。肺清则化行，而膀胱津液之府，得此气化而出也。本草言治大小肠热，乃辛与庚合，又与丙合，又能泄戊，先入中州故也。仲景治烦躁用栀子豉汤，烦者气也，躁者血也。气主肺，血主肾[一]。故用栀子以治肺烦，香豉以治肾躁。〔杲曰〕仲景以栀子色赤味苦，入心而治烦；香豉色黑味咸，入肾而治躁。〔宗奭曰〕仲景治伤寒发汗吐下后，虚烦不得眠；若剧者，必反覆颠倒，心中懊侬，栀子豉汤治之。因其虚，故不用大黄，有寒毒故也。栀子虽寒而无毒，治胃中热气，既亡血亡津液，腑脏无润养，内生虚热，非此物不可去也。又治心经留热，小便赤涩，用去皮栀子（火煨）、大黄、连翘、炙甘草等分末之，水煎三钱服，无不利也。〔颂曰〕张仲景及古今名医治发黄，皆用栀子、茵陈、甘草、香豉四物作汤饮。又治大病后劳复，皆用栀子、鼠矢等汤，利小便而愈。其方极多，不可悉载。

【附方】旧十，新十七。**鼻中衄血** 山栀子烧灰吹之。屡用有效。黎居士简易[二]方。**小便不通** 栀子仁十四个，独头蒜一个，沧盐少许，捣贴脐及囊，良久即通。普济方。**血淋涩痛** 生山栀子末、滑石等分，葱汤下。经验良方。**下利鲜血** 栀子仁烧灰，水服一钱匕。食疗本草。**酒毒下血** 老山栀子仁焙研。每新汲水服一钱匕。圣惠方。

〔一〕血主肾：原作「躁主血」，今据汤液本草卷下栀子条改。
〔二〕简易：原作「易简」，本书卷一引据医家书目同。今据医籍考卷四十九载本书包恢序改。

热毒血痢卮子十四枚，去皮捣末，蜜丸梧子大。每服三丸，日三服，大效。亦可水煎服。肘后方。**临产下痢**卮子烧研，空心热酒〔一〕服一匙。甚者不过五服。胜金方。**妇人胎肿**属湿热。山卮子一合炒研。每服二三钱，米饮下。丸服亦可。丹溪方。**热水肿疾**山卮子仁炒研，米饮服三钱。若上焦热者，连壳用。丹溪纂要。**霍乱转筋**心腹胀满，未得吐下。卮子二七枚烧研，熟酒〔二〕服之立愈。肘后方。**冷热腹痛**㽲刺，不思饮食。山卮子、川乌头等分，生研为末，酒糊丸如梧子大。每服十五丸，生姜汤下。小腹痛，茴香汤下〔三〕。博济方。**胃脘火痛**大山卮子七枚或九枚炒焦〔四〕，水一盏，煎七分，入生姜汁饮之，立止。复发者，必不效。用玄明粉一钱服，立止。丹溪纂要。**五脏诸气**益少阴血。用卮子炒黑研末，生姜同煎，饮之甚捷。丹溪纂要。**五尸注病**冲发心胁刺痛，缠绵无时。卮子三〔五〕七枚烧末，水服。肘后方。**热病食复**及交接后发动欲死，不能语。卮子三十枚，水三升，煎一升服，令微汗。梅师方。**小儿狂躁**蓄热在下，身热狂躁，昏迷不食。卮子仁七枚，豆豉五钱，水一盏，煎七分，服之。或吐或不吐，立效。阎孝忠集效方。**盘肠钓气**越桃仁半两，草乌头少许，同炒过，去草乌，入白芷一钱，为末。每服半钱，茴香葱白酒下。普济方。**赤眼肠秘**山卮子七个，钻孔煨熟，水一升，煎半升，去滓，入大黄末三钱，温服。普济方。**吃饭直出**卮子二十个，微炒去皮，水煎服。怪证奇方。**风痰头痛**不可忍。卮子末和蜜，浓傅舌上，吐即止。兵部手集。**鼻上酒齄**卮子炒研，黄蜡和，丸弹子大。每服一丸，嚼细茶下〔六〕，日二服。忌酒、麸〔七〕、煎炙。许学士本事方。**火焰**

〔一〕热酒：大观、政和本草卷十三栀子条附方俱作「熟水」。
〔二〕熟酒：肘后卷二第十二无此二字，大观、政和本草卷十三栀子条附方俱作「熟水」。
〔三〕茴香汤下：大观、政和本草卷十三栀子条附方俱作「炒茴香、葱酒任下二十丸」。
〔四〕焦：原作「蕉」，丹溪纂要无此字，今从张本改。
〔五〕三：肘后卷一第六作「二」。
〔六〕嚼细茶下：按本事方卷五作「空心茶、酒嚼下」。濒湖以下有「忌酒」之文，因改写。
〔七〕麸：本事方卷五无此字。

丹毒卮子捣，和水涂之。梅师方。**火疮未起**卮子仁烧研，麻油和，封之。已成疮，烧白糖灰粉之。千金方。**眉中练癣**卮子烧研，和油傅之。保幼大全。**折伤肿痛**卮子、白面同捣，涂之甚效。集简方。**猘犬咬〔一〕伤**卮子皮（烧研）、石硫黄等分，为末。傅之，日三。梅师方。**汤荡火烧**卮子末和鸡子清，浓扫之。救急方。

花〔主治〕**悦颜色，千金翼面膏用之。**时珍

【附录】木戟〔藏器〔二〕曰〕生山中。叶如卮子。味辛，温，无毒。主痃癖气在脏腑。

酸枣本经上品

【释名】樲尔雅**山枣**

【集解】〔别录曰〕酸枣生河东川泽。八月采实，阴干，四十日成。〔弘景曰〕今出东山间，云即山枣树。子似武昌枣而味极酸，东人啖之以醒睡，与经文疗不得眠正相反。〔恭曰〕此即樲枣也。树大如大枣，实无常形，但大枣中味酸者是。今医以棘实为酸枣，大误矣。〔藏器曰〕酸枣既是大枣中之酸，此即是真枣，何复名酸？既名酸，又云小。今枣中，酸者未必即小，小者未必即酸。惟嵩阳子云：余家于滑台。今酸枣县，即滑之属邑也。其树高数丈，径围一二尺，木理极细，坚而且重，可为车轴及匙、箸〔三〕等。其树皮亦细而硬，文似蛇鳞。其枣圆小而味酸，其核微圆而仁稍长，色赤如丹。此医之所重，居人不易得。今市人卖者，皆棘子也。又云：山枣树如棘，其子如生枣，其核如骨，其肉酸滑好食，山人以当果。〔颂曰〕今近汴洛及西北州郡皆有之，野生多在坡坂及城垒间。似枣木而皮细，其木心赤色，茎叶俱青，花似枣花。八月结实，紫红色，似枣而圆小味酸。当月采实，取核中仁，孟子曰「养其樲棘」是也。嵩阳子言酸枣县所出为真，今之货者皆是棘实，用者尤宜详辨。〔志曰〕酸枣即棘实，更非他物。若云是大枣味酸者，全非也。酸枣小而圆，其核中仁微扁；其大枣仁大而长，不相类也。〔宗奭曰〕天下皆有之，但以土产宜与不宜尔。嵩阳子言酸枣木高大，今货者皆棘子，此说未尽。盖不

〔一〕咬：原作「吠」，今据大观、政和本草卷十三栀子条附方改。

〔二〕藏器：原作「别录有名未用」，今检大观、政和本草卷三十「有名未用」未见此文。文见卷十三「陈藏器余」，因据改。

〔三〕箸：原作「筯」，今据大观、政和本草卷十二酸枣条引图经文改。

知小则为棘，大则为酸枣。平地则易长，居崖堑则难生。故棘多生崖堑上，久不樵则成干，人方呼为酸枣，更不言棘，其实一本也。此物才及三尺，便开花结子。但科小者气味薄，木大者气味厚。今陕西·临潼山野所出亦好，乃土地所宜也。后有白棘条，乃酸枣未长大时枝上刺也。及至长成，其实大，其刺亦少。故枣取大木，刺取小科，不必强分别焉。

酸枣【气味】酸，平，无毒。〔宗奭曰〕微热。〔时珍曰〕仁：味甘，气平。〔敩曰〕用仁，以叶拌蒸半日，去皮、尖。〔之才曰〕恶防己。

【主治】心腹寒热，邪结气聚，四肢酸痛湿痹。久服，安五脏，轻身延年。本经 **烦心不得眠，脐上下痛，血转久泄，虚汗烦渴，补中，益肝气，坚筋骨，助阴气，能令人肥健。**别录 **筋骨风，炒仁研汤服。**甄权

【发明】〔恭曰〕本经用实疗不得眠，不言用〔一〕仁。今方皆用仁。补中益肝，坚筋骨，助阴气，皆酸枣仁之功也。〔宗奭曰〕酸枣经不言用仁，而今天下皆用之。〔志曰〕按五代史：后唐刊石药验云：酸枣仁，睡多生使，不得睡炒熟。陶云食之醒睡，而经云疗不得眠。盖其子肉味酸，食之使不思睡；核中仁服之，疗不得眠。正如麻黄发汗，根节止汗也。〔时珍曰〕酸枣实味酸性收，故主肝病，寒热结气，酸痹久泄，脐下满痛之证。其仁甘而润，故熟用疗胆虚不得眠、烦渴虚汗之证，生用疗胆热好眠，皆足厥阴、少阳药也。今人专以为心家药，殊昧此理。

【附方】旧六〔二〕，新二。

胆风沉睡胆风毒气，虚实不调，昏沉多睡。用酸枣仁一两（生用），金〔三〕挺蜡茶二两（以生姜汁涂，炙微焦），为散。每服二钱，水七分，煎六分，温服。简要济众方。

胆虚不眠心多惊悸。圣惠方〔四〕：用酸枣仁一两炒香，捣为散。每服二钱，竹叶汤调下。和剂局方：加人参一两，辰砂半两，乳香二钱半，炼蜜丸服。

振悸不眠胡洽方：酸枣仁汤：用酸枣仁二升，茯苓、白术、人参、甘草各二两，生姜六两，水八升，煮三升，分服。

〔一〕言用：原作「用言」，今据唐本草及大观、政和本草卷十二酸枣条改。
〔二〕六：原作「五」，今按下旧附方数改。
〔三〕金：原作「全」，今据大观、政和本草卷十二酸枣条附方改。
〔四〕圣惠方：原脱，今据大观、政和本草卷十二酸枣条附方补。

图经。**虚烦不眠**深师方：酸枣仁汤：用酸枣仁二升、蝭母、干姜、茯苓、芎䓖各二两，甘草(炙)一两，以水一斗，先煮枣仁，减三升，乃同煮取三升，分服。图经本草。**骨蒸不眠**心烦。用酸枣仁二〔一〕两，水二盏研绞取汁，下粳米二合煮粥，候熟，下地黄汁一合再煮，匀食。太平圣惠方。**睡中汗出**酸枣仁、人参、茯苓等分，为末。每服一钱，米饮下。简便方。**刺入肉中**酸枣核烧末，水服，立出。外台秘要。

白棘本经中品

〔校正〕并入别录棘刺花。

【释名】**棘刺**别录**棘针**别录**赤龙爪**纲目**花名刺原**别录**菥蓂**别录**马朐**音劬。〔时珍曰〕独生而高者为枣，列生而低者为棘。故重束为枣，平束为棘，二物观名即可辨矣。束即刺字。菥蓂与大荠同名，非一物也。

【集解】〔别录曰〕白棘生雍州川谷。棘刺花生道旁，冬至后一百二十日采之，四月采实。〔当之曰〕白棘是酸枣树针。今人用天门冬苗代之，非真也。〔恭曰〕棘有赤、白二种。白棘茎白如粉，子、叶与赤棘同，棘中时复有之，亦为难得。其刺当用白者为佳。然刺有钩、直二种：直者宜入补益，钩者宜疗疮肿。花即其花，更无别物。天门冬一名颠棘，南人以代棘针，非矣。〔颂〔二〕曰〕棘有赤、白二种。切韵云：棘，小枣也。田野间皆有之，丛高三二尺，花、叶、茎、实俱似枣也。〔宗奭曰〕本文白棘一名棘针、棘刺，如此分明。诸家强生疑惑，今不取之。白棘乃是肥盛紫色，枝上〔三〕自有皱薄白膜先剥起者，故白棘取白之义，不过如此。

白棘〔气味〕**辛，寒，无毒。**〔主治〕**心腹痛，痈肿溃脓，止痛。**本经**决刺结**〔四〕，**疗丈夫虚损，阴痿精自出，补肾气，益精髓。枣针：疗腰痛，喉痹不通。**别

〔一〕二：原作「一」，今据圣惠方卷九十七及大观、政和本草卷十二酸枣条附方改。
〔二〕颂：原作「保昇」，今据大观、政和本草卷十三白棘条改。
〔三〕上：原脱，今据本草衍义卷十四及政和本草卷十三白棘条补。
〔四〕决刺结：原在上「止痛」之后，「本经」之前。按此三字，大观、政和本草卷十三白棘条俱作墨字，认为别录文，因移于此。

录

〔附方〕旧六，新八〔一〕。**小便尿血**棘刺三〔二〕升，水五〔三〕升，煮二升，分三服。外台秘要。**脐腹疼〔四〕痛**因肾脏虚冷，拘撮甚〔五〕者。棘针钩子一合（焙），槟榔二钱半，水一盏，煎五分，入好酒半盏，更煎三五沸，分二服。圣惠〔六〕方。**头风疼痛**倒钩棘针四十九个（烧存性），丁香一个，麝香一皂子，为末。随左右嗃鼻。圣惠方。**眼睫拳毛**赤龙爪（倒钩棘也）一百二十个，地龙二条，木贼一百二十节，木鳖子仁二个（炒），为末。摘去睫毛，每日以此〔七〕嗃鼻三五次。普济方。**䘌齿虫食**〔八〕腐烂〔九〕棘针二百枚（即枣树刺朽落地者），水三〔十〕升，煮一升，含漱。或烧沥，日涂之，后傅雄黄末，即愈。外台秘要。**小儿喉痹**棘针烧灰，水服半钱。圣惠方。**小儿口噤**惊风不乳。白棘烧末，水服一钱。圣惠方。**小儿丹毒**水煮棘根汁，洗之。千金方。**痈疽痔漏**方同上。**疔疮恶肿**棘针（倒钩烂者）三枚，丁香七枚，同入瓶烧存性，以月内孩子粪和涂，日三上之。又方：曲头棘刺三百枚，陈橘皮二两，水五升，煎一升半，分服。圣惠方。**诸肿有脓**棘针烧灰，水服一钱，一夜头出。千金方。**小儿诸疳**棘针、瓜蒂等分，为末。吹入鼻中，日三次。圣惠方。

〔一〕旧六，新八：原作「旧五新七」，今按下列新旧附方数改。

〔二〕三：大观、政和本草卷十三白棘条附方同。外台卷二十七作「二」。

〔三〕五：大观、政和本草卷十三白棘条附方同。外台卷二十七作「三」。

〔四〕脐腹疼：原作「腹胁刺」，今据圣惠方卷七改。

〔五〕拘撮甚：原作「不可忍」，据改同上。

〔六〕惠：原作「验」。按上方见圣惠方卷七，因据改。

〔七〕此：普济方卷八十四作「纸捻蘸药」四字。

〔八〕虫食：原作「腐朽」。详千金卷六下第六治齿痛漱汤方及外台卷二十二腐棘刺漱汤方，「腐」或「腐烂」应属下，谓棘针腐烂；濒湖误以属上，谓䘌齿腐朽。因据改。

〔九〕腐烂：原无（濒湖原以属上作「腐朽」，已改为「虫食」，见上），今据外台卷二十二并参考千金卷六下第六及大观、政和本草卷十三白棘条附方补。

〔十〕三：千金卷六下第六、外台卷二十二及大观、政和本草卷十三白棘条附方俱作「二」。

枝〔主治〕烧油涂发，解垢膩。宗奭

棘刺花别录〔气味〕苦，平，无毒。〔主治〕金疮内漏。别录

实〔主治〕心腹痿痹，除热，利小便。别录

叶〔主治〕胫臁疮，捣傅之。亦可晒研，麻油调傅。时珍

蕤核
蕤，儒谁切。本经上品

【释名】白桵音蕤。〔时珍曰〕尔雅「棫，白桵」即此也。其花实蕤蕤下垂，故谓之桵，后人作蕤。柞〔一〕木亦名棫而物异。

【集解】〔别录曰〕蕤核生函谷川谷及巴西。〔弘景曰〕今出彭城。大如乌豆，形圆而扁，有文理，状似胡桃核。今人皆合壳用，此应破取仁秤之。〔保昇曰〕今出雍州。树生，叶细似枸杞而狭长，花白。子附茎生，紫赤色，大如五味子。茎多细刺。五月、六月熟，采实日干。〔颂曰〕今河东·并州亦有之。木高五七尺，茎间有刺。〔时珍曰〕郭璞云：白桵，小木也。丛生有刺，实如耳珰，紫赤可食。即此也。

仁【修治】〔敩曰〕凡使蕤核仁，以汤浸去皮、尖，擘作两片。每四两，用芒消一两，木通草七两，同水煮一伏时，取仁研膏入药。

【气味】甘，温，无毒。〔别录曰〕微寒。〔普曰〕神农、雷公：甘，无毒。生平地，八月采之。

【主治】心腹邪〔二〕结气，明目，目赤痛伤泪出，目肿眦烂〔三〕。久服，轻身益气不饥。本经　强志，明耳目。吴普　破心下结痰痞气，齆鼻。别录　治鼻衄。甄权　生治足睡，熟

〔一〕柞：原作「祚」。按毛诗陆疏卷上「柞棫拔矣」条引三苍说：「棫即柞也」。因据改。

〔二〕邪：此下原有「热」字，今据唐本草卷十二、千金翼卷三及大观、政和本草卷十二蕤核条删。

〔三〕目肿眦烂：按大观、政和本草卷十二蕤核条，此四字俱作墨字，认为别录文，濒湖移此。

治不眠。藏器

【发明】〔弘景曰〕医方惟以疗眼，仙经以合守中丸也。〔颂曰〕按刘禹锡传信方所著治眼法最奇。云：眼风泪〔一〕痒，或生翳，或赤眦，一切皆主之。宣州黄连（末）、蕤核仁（去皮，研膏）等分和匀，取无蚛干枣二〔二〕枚，割下头，去核，以二物填满，却以割下头合定，用少薄绵裹之，以大茶碗量水半碗〔三〕，于银器中，文武火煎取一鸡子大，以绵滤罐收，点眼万万不失。前后试验数十人皆应，今医家亦多用得效也。

【附方】新七。**春雪膏**治肝虚，风热上攻，眼目昏暗，痒痛隐涩，赤肿羞明，不能远视，迎风有泪，多见黑花。用蕤仁（去皮，压去油）二两，脑子二钱半，研匀，生蜜六钱和收，点眼。和剂局方。**百点膏**治一切眼疾。蕤仁（去油）三钱，甘草、防风各六钱，黄连五钱，以三味熬取浓汁，次下蕤仁〔四〕膏，日点。孙氏集效方。**拨云膏**取下翳膜。蕤仁（去油）五分，青盐一分，猪胰子五钱，共捣二千下如泥，罐收，点之。又方：蕤仁一两去油，入白蓬砂一钱，麝香二分，研匀收之。去翳妙不可言。**飞血眼**蕤仁一两（去皮），细辛半两，苦竹叶三握（洗），水二升，煎一升，滤汁，频微温〔五〕洗之。圣济总录。**赤烂眼**近效方：用蕤仁四十九个去皮，胡粉煅如金色一鸡〔六〕子大，研匀〔七〕，入酥一杏仁许，龙脑三豆许，研匀，油纸〔八〕裹收。每以麻子许，涂大小眦上，频用取效。经验良方：用蕤仁、杏仁各一两，去皮研匀，入腻粉少许，为丸。每用热汤化洗。

〔一〕泪：原脱，今据大观、政和本草卷十二蕤核条补。
〔二〕二：大观、政和本草卷十二蕤核条俱作「三」。
〔三〕量水半碗：原作一「盛」字，今据大观、政和本草卷十二蕤核条改。
〔四〕仁：此下疑脱「熬」、「研」或「收」字。
〔五〕微温：原作一「湿」字。按此字圣济总录卷一〇五作「微」，因下「洗眼」后有「冷即再暖」一语，知「微」下脱一「温」字。因订正为「微温」二字。
〔六〕鸡：外台卷二十一作「棋」。
〔七〕研匀：外台卷二十一作「各别研」。
〔八〕纸：外台卷二十一作「帛」。

山茱萸本经中品

【释名】蜀酸〔一〕**枣**本经 **肉枣**纲目 **魃实**别录 **鸡足**吴普 **鼠矢**吴普 〔宗奭曰〕山茱萸与吴茱萸甚不相类，治疗大不同，未审何缘命此名也？〔时珍曰〕本〔二〕经一名蜀酸〔一〕枣，今人呼为肉枣，皆象形也。

【集解】〔别录曰〕山茱萸生汉中山谷及琅琊、冤句、东海·承县。九月、十月采实，阴干。〔颂曰〕叶如梅，有刺毛〔三〕。二月开花如杏。四月实如酸枣，赤色。五月采实。〔弘景曰〕出近道诸山中大树。子初熟未干，赤色，如胡颓子，亦可啖；既干，皮甚薄，当合核用也。〔颂曰〕今海州、兖州亦有之。木高丈余，叶似榆，花白色。雷敩炮炙论言一种雀儿苏，真相似，只是核八棱，不入药用。〔时珍曰〕雀儿苏，即胡颓子也。

实【修治】〔敩曰〕凡使以酒润，去核取皮，一斤只取四两已来，缓火熬干方用。能壮元气，秘精。其核能滑精，不可服。

【气味】酸，平，无毒。〔别录曰〕微温。〔普曰〕神农、黄帝、雷公、扁鹊：酸，无毒。岐伯：辛。〔权曰〕咸、辛，大热。〔好古曰〕阳中之阴。入足厥阴、少阴经气分。〔之才曰〕蓼实为之使。恶桔梗、防风、防己。

【主治】心下邪气寒热，温中，逐寒湿痹，去三虫。久服轻身。本经 **肠胃风邪，寒热疝瘕，头风风气去来，鼻塞目黄，耳聋面疱，下气出汗，强阴益精，安五脏，通九窍，止小便利。久服，明目强力长年。**别录 **治脑骨痛，疗耳鸣，补肾气，兴阳道，坚阴茎，添精髓，止老人尿不节，治面上疮，能发汗，止月水不定。**甄权 **暖腰膝，助水脏，除一切风，逐一切气，破癥结，治酒皶。**大明 **温肝。**元素

〔一〕酸：唐本草卷十三、千金翼卷三及大观、政和本草卷十三山茱萸条俱无此字，惟御览九九一引本草经有此字。

〔二〕本：此上原衍「曰」字，今详上下文义删。

〔三〕毛：原脱，今据御览九九一及大观、政和本草卷十三引吴普本草补。

【发明】〔好古曰〕滑则气脱，涩剂所以收之。山茱萸止小便利，秘精气，取其味酸涩以收滑也。仲景八味丸用之为君，其性味可知矣。

【附方】新一。**草还丹**益元阳，补元气，固元精，壮元神，乃延年续嗣之至药也。山茱萸酒浸取肉一斤，破故纸酒浸焙干半斤，当归四两，麝香一钱，为末，炼蜜丸梧子大。每服八十一丸，临卧盐酒下。吴旻扶寿方。

胡颓子 拾遗

【释名】**蒲颓子**纲目**卢都子**纲目**雀儿酥**炮炙**半含春**纲目**黄婆奶**〔时珍曰〕陶弘景注山茱萸及樱桃，皆言似胡颓子（凌冬不凋，亦应益人），陈藏器又于山茱萸下详著之，别无识者。今考访之，即雷敩炮炙论所谓雀儿酥也，雀儿喜食之。越人呼为蒲颓子。南人呼为卢都子。吴人呼为半含春，言早熟也。襄汉人呼为黄婆奶，象乳头也。刘绩霏雪录言安南有小果，红色，名卢都子，则卢都乃蛮语也。

【集解】〔藏器曰〕胡颓子生平林间，树高丈余，冬不凋，叶阴白，冬花，春熟最早，小儿食之当果。又有一种大相似，冬凋春实夏熟，人呼为木半夏，无别功效。〔时珍曰〕胡颓即卢都子也。其树高六七尺，其枝柔软如蔓。其叶微似棠梨，长狭而尖，面青背白，俱有细点如星，老则星起如麸，经冬不凋。春前生花朵如丁香，蒂极细，倒垂，正月乃敷白花。结实小长，俨如山茱萸，上亦有细星斑点，生青熟红，立夏前采食，酸涩。核亦如山茱萸，但有八棱，软而不坚。核内白绵如丝，中有小仁。其木半夏，树、叶、花、实及星斑气味，并与卢都同；但枝强硬，叶微团而有尖，其实圆如樱桃而不长为异耳。立夏后始熟，故吴楚人呼为四月子，亦曰野樱桃。其核亦八棱，大抵是一类二种也。

子〔气味〕**酸，平，无毒。**〔弘景曰〕寒热病不可用。〔主治〕**止水痢。**藏器

根〔气味〕同子。〔主治〕**煎汤，洗恶疮疥并犬马病疮。**藏器 **吐血不止，煎水饮之；喉痹痛塞，煎酒灌之，皆效。**时珍

叶〔气味〕同子。〔主治〕**肺虚短气喘咳剧者，取叶焙研，米饮服二钱。**时珍

〔发明〕〔时珍曰〕蒲颓叶治喘咳方，出中藏经，云甚者亦效如神。云有人患喘三十年，服之顿愈。甚者服药后，胸上生

小瘾疹作痒，则瘥也。虚甚，加人参等分，名清肺散。大抵皆取其酸涩，收敛肺气耗散之功耳。

金樱子 蜀本草

【释名】刺梨子开宝 **山石榴**纲目 **山鸡头子**〔时珍曰〕金樱当作金罂，谓其子形如黄罂也。石榴、鸡头皆象形。又杜鹃花、小檗并名山石榴，非一物也。〔敩曰〕林檎、向里〔一〕子亦曰金樱子，与此同名而异物。

【集解】〔韩保升曰〕金樱子在处有之。花白。子形似榅桲而小，色黄有刺。方术多用之。〔颂曰〕今南中州郡多有，而以江西、剑南、岭外者为胜。丛生郊野中，大类蔷薇，有刺。四月开白花。夏秋结实，亦有刺，黄赤色，形似小石榴，十一月、十二月采。江南、蜀中人熬作煎，酒服，云补治有殊效。宜州所供，云本草谓之营实。今校之，与营实殊别也。〔时珍曰〕山林间甚多。花最白腻。其实大如指头，状如石榴而长。其核细碎而有白毛，如营实之核而味甚涩。

子〔气味〕酸，涩，平，无毒。〔主治〕脾泄下痢，止小便利，涩精气。久服，令人耐寒轻身。蜀本

〔发明〕〔颂曰〕洪州、昌州皆煮其子作煎，寄馈人。服食家用煎和鸡头实粉为丸服，名水陆丹，益气补真最佳。〔慎微曰〕沈存中笔谈云：金樱子止遗泄，取其温且涩也。世人待红熟时取汁熬膏，味甘，全断涩味，都全失本性，大误也。惟当取半黄者，干捣末用之。〔宗奭曰〕九月、十月霜熟时采用。不尔，反令人利。〔震亨曰〕经络隧道，以通畅为平和。而味者取涩性为快，熬金樱为煎食之。自不作靖，咎将谁执？〔时珍曰〕无故而服之，以取快欲则不可。若精气不固者服之，何咎之有？

〔附方〕旧一，新二。**金樱子煎**霜后用竹夹子摘取，入木臼中杵去刺，擘去核。以水淘洗过，捣烂。入大锅，水煎，不得绝火。煎减半，滤过，仍煎似稀饧。每服一匙，用暖酒一盏调服。活血驻颜，其功不可备述。孙真人食忌。**补血益精**金樱子（即山石榴，去刺及子，焙）四两，缩砂二两，为末，炼〔二〕蜜和，丸梧子大。每服五十丸，空心温酒〔三〕服。奇效良方。**久痢不止**严紧绝妙。方：罂粟壳（醋炒）、金樱（花、叶及

〔一〕向里：原作「何裹」，今据大观、政和本草卷十二金樱子条改。
〔二〕炼：原作「陈」，今据奇效良方卷二十一金樱丸改。
〔三〕酒：奇效良方卷二十一金樱丸，此下有「或盐汤」。

子）等分，为末，蜜丸芡子大。每服五七丸，陈皮煎汤化下〔一〕。普济方。

花 〔气味〕同子。〔主治〕止冷热痢，杀寸白、蛔〔二〕虫等〔三〕。和铁粉研匀，拔白发涂之，即生黑者。亦可染须。大明

叶 〔主治〕痈肿，嫩叶研烂，入少盐涂之，留头泄气。又金疮出血，五月五日采，同桑叶、苎叶等分，阴干研末傅之，血止口合，名军中一捻金。时珍

东行根 〔气味〕同子。〔主治〕寸白虫，锉二两，入糯米三十粒，水二升，煎五合，空心服，须臾泻下，神验。其皮炒用，止泻血及崩中带下。大明 止滑痢，煎醋服，化骨鲠〔四〕。时珍

郁李 本经下品

【释名】薁李诗疏 **郁李** **车下李**别录 **爵李**本经 **雀梅**诗疏 **常〔五〕棣** 〔时珍曰〕郁，山海经作栯，馥郁也。花、实俱香，故以名之。陆玑诗疏作薁字，非也。尔雅常〔五〕棣即此。或以为唐棣，误矣。唐棣乃枎栘，白杨之类也。

【集解】〔别录曰〕郁李生高山川谷及丘陵上。五月、六月采根〔六〕。〔弘景曰〕山野处处有之。子熟赤色，亦可啖。〔保昇曰〕树高五六尺，叶、花及树并似大李；惟子小若樱桃，甘酸而香，有少涩味也。〔禹锡曰〕按郭璞云，棣树〔七〕生

〔一〕芡子大……化下：普济方卷二〇九作「手指头大。五花痢，用春茶、陈皮煎汤；如痢，用蜜一匙，春茶、乌梅煎汤服下。」
〔二〕蛔：原脱，今据大观、政和本草卷十二金樱子条补。
〔三〕等：同上。
〔四〕鲠：原作「硬」，今详文义改。
〔五〕常：原作「棠」，今据尔雅释木改。
〔六〕根：原作「椇」，今据大观、政和本草卷十四郁李人条改。
〔七〕棣树：原作「棠棣」，今据尔雅释木郭注及大观、政和本草卷十四郁李人条改。

山中，子如樱桃，可食。诗小雅云：常〔一〕棣之华，鄂不韡韡。陆玑注云〔二〕：白棣树也，如李而小〔三〕，正白，今官园种之，一名薁李。又有赤棣树，亦似白棣，叶如刺榆叶而微圆，子正赤如郁李而小，五月始熟，关西、天水、陇西多有之。〔宗奭曰〕郁李子如御李子，红熟堪啖，微涩，亦可蜜煎，陕西甚多。〔时珍曰〕其花粉红色，实如小李。〔颂曰〕今汴洛人家园圃植一种，枝茎作长条，花极繁密而多叶者，亦谓之郁李，不堪入药。

核仁 **〔修治〕**〔敩曰〕先以汤浸，去皮、尖，用生蜜浸一宿，漉出阴干，研如膏用之。

〔气味〕酸，平，无毒。〔权曰〕苦、辛。〔元素曰〕辛、苦，阴中之阳，脾经气分药也。

〔主治〕大腹水肿，面目四肢浮肿，利小便水道。本经 **肠中结气，关格不通。**甄权 **通〔四〕泄五脏膀胱急痛，宣腰胯冷脓，消宿食下气。**大明 **破癖气，下四肢水。酒服四十九粒，能泻结气。**孟诜 **破血润燥。**元素 **专治大肠气滞，燥涩不通。**李杲 **研和龙脑，点赤眼。**宗奭

〔发明〕〔时珍曰〕郁李仁甘苦而润，其性降，故能下气利水。按宋史钱乙传云：一乳妇因悸而病，既愈，目张不得瞑。乙曰：煮郁李酒饮之使醉，即愈。所以然者，目系内连肝胆，恐则气结，胆横不下。郁李能去结，随酒入胆，结去胆下，则目能瞑矣。此盖得肯綮〔五〕之妙者也。〔颂曰〕必效方：疗癖。取车下李仁，汤润去皮及并仁者，与干面相拌，捣如饼。若干，入水少许，作面饼，大小一如病人掌。为二饼，微炙使黄，勿令至熟。空腹食一饼，当快利。如不利，更食一饼，或饮热米汤，以利为度。利不止，以醋饭止之。利后当虚。若病未尽，一二日量力更进一服，以病尽为限。不得食酪及牛、马肉等。累试神验，但须量病轻重，以意加减，小儿亦可用。

〔附方〕旧三〔六〕，新二。

小儿多热 熟汤研郁李仁如杏酪，一日服二合。姚

〔一〕常：原作「棠」，今据毛诗卷九及大观、政和本草卷十四郁李人条改。

〔二〕云：毛诗陆疏卷上常棣条及大观、政和本草卷十四郁李人条，此下俱有「许慎曰」三字，与说文卷六上木部棣条合。

〔三〕小：毛诗陆疏卷上常棣条及大观、政和本草卷十四郁李人条，此下俱有「如樱桃」三字。

〔四〕通：原脱，今据大观、政和本草卷十四郁李人条补。

〔五〕綮：庄子·养生主作「綮」。

〔六〕三：原作「四」。按下治脚气浮肿一方，已计入本书卷二十三薏苡仁条旧附方数内，不应重计，因据改。

和众至宝方。**小儿闭结**褓襁小儿，大小便不通，并惊热痰实，欲得溏动者。大黄（酒浸，炒）、郁李仁（去皮，研）各一钱〔一〕，滑石末一〔二〕两，捣和丸黍米大。二岁小儿三丸，量人加减，白汤下。钱乙直诀。**肿满气急**不得卧。用郁李仁一大合捣末，和面作饼。吃入口即大便通，泄气便愈。杨氏产乳。**脚气浮肿**心腹满，大小便不通，气急喘息者。郁李仁十二分捣烂，水研绞汁，薏苡〔三〕（捣如粟大）三合，同煮粥食之。韦宙独行方。**卒心痛刺**郁李仁三七枚嚼烂，以新汲水或温汤下。须臾痛止，却热〔四〕呷薄〔五〕盐汤。姚和众至宝方。**皮肤血汗**郁李仁（去皮，研）一钱，鹅梨捣汁调下。圣济总录。

根〔气味〕**酸，凉，无毒。**〔主治〕**齿龈肿，龋齿，坚齿。**本经 **去白虫。**别录 **治风虫牙痛，浓煎含漱。治小儿身热，作汤浴之。**大明 **宣结气，破积聚。**甄权

鼠李 本经下品

【释名】楮李钱氏 **鼠梓**别录 **山李子**图经 **牛李**别录 **皂李**苏恭 **赵李**苏恭 **牛皂子**纲目 **乌槎子**纲目 **乌巢子**图经 **椑**音卑。〔时珍曰〕鼠李方音亦作楮李，未详名义。可以染绿，故俗称皂李及乌巢。巢、槎、赵，皆皂子之音讹也。一种苦楸，亦名鼠梓，与此不同。见梓下。

【集解】〔别录曰〕鼠李生田野，采无时。〔颂曰〕即乌巢子也。今蜀川多有之。枝叶如李。其实若五味子，色瑿黑（其汁紫色），熟时采，日干用。皮采无时。〔宗奭曰〕即牛李也。木高七八尺。叶如李，但狭而不泽。子于条上四边生，

〔一〕钱：小儿药证直诀卷下郁李仁圆作「两」。
〔二〕一：小儿药证直诀卷下郁李仁圆作「半」。
〔三〕薏苡：原作「苡薏」，今据大观、政和本草卷十四郁李人条改。
〔四〕热：原脱，今据大观、政和本草卷十四郁李人条附方补。
〔五〕薄：此下原衍「荷」字，今据大观、政和本草卷十四郁李人条附方删。

生时青，熟则紫黑色。至秋叶落，子尚在枝。是处皆有，今关陕及湖南、江南北甚多。〔时珍曰〕生道路边。其实附枝如穗。人采其嫩者，取汁刷染绿色。

子〔**气味**〕**苦，凉，微毒。**〔**主治**〕**寒热瘰疬疮。**本经 **水肿腹胀满。**大明 **下血及碎肉，除疝瘕积冷，九蒸酒渍，服三合，日再服。又捣傅牛马六畜疮中生虫。**苏恭 **痘疮黑陷及疥癣有虫。**时珍

〔**发明**〕〔时珍曰〕牛李治痘疮黑陷及出不快，或触秽气黑陷。古昔无知之者，惟钱乙小儿直诀必胜膏用之。云牛李子即鼠李子，九月后采黑熟者，入砂盆擂烂，生绢捩汁，用银、石器熬成膏，瓷瓶收贮，常令透风。每服一皂子大，煎桃〔一〕胶汤化下。如人行二十里，再进一服，其疮自然红活。入麝香少许尤妙。如无生者，以干者为末，水熬成膏。又九籥卫生方亦云：痘疮黑陷者，用牛李子一两（炒研），桃胶半两。每服一钱，水七分，煎四分，温服。

〔**附方**〕新二。**诸疮寒热**毒痹，及六畜虫疮。鼠李生捣傅之。圣惠方。**齿䘌肿痛**牛李煮汁，空腹饮一盏，仍频含漱。圣济录。

皮〔**气味**〕**苦，微寒，无毒。**〔恭曰〕皮、子俱有小毒。忌铁。

〔**主治**〕**身皮热毒。**别录 **风痹。**大明 **诸疮寒热毒痹**〔二〕苏恭 **口疳龋齿，及疳虫蚀人脊骨者，煮浓汁灌之，神良。**孟诜

〔**发明**〕〔颂曰〕刘禹锡传信方：治大人口中疳疮、发背，万不失一。用山李子根（一名牛李子）、蔷薇根（野外者）各（细切）五升，水五大斗，煎半日，汁浓，即于银、铜器中盛之，重汤煎至一二升，待稠，瓷瓶收贮。每少少含咽，必瘥。忌酱、醋、油腻、热面及肉。如发背，以帛涂贴之，神效。襄州军事柳岸〔三〕妻窦氏，患口疳十五年，齿尽落，龈亦〔四〕断坏〔五〕不可近，用此而愈。

〔一〕桃：小儿药证直诀卷下牛李膏（一名必胜膏）作「杏」。
〔二〕毒痹：原脱，今据唐本草及大观、政和本草卷十四鼠李条补。
〔三〕岸：原作崖，今据大观、政和本草卷十四鼠李条改。
〔四〕龈亦：原脱，今据大观、政和本草卷十四鼠李条补。
〔五〕坏：同上。

女贞本经上品

【释名】贞木〔一〕山海经 冬青纲目 蜡树 〔时珍曰〕此木凌冬青翠，有贞守之操，故以贞女状之。琴操载鲁有处女见女贞木而作歌者，即此也。晋〔二〕·苏彦〔三〕女贞颂序云：女贞之木，一名冬青。负霜葱翠，振柯凌风。故清士钦其质，而贞女慕其名。是矣。别有冬青与此同名。今方书所用冬青，皆此女贞也。近时以放蜡虫，故俗呼为蜡树。

【集解】〔别录曰〕女贞实生武陵川谷。立冬采。〔弘景曰〕诸处时有。叶茂盛，凌冬不凋，皮青肉白，与秦皮为表里。其树以冬生可爱，仙方亦服食之。俗方不复用，人无识者。〔恭曰〕女贞叶似冬青树及枸骨。其实九月熟，黑似牛李子。陶言与秦皮为表里，误矣。秦皮叶细冬枯，女〔四〕贞叶大冬茂，殊非类也。〔颂曰〕女贞处处有之。山海经云「泰山〔五〕多贞〔六〕木」是也。其叶似枸骨及冬青木，凌冬不凋。五月开细花，青白色。九月实成，似牛李子。或云即今冬青树也。而冬青木理肌白，文如象齿，实亦治病。岭南一种女贞，花极繁茂而深红色，与此殊异，不闻入药。〔时珍曰〕女贞、冬青、枸骨，三树也。女贞即今俗呼蜡树者，冬青即今俗呼冻青树者，枸骨即今俗呼猫儿刺者。东人因女贞茂盛，亦呼为冬青，与冬青同名异物，盖一类二种尔。二种皆因子自生，最易长。其叶厚而柔长，绿色，面青背淡。女贞叶长者四五寸，子黑色；冻青叶微团，子红色，为异。其花皆繁，子并累累满树，冬月鸜鹆喜食之，木肌皆白腻。今人不知女贞，但呼为蜡树。立夏前后取蜡虫之种子，裹置枝上。半月其虫化出，延缘枝上，造成白蜡，民间大获其利。详见虫部白蜡下。枸骨详本条。

实 〔气味〕苦，平，无毒。时珍曰：温。〔主治〕补中，安五脏，养精神，除百病。久服，肥健轻身不老。本经 强阴，健腰膝，变白发，明目。时珍 〔发明〕〔时珍曰〕

〔一〕木：原作「水」。按山海经卷四东山经云：「太山上多金、玉、桢木。」郭注云：「女桢也。叶冬不凋。」因据改，与下集解中苏颂引山海经文一致。

〔二〕晋：原脱，今据艺文类聚卷八十九女贞条补。

〔三〕彦：原作「颜」，今据艺文类聚卷八十九女贞条改，并补下「女贞」二字。

〔四〕女：原脱，今据唐本草及大观、政和本草卷十二女贞实条补。

〔五〕泰山：大观、政和本草同。按山海经卷四东山经作「太山」，非同卷东岳岱宗之「泰山」。似应据改。

〔六〕贞：按山海经卷四东山经及郭注俱作「桢」。大观、政和本草卷十二女贞实条作「眞」，似误。

女贞实乃上品无毒妙药，而古方罕知用者，何哉？典术云：女贞木乃少阴之精，故冬不落叶。观此，则其益肾之功，尤可推矣。世传女贞丹方云：女贞实（即冬青树子）去梗叶，酒浸一日夜，布袋擦去皮，晒干为末。待旱莲草出多，取数石捣汁熬浓，和丸梧子大。每夜酒送百丸。不旬日间，膂力加倍，老者即不夜起。又能变白发为黑色，强腰膝，起阴气。

〔附方〕新二。**虚损百病**久服发白再黑，返老还童。用女贞实（十月上巳日收，阴干，用时以酒浸一日，蒸透晒干）一斤四两，旱莲草（五月收，阴干）十两，为末；桑椹子（三月收，阴干）十两，为末，炼蜜丸如梧子大。每服七八十丸，淡盐汤下。若四月收桑椹捣汁和药，七月收旱莲捣汁和药，即不用蜜矣。简便方。**风热赤眼**冬青子不以多少，捣汁熬膏，净瓶收固，埋地中七日。每用点眼。济急仙方。

叶〔气味〕微苦，平，无毒。〔主治〕除风散血，消肿定痛，治头目昏痛。诸恶疮肿，胻疮溃烂久者，以水煮乘热贴之，频频换易，米醋煮亦可。口舌生疮，舌肿胀出，捣汁含浸吐涎。时珍

〔附方〕新三。**风热赤眼**普济方：用冬青叶五斗捣汁，浸新砖数片，五日掘坑，架砖于内盖之，日久生霜，刮下，入脑子少许，点之。简便方：用雅州黄连〔一〕二两，冬青叶四两，水浸三日夜，熬成膏收，点眼。**一切眼疾**冬青叶研烂，入朴消贴之。海上方也。普济方。

冬青纲目

〔校正〕原附女贞下，今分出。

【释名】冻青〔藏器曰〕冬月青翠，故名冬青。江东人呼为冻青〔二〕。

【集解】〔藏器曰〕冬青木肌白，有文作象齿笏。其叶堪染绯。李邕云：冬青出五台山，叶〔三〕似椿，子赤如郁李，

〔一〕连：原作「莲」。按本书卷十三黄连条附方治「暴赤眼痛，用黄连、冬青叶煎汤洗之。」因据改。药味虽同，但彼处采自海上方，用汤洗，此间采自简便方，用膏点。故仍分别计数，不以重出论。

〔二〕青：大观、政和本草卷十二女贞实条俱作「生」。

〔三〕叶：原脱，今据大观、政和本草卷十二女贞实条补。

微酸性热。与此小异，当是两种冬青。〔时珍曰〕冻青亦女贞别种也，山中时有之。但以叶微团而子赤者为冻青，叶长而子黑者为女贞。按救荒本草云：冻青树高丈许，树似枸骨子树而极茂盛。又叶似楂〔一〕子树叶而小，亦似椿〔二〕叶微窄而头颇圆，不尖。五月开细白花，结子如豆大，红〔三〕色。其嫩芽炸熟，水浸去苦〔四〕味，淘洗，五味调之可食。

子及木皮〔气味〕甘、苦，凉，无毒。〔主治〕浸酒，去风虚〔五〕，补益肌肤。皮之功同。藏器

〔附方〕新一。**痔疮**冬至日取冻青树子，盐酒浸一夜，九蒸九晒，瓶收。每日空心酒吞七十粒，卧时再服。集简方。

叶〔主治〕烧灰，入面膏，治鞁〔六〕瘃，灭瘢痕〔七〕，殊效。苏颂

枸骨纲目

〔校正〕原附女贞下，今分出。

【释名】猫儿刺〔藏器曰〕此木肌白，如狗之骨〔八〕。〔时珍曰〕叶有五刺，如猫〔九〕之形，故名。又卫矛亦名枸骨，与此同名。

【集解】〔藏器曰〕枸骨树如杜仲。诗云「南山有枸」是也。陆玑诗疏云：山木也。其状如栌，木理白滑，可为函板。有木蝱在叶中，卷之如子，羽化为蝱。〔颂曰〕多生江浙间。南人取以旋盒器甚佳。〔时珍曰〕狗骨树如女贞，肌理甚白。叶长二三寸，青翠而厚硬，有五刺角，四时不凋。五月开细白花。结实如女贞及菝葜子，九月熟时，绯红色，皮薄味甘，核

〔一〕楂：原作「栌」（二字繁体形近），今据救荒本草卷下木部冻青树条改。楂，救荒原注音租。

〔二〕椿：救荒本草卷下木部冻青树条作「穓芽」二字。穓，原注音冗。次条穓芽树云：叶似冬青叶，微长。

〔三〕红：救荒本草卷下木部冻青树条作「青黑」二字。

〔四〕苦：原作「有」，今据救荒本草卷下木部冻青树条改。

〔五〕虚：大观、政和本草卷十二女贞实条引陈藏器及日华子俱作「血」。

〔六〕鞁：原作「瘅」，政和本草同。今据大观本草卷十二女贞实条改。

〔七〕痕：大观、政和本草卷十二女贞实条俱作「疵」。

〔八〕如狗之骨：大观、政和本草卷十二女贞实条引藏器说俱作「似骨，故云枸骨。」既无「如狗」之文，亦不名为「狗骨」。

〔九〕猫：此下疑脱「爪」字。

有四瓣。人采其木皮煎膏，以粘鸟雀，谓之粘黐。

木皮〔气味〕微苦，凉，无毒。〔主治〕浸酒，补腰脚令健。藏器

枝叶〔气味〕同皮。〔主治〕烧灰淋汁或煎膏，涂白癜风。藏器

卫矛 本经中品

【释名】**鬼箭**别录 **神箭**〔时珍曰〕刘熙释名言齐人谓箭羽为卫。此物干有直羽，如箭羽、矛刃自卫之状，故名。张揖广雅谓之神箭，寇宗奭衍义言人家多燔之遣祟，则三名又或取此义也。

【集解】〔别录曰〕卫矛生霍山山谷。八月采，阴干。〔普曰〕叶如桃，箭〔一〕如羽，正月、二月、七月采，阴干。或生田野。〔弘景曰〕山野处处有之。削取皮、羽入药，为用甚稀。〔颂曰〕今江淮州郡亦或有之。三月以后生茎，茎长四五尺许。其干有三羽，状如箭翎羽。叶似山茶，青色。八月、十一月、十二月采条茎，阴干。其木亦名狗骨。〔宗奭曰〕所在山谷皆有，平陆未尝见也。叶绝少。其茎黄褐色，若檗皮，三面如锋刃。人家多燔之遣祟，方药少用。〔时珍曰〕鬼箭生山石间，小株成丛。春长嫩条，条上四面有羽如箭羽，视之若三羽尔。青叶状似野茶，对生，味酸涩。三四月开碎花，黄绿色。结实大如冬青子。山人不识，惟樵采之。〔敩曰〕凡使勿用石茆，根头真相似，只是上叶不同，味各别耳。

【修治】〔敩曰〕采得只使箭头用，拭去赤毛，以酥拌缓炒。每一两，用酥二钱半。

【气味】**苦，寒，无毒。**〔普曰〕神农、黄帝、桐君〔二〕：苦，无毒。〔大明曰〕甘，涩。〔权曰〕有小毒。

【主治】**女子崩中下血，腹满汗出，除邪，杀鬼毒蛊疰。**本经 **中恶腹痛，去白虫，消皮肤风毒肿，令阴中解。**别录 **疗妇人血气，大效。**马志〔三〕 **破陈血，能落胎，主百邪**

〔一〕箭：御览九九三鬼箭条引吴氏本草无此字，疑有脱误。
〔二〕桐君：原脱，今据御览九九三鬼箭条引吴氏本草补。
〔三〕马志：原作「苏恭」，今检唐本草卷十三卫矛条未见此文。大观、政和本草在此文前标明「今注」。据开宝、嘉祐两序，标「今注」者出于开宝。开宝本草为马志等撰集，因据改。

鬼魅。甄权 **通月经，破瘕结，止血崩带下，杀腹脏虫及产后血咬腹痛。**大明

【发明】〔颂曰〕古方崔氏疗恶疰在心，痛不可忍，有鬼箭羽汤；姚僧坦集验方，疗卒暴心痛，或〔一〕中恶气毒痛，大黄汤亦用之，并大方也。见外台秘要、千金诸书中。〔时珍曰〕凡〔二〕妇人产后血运血结，血聚于胸中，或偏于少腹，或连于胁肋者。四物汤四两，倍当归，加鬼箭、红花、玄胡索各一两，为末，煎服。

【附方】新三〔三〕。

产后败血儿枕块硬，疼痛发歇，及新产乘虚，风寒内搏，恶露不快，脐腹坚胀。当归散：用当归（炒）、鬼箭（去中心木）、红蓝花各一两。每服三钱，酒一大盏，煎七分，食前温服。和剂局方。

鬼疰日发鬼箭羽、鲮鲤甲（烧灰）各〔四〕二钱半〔五〕，为末。每以一字，发时嗃鼻。又法：鬼箭羽末一分〔六〕，砒霜一钱，五灵脂一两，为末。发时冷水〔七〕服一钱〔八〕。并圣济总录。

山矾 纲目

【释名】芸香音云。**椗花**音定。**柘花**柘音郑。**玚花**音畅。**春桂**俗**七里香**〔时珍曰〕芸，盛多也。老子曰「夫〔九〕物芸芸」是也。此物山野丛生甚多，而花繁香馥，故名。按周必大云：柘音阵，出南史。荆俗讹柘为郑，呼为郑矾，而江南又讹郑为玚也。黄庭坚云：江南野中椗花极多。野人采叶烧灰，以染紫为黝，不借矾而成。子因以易其名为山矾。

〔一〕或：原缺空一字，今据外台卷七及大观、政和本草卷十三卫矛条补。
〔二〕凡：原作「一」，今从张本改。
〔三〕三：原作「二」，今按下新附方数改。
〔四〕各：原脱，今据圣济总录卷三十五·一字散补。
〔五〕二钱半：圣济总录卷三十五，一字散作「一分」，古方「一分」即「二钱半」。
〔六〕一分：准前方，此「一分」亦当是「二钱半」。
〔七〕水：圣济总录卷三十五鬼箭羽散作「茶清」。
〔八〕一钱：圣济总录卷三十五鬼箭羽散作「半钱匕」。
〔九〕夫：原作「方」（疑「万」之误），今据影宋本老子道德经河上公章句第二·归根第十六改。

【集解】〔时珍曰〕山矾生江、淮、湖、蜀野中。树之〔一〕大者，株〔二〕高丈许。其叶似卮子，叶生不对节，光泽坚强，略有齿，凌冬不凋。三月开花繁白，如雪六出，黄蕊甚芬香。结子大如椒，青黑色，熟则黄色，可食。其叶味涩，人取以染黄及收豆腐，或杂入茗中。按沈括笔谈云：古人藏书辟蠹用芸香，谓之芸草，即今之七里香也。叶类豌〔三〕豆，作小丛生，啜嗅之极芬香。秋间叶上微白如粉污，辟蠹殊验。又按苍颉解诂〔四〕云：芸香〔五〕似邪蒿，可食，辟纸蠹。许慎说文云：芸，似苜蓿。成公绥芸香赋云：茎类秋竹，枝象青松。郭义恭广志有芸香胶。杜阳编云：芸香，草也，出于阗国。其香洁白如玉，入土不朽。元载造芸晖堂，以此为屑涂壁也。据此数说，则芸香非一种。沈氏指为七里香者，不知何据？所云叶类豌豆，啜嗅芬香，秋间有粉者，亦与今之七里香不相类，状颇似乌药叶，恐沈氏亦自臆度尔。曾端伯以七里香为玉蕊花，未知的否？

叶【气味】酸，涩、微甘，无毒。

【主治】久痢，止渴，杀蚤、蠹。用三十片，同老姜三片，浸水蒸热，洗烂弦风眼。时珍

椶木拾遗

【集解】〔藏器曰〕椶木生江东林筤间。树如石榴，叶细，高丈余。四月开花，白如雪。〔时珍曰〕此木今无识者，其状颇近山矾，恐古今称谓不同尔，姑附其后。

【气味】苦，平，无毒。

〔一〕之：原作「者」，今从张本改。
〔二〕株：原缺空一字，今从张本补。
〔三〕豌：原作「豌」，今据梦溪笔谈卷三改。下同。
〔四〕诂：原作「诰」，今据本书卷一引据经史百家书目改。
〔五〕香：齐民要术卷十芸条引仓颉解诂作「蒿叶」二字，又无下「辟纸蠹」三字。

【主治】破产后血，煮汁服之。其叶煎汁洗疮癣，捣研封蛇伤。藏器

南烛宋开宝

【释名】南天烛图经　南烛草木隐诀　男续同上　染菽同上　猴菽草同上　草木之王同上　惟那木同上　牛筋拾遗　乌〔一〕饭草日华　墨饭草纲目　杨桐纲目　赤者名文烛〔时珍曰〕南烛诸名，多不可解。〔藏器曰〕取汁渍米作乌饭，食之健如牛筋，故曰牛筋。

【集解】〔藏器曰〕南烛生高山，经冬不凋。〔颂曰〕今惟江东州郡有之。株高三五尺。叶类苦楝而小，凌冬不凋。冬生红子作穗。人家多植庭除间，俗谓之南天烛。不拘时采枝叶用。陶隐居登真隐诀载太极真人青精干石䭀饭法云：其种是木而似草，故号南烛草木。一名男续，一名猴药，一名后卓〔二〕，一名惟那木，一名草木之王，凡有八名，各从其邦域所称，而正号是南烛也。生嵩高、少室、抱犊、鸡头山，江左吴越至多。土人名曰猴菽，或曰染菽，粗与真名相仿佛也。此木至难长，初生三四年，状若菘菜之属，亦颇似卮子，二三十年乃成大株，故曰木而似草也。其子如茱萸，九月熟，酸美可食。叶不相对，似茗而圆厚，味小酢，冬夏常青。枝茎微紫，大者亦高四五丈，而甚肥脆，易摧折也。作饭之法，见谷部青精干石䭀饭下。〔时珍曰〕南烛，吴楚山中甚多。叶似山矾，光滑而味酸涩。□〔三〕月开小白〔四〕花。结实如朴树子成簇，生青，九月熟则紫色，内有细子，其味甘酸，小儿食之。按古今诗话云：即杨桐也。叶似冬青而小，临水生者尤茂。寒食采其叶，渍水染饭，色青而光，能资阳气。又沈括笔谈云：南烛草木，本草及传记所说多端〔五〕，人少识者。北人多误以乌臼为之，全非矣。今人所谓南天烛是矣。茎如蒴藋有节，高三四尺，庐山有盈丈者。南方至多。叶微似楝而小，秋则实赤如丹。

枝叶〔气味〕苦，平，无毒。〔时珍曰〕酸、涩。〔主治〕止泄除睡，强筋益气

〔一〕乌：大观本草同。政和本草卷十四南烛枝叶条引日华子作「黑」。

〔二〕卓：原作草，今据大观、政和本草卷十四南烛枝叶条改。「卓」、「烛」音近，即下文所谓「粗与真名相仿佛也」。

〔三〕□：原板未刻，湖北本作「三」，覆刻江西本及张本俱作「七」。今见南天竹初夏开花，「三」、「七」两字俱不甚确切，故仍缺疑。

〔四〕小白：原缺空二字，今从张本补。（湖北本作「小红」，与今见异，不从。）

〔五〕多端：原脱，今据梦溪笔谈卷二十六补。

力。久服，轻身长年，令人不饥，变白却老。藏器

〔发明〕〔颂曰〕孙思邈千金月令方：南烛煎：益髭发及容颜，兼补暖。三月三日采叶并蕊子，入大净瓶中，干盛，以童子小便浸满瓶，固济其口，置闲处，经一周年取开。每用一匙温酒调服，一日二次，极有效验。上元宝经曰：子〔一〕服草木之王，气与神通；子食青烛之精〔二〕，命不复殒。

〔附方〕旧二。**一切风疾**久服轻身明目，黑发驻颜。用南烛树（春夏取枝叶，秋冬取根皮，细锉）五斤，水五斗，慢火煎取二斗，去滓，净锅慢火煎如稀饴，瓷瓶盛之。每温酒服一匙，日三服。一方入童子小便同煎。圣惠方。**误吞铜铁不下。**用南烛根烧研，熟水调服一钱，即下。圣惠方。

子　〔气味〕酸、甘，平，无毒。　〔主治〕强筋骨，益气力，固精驻颜。时珍

青精饭见谷部。

五加本经上品

【释名】五佳纲目**五花**炮炙论**文章草**纲目**白刺**纲目**追风使**图经**木骨**图经**金盐**仙经**豺漆**本经**豺节**别录〔时珍曰〕此药以五叶交加者良，故名五加，又名五花。杨慎丹铅录作五佳，云一枝五叶者佳故也。蜀人呼为白刺。谯周巴蜀异物志名文章草。有赞云：文章作酒，能成其味。以金买草，不言其贵。是矣。本草豺漆、豺节之名，不知取何义也？〔颂曰〕蕲州人呼为木骨，吴中俗名追风使。

【集解】〔别录曰〕五加皮五叶者良，生汉中及冤句。五月、七月采茎，十月采根，阴干。〔弘景曰〕近道处处有之，东间弥多。四叶者亦好。〔颂曰〕今江淮、湖南州郡皆有之。春生苗，茎、叶俱青，作丛。赤茎又似藤蔓〔三〕，高三五尺，上有黑刺。叶生五叉〔四〕作簇者良。四叶、三叶者最多，为次。每一叶下生一刺。三四月开白花，结细〔五〕青子，至六月渐黑

〔一〕子：原脱，今据大观、政和本草卷十四南烛枝叶条补，与下为对文。
〔二〕精：大观、政和本草卷十四南烛枝叶条俱作「津」。
〔三〕蔓：原作「葛」，今据大观、政和本草卷十二·五加皮条改。
〔四〕叉：原作「枚」，据改同上。
〔五〕细：原脱，今据大观、政和本草卷十二·五加皮条补。

色。根若荆根，皮黄黑，肉白色，骨坚〔一〕硬。一说今有数种：汴京、北地者，大片类秦皮、黄檗辈，平直如板而色白，绝无气味，疗风痛颇效，余无所用。吴中乃剥野椿根皮为五加，柔韧〔二〕而无味，殊为乖失。今江淮所生者，根类地骨皮，轻脆芬香。其苗茎有刺类蔷薇，长者至丈余。叶五出，香气如橄榄。春时结实，如豆粒而扁，青色，得霜乃紫黑。俗但名为追风使，以渍酒疗风，乃不知其为真五加皮也。今江淮、吴中往往以为藩蓠，正似蔷薇、金樱〔三〕辈，而北间多不知用此种。〔敩曰〕五加皮树本是白楸树。其上有叶如蒲叶，三花者是雄，五花者是雌。阳人使阴，阴人使阳，剥皮阴干。〔机曰〕生南地者类草，故小；生北地者类木，故大。〔时珍曰〕春月于旧枝上抽条□〔四〕，山人采为蔬茹。正如枸杞生北方沙地者皆木类，南方坚地者如草类也。唐时惟取峡州者充贡。雷氏言叶如蒲者，非也。

根皮同茎。**【气味】辛，温，无毒。**〔之才曰〕远志为之使。恶玄参、蛇皮。

【主治】心腹疝气腹痛，益气疗躄，小儿三岁〔五〕不能行，疽疮阴蚀。本经 **男子阴痿，囊下湿，小便余沥，女人阴痒及腰脊痛，两脚疼痹风弱，五缓虚羸，补中益精，坚筋骨，强志意。久服，轻身耐老。**别录 **破逐恶风血，四肢不遂，贼风伤人，软脚臂腰，主多年瘀血在皮肌，治痹湿内不足。**甄权 **明目下气，治中风骨节挛急，补五劳七伤。**大明 **酿酒饮，治风痹四肢挛急。**苏颂 **作末浸酒饮，治目僻眼䁾。**雷敩 **叶：作蔬食，去皮肤风湿。**大明

【发明】〔弘景曰〕煮根茎酿酒饮，益人。道家用此作灰煮石，与地榆并有秘法。〔慎微曰〕东华真人煮石经云：

〔一〕坚：同上。
〔二〕韧：原作「勒」，今据大观、政和本草卷十二·五加皮条改。
〔三〕樱：原作「银」，据改同上。
〔四〕□：原缺空一字，湖北本作「本」，张本作「叶」。似可作「芽」，或径删去。
〔五〕三岁：唐本草卷十二、千金翼卷三及大观、政和本草卷十二·五加皮条引本经俱无此二字，乃濒湖据药性论补入。

昔有西域真人王屋山人王常云：何以得长久？何不食石蓄金盐。母何〔一〕以得长寿？何不食石用玉豉。玉豉，地榆也。金盐，五加也。皆是煮石而饵得长生之药也。昔孟绰子、董士固相与言云：宁得一把五加，不用金玉满车。宁得一斤地榆，不用明月宝珠。又昔鲁定公母服五加酒，以致不死，尸解而去。张子声、杨建始、王叔才〔二〕、于世彦等，皆服此酒而房室不绝，得寿三百年。亦可为散以代汤茶。王〔三〕君云：五加者，五车星之精也。水〔四〕应五湖，人应五德，位应五方，物应五车。故青精入茎，则有东方之液；白气入节，则有西方之津；赤气入华，则有南方之光；玄精入根，则有北方之饴；黄烟入皮，则有戊己之灵。五神镇生，相转育成。饵之者真仙，服之者反婴。〔时珍曰〕五加治风湿痿痹，壮筋骨，其功良深。仙家所述，虽若过情，盖奖辞多溢，亦常理尔。造酒之方：用五加根皮洗净，去骨、茎、叶，亦可以水煎汁，和麴酿米酒成，时时饮之。亦可煮酒饮。加远志为使更良。一方：加木瓜煮酒服。谈野翁试验方云：神仙煮酒法：用五加皮、地榆（刮去粗皮）各一斤，袋盛，入无灰好酒二斗中，大坛封固，安大锅内，文武火煮之。坛上安米一合，米熟为度。取出火毒，以渣晒干为丸。每旦服五十丸，药酒送下，临卧再服。能去风湿，壮筋骨，顺气化痰，添精补髓。久服延年益老，功难尽述。王纶医论云：风病饮酒能生痰火，惟五加一味浸酒，日饮数杯，最有益。诸浸酒药，惟五加与酒相合，且味美也。

【附方】旧二，新六。**虚劳不足**五加皮、枸杞根白皮各一斗，水一石五斗，煮汁七斗，分取四斗，浸麴一斗，以三斗拌饭，如常酿酒法，待熟任饮。千金方。**男妇脚气**骨节皮肤肿湿疼痛，服此进饮食，健气力，不忘事，名五加皮丸。五加皮〔五〕四两（酒浸），远志（去心）四两（酒浸，并春秋三日，夏二日，冬四日），日干为末，以浸酒为糊，丸梧子大。每服四五十丸，空〔六〕心温酒下。药酒坏，别〔七〕用酒为糊。萨谦斋瑞竹堂方。**小儿行迟**三岁不能行者，用此便走。五加皮五钱，牛膝、木瓜二钱半，为末。每服五分，米饮入酒二三点调服。全幼心鉴。**妇人血劳**憔悴困倦，喘满虚烦，

〔一〕何：原作「可」，今据大观、政和本草卷十二·五加皮条改。
〔二〕才：原作「牙」，据改同上。
〔三〕王：大观、政和本草此上俱有「大」字。
〔四〕水：大观、政和本草俱作「金」。
〔五〕五加皮：原脱，今据瑞竹堂经验方卷二脚气·五加皮丸补。
〔六〕空：原作「生」，今据瑞竹堂经验方卷二脚气·五加皮丸改。
〔七〕药酒坏别：瑞竹堂经验方卷二脚气·五加皮丸，此四字作「夏则」二字。

嗡嗡少气，发热多汗，口干舌涩，不思饮食，名血风劳。油煎散：用五加皮、牡丹皮、赤芍药、当归各一两，为末。每用一钱，水一盏，用青钱一文，蘸油入药，煎七分，温服。常服能肥妇人。 太平惠民和剂局方。**五劳七伤**五月五日采五加茎，七月七日采叶，九月九日取根，治下筛。每酒服方寸匕，日三服。久服去风劳。 千金。**目中息肉**〔一〕五加皮（不闻水声者，捣末）一升，和酒二升，浸七日。一日服二次，禁醋。二七日遍身生疮，是毒出。不出，以生熟汤浴之，取疮愈。 千金方。**服石毒发**或热不禁〔二〕，多〔三〕向冷地卧。五加皮二两，水四升，煮二升半，发时便服〔四〕。 外台秘要。**火灶丹毒**从两脚起，赤〔五〕如火烧。五加根、叶烧灰五两，取煅铁家槽中水和，涂之。 杨氏产乳。

枸杞 地骨皮本经上品

【释名】枸檵尔雅（音计） 本经〔六〕作枸忌。**枸棘**衍义**苦杞**诗疏**甜菜**图经**天精**抱朴**地骨**本经**地辅**〔七〕本经**地仙**日华**却暑**〔八〕别录**羊乳**别录**仙人杖**别录**西王母杖**〔时珍曰〕枸、杞二树名。此物棘如枸之刺，茎如杞之条，故兼名之。道书言千载枸杞，其形如犬，故得枸名，未审然否？〔颂曰〕仙人杖有三种：一是枸杞；一是菜类，叶似苦苣；一是枯死竹竿之色〔九〕黑者也。

〔一〕中息肉：原作「瞑息肤」，今据千金卷六上第一改。
〔二〕不禁：原作一「噤」字，大观、政和本草同。今据外台卷三十八改。
〔三〕多：原脱，今据外台卷三十八及大观、政和本草卷十二·五加皮条附方补。
〔四〕服：外台卷三十八此下有「未定更作服」，大观、政和本草略同。
〔五〕赤：原脱，今据大观、政和本草卷十二·五加皮条附方补。
〔六〕本经：原作「别录」。按大观、政和本草卷十二枸杞条，「一名枸忌」俱作白字，认为本经文。因据改。
〔七〕辅：原作「节」，今据大观、政和本草卷十二枸杞条改。「地节，枸杞。」据御览九九〇枸杞条乃广雅文。而今本广雅卷十释草又作「地筋，枸杞也。」
〔八〕暑：原作「老」，今据唐本草卷十二、千金翼卷三及大观、政和本草卷十二枸杞条引别录文改。枸杞「或名却老」，乃抱朴子内篇卷十一仙药篇文。
〔九〕色：原脱，今据大观、政和本草卷十二枸杞条补。

【集解】〔别录曰〕枸杞生常山平泽，及诸丘陵阪岸。〔颂曰〕今处处有之。春生苗，叶如石榴叶而软薄堪食，俗呼为甜菜。其茎干高三五尺，作丛。六月、七月生小红紫花。随便结红实，形微长如枣核。其根名地骨。诗小雅云：集于苞杞。陆玑诗疏云：一名苦杞。春生，作羹茹微苦。其茎似莓。其子秋熟，正赤。茎、叶及子服之，轻身益气。今人相传谓枸杞与枸棘二种相类。其实形长而枝无刺者，真枸杞也。圆而有刺者，枸棘也，不堪入药。马志注溲疏条云：溲疏有刺，枸杞无刺，以此为别。溲疏亦有巨骨之名，如枸杞之名地骨，当亦相类，用之宜辨。或云：溲疏以高大者为别，是不然也。今枸杞极有高大者，入药尤神良。〔宗奭曰〕枸杞、枸棘，徒劳分别。凡杞未有无刺者。虽大至于成架，尚亦有棘。但此物小则刺多，大则刺少，正如酸枣与棘，其实一物也。〔时珍曰〕古者枸杞、地骨取常山者为上，其他丘陵阪岸者皆可用。后世惟取陕西者良，而又以甘州者为绝品。今陕之兰州、灵州、九原以西枸杞，并是大树，其叶厚根粗。河西及甘州者，其子圆如樱桃，暴干紧小少核，干亦红润甘美，味如葡萄，可作果食，异于他处者。沈存中笔谈亦言：陕西极边生者高丈余，大可作柱。叶长数寸，无刺。根皮如厚朴。则入药大抵以河西者为上也。种树书言：收子及掘根种于肥壤中，待苗生，剪为蔬食，甚佳。

【气味】枸杞：苦，寒，无毒。〔别录曰〕根：大寒。子：微寒，无毒。冬采根，春、夏采叶，秋采茎、实。〔权曰〕枸杞：甘，平。子、叶同。〔宗奭曰〕枸杞当用梗皮，地骨当用根皮，子当用红实。其皮寒，根大寒，子微寒。今人多用其子为补肾药，是未曾考竟经意，当量其虚实冷热用之。〔时珍曰〕今考本经止云枸杞，不指是根、茎、叶、子。别录乃增根大寒、子微寒字，似以枸杞为苗；而甄氏药性论乃云枸杞甘、平，子、叶皆同，似以枸杞为根；寇氏衍义又以枸杞为梗皮，皆是臆说。按陶弘景言枸杞根、实为服食家用。西河女子服枸杞法，根、茎、叶、花、实俱采用。则本经所列气味〔一〕主治，盖通根、苗、花、实而言，初无分别也。后世以枸杞子为滋补药，地骨皮为退热药，始歧而二之。窃谓枸杞苗叶味苦甘而气凉，根味甘淡气寒，子味甘气平。气味既殊，则功用当别。此后人发前人未到之处者也。

【主治】枸杞：主五内邪气，热中消渴，周痹风湿〔二〕。久服，坚筋骨，轻身不老，耐寒暑〔三〕。本经 下胸胁气，客热头痛，补内伤大劳嘘吸，强阴，利大小肠。别录 补

〔一〕味：原脱，今据本项标题及上下文义补。

〔二〕风湿：按大观、政和本草卷十二枸杞条俱作墨字，认为别录文。濒湖移此。

〔三〕耐寒暑：同上。

精气诸不足，易颜色，变白，明目安神，令人长寿。甄权

【发明】〔时珍曰〕此乃通指枸杞根、苗、花、实并用之功也。其单用之功，今列于左：

苗　〔气味〕苦，寒。〔权曰〕甘，平。〔时珍曰〕甘，凉。伏砒、砂。〔主治〕除烦益志，补五劳七伤，壮心气，去皮肤骨节间风，消热毒，散疮肿。大明 和羊肉作羹，益人，除风明目。作饮代茶，止渴，消热烦，益阳事，解面毒，与乳酪相恶。汁注目中，去风障赤膜昏痛。甄权 去上焦心肺客热。时珍

地骨皮　〔修治〕〔敩曰〕凡使根，掘得以东流水浸，刷去土，捶去心，以熟甘草汤浸一宿，焙干。〔气味〕苦，寒。〔别录曰〕大寒。〔权曰〕甘，平。〔时珍曰〕甘，淡，寒。〔杲曰〕苦，平、寒。升也，阴也。〔好古曰〕入足少阴、手少阳经。制硫黄、丹砂。〔主治〕细锉，拌面煮熟，吞之，去肾家风，益精气。甄权 去骨热消渴。孟诜 解骨蒸肌热消渴，风湿痹，坚筋骨，凉血。元素 治在表无定之风邪，传尸有汗之骨蒸。李杲 泻肾火，降肺中伏火，去胞中火，退热，补正气。好古 治上膈吐血。煎汤嗽口，止齿血，治骨槽风。吴瑞 治金疮神验。陈承 去下焦肝肾虚热。时珍

枸杞子　〔修治〕〔时珍曰〕凡用拣净枝梗，取鲜明者洗净，酒润一夜，捣烂入药。〔气味〕苦，寒。〔权曰〕甘，平。〔主治〕坚筋骨，耐老，除风，去虚劳，补精气。孟诜 主心病嗌干心痛，渴而引饮；肾病消中。好古 滋肾润肺。榨油点灯，明目。时珍

【发明】〔弘景曰〕枸杞叶作羹，小苦。俗谚云：去家千里，勿食萝摩、枸杞。此言二物补益精气，强盛阴道也。枸杞根、实为服食家用，其说甚美，名为仙人之杖，远有旨乎。〔颂曰〕茎、叶及子，服之轻身益气。淮南枕中记，载西河

女子服枸杞法：正月上寅采根，二月上卯治服之；三月上辰采茎，四月上巳治服之；五月上午采其叶，六月上未治服之；七月上申采花，八月上酉治服之，九月上戌采子，十月上亥治服之；十一月上子采根，十二月上丑治服之。又有花、实、根、茎、叶作煎，或单榨子汁煎膏服之者，其功并同。世传蓬莱县南丘村多枸杞，高者一二丈，其根盘结甚固。其乡人多寿考，亦饮食其水土之气使然。又润州开元寺大井旁生枸杞，岁久。土人目为枸杞井，云饮其水甚益人也。〔敩曰〕其根似物形状者为上。〔时珍曰〕按刘禹锡枸杞井诗云：僧房药树依寒井，井有清泉药有灵。翠黛叶生笼石甃，殷红子熟照铜瓶。枝繁本是仙人杖，根老能成瑞犬形。上品功能甘露味，还知一勺可延龄。又续仙传云：朱孺子见溪侧二花犬，逐入于枸杞丛下。掘之得根，形如二犬。烹而食之，忽觉身轻。周密浩然斋日〔一〕抄云：宋徽宗时，顺州筑城，得枸杞于土中，其形如獒〔二〕状，驰献阙下，乃仙家所谓千岁枸杞，其形如犬者。据前数说，则枸杞之滋益不独子，而根亦不止于退热而已。但根、苗、子之气味稍殊，而主治亦未必无别。盖其苗乃天精，苦甘而凉，上焦心肺客热者宜之；根乃地骨，甘淡而寒，下焦肝肾虚热者宜之。此皆三焦气分之药，所谓热淫于内，泻以甘寒也。至于子则甘平而润，性滋而补，不能退热，止能补肾润肺，生精益气。此乃平补之药，所谓精不足者，补之以味也。分而用之，则各有所主；兼而用之，则一举两得。世人但知用黄芩、黄连，苦寒以治上焦之火；黄檗、知母，苦寒以治下焦阴火。谓之补阴降火，久服致伤元气。而不知枸杞、地骨甘寒平补，使精气充而邪火自退之妙，惜哉！予尝以青蒿佐地骨退热，屡有殊功，人所未喻者。兵部尚书刘松石，讳天和，麻城人。所集保寿堂方，载地仙丹云：昔有异人赤脚张，传此方于猗氏县一老人，服之寿百馀，行走如飞，发白反黑，齿落更生，阳事强健。此药性平，常服能除邪热，明目轻身。春采枸杞叶（名天精草），夏采〔三〕花（名长生草），秋采子（名枸杞子），冬采根（名地骨皮），并阴干，用无灰酒浸一夜，晒露四十九昼夜，取日精月华气，待干为末，炼蜜丸如弹子大。每早晚各用一丸细嚼，以隔夜百沸汤下。此药采无刺味甜者，其有刺者服之无益。

【附方】旧十，新二十三〔四〕。

枸杞煎治虚劳，退虚热，轻身益气，令一切痈疽永不发。用枸杞三十斤（春夏用茎、叶，秋冬用根、实），以水一石，煮取五斗，以滓再煮取五斗，澄清去滓，再煎取二斗，入锅煎如饧〔五〕收之。每早酒服

〔一〕日：本书卷一引据经史百家书目同。涵芬楼本说郛卷二十作「意」。
〔二〕獒：原作「熬」，今据涵芬楼本说郛卷二十浩然斋意抄·贺枸杞表条改。
〔三〕采：原作「菜」，今从张本改
〔四〕二十三：原作「十九」，今按下新附方数改。
〔五〕饧：原作「锡」，今据千金卷二十二第二改。

一合〔一〕。　千金方。**金髓煎**枸杞子逐日摘红熟者，不拘多少，以无灰酒浸之，蜡纸封固，勿令泄气。两月足，取入沙盆中擂烂，滤取汁，同浸酒入银锅内，慢火熬之。不住手搅，恐粘住不匀。候成膏如饧〔二〕，净瓶密收。每早温酒服二大匙，夜卧再服。百日身轻气壮，积年不辍，可以羽化也。　经验方。**枸杞酒**外台秘要云：补虚，去劳热，长肌肉，益颜色，肥健人，治肝虚冲感下泪。用生枸杞子五升〔三〕捣破，绢袋盛，浸好酒二斗中，密封勿泄气，二〔四〕七日。服之任性，勿醉〔五〕。经验后〔六〕方：枸杞酒：变白，耐老轻身。用枸杞子二升（十月壬癸日，面东采之），以好酒二升，瓷瓶内浸三七日。乃添生地黄汁三升，搅匀密封。至立春前三十日，开瓶。每空心暖饮一盏，至立春后髭发却黑。勿食芜荑、葱、蒜。**四神丸**治肾经虚损，眼目昏花，或云翳遮睛。甘州枸杞子一斤〔七〕，好酒润透，分作四分：四两用蜀椒一两炒，四两用小茴香一两炒，四两用脂麻一两炒，四两用川楝肉一两炒。拣出枸杞，加熟地黄、白术、白茯苓各一两，为末，炼蜜丸，日服。　瑞竹堂方。**肝虚下泪**枸杞子二升〔八〕，绢袋盛，浸一斗酒中（密封）三七日，饮之〔九〕。　千金方〔十〕。**目赤生翳**枸杞子捣汁，日点三五次〔十一〕，神验。　肘后方。**面黯皯疱**枸杞子十斤，生地黄三斤，为末。每服方寸匕，温酒下，日三服。久则童

〔一〕酒服一合：千金卷二十二第二作「服一合半，日再。初服一合，渐渐加之。」

〔二〕饧：原作「钖」。按大观、政和本草卷十二枸杞条附方，此短句作「候稀稠得所」。今依前枸杞煎校记改。

〔三〕升：圣惠方卷九十五作「斤」。

〔四〕二：圣惠方卷九十五无此字。

〔五〕任性勿醉：圣惠方卷九十五作「初以三合为始，后即任意饮之。」

〔六〕后：原脱，今据大观、政和本草卷十二枸杞条附方补。

〔七〕斤：原作「升」。按下文分作四分，每分四两，则此字当作「斤」。因据改。

〔八〕二升：大观、政和本草卷十二枸杞条附方及龙木论卷十枸杞条引千金方同。若按千金卷十一第二本方比率（率一斗枸杞子，二斗酒），则此「二升」当作「五升」。

〔九〕之：千金卷十一第二此下有「忌酢」二字。

〔十〕千金方：原作「龙木论」。按大观、政和本草卷十二及龙木论卷十枸杞条附方俱标明采自千金方，因据改。

〔十一〕日点三五次：大观、政和本草卷十二枸杞条附方俱作「洗目五七次」。

颜。　圣惠方。

注夏虚病枸杞子、五味子研细，滚水泡，封三日，代茶饮效。　摄生方。

地骨酒壮筋骨，补精髓，延年耐老。枸杞根、生地黄、甘菊花各一斤，捣碎，以水一石，煮取汁五斗，炊糯米五斗，细麴拌匀，入瓮如常封酿。待熟澄清，日饮三盏。　圣济总录。

虚劳客热枸杞根为末，白汤调服。有痼疾人勿服。　千金方。

骨蒸烦热及一切虚劳烦热，大病后烦热，并用地仙散：地骨皮二两，防风一两，甘草（炙）半两。每用五钱，生姜五片，水煎服。　济生方。

热劳如燎地骨皮二两，柴胡一两，为末。每服二钱，麦门冬汤下。　圣济总录。

虚劳苦渴骨节烦热，或寒。用枸杞根白皮（切）五升，麦门冬三升，小麦二升，水二斗，煮至麦熟，去滓。每服一升，口渴即饮。　千金方。

肾虚腰痛枸杞根、杜仲、萆薢各一斤，好酒三斗渍之，罂中密封，锅中煮一日。饮之任意。　千金方。

吐血不止枸杞根、子、皮为散，水煎。日日饮之。　圣济总录。

小便出血新地骨皮洗净，捣自然汁（无汁则以水煎汁）。每服一盏，入酒少许，食前温服。　简便方。

带下脉数枸杞根一斤，生地黄五斤，酒一斗，煮五升。日日服之。　千金方。

天行赤目暴肿。地骨皮三斤，水三斗，煮三升，去滓，入盐一〔一〕两，取二〔二〕升。频频洗点〔三〕。　陇〔四〕上谢道人天竺经。

风虫牙痛枸杞根白皮，煎醋漱之，虫即出。亦可煎水饮。　肘后方。

口舌糜烂地骨皮汤：治膀胱移热于小肠，上为口糜，生疮溃烂，心胃壅热，水谷不下。用柴胡、地骨皮各三钱，水煎服之。　东垣兰室秘藏。

小儿耳疳生于耳后，肾疳也。地骨皮一味，煎汤洗之。仍以香油调末搽之。　高文虎蓼花洲〔五〕闲录。

气瘘疳疮多年不愈者。应效散（又名托里散）：用地骨皮（冬月者）为末。每用纸捻蘸入疮内。频用自然生肉。更以米饮服二钱，一日三服。　外科精义。

男子下疳先以浆水洗

〔一〕一：外台卷二十一作「二」。
〔二〕二：外台卷二十一作「一」。
〔三〕点：外台卷二十一此下有「或加干姜一两」。
〔四〕陇：原作「龙」，今据外台卷二十一改。
〔五〕花洲：原作一「州」字，今据本书卷一引据经史百家书目改。

之，后搽地骨皮末。生肌止痛。　卫生宝鉴。**妇人阴肿**或生疮。枸杞根煎水，频洗。　永类方。**十三种疔**春三月上建日采叶（名天精），夏三月上建日采枝（名枸杞），秋三月上建日采子（名却老），冬三月上建日采根（名地骨），并暴干为末（如不得依法采，但得一种亦可）。用绯缯一片裹药。牛黄一梧子大，反〔一〕钩棘针三七〔二〕枚，赤小豆七粒，为末。先于缯上铺乱发一鸡子大，乃铺牛黄等末，卷作团，以发束定，熨斗中炒令沸，沸〔三〕定，刮捣为末。以一方寸匕，合前枸杞末二匕〔四〕，空心酒服二钱半〔五〕，日再〔六〕服。　千金方。**痈疽恶疮**脓血不止。地骨皮不拘多少，洗净，刮去粗皮，取细白穰。以粗皮同骨煎汤洗，令脓血尽。以细穰贴之，立效。有一朝士，腹胁间病疽经岁。或以地骨皮煎汤淋洗，出血一二升。家人惧，欲止之。病者曰：疽似少快。更淋之，用五升许，血渐淡乃止。以细穰贴之，次日结痂愈。　唐慎微本草。**瘭疽出汗**〔七〕着手、足、肩、背，累累如赤豆。用枸杞根、葵根叶煮汁，煎如饴。随意服之。　千金方。**足趾鸡眼**作痛作疮。地骨皮同红花研细傅之，次日即愈。　闺阁事宜。**火〔八〕赫毒疮**此患急防毒气入心腹。枸杞叶〔九〕捣汁服，立瘥。　肘后方。**目涩有翳**枸杞叶二两〔十〕，车前叶一〔十一〕两，挼汁，以桑叶〔十二〕裹，悬阴地一夜。取汁点之，不过三五度。

〔一〕反：原作及，今据千金卷二十二第一改。
〔二〕三七：千金卷二十二第一作「二十七」。疑本书「三七」为「三九」之误。
〔三〕沸：原脱，今据千金卷二十二第一补。
〔四〕匕：千金卷二十二第一，此下有「令相得，又分为二分」。谓将药末三匕和匀，再分为二分，每分「一匕半」，约合「一钱半」。
〔五〕二钱半：千金卷二十二第一作「一分」，濒湖以为合二钱半之古方一分。但据前条校记，千金原意为「一匕半」，约合「一钱半」。
〔六〕再：千金卷二十二第一作「三」。
〔七〕汁：原作「汗」，今据千金卷二十二第六改。
〔八〕火：大观、政和本草卷十二枸杞条附方俱作「大」。
〔九〕叶：大观、政和本草卷十二枸杞条附方俱无。
〔十〕二两：原脱，今据十便良方卷二十二枸杞煎（方名为「煎」，实未尝煎）补。
〔十一〕一：原作「二」，今据十便良方卷二十二枸杞煎改。
〔十二〕桑叶：十便良方卷二十二枸杞煎作「大桑叶两三重」。

十便良方。**五劳七伤**庶事衰弱。枸杞叶半斤(切)，粳米二合，豉汁和，煮作粥。日日食之良。经验后[一]方。**澡浴除病**正月一日，二月二日，三月三日，四月四日，以至十二月十二日，皆用枸杞叶煎汤洗澡。令人光泽，百病不生。洞天保生录。

溲疏本经下品

【释名】巨骨别录

【集解】〔别录曰〕溲疏生熊耳川谷，及田野故丘墟地。四月采。〔当之曰〕溲疏一名杨栌，一名牡荆，一名空疏。皮白中空，时时有节。子似枸杞子，冬月熟，赤色，味甘苦。末代乃无识者。此非人篱垣之杨栌也。〔恭曰〕溲疏形似空疏，树高丈许，白皮。其子八九月熟，赤色，似枸杞，必两两相对，味苦，与空疏不同。空疏即杨栌，其子为荚，不似溲疏。〔志曰〕溲疏、枸杞虽则相似，然溲疏有刺，枸杞无刺，以此为别。〔颂曰〕溲疏亦有巨骨之名，如枸杞之名地骨，当亦相类。方书鲜用，宜细辨之。〔机曰〕按李当之但言溲疏子似枸杞子，不曾言树相似。马志因其子相似，遂谓树亦相似，以有刺、无刺为别。苏颂又因巨骨、地骨之名，疑其相类。殊不知枸杞未尝无刺，但小则刺多，大则刺少耳。本草中异物同名甚多，况一骨字之同耶？以此为言，尤见穿凿。〔时珍曰〕汪机所断似矣，而自亦不能的指为何物也。

【气味】辛，寒，无毒。〔别录曰〕苦，微寒。〔之才曰〕漏卢为之使。

【主治】皮肤中热，除邪气，止遗溺，利水道[二]。本经 **除胃中热，下气。可作浴汤**[三]。别录 〔时珍曰〕按孙真人千金方，治妇人下焦三十六疾，承泽丸中用之。

杨栌唐本草

〔一〕后：原脱，今据大观、政和本草卷十二枸杞条附方补。
〔二〕利水道：按大观、政和本草卷十四溲疏条，「通利水道」俱作墨字，认为别录文。濒湖删去「通」字，移入本经文内。
〔三〕可作浴汤：按大观、政和本草卷十四溲疏条，此四字俱作白字，认为本经文。濒湖移入别录文内。

【集解】〔恭曰〕杨栌一名空疏，所在皆有，生篱垣间。其子为荚。

叶【气味】苦，寒，有毒。

【主治】疽瘘恶疮，水煮汁洗之，立瘥。唐本

木耳见菜部〔一〕

石南本经下品

【释名】风药〔时珍曰〕生于石间向阳之处，故名石南。桂阳呼为风药，充茗及浸酒饮能愈头风，故名。按范石湖〔二〕集云：修江出栾茶，治头风。今南人无所谓栾茶者，岂即此物耶？

【集解】〔别录曰〕石南生华阴山谷。二月、四月采叶，八月采实，阴干。〔弘景曰〕今东间皆有之。叶如枇杷叶。方用亦稀。〔恭曰〕叶似两草，凌冬不凋。关中者叶细为好。江山以南者，叶长大如枇杷叶，无气味，殊不任用。〔保昇曰〕终南斜谷有石处甚饶。今市人以石韦为之，误矣。〔颂曰〕今南北皆有之。生于石上，株极有高大者。江湖间出者，叶如枇杷，上有小刺，凌冬不凋。春生白花成簇。秋结细红实。关陇间出者，叶似莽草，青黄色，背有紫点，雨多则并生，长及二三寸。根横，细紫色。无花实，叶至茂密。南北人多移植亭院间，阴翳可爱，不透日气。入药以关中叶细者为良。魏王花木志云：南方石南树野生。二月开花，连着实。实如燕覆〔三〕子，八月熟。民采取核，和鱼羹尤美。今无用者。〔宗奭曰〕石南叶似枇杷叶之小者，而背无毛，光而不皱。正二月间开花。冬有二叶为花苞，苞既开，中有十五馀花，大小如椿花，甚细碎。每一苞约弹许大，成一球。一花六叶，一朵有七八球，淡白绿色，叶末微淡赤色。花既开，蕊满花，但见蕊不见花。花才罢，去年绿叶尽脱落，渐生新叶。京洛、河北、河东、山东颇少，人故少用。湖南北、江东〔四〕西、二浙甚多，故人多用。

〔一〕菜部：原脱。按「杨栌耳」见本书卷二十八菜部木耳条，因据补。

〔二〕湖：原作「明」，今据本书卷一引据经史百家书目改。

〔三〕覆：御览九六一石南条无。

〔四〕东：原脱，今据本草衍义卷十五及政和本草卷十四石南条补。

叶　〔气味〕辛、苦，平，有毒。〔之才曰〕五加皮为使。恶小蓟。〔主治〕**养肾气，内伤阴衰，利筋骨皮毛。**本经　**疗脚弱五脏邪气，除热。女子不可久服，令思男。**别录　**能添肾气，治软脚烦闷疼，杀虫，逐诸风。**甄权　**浸酒饮，治头风。**时珍　〔发明〕〔恭曰〕石南叶为疗风邪丸散之要，今医家不复用其实矣。〔权曰〕虽能养肾，亦令人阴痿。〔时珍曰〕古方为治风痹肾弱要药。今人绝不知用，识者亦少，盖由甄氏药性论有令阴痿之说也。殊不知服此药者，能令肾强，嗜欲之人藉此放恣，以致痿弱，归咎于药，良可慨也。毛文锡茶谱云：湘人四月采杨桐草，捣汁浸米蒸，作为饭食；必采石南芽为茶饮，乃去风也。暑月尤宜。杨桐即南烛也。

〔附方〕新三。

鼠瘘不合　石南、生地黄、茯苓、黄连〔一〕、雌黄等分，为散。日再傅之。肘后方。

小儿通睛　小儿误跌，或打着头脑受惊，肝系受风，致瞳人不正，观东则见西，观西则见东。宜石南散，吹鼻通顶。石南一两，藜芦三分，瓜丁五七个，为末。每〔二〕吹少许入鼻，一日三〔三〕度。内服牛黄平肝药。普济方。

乳石发动　烦热。石南叶〔四〕为末。新汲水服一钱。圣惠方。

实　一名鬼目。〔主治〕**杀〔五〕蛊〔六〕毒，破积聚，逐风痹。**本经

牡荆　别录上品

〔校正〕并入别录有名未用荆茎。

【释名】**黄荆**图经　**小荆**本经　**楚**　〔弘景曰〕既是牡荆，不应有子。小荆应是牡荆。牡荆子大于蔓荆子，而反呼小荆，恐以树形为言。不知蔓荆树亦高大也。〔恭曰〕牡荆作树，不为蔓生，故称为牡，非无实之谓也。蔓荆子大，牡荆子

〔一〕连：原作「伏」，今据肘后方卷五第四十一改。
〔二〕每：普济方卷三六四通顶石南散此下有「用一钱，粳米少许」。
〔三〕三：普济方卷三六四通顶石南散作「两」。
〔四〕叶：原脱，今据圣惠方卷三十八补。
〔五〕杀：原作「虫」，今据唐本草卷十四、千金翼卷三及大观、政和本草卷十四石南条改。
〔六〕蛊：原作「虫」，此沿大观本草之误。今据唐本草卷十四、千金翼卷三及政和本草卷十四石南条改。

小，故呼小荆。〔时珍曰〕古者刑杖以荆，故字从刑。其生成丛而疏爽，故又谓之楚（从林，从疋，疋即疏字也），济楚之义取此。荆楚之地，因多产此而名也。

【集解】〔别录曰〕牡荆实生河间、南阳、冤句山谷，或平寿、都乡高岸上及田野中。八月、九月采实，阴干。〔弘景曰〕论蔓荆即应是今〔一〕作杖〔二〕棰之荆。其子殊细，正如小麻子，色青黄。牡荆乃出北方，如乌〔三〕豆大，正圆黑。仙术多用牡荆，今人都无识者。李当之药录言：溲疏一名杨栌，一名牡荆，理白中虚，断植即生。按今溲疏主疗与牡荆都不同，形类乖异。而仙方用牡荆，云能通神见鬼，非惟其实，枝叶并好。又云：荆树必枝叶相对者是牡荆，不对者即非牡荆也。并莫详虚实，更须博访。〔恭曰〕牡荆即作棰杖者，所在皆有之。实细黄色，茎劲作树生。汉书郊祀志以牡荆茎为幡竿，则明知非蔓荆也。有青、赤二种，以青者为佳。今人相承多以牡荆为蔓荆，此极误也。〔颂曰〕牡荆，今眉州、蜀州及近汴京亦有之，俗名黄荆是也。枝茎坚劲，作科不作蔓。叶如蓖麻，更疏瘦。花红作穗。实细而黄，如麻子大。或云即小荆也。按陶隐居登真隐诀云：荆木之叶、华，通神见鬼精。注云：荆有三种。荆木即今作棰杖者，叶香，亦有花、子，子不入药。方术则用牡荆，其子入药，北人无识其木者。天监三年，天子将合神仙饭〔四〕。奉敕论牡荆曰：荆，花白多子，子粗大〔五〕。历历疏生，不过三两茎，多不能圆，或扁或异，或多似竹节。叶与馀荆不殊。蜂多采牡荆，牡荆汁冷而甜。馀荆被烧，则烟火气苦。牡荆体〔六〕慢汁〔七〕实，烟火不入其中，主治心风第一。于时远近寻觅，遂不值〔八〕也。〔保昇曰〕陶氏不惟不别蔓荆，亦不识牡荆。蔓荆蔓生，牡荆树生，理自明矣。〔时珍曰〕牡荆处处山野多有，樵采为薪。年久不樵者，其树大如碗也。其木心方，其枝对生，一枝五叶或七叶。叶如榆叶，长而尖，有锯齿。五月杪间开花成穗，红紫色。其子大如胡荽子，而有白

〔一〕今：原作「即」，今据唐本草及大观、政和本草卷十二牡荆条改。
〔二〕杖：原脱，今据唐本草及大观、政和本草卷十二牡荆条补。
〔三〕如乌：原作「始如」，今据唐本草及大观、政和本草卷十二牡荆条改。
〔四〕饭：原作「饮」，今据大观、政和本草卷十二牡荆实条改。
〔五〕大：原作「者」，据改同上。
〔六〕体：原脱，今据大观、政和本草卷十二牡荆实条补。
〔七〕汁：原作「质」，今据大观、政和本草卷十二牡荆实条改。
〔八〕值：原缺空一字，今据大观、政和本草卷十二牡荆实条补。

膜皮裹之。苏颂云叶似蓖麻者，误矣。有青、赤二种：青者为荆，赤者为楛。嫩条皆可为筥囤。古者贫妇以荆为钗，即此二木也。按裴渊广州记云：荆有三种：金荆可作枕，紫荆可作床，白荆可作履。与他处牡荆、蔓荆全〔一〕异。宁浦有牡荆，指病自愈。节不相当者，月晕时刻之，与病人身齐等，置床下，病虽危亦无害也。杜宝拾遗录云：南方林邑诸地，在海中。山中多金荆，大者十围，盘屈瘤蹙，文如美锦，色如真金。工人用之，贵如沉、檀。此皆荆之别类也。春秋运斗枢云：玉衡星散而为荆。

实 〔气味〕苦，温，无毒。〔时珍曰〕辛，温。〔之才曰〕防风〔二〕为之使，恶〔三〕石膏。〔主治〕除骨间寒热，通利胃气，止咳逆，下气。别录 得柏实、青葙、术，疗风。之才 炒焦为末，饮服，治心痛及妇人白带。震亨 用半升炒熟，入酒一盏，煎一沸，热服，治小肠疝气甚效。浸酒饮，治耳聋。时珍 〔附方〕新一。湿痰白浊牡荆子炒为末。每酒服二钱。集简方。

叶 〔气味〕苦，寒，无毒。〔主治〕久痢〔四〕，霍乱转筋，血淋，下部疮，湿䘌薄脚，主脚气肿满。别录 〔发明〕崔〔五〕元亮海上集验方：治腰脚风湿痛〔六〕蒸法：用荆叶不限多少，蒸令熟热〔七〕，置大瓮中，其下着火温之。以病人置叶中，须臾当汗出。蒸时〔八〕旋旋吃饭，稍倦即止。便以被盖避风，仍进葱

〔一〕全：原作「金」，今据南方草木状卷中荆条改。
〔二〕风：原作「已」，今据唐本草及大观、政和本草卷十二牡荆实条改。
〔三〕恶：原作「畏」，据改同上。
〔四〕痢：原作「病」，据改同上。
〔五〕崔：原作「集」，今据大观、政和本草卷十二牡荆实条改。
〔六〕风湿痛：大观、政和本草卷十二牡荆实条无此文，圣惠方卷四十四及普济方卷一五六俱作「疼痛」。又按诸书此下俱无他语，而原缺空二字。湖北本补「筋挛」，张本补「不止」，无根据，不可从。今将空白除去。
〔七〕令熟热：原脱，今据大观、政和本草、圣惠方、及普济方补（后二书「熟」作「极」）。
〔八〕时：此下原有「常」字，今据大观、政和本草卷十二牡荆实条删。

豉酒及豆酒并得〔一〕，以瘥为度。〔时珍曰〕蒸法虽妙，止宜施之野人。李仲南永类方云：治脚气诸病，用荆茎于坛中烧烟，熏涌泉穴及痛处，使汗出则愈。此法贵贱皆可用者。又谈野翁试验方：治毒蛇、望板归螫伤，满身洪肿发泡。用黄荆嫩头捣汁涂泡上，渣盦咬处，即消。此法乃出于葛洪肘后方（治诸蛇，以荆叶捣烂袋盛，薄于肿上）者也。物类相感志云：荆叶逼蚊。

〔附方〕旧一，新一。**九窍出血**荆叶捣汁，酒和，服二合。千金方。**小便尿血**荆叶汁，酒服二合。千金方。

根

〔气味〕甘、苦，平，无毒。〔时珍曰〕苦、微辛。〔主治〕**水煮服，治心风头风，肢体诸风，解肌发汗。**别录

〔发明〕〔时珍曰〕牡荆苦能降，辛温能散；降则化痰，散则祛风，故风痰之病宜之。其解肌发汗之功，世无知者。按王氏奇〔二〕方云：一人病风数年。予以七叶黄荆根皮、五加根皮、接骨草等分，煎汤日服，遂愈。盖得此意也。

荆茎〔别录有名未用云〕八月、十月采，阴干。〔藏器曰〕即今荆杖也。煮汁堪染。

〔主治〕**灼烂。**别录 **洗〔三〕灼疮及〔四〕热焱疮，有效。**藏器 **同荆芥、荜拨煎水，漱风牙痛。**时珍

〔附方〕新一。

青盲内障春初取黄荆嫩头（九蒸九暴）半斤，用乌鸡一只，以米饲五日，安净板上，饲以大麻子，二三〔五〕日，收粪曝〔六〕干，入瓶内熬黄，和荆头为末，炼蜜丸梧子大。每服十五丸至二十丸，陈米饮下，日二。圣济总录。

荆沥〔修治〕〔时珍曰〕取法：用新采荆茎，截尺五长，架于两砖上，中间烧火炙之，两头以器承取，热服，或入药中。又法：截三四寸长，束入瓶中，仍以一瓶合住固，外以糠火煨烧，其汁沥入下瓶中，亦妙。

〔气味〕甘，

〔一〕并得：原作「亦可」，今据大观、政和本草、圣惠方及普济方改。
〔二〕奇：原作「寄」，今据本书卷一引据医家书目改。
〔三〕洗：原作「治」，今据大观、政和本草卷三十荆茎条改。
〔四〕及：原作「发」，据改同上。
〔五〕二三：圣济总录卷一一二乌鸡丸作「又一二」。
〔六〕曝：原脱，今据圣济总录卷一一二乌鸡丸补。

平，无毒。〔**主治**〕**饮之，去心闷烦热，头风旋运目眩，心头漾漾欲吐，卒失音，小儿心热惊痫，止消渴，除痰唾，令人不睡。**藏器 **除风热，开经络，导痰涎，行血气，解热痢。**时珍

〔**发明**〕〔时珍曰〕荆沥气平味甘，化痰去风为妙药。故孙思邈千金翼云：凡患风人多热，常宜以竹沥、荆沥、姜汁各〔一〕五〔二〕合，和匀热服，以瘥为度。陶弘景亦云：牡荆汁治心风为第一。延年秘录云：热多用竹沥，寒多用荆沥。〔震亨曰〕二汁同功，并以姜汁助送，则不凝滞。但气虚不能食者，用竹沥；气实能食者，用荆沥。

〔**附方**〕旧六，新一。**中风口噤**荆沥，每服一升。范汪方。**头风头痛**荆沥，日日服之。集验方。**喉痹疮肿**荆沥细细咽之。或以荆一握，水煎服之。千金翼。**目中卒痛**烧荆木，取黄汁点之。肘后方。**心虚惊悸**羸瘦者。荆沥二升，火煎至一升六合，分作四服，日三夜一。小品方。**赤白下痢**五六年者。荆沥，每日服五合。外台秘要。**湿瘑疮癣**荆木烧取汁，日涂之。深师方。

蔓荆本经上品

【**释名**】〔恭曰〕蔓荆苗蔓生，故名。

【**集解**】〔恭曰〕蔓荆生水滨。苗茎蔓延长丈余。春因旧枝而生小叶，五月叶成，似杏叶。六月有花，红白色，黄蕊。九月有实，黑斑，大如梧子而虚轻。冬则叶凋。今人误以小荆为蔓荆，遂将蔓荆为牡荆也。〔大明曰〕海盐亦有之。大如豌豆，蒂有轻软小盖子，六、七、八月采之。〔颂曰〕近汴京及秦、陇、明、越州多有之。苗茎高四五尺，对节生枝。叶类小楝，至夏盛茂。有花作穗淡红色，蕊黄白色，花下有青萼。至秋结子。旧说蔓生，而今所有并非蔓也。〔宗奭曰〕诸家所解，蔓荆、牡荆纷糺不一。经既言蔓荆明是蔓生，即〔三〕非高木也；既言牡荆，则自木上生，又何疑焉？〔时珍曰〕其枝

〔一〕各：原作「合」，今据千金卷八第五及千金翼卷十七第一改。
〔二〕五：千金翼卷十七第一同。千金卷八第五作「三」。
〔三〕即：原作「耶」，今据本草衍义卷十三及政和本草卷十二蔓荆实条改。

小弱如蔓，故曰蔓生。

实【修治】〔敩曰〕凡使，去蒂子下白膜一重，用酒浸一伏时，蒸之从巳至未，晒〔一〕干用。〔时珍曰〕寻常只去膜打碎用之。

【气味】**苦，微寒，无毒。**〔别录曰〕辛，平、温。〔元素曰〕味辛温，气清。阳中之阴。入太阳经。胃虚人不可服，恐生痰疾。〔之才曰〕恶乌头、石膏。

【主治】**筋骨间寒热，湿痹拘挛，明目坚齿，利九窍，去白虫。久服，轻身耐老。小荆实亦等。**本经 **风头痛，脑鸣，目泪出，益气。令人光泽脂致。**别录 **治贼风，长髭发。**甄权 **利关节，治痫疾，赤眼。**大明 **太阳头痛，头沉昏闷，除目〔二〕暗，散风邪，凉诸经血，止目睛内痛。**元素 **搜肝风。**好古

【发明】〔恭曰〕小荆实即牡荆子，其功与蔓荆同，故曰亦等也。〔时珍曰〕蔓荆气清味辛，体轻而浮，上行而散。故所主者，皆头面风虚之证。

【附方】新三。**令发长黑**蔓荆子、熊脂等分，醋调涂之。圣惠方。**头风作痛**蔓荆子一〔三〕升为末，绢袋盛〔四〕，浸一斗酒中七日。温饮三合〔五〕，日三次。千金方。**乳痛初起**蔓荆子炒，为末。酒服方寸匕，渣傅之。危氏得效方。

〔一〕晒：原作「熬」，今据大观、政和本草卷十二蔓荆实条改。
〔二〕目：原作「昏」，今据汤液本草卷下蔓荆子条改。
〔三〕一：千金卷十三第八作「二」。
〔四〕盛：原脱，今据千金卷十三第八补。
〔五〕三合：同上。

栾荆 唐本草

【释名】顽荆图经

【集解】〔恭曰〕栾荆茎、叶都似石南，干亦反卷，经冬不死，叶上有细黑点者，真也，今雍州所用者是。而洛州乃用石荆当之，非也。俗方大用，而本草不载，亦无别名。但有栾华，功用又别，非此物花也。〔颂曰〕栾荆今生东海及淄州、汾州。所生者皆枝茎白，叶小圆而青色，颇似榆叶而长，冬夏不凋。六月开花，花有紫、白二种。子似大麻。四月采苗叶，八月采子。〔宗奭曰〕栾荆即牡荆也，子青色如茱萸，不合更立此条。苏恭又称石荆当之，转见穿凿。〔时珍曰〕按许慎说文云：栾，似木兰[一]。木兰叶似桂，与苏恭所说叶似石南者相近。苏颂所图者即今牡荆，与唐本草者不合。栾荆是苏恭收入本草，不应自误。盖后人不识，遂以牡荆充之，寇氏亦指为牡荆耳。

子【气味】辛、苦，温，有小毒。〔权曰〕甘、辛，微热，无毒。决明为之使。恶石膏。

【主治】大风，头面手足诸风，癫痫狂痓，湿痹寒冷疼痛。唐本 四肢不遂，通血脉，明目，益精光。甄权 合柏油同熬，涂人畜疮疥。苏颂

石荆 拾遗

【集解】〔藏器曰〕石荆似荆而小，生水旁，广济方一名水荆是也。苏颂言洛人以当栾荆者，非也。

【主治】烧灰淋汁浴头，生发令长。藏器

紫荆 宋开宝

〔校正〕并入拾遗紫珠。

【释名】紫珠拾遗 皮名肉红纲目 内消〔时珍曰〕其木似黄荆而色紫，故名。其皮色红而消肿，故疡科呼为肉红，又曰内消，与何首乌同名。

〔一〕似木兰：御览九六〇欒条引说文同。今本说文卷六上木部欒条作「似栏」。段注：「栏」者，今之「楝」字。

【集解】〔颂曰〕紫荆处处有之，人多种于庭院间。木似黄荆，叶小无桠，花深紫可爱。〔藏器曰〕即〔一〕田氏之荆也。至秋子熟，正紫，圆如小珠，名紫珠。江东林泽间尤多。〔宗奭曰〕春开紫花甚细碎，共作朵生，出无常处，或生于木身之上，或附根上枝〔二〕下，直出花。花罢叶出，光紧微圆。园圃多植之。〔时珍曰〕高树柔条，其花甚繁，岁二三次。其皮入药，以川中厚而紫色味苦如胆者为胜。

木并皮【气味】苦，平，无毒。〔藏器曰〕苦，寒。〔大明曰〕皮、梗及花，气味功用并同。

【主治】破宿血，下五淋，浓煮汁服。开宝 **通小肠。**大明 **解诸毒物，痈疽喉痹，飞尸蛊毒，肿下瘘，蛇、虺、虫、蚕、狂犬毒，并煮汁服。亦以汁洗疮肿，除血长肤。**藏器 **活血行气，消肿解毒，治妇人血气疼痛，经水凝涩。**时珍

【发明】〔时珍曰〕紫荆气寒味苦，色紫性降，入手、足厥阴血分。寒胜热，苦走骨，紫入营。故能活血消肿，利小便而解毒。杨清叟仙传方有冲和膏，以紫荆为君，盖亦得此意也。其方治一切痈疽发背流注诸肿毒，冷热不明者。紫荆皮（炒）三两，独活（去节，炒）三两，赤芍药（炒）二两，生白芷〔三〕一两，木蜡（炒）一两，为末。用葱汤调，热敷。血得热则行，葱能散气也。疮不甚热者，酒调之。痛甚者，加乳香。筋不伸者，亦加乳香。大抵痈疽流注，皆是气血凝滞所成。遇温则散，遇凉则凝。此方温平。紫荆皮乃木之精，破血消肿。独活乃土之精，止风动血，引拔骨中毒，去痹湿气。芍药乃火之精，生血止痛。木蜡乃水之精，消肿散血，同独活能破石肿坚硬。白芷乃金之精，去风生肌止痛。盖血生则不死，血动则流通，肌生则不烂，痛止则不焮，风去则血自散，气破则硬可消，毒自除。五者交治，病安有不愈者乎？

【附方】新九。**妇人血气**紫荆皮为末，醋糊丸樱桃大。每酒化服一丸。熊氏补遗。**鹤膝风挛**紫荆皮三钱，老酒煎服，日二〔四〕次。直指方。**伤眼青肿**紫荆皮，小便浸七日，晒研，用生地黄汁、姜汁调傅。不肿用葱汁。永

〔一〕即：大观、政和本草卷十四紫荆条引藏器说俱作「非」，义正相反。濒湖似据苏颂图经「或云田氏之荆也」文改。
〔二〕上枝：本草衍义卷十五及政和本草卷十四紫荆木条俱作「土之」，此似濒湖有意改写。
〔三〕芷：原作「术」，今据下文「白芷乃金之精」改。
〔四〕二：原版未刻。按仁斋直指方论卷三治鹤膝风挛方，既无分量，又无日服次数。今从湖北本补。

类方。**猘犬咬伤**紫荆皮末，沙糖调涂，留口退肿。口中仍嚼咽杏仁去毒。仙传外科。**鼻中疳疮**紫荆花阴干为末，贴之。卫生易简方。**发背初生**一切痈疽皆治。单用紫荆皮为末，酒调箍住，自然撮小不开。内服柞木饮子。乃救贫良剂也。仙传外科。**痈疽未成**用白芷、紫荆皮等分为末，酒调服。外用紫荆皮、木蜡、赤芍药等分为末，酒调作箍药。同上。**痔疮肿痛**紫荆皮五钱，新水食前煎服。直指方。**产后诸淋**紫荆皮五钱，半酒半水煎，温服。熊氏补遗。

木槿 日华

【释名】椴音徒乱切。**榇**音衬。**蕣**音舜。**日及**纲目**朝开暮落花**纲目**藩篱草**纲目**花奴　王**〔一〕**蒸**　〔时珍曰〕此花朝开暮落，故名日及。曰槿曰蕣，犹仅荣一瞬之义也。尔雅云：椴，木槿。榇〔二〕，木槿。郭璞注云：别二名也。或云：白曰椴，赤曰榇〔二〕。齐鲁谓之王〔一〕蒸，言其美而多也。诗云「颜如舜华」即此。

【集解】〔宗奭曰〕木槿花如小葵，淡红色，五叶成一花，朝开暮敛。湖南北人家多种植为篱障。花与枝两用。〔时珍曰〕槿，小木也。可种可插，其木如李。其叶末尖而有桠齿。其花小而艳，或白或粉红，有单叶、千叶者。五月始开，故逸书月令云「仲夏之月木槿荣」是也。结实轻虚，大如指头，秋深自裂，其中子如榆荚、泡桐、马兜铃之仁。种之易生。嫩叶可茹，作饮代茶。今疡医用皮治疮癣，多取川中来者，厚而色红。

皮并根　**〔气味〕甘，平，滑，无毒。**〔大明曰〕凉。**〔主治〕止肠风泻血，痢后热渴，作饮服之，令人得睡，并炒用。**藏器　**治赤白带下，肿痛疥癣，洗目令明，润燥活血。**时珍　**〔发明〕**〔时珍曰〕木槿皮及花，并滑如葵花，故能润燥。色如紫荆，故能活血。川中来者，气厚力优，故尤有效。**〔附方〕**新六。**赤白带下**槿根皮二两（切），以白酒一碗半，煎一碗，空心服之。白带用红酒甚妙。纂要奇方。**头面钱癣**槿树皮为末，醋调，重汤顿如胶，内傅之。王仲勉经效方。**牛皮风癣**川槿皮一两，大

〔一〕王：原作「玉」，今据尔雅释草郭注及毛诗陆疏卷上颜如舜华条改。
〔二〕榇：原作「衬」，今据尔雅释草改。

风子仁十五个，半夏五钱，锉，河水、井水各一碗，浸露七宿，入轻粉一钱，入水中，秃笔扫涂，覆以青衣，数日有臭涎出妙。忌浴澡。夏月用尤妙。扶寿方。**癣疮有虫**川槿皮煎，入肥皂浸水，频频擦之。或以槿皮浸汁磨雄黄，尤妙。简便方。**痔疮肿痛**藩蓠草根煎汤，先熏后洗。直指方。**大肠脱肛**槿皮或叶煎汤熏洗，后以白矾、五倍末傅之。救急方。

花 〔气味〕同皮。〔主治〕**肠风泻血，赤白痢，并焙入药。作汤代茶，治风。**大明 **消疮肿，利小便，除湿热。**时珍 〔附方〕新三。**下痢噤口**红木槿花去蒂，阴干为末。先煎面饼二个，蘸末食之。赵宜真济急方。**风痰拥逆**木槿花晒干焙研。每服一二匙，空心沸汤下。白花尤良。简便方。**反胃吐食**千叶白槿花，阴干为末。陈糯米汤调送三五口。不转再服。袖珍方。

子 〔气味〕同皮。〔主治〕**偏正头风，烧烟熏患处。又治黄水脓疮，烧存性，猪骨髓调涂之。**时珍

扶桑 纲目

【释名】**佛桑**霏雪录 **朱槿**草木状 **赤槿**同 **日及** 〔时珍曰〕东海日出处有扶桑树。此花光艳照日，其叶似桑，因以比之。后人讹为佛桑〔一〕。乃木槿别种，故日及诸名亦与之同。

【集解】〔时珍曰〕扶桑产南方，乃木槿别种。其〔二〕枝柯柔弱，叶深绿，微涩如桑。其花有红、黄、白三色，红者尤贵，呼为朱槿。嵇含草木状云：朱槿一名赤槿〔三〕，一名日及，出高凉郡。花、茎、叶皆如桑。其叶光而厚。木高四五尺，

〔一〕后人讹为佛桑：按植物名实图考卷二十九佛桑条云：岭南杂记：「佛桑与扶桑正相似，而中心起楼，多一层花瓣。」南越笔记：「佛桑一名花上花。花上复花，重台也。即扶桑。」盖一类二种。

〔二〕其：原作「二」，今从张本改。

〔三〕槿：原作「仅」，今据南方草木状卷中朱槿条改。

而枝叶婆娑。其花深红色，五出，大如蜀葵，重敷柔泽。有蕊一条，长于〔一〕花叶，上缀金屑，日光所烁，疑若焰生。一丛之上，日开数百朵，朝开暮落。自二〔二〕月始，至中冬乃歇。插枝〔三〕即活。

叶及花【气味】甘，平，无毒。

【主治】痈疽腮肿，取叶（或花）同白芙蓉叶、牛旁叶、白蜜研膏傅之，即散。时珍

木芙蓉纲目

〔校正〕并入图经地芙蓉。

【释名】地芙蓉图经**木莲**纲目**华木**纲目**桦木**音化**拒霜**〔时珍曰〕此花艳如荷花，故有芙蓉、木莲之名。八九月始开，故名拒霜。俗呼为桦皮树。相如赋谓之华木。注云：皮可为索也。苏东坡诗云：唤作拒霜犹未称，看来却是最宜霜。苏颂图经本草有地芙蓉，云出鼎州，九月采叶，治疮肿，盖即此物也。

【集解】〔时珍曰〕木芙蓉处处有之，插条即生，小木也。其干丛生如荆，高者丈许。其叶大如桐，有五尖及七尖者，冬凋夏茂。秋半始着花，花类牡丹、芍药，有红者、白者、黄者、千叶者，最耐寒而不落。不结实〔四〕。山人取其皮为索。川、广有添色拒霜花，初开白色，次日稍红，又明日则深红，先后相间如数色。霜时采花，霜后采叶，阴干入药。

叶并花【气味】微辛，平，无毒。

【主治】清肺凉血，散热解毒，治一切大小痈疽肿毒恶疮，消肿排脓止痛。时珍

【发明】〔时珍曰〕芙蓉花并叶，气平而不寒不热，味微辛而性滑涎粘，其治痈肿之功，殊有神效。近时疡医秘其名为清凉膏、清露散、铁箍散，皆此物也。其方治一切痈疽发背，乳痈恶疮，不拘已成未成，已穿未穿。并用芙蓉叶，或根

〔一〕于：原作「如」，今据南方草木状卷中朱槿条改。
〔二〕二：原作「五」，今据南方草木状卷中朱槿条改。岭表录异亦作「二」，岭南杂记作「三」，未见有作「五」者，因据改。
〔三〕枝：原作「树」，今据南方草木状卷中朱槿条改。
〔四〕不结实：今见木芙蓉，无论花单瓣或重瓣，俱结蒴果，近球形，有五条棱，被长毛。

皮，或花，或生研，或干研末，以蜜调涂于肿处四围，中间留头，干则频换。初起者，即觉清凉，痛止肿消。已成者，即脓聚毒出。已穿者，即脓出易敛。妙不可言。或加生赤小豆末，尤妙。

【附方】新十。**久咳羸弱**九尖拒霜叶为末，以鱼鲊蘸食，屡效。危氏得效方。**赤眼肿痛**芙蓉叶末，水和，贴太阳穴。名清凉膏。鸿飞集。**经血不止**拒霜花、莲蓬壳等分，为末。每用米饮下二钱。妇人良方。**偏坠作痛**芙蓉叶、黄檗各三钱，为末。以木鳖子仁一个磨醋，调涂阴囊，其痛自止。简便方〔一〕。**杖疮肿痛**芙蓉花叶研末，入皂角末少许，鸡子清调，涂之。方广附余。**痈疽肿毒**重阳前取芙蓉叶研末，端午前取苍耳烧存性研末，等分，蜜水调，涂四围，其毒自不走散。名铁井阑。简便方。**疔疮恶肿**九月九日采芙蓉叶阴干为末，每以井水调贴。次日用蚰蜒螺一个，捣涂之。普济方。**头上癞疮**芙蓉根皮为末，香油调傅。先以松毛、柳枝煎汤洗之。傅滋医学集成。**汤火灼疮**油调芙蓉末，傅之。〔二〕奇效方。**灸疮不愈**芙蓉花研末，傅之。〔三〕奇效方。**一切疮肿**木芙蓉叶、菊花叶同煎水，频熏洗之。多能鄙事。

山茶 纲目

【释名】〔时珍曰〕其叶类茗，又可作饮，故得茶名。

【集解】〔时珍曰〕山茶产南方。树生，高者丈许，枝干交加。叶颇似茶叶，而厚硬有棱，中阔头尖，面绿背淡。深冬开花，红瓣黄蕊。格古论云：花有数种：宝珠者，花簇如珠，最胜。海榴茶花蒂青，石榴茶中有碎花，踯躅茶花如杜鹃花，宫粉茶、串珠茶皆粉红色。又有一捻红、千叶红、千叶白等名，不可胜数，叶各小异。或云亦有黄色者。虞衡志云：广

〔一〕 简便方：本书卷十八木鳖子条附方作「寿域神方」，已计入彼条新附方数内，此间即未重计。
〔二〕 油调芙蓉末傅之：奇效良方卷五十四治汤火伤作「用霜后芙蓉叶、桑叶等分，阴干研为细末，用蜜调，涂傅之。湿则干掺。」
〔三〕 芙蓉花研末傅之：奇效良方卷五十四治灸疮止痛绿云散作「柏叶、芙蓉叶，并端午日午时采，不拘多少，阴干，为细末。每遇灸疮，黑盖子脱了，即用水调少许，如膏药摊楮纸上，贴之养脓，更无痛楚。」

中有南山茶，花大倍中州者，色微淡，叶薄有毛。结实如梨，大如拳，中有数核，如肥皂子大。周定王救荒[一]本草云：山茶嫩叶炸熟水淘可食，亦可蒸晒作饮。

花〔气味〕缺〔主治〕吐血衄血，肠风下血，并用红者为末，入童溺、姜汁及酒调服，可代郁金。震亨 汤火伤灼，研末，麻油调涂。时珍

子〔主治〕妇人发脂，研末掺之。时珍 摘玄方。

蜡梅 纲目

【释名】黄梅花〔时珍曰〕此物本非梅类，因其与梅同时，香又相近，色似蜜蜡，故得此名。

【集解】〔时珍曰〕蜡梅小树，丛枝尖叶。种凡三种：以子种出不经接者，腊月开小花而香淡，名狗蝇梅；经接而花疏，开时含口者，名磬口梅；花密而香浓，色深黄如紫檀者，名檀香梅，最佳。结实如垂铃，尖长寸余，子在其中。其树皮浸水磨墨，有光采。

花【气味】辛，温，无毒。【主治】解暑生津。时珍

伏牛花 宋开宝

〔校正〕并入图经虎刺[二]。

【释名】隔虎刺花 未详

【集解】〔颂曰〕伏牛花生蜀地，所在皆有，今惟益州蜀地有[三]之，多生川泽中。叶青细，似黄檗叶而不光。茎

〔一〕荒：原作「众」，今据本书卷一引据医家书目改。
〔二〕虎刺：大观本草卷三十一及政和本草卷三十俱作「刺虎」。
〔三〕有：原作「上」，今据大观、政和本草卷十三伏牛花条改。

赤〔一〕有刺。开花淡黄色作穗，似杏花而小。三月采，阴干。又睦州所生〔二〕虎刺〔三〕，云凌冬不凋，彼人无时采根、叶，治风肿疾。

花 〔气味〕**苦、甘，平，无毒。**〔主治〕**久风湿痹，四肢拘挛，骨肉疼痛。作汤，治风眩头痛，五痔下血。**开宝

〔发明〕〔时珍曰〕伏牛花治风湿有名，而用者颇少。杨子建护命方，有伏牛花散，治男女一切头风，发作有时，甚则大腑热秘。用伏牛花、山茵陈、桑寄生、白牵牛、川芎䓖、白僵蚕、蝎梢各二钱，荆芥穗四钱，为末。每服二钱，水煎一沸，连滓服。

根 叶 枝 〔主治〕**一切肿痛风疾，细锉焙研，每服一钱匕，用温酒调下。**颂

密蒙花 宋开宝

〔校正〕慎微曰：自草部移入木部。

【释名】水锦花 炮炙论 〔时珍曰〕其花繁密蒙茸如簇锦，故名。

【集解】〔颂曰〕密蒙花，蜀中州郡皆有之。树高丈余。叶似冬青叶而厚，背白有细毛，又似橘叶。花微紫色。二月、三月采花，暴干用。〔宗奭曰〕利州甚多。叶冬不凋，亦不似冬青，柔而不光洁，不深绿。其花细碎，数十房成一朵，冬生春开。

花【修治】〔敩曰〕凡使拣净，酒浸一宿，漉出候干，拌蜜令润，蒸之从卯至酉，日干再拌蒸，如此三度，日干用。每一两用酒八两，蜜半两。

【气味】甘，平、微寒，无毒。

【主治】青盲肤翳，赤涩〔四〕**多眵泪，消目中赤脉，小儿麸豆及疳气攻眼。**开宝 **羞**

〔一〕赤：原作「亦」，据改同上。
〔二〕生：原作「上」，今据大观本草卷三十一及政和本草卷三十刺虎条改。
〔三〕虎刺：大观本草卷三十一及政和本草卷三十俱作「刺虎」。
〔四〕涩：原作「肿」，今据大观、政和本草卷十三蜜蒙花条改。

明怕日。刘守真入肝经气、血分，润肝燥。好古

【附方】新一。目中障翳密蒙花、黄檗根各一两，为末，水丸梧子大。每卧时汤服十丸至十五丸。圣济录。

木绵纲目

【释名】古贝纲目古终〔时珍曰〕木绵有二种：似木者名古贝，似草者名古终。或作吉贝者，乃古贝之讹也。梵书谓之睒婆，又曰迦罗婆劫。

【集解】〔时珍曰〕木绵有草、木二种。交广木绵，树大如抱。其枝似桐。其叶大，如胡桃叶。入秋开花，红如山茶花，黄蕊，花片极厚，为房甚繁，逼〔一〕侧相比。结实大如拳，实中有白绵，绵中有子。今人谓之斑枝花，讹为攀枝花。李延寿南史所谓林邑诸国出古贝花，中如鹅毳，抽其绪，纺为布；张勃吴录所谓交州、永昌木绵树高过屋，有十余年不换者，实大如杯，花中绵软白，可为缊絮及毛布者，皆指似木之木绵也。江南、淮北所种木绵，四月下种，茎弱如蔓，高者四五尺，叶有三尖如枫叶，入秋开花黄色，如葵花而小，亦有红紫者，结实大如桃，中有白绵，绵中有子，大如梧子，亦有紫绵者，八月采梂，谓之绵花；李延寿南史所谓高昌国有草，实如茧，中丝为细纑，名曰白叠，取以为帛，甚软白；沈怀远南越志所谓桂州出古终藤，结实如鹅毳，核如珠珣，治出其核，纺如丝绵，染为斑布者，皆指似草之木绵也。此种出南番，宋末始入江南，今则遍及江北与中州矣。不蚕而绵，不麻而布，利被天下，其益大哉。又南越志言：南诏诸蛮不养蚕，惟收娑罗木子中白絮，纫为丝，织为幅，名娑罗笼段。祝穆方舆志言：平缅出娑罗树，大者高三五丈，结子有绵，纫绵织为白毡兜罗绵。此亦斑枝花之类，各方称呼不同耳。

白绵及布〔气味〕甘，温，无毒。〔主治〕血崩金疮，烧灰用。时珍

子油用两瓶合烧取沥。〔气味〕辛，热，微毒。〔主治〕恶疮疥癣。燃灯，损目。时珍

〔一〕逼：原作「短」，今据御览九六〇木绵条引广志文改。文选卷八上林赋「逼侧泌㳠」。注：「逼侧，相迫也。」

柞木宋嘉祐

【释名】凿子木〔时珍曰〕此木坚韧〔一〕，可为凿柄，故俗名凿子木。方书皆作柞木，盖昧此义也。柞乃橡栎之名，非此木也。

【集解】〔藏器曰〕柞木生南方，细叶，今之作梳者是也。〔时珍曰〕此木处处山中有之，高者丈余。叶小而有细齿，光滑而韧。其木及叶丫皆有针刺，经冬不凋。五月开碎白花，不结子。其木心理皆白色。

木皮 〔气味〕苦，平，无毒。〔时珍曰〕酸，涩。

〔主治〕黄疸病，烧末，水服方寸匕，日三。藏器 治鼠瘘难产，催生利窍。时珍

〔附方〕新二。鼠瘘柞木皮五升，水一斗，煮汁二升服，当有宿肉出而愈。乃张子仁方也。外台秘要。妇人难产催生柞木饮：不拘横生倒产，胎死腹中，用此屡效，乃上蔡张不愚方也。用大柞木枝一大握（长〔二〕一尺，洗净），大甘〔三〕草五寸，并寸折。以新汲水三升半，同入新沙瓶内，以纸三重紧封，文武火煎至一升半。待腰腹重痛，欲坐草时，温饮一小盏，便觉心〔四〕下开豁。如渴，又饮一盏，至三四盏，觉〔五〕下重便生，更无诸苦。切不可坐草太早，及坐婆乱为也。妇人良方〔六〕。

叶 〔主治〕肿毒痈疽。时珍

〔附方〕新一。柞木饮〔七〕治诸般痈肿发背。用干柞木叶四两〔八〕，

〔一〕韧：原作「忍」。按「韧」乃「忍」之异体字（见说文通训定声·屯部第十五）。今从张本改，较为通俗 。

〔二〕一大握长：此四字原脱，今据妇人良方卷十七第三补。

〔三〕甘：原作「目」，今据妇人良方卷十七第三改。

〔四〕心：原脱，今据妇人良方卷十七第三补。

〔五〕觉：同上。

〔六〕妇人良方：原作「昝殷产宝」，今检产宝未见此方。方见「妇人良方」卷十七第三，云是上蔡张不愚所传。因据改。

〔七〕饮：外科精要卷上第十一作「饮子」，但本事方卷六原作「散」。

〔八〕四两：原脱，今据本事方卷六及外科精要卷上第十一补。

干荷叶中心蒂〔一〕、干萱草根、甘草节、地榆各一〔二〕两，细锉〔三〕。每用半两，水二碗，煎一碗，早晚各一服。已成者其脓血自渐干涸，未成者其毒自消散也。忌一切饮食毒物。许学士普济本事〔四〕方。

黄杨木 纲目

【集解】〔时珍曰〕黄杨生诸山野中，人家多栽种之。枝叶攒簇上耸，叶似初生槐芽而青厚，不花不实，四时不凋。其性难长，俗说岁长一寸，遇闰则退。今试之，但闰年不长耳。其木坚腻，作梳剜印最良。按段成式酉阳杂俎云：世重黄杨，以其无火也。用水试之，沉则无火。凡取此木，必以阴晦〔五〕，夜无一星，伐之则不裂。

叶【气味】苦，平，无毒。

【主治】妇人难产，入达生散中用。又主暑月生疖，捣烂涂之。时珍

不凋木 拾遗

【集解】〔藏器曰〕生太白山岩谷。树高二三尺，叶似槐，茎赤有毛如棠梨，四时不凋。

【气味】苦，温，无毒。

【主治】调中补衰，治腰脚，去风气，却老变白。藏器

卖子木 唐本草

【释名】买子木

〔一〕中心蒂：本事方卷六原无，外科精要加一「蒂」字，此间又加「中心」二字。

〔二〕一：原作「四」，今据本事方卷六及外科精要卷上第十一改。

〔三〕细剉：本事方卷六作「同剉，捣为煮散」，故名柞木散。外科精要无此文，故名饮子。

〔四〕普济本事：原作「本事普救」，今据本书自序及四库总目·子部·医家类一改。本书卷一引据医家书目省作「本事」二字。

〔五〕晦：原版缺损，今据酉阳杂俎前集卷十八黄杨木条补。

【集解】〔恭曰〕卖子木出岭南、卭州山谷中。其叶似柿。〔颂曰〕今惟川西、渠州岁贡，作买子木。木高五七尺，径寸许。春生嫩枝条，叶尖，长一二寸，俱青绿色，枝梢淡紫色。四五月开碎花，百十枝围攒作大朵，焦红色。随花便生子如椒目，在花瓣中黑而光洁，每株花裁三五大朵尔。五月采其枝叶用。〔时珍曰〕宋史渠州贡买子木并子，则子亦当与枝叶同功，而本草缺载，无从考访。

木【修治】〔敩曰〕凡采得粗捣，每一两用酥五钱，同炒干入药。

【气味】甘、微咸，平，无毒。

【主治】折伤血内溜，续绝补骨髓，止痛安胎。唐本

木天蓼 唐本草

〔校正〕并入拾遗小天蓼。

【释名】〔时珍曰〕其树高而味辛如蓼，故名。又马蓼亦名天〔一〕蓼而物异。

【集解】〔恭曰〕木天蓼所在皆有，生山谷中。今安州、申州作藤蔓，叶似柘，花白，子如枣许，无定形，中瓤似茄子，味辛，啖〔二〕之以当姜、蓼。〔藏器曰〕木蓼，今时所用出山南·凤州。树高如冬青，不凋。不当以藤天蓼为注，既云木蓼，岂是藤生？自有藤蓼耳。藤蓼生江南、淮南山中，藤着树生，叶如梨，光而薄，子如枣，即苏恭以为木天蓼者。又有小天蓼，生天目山、四明山，树如卮子，冬月不凋，野兽食之。是有三天蓼，俱能逐风，而小者为胜。〔颂曰〕木天蓼今出信阳。木高二三丈。三月、四月开花似柘花。五月采子，子作球形似䔲麻，子可藏作果食。苏恭所说自是藤天蓼也。〔时珍曰〕天蓼虽有三种，而功用仿佛，盖一类也。其子可为烛，其芽可食。故陆玑云：木蓼为烛，明如胡麻。薛田咏蜀诗，有「地丁叶嫩和岚采，天蓼芽新入粉煎」之句。

枝叶 〔气味〕辛，温，有小毒。 〔主治〕癥结积聚，风劳虚冷，细切酿酒饮。

〔一〕天：按本书卷十六马蓼条作「大」，不作「天」。

〔二〕啖：原作「敢」，唐本草作「敢」，今据大观、政和本草卷十四木天蓼条改。

唐本

〔附方〕旧一，新三〔一〕。**天蓼酒**治风，立有奇效。木天蓼一斤，去皮细锉，以生绢盛，入好酒三〔二〕斗浸之，春夏一七，秋冬二七日。每空心、日午、下晚〔三〕各温一盏饮。若常服，只饮一次。老幼临时加减。圣惠方。**气痢不止**寒食一百五日，采木蓼暴干。用时为末，粥饮服一钱。圣惠方。**大风白癞**天蓼（刮去粗皮，锉）四两，水一斗，煎汁一升，煮糯米作粥，空心食之。病在上吐出，在中汗出，在下泄出。避风。又方：天蓼三斤，天麻一斤半〔四〕，生锉，以水三斗五升〔五〕，煎一斗〔六〕，去滓，石器慢煎如饧。每服半匙，荆芥、薄荷酒下，日二夜一，一月见效〔七〕。圣惠方。

小天蓼〔气味〕甘，温，无毒。〔主治〕一切风虚羸冷，手足疼痹，无论老幼轻重，浸酒及煮汁服之。十许日，觉皮肤间风出如虫行。藏器

〔发明〕〔藏器曰〕木天蓼出深山中，人云久服损寿，以其逐风损气故也。藤天蓼、小天蓼三者，俱能逐风。其中优劣，小者为胜。

子〔气味〕苦、辛，微热，无毒。〔主治〕贼风口面喎斜，冷痃癖气块，女子虚劳。甄权

根〔主治〕风虫牙痛，捣丸塞之，连易四五次，除根。勿咽汁。时珍　出普济。

放杖木拾遗

【释名】

〔一〕三：原作「二」，今按下新附方数改。
〔二〕三：大观本草作「二」。按圣惠方卷二十五及政和本草卷十四木天蓼条附方俱作「二」，当以「二」字为是。
〔三〕下晚：圣惠方及大观、政和本草俱作「初夜」。
〔四〕半：圣惠方卷二十四天麻煎无，但圣济总录卷十八及普济方卷一一一俱有。
〔五〕五升：同上。
〔六〕斗：圣惠方卷二十四此下有「二升」，但圣济总录及普济方俱无。
〔七〕日二夜一一月见效：圣济总录及普济方同。圣惠方无此文，仅于「荆芥」之前有「食前」二字。

【集解】〔藏器曰〕生温、括、睦、婺诸州山中。树如木天蓼。老人服之，一月放杖，故以为名。

【气味】甘，温，无毒。

【主治】一切风血，理腰脚，轻身变白不老，浸酒服之。藏器

接骨木 唐本草

【释名】续骨木纲目木蒴藋〔颂曰〕接骨以功而名。花、叶都类蒴藋、陆英、水芹辈，故一名木蒴藋。

【集解】〔恭曰〕所在皆有之。叶如陆英，花亦相似。但作树高一二丈许，木体轻虚无心。斫枝插〔一〕之便生，人家亦种之。

【气味】甘、苦，平，无毒。〔藏器曰〕捣汁亦吐人，有小毒。

【主治】折伤，续筋骨，除风痒〔二〕龋齿，可作浴汤。唐本 根皮：主痰饮，下水肿及痰疟，煮汁服之，当利下及吐出。不可多服。藏器 打伤瘀血及产妇恶血，一切血不行，或不止，并煮汁服。时珍 出千金。

【附方】旧一，新一。折伤筋骨接骨木半两，乳香半钱，芍药、当归、芎䓖、自然铜各一两，为末。化黄蜡四两，投药搅匀，众手丸如芡子大。若止伤损，酒化一丸。若碎折筋骨，先用此傅贴，乃服。卫生易简。产后血运五心烦热，气力欲绝，及寒热不禁。以接骨木破如筭子一握，用水一升，煎取半升，分服。或小便频数，恶血不止，服之即瘥。此木煮之三次，其力一般。乃起死妙方。产书。

叶〔主治〕痰疟，大人七叶，小儿三叶，生捣汁服，取吐。藏器

〔一〕插：原作「扦」，今据大观、政和本草卷十四接骨木条改。

〔二〕痒：原作「痹」，今据唐本草卷十四、千金翼卷三及大观、政和本草卷十四接骨木条改。

灵寿木 拾遗

【释名】扶老杖孟康　椐

【集解】〔藏器曰〕生剑南山谷。圆长皮紫。汉书：孔光年老，赐灵寿杖。颜师古注云：木似竹有节，长不过八九尺，围三四寸，自然有合杖制，不须削理。作杖，令人延年益寿。〔时珍曰〕陆氏诗疏云：椐即樻也。节中肿，似扶老〔一〕，即今灵寿也。人以作杖及马鞭。弘农郡共〔二〕北山有之。

根皮【气味】苦，平。

【主治】止水。藏器

楤木 音葱。拾遗

【集解】〔藏器曰〕生江〔三〕南山谷。高丈余，直上无枝，茎上有刺。山人折取头茹食，谓之吻头。〔时珍曰〕今山中亦有之。树顶丛〔四〕生叶，山人采食，谓之鹊不踏，以其多刺而无枝故也。

白皮【气味】辛，平，有小毒。

【主治】水痢，煮汁服一盏，当下水。如病已困，取根捣碎，坐之取气，水自下。又能烂人牙齿，有虫者取片许内孔中，当自烂落。藏器

木麻 拾遗

〔一〕似扶老：尔雅翼引草木疏同。今本毛诗陆疏卷上其柽其椐条作「可作杖以扶老」。

〔二〕共：原脱，今据毛诗陆疏卷上其柽其椐条补。

〔三〕江：大观、政和本草卷十四楤根条俱作「以」，似有脱误。

〔四〕丛：原作「业」，今据湖北本改。

【集解】〔藏器曰〕生江南山谷林泽。叶似胡麻相对，山人取以酿酒饮。

【气味】甘，温，无毒。

【主治】老血，妇人月闭，风气羸瘦癥瘕。久服，令人有子。藏器

大空唐本草

【集解】〔恭曰〕大空生襄州，所在山谷中亦有之，秦陇人名独空。作小树，抽条高六七尺。叶似楮，小圆厚。根皮赤色。〔时珍曰〕小树大叶，似桐叶而不尖，深绿而皱文。根皮虚软，山人采杀虱极妙。捣叶筛蔬圃中，杀虫。

根皮【气味】辛〔一〕、苦，平，有小毒。

【主治】杀三虫。作末和油涂发，虮虱皆死。藏器

〔一〕辛：原脱，今据大观、政和本草卷十四大空条补。

本草纲目木部目录第三十七卷

〔一〕六：原作「五」，今据寓木类各条旧附方总数改。

〔二〕三十二：原作「四十」，今据寓木类各条新附方总数改。

〔三〕竹：此上原有「天」字，今据本卷竹黄条删，使其一致。

〔四〕九：原作「七」，今据苞木类各条旧附方总数改。

〔五〕十八：原作「二十」，今据苞木类各条新附方总数改。

淮木本经　**城东腐木**别录　**东家鸡栖木**拾遗

古厕木拾遗　厕筹附〔一〕　**古榇板**拾遗　**震烧木**拾遗

河边木拾遗

右附方新一

〔附录〕　别录八种，海药二种，拾遗八〔二〕种，图经一种〔三〕。

新雉木　合新木　俳蒲木　遂阳木　学木核　栒核

木核　荻皮　栅木皮　乾陀木皮〔四〕　马疡木根皮〔五〕　角落木皮〔六〕

芙树　白马骨　慈母枝叶〔七〕　黄屑　那耆悉　帝休

大木皮

〔一〕厕筹附：原脱，今据本卷本条，依本书通例补。

〔二〕八：原作「九」，乃濒湖将图经大木皮一种，误计入拾遗数内。今改正，与本书卷三十四木部小序共引「本草拾遗三十九种」总数相合。

〔三〕图经一种：原无。按卷末「大木皮」一种，实引自「图经」。因据补，与本书卷三十四木部小序引「宋·苏颂图经本草一种」相合。

〔四〕皮：原无，今据本卷乾陀木皮条补，使其一致。

〔五〕根皮：原无，今据本卷马疡木根皮条补，使其一致。

〔六〕皮：原无，今据本卷角落木皮条补，使其一致。

〔七〕枝叶：原无，今据本卷慈母枝叶条补，使其一致。

本草纲目木部第三十七卷

木之四 寓木类一十二种

茯苓本经上品

【释名】伏灵纲目 伏菟本经 松腴 不死面记事珠〔一〕 抱根者名伏神别录〔宗奭曰〕多年樵斫之松根之气味，抑郁未绝，精英未沦。其精气盛者，发泄于外，结为茯苓，故不抱根，离其本体，有零之义也。津气不盛，止能附结本根，既不离本，故曰伏神。〔时珍曰〕茯苓，史记龟策传作伏灵。盖松之神灵之气，伏结而成，故谓之伏灵、伏神也。仙经言伏灵大如拳者，佩之令百鬼消灭，则神灵之气，亦可征矣。俗作苓者，传写之讹尔。下有伏灵，上有兔丝，故又名伏兔。或云「其形如兔故名」亦通。

【集解】〔别录曰〕茯苓、茯神生太山山谷大松下。二月、八月采，阴干。〔弘景曰〕今出郁州。大者如三四升器，外皮黑而细皱，内坚白，形如鸟、兽、龟、鳖者良。虚赤者不佳。性无朽蛀，埋地中三十年，犹色理无异也。〔恭曰〕今太山亦有茯苓，白〔二〕实而块〔三〕小，不复采用。第一出华山，形极粗大。雍州・南山亦有，不如华山。〔保升曰〕所在大松处皆有，惟华山最多。生枯松树下，形块无定，以似龟、鸟形者为佳。〔禹锡曰〕范子计然言：茯苓出嵩山及三辅。淮南子言：千年之松，下有茯苓，上有兔丝。典术言：松脂入地千岁为茯苓，望松树赤者下〔四〕有之。广志言：茯神乃松汁所作，胜于茯苓。或云即茯苓贯着松根者。生朱提、濮阳县。〔颂曰〕今太〔五〕、华、嵩山皆有之。出大松下，附根而生，无苗、

〔一〕珠：原作「味」。按茯苓一名「不死面」，见明・刘国翰撰记事珠・花木门・药草类。因据改。

〔二〕白：原脱，今据唐本草及大观、政和本草卷十二茯苓条补。

〔三〕块：原作「理」，今据唐本草及大观、政和本草卷十二茯苓条改。

〔四〕下：原脱，今据御览九八九及大观、政和本草卷十二茯苓条引典术补。

〔五〕太：按「太」与「泰」古通用（朱骏声疑「泰」、「太」、「汏」、「汰」四形实同字）。此间大观、政和本草卷十二茯苓条引苏颂图经俱作「泰」，意指岱宗之泰山，不当连下作「太华」，下仅用一「华」字指西岳。

叶、花、实，作块如拳在土底，大者至数斤，有赤、白二种。或云松脂变成，或云假松气而生。今东人见山中古松久为人斩伐，其枯折槎枿，枝叶不复上生者，谓之茯苓拨。即于四面丈余地内，以铁头锥刺地。如有茯苓，则锥固不可拔，乃掘取之。其拨大者，茯苓亦大。皆自作块，不附着根。其包根而轻虚者为茯神。则假气生者，其说胜矣。龟策传云：茯苓在兔丝之下，状如飞鸟之形。新雨已霁，天静无风，以火夜烧〔一〕兔丝去之，即篝烛此地罩之，火灭即记其处。明乃掘取，入地四尺或七尺得矣。此类今不闻有之。〔宗奭曰〕上有兔丝之说，甚为轻信。〔时珍曰〕下有茯苓，则上有灵气如丝之状，山人亦时见之，非兔丝子之兔丝也。注淮南子者，以兔丝子及女萝为说，误矣。茯苓有大如斗者，有坚如石者，绝胜。其轻虚者不佳，盖年浅未坚故尔。刘宋·王微茯苓赞云：皓苓下居，彤丝上荟。中状鸡凫，其容龟蔡。神侔少司，保延幼艾。终志不移，柔红可佩。观此彤丝，即兔丝之证矣。寇氏未解此义。

【修治】〔敩曰〕凡用，去皮〔二〕、心，捣细，于水盆中搅浊，浮者滤去之。此是茯苓赤筋，若误服饵，令人瞳子并黑睛点小，兼盲目。〔弘景曰〕作丸散者，先煮二三沸乃切，暴干用。

【气味】甘，平，无毒。〔元素曰〕性温，味甘而淡，气味俱薄，浮而升，阳也。〔之才曰〕马间〔三〕为之使。得甘草、防风、芍药、紫石英、麦门冬，共疗五脏。恶白敛，畏牡蒙、地榆、雄黄、秦艽、龟甲，忌米醋及酸物。〔弘景曰〕药无马间〔三〕，或是马茎也。〔恭曰〕李氏本草：马刀为茯苓使。间〔三〕字草书似刀字，传讹尔。〔志曰〕二注恐皆非也。当是马蔺字。

【主治】胸胁逆气，忧恚惊邪恐悸，心下结痛，寒热烦满咳逆，口焦舌干，利小便。久服，安魂养神，不饥延年。本经 **止消渴好睡〔四〕，大腹淋沥，膈中痰水，水肿淋结，开胸腑，调脏气，伐肾邪，长阴，益气力，保神守中〔五〕。**别录 **开胃止呕逆，**

〔一〕火夜烧：史记卷一二八龟策列传作「夜捎」二字。捎，芟也。
〔二〕去皮：原作「皮去」，今据大观、政和本草卷十二茯苓条改。
〔三〕间：原作「问」，今据唐本草及大观、政和本草卷十二茯苓条改。本书卷二·相须相使相畏相恶诸药·茯苓茯神条原亦作「间」，不作「问」。
〔四〕睡：政和本草同。唐本草卷十二、千金翼卷三、大观本草卷十二及汤液本草卷下茯苓条俱作「唾」。
〔五〕守中：原作一「气」字，今据唐本草卷十二、千金翼卷三及大观、政和本草卷十二茯苓条改。

善安心神，主肺痿痰壅，心腹胀满，小儿惊痫，女人热淋。甄权 补五劳七伤，开心益志，止健忘，暖腰膝，安胎。大明 止渴，利小便，除湿益燥，和中益气，利腰脐间血。元素 逐水缓脾，生津导气，平火止泄，除虚热，开腠理。李杲 泻膀胱，益脾胃，治肾积奔豚。好古

赤茯苓 〔主治〕破结气。甄权 泻心、小肠、膀胱湿热，利窍行水。时珍

茯苓皮 〔主治〕水肿肤胀，开水道，开腠理。时珍

【发明】〔弘景曰〕茯苓白色者补，赤色者利。俗用甚多，仙方服食亦为至要。云其通神而致灵，和魂〔一〕而炼魄，利窍而益肌，厚肠而开心，调营而理卫〔二〕，上品仙药也。善能断谷不饥。〔宗奭曰〕茯苓行水之功多，益心脾不可缺也。〔元素曰〕茯苓赤泻白补，上古无此说。气味俱薄，性浮而升。其用有五：利小便也，开腠理也，生津液也，除虚热也，止泻也。如小便利或数者，多服则损人目。汗多人服之，亦损元气，夭人寿〔三〕，为其淡而渗也。又云：淡为天之阳，阳当上行，何以利水而泻下？气薄者阳中之阴，所以茯苓利水泻下。不离阳之体，故入手太阳。〔杲曰〕白者入壬癸，赤者入丙丁。味甘而淡，降也，阳中阴也。其用有六：利窍而除湿，益气而和中，治惊悸，生津液，小便多者能止，小便结者能通。又云：湿淫所胜，小便不利。淡以利窍，甘以助阳〔四〕。甘〔五〕平能益脾逐水，乃除湿之圣药也。〔好古曰〕白者入手太阴、足太阳、少阳〔六〕经气分，赤者入足太阴、手少阴、太阳气分。伐肾邪。小便多，能止之；小便涩，能利之。与车前子相似，虽利小便而不走气。酒浸与光明朱砂同用，能秘真〔七〕元。味甘而平，如何是利小便耶？〔震亨曰〕茯苓得松之余气而成，

〔一〕魂：唐本草及大观本草同。政和本草作「气」，似误。
〔二〕卫：唐本草及大观、政和本草俱作「胃」。此濒湖有意改写，使营、卫为对文。
〔三〕寿：原脱，今据汤液本草卷下茯苓条补。
〔四〕阳：原作「汤」，今据湖北本改，与汤液本草卷下茯苓条合。
〔五〕甘：原作「温」，今据汤液本草卷下茯苓条改。
〔六〕少阳：原脱，今据汤液本草卷下茯苓条补。
〔七〕真：原作「童」，今据汤液本草卷下茯苓条改，与后濒湖引文一致。

属金，仲景利小便多用之，此暴新病之要药也。若阴虚者，恐未为宜。此物有行水之功，久服损人。八味丸用之者，亦不过接引他药归就肾经，去胞中久陈积垢，为搬运之功尔。〔时珍曰〕茯苓本草又言利小便，伐肾邪。至李东垣、王海藏乃言小便多者能止，涩者能通，同朱砂能秘真元。而朱丹溪又言阴虚者不宜用，义似相反，何哉？茯苓气味淡而渗，其性上行，生津液，开腠理，滋水之源而下降，利小便。故张洁古谓其属阳，浮而升，言其性也；东垣谓其为阳中之阴，降而下，言其功也。素问云：饮食入胃〔一〕，游溢精气，上输于〔二〕肺，通调水道，下输膀胱。观此，则知淡渗之药，俱皆上行而后下降，非直下行也。小便多，其源亦异。素问〔三〕云：肺气盛则小〔四〕便数而欠；虚则欠欬，小便遗数。心虚则少气遗溺。下焦虚则遗溺。胞移热于膀胱则遗溺。膀胱不利为癃，不约为遗溺〔五〕。厥阴病则遗溺闭癃。所谓肺气盛者，实热也。其人必气壮脉强。宜用茯苓甘淡以渗其热，故曰小便多者能止也。若夫肺虚、心虚、胞热、厥阴病者，皆虚热也。其人必上热下寒，脉虚而弱。法当用升阳之药，以升水降火。膀胱不约，下焦虚者，乃火投于水，水泉不藏，脱阳之证。其人必肢冷脉迟。法当用温热之药，峻补其下，交济坎离。二证皆非茯苓辈淡渗之药所可治，故曰阴虚者不宜用也。仙家虽有服食之法，亦当因人而用焉。

茯神 〔气味〕**甘，平，无毒。**〔主治〕**辟不祥，疗风眩风虚，五劳口干，止惊悸，多恚怒，善忘，开心益智，安魂魄，养精神。**别录 **补劳乏，主心下急痛坚满。人虚而小肠不利者，加而用之。**甄权

神木 即伏神心内木也。又名黄松节。〔主治〕**偏风，口面㖞斜，毒风，筋挛不语，心神惊掣，虚而健忘。**甄权 **治脚气痹痛，诸筋牵缩。**时珍

〔发明〕〔弘景曰〕仙方止云茯苓而无茯神，为疗既同，用应无嫌。〔时珍曰〕神农本草止言茯苓，名医别录始添茯神，而主治皆同。后人治心病必用茯神。故洁古

〔一〕饮食入胃：素问·经脉别论作「饮入于胃」。
〔二〕于：素问·经脉别论此下有「脾，脾气散精，上归于」八字。
〔三〕素问：按下引诸文，有出灵枢，有出素问，似当改作「内经」。
〔四〕小：原脱，今据灵枢·经脉第十补。
〔五〕溺：原脱，今据素问·宣明五气篇补，与灵枢·本输第二「实则闭癃，虚则遗溺」文合。

张氏云：风眩心虚，非茯神不能除。然茯苓亦未尝不治心病也。陶弘景始言茯苓赤泻白补。李杲复分赤入丙丁，白入壬癸。此其发前人之秘者。时珍则谓茯苓、茯神，只当云赤入血分，白入气分，各从其类，如牡丹、芍药之义，不当以丙丁、壬癸分也。若以丙丁、壬癸分，则白茯神不能治心病，赤茯苓不能入膀胱矣。张元素不分赤白之说，于理欠通。圣济录松节散：用茯神心中木一两，乳香一钱，石器炒，研为末。每服二钱，木瓜酒下。治风寒冷湿搏于筋骨，足筋挛痛，行步艰难，但是诸筋挛缩疼痛并主之。

【附方】旧六〔一〕，新二十〔二〕。

服茯苓法〔颂曰〕集〔三〕仙方多单饵茯苓。其法：取白茯苓五斤，去黑皮，捣筛，以熟绢囊盛，于二〔四〕斗米下蒸之，米熟即止，暴干又蒸，如此三遍。乃取牛乳二斗和合，着铜器中，微火煮如膏，收之。每食以竹刀割，随性饱食，辟谷不饥也。如欲食谷，先煮葵汁饮之。又茯苓酥法：白茯苓三十斤（山之阳者甘美，山之阴者味苦），去皮薄切，暴干蒸之。以汤淋去苦味，淋之不止，其汁当甜。乃暴干筛末，用酒三石、蜜三升相和，置大瓮中，搅之百匝，密封勿泄气。冬五十日，夏二十五日，酥自浮出酒上。掠取，其味极甘美。作掌大块，空室中阴干，色赤如枣。饥时食一枚，酒送之，终日不食，名神仙度世之法。又服食法：以茯苓合白菊花（或合桂心，或合术）为散、丸自任。皆可常服，补益殊胜。儒门事亲方：用茯苓四两，头白面二两，水调作饼，以黄蜡三两煎熟。饱食一顿，便绝食辟谷。至三日觉难受，以后气力渐生也。经验后方：服法：用华山挺子茯苓，削如枣大方块，安新瓮内，好酒浸之，纸封三〔五〕重，百日乃开，其色当如饧糖。可日食一块，至百日肌体润泽，一年可夜视物，久久肠化为筋，延年耐老，面若童颜。嵩高记：用茯苓、松脂各二斤，淳酒浸之，和以白蜜。日三服之，久久通灵。又法：白茯苓去皮，酒浸十五日，漉出为散。每服三钱，水调下，日三服。孙真人枕中记云：茯苓久服，百日病除，二百日昼夜不眠，二年役使鬼神，四年后玉女来侍。葛洪抱朴子云：任〔六〕子季服茯苓十八年，玉女从之，能隐能彰，不食谷，灸瘢灭，面体玉泽。又黄初起服茯苓五万日，能

〔一〕六：原作「五」，今按下旧附方数改。
〔二〕十：此下原有「六」字，今按下新附方数删。
〔三〕集：大观、政和本草卷十二茯苓条俱作「神」。
〔四〕二：大观、政和本草卷十二茯苓条俱作「三」。
〔五〕三：原作「二」，今据大观、政和本草卷十二茯苓条附方改。
〔六〕任：原作「壬」，今据抱朴子内篇卷十一仙药篇改。

坐在立亡，日中无影。**交感丸方**见草部莎根下。**吴仙丹方**〔一〕见果部吴茱萸下。**胸胁气逆**胀满。〔二〕茯〔三〕苓一两，人参半〔四〕两。每服三钱，水煎服，日三〔五〕。　圣济总录。**养心安神**朱雀丸：治心神不定，恍惚健忘不乐，火不下降，水不上升，时复振跳。常服，消阴养火，全心气。茯神二两（去皮），沉香半两，为末，炼蜜丸小豆大。每服三十丸，食后人参汤下。　百一选方。**血虚心汗**别处无汗，独心孔有汗，思虑多则汗亦多，宜养心血。以艾汤调茯苓末，日服一钱。证治要诀。**心虚梦泄**或白浊。白茯苓末二钱，米汤调下，日二服。苏东坡方也。　直指方。**虚滑遗精**白茯苓二两，缩砂仁一两，为末，入盐二钱。精羊肉批片，掺药炙食，以酒送下。　普济方。**漏精白浊**〔六〕方见菜部薯蓣下。**浊遗带下**威喜丸：治丈夫元阳虚惫，精气不固，小便下浊，余沥常流，梦寐多惊，频频遗泄，妇人白淫白带并治之。白茯苓（去皮）四两作匮〔七〕，以猪苓四钱半〔八〕，入内〔九〕煮二十余沸，取出日干，择去猪苓，为末，化黄蜡搜和，丸弹子大。每嚼一丸，空心津下，以小便清为度。忌米醋。　李时珍曰：抱朴子言茯苓千万岁，其上生小木，状似莲花，名曰木威喜芝。夜视有光，烧之不焦，带之辟兵，服之长生。和剂局方威喜丸之名，盖取诸此。**小便频多**白茯苓（去皮）、干山药（去皮，

〔一〕吴仙丹方：按此方见本书卷三十二吴茱萸条发明项下，未计入彼条附方数內，此间应计。

〔二〕满：圣济总录卷六十七茯苓汤此下有「渴」字，普济方卷一八三无。

〔三〕茯：圣济总录及普济方此上俱有「赤」字。

〔四〕半：普济方同，圣济总录作「三」。

〔五〕每服三钱水煎服日三：圣济总录及普济方俱作「粗捣筛，以水三盏，煎取一盏半，去滓分温三服。」

〔六〕漏精白浊：按本书卷二十七薯蓣条附方用茯苓者，唯治「小便数多」一方。方见儒门事亲卷十五第十七，治小便多，滑数不禁。濒湖析为二方：一治小便多，既附于薯蓣条，又附于本条（见后治「小便频多」方），即不重计；一治漏精白浊，即此，方药虽同，证状各别，仍计入本条新附方数內。

〔七〕作匮：局方卷五作「作块」。

〔八〕四钱半：局方卷五及三因方卷十三俱作「一分」，即「二钱半」。

〔九〕入内：局方卷五作「同于瓷器內」。

以白矾水瀹过，焙)等分，为末。每米饮服二钱。　儒门事亲方。**小便不禁**茯苓丸：治心肾俱虚，神志不守，小便〔一〕不禁。用白茯苓、赤茯苓等分，为末。以新汲水挼洗去筋，控干，以酒煮地黄汁捣膏搜和，丸弹子大。每嚼一丸，空心盐酒下。　三因方。**小便淋浊**由心肾气虚，神志〔二〕不守，小便淋沥〔三〕或梦遗白浊。赤、白茯苓等分，为末，新汲水飞去沫，控干。以地黄汁同捣，酒熬作膏，和丸弹子大。空心盐汤〔四〕嚼下一丸。　三因方。**下虚消渴**上盛下虚，心火炎烁，肾水枯涸，不能交济而成渴证。白茯苓一斤，黄连一斤，为末，熬天花粉作糊，丸梧子大。每温汤下五十丸。　德生堂经验方。**下部诸疾**龙液膏：用坚实白茯苓去皮焙研，取清溪流水浸去筋膜，复焙，入瓷罐内，以好蜜和匀，入铜釜内，重汤桑柴灰煮一日，取出收之。每空心白汤下二三匙，解烦郁燥渴。一切下部疾，皆可除。　积善堂方。**飧泄滑痢**不止。白茯苓一两，木香(煨)半两，为末。紫苏木瓜汤下二钱。　百一选方。**妊娠水肿**小便不利，恶寒。赤茯苓(去皮)、葵子各半两，为末。每服二钱，新汲水下。　禹讲师方。**卒然耳聋**黄蜡不拘多少，和茯苓末细嚼，茶汤下。　普济方。**面䵟雀斑**白茯苓末，蜜和，夜夜傅之，二〔五〕七日愈。　姚僧坦集验方。**猪鸡骨哽**五月五日，取楮子(晒干)、白茯苓等分，为末。每服二钱，乳香汤下。一方不用楮子，以所哽骨煎汤下。　经验良方。**痔漏神方**赤、白茯苓(去皮)、没药各二两，破故纸四两，石臼捣成一块。春、秋酒浸三日，夏二日，冬五日。取出木笼蒸熟，晒干为末，酒糊丸梧子大。每酒服二十丸，渐加至五十丸。　董〔六〕炳集验方。**血余怪病**手十指节断坏，惟有筋连，无节肉，虫出如灯心，长数尺。遍身绿

〔一〕小便：此下原有「淋沥」二字。按此治「小便不禁」与下治「小便淋浊」本是一方。方见三因方卷十二，名张真君茯苓圆。治心肾气虚，神志不守，小便淋沥或不禁，及遗泄白浊。濒湖既分为二方：一治「不禁」，一治「淋浊」。则此「淋沥」二字，即当移入下方，以免彼此牵混。因据删。

〔二〕志：原作「守」，今据三因方卷十二张真君茯苓圆改。

〔三〕小便淋沥：原无，今从上方移来，详见校记〔一〕。

〔四〕汤：三因方卷十二张真君茯苓圆作「酒」。

〔五〕二：肘后卷六第五十二及大观、政和本草卷十二茯苓条附方俱作「满」。

〔六〕董：原作「革」，今据本书卷一引据医家书目改。

毛卷〔一〕，名曰血余。以茯苓、胡黄连煎汤，饮之〔二〕愈。夏子益奇疾方。**水肿尿涩**茯苓皮、椒目等分，煎汤，日饮取效。普济方。

琥珀 别录上品

【释名】江〔三〕珠〔时珍曰〕虎死则精魄入地化为石，此物状似之，故谓之虎魄。俗文从玉，以其类玉也。梵书谓之阿湿摩揭婆。

【集解】〔别录曰〕琥珀生永昌。〔弘景曰〕旧说松脂沦入地千年所化。今烧之亦作松气。亦有中有一蜂，形色如生者。博物志乃云「烧蜂巢所作」，恐非实也。此或蜂为松脂所沾，因坠地沦没尔。亦有煮毈鸡子及青鱼枕〔四〕作者，并非真。惟以手心摩热拾芥为真。今并从外国来，而出茯苓处并无，不知出琥珀处复有茯苓否也？〔珣曰〕琥珀是海松木中津液，初若桃胶，后乃凝结。复有南珀，不及舶上来者。〔保昇曰〕枫脂入地千年变为琥珀，不独松脂变也。大抵木脂入地千年皆化，但不及枫、松有脂而多经年岁尔。蜂巢既烧，安有蜂形尚在其间？〔宗奭曰〕今西戎亦有，其色差淡而明澈。南方者色深而重浊，彼土人多碾为物形。若谓千年茯苓所化，则其沾着蜂、蚁宛然具在，极不然也。地理志云：海南林邑多出琥珀，松脂沦入地所化。有琥珀则旁无草木。入土浅者五尺，深者八九尺。大者如斛，削去皮乃成。此说为胜。但土地有所宜、不宜，故有能化、不化。烧蜂之说，不知何据？〔承曰〕诸家所说茯苓、琥珀，虽有小异同，皆云松脂所化。但茯苓、茯神，乃大松摧折或斫伐，而根瘢不朽，津液下流而结成，故治心肾，通津液也。若琥珀乃是松树枝节荣盛时，为炎日所灼，流脂出树身外，日渐厚大，因堕土中，津润岁久，为土所渗泄，而光莹之体独存。今可拾芥，尚有粘性。故其虫蚁之类，乃未入土时所粘者。二物皆自松出，而所禀各异。茯苓生于阴而成于阳，琥珀生于阳而成于阴，故皆治营安心而利水也。〔敩曰〕凡用须分红松脂、石珀、水珀、花珀、物象珀、瑿珀、琥珀。其红松脂如琥珀，只是浊，太脆，文横。水珀多无红，色如浅黄，多皱文。石珀如石重，色黄不堪用。花珀文似新马尾松心文，一路赤，一路黄。物象珀其内自有物命，入用神妙。瑿珀

〔一〕卷：传信适用方卷四附夏方此下有「多」字，普济方卷二五五无。
〔二〕之：普济方卷二五五同。传信适用方卷四附夏方作「两盏」二字。
〔三〕江：大观、政和本草卷十二茯苓条同。御览八〇八虎魄条引博物志作「红」（今本博物志仍作「江」）。
〔四〕枕：原作「魫」（广韵卷三・四十七寑：魫，鱼子），今据大观、政和本草卷十二琥珀条改。

是众〔一〕珀之长。琥珀如血色，以布拭热，吸得芥子者，真也。〔时珍曰〕琥珀拾芥，乃草芥，即禾草也。雷氏言拾芥子，误矣。唐书载西域康干〔二〕河松木，入水一二〔三〕年化为石，正与松、枫诸木沈入土化珀，同一理也。今金齿、丽江亦有之。其茯苓千年化琥珀之说，亦误传也。按曹昭格古论云：琥珀出西番、南番，乃枫木津液多年所化。色黄而明莹者名蜡珀，色若松香红而〔四〕且黄者名明珀，有香者名香珀，出高丽、倭国者色深红。有蜂、蚁、松枝者尤好。

【修治】〔敩曰〕入药，用水调侧柏子末，安瓷锅中，置琥珀于内煮之，从巳至申，当有异光，捣粉筛用。

【气味】甘，平，无毒。

【主治】安五脏，定魂魄，杀精魅邪鬼，消瘀血，通五淋。别录 **壮心，明目磨翳，止心痛癫邪，疗蛊毒，破结瘕，治产后血枕痛。**大明 **止血生肌，合金疮。**藏器 **清肺，利小肠。**元素

【发明】〔震亨曰〕古方用为利小便，以燥脾土有功，脾能运化，肺气下降，故小便可通。若血少不利者，反致其燥急之苦。〔弘景曰〕俗中多带之辟恶。刮屑〔五〕服，疗瘀血至验。仙经无正用。〔藏器曰〕和大黄、鳖甲作散，酒下方寸匕，下恶血、妇人腹内血，尽即止。宋高祖时，宁州贡琥珀枕，碎以赐军士，傅金疮。

【附方】旧四，新五。**琥珀散** 止血生肌，镇心明目，破癥瘕气块，产后血运闷绝，儿枕痛，并宜饵此方。琥珀一两，鳖甲一两，京三棱一两，延胡索半两，没药半两，大黄六铢，熬捣为散。空心酒服三钱匕，日再服。神验莫及。产后即减大黄。海药本草。**小儿胎惊** 琥珀、防风各一钱，朱砂半钱，为末。猪乳调一字，入口中，最妙。直指方。**小儿胎痫** 琥珀、朱砂各少许，全蝎一枚，为末。麦门冬汤调一字服。直指方。**小便转胞** 真琥珀一两，为末。用水四

〔一〕众：原作「象」，今据大观、政和本草卷十二琥珀条改。
〔二〕干：原作「千」，册府元龟九六一同。御览九五三松条引唐书前作「于」，后作「干」。今据新唐书卷二一七下回鹘传拔野古改。
〔三〕一二：御览九五三松条引唐书及册府元龟九六一同。新唐书卷二一七下回鹘传拔野古作「三」。
〔四〕而：原作「如」，今据湖北本改，与格古要论卷中琥珀条合。
〔五〕屑：原作「削」，今据唐本草及大观、政和本草卷十二琥珀条改。

小便淋沥琥珀为末二钱，麝香少许，白汤服之，或萱草煎汤服。老人、虚人以人参汤下。亦可蜜丸，以赤茯苓汤下。普济方。**小便尿血**琥珀为末。每服二钱，灯心汤下。直指方。**从高坠下**有瘀血在内。刮琥珀屑，酒服方寸匕。或入蒲黄三二匕，日服四五次。外台秘要。**金疮闷绝**不识人。琥珀研粉，童子小便调一钱。三服瘥。鬼遗方。**鱼骨哽咽**六七日不出。用琥珀珠一串，推入哽所，牵引之即出。外台秘要。

升〔一〕，葱白十〔二〕茎，煮汁三升〔三〕，入珀末二钱〔四〕，温服。沙石诸淋，三服皆效。圣惠方。

瑿音黟。宋嘉祐

【释名】瑿珀〔敩曰〕瑿是众珀之长，故号瑿珀。〔时珍曰〕亦作䃭。其色黳黑，故名。

【集解】〔恭曰〕古来相传松脂千年为茯苓，又千年为琥珀，又千年为瑿。二物烧之皆有松气。状似玄玉而轻。出西戎，而有茯苓处无此物。今西州南三百里碛中得者，大则方尺，黑润而轻，烧之腥臭。高昌人名为木瑿，谓玄玉为石瑿。洪〔五〕州土石间得者，烧作松气，功同琥珀，见风拆破，不堪为器。恐此二种及琥珀，或非松脂所为也。〔慎微曰〕梁四〔六〕公〔七〕记〔八〕：杰〔九〕公云：交河之间平碛中，掘深一丈，下有瑿珀，黑逾纯漆，或大如车轮。末服，攻妇人小肠癥瘕诸

〔一〕四升：圣惠方卷五十八作「二大盏」。
〔二〕十：圣惠方卷五十八作「五」。
〔三〕三升：圣惠方卷五十八作「一盏半」。
〔四〕入珀末二钱：圣惠方卷五十八作「去葱」。
〔五〕洪：原作「共」，今据大观、政和本草卷十二瑿条改。
〔六〕四：原脱，今据太平广记卷八十一、大观、政和本草卷十二及本书卷一引据经史百家书目补。
〔七〕公：此下原有「子」字，本书卷一引据经史百家书目亦有，乃沿大观、政和本草卷十二瑿条之误。今据太平广记卷八十一梁四公条及说郛(陶珽重辑本)卷一一三删。
〔八〕记：原作「传」，大观、政和本草及说郛同。按太平广记卷八十一梁四公条，末注云：「出梁四公记」。因据改，使与本书卷一引据经史百家书目一致。
〔九〕杰：原作「桀」，今据太平广记卷八十一梁四公条改。

疾。〔时珍曰〕瑿即琥珀之黑色者，或因土色熏染，或是一种木沈结成，未必是千年琥珀复化也。玉策经[一]言：松脂千年作茯苓，茯苓千年作琥珀，琥珀千年作石胆，石胆千年作威喜。大抵皆是神异之说，未可深凭。雷敩琥珀下所说诸珀可据。

【气味】甘，平，无毒。

【主治】补心安神，破血生肌，治妇人癥瘕。唐本 **小儿带之辟恶，磨滴目翳赤障。**藏器

猪苓 本经中品

【释名】豭猪屎本经 **豕橐**庄子 **地乌桃**图经 〔弘景曰〕其块黑似猪屎，故以名之。司马彪注庄子云：豕橐一名苓，其根似猪矢。是也。〔时珍曰〕马屎曰通，猪屎曰零[二]（即苓字），其块零落而下故也。

【集解】〔别录曰〕猪苓生衡山山谷，及济阴·宛句。二月、八月采，阴干。〔弘景曰〕是枫树苓，其皮黑色，肉白而实者佳，削去皮用。〔颂曰〕今蜀州、眉[三]州亦有之。生土底，不必枫根下始有也。〔时珍曰〕猪苓亦是木之余气所结，如松之余气结茯苓之义。他木皆有，枫木为多耳。

【修治】〔敩曰〕采得，铜刀削去粗皮，薄切，以东流水浸一夜。至明漉出，细切，以升麻叶对蒸一日，去叶，晒干用。〔时珍曰〕猪苓取其行湿，生用更佳。

【气味】甘，平，无毒。〔普曰〕神农：甘。雷公：苦，无毒。〔权曰〕微热。〔元素曰〕气平味甘，气味俱薄，升而微降，与茯苓同。〔杲曰〕淡甘平，降也，阳中阴也。〔好古曰〕甘重于苦，阳也。入足太阳、足少阴经。

【主治】痎疟，解毒蛊疰不祥，利水道。久服，轻身耐老。本经 **解伤寒温疫大热，**

〔一〕经：本书卷一引据经史百家书目及卷三十四松条俱作「记」。

〔二〕零：原作「蹸」，字书无。按本书卷五十豕条云：「屎，一名猪零。」古「零」「苓」通用，如「零落」亦作「苓落」（汉书·叙传：失时者苓落）。因据改，与下文义相贯。

〔三〕眉：原作「习」，今据大观、政和本草卷十三猪苓条改。

发汗，主肿胀满腹急痛。甄权 **治渴除湿，去心中懊侬。**元素 **泻膀胱。**好古 **开腠理，治淋肿脚气，白浊带下，妊娠子淋胎肿，小便不利。**时珍

【发明】〔颂曰〕张仲景治消渴脉浮、小便不利、微热者，猪苓散发其汗。病欲饮水而复吐，名为水逆，冬时寒嗽如疟状者，亦与猪苓散〔一〕，此即五苓散也。猪苓、茯苓、术各三分〔二〕，泽泻五分，桂二分，细捣筛，水服方寸匕，日三。多饮暖水，汗出即愈。利水道诸汤剂，无若此快，今人皆用之。〔杲曰〕苦以泄滞，甘以助阳，淡以利窍，故能除湿利小便。〔宗奭曰〕猪苓行〔三〕水之功多，久服必损肾气，昏人目。久服者宜详审之。〔元素曰〕猪苓淡渗，大燥亡津液，无湿证者勿服之。〔时珍曰〕猪苓淡渗，气升而又能降。故能开腠理，利小便，与茯苓同功。但入补药不如茯苓也。

【附方】旧五〔四〕。**伤寒口渴**邪在脏也，猪苓汤主之。猪苓、茯苓、泽泻、滑石、阿胶各一两，以水四升，煮取二升。每服七合，日三服。呕而思水者，亦主之。张仲景方。**小儿秘结**猪苓一两，以水少许，煮鸡屎白一钱，调服，立通。外台秘要。**通身肿满**小便不利。猪苓五两，为末。熟水服方寸匕，日三服。杨氏产乳。**妊娠肿渴**从脚至腹，小便不利，微渴引饮。方同上法。子母秘录。**妊娠子淋**方同上法，日三夜二，以通为度。小品方。**壮年梦遗**〔五〕方见草部半夏下〔六〕。

〔一〕散：原脱，今据大观、政和本草卷十三猪苓条补。

〔二〕分：原作「两」，今据大观、政和本草卷十三猪苓条改。

〔三〕行：原作「引」，今据本草衍义卷十四及政和本草卷十三猪苓条改。

〔四〕五：此下原有「新二」两字。按下原列治「壮年遗溺」及「消渴白浊」二方，实是一方（且有错字），既已计入半夏条新附方数内，此间即不当重计，因删。

〔五〕梦遗：原作「遗溺」，今据本事方卷三猪苓圆及本书卷十七半夏条附方改。

〔六〕下：此下原有「消渴白浊方见半夏」八字，今检本书卷十七半夏条无此方，当是濒湖将本事方猪苓圆强分为二。但猪苓圆原方实无治「消渴白浊」之文（半夏条「白浊」二字乃濒湖新加），今将此八字删去。

雷丸本经下品

【释名】**雷实**别录**雷矢**同上**竹苓**〔时珍曰〕雷斧、雷楔，皆霹雳击物精气所化。此物生土中，无苗叶而杀虫逐邪，犹雷之丸也。竹之余气所结，故曰竹苓。苓亦屎也，古者屎、苓字通用。

【集解】〔别录曰〕雷丸生石城山谷及汉中土中。八月采根，暴干。〔弘景曰〕今出建平、宜都间。累累相连如丸。〔恭曰〕雷丸，竹之苓也。无有苗蔓，皆零，无相连者。今出房州、金州。〔时珍曰〕雷丸大小如栗，状如猪苓而圆，皮黑肉白，甚坚实。

【修治】〔敩曰〕凡使，用甘草水浸一夜，铜刀刮去黑皮，破作四五片。以甘草水再浸一宿，蒸之，从巳至未，日干。酒拌再蒸，日干用。〔大明曰〕入药炮用。

【气味】**苦，寒，有小毒。**〔别录曰〕咸，微寒，有小毒。赤者杀人，白者善。〔普曰〕神农：苦。黄帝、岐伯、桐君：甘，有毒。扁鹊：甘，无毒。李当之：大寒。〔权曰〕苦，有小毒。〔时珍曰〕甘、微苦，平。〔之才曰〕荔实、厚朴〔一〕、芫花为之使，恶蓄根〔二〕、葛根。

【主治】**杀三虫，逐毒气胃中热。利丈夫，不利女子。**本经 **作摩膏，除小儿百病**〔三〕，**逐邪气恶风汗出，除皮中热结积蛊毒，白虫寸白自出不止。久服，令人阴痿。**别录 **逐风，主癫痫狂走。**甄权

【发明】〔弘景曰〕本经云利丈夫，别录曰久服阴痿，于事相反。〔志曰〕经言利丈夫不利女子，乃疏利男子元气，不疏利女子脏气，故曰久服令人阴痿也。〔时珍曰〕按范〔四〕正敏遁斋闲览云：杨勔中年得异疾，每发语，腹中有小声应之，

〔一〕朴：此下原有「蓄根」二字，今据大观、政和本草卷十四雷丸条移后「恶」字之下。参看本书卷二·相须相使相畏相恶诸药·雷丸条校记。

〔二〕蓄根：原误移前「厚朴」下，今据大观、政和本草卷十四雷丸条引药性论移此。

〔三〕作摩膏，除小儿百病：大观、政和本草卷十四雷丸条，此八字俱作白字，认为本经文。

〔四〕范：原作「陈」，今据涵芬楼本说郛卷三十二改。

久渐声大。有道士见之，曰：此应声虫也。但读本草，取不应者治之。读至雷丸，不应。遂顿服数粒而愈。

【附方】旧一，新一〔一〕。**小儿出汗**有热。雷丸四两，粉半斤，为末扑之。千金方。**下寸白虫**雷丸，水浸去皮，切焙为末。五更初，食炙肉少许，以稀粥饮服一钱匕。须上半月服，虫乃下。经验前〔二〕方。**筋肉化虫**方见石部雄黄下。

桑上寄生本经上品

【释名】**寄屑**本经　**寓木**本经　**宛童**本经　**茑**鸟、吊二音。〔时珍曰〕此物寄寓他木而生，如鸟立于上，故曰寄生、寓木、茑木。俗呼为寄生草。东方朔传云：在树为寄生，在地为窭薮。

【集解】〔别录曰〕桑上寄生，生弘农川谷桑树上。三月三日采茎叶，阴干。〔弘景曰〕寄生松上、杨上、枫上皆有，形类是一般，但根津所因处为异，则各随其树名之。生树枝间，根在枝节之内。叶圆青赤，厚泽易折。旁自生枝节。冬夏生，四月花白。五月实赤，大如小豆。处处皆有，以出彭城者为胜。俗呼为续断用之，而本经续断别在上品，主疗不同，市人混杂无识者。〔恭曰〕此多生枫、槲、榉柳、水杨等树上。叶无阴阳，如细柳叶而厚脆。茎粗短。子黄色，大如小枣。惟虢州有桑上者，子汁甚粘，核大似小豆，九月始熟，黄色。陶言五月实赤，大如小豆，盖未见也。江南人相承用其茎为续断，殊不相关。〔保昇曰〕诸树多有寄生，茎、叶并相似，云是乌〔三〕鸟食一物子，粪落树上，感气而生。叶如橘而厚软，茎如槐而肥脆。处处虽有，须桑上者佳。然非自采，即难以别。可断茎视之，色深黄者为验。又图经云：叶似龙胆而厚阔。茎短似鸡脚，作树形。三月、四月花，黄白色。六月、七月结子，黄绿色，如小豆，以汁稠粘者良也。〔大明曰〕人多收榉树上者为桑寄生。桑上极少，纵〔四〕有，形与榉上者亦不同。次即枫树上者，力与榉树上者相同，黄色。七月、八〔五〕月采。

〔一〕一：原作「二」。按下治「筋肉化虫」方，已计入本书卷九雄黄条新附方数内，此间不当重计，因改。
〔二〕前：原脱，今据大观、政和本草卷十四雷丸条附方补。
〔三〕乌：原作「鸟」，今据大观、政和本草卷十二桑上寄生条改。
〔四〕纵：原作「从」（古互通借），据改同上。
〔五〕八：原作「六」，据改同上。

〔宗奭曰〕桑寄生皆言处处有之。从官南北，处处难得。岂岁岁斫践之，苦不能生耶？抑方宜不同耶？若以为鸟食物子落枝节间感气而生，则麦当生麦，谷当生谷，不当生此一物也。自是感造化之气，别是一物。古人惟取桑上者，是假其气尔。第以难得真者，真者下咽，必验如神。向有求此于吴中诸邑者。予遍搜不可得，遂以实告之。邻邑以他木寄生送上，服之逾月而死，可不慎哉？〔震亨曰〕桑寄生药之要品，而人不谙其的，惜哉。近海州邑及海外之境，其地暖而不蚕，桑无采捋之苦，气厚意浓，自然生出也。何尝节间可容他子耶？〔时珍曰〕寄生高者二三尺。其叶圆而微尖，厚而柔，面青而光泽，背淡紫而有茸。人言川蜀桑多，时有生者。他处鲜得。须自采或连桑采者乃可用。世俗多以杂树上者充之，气性不同，恐反有害也。按郑樵通志云：寄生有两种：一种大者，叶如石榴叶；一种小者，叶如麻黄叶。其子皆相似。大者曰茑，小者曰女萝。今观蜀本韩氏所说亦是两种，与郑说同。

【修治】〔敩曰〕采得，铜刀和根、枝、茎、叶细锉，阴干用。勿见火。

【气味】苦，平，无毒。〔别录曰〕甘，无毒。

【主治】腰痛，小儿背强，痈肿，充肌肤，坚发齿，长须眉，安胎。本经 **去女子崩中内伤不足，产后余疾，下乳汁，主金疮，去痹。**别录 **助筋骨，益血脉。**大明 **主怀妊漏血不止，令胎牢固。**甄权

【附方】新四。**膈气**生桑寄生捣汁一盏，服之。集简方。**胎动腹痛**桑寄生一两半，阿胶（炒）半两，艾叶半两，水一盏半，煎一盏，去滓温服。或去艾叶。圣惠方。**毒痢脓血**六脉微小，并无寒热。宜以桑寄生二两，防风、大芎二钱半，炙甘草三铢，为末。每服二钱，水一盏，煎八分，和滓服。杨子建护命方。**下血后虚**下血止后，但觉丹田元气虚乏，腰膝沉重少力。桑寄生为末。每服一钱，非时白汤点服。杨子建护命方。

实〔气味〕**甘，平，无毒。**〔主治〕**明目，轻身，通神。**本经

松萝 本经中品

【释名】女萝别录 **松上寄生**〔时珍曰〕名义未详。

【集解】〔别录曰〕松萝生熊耳山谷松树上。五月采，阴干。〔弘景曰〕东山[一]甚多。生杂树上，而以松上者为真。诗云：茑[二]与女萝，施于松上。茑是寄生，以桑上者为真，不用松上者，互有异同尔。〔时珍曰〕按毛苌诗注云：女萝，兔丝也。吴普本草：兔丝一名松萝。陶弘景谓茑是桑上寄生，松萝是松上寄生。陆佃埤雅言：茑是松、柏上寄生，女萝是松上浮蔓。又言：在木为女萝，在草为兔丝。郑樵通志言：寄生有二种：大曰茑，小曰女萝。陆玑诗疏言：兔丝蔓生草上，黄赤如金，非松萝也。松萝蔓延松上生枝正青，与兔丝殊异。罗愿尔雅翼云：女萝色青而细长，无杂蔓。故山鬼云「被薜荔兮带女萝」，谓青长如带也。兔丝黄赤不相类。然二者皆附木[三]而生，有时相结。故古乐府云：南山幂幂兔丝花，北陵青青女萝树。由来花叶同一根[四]，今日枝条分两处。唐乐府云：兔丝故无情，随风任颠倒。谁使女萝枝，而来强萦抱。两草犹一心，人心不如草。据此诸说，则女萝之为松上蔓，当以二陆、罗氏之说为的。其曰兔丝者，误矣。

【气味】苦、甘，平，无毒。

【主治】嗔怒邪气，止虚汗头风，女子阴寒肿痛。本经 **疗痰热温疟，可为吐汤，利水道。**别录 **治寒热，吐[五]胸中客痰涎，去头疮、项[六]上瘤瘿，令人得眠。**甄权

【发明】〔时珍曰〕松萝能平肝邪，去寒热。同瓜蒂诸药则能吐痰，非松萝能吐人也。葛洪肘后方：治胸中有痰，头痛不欲食，气壮者。用松萝、杜[七]蘅各[八]三两，瓜蒂三十枚，酒一升二合渍再宿。旦饮一[九]合，取吐。不吐，晚再服

〔一〕东山：原作「山东」，今据唐本草及大观、政和本草卷十三松萝条改。
〔二〕茑：原作「蔦」，今据毛诗卷十四小雅·頍弁章、唐本草及大观、政和本草卷十三松萝条改。
〔三〕皆附木：原作「附物」二字，今据尔雅翼卷二女萝条订正。
〔四〕根：原作「心」，今据尔雅翼卷二女萝条改。
〔五〕吐：原脱，今据大观、政和本草卷十三松萝条补。若无此字，则后濒湖所辨，即成无的放矢。
〔六〕项：原作「顶」，今据大观、政和本草卷十三松萝条改。
〔七〕杜：原作「牡」，今据肘后卷四第二十八改。
〔八〕各：原脱，今据肘后卷四第二十八补。
〔九〕一：肘后卷四第二十八作「五」。

一合〔一〕。孙思邈千金方：治胸膈痰澼〔二〕积热，断膈汤：用松萝、甘草各一两，恒山三两，瓜蒂二十一枚，水、酒各一升半，煮取一升半〔三〕。分三服，取吐。

枫柳 唐本草

【集解】〔恭曰〕枫柳出原州。叶似槐，茎赤根黄。子六月熟，绿色而细。剥取茎皮用。〔时珍曰〕苏恭言枫柳有毒，出原州。陈藏器驳之，以为枫柳皮即今枫树皮，性涩能止水痢。按斗门方言即今枫树上寄生，其叶亦可制粉霜，此说是也。若是枫树，则处处甚多，何必专出原州耶？陈说误矣。枫皮见前枫香脂下。

皮【气味】辛，大热，有毒。

【主治】风，龋齿痛。唐本 积年痛风不可忍，久治无效者。细锉焙，不限多少，入脑、麝浸酒常服，以醉为度。斗门方

桃寄生 纲目

【气味】苦，辛，无毒。

【主治】小儿中蛊毒，腹内坚痛，面目青黄，淋露骨立。取二两为末，如茶点服，日四五服。时珍 圣惠方。

柳寄生 纲目

【集解】〔时珍曰〕此即寄生之生柳上者。

〔一〕再服一合：肘后卷四第二十八作「更一服」。
〔二〕澼：原作「辟」，今据千金卷十八第六改。
〔三〕半：原脱，今据千金卷十八第六补。

【气味】苦，平，无毒。

【主治】膈气刺痛，捣汁服一杯。时珍

占斯 别录下品

【释名】炭皮别录 **良无极**纲目 〔时珍曰〕占斯，范汪〔一〕方谓之良无极，刘涓子鬼遗方谓之木占斯，盛称其功，而别录一名炭皮，殊不可晓。

【集解】〔别录曰〕占斯生太山山谷。采无时。〔弘景曰〕李当之云：是樟树上寄生，树大衔枝在肌肉。今人皆以胡桃皮为之，非是真也。按桐君采药录云：生上洛。是木皮，状如厚朴，色似桂白，其理一纵一横。今市人皆削，乃似厚朴，而无正纵横理。不知此复是何物，莫测真假也。

【气味】苦，温，无毒。〔权曰〕辛，平，无毒。茱萸为之使。

【主治】邪气湿痹，寒热疽疮，除水坚积血癥，月闭无子，小儿躄不能行，诸恶疮痈肿，止腹痛，令女人有子。别录 **主脾热，洗手足水烂伤〔二〕。**甄权 **解狼毒毒。**藏器

【附方】新一。**木占斯散** 治发背肠痈疽痔，妇人乳痈，诸产癥瘕，无有不疗。服之肿去痛止脓消，已溃者便早愈也。木占斯、甘草(炙)、厚朴(炙)、细辛、栝楼、防风、干姜、人参、桔梗、败酱各一两，为散。酒服方寸匕，昼七夜四〔三〕，以多为善。此药入咽，当觉流入疮中，令化为水也。痈疽灸不发败坏者，尤可服之。内痈在上者，当吐脓血；在下者，当下脓血。其疮未坏及长服者，去败酱。一方加桂心〔四〕。刘涓子鬼遗方。

〔一〕汪：原作「注」，今据本书卷一引据医家书目改。

〔二〕伤：大观、政和本草卷三十占斯条俱作「疮」。

〔三〕昼七夜四：刘涓子鬼遗方卷四及外台卷二十四同。千金卷二十二第二内补散作「日七八服，夜二三服」，千金翼卷二十四第一作「日七夜二」。

〔四〕一方加桂心：千金及千金翼俱有「桂心」，外台卷二十四此方凡两见，一有一无。

石刺木拾遗

【集解】〔藏器曰〕石刺木乃木上寄生也。生南方林篔间。其树江西人呼为靳刺，亦种为篱院，树似〔一〕棘而大，枝上有逆钩。

根皮【气味】苦，平，无毒。

【主治】破血，产后余血结瘕，煮汁服，神验不可言〔二〕。藏器

木之五苞木类四种

竹本经中品

【释名】〔时珍曰〕竹字象形。许慎说文云：「竹，冬生艸也。」故字从倒艸。戴凯之竹谱云：植物之中，有名曰竹。不刚不柔，非草非木。小异实虚，大同节目。

【集解】〔弘景曰〕竹类甚多，入药用篁竹，次用淡、苦竹。又一种薄壳者，名甘竹，叶最胜。又有实中竹、篁竹，并以笋为佳，于药无用。〔颂曰〕竹处处有之。其类甚多，而入药惟用篁竹、淡竹、苦竹三种，人多不能尽别。按竹谱：篁竹坚而促节，体圆而质劲，皮白如霜，大者宜刺船，细者可为笛。苦竹有白有紫。甘竹似篁而茂，即淡竹也。然今之刺船者多用桂竹。作笛自有一种，亦不名篁竹。苦竹亦有二种：一出江西、闽中，本极粗大，笋味殊苦，不可啖；一出江浙，肉厚而叶长阔，笋微有苦味，俗呼甜苦笋是也。今南人入药烧沥，惟用淡竹一品，肉薄，节间有粉者。〔时珍曰〕竹惟江河之南甚多，故曰九河鲜有，五岭实繁。大抵皆土中苞笋，各以时而出，旬日落箨而成竹也。茎有节，节有枝；枝有节，节有叶。叶必三之，枝必两之。根下之枝，一为雄，二为雌，雌者生笋。其根鞭喜行东南，而宜死猫，畏皂刺、油麻。以五月十三日为醉日。六十年一花，花结实，其竹则枯。竹枯曰𥮳，竹实曰䈼，小曰筱，大曰篠簜。其中皆虚，而有实心竹出滇广；其外皆

〔一〕似：原作「以」，今据大观、政和本草卷十三石刺木条改。
〔二〕言：大观、政和本草卷十三石刺木条俱作「得」。

圆，而有方竹出川蜀。其节或暴或无，或促或疏。暴节竹出蜀中，高节磥砢，即笻竹也。无节竹出溱州，空心直上，即通竹也。篃竹一尺数节，出荆南。笛竹一节尺馀，出吴楚。筼筜竹一节近丈，出南广。其干或长或短，或巨或细。交广由吾〔一〕竹长三四丈，其肉薄，可作屋柱。篙竹大至数围，其肉厚，可为梁栋。永昌汉竹可为桶斛，箄竹可为舟船。严州越王竹高止尺馀。辰州龙孙〔二〕竹细仅如针，高不盈尺。其叶或细或大。凤尾竹叶细三分，龙公竹叶若芭蕉，百叶竹一枝百叶。其性或柔或劲，或滑或涩。涩者可以错甲，谓之箟䈽。滑者可以为席，谓之桃枝。劲者可以为戈刀箭矢，谓之矛竹、箭竹、筋竹、石麻。柔者可为绳索，谓之蔓竹、弓竹、苦竹、把发。其色有青有黄，有白有赤，有乌有紫。有斑斑者驳文点染，紫者黯色黝然，乌者黑而害母，赤者厚而直，白者薄而曲，黄者如金，青者如玉。其别种有棘竹，一名竻竹，芒棘森然，大者围二尺，可御盗贼。棕竹一名实竹，其叶似棕，可为柱杖。慈竹一名义竹，丛生不散，人栽为玩。广人以筋竹丝为竹布，甚脆。

篁竹叶　〔气味〕苦〔三〕，平，无毒。〔别录曰〕大寒。〔主治〕**咳逆上气，溢筋，急〔四〕恶疡，杀小虫。**本经 **除烦热风痉，喉痹呕吐。**别录 **煎汤，熨霍乱转筋。**时珍

淡竹叶　〔气味〕辛，平、大寒，无毒。〔权曰〕甘，寒〔五〕。〔主治〕**胸中痰热，咳逆上气。**别录 **吐血，热毒风，止消渴，压丹石毒。**甄权 **消痰，治热狂烦闷，中风失音不语，壮热头痛头风，止惊悸，温疫迷闷，妊妇头旋倒地，小儿惊痫天吊。**大明 **喉痹，鬼疰恶气，烦热，杀小虫。**孟诜 **凉心经，益元气，除热缓脾。**元素 **煎浓汁，漱齿中出血，洗脱肛不收。**时珍

〔一〕吾：戴凯之竹谱及李衎竹谱（永乐大典本卷四）俱作「衙」。御览九六三由梧竹条引南方草木状、林邑记及左思吴都赋俱作「梧」。按吾、衙、梧一声之转，古互通假。

〔二〕孙：原作「絲」，今据李衎竹谱（永乐大典本卷六）改。李谱云：一名龙须竹。

〔三〕苦：千金翼及大观、政和本草同。唐本草卷十三作「辛」。

〔四〕急：唐本草卷十三竹叶条无此字，但千金翼卷三及大观、政和本草卷十三竹叶条俱有，疑是后人沾注，误入正文中。

〔五〕寒：按大观、政和本草卷十三竹叶条，权未言「寒」，只日华子言「冷」。

苦竹叶 〔气味〕苦，冷，无毒。〔主治〕口疮目痛，明目利九窍。别录 治不睡，止消渴，解酒毒，除烦热，发汗，疗中风喑哑。大明 杀虫。烧末，和猪胆，涂小儿头疮耳疮疥癣；和鸡子白，涂一切恶疮，频用取效。时珍

〔发明〕〔弘景曰〕甘竹叶最胜。〔诜曰〕竹叶，䈽、苦、淡、甘之外，馀皆不堪入药，不宜人。淡竹为上，甘竹次之。〔宗奭曰〕诸竹笋性皆微〔一〕寒，故知其叶一致也。张仲景竹叶汤，惟用淡竹。〔元素曰〕竹叶苦平，阴中微阳。〔杲曰〕竹叶辛苦寒，可升可降，阳中阴也。其用有二：除新久风邪之烦热，止喘促气胜之上冲。

〔附方〕新二。

上气发热因奔趁走马后，饮冷水所致者。竹叶三斤，橘皮三两，水一斗，煮五〔二〕升，细服。三日一剂。肘后方。

时行发黄竹叶五升（切），小麦七升，石膏三两，水一斗半，煮取七升，细服〔三〕，尽剂愈。肘后方。

䈽竹根 〔主治〕作汤，益气止渴，补虚下气。本经 消毒。别录

淡竹根 〔主治〕除烦热，解丹石发热渴，煮汁服。藏器 消痰去风热，惊悸迷闷，小儿惊痫。大明 同叶煎汤，洗妇人子宫下脱。时珍

苦竹根 〔主治〕下心肺五脏热毒气。锉一斤，水五升，煮汁一升，分三服。孟诜

甘竹根 〔主治〕煮汁服，安胎，止产后烦热。时珍 〔附方〕新一。**产后烦热**〔四〕逆〔五〕气。

〔一〕微：原脱，今据本草衍义卷十四及政和本草卷十三竹叶条补。
〔二〕五：肘后卷三第二十三作「三」。
〔三〕细服：肘后卷二第十三作「一服一升」。
〔四〕烦热：妇人良方卷二十第十四竹根汤作「虚烦」。
〔五〕逆：妇人良方卷二十第十四竹根汤作「满」。

用甘竹〔一〕根（切）一斗五升，煮取七升，去滓，入小麦二升，大枣二十枚，复〔二〕煮麦熟〔三〕三四沸，入甘草一两，麦门冬一升，再煎至二升。每服五合。妇人良方。

淡竹茹　**〔气味〕甘，微寒，无毒。〔主治〕呕啘，温气寒热，吐血崩中，溢筋〔四〕。**别录　**止肺痿唾血鼻衄，治五痔。**甄权　**噎膈。**孟诜　**伤寒劳复，小儿热痫，妇人胎动。**时珍

苦竹茹　**〔主治〕下热壅。**孟诜　**水煎服，止尿血。**时珍

筀竹茹　**〔主治〕劳热。**大明　**〔附方〕**旧五，新五。**伤寒劳复**伤寒后交接劳复，卵肿腹〔五〕痛。竹皮一升，水三升，煮五沸〔六〕，服汁。朱肱南阳活人书〔七〕。**妇人劳复**病初愈，有所劳动，致热气冲胸，手足搐搦拘急，如中风状。淡竹青茹半斤，栝楼二两，水二升，煎一升，分二服。活人书。**产后烦热**内虚短气。甘竹茹汤：用甘竹茹一升，人参、茯苓、甘草各二两，黄芩二两，水六升，煎二升，分服，日三服。妇人良方。**妇人损胎**孕八九月，或坠伤，牛马惊伤，心痛。用青竹茹五两，酒一升，煎五合服。子母秘录。**月水不断**青竹茹微炙，为末。每服三钱，水一盏，煎服。普济方。**小儿热痛**口噤体热。竹青茹三两，醋三升，煎一升，服一合。子母秘录。**齿血不止**生竹皮，醋浸，令人含之，噀其背上三过。以茗汁漱之。千金方。**牙齿宣露**黄竹叶〔八〕、当归尾，研末，煎汤。入盐含

〔一〕竹：原作「草」，今据妇人良方卷二十第十四竹根汤改。
〔二〕复：原脱，今据妇人良方卷二十第十四竹根汤补。
〔三〕麦熟：同上。
〔四〕溢筋：原脱，今据唐本草卷十三、千金翼卷三及大观、政和本草卷十三竹叶条补。
〔五〕腹：原作「股」，今据大观、政和本草卷十三竹叶条附方及活人书卷十七竹皮汤改。
〔六〕煮五沸：大观、政和本草附方同。活人书卷十七竹皮汤作「煮取一升半」。
〔七〕朱肱南阳活人书：大观、政和本草卷十三竹叶条附方俱作「伤寒类要」，今仍计入旧附方数内。
〔八〕叶：永类钤方卷二·杂病齿牙·牙宣方亦作「叶」。张本径改为「茹」，殊无根据。此方当移前竹叶附方中。

漱。永类方。**饮酒头痛**竹茹二〔一〕两，水五〔二〕升，煮三〔三〕升，纳鸡子三〔四〕枚，煮三沸，食之〔五〕。千金方。**伤损内痛**兵杖所加，木石所迮，血在胸、背、胁中刺痛。用青竹茹、乱发各一团，炭火炙焦〔六〕为末。酒一升，煮三沸，服之。三服愈。千金方。

淡竹沥

〔修治〕〔机曰〕将竹截作二尺长，劈开。以砖两片对立，架竹于上。以火炙出其沥，以盘承取。〔时珍曰〕一法：以竹截长五六寸，以瓶盛，倒悬，下用一器承之，周围以炭火逼之，其油沥于器下也。

〔气味〕甘，大寒，无毒。〔时珍曰〕姜汁为之使。

〔主治〕暴中风风痹，胸中大热，止烦闷，消渴，劳复〔七〕。别录 **中风失音不语，养血清痰，风痰虚痰在胸膈，使人癫狂，痰在经络四肢及皮里膜外，非此不达不行。**震亨 **治子冒风痓，解射罔毒。**时珍

箽竹沥

〔主治〕风痓。别录

苦竹沥

〔主治〕口疮目痛，明目，利九窍。别录 **功同**〔八〕**淡竹。**大明 **治牙疼。**时珍

慈竹沥

〔主治〕疗热风，和粥饮服。孟诜

〔发明〕〔弘景曰〕凡取竹沥，惟用淡、苦、箽竹者。〔雷曰〕久渴心烦，宜投竹沥。〔震亨曰〕竹沥滑痰，非助以姜汁不能行。诸方治胎产金疮口噤，与血虚自汗，消渴小

〔一〕二：千金卷二十五第一作「五」，大观、政和本草卷十三竹叶条附方俱作「三」。

〔二〕五：大观、政和本草附方同。千金卷二十五第一作「八」。

〔三〕三：大观、政和本草附方同。千金卷二十五第一作「五」。

〔四〕三：大观、政和本草附方同。千金卷二十五第一作「二」。

〔五〕食之：大观、政和本草附方作「饮之」。千金卷二十五第一作「饮二升，使尽差。」

〔六〕焦：原作「煎」，今据千金卷二十五第三改。

〔七〕消渴劳复：唐本草、千金翼及大观、政和本草引别录俱无此文，乃濒湖据食疗等所加。

〔八〕功同：原作「同功」，今据大观、政和本草卷十三竹叶条改。

便多，皆是阴虚之病，无不用之。产后不碍虚，胎前不损子。本草言其大寒，似与石膏、黄芩同类。而世俗因大寒二字，弃而不用。经云：阴虚则发热。竹沥味甘性缓，能除阴虚之有大热者。寒而能补，与薯蓣寒补义同。大寒言其功，非独言其气也。世人食笋，自幼至老，未有因其寒而病者。沥即笋之液也，又假于火而成，何寒如此之甚耶？但能食者用荆沥，不能食者用竹沥。〔时珍曰〕竹沥性寒而滑，大抵因风火燥热而有痰者宜之。若寒湿胃虚肠滑之人服之，则反伤肠胃。笋性滑利，多食泻人，僧家谓之刮肠篦，即此义也。丹溪朱氏谓大寒言其功不言其气，殊悖于理。谓大寒为气，何害于功？淮南子云：槁竹有火，不钻不然。今苗僚人以干竹片相戛取火，则竹性虽寒，亦未必大寒也。神仙传云：离娄〔一〕公服竹汁饵桂，得长生。盖竹汁性寒，以桂济之，亦与用姜汁佐竹沥之意相同。淡竹今人呼为水竹，有大小二种，此竹汁多而甘。沈存中言苦竹之外皆为淡竹，误矣。

〔**附方**〕旧十四〔二〕，新七〔三〕。**中风口噤**竹沥、姜汁等分，日日饮之。　千金方。**小儿口噤**体热。用竹沥二合，暖饮，分三四服。　兵部手集。**产后中风**口噤，身直面青，手足反张。竹沥饮一二升，即苏。　梅师方。**破伤中风**凡闪脱折骨诸疮，慎不可当风用扇，中风则发痓，口噤项急，杀人。急饮竹沥二三升。忌冷饮食及酒。竹沥卒难得，可合十许束并烧取之。　外台秘要。**金疮中风**口噤欲死。竹沥半升，微微暖服。　广利方。**大人喉风**篁竹油频饮之。　集简方。**小儿重舌**竹沥渍黄檗，时时点之。　简便方。**小儿伤寒**淡竹沥、葛根汁各六合，细细与服〔四〕。　千金方。**小儿狂语**夜后便发。竹沥夜服二合。　姚和众至宝方。**妇人胎动**妊娠因夫所动，困绝。以竹沥饮一升，立愈。　产宝。**孕妇子烦**杨氏产乳〔五〕：竹沥，频频饮之。　梅师方：茯苓二〔六〕两，竹沥一升，水

〔一〕离娄：原作「□娄」，今据御览九六二竹上引神仙传补正。
〔二〕四：原作「二」，今按下旧附方数改。
〔三〕七：原作「九」，今按下新附方数改。
〔四〕服：千金卷五上第五此下有「不宜生，煮服佳。」
〔五〕杨氏产乳：原脱，今据大观、政和本草卷十三竹叶条附方补，仍计入旧附方数内。
〔六〕二：大观、政和本草卷十三竹叶条附方俱作「三」。

四升，煎二升，分三服。不瘥，更作之。**时气烦躁**五六日不解。青竹沥半盏，新水半盏，相和令匀，非时服〔一〕。千金方。**消渴尿多**竹沥恣饮，数日愈。肘后方。**咳嗽肺痿**大人小儿咳逆短气，胸中吸吸，咳出涕唾〔二〕，嗽出臭脓。用淡竹沥一合，服之，日三五次，以愈为度〔三〕。李绛兵部手集。**产后虚汗**淡竹沥三合，暖服，须臾再服。昝殷产宝。**小儿吻疮**竹沥和黄连、黄檗、黄丹傅之。全幼心鉴。**小儿赤目**淡竹沥点之。或入人乳。古今录验。**赤目眦痛**不得开者，肝经实热所致，或生障翳。用苦竹沥五合，黄连二分，绵裹浸一宿。频点之，令热泪出。梅师方。**卒牙齿痛**苦竹烧一头，其一头汁出，热揩之。姚僧坦集验方。**丹石毒发**头眩〔四〕耳鸣，恐惧不安。淡竹沥频服二三升。古今录验。

竹笋见菜部。

慈竹箨　**〔主治〕小儿头身恶疮，烧散和油涂之。或入轻粉少许。**时珍

竹实　**〔主治〕通神明，轻身益气。**本经　**〔发明〕**〔别录曰〕竹实出益州。〔弘景曰〕竹实出蓝田。江东乃有花而无实〔五〕，顷来斑斑有实，状如小麦，可为饭食。〔承曰〕旧有竹实，鸾凤所食。今近道竹间，时见开花小白如枣花，亦结实如小麦子，无气味而涩。江浙人号为竹米，以为荒年之兆，其竹即死，必非鸾凤所食者。近有馀干人言：竹实大如鸡子，竹叶层层包裹，味甘胜蜜，食之令人心膈清凉，生深竹林茂盛蒙密处。顷因得之，但日久汁枯干而味尚存尔。乃知鸾凤所食，非常物也。〔时珍曰〕按陈藏器本草云：竹肉一名竹实，生苦竹枝上，大如鸡子，似肉脔，有大毒。

〔一〕新水半盏相和令匀非时服：原作「煎热，数数饮之，厚覆取汗。」乃治「伤寒五六日已上者」方中文，濒湖误入此间。今检千金尚未见到此方，因据圣惠方卷十六及大观、政和本草卷十三竹叶条附方改。

〔二〕唾：原作「吐」，今据大观、政和本草卷十三竹叶条附方改。

〔三〕以愈为度：大观、政和本草卷十三竹叶条附方作「大人一升」。

〔四〕眩：原板未刻，今从张本补。

〔五〕实：唐本草卷十三竹叶条此下有「故凤鸟不至」五字，大观、政和本草俱无。

须以灰汁煮二度，炼讫，乃依常菜茹食。炼不熟，则戟〔一〕人喉出血，手爪尽脱也。此说与陈承所说竹实相似，恐即一物，但苦竹上者有毒尔。与竹米之竹实不同。

山白竹即山间小白竹也。　〔主治〕**烧灰，入腐烂痈疽药。**时珍

爆竹　〔主治〕**辟妖气山魈。**〔慎微曰〕李畋该闻集云：仲叟者，家为山魈所祟，掷石开户。畋令旦夜于庭中爆竹数十竿，若除夕然。其祟遂止。

竹黄 宋开宝

【释名】竹膏〔志曰〕天竺黄生天竺国。今诸竹内往往得之。人多烧诸骨及葛粉等杂之。〔大明曰〕此是南海边竹内尘沙结成者。〔宗奭曰〕此是竹内所生，如黄土着竹成片者。〔时珍曰〕按吴僧赞宁云：竹黄生南海镛竹中。此竹极大，又名天竹。其内有黄，可以疗疾。本草作天竺者，非矣。等竹亦有黄。此说得之。

【气味】甘，寒，无毒。〔大明曰〕平。伏粉霜。

【主治】小儿惊风天吊，去诸风热，镇心明目，疗金疮止血〔二〕，滋养五脏。开宝　**治中风痰壅〔三〕，卒失音不语，小儿客忤痫疾。**大明　**制石〔四〕药毒发热。**保昇

【发明】〔宗奭曰〕天竹黄凉心经，去风热。作小儿药尤宜，和缓故也。〔时珍曰〕竹黄出于大竹之津气结成，其气味功用与竹沥同，而无寒滑之害。

【附方】新一。**小儿惊热**〔五〕天竹黄二钱，雄黄、牵牛末各一钱〔六〕，研匀，面糊丸粟米大。每服三五丸，薄荷

〔一〕戟：原作「戟」，今从张本改。
〔二〕止血：原脱，今据大观、政和本草卷十三天竺黄条补。
〔三〕壅：原作「壅」，今据大观、政和本草卷十三天竺黄条改。
〔四〕石：原脱，今据大观、政和本草卷十三竹叶条补。
〔五〕惊热：小儿药证直诀卷下牛黄圆作「疳积」。
〔六〕各一钱：小儿药证直诀卷下牛黄圆雄黄作「二钱」。

汤下。钱乙方。

仙人杖 宋嘉祐

【集解】〔藏器曰〕此是笋欲成竹时立死者，色黑如漆，五六月收之。苦竹、桂竹多生此。别有仙人杖草，见草部。又枸杞亦名仙人杖，与此同名。

【气味】咸，平，无毒。〔大明曰〕冷。

【主治】哕气呕逆，小儿吐乳，大人吐食反胃，辟痁，并水煮服之。藏器 小儿惊痫及夜啼，置身伴〔一〕睡良。又烧为末，水服方寸匕，主痔病。忌牛肉。大明 煮汁服，下鱼骨鲠〔二〕。时珍

鬼齿 拾遗

【释名】鬼针〔藏器曰〕此腐竹根先入地者。为其贼恶，故隐其名。草部亦有鬼针。

【气味】苦，平，无毒。

【主治】中恶注忤，心腹痛，煮汁服之。藏器 煮汁服，下骨鲠〔二〕。烧存性，入轻粉少许，油调，涂小儿头疮。时珍

【附方】新二。鱼骨鲠〔三〕咽 篱脚朽竹，去泥研末，蜜丸芡子大。绵裹含之，其骨自消也。王璆百一选方。 小便尿血 篱下竹根，入土多年者，不拘多少，洗净煎汤，并服数碗，立止。救急良方。

〔一〕伴：大观、政和本草卷十三仙人杖条同。详上下文义，当是「畔」之借字。

〔二〕鲠：原作「硬」，今详文义改。

〔三〕鲠：原作「硬」，今据是斋百一选方卷十改。

木之六 杂木类七种，附录一十九〔一〕种。

淮木本经下品

〔校正〕并入别录有名未用城里赤柱。

【释名】百岁城中木本经 城里赤柱〔别录曰〕淮木生晋阳平泽。又云：城里赤柱生晋·平阳。〔时珍曰〕按吴普本草，淮木生晋·平阳、河东平泽，与别录城里赤柱出处及主治相同，乃一物也。即古城中之木，晋人用之，故云生晋·平阳及河东。今并为一，但淮木字恐有差讹耳。

【气味】苦，平，无毒。〔别录曰〕辛。〔普曰〕神农、雷公：无毒。

【主治】久咳上气，伤中虚羸。女子阴蚀漏下，赤白沃。本经〔二〕 城里赤柱：疗妇人漏血，白沃阴蚀，湿痹邪气，补中益气。并别录 煮汤服，主难产。杜正伦〔三〕。

城东腐木别录有名未用

〔校正〕并入拾遗腐木、地主二条。

【释名】地主〔藏器曰〕城东腐木，即城东古木在土中腐烂者，一名地主〔四〕。城东者，犹东墙土之义也。杜正伦方：用古城柱木煮汤服，治难产。即其类也。

【气味】咸，温，无毒。〔藏器曰〕平。

【主治】心腹痛，止泄、便脓血。别录 主鬼气心痛，酒煮一合服。蜈蚣咬者，取腐木渍汁涂之，亦可研末和醋傅之。藏器 凡手足掣痛，不仁不随者，朽木煮汤，热

〔一〕一十九：原作「二十」，乃将古厕木条附录厕筹计人。今依本书通例不计，因改为「一十九」，使与本卷分目一致。
〔二〕本经：原在前「虚羸」之下，「女子」之上，今据大观、政和本草卷三十淮木条移此。
〔三〕伦：原作「论」，今据大观、政和本草卷三十城东腐木条改，与本书下条释名一致。
〔四〕主：大观、政和本草卷三十城东腐木条俱作「至」。

渍痛处，甚良。时珍

东家鸡栖木 拾遗

【释名】〔时珍曰〕酉阳杂俎作东门鸡栖木。

【主治】无毒。主失音不语，烧灰，水服，尽一升效。藏器

古厕木 拾遗　厕筹附

【主治】鬼魅传尸温疫，魍魉神祟，以太岁所在日时，当户烧熏。又熏杖疮，令冷风不入。藏器

【附录】厕筹 见服器部器物类〔一〕。

古榇板 拾遗

【集解】〔藏器曰〕此古冢中棺木也。弥古者佳，杉材最良。千岁者通神，宜作琴底。尔雅注云：杉木作棺，埋之不腐。

【主治】无毒。主鬼气注忤中恶，心腹痛，背急气喘，恶梦悸，常为鬼神所崇挠者。水及酒和东引桃枝煎服，当得吐下。藏器

【附方】新一。小儿夜啼 死人朽棺木，烧明照之，即止。圣济〔二〕。

〔一〕见服器部器物类：原作「主难产，及霍乱身冷转筋，中恶鬼气。并于床下烧取热气彻上。此物虽微，其功可录。藏器」共三十四字，与本书卷三十八厕筹条重复。今依本书通例改。

〔二〕济：原作「惠」，今检圣惠未见此方。方见圣济总录卷一七〇，因据改。

震烧木拾遗

【释名】霹雳木〔时珍曰〕此雷所击之木也。方士取刻符印，以召鬼神。周日用注博物志云：用击鸟影，其鸟必自堕也。

【主治】火惊失心，煮汁服之。又挂门户，大厌火灾。藏器

河边木拾遗

【主治】令人饮酒不醉。五月五日，取七寸投酒中二遍，饮之，必能饮也。藏器

附录诸木　一十九种

新雉木〔别录曰〕味苦，香，温，无毒。主风眩痛，可作沐药。七月采，阴干。实如桃。

合新木〔别录曰〕味辛，平，无毒。解心烦，止疮痛。生辽东。

俳蒲木〔别录曰〕味甘，平，无毒。主少气，止烦。生陵谷。叶如柰。实赤，三核〔一〕。

遂阳木〔别录曰〕味甘，无毒。主益气。生山中。如白杨叶。三月实，十月熟赤可食。

学木核〔别录曰〕味甘，寒，无毒。主胁下留饮，胃气不平，除热。如蘡核。五月采，阴干。

栒音荀。**核**〔别录曰〕味苦。疗水，身面痈肿。五月采。

木核〔别录曰〕疗肠澼。花：疗不足。子：疗伤中。根：疗心腹逆气，止渴。十月采。

荻皮〔别录曰〕味苦。止消渴白虫，益气。生江南。如松叶，有别刺。实赤黄。十月采。

〔一〕核：原作「棱」，今据唐本草卷二十、千金翼卷四及大观、政和本草卷三十俳蒲木条改。

栅木皮〔珣曰〕味苦，温，无毒。主霍乱吐泻，小儿吐乳，暖胃正气，并宜水煎服。按广志云：生广南山野。其树如桑。

乾陀木皮〔珣曰〕按西域记云：生西国。彼人用染僧褐，故名。乾陀，褐色也。树大皮厚，叶如樱桃。安南亦有。温，平，无毒。主癥瘕气块，温腹暖胃，止呕逆，并良。破宿血，妇人血闭，腹内血块，酒煎服之。

马疡木根皮〔藏器曰〕有小毒。主恶疮，疥癣有虫。为末，和油涂之。出江南山谷。树如枥也。

角落木皮〔藏器曰〕味苦，温，无毒。主赤白痢，煮汁服之。生江西山谷。似茱萸独茎也。

芙树〔藏器曰〕有大毒。主风痹偏枯，筋骨挛缩瘫缓，皮肤不仁疼冷等。取枝叶捣碎，大甑蒸热，铺床上卧之，冷更易。骨节间风尽出，当得大汗。用补药及羹粥食之。慎风冷劳复。生江南深山。叶长厚，冬月不凋。山人识之。

白马骨〔藏器曰〕无毒。主恶疮。和黄连、细辛、白调、牛膝、鸡桑皮、黄荆等，烧末淋汁。取治瘰疬恶疮，蚀瘜肉。白癜风，揩破涂之。又单取茎叶煮汁服，止水痢。生江东。似石榴而短小，对节。

慈母枝叶〔藏器曰〕炙香作饭，下气止渴，令人不睡。主小儿痰痞。生山林间。叶如樱桃而小，树高丈馀。山人并识之。

黄屑〔藏器曰〕味苦，寒，无毒。主心腹痛，霍乱破血，酒煎服之。酒疸目黄，及野鸡病，热痢下血，并水煮服之。从西南来者，并作屑，染黄用之。树如檀。

那耆悉〔藏器曰〕味苦，寒，无毒。主结热热黄，大小便涩赤，丹毒诸热，明目。取汁洗目，主赤烂热障。生西南诸国。一名龙花。

帝休〔藏器曰〕主不愁〔一〕，带之愁自销。生少室山、嵩高山。山海经云：少室山有木名帝休，其枝五衢，黄花黑实，服之不愁。今嵩山应有此木，人未识，固宜求之，亦如萱草之忘忧也。

〔一〕不愁：原脱，今据大观、政和本草卷十二帝休条补。

大木皮〔颂曰〕生施州。四时有叶无花，树之高下〔一〕大小不〔二〕定。其皮味苦，涩，性温，无毒。采无时。土人与苦桃皮、樱桃皮，三皮刮洗净，焙干，等分捣罗，酒服一钱，治一切热毒气。服食无忌。

〔一〕高下：原脱，今据大观本草卷三十一及政和本草卷三十大木皮条补。

〔二〕不：同上。

本草纲目服器部目录第三十八卷

李时珍曰：敝帷敝盖，圣人不遗，木屑竹头，贤者注意，无弃物也。中流之壶拯溺，雪窖之毡救危，无微贱也。服帛器物，虽属尾琐，而仓猝值用，亦奏奇功，岂可藐视而漫不经神耶？旧本散见草、木、玉石、虫鱼、人部。今集其可备医用者，凡七十九种，为服器部。分为二部：曰服帛，曰器物。草部十六种，木部十九种，玉石部二种，虫鱼部五种，人部一种，共四十三种。

名医别录四〔一〕种梁陶弘景注　　唐本草三种〔二〕唐苏恭
本草拾遗三十四〔三〕种唐陈藏器　　药性本草一种唐甄权
开宝本草一种宋马志　　嘉祐本草一种宋掌禹锡
本草纲目三十五种明李时珍

〔附注〕魏吴普本草　唐李珣海药　蜀韩保昇重注　宋苏颂图经
宋唐慎微证类　寇宗奭衍义　元朱震亨补遗

服器之一　服帛类二十五种

锦拾遗　绢纲目　帛拾遗
布拾遗　绵拾遗　裈裆拾遗　月经衣附

〔一〕四：原作「三」。按败天公条实采自「别录」，而分目原误作「拾遗」。今改正，因加一种。
〔二〕三种：原脱，今据服器部采自唐本草种数补。
〔三〕四：原作「五」。按败天公条实采自「别录」，而分目原误作「拾遗」。今改正，因减一种。

汗衫纲目　孝子衫拾遗　病人衣纲目
衣带拾遗　头巾纲目　幞头纲目
皮巾子纲目　皮腰袋纲目　缴脚布拾遗
败天公别录〔一〕（即笠）　故蓑衣拾遗　毡屉纲目
皮鞾纲目　麻鞋唐本　草鞋拾遗
屐〔二〕屉鼻绳唐本　自经死绳拾遗　灵床下〔三〕鞋拾遗
死人枕席拾遗

右附方旧九〔四〕，新六十二〔五〕。

服器之二　器物类五十四种

纸纲目　青纸纲目　印纸拾遗
桐油伞纸纲目　历日纲目　锺馗纲目
桃符药性　桃橛拾遗　救月杖拾遗
拨火杖拾遗　吹火筒纲目　凿柄木拾遗

〔一〕别录：原作「拾遗」，今据千金翼卷三、大观、政和本草卷十一及本书本卷败天公条改。
〔二〕屐：原作「履」，今据千金翼卷三、大观、政和本草卷十一及本书本卷屐屉鼻绳条改。
〔三〕下：原脱，今据大观、政和本草卷十及本书本卷灵床下鞋条补。
〔四〕九：原作「七」，今据服帛类各条旧附方总数改。
〔五〕二：原作「三」，今据服帛类各条新附方总数改。

铁椎柄拾遗　铳楔纲目　刀〔一〕鞘拾遗
马鞭纲目　箭笴及镞拾遗　弓弩弦别录
纺车弦纲目　梭头拾遗　连枷关纲目
樬担尖纲目　梳篦拾遗　针线袋拾遗
蒲扇拾遗　蒲席别录　簟纲目
帘箔嘉祐　漆器纲目　研朱石槌拾遗
灯盏纲目　灯盏油纲目　车脂开宝
败船茹别录　故木砧拾遗　杓拾遗
筯拾遗　甑唐本　锅盖纲目
饭箩拾遗　蒸笼纲目　炊单布纲目
故炊帚拾遗　弊帚纲目　簸箕舌纲目
竹篮拾遗　鱼笱纲目　鱼网拾遗
草麻绳索纲目　马绊绳纲目　缚猪绳纲目
牛鼻〔二〕桊纲目　厕筹拾遗　尿桶纲目

右附方旧十九〔三〕，新六十三〔四〕。

〔一〕刀：原作「弓」，今据本卷本条改。
〔二〕鼻：原脱，今据本卷牛鼻桊条补，使其一致。
〔三〕九：原作「六」，今据器物类各条旧附方总数改。
〔四〕三：原作「六」，今据器物类各条新附方总数改。

本草纲目服器部第三十八卷

服器之一 服帛类二十五种

锦 拾遗

【释名】〔时珍曰〕锦以五色丝织成文章，故字从帛，从金，谐声，且贵之也。禹贡·兖州「厥篚织文」是也。

【主治】故锦：煮汁服，疗蛊毒。烧灰，傅小儿口中热疮。藏器 **烧灰，主失血、下血、血崩，金疮出血，小儿脐疮湿肿。**时珍

【附方】新二。**吐血不止**红锦三寸烧灰，水服。圣惠方。**上气喘急**故锦一寸烧灰，茶服神效。普济方。

绢 纲目

【释名】〔时珍曰〕绢，疏帛也。生曰绢，熟曰练。入药用黄丝绢，乃蚕吐黄丝所织，非染色也。

【主治】黄丝绢：煮汁服，止消渴，产妇脬损，洗痘疮溃烂。烧灰，止血痢、下血、吐血、血崩。时珍

绯绢：**烧灰，入疟药。**时珍

【附方】新三〔一〕。**妇人血崩**黄绢灰五分，棕榈灰一钱，贯众灰、京墨灰、荷叶灰各五分，水、酒调服，即止。集简方。**产妇脬损**小便淋沥不断。黄丝绢三尺，以炭灰淋汁，煮至极烂，清水洗净。入黄蜡半两，蜜一两，茅根二钱，马勃末二钱。水一升，煎一盏，空心顿服。服时勿作声，作声即不效。名固脬散。又方：产时伤脬，终日不小便，只淋湿

〔一〕三：原作「二」，今按下新附方数改。

不断。用生丝黄绢一尺，白牡丹根皮末、白及末各一钱，水二碗，煮至绢烂如饧，服之。不宜作声。妇人良方。

帛拾遗

【释名】〔时珍曰〕素丝所织，长狭如巾，故字从白巾。厚者曰缯，双丝者曰缣。后人以染丝造之，有五色帛。

【主治】绯帛：烧研，傅初生儿脐未落时肿痛，又疗恶疮疔肿，诸疮有根者，入膏用为上。仍以掌大一片，同露蜂房、棘刺钩、烂草节、乱发等分烧研，空腹服，饮下〔一〕方寸匕。藏器 主坠马及一切筋骨损。好古 烧研，疗血崩，金疮出血，白驳风。时珍

五色帛：主盗汗，拭干讫，弃道头。藏器

【附方】新一。肥脉瘾疹曹姓帛〔二〕拭之愈。千金方。

布拾遗

【释名】〔时珍曰〕布有麻布、丝布、木绵布。字从手，从巾，会意也。

【主治】新麻布：能逐瘀血，妇人血闭腹痛、产后血痛。以数重包白盐一合，煅研，温酒服之。旧麻布：同旱莲草等分，瓶内泥固煅研。日用揩齿，能固牙乌须。时珍

白布：治口唇紧小，不能开合饮食。不治杀人。作大炷安刀斧上，烧令汗出，

〔一〕饮下（谓以饮送下）：原脱，今据大观、政和本草卷二十二故绯帛条补。

〔二〕曹姓帛：今检千金未见此方，疑从「曹氏布」衍变而来。按淮南子卷十七说林训云：「曹氏之裂布，蛷者贵之。」注云：「楚人名布为曹。今俗间以始织布系着其旁，谓之曹布。烧以傅蝫蛷疮则愈，故蛷者贵之。」

拭涂之，日三五度。仍以青布烧灰，酒服。时珍

青布〔一〕：解诸物毒，天行烦毒，小儿寒热丹毒，并水渍取汁饮之。浸汁和生姜汁服，止霍乱。烧灰，傅恶疮经年不瘥者，及灸疮止血，令不伤风、水。烧烟，熏嗽，杀虫，熏虎狼咬疮，能出水毒。入诸膏药，疗疔肿、狐尿〔二〕等恶疮。藏器 烧灰酒服，主唇裂生疮口臭。仍和脂涂之，与蓝靛同功。时珍

【附方】旧二，新六。**恶疮防水** 青布和蜡烧烟筒中熏之，入水不烂。陈藏器本草。**疮伤风水** 青布烧烟于器中，以器口熏疮〔三〕。得恶汁出，知〔四〕痛痒，瘥。陈藏器本草。**臁疮溃烂** 陈艾五钱，雄黄二钱，青布卷作大炷，点火熏之。热水流数次愈。邓笔峰杂兴方。**交接违礼** 女人血出不止。青布同发烧灰，纳之。僧坦集验方。**霍乱转筋** 入腹，无可奈何者。以酢煮青布，搨〔五〕之。冷则易。千金方。**伤寒阳毒** 狂乱甚者。青布一尺，浸冷水，贴其胸前。活人书。**目痛碜涩** 不得瞑〔六〕。用青布炙热，以时熨之。仍蒸大豆作枕。千金〔七〕方。**病后目赤** 有方同上。千金方：用冷水渍青布掩之，数易。

绵 拾遗

【集解】〔时珍曰〕古之绵絮，乃茧丝缠延，不可纺织者。今之绵絮，则多木绵也。入药仍用丝绵。

〔一〕布：大观、政和本草卷七蓝实条此下俱有「味咸，寒。」三字。
〔二〕狐尿：大观、政和本草卷七蓝实条俱作「狐刺」。巢源卷三十四有「狐尿刺候」。
〔三〕疮：大观、政和本草卷七蓝实条此下俱有「行下」二字。
〔四〕知：原作「则」，今据大观、政和本草卷七蓝实条改。
〔五〕搨：原作「搽」，今据千金卷二十第六改。
〔六〕瞑：千金卷六上第一作「睡」。
〔七〕千金：原作圣惠，今检圣惠尚未见到此方。方见千金卷六上第一，因据改。

【主治】新绵：烧灰，治五野鸡病，每服酒二钱。衣中故绵絮：主下血，及金〔一〕疮出血不止，以一握煮汁服。藏器 绵灰：主吐血衄血，下血崩中，赤白带下，疳疮脐疮，聤耳。时珍

【附方】新十。**霍乱转筋**腹痛。以苦酒煮絮裹之。圣惠方。**吐血咯血**〔二〕新绵一两（烧灰），白胶〔三〕（切片炙黄）一两，每服一钱，米饮下。普济方。**吐血衄血**好绵烧灰，打面糊，入清酒调服之。普济方。**肠风泻血**破絮（烧灰）、枳壳（麸炒）等分，麝香少许，为末。每服一钱，米饮下。圣惠方。**血崩不止**好绵及妇人头发共烧存性，百草霜等分，为末。每服三钱，温酒下。或加棕灰。东垣方：用白绵子、莲花心、当归、茅花、红花各一两，以白纸裹定，黄泥固济，烧存性，为末。每服一钱，入麝香少许，食前好酒服。乾坤秘韫：用旧绵絮（去灰土）一斤，新蚕丝一斤，陈莲房十个，旧炊箄一枚，各烧存性。各取一钱，空心热酒下，日三服。不过五日愈。**气结淋病**不通。用好绵四两（烧灰），麝香半分。每服二钱，温葱酒连进三服。圣惠方。**脐疮不干**绵子烧灰，傅之。傅氏活婴方。**聤耳出汁**故绵烧灰，绵裹塞之。圣惠方。

裈裆 拾遗

【释名】裤纲目 犊鼻纲目 触衣纲目 小衣〔时珍曰〕裈亦作裩，亵衣也。以浑复为之，故曰裈。其当隐处者为裆，缝合者为裤，短者为犊鼻。犊鼻，穴名也，在膝下。

【主治】洗裈汁：解毒箭并女劳复。别录 阴阳易病，烧灰服之。并取所交女人衣

〔一〕金：大观、政和本草卷十五衣中故绵絮条俱作「惊」。本书本卷裈裆条附方有治「金疮伤重被惊者」方。

〔二〕吐血咯血：按普济方卷一八八此方凡两见：一名绵灰散，治吐血，用新绵、黄明胶、黄檗各一两；一名绵胶散，治肺损吐血，用新绵、黄明胶等分。此间治证及药量同绵灰散，而药味数则同绵胶散。

〔三〕白胶：普济方卷一八八绵灰散及绵胶散俱作「黄明胶」。按白胶为鹿角胶，黄明胶为牛皮胶。见本书卷五十一鹿条及卷五十黄明胶条。

裳覆之。藏器 **主女劳疸，及中恶鬼忤。**时珍

【发明】〔时珍曰〕按张仲景云：阴阳易病，身体重，少气，少〔一〕腹里急，或引阴中拘急，热上冲胸，头重不欲举，眼中生花，膝胫拘急者，烧裩散主之。取中裩近隐处烧灰，水服方寸匕，日三服。小便即利，阴头微肿则愈。男用女，女用男。成无已解云：此以导阴气也。童女者尤良。

【附方】新四。**金疮伤重**被惊者。以女人中衣旧者，炙裆熨之。李筌太白阴经〔二〕。**胞衣不下**以本妇裩〔三〕覆井上。或以所着衣笼灶上。千金方。**房劳黄病**体重不眠，眼赤如朱〔四〕，心下块起若瘕，十死一生。宜先烙上脘及心俞，次〔五〕烙舌下，炙关元、下廉百〔六〕壮。以妇人内衣烧灰，酒服二钱。三十六黄方。**中鬼昏厥**四肢拳〔七〕冷，口鼻出血。用久污溺衣烧灰。每服二钱，沸汤下。男用女，女用男。赵原阳真人济急方。

【附录】**月经衣**见人部天癸下。

汗衫纲目

【释名】**中单**纲目 **裲裆** **羞袒**〔时珍曰〕古者短襦为衫，今谓长衣亦曰衫矣。王睿炙毂子云：汉王与项羽战，汗透中单，改名汗衫。刘熙释名云：汗衣诗谓之泽，受汗泽也〔八〕。或曰鄙袒，或曰羞袒。用六尺裁，足覆胸背。言羞

〔一〕少：原脱，今据伤寒论·辨阴阳易差后劳复病脉证并治篇补。

〔二〕阴经：原作「经注」，本书卷一引据经史百家书目原同。今据四库总目·子部·兵家类改。神仙感遇传作「阴符」，传写讹一字。

〔三〕本妇裩：大观、政和本草卷十五妇人裩裆条及普济方卷三五七同。但千金卷二第八作「夫内衣」，圣济总录卷一五九作「夫亵衣」，普济方卷三五七引广济方作「夫单衣」，云：「一方用内衣」。

〔四〕朱：原作「珠」，今据普济方卷一九六房黄第二十六改。

〔五〕先烙上脘及心俞次：此八字原脱，今据普济方卷一九六房黄第二十六补。

〔六〕关元下廉百：原作「心俞关元二七」，今据普济方卷一九六房黄第二十六改。

〔七〕拳：「卷」之借字。庄子·人间世：「其枝细则拳曲」。卷，膝曲也。庄子·徐无鬼：「有卷娄者」。释文：「犹拘挛也」。

〔八〕受汗泽也：原作一「衣」字，今据释名·释衣服改。

鄙于袒，故衣此尔。又前当胸，后当背，故曰裲裆。

【主治】卒中忤恶鬼气，卒倒不知人，逆冷，口鼻出清血，或胸胁腹内绞急切痛，如鬼击之状，不可按摩，或吐血衄血。用久垢汗衫烧灰，百沸汤或酒服二钱。男用女，女用男。中衬衣亦可。时珍

【附方】新一。小儿夜啼用本儿初穿毛衫儿，放瓶内，自不哭也。生生编。

孝子衫拾遗

【释名】〔时珍曰〕枲麻布所为者。

【主治】面皯，烧灰傅之。藏器

帽：主鼻上生疮，私窃拭之，勿令人知。时珍

病人衣纲目

【主治】天行疫瘟。取初病人衣服，于甑上蒸过，则一家不染。时珍

衣带拾遗

【主治】妇人难产及日月未至而产。临时取夫衣带五寸，烧为末，酒服之。裩带最佳。藏器疗小儿下痢客忤，妊妇下痢难产。时珍

【附方】新五。小儿客忤卒中者。烧母衣带三寸，并发灰少许，乳汁灌之。外台秘要。小儿下痢腹大且坚。用多垢故衣带切一升，水五升，煮一升，分三服。千金方。妊娠下痢中衣带三寸烧研，水服。千金。金疮犯内血出不止。取所交妇人中衣带三寸烧末，水服。千金方。令病不复取女中下裳带一尺烧研，米饮服，即免劳

复。肘后方。

头巾纲目

【释名】〔时珍曰〕古以尺布裹头为巾。后世以纱、罗、布、葛缝合，方者曰巾，圆者曰帽，加以漆制曰冠。又束发之帛曰帣，覆发之巾曰帻，罩发之络曰网巾，近制也。

【主治】故头巾：治天行劳复后渴。取多腻者浸汁，暖服一升。时珍 千金方。

【附方】新四。霍乱吐利偷本人头缯，以百沸汤泡汁，服一呷，勿令知之。集玄方。卒忽心痛三年头帣，沸汤淋汁饮之。以碗覆帣于闲地。周时即愈。圣惠方。恶气心痛破网巾烧灰一钱，猫屎烧灰五分，温酒服。马氏方。下蚀疳疮破丝网(烧存性)、孩儿茶各等分，研末。以浓茶洗净，掺之，三五次效。忌生冷、房事、发物。集简方。

幞头纲目

【释名】〔时珍曰〕幞头，朝服也。北周武帝始用漆纱制之，至唐又有纱帽之制，逮今用之。

【主治】烧烟，熏产后血运。烧灰水服，治血崩及妇人交肠病。时珍

【发明】〔时珍曰〕按陈总领方，治暴崩下血，琥珀散用漆纱帽灰，云取阳气冲上之义。又夏子益奇疾方云：妇人因生产，阴阳易位，前阴出粪，名曰交肠病。取旧扑〔一〕头烧灰，酒服。仍间服五苓散分利之。如无扑头，凡旧漆纱帽皆可代之。此皆取漆能行败血之义耳。

皮巾子纲目

【主治】下血及大风疠疮。烧灰入药。时珍

〔一〕扑：按郑珍·说文新附考谓幞头之幞，义当用扑。

【附方】新一。**积年肠风**泻血，百药不瘥。败皮巾子（烧灰）、白矾（烧）各一两，人指甲（烧焦）、麝香各一分，干姜（炮）三两，为末。每服一钱，米饮下。圣惠方。

皮腰袋 纲目

【主治】大风疠疮。烧灰入药。时珍

缴脚布 拾遗

【释名】〔时珍曰〕即裹脚布也。李斯书云「天下之士裹足〔一〕不入秦」，是矣。古名行縢。

【气味】无毒。主天行劳复，马骏〔二〕风黑汗出者，洗汁服之。多垢者佳。藏器　妇人欲回乳，用男子裹足布勒住，经宿即止。时珍

败天公 别录下品

【释名】笠〔弘景曰〕此乃人所戴竹笠之败者。取竹烧灰用。〔时珍曰〕笠乃贱者御雨之具。以竹为胎，以箬叶夹之。穹天论云：天形如笠，而冒地之表。则天公之名，盖取于此。近代又以牛马尾、棕毛、皂罗漆制以蔽日者，亦名笠子，乃古所谓褦襶子者也。

【主治】平。主鬼疰精魅，烧灰酒服。别录

故蓑衣 拾遗

【释名】袯襫音泼适。〔时珍曰〕蓑草结衣，御雨之具。管子云：农夫首戴茅蒲，身服袯襫。即此也。

〔一〕裹足：一般释为「止足不前」。按六臣注文选卷三十九刘良注云：「言虽裹足以欲游秦而不得入。」与此间义合。

〔二〕骏：政和本草同。大观本草卷九故缴脚布条作「騣」。

【主治】蠼螋溺疮，取故蓑衣结烧灰，油和傅之。藏器

毡屉音替。纲目

【释名】屜音替。屧音燮。〔时珍曰〕凡履中荐，袜下毡，皆曰屉，可以代替也。

【主治】瘰疬。烧灰五匕，酒一升和，平旦向日服，取吐良。思邈

【附方】新三。**痔疮初起**痒痛不止。用毡袜烘热熨之。冷又易。集玄方。**一切心痛**毡袜后跟一对，烧灰酒服。男用女，女用男。寿域方。**断酒不饮**以酒渍毡屉一宿，平旦饮，得吐即止也。千金方。

皮鞾纲目

【释名】靴〔时珍曰〕鞾，皮履也，所以华足，故字从革、华。刘熙释名云：鞾，跨也。便于跨马也〔一〕。本胡服。赵武灵王好着短靿鞾，后世乃作长靿鞾。入药当用牛皮者。

【主治】癣疮，取旧鞾底烧灰，同皂矾末掺之。先以葱椒汤洗净。时珍

【附方】新六〔二〕。**牛皮癣疮**旧皮鞋底烧灰，入轻粉少许，麻油调抹。直指方。**小儿头疮**圣惠方：用皮鞋底洗净煮烂，洗讫傅之。又方：旧皮鞋面烧灰，入轻粉少许，生油调傅。**瘰疬已溃**牛皮油鞾底烧灰，麻油调傅之。集玄方。**身项粉瘤**旧皮鞋底洗净，煮烂成冻子，常食之。瘤自破如豆腐，极臭。直指方。**肠风下血**皮鞋底、蚕茧蜕、核桃壳、红鸡冠花等分，烧灰。每酒服一钱。圣惠方。

麻鞋唐本草

【释名】履纲目 屝音费。靸音先立切。〔时珍曰〕鞋，古作鞵，即履也。古者以草为屦，以帛为履。周人以麻为

〔一〕便于跨马也：释名·释衣服作「两足各以一跨骑也」。

〔二〕六：原作「五」，今按下新附方数改。

鞋。刘熙释名云：鞋者解也，缩其上，易舒解也〔一〕。履者礼也，饰足为礼也。靸者袭也，履头深袭覆足也。皮底曰屝，屝者皮也。木底曰舄，干腊不畏湿也。入药当用黄麻、苧麻结者。

【主治】旧底洗净煮汁服，止霍乱吐下不止，及食牛马肉毒，腹胀吐利不止，又解紫石英发毒。苏恭　**煮汁服，止消渴。**藏器〔二〕

【附方】旧六，新六〔三〕。**霍乱转筋**故麻鞋底烧赤，投酒中，煮取汁服〔四〕。陈藏器本草。**疟疾不止**故鞋底去两头烧灰，井华水服之。千金方。**鼻塞不通**麻鞋烧灰吹之，立通。经验方。**鼻中衄血**鞋䩺烧灰吹之，立效。贞元广利方。**小便遗床**麻鞋尖头〔五〕二七枚〔六〕，烧灰，岁朝井华水服之〔七〕。近效方。**大肠脱肛**炙麻鞋底，频按入。仍以故麻鞋底、鳖头各一枚，烧鳖头〔八〕研傅之，将履底〔九〕按入，即不出也。千金方。**子死腹中**取本妇鞋底炙热，熨腹上下，二七次即下。集玄方。**胎衣不下**方同上。**夜卧禁魇**凡卧时，以鞋一仰一覆，则无魇及恶梦。起居杂忌。**折伤接骨**市上乞儿破鞋底一支烧灰，白面等分，好醋调成糊，敷患处，以绢束之，杉片夹定。须臾痛止，骨节有声，为效。杨诚经验方。**白驳癜风**麻鞋底烧灰，擦之。圣惠。**蜈蚣伤螫**麻履底炙热揩之，即安。外台秘要。

〔一〕缩其上易舒解也：释名·释衣服作「着时缩其上如履然，解其上则舒解也。」

〔二〕藏器：原作「时珍」，今据大观、政和本草卷十一故麻鞋底条改。

〔三〕旧六新六：原作「旧五新七」，今按下列新旧附方数改。

〔四〕投酒中煮取汁服：大观、政和本草卷十一故麻鞋底条俱作「投酒煮粟谷汁中服之」。

〔五〕尖头：外台卷二十七及大观、政和本草卷十一故麻鞋底条附方俱作「纲（外台作乳）带及鼻根等，唯不用底」。

〔六〕二七枚：外台卷二十七作「须七辆」，义同本书本卷后屐屉鼻绳条附方引外台作「七两」，犹言「七双」。大观、政和本草卷十一故麻鞋底条附方俱作「须七量」，似误。

〔七〕烧灰岁朝井华水服之：外台卷二十七及大观、政和本草卷十一故麻鞋底条附方俱作「以水七升，煮取二升，分再服之。」

〔八〕鳖头：原脱，今据千金卷二十四第六及大观、政和本草卷十一故麻鞋底条附方补。

〔九〕将履底：同上。

草鞋 拾遗

【释名】草屦纲目 屩音跷。 不借纲目 千里马〔时珍曰〕世本言黄帝之臣始作屦，即今草鞋也。刘熙释名云：屦者拘也，所以拘足也。屩者跷也，着之跷跷轻〔一〕便也。不借者，贱而易得，不假借人也。

【主治】破草鞋，和人乱发烧灰，醋调，傅小儿热毒游肿。藏器 催生，治霍乱。时珍

【附方】新五。 产妇催生路旁破草鞋一支，洗净烧灰，酒服二钱。如得左足生男，右足生女，覆者儿死，侧者有惊，自然之理也。胎产方。 霍乱吐泻出路在家应急方：用路旁破草鞋，去两头，洗三四次，水煎汤一碗，滚服之，即愈。事海文山。 浑身骨痛破草鞋烧灰，香油和，贴痛处，即止。救急方。 行路足肿被石垫伤者。草鞋浸尿缸内半日，以砖一块烧红，置鞋于上，将足踏之，令热气入皮里即消。救急方。 臁疮溃烂海上方：诗云：左脚草鞋将棒挑，水中洗净火中烧。细研为末加轻粉，洗以盐汤傅即消。

屐屉鼻绳 唐本草

【释名】木屐〔时珍曰〕屐乃木履之下有齿者，其施铁者曰偉（音局）。刘熙释名云：屐者支也，支以踏泥也。〔志曰〕别本注云：屐〔二〕屉，江南以桐木为底，用蒲为鞋，麻穿其鼻，江北不识也。久着断烂者，乃堪入药。

【主治】哽咽〔三〕，心痛，胸满，烧灰水服。唐本

【附方】旧一，新五〔四〕。 妇人难产路旁破草鞋鼻子，烧灰，酒服。集玄方。 睡中尿床麻鞋纲带及鼻根等

〔一〕跷轻：原脱，今据释名·释衣服补。

〔二〕屐：原作「履」，今据大观、政和本草卷十一屐屉鼻绳条改。

〔三〕哽咽：大观、政和本草卷十一屐屉鼻绳条俱作「噎哽」。

〔四〕旧一新五：原作「新七」。按下列七方中，有二方见于大观、政和本草卷十一故麻鞋底条，应属旧附。其治睡中尿床一方，已计入本书麻鞋条旧附方数内，不当重计，因改为「旧一新五」。

（惟不用底）七两〔一〕，以水七升，煮二升，分再服。外台秘要。**尸咽**〔二〕**痛痒**声音不出。履鼻绳烧灰，水〔三〕服之。葛洪肘后方。**燕口吻疮**木履尾，煻火中煨热，取拄两吻，各二七遍。千金方。**小儿头疮**草鞋鼻子烧灰，香油调，傅之。圣济录。**手足瘑疮**故履系烧灰，傅之。千金方。**狐尿刺疮**麻鞋纲绳如枣大，妇人内衣（有血者）手大一片，钩头棘针二七枚，并烧研。以猪脂调傅，当有虫出。陈藏器本草。

自经死绳拾遗

【主治】卒发颠狂〔四〕**，烧末，水服三指撮。陈**〔五〕**蒲煮汁服亦佳。**藏器

【发明】〔时珍曰〕按张耒明道杂〔六〕志云：蕲水一富家子，游倡宅，惊走仆于刑人尸上，大骇发狂。明医庞安常取绞死囚绳烧灰，和药与服，遂愈。观此则古书所载冷僻之物，无不可用者，在遇圆机之士耳。

灵床下鞋拾遗

【主治】脚气。藏器〔七〕

死人枕席拾遗

〔一〕七两：犹言「七双」。外台卷二十七作「七辆」，故知此非斤两之两。

〔二〕尸咽：原作「戸咽」。今检肘后，尚未见到此方。集源卷三十有「尸咽候」。圣济总录卷一二三载此方，治尸咽，喉中痛痒，如得蛊毒。因据改。

〔三〕水：千金卷六下第七治卒咽方作「暖水」。圣济总录卷一二三治尸咽方作「温水」，与千金同。

〔四〕颠狂：原作「狂颠」，今据大观、政和本草卷七自经死绳条改。

〔五〕陈：大观、政和本草卷七自经死绳条，此上俱有「三年」二字。

〔六〕杂：原脱，今据本书卷一引据经史百家书目补。

〔七〕主治脚气藏器：原作「原缺」二字，今据大观、政和本草卷十灵床下鞋履条，依本书体例订补六字。

【主治】尸疰，石蛔。又治疣目，以枕及席拭之二七遍令烂，去疣。藏器　疗自汗盗汗，死人席缘烧灰，煮汁浴身，自愈。时珍　圣惠方。

【发明】〔藏器曰〕有妪人患冷滞〔一〕，积年不瘥。宋·徐嗣伯诊之，曰：此尸疰也。当以死人枕煮服之，乃愈。于是往古冢中取枕，枕已一边腐缺。妪服之，即瘥。张景声〔二〕十五岁，患腹胀面黄，众药不能治，以问嗣伯。嗣伯曰：此石蛔尔，极难疗，当取死人枕煮服之。得大蛔虫，头坚如石者五六升，病即瘥。沈僧翼患眼痛，又多见鬼物。嗣伯曰：邪气入肝，可觅死人枕煮服之，竟可埋枕于故处。如其言，又愈。王晏问曰：三病不同，皆用死人枕而俱瘥，何也？答曰：尸疰者，鬼气也，伏而未起，故令人沉滞。得死人枕治之，魂气飞越，不复〔三〕附体，故尸疰自瘥。石蛔者，医疗既僻，蛔虫转坚，世间药不能遣，须以鬼物驱之，然后乃散，故用死人枕煮服之。邪气入肝，则使人眼痛而见魍魉，须邪物以钩之，故用死人枕之气。因不去之，故令埋于故处也。〔时珍曰〕按谢士泰删繁方：治尸疰，或见尸，或闻哭声者。取死人席（斩棺内余，弃路上者）一虎口（长三寸），水三升，煮一升服，立效。此即用死人枕之意也，故附之。

服器之二　器物类五十四种

纸〔四〕纲目

【释名】〔时珍曰〕古者编竹炙青书字，谓之汗青，故简策字皆从竹。至秦汉间以缯帛书事，谓之幡纸，故纸字从糸，或从巾也。从氏，谐声也。刘熙释名云：纸者砥也，其平如砥也〔五〕。东汉和帝时，耒阳〔六〕蔡伦始采树皮、故帛、鱼

〔一〕冷滞：大观、政和本草卷十五死人枕条俱作「滞冷」。

〔二〕声：大观、政和本草卷十五死人枕条俱作「年」。

〔三〕复：原脱，今据大观、政和本草卷十五死人枕条补。

〔四〕纸：原作「纸」，说文：「絲滓也」。按朱骏声云：「氏、氐二字，古不甚别，而纸笔之纸字，与从氏之絲滓字小别。」（说文通训定声解部第十一氏条、纸条及履部第十二纸条）因据改。下同。

〔五〕其平如砥也：释名·释书契作「谓平滑如砥石也」。

〔六〕耒阳：后汉书卷七十八宦者列传云：「蔡伦字敬仲，桂阳人也。」李贤注引湘州记曰：「耒阳县北有汉黄门蔡伦宅，宅西有一石臼，云是伦舂纸臼也。」按桂阳、耒阳俱在今湖南省内，伦或籍隶桂阳而移家于耒阳欤？

网、麻缯，煮烂造纸，天下乃通用之。苏易简纸谱云：蜀人以麻，闽人〔一〕以嫩竹，北人以桑皮，剡溪以藤，海人以苔，浙人以麦麹〔二〕、稻秆，吴人以茧，楚人以楮，为纸。又云：凡烧药，以墨涂纸裹药，最能拒火。药品中有闪刀纸，乃折〔三〕纸之际，一角叠在纸中，匠人不知漏裁者，医人取入药用。今方中未见用此，何欤？

【气味】诸纸：甘，平，无毒。

【主治】楮纸：烧灰，止吐血、衄血、血崩，金疮出血。时珍

竹纸：包犬毛烧末，酒服，止疟。圣惠

藤纸：烧灰，傅破伤出血，及大人小儿内热，衄血不止。用故藤纸（瓶中烧存性）二钱，入麝香少许，酒服。仍以纸捻包麝香，烧烟熏鼻。时珍

草纸：作捻，纴痈疽，最拔脓。蘸油燃灯，照诸恶疮浸淫湿烂者，出黄水，数次取效。时珍

麻纸：止诸失血，烧灰用。时珍

纸钱：主痈疽将溃，以筒烧之，乘热吸患处。其灰止血。其烟久嗅，损人肺气。时珍

【附方】旧二，新六〔四〕。

吐血不止白薄纸五张烧灰，水服。效不可言。普济方。**衄血不止**屏风上故纸烧灰，酒服一钱，即止。普济方。**皮肤血溅**出者。以煮酒坛上纸，扯碎如杨花，摊在出血处，按之即止。王璆百一选

〔一〕闽人：文房四谱卷四纸谱·二之造作「江浙间」。
〔二〕麹：原作「面」（繁体形近），今据文房四谱卷四纸谱·二之造改。麹谓麦茎。
〔三〕折：文房四谱卷四纸谱·三之杂说作「裁」。
〔四〕旧二新六：原作「新八」。按下列治「月经不绝」及「产后血运」二方，俱见于大观、政和本草卷十二楮实条。依本书常例，应计入旧附方数内，因据改。

方。**血痢不止**白纸三张，裹盐一匙，烧赤研末。分三服，米饮下。圣惠方。**月经不绝**来无时者。案纸三十张烧灰，清酒半升和服，顿定。冬月用暖酒服之。刘禹锡传信方。**产后血运**上方服之立验。已毙经一日者，去板齿灌之，亦活。集玄方。**老小尿床**白纸一张铺席下，待遗于上，取纸晒烧，酒服。集简方。**诸虫入耳**以纸塞耳鼻，留虫入之耳不塞，闭口勿言，少顷虫当出也。

青纸纲目

【主治】妒精疮，以唾粘贴，数日即愈，且护痛也。弥久者良。上有青黛，杀虫解毒。时珍

印纸拾遗

【主治】令〔一〕**妇人断产无子，剪有印处烧灰，水服一钱匕效。**藏器

桐油伞纸纲目

【主治】蛀干阴疮。烧灰，出火毒一夜，傅之，便结痂。时珍〔二〕

【附方】新一。**疔疮发汗**千年石灰（炒）十分，旧黑伞纸烧灰一分。每用一小匙，先以齑水些少，次倾香油些少，入末搅匀。沸汤一盏，调下。厚被盖之，一时大汗出也。医方捷径。

历日纲目

【集解】〔时珍曰〕太昊始作历日，是有书。礼记：十二月天子颁朔于诸侯。

〔一〕令：原脱，今据大观、政和本草卷三印纸条补，与原义正相反。
〔二〕时珍：原作「袖珍」，今检袖珍方未见此文，因从覆刻江西本改。

【主治】邪疟。用隔年全历，端午午时烧灰，糊丸梧子大。发日早用无根水，下五十丸。卫生易简方。

钟馗 纲目

【集解】〔时珍曰〕逸史云：唐高祖时，钟馗应举不第，触阶而死。后明皇梦有小鬼盗玉笛，一大鬼（破帽蓝袍）捉鬼啖之。上问之。对曰：臣终南山进士钟馗也。蒙赐袍带之葬，誓除天下虚耗之鬼。乃命吴道子图象，传之天下。时珍谨按尔雅云：钟〔一〕馗，菌名也。考工记注云：终葵，椎名也。菌似椎形，椎似菌形，故得同称。俗画神执一椎击鬼，故亦名钟馗。好事者因作钟馗传，言是未第进士，能啖鬼。遂成故事，不知其讹矣。

【主治】辟邪止疟。时珍

【附方】新二。**妇人难产**钟馗左脚烧灰，水服。杨起简便方。**鬼疟来去**画钟馗纸烧灰二钱，阿魏、砒霜、丹砂各一皂子大，为末，寒食面和，丸小豆大。每服一丸，发时冷水下。正月十五日、五月初五日修合。圣济录。

桃符 药性

【集解】〔时珍曰〕汉旧仪〔二〕云：东海度朔山有大桃，蟠屈千〔三〕里。其北有鬼门，二神守之，曰神荼、郁垒，主领众鬼。黄帝因立桃板于门，画二神以御凶鬼。典术云：桃乃西方之木，五木之精，仙木也。味辛气恶，故能厌伏邪气，制百鬼。今人门上用桃符辟邪，以此也。

【主治】中恶，精魅邪气，煮汁服。甄权

〔一〕钟：尔雅释草作「中」。

〔二〕汉旧仪：原作「风俗通」。按御览九六七桃条引汉旧仪及风俗通（与今本风俗通义卷八大同）俱言二神事，但持以相校，则下文显然不出于风俗通而出于汉旧仪。因据改。

〔三〕千：御览九六七桃条引汉旧仪作「三千」。

【发明】〔时珍曰〕钱乙小儿方有桃符圆，疏取积热及结胸。用巴豆霜、黄檗、大黄各一钱一字，轻粉、硇砂各半钱，为末，面糊丸粟米大。量大小，用桃符汤下。无则以桃枝代之。盖桃性快利大肠，兼取厌伏邪恶之义耳。

桃橛〔一〕拾遗

【释名】桃杙〔时珍曰〕橛音厥，即杙也。人多削桃木钉于地上，以镇家宅。三载者尤良。许慎云：羿死于桃棓。棓，杖也。故鬼畏桃，而今人以桃梗作杙橛，以辟鬼也。礼记云：王吊则巫祝以桃茢前引，以辟不祥。茢者，桃枝作帚也。博物志云：桃根为印，可以召鬼。甄异传〔二〕云：鬼但畏东南桃枝尔。观诸说，则桃之辟鬼祟疰忤，其来有由矣。

【主治】卒心腹痛，鬼疰，破血，辟邪恶气，腹〔三〕满，煮汁服之，与桃符同功。藏器 风虫牙痛，烧取汁，少少纳孔中，以蜡锢之。时珍

救月杖拾遗

【集解】〔藏器曰〕即月食时，救月，击物木也。

【主治】月蚀疮及月割耳，烧为灰，油和傅之。藏器 乃治䘌之神药。思邈

拨火杖拾遗

【释名】火槽头拾遗 火柴头〔时珍曰〕拨火之杖，烧残之柴，同一理。

【主治】蝎螫，以横井上立愈。其上立炭，刮傅金疮，止血生肉。带之，辟邪恶

〔一〕橛：大观、政和本草卷十三俱作「掘」，当是「橛」之借字。

〔二〕传：原作「录」，今据御览九六七桃条改（宋·苏易简文房四谱卷四纸谱·三之杂说亦作「传」），使与本书卷一引据经史百家书目一致。

〔三〕腹：大观、政和本草卷十三桃掘条俱作「胀」。

鬼。带火纳水底，取得水银着出。藏器　止小儿惊忤夜啼。时珍

【附方】新一。客忤夜啼用本家厨下烧残火柴头一个，削平焦处。向上朱砂书云：拨火杖！拨火杖！天上五雷公，差来作神将。捉住夜啼鬼，打杀不要放。急急如律令。书毕，勿令人知，安立床前脚下，男左女右。岣嵝神书。

吹火筒纲目

【主治】小儿阴，被蚯蚓呵肿，令妇人以筒吹其肿处，即消。时珍

凿柄木拾遗

【释名】千椎草纲目

【主治】难产。取入铁孔中木，烧末酒服。藏器　刺在肉中，烧末，酒服一方寸匕。

【发明】〔时珍曰〕女科有千椎草散：用凿柄承斧处打卷者，烧灰，淋汁饮。李魁甫言其有验，此亦取下往之义耳。

【附方】新一。反胃吐食千槌花一枚烧研，酒服。卫生易简方。

铁椎柄拾遗

【主治】鬼打，及强鬼排突人中恶者，和桃奴、鬼箭等，作丸服之。藏器〔时珍曰〕思邈务成子治瘟疾鬼病，萤火丸中亦用之。

铳楔纲目

【主治】难产，烧灰酒服。又辟忤恶邪气。时珍

刀鞘 拾遗

【主治】鬼打卒得，取二三寸烧末，水服。腰刀者弥佳。藏器

马鞭 纲目

【释名】马策〔时珍曰〕竹柄编革为之。故鞭从革便，策从竹朿，会意。

【主治】马汗气入疮或马毛入疮，肿痛〔一〕烦热，入腹杀人，烧鞭皮末，和膏傅之。又治狐尿刺疮肿痛，取鞭稍二寸，鼠屎二七枚，烧研，和膏傅之。时珍

箭笴及镞 拾遗

【释名】〔时珍曰〕扬雄方言云：自关而东谓之矢，自关而西谓之箭，江淮之间谓之镞。刘熙释名云：矢又谓之镝。本曰足，末曰栝，体曰干，旁曰羽。

【主治】妇人产后腹中痒，密安所卧席下，勿令妇知。藏器 刺伤风水，刮箭下漆涂之。又主疔疮恶肿，刮箭笴茹作炷，灸二七壮。时珍

【附方】新一。妇人难产 外台秘要：用箭干三寸，弓弦三寸，烧末，酒服。方出崔氏。 小品方治难产，飞生丸用故箭羽。方见禽部鼯鼠下。

弓弩弦 别录下品

【释名】〔时珍曰〕黄帝时始作弓（有臂者曰弩），以木为干，以丝为弦。

〔一〕痛：原作「毒」，今据外台卷四十改。

【气味】平，无毒。〔权曰〕微寒。

【主治】难产，胞衣〔一〕不出。别录 鼻衄及口鼻大衄不止，取折弓弦烧灰，同枯矾等分吹之，即止。时珍

【发明】〔弘景曰〕产难，取弓弩弦以缚腰，及烧弩牙纳酒中饮之，皆取发放快速之义。〔时珍曰〕弓弩弦催生，取其速离也。折弓弦止血，取其断绝也。礼云：男子生，以桑弧、蓬矢射天地四方。示男子之事也。巢元方论胎教云：妊娠三月，欲生男，宜操弓矢，乘牡马。孙思邈千金方云：妇人始觉有孕，取弓弩弦一枚，缝袋盛，带左臂上，则转女为男。房室〔二〕经云：凡觉有娠，取弓弩弦缚妇人腰下〔三〕，满百日解却〔四〕。此乃紫宫玉女秘传方也。

【附方】新四。**胎动上逼**弩弦系带之立下。医林集要。**胎滑易产**弓弩弦烧末，酒服二钱。续十全方。**胞衣不出**水煮弓弩弦，饮汁五合。或烧灰酒服。千金方。**耳中有物**不出。用弓弩弦长三寸，打散一头，涂好胶，拄着耳中，徐徐粘引出。圣惠方。

纺车弦纲目

【主治】坐马痈，烧灰傅之。时珍 凡人逃走，取其发于纬车上逆转之，则迷乱不知所适。藏器

梭头拾遗

【主治】失音不语，病吃者，刺手心令痛即语。男左女右。藏器

〔一〕衣：原脱，今据千金翼卷三及大观、政和本草卷十一弓弩弦条补。
〔二〕室：原作「屋」，今据大观、政和本草卷十一弓弩弦条改。
〔三〕下：大观、政和本草卷十一弓弩弦条俱作「中」。
〔四〕却：大观、政和本草卷十一弓弩弦条，此下俱有「转女为男」。

连枷关纲目

【主治】转胞，小便不通，烧灰水服。时珍　千金方。

楤担〔一〕尖纲目

【主治】肠痈已成，取少许烧灰，酒〔二〕服，当作孔出脓血愈〔三〕。思邈

梳篦拾遗

【释名】栉〔时珍曰〕刘熙释名云：梳，其齿疏通〔四〕也。篦，其齿细密相比也〔五〕。栉，其齿连节也。赫连氏始作之。

【主治】虱病，煮汁服之。虱病是〔六〕活虱入腹为病如〔七〕癥瘕者。藏器　**主小便淋沥，乳汁不通，霍乱转筋，噎塞。**时珍

【附方】新八。**啮虱成癥**山野人好啮虱，在腹生长为虱癥。用败梳、败篦各一枚，各破作两分。以一分烧研，以一分用水五升，煮取一升，调服，即下出。千金方。**霍乱转筋**入腹痛。用败木梳一枚烧灰，酒服，永瘥。**千金方。**

〔一〕担：原作「檐」，今据千金卷二十三第二改，与本卷分目合。
〔二〕酒：千金卷二十三第二作「水和」二字。
〔三〕血愈：原脱，今据千金卷二十三第二补。
〔四〕通：释名·释首饰无。
〔五〕篦其齿细密相比也：释名·释首饰作「数（密也）言比（篦之异体字），比于梳其齿差数也。比言细相比也。」
〔六〕虱病是：原作一「及」字，今据大观、政和本草卷十三梳箆（篦之又一异体字）条改。
〔七〕如：原作「成」，据改同上。

噎塞不通寡妇木梳一枚烧灰，煎锁匙汤调下二钱。生生编。**小便淋痛**多年木梳烧存性，空心冷水服。男用女，女用男。救急方。**发哽咽中**旧木梳烧灰，酒服之。集玄方。**乳汁不行**内服通乳药。外用木梳梳乳，周回百余遍，即通。儒门事亲方。**猘犬咬伤**故梳一枚锉〔一〕，韭根一两切〔二〕，水二升，煮一升，顿服。外台秘要〔三〕。**蜂虿叮螫**油木梳炙热，熨之。救急方。

针线袋拾遗

【主治】痔疮，用二十年者，取袋口烧灰，水服。又妇人产后肠中〔四〕痒不可忍，密安所卧褥下，勿令知之。凡人在牢狱日，经赦得出，就于囚枷上，取线为囚缝衣，令人犯罪经恩也。藏器

蒲扇拾遗

【释名】箑〔时珍曰〕上古以羽为扇，故字从羽。后人以竹及纸为箑，故字从竹。扬雄方言云：自关而东谓之箑，自关而西谓之扇。东人多以蒲为之，岭南以蒲葵为之。

【主治】败蒲扇灰和粉，粉身止汗，弥败者佳。新造屋柱下四隅埋之，蚊永不入。藏器烧灰酒服一钱，止盗汗，及妇人血崩，月水不断。时珍

〔一〕一枚剉：原脱，今据圣惠方卷五十七补（千金卷二十五第二作「二枚」）。

〔二〕一两切：原作「各二枚」，今据圣惠方卷五十七改（千金韭根无分量）。

〔三〕外台秘要：今检外台未见此方。方见千金卷二十五第二及圣惠方卷五十七。千金韭根无分量，因从圣惠方校补。

〔四〕产后肠中：原作「产中肠」，今据大观、政和本草卷二十二针线袋条改。

蒲席 别录下〔一〕品

【释名】荐〔弘景曰〕蒲席惟船家用之，状如蒲帆。人家所用席，皆是菅草，而荐多是蒲也。方家烧用。〔恭曰〕席、荐皆人所卧，以得人气为佳，不论荐、席也。青齐间人谓蒲荐为蒲席，亦曰蒲篕（音合），谓藁作者为荐。山南、江〔二〕左机上织者为席，席下重厚者为荐。〔时珍曰〕席、荐皆以蒲及稻藁为之，有精粗之异。吴人以龙须草为席。

【主治】败蒲席：平。主筋溢恶疮。别录 单用破血。从高坠下，损瘀在腹刺痛，取久卧者烧灰，酒服二钱。或以蒲黄、当归、大黄、赤芍药、朴消，煎汤调服，血当下。甄权

编荐索：烧研，酒服二指撮，治霍乱转筋入腹。藏器

寡妇荐：治小儿吐利霍乱，取二七茎煮汁服。藏器

【附方】旧三，新三。霍乱转筋垂死者。败蒲席一握切，浆水一盏煮汁，温服。圣惠方。小便不利蒲席灰七分，滑石三〔三〕分，为散。饮服方寸匕，日三。金匮要略。妇人血奔〔四〕旧败蒲席烧灰，酒服二钱。胜金方。五色丹游〔五〕多致杀人。蒲席烧灰，和鸡子白，涂之良。千金翼〔六〕。痈疽不合破蒲席烧灰，腊月猪脂和，纳孔中。

〔一〕下：原作「中」。按败蒲席条在大观、政和本草卷十一草部下品内，因据改。

〔二〕江：原作「注」，今据大观、政和本草卷十一败蒲席条改。

〔三〕三：原作「二」，今据金匮卷中第十三改。

〔四〕妇人血奔：政和本草卷十一败蒲席条同。大观本草未附此方。

〔五〕游：此一字，大观、政和本草卷十一败蒲席条附方俱作「俗名游肿」四字，千金卷二十二第四及千金翼卷二十四第五俱作「俗名油肿」四字。

〔六〕翼：原作「方」，乃沿政和本草之误（大观不误）。按千金无此方，方见千金翼卷二十四第五。千金卷二十二第四治赤流肿丹毒方后小注引此方，亦云出千金翼。因据改。

千金方。夜卧尿床本人荐草烧灰，水服，立瘥。千金方。

簟纲目

【释名】籧篨　笭箵　笋席〔时珍曰〕簟可延展，故字从竹、覃。覃，延长也。

【主治】蜘蛛尿、蠼螋尿疮，取旧者烧灰傅之。时珍

【附方】新一。小儿初生吐不止者。用籧篨少许，同人乳二合，盐二粟许，煎沸，入牛黄粟许，与服。此刘五娘方也。外台秘要。

帘箔宋嘉祐

【释名】〔时珍曰〕其形方廉而薄，故曰簾、曰箔，以竹及苇芒编成。其帛幕曰幨。〔藏器曰〕今东人多以芒草为箔，入药用弥久着烟者佳。

败芒箔〔主治〕无毒。主产妇血满腹胀痛，血渴，恶露不尽，月闭，下恶血，止好血，去鬼气疰痛癥结，酒煮服之。亦烧末，酒服。藏器

箔经绳〔主治〕痈疽有脓不溃，烧研，和腊猪脂傅下畔，即溃，不须针灸。时珍

厕屋户帘〔主治〕小儿霍乱，烧灰，饮服一钱。时珍　外台秘要。千金方。

漆器纲目

【主治】产后血运，烧烟熏之即苏。又杀诸虫。时珍

【附方】新三。血崩不止漆器灰、棕灰各一钱，柏叶煎汤下。集简方。白秃头疮破朱红漆器，剥取漆朱

烧灰，油调傅之。救急方。**蝎虿螫伤**漆木碗合螫处，神验不传。古今录验方。

研朱石槌 拾遗

【主治】妒乳，煮热熨乳上，以二槌更互用之，数十遍，热彻取瘥。藏器

灯盏 纲目

【释名】缸

【主治】上元盗取富家灯盏，置床下，令人有子。时珍 韵府。

灯盏油 纲目

【释名】灯窝油

【气味】辛，苦，有毒。

【主治】一切急病，中风、喉痹、痰厥，用鹅翎扫入喉内，取吐即效。又涂一切恶疮疥癣。时珍

【附方】新二。**乳上生痈**脂麻炒焦捣烂，以灯盏内油脚调傅，即散。集玄方。**走马喉痹**诗云：急喉肿痹最堪忧，急取盛灯盏内油。甚者不过三五呷，此方原是至人留。

车脂 宋开宝

〔校正〕并入缸〔一〕中膏。

【释名】车毂脂纲目 **轴脂**纲目 **辖脂**纲目 **缸膏**音公〔时珍曰〕毂即轴也。辖即缸也。乃裹轴头之铁，频涂以

〔一〕缸：乃「瓨」之异体字。似罂，长颈，受十升，为瓦器之大者。今以称贮物之瓦器侈口而大者。此间作为「釭」之借字。说文卷十四上金部：「釭，车毂中铁也。」大观、政和本草卷五釭中膏条正作「釭」。

油，则滑而不涩。史记「齐人嘲淳于髡为炙毂輠〔一〕」即此，今云油滑是矣。

【气味】辛，无毒。

【主治】卒心痛，中恶气，以热酒服之。中风发狂，取膏如鸡子大，热醋搅消服。又主妇人妒乳、乳痈，取熬热涂之，并和热酒服。开宝 去鬼气，温酒烊热服。藏器 治霍乱、中蛊、妊娠诸腹痛，催生，定惊，除疟，消肿毒诸疮。时珍

【附方】旧八，新九〔二〕。**中恶蛊毒**车缸脂如鸡子大，酒化服。千金方。**虾蟆蛊病**及蝌蚪蛊，心腹胀满痛，口干思水，不能食，闷乱大喘。用车辖脂半斤〔三〕，渐渐服之，其蛊即出。圣惠方。**霍乱转筋**入腹痛。车毂中脂涂足心。千金方。**少小腹胀**车毂中脂和轮下土，如弹丸，吞之立愈。千金方。**妊妇腹痛**烧车缸脂末，纳酒中，随意饮。千金方。**妊妇热病**车辖脂随意酒服，大良。千金方。**妇人难产**三日不出。车轴脂吞大豆许二丸。千金方。**妇人逆产**车缸膏画儿脚底，即正〔四〕。开宝本草。**产后阴脱**烧车缸头脂，纳酒中服。子母秘录。**小儿惊啼**车轴〔五〕脂小豆许，纳口中及脐中良。千金方。**儿脐不合**车辖脂烧灰，傅之。外台秘要。**疟疾不止**不拘久近。车轴垢，水洗，下面和，丸弹子大，作烧饼。未发时食一枚，发时又食一枚。圣惠方。**瘭疽已溃**车缸脂和梁上尘，傅之。外台秘要。**灸疮不瘥**车缸脂涂之，良。千金方。**聤耳脓血**绵裹车辖脂塞之。外台秘要。**诸虫入**

〔一〕輠：史记卷七十四孟子荀卿列传作「过」。注云：刘向别录曰：过字作輠。輠者，车之盛膏器也。炙之，虽尽犹有余流者，言淳于髡智不尽如炙輠也。索隐曰：盛脂之器名「过」，与「锅」字相近。

〔二〕旧八新九：原作「旧七新十」。今依本书常例，将开宝本草治妇人逆产一方计入旧附方数内，因改。

〔三〕半斤：圣惠方卷五十六及大观、政和本草卷五车脂条附方俱作「半升已来」。

〔四〕正：原作「止」，今据大观、政和本草卷五缸中膏条改。

〔五〕轴：千金卷五上第四及大观、政和本草卷五车脂条附方俱作「辖」。

耳车缸脂涂孔中，自出。梅师方。**针刺入肉**车脂摊纸上如钱大，贴上。二日一易，三五次即出。集玄方。

败船茹音如。别录下品

【集解】〔弘景曰〕此是大艑䑧〔一〕刮竹茹以补漏处者。〔时珍曰〕古人以竹茹。今人只以麻筋和油石灰为之。

【主治】平。疗妇人崩中，吐血、痢血不止。别录 治金疮，刮败船茹灰傅之，功同牛胆石灰。苏颂

【附方】旧一，新二。**妇人遗尿**船故茹为末，酒服三钱。千金方。**月水不断**船茹一斤净洗，河水四升半，煮二升半，分二服。千金方。**妇人尿血**方同上。

故木砧拾遗

【释名】百味拾遗 **梱几**

几上屑 〔主治〕吻上馋疮，烧末傅之。藏器

砧上垢 〔主治〕卒心腹痛。又凡人病后食、劳复，取当时来参病人行止脚下土一钱许(男左女右)，和垢及鼠头一(或鼠屎三七)枚煮服，神效。藏器 干霍乱，不吐不利，烦胀欲死，或转筋入腹，取屠儿几垢一鸡子大，温酒调服，得吐即愈。又主唇疮、耳疮、虫牙。时珍

【附方】新二。**唇紧疮裂**屠几垢烧存性，傅之。千金方。**小儿耳疮**屠几上垢，傅之。千金方。

〔一〕䑧：原作「舲」，今据大观、政和本草卷十一败船茹条改(政和舟旁误作月旁)。

杓 音妁。拾遗

【释名】〔时珍曰〕木曰杓，瓠曰瓢。杓者勺也，瓢者漂也。

【主治】人身上结筋，打之三[一]下，自散。藏器

瓠瓢 见菜部。

筯 拾遗

【释名】箸〔时珍曰〕古箸以竹，故字从竹。近人兼用诸木及象牙为之矣。

【主治】吻上咽口疮，取筯头烧灰傅之。又狂狗咬者，乞取百家筯，煎汁饮。藏器　咽喉痹塞，取漆筯烧烟，含咽烟气入腹，发咳即破。时珍

甑 唐本草

〔校正〕并入拾遗瓦甑、故甑蔽。

【集解】〔时珍曰〕黄帝始作甑、釜。北人用瓦甑，南人用木甑，夷人用竹甑。术家云：凡甑鸣、釜鸣者，不得惊怖。但男作女拜，女作男拜，即止，亦无殃咎。感应类从[二]志云：瓦甑之契，投枭自止。注云：取故[三]甑书「契」字，置墙上，有枭鸣时投之，自止也。

瓦甑〔主治〕魇寐不寤，取覆人面，疾打破之。藏器

甑垢（一名阴胶）〔主治〕口舌生疮，刮傅之。时珍

〔发明〕〔时珍曰〕雷氏炮炙论序

〔一〕三：大观、政和本草卷十四杓条俱作「二」。

〔二〕感应类从：原作「类从相感」，今据涵芬楼本说郛卷二十四及本书卷一引据经史百家书目改。

〔三〕故：原脱，今据涵芬楼本说郛卷二十四感应类从志补。

云：知疮所在，口点阴胶。注云：取甑中气垢少许于口中，即知脏腑所起，直彻至患处，知痛所在，可医也。

甑带〔**气味**〕**辛，温，无毒。**〔**主治**〕**煮汁服，除腹胀痛，脱肛，胃反，小便失禁、不通及淋，中恶尸注。烧灰，封金疮，止血，止痛，出刃。**苏恭 **主大小便不通，疟疾，妇人带下，小儿脐疮，重舌夜啼，瘢风白驳。**时珍 〔**发明**〕〔志曰〕江南以蒲为甑带，取久用败烂者用之。取其久被蒸气，故能散气也。〔**附方**〕旧五，新六。**小便不通**以水四升，洗甑带〔一〕取汁，煮葵子二升半，分三服。圣惠方〔二〕。**大小便闭**甑带煮汁，和蒲黄〔三〕方寸匕服，日三次。千金方。**五色带下**甑带煮汁，温服一盏，日二服。千金方。**小儿下血**甑带灰涂乳上，饮之。外台秘要。**小儿夜啼**甑带悬户上，即止。子母秘录。**小儿重舌**甑带烧灰，傅舌下。圣惠方。**小儿鹅口**方同上。**小儿脐疮**甑带烧灰傅之。子母秘录。**五色丹毒**甑带烧灰，鸡子白和，涂之。卫生易简方。**沙芒眯目**甑带灰，水服一钱。外台秘要。**草石在咽**不出。方同上。

故甑蔽拾遗 或作闭。〔**主治**〕**无毒。主石淋，烧研，水服三指撮。又主盗汗。**藏器 **烧灰，水服三撮，治喉闭咽痛及食复，下死胎。**时珍 〔**发明**〕〔时珍曰〕甑蔽通气，理似优于甑带。雷氏炮炙论序云：弊箄淡卤。注云：常使旧甑中箄，能淡盐味。此物理之相感也。〔**附方**〕新二。**胎死腹中**及衣不下者。取炊蔽，户前烧末，水服即下。千金方。**骨疽出骨**愈而复发，骨从孔中出，宜疮上灸之。以乌雌鸡一只，去肉取骨，烧成炭，以三家甑蔽、三家砧木〔四〕（刮屑）各一两，皆烧存性，和导疮中，碎骨当出尽而愈。千金方。

〔一〕洗甑带：普济方卷二一六作「浇甑」，无「带」字。
〔二〕圣惠方：今检圣惠尚未见到此方，方见普济方卷二一六。
〔三〕黄：原作「灰末」二字，今据千金卷十五上第六改。
〔四〕砧木：千金卷二十二第六作「牛棓木」。

锅盖纲目

【主治】牙疳、阴疳，取黑垢，同鸡肶胵黄皮灰、蚕茧灰、枯矾等分为末，米泔洗后频傅之。时珍

饭箩拾遗

【释名】筐〔藏器曰〕以竹为之，南方人谓之筐。

【主治】时行病后食、劳复，烧取方寸匕，水服。藏器

蒸笼纲目〔一〕

【主治】取年久竹片，同弊帚扎缚草、旧麻鞋底系及蛇蜕皮，烧灰，擦白癜风。时珍　圣惠方〔二〕。

炊单布纲目

【主治】坠马，及一切筋骨伤损，张仲景方中用之。时珍

【发明】〔时珍曰〕按王璆百一选方云：一人因开甑，热气蒸面，即浮肿眼闭。一医以意取久用炊布烧灰存性〔三〕为

〔一〕纲目：原作「拾遗」。检大观、政和本草各卷引本草拾遗未见此条，本条亦未引陈藏器说。今据本卷分目，改作「纲目」。

〔二〕圣惠方：今检圣惠卷二十四治白癜风诸方中未见此方。同卷治白驳风诸方中，有一方与此略同。但彼不用蒸笼竹片而用甑带，除茗帚、故麻鞋底及蛇蜕皮外，多弊帛、蝉头及脯腊（圣惠「腊」误作「醋」，今据外台卷十五及普济方卷一一二改）三味。彼以温酒调服一钱，更用醋调涂，亦与此异。彼方又见本书本卷后弊帚条附方，可参看。

〔三〕烧灰存性：原脱，今据是斋百一选方卷十三补。

末，随傅随消。盖此物受汤上之气多，故用此引出汤毒。亦犹〔一〕盐水取咸味，以类相感也。

故炊帚 拾遗

【主治】人面生白驳，以月食夜，和诸药烧灰，苦酒调傅之。藏器

弊帚 纲目

【释名】彗〔时珍曰〕许慎说文云「帚从手持巾」，以扫除也。竹帚曰彗。凡竹枝、荆苕、黍秫、茭蒲、芒草、落帚之类，皆可为帚也。

【主治】白驳癞风，烧灰入药。时珍

【附方】新二。**白驳风**弊帚、弊帛、履底、甑带、脯腊、蝉颈〔二〕、蛇皮等分，以月食时合烧为末。酒服方寸匕，日三服〔三〕。仍以醇醋和涂之。忌食发风物。此乃徐王〔四〕方也。古今录验。**身面疣目**每月望子时，以秃帚扫疣目上，三七遍。圣惠方。

簸箕舌 纲目

【释名】〔时珍曰〕簸扬之箕也。南人用竹，北人用杞柳为之。

【主治】重舌出涎，烧研，酒服一钱。又主月水不断。时珍 千金、圣惠方。

【附方】新一。**催生**簸箕淋水一盏，饮数口。集玄方。

〔一〕犹：原作「酒」，今据是斋百一选方卷十三改。

〔二〕颈：普济方卷一一二同，注云「一作头」，圣惠方卷二十四正作「头」。

〔三〕日三服：圣惠方同。普济方作「日二三止」。外台卷十五作「日二，二服止。」当以外台为正。

〔四〕王：原作「玉」，今据外台卷十五改。徐王谓北齐西阳郡王徐之才。

竹篮 拾遗

【释名】〔藏器曰〕竹器也。

【主治】取耳烧灰，傅狗咬疮。藏器

鱼笱 纲目

【释名】〔时珍曰〕徐坚〔一〕初学记云：取鱼之器曰笱（音苟），曰罶（音留），曰罛（音孤），曰篧（音罩），曰罺〔二〕（音抄）。

【主治】旧笱须：疗鱼骨哽，烧灰，粥饮服方寸匕。时珍　肘后方。

鱼网 拾遗

【释名】罟〔时珍曰〕易云：庖牺氏结绳而为网罟，以畋以渔，盖取诸离。

【主治】鱼骨哽者，以网覆颈，或煮汁饮之，当自下。藏器　亦可烧灰，水服，或乳香汤服。甚者并进三服。时珍

草麻绳索 纲目

【释名】〔时珍曰〕小曰索，大曰绳。

〔一〕徐坚：原作「欧阳询」。按欧阳询所撰为艺文类聚，今检艺文类聚未见此文。文见初学记卷二十二渔第十一，而初学记乃徐坚等所撰（二书撰人见四库总目·子部·类书类一及本书卷一引据经史百家书目）。因据改。

〔二〕罺：原作「巢」，字书无。今据初学记卷二十二渔第十一改。尔雅释器云：罺谓之汕。

【主治】大腹水病，取三十枚去皮，研水三合，旦服，日中当吐下水汁。结囊若不尽，三日后再作。未尽更作。瘥后，禁水饮、咸物。时珍

【附方】新二。**断瘟不染**以绳度所住户中壁，屈绳结之，即不染也。肘后方。**消渴烦躁**取七家井索，近瓶口结处，烧灰。新汲水服二钱，不过三五服效。圣惠方。

马绊绳纲目

【主治】煎水，洗小儿痫。苏恭烧灰，掺鼻中疮。时珍

缚猪绳纲目

【主治】小儿惊啼，发歇不定，用腊月者烧灰，水服少许。藏器

牛鼻拳音卷。纲目

【释名】〔时珍曰〕穿牛鼻绳木也。

【主治】木拳：主小儿痫。草拳：烧研，傅小儿鼻下疮。别录草拳灰：吹喉风有效。木拳：煮汁或烧灰酒服，治消渴。时珍

【附方】新二。**消渴饮水**牛鼻木二个（男用牝牛，女用牡牛者，洗锉），人参、甘草各〔一〕半两，大白梅十〔二〕个，水四碗，煎三〔三〕碗，热服甚妙。普济方。**冬月皲裂**牛鼻绳末，和五倍子末，填入薄纸，贴之。救急方。

〔一〕各：原脱，今据是斋百一选方卷十二及普济方卷一七六人参散（一名参梅散）补。

〔二〕十：原作「一」，今据是斋百一选方卷十二及普济方卷一七六改。

〔三〕三：普济方同。是斋百一选方卷十二作「二」。

厕筹拾遗

【主治】难产，及霍乱身冷转筋，于床下烧取热气彻上。亦主中恶鬼气。此物最[一]微，其功可录。藏器

【附方】新二。小儿惊窜两眼看地不上者。皂角烧灰，以童尿浸刮屎柴竹用火烘干为末，贴其囟门，即苏。王氏小儿方。小儿齿迟正旦，取尿坑中竹木刮涂之，即生。圣惠。

尿桶纲目

旧板〔主治〕霍乱吐利，煎水服。山村宜之。时珍　如宜方。

旧箍〔主治〕脚缝搔痒，或疮有窍，出血不止，烧灰傅之。年久者佳。时珍

〔一〕最：大观、政和本草卷十三古厕木条俱作「虽」。

本草纲目虫部目录第三十九卷

李时珍曰：蟲乃生物之微者，其类甚繁，故字从三虫会意。按考工记云：外骨、内骨、却行、仄行、连行、纡行，以脰鸣、注咮鸣、旁鸣、翼鸣、腹鸣、胸鸣者，谓之小虫之属。其物虽微，不可与麟、凤、龟、龙为伍；然有羽、毛、鳞、介、倮之形，胎、卵、风、湿、化生之异，蠢动含灵，各具性气。录其功，明其毒，故圣人辨之。况蜩、范、蚁、蚳，可供馈食者，见于礼记；蜈、蚕、蟾、蝎，可供匕剂者[一]，载在方书。周官有庶氏除毒蛊，剪氏除蠹物，蝈氏去蛙黾，赤犮[二]氏除墙壁[三]狸虫（蠼螋之属），壶涿氏除水虫（狐蜮之属）。则圣人之于微琐，罔不致慎。学者可不究夫物理而察其良毒乎？于是集小虫之有功、有害者为虫部，凡一百零六种，分为三类：曰卵生，曰化生，曰湿生。旧本虫鱼部三品，共一百三十六种。今析出鳞、介二部，并入六种，移八种入禽兽、服器部，自有名未用移入六种，木部移入二种。

神农本草经二十九种梁陶弘景注　名医别录一十七种梁陶弘景注

唐本草一种唐苏恭　本草拾遗二十四种唐陈藏器

海药本草一种唐李珣　开宝本草二种宋马志

图经本草二种宋苏颂　日华本草一种宋人大明

证类本草二种宋唐慎微　本草会编一种明汪机

〔一〕者：原脱，今详上下文义补，与上为对文。

〔二〕犮：原作「茇」，金陵本作「祓」，今据周礼·秋官改。

〔三〕壁：金陵本同。周礼·秋官·赤犮氏作「屋」。

本草纲目二十六种 明李时珍

〔附注〕魏李当之药录　吴普本草　宋雷敩炮炙　齐徐之才药对
唐甄权药性　唐孙思邈千金　唐杨损之删繁　孟诜食疗
南唐陈士良食性　蜀韩保昇重注　宋掌禹锡补注　寇宗奭衍义
张元素珍珠囊　元李杲法象　王〔一〕好古汤液　朱震亨补遗
吴瑞日用　明汪颖食物

虫之一　卵生类上二十三种

蜂蜜本经　灵雀附〔二〕　蜜蜡本经　蜜蜂本经
土蜂别录　大黄蜂别录　露蜂房本经
竹蜂拾遗　赤翅蜂拾遗　独脚蜂拾遗
蠮螉本经（即果臝）雄黄虫附　虫白蜡会编　紫铆唐本（即紫梗〔三〕）
五倍子开宝（百药煎）　螳螂、桑螵蛸本经　雀瓮本经（即天浆子）
蚕本经　原蚕别录（即晚蚕）　石蚕本经　云师、雨虎附
九香虫纲目　海蚕海药　雪蚕纲目
枸杞虫拾遗　茠香虫纲目

右附方旧七十〔四〕，新二百零六〔五〕。

〔一〕王：原作「汪」，今据金陵本改。
〔二〕灵雀附：按灵雀见本书本卷蜂蜜条「集解」项下，不似他条另立「附录」专项。
〔三〕梗：原作「哽」，今据金陵本改，与本书本卷紫铆条合。
〔四〕七十：原作「六十四」，今据本卷各条旧附方总数改。
〔五〕六：原作「五」，今据本卷各条新附方总数改。

本草纲目虫部第三十九卷

虫之一 卵生类上二十三种

蜂蜜本经上品

【释名】蜂糖俗名 生岩石者名石蜜本经 石饴同上 岩蜜 〔时珍曰〕蜜以密成，故谓之蜜。本经原作石蜜，盖以生岩石者为良耳，而诸家反致疑辩。今直题曰蜂蜜，正名也。

【正误】〔恭曰〕上〔一〕蜜出氐、羌中最胜。今关中白蜜，甘美耐久，全胜江南者。陶以未见，故以南土为胜〔二〕耳。今以水牛乳煎〔三〕沙糖作者，亦名石蜜。此蜜既蜂作，宜去石字。〔宗奭曰〕嘉祐本草石蜜有二：一见虫鱼，一见果部。乳糖既曰石蜜，则虫部石蜜，不当言石矣。石字乃白字误耳，故今人尚言白沙蜜。盖新蜜稀而黄，陈蜜白而沙也。〔藏器曰〕岩蜜出南方岩岭间，入药最胜，石蜜宜改为岩字。苏恭是荆襄间人，地无崖险，不知石蜜之胜故也。〔时珍曰〕按别录〔四〕云：石蜜生诸山石中，色白如膏者良。则是蜜取山石者为胜矣。苏恭不考山石字，因乳糖同名而欲去石字；寇氏不知真蜜有白沙而伪蜜稀黄，但以新久立说，并误矣。凡试蜜以烧红火箸插入，提出起气是真，起烟是伪。

【集解】〔别录曰〕石蜜生武都山谷、河源山谷及诸山石中〔五〕。色白如膏者良。〔弘景曰〕石蜜即崖蜜也，在高山岩石间作之，色青赤〔六〕，味小醶〔七〕，食之心烦，其蜂黑色似虻。又〔八〕木蜜悬树枝作之，色青白。土蜜在土中作之，色

〔一〕上：原作「土」，金陵本同。今据大观、政和本草卷二十石蜜条改。

〔二〕胜：金陵本同。大观、政和本草卷二十石蜜条俱作「证」。

〔三〕煎：原脱，今据大观、政和本草卷二十石蜜条补。

〔四〕别录：原作本经，金陵本同。按下引「生诸山石中，色白如膏者良」共十一字，大观、政和本草卷二十石蜜条俱作墨字，认为别录文。因据改，使与下集解项引别录文一致。

〔五〕中：原作「间」，义同。今据大观、政和本草卷二十石蜜条改，使与上正误项引别录文一致。

〔六〕赤：原脱，今据大观、政和本草卷二十石蜜条补。

〔七〕醶：原作「酸」，金陵本同。大观、政和本草卷二十石蜜条俱作「醶」。濒湖独改此字为酸，而下土蜜文中仍是「醶」字。按醶有醋、酸卤、酽诸义，此间颇难确定，不如姑仍其旧，使与后文一致。

〔八〕又：原作「其」，金陵本同。今据大观、政和本草卷二十石蜜条改。

亦青白，味酸。人家及树空作者亦白，而浓厚味美。今出晋安檀崖者多土蜜，云最胜。出东阳临海诸处，及江南向西者多木蜜。出于潜、怀安诸县者多崖蜜。亦有树木及人家养者。诸蜜例多添杂及煎煮，不可入药。必须亲自看取，乃无杂耳。凡蜂作蜜，皆须人小便以酿诸花，乃得和熟，状似作饴须糵也。〔藏器曰〕寻常蜜亦有木中〔一〕作者，土中作者。北方地燥，多在土中；南方地湿，多在木中。各随土地所宜，其蜜一也。崖蜜别是一蜂，如陶所说出南方崖岭间，房悬崖上，或土窟中。人不可到，但以长竿刺令蜜出，以物承取，多者至三四石，味酸色绿，入药胜于凡蜜。张华博物志云：南方诸山，幽僻处出蜜蜡。蜜蜡所着，皆绝岩石壁，非攀缘所及。惟于山顶以篮〔二〕舆悬下，遂得采取。蜂去余蜡在石，有鸟如雀，群来啄之殆尽，名曰灵雀。至春蜂归如旧，人亦占护其处，谓之蜜塞。此即石蜜也。〔颂曰〕食蜜亦有两种：一在山林木上作房，一在人家作窠槛收养之，蜜皆浓厚味美。近世宣州有黄连蜜，色黄，味小苦，主目热。雍、洛间有梨花蜜，白如凝脂。亳州太清宫有桧花蜜，色小赤。柘城县有何首乌蜜，色更赤。并蜂采其花作之，各随花性之温凉也。〔宗奭曰〕山蜜多在石中木上，有经一二年者，气味醇厚。人家者，一岁二取，气味不足，故不及，且久收易酸也。〔时珍曰〕陈藏器所谓灵雀者，小鸟也。一名蜜母，黑色。正月则至岩石间寻求安处，群蜂随之也。南方有之。

【修治】〔敩曰〕凡炼蜜一斤，只得十二两半是数。若火少、火〔三〕过，并用不得。〔时珍曰〕凡炼沙蜜，每斤入水四两，银石器内，以桑柴火慢炼，掠去浮沫，至滴水成珠不散乃用，谓之水火炼法。又法：以器盛，置重汤中煮一日，候滴水不散，取用亦佳，且不伤火也。

【气味】甘，平，无毒。〔别录曰〕微温。〔颖曰〕诸蜜气味，当以花为主。冬、夏为上，秋次之，春则易变而酸。闽、广蜜极热，以南方少霜雪，诸花多热也。川蜜温，西蜜则凉矣。〔刘完素曰〕蜜成于蜂，蜂寒而蜜温，同质异性也。〔时珍曰〕蜂蜜生凉熟温，不冷不燥，得中和之气，故十二脏腑之病，罔不宜之。但多食亦生湿热虫𧏾，小儿尤当戒之。王充论衡云：蜂虿禀太阳火气而生，故毒在尾。蜜为蜂液，食多则令人毒，不可不知。炼过则无毒矣。〔宗奭曰〕蜜虽无毒，多食亦生诸风也。〔朱震亨曰〕蜜喜入脾。西北高燥，故人食之有益；东南卑湿，多食则害生于脾也。〔思邈曰〕七

〔一〕中：原作「上」，金陵本同。今据大观、政和本草卷二十石蜜条改，使与下文一致。

〔二〕篮：原作「蓝」，金陵本及大观本草同。御览九五〇蜂条引博物志作「槛」，今本博物志未见此文。今从政和本草卷二十石蜜条改。

〔三〕火：原作「大」，金陵本同。今据大观、政和本草卷二十石蜜条改。

月勿食生蜜，令人暴下霍乱。青赤酸噞〔一〕者，食之心烦。不可与生葱、莴苣同食，令人利下。食蜜饱后，不可食鲊，令人暴亡。

【主治】心腹邪气，诸惊痫痓，安五脏诸不足，益气补中，止痛解毒，除众病，和百药。久服，强志轻身，不饥不老，延年神仙〔二〕。本经 **养脾气，除心烦，饮食不下，止肠澼，肌中疼痛，口疮，明耳目。**别录 **牙齿疳䘌，唇口疮，目肤赤障，杀虫。**藏器 **治卒心痛及赤白痢，水作蜜浆，顿服一碗止；或以姜汁同蜜各一合，水和顿服。常服，面如花红。**甄权 **治心腹血刺痛，及赤白痢，同生地黄汁各一匙服，即下。**孟诜 **同薤白捣，涂汤火伤，即时痛止。**宗奭 肘后：用白蜜涂上，竹膜贴之，日三。**和营卫，润脏腑，通三焦，调脾胃。**时珍

【发明】〔弘景曰〕石蜜道家丸饵，莫不须之。仙方亦单炼〔三〕服食，云致〔四〕长生不老也。〔时珍曰〕蜂采无毒之花，酿以小〔五〕便而成蜜，所谓臭腐生神奇也。其入药之功有五：清热也，补中也，解毒也，润燥也，止痛也。生则性凉，故能清热；熟则性温，故能补中。甘而和平，故能解毒；柔而濡泽，故能润燥。缓可以去急，故能止心腹、肌肉、疮疡之痛；和可以致中，故能调和百药，而与甘草同功。张仲景治阳明结燥，大便不通，蜜煎导法，诚千古神方也。〔诜曰〕但凡觉有热，四肢不和，即服蜜浆一碗，甚良。又点目中热膜，以家养白蜜为上，木蜜次之，崖蜜更次之也。与姜汁熬炼，治癞甚效。

〔一〕噞：原脱，今据千金卷二十六第五补。「噞」乃「醶」之借字。

〔二〕延年神仙：按大观、政和本草卷二十石蜜条，此四字俱作墨字，认为别录文。

〔三〕炼：原脱，今据大观、政和本草卷二十石蜜条补。

〔四〕致：原作「至」，今据金陵本改，与大观、政和本草卷二十石蜜条合。

〔五〕小：原作「大」，金陵本同。今据大观、政和本草卷二十石蜜条改，与本书本条「集解」文一致。

【附方】旧十四〔一〕，新六。**大便不通**张仲景伤寒论云：阳明病，自汗，小便反利，大便硬〔二〕者，津液内竭〔三〕也，蜜煎导之。用蜜二〔四〕合，铜器中微火煎之，候凝如饴状，至可丸，乘热捻作挺，令头锐，大如指，长寸半〔五〕许。候冷即硬，纳便道中，少顷即通也。一法：加皂角、细辛（为末）少许，尤速。**噎不下食**取崖蜜含，微微咽下。广利方。**产后口渴**用炼过蜜，不计多少，熟水调服，即止。产书。**难产横生**蜂蜜、真麻油各半碗，煎减半服，立下。海上方。**天行虏疮**比岁有病天行斑疮，头面及身，须臾周匝，状如火疮，皆戴白浆，随决随生。不〔六〕即疗，数日必死。差后疮瘢黯色〔七〕，一岁方灭，此恶毒之气。世人云：建武中，南阳击虏所得，仍呼为虏疮。诸医参详疗之，取好蜜通摩疮上，以蜜煎升麻，数数〔八〕拭之。肘后。**痘疹作痒**难忍，抓成疮及疱，欲落不落。百花膏：用上等石蜜，不拘多少，汤和，时时以翎刷之。其疮易落，自无瘢痕。全幼心鉴。**瘾疹瘙痒**白蜜不以多少〔九〕，好酒〔十〕调下〔十一〕，有效。圣惠方〔十二〕。**五色丹毒**蜜和干姜末傅之。肘后。**口中生疮**蜜浸大青叶含之。药性论。**阴头生疮**以蜜煎甘草涂之

〔一〕四：原作「三」，今按下旧附方数改。

〔二〕硬：原作「哽」，今据金陵本改，与伤寒论阳明篇合。

〔三〕竭：原作「渴」。按说文：「渴，尽也。」是「渴」之本义为「尽」，后借为欲饮之「㵣」。至其本义，经传多借「竭」（说文：竭，负举也）为之，沿用至今，现仍据金陵本及伤寒论阳明篇改用借字，不用本字。

〔四〕二：金陵本同。伤寒论阳明篇作「七」。

〔五〕寸半：金陵本同。伤寒论阳明篇作「二寸」。

〔六〕不：原作「下」，金陵本同。今据肘后卷二第十三、外台卷三及大观、政和本草卷二十石蜜条附方改。

〔七〕黯色：金陵本同。肘后卷二第十三作「紫黑」，外台卷三作「紫黯」，大观、政和本草卷二十石蜜条附方仅作一「黯」字。

〔八〕数：原作「七」，金陵本作「匕」（均是重字符号）。今据肘后卷二第十三、外台卷三及大观、政和本草卷二十石蜜条附方改。

〔九〕不以多少：金陵本同。圣惠方卷二十四作「一合」。

〔十〕酒：圣惠方卷二十四，此下有「二合」二字。

〔十一〕调下：金陵本同。圣惠方卷二十四作「二味和暖，空心服之」。

〔十二〕圣惠方：原无，今据圣惠方卷二十四补。

瘥。外台。**肛门生疮**肛门主肺，肺热即肛塞肿缩生疮。白蜜一升〔一〕，猪胆汁一枚相和，微火煎令可丸，丸三寸长作挺，涂油纳下部，卧令后重，须臾通泄。梅师。**热油烧痛**以白蜜涂之。梅师。**疔肿恶毒**用生蜜与隔年葱研膏，先刺破涂之。如人行五里许，则疔出，后以热醋汤洗去。济急仙方。**大风癞疮**取白蜜一斤，生姜二斤捣取汁。先秤铜铛斤两，下姜汁于蜜中消之，又秤之，令知斤两。即下蜜于铛中，微火煎令姜汁尽，秤蜜斤两在，即药已成矣。患三十年癞者，平旦服枣许大一丸，一日三服，温酒下〔二〕。忌生冷醋滑臭物。功用甚多，不能一一具之。食疗方。**面上䵟点**取白蜜和茯苓末涂之，七日便瘥也。孙真人食忌。**目生珠管**以生蜜涂目，仰卧半日，乃可洗之。日一次。肘后方。**误吞铜钱**炼蜜服二升，可出矣。葛氏方。**诸鱼骨鲠**以好蜜稍稍服之令下。葛氏。**拔白生黑**治年少发白。拔去白发，以白蜜涂毛孔中，即生黑发。不生，取梧桐子捣汁涂上，必生黑者。梅师方。

蜜蜡本经上品

【释名】〔弘景曰〕生于蜜中，故谓蜜蜡。〔时珍曰〕蠟〔三〕犹鬣也。蜂造蜜蠟〔三〕而皆成鬣也。

【集解】〔别录曰〕蜡生武都山谷蜜房〔四〕木石间。〔弘景曰〕蜂先以此为蜜跖，煎蜜亦得之。初时极香软。人更煮炼，或少加醋酒，便黄赤，以作烛〔五〕色为好。今医家皆用白蜡，但取削之，于夏月暴百日许，自然白也。卒用之，烊内水中十余遍，亦白。〔宗奭曰〕新蜡色白，随久则黄。白蜡乃蜡之精英者也。〔时珍曰〕蜡乃蜜脾底也。取蜜后炼过，滤入水中，候凝取之，色黄者俗名黄蜡，煎炼极净色白者为白蜡，非新则白而久则黄也。与今时所用虫造白蜡不同。

【气味】甘，微温，无毒。〔之才曰〕恶芫花、齐蛤。

〔一〕升：原作「斤」，今据金陵本改，与大观、政和本草卷二十石蜜条附方合。
〔二〕温酒下：金陵本同。大观、政和本草卷二十石蜜条作「酒、饮任下」。
〔三〕蠟：「蜡」之繁体字。
〔四〕房：原作「庐」，金陵本同。今据大观、政和本草卷二十蜜蜡条改。
〔五〕烛：原作「褐」，今据金陵本改，与大观、政和本草卷二十密蜡条俱合。

【主治】蜜蜡：主下痢脓血，补中，续绝伤金疮，益气，不饥，耐老。本经〔权曰〕和松脂、杏仁、枣肉、茯苓等分合成，食后服五十丸，便不饥。〔颂曰〕古人荒岁多食蜡以度饥，但合大枣咀嚼，即易烂也。白蜡：疗久〔一〕泄澼后重见白脓，补绝伤，利小儿。久服，轻身不饥。别录 孕妇胎动，下血不绝，欲死。以鸡子大，煎三五沸，投美酒半升服，立瘥。又主白发，镊去，消蜡点孔中，即生黑者。甄权

【发明】〔时珍曰〕蜜成于蜡，而万物之至味，莫甘于蜜，莫淡于蜡，得非厚于此必薄于彼耶？蜜之气味俱厚，属乎阴也，故养脾；蜡之气味俱薄，属乎阳〔二〕也，故养胃。厚者味甘，而性缓质柔，故润脏腑；薄者味淡，而性啬质坚，故止泄痢。张仲景治痢有调气饮，千金方治痢有胶蜡汤，其效甚捷，盖有见于此欤？又华佗治老少下痢，食入即吐。用白蜡方寸匕，鸡子黄一个，石蜜、苦酒、发灰、黄连末，各半鸡子壳。先煎蜜、蜡、苦酒、鸡子四味令匀，乃纳连、发，熬至可丸乃止。二日服尽，神效无比也。此方用之，屡经效验，乃知本经主下痢脓血之言，深当膺服也。

【附方】旧十一〔三〕新十〔四〕。**仲景调气饮**〔五〕治赤白痢，小腹疞〔六〕痛不可忍，下重，或〔七〕面青手足俱变者。用黄蜡三钱〔八〕，阿胶三钱〔九〕，同熔化，入黄连末五钱〔十〕，搅匀，分三次热服，神妙。续传信方〔十一〕。**千金胶蜡**

〔一〕久：原作「人」，金陵本同。今据千金翼卷四及大观、政和本草卷二十蜜蜡条改。
〔二〕阳：原作「秋」。按金陵本作「队」，乃「阳」之异体字（见字汇）。夏刻不察，竟误为「秋」。今据改，与上「属阴」为对文。
〔三〕一：原作「八」，今按下旧附方数改。
〔四〕十：此下原有「五」字，今按下新附方数删。
〔五〕饮：金陵本同。大观、政和本草卷十六阿胶条图经引续传信方俱作「方」。
〔六〕疞：原脱，今据大观、政和本草卷十六阿胶条引张仲景调气方补。
〔七〕或：金陵本同。大观、政和本草卷十六阿胶条引张仲景调气方俱作「痛（大观作疼）闷，每发」四字。
〔八〕黄蜡三錢：金陵本同。大观、政和本草卷十六阿胶条引张仲景调气方俱作「蜡如弹子大」。
〔九〕阿胶三錢：金陵本同。大观、政和本草卷十六阿胶条引张仲景调气方俱作「好胶手许大，碎」。
〔十〕入黄连末五錢：金陵本同。大观、政和本草卷十六阿胶条引张仲景调气方俱作「即下黄连（一两，去毛）末」。
〔十一〕续传信方：原作「金匮」，金陵本同。今检金匮未见此方。方见大观、政和本草卷十六阿胶条图经引续传信方著张仲景调气方，因据改，仍计入旧附方数内。外台卷二十五引肘后治痢方亦用此三味而各为一两，检今本肘后未见此方。

汤治热痢，及妇人产后下痢。用蜡二棋子大，阿胶二钱，当归二钱半，黄连三钱，黄檗一钱，陈廪米半升，水三升〔一〕，煮米至一升，去米入药，煎至一钟，温服神效。千金方〔二〕。**急心疼痛**用黄蜡灯上烧化，丸芡子大，百草霜为衣。井水下三丸。**肺虚咳嗽**立效丸：治肺虚膈〔三〕热，咳嗽气急烦满，咽干燥渴，欲饮冷水，体倦肌瘦，发热减食，喉音嘶不出。黄蜡（熔滤令净，浆水煮过）八两，再化作一百二十丸，以蛤粉四两为衣养药。每服一丸，胡桃半个，细嚼温水下，即卧，闭口不语，日二。普济方。**肝虚雀目**黄蜡不以〔四〕多少，熔汁取出，入蛤粉相和得所。每用刀子切下二钱，以猪肝二两批开，掺药在内，麻绳扎定。水一碗，同入铫子内煮熟，取出乘热蒸眼。至温，并肝食之，日二，以平安为度。其效如神。集验方。**头风掣疼**湖南押衙颜思退传方：用蜡二斤，盐半斤相和，于锣罗中熔令相入，捏作一兜鍪，势可合脑大小。搭〔五〕头至额，其痛立止也。经验方。**脚上转筋**刘禹锡〔六〕传信方：用蜡半斤销之，涂旧绢帛上，随患大小阔狭，乘热缠脚，须当脚心，便着袜裹之，冷即易。仍贴两手心。图经。**暴风身冷**暴风，通身冰冷〔七〕如瘫缓者。用上方法，随所患大小阔狭摊贴，并裹手足心。**风毒惊悸**同上方法。**破伤风湿**如疟者。以黄蜡一块，热酒化开服，立效。与玉真散对用，尤妙。瑞竹堂方。**代指疼痛**以蜡、松胶相和，火炙笼指，即瘥。千金翼〔八〕。**脚上冻疮**浓

〔一〕升：原作「钟」，金陵本同。今据千金卷三第六胶蜡汤及千金翼卷七第六阿胶汤改，与下文合。

〔二〕千金方：金陵本同。按上胶蜡汤见千金卷三第六，又见千金翼卷七第六名阿胶汤，二书用量彼此稍异，此间用量又大为减少，恐繁不录，详见彼书。

〔三〕膈：原作「隔」今据金陵本改，与普济方卷一六〇合。

〔四〕以：原作「俱」，金陵本同。今据大观、政和本草卷二十蜜蜡条附方改。

〔五〕搭：原作「空」，金陵本作「安」（「守」之异体字），据改同上。

〔六〕锡：此下原有「续」（金陵本作「读」）字，今据大观、政和本草卷二十石蜜条删。

〔七〕冰冷：原作「水冷」，金陵本及大观、政和本草卷二十石蜜条图经引刘禹锡传信方俱同。今从张本改。千金卷七论风毒状第一作「酷冷」。

〔八〕千金翼：金陵本及政和本草同，大观本草卷二十蜜蜡条附方作「千金方」。今检二书俱未见到此方。普济方卷三百引此方，注云：「出本草」。

煎黄蜡涂之。姚和众。**狐尿刺人**肿痛。用热蜡着疮，并烟熏之，令汁出即愈。肘后方。**犬咬疮发**以蜡炙熔，灌入疮中。葛氏方。**蛇毒螫伤**以竹筒合疮上，熔蜡灌之，效。徐王〔一〕方。**汤火伤疮**焮赤疼痛，毒腐成脓。用此拔热毒，止疼痛，敛疮口。用麻油四两，当归一两，煎焦去滓。入黄蜡一两，搅化放冷，摊帛贴之，神效。医林集要。**臁胫烂疮**用桃、柳、槐、椿、楝五枝，同荆芥煎汤，洗拭净。以生黄蜡摊油纸上，随疮大小贴十层，以帛拴定。三日一洗，除去一层不用，一月痊愈。医林集要。**妊娠胎漏**黄蜡一两〔二〕，老酒一碗〔三〕，熔化热服，顷刻即止。药性论〔四〕。**呃逆不止**黄蜡烧烟熏，二三次即止。医方摘要。**霍乱吐利**蜡一弹丸，热酒一升化服，即止。肘后方。**诸般疮毒**臁疮、金疮、汤火等疮。用黄蜡一两，香油二两，黄丹半两，同化开，顿冷，瓶收。摊贴。王仲勉经验方〔五〕。

蜜蜂 本经上品

【释名】蜡蜂纲目 **蠭**〔时珍曰〕蜂尾垂锋，故谓之蜂。蜂有礼范，故谓之蠭。礼记云：范则冠而蝉有緌。化书云：蜂有君臣之礼。是矣。

【集解】〔别录曰〕蜂子生武都山谷。〔颂曰〕今处处有之，即蜜蜂子也。在蜜脾中，如蚕蛹而白色。岭南人取头足未成者，油炒食之。〔时珍曰〕蜂子，即蜜蜂子未成时白蛹也。礼记有雀、鷃、蜩、范，皆以供食，则自古食之矣。其蜂有三种：一种在林木或土穴中作房，为野蜂；一种人家以器收养者，为家蜂，并小而微黄，蜜皆浓美；一种在山岩高峻处作房，即石蜜也，其蜂黑色似牛虻。三者皆群居有王。王大于众蜂，而色青苍。皆一日两衙，应潮上下。凡蜂之雄者尾锐，雌者尾歧，相交则黄退。嗅花则以须代鼻，采花则以股抱之。按王元之蜂记云：蜂王无毒。窠之始营，必造一台，大如桃李。

〔一〕王：原作「玉」，金陵本同。今据肘后卷七第五十六引徐王治蛇毒方改。徐王谓北齐·西阳郡王徐之才。
〔二〕黄蜡一两：金陵本同。大观、政和本草卷二十蜜蜡条俱作「以蜡如鸡子大」。
〔三〕老酒一碗：金陵本同。大观、政和本草卷二十蜜蜡条俱作「美酒半升」。
〔四〕药性论：原无，今据大观、政和本草卷二十蜜蜡条补。
〔五〕方：原脱，今据金陵本补，与本书卷一引据医家书目合。

王居台上，生子于中。王之子尽复为王，岁分其族而去。其分也，或铺如扇，或圆如罂，拥其王而去。王之所在，蜂不敢螫。若失其王，则众溃而死。其酿蜜如脾，谓之蜜脾。凡取其蜜不可多，多则蜂饥而不蕃；又不可少，少则蜂惰而不作。呜呼！王之无毒，似君德也。营巢如台，似建国也。子复为王，似分定也。拥王而行，似卫主也。王所不螫，似遵法也。王失则溃，守义节也。取惟得中，似什一而税也。山人贪其利，恐其分而刺其子，不仁甚矣。

蜂子 **【气味】甘，平、微寒，无毒。**〔大明曰〕凉，有毒。食之者须以冬瓜、苦荬、生姜、紫苏制其毒。〔之才曰〕畏黄芩、芍药、牡蛎、白前〔一〕。

【主治】风头〔二〕**，除蛊毒，补虚羸伤中。久服令人光泽，好颜色，不老。**本经 〔弘景曰〕酒渍傅面，令人悦白。**轻身益气，治心腹痛，面目黄，大人小儿腹中五虫从口吐出者。**别录 **主丹毒风疹，腹内留热，利大小便涩，去浮血，下乳汁，妇人带下病。**藏器 **大风疠疾。**时珍

【发明】〔时珍曰〕蜂子古人以充馔品，故本经、别录著其功效，而圣济总录治大风疾，兼用诸蜂子，盖亦足阳明、太阴之药也。

【附方】新一。**大风疠疾**须眉堕落，皮肉已烂成疮者。用蜜蜂子、胡蜂子、黄蜂子（并炒）各一分，白花蛇、乌蛇（并酒浸，去皮、骨，炙干）、全蝎（去土，炒）、白僵〔三〕蚕（炒）各一两，地龙（去土，炒）半两，蝎虎（全者，炒）、赤足蜈蚣（全者，炒）各十五枚，丹砂一两，雄黄（醋熬）一分，龙脑半钱，右为末。每服一钱匕，温蜜汤调下，日三五服。总录。

土蜂 别录

〔校正〕旧与蜜蜂子同条，今分出。

〔一〕白前：原作「白□前」，金陵本同，复刻江西本作「白药前」，或径改作「百药煎」。按大观、政和本草卷二畏恶段·虫鱼上部·蜂子条引蜀本云「畏白前」，因据改。
〔二〕风头：原作「头疯」，金陵本同。今据千金翼卷四及大观、政和本草卷二十蜂子条改。
〔三〕僵：原作「姜」，金陵本同。今据圣济总录卷十八白花蛇散改。

【释名】蜚零本经　蟺蜂音惮〔一〕。马蜂〔颂曰〕郭璞注尔雅云：今江东呼大蜂在地中作房者为土蜂，即马蜂也。荆、巴间呼为蟺蜂。

【集解】〔别录曰〕土蜂生武都山谷。〔藏器曰〕土蜂穴居作房，赤黑色，最大，螫人至死，亦能酿蜜，其子亦大而白。〔颂曰〕土蜂子，江东人亦啖之。又有木蜂似土蜂，人亦食其子。然则蜜蜂、土蜂、木蜂、黄蜂子俱可食。大抵蜂类同科，其性效不相远矣。

蜂〔主治〕烧末，油和，傅蜘蛛咬疮。〔藏器曰〕此物能食蜘蛛，取其相伏也。

蜂子〔气味〕甘，平，有毒。〔大明曰〕同蜜蜂。畏亦同也。〔主治〕痈肿。本经　嗌痛。别录　利大小便，治妇人带下。日华　功同蜜蜂子。藏器　酒浸傅面，令人悦白。时珍〔附方〕新一。面黑令白土蜂子未成头翅者，炒食，并以酒浸傅面。圣惠方。

房〔主治〕痈肿不消。为末，醋调涂之，干更易之。不入服食。药性　疗疔肿疮毒。时珍〔附方〕新一。疔肿疮毒已笃者，二服即愈，轻者一服立效。用土蜂房一个，蛇蜕一条，黄泥固济，煅存性，为末。每服一钱，空心好酒下。少顷腹中大痛，痛止，其疮已化为黄水矣。普济方。

大黄蜂别录

〔校正〕旧与蜜蜂同条，今分出。

【释名】黑色者名胡蜂广雅　壶蜂方言　𤬪𤮕蜂音钩娄。玄瓠蜂〔时珍曰〕凡物黑色者，谓之胡。其壶、瓠、𤬪𤮕，皆象形命名也。𤬪𤮕，苦瓠之名。楚辞云：「玄蜂若壶」，是矣。大黄蜂色黄，𤬪𤮕蜂色黑，乃一类二种也。陶说为是。苏颂以为一种，非矣。然蜂蛹、蜂房，功用则一，故不必分条。

【集解】〔弘景曰〕大黄蜂子，乃人家屋上者及𤬪𤮕蜂也。〔颂曰〕大黄蜂子，在人家屋上作房及大木间〔二〕𤬪

〔一〕惮：原作「蝉」，金陵本同。今据尔雅释虫郭注改。又此下原有「同上」二字，意谓同上为「本经」。检千金翼卷四及大观、政和本草卷二十蜂子条引本经俱无此名，名见尔雅释虫郭注，因据删。

〔二〕间：此下原有「即」字，金陵本同。今据大观、政和本草卷二十蜂子条删。

麴蜂之子也。岭南人取其子作馔食之。其蜂黄色，比蜜蜂更大。按岭表录异云：宣、歙人好食蜂儿。山林间大蜂结房，大者如巨钟，其房数百层。土人采时，着草衣蔽身，以捍其毒螫。复以烟火熏散〔一〕蜂母，乃敢攀缘崖木断其蒂。一房蜂儿五六斗至一石。拣状如蚕蛹莹白者，以盐炒暴干，寄入京洛，以为方物。然房中蜂儿三分之一翅足已成，则不堪用。据此，则木上作房，盖𧍳麴之类。然今宣城蜂子，乃掘地取之，似土蜂也。郭璞注尔雅云：土蜂乃大蜂，在地中作房；木蜂似土蜂而小，江东人并食其子。然则二蜂皆可食久矣。大抵性味亦不相远也。

蜂子　【气味】甘，凉，有小毒。〔大明曰〕（见蜜蜂下）

【主治】心腹胀满痛，干呕，轻身益气。别录〔二〕治雀卵斑，面疱。余功同蜜蜂子。时珍

【附方】新一。**雀斑面疱**七月七日取露蜂子，于漆碗〔三〕中水酒浸过，滤汁，调胡粉傅之。普济方。

露蜂房本经中品

【释名】**蜂肠**本经　**蜂𩙿**𩙿与窠同。**百穿**并别录　**紫金沙**

【集解】〔别录曰〕露蜂房生牂牁山谷。七月七日采，阴干。〔弘景曰〕此蜂房多在树腹〔四〕中及地中。今曰露蜂房，当用人家屋间及树枝间苞裹者。乃远举牂牁，未解所以。〔恭曰〕此房悬在树上得风露者。其蜂黄黑色，长寸许，螫马、牛及人，乃至欲死。非人家屋下小小蜂房也。〔韩保昇曰〕此树上大黄蜂窠也。所在皆有，大者如瓮，小者如桶。十一月、十〔五〕二月采之。〔宗奭曰〕露蜂房有二种：一种小而色淡黄，窠长六七寸至一尺，阔二三寸，如蜜脾下垂一边，多在

〔一〕散：原作「房」，金陵本同。今据岭表录异卷下及大观、政和本草卷二十蜂子条改。

〔二〕别录：按大观、政和本草卷二十蜂子条，除「干呕」二字作墨字认为别录文外，其「心腹胀满痛，轻身益气」九字，皆作白字，认为本经文。

〔三〕碗：原作「枕」，今据金陵本改，与普济方卷五十一合。

〔四〕腹：原作「木」，金陵本同。今据大观、政和本草卷二十一露蜂房条改。

〔五〕月十：原脱，今据大观、政和本草卷二十一露蜂房条补。

从木深林之中，谓之牛舌蜂；一种多在高木之上，或屋之下，外面围如三四斗许，或一二斗，中有窠如瓠状，由此得名玄瓠蜂，其色赤黄，大于诸蜂。今人皆兼用之。〔敩曰〕蜂房有四件：一名革蜂窠，大者一二丈围，在树上、内窠小隔六百二十[一]个，大者至一千二百四十个，其裹粘木蒂是七姑木[二]汁，其盖是牛粪沫，其隔是叶蕊也；二名石蜂窠，只在人家屋上，大小如拳，色苍黑，内有青色蜂二十一个，或只十四个，其盖是石垢，其粘处是七姑木汁，其隔是竹蛀也；三名独蜂窠，大小如鹅卵大，皮厚苍黄色，是小蜂肉[三]并蜂翅，盛向里只有一个蜂，大如小石燕子许，人马被螫着立亡也。四名是草蜂窠也。入药以革蜂窠为胜。〔时珍曰〕革蜂，乃山中大黄蜂也，其房有重重如楼台者。石蜂、草蜂，寻常所见蜂也。独蜂，俗名七里蜂者是矣，其毒最猛。

【修治】〔敩曰〕凡使革蜂窠，先以鸦豆枕等同拌蒸，从巳至未时，出鸦豆枕了，晒干用。〔大明曰〕入药并炙用。

【气味】苦[四]，平，有毒。〔别录曰〕咸。〔之才曰〕恶干姜、丹参、黄芩、芍药、牡蛎。

【主治】惊痫瘈疭，寒热邪气，癫疾，鬼精蛊毒，肠痔。火熬之良。本经　疗蜂毒、毒肿。合乱发、蛇皮烧灰，以酒日服[五]方寸匕，治恶疽、附骨痈，根在脏腑，历节肿出，疔肿恶脉诸毒皆瘥。别录　疗上气赤白痢，遗尿失禁。烧灰酒服，主阴痿。水煮，洗狐尿刺疮。服汁，下乳石毒。苏恭　煎水，洗热病后毒气冲目。炙研，和猪脂，涂瘰疬成瘘。苏颂　煎水漱牙齿，止风虫疼痛。又洗乳痈、蜂叮[六]、恶疮。大明

〔一〕十：此下原有「六」字，金陵本同。今据大观、政和本草卷二十一露蜂房条删，适为大者之半数。

〔二〕七姑木：金陵本同。按本书卷十六蜀羊泉条，时珍曰：「黄蜂作窠，衔漆姑草汁为蒂，即此草也。」濒湖以「七姑木」为「漆姑草」，未知的否？

〔三〕肉：原脱，今据大观、政和本草卷二十一露蜂房条补。

〔四〕苦：原作「甘」，今据金陵本改，与千金翼卷四及大观、政和本草卷二十一露蜂房条合。

〔五〕服：此下原有「二」字，金陵本同。今据大观、政和本草卷二十一露蜂房条删。

〔六〕叮：原承大观本草之误作「疔」，金陵本同。今据政和本草卷二十一露蜂房条改。

【发明】〔时珍曰〕露蜂房，阳明药也。外科、齿科及他病用之者，亦皆取其以毒攻毒，兼杀虫之功耳。

【附方】旧十五，新二十〔一〕。**小儿卒痫**大蜂房一枚，水三升，煮浓汁浴之，日三四次佳。千金方。**脐风湿肿**久不瘥者。蜂房烧末，傅之效。子母秘录。**手足风痹**黄蜂窠大者一个（小者三四个）烧灰，独头蒜一碗，百草霜一钱半，同捣傅上。一时取下，埋在阴处。忌生冷、荤腥。乾坤秘韫。**风气瘙痒**及瘾疹。集验方〔二〕：蜂房炙、蝉蜕等分，为末。酒服一钱，日三服。梅师方：用露蜂房煎汁二升〔三〕，入芒消傅之，日五次。**风热牙肿**连及头面。用露蜂房烧存性，研末，以酒少许调，噙漱之。十便良方。**风虫牙痛**露蜂房煎醋，热漱之。袖珍方：用草蜂房一枚，盐实孔内烧过，研末擦之，盐汤漱去。或取一块咬之。秘方也。普济方：用露蜂房一个，乳香三块，煎水漱之。又同细辛煎水漱之。又露蜂房、全蝎同研，擦之。圣惠：用蜂房蒂，绵包咬之效。**喉痹肿痛**普济方〔四〕：露蜂房灰、白僵〔五〕蚕等分，为末。每乳香汤服半钱。食医心镜：用蜂房烧灰。每以一钱吹入喉内〔六〕。不拘大人、小儿。**重舌肿痛**蜂房炙研，酒和傅之，日三四次。圣惠方〔七〕。**舌上出血**窍如针孔。用紫金沙（即露蜂房顶上实处）一两，贝母四钱，卢会三〔八〕钱，为末，蜜和丸雷丸〔九〕大。每用一丸，水一小盏，煎至五分，温服。吐血，温酒调服。云台方〔十〕。**吐血衄血**方同上。

〔一〕二十：原作「十八」，今按下新附方数改。
〔二〕集验方：原脱，今据大观、政和本草卷二十一露蜂房条附方补。
〔三〕二升：同上。
〔四〕普济方：原脱，今据普济方卷三六六蜂房散补。
〔五〕僵：原作「姜」，金陵本同。今据普济方卷三六六蜂房散改。
〔六〕每以一錢吹入喉內：金陵本同。大观、政和本草卷二十一露蜂房条附方治小儿俱作「以乳汁和一錢匕服」。
〔七〕圣惠方：按上方见圣惠方卷八十九，大观、政和本草卷二十一露蜂房条附方俱作「简要济众」（简圣惠方之要者），今仍计入旧附方数内。
〔八〕三：金陵本同。圣济总录卷六十九及普济方卷五十九紫霜丸俱作「二」。
〔九〕雷丸：金陵本同。圣济总录卷十九及普济方卷五十九紫霜丸俱作「如樱桃」。
〔十〕云台方：金陵本同，未详。按上方见圣济总录卷六十九及普济方卷五十九，名紫霜丸，俱未注明出处。或云出苏沈良方，今检彼书亦未见到此方。

崩中漏下五色，使人无子。蜂〔一〕房末三指撮，温酒服之，大神效。张文仲方〔二〕。**小儿下痢**赤白者。蜂房烧末，饮服五分〔三〕。张杰子母〔四〕秘录。**小儿咳嗽**蜂房二两，洗净烧研。每服一字，米饮下。胜金。**二便不通**蜂房烧末，酒服二三钱，日二服。不拘大人、小儿。子母秘录。**阴痿不兴**蜂窠烧研，新汲井水服二钱，可御十女。岣嵝神书。**阴寒痿弱**蜂房灰，夜傅阴上，即热起。千金方。**阴毒腹痛**露蜂房三钱（烧存性），葱白五寸，同研为丸。男左女右，着手中，握阴卧之，汗出即愈。**寸白蛔虫**蜂窠烧存性，酒服一匙。虫即死出。生生编。**乳石热毒**壅闷，头痛口干，便漩赤少者。用蜂房煮汁五合服，乳石末从小便中下，大效。图经云：用十二分炙，以水二升，煮八合，分服。**药毒上攻**如圣散：用蜂房、甘草等分，麸炒黄色，去麸为末。水二碗，煎八分，临卧顿服。明日〔五〕取下恶物。经验方。**鼻外齇瘤**脓水血出。蜂房炙研，酒服方寸匕，日三服。肘后方。**头上疮癣**蜂房研末，腊猪脂和，涂之效。圣惠。**软疖频作**露蜂房二枚，烧存性。以巴豆二十一粒，煎清油二三沸，去豆。用油调傅，甚效。唐氏得效方。**女人妒乳**乳痈汁不出，内结成脓〔六〕肿，名妬乳。用蜂房烧灰，研。每服二钱，水一小〔七〕盏，煎六分，去渣温服。济众方。**风瘘不合**露蜂房一枚，炙黄研末。每以一钱，腊猪脂和涂。肘后方。**下部漏痔**大露蜂房烧存性研，掺之。干则以真菜子油调。唐氏经验方。**蜂螫肿疼**蜂房为末，猪膏〔八〕和傅。或煎水洗。千金方。

〔一〕蜂：普济方卷三三〇此上有「烧」字，大观、政和本草露蜂房条附方无。

〔二〕张文仲方：金陵本同。大观、政和本草卷二十一露蜂房条附方俱作「千金方」。检今本千金、千金翼及外台俱未见到此方。方见普济方卷三三〇，未注明出处。今仍计入旧附方数内。

〔三〕五分：金陵本同。大观、政和本草露蜂房条附方俱无，当是濒湖所加。

〔四〕子母：原作「母子」，金陵本同。今据大观、政和本草卷二十一露蜂房条附方及本书卷一引据医家书目改。

〔五〕日：原作「目」，金陵本同，乃沿政和本草之误。今据大观本草卷二十一露蜂房条附方改。

〔六〕脓：原脱，今据大观、政和本草卷二十一露蜂房条附方补。

〔七〕小：金陵本同。大观、政和本草卷二十一露蜂房条附方俱作「中」。

〔八〕膏：原作「羔」，金陵本同。今据千金卷二十五第二及大观、政和本草卷二十一露蜂房条附方改。

竹蜂 拾遗

【释名】留师 郭璞作笛师。

【集解】〔藏器曰〕方言云：竹蜂，留师也。蜂如小指大，正黑色，啮竹为〔一〕窠，蜜如稠糖，酸甜好食。〔时珍曰〕六帖〔二〕云：竹蜜蜂出蜀中。于野竹上结窠，绀色〔三〕，大如鸡子，长寸许，有蒂〔四〕。窠有蜜，甘倍常蜜。即此也。按今人家一种黑蜂，大如指头，能穴竹木而居，腹中有蜜，小儿扑杀取食，亦此类也。又杜阳编言：外国鸑蜂大十余斤，其蜜碧色，服之成仙。此亦不经之言，未足深信。又有刺蜜、木蜜，生草木上，俱见果部本条。木蜜即枳椇。

留师蜜 【气味】甘、酸，寒，无毒。

【主治】牙齿䘌痛及口疮，并含之良。藏器

赤翅蜂 拾遗

【集解】〔藏器曰〕出岭南。状如土蜂，翅赤头黑，大如螃蟹，穿土为窠，食蜘蛛。蜘蛛遥知蜂来，皆狼狈藏隐。蜂以预知其处，食之无遗。〔时珍曰〕此毒蜂穿土作窠者。一种独蜂作窠于木，亦此类也。其窠大如鹅卵，皮厚苍黄色。只有一个蜂，大如小石燕子，人马被螫立亡也。又一种蛒蜂，出巴中，在褰鼻蛇穴内。其毒倍常，中人手足辄断，中心胸即圮裂，非方药可疗，惟禁术可制。故元稹诗云：巴蛇蟠窟穴，穴下有巢蜂。近树禽垂翅，依原兽绝踪。微遭断手足，厚毒破心胸。昔甚〔五〕招魂句，那知眼自逢。此蜂之毒如此，附见于此。养生远害者，不可不知。

【主治】有毒。疗蜘蛛咬，及疔肿疽病，烧黑和油涂之。或取蜂窠土，以酢和涂

〔一〕为：原作「而」，金陵本同。今据大观、政和本草卷二十二留师蜜条改，义较显豁。

〔二〕帖：原作「占」，金陵本同。按下引文见白孔六帖卷十六蜜条，因据改。

〔三〕绀色：金陵本同。白孔六帖卷十六蜜条作「窠与蜜幷绀色可爱」，与酉阳杂俎前集卷十七竹蜜蜂条合。

〔四〕长寸许有蒂：金陵本同。白孔六帖卷十六蜜条作「有蒂长尺许」，与酉阳杂俎前集卷十七竹蜜蜂条合。

〔五〕甚：金陵本及元氏长庆集卷四虫豸诗·蛒蜂同。疑当作「诵」，声近而误。

之，蜘蛛咬处，当得丝出。藏器

独脚蜂 拾遗

【集解】〔藏器曰〕出岭南。似小蜂黑色，一足连树根不得去，不能动摇，五月采之。又有独脚蚁，亦连树根下〔一〕，能动摇，功用与蜂同。〔时珍曰〕岭南有树小儿、树蛱蝶，及此蜂、蚁，皆生于树，是亦气化，乃无情而生有情也。酉阳杂俎云：岭南毒菌，夜有光，经雨则腐化为巨蜂，黑色，其喙若锯，长三分余〔二〕，啮人甚毒〔三〕。物类之变化不一有如此。

【主治】疔肿痈疽，烧研和油涂之。藏器

蠮螉 音噎翁。　本经下品

【释名】土蜂 别录 细腰蜂 庄子 果蠃 诗经 蒲芦 尔雅　〔弘景曰〕此类甚多。虽名土蜂，不就土中作窟，谓摙土作房尔。〔时珍曰〕蠮螉，象其声也。

【集解】〔别录曰〕蠮螉生熊耳川谷及牂牁，或人屋间。〔弘景曰〕今一种蜂，黑色，腰甚细，衔泥于人屋及器物边作房，如并竹管者是也。其生子如粟米大，置中，乃捕取草上青蜘蛛十余枚，满中，仍塞口，以待其子大为粮也。其一种入芦管中者，亦取草上青虫。诗云：螟蛉有子，果蠃负之。言细腰之物无雌，皆取青虫教祝，便变成己子，斯为谬矣。造诗者未审，而夫子何为因其僻耶？圣〔四〕人有缺，多皆类此。〔韩保昇曰〕按诗疏云：螟蛉，桑虫也。果蠃，蒲卢也。言蒲卢负桑虫以成其子也。亦负他虫封之，数日则成蜂飞去。今有人候其封穴，坏而看之，见有卵如粟，在死虫之上，果如陶说。盖诗人知其大而不知其细也。此蜂所在有之，随处作窠，或只或双，不拘土石竹木间也。

〔一〕下：原作「不」，属下，义正相反。今据金陵本改，与大观、政和本草卷二十二独脚蜂条俱合。

〔二〕余：原脱，今据酉阳杂俎前集卷十七虫篇毒蜂条补。

〔三〕啮人甚毒：金陵本同。酉阳杂俎前集卷十七虫篇毒蜂条作「夜入人耳、鼻中，断人心系。」

〔四〕圣：此上原有「岂」字，金陵本同。今据大观、政和本草卷二十二蠮螉条删，以复隐居原意。

【正误】〔李含光曰〕咒〔一〕变成子，近有数见者，非虚言也。〔颂曰〕诗言：螟蛉有子，果蠃负之。扬雄法〔二〕言亦云：螟蛉之子殪，而逢果蠃，祝之曰：类我类我。久之变为蜂。陶氏、蜀本皆以为生子如粟，捕诸虫为粮。段成式亦云：书斋多蠮螉窠，祝声可听，开而视之，悉是小蜘蛛，以泥〔三〕隔之，乃知不独负桑虫也。数说不同。然物类变化，固不可度。蚱蝉生于转丸，衣鱼生于瓜子之类非一。桑虫、蜘蛛之变为蜂，不为异也。如陶所说卵如粟者，未必非祝虫而成之也。宋齐丘所谓蠮螉之虫，孕螟蛉之子，传其情，交其精，混其气，和其神，随物大小，俱得其真，蠢动无定情，万物无定形。斯言得之矣。〔宗奭曰〕诸家之说，终不敢舍诗之义。尝拆窠视之，果有子如半〔四〕粟米大，色白而微黄。所负青菜虫，却在子下，不与虫相着。陶说近之。〔时珍曰〕蠮螉之说各异。今通考诸说，并视验其卵，及蜂之双双往来，必是雌雄。当以陶氏、寇氏之说为正，李氏、苏氏之说为误。按解颐新语云：果蠃自有卵如粟，寄在虫身。其虫不死不生，久则渐枯，子大食之而出。正如蝇卵寄附于蚕身，久则卵化，穴茧而出也。列子言纯雄无雌，其名稚蜂，庄子言细腰者化，则自古已失之矣。罗愿尔雅翼云：陶说实当物理。但以此疑圣人，则不知诗之本旨矣。诗云：螟蛉有子，果蠃负之。教诲尔子，式谷似之。盖言国君之民，为他人所取尔。说者不知似字，乃似续之似，误以为如似之似，遂附会其说尔。犹〔五〕云鸱鸮〔六〕鸱鸮〔六〕，既取我子，亦可谓鸮〔六〕取〔七〕众鸟为子乎？今屡破其房，见子与他虫同处，或子已去而虫存空壳，或虫成蛹而子尚小。盖虫终不坏，至其成蛹，子乃食之而出也。近时王浚川著雅述，亦云：年年验之，皆如陶氏之说焉。

【气味】辛，平，无毒。〔大明曰〕有毒。入药炒〔八〕用。

【主治】久聋，欬逆毒气，出刺出汗。本经 疗鼻窒。别录 治呕逆。生研，能罯竹木

〔一〕咒：原作「视」（金陵本作「祝」，乃「咒」之古体字），今据大观、政和本草卷二十二蠮螉条改。
〔二〕法：原作「方」，金陵本同。今检方言无此文。文见法言卷一学行篇，因据改。
〔三〕泥：原作「沈」，金陵本同。今据酉阳杂俎前集卷十七虫篇及大观、政和本草卷二十二蠮螉条改。
〔四〕半：原脱，今据本草衍义卷十七及政和本草卷二十二蠮螉条补。
〔五〕犹：原作「尤」（朱骏声谓「尤」当即「犹」之古文，犬子也），金陵本同。今据尔雅翼卷二十六果蠃条改，较为通用。
〔六〕鸮：原作「鹗」，今据金陵本改，与毛诗卷八豳风及尔雅翼俱合。
〔七〕取：原作「以」，金陵本同。今据尔雅翼改，与上文合。
〔八〕炒：原作「妙」，今据金陵本改，与大观、政和本草卷二十二蠮螉条合。

刺。大明　岣嵝书云：五月五日，取蠮螉阴干为末，用兵死人血丸，置衣领中，云令人畏伏。

土蜂窠见土部。

【附录】雄黄虫〔别录有名未用曰〕明目，辟兵[一]不祥，益气力。状如蠮螉。

虫白蜡会编

【集解】〔机曰〕虫白蜡（与蜜蜡之白者不同），乃小虫所作也。其虫食冬青树汁，久而化为白脂，粘敷树枝。人谓虫屎着树而然，非也。至秋刮取，以水煮熔，滤置冷水中，则凝聚成块矣。碎之，文理如白石膏而莹彻。人以和油浇烛，大胜蜜蜡也。〔时珍曰〕唐宋以前，浇烛、入药所用白蜡，皆蜜蜡也。此虫白蜡，则自元以来，人始知之，今则为日用物矣。四川、湖广、滇南、闽岭、吴越东南诸郡皆有之，以川、滇、衡、永产者为胜。蜡树枝叶状类冬青，四时不凋。五月开白花成丛，结实累累，大如蔓荆子，生青熟紫。冬青树子，则红色也。其虫大如虮虱，芒种后则延缘树枝，食汁吐涎，粘于嫩茎，化为白脂，乃结成蜡，状如凝霜。处暑后则剥取，谓之蜡渣。若过白露，即粘住难刮矣。其渣炼化滤净，或甑中蒸化，沥下器中，待凝成块，即为蜡也。其虫嫩时白色作蜡，及老则赤黑色，乃结苞于树枝。初若黍米大，入春渐长，大如鸡头子，紫赤色，累累抱枝，宛若树之结实也。盖虫将遗卵作房，正如雀瓮、螵蛸之类尔。俗呼为蜡种，亦曰蜡子。子内皆白卵，如细虮，一包数百。次年立夏日摘下，以箬叶包之，分系各树。芒种后苞拆卵化，虫乃延出叶底，复上树作蜡也。树下要洁净，防蚁食其虫。又有水蜡树，叶微似榆，亦可放虫生蜡。甜槠树亦可产蜡。

【气味】甘，温，无毒。

【主治】生肌止血定痛，补虚续筋接骨。震亨 **入丸散服，杀瘵虫。**时珍

【发明】〔震亨曰〕白蜡属金，禀受收敛坚强之气，为外科要药。与合欢皮同入长肌肉膏中，用之神效，但未试其可服否也。〔时珍曰〕蜡树叶亦治疮肿，故白蜡为外科要药，正如桑螵蛸与桑木之气相通也。

【附方】新一。**头上秃疮**蜡烛频涂，勿令日晒，久则自然生发。集玄方。

〔一〕兵：此下原衍「兵」字，金陵本同。今据大观、政和本草卷三十雄黄虫条删。

紫铆音矿。　唐本草

〔校正〕原与骐驎竭同条，今自木部分入此。

【释名】赤胶苏恭　**紫梗**　〔时珍曰〕铆与矿同。此物色紫，状如矿石，破开乃红，故名。今南番连枝折取，谓之紫梗是矣。

【集解】〔恭曰〕紫铆紫色如胶。作赤麖皮及宝钿，用为假色，亦以胶宝物。云蚁于海畔树藤皮中为之。紫铆树名渴禀，骐驎竭树名渴留，正如蜂造蜜也。研取用之。吴录所谓赤胶是也。〔珣曰〕广州记云：紫铆生南海山谷。其树紫赤色，是木中津液结成，可作胡臙脂，馀滓则玉作家用之。骐驎竭乃紫铆树之脂也。〔志曰〕按别本注言：紫铆、骐驎竭二物同条，功效全别。紫铆色赤而黑，其叶大如盘，铆从叶上出。骐驎竭色黄而赤，从木中出，如松脂也。〔颂曰〕按段成式酉阳杂俎云：紫铆树出真腊国，彼人呼为勒佉。亦出波斯国。木高丈许，枝叶郁茂，叶似橘柚，经冬不凋。三月开花，白色，不结子。天有雾露及雨沾濡，其枝条即出紫铆。波斯使者所说如此。而真腊使者言：是蚁运土上于树端作窠，蚁壤得雨露凝结而成紫铆。昆仑出者善，波斯次之。又交州地志亦云：本州岁贡紫铆，出于蚁壤。乃知与血竭俱出于木而非一物，明矣。今医家亦罕用，惟染家须之。〔宗奭曰〕紫铆状如糖霜，结于细枝上，累累然，紫黑色，研破则红。今人用造绵黫〔一〕赦，迩来亦难得。〔时珍曰〕紫铆出南番。乃细虫如蚁、虱，缘树枝造成，正如今之冬青树上小虫造白蜡一般，故人多插枝造之。今吴人用造胭脂。按张勃吴录云：九真移风县，有土赤色如胶。人视土知其有蚁，因垦发，以木枝插其上，则蚁缘而上，生漆凝结，如螳螂螵蛸子之状。人折漆以染絮物，其色正赤，谓之蚁漆赤絮。此即紫铆也。血竭乃其树之脂膏，别见木部。

【气味】甘、咸，平，有小毒。〔大明曰〕无毒。

【主治】五脏邪气，金疮带下，破积血，生肌止痛，与骐驎竭大同小异。苏恭　**湿痒疮疥，宜入膏用。**李珣　**益阳精，去阴滞气。**太清伏炼法

【附方】新三。**齿缝出血**紫矿、乳香、麝香、白矾等分，为末，掺之。水漱。卫生易简方。　**产后血运**狂

〔一〕黫：原作「𪐗」，金陵本同，字书无。今据政和本草卷十三紫铆条改。本草衍义卷十四，「黫赦」作「烟脂」。

言失志。用紫铆一两，为末。酒服二钱匕。徐氏家传方。**经水不止**日渐黄瘦。紫矿末，每服二钱，空心白汤下。杨〔一〕氏家藏方。

五倍子开宝

〔校正〕自木部移入此。

【释名】文蛤开宝 **百虫仓**拾遗 **法酿过名百药煎**〔时珍曰〕五倍当作五構，见山海经。其形似海中文蛤，故亦同名。百虫仓，会意也。百药煎，隐名也。

【集解】〔志曰〕五倍子在处有之。其子色青，大者如拳，而内多虫。〔颂曰〕以蜀中者为胜。生于肤木叶上，七月结实，无花。其木青黄色。其实青，至熟而黄。九月采子，曝干，染家用之。〔时珍曰〕五倍子，宋开宝本草收入草部，嘉祐本草移入木部，虽知生于肤木之上，而不知其乃虫所造也。肤木，即盐肤子木也（详见果部盐麸子下）。此木生丛林处者，五六月有小虫如蚁，食其汁，老则遗种，结小球于叶间，正如蛄蟖之作雀瓮，蜡虫之作蜡子也。初起甚小，渐渐长坚，其大如拳，或小如菱，形状圆长不等。初时青绿，久则细黄，缀于枝叶，宛若结成。其壳坚脆，其中空虚，有细虫如蠛蠓。山人霜降前采取，蒸杀货之。否则虫必穿坏，而壳薄且腐矣。皮工造为百药煎，以染皂色，大为时用。他树亦有此虫球，不入药用，木性殊也。

【气味】酸，平，无毒。

【主治】齿宣疳䘌，肺脏风毒流溢皮肤，作风湿癣疮〔二〕，瘙痒脓水，五痔下血不止，小儿面鼻疳疮。开宝 **肠虚泄痢，为末，熟汤服之。**藏器 **生津液，消酒毒，治中蛊毒、毒药。**日华 **口疮掺之，便可饮食。**宗奭 **敛肺降火，化痰饮，止咳嗽、消渴、盗汗、呕吐、失血、久痢、黄病、心腹痛、小儿夜啼，乌须发，治眼赤湿烂，消肿毒、喉痹，敛溃疮、金疮，收脱肛、子肠坠下。**时珍

〔一〕杨：原缺空一字，金陵本同。按上方见杨氏家藏方（宋·杨倓著）卷十六，名紫矿散，治血崩。今据补。

〔二〕疮：原脱，今据大观、政和本草卷十三·五倍子条补。

【发明】〔震亨曰〕五倍子属金与水，噙之善收顽痰，解热毒，佐他药尤良。黄昏咳嗽，乃火气浮入肺中，不宜用凉药，宜五倍、五味敛而降之。〔时珍曰〕盐麸子及木叶，皆酸咸寒凉，能除痰饮咳嗽，生津止渴，解热毒酒毒，治喉痹下血血痢诸病。五倍子乃虫食其津液结成者，故所主治与之同功。其味酸咸，能敛肺止血化痰，止渴收汗；其气寒，能散热毒疮肿；其性收，能除泄痢湿烂。

【附方】旧二，新七十二〔一〕。**虚劳遗浊**玉锁丹：治肾经虚损，心气不足，思虑太过，真阳不固，漩有馀沥，小便白浊如膏，梦中频遗，骨节拘痛，面黧肌瘦，盗汗虚烦，食减乏力。此方性温不热，极有神效。用五倍子一斤，白茯苓四两，龙骨二两，为末，水糊丸梧子大。每服七〔二〕十丸，食前用盐汤送下，日三服。和剂方。**寐中盗汗**五倍子末、荞麦面等分，水和作饼，煨熟。夜卧待饥时，干吃二三个，勿饮茶水，甚妙。集灵。**自汗盗汗**常出为自汗，睡中出为盗汗。用五倍子研末，津调填脐中，缚定，一夜即止也。同上。**心疼腹痛**五倍子生研末。每服一钱，铁杓内炒，起烟黑色者为度。以好酒一锺，倾入杓内，服之立止。邵真人经验方。**消渴饮水**五倍子为末，水服方寸匕，日三服。危氏得效。**小儿呕吐**不定。用五倍子二个（一生一熟），甘草一握（湿纸裹〔三〕，煨过），同研为末。每服半钱，米泔调下，立瘥。经验后〔四〕方。**小儿夜啼**五倍子末，津调，填于脐内。杨起简便方。**暑月水泄**五倍子末，饭丸黄豆大。每服二十丸，荷叶煎水下，即时见效。余居士选奇方。**热泻下痢**五倍子一两，枯矾五钱，为末，糊丸梧子大。每服五十丸，米汤送下。邓笔峰杂兴方。**泻痢不止**五倍子一两，半生半烧，为末，糊丸梧子大。每服三十丸，红痢烧酒下，白痢水酒下，水泄米汤下。集灵：用五倍子末，每米饮服一钱。**滑痢不止**用五倍子醋炒七次，为末。米汤送下。**脾泄久痢**五倍子（炒）半斤，仓米（炒）一升，白丁香、细辛、木香各三钱，花椒五钱，为末。每服一钱，蜜汤下，日二服。忌生冷、鱼

〔一〕七十二：原作「六十九」，今按下新附方数改。
〔二〕七：金陵本同。局方卷五作「四」。
〔三〕裹：原脱，今据大观、政和本草卷十三·五倍子条附方补。
〔四〕验后：原作一「珍」字，金陵本同。今据大观、政和本草卷十三·五倍子条附方改。

肉。集灵方。**赤痢不止**文蛤炒研末，水浸乌梅肉和，丸梧子大。每服七十丸，乌梅汤下。**肠风下血**五倍子、白矾各半两，为末，顺流水丸梧子大。每服七丸，米饮下。忌酒。本事方〔一〕。**脏毒下血**五倍子不拘多少为末，大鲫鱼一枚，去肠胃鳞腮，填药令满，入瓶内煅存性，为末。每服一钱，温酒下。王璆百一选方。**粪后下血**不拘大人、小儿。五倍子末，艾汤服一钱。全幼心鉴。**肠风脏毒**下血不止。五倍子半生半烧，为末，陈米饭和，丸如梧子大。每服二十丸，食前粥饮送下，日三服。圣惠方。**酒痢肠风**下血。见百药煎。**小儿下血**肠风脏毒。五倍子末，炼蜜丸小豆大。每米饮服二十丸。郑氏。**大肠痔疾**五倍子煎汤熏洗，或烧烟熏之，自然收缩。直指方。**脱肛不收**三因方：用五倍子末三钱，入白矾一块，水一碗煎汤〔二〕，洗之立效。简便：用五倍子半斤，水煮极烂，盛坐桶上熏之。待温，以手轻托上。内服参、芪、升麻药。普济方：用五倍子、百草霜等分，为末，醋熬成膏。鹅翎扫傅上，即入。**产后肠脱**五倍子末掺之。或以五倍子、白矾煎汤熏洗。妇人良方。**女人阴血**因交接伤动者。五倍子末掺之，良。熊氏。**孕妇漏胎**五倍子末，酒服二钱，神效。朱氏集验方。**风毒攻眼**肿痒涩痛不可忍者，或上下睑〔三〕、眦〔四〕赤烂，或浮翳、瘀肉侵睛。神效驱风散：用五倍子一两，蔓荆子一两半，为末。每〔五〕服二钱，水二盏，铜、石器内煎汁去滓，乘热洗。留滓再煎用。大能明目去涩。博济方。**小便尿血**五倍子末，盐梅捣和，丸梧子大。每空心酒服五十丸。集简方。**风眼赤烂**集灵方：用五倍子煅存性，为末。入飞过黄丹少许，傅之。日三上，甚良。普济方：用五倍子研末傅之。名拜堂散。**烂弦风眼**五倍子、铜青、白墡土等分，为末。热汤泡开，闭目淋洗。冷即再热洗之。眼弦不可入汤。济急方。**眼中弩肉**方同上。**耳疮肿痛**五倍子末，冷水调涂。湿则干掺之。海上名方。**聤耳出脓**普济方：用五倍子

〔一〕本事方：金陵本同。今检本事方未见此方。方见普济方卷三十七，注云：「出本草」。
〔二〕水一碗煎汤：金陵本同。三因方卷十二作「水二碗，煎减半」。又此文在「入白矾一块」之前。
〔三〕睑：原作「脸」，乃沿大观本草之误。今据政和本草卷十三・五倍子条附方改。（金陵本笔划残缺，似是「睑」字。）
〔四〕眦：原脱，今据大观、政和本草卷十三・五倍子条附方补。
〔五〕每：同上。

末吹之。　经验：用五倍子（焙干）一两，全蝎（烧存性）三钱，为末。掺耳中。**鼻出衄血**五倍子末吹之。仍以末同新绵灰等分，米饮服二钱。　卫生易简方。**牙缝出血**不止者。五倍子烧存性，研末，傅之即止。　卫生易简方。**牙齿动摇**及外物伤动欲落者。五倍子、干地龙（炒）等分，为末。先以姜揩过，然后傅之。　御药院方。**牙龈肿痛**五倍子一两，瓦焙研末。每以半钱傅痛处，片时吐去涎。内服去风热药。　杨子建护命方。**风牙肿痛**五倍子一钱，黄丹、花椒各五分，为末，掺之即止也。　五倍末，冷水调，涂颊外，甚效。**唇紧作痛**五倍子、诃子等分，为末，傅之。　端效方。**天行口疮**五倍子末掺之，吐涎即愈。　庞氏伤寒论。**咽中悬痈**舌肿塞痛。五倍子末、白僵〔一〕蚕末、甘草末等分，白梅肉捣和，丸弹子大。噙咽，其痈自破也。　朱氏经验方。**口舌生疮**儒门事亲：赴筵散：用五倍子、密陀僧等分，为末。浆〔二〕水漱过，干贴之。院方加晚〔三〕蚕蛾。　澹寮方：用五倍子一两，滑石半两，黄柏（蜜炙）半两，为末。漱净掺之，便可饮食。**白口恶疮**状似木耳。不拘大人、小儿，并用五倍子、青黛等分，为末。以筒吹之。　端效方。**走马牙疳**五倍子、青黛、枯矾、黄檗等分，为末。先以盐汤漱净，掺之，立效。　便览。**牙龈疳臭**五倍子（炒焦）一两，枯矾、铜青各一钱，为末。先以米泔漱净，掺之。绝效方也。　集简方。**疳蚀口鼻**五倍子烧存性，研末，掺之。　普济方。**小儿口疳**白矾装入五倍子内，烧过同研，掺之。　简便方。**下部疳疮**全幼心鉴：用五倍子、枯矾等分，研末。先以齑水洗过，搽之。　杏林摘要：用五倍子、花椒（去子，炒）各一钱，细辛（焙）三分，为末。先以葱汤洗净，搽之。一二日生肉也。**阴囊湿疮**出水不瘥。用五倍子、腊茶各五钱，腻粉少许，研末。先以葱椒汤洗过，香油调搽，以瘥为度。　太平圣惠方。**鱼口疮毒**初起，未成脓者。用南五倍子炒黄研末，入百草霜等分，以腊醋调，涂于患处。一日一夜即消。　杏林摘要。**一切诸疮**五倍子、黄檗等分，为末，傅之。　普济方。**一切肿毒**五倍子炒紫黑色，蜜调，涂之。　简便：治一切肿毒，初起无头

〔一〕僵：原作「姜」，金陵本同。今从张本改。
〔二〕浆：原作「酱」，金陵本同。今据儒门事亲卷十二改。
〔三〕晚：原作「脱」，金陵本同。检今本御药院方未见此方。按本书本卷原蚕条载晚蚕蛾治小儿口疮，因据改。

者。五倍子、大黄、黄檗等分，为末。新汲水调涂四围，日三五次。**一切癣疮**五倍子（去虫）、白矾（烧过）各等分，为末，搽之。干则油调。简便方。**癞头软疖**及诸热疮。用五倍子七个，研末，香油四两，熬至一半，布绞去渣，搽之。三四遍即可。勿以水洗之。普济方。**风癞湿烂**五倍子末，津调涂之。同上。**头疮热疮**风湿诸毒。用五倍子、白芷等分，研末。掺之，脓水即干。如干者，以清油调涂。卫生易简。**疮口不收**五倍焙，研末。以腊醋脚调，涂四围，效。**一切金疮**五倍子、降真香等分，炒，研末。傅之，皮肉自痊。名啄〔一〕合山。拔萃方。**金疮出血**不止者。五倍子末贴之。若闭气者，以五倍子末二钱，入龙骨末少许，汤服，立效。谈野翁方。**杖疮肿痛**五倍子去穰，米醋浸一日，慢火炒黄，研末，干掺之。不破者，醋调涂之。卫生易简方。**手足皲裂**五倍子末，同牛骨髓，填纳缝中，即安也。医方大成。**鸡骨哽咽**五倍子末，掺入喉中，即化下。海上名方。**小儿脱肛**五倍子为末。先以艾绒卷倍子末成筒，放便桶内，以瓦盛之。令病者坐于桶上，以火点着，使药烟熏入肛门，其肛自上。随后将白矾为末，复搽肛门，其肛自紧，再不复脱。**鱼口便毒**五倍子不拘多少，以净瓦器盛之，用陈醋熬成膏，用绵布摊贴之。如干即换，三五次即愈。**偏坠气痛**用五倍子一个，放食盐少许在内，以火纸包定，用水浸湿，放文武火灰内，煨存性，为末，酒调服。**染乌须发**圣济总录〔二〕：用针砂八两，米醋浸五日，炒略红色，研末。五倍子、百药煎、没石子各二两，诃黎勒皮三两，研末各包。先以皂荚水洗髭须，用米醋打荞麦面糊，和针砂末傅上，荷叶包，过一夜，次日取去。以荞麦糊四味敷之，一日洗去即黑。杏林摘要：用五倍子一斤研末，铜锅炒之，勿令成块。如有烟起，即提下搅之。从容上火慢炒，直待色黑为度。以湿青布包扎，足踏成饼，收贮听用。每用时，以皂角水洗净须发。用五倍子一两，红铜末（酒炒）一钱六分，生白矾六分，诃子肉四分，没石子四分，硇砂一分，为末。乌梅、酸榴皮煎汤。调匀碗盛，重汤煮四五十沸，待如饴状。以眉掠刷于须发上，一时洗去，再上包住。次日洗去，以核桃油润之。半月一染，甚妙。**中河豚毒**五倍子、白矾末等分，以水调下。

〔一〕啄：金陵本同。疑当作「撮」，音近而误。
〔二〕圣济总录：方见彼书卷一〇一，药味、分量及时间俱有出入，恐繁不录。

出事林广记。

百药煎〔**修治**〕〔时珍曰〕用五倍子为粗末。每一斤，以真茶一两煎浓汁，入酵糟四两，擂烂拌和，器盛置糠缸中署之，待发起如发面状即成矣。捏作饼丸，晒干用。〔嘉谟曰〕入药者，五倍子（鲜者）十斤舂细，用瓷缸盛，稻草盖，盦七日夜。取出再捣，入桔梗、甘草末各二两，又盦一七。仍捣仍盦，满七次，取出捏饼，晒干用。如无鲜者，用干者水渍为之。**又方**五倍子一斤，生糯米一两（滚水浸过），细茶一两，上右共研末，入罐内封固，六月要一七，取开配合用。**又方**五倍子一斤（研末），酒曲半斤，细茶一把（研末）。右用小蓼汁调匀，入钵中按紧，上以长稻草封固。另用箩一个，多着稻草，将药钵坐草中，上以稻草盖，置净处。过一七后，看药上长起长霜，药则已成矣。或捏作丸，或作饼，晒干才可收用。

〔**气味**〕**酸、咸、微甘，无毒。**〔**主治**〕**清肺化痰定嗽，解热生津止渴，收湿消酒，乌须发，止下血，久痢脱肛，牙齿宣䘌，面鼻疳蚀，口舌糜烂，风湿诸疮。**时珍

〔**发明**〕〔时珍曰〕百药煎，功与五倍子不异。但经酿造，其体轻虚，其性浮收，且味带馀甘，治上焦心肺、咳嗽痰饮、热渴诸病，含噙尤为相宜。

〔**附方**〕新二十一〔一〕。

敛肺劫嗽百药煎、诃黎勒、荆芥穗等分为末，姜汁入蜜和，丸芡子大。时时噙之。丹溪心法。

定嗽化痰百药煎、片黄芩、橘红、甘草各等分，共为细末，蒸饼丸绿豆大。时时干咽数丸，佳。濒湖医案。

清气化痰百药煎、细茶各一两，荆芥穗五钱，海螵蛸一钱，蜜丸芡子大。每服噙一丸，妙。笔峰杂兴。

染乌须发川百药煎一两，针砂（醋炒）、荞麦面各半两。先洗须发，以荷叶熬醋调刷，荷叶包一夜，洗去即黑，妙。普济方。

沐发除䐈百药煎末，干搽发上，一夜篦之。同上。

揩牙乌须川百药煎半两，玄胡索三钱，雄黄三钱，为末。先以烂研生〔二〕姜擦牙〔三〕去涎，用此揩牙，以津洗目。日日用之，甚佳。普济〔四〕。

牙痛引

〔一〕二十一：原作「一十二」，今按下新附方数改。
〔二〕烂研生：原脱，今据普济方卷七十千金盐汤揩齿法补。
〔三〕牙：同上。
〔四〕普济：金陵本同。按本方见普济方卷七十，名千金盐汤揩齿法。三药用量为「等分」。

头方同上。**风热牙痛**百药煎泡汤噙漱。圣济总录。**牙龈疳蚀**百药煎、五倍子、青盐（煅）各一钱半，铜绿一钱，为末。日掺二三次，神效。普济方。**炼眉疮癣**小儿面湮疮，又名炼银疮，乃母受胎时，食酸辣邪物所致。用百药煎五钱，生白矾二钱，为末，油调搽之。外科精义。**脚肚生疮**初起如粟米大，搔之不已，成片包脚相交，黄水出，痒不可忍，久成痼疾。用百药煎末唾调，逐疮四围涂之，自外入内（先以贯众煎汤洗之），日一次。医林集要。**乳结硬痛**百药煎末。每服三钱，酒一盏，煎数沸，服之取效。经验方。**肠痈内痛**大枣（连核烧存性）、百药煎等分，为末。每服一钱，温酒服，日一，取效。直指方。**大肠便血**百药煎、荆芥穗（烧存性）等分为末，糊丸梧子大。每服五十丸，米饮下。圣惠方。**肠风下血**百药煎二两，半生用，半炒存性，为末，饭丸梧子大。每服五十丸，米饮下。名圣金丸。王璆百一选方。**大肠气痔**作痛下血。百药煎末，每服三钱，稀粥调服，日二次。集简。**肠风脏毒**下血者。用百药煎（烧存性）、乌梅（连核烧过）、白芷（不见火）为末，水糊丸如梧子大。每服七十丸，米饮下。济生。**酒痢下血**百药煎、五倍子、陈槐花等分，焙研末，酒糊丸梧子大。每服五十丸，米饮送下。本事方。**下痢脱肛**百药煎一块，陈白梅三个，木瓜一握，以水一碗，煎半碗。日二服。圣济总录。**男妇血淋**用真百药煎、车前子（炒）、黄连各三钱半，木香二钱，滑石一钱，为末。空心灯草汤服二钱，日二服。普济方。**消暑止渴**百药煎、腊茶等分为末，乌梅肉捣和，丸芡子大。每含一丸。名水瓢丸。事林广记。

五倍子内虫〔主治〕**赤眼烂弦，同炉甘石末乳细，点之。**时珍

螳螂、桑螵蛸本经上品

【释名】**𧍞螂**音当郎。**刀螂**纲目**拒斧**〔一〕说文**不过**尔雅**蚀肬**音尤。本经〔二〕**其子房名螵蛸**音飘

〔一〕拒斧：金陵本同。御览九四六螳蜋条引许慎说文作「研父」，「研」乃「斫」字之误。今各本说文俱作「蚚」，段注依尔雅音义改为「斫」。吕览仲夏纪高诱注云兖州谓之「拒斧」。淮南注作「巨斧」。于义俱通。

〔二〕本经：原脱，今据大观、政和本草卷二十桑螵蛸条补。

绡。**蜱蛸**音皮。**⿰虫尃**〔一〕**蟭**〔二〕音煿〔三〕焦。**致神**别录〔四〕**野狐鼻涕**〔颂曰〕尔雅云：莫貈、蟷蠰、不过，蟷螂也。其子蜱蛸。郭璞云：江东呼为石螂。〔时珍曰〕蟷螂，两臂如斧，当辙不避，故得当郎之名。俗呼为刀螂，兖人谓之拒斧，又呼不过也。代人谓之天马，因其首如骧马也。燕赵之间谓之蚀〔五〕肬。肬即疣子，小肉赘也。今人病肬者，往往捕此食之，其来有自矣。其子房名螵蛸者，其状轻飘如绡也。村人每炙焦饲小儿，云止夜尿，则⿰虫尃蟭、致神之名，盖取诸此。酉阳杂俎谓之野狐鼻涕，象形也。又扬雄方言云：螳螂或谓之髦〔六〕，或谓之蝆蝆〔七〕。齐兖以东谓之敷常〔八〕。螵蛸亦名夷冒。

【集解】〔弘景曰〕螳螂俗呼石螂，逢树便产，以桑上者为好，是兼得桑皮之津气也。惟连枝断取者为真，伪者亦以胶着桑枝之上也。〔保昇曰〕螵蛸在处有之，螳螂卵也。多在小桑树上，丛荆棘间。三四月中，一枝出小螳螂数百枚。〔时珍曰〕螳螂，骧首奋臂，修颈大腹，二手四足，善缘而捷，以须代鼻，喜食人发，能翳叶捕蝉。或云术家取翳作法，可以隐〔九〕形。深秋乳子作房，粘着枝上，即螵蛸也。房长寸许，大如拇指，其内重重有隔房。每房有子如蛆卵，至芒种节后一齐出。故月令有云，仲夏螳螂生也。

【修治】〔别录曰〕桑螵蛸生桑枝上，螳螂子也。二月、三月采，蒸过火炙用。不尔令人泄。〔敩曰〕凡使勿用杂树上生者，名螺螺。须觅桑树东畔枝上者。采得去核子，用沸浆水浸淘七次，锅中熬干用。别作修事无效也。〔韩保昇曰〕

〔一〕⿰虫尃：原作「蟤」，金陵本同。今据尔雅释虫郭注改。下同。

〔二〕⿰虫尃蟭：金陵本同。按御览九四六螳蜋条引吴氏本草云：「螵蛸一名冒（影宋本作『害』，当依广雅·释虫作『冒』）焦」。郝懿行云：「冒焦、⿰虫尃蟭，亦即螵蛸，声之转也。」（尔雅义疏下三释虫）

〔三〕煿：原作「⿰火專」，金陵本同，字书无。按「⿰虫尃」与「煿」，字书俱音「博」，因据改。

〔四〕致神别录：按大观、政和本草卷二十桑螵蛸条引别录，未见有「致神」一名。名见御览九四六螳蜋条引吴氏本草（脱一「神」字）。似应改「别录」为「吴普」。

〔五〕蚀：金陵本同。艺文类聚九十七及御览九四六引王瓒俱作「食」，吕览仲夏纪高诱注及方言卷十一郭璞注俱作「齕」，义并同。

〔六〕髦：原作「髡」，金陵本同。今据方言卷十一改。

〔七〕蝆蝆：原作「羊匕」（「匕」当是重字符号。艺文类聚九十七及御览九四六引方言俱作「羊羊」，当从广雅作「芈芈」），金陵本同。今据通行本方言卷十一改为「蝆蝆」。集韵卷五·四纸·蝆条云：「一曰蝆蝆，螗蜋也。」「芈」谓羊鸣，其异体字为「咩」，又演化为「蝆」（从虫，咩省声）。

〔八〕敷常：金陵本同。艺文类聚九十七引王瓒作「马敫」，御览九四六引王瓒作「马敷」。

〔九〕隐：原作「引」，金陵本同。今详文义改。

三、四月采得，以热浆水浸一伏时，焙干，于柳木灰中炮黄用。

螳螂〔主治〕**小儿急惊风搐搦，又出箭镞。生者能食疣目。**时珍

〔发明〕〔时珍曰〕螳螂，古方不见用者，惟普济方治惊风，吹鼻定搐法中用之，盖亦蚕、蝎定搐之义。古方风药多用螵蛸，则螳螂治风，同一理也。又医林集要，出箭镞亦用之。

〔附方〕新二。**惊风定搐**中分散：用螳螂一个，蜥蜴一条，赤足蜈蚣一条，各中分之，随左右研末。记定男用左，女用右。每以一字吹鼻内，搐之。吹左即左定，吹右即右定也。普济。**箭镞入肉**不可拔者。用螳螂一个，巴豆半个，同研，傅伤处。微痒且忍，极痒乃撼拔之。以黄连、贯众汤洗拭，石灰傅之。

桑螵蛸〔气味〕**咸、甘，平，无毒。**〔之才曰〕得龙骨，疗泄精。畏旋覆花（戴椹）。

〔主治〕**伤中疝瘕阴痿，益精生子，女子血闭腰痛，通五淋，利小便水〔一〕道。**本经 **疗男子虚损，五脏气微，梦寐失精遗溺。久服益气养神。**别录 **炮熟空心食之，止小便利。**甄权

〔发明〕〔时珍曰〕桑螵蛸，肝、肾、命门药也，古方盛用之。〔权曰〕男子肾〔二〕衰精自出，及虚而小便利者，加而用之。〔颂曰〕古今〔三〕方漏精及风药中，多用之。〔宗奭曰〕男女虚损，肾衰阴痿，梦中失精遗溺，白浊疝瘕，不可阙也。邻家一男子，小便日数十次，如稠米泔，心神恍惚，瘦瘁食减，得之女劳。令服桑螵蛸散药，未终一剂而愈。其药安神魂，定心志，治健忘，补心气，止小便数。用桑螵蛸、远志、龙骨、菖蒲、人参、茯神、当归、龟甲（醋炙）各一两，为末。卧时，人参汤调下二钱。如无桑上者，即用他树者，以炙桑白皮佐之。桑白皮行水，以接螵蛸就肾经也。

〔附方〕旧三，新七。**遗精白浊**盗汗虚劳。桑螵蛸（炙）、白龙骨等分，为细末。每服二钱，空心用盐汤送下。外台。**小便不通**桑螵蛸（炙黄）三十枚，黄芩二两，水煎。分二服。圣惠。**妇人胞转**小便不通。用桑螵蛸炙为末，饮服方寸匕，

〔一〕水：原作「小」，金陵本同。今据千金翼卷四及大观、政和本草卷二十桑螵蛸条改。

〔二〕肾：原作「身」，金陵本同。今据大观、政和本草卷二十桑螵蛸条改。

〔三〕今：原脱，今据大观、政和本草卷二十桑螵蛸条补。

日三〔一〕。产书。**妇人遗尿**桑螵蛸酒炒为末，姜汤服二钱。千金翼。**妊娠遗尿**不禁。桑螵蛸十二枚，为末。分二服，米饮下。产乳书〔二〕。**产后遗尿**或尿数。桑螵蛸（炙）半两，龙骨一两，为末。每米饮服二钱。徐氏胎产方。**咽喉肿塞**桑上螳螂窠一两（烧灰），马屁勃半两，研匀，蜜丸梧子大。煎犀角汤，每服三五丸。总病论。**咽喉骨哽**〔三〕桑螵蛸醋煎，呷之。经验良方。**底耳疼痛**桑螵蛸一个（烧存性），麝香一字，研末。每用半字，掺入神效。有脓先缴净。经验方。**小儿软疖**桑螵蛸烧存性，研末，油调傅之。危氏方。

雀瓮本经下品

【释名】雀儿饭瓮蜀本**蛅蟖房**别录 音髯斯。**蚝虫窠**音刺。**躁舍**本经**天浆子**图经**棘刚子**衍义**红姑娘**纲目**毛虫**〔藏器曰〕毛虫作茧，形如瓮，故名雀瓮。俗呼雀痈，声相近也。〔保昇曰〕雀好食其瓮中子，故俗呼雀儿饭瓮。〔弘景曰〕蛅蟖背毛螫人，故名蚝（音刺），与蛓同。〔时珍曰〕俗呼毛虫，又名杨瘌子，因有螫毒也。此虫多生石榴树上，故名天浆。天浆乃甜榴之名也。〔宗奭曰〕多在棘枝上，故曰棘刚子。

【集解】〔别录曰〕雀瓮出汉中。生树枝间，蛅蟖房也。八月采，蒸之。〔弘景曰〕蛅蟖，蚝虫也。在石榴树上。其背毛螫人。生卵形如鸡子，大如巴豆。〔藏器曰〕蚝虫好在果树上，大小如蚕，身面背上有五色斑毛，有毒能刺螫人。欲老者，口中吐白汁，凝聚渐硬，正如雀卵。其虫以瓮为茧，在中成蛹，如蚕之在茧也。夏月羽化而出作蛾，放子于叶间如蚕子。陶言其生卵如鸡子，误矣。〔恭曰〕雀瓮在树间，似螵蛸虫。此物紫白裥〔四〕斑，状似砗磲文可爱也。〔时珍曰〕蛅蟖处处树上有之，牡丹上尤多。入药惟取榴棘上、房内有蛹者，正如螵蛸取桑上者。

【气味】甘，平，无毒。〔日华曰〕有毒。

〔一〕三：原作「用二」两字，金陵本同。今据大观、政和本草卷二十桑螵蛸条附方改。
〔二〕产乳书：金陵本同。大观、政和本草卷二十桑螵蛸条附方俱作「产书」，方后云：「杨氏产乳同」。
〔三〕哽（鲠之异体字）：原作「硬」，今据金陵本改。
〔四〕裥：金陵本同。大观、政和本草卷二十二引唐本注俱作「间」。但政和引陈藏器作「裥」（大观误作「撊」）。

【主治】寒热结气，蛊毒鬼疰，小儿惊痫。本经〔颂曰〕今医家治小儿慢惊。用天浆子（有虫者）、白僵蚕、干蝎三物各三枚，微炒捣末。煎麻黄汤，调服一字，日三服。随儿大小〔一〕加减，大有效也。〔藏器曰〕雀瓮打破取汁，与小儿饮，令无疾。小儿病撮口者，渐渐口撮不得饮乳。但先剺口傍见血，以瓮研汁涂之。或同鼠妇生捣涂之。今人产子时，凡诸物皆令开口不令闭者，盖厌禳之也。

【附方】新六〔二〕。**撮口噤风** 用棘科上雀儿饭瓮子未开口者，取内物和乳汁研，灌之。　又方：棘刚子五枚，赤足蜈蚣一条，烧存性，研匀，饭丸麻子大。每服三五丸，乳汁下。亦可末服一字。　并〔三〕圣惠。**小儿脐风** 白龙散〔四〕：用天浆子（有虫者）一枚，真僵蚕（炒）一枚，腻粉少许，研匀。以薄荷自然汁调，灌之。取下毒物神效。　普济方〔五〕。**急慢〔六〕惊风** 口眼㖞斜，搐搦痰盛。用天浆子房（去皮，生用）三枚，干蝎（生用）七枚，朱砂一钱，研匀，饭丸粟大。每服二丸，荆芥汤送下。　圣惠方。**乳蛾喉痹** 用天浆子（即红姑娘），徐徐嚼咽。**小儿痫疾** 棘枝上雀瓮，研，其间虫出，取汁灌之。　圣惠方。

蚕〔七〕本经中品

〔校正〕拾遗乌烂蚕及茧卤汁，嘉祐蚕蜕，今并为一。

【释名】自死者名白僵蚕〔时珍曰〕蠶从朁，象其头身之形〔八〕；从䖵，以其繁也。俗作蚕字者，非矣。蚕

〔一〕随儿大小：原脱，今据大观、政和本草卷二十二雀瓮条补。
〔二〕六：原作「五」，今按下新附方数改。
〔三〕并：原作「普」，今据金陵本改。按上二方，并见圣惠方卷八十二，因据改。
〔四〕散：原作「膏」，金陵本同。今据普济方卷三六〇改。
〔五〕普济方：原作「圣惠」，金陵本同。今检圣惠未见此方。方见普济方卷三六〇，名白龙散。因据改。
〔六〕慢：金陵本同。圣惠方卷八十五无。
〔七〕蚕：原作繁体字「蠶」，金陵本同。「蚕」虽别字，俗用已久，今既为法定简化字，自当据改。下同。
〔八〕蠶从朁象其头身之形：按说文卷十三上䖵部：「蠶，任絲虫也。从䖵，朁声。」谓从朁得声，非以朁象形。

音腴，蚯蚓之名也。蚕病风死，其色自白，故曰白僵（死而不朽曰僵）。再养者曰原蚕。蚕之屎〔一〕曰沙，皮曰蜕，瓮曰茧，蛹曰螝（音龟），蛾曰罗，卵曰蚢（音允〔二〕），蚕初出曰妙（音苗），蚕纸曰连也。

【集解】〔时珍曰〕蚕，孕丝虫也。种类甚多，有大、小、白、乌、斑色之异。其虫属阳，喜燥恶湿，食而不饮，三眠三起，二十七日而老。自卵出而为妙，自妙蜕而为蚕，蚕而茧，茧而蛹，蛹而蛾，蛾而卵，卵而复妙，亦有胎生者，与母同老，盖神虫也。南粤有三眠、四眠、两生、七出、八出者。其茧有黄、白二色。尔雅云：蟓，桑茧也。雔由，樗茧、棘茧、栾茧〔三〕也。蚢，萧茧也。皆各因所食之叶命名，而蟓即今桑上野蚕也。今之柘蚕与桑蚕并育，即棘茧是也。南海横州有风茧，丝作钓缗。凡诸草木皆有蚖蠋之类，食叶吐丝，不如蚕丝可以衣被天下，故莫得并称。凡蚕类入药，俱用食桑者。

白僵蚕

〔修治〕〔别录曰〕生颍川平泽。四月取自死者。勿令中湿，有毒不可用。〔弘景曰〕人家养蚕时，有合箔皆僵者，即暴燥都不坏。今见小白似有盐度者为好〔四〕。〔恭曰〕蚕自僵死，其色自白。陶〔五〕云似〔六〕有盐度，误矣。〔颂曰〕所在养蚕处有之。不拘早晚，但用白色而条直、食桑叶者佳。用时去丝绵及子，炒过。〔宗奭曰〕蚕有两三番，惟头番僵蚕最佳，大而无蛆。〔敩曰〕凡使，先以糯米泔浸一日，待蚕桑涎出，如蜗涎浮水上，然后漉出，微火焙干，以布拭净黄肉、毛，并黑口甲了，捣筛如粉，入药。

〔气味〕咸、辛，平，无毒。〔甄权曰〕微温，有小毒。恶桑螵蛸、桔梗、茯苓、茯神、萆薢。

〔主治〕小儿惊痫夜啼，去三虫，灭黑黯〔七〕，令人面色

〔一〕屎：原作「尿」，金陵本同。今据大观、政和本草卷二十一原蚕蛾条引陶隐居说改。
〔二〕允：原作「兊」，金陵本同。按「蚢」无「兊」声，今据广韵卷三・十七准改。
〔三〕棘茧栾茧：原在「蚢萧茧也」之下，金陵本同。今据尔雅释虫移此。按雔由乃樗茧、棘茧、栾茧之总名，濒湖释为樗茧之专名，似失原意。因据移。
〔四〕为好：原脱，今据大观、政和本草卷二十一白僵蚕条补。
〔五〕陶：同上。
〔六〕似：同上。
〔七〕黯：金陵本同。千金翼卷四及大观、政和本草卷二十一白僵蚕条俱作「䵟」。

好，男子阴痒〔一〕病。本经 女子崩中赤白，产后余〔二〕痛〔三〕，灭诸疮瘢痕。为末，封疔肿，拔根极效。别录 治口噤发汗。同衣中〔四〕白鱼、鹰屎白等分，治疮灭痕。药性 以七枚为末，酒服，治中风失音，并一切风疾〔五〕，小儿客忤，男子阴痒痛，女子带下。日华 焙研姜汁调灌，治中风、急〔六〕喉痹欲绝，下喉立愈。苏颂 散风痰结核瘰疬，头风，风虫齿痛，皮肤风疮，丹毒作痒，痰疟癥结，妇人乳汁不通，崩中下血，小儿疳蚀鳞体，一切金疮，疔肿风痔。时珍

〔发明〕〔元素曰〕僵蚕性微温，味微辛，气味俱薄，轻浮而升，阳中之阳，故能去皮肤诸风如虫行。〔震亨曰〕僵蚕属火，兼土与金、木。老得金气，僵而不化。治喉痹者，取其清化之气，从治相火，散浊逆结滞之痰也。〔王贶曰〕凡咽喉肿痛及喉痹，用此下咽立愈，无不效也。大能救人。吴幵内翰云：屡用得效。〔时珍曰〕僵蚕，蚕之病风者也。治风化痰，散结行经，所谓因其气相感，而以意使之者也。又人指甲软薄者，用此烧烟熏之则厚，亦是此义。盖厥阴、阳明之药，故又治诸血病、疟病、疳病也。

〔附方〕旧十五，新十九。

一切风痰 白僵蚕七个（直者），细研，姜汁一茶脚，温水〔七〕调灌之。胜金方。

小儿惊风 白僵蚕、蝎梢等分，天雄尖、附子尖共〔八〕一钱，微炮为末。每服一字，或半钱，以姜汤调灌之，甚效。寇氏衍义〔九〕。

风痰喘嗽 夜不能卧。白僵蚕（炒研）、好

〔一〕痒：金陵本同。此间濒湖从日华子作「痒」。但千金翼卷四及大观、政和本草卷二十一白僵蚕条引本经俱作「瘍」，大观、政和并注云：「音亦」。说文解字卷七下「瘍，脉瘍也。」段注：「脉瘍，叠韵字。脉瘍者，善惊之病也。」广韵卷五·二十二昔：「瘍，病相染也。」

〔二〕余：原作「腹」，金陵本同。今据千金翼卷四及大观、政和本草卷二十一白僵蚕条改。

〔三〕痛：金陵本及大观、政和本草同。千金翼卷四白僵蚕条作「病」。

〔四〕衣中：原脱，今据大观、政和本草卷二十一白僵蚕条补。

〔五〕疾：原作「疰」，金陵本同。今据大观、政和本草卷二十一白僵蚕条引日华子及附方引千金方改。

〔六〕急：原脱，今据大观、政和本草卷二十一白僵蚕条补。

〔七〕一茶脚温水：此五字原脱，今据政和本草卷二十一白僵蚕条附方补（大观未附此方）。

〔八〕共：原作「各」，金陵本同。今据本草衍义卷十七及政和本草卷二十一白僵蚕条改。

〔九〕寇氏衍义：金陵本同。按寇氏衍义原非为证类本草而作。初本单行，后附证类本草之后。至张存惠重刻政和本草时，始将衍义逐条附入。故所载方，濒湖此间未计入旧附方数内。

茶末各一两，为末。每用五钱，卧时泡沸汤服。瑞竹堂方。**酒后咳嗽**白僵蚕焙研末，每茶服一钱。怪证奇方。**喉风喉痹**仁存：开关散：用白僵蚕(炒)、白矾(半生半烧)等分，为末。每以一钱，用自然姜汁调灌，得吐顽痰〔一〕，立效。小儿加薄荷、生姜少许，同调。一方用白梅肉和丸，绵裹含之，咽汁也。朱氏集验：用白僵蚕(炒)半两，生甘草一钱，为末。姜汁调服，涎出立愈。圣惠：用白僵蚕三七枚，乳香一分，为末。每以一钱烧烟，熏入喉中，涎出即愈。**急喉风痹**王氏博济：如圣散：用白僵蚕、天南星(刮皮〔二〕)等分，生研为末。每服一字，姜汁调灌，涎出即愈。后以生姜炙过，含之。百一选方无南星。**撮口噤风**面黄赤，气喘，啼声不出。由胎气挟热，流毒心脾，故令舌强唇青，聚口发噤。用直僵蚕二枚去嘴，略炒为末。蜜调傅唇中，甚效。小儿宫气方〔三〕。**大头风 小儿惊风**并用大蒜七个，先烧红地，以蒜逐个于地上磨成膏。却以僵蚕一两(去头、足)安蒜上，碗覆一夜，勿令泄气，只取蚕研末。每用嗃鼻，口内含水，有效。普济方。**偏正头风**〔四〕并夹脑〔五〕风，连两太阳穴痛。圣惠方：用白僵蚕为末，葱茶调服方寸匕。叶椿治头风：用白僵蚕、高良姜等分，为末。每服一钱，临卧时茶服，日二服。**卒然头痛**白僵蚕为末(去丝〔六〕)。每用熟水下二钱，立瘥。斗门方。**牙齿疼痛**白僵蚕(直者)、生姜同炒赤黄色，去姜为末。以皂角水调擦之，即止。普济。**风虫牙痛**白直僵蚕(炒)、蚕蜕纸(烧)等分为末，擦之。良久，以盐汤漱口。直指方。**疟疾不止**白僵蚕(直者)一个，切作七段，绵裹为丸，朱砂为衣，作一服。日未出时，面向东，用桃、李枝七寸煎汤，吞下。院方。**腹内龟病**普济方诗云：

〔一〕痰：原作「疾」，金陵本同。今从张本改。

〔二〕刮皮：原脱，今据政和本草卷二十一白僵蚕条附方补(大观未附此方)。

〔三〕小儿宫气方：原作「圣惠方」，金陵本同。今检圣惠未见此方。方见大观、政和本草卷二十一白僵蚕条附方引「小儿宫气方」。因据改，仍计入旧附方数内。

〔四〕风：金陵本同。大观、政和本草卷二十一白僵蚕条附方俱作「疼」。

〔五〕脑：原作「头」，金陵本同。今据大观、政和本草卷二十一白僵蚕条附方改，较为通用。

〔六〕去丝：原脱，今据政和本草卷二十一白僵蚕条附方补(大观未附此方)。

人间龟病不堪言，肚里生成硬似砖。自死僵蚕、白马尿，不过时刻软如绵。神效。**面上黑黯**白僵蚕末，水和搽之。圣惠方。**粉滓面䵟**令人面色好。用白僵蚕、黑牵牛、细辛〔一〕等分为末，如澡豆，日用之。斗门方。**瘾疹风疮**疼痛。白僵蚕焙研，酒服一钱，立瘥。圣惠。**野火丹毒**从背上两胁起者。僵蚕二七枚，和慎火草捣涂。杨氏产乳。**小儿鳞体**皮肤如蛇皮鳞甲之状，由气血否涩，亦曰胎垢，又曰蛇体。白僵蚕去嘴为末，煎汤浴之。一加蛇蜕。保幼大全。**小儿久疳**体虚不食。诸病后天柱骨倒，医者不识，谓之五软者。用白僵蚕（直者）炒研。每服半钱，薄荷酒下。名金灵散。郑氏方。**小儿口疮**通白者。白僵蚕炒黄，拭去黄肉、毛，研末，蜜和傅之，立效。小儿宫气方。**风疳蚀疮**同上方。**项上瘰疬**白僵蚕为末。水服五分，日三服。十日瘥。外台。**风痔肿痛**发、歇不定者，是也。白僵蚕二两，洗锉，炒黄为末，乌梅肉和，丸梧桐子大。每姜蜜汤空心下五丸，妙。胜金方。**一切金疮**及刀斧伤。白僵蚕炒黄研末，傅之立愈。斗门。**乳汁不通**白僵蚕末二钱，酒服。少顷，以脂麻茶一盏〔二〕热〔三〕投之，梳头数十遍，奶汁如泉也。经验后〔四〕方。**崩中下血**不止。用白僵蚕、衣中白鱼等分，为末。井华水服之，日二〔五〕。千金。**重舌木舌**僵蚕为末吹之，吐痰甚妙。一方：僵蚕一钱，黄连（蜜炒）二钱，为末。掺之，涎出为妙。陆氏积德方。**肠风下血**僵蚕（炒，去嘴、足）、乌梅肉（焙）各一两，为末，米糊丸梧子大。每服百丸，食前白汤下，一日三服。笔峰杂兴方。

乌烂死蚕拾遗

〔藏器曰〕此在簇上乌臭者。

〔气味〕有小毒。

〔主治〕蚀疮有根者，及外野鸡病，并傅之。白死者主白游疹，赤死者主赤游疹。藏器

〔一〕辛：原作「研」，金陵本同。今据大观、政和本草卷二十一白僵蚕条附方改。
〔二〕盏：金陵本同。按政和（大观未附此方）本草卷二十一白僵蚕条附方原作「錢」，濒湖改「盏」，于义为长。
〔三〕热：原脱，今据政和本草卷二十一白僵蚕条附方补。
〔四〕后：同上。
〔五〕二：金陵本同。大观、政和本草卷二十一白僵蚕条附方俱作「三」。今检千金及千金翼均未见到此方，普济方卷三二九亦作「三」，似应据改。

蚕蛹〔瑞曰〕缫丝后蛹子。今人食之，呼小蜂儿。〔思邈曰〕猘犬啮者，终身禁〔一〕食，发则难免。〔主治〕炒食，治风及劳瘦。研傅瘑疮〔二〕恶疮。大明 为末饮服，治小儿疳瘦，长肌退热，除蛔虫。煎汁饮，止消渴。时珍 〔附方〕新一。消渴烦乱蚕蛹二〔三〕两，以无灰酒一中盏，水一大盏，同煮取〔四〕一中盏，澄清，去蚕蛹〔五〕，温服。圣惠方。

茧卤汁〔藏器曰〕此是茧中蛹汁，非碱卤也。于盐〔六〕茧瓮下收之。〔主治〕百虫入肉，䘌蚀瘙疥，及牛马虫疮。为汤浴小儿，去〔七〕疮疥，杀虫。以竹筒盛之，浸山蜍、山蛭入肉，蚊子诸虫咬毒。亦可预带一筒，取一蛭入中，并持干海苔一片，亦辟诸蛭。藏器 〔发明〕〔藏器曰〕苏恭注蛭云：山人自有疗法。盖此法也。〔时珍曰〕山蛭见蛭条。山蜍（音余），蜘蛛也。啮人甚毒。

蚕茧已出蛾者。〔气味〕甘，温，无毒。〔主治〕烧灰酒服，治痈肿无头，次日即破。又疗诸疳疮，及下血血淋血崩。煮汁饮，止消渴反胃，除蛔虫。时珍 〔弘景曰〕茧瓮入术用。〔发明〕〔时珍曰〕蚕茧方书多用，而诸家本草并不言及，诚缺文也。近世用治痈疽代针，用一枚即出

〔一〕禁：原作「忘」（金陵本笔划残缺，当是「忌」字之误），今据千金卷二十五第二改。
〔二〕瘑疮：金陵本同。大观、政和本草卷二十一白僵蚕条俱作「蚕、瘑」，似是「蚕咄」及「瘑疮」之略称。巢源卷三十六有「蚕咄候」，卷三十五有「瘑疮候」。
〔三〕二：金陵本同。圣惠方卷五十三作「一」。
〔四〕取：原脱，今据圣惠方卷五十三补。
〔五〕澄清去蚕蛹：同上。
〔六〕盐：原脱，今据大观、政和本草卷二十二茧卤汁条补。
〔七〕去：同上。

一头，二枚即出二头，神效无比。煮汤治消渴，古方甚称之。丹溪朱氏言此物属火，有阴之用，能泻膀胱中相火，引清气上朝于口，故能止渴也。缫丝汤及丝绵煮汁，功并相同。又黄丝绢能补脬，锦灰止血，并见服器部。

〔附方〕新五。**痘疮疳蚀**脓水不绝。用出了蚕蛾茧，以生白矾末填满，煅枯为末，擦之甚效。陈文中小儿方。**口舌生疮**蚕茧五个，包蓬砂，瓦上焙焦为末，抹之。**大小便血**茧黄散：治肠风，大小便血，淋沥疼痛。用茧黄、蚕蜕纸（并烧存性）、晚蚕沙、白僵蚕（并炒）等分为末，入麝香少许。每服二钱，用米饮送下，日三服，甚效。圣惠方。**妇人血崩**方法同上。**反胃吐食**蚕茧十个煮汁，烹鸡子三枚食之，以无灰酒下，日二服，神效。或以缫丝汤煮粟米粥食之。普济方。

蚕蜕

〔释名〕马明退嘉祐　佛退

〔气味〕甘，平，无毒。

〔主治〕血风〔一〕病，益妇人。嘉祐　妇人血风。宗奭　治目中翳障及疳疮。时珍

蚕连

〔主治〕吐血鼻洪，肠风泻血，崩中带下，赤白痢。傅疔肿疮。日华　治妇人血露。宗奭　牙宣牙痛，牙痈牙疳，头疮喉痹，风癫狂祟，蛊毒药毒，沙证腹痛，小便淋闷，妇人难产及吹乳疼痛。时珍

〔发明〕〔禹锡曰〕蚕蜕，今医家多用初出蚕子（退〔二〕在纸上者），东方诸医用老蚕眠起所蜕皮，功用相近，当以蜕皮为正。入药微炒用。〔宗奭曰〕蚕蜕，当用眠起时所蜕皮。蚕连烧灰亦可用。〔时珍曰〕马明退、蚕连纸，功用相同，亦如蝉蜕、蛇蜕之义。但古方多用蚕纸者，因其易得耳。

〔附方〕旧四，新十五。**吐血不止**蚕蜕纸烧存性，蜜和，丸如芡实大。含化咽津。集验。**牙宣牙痛**及口疮。并用蚕蜕纸烧灰，干傅之。集验。**风虫牙痛**蚕纸烧灰擦之。良久，盐汤漱口。直指方。**走马牙疳**集验：用蚕蜕纸灰，入麝香少许，贴之。直指：加白僵蚕等分。**一切疳疮**马明退（烧灰）三钱，轻粉、乳香少许。先以温浆水洗净，傅之。儒门事

〔一〕风：原脱，今据大观、政和本草卷二十一蚕退条补。
〔二〕退：原作「壳」，金陵本同。今据大观、政和本草卷二十一蚕退条改。

亲。**小儿头疮**蚕蜕纸烧存性，入轻粉少许，麻油调傅。圣惠。**缠喉风疾**用蚕蜕纸烧存性，炼蜜和，丸如芡实大。含化咽津。集验。**熏耳治聋**蚕蜕纸作捻，入麝香二钱，入笔筒烧烟熏之。三次即开。**癫狂邪祟**凡狂发欲走，或自高贵称神〔一〕，或悲泣呻吟，此为邪祟〔二〕。以蚕纸烧灰，酒、水任下方寸匕。亦〔三〕治风癫。肘后方。**沙证壮热**江南有沙证，状如伤寒，头痛壮热呕恶，手足指末微厥，或腹痛闷乱，须臾杀人。先用蚕蜕纸剪碎，安于瓶〔四〕中，以碟盖之，滚汤沃之，封固良久。乘热服，暖卧取汗。活人书。**中蛊药毒**虽面青脉绝，腹胀吐血者，服之即活。用蚕蜕纸烧存性，为末。新汲水服一钱。岭南卫生方。**中诸药毒**用蚕纸数张烧灰，冷水服。卫生易简方。**小便涩痛**不通。用蚕蜕纸烧存性，入麝香少许，米饮每服二钱。王氏博济方。**热淋如血**蚕种烧灰，入麝香少许，水服二钱，极效方也。卫生家宝。**崩中不止**蚕故纸一张（剪碎炒焦）、槐子（炒黄）各等分，为末。酒服立愈。卫生易简方。**吹奶疼痛**马明退烧灰一钱五分，轻粉五分，麝香少许，酒服。儒门事亲。**妇人难产**蚕布袋一张，蛇蜕一条，入新瓦中，以盐泥固，煅为末。以榆白皮汤调服。集成。**妇人断产**蚕子故纸一尺，烧为末，酒服。终身不产。千金。**痔漏下血**蚕纸半张，碗内烧灰，酒服自除。奚囊备急方。

缲丝汤〔主治〕**止消渴，大验。**时珍

〔一〕神：肘后卷三第十七、千金卷十四第五及大观、政和本草卷二十一蚕退条附方，此下俱有「皆应（千金作「须」，义同）备诸火灸，乃得永差耳」。

〔二〕祟：金陵本及大观、政和本草附方同，肘后作「魅」，千金无此字。肘后及千金此下俱有「非狂，自依邪方治之。」大观、政和本草附方无。

〔三〕亦：金陵本同。肘后及大观、政和本草附方俱无。详肘后、千金及大观、政和本草附方原文，知治发狂用灸法，治邪祟用邪法，而用蚕纸则专治风癫。此间经濒湖改写，而蚕纸一方遂通治三病。

〔四〕瓶：原作「瓷」，金陵本同。今从张本改。

原蚕 别录中品

【释名】晚蚕日华 魏蚕方言 夏蚕广志 热蚕 〔弘景曰〕原蚕是重养者，俗呼为魏蚕。〔宗奭曰〕原者有原复敏速之义，此是第二番蚕也。〔时珍曰〕按郑玄注周礼云：原，再也。谓再养者。郭璞注方言云：魏，细也。秦晋人所呼。今转为二蚕是矣。永嘉记云：郡蚕自三月至十月有八辈。谓蚕种为蚘〔一〕，再养为珍，珍子为爱。

【集解】〔颂曰〕原蚕东南州郡多养之。此是重养者，俗呼为晚蚕。北人不甚养之。周礼禁原蚕。郑康成注云：蚕生于火而藏于秋，与马同气。物莫能两大，禁原蚕为其害马也〔二〕。然害马亦一事耳。淮南子云：原蚕一岁再收〔三〕，非不利也。而王法禁之者，为其残桑是也。人既稀养，货者多是早蛾，不可用也。〔弘景曰〕僵蚕为末涂马齿，即不能食草。以桑叶拭去，乃还食。此见蚕即马类也。〔时珍曰〕马与龙同气，故有龙马；而蚕又与马同气，故蚕有龙头、马头者。蜀人谓蚕之先为马头娘者以此。好事者因附会其说，以为马皮卷女，入桑化蚕，谬矣。北人重马，故禁之。南方无马，则有一岁至再、至三，及七出、八出者矣。然先王仁爱及物，盖不忍其一岁再致汤镬，且妨农事，亦不独专为害马、残桑而已。

雄原蚕蛾

〔气味〕咸，温，有小毒。〔时珍曰〕按徐之才药对云：热，无毒。入药炒，去翅、足用。

〔主治〕益精气，强阴道，交接〔四〕不倦，亦止精。别录 壮阳事，止泄精、尿血，暖水脏，治暴风、金疮、冻疮、汤火疮，灭瘢痕。时珍

〔发明〕〔宗奭曰〕蚕蛾用第二番，

〔一〕蚘：原作「蛻」，金陵本同，齐民要术卷五第四十五作「蚖」，均因形近而误。今据御览八二五蚕条及尔雅翼卷二十四蠒条引永嘉郡记改，与本书本卷蚕条释名项「卵曰蚘」一致。

〔二〕蚕生于火……害马也：此二十五字，大观、政和本草卷二十一原蚕蛾条苏颂图经仅作「为其伤马」四字。周礼·夏官·马质：「禁原蚕者。」郑注：「原，再也。天文辰为马。蚕书：『蚕为龙精。月值大火，则浴其种。』是蚕与马同气。物莫能两大，禁再蚕者为伤马欤？」注中无「蚕生于火而藏于秋」之语。

〔三〕收：金陵本及今本淮南子泰族训同。大观、政和本草卷二十一原蚕蛾条图经及埤雅卷十一蚕条引淮南子俱作「登」。王念孙云：「收本作登，此后人以意改之也。尔雅曰：『登，成也。』天文篇曰『蚕登、蚕不登』是也。尔雅翼引此作收，则所见本已误。齐民要术、本草图经及太平御览资产部五、木部四引此并作登。太平御览木部又引注云『登，成也。』是其证。」

〔四〕接：原作「精」，金陵本同。今据千金翼卷四及大观、政和本草卷二十一原蚕蛾条改。

取其敏于生育也。〔时珍曰〕蚕蛾性淫，出茧即媾，至于枯槁乃已，故强阴益精用之。〔正误〕〔颂曰〕今治小儿撮口及发噤者。用晚蚕蛾二〔一〕枚，炙黄研末，蜜和涂唇内，便瘥。〔时珍曰〕此方出圣惠，乃是白僵蚕。苏氏引作蚕蛾，误矣。蚕蛾原无治惊之文，今正之〔二〕。

〔附方〕旧二，新八。

丈夫阴痿未连蚕蛾二〔三〕升、去头、翅、足，炒为末，蜜丸梧子大。每夜服一丸，可御十室。以菖蒲酒止之。千金方。

遗精白浊晚蚕蛾焙干，去翅、足，为末，饭丸绿豆大。每服四十丸，淡盐汤下。此丸常以火烘，否则易糜〔四〕湿也。唐氏方。

血淋疼痛晚蚕蛾为末，热酒服二钱。圣惠方。

小儿口疮及风疳疮。宫气方：用晚蚕蛾为末，贴之，妙。普济方：治小儿口疮，及百日内口疮。入麝香少许，掺之。

止血生肌蚕蛾散：治刀斧伤创，血出如箭。用晚蚕蛾炒为末，傅之即止，甚效。胜金方。

刀斧金疮端午午时，取晚蚕蛾、石灰、茅花，捣成团，草盖令发热过，收贮。每用，刮下末掺之。

竹刺入肉五月五日，取晚蚕蛾生投竹筒中，令自干死，为末。取少许，津和涂之。便民图纂。

蛇虺咬伤生蚕蛾研，傅之。必效方。

玉枕生疮生枕骨上如痈，破后如筋〔五〕头。用原蚕蛾(炒)、石韦等分，为末。干贴取瘥。圣济总录。

原蚕沙

〔颂曰〕蚕沙、蚕蛾，皆用晚出者良。〔时珍曰〕蚕沙用晒干，淘净再晒，可久收不坏。

〔气味〕**甘、辛，温，无毒。**〔时珍曰〕伏硇砂、焰消、粉霜。

〔主治〕**肠鸣，热中消渴，风痹瘾疹。**别录 **炒黄，袋盛浸酒，去风缓，诸节不随，皮肤顽痹，腹内宿冷，冷血瘀血，腰脚**

〔一〕二：金陵本及大观、政和本草卷二十一原蚕蛾条引图经同。但圣惠方卷八十二作「三」。此从周应所编简要济众方（简圣惠方之要者）作「二」。

〔二〕此方……正之：按此方见圣惠卷八十二及大观、政和本草卷二十一原蚕蛾条附简要济众方，俱作「晚蚕蛾」，不作「白僵蚕」。又日华子云：「蚕蛾治暴风」。巢源卷四十八云：「小儿中风口噤者，是风入颔颊之筋故也。」药证相对，故知苏氏不误，无须改正。

〔三〕二：金陵本同。千金卷二十第七及千金翼卷十五第六俱作「一」。

〔四〕糜：原作「塵」，今据金陵本改。

〔五〕筋：金陵本同。圣济总录卷一三二石苇散作「筋」。

冷疼。炒热袋盛，熨偏风，筋骨瘫缓，手足不随，腰脚软，皮肤顽痹。藏器 **治消渴癥结，及妇人血崩，头风，风赤眼，去风除湿。**时珍

〔发明〕〔弘景曰〕蚕沙多入诸方，不但熨风而已。〔宗奭曰〕蚕屎饲牛，可以代谷。用三升醇酒，拌蚕沙五斗，甑蒸，于暖室中，铺油单上。令患风冷气痹〔一〕及近感瘫风人，就以患处一边卧沙上，厚盖取汗。若虚人须防大热昏闷，令露头面。若未全愈，间日再作。〔时珍曰〕蚕属火，其性燥，燥能胜风去湿，故蚕沙主疗风湿之病。有人病风痹，用此熨法得效。按陈氏经验方：一抹膏：治烂弦风眼。以真麻油浸蚕沙二三宿，研细，以篦子涂患处。不问新旧，隔宿即愈。表兄卢少樊患此，用之而愈，亲笔于册也。时珍家一婢，病此十馀年，试〔二〕用之，二三次顿瘳，其功亦在去风收湿也。又同桑柴灰淋汁，煮鳖肉作丸，治腹中癥结，见鳖条。李九华云：蚕沙煮酒，色味清美，又能疗疾。

〔附方〕旧四，新六。

半身不遂蚕沙二硕，以二〔三〕袋盛之，蒸熟，更互熨患处。仍以羊肚〔四〕，粳米〔五〕煮粥〔六〕，日食一枚，十日即止。千金方〔七〕

风瘙瘾疹作痒成疮。用蚕沙一升，水二〔八〕斗，煮取一斗二升，去滓，洗浴。避风。圣惠方。

头风白屑作痒。蚕沙烧灰淋汁，洗之。圣惠方。

眯目不出蚕沙拣净，空心以新汲水吞下十枚。勿嚼破。圣惠。

消渴饮水晚蚕沙焙干为末。每用冷水下二钱，不过数服。斗门方。

妇人血崩蚕沙为末，酒服三五钱。儒门事亲。

月经久闭蚕沙四两，砂锅炒半黄色，入无灰酒一壶，煮沸，澄去沙。每温服一盏，即通。

转女为男妇人始觉有孕，用原蚕屎一枚，井华水服之，日三。千金。

跌扑伤损

〔一〕痹：金陵本同。本草衍义卷十七及政和本草卷二十一原蚕蛾条俱作「闭」。
〔二〕试：原作「式」，金陵本同。今从张本改。
〔三〕二：金陵本同。千金卷八第四及政和本草卷二十一白僵蚕条附方俱作「三」（大观未附此方）。
〔四〕肚：千金卷八第四及政和本草卷二十一白僵蚕条附方，此下俱有「酿」字。
〔五〕米：千金卷八第四及政和本草卷二十一白僵蚕条附方，此下俱有「葱白、姜、椒、豉等」六字。
〔六〕煮粥：金陵本同。千金卷八第四作「混煮热吃」，政和附方作「烂煮热吃」。
〔七〕千金方：原脱，今据千金卷八第四及政和本草卷二十一白僵蚕条附方补，仍计入旧附方数内。
〔八〕二：原作「五」，金陵本同。今据圣惠方卷二十四及大观、政和本草卷二十一原蚕蛾条附方改。

扭闪出骨窍等证。蚕沙四两炒黄，绿豆粉四两炒黄，枯矾二两四钱，为末，醋调傅之，绢包缚定。换三四次即愈。忌产妇近之。邵真人经验良方。**男妇心痛**不可忍者。晚蚕沙一两，滚汤泡过，滤净，取清水服，即止。瑞竹堂方。

石蚕本经下品

〔校正〕并入有名未用石蠹虫。

【释名】沙虱本经 **石蠹虫**别录 **石下新妇**[一]拾遗 〔弘景曰〕沙虱乃东间水中细虫。人入水浴，着身略不可见，痛如针刺，挑亦得之。今此或名同而物异耳。〔时珍曰〕按吴普本草沙虱作沙蜯。

【集解】〔别录[二]曰〕石蚕生江汉池泽。〔宗奭曰〕石蚕在处山河中多有之。附生水中石上，作丝茧如钗股，长寸许，以蔽其身。其色如泥，蚕在其中，故谓之石蚕，亦水中虫耳。方家用者绝稀。〔别录曰〕石蠹虫生石中。〔藏器曰〕石蠹虫一名石下新妇，今伊洛间水底石下有之。状如蚕，解放丝连缀小石如茧。春夏羽化作小蛾，水上飞。〔时珍曰〕本经石蚕，别录石蠹，今观陈、寇二说及主治功用，盖是一物无疑矣。又石类亦有石蚕，与此不同。

【正误】〔弘景曰〕李当之云：石蚕江左不识，谓为草根。其实类虫，形如老蚕，生附石上。伧人得而食之，味咸微辛。所言有理，但江汉非伧[三]地。大都是生气物，如海中蛤、蛎辈，附石生不动，皆活物也。今俗用草根，黑色，多角节，亦似蚕。恐未是实，方家不用。〔恭曰〕石蚕形似蚕，细小有角节，青黑色，生江汉侧石穴中。岐、陇间亦有，北人多不用，采者遂绝耳。〔韩保昇曰〕李谓是草根[四]，陶谓是生气物，苏恭之说，半似草，半似虫，皆妄矣。此虫所在水石间有之，取为钩饵。马湖石间[五]最多，彼人啖之，云咸、微辛。〔颂曰〕石蚕，陶、苏都无定论，蜀本之说为是。今川、广中多有之。其草根之似蚕者，亦名石蚕，出福州。今信州山石上，四时常有之，亦采入药。详见菜部草石蚕下。

〔一〕妇：原脱，今据大观、政和本草卷三十石蠹虫条补。下同。

〔二〕别录：原作一「经」字，金陵本同。按大观、政和本草卷二十二，「生江汉池泽」俱作「墨字」，认为别录文。四据改。

〔三〕伧：原作「沧」，今据金陵本改，与大观、政和本草卷二十二石蚕条及上文俱合。

〔四〕李谓是草根：金陵本同。按大观、政和本草卷二十二石蚕条引蜀本注：「李云：江左无识此者，谓是草根。」濒湖竟改为「李谓是草根」，殊非保昇原意。

〔五〕间：原从政和本草作「门」，金陵本同。今据大观本草卷二十二石蚕条改，义长。下同。

【气味】咸，寒，有毒。〔保昇曰〕咸、微辛。〔吴普曰〕雷公：咸，无毒。

【主治】五癃，破石淋堕胎。其肉：解结气，利水道，除热。本经

石蠹虫：主石癃，小便不利。别录

【发明】〔宗奭曰〕石蚕谓之草者，谬也。经言肉解结气，注中更不辨定，何耶？〔时珍曰〕石蚕连皮壳用也，肉则去皮壳也。

【附录】云师　雨虎〔时珍曰〕按遁甲开山图云：霍山〔一〕有云师、雨虎。荣氏注云：云师如蚕，长六寸，有毛似兔。雨虎如蚕〔二〕，长七八寸，似蛭〔三〕。云雨则出在石上〔四〕。肉甘〔五〕，可炙食之。此亦石蚕之类也。

九香虫 纲目

【释名】黑兜虫

【集解】〔时珍曰〕九香虫，产于贵州永宁卫赤水河中。大如小指头，状如水黾，身青黑色。至冬伏于石下，土人多取之，以充人事。至惊蛰后即飞出，不可用矣。

【气味】咸，温，无毒。

【主治】膈脘滞气，脾肾亏损，壮元阳。时珍

【发明】〔时珍曰〕摄生方：乌龙丸：治上证，久服益人，四川何卿总兵常服有效。其方：用九香虫一两（半生、

〔一〕霍山：御览十一雨下引遁甲开山图，此下有「南岳」二字。

〔二〕如蚕：金陵本及御览十一引荣氏解同。图书集成·方舆汇编·山川典卷一六四衡山部·衡岳志·物产考作「似蛹」。

〔三〕蛭：原作「蛙」，金陵本同。今据御览十一引荣氏解及衡岳志·物产考改。

〔四〕上：原作「内」，金陵本同。据改同上。

〔五〕肉甘：原脱，今据御览十一引荣氏解及衡岳志·物产考补。

焙），车前子（微炒）、陈橘皮各四钱，白术（焙）五钱，杜仲（酥炙）八钱。右为末，炼蜜丸梧桐子大。每服一钱五分，以盐白汤或盐酒服，早晚各一服。此方妙在此虫。

海蚕 海药

【集解】〔李珣曰〕按南州记云：海蚕生南海山石间。状如蚕，大如拇指。其沙甚白，如玉粉状。每有节，难得真者，彼人以水搜葛粉、石灰，以梳齿印成伪充之。纵服无益，反能损人，宜慎之。

沙 **【气味】**咸，大温，无毒。

【主治】虚劳冷气，诸风不遂。久服补虚羸〔一〕，令人光泽，轻身延年不老。李珣

雪蚕 纲目

【释名】雪蛆

【集解】〔时珍曰〕按叶子奇草木子云：雪蚕生阴山以北，及峨嵋山北，人谓之雪蛆。二山积雪，历世不消。其中生此，大如瓠，味极甘美。又王子年拾遗记云：员峤之山有冰蚕，长六七寸，黑色有鳞角。以霜雪覆之，则作茧，长一尺。抽五色丝，织为文锦，入水不濡，投火不燎。尧时海人献之，其质轻暖柔滑。按此，亦雪蚕之类也。

【气味】甘，寒，无毒。

【主治】解内热渴疾。时珍

枸杞虫 拾遗

【释名】蠋 尔雅

【集解】〔藏器曰〕此虫生枸杞上，食枸杞叶，状如蚕，作茧。为蛹时取之，曝干收用。〔时珍曰〕此尔雅所谓

〔一〕羸：原作「蠃」，金陵本作「[illegible]」（字书无），今据大观、政和本草卷二十一海蚕沙条改。

「蚅，乌蠋」也。其状如蚕，亦有五色者。老则作茧，化蛾孚子。诸草木上皆有之，亦各随所食草木之性。故广志云：藿蠋香，槐蠋臭。

【气味】咸，温，无毒。

【主治】益阳道，令人悦泽有子。炙黄和地黄末为丸，服之，大起阳益精。藏器　**治肾家风虚。**时珍　普济方。

茠香虫 纲目

【集解】〔时珍曰〕生茠香枝叶中。状如尺蠖，青色。

【主治】小肠疝气。时珍

本草纲目虫部目录第四十卷

虫之二　　卵生类下二十二种

右附方旧二十二〔二〕，新八十六〔三〕。

〔一〕庞降附：原脱，金陵本亦脱。今据本卷青蚨条附录，依本书通例补。

〔二〕二：原无，今据本卷各条旧附方总数补。

〔三〕六：原作「二」，今据本卷各条新附方总数改。

本草纲目虫部第四十卷

虫之二卵生类下二十二种

青蚨拾遗

【释名】蚨蝉　蟱蜗音谋瓜。　蜳蝺〔一〕音敦隅。　蒲虻音萌。　鱼父　鱼伯

【集解】〔藏器曰〕青蚨生南海。状如蝉，其子着木。取以涂钱，皆归本处。搜神记云：南方有虫名蜳蝺〔一〕，形大如蝉，辛美可食。子着草叶上如蚕种。取其子，则母飞来。虽潜取之，亦知其处。杀其母涂钱，以子涂贯，用钱去则自还。淮南子万毕术云：青蚨还钱。高诱注〔二〕云：青蚨一名鱼父、鱼伯〔三〕。以其子母各等置瓮中，埋东行阴〔四〕垣下。三日开之，即相从。以母血涂八十一钱，子血涂八十一钱。留子用母，留母用子，皆自还也。〔李珣曰〕按异物志〔五〕言：蜳蝺生南海诸山。雄雌常处，不相舍。青金色。人采得以法末之，用涂钱，以货易于人，昼用夜归。又能秘精、缩小便，亦人间难得之物也。〔时珍曰〕按异物志云：青蚨形如蝉而长。其子如虾子，着草叶上。得其子则母飞来。煎食甚辛而美。岣嵝神书云：青蚨一名蒲虻，似小蝉，大如虻，青色有光。生于池泽，多集蒲叶上。春生子于蒲上，八八为行，或九九为行，如大蚕子而圆。取其母血及火炙子血涂钱，市物仍自还归，用之无穷，诚仙术也。其说俱仿佛。但藏器云子着木上，稍有不同。而许氏说文亦曰：青蚨，水虫也。盖水虫而产子于草木尔。

【气味】辛，温，无毒。

〔一〕蜳蝺：金陵本同。大观、政和本草卷二十二青蚨条引搜神记俱作「蝍蠋」。濒湖似据御览九五〇青蚨条引搜神记文改。

〔二〕注：原空一字，金陵本同。今从张本补。

〔三〕一名鱼父鱼伯：金陵本同。大观、政和本草俱作「一名鱼伯」，御览九五〇作「一名鱼，或曰蒲。」按下引岣嵝神书云：「青蚨一名蒲虻，多集蒲叶上。」疑御览「蒲」下脱「虻」字，「鱼」下脱「伯」字。

〔四〕阴：原脱，今据御览九五〇补。

〔五〕异物志：金陵本同。按大观、政和本卷二十二青蚨条俱作「异志」，卷二十一郎君子条及海马条亦俱有引「异志」之文，疑「异志」与「异物志」非是一书。

【主治】补中，益阳道，去冷气，令人悦泽。藏器　秘精，缩小便。海药〔一〕

【附录】庞降〔二〕〔时珍曰〕按刘恂岭表录异云：庞降〔二〕生于岭南〔三〕，多在橄榄树上。形如蜩蝉，腹青而薄。其名自呼，但闻其声而鲜能得之。人以善价求为媚药。按此形状似蝉，可为媚药，与李珣海药青蚨雌雄不舍，秘精之说相符。恐亦青蚨之类，在木上者也。

蛱蝶 纲目

【释名】蛱蝶蛱音叶。蝴蝶〔时珍曰〕蛱蝶轻薄，夹翅而飞，枼枼然也。蝶美于须，蛾美于眉，故又名蝴蝶，俗谓须为胡也。

【集解】〔时珍曰〕蝶，蛾类也。大曰蝶，小曰蛾。其种甚繁，皆四翅有粉，好嗅花香，以须代鼻，其交以鼻，交则粉退。古今注谓橘蠹化蝶，尔雅翼谓菜虫化蝶，列子谓乌足之叶化蝶，埤〔四〕雅谓蔬菜化蝶，酉阳杂俎谓百合花化蝶，北〔五〕户录谓树叶化蝶如丹青，野史谓彩裙化蝶，皆各据其所见者而言尔。盖不知蠹蠋诸虫，至老俱各蜕而为蝶、为蛾，如蚕之必羽化也。朽衣物亦必生虫而化。草木花叶之化者，乃气化、风化也。其色亦各随其虫所食花叶，及所化之物色而然。杨慎丹铅录云：有草蝶、水蝶在水中。岭南异物志载：有人浮南海，见蛱蝶大如蒲帆，称肉得八十斤，啖之极肥美。

【气味】阙

【主治】小儿脱肛。阴干为末，唾调半钱涂手心，以瘥为度。时珍

〔一〕海药：原作「药普」，金陵本同。当是大观本草卷三十及政和本草卷一嘉祐补注所引之「南海药谱」。本书卷一海药本草条，濒湖谓「南海药谱」即「海药本草」。按大观、政和本草卷十三槟榔条及龙脑香条，俱同条并引二书，其文迥异。何况书名卷数各不相同，似不能认为一书。「秘精缩小便」之文既出自「海药」，即不当注为「药谱」，因据改。

〔二〕庞降：金陵本及御览九五一庞降条同。永乐大典本岭表录异卷下作「庞蜂」。其名自呼，则「庞」字当依集韵一东读蓬。

〔三〕岭南：金陵本同。岭表录异卷下庞蜂条作「山野」。

〔四〕埤：原作「蜱」。今据金陵本改，与埤雅卷十蝶条合。

〔五〕北：原作「比」，金陵本同。按树叶化蝶，见北户录（唐·段公路撰）卷一蛱蝶枝条。今据改，与本书卷一引据经史百家书目合。

【发明】〔时珍曰〕胡蝶古方无用者，惟普济方载此方治脱肛，亦不知用何等蝶也。

蜻蛉 别录下品

【释名】蜻虰音丁。蜻蝏亦作蜓。虰蛵音馨。负劳尔雅 蟌音怱。诸乘弘景 纱羊纲目 赤者名赤卒

〔时珍曰〕蜻、蟌，言其色青葱也。蛉、虰，言其状伶仃也，或云其尾如丁也。或云其尾好亭而挺，故曰蝏，曰蜓。俗名纱羊，言其翅如纱也。按崔豹古今注云：大而色青者曰蜻蜓〔一〕；小而黄者，江东名胡黎〔二〕，淮南名蠊蛜〔三〕，鄱阳名江鸡〔四〕；小而赤者，名曰赤卒，曰绛驺〔五〕，曰赤衣使者，曰赤弁丈人；大而玄绀者，辽海名绀蠜，亦曰天鸡〔六〕。陶氏谓胡黎〔七〕为蜻蛉，未考〔八〕此耳。

【集解】〔弘景曰〕蜻蛉有五六种，惟青色大眼（一名诸乘，俗呼为胡黎〔七〕）者入药。道家云：眼可化为青珠。其余黄细及黑者，不入药。〔保昇曰〕所在有之。好飞水际，六足四翼。〔宗奭曰〕蜻蜓中一种最大（汴人呼为马大头）者，是也。身绿色。其雌者腰间有碧色一遭。入药用雄者。此物生于水中，故多飞水上。其类眼皆大，陶氏独言蜻蜓眼大何也？〔时珍曰〕蜻蛉大头露目，短颈长腰軃尾，翼薄如纱。食蚊虻，饮露水。造化权舆云：水虿化蟌〔九〕。罗愿云：水虿化蜻蛉，

〔一〕蜻蜓：金陵本同。御览九五〇蜻蛉条引崔豹古今注作「蜻蛉一曰青亭，一曰胡蝶」。

〔二〕江东名胡黎：金陵本同。御览九五〇蜻蛉条引崔豹古今注作「曰胡离，一曰胡梨」，无「江东名」三字。方言卷十一郭注乃作「江东名为狐黎」。

〔三〕淮南名蠊蛜：金陵本同。御览引崔豹古今注无此文。文见方言卷十一郭注。

〔四〕鄱阳名江鸡：金陵本同。御览引崔豹古今注及方言郭注俱无此文。文见尔雅翼卷二十五青蛉条，云：「今鄱阳人呼江鸡，盖蠊蛜之转」。

〔五〕驺：原作绉，金陵本同。马缟中华古今注卷下作「骝」。今据御览引崔豹古今注改。尔雅翼卷二十五青蛉条云：「赤卒、绛驺者，汉制导卒之服也，故以比之。」

〔六〕辽海名绀蠜亦曰天鸡：金陵本同。御览九五〇蜻蛉条引崔豹古今注作「辽东人谓为绀蠜，亦曰童蠜。」

〔七〕黎：金陵本同。大观、政和本草卷二十二蜻蛉条俱作「蜊」。

〔八〕考：原作「政」，金陵本笔划残缺。今从张本改。

〔九〕水虿化蟌：金陵本同。按「水虿化蟌」见淮南子说林篇。高注：「蟌，青蛉也。」

蜻蛉仍交于水上，附物散卵〔一〕，复为水虿也。张华博物志亦言五月五日，埋蜻蛉头于户内，可化青珠，未知然否？古方惟用大而青者，近时房中术，亦有用红色者。崔豹云：辽海间有绀蠜虫，如蜻蛉而玄绀色，六七月群飞闇天。夷人食之，云海中青虾所化也。云南志云：澜沧蒲蛮诸地，凡土蜂、蜻蛉、蚱蜢之类，无不食之也。

【气味】微寒，无毒。

【主治】强阴，止精。别录　**壮阳，暖水脏。**日华

樗鸡 本经中品

【释名】红娘子纲目　**灰花蛾**〔时珍曰〕其鸣以时，故得鸡名。广雅作樗鸠，广志作犨鸡，皆讹矣。其羽文彩，故俗呼红娘子、灰花蛾云。

【集解】〔别录曰〕生河内川谷樗树上。七月采，暴干。〔弘景曰〕今出梁州。形似寒螿而小。樗树似漆而臭〔二〕，亦犹芫青、亭长在芫、葛上也〔三〕。〔恭曰〕河内无此，今出岐州。此有二种：以五色具者为雄，入药良；其青黑质、白斑者是雌，不入药。〔宗奭曰〕汴洛诸界尤多。形类蚕蛾，但腹大，头足微黑，翅两重，外一重灰色，内一重深红，五色皆具。〔颂曰〕尔雅云：螒，天鸡。郭璞注云：小虫也，黑身赤头。一名莎鸡，又曰樗鸡。然今之莎鸡生樗木上，六月中〔四〕出飞，而振羽索索作声，人或畜之樊中。但头方腹大，翅羽外青内红，而身不黑，头不赤，此殊不类郭说〔五〕。樗上一种头翅皆赤者，乃如旧说，人呼为红娘子，然不名樗鸡，疑即是此，盖古今之称不同尔。〔时珍曰〕樗即臭椿也。此物初生，头方而扁，尖喙向下，六足重翼，黑色。及长则能飞，外翼灰黄有斑点，内翅五色相间。其居树上，布置成行。秋深生子在樗皮上。苏恭、寇宗奭之说得之。苏颂引郭璞以为莎鸡者，误矣。莎鸡居莎草间，蟋蟀之类，似蝗而斑，有翅数重，下翅正

〔一〕卵：原作「卯」，金陵本经人以墨笔添补成卵。今据改，与尔雅翼卷二十五青蛉条合。
〔二〕臭：大观、政和本草卷二十一樗鸡条，此下俱有「今以此树上为好」七字。
〔三〕在芫葛上也：金陵本同。大观、政和本草卷二十一樗鸡条俱作「必以芫、葛上为良矣」。
〔四〕中：金陵本同。大观、政和本草卷二十一樗鸡条俱作「后」。
〔五〕郭说：金陵本同。大观、政和本草卷二十一樗鸡条俱作「盖别一种而同名也」。

赤，六月飞而振羽有声。详见陆玑毛诗疏义。而罗愿尔雅翼以莎鸡为络纬，即俗名纺丝者。

【修治】〔时珍曰〕凡使去翅、足，以糯米或用面炒黄色，去米、面用。

【气味】苦，平〔一〕，有小毒，不可近目。别录

【主治】心腹邪气，阴痿，益精强志，生子好色，补中轻身。本经 腰痛下气，强阴多精。别录 通血闭，行瘀血。宗奭 主瘰疬，散目中结翳，辟邪气，疗猘犬伤。时珍

【发明】〔弘景曰〕方药稀用，为大麝香丸用之。〔时珍曰〕古方辟瘟〔二〕杀鬼丸中用之，近世方中多用，盖厥阴经药，能行血活血也。普济方治目翳拨云膏中，与芫青、斑蝥同用，亦是活血散结之义也。

【附方】新四。**子宫虚寒**杏林摘要云：妇人无子，由子宫虚寒，下元虚，月水不调，或闭或漏，或崩中带下，或产后败血未尽，内结不散。用红娘子六十枚，大黄、皂荚、葶苈各一两，巴豆一百二十枚，为末，枣肉为丸，如弹子大。以绵裹留系，用竹筒送入阴户。一时许发热渴，用熟汤一二盏解之。后发寒，静睡要安，三日方取出。每日空心以鸡子三枚，胡椒末二分，炒食，酒下以补之，久则子宫暖矣。**瘰疬结核**用红娘子十四枚，乳香、砒霜各一钱，硇砂一钱半，黄丹五分，为末，糯米粥和作饼，贴之。不过一月，其核自然脱下矣。卫生易简〔三〕方。**风狗咬伤**不治即死。用红娘子二个、斑蝥五个（并去翅、足，若四十岁各加一个，五十岁各加二个），青娘子三个（去翅、足，四十岁加〔四〕一个，五六十〔五〕岁加二个），海马半个，续随子一分，乳香、沉香、桔梗各半分，酥油少许，为末。十岁者作四服，十五岁作三服，二十岁作二服，三十岁作一服。谈野翁方。**横痃便毒**鸡子一个开孔，入红娘子六个，纸包煨熟，去红娘子，食鸡子，以酒下。小便淋沥出浓血即愈。陆氏积德堂方。

〔一〕苦平：大观、政和本草卷二十一樗鸡条，此二字作白字，认为本经文。
〔二〕瘟：原作「温」，今据金陵本改。
〔三〕易简：原作「简易」，金陵本同。今据本书卷一引据医家书目改。
〔四〕加：原作「各」，今据金陵本改。
〔五〕六十：原作「十六」，金陵本同。今从张本改。

枣猫纲目

【集解】〔时珍曰〕枣猫，古方无考，近世方广丹溪心法附余，治小儿方用之。注云：生枣树上飞虫也。大如枣子，青灰色，两角。采得，阴干用之。

【气味】缺

【主治】小儿脐风〔时珍曰〕按方广云：小儿初生，以绵裹脐带，离脐五六寸扎定〔一〕，咬断〔二〕。以鹅翎筒送药一二分，入脐大孔，轻轻揉散。以艾炷灸脐头三壮。结住勿打动，候其自落，永无脐风之患，万不失一。脐硬者用之，软者无病，不必用也。其法用阴干枣猫儿（研末）三个，真珠（槌研）四十九粒，炒黄丹〔三〕、白枯矾、蛤粉、血竭各五分，研匀，如上法用。脐有三孔，一大二小也。

斑蝥本经下品

〔校正〕陈藏器蟞蝥虫系重出，今并为一。

【释名】斑猫本经　龙尾同上〔四〕　蟞蝥虫拾遗　龙蚝音刺。　斑蚝〔时珍曰〕斑言其色，蝥刺言其毒，如矛刺也。亦作蟞蝥，俗讹为斑猫，又讹斑蚝为斑尾也。吴普本草又名斑菌，曰腃发，曰晏青。

【集解】〔别录曰〕斑猫生河东川〔五〕谷。八月取，阴干。〔吴普曰〕生河内川〔六〕谷，亦生水〔七〕石。〔保昇曰〕斑

〔一〕定：丹溪心法附余卷二十二此下有「却于线外将脐」六字。

〔二〕断：丹溪心法附余卷二十二此下有「片时去线待血流尽」八字。

〔三〕丹：此下原有「五分」二字，金陵本同。因与下文重复，今删。

〔四〕龙尾同上：此四字原无。按御览九五一及大观、政和本草卷二十二斑猫条引吴普本草谓斑猫「一名龙蚝」，濒湖已列于下。但千金翼卷四、御览九五一及大观、政和本草卷二十二引本经俱有「一名龙尾」。「蚝」与「尾」，字形虽近，字音不同，不妨俱为别名。因据补。

〔五〕川：原作「山」，金陵本同。今据千金翼卷四及大观、政和本草卷二十二斑猫条引别录改。

〔六〕川：原作「山」，金陵本同。今据御览九五一及大观、政和本草卷二十二斑猫条引吴氏本草改。

〔七〕水：原作「木」，金陵本同。据改同上。

猫所在有之，七八月大豆叶上甲虫也。长五六分，黄黑斑文，乌〔一〕腹尖喙。就叶上采取，阴干用。〔弘景曰〕此一虫五变，主疗皆相似。二三月在芫花上，即呼为芫青；四五月在王不留行草上，即呼为王不留行虫；六七月在葛花上，即呼为葛上亭长；八九月在豆花上，即呼为斑蝥；九月、十月复还地蛰，即呼为地胆，此是伪地胆耳，为疗犹同也。其斑蝥大如巴豆，甲上有黄黑斑点；芫青，青黑色；亭长，身黑头赤。〔敩曰〕芫青、斑蝥、亭长、赤头四件，样各不同，所居、所食、所效亦不同。芫青嘴尖，背上有一画黄，在芫花上食汁；斑蝥背上一画黄，一画黑，嘴尖处有一小赤点，在豆叶上食汁；亭长形黄黑，在葛〔二〕叶上食汁；赤头身黑，额上有大红一点也。〔颂曰〕四虫皆是一类，但随时变耳。深师方云：四月、五月、六月为葛上亭长，七月为斑猫，九月、十月为地胆。今医家知用芫青、斑蝥，而地胆、亭长少使，故不得详也。〔恭曰〕本草、古今诸方，并无王不留行虫。若陶氏所言，则四虫专在一处。今地胆出豳〔三〕州，芫青出宁州，亭长出雍州，斑蝥所在皆有。四虫出四处，可一岁周游四州乎？芫青、斑蝥，形段相似，亭长〔四〕、地胆，状貌大殊。且豳州地胆三月至十月〔五〕采自草莱〔六〕上，非地中取〔七〕。陶盖浪言尔。〔时珍曰〕按本经、别录，四虫采取时月，正与陶说相合。深师方用亭长，所注亦同。自是一类，随其所居、所出之时而命名尔。苏恭强辟，陶说亦自欠明。按太平御览〔八〕引神农本草经云：春食芫花为芫青，夏食葛花为亭长，秋食豆花为斑蝥，冬入地中为地胆（黑头赤尾）。其说甚明，而唐、宋校正者反失收取，更致纷纭，何哉？陶氏之王不留行虫，雷氏之赤头，方药未有用者。要皆此类，固可理推。余见地胆。

【修治】〔敩曰〕凡斑蝥、芫青、亭长、地胆〔九〕修事，并用〔十〕糯米、小麻子相拌炒，至米黄黑色取出，去头、足、

〔一〕乌：原作「鸟」，今据金陵本改，与大观、政和本草卷二十二斑猫条俱合。
〔二〕葛：金陵本同。大观、政和本草卷二十二芫青条俱作「蔓」。
〔三〕豳：原作「幽」，金陵本同。今据大观、政和本草卷二十二葛上亭长条改。
〔四〕亭长：原脱，今据大观、政和本草卷二十二葛上亭长条补。
〔五〕豳州地胆三月至十月：同上。
〔六〕莱：原作「菜」，今据金陵本改，与大观、政和本草卷二十二葛上亭长条俱合。
〔七〕非地中取：原脱，今据大观、政和本草卷二十二葛上亭长条补。
〔八〕太平御览：今本御览九五一地胆条引本草经，文有脱误，不录。
〔九〕地胆：金陵本同。大观、政和本草卷二十二芫青条俱作「赤头」。
〔十〕用：原作「渍」，金陵本同。今据大观、政和本草卷二十二芫青条改。

两翅，以血余裹，悬东墙角上一夜，至明〔一〕用之，则毒去也。〔大明曰〕入药须去翅、足，糯米炒熟，不可生用，即吐泻人。〔时珍曰〕一法用麸炒过，醋煮用之也。

【气味】辛，寒，有毒。〔普曰〕神农：辛。岐伯：咸。扁鹊：甘，有大毒。马刀为之使，畏巴豆、丹参、空青，恶肤青、甘草、豆花。〔时珍曰〕斑猫、芫青、亭长、地胆之毒，靛汁、黄连、黑豆、葱、茶，皆能解之。

【主治】寒热，鬼疰蛊毒，鼠瘘，恶〔二〕疮疽，蚀死肌，破石癃。本经 血积，伤人肌。治疥癣，堕胎。别录 治瘰疬，通利水道。甄权 疗淋疾，傅恶疮瘘烂。日华 治疝瘕，解疔毒、猘犬毒、沙虱毒、蛊毒、轻粉毒。时珍

【发明】〔宗奭曰〕妊娠人不可服之，为溃人肉。治淋方多用，极苦人，须斟酌之。〔时珍曰〕斑蝥，人获得之，尾后恶气射出，臭不可闻。故其入药亦专主走下窍，直至精溺之处，蚀下败物，痛不可当。葛氏云：凡用斑蝥，取其利小便，引药行气，以毒攻毒是矣。杨登甫云：瘰疬之毒，莫不有根，大抵以斑蝥、地胆为主。制度如法，能使其根从小便中出，或如粉片，或如血块，或如烂肉，皆其验也。但毒之行，小便必涩痛不可当，以木通、滑石、灯心辈导之。又葛洪肘后方云：席辩刺史传云：凡中蛊毒，用斑蝥虫四枚，去翅、足炙熟，桃皮〔三〕五月初五日采取，去黑皮阴干，大戟去骨，各为末。如斑蝥一分，二味各用二分〔四〕，合和枣核大〔五〕，以米清饮〔六〕服之，必吐出蛊。一服不瘥，十日更服。此蛊洪州最多，有老妪解疗之，一人获缣二十匹，秘方不传。后有子孙犯法，黄华公若于〔七〕则时为都督，因而得之也。

【附方】旧六，新九。

内消瘰疬不拘大人小儿。经验方：用斑蝥一两（去翅、足），以粟一升同炒，米焦去米不

〔一〕至明：原脱，今据大观、政和本草卷二十二芫青条补。
〔二〕恶：原脱，今据千金翼卷四及大观、政和本草卷二十二斑猫条补。
〔三〕桃皮：金陵本及肘后卷七第六十三同。千金卷二十四第四及外台卷二十八引必效方俱作「桃白皮」。外台引必效方，此下有「东引者以火烘之」七字。
〔四〕二分：金陵本及肘后同。千金作「四分」，外台引必效方三味作「等分」。
〔五〕枣核大：金陵本及肘后同。千金作「八捻」，外台引必效方作「半方寸匕」。
〔六〕饮：原脱，今据肘后卷七第六十三补。又「米清饮」三字，千金作「水一鸡子许」，外台引必效方作「冷水」。外台引李饶州法云：「若以酒中得，则以酒服；若食中得，以饮服之。」
〔七〕于：原作「干」，今据金陵本改，与肘后卷七第六十三合。

用，入干〔一〕薄荷四两为末，乌鸡子清丸如绿豆大。空心腊茶下一〔二〕丸，加至五丸，却每日减一丸，减至一丸后，每日五丸，以消为度。　广利：治瘰疬经久不瘥。用斑蝥一枚，去翅、足，微炙，以浆水一盏，空腹吞之。用蜜水亦可。重者不过七枚瘥也。**瘘疮有虫**八月中多取斑蝥，以苦酒浸半日，晒干。每用五个，铜器炒熟为末，巴豆一粒，黄犬背上毛二七根炒研，朱砂五分，同和苦酒顿服，其虫当尽出也。**痈疽拔脓**痈疽不破，或破而肿硬无脓。斑蝥为末，以蒜捣膏，和水一豆许，贴之。少顷脓出，即去药。　直指。**疔肿拔根**斑蝥一枚捻破，以针划疮上，作米字形样，封之，即出根也。　外台。**血疝便毒**不拘已成、未成，随即消散。斑蝥三个（去翅、足，炒），滑石三钱，同研，分作三服。空心白汤下，日一服，毒从小便出。如痛，以车前、木通、泽泻、猪苓煎饮，名破毒饮〔三〕，甚效。　东垣方。**积年癣疮**外台：用斑蝥半两，微炒为末，蜜调傅之。　永类：用斑蝥七个，醋浸，露一夜，搽之。**面上瘖瘤**大风，面上有紫瘖瘤未消。用干斑蝥末，以生油调傅。约半日，瘖瘤胀起。以软帛拭去药，以棘针挑破，近下，令水出干。不得剥其疮皮，及不可以药近口、眼。若是尖瘖瘤子，即勿用此，别用胆矾□□〔四〕药以治之。　圣济总〔五〕录。**疣痣黑子**斑蝥三个，人言少许，以糯米五钱炒黄，去米，入蒜一个，捣烂点之。**风狗咬伤**卫生易简方云：此乃九死一生之病。急用斑蝥七枚，以糯米炒黄，去米为末，酒一盏，煎半盏。空心温服，取下小肉狗三四十枚为尽。如数少，数日再服。七次无狗形，永不再发也，累试累验。医方大成：用大斑蝥三七枚，去头、翅、足，用糯米一勺，略炒过，去斑蝥。别以七枚如前炒，色变，复去之。别以七枚如前，至青烟为度，去蝥，只以米为粉。用冷水入清油少许，空心调服。须臾再进一服，以小便利下毒物为度。如不利，再进。利后肚疼，急用冷水调青靛服之，以解其毒，否则有伤。黄连水亦可解之。但不宜服一切热物也。**中沙虱毒**斑蝥二枚：一枚末服；一枚烧至烟尽，研末，傅疮中，立瘥。　肘后。**塞耳治聋**斑蝥（炒）二枚，生巴豆（去皮、心）二枚，杵

〔一〕干：原脱，今据大观、政和本草卷二十二斑猫条附方补。

〔二〕一：原作「三」，金陵本同。今据大观、政和本草卷二十二斑猫条附方改。

〔三〕饮：原作「散」，今据金陵本改，与上文合。

〔四〕□□：原为墨钉，金陵本残缺颇甚，湖北本作「为点」，张本作「末合」。今检圣济总录，尚未见到此方，待考。

〔五〕总：原为墨钉，金陵本原版损坏，今据本书卷一引据医家书目补。

丸枣核大，绵裹塞之。　圣惠方。**妊娠胎死**斑蝥一枚，烧研水服，即下。　广利方。

芫青别录下品

【释名】青娘子〔时珍曰〔一〕〕居芫花上而色青，故名芫青。世俗讳之，呼为青娘子，以配红娘子也。

【集解】〔别录曰〕三月取，暴干。〔弘景曰〕二月、三月在芫花上，花时取之，青黑色。〔恭曰〕出宁州。〔颂曰〕处处有之。形似斑蝥，但色纯青绿，背上一道黄文，尖喙。三四月芫花发时乃生，多就芫花上采之，暴干。〔时珍曰〕但连芫花茎叶采置地上，一夕尽自出也。余见斑蝥。

【修治】见斑蝥。

【气味】辛，微温，有毒。〔时珍曰〕芫青之功同斑蝥，而毒尤猛，盖芫花有毒故也。畏、恶同斑蝥。

【主治】蛊毒、风疰、鬼疰，堕胎。别录。**治鼠瘘。**弘景**主疝气，利小水，消瘰疬，下痰结，治耳聋目翳，猘犬伤毒。余功同斑蝥。**时珍

【附方】新三。**偏坠疼痛**青娘子、红娘子各十枚，白面拌炒黄色，去前二物，熟汤调服，立效也。　谈野翁方。**目中顽翳**发背膏：用青娘子、红娘子、斑蝥各一个（去头、足，面炒黄色），蓬砂一钱，蕤仁（去油）五个，为末。每点少许，日五六次，仍同春雪膏点之（膏见黄连下）。　普济方。**塞耳治聋**芫青、巴豆仁、蓖麻仁各一枚研，丸枣核大，绵包塞之。　圣惠方。

葛上亭长别录下品

【释名】〔弘景曰〕此虫黑身赤头，如亭长之着玄衣赤帻，故名也。

【集解】别录曰〕七月取，暴干。〔弘景曰〕葛花开时取之。身黑头赤，腹中有卵，白如米粒。〔恭曰〕出雍州。

〔一〕曰：原脱，今据金陵本补。

〔保昇曰〕处处有之。五六月葛叶上采之。形似芫青而苍黑色。〔敩曰〕亭长形黑黄，在葛[一]上食蔓胶汁。又有赤头，身黑色，额上有大红一点，各有用处。〔时珍曰〕陶言黑身赤头，故名亭长；而雷氏别出赤头，不言出处，似谬。

【修治】同斑蝥。

【气味】辛，微温，有毒。恶、畏同斑蝥。

【主治】蛊毒鬼疰，破淋结积聚，堕胎。别录 通血闭癥块鬼胎。余功同斑蝥。时珍

【发明】〔颂曰〕深师疗淋用亭长，说之[二]最详。云：取葛上亭长折[三]断腹，腹中有白子，如小米，三二分，安白板上，阴干燥[四]，二三日收之。若有人患十年淋，服三枚；八九年以还，服二枚。服时以水如枣许着小杯中，爪甲研之，当扁扁见于水中。仰面吞之，勿令近牙齿间。药虽微小，下喉自觉，当[五]至下焦淋所。有顷，药大作[六]。烦急不可堪者，饮干麦饭汁，则药势止也。若无干麦饭，但水亦可耳。老、小服三分之一，当下淋疾如脓血连连尔。石[七]去者，或如指头，或青或黄，不拘男女皆愈。若药不快，淋不下，以意节度，更增服之。此虫四月[八]、五月[九]、六月为亭长（头赤身黑），七月为斑蝥，九月、十月[十]为地胆，随时变耳。

【附方】新二。经脉不通 妇人经脉不通，癥块胀满，腹有鬼胎。用葛上亭长五枚，以糙米和炒，去翅、足，研末。分三服，空心甘草汤下。须臾觉脐腹急痛，以黑豆煎汤服之，当通。圣惠方。肺风白癞 葛上亭长四七枚（去翅、

〔一〕葛：金陵本同。大观、政和本草卷二十二芫青条俱作「蔓叶」二字。
〔二〕说之：原作「之说」，金陵本同。今据大观、政和本草卷二十二芫青条改。
〔三〕折：原作「拆」，金陵本同。据改同上。
〔四〕干燥：原脱，今据大观、政和本草卷二十二芫青条补。
〔五〕当：同上。
〔六〕大作：原作「作大」，金陵本同。今据大观、政和本草卷二十二芫青条改。
〔七〕石：原脱，今据大观、政和本草卷二十二芫青条补。
〔八〕四月：同上。
〔九〕月：同上。
〔十〕十月：同上。

足，与糯米同炒，米熟为度，不用米)，干蝮蛇一枚(头尾全者，炙黄，去鳞及腹中物)，共捣罗，生绢袋贮。以酒五升，瓷瓶中慢火煅煮。酒及一升以下，将绵囊蘸药汁，摩涂癞上，日二夜一。如不急痛，日夜可五七次涂之。圣济总录〔一〕。

地胆本经下品

【释名】蚖青本经青蠵携 〔弘景曰〕地胆是芫青所化，故亦名蚖青。用蚖字者，亦承误尔。〔时珍曰〕地胆者，居地中，其色如胆也。按太平御览引广〔二〕雅云：地胆、地〔三〕要，青蠵也。又引吴普本草云：地胆一名杜龙，一名青虹。陶弘景以蠵字为蛙字，音乌〔四〕娲切者，误矣。宋本因之，今俱厘政也。

【集解】〔别录〔五〕曰〕生汶山川〔六〕谷。八月取之。〔弘景曰〕真地胆出梁州，状如大马蚁，有翼〔七〕；伪者是斑蝥所化，状如大豆。大抵疗体略同，亦难得真耳。〔恭曰〕形如大马蚁者，今出邠州，三月至十月，草莱〔八〕上采之，非地中也。状如大豆者，未见之，陶亦浪证尔。〔保昇曰〕二月、三月、八月、九月，草莱〔九〕上取之，形倍黑色，芫青所化也。〔时珍曰〕今处处有之，在地中或墙石内，盖芫青、亭长之类，冬月入蛰者，状如斑蝥。苏恭未见，反非陶说，非也。本经别名芫青，尤为可证。既曰地胆，不应复在草莱〔十〕上矣。盖芫青，青绿色；斑蝥，黄斑色；亭长，黑身赤头；地胆，黑头赤尾。

〔一〕葛上亭长……圣济总录：此九十三字，原作「方见蝮蛇」四字，金陵本同。按本书卷四十三蝮蛇条所附肘后治白癞方，未用葛上亭长，不当重见于此条。今据圣济总录卷十八治白癞涂方改。普济方卷一一一引此方，云出圣惠方。但圣惠卷二十四，「葛上亭长」作「斑猫」，故不从圣惠而从圣济。

〔二〕广：原作「尔」，金陵本同。今据御览九五一地胆条改，与广雅释虫合。

〔三〕地：金陵本同。今本广雅释虫作「虵」(蛇之异体字)。

〔四〕乌：原作「鸟」，金陵本同。今据大观、政和本草卷二十二地胆条改。

〔五〕别录：原作一「经」字，金陵本同。按「生汶山川谷八月取」八字，大观、政和本草卷二十二地胆条俱作墨字，认为别录文。因据改。

〔六〕川：原作「山」，金陵本同。今据大观、政和本草卷二十二地胆条改。

〔七〕翼：金陵本及大观、政和本草同。御览九五一地胆条引陶弘景本草经作「小翼子」三字。

〔八〕莱：原作「菜」，今据金陵本改，与大观、政和本草卷二十二葛上亭长条俱合。

〔九〕莱：原作「菜」，政和本草同。今据金陵本及大观本草卷二十二地胆条改。

〔十〕莱：原作「菜」，今据金陵本改，与前苏恭说一致。

色虽不同，功亦相近。

【修治】同斑蝥。

【气味】辛，寒，有毒。

【主治】鬼疰寒热，鼠瘘恶疮死肌，破癥瘕，堕胎。本经 蚀疮中恶肉，鼻中瘜肉，散结气石淋。去子，服一刀圭即下。别录 宣拔瘰疬根〔一〕，从小便中出，上亦吐出。又治鼻齆。药性 治疝积疼痛。余功同斑蝥。时珍

【发明】〔颂曰〕今医家多用斑蝥、芫青，而稀用亭长、地胆，盖功亦相类耳。〔时珍曰〕按杨氏直指方云：有癌疮颗颗累垂，裂如瞽眼，其中带青，由是簇头各露〔二〕一舌，毒深穿孔〔三〕，男则多发于腹，女则多发于乳，或项或肩〔四〕，令人昏迷。急宜用地胆为君，佐以白牵牛、滑石、木通，利小便以宣其毒。更服童尿灌涤余邪，乃可得安也。

【附方】新三〔五〕。小肠气痛地胆（去翅、足、头，微炒）、朱砂各半两，滑石一两，为末。每苦杖酒食前调服二钱，即愈。宣明。鼻中瘜肉地胆生研汁，灌之。干者酒煮取汁。又方：细辛、白芷，等分为末，以生地胆汁和成膏。每用少许点之，取消为度。并圣惠。

蜘蛛别录下品

【释名】次蝵〔六〕秋〔七〕。尔雅 蠨蛸属俞。方言 蚰蚖亦作蝃〔八〕蝥，音拙谋。〔时珍曰〕按王安石字说云：设

〔一〕根：原脱，今据大观、政和本草卷二十二地胆条补。
〔二〕露：原作「类」，金陵本同。今据仁斋直指卷二十二发癌方论改，与本书卷四十二蛙条附治癌疮如眼方一致。
〔三〕毒深穿孔：金陵本同。仁斋直指卷二十二作「毒根深藏，穿孔透里」。
〔四〕或肩：仁斋直指卷二十二，此下有「或臂」。
〔五〕三：原作「二」，今按下新附方数改。
〔六〕蝵：金陵本同，乃「蟗」之异体字。说文卷十三下黾条，段注：「鼅鼄即尔雅之次蟗。蝵（蛑之异体字）音浮，断非从出也。」下同。
〔七〕秋：原作「秩」，金陵本同。按经典释文卷三十云：「蝵或作蟗，郭音秋。」因据改。
〔八〕蝃：原作「蝥」，金陵本作「蟊」（字书无）。今据尔雅释虫郭注改。下同。

一面之网，物触而后诛之。知乎诛义者，故曰蜘蛛。尔雅作鼅鼄，从黾〔一〕，黾〔一〕者大腹也。扬雄方言云：自关而东〔二〕呼为蠾蝓，侏儒语转也。北燕朝鲜〔三〕之间，谓之蝳〔四〕蜍。齐人又呼为社〔五〕公。蚰蜒见下。

【集解】〔弘景曰〕蜘蛛数十种，今入药惟用悬网如鱼罾者，亦名蚰蜒。赤斑者俗〔六〕名络新妇，亦入方术家用。其余并不入药。〔颂曰〕蜘蛛处处有之，其类极多。尔雅云：次蟗，鼅鼄。鼅鼄，蝃蝥也。土鼅鼄，草鼅鼄。蠨蛸，长踦。郭璞注云：今江东呼鼅鼄为蝃蝥。长脚者俗呼〔七〕为蟢〔八〕子。则陶云蚰蜒者，即蝃蝥也。〔藏器曰〕蚰蜒在孔穴中及草木上〔九〕，陶言即蜘蛛，非矣。〔敩曰〕凡五色者，及大身有刺毛生者，并薄小者，并不入药。惟身小尻大，腹内有苍黄脓者为真。取屋西结网者，去头、足，研膏用。〔宗奭曰〕蜘蛛品多，皆有毒。今人多用人家檐角、篱头、陋巷之间，空中作圆网，大腹深灰色者耳。遗尿着人，令人生疮癣〔十〕。〔恭曰〕剑南、山东，为此虫所啮，疮中出丝，屡有死者。〔时珍曰〕蜘蛛布网，其丝右绕。其类甚多，大小颜色不一，尔雅但分蜘蛛、草、土及蠨蛸四种而已。蜘蛛啮人甚毒，往往见于典籍。按刘禹锡传信方云：判官张延赏，为斑蜘蛛咬颈上，一宿有二赤脉绕项下至心前，头面肿如数斗〔十一〕，几至不救。一人以大蓝汁入麝香、雄黄，取一蛛投入，随化为水。遂以点咬处，两日悉愈。又云：贞元十年，崔从质员外言：有人被蜘蛛咬，腹大如孕妇。有僧教饮羊乳，数日而平。又李绛兵部手集云：蜘蛛咬人遍身成疮者，饮好酒至醉，则虫于肉中似小米自出也。刘郁西使记〔十二〕

〔一〕黾：原作「龟」，金陵本同。今据尔雅释虫及说文卷十三下改。

〔二〕东：方言卷十一此下有「赵魏之郊」。

〔三〕鲜：方言卷十一此下有「冽水」。

〔四〕蝳：原作「蟠」，金陵本同。今据方言卷十一改。

〔五〕社：原作「杜」，金陵本同。今据方言卷十一郭注改。

〔六〕俗：原脱，今据大观、政和本草卷二十二蜘蛛条补。

〔七〕俗呼：原脱，今据尔雅释虫郭注及大观、政和本草卷二十二蜘蛛条补。

〔八〕蟢：金陵本同。尔雅释虫郭注及大观、政和本草卷二十二蜘蛛条俱作「喜」。

〔九〕上：金陵本同。大观、政和本草卷二十一蚰蜒条俱作「稠密处」三字。

〔十〕癣：原脱，今据本草衍义卷十七及政和本草卷二十二蜘蛛条补。

〔十一〕斗：金陵本同。肘后卷七第五十九、大观、政和本草卷七蓝实条及本书卷十六蓝条俱作「升碗」二字。

〔十二〕西使记：原作「西域记」，金陵本同，本书卷一引据经史百家书目作「出使西域记」，今据四库总目·史部·传记类二改。

云：赤木儿城有虫如蛛，毒中人则烦渴，饮水立死，惟饮葡萄酒至醉吐则解。此与李绛所言蜘蛛毒人，饮酒至醉则愈之意同，盖亦蜘蛛也。郑晓吾学编云：西域赛蓝地方，夏秋间草生小黑蜘蛛，甚毒，啮人〔一〕痛声彻地。土人诵呪以薄荷枝拂之，又〔二〕以羊肝遍擦其体，经一日夜痛方止，愈后皮脱如蜕。牛马被〔三〕伤辄死也。元稹长庆集云：巴中蜘蛛大而毒，甚者身边〔四〕数寸，踦长数倍其身〔五〕，竹木被网皆死。中人，疮痏痛痒倍常，惟以苦酒调雄黄涂之，仍用鼠负虫食其丝尽〔六〕则愈。不急救之，毒及心能死人也。段成式酉阳杂俎云：深山蜘蛛有大如车轮者，能食人物。若此数说，皆不可不知。淮南万毕术言：赤斑蜘蛛食猪肪百日，杀以涂布，雨不能濡；杀以涂足，可履水上。抱朴子言：蜘蛛、水马，合冯夷水仙丸服，可居水中。皆方士幻诞之谈，不足信也。

【气味】微寒，有小毒。〔大明曰〕无毒。畏蔓青、雄黄。〔时珍曰〕蛛入饮食不可食。

【主治】大人、小儿㿉，及小儿大腹丁奚，三年不能行者。别录 **蜈蚣、蜂、虿螫人，取置咬处，吸其毒。**弘景 **主蛇毒温疟，止呕逆霍乱。**苏恭 **取汁，涂蛇伤。烧啖，治小儿腹疳。**苏颂 **主口㖞、脱肛、疮肿、胡臭、齿䘌。**时珍 **斑者，治疟疾疔肿。**日华

【发明】〔颂曰〕别录言蜘蛛治㿉。张仲景治阴狐疝气，偏有大小，时时上下者，蜘蛛散主之。蜘蛛十四枚（炒焦），桂〔七〕半两，为散。每服八分一匕〔八〕，日再。或以蜜丸亦通。〔恭曰〕蜘蛛能制蛇，故治蛇毒，而本条无此。〔时珍曰〕鹤林玉露载：蜘蛛能制蜈蚣，以溺射之，节节断烂。则陶氏言蜘蛛治蜈蚣伤，亦相伏尔。沈括笔谈载：蛛为蜂螫，能啮芋梗，磨创而愈。今蛛又能治蜂、蝎螫，何哉？又刘义庆幽明录云：张甲与司徒蔡谟有亲。**谟昼寝梦甲曰：忽暴病，心腹痛，胀满**

〔一〕人：原作「为」，金陵本同。今据吾学编·皇明四夷考下卷赛蓝条改。
〔二〕又：原作「或」，金陵本同。据改同上。
〔三〕被：原作「破」，金陵本同。据改同上。
〔四〕边：原作「运」，金陵本同。今据元氏长庆集卷四虫豸诗·蜘蛛三首序改，
〔五〕其身：原脱，今据元氏长庆集卷四虫豸诗·蜘蛛三首序补。
〔六〕尽：同上。
〔七〕桂：金陵本及大观、政和本草同。金匮卷中第十九作「桂枝」。
〔八〕一匕：原脱，今据金匮卷中第十九及大观、政和本草卷二十二蜘蛛条补。

不得吐下，名干霍乱，惟用蜘蛛生断去〔一〕脚吞之则愈。但人不知，甲某时死矣。谟觉，使人验之，甲果死矣。后用此治干霍乱辄验也。按此说虽怪，正合唐注治呕逆霍乱之文，当亦不谬。盖蜘蛛服之，能令人利也。

【附方】旧七，新十五〔二〕。**中风口㖞**向火取蜘蛛摩偏急颊车〔三〕上，候正即止。千金方。**小儿口噤**直指：立圣散：用干蜘蛛一枚（去足，竹沥浸一宿，炙焦），蝎梢七个，腻粉少许，为末。每用一字，乳汁调，时时灌入口中。圣惠：治小儿十日内，口噤不能吮乳。蜘蛛一枚去足，炙焦研末，入猪乳一合，和匀。分作三服，徐徐灌之，神效无比。**止截疟疾**葛洪方：用蜘蛛一枚，同饭捣丸，吞之。杨氏家藏：用蜘蛛一枚，着芦管中，密塞，绾项上。勿令患人知之。海上：用蜘蛛三五枚，绵包，系寸口上。宣明方：用大蜘蛛三枚，信砒一钱，雄黑豆四十九粒，为末，滴水为丸豌豆大。先夜以一丸献于北斗下，次早纸裹插耳内，立见神圣。一丸可医二人。**泄痢脱肛**疼痛〔四〕已久者，黑圣散主之。大蜘蛛一个，瓠叶两重包扎定，合子内〔五〕烧存性，入黄丹少许，为末。先以白矾、葱、椒煎汤洗，拭干，以前药末置软帛上，托入收之，甚是有效也。乘闲〔六〕方。**走马牙疳**出血作臭。用蜘蛛一枚，铜绿半钱，麝香少许，杵匀擦之。无蛛用壳。直指。**齿䘌断烂**用大蜘蛛一个，以湿纸重裹，荷叶包之，灰火煨焦为末，入麝香少许，研傅。永类钤方。**聤耳出脓**蜘蛛一个，胭脂坯子半钱，麝香一字，为末。用鹅翎吹之。**吹奶疼痛**蜘蛛一枚，面裹烧存性，为末。酒服即止，神效。**颏下结核**大蜘蛛不计多少，好酒浸过，同研烂，澄去滓。临卧时服之，最效。医林集要。**瘰疬结核**无问有头、无头。用大蜘蛛五枚，日干，去足细研，酥调涂之，日再上。圣惠方。**鼠瘘肿核**已破出脓水者。蜘蛛二七枚，烧研傅之。千金。**便毒初起**大黑蜘蛛一枚研烂，热酒一碗搅服，随左右侧卧取利。不退再服，必效。寿域。**疔**

〔一〕去：原脱，今据御览九四八蜘蛛条引幽明录补。
〔二〕五：原作「四」，今按下新附方数改。
〔三〕车：原脱，今据大观、政和本草卷二十二蜘蛛条附方补。
〔四〕疼痛：原脱，今据大观、政和本草卷二十二蜘蛛条附方补。
〔五〕合子内：同上。
〔六〕闲：原作「闭」，金陵本同。今据大观、政和本草卷二十二蜘蛛条附方改。

肿〔一〕**拔根**取户边蜘蛛杵烂，醋和。先挑四畔血出，根稍露，傅之，干即易。一日夜根拔出，大有神效。千金。**腋下胡臭**大蜘蛛一枚，以黄泥入少赤石脂末，及盐少许，和匀裹蛛，煅之为末，入轻粉一字，醋调成膏。临卧傅腋下，明早登厕，必泄下黑汁也。三因方。**蜂蝎螫伤**蜘蛛研汁涂之，并以生者安咬处吸其毒。广利方。**蜈蚣咬伤**同上。孙真人〔二〕。**蛇虺咬伤**蜘蛛捣烂傅之，甚效。**一切恶疮**蜘蛛晒，研末，入轻粉，麻油涂之。直指方。

蜕壳〔主治〕**虫牙、牙疳。**时珍

〔附方〕旧一，新一。**虫牙有孔**蜘蛛壳一枚，绵裹塞之。备急。**牙疳出血**蜘蛛壳为末，入胭脂、麝香少许，傅之。直指方。

网〔主治〕**喜忘，七月七日取置衣领中，勿令人知。**别录**以缠疣赘，七日消落，有验。**苏恭**疔疮毒，止金疮血出。炒黄研末，酒服，治吐血。**时珍　出圣惠方。

〔发明〕〔时珍曰〕按侯延庆退斋雅闻录〔三〕云：凡人卒暴吐血者，用大蜘蛛网搓成小团，米饮吞之，一服立止。此乃孙绍先所传方也。又酉阳杂俎云：裴旻山行，见山〔四〕蜘蛛垂丝〔五〕如匹布，引弓射杀，断其丝数尺收之。部下有金疮者，剪方寸贴之，血立止也。观此，则蛛网盖止血之物也。

〔附方〕新四。**积年诸疮**蜘蛛膜贴之，数易。千金方。**反花疮疾**同上。**肛门鼠痔**蜘蛛丝缠之，即落。**疣瘤初起**柳树上花蜘蛛丝〔六〕缠之，久则自消。简便方。

〔一〕疔肿：金陵本同。大观、政和本草卷二十二蜘蛛条附方作「背疮」。

〔二〕孙真人：原脱，今据大观、政和本草卷二十二蜘蛛条附方补，仍计入旧附方数内。

〔三〕侯延庆退斋雅闻录：原作「侯延赏退斋闲录」，本书卷一引据经史百家书目作「侯延赏退斋闲览」，金陵本并同。今据说郛顺治刻本卷十七及涵芬楼本卷四十八改。

〔四〕山：原脱，今据酉阳杂俎前集卷十四补。

〔五〕垂絲：原作「结网」，金陵本同。今据酉阳杂俎前集卷十四改，乃与下「断其絲」文相合。

〔六〕絲：原脱，今从张本补。

草蜘蛛 拾遗

〔正误〕旧标作蚰蜒，今据尔雅改作草蜘蛛。见下。

【集解】〔藏器曰〕蚰蜒在孔穴中，及草木稠密处，作网如蚕丝为幕〔一〕络者〔二〕，就中开一门出入，形段微似蜘蛛而斑小。陶言蚰蜒即蜘蛛，误矣。〔时珍曰〕尔雅：鼅鼄，蝃蝥也。草鼅鼄，在草上络幕者。据此则陶氏所谓蚰蜒，正与尔雅相合；而陈氏所谓蚰蜒，即尔雅之草蜘蛛也。今改正之。然草上亦有数种，入药亦取其大者尔。有甚毒者，不可不知。李氏三元书〔三〕云：草上花蜘蛛丝最毒，能缠断牛尾。有人遗尿，丝缠其阴至断烂也。又沈存中笔谈，言草上花蜘蛛咬人，为天蛇毒，则误矣。详见鳞部天蛇下。

【气味】缺

【主治】出疔肿根，捣膏涂之。藏器

丝 〔主治〕去瘤赘疣子，禳疟疾。时珍

〔附方〕新二。**瘤疣**用稻上花蜘蛛十余，安桃枝上，待丝垂下，取东边者捻为线系之，七日一换，自消落也。总微论。**截疟**五月五日取花蜘蛛晒干，绛囊盛之。临期男左女右系臂上，勿令知之。普济方。

壁钱 拾遗

【释名】壁镜〔时珍曰〕皆以窠形命名也。

【集解】〔藏器曰〕壁钱虫似蜘蛛，作白幕如钱，贴墙壁间，北〔四〕人呼为壁茧。〔时珍曰〕大如蜘蛛，而形扁斑色，八足而长，亦时蜕壳，其膜色光白如茧。或云其虫有毒，咬人至死。惟以桑柴灰煎取汁，调白矾末傅之，妙。

【气味】无毒。

〔一〕幕：原作「蒂」，金陵本同。今据大观、政和本草卷二十一蚰蜒条改。
〔二〕络者：原脱，今据大观、政和本草卷二十一蚰蜒条补。
〔三〕李氏三元书：即元·李鹏飞辑三元延寿参赞书，见正统道藏·洞神部第五七四册。
〔四〕北：金陵本同。大观、政和本草卷二十二壁錢条俱作「此土」二字。按本书卷一本草拾遗条，藏器四明人，曾为三原县尉，未知「此土」二字确指何地（似指关中）？

【主治】鼻衄，及金疮出血不止，捺取虫汁，注鼻中及点疮上。亦疗外〔一〕野鸡病下血。藏器 治大人、小儿急疳，牙蚀腐臭，以壁虫同人中白等分烧研贴之。又主喉痹。时珍 出圣惠等方。

【附方】新一。喉痹乳蛾已死者复活。用墙上壁钱七个，内要活蛛二枚，捻作一处，以白矾七分一块化开，以壁钱惹矾烧存性，出火毒为末。竹管吹入，立时就好。忌热肉、硬物。

窠幕 〔主治〕小儿呕逆，取二七枚煮汁饮之。藏器 产后咳逆，三五日不止欲死者，取三五个煎汁呷之，良。又止金疮、诸疮出血不止，及治疮口不敛，取茧频贴之。止虫牙痛。时珍 〔附方〕新二〔二〕。虫牙疼痛普济：以壁上白蟢窠四五个（剥去黑者），以铁刀烧出汗，将窠惹汗丸之，纳入牙中甚效。又以乳香入窠内烧存性，纳之亦效。一方：用墙上白蛛窠，包胡椒末塞耳，左痛塞右，右痛塞左，手掩住，侧卧，待额上有微汗，即愈。

螲蟷 拾遗

【释名】蛈蝪〔三〕尔雅 颠当虫拾遗 蛈母纲目〔四〕 土蜘蛛 〔藏器曰〕螲蟷（音窒当）尔雅作蛈蝪〔三〕（音迭汤），今转为颠当虫，河北人呼为蛈蟷（音侄唐）。鬼谷子谓之蛈母〔五〕。

【集解】〔藏器曰〕螲蟷是处有之。形似蜘蛛，穴土为窠，穴上有盖覆穴口。〔时珍曰〕蛈蝪〔三〕，即尔雅土蜘蛛

〔一〕外：原作「五」，金陵本同。今据大观、政和本草卷二十二壁錢条改。
〔二〕二：原作「一」，今按下新附方数改。
〔三〕蝪：原作「蜴」，金陵本同。今据尔雅释虫及大观、政和本草卷二十二螲蟷条改。
〔四〕蛈母纲目：金陵本同。此四字应删，详下校记〔五〕。
〔五〕鬼谷子谓之蛈母：金陵本同。按大观、政和本草卷二十二螲蟷条引陈藏器无此文，当是濒湖据酉阳杂俎（前集卷十七虫篇颠当条）所加。但鬼谷子卷上内揵第三云：「若蚨（此据正统道藏本。清·秦恩复校本误改作趺）母之从其子，出无间，入无朕，独往独来，莫之能止。」原书明作「蚨」字，所说与诸书言青蚨者，无不一一吻合。陶弘景注鬼谷子时，不仅误认「趺」字为「趺」，且无视「母从其子」之文，谬以螲蟷释之，而段成式乃不之察。濒湖下引酉阳杂俎文中，删去此句固是；然又移赘于此，是仍未知其误。应据删。（参考说文段注第十三篇上虫部蚨字。）

也，土中布网。按段成式酉阳杂俎云：斋前雨后多颠当窠，深如蚓穴，网丝其中，土盖与地平，大如榆荚。常仰捍其盖，伺蝇、蠖过，辄翻盖捕之。才入复闭，与地一色，无隙可寻，而蜂复食之。秦中儿谣云：颠当颠当牢守门，蠮螉寇汝无处奔。

【气味】有毒。

【主治】一切疔肿、附骨疽蚀等疮，宿肉赘瘤，烧为末，和腊月猪脂傅之。亦可同诸药傅疔肿，出根为上。藏器

蝎〔一〕开宝

【释名】蛜蝌音伊祁。 蜀本〔二〕 主簿虫开宝 杜伯〔三〕广雅 虿尾虫 〔志曰〕段成式酉阳杂俎云：江南旧无蝎。开元初有主簿，以竹筒盛过江，至今往往有之，故俗称为主簿虫。〔时珍曰〕按唐史云：剑南本无蝎，有主簿将至，遂呼为主簿虫。又张揖广雅云：杜伯〔四〕，蝎也。陆玑诗疏云：虿一名杜伯〔五〕，幽州人谓之蝎。观此，则主簿乃杜伯〔六〕之讹，而后人遂傅〔七〕会其说。许慎云：蝎，虿尾虫也〔八〕。长尾为虿，短尾为蝎。葛洪云：蝎前为螫，后为虿。古语云：蜂、虿垂芒，其毒在尾。今入药有全用者，谓之全蝎；有用尾者，谓之蝎梢，其力尤紧。

【集解】〔志曰〕蝎出青州。形紧小者良。段成式云：鼠负虫巨者，多化为蝎。蝎子多负于背，子色白，才如稻粒。

〔一〕蝎：原作「蠍」，金陵本同。按说文有「虿」（毒虫也）字而无「蠍」字。今「虿」字简化为「蝎」，与说文「蝎，蝤蛴也」（尔雅「蝤蛴，蝎」，蝎，蛣蝠；蝎，桑蠹）之「蝎」，字同而物异。参考本书卷四十一木蠹虫条。

〔二〕蜀本：原无，今据大观、政和本草卷二十二蝎条补。

〔三〕伯：原作「白」，金陵本同。今据广雅释虫及御览九四七蝎条引文改。

〔四〕伯：原作「白」，金陵本同。今据广雅释虫及御览九四七蝎条引文改。

〔五〕伯：原作「白」，金陵本同。今据毛诗陆疏卷下「卷发如虿」条及御览九四七蝎条引文改。

〔六〕伯：原作「白」，金陵本同。今据上二条校记改。

〔七〕傅：原作「传」，金陵本同。今从张本改。

〔八〕蝎虿尾虫也：按说文有「虿」无「蝎」。说文卷十三上云：「虿，毒虫也。」（御览九四七蝎条引文同）下「长尾为虿，短尾为蝎」出「通俗文」（汉・服虔撰。已佚。见毛诗卷十五都人士「卷发如虿」释文引。）

陈州古仓有蝎，形如钱，螫人必死。蜗能食之，先以迹规〔一〕之，不复去也。〔宗奭曰〕今青州山中石下捕得，慢火逼之，或烈日中晒，至蝎渴时，食以青泥；既饱，以火逼杀之，故其色多赤，欲其体重而售之也。用者当去其土〔二〕。〔颂曰〕今汴洛、河陕州郡皆有之。采无时，以火逼干死收〔三〕之。陶隐居集验方言：蝎有雄雌：雄者螫人痛止在一处，用井泥傅之；雌者痛牵诸处，用瓦〔四〕屋〔五〕沟下泥傅之。皆可画地作十字取土，水服方寸匕〔六〕，或在手足以冷水渍之，微暖即易；在身以水浸布搨之，皆验。又有咒禁法，亦验。〔时珍曰〕蝎形如水黾，八足而长尾，有节色青。今捕者多以盐泥食之，入药去足焙用。古今录验云：被蝎螫者，但以木碗合之，神验不传之方也。

【气味】甘、辛，平，有毒。

【主治】诸风瘾疹，及中风半身不遂，口眼㖞斜，语涩，手足抽掣。开宝　小儿惊痫风搐，大人痎疟，耳聋疝气，诸风疮，女人带下阴脱。时珍

【发明】〔宗奭曰〕大人、小儿通用，惊风尤不可阙。〔颂曰〕古今治中风抽掣，及小儿惊搐方多用之。箧中方，治小儿风痫有方。〔时珍曰〕蝎产于东方，色青属木，足厥阴经药也，故治厥阴诸病。诸风掉眩搐掣，疟疾寒热，耳聋无闻，皆属厥阴风木。故东垣李杲云：凡疝气、带下，皆属于风。蝎乃治风要药，俱宜加而用之。

【附方】旧四〔七〕，新十九〔八〕。**小儿脐风**宣风散：治初生断脐后伤风湿，唇青口撮，出白沫，不乳。用全蝎二十一个，无灰酒涂炙为末，入麝香少许。每用金、银煎汤，调半字服之。全幼心鉴。**小儿风痫**取蝎五枚，以一大石榴

〔一〕规：原作「矩」，金陵本同。今据酉阳杂俎前集卷十七及大观、政和本草卷二十二蝎条改。
〔二〕土：原作「上」，金陵本经人用墨笔修补成「土」。今据改，与本草衍义卷十七及政和本草卷二十二蝎条合。
〔三〕收：原脱，今据大观、政和本草卷二十二蝎条补。
〔四〕瓦：原作「尾」，今据金陵本改，与大观、政和本草卷二十二蝎条合。外台卷四十作当。
〔五〕屋：原脱，今据外台卷四十及大观、政和本草卷二十二蝎条补。
〔六〕方寸匕：金陵本同。大观、政和本草卷二十二蝎条俱作「五分匕」。
〔七〕四：原作「三」，今按下旧附方数改。
〔八〕十九：原作「二十」，今按下新附方数改。

割头剜空，纳蝎于中，以头盖之。纸筋和黄泥封裹，微火炙干，渐加火煅赤。候冷去泥，取中焦黑者细研。乳汁调半钱，灌之便定。儿稍大，以防风汤调服。 箧中方。 **慢脾惊风** 小儿久病后，或吐泻后生惊，转成慢脾。用蝎梢一两为末，以石榴一枚剜空，用无灰酒调末，填入盖定。坐文武火上，时时搅动，熬膏，取出放冷。每服一字，金、银、薄荷汤调下。本事方：治吐利后虚困〔一〕昏睡，欲〔二〕生风痫，慢脾风〔三〕症。全蝎〔四〕、白术〔五〕、麻黄〔六〕（去节）等分〔七〕为末。二岁以下一字，三岁以上半钱，薄荷汤下。 **天钓惊风** 翻眼向上。用干蝎（全者）一个（瓦炒好），朱砂三绿豆大，为末，饭丸绿豆大。外以朱砂少许，同酒化下一丸，顿愈。 圣惠。 **小儿胎惊** 蝎一枚，薄荷叶包，炙为末，入朱砂、麝香少许。麦门冬煎汤，调下一字，效。 汤氏宝书。 **小儿惊风** 用蝎一个（头尾全者），以薄荷四叶裹定，火上炙焦，同研为末。分四服，白汤下。 经验方。 **大人风涎** 即上方，作一服。 **风淫湿痹** 手足不举，筋节挛疼。先与通关，次以全蝎七个瓦炒，入麝香一字研匀，酒三盏，空心调服。如觉已透则止，未透再服。如病未尽除，自后专以婆蒿根洗净，酒煎，日二服。 直指方。 **破伤中风** 普济：用干蝎、麝香各一分，为末。傅患处，令风速愈。 圣惠：用干蝎（酒炒）、天麻各半两为末，以蟾酥二钱，汤化为糊和捣，丸绿豆大。每服一丸至二丸，豆淋酒下（甚者加至三丸），取汗。 **肾气冷痛** 圣惠：定痛丸：治肾脏虚，冷气攻脐腹，疼痛不可忍，及两胁疼痛。用干蝎七钱半，焙为末，以酒及童便各三〔八〕升，煎如稠膏，丸梧子大。每温〔九〕酒下二十丸。 又蛜蝌散：用蛜蝌三十六〔十〕枚，头足全者。掘一地坑，深、阔各五寸〔十一〕，用炭火五斤，烧赤，去

〔一〕虚困：原脱，今据本事方卷十补。
〔二〕欲：同上。
〔三〕风：同上。
〔四〕蝎：本事方卷十，此下有「二个，青薄荷叶裹煨」。
〔五〕术：本事方卷十，此下有「指面大二块」。
〔六〕黄：本事方卷十，此下有「长五寸，十五条」。
〔七〕等分：金陵本同。本事方卷十无。
〔八〕三：金陵本同。圣惠方卷七作「一」。
〔九〕温：原脱，今据圣惠方卷七补。
〔十〕六：同上。
〔十一〕深阔各五寸：金陵本同。圣惠方卷七作「阔四寸，深五寸」。

火，淋醋一升入内。待渗干，匀〔一〕排蚆螂于坑底，瓷〔二〕碗盖一夜，取出。木香、萝卜子（炒）各一分〔三〕，胡椒三十〔四〕粒，槟榔、肉豆蔻各〔五〕一个，为末。每服一钱，热酒下。**小肠疝气**用紧小全蝎焙为末。每发时服一钱，入麝香半字，温酒调服。少顷再进，神效。**肾虚耳聋**十年者，二〔六〕服可愈。小蝎四十九个，生姜（如蝎大）四十九片，同炒，姜干为度，研末〔七〕，温酒服之。至一二更时〔八〕，更进一服〔九〕，至醉不妨。次日耳中如笙簧声，即效。杜壬方。**耳暴聋闭**全蝎去毒为末，酒服一钱，以耳中闻水声即效。周密志雅堂杂钞。**脓耳疼痛**蝎梢七枚，去毒焙，入麝香半钱为末。挑少许入耳中，日夜三四次，以愈为度。杨氏家藏。**偏正头风**气上攻不可忍。用全蝎二十一个，地龙六条，土狗三个，五倍子五钱，为末。酒调，摊贴太阳穴上。德生堂经验方。**风牙疼痛**全蝎三个，蜂房二钱，炒研，擦之。直指方。**肠风下血**干蝎（炒）、白矾（烧）各二两，为末。每服半钱，米饮下。圣惠方。**子肠不收**全蝎炒，研末。口噙水，鼻中嗃之，立效。卫生宝鉴。**诸痔发痒**用全蝎不以多少，烧烟熏之，即效，秘法也。袖珍方。**诸疮毒肿**全蝎七枚，卮子七个，麻油煎黑，去滓，入黄蜡，化成膏，傅之。澹寮方。

水蛭 本经下品

【释名】蚑与蜞同。尔雅作虮。**至掌**别录**大者名马蜞**唐本**马蛭**唐本**马蟥**衍义**马鳖**衍义

〔时珍曰〕

〔一〕匀：原脱，今据圣惠方卷七补。
〔二〕瓷：同上。
〔三〕一分：金陵本同。古方一分即二钱半。
〔四〕十：金陵本同。一本作「小」。
〔五〕各：原脱，今据圣惠方卷七补。
〔六〕二：金陵本同。大观、政和本草卷二十二蝎条附方俱作「一」，濒湖有意改写，观下自知。
〔七〕末：大观、政和本草卷二十二蝎条附方，此下俱有「都作一服，初夜」六字。
〔八〕一二更时：金陵本同。大观、政和本草卷二十二蝎条附方作「二更尽」三字。
〔九〕更进一服：金陵本同。大观、政和本草卷二十二蝎条附方作「尽量饮酒」。

方音讹蛭为痴，故俗有水痴、草痴之称。〔宗奭曰〕汴人谓大者为马鳖，腹黄者为马蟥。

【集解】〔别录曰〕水蛭生雷泽池泽。五月、六月采，暴干。〔弘景曰〕处处河池有之。蚑有数种，以水中马蜞得啮人、腹中有血者，干之为佳。山蚑及诸小者，皆不堪用。〔恭曰〕有水蛭、草蛭，大者长尺许，并能咂牛、马、人血。今俗多取水中小者，用之大效，不必食人血满腹者。其草蛭在深山草上，人行即着胫股，不觉入于肉中，产育为害，山人自有疗法。〔保昇曰〕惟采水中小者用之。别有石蛭生石上，泥蛭生泥中，二蛭头尖腰粗色赤。误食之，令人眼中如生烟，渐致枯损。〔时珍曰〕李石续博物志云：南方水痴似鼻涕，闻人气闪闪而动，就人体成疮，惟以麝香、朱砂涂之即愈。此即草蛭也。

【修治】〔保昇曰〕采得，以䇲竹筒盛，待干，用米泔浸一夜，暴干，以冬猪脂煎令焦黄，然后用之。〔藏器曰〕收干蛭，当展其身令长，腹中有子者去之。性最难死，虽以火炙，亦如鱼子烟熏经年，得水犹〔一〕活也。〔大明曰〕此物极难修治，须细剉，以微火炒，色黄乃熟。不尔，入腹生子为害。〔时珍曰〕昔有途行饮水，及食水菜，误吞水蛭入腹，生子为害，啖咂脏血，肠痛黄瘦者。惟以田泥或擂黄土水饮数升，则必尽下出也。盖蛭在人腹，忽得土气而下尔。或以牛、羊热血一二升，同猪脂饮之，亦下也。

【气味】咸，苦，平，有毒。〔别录曰〕微寒。畏石灰、食盐。

【主治】逐恶血瘀血月闭，破血癥积聚，无子，利水道。本经 堕胎。别录 治女子月闭，欲成血劳。药性 咂赤白游疹，及痈肿毒肿。藏器 治折伤坠扑畜血有功。寇宗奭

【发明】〔成无己曰〕咸走血，苦胜血。水蛭之咸苦，以除畜血，乃肝经血分药，故能通肝经聚血。〔弘景曰〕楚王食寒菹〔二〕，见蛭吞之，果能去结积。虽曰阴祐，亦是物性兼然。〔藏器曰〕此物难死，故为楚王之病也。〔时珍曰〕按贾〔三〕谊新书云：楚惠王食寒菹得蛭，恐监食当死，遂吞之，腹有疾而不能食。令尹曰：天道无亲，惟德是辅。王有仁德，病不为伤。王果病愈。此楚王吞蛭之事也。王充论衡亦云：蛭乃食血之虫，楚王殆有积血之病，故食蛭而病愈也。与陶说相

〔一〕犹：原作「尤」，金陵本同。今据大观、政和本草卷二十二水蛭条改。

〔二〕菹：原作「俎」，今据金陵本改，与贾谊新书卷六春秋篇及大观、政和本草卷二十二水蛭条俱合。

〔三〕贾：原作「买」，今据金陵本改，与贾谊新书卷六春秋篇合。

符。

【附方】旧四，新八〔一〕。漏血不止水蛭炒为末，酒服一钱，日二服，恶血消即愈。千金。产后血运血结聚于胸中，或偏于少腹，或连于胁肋。用水蛭（炒）、虻虫（去翅、足，炒）、没药、麝香各一钱〔二〕，为末，以四物汤〔三〕调下。血下痛止，仍服四物汤。保命集。折伤疼痛水蛭，新瓦焙为细末，酒服一〔四〕钱。食顷作痛，可更一服。痛止，便将折骨药封，以物夹定，调理〔五〕。经验方。跌扑损伤瘀血凝滞，心腹胀痛，大小便不通，气绝〔六〕欲死。用红蛭（石灰炒黄）半两，大黄、牵牛头末各二两，为末。每服二〔七〕钱，热酒调下〔八〕。当下恶血，以尽为度。名夺命散。济生。坠跌打击内伤神效方：水蛭、麝香各一两锉碎，烧令烟出，为末。酒服一钱，当下畜血。未止再服，其效如神。古今录验方。杖疮肿痛水蛭炒研，同朴消等分，研末，水调傅之。周密志雅堂杂〔九〕抄。赤白丹肿（藏器曰）以水蛭十余枚，令咂病处，取皮皱肉白为效。冬月无蛭，地中掘取，暖水养之令动。先净人皮肤，以竹筒盛蛭合之，须臾咬咂，血满自脱，更用饥者。痈肿初起同上方法。幼染白须谈野翁方：用水蛭为极细末，以龟尿调，捻须梢，自行入根也。一用白乌骨鸡一只，杀血入瓶中，纳活水蛭数十于内，待化成水，以猪胆皮包指，蘸捻须梢，自黑入根也。普济：用大水蛭七枚为末，汞一两，以银三两作小盒盛之。用蚯蚓泥固济半指厚，深埋马粪中。四十九日取出，化为黑油。以鱼脬笼指，

〔一〕八：原作「六」，今按下新附方数改。
〔二〕各一钱：保命集卷下第二十九，除没药三钱外，余各一钱。
〔三〕汤：保命集卷下第二十九，此下有「四两，倍当归、川芎，加鬼箭、红花、玄胡各一两，同为末，如四物汤煎（服），取清」。（原衍「服」字，应删。）
〔四〕一：原作「二」，金陵本同。今据大观、政和本草卷二十二水蛭条附方改。
〔五〕调理：金陵本同。大观、政和本草卷二十二水蛭条附方俱作「直候至较」四字。
〔六〕气绝：原脱，今据济生方（永乐大典本）卷八补。
〔七〕二：金陵本同。济生方卷八作「三」。
〔八〕下：济生方卷八，此下有「如人行四五里，再用热酒调牵牛末二钱催之。」
〔九〕杂：原脱，今据本书卷一引据经史百家书目补。

每蘸少许捻须上，其油自然倒行至根，变为黑色也。　又黑须倒卷帘方：用大马蜞二三十条，竹筒装之，夜置露处受气。饿过七日，以鸡冠血磨京墨与食，过四五次，复阴干。将猪胫骨打断，放蜞入内，仍合定，铁线缠住，盐泥涂之。干时放地上，火煅五寸香；二次，退开三寸火，又五寸香；三次，再退远火，又五寸香，取出为末。将猪胆皮包指，承末搽须梢，即倒上也。

蚁 纲目

【释名】玄驹亦作蚼。**蚍蜉**〔时珍曰〕蚁有君臣之义，故字从义。亦作螘。大者为蚍蜉，亦曰马蚁。赤者名蠪，飞者名螱。扬雄方言云：齐鲁之间谓之蚼蟓〔一〕，梁益之间谓之玄蚼，幽燕谓之蛾〔二〕蛘。夏小正云：十二月，玄蚼奔〔三〕。谓蚁入蛰也。大蚁喜酣战，故有马驹之称；而崔豹古今注遂以蚁妖附会其说，谬矣。今不取。

【集解】〔时珍曰〕蚁处处有之。有大、小、黑、白、黄、赤数种，穴居卵生。其居有等，其行有队。能知雨候，春出冬蛰。壅土成封，曰蚁封，以〔四〕及蚁垤、蚁塿、蚁冢，状〔五〕其如封、垤、塿、冢也。其卵名蚳（音迟），山人掘之，有至斗石者。古人食之，故内则、周官馈食之豆有蚳醢也。今惟南夷食之。刘恂岭表录异云：交广溪峒〔六〕间酋长，多取蚁卵，淘净为酱，云味似肉酱，非尊贵不可得也。又云：岭南多蚁，其窠如薄絮囊，连带枝叶，彼人以布袋贮之，卖与养柑子者，以辟蠹虫。古今〔七〕五行记云：后魏时，兖州有赤蚁与黑蚁斗，长六七〔八〕步，广四寸，赤蚁断头死。则楚辞·招魂〔九〕所谓

〔一〕蟓：原作「蚁」，金陵本同。今据方言卷十一改。此下方言有「西南」二字。
〔二〕蛾：原作「蚁」，金陵本同。今据方言卷十一改。王筠谓「蚁者蛾之俗字」（夏小正正义）。
〔三〕玄蚼奔：今本夏小正作「元驹贲」。「玄」避讳作「元」，「驹」与「蚼」，「贲」与「奔」，古俱通用。
〔四〕以：原作「曰」，金陵本同。今从张本改。
〔五〕状：原作「壮」，金陵本同。今从张本改。
〔六〕峒：金陵本同。旧谓南方少数民族住处，实即「洞」之异体字，岭表录异卷下正作「洞」。御览九四七蚁条引文作「洞」。
〔七〕古今：原脱，今据御览九四七蚁条补。
〔八〕七：金陵本同。御览九四七蚁条作「十」，不及「七」字义长。
〔九〕楚辞招魂：原作「离骚」，金陵本同。按下引文乃宋玉招魂中语，见楚辞卷九及文选卷三十三。文选虽将招魂作为骚体之一，究不能直称「离骚」。为读者检阅原文之便，今据改。

西〔一〕方「赤蚁若象，玄蜂若壶」者，非寓言也。又按陈藏器言：岭南有独脚蚁，一足连树根下，止能动摇，不能脱去。亦一异者也。

独脚蚁〔主治〕疔肿疽毒，捣〔二〕涂之。藏器

【附录】**白蚁**〔时珍曰〕白蚁，即蚁之白者，一名螱，一名飞蚁。穴地而居，蠹木而食，因湿营土，大为物害。初生为蚁蝝，至夏遗卵，生翼而飞，则变黑色，寻亦陨死。性畏烰炭〔三〕、桐油、竹鸡云。蝝音铅。

蚁垤土　白蚁泥并见土部。

青腰虫拾遗

【集解】〔藏器曰〕虫大如中蚁，赤色，腰中青黑，似狗猲，一尾而尖，有短翅能飞，春夏有之也。

【主治】**有大毒。着人皮肉，肿起。剥人面皮，除印字至骨者亦尽。食恶疮瘜肉，杀癣虫。**藏器

蛆纲目

【释名】〔时珍曰〕蛆行趑趄，故谓之蛆。或云沮洳则生，亦通。

【集解】〔时珍曰〕蛆，蝇之子也。凡物败臭则生之。古法治酱生蛆，以草乌切片投之。张子和治痈疽疮疡生蛆，以木香槟榔散末傅之。李楼治烂痘生蛆，以嫩柳叶铺卧引出之；高武用猪肉片引出，以藜芦、贯众、白蔹为末，用真香油调傅之也。

〔一〕西：原作「南」，金陵本同。今据楚辞卷九及文选卷三十三招魂改。

〔二〕捣：金陵本同。大观、政和本草卷二十二赤翅蜂条作「烧令黑和油」五字。

〔三〕烰炭：金陵本同。按老学庵笔记卷六云：「陈无己有十余帖，皆与酒务官托买浮炭者，谓投之水中而浮。今人谓之麸炭，恐亦以投之水中则浮故也。白乐天诗曰『日暮半炉麸炭火』，则其语亦已久矣。」今吴语鬆炭曰麸炭，见太仓州志。据此则「烰炭」当作「浮炭」或「麸炭」。

【气味】寒，无毒。

【主治】粪中蛆：治小儿诸疳积疳疮，热病谵妄，毒痢作吐。泥中蛆：治目赤，洗净晒研贴之。马肉蛆：治针、箭入肉中，及取虫牙。蛤蟆肉蛆：治小儿诸疳。并时珍

【附方】新十。一切疳疾圣济总录：六月取粪坑中蛆淘净〔一〕，入竹筒中封之，待干研末。每服一二钱，入麝香 米饮服之。又方：用蛆蜕，米泔逐日换浸五日〔二〕，再以清水换浸三日〔三〕，晒焙为末，入黄连〔四〕末等分，每半两入麝香五分，以獖猪胆汁和，丸黍米大。每服三四十丸，米饮下，神效。小儿热疳尿如米泔，大便不调。粪蛆烧灰，杂物与食之。小儿痹〔五〕积用粪中蛆洗浸，晒干为末，入甘草末少许，米糊丸梧子大。每服五七丸，米饮下，甚妙。总微论。小儿诸疳疳积及无辜疳，一服退热，二服烦渴止，三服泻痢住。用端午午时取蛤蟆（金眼大腹、不跳不鸣者）槌死，置尿桶中，候生蛆食尽，取蛆入新布袋，悬长流水中三日，新瓦焙干，入麝香少许，为末。每空心以砂糖汤调服一钱。或粳米糊为丸，每米饮服二三十丸。直指。齿鼻疳疮粪蛆（有尾者）烧灰一钱，褐衣灰五分，和匀。频吹，神效无比。热痢吐食因服热药而致者。用粪中蛆，流水洗净，晒干为末。每服一钱，米饮下。眼目赤瞎青泥中蛆淘净，日干为末。令患人仰卧合目，每次用一钱散目上，须臾药行，待少时去药，赤瞎亦无〔六〕。保命集。利骨取牙普济：如神散：取

〔一〕净：原作「浸」，金陵本同。检圣济总录尚未见到此方，今据小儿卫生总微论方卷十二捉疳圆又方改。

〔二〕逐日换浸五日：金陵本同。小儿卫生总微论方卷十二捉疳圆先浸三日，又浸三五日，并以杖子搅击淘漉。濒湖改用逐日换浸法，仅浸五日。

〔三〕换浸三日：金陵本同。小儿卫生总微论方卷十二捉疳圆作「浸淘二日」。此下有「至无秽气净时」六字。

〔四〕黄连：金陵本同。小儿卫生总微论方卷十二捉疳圆作「男子患用黄连，女儿患用黄檗」。

〔五〕痹：金陵本同。今检小儿卫生总微论方尚未见到此方，疑「痹」为「疳」字之误。

〔六〕无：原作「然」，金陵本同。今据保命集卷下第二十五改。

牙。用肥赤马肉一斤，入硇〔一〕砂二两拌和，候生〔二〕蛆，取日干〔三〕为末。每一两入粉霜半钱〔四〕，研匀。先以针拨动牙根，四畔空虚；次以灯心蘸末少许点之〔五〕，良久自落。秘韫：利骨散：用白马脑上肉一二斤，待生蛆，与乌骨白鸡一只食之，取粪阴干。每一钱，入硇砂一钱研匀。用少许擦疼处，片时取之即落。

蝇 纲目

【释名】〔时珍曰〕蝇飞营营，其声自呼，故名。

【集解】〔时珍曰〕蝇处处有之。夏出冬蛰，喜暖恶寒。苍者声雄壮，负金者声清括，青者粪能败物，巨者首如火，麻者茅根所化。蝇声在鼻，而足喜交。其蛆胎生。蛆入灰中蜕化为蝇，如蚕、蝎之化蛾也。蝇溺水死，得灰复活。故淮南子云：烂灰生蝇。古人憎之，多有辟法。一种小蜻蛛，专捕食之，谓之蝇虎者是也。

【主治】拳毛倒睫，以腊月蛰〔六〕蝇干研为末，以鼻频嗅之，即愈。时珍

【发明】〔时珍曰〕蝇古方未见用者，近时普济〔七〕方载此法，云出海上名方也。

狗蝇 纲目

【集解】〔时珍曰〕狗蝇生狗身上，状如蝇，黄色能飞，坚皮利喙，啖咂狗血，冬月则藏狗耳中。

【气味】缺

〔一〕硇：金陵本同。普济方卷七十作「磠」。参考下方，当以「硇」字为正。
〔二〕候生：金陵本同。普济方卷七十作「晒出」。此上有「以器物盛之，于有日处顿放」十一字。
〔三〕取日干：金陵本同。普济方卷七十作「令自干」。
〔四〕钱：金陵本同。普济方卷七十作「两」。
〔五〕之：金陵本同。普济方卷七十作「牙根下」。
〔六〕蛰：金陵本同。普济方卷八十四误作「热」，当从本书改正。
〔七〕济：原作「齐」，金陵本同。按治倒睫方见普济方卷八十四，因据改。

【主治】痰疟不止，活取一枚，去翅、足，面裹为丸，衣以黄丹。发日早，米饮吞之，得吐即止。或以蜡丸酒服亦可。又擂酒服，治痘疮倒靥。时珍

【发明】〔时珍曰〕狗蝇古方未见用者，近世医方大成载治疟方，齐东野语载托痘方，盖亦鼠负、牛虱之类耳。周密云：同僚括苍陈坡，老儒也。言其孙三岁时，发热七日痘出而倒靥，色黑，唇口冰冷，危证也。遍试诸药不效，因求卜。遇一士，告以故。士曰：恰有药可起此疾，甚奇。因为经营少许，持归服之，移时即红润也。常恳求其方〔一〕，乃用狗蝇七枚擂细，和醅酒少许调服尔。夫痘疮固是危事，然不可扰。大要在固脏气之外，任其自然尔。然或有变证，则不得不资于药也。

【附录】壁虱〔时珍曰〕即臭虫也。状如酸枣仁，咂人血食，与蚤皆为床榻之害。古人多于席下置麝香、雄黄，或菖蒲末，或蒴藋〔二〕末，或楝花末，或蓼末；或烧木瓜烟，黄檗烟，牛角烟，马蹄烟，以辟之也。

牛虱 纲目

【释名】牛螕音卑。〔时珍曰〕螕亦作蜱。按吕忱字林云：螕，啮牛虱也。

【集解】〔时珍曰〕牛虱生牛身上，状如蓖麻子，有白、黑二色。啮血满腹时，自坠落也。入药用白色者。

【气味】缺

【主治】预解小儿痘疹毒，焙研服之。时珍

【发明】〔时珍曰〕牛虱古方未见用者，近世预解痘毒方时或用之。按高仲武痘疹管见云：世俗用牛虱治痘，考之本草不载。窃恐牛虱啖血，例比虻虫，终非痘家所宜，而毒亦未必能解也。

【附方】新一。

预解痘毒谈野翁方：用白水牛虱一岁一枚，和米粉作饼，与儿空腹食之，取下恶粪，终身可免

〔一〕方：齐东野语卷八小儿疮痘条，此下有「甚秘惜之。及代归，方以见贶。其法」十三字。

〔二〕藋：原作「藿」，金陵本笔划残缺。按药无「蒴藿」，形近而误。今据本书卷十六蒴藋条改。

痘疮之患。　一方：用白牛虱四十九枚（焙），绿豆四十九[一]粒，朱砂四分九厘，研末，炼密丸小豆大，以绿豆汤下。

人虱拾遗

【释名】虱〔时珍曰〕虱从卂，从䖵[二]。卂音迅，䖵[二]音昆[三]，虱行迅疾而昆繁故也。俗作虱。

【集解】〔慎微曰〕按酉阳杂俎云：人将死，虱离身。或云取病人虱于床前，可卜病。如将差[四]虱行向病者，背则[五]必死也。荆州张典兵曾[六]扪得两头虱也。〔时珍曰〕人物皆有虫，但形各不同。始由气化，而后乃遗卵出虮也。草木子言其六足，行必向北。抱朴子云：头虱黑，着身变白；身虱白，着头变黑，所渐然也。又有虱癥、虱瘤诸方法，可见虱之为害非小也。千金方云：有人啮虱在腹中，生长为癥，能毙人。用败篦败梳，各以一半烧末，一半煮汤[七]调服，即从下部出也。徐铉稽神录云：浮梁李生背起如盂，惟痒不可忍。人皆不识。医士秦德立云：此虱瘤也。以药傅之，一夕瘤破，出虱斗余，即日体轻；但小窍不合，时时虱出无数，竟死。予记唐小说载滑台一人病此。贾魏公言：惟千年木梳烧灰，及黄[八]龙浴水，乃能治之也。洪迈夷坚志云：临川有人颊生瘤，痒不可忍，惟以火炙。一医剖之，出虱无数，最后出二大虱，一白一黑，顿愈，亦无瘢痕。此虱瘤也。又今人阴毛中多生阴虱，痒不可当，肉中挑出，皆八足而扁，或白或红。古方不载。医以银杏擦之，或银朱熏之皆愈也。

【气味】咸，平，微毒。畏水银、银朱、百部、菖蒲、虱建草、水中竹叶、赤龙水、大[九]空。

〔一〕九：原脱，今从张本补，与前后二药分量相应。

〔二〕䖵：原作「蟲」，金陵本同。今据说文卷十三下改。

〔三〕䖵音昆：金陵本同。按经传言「昆虫」，即借「昆」为「䖵」，相沿至今。

〔四〕将差：原脱，政和本草卷二十二虱条引太平广记文亦脱（大观本草此段全脱），今据酉阳杂俎续集卷二支诺皋中补。

〔五〕背则：同上。

〔六〕张典兵曾：金陵本同。酉阳杂俎前集卷十七虫篇虱条作「秀才张告常」。疑「常」为「尝」之误，与「曾」字义同。

〔七〕煮汤：千金卷十一第五作「以水五升，煮取一升」。

〔八〕黄：本书卷五赤龙浴水条作「赤」。

〔九〕水大：此二字原并为一「㚘」字，金陵本同，字书无。按赤龙浴水见本书卷五，治恶虫咬人生疮者；大空见本书卷三十六，作末和油涂发，虮虱皆死。今据以分「㚘」为「水」、「大」二字，分属上下。

【主治】人大发头热者，令脑缝裂开，取黑虱三五百捣傅之。又治疔肿，以十枚置疮上，用荻箔绳作炷，灸虱上，即根出也。又治脚指间肉刺疮，以黑虱傅之，根亦出也。藏器 眼毛倒睫者。拔去毛，以虱血点上，数次即愈。时珍

【附方】新一。脚指鸡眼先挑破，取黑、白虱各一枚置于上缚之，数用自愈也。便民图纂。

本草纲目虫部目录第四十一卷

虫之三　化生类三十一种

蛴螬本经　乳虫纲目　木蠹虫拾遗

桑蠹虫别录　柳蠹虫纲目　桃蠹虫日华

桂蠹虫纲目　柘蠹虫拾遗　枣蠹虫纲目

竹蠹虫纲目　芦蠹虫拾遗　苍耳蠹虫纲目

青蒿蠹虫纲目　皂荚蠹虫纲目　茶蛀虫纲目

蚱蝉本经　蝉花证类　蜣螂本经　蜉蝣、天社虫附

天牛纲目　飞生虫附　蝼蛄本经　萤火本经

衣鱼本经　鼠妇本经　丹戬附　䗪虫本经

蜚蠊本经　行夜别录　灶马纲目　促织附

𧒂螽拾遗　吉丁虫、金龟子、腆颗虫、叩头虫、媚蝶附　木虻本经

蜚虻本经（即虻虫）　扁前、蚊子、蚋子附　竹虱纲目

右附方旧二十六〔一〕，新一百零五〔二〕。

〔一〕六：原作「四」，今据本卷各条旧附方总数改。

〔二〕五：原作「四」，今据本卷各条新附方总数改。

本草纲目虫部第四十一卷

虫之三化生类三十一种

蛴螬本经中品

【释名】蟦蛴音坟〔一〕。本经蜰〔二〕蛴〔三〕音肥。别录乳齐弘景地蚕郭璞应条吴普〔时珍曰〕蛴螬、方言作蟦螬，象其蠹物之声。或谓是齐人曹氏之子所化，盖谬说也。蟦、蜰，言其状肥也。乳齐、言其通乳也；别录作教齐，误矣。

【集解】〔别录曰〕蛴螬生河内平泽，及人家积粪草中。取无时。反行者良。〔弘景曰〕大者如足大趾。以背滚行，乃快于脚。杂猪蹄作羹于乳母，不能别之。〔时珍曰〕其状如蚕而大，身短节促，足长有毛。生树根及粪土中者，外黄内黑；生旧茅屋上者，外白内黯。皆湿热之气熏蒸而化，宋齐丘所谓「燥湿相育，不母而生」，是矣。久则羽化而去。

【正误】〔弘景曰〕诗云：领如蝤蛴。今以蛴字在上〔四〕，恐倒尔。〔恭曰〕此虫一名蝤蛴。有在粪聚中，或在腐木中。其在腐柳中者，内外洁白；粪土中者，皮黄内黑黯。形色既异，土木又殊，当以木中者为胜。宜冬月采之。〔宗奭曰〕诸腐木根下多有之。构木津甘，故根下尤多。亦有生于粪土中者，虽肥大而腹中黑；不若木中者，虽瘦而稍白，研汁可用。〔敩曰〕蛴螬须使桑树、柏树中者妙。〔韩保昇曰〕按尔雅注云：蟦，蛴螬，在粪土中。蝤蛴，蝎。蝎，蛣蝠。又云：蝎，桑蠹。并木中蠹也。正与本经〔五〕蟦蛴生积粪草中相合。苏恭言当以木中者为胜，则此外恐非也。切〔六〕谓不然。今诸朽树中

〔一〕音坟：金陵本同。按方言卷十一云：「蟦螬谓之蟦。」郭注：「翡翠反。」此「反」字当据御览九四八蛴螬条引文删。戴氏疏证云：「注内『翡翠』当作『音翡翠之翡』。」据此似当改「音坟」为「音翡」。

〔二〕蜰：金陵本同。大观、政和本草卷二十一蛴螬条俱作「罜」，字书无。濒湖改作「蜰」，与千金翼卷四蛴螬条合。

〔三〕蛴：金陵本同。千金翼卷四及大观、政和本草卷二十一蛴螬条引别录俱作「齐」。

〔四〕上：原作「下」，金陵本同。今详大观、政和本草卷二十一蛴螬条文，「名以蛴字在下」乃指毛诗。「恐」下有「此云蛴螬」四字，尤为明证。原文稍繁，既经濒湖改写，自当改「下」为「上」。

〔五〕本经：金陵本同。按大观、政和本草卷二十一蛴螬条，「一名蟦蛴」虽为本经文，而「生积粪草中」乃是别录文。此举本经，盖浑言之。

〔六〕切：金陵本同。疑当作「窃」。

蠹虫，通谓之蝎，莫知其主疗；惟桑树中者，近方用之。而有名未用、曾用未识类中，有桑蠹一条即此也。盖生产既殊，主疗亦别。虽有毒、无毒易见，而相使、相恶难知。且蝎不号蛴螬，蟦不名蛣蝠，自当审之。〔藏器曰〕蛴螬居粪土中，身短足长，背有毛筋。但从夏〔一〕入秋，蜕而为蝉，飞空饮露，能鸣高洁。蝤蛴一名蝎，一名蠹，在朽木中食木心，穿木如锥刀〔二〕。身长足短，口黑无毛，节慢。至春雨后〔三〕化为天牛，两角如〔四〕水牛，色黑，背有白点，上下缘木，飞腾不遥。出处既殊，形质又别，陶、苏乃混注之，盖千虑一失也。惟郭璞注尔雅，谓蛴螬在粪土中，蝤蛴（桑蠹）在木中，啮桑，似蜗〔五〕牛长角，喜啮桑树者，为是也。〔颂曰〕今医家与蓐妇下乳药用粪土中者，其效殊速，乃知苏恭之说不可据也。

【修治】〔斅曰〕凡收得后阴干，与糯米同炒，至米焦黑取出，去米及身上、口畔肉毛并黑尘了，作三四截，研粉用之。〔时珍曰〕诸方有干研及生取汁者，又不拘此例也。

【气味】咸，微温，有毒。〔别录曰〕微寒。〔之才曰〕蜚蠊为之使，恶附子。

【主治】恶血血瘀，痹气破折，血在胁下坚满痛，月闭，目中淫肤、青翳、白膜。本经 疗吐血在胸腹不去，破骨踒折血结，金疮内塞，产后中寒，下乳汁。别录 取汁滴目，去翳障。主血止痛。药性 傅恶疮。日华 汁主赤白游疹，疹擦破涂之。藏器 取汁点喉痹，得下即开。苏颂 主唇紧口疮，丹疹，破伤风疮，竹木入肉，芒物眯目。时珍

【发明】〔弘景曰〕同猪蹄作羹食，甚下乳汁。〔颂曰〕张仲景治杂病，大䗪虫丸方中用之，取其去胁下坚满也。〔时珍曰〕许学士本事方，治筋急养血，地黄丸中用之，取其治血瘀痹也。按陈氏经验方云：晋书：吴中书郎盛冲〔六〕母王氏失明。婢取蛴螬蒸熟与食，王以为美。冲还知之，抱母恸哭，母目即开。与本草治目中青翳白膜、药性论汁滴目中去翳障

〔一〕夏：金陵本同。大观、政和本草卷二十一蛴螬条俱作「水」，费解，濒湖因改为「夏」。

〔二〕刀：原脱。今据大观、政和本草卷二十一蛴螬条引藏器说补，与使本书本卷天牛条引文一致。

〔三〕雨后：金陵本同。大观、政和本草卷二十一蛴螬条俱仅作一「羽」字。

〔四〕如：原作「而」，今据金陵本改，与大观、政和本草卷二十一蛴螬条俱合。

〔五〕蜗：金陵本同。大观、政和本草卷二十一蛴螬条引陈藏器说俱作「蝎」。按当据尔雅释虫「蠰，啮桑」条郭注改作「天」。

〔六〕冲：金陵本及御览九四八蛴螬条引祖台志怪俱同。晋书卷八十八盛彦传作「彦」。

之说相合。予尝以此治人得验，因录以传人。又按鲁伯嗣婴童百问云：张太尹传，治破伤风神效方：用蛴螬、将驼脊背捏住，待口中吐水，就取抹疮上，觉身麻汗出，无有不活者。予弟额上跌破，七日成风，依此治之，时间就愈。此又符疗踒折、傅恶疮、金疮内塞、主血止痛之说也。盖此药能行血分，散结滞，故能治已上诸病。

【附方】旧五，新四。**小儿脐疮**蛴螬研末傅之，不过数次。千金方。**小儿唇紧**〔一〕蛴螬研〔二〕末，猪脂和，傅〔三〕之。千金方。**赤白口疮**蛴螬研汁，频揩〔四〕取效。政和本草〔五〕。**丹毒浸淫**〔六〕走串皮中，名火丹。以蛴螬捣烂〔七〕涂之〔八〕。删繁方。**痈疽痔漏**蛴螬研末傅之，日一上。子母秘录。**虎伤人疮**蛴螬捣烂涂之，日上。唐瑶经验方。**竹木入肉**〔九〕蛴螬捣涂之，立出。肘后。**麦芒入眼**以新布覆目上〔十〕，持生〔十一〕蛴螬从布上摩之，芒着布上出也。千金方。**断酒不饮**蛴螬研末，酒服，永不饮。千金方。

乳虫 纲目

【释名】土蛹

〔一〕小儿唇紧：金陵本同。千金卷六上第五作「治渖唇方」，用不限于小儿。
〔二〕研：金陵本同。千金卷六上第五作「烧」。
〔三〕傅：千金卷六上第五，此上有「临卧」二字。
〔四〕研汁频揩：金陵本同。政和（大观无此方）本草卷二十一蛴螬条附治口疮方作「截头，箸翻过，拭疮」。
〔五〕政和本草：原作「大观」，金陵本同。今检大观本草未附此方。方见政和本草卷二十一蛴螬条，因据改，仍计入旧附方数内。
〔六〕浸淫：金陵本及圣惠方卷六十四俱同。外台卷三十引删繁作「淫淫」。
〔七〕捣烂：金陵本同。外台卷三十引删繁作「末，水和」。圣惠方卷六十四作「研，以鸡子清调」。
〔八〕之：圣惠方卷六十四，此下有「干即再涂」。
〔九〕肉：原作「眼」，金陵本同，涉下方而误。今据大观、政和本草卷二十一蛴螬条附方改。
〔十〕上：原作「中」，金陵本同。今据千金卷六上第一及大观、政和本草卷二十一蛴螬条附方改。
〔十一〕生：原脱，大观、政和本草附方亦脱。今据千金卷六上第一补。前后各方，凡研末者，俱用干蛴螬。

【集解】〔时珍曰〕按白獭髓云：广中韶阳属邑乡中，有乳田。其法：掘地成窖，以粳米粉铺入窖中，盖之以草，壅之以粪。候雨过气蒸则发开，而米粉皆化成蛹，如蛴螬状。取蛹作汁，和粳粉蒸成乳食，味甚甘美也。此亦蛴螬之类，出自人为者。淮南万毕术所谓「置黍沟中，即生蛴螬」，广雅所谓「土蛹，蛬虫」者，皆此物也。服食用此代蛴螬，更觉有功无毒。

【气味】甘，温，无毒。

【主治】补虚羸，益胃气，温中明目。时珍

木蠹虫拾遗

【释名】蝎音曷。蝤蛴音囚齐。蛣蝠音乞屈。蛀虫〔时珍曰〕蠹古又作蠧，食木虫也，会意。尔雅云：蝤蛴，蝎也。蝎，蛣蝠也。郭璞云：凡木中蠹虫，通名为蝎。但所居各异耳。

【集解】〔藏器曰〕木蠹一如蛴螬，节长足短，生腐木中，穿木如锥刀〔一〕，至春雨〔二〕化为天牛。苏恭以为蛴螬，深误矣。详蛴螬下。〔时珍曰〕似蚕而在木中食木者，为蝎；似蚕而在树上食叶者，为蠋；似蠋而小，行则首尾相就，屈而后伸者，为尺蠖；似尺蠖而青小者，为螟蛉。三虫皆不能穴木，至夏俱羽化为蛾。惟穴木之蠹，宜入药用。

【气味】辛，平，有小毒。

【主治】血瘀劳损〔三〕，月闭不调，腰脊痛，有损血，及心腹间疾〔四〕。藏器

【发明】〔时珍曰〕各木性味，良毒不同，而蠹亦随所居、所食而异，未可一概用也。古方用蠹，多取桑、柳、构木者，亦各有义焉。

桑蠹虫别录

〔校正〕自有名未用移入此。

〔一〕刀：原脱，今据大观、政和本草卷二十二木蠹条及卷二十一蛴螬条补，与本书本卷天牛条引文一致。
〔二〕雨：金陵本同。大观、政和本草卷二十二木蠹条俱作「羽」。
〔三〕损：金陵本同。大观、政和本草卷二十二木蠹条俱作「积」。
〔四〕疾：金陵本同。大观、政和本草卷二十二木蠹条俱作「痰」。

【释名】桑蝎音曷。

【气味】甘，温，无毒。

【主治】心暴痛，金疮肉生不足。别录 胸下坚满，障翳瘀肿〔一〕，治风疹。日华 治眼得效。蜀本 去气，补不足〔二〕，治小儿乳霍。藏器 小儿惊风，口疮风疳，妇人崩中，漏下赤白，堕胎下血，产后下痢。时珍

【附方】新二。崩中漏下赤白。用桑蝎〔三〕烧灰，温酒服方寸匕，日二。千金。 堕胎下血不止。桑木中蝎虫，烧末，酒服方寸匕，日二。虫屎亦可。普济方。

粪 〔主治〕肠风下血，妇人崩中产痢，小儿惊风胎癣，咽喉骨鲠时珍 〔附方〕新四。肠风下血枯桑树下虫矢，烧存性，酒服一钱。圣惠。 产后下痢日五十行。用桑〔四〕木里蠹虫粪，炒黄，急以水沃之，稀稠得所，服之，以瘥为度。此独孤讷祭酒方也。必效方。 小儿胎癣小儿头生疮，手爬处即延生，谓之胎癣。先以葱盐汤洗净，用桑木蛀屑烧存性，入轻粉等分，油和敷之。圣惠。 咽喉骨鲠桑木上虫粪，米醋煎呷。永类钤方。

柳蠹虫纲目

【集解】〔时珍曰〕柳蠹生柳木中甚多，内外洁白，至春夏化为天牛。诸家注蛴螬多取之，亦误矣。

【气味】甘、辛，平，有小毒。

〔一〕肿：金陵本同。大观、政和本草卷二十一蛴螬条俱作「膜」。
〔二〕补不足：金陵本同。大观、政和本草卷三十桑蠹虫条引藏器说无此三字。
〔三〕桑蝎：金陵本同。千金卷四第六作「桑木中蝎（原作蝎，据考异改）屎」。
〔四〕桑：金陵本同。外台卷三十四引必效方无「桑」字，当是濒湖所加。

【主治】瘀血，腰脊沥血痛，心腹血痛，风疹风毒，目中肤翳，功同桑蠹。时珍

粪 〔主治〕肠风下血，产后下痢，口疮耳肿，齿龈风毒。时珍 〔附方〕新三。口疮风疳小儿病此，用柳木蛀虫矢，烧存性为末，入麝香少许搽之。杂木亦可。幼幼新书。齿龈风肿用柳蠹末半合，赤小豆(炒)、黑豆(炒)各一合，柳枝一握，地骨皮一两。每用三钱，煎水热漱。御药院方。耳肿风毒肿起出血。取柳虫粪化水，取清汁，调白矾末少许，滴之。肘后。

桃蠹虫日华

〔校正〕本经原附桃核仁下，今分入此。

【集解】〔别录曰〕食桃树虫也。〔藏器曰〕桑蠹去气〔一〕，桃蠹辟鬼，皆随所〔二〕出而各有功也。

【气味】辛，温，无毒。

【主治】杀鬼，邪恶不祥。本经 食之肥人，悦颜色。日华

粪 〔主治〕辟温疫，令不相染。为末，水服方寸匕。伤寒类要〔三〕

桂蠹虫纲目

【集解】〔藏器曰〕此桂树中虫，辛美可啖。〔时珍曰〕按汉书南粤王传〔四〕：南越尉佗献桂蠹一〔五〕器。又大业拾遗录云：隋时始安献桂蠹四瓶，以蜜渍之，紫色，辛香有味，啖之去痰饮之疾。则此物自汉、隋以来，用充珍味矣。

【气味】辛，温，无毒。

〔一〕桑蠹去气：原脱，今据大观、政和本草卷三十桑蠹虫条补。
〔二〕所：同上。
〔三〕伤寒类要：原作「子母秘录」，金陵本同。今据大观、政和本草卷二十三桃核人条附方改。
〔四〕南粤王传：原作「陆贾传」，金陵本同。按汉书陆贾传无此文。文见汉书卷九十五南粤王传，今据改。
〔五〕一：原作「二」，今据汉书卷九十五南粤王传改。

【主治】去冷气。藏器 除寒痰澼饮冷痛。时珍

粪 〔主治〕兽骨哽，煎醋漱咽。时珍

柘蠹虫 拾遗

【集解】〔藏器曰〕陶注詹糖云：伪者以柘虫屎为之。此即柘蠹在木间食木之屎也。詹糖烧之香，而此屎不香。既不相似，亦难为之。

屎 【主治】破血。藏器

枣蠹虫 纲目

【集解】〔时珍曰〕此即蝤蛴之在枣树中者。

屎 【主治】聤耳出脓水。研末，同麝香少许[一]吹之。时珍 出[二]普济。

竹蠹虫 纲目

【集解】〔时珍曰〕竹蠹生诸竹中，状如小蚕，老则羽化为硬翅之蛾。

【气味】缺

【主治】小儿蜡梨头疮。取慈竹内者，捣和牛溺涂之。时珍

【发明】〔时珍曰〕竹蠹虫，古方未见用者，惟袖珍方治小儿蜡梨用之。按淮南万毕术云：竹虫饮人，自言其诚。高诱注云：以竹虫三枚，竹黄十枚，和匀。每用一大豆许，烧入酒中，令人饮之，勿至大醉。叩问其事，必得其诚也。此法

〔一〕许：普济方卷五十五，此下有「先以绵杖子捻干」七字。

〔二〕出：原脱，今按本书通例补。

传自古典，未试其果验否，姑载之。

蛀末　〔主治〕**聤耳出脓水，汤火伤疮。**时珍　〔附方〕新六。**聤耳出水**苦[一]竹蛀屑、狼牙、白敛等分，为末和匀，频掺之[二]。圣惠。**耳出臭脓**用竹蛀虫末、胭脂坯子等分，麝香少许，为末吹之[三]。朱氏集验。**耳脓作痛**因水入耳内者。如圣散：用箭杆内蛀末[四]一[五]钱，腻粉一钱，麝香半[六]钱，为末。以绵杖缴尽，送药入耳[七]，以绵塞定，有恶物放令流出，甚者三度必愈。普济。**汤火伤疮**竹蠹蛀末傅之。外台秘要。**湿毒臁疮**枯竹蛀屑、黄檗末等分。先以葱、椒、茶汤洗净，搽之，日一上。**牙齿疼痛**蛀竹屑、陈皮各一两，为末，乌梅肉同研如泥，傅之。救急方。

芦蠹虫拾遗

【集解】〔藏器曰〕出芦节中，状如小蚕。

【气味】甘，寒，无毒。

【主治】小儿饮乳后，吐逆不入腹，取虫二枚煮汁饮之。呕逆与哯乳不同，乳饱后哯出者，为哯乳也。藏器

苍耳蠹虫纲目

〔一〕苦：金陵本同。圣惠方卷三十六无此字。
〔二〕频掺之：金陵本同。圣惠方卷三十六作「每用少许，纳于耳中。」
〔三〕为末吹之：金陵本同。普济方卷五十五引朱氏集验方作「以杖子缴入耳中」。
〔四〕末：辑本博济方卷三及普济方五十五引博济方，此下俱有「如有虫子，一处同研」。
〔五〕一：金陵本同。博济方作「三」，普济方作「二」。
〔六〕半：金陵本同。博济方及普济方俱作「一」。
〔七〕送药入耳：金陵本同。博济方作「然后可三挖耳子深送」，普济方略同。

【释名】麻虫

【集解】〔时珍曰〕苍耳蠹虫，生苍耳梗中，状如小蚕。取之但看梗有大蛀眼者，以刀截去两头不蛀梗，多收，线缚挂簷下，其虫在内经年不死。用时取出，细者以三条当一用之。

【气味】缺

【主治】疔肿恶毒，烧存性研末，油调涂之，即效。或以麻油浸死收贮，每用一二枚捣傅，即时毒散，大有神效。时珍

【发明】〔时珍曰〕苍耳治疔肿肿毒，故虫亦与之同功。古方不见用，近时方法每用之。

【附方】新三。**一切疔肿**及无名肿毒恶疮。刘松石经验方：用苍耳草梗中虫一条，白梅肉三四分，同捣如泥，贴之立愈。圣济总录：用麻虫（即苍耳草内虫，炒黄色）、白僵蚕、江茶，各等分为末，蜜调涂之。又用苍耳节内虫四十九条捶碎，入人言少许，捶成块。刺疮令破，傅之。少顷以手撮出根，即愈。

青蒿蠹虫 纲目〔一〕

【集解】〔时珍曰〕此青蒿节间虫也。状如小蚕，久亦成蛾。

【气味】缺

【主治】急慢惊风。用虫捣，和朱砂、汞粉各五分，丸粟粒大。一岁一丸，乳汁服。时珍

【发明】〔时珍曰〕古方不见用者。保婴集用治惊风，云十不失一。其诗云：一半朱砂一半雪〔二〕，其功只在青蒿

〔一〕纲目：原脱，今据本书本卷分目补。

〔二〕雪：金陵本同。当是「紫雪」之类。

节。任教死去也还魂，服时须用生人血〔一〕。

皂荚蠹虫 纲目

【集解】

【气味】辛。

【主治】蝇入人耳害人。研烂，同鳝鱼血点之。危氏

茶蛀虫 纲目

【集解】〔时珍曰〕此装茶笼内蛀虫也。取其屎用。

蛀屑　【主治】聤耳出汁。研末，日日缴净掺之。时珍　出圣惠。

蚱蝉 本经中品

【释名】蜩音调。齐女〔时珍曰〕按王充论衡云：蛴螬化腹蛸〔二〕，腹蛸拆背出〔三〕而为蝉。则是腹蛸者，育于腹也。蝉者，变化相禅也。蚱音窄，蝉声也。蜩，其音调也。崔豹古今注言：齐王后怨王而死，化为蝉，故蝉名齐女。此谬说也。按诗人美庄姜为齐侯之子，螓首蛾眉。螓亦蝉名，人隐其名，呼为齐女，义盖取此。其品甚多，详辨见下。

【集解】〔别录曰〕蚱蝉生杨柳上〔四〕。五月采，蒸干之，勿令蠹。〔弘景曰〕蚱蝉，哑蝉，雌蝉也。不能鸣。蝉类甚多，此云柳上，乃诗云「鸣蜩嘒嘒」者，形大而黑，五月便鸣。俗云：五月不鸣，婴儿多灾〔五〕。故其治疗亦专主小儿。昔人

〔一〕生人血：金陵本同。乃「人乳汁」别名，见本书卷五十二乳汁条释名。
〔二〕腹蛸：金陵本同。论衡卷二无形篇作「复育」，大观、政和本草卷二十一蚱蝉条引别录作「伏蛸」。下同。
〔三〕拆背出：金陵本同。论衡卷二无形篇作一「转」字。
〔四〕生杨柳上：按大观、政和本草卷二十一蚱蝉条，此四字俱作白字，认为本经文。
〔五〕灾：金陵本及政和本草同。大观本草作「夭」。

啖之，故礼有雀、鷃、蜩、范，而伛偻丈人掇之也。其四五月鸣而小紫青色者，蟪蛄也。庄子云「蟪蛄不知春秋」是矣。离骚误以蟪蛄为寒螀尔。寒螀九月、十月中鸣，声甚凄急。七八月鸣而色青者，名蛁蟟。二月中便鸣者，名蛥母，似寒螀而小。〔恭曰〕蚱蝉，鸣蝉也。诸虫皆以雄为良，陶云雌蝉非矣。〔颂曰〕按玉篇云：蚱，蝉声也。别录云五月采〔一〕，正与月令「仲夏蝉始鸣」相合，恭说得之。尔雅云：蝒，马蜩。乃蝉之最大者，即此也。蝉类虽众，独此一种入药。医方多用蝉壳，亦此壳也。本生土中，云是蜣螂所转丸，久而化成此虫，至夏登木而蜕。〔宗奭曰〕蚱蝉，夏月身与声俱大，始终一般声。乘昏夜，出土中，升高处，拆背壳而出。日出则畏人，且畏日炙干其壳，不能蜕也。至时寒则坠地，小儿畜之，虽数日亦不饮食。古人言其饮风露，观其不粪而溺，亦可见矣。〔时珍曰〕蝉，诸蜩总名也。皆自蛴螬、腹蛸变而为蝉（亦有转丸化成者），皆三十日而死。俱方首广额，两翼六足，以胁而鸣，吸风饮露，溺而不粪。古人食之，夜以火取，谓之耀蝉。尔雅、淮南子、扬雄方言、陆玑草木疏、陈藏器本草诸书所载，往往混乱不一。今考定于左，庶不误用也。夏月始鸣，大而色黑者，蚱蝉也，又曰蝒（音绵），曰马蜩，豳诗「五月鸣蜩」者是也。头上有花冠，曰螗蜩，曰蝘，曰胡蝉，荡诗「如蜩如螗」者是也。具五色者，曰蜋蜩，见夏小正。并可入药用。小而有文者，曰螓，曰麦蚻。小而色青绿者，曰茅蜩，曰茅螀。秋月鸣而色青紫者，曰蟪蛄，曰蛁蟟，曰蜓蚞，曰螇螰，曰蛉蛥（音舌决）。小而色青赤者，曰寒蝉，曰寒蜩，曰寒螀，曰蜺；未得秋风，则瘖不能鸣，谓之哑蝉，亦曰瘖蝉。二三月鸣，而小于寒螀者，曰蛥母。并不入药。

蚱蝉

〔气味〕咸，甘，寒，无毒。〔甄权曰〕酸。**〔主治〕小儿惊痫夜啼，癫病寒热。**本经 **惊悸，妇人乳难，胞衣不出，能堕胎。**别录 **小儿痫绝不能言。**苏恭 **小儿惊哭不止，杀疳虫，去壮热，治肠中幽幽作声。**药性

〔发明〕〔藏器曰〕本功外，其脑煮汁服之，主产后胞衣不下，自有正传。〔时珍曰〕蝉主产难、下胞衣，亦取其能退蜕之义。圣惠治小儿发痫，有蚱蝉汤、蚱蝉散、蚱蝉丸等方。今人只知用蜕，而不知用蝉也。

〔附方〕新三。

百日发惊 蚱蝉（去翅、足，炙）三分，赤芍药三分，黄芩二分，水二盏，煎一盏，温服。圣惠方。

破伤风病 无问表里，角弓反张。秋蝉一个，地肤子（炒）八分，麝香少许，为末。酒服二钱。同上。

头风疼痛 蚱蝉二枚生研，入乳香、朱砂各半分，丸小豆大。每用一丸，随左右纳鼻中，出黄水

〔一〕别录云五月采：原脱，今据大观、政和本草卷二十一蚱蝉条补，又改「本经」为「别录」。

为效。圣济总录。

蝉蜕

〔释名〕蝉壳　枯蝉　腹蜟〔一〕并别录　金牛儿

〔修治〕〔时珍曰〕凡用蜕壳，沸汤洗去泥土、翅、足，浆水煮过，晒干用。

〔气味〕咸、甘，寒，无毒。

〔主治〕小儿惊痫，妇人生子不下。烧灰水服，治久痢。别录　小儿壮热惊痫，止渴。药性　研末一钱，井华水服，治哑病。藏器　除目昏障翳。以水煎汁服，治小儿疮疹出不快，甚良。宗奭　治头风眩运，皮肤风热，痘疹作痒，破伤风及疔肿毒疮，大人失音，小儿噤风天吊，惊哭夜啼，阴肿。时珍

〔发明〕〔好古曰〕蝉蜕去翳膜，取其蜕义也。蝉性蜕而退翳，蛇性窜而祛风，因其性而为用也。〔时珍曰〕蝉乃土木馀气所化，饮风吸露，其气清虚。故其主疗，皆一切风热之证。古人用身，后人用蜕。大抵治脏腑经络，当用蝉身；治皮肤疮疡风热，当用蝉蜕，各从其类也。又主哑病、夜啼者，取其昼鸣而夜息也。

〔附方〕旧二，新十四。

小儿夜啼心鉴：治小儿一百二十日内夜啼。用蝉蜕四十九个，去前截，用后截，为末，分四服。钓藤汤调灌之。普济：蝉花散：治小儿夜啼不止，状若鬼祟。用蝉蜕下半截，为末。一字，薄荷汤入酒少许调下。或者不信，将上半截为末，煎汤调下，即复啼也。古人立方，莫知其妙。**小儿惊啼**啼而不哭，烦也；哭而不啼，躁也。用蝉蜕二七枚，去翅、足为末，入朱砂末一字，蜜调与吮之。活幼口议。**小儿天吊**头目仰视，痰塞内热。用金牛儿（即蝉蜕）以浆水煮一日，晒干为末。每服一字，冷水调下。卫生易简方。**小儿噤风**初生口噤不乳。用蝉蜕二七枚，全蝎（去毒）二七枚，为末。入轻粉末少许，乳汁调灌。全幼心鉴。**破伤风病**发热。医学正传：用蝉蜕炒研，酒服一钱，神效。普济方：用蝉蜕为末，葱涎调，涂破处。即时取去恶水，立效。名追风散。**头风旋运**蝉壳一〔二〕两，微炒为末。非时酒下一钱，白汤亦可。圣惠。**皮肤风痒**蝉蜕、薄荷叶等分，为末。酒服一钱，日三。集验。**痘疮作痒**蝉蜕三七枚，甘草

〔一〕腹蜟：金陵本同。大观、政和本草卷二十一蚱蝉条引别录作「伏蜟」，论衡无形篇作「复育」。
〔二〕一：金陵本及政和本草俱同。圣惠方卷二十二蝉壳散及大观本草卷二十一蚱蝉条附方俱作「二」。

（炙〔一〕）一钱，水煎服之。心鉴。**痘后目翳**蝉蜕为末。每服一钱，羊肝煎汤下，日二。钱氏。**聤耳出脓**蝉蜕半两烧存性，麝香半钱炒，右为末，绵裹塞之。追出恶物，效。海上。**小儿阴肿**多因坐地风袭，及虫蚁所吹。用蝉蜕半两，煎水洗。仍服五苓散，即肿消痛止。危氏。**胃热吐食**清膈散：用蝉蜕五十个（去泥），滑石一两，为末。每服二钱，水一盏，入蜜调服。卫生家宝方。**疔疮毒肿**不破则毒入腹。青囊杂纂：用蝉蜕炒为末。蜜水调服一钱。外以津和，涂之。医方大成：用蝉蜕、僵蚕等分，为末。醋调，涂疮四围。候根出，拔去再涂。

蝉花 证类〔二〕

【释名】冠蝉礼注 **胡蝉**毛诗 **螗蜩**同上 **蝘**〔时珍曰〕花、冠，以象名也。胡，其状如胡也。唐，黑色也。古俗谓之胡蝉，江南谓之螗，蜀人谓之蝉花。

【集解】〔慎微曰〕蝉花所在有之，生苦竹林者良。花出头〔三〕上，七月采。〔颂曰〕出蜀中。其蝉头上有一角，如花冠状，谓之蝉花。彼人齎蜕至都下。医工云：入药最奇。〔宗奭曰〕乃是蝉在壳中不〔四〕出而化为花，自顶中出也。〔时珍曰〕蝉花，即冠蝉也，礼记所谓「蒉〔五〕则冠而蝉有緌」者是矣。緌音蕤，冠缨也。陆云寒蝉赋云：蝉有五德：头上有帻〔六〕，文也；含气饮〔七〕露，清也；黍稷不享〔八〕，廉也；处不巢居，俭也；应候守〔九〕常〔十〕，信也。陆佃埤雅云：蟪首方广有冠，似蝉而小，鸣声清亮。宋祁方物赞云：蝉之不蜕者，至秋则花。其头长一二寸，黄碧色。并指此也。

〔一〕炙：此下原有「各」字，金陵本同。今据全幼心鉴卷四删。
〔二〕证类：原作「类证」，金陵本同。今据本书卷一历代诸家本草·证类本草条及本卷分目改。
〔三〕头：金陵本同。大观、政和本草卷二十一蝉花条俱作「土」。
〔四〕不：原作「又」，金陵本同。今据本草衍义卷十七及政和本草卷二十一蚱蝉条改。
〔五〕蒉：金陵本同。礼记·檀弓作「范」。疏云：「范，蜂也。」「蒉」乃「范」之异体字。
〔六〕帻：金陵本及御览九四四俱同。艺文类聚九十七作「蕤」，陆士龙文集卷一作「緌」，「緌」与「蕤」音义并同。一
〔七〕饮：原作「吸」，金陵本同。今据陆士龙文集卷一、艺文类聚九十七及御览九四四改。
〔八〕享：金陵本、艺文类聚及御览俱同。陆士龙文集卷一作「食」。
〔九〕守：原作「有」，金陵本同。今据陆士龙文集卷一、艺文类聚九十七及御览九四四改。
〔十〕常：金陵本、艺文类聚及御览俱同。陆士龙文集卷一作「节」。

【气味】甘，寒，无毒。

【主治】小儿天吊，惊痫瘈疭，夜啼心悸。慎微 **功同蝉蜕，又止疟。**时珍

蜣螂本经下品

【释名】蛣蜣音诘羌。**推丸**弘景 **推车客**纲目 **黑牛儿**同上 **铁甲将军**同上 **夜游将军**〔弘景曰〕庄子云：蛣蜣之智，在于转丸。喜入粪土中取屎丸而推却之，故俗名推丸。〔时珍曰〕崔豹古今注谓之转丸、弄丸，俗呼推车客，皆取此义也。其虫深目高鼻，状如羌胡，背负黑甲，状如武士，故有蜣螂、将军之称。

【集解】〔别录曰〕**蜣螂生长沙池泽。**〔弘景曰〕其类有三四种，以大而鼻头扁者为真。〔韩保昇曰〕此类多种，所在有之。以鼻高目深者入药，名胡蜣螂。〔宗奭曰〕蜣螂有大、小二种：大者名胡蜣螂，身黑而光，腹翼下有小黄，子附母而飞，昼伏夜出，见灯光则来，宜入药用；小者身黑而暗，昼飞夜伏。狐并喜食之。小者不堪用，惟牛马胀结，以三十枚研水灌之，绝佳。〔时珍曰〕蜣螂以土包粪，转而成丸，雄曳雌推，置于坎中，覆之而去。数日有小蜣〔一〕螂出，盖孚乳于中也。

【修治】〔别录曰〕五月五日采取蒸藏之，临用（去足）火炙。勿置水中，令人吐。

【气味】咸，寒，有毒。〔好古曰〕酸。〔之才曰〕畏羊角、羊肉、石膏。

【主治】小儿惊痫瘈疭，腹胀寒热，大人癫疾狂易〔二〕**。**本经 **手足端寒，肢满贲豚。捣丸塞下部，引痔虫出尽，永瘥。**别录 **治小儿疳蚀。**药性 **能堕胎，治疰忤。和干姜傅恶疮，出箭头。**日华 **烧末，和醋傅蜂瘘。**藏器 **去大肠风热。**权度 **治大小便不通，下**

〔一〕蜣：原作「羌」，今据金陵本改。

〔二〕易：原作「阳」，金陵本同。大观、政和本草卷二十二蜣螂条俱作「易」（原注音「羊」），今据千金翼卷四蜣螂条改。汉书外戚传：「素有狂易病」。注：「狂而变易常性也。」后汉书陈忠传：「狂易杀人，得减重论。」

痢赤白，脱肛，一切痔瘘疔肿，附骨疽疮，疬疡风，灸疮出血不止，鼻中瘜肉，小儿重舌。时珍

【发明】〔时珍曰〕蜣螂乃手足阳明、足厥阴之药，故所主皆三经之病。总微论言：古方治小儿惊痫，蜣螂为第一。而后医未见用之，盖不知此义耳。〔颂曰〕箭镞入骨不可移者〔一〕，用巴豆微炒，同蜣螂捣涂。斯须痛定，必微痒，忍之。待极痒不可忍，乃撼动拔之立出。此方传于夏侯郓。郓初为阆州录事参军〔二〕，有人额有箭痕，问之。云：从马侍中征田悦中箭，侍中与此药立出，后以生肌膏傅之乃愈。因以方付郓，云：凡诸疮皆可疗也。郓至洪州逆旅，主人妻患疮呻吟，用此立愈。 翰苑〔三〕丛纪〔四〕云：李定言：石藏用，近世良医也。有人承檐溜浣手，觉物入爪甲内，初若丝发，数日如线，伸缩不能，始悟其为龙伏藏也。乃叩藏用求治。藏用曰：方书无此，以意治之耳。末蜣螂涂指，庶不深入胸膜，冀它日〔五〕免震厄。其人如其言，后因雷火绕身，急针挑之，果见一物跃出，亦不为灾。医说亦载此事。

【附方】旧七，新十七〔六〕。**小儿惊风**不拘急慢。用蜣螂一枚杵烂，以水一小盏，于百沸汤中荡热，去滓饮之。**小儿疳疾**土裹蜣螂煨熟，与食之。 韩氏医通。**小儿重舌**蜣螂烧末，唾和，傅舌上。 子母秘录。**膈气吐食**用地牛儿二个，推屎虫一公一母，同入罐中，待虫食尽牛儿，以泥裹煨存性；用去白陈皮二钱，以巴豆同炒过，去豆，将陈皮及虫为末。每用一二分，吹入咽中。吐痰三四次，即愈。 孙氏集效方。**赤白下痢**黑牛散：治赤白痢、噤口痢及泄泻。用黑牛儿（即蜣螂，一名铁甲将军）烧研。每服半钱，或一钱，烧酒调服（小儿以黄酒服），立效。 李延寿方。**大肠脱肛**蜣

〔一〕者：此下原有「杨氏家藏方」五字，金陵本同。今据大观、政和本草卷二十二蜣螂条引图经文删。按苏颂图经成于北宋嘉祐六年（见原书自序，即公元一〇六一年），而杨氏（倓）家藏方则成于南宋淳熙五年（见原书自序，即公元一一七八年）。苏颂岂能引用百余年后始成之书？故谓杨氏（家藏方卷十四蜣螂膏）引图经则可，而谓图经引杨氏则不可。因据删。

〔二〕录事参军：原脱，今据大观、政和本草卷二十二蜣螂条补。

〔三〕苑：原作「院」，金陵本同。今据医说卷七奇疾门及本书卷一引据经史百家书目改。

〔四〕纪：原作「记」（金陵本同），本书卷一引据经史百家书目原同。今并据医说卷七奇疾门改。

〔五〕不深入胸膜冀它日：此八字原脱，今据医说卷七奇疾门补。

〔六〕七：原作「六」，今按下新附方数改。

螂烧存性，为末，入冰片研匀。掺肛上，托之即入。　医学集成〔一〕。**大小便闭**经月欲死者。本事：推车散〔二〕：用推车客七箇（男用头，女用身），土狗七箇（男用身，女用头），新瓦焙，研末。用虎目树南向皮，煎汁调服。只一服即通。　杨氏经验方：治大小便不通。六七月寻牛粪中大蜣螂十余枚，线穿阴干收之。临时取一箇全者，放净砖上，四面以灰火烘干，当腰切断（如大便不通，用上截；小便不通，用下截），各为细末，取井华水服之（二便不通，全用），即解。**大肠秘塞**蜣螂（炒，去翅、足）为末，热酒服一钱。圣惠。**小便转胞**不通。用死蜣螂二枚烧末，井华水一盏调服。　千金。**小便血淋**蜣螂研水服。　鲍氏。**痔漏出水**唐氏方：用蜣螂一枚阴干，入冰片少许为细末，纸捻蘸末入孔内。渐渐生肉，药自退出，即愈。　袖珍方：用蜣螂焙干研末。先以矾汤洗过，贴之。**一切漏疮**不拘蜂瘘、鼠瘘。蜣螂烧末，醋和傅。　千金。**附骨疽漏**蜣螂七枚，同大麦捣傅。　刘涓子方。**一切恶疮**及沙虱、水弩、恶〔三〕疽。五月五日取蜣螂蒸过〔四〕，阴干为末，油和傅之。　圣惠。**疔肿恶疮**杨柳上大乌壳硬虫（或地上新粪内及泥堆中者），生取，以蜜汤〔五〕浸死，新瓦焙焦为末。先以烧过针拨开，好醋调，傅之。　普济方。**无名恶疮**忽得不识者。用死〔六〕蜣螂杵汁涂之。　子母秘录〔七〕。**灸〔八〕疮血出**不止。用死蜣螂烧研，猪脂和涂。　千金方。**大赫疮疾**急防毒气入心。先灸，后用干蜣螂为末，和盐水傅四围，如韭叶阔，日一上之。　肘后。**疬疡风病**取涂中死蜣螂杵烂，揩疮令热，封之。一宿瘥，止〔九〕。　外台秘

〔一〕成：原作「戍」，今据金陵本改，与本书卷一引据医家书目合。

〔二〕本事推车散：金陵本同。普济方卷三十九推车散与此方全同，注云：「出本事方」。今检本事方尚未见到此方。

〔三〕恶：金陵本及大观、政和本草卷二十二蜣螂条附方俱同。圣惠方卷六十五作「甲」。

〔四〕蒸过：金陵本同。圣惠方卷六十五作「一枚」，大观、政和本草卷二十二蜣螂条附方俱作「十枚」。

〔五〕汤：金陵本同。普济方卷二七四无。

〔六〕死：金陵本同。大观、政和本草卷二十二蜣螂条附方无。

〔七〕子母秘录：原作「广利」，金陵本同。今据大观、政和本草卷二十二蜣螂条附方改，仍计入旧附方数内。

〔八〕灸：千金卷二十五第四，此上有「针」字。

〔九〕止：原脱，今据外台卷十五补。谓止不再封。

要。**鼻中瘜肉**蜣螂十枚，纳青竹筒中〔一〕，油纸密〔二〕封，置厕坑内，四十九日取出晒干，入麝香少许，为末涂之，当化为水也。圣惠。**沙尘入目**取生蜣螂一枚，手持〔三〕其背，于眼上影之，自出。图经本草〔四〕**下部䘌虫**痛痒脓血，旁生孔窍。蜣螂七枚（五月五日收者），新牛粪半两，肥羊肉一两（炒黄），同捣成膏，丸莲子大，炙热，绵裹纳肛中。半日即大便中虫出，三度永瘥。董炳集验方。

心〔主治〕**疔疮**〔颂曰〕按刘禹锡纂柳州救三死方云：元和十一年得疔疮，凡十四日益笃，善药傅之莫效。长乐〔五〕贾方伯教用蜣螂心，一夕百苦皆已。明年正月食羊肉，又大作，再用亦〔六〕如神验。其法：用蜣螂心，在腹下度取之，其肉稍白是也。贴疮半日许，再易，血尽根出即愈。蜣螂畏羊肉，故食之即发。其法盖出葛洪肘后方。

转丸见土部。

【附录】蜉蝣〔时珍曰〕蜉蝣一名渠略，似蛣蜣而小，大如指头，身狭而长，有角，黄黑色，甲下有翅能飞。夏月雨后从生粪土中，朝生暮死。猪好啖之。人取炙食，云美于蝉也。盖蜣螂、蜉蝣、腹蛸、天牛，皆蛴螬、蠹、蝎所化。此亦蜣螂之一种，不可不知也。或曰：蜉蝣，水虫也。状似蚕蛾，朝生暮死。**天社虫**〔别录有名未用曰〕味甘，无毒。主绝孕，益气。虫状如蜂〔七〕，大腰，食草木叶，三月采。〔时珍曰〕按张揖广雅云：天社，蜣螂也。与此不知是一类否？

天牛纲目

〔一〕中：圣惠方卷三十七，此下有「以刀削去竹青」六字，盖取较易渗透之意。

〔二〕密：原作「蜜」，今据金陵本改，与圣惠方卷三十七合。「油纸密封」圣惠作「以油单裹筒口令密」。

〔三〕手持：原作「以」，金陵本同。今据大观、政和本草卷二十二蜣螂条引图经文及普济方卷八十二改。

〔四〕图经本草：原作「肘后方」，金陵本同。今检肘后未见此方。方见大观、政和本草卷二十二蜣螂条引苏颂图经本草（普济方卷八十二引此方，注云：「出本草」）。因据改，仍计入旧附方数内。

〔五〕乐：原作「庆」，金陵本同。今据大观、政和本草卷二十二蜣螂条改。

〔六〕亦：原脱，今据大观、政和本草卷二十二蜣螂条补。

〔七〕蜂：原作「犬」，金陵本同。今据千金翼卷四及大观、政和本草卷三十天社虫条改。

【释名】天水牛纲目**八角儿**同上**一角者名独角仙**〔时珍曰〕此虫有黑角如八字，似水牛角，故名。亦有一角者。

【集解】藏器注蛴螬云：蝎一名〔一〕蠹，在朽木中，食木心，穿如锥刀，口黑，身长足短，节慢无毛。至春雨后〔二〕化为天牛，两角状如水牛（亦有一角者），色黑，背有白点，上下缘木，飞腾不远。〔时珍曰〕天牛处处有之。大如蝉，黑甲光如漆，甲上有黄白点，甲下有翅能飞。目前有二黑角甚长，前向如水牛角，能动。其喙黑而扁，如钳甚利，亦似蜈蚣喙。六足在腹，乃诸树蠹虫所化也。夏月有之，出则主雨。按尔雅：蠰，啮桑也。郭璞注云：状似天牛长角，体有白点，善啮桑树，作孔藏之，江东呼为啮发。此以天牛、啮桑为二物也。而苏东坡天水牛诗云：两角徒自长，空飞不服箱。为牛竟何益，利吻穴枯桑。此则谓天牛即啮桑也。大抵在桑树者，即为啮桑尔。一角者，名独角仙。入药，并去甲、翅、角、足用。

【气味】有毒。

【主治】疟疾寒热，小儿急惊风，及疔肿箭镞入肉，去痣靥。时珍

【发明】〔时珍曰〕天牛、独角仙，本草不载。宋、金以来，方家时用之。圣惠治小儿急惊风吹鼻定命丹，宣明方点身面痣靥芙蓉膏中，俱用独角仙，盖亦毒物也。药多不录。蝎化天牛有毒，蛴螬化蝉无毒，又可见蛴螬与蝎之性味良恶也。

【附方】新三。**疔肿恶毒**透骨膏：用八角儿（杨柳上者，阴干去壳）四个（如冬月无此，用其窠代之），蟾酥半钱，巴豆仁一个，粉霜、雄黄、麝香少许。先以八角儿研如泥，入熔化黄蜡少许，同众药末和作膏子，密收。每以针刺疮头破出血，用榆条送膏子（麦粒大）入疮中，以雀粪二个放疮口。疮回即止，不必再用也。忌冷水。如针破无血，系是着骨疔。即男左女右中指甲末，刺出血糊药。又无血，即刺足大拇血糊药。如都无血，必难医也。**箭镞入肉**用天水牛（取一角者），小瓶盛之，入硇砂一钱，同水数滴在内。待自然化水，取滴伤处，即出也。**寒热疟疾**猪膏丸：治疟疾发渴，往来不定。

〔一〕一名：原脱，今据大观、政和本草卷二十一蛴螬条补。

〔二〕雨后：金陵本同。大观、政和本草卷二十一蛴螬条俱作一「羽」字。

腊猪膏二两，独角仙一枚，独头蒜一个，楼葱一握，五月五日三家粽尖。于五月五日五更时，净处露头赤脚，舌拄上齶，回面向北，捣一千杵〔一〕，丸皂子大。每以新绵裹一丸，系臂上，男左女右。圣惠。

【附录】飞生虫拾遗〔藏器曰〕状如啮发，头上有角。其角无毒，主难产，烧末水服少许，亦可执之。〔时珍曰〕此亦天牛别类也。与鼺鼠同功，故亦名飞生。

蝼蛄本经下品

【释名】蟪蛄本经**天蝼**本经**螜**音〔二〕斛。本经**蝼蝈**月令**仙姑**古今注**石鼠**古今注**梧鼠**荀子**土狗**俗名。

〔时珍曰〕周礼注云：蝼，臭也。此虫气臭，故得蝼名。曰姑，曰婆，曰娘子，皆称虫之名。蟪蛄同蝉名，蝼蝈同蛙名，石鼠同硕鼠名，梧鼠同飞生名，皆名同物异也。

【集解】〔别录曰〕蝼蛄生东城平泽。夜出者良〔三〕。夏至取，暴干。〔弘景曰〕此物颇协鬼神。昔人狱中得其力〔四〕，今人夜见多打杀之，言为鬼所使也。〔颂曰〕今处处有之。穴地粪壤中而生，夜则出外求食。荀子所谓梧鼠五技而穷，蔡邕所谓硕鼠五能不成一技者，皆指此也。魏诗硕鼠乃大鼠，与此同名而技不穷，固不同耳。五技者：能飞不能过屋，能缘不能穷木，能游不能度谷，能穴不能掩身，能走不能免人。〔宗奭曰〕此虫立夏后至夜则鸣，声如蚯蚓，月令「蝼蝈鸣」者是矣。〔时珍曰〕蝼蛄穴土而居，有短翅四足。雄者善鸣而飞，雌者腹大羽小，不善飞翔。吸风食土，喜就灯光。入药用雄。或云用火烧地赤，置蝼于上，任其跳死，覆者雄，仰者雌也。类从云：磨铁致蛄，汗鞯引兔。物相感也。

【气味】咸，寒，无毒。〔日华曰〕凉，有毒。去翅、足，炒用。

【主治】产难，出肉中刺，溃痈肿，下哽噎，解毒，除恶疮。本经**水肿，头面肿。**

〔一〕杵：原脱，今据圣惠方卷五十二补。
〔二〕音：原脱，今据大观、政和本草卷二十二蝼蛄条补。
〔三〕夜出者良：按大观、政和本草卷二十二蝼蛄条，此四字俱作白字，认为本经文。
〔四〕狱中得其力：金陵本及大观、政和本草同。按獄中事，见御览九四八蝼蛄条引搜神记：「庞企自说，乃祖系獄当刑，蝼蛄夜掘壁为孔以出。」故知张本改「力」作「方」为误。

日华 **利大小便，通石淋，治瘰疬骨哽。** 时珍 **治口疮甚效。** 震亨

【发明】〔弘景曰〕自腰以前甚涩，能止大小便；自腰以后甚利，能下大小便。〔朱震亨曰〕蝼蛄治水甚效，但其性急，虚人戒之。〔颂曰〕今方家治石淋导水，用蝼蛄七枚，盐二两，新瓦上铺盖焙干，研末。每温酒服一钱匕，即愈也。

【附方】旧四〔一〕，新二十

十种水病肿〔二〕满喘促不得卧。圣惠方：以蝼蛄五枚，焙〔三〕干为末。食前白汤服〔四〕一钱，小便利为效。杨氏：加甘遂末一钱，商陆汁一匙，取下水为效。忌盐一百日。小便秘者。圣惠：用蝼蛄下截焙研，水服半钱，立通。保命集：用蝼蛄一个，葡萄心七个，同研，露一夜〔五〕，日干研末，酒服。乾坤秘韫：用端午日取蝼蛄阴干，分头、尾焙收。治上身用头末七个，治中用腹末七个，治下用尾末七个，食前酒服。

大腹水病肘后：用蝼蛄〔六〕炙熟〔七〕，日食十个。普济：半边散：治水病。用大戟、芫花、甘遂、大黄各三钱，为末。以土狗七枚（五月能飞者），捣葱铺新瓦上焙之，待干去翅、足，每个剪作两半边，分左右记收。欲退左即以左边七片焙研，入前末二钱，以淡竹叶、天门冬煎汤，五更调服。候左退三日后，服右边如前法。

嗃鼻消水面浮甚者。用土狗一个，轻粉二分半〔八〕，为末。每嗃少许入鼻内，黄水出尽为妙。杨氏家藏方。

石淋作痛方见发明下。

小便不通葛洪方：用大蝼蛄二枚，取下〔九〕体，以水一升渍饮，须臾即通。寿域方：用土狗下截焙研，调服半钱。生研亦可。谈野翁方：加车前草，同捣汁服。唐氏经

〔一〕四：原作「二」，今按下旧附方数改。

〔二〕肿：原作「腹」，金陵本同。今据圣惠方卷五十四及大观、政和本草卷二十二蝼蛄条附方改。肿满指遍身，不限于腹。

〔三〕焙：金陵本同。大观、政和本草附方俱无此字，圣惠方卷五十四作「晒」。

〔四〕服：圣惠方卷五十四及大观、政和本草附方，此下俱有「半钱至」三字。

〔五〕一夜：金陵本同。保命集卷下第二十四及普济方卷一九一俱作「七日」。

〔六〕蝼蛄：金陵本同。肘后卷四第二十五及普济方卷一九三俱作「蛤蝼」。

〔七〕熟：原作「热」，今据金陵本改，与肘后卷四第二十五及普济方卷一九三俱合。

〔八〕二分半：金陵本同。按杨氏家藏方卷十分水散作「一字」。本书卷一合药分剂法则云：「四累曰字，二分半也。」普济方卷一九一作「一分」，似误。

〔九〕下：原作「小」，金陵本同。今据本条发明项弘景说并参考前后诸方改。

验方：用土狗后截，和麝捣，纳脐中，缚定，即通。医方摘要：用土狗一个炙研，入冰片、麝香少许，翎管吹入茎内。**大小便闭**经月欲死。普济方：用土狗、推车客各七枚，并男用头，女用身〔一〕，瓦焙焦为末。以向南樗皮煎汁饮，一服神效。**胞衣不下**困极腹胀则杀人。蝼蛄一枚，水一升〔二〕，煮三〔三〕沸，灌入，下喉即出也。延年方。**脐风出汁**蝼蛄、甘草等分〔四〕，并炙为末，傅之。总录。**牙齿疼痛**土狗一个，旧糟裹定，湿纸包，煨焦，去糟研末，傅之立止。本事。**紧唇裂痛**蝼蛄烧灰，傅之。千金方。**塞耳治聋**蝼蛄五钱，穿山甲(炮)五钱，麝香少许，为末，葱汁和丸，塞之。外用嗃鼻药，即通。普济。**颈项瘰疬**用带壳蝼蛄七枚生取肉，入丁香七粒于壳内，烧过，与肉同研，用纸花贴之。救急方。**箭镞入肉**〔五〕以蝼蛄杵汁滴上，三五度自出。千金方。**针刺不出**〔六〕同上。**误吞钩线**蝼蛄去身，吞其头数枚。勿令本人知。圣惠方。

萤火本经下品

【释名】夜光本经 **熠耀**音煜跃。**即炤**音照。**夜照** **景天** **救火** **据火** **挟火**并吴普 **宵烛**古今注 **丹鸟**〔宗奭曰〕萤常在大暑前后飞出，是得大火之气而化，故明照如此。〔时珍曰〕萤从荧省〔七〕。荧，小火也，会意。豳风：熠耀宵行。宵行乃虫名，熠耀其光也。诗注及本草，皆误以熠耀为萤名矣。

〔一〕并男用头女用身：金陵本同。普济方卷三十九推车散作「如男子病，推车虫用头，土狗用身；如女子病，土狗用头，推车虫用身。」与本书本卷蜣螂条附方治大小便闭本事推车散用法全同。濒湖改写，未知何据？今姑存异说，不以重出论，仍计入本条新附方数内。

〔二〕一升：原脱，今据外台卷三十三延年方注引崔氏文补。

〔三〕三：原作「二十」，金陵本同。今据外台卷三十三延年方注引崔氏文改。

〔四〕等分：金陵本同。圣济总录卷一六七甘草散作「各一分」。古方一分即二钱半。

〔五〕入肉：金陵本同。大观、政和本草卷二十二蝼蛄条附方俱作「在咽喉胸膈」。

〔六〕不出：原作「在咽」，金陵本同。今据大观、政和本草卷二十二蝼蛄条附方改。

〔七〕萤从荧省：按说文有「荧」无「萤」，「萤」乃「荧」之异体字。尔雅·释虫：「荧火，即炤。」郭注：「夜飞，腹下有火。」是其证。

【集解】〔别录曰〕萤火生阶地池泽。七月七日取，阴干。〔弘景曰〕此是腐草及烂竹根所化。初时如蛹，腹下已有光，数日变而能飞。方术家捕置酒中令死，乃干之。俗用亦稀。〔时珍曰〕萤有三种：一种小而宵飞，腹下光明，乃茅根所化也，吕氏月令所谓「腐草化为萤」者是也；一种长如蛆蠋，尾后有光，无翼不飞，乃竹根所化也，一名蠲，俗名萤蛆，明堂月令所谓「腐草化为蠲」者是也，其名宵行，茅竹之根，夜视有光，复感湿热之气，遂变化成形尔；一种水萤，居水中，唐·李子卿水萤赋所谓「彼何为而化草，此何为而居泉」是也。入药用飞萤。

【气味】辛，微温，无毒。

【主治】明目。本经 疗青盲。甄权 小儿火疮伤，热气蛊毒鬼疰，通神精。本经〔一〕。

【发明】〔时珍曰〕萤火能辟邪明目，盖取其照幽夜明之义耳。神仙感应篇，载务成萤火丸事迹甚详；而庞安常总病论，亦极言其效验。云：曾试用之，一家五十馀口俱染疫病，惟四人带此者不病也。许叔微伤寒歌亦称之。予亦恒欲试之，因循未暇耳。庞翁为苏、黄器重友，想不虚言。　神仙感应篇云：务成子萤火丸，主辟疾病，恶气百鬼，虎狼蛇虺，蜂虿诸毒，五兵白刃，盗贼凶害。昔汉冠军将军武威太守刘子南，从道士尹公受得此方。永平十二年，于北界与虏战败绩，士卒略尽。子南被围，矢下如雨，未至子南马数尺，矢辄坠地。虏以为神，乃解去。子南以方教子弟，为将皆未尝被伤也。汉末青牛道士得之，以传安定皇甫隆，隆以传魏武帝，乃稍有人得之。故一名冠军〔二〕丸，又名武威丸。用萤火、鬼箭（削去皮〔三〕羽）、蒺藜各一两〔四〕，雄黄、雌黄各二两，羖羊角、锻灶灰各〔五〕一两半，矾石（火烧〔六〕）二两，铁锤〔七〕柄入铁处烧焦一两半〔八〕，俱为末。以鸡子黄、丹雄鸡冠一具和捣千下，丸如杏仁。作三角绛囊盛五丸，带于左臂上（从军系腰中，居家

〔一〕本经：原作「别录」，金陵本同。按大观、政和本草卷二十二萤火条，此上十四字俱作白字，认为本经文。因据改。
〔二〕军：原作「将」，金陵本同。今据伤寒总病论卷五辟温疫论改，与上文合。
〔三〕削去皮：此三字原脱，今据伤寒总病论卷五及普济方卷一五一补。
〔四〕各一两：金陵本及伤寒总病论同。普济方卷一五一蒺藜作「一两」，萤火、鬼箭俱作「二两」。
〔五〕锻灶灰各：原作「煅存性」三字，金陵本同。今据伤寒总病论卷五及普济方卷一五一改。
〔六〕火烧：金陵本同，伤寒总病论无。普济方卷一五一作「升尽」。
〔七〕锤：原作「钟」，今据金陵本改，与伤寒总病论卷五及普济方卷一五一俱合。
〔八〕一两半：金陵本及伤寒总病论俱同。普济方卷一五一作「八铢」。（二十四铢为一两）

挂户上〕，甚辟盗贼也。

【附方】新二。**黑发**七月七日夜，取萤火虫二七枚，捻发自黑也。便民图纂方。**明目**劳伤肝气目暗方：用萤火二七枚，纳大鲤鱼胆〔一〕中，阴干百日为末。每点少许，极妙。一方用白犬胆。圣惠方。

衣鱼本经下品

【释名】**白鱼**本经 **蟫鱼**覃、淫、寻三音。 **蛃鱼**郭璞 **壁鱼**图经 **蠹鱼**〔宗奭曰〕衣鱼生久藏衣帛中，及书纸中。其形稍似鱼，其尾又分二岐，故得鱼名。〔时珍曰〕白，其色也；壁，其居也；蟫，其状态也；丙，其尾形也。

【集解】〔别录曰〕衣鱼生咸阳平泽。〔颂曰〕今处处有之，衣中乃少，而书卷中甚多。身白有厚粉，以手触之则落。段成式云：补阙张周封〔二〕见壁上瓜子化为壁鱼，因知列子「朽瓜化鱼」之言不虚也。俗传壁鱼入道经中，食神仙字，则身有五色。人得吞之，可致神仙。唐张裼〔三〕之少〔四〕子，乃多书神仙字，碎剪置瓶中，取壁〔五〕鱼投之，冀其蠹食而不能得，遂致心疾。书此以解俗说之惑。〔时珍曰〕衣鱼，其蠹衣帛书画，始则黄色，老则有白粉，碎之如银，可打纸笺。按段成式言：何讽于书中得一发长四寸，卷之无端，用力绝之，两端滴水。一方士云：此名脉望，乃衣鱼三食神仙字，则化为此。夜持向天，可以坠星，求丹〔六〕。又异于吞鱼致仙之说。大抵谬妄，宜辨正之。

【气味】**咸，温，无毒。**〔甄权曰〕有毒。〔大明曰〕畏芸草、莽草、莴苣。

〔一〕胆：圣惠方卷三十三此下有「二枚」二字。

〔二〕封：原脱，大观（「周」误作「用」）、政和本草卷二十二衣鱼条亦脱，今据酉阳杂俎前集卷十七虫篇壁鱼条补。

〔三〕裼：原作「易」，大观本草同。金陵本及政和本草卷二十二衣鱼条「裼」字衣旁虽有残缺，但决非「易」字。今据北梦琐言卷十二「张氏子效壁鱼」条改。

〔四〕少：原作「之」，金陵本同。今姑据大观、政和本草卷二十二衣鱼条改。但北梦琐言云：「张裼尚书有五子，内一子忘其名」。未言少子。

〔五〕壁：原脱，今据大观、政和本草卷二十二衣鱼条补。

〔六〕求丹：金陵本同。酉阳杂俎续集卷二支诺皋中作「可求还丹，取此水和而服之，即时换骨上宾」。

【主治】妇人疝瘕，小便不利，小儿中风项强，背起〔一〕**摩之。**本经 **疗淋涂疮，灭瘢堕胎。**别录 **小儿淋闭，以摩脐及小腹即通。**陶弘景 **合鹰屎、僵蚕，同傅疮瘢即灭。**苏颂 **主小儿脐风撮口，客忤天吊，风痫口㖞，重舌，目翳目眯，尿血转胞，小便不通。**时珍

【发明】〔时珍曰〕衣鱼乃太阳经药，故所主中风项强，惊痫天吊，目翳口㖞，淋闭，皆手、足太阳经病也。范汪方治小便不利，取二七枚捣，分作数丸，顿服即通。齐〔二〕书云：明帝病笃，敕台省求白鱼为药。此乃神农药，古方盛用，而今人罕知也。

【附方】旧五，新七。**小儿胎寒**腹痛汗出。用衣中白鱼二七〔三〕枚，绢包，于儿腹上回转摩之，以愈为度。圣惠方。**小儿撮口**壁鱼儿研末。每以少许涂乳，令儿吮之。圣惠。**小儿客忤**项强欲死。衣鱼十枚，研傅乳上，吮之入咽，立愈。或以二枚涂母手中，掩儿脐，得吐下愈。外仍以摩儿顶及〔四〕项强处。食医心镜〔五〕。**小儿天吊**目睛上视，并口手掣动〔六〕。用壁鱼儿干者十个，湿者五个，用乳汁和研，灌之。圣惠方。**小儿痫疾**白鱼酒：用衣中白鱼七枚，竹茹一握，酒一升，煎二合，温〔七〕服之。外台。**偏风口㖞**〔八〕取白鱼摩耳下〔九〕，左㖞摩右，右㖞摩左，正乃

〔一〕背起：金陵本、千金翼卷四及大观、政和本草俱同。御览九四六白鱼条引本草经作「皆宜」。
〔二〕齐：原作「济」，今据金陵本改，与南齐书卷六明帝本纪合。
〔三〕七：金陵本同。圣惠方卷八十二及普济方卷三六一俱作「十」。
〔四〕儿顶及：原脱，今据普济方卷四〇一补。
〔五〕食医心镜：原脱，今据大观、政和本草卷二十二衣鱼条附方补。
〔六〕并口手掣动：原脱，今据圣惠方卷八十五补。
〔七〕温：金陵本同。外台卷十五作「顿」。
〔八〕㖞：大观、政和本草卷二十二衣鱼条附方，此下有「语涩」二字。
〔九〕下：原脱，今据大观、政和本草卷二十二衣鱼条附方补。

已。孙真人〔一〕。**小儿重舌**衣鱼烧灰，傅舌上。千金翼。**目中浮翳**书中白鱼末，注少许于翳上，日二。外台。**沙尘入目**不出者。杵白鱼，以乳汁和，滴目中，即出。或为末，点之。千金。**小便不通**滑石〔二〕白鱼散：用白鱼、滑石、乱发（烧〔三〕）等分〔四〕，为散。饮服半钱匕〔五〕，日三。金匮要略。**小便转胞**不出。纳衣鱼一枚于茎中。千金方。**妇人尿血**衣中白鱼三〔六〕十枚，纳入阴中。子母秘录。

鼠妇本经下品

【释名】鼠负弘景**负蟠**烦。尔雅〔七〕**鼠姑**弘景**鼠粘**蜀本**蜲[虫黍]**别录**蛜蝛**伊威。本经**湿生虫**图经**地鸡**纲目**地虱**〔弘景曰〕鼠妇，尔雅作鼠负，言鼠多在坎中，背粘负之，故曰鼠负。今作妇字，殊似乖理。〔韩保昇曰〕多在甕器底及土坎中，常惹着鼠背，故名。俗亦谓之鼠粘，犹枲耳名羊负来也。〔时珍曰〕按陆佃埤雅云：鼠负，食之令人善淫，故有妇名。又名鼠姑，犹鼠妇也。鼠粘，犹鼠负也。然则妇、负二义俱通矣。因湿化生，故俗名湿生虫。曰地鸡、地虱者，象形。

【集解】〔别录曰〕鼠妇生魏郡平谷，及人家地上。五月五日采。〔颂曰〕今处处有之，多在下湿处、甕器底及土坎中。诗云：蛜蝛在室。郑玄言家无人则生故也。〔宗奭曰〕湿生虫多足，大者长三四分，其色如蚓，背有横纹蹙起，用处

〔一〕孙真人：原作「外台秘要」，金陵本同。检外台未见此方。今据大观、政和本草卷二十二衣鱼条附方改。

〔二〕滑石：原脱，今据金匮卷中第十三补。

〔三〕烧：同上。

〔四〕等分：金陵本同。金匮卷中第十三，三味俱作「二分」。古方一分即二錢半。

〔五〕半钱匕：金陵本同。金匮卷中第十三作「方寸匕」。

〔六〕三：原作「二」，金陵本同。今据大观、政和本草卷二十二衣鱼条附方改。

〔七〕尔雅：金陵本同。按尔雅释虫云：「蟠，鼠负。」「蟠」上无「负」字。「鼠妇一名负蟠」，据大观、政和本草卷二十一，乃「本经」文。似应改「尔雅」为「本经」。

绝少。〔时珍曰〕形似衣鱼稍大，灰色。

【气味】酸，温，无毒。〔大明曰〕有〔一〕毒。

【主治】气癃不得小便，妇人月闭血瘕，痫痓寒热，利水道。本经〔二〕堕胎。日华　治久疟寒热，风虫牙齿疼痛，小儿撮口惊风，鹅口疮，痘疮倒靥，解射工毒、蜘蛛毒，蚰蜒入耳。时珍

【发明】〔颂曰〕张仲景治久疟，大鳖甲丸〔三〕中用之，以其主寒热也。〔时珍曰〕古方治惊、疟、血病多用之，盖厥阴经药也。太平御览载葛洪治〔四〕疟方：用鼠负虫十四枚，各以糟〔五〕酿〔六〕之，丸十四丸，临〔七〕发时水吞下七丸〔八〕便愈。而葛洪肘后方治疟疾寒热，用鼠妇四枚，糖〔九〕裹为丸，水下便断。又用鼠负、豆豉各十四枚，捣丸芡子大，未发前日〔十〕汤服二丸，将发时再服二〔十一〕丸便止。又蜘蛛毒人成疮，取此虫食其丝即愈。详蜘蛛下。

【附方】旧一，新八。**产妇尿秘**　鼠妇七枚熬，研末，酒服。千金翼〔十二〕。**撮口脐风**　圣惠：用鼠负虫杵，绞

〔一〕有：原作「无」，金陵本同。今据大观、政和本草卷二十二鼠妇条改。

〔二〕本经：原脱，今据大观、政和本草卷二十二鼠妇条补。

〔三〕大鳖甲丸：金陵本及大观、政和本草引图经同。金匮卷上第四作「鳖甲煎丸」。

〔四〕治：原脱，今据御览九四九鼠负条补。

〔五〕糟：原作「槽」，今据金陵本改，与御览九四九鼠负条合。

〔六〕酿：金陵本同。御览九四九鼠负条作「封裹」二字。

〔七〕临：原脱，今据御览九四九鼠负条补。

〔八〕七丸：同上。

〔九〕糖：肘后卷三第十六，此上有「饴」字。

〔十〕前日：金陵本同。肘后卷三第十六作一「时」字。

〔十一〕二：金陵本同。肘后卷三第十六作「一」。

〔十二〕翼：原脱。按此方不见于「千金」而见于「千金翼」卷七第七，因据补。

汁少许，灌之。陈氏：生杵鼠负及雀甕汁服之。**鹅口白疮**地鸡研水涂之，即愈。寿域方。**风虫牙痛**湿生虫一枚，绵裹咬之。勿令人知。圣惠。**风牙疼痛**湿生虫、巴豆仁、胡椒各一枚，研匀，饭丸绿豆大。绵裹一丸咬之，良久涎出吐去，效不可言。经效济世方。**痘疮倒靥**湿生虫为末，酒服一字，即起。痘疹论。**蚰蜒入耳**湿生虫研烂，涂耳边自出。或摊纸上作捻，安入耳中亦出。卫生宝鉴。**射工溪毒**鼠妇、豆豉各七合〔一〕，巴豆（去心〔二〕）三枚，脂和，涂之。肘后。

【附录】丹戬〔别录有名未用曰〕味辛，有毒。主心腹积血。生蜀郡。状如鼠负，青股赤头。七月七日采。一名飞龙。

䗪虫音蔗。本经中品

【释名】地鳖本经**土鳖**别录**地蜱虫**纲目**簸箕虫**衍义**蚵蚾虫**纲目**过街**〔弘景曰〕形扁扁如鳖，故名土鳖。〔宗奭曰〕今人呼为簸箕虫，亦象形〔三〕也。〔时珍曰〕按陆农师云：䗪逢申日则过街，故名过街。袖珍方名蚵蚾虫。鲍氏方名地蜱虫。

【集解】〔别录曰〕生河东川泽及沙中，人家墙壁下土中湿处。十月采，暴干。〔弘景曰〕形扁如鳖，有甲不能飞，小有臭气。〔恭曰〕此物好生鼠壤土中，及屋壁下。状似鼠妇，而大者寸馀，形小似鳖，无甲而有鳞。小儿多捕以负物为戏。〔时珍曰〕处处有之，与灯蛾相牝牡。

【气味】咸，寒，有毒。〔甄权曰〕咸、苦。〔之才曰〕畏皂荚、菖蒲、屋游。

【主治】心腹寒热洗洗，音洒〔四〕。**血积癥瘕，破坚，下血闭，生子大良。**本经**月水**

〔一〕各七合：原脱，今据肘后卷七第六十五补。
〔二〕去心：原作「各」，金陵本同。今据肘后卷七第六十五改。
〔三〕象形：原作「形象」，金陵本同。今据本草衍义卷十七及政和本草卷二十一䗪虫条改。
〔四〕洒：原为墨钉，金陵本笔划残缺。按广韵卷三·十一荠，「洗」与「洒」音义并同。素问·诊要经终论云：「秋刺多分，病不已，令人洒洒时寒。」王注：「洒洒，寒貌。」「洗洗」与「洒洒」同音通用，因据补。

不通，破留血积聚。药性 通乳脉，用一枚，擂水半合，滤服。勿令知之。宗奭 行产后血积，折伤瘀血，治重舌木舌口疮，小儿腹痛夜啼。时珍

【发明】〔颂曰〕张仲景治杂病方及久瘕〔一〕积结，有大黄䗪虫丸，又有大鳖甲丸〔二〕，及妇人药并用之，以其有破坚下血之功也。

【附方】新七。**下瘀血汤**〔三〕治产妇腹痛有干血。用䗪虫二十枚（熬〔四〕，去足），桃仁二十枚，大黄二两，为末，炼蜜杵和，分为四丸。每以一丸，酒一升，煮取八〔五〕合，温〔六〕服，当下血也〔七〕。张仲景方。**木舌肿强**塞口，不治杀人。䗪虫（炙）五枚，食盐半两，为末。水二盏，煎十沸，时时热含吐涎。瘥乃止。圣惠方。**重舌塞痛**地鳖虫和生薄荷研汁，帛包捻舌下肿处。一名地蜱虫也。鲍氏方。**腹痛夜啼**䗪虫（炙）、芍〔八〕药、芎䓖各二钱〔九〕，为末。每用一字〔十〕，乳汁〔十一〕调下。圣惠方。**折伤接骨**杨拱摘要方：用土鳖焙存性，为末。每服二三钱，接骨神效。一方：生者擂

〔一〕瘕：原作「病」，金陵本同。今据大观、政和本草卷二十一䗪虫条改。

〔二〕大鳖甲丸：金陵本及大观、政和本草同。金匮卷上第四及千金卷十第六俱作「鳖甲煎丸」。外台卷五作「大鳖甲煎」。

〔三〕下瘀血汤：原作「大黄䗪虫丸」，金陵本同。按下列病证方药，见金匮卷下第二十一，名「下瘀血汤」。金匮卷上第六别有「大黄䗪虫丸」，治「五劳虚极，内有干血，肌肤甲错，两目黯黑」等证，用药十二味（恐繁不录）。二方同在一书，证治各别，为免牵混，因据改。

〔四〕熬：原脱，今据金匮卷下第二十一补。

〔五〕八：原作「二」，金陵本同。今据金匮卷下第二十一改。

〔六〕温：金陵本同。金匮卷下第二十一作「顿」。

〔七〕当下血也：金陵本同。金匮卷下第二十一作「新血下如豚肝」。

〔八〕芍：圣惠方卷八十二，此上有「赤」字。

〔九〕各二钱：金陵本同。圣惠卷八十二，䗪虫作「半分」，赤芍药　芎䓖各作「一分」。古方一分即二钱半。

〔十〕一字：金陵本同。圣惠方卷八十二作「半钱」。下有「量儿大小，加减服之。」

〔十一〕乳汁：金陵本同。圣惠方卷八十二作「温酒」。

汁酒服。袖珍方：用蚵蚾（即土鳖）六钱（隔纸砂锅内焙干），自然铜二两（用火煅，醋淬七次），为末。每服二钱，温酒调下（病在上食后，病在下食前），神效。董炳集验方：用土鳖（阴干）一个，临时旋研入药。乳香、没药、龙骨、自然铜（火煅醋淬）各等分，麝香少许为末。每服三分，入土鳖末，以酒调下。须先整定骨，乃服药，否则接挫也。此乃家传秘方，慎之。又可代杖。

蜚蠊费廉。本经中品

【释名】石姜唐本卢蜰音肥。负盘唐本滑虫唐本茶婆虫纲目香娘子〔弘景曰〕此有两三种，以作廉姜气者为真，南人啖之，故名。〔恭曰〕此虫辛臭，汉中人食之，名石姜，亦名卢蜰，一名负盘。南人谓之滑虫。〔时珍曰〕蜚蠊、行夜、蛗螽三种，西南夷皆食之，混呼为负盘。俗又讹盘为婆，而讳称为香娘子也。

【集解】〔别录曰〕生晋阳川〔一〕泽，及人家屋间。形似蚕蛾，腹下赤。二月、八月及立秋采。〔弘景曰〕形似䗪〔二〕虫，而轻小能飞。本生草中，八九月知寒，多入人家屋里逃尔。〔保昇曰〕金州、房州等处有之。多在林树间，百十为聚。山人啖之，谓之石姜。郭璞注尔雅所谓「蜰即负盘、臭虫」也。〔藏器曰〕状如蝗，蜀人食之。左传「蜚不为〔三〕灾」者，即此。〔时珍曰〕今人家壁间、灶下极多，甚者聚至千百。身似蚕蛾，腹背俱赤，两翅能飞，喜灯火光，其气甚臭，其屎尤甚。罗愿云：此物好以清旦食稻花，日出则散也。水中一种酷似之。

【气味】咸，寒，有毒。〔恭曰〕辛辣而臭。

【主治】瘀血癥坚寒热，破积聚，喉咽闭〔四〕，内寒无子。本经通利血脉。别录食之下气。苏恭

〔一〕川：原作「山」，金陵本及御览九四九俱同。今据千金翼卷四及大观、政和本草卷二十一蜚蠊条改。
〔二〕䗪：金陵本及政和本草俱同。大观本草卷二十一蜚蠊条作「虻」。
〔三〕为：原作「能」，金陵本同。按春秋左氏传隐公元年云：「有蜚不为灾，亦不书。」大观、政和本草卷二十一负蠜条引文亦作「为」。因据改。
〔四〕闭：金陵本及政和本草俱同。千金翼卷四、御览九四九及大观本草卷二十一蜚蠊条俱作「痹」。痹有闭义，中藏经云：「痹者闭也。」

【发明】〔时珍曰〕徐之才药对云：「立夏之日〔一〕，蜚蠊先生，为人参、茯苓使，主腹中七节，保神守中。」则西南夷食之亦有谓也。又吴普本草载神农〔二〕云「主妇人癥坚〔三〕寒热」，尤为有理。此物乃血药，故宜于妇人。

行夜〔四〕别录

〔校正〕并入拾遗负盘。

【释名】负盘别录　屁〔五〕盘虫弘景　屁蟹〔弘景曰〕行夜，今小儿呼屁〔五〕盘虫，或曰屁蟹〔六〕，即此也。〔藏器曰〕屁〔七〕盘有短翅，飞不远，好夜中行，人触之即气出。虽与蜚蠊同名相似，终非一物。戎人食之，味极辛辣。苏恭所谓「巴人重负蠜」是也。〔时珍曰〕负盘有三：行夜、蜚蠊、蛗螽。皆同名而异类。夷人俱食之，故致混称也。行夜与蜚蠊形状相类，但以有廉姜气味者为蜚蠊，触之气出者为屁盘，作分别尔。张杲医说载〔八〕：鲜于叔明好食负盘臭虫〔九〕。每散，令〔十〕人采取三五升，浮温水上，泄尽臭气，用酥及五味熬作饼食〔十一〕，云味甚佳。即此物也。

【气味】辛，温，有小毒。

〔一〕日：原作「先」，金陵本同。今据大观、政和本草卷二改，与本书卷二药对岁物药品一致。

〔二〕农：御览九四九蜚蠊条，此下有「黄帝」二字。

〔三〕癥坚：金陵本同。御览九四九蜚蠊条无此二字。

〔四〕行夜：金陵本同。大观、政和本草卷三十行夜条，藏器云：「一名夜行」。卷二十一负蠜条，藏器云：「又夜行一名负盘」。两处俱作「夜行」。

〔五〕屁：原作「𡱇」，金陵本同，字书无。大观、政和本草卷三十行夜条及卷二十一负蠜条俱作「𡲂」，乃「屁」之异体字。因据改。

〔六〕屁蟹：原作「气蠜」，金陵本同。今据大观政和本草卷三十行夜条改。

〔七〕屁：原作「气」，金陵本同。大观、政和本草卷三十行夜条俱作「𡲂」，乃「屁」之异体字。因据改。下同。

〔八〕张杲医说载：今检张杲医说未见此文。文见唐·温庭筠撰干𦠆子（顺治刻本说郛卷二十三）。此下有「剑南东川节度」六字。

〔九〕好食负盘臭虫：金陵本同。干𦠆子·鲜于叔明条作「好食臭虫，时人谓之蟠虫。」

〔十〕令：原脱，今据干𦠆子·鲜于叔明条补。

〔十一〕熬作饼食：干𦠆子·鲜于叔明条作「熬之，卷饼而啖」。

【主治】腹痛寒热，利血。别录

灶马纲目

【释名】灶鸡俗

【集解】〔时珍曰〕灶马处处有之，穴灶而居。按酉阳杂俎云：灶马状如促织，稍大脚长，好穴灶旁。俗言灶有马，足食之兆。

【气味】缺

【主治】竹刺入肉，取一枚捣傅。时珍

【附录】促织〔时珍曰〕促织，蟋蟀也。一名蛬，一名蜻蛚。陆玑诗义疏云：似蝗而小，正黑有光泽如漆，有翅及角，善跳好鬬，立秋后则夜鸣。豳风云「七月在野，八月在宇，九月在户，十月蟋蟀入我床下」是矣。古方未用，附此以俟。

𧓍螽音负终。拾遗

〔校正〕并入拾遗蚱蜢。

【释名】负蠜音烦。蚱蜢〔时珍曰〕此有数种，𧓍螽总名也。江东呼为蚱蜢，谓其瘦长善跳，窄而猛也。螽亦作蜙。

【集解】〔藏器曰〕𧓍螽状如蝗虫。有黑〔一〕斑者，与蚯蚓异类同穴为雌雄，得之可入媚药。〔时珍曰〕𧓍螽，在草上者曰草螽，在土中者曰土螽，似草螽而大者曰螽斯，似螽斯而细长者曰蟿螽。尔雅云：𧓍螽，蠜也。草螽，负蠜也。斯〔二〕螽，蜙蝑也。蟿螽，螇蚸也。土螽，蠰螇〔三〕也。数种皆类蝗，而大小不一。长角，修股善跳，有青、黑、斑数色，亦能害稼。五月动股作声，至冬入土穴中。芒部夷人食之。蔡邕月令云：其类乳于土中，深埋其卵，至夏始出。陆佃云：草虫

〔一〕黑：原作「异」，金陵本同。今据大观、政和本草卷二十一𧓍螽条改。

〔二〕斯：金陵本同。尔雅释虫作「蜤」，声义俱同。

〔三〕螇：金陵本同。尔雅释虫作「溪」，声义俱同。

鸣于上风，蚯蚓〔一〕鸣于下风，因风而化。性不忌而一母百子。故诗云：喓喓草虫，趯趯阜螽。蝗亦螽类，大而方首，首有王字，沴气所生，蔽天而飞，性畏金声。北人炒食之。一生八十一子。冬有大雪，则入土而死。

【气味】辛，有毒。

【主治】五月五日候交时收取，夫妇佩之，令相爱媚。藏器

【附录】吉丁虫拾遗〔藏器曰〕甲虫也。背正绿，有翅在甲下。出岭南。宾、澄诸州。人取带之，令人喜好相爱，媚药也。**金龟子**〔时珍曰〕此亦吉丁之类，媚药也。大如刀豆，头面似鬼，其甲黑硬如龟状，四足二角，身首皆如泥金装成，盖亦蠹虫所化者。段公路北户录云：金龟子，甲虫也。出岭南〔二〕。五六月生草蔓上，大如〔三〕榆荚，背如金贴，行则成双，死则金色随灭，故以养粉，令人有媚也〔四〕。竺法真登〔五〕罗浮山疏云：山有金花〔六〕虫，大如斑蝥，文采如金，形似龟，可养玩数日。宋祁益部记云：利州山中有金虫，其体如蜂，绿色，光若泥金，俚人取作妇女钗镮之饰。郑樵通志云：尔雅：蛂〔七〕，蟥蛢也〔八〕。甲虫，大如虎豆，绿色〔九〕似金〔十〕。四书所载皆一物也。南土诸山中亦时有之。**腆颗虫**拾遗〔藏器曰〕出岭南。状似屁〔十一〕盘，褐色身扁。带之令人相爱也，彼人重之。**叩头虫**〔时珍曰〕虫大如斑蝥而黑色，按

〔一〕蚯蚓：金陵本同。埤雅卷十阜螽条作「负螽」，云：「一曰：蚯蚓，即负螽也。」

〔二〕出岭南：北户录卷一金龟子条无。

〔三〕大如：金陵本同。北户录卷一金龟子条作「大于」。

〔四〕故以养粉令人有媚也：金陵本同。北户录卷一金龟子条作「南人收以养粉，云与永粉相宜。」

〔五〕登：原脱，今据北户录卷一金龟子条及御览九四九金花条补。

〔六〕花：金陵本及御览九四九金花条同。北户录卷一金龟子条作「光」，似误。

〔七〕蛂：金陵本同。郑樵通志卷七十六草木昆虫略二·虫鱼类蜉蝣条引尔雅误作「跋」。

〔八〕跋蟥蛢也：郝懿行云：「许、郑并以蛂蟥名蛢，郭以蟥蛢名蛂，师读不同。」（尔雅义疏下三释虫）

〔九〕甲虫大如虎豆绿色：金陵本同。郑樵通志无此文，文见尔雅释虫郭注。

〔十〕似金：金陵本同。尔雅释虫郭注无此二字，郑樵通志于「江东呼蟥蛢」后，作「以有金色」四字。

〔十一〕屁：原作「屭」，金陵本及大观、政和本草卷二十一腆颗条同，字书无。据前行夜条校记，当是「屁」之异体字，因据改。

其后则叩头有声。能入人耳，灌以生油则出。刘敬叔异苑云：叩头虫，形色如大豆，呪令叩头，又令吐血，皆从所教。杀之不祥，佩之令人媚爱。晋傅咸有赋。**媚蝶**〔时珍曰〕北户录云：岭表有鹤子草，蔓花也。当夏开，形如飞鹤，翅、羽、觜、距皆全。云是媚草，采曝以代面靥。蔓上春生双虫，食叶。收入粉奁，以叶饲之，老则蜕而为蝶，赤黄色。女子收而佩之，如细鸟皮，令人媚悦，号为媚蝶。　洞冥记云：汉武时勒毕国献细鸟，大如蝇〔一〕，状如鹦鹉，可候日晷，后皆自死。宫人佩其皮者，辄蒙爱幸也〔二〕。

木虻音萌。　本经中品

【释名】魂常本经　〔时珍曰〕虻以翼鸣，其声虻虻，故名。陆佃云：䖟害民，故曰䖟；虻害甿，故曰虻。亦通。

【集解】〔别录曰〕木虻生汉中川泽，五月取之。〔颂曰〕今处处有之，而襄、汉近地尤多。〔弘景曰〕此虻状似虻而小，不啖血。近道草中不见有之，市人亦少卖者，方家惟用蜚虻耳。〔恭曰〕虻有数种，并能啖血，商〔三〕淅以南江岭间大有。木虻，长大绿色，殆〔四〕如蜩〔五〕蝉，咂牛马或至颠仆。蜚虻，状如蜜蜂，黄黑色，今俗多用之。又一种小者名鹿虻，亦名牛虻，大如蝇，啮牛马亦猛。市人采卖之，三种同体，以疗血为本；虽〔六〕小有异同，用之不为嫌。木虻倍大，而陶云似虻而小，不啖血，盖未之识耳。〔藏器曰〕木虻从木叶中出，卷叶如子，形圆，着叶上。破之〔七〕初出如白蛆，渐大

〔一〕大如蝇：金陵本同。洞冥记卷二作「形如大蝇」。

〔二〕后皆自死宫人佩其皮者辄蒙爱幸也：金陵本同。洞冥记卷二作「宫内嫔妃皆悦之，有鸟集其衣者，辄蒙爱幸。至武帝末，稍稍自死，人犹爱其皮，服其皮者，多为丈夫所媚。」

〔三〕商：原作「扬」，金陵本同。今据大观、政和本草卷二十一木虻条改。

〔四〕殆：原作「始」，今据金陵本改，与大观、政和本草卷二十一木虻条合。

〔五〕蜩：金陵本同。大观、政和本草卷二十一木虻条俱作「次」。

〔六〕虽：大观、政和本草卷二十一木虻条，此上俱有「余疗」二字。

〔七〕之：金陵本同。大观、政和本草卷二十一木虻条俱作「中」。

羽〔一〕化，拆破便飞，即能啮物。塞北亦有，岭南极多，如古度化〔二〕蚁耳。木虻是叶内者，蜚虻是已飞者，正如蚕蛹与蛾，总是一物，不合重出；应功用不同，后人异注耳。〔时珍曰〕金幼孜北征录云：北虏长乐镇草间有虻，大者如蜻蜓，拂人面嘬嚌。元稹长庆集云：巴蜀山谷间，春秋常雨，五六月至八九月则多虻，道路群飞，咂牛马血流，啮人毒剧。而毒不留肌，故无治术。据此，则藏器之说似〔三〕亦近是。又段成式云：南方溪涧中多水蛆，长寸余，色黑。夏末变为虻，螫人甚毒。观此，则虻之变化，有木有水，非一端也。

【气味】苦，平，有毒。

【主治】目赤痛，眦伤泪出，瘀血血闭，寒热酸㾷，无子。 本经

蜚虻 本经中品

【释名】虻虫 蜚与飞同。

【集解】〔别录曰〕蜚虻生江夏川谷。五月取。腹有血者良。〔弘景曰〕此即方家所用虻虫，啖牛马血者。伺其腹满，掩取干之。〔恭曰〕水虻、蜚虻、鹿虻，俱食牛马血，非独此也。但得即堪用之，何假血充。应如养鹰，饥即为用。若伺其饱，何能除疾？〔宗奭曰〕蜚虻今人多用之。大如蜜蜂，腹凹褊，微黄绿色。雄、霸州、顺安军、沿塘泺界河甚多。以其惟食牛马等血，故治瘀血血闭也。〔时珍曰〕采用须从陶说。苏恭以饥鹰为喻，比拟殊乖。

【修治】〔大明曰〔四〕〕入丸、散，去翅、足，炒熟用。

【气味】苦，微寒，有毒。 〔之才曰〕恶麻黄。

〔一〕羽：原作「子」，金陵本同。今据大观、政和本草卷二十一木虻条改。

〔二〕化：金陵本同。大观、政和本草卷二十一木虻条俱作「花成」二字。按本书卷三十一无花果条附录古度子云：「不花而实，枝柯间生子，煮以为粽食之。若数日不煮，则化作飞蚁，穿皮飞去也。」古度不花，故知大观、政和本草「花」为「化」字之误，瀬湖改之极是。

〔三〕似：原作「以」，金陵本同。今从张本改。

〔四〕大明曰：原无，今据大观、政和本草卷二十一蜚虻条补。

【主治】逐瘀血，破〔一〕血积，坚痞癥瘕，寒热，通利血脉及九窍。本经 女子月水不通，积聚，除贼血在胸腹五脏者，及喉痹结塞。别录 破癥结，消积脓，堕胎。日华

【发明】〔颂曰〕淮南子云：虻散〔二〕积血，斲〔三〕木愈龋〔四〕。此以类推也。〔时珍曰〕按刘河间云：虻食血而治血，因其性而为用也。成无己云：苦走血。血结不行者，以苦攻之。故治畜血用虻虫，乃肝经血分药也。古方多用，今人稀使。

【附方】旧二，新一。**蛇螫血出**九窍皆有者。取虻虫初食牛马血腹满者三〔五〕七枚，烧研汤服。肘后。**病笃去胎**虻虫十〔六〕枚炙，捣为末。酒服，胎即下。产乳。**扑坠瘀血**虻虫二十枚，牡丹皮一两，为末。酒服方寸匕，血化为水也。若久宿血在骨节中者，二味等分。备急方。

【附录】**扁前**〔别录有名未用曰〕味甘，有毒。主鼠瘘、癃闭，利水道。生山陵中。状如牛虻，赤翼。五月、八月采之。**蚊子**〔时珍曰〕蚊处处有之。冬蛰夏出，昼伏夜飞，细身利喙，咂人肤血，大为人害。一名白鸟，一名暑蟁。或作黍〔七〕民，谬矣。化生于木叶及烂灰中。产子于水中，为孑孓虫，仍变为蚊也。龟、鳖畏之，萤火、蝙蝠食之。故煮鳖入数枚，即易烂也。〔藏器曰〕岭南有蚊〔八〕子木，叶如冬青，实如枇杷，熟则蚊出。塞北有蚊〔九〕母草，叶中有血虫，化而为蚊〔十〕。江东有蚊母鸟，一名鷏，每吐蚊一二升也。**蚋子**〔时珍曰〕按元稹长庆集云：蜀中小蚊名蚋子，又小而黑者为蟆

〔一〕破：千金翼卷四及大观、政和本草卷二十一蜚虻条，此下俱有「下」字。
〔二〕散：原作「破」，金陵本同。今据淮南子·说山训及大观、政和本草卷二十一木虻条改。
〔三〕斲：原作「刘」，金陵本同。据改同上。
〔四〕龋：原作「齣」（金陵本又似「齣」），字书无。据改同上。
〔五〕三：金陵本及政和本草同。肘后卷七第五十七及大观本草卷二十一木虻条附方俱作「二」。
〔六〕十：金陵本及政和本草同。大观本草卷二十一木虻条附方作「七」。
〔七〕黍：原作「恭」，今据金陵本改。「黍」与「暑」音同。
〔八〕蚊：金陵本及尔雅翼卷十六蚊母条同。大观、政和本草卷十九蚊母鸟条俱作「虻」。
〔九〕蚊：金陵本、大观、政和本草卷十九及尔雅翼卷十六蚊母条同。但大观、政和本草卷十虻母草条俱作「虻」。
〔十〕蚊：金陵本同。大观、政和本草卷十虻母草条俱作「虻」。

子，微不可见与尘相浮上下者为浮尘子，皆巢于巴蛇鳞中，能透衣入人肌肤，啮成疮毒，人极苦之。惟捣楸叶傅之则瘥。又祝穆方舆胜览云：云南乌蒙峡中多毒蛇，鳞中有虫名黄蝇，有毒，啮人成疮。但勿搔，以冷水沃之，擦盐少许，即愈。此亦蚋、蟆之类也。

竹虱纲目

【释名】竹佛子纲目**天厌子**

【集解】〔时珍曰〕竹虱生诸竹，及草木上皆有之。初生如粉点，久便能动，百十成簇。形大如虱，苍灰色。或云湿热气化，或云虫卵所化。古方未有用者。惟南宫从岣嵝神书云：江南、巴邛、吴越、荆楚之间，春秋竹内有虫似虱而苍，取之阴干，可治中风。即此也。

【气味】有毒。

【主治】中风，半身不遂，能透经络，追涎。时珍

【附方】新一。**中风偏痹**半身不遂者。用麻黄以汤熬成糊，摊纸上，贴不病一边，上下令遍，但除七孔，其病处不糊。以竹虱焙为末三钱（老人加麝香一钱，研匀），热酒调服，就卧。须臾药行如风声，口吐出恶水，身出臭汗如胶。乃急去糊纸，别温麻黄汤浴之。暖卧将息，淡食十日，手足如故也。岣嵝神书。

本草纲目虫部目录第四十二卷

虫之四　湿生类二十三种附录七种

蟾蜍别录　　蛤蟆本经　　蛙别录

蝌斗拾遗　　溪狗拾遗　　山蛤图经

田父图经　　蜈蚣本经　　马陆本经

山蛩虫拾遗　蚰蜒、蠼螋附　　蚯蚓本经　　蜗牛别录

蛞蝓本经　　缘桑蠃证类（即桑牛）　　溪鬼虫拾遗　水虎、鬼弹附

沙虱纲目　沙虫附　　水黾拾遗　　豉虫拾遗

砂挼子拾遗　　蛔虫拾遗　　风驴肚内虫纲目

蛊虫拾遗　　金蚕纲目

附录诸虫　纲目一种　拾遗一种　别录五种

唼腊虫　灰药　黄虫　地防　梗鸡　益符　蜚厉

右附方旧二十九，新一百一十二〔一〕。

〔一〕一十二：原作「零六」，今据本卷各条新附方总数改。

本草纲目虫部第四十二卷

虫之四 湿生类二十三种，附录七种。

蟾蜍 别录下品

【释名】鼁鼀音蹙秋。鼀𪓰音施。蚼鼁踘蹴。苦蠪音笼。蚵蚾何皮。癞蛤蟆〔时珍曰〕蟾蜍，说文作詹诸。云：其声詹诸，其皮鼁鼁，其行𪓰𪓰〔一〕。诗云：得此鼀𪓰〔二〕。韩诗注云：戚施，蟾蜍也。戚音蹴。后世名苦蠪，其声也。蚵蚾，其皮礧砢也。

【集解】〔别录曰〕蟾蜍生江湖池泽。五月五日取东行者，阴干用。〔弘景曰〕此是腹大、皮上多痱〔三〕磊者。其皮汁甚有毒，犬〔四〕啮之，口皆肿。五月五日取东行者五枚，反缚着密室中闭之。明旦视自解者，取为术用，能使人缚亦自解。〔萧炳曰〕腹下有丹书八字，以足画地者，真蟾蜍也。〔颂曰〕今处处有之。别录谓蛤蟆一名蟾蜍，以为一物，非也。按尔雅：鼁〔五〕鼀，蟾蠩〔六〕也。郭璞云：似蛤蟆居陆地。则非一物明矣。蟾蜍多在人家下湿处。形大，背上多痱磊，行极迟缓，不能跳跃，亦不解鸣。蛤蟆多在陂泽间。形小，皮上多黑斑点，能跳接百虫，举动极急。二物虽一类，而功用小别，亦当分而用之。蟾蜍屎，谓之土槟榔，下湿处往往有之，亦能主疾〔七〕。〔宗奭曰〕世传三足者为蟾，人遂为三足枯蟾以罔众。但以水沃半日，其伪自见，盖无三足者也。〔时珍曰〕蟾蜍锐头皤腹，促眉浊声，土形，有大如盘者。自然论云：蟾蜍吐

〔一〕𪓰𪓰：金陵本同。说文十三下黾部鼁条作「夫夫」。段注：「举足不能前之貌。」「言其行𪓰𪓰」在同部𪓰条下，濒湖移此。

〔二〕得此鼀𪓰：金陵本同。此邶风·新台文。今诗作「得此戚施」。

〔三〕痱：原作「厞」，金陵本同，字书无。今据大观、政和本草卷二十二蛤蟆条改。下同。

〔四〕犬：原作「大」，金陵本经人以墨笔添补成「犬」。今据改，与大观、政和本草卷二十二蛤蟆条合。

〔五〕鼁：金陵本同。尔雅·释鱼作「鼁」。朱骏声云：「字又误作『鼁』。王引之云：『〈说文〉说解三共字皆当作去。』非是。」（说文通训定声·需部第八）

〔六〕蠩：金陵本同。尔雅·释鱼作「诸」。大观、政和本草作「蜍」。

〔七〕能主疾：金陵本同。大观、政和本草卷二十二蛤蟆条俱作「主恶疮」。

生，掷粪自其口出也。抱朴子云：蟾蜍千〔一〕岁，头上有角，腹〔二〕下丹书，名曰肉芝，能食山精。人得食之可仙。术家取用以起雾祈雨，辟兵解缚。今有技者，聚蟾为戏，能听指使。物性有灵，于此可推。许氏说文谓三足者为蟾〔三〕，而寇氏非之，固是；但龟、鳖皆有三足，则蟾之三足非怪也。若谓入药必用三足，则谬矣。岣嵝神书载蟾宝之法：用大蟾一枚，以长尺铁钉四个钉脚，四下以炭火自早炙至午，去火，放水一盏于前，当吐物如皂荚子大，有金光。人吞之，可越江湖也。愚谓纵有此术，谁敢吞之？方技诳说，未足深信。漫记于此，以备祛疑。

【修治】〔蜀图经曰〕五月五日取得，日干或烘干用。一法：去皮、爪，酒浸一宿，又用黄精自然汁浸一宿，涂酥，炙干用。〔时珍曰〕今人皆于端午日捕取，风干，黄泥固〔四〕济，煅存性〔五〕用之。永类钤方云：蟾目赤，腹无八字者不可用。崔实四民月令云：五月五日取蟾蜍，可治恶疮。即此也。亦有酒浸取肉者。钱仲阳治小儿冷热疳泻，如圣丸，用干者，酒煮成膏丸药〔六〕，亦一法也。

【气味】辛，凉，微毒。

【主治】阴蚀，疽疠恶疮，猘犬伤疮，能合玉石。别录 **烧灰傅疮，立验。又治温病发斑困笃者，去肠，生捣食一二枚，无不瘥者。**弘景 〔藏器曰〕捣烂绞汁饮，或烧末服。**杀疳虫，治鼠漏恶疮。烧灰，傅一切有虫恶痒滋胤疮。**药性 **治疳气，小儿面黄癖气，破癥结。烧灰油调，傅恶疮。**日华 **主小儿劳瘦疳疾，最良。**苏颂 **治一切五疳八痢，肿毒，破伤风病，脱肛。**时珍

〔一〕千：金陵本同。抱朴子仙药篇及御览九四九蟾蜍条俱作「万」。

〔二〕腹：金陵本同。抱朴子仙药篇及御览九四九蟾蜍条俱作「颔」。

〔三〕许氏说文谓三足者为蟾：按说文无「蟾」字，更无「三足为蟾」之说。

〔四〕固：原作「故」，金陵本同。今从张本改。

〔五〕存性：原作「性存」，金陵本同。今从张本改。

〔六〕丸药：金陵本同。小儿药证直诀卷下如圣圆作「用膏圆如麻子大」。

【发明】〔时珍曰〕蟾蜍，土之精也。上应月魄而性灵异，穴土食虫，又伏山精，制蜈蚣；故能入阳明经，退虚热，行湿气，杀虫䘌，而为疳病痈疽诸疮要药也。别录云「治猘犬伤」，肘后亦有方法。按沈约宋书云：张牧〔一〕为猘犬所伤，人云宜啖蛤蟆脍，食之遂愈。此亦治痈疽疔肿之意，大抵是物能攻毒拔毒耳。古今诸方所用蛤蟆，不甚分别，多是蟾蜍。读者当审用之，不可因名迷实也。

【附方】旧八〔二〕，新十七。**腹中冷癖**水谷痫结，心下停痰，两胁痞满，按之鸣转，逆害饮食。大蟾蜍一枚，去皮、肠，支解之，芒消强人一升，中人七合，弱人五合，水七〔三〕升，煮四升，顿服〔四〕，得下为度〔五〕。肘后方。**小儿疳积**治小儿疳积腹大，黄瘦骨立，头生疮结如麦穗。用立秋后大蛤蟆去首、足、肠，以清油涂之，阴阳瓦炙熟食之，积秽自下。连服五六枚，一月之后，形容改变，妙不可言。**五疳八痢**面黄肌瘦，好食泥土，不思乳食。用大干蟾蜍一枚（烧存性），皂角（去皮、弦）一钱（烧存性），蛤粉（水飞）三钱，麝香一钱，为末，糊丸粟米大。每空心米饮下三四十丸，日二服。名五疳保童丸。全婴方。**小儿疳〔六〕泄**下痢。用蛤蟆烧存性研，饮服方寸匕。子母秘录。**走马牙疳**侵蚀口鼻。干蚵蚾（黄泥裹固，煅过）、黄连各二钱半，青黛一钱，为末，入麝香少许和研，傅之。郑氏小儿方。**疳蚀腮穿**金鞭散：治疳疮，腮穿牙落。以抱退鸡子软白皮，包活土狗一个，放入大蛤蟆口内，草缚泥固煅过，取出研末，贴之，以愈为度。普济方。**小儿口疮**五月五日蛤蟆炙研末，傅之即瘥。秘录。**一切疳䘌**无问去处，皆能治之。蛤蟆烧灰，醋和傅，一日三五度。梅师方。**阴蚀欲尽**蛤蟆灰、兔屎等分为末，傅之。肘后。**月蚀耳疮**五月五日蛤蟆烧末，猪膏和傅。

〔一〕牧：原作「收」，金陵本及御览九四九蛤蟆条引宋书同。今据宋书卷五十九张畅传改。
〔二〕八：原作「七」，今按下旧附方数改。
〔三〕七：金陵本同。肘后卷四第二十七作「六」。
〔四〕顿服：金陵本同。肘后卷四第二十七作「一服一升，一服后未得下，更一升」。
〔五〕为度：金陵本同。肘后卷四第二十七作「则九日、十日一作」。
〔六〕疳：金陵本同。大观、政和本草卷二十二蛤蟆条附方俱作「洞」。

外台方。**小儿蓐疮**五月五日取蟾蜍炙研末，傅之即瘥。秘录。**小儿脐疮**出汁，久不瘥。蛤蟆烧末傅之，日三，甚验。一加牡蛎等分。外台。**一切湿疮**蟾蜍烧灰，猪脂和傅。千金方。**小儿癣疮**蟾蜍烧灰，猪脂和傅。外台方。**癞风虫疮**干蛤蟆一两（炙），长肥皂一条（炙，去皮、子，蘸酒再炙）为末，以竹管引入羊肠内，系定，以麸铺甑内，置药麸上蒸熟，入麝香半钱，去麸同捣，为丸如梧子大。每温酒服二十一丸。直指。**附骨坏疮**久不瘥，脓汁不已，或骨从疮孔中出。用大蛤蟆一个，乱头发一鸡子大，猪油四两，煎枯去滓，待凝如膏。先以桑根皮、乌头煎汤洗，拭干，煅龙骨末糁四边，以前膏贴之。锦囊秘览。**发背肿毒**未成者。用活蟾一个，系放疮上，半日蟾必昏愦，置水中救其命。再易一个，如前法，其蟾必踉跄。再易一个，其蟾如旧，则毒散矣。累验极效。若势重者，以活蟾一个（或二三个）破开，连肚乘热合疮上，不久必臭不可闻，再易二三次即愈。慎勿以物微见轻也。医林集要。**肿毒初起**大蛤蟆一个剁碎，同炒石灰研如泥，傅之。频易。余居士方。**破伤风病**用蟾二两半，切剁如泥，入花椒一两，同酒炒熟，再入酒二盏半，温热服之。少顷通身汗出，神效。**猘犬咬伤**肘后：治猘犬伤，每七日一发。生[一]食蛤蟆脍，绝良。亦可烧炙食之。勿令本人知之。自后再不发也。袖珍：治风犬伤。即用蛤蟆后足捣烂，水调服之。先于顶心拔去血发三两根，则小便内见沫也。**肠头挺出**蟾蜍皮一片，瓶内烧烟熏之，并傅之。孙真人。**佩禳疟疾**五月五日收大蛤蟆晒干，纸封，绛囊贮之，男左女右系臂上，勿令知之。杨氏家藏方。**折伤接骨**大蛤蟆生研如泥，劈竹裹缚其骨，自痊。奚囊备急方。**大肠痔疾**蟾蜍一个，以砖砌四方，安于内，泥住，火煅存性为末。以猪广肠一截，扎定两头，煮熟切碎，蘸蟾末食之。如此三四次，其痔自落。

头〔**主治**〕功同蟾蜍。

蟾酥〔**采治**〕〔宗奭曰〕眉间白汁，谓之蟾酥。以油单纸裹眉裂之，酥出纸上，阴干用。〔时珍曰〕取蟾酥不一：或以手捏眉棱，取白汁于油纸上及桑叶上，插背阴处，一宿即自干白，安置竹筒内盛之，真者轻浮，入口味甜也；或以蒜

〔一〕生：肘后卷七第五十四，此上有「若重发疗方」五字。

及胡椒等辣物纳口中，则蟾身白汁出，以竹篦刮下，面和成块，干之。其汁不可入人目，令人赤、肿、盲〔一〕。或以紫草汁洗点，即消。

〔气味〕甘、辛，温，有毒。

〔主治〕小儿疳疾、脑疳。〔甄权曰〕端午日取眉脂，以朱砂、麝香为丸，如麻子大，治小孩子疳瘦，空心服一丸。如脑疳，以奶汁调，滴鼻中，甚妙。**酥同牛酥，或吴茱萸苗汁调，摩腰眼、阴囊，治腰肾冷，并助阳气。又疗虫牙。**日华 **治齿缝出血及牙疼，以纸纴〔二〕少许〔三〕按之，立止。**宗奭 **发背、疔疮，一切恶肿。**时珍

〔附方〕新十一〔四〕。

拔取疔黄 蟾酥，以面丸梧子大。每用一丸安舌下，即黄出也。青囊杂纂。

拔取疔毒 蟾酥，以白面、黄丹搜作剂，每丸麦粒大。以指爬动疮上插入。重者挑破纳之。仍以水澄膏贴之。危氏方。

疔疮恶肿 蟾酥一钱，巴豆四个（捣烂），饭丸锭子如绿豆大。每服一丸，姜汤下。良久，以萹蓄根、黄荆子研酒半碗服，取行四五次，以粥补之。乾坤秘韫。

诸疮肿硬 针头散：用蟾酥、麝香各一钱研匀，乳汁调和，入罐中待干。每用少许，津调傅之。外以膏药〔五〕护住，毒气自出，不能为害也。保命集。

一切疮毒 蟾酥一钱，白面二钱，朱砂少许，井华水调成小锭子如麦大。每用一锭，井华水服。如疮势紧急，五七锭。葱汤亦可，汗出即愈。

喉痹乳蛾等证。用癞蛤蟆眉酥，和草乌尖末、猪牙皂角末等分，丸小豆大。每研一丸，点患处，神效。活人心统。

一切齿痛疳蚀、龋齿、瘀肿。用蚵蚾一枚，鞭其头背，以竹篦刮眉间，即有汁出。取少许点之，即止也。类编。

风虫牙痛不可忍。圣惠：用蟾酥一片〔六〕，水〔七〕浸软，入麝香少

〔一〕盲：原作「肓」，今据金陵本改。
〔二〕纴：本草衍义卷十七及政和本草卷二十二蛤蟆条，此下俱有「子，蘸干蟾酥」五字。
〔三〕许：本草衍义及政和本草，此下俱有「于血出处」四字。
〔四〕十一：原作「九」，今按下新附方数改。
〔五〕药：原脱，今据保命集卷下第二十六补。
〔六〕片：金陵本同。圣惠方卷三十四作「字」。
〔七〕水：金陵本同。圣惠方卷三十四作「汤」。

许〔一〕研匀〔二〕。以粟米大〔三〕，绵裹咬定，吐涎愈。一方：用胡椒代麝香。一方：用蟾酥染丝绵上，剪一分，纴入齿缝根里。忌热物，半日效。干者，以热汤化开。**破伤风病**　蟾酥二钱，汤化为糊；干蝎（酒炒）、天麻各半两，为末，合捣，丸绿豆大。每服一丸至二丸，豆淋酒下〔四〕。普济〔五〕方。

蛤蟆 本经下品

【释名】蟼蟆 蟼音惊，又音加。〔时珍曰〕按王荆公字说云：俗言虾蟇〔六〕怀土，取置远处，一夕复还其所。虽或遐之，常慕而返，故名虾蟇。或作蛤蟆，蛤言其声，蟆言其斑也。尔雅作蟼蟆。

【集解】〔藏器曰〕别录，蛤蟆一名蟾蜍，误矣。蛤蟆、蟾蜍，二物各别。陶氏以蟾蜍注蛤蟆，遂致混然无别，今药家亦以蟾蜍当蛤蟆矣。蛤蟆在陂泽中，背有黑点，身小能跳接百虫，解作呷呷声，举动极急。蟾蜍在人家湿处，身大，背〔七〕黑无点，多痱磊〔八〕，不能跳，不解作声，行动迟缓。又有蛙蛤、蝼蝈、长肱、石榜、蠼子之类，或在水田中，或在沟渠侧，未见别功。周礼蝈氏掌去蛙黾，焚牡菊以灰洒之则死。牡菊乃无花菊也。〔敩曰〕蛤蟆有多般，勿误用。有黑虎，身小黑，嘴脚小斑。有蚼黄，前脚大，后腿小，斑色，有尾子一条。有黄螁，遍身黄色，腹下有脐带长五七分，住立处，带下有自然汁出。有蝼蝈，即夜鸣，腰细口大，皮苍黑色者。有蟾，即黄斑，头上有肉角。其蛤蟆，皮上腹下有斑点，脚短，即不鸣叫者是也。〔时珍曰〕蛤蟆亦能化鹑，出淮南子。蛤蟆、青蛙畏蛇，而制蜈蚣。三物相值，彼此皆不能动。故关尹子云：蝍蛆食蛇，蛇食蛙，蛙食蝍蛆。或云：月令「蝼蝈鸣，反舌无声」，皆谓蛤蟆也。〔吴瑞曰〕长肱，石鸡也，一名锦袄

〔一〕少许：金陵本同。圣惠方卷三十四作「一字」。

〔二〕研匀：金陵本同。圣惠方卷三十四作「和研为丸，如麻子大。」

〔三〕以粟米大：金陵本同。圣惠方卷三十四作「每用一丸」。

〔四〕下：普济方卷一一三干蝎丸，此下有「甚者加三丸至五丸」。

〔五〕普济：原作「圣惠」，金陵本同。今检圣惠未见此方。方见普济方卷一一三，名干蝎丸，因据改。

〔六〕虾蟇：蛤蟆之异体字。

〔七〕背：原作「青」，金陵本同。今据大观、政和本草卷二十二蛤蟆条改。

〔八〕磊：原作「癗」，金陵本同，字书无。据改同上。

子，六七月山谷间有之，性味同水鸡。

【修治】〔敩曰〕凡使蛤蟆，先去皮并肠及爪子，阴干。每个用真牛酥一分涂，炙干。若使黑虎，即连头、尾、皮、爪并阴干，酒浸三日，漉出焙用。

【气味】辛，寒，有毒。〔大明曰〕冷〔一〕，无毒。

【主治】邪气，破癥坚血，痈肿阴疮。服之不患热病。本经 主辟〔二〕百邪鬼魅，涂痈肿及热结肿。药性 治热狂，贴恶疮，解烦热，治犬咬。日华

【发明】〔颂曰〕蛤蟆、蟾蜍，二物虽同一类，而功用小别，亦当分而用之。〔时珍曰〕古方多用蛤蟆，近方多用蟾蜍，盖古人通称蟾为蛤蟆耳。今考二物功用亦不甚远，则古人所用多是蟾蜍，且今人亦只用蟾蜍有效，而蛤蟆不复入药矣。按张杲医说载摭青杂说云：有人患脚疮，冬月顿然无事，夏月臭烂，痛不可言。遇一道人云：尔因行草上，惹蛇交遗沥，疮中有蛇儿，冬伏夏出故也。以生蛤蟆捣傅之，日三四〔三〕换。凡三日，一小蛇自疮中出，以铁钳取之。其病遂愈。〔朱震亨曰〕蛤蟆属土与水，味甘性寒，南人喜食之。本草言服之不患热病，由是病人亦煮食之。本草之意，或炙、或干、或烧，入药用之，非若世人煮羹入椒盐而啜其汤也。此物本湿化，大能发湿，久则湿化热。此乃土气厚，自然生火也。

【附方】旧三，新三。

风邪为〔四〕病 蛤蟆（烧灰）、朱砂等分，为末。每服一钱，水调下〔五〕，日三四服〔六〕，甚有神验。圣惠方〔七〕

狂言鬼语 卒死。用蛤蟆烧末，酒服方寸匕，日三。外台秘要。

噎膈吐食 用蛇含蛤蟆，泥包，煅存

〔一〕冷：原作「温」，金陵本同，义正相反。今据大观、政和本草卷二十二蛤蟆条改。

〔二〕辟：原脱，今据大观、政和本草卷二十二蛤蟆条补。

〔三〕四：原作「即」，金陵本同。今据医说卷十脚疮条改。

〔四〕邪为：原作「热邪」，金陵本同。按此方见圣惠卷二十，「治风邪诸方」中，方论引巢源卷二「风邪候」文，都无「热」字，因酌改。

〔五〕水调下：原作「酒服」，金陵本同。今据圣惠方卷二十及大观、政和本草卷二十二蛤蟆条附方改。

〔六〕四服：原脱，今据大观、政和本草卷二十二蛤蟆条附方补。（圣惠「三四」作「四五」。）

〔七〕圣惠方：原作「外台秘要」，金陵本同。今检外台未见此方。方见圣惠方卷二十（惟今本未用朱砂，与唐慎微所见本异），况大观、政和本草卷二十二蛤蟆条附方俱作「圣惠方」，因据改。

性，研末。每服一钱，酒下。寿域方。**瘰疬溃烂**用黑色蛤蟆一枚，去肠焙研，油调傅之。忌铁器。**头上软疖**蛤蟆剥皮贴之，收毒即愈。活幼全书。**蝮蛇螫伤**生蛤蟆一枚，捣烂傅之。圣惠方〔一〕。

肝〔主治〕**蛇螫人，牙入肉中，痛不可堪，捣傅之，立出。**时珍　出肘后。

胆〔主治〕**小儿失音不语，取汁点舌上，立愈。**时珍　出孙氏集效方。

脑〔主治〕**青盲，明目。**别录

蛙 别录下品

【释名】长股别录 **田鸡**纲目 **青鸡**同上 **坐鱼**同上 **蛤鱼**〔宗奭曰〕蛙后脚长，故善跃。大其声则曰蛙，小其声则曰蛤。〔时珍曰〕蛙好鸣，其声自呼。南人食之，呼为田鸡，云肉味如鸡也。又曰坐鱼，其性好坐也。按尔雅蟾、蛙俱列鱼类，而东方朔传云：长安水多蛙鱼，得以家给人足。则古昔关中已常食之如鱼，不独南人也。蛙亦作鼃字。

【集解】〔别录曰〕蛙生水中，取无时。〔弘景曰〕凡蜂、蚁、蛙、蝉，其类最多。大而〔二〕青脊者，俗名土鸭，其鸣甚壮。一种黑色者，南人名蛤子，食之至美。一种小形善鸣者，名蛙子，即此也。〔保昇曰〕蛙，蛤蟆之属，居陆地，青脊善鸣，声作蛙者，是也。〔颂曰〕今处处有之。似蛤蟆而背青绿色，尖嘴细腹，俗谓之青蛙。亦有背作黄路者，谓之金线蛙。陶氏所谓土鸭，即尔雅所谓「在水曰黾〔三〕」者，是也，俗名石鸭。所谓蛤子，即今水鸡是也，闽、蜀、浙东人以为佳馔。〔时珍曰〕田鸡、水鸡、土鸭，形称虽异，功用则一也。四月食之最美，五月渐老，可采入药。考工记云：以脰鸣者，蛙黾之属。农人占其声之早晚大小，以卜丰歉。故唐人章孝标诗云：田家无五行，水旱卜蛙声。蛙亦能化为鴽，见列子。

【气味】甘，寒，无毒。〔宗奭曰〕平。〔时珍曰〕按延寿书云：蛙骨热，食之小便苦淋。妊娠食蛙，令

〔一〕圣惠方：原作「外台」，金陵本同。今检外台未见此方。方见圣惠方卷五十七，况大观、政和本草卷二十二蛤蟆条附方俱作「圣惠方」，因据改。

〔二〕而：原作「有」，今据金陵本改，与大观、政和本草卷二十二蛙条合。

〔三〕黾：金陵本及政和本草同，与尔雅释鱼合。大观本草误作「鼃」。

子寿夭。小蛙食多，令人尿闭，脐下酸痛，有至死者。擂车前水饮可解。〔吴瑞曰〕正月出者名黄蛤，不可食。

【主治】小儿赤气，肌疮脐伤，止痛，气不足。别录 **小儿热疮，杀尸疰病虫，去劳劣，解热毒。**日华 **食之解劳热。**宗奭 **利水消肿。烧灰，涂月蚀疮。**时珍 **馔食，调疳瘦，补虚损，尤宜产妇。捣汁服，治蛤蟆瘟病。**嘉谟

【发明】〔颂曰〕南人食蛙蛤，云补虚损，尤宜产妇。〔时珍曰〕蛙产于水，与螺、蚌同性，故能解热毒，利水气。但系湿化之物，其骨性复热，而今人食者，每同辛辣及脂油煎炸，是抱薪救火矣，安能求其益哉？按戴原礼证治要诀云：凡浑身水肿，或单腹胀者，以青蛙一二枚，去皮炙食之，则自消也。〔嘉谟曰〕时行面赤项肿，名蛤蟆瘟。以金线蛙捣汁，水调，空腹顿饮，极效，曾活数人。

【附方】新六。**蛤馔** 治水肿。用活蛙三个，每个口内安铜钱一个，上着胡黄连末少许。以雄猪肚一个，茶油洗净，包蛙扎定，煮一宿。取出，去皮、肠，食肉并猪肚，以酒送下。忌酸、咸、鱼、面、鸡、鹅、羊肉，宜食猪、鸭。寿域神方。**水蛊腹大** 动摇有水声，皮肤黑色。用干青蛙二枚（以酥炒〔一〕），干蝼蛄七枚（炒〔二〕），苦壶芦半两（炒〔二〕），右为末。每空心温酒服二钱，不过三服。圣惠方。**毒痢禁口** 水蛙一个，并肠肚捣碎，瓦烘热，入麝香五分，作饼，贴脐上，气通即能进食也。**诸痔疼痛** 青蛙丸：用青色蛙长脚者一个，烧存性，为末，雪糕和，丸如梧子大。每空心先吃饭二匙，次以枳壳汤下〔三〕十五丸。直指方。**虫蚀肛门** 虫蚀肾腑，肛尽肠穿。用青蛙一枚，鸡骨一分，烧灰吹入，数用大效。外台。**癌疮如眼** 上高下深，颗颗累垂，裂〔四〕如瞽眼，其中带青，头上各露一舌，毒孔透里者，是也。用生井蛙

〔一〕以酥炒：金陵本同。圣惠方卷五十四作「涂酥炙微黄」。

〔二〕炒：圣惠方卷五十四，此上有「微」字。

〔三〕枳壳汤下：金陵本同。仁斋直指方论卷二十三青蛙圆作「胡桃肉切细煎汤调枳壳散送下」。枳壳散见同书卷四脚气门：「用枳壳五两，甘草（炙）一两半，为末，每服二钱。」

〔四〕裂：原脱，今据仁斋直指卷二十二发癌方论补，与本书卷四十地胆条发明项引文一致。

皮，烧[一]存性为末掺，或[二]蜜水调傅之。直指方。

蝌斗 拾遗

【**释名**】**活师**山海经 **活东**尔雅 **玄鱼**古今注 **悬针**同上 **水仙子**俗名 **蛤蟆台**（时珍曰）蝌斗，一作蛞斗（音阔）。按罗愿尔雅翼云：其状如鱼，其尾如针，又并其头、尾观之，有似斗形。故有诸名。玄鱼言其色，悬针状其尾也。

【**集解**】（藏器曰）活师即蛤蟆儿，生水中，有尾如[三]鲶鱼，渐大则脚生尾脱。（时珍曰）蝌斗生水中，蛤蟆、青蛙之子也。二三月蛙、蟆曳肠于水际草上，缠缴如索，日见黑点渐深[四]，至春水时，鸣以聒之，则蝌斗皆出，谓之聒子，所谓「蛤蟆声抱」是矣。蝌斗状如河豚，头圆，身上青黑色，始出有尾无足，稍大则足生尾脱。崔豹云「闻雷尾脱」，亦未必然。陆农师云：月大尽则先生前两足，小尽则先生后两足。

【**主治**】**火飙热疮及疥疮，并捣碎傅之。又染髭发，取青胡桃子上皮，和捣为泥染之，一染不变也**藏器

【**发明**】（时珍曰）俚俗三月三日，皆取小蝌斗以水吞之，云不生疮，亦解毒治疮之意也。按危氏得效方：染髭发，用蝌斗、黑桑椹各半斤，瓶密封，悬屋东百日化泥，取涂须发，永黑如漆也。又岣嵝神书云：三月三日，取蝌斗一合阴干，候椹熟时取汁一升浸，埋东壁下，百日取出，其色如漆。以涂髭发，永不白也。

卵　〔**主治**〕**明目**。藏器

溪狗 拾遗

[一]烧：仁斋直指卷二十二癌方，此上有「日干」二字。

[二]掺或：此二字原脱，今据仁斋直指卷二十二癌方补。

[三]如：金陵本同。大观、政和本草卷二十二活师条俱作「和」，似误。

[四]深：原脱，今据尔雅翼卷三十科斗条补。

【集解】〔藏器曰〕溪狗生南方溪涧中。状似蛤蟆，尾长三四寸。

【气味】有小毒。

【主治】溪毒及游蛊〔一〕，烧末，水服一二钱匕。藏器

山蛤宋图经

〔校正〕原附蛤蟆下，今分出。

【集解】〔颂曰〕山蛤在山石中藏蛰，似蛤蟆而大，黄色。能吞气，饮风露，不食杂虫。山人亦食之。

【主治】小儿劳瘦，及疳疾，最良。苏颂

田父宋图经

〔校正〕原附蛤蟆下，今分出。

【释名】蜦音论。

【集解】〔颂曰〕按洽闻记云：蛤蟆大者名田父，能食蛇。蛇行被逐，殆不能去。因衔其尾，久之蛇死，尾后数寸皮不损，肉已尽矣。世传蛇噉蛙，今此乃食蛇。其说颇怪，当别是一种也。〔时珍曰〕按文字集略云：蜦，蛤蟆也，大如屦，能食蛇。此即田父也。窃〔二〕谓蛇吞鼠，而有食蛇之鼠；蛇制豹，而有啖蛇之貘。则田父伏蛇，亦此类耳，非怪也。

【主治】蚕咬，取脊背上白汁，和蚁子灰，涂之。苏颂 出韦宙独行方。

蜈蚣本经下品

【释名】蒺藜〔三〕尔雅 蝍蛆尔雅 天龙 〔弘景曰〕庄子：蝍蛆甘带〔四〕。淮南子云：螣蛇游雾而殆于蝍蛆。蝍

〔一〕蛊：金陵本及政和本草卷二十二溪狗条同，大观本草作「虫」。按巢源卷二十五水毒候云：「溪病不歇，仍飞蛊来入。」飞蛊即游蛊，故知大观误而政和不误。

〔二〕窃：原作「切」，金陵本同。今从张本改。

〔三〕蒺藜：原作「[illegible]（字书无，当依玉篇作螏）蟍」，金陵本同，乃异体字。今据尔雅释虫改，与下苏颂引尔雅文一致。

〔四〕蝍蛆甘带：见庄子齐物论篇。释文引司马彪云：「带，小蛇也。蝍蛆好食其眼。」与下言「食脑」微异。

蛆，蜈蚣也，性能制蛇。见大蛇，便缘上啖其脑。〔恭曰〕山东人呼蜘蛛一名蝍蛆，亦能制蛇，而蜘蛛条无制蛇之说。庄子、淮南并谓蜈蚣也。〔颂曰〕按尔雅：蒺藜，蝍蛆也。郭注云：似蝗而大腹长〔一〕角，能食蛇脑。乃别似一物。〔时珍曰〕按张揖广雅及淮南子注〔二〕，皆谓蝍蛆为蜈蚣，与郭说异。许慎以蝍蛆为蟋蟀〔三〕，能制蛇；又以蝍蛆为马蚿，因马蚿有蛆蝶之名，并误矣。

【集解】〔别录曰〕蜈蚣生大吴川谷及江南。头、足赤者良。〔弘景曰〕今赤足者，多出京口、长山、高丽山、茅山，于腐烂积草处得之，勿令伤，暴干。黄足者甚多而不堪用，人以火炙令赤当之，非真也。蜈蚣啮人，以桑汁、白盐涂之即愈。〔蜀图曰〕生山南川〔四〕谷，及出安〔五〕、襄、邓、随、唐等州土石间，人家屋壁中亦有。形似马陆，身扁而长。黑头赤足者良。七八月采之。〔宗奭曰〕蜈蚣背光，黑绿色，足赤腹黄。有被毒者，以乌鸡屎，或大蒜涂之，效。性畏蛞蝓，不敢过所行之路，触其身即死，故蛞蝓能治蜈蚣毒。〔时珍曰〕蜈蚣西南处处有之。春出冬蛰，节节有足，双须岐尾。性畏蜘蛛，以溺射之，即断烂也。南方有极大者，而本草失载。按段成式酉阳杂俎云：绥定〔六〕县〔七〕蜈蚣，大者能以气吸蛇〔八〕及〔九〕蜴蜥，相去三四尺，骨肉自消。沈怀远南越志云：南方晋安有山出蜈蚣〔十〕。大者长丈余，能啖牛。俚人然炬遂

〔一〕长：原脱，今据尔雅释虫郭注及大观、政和本草卷二十二蜈蚣条引文补。

〔二〕淮南子注：按御览九四六蝍蛆条引淮南子注云：「蝍蛆盖吴公也。」今本淮南子说林训注脱此六字，应据补。

〔三〕许慎以蝍蛆为蟋蟀：按「蝍蛆，蟋蟀。」（疑此上当有「一曰」二字）见淮南子说林训高诱注。宋本及道藏本淮南子注俱题「许慎记上」，故濒湖此间亦作「许慎」。但四库总目·子部·杂家类一·淮南子条云：「隋志、唐志、宋志皆许氏、高氏二注并列。后慎注散佚，传刻者误以诱注题慎名也。」据此似当改「许慎」为高诱。

〔四〕川：金陵本同。大观、政和本草卷二十二蜈蚣条引蜀本图经俱无。

〔五〕安：原脱，今据大观、政和本草卷二十二蜈蚣条引蜀本图经补。

〔六〕定：金陵本及御览九四六蝍蛆条引沈怀远南越志同。酉阳杂俎前集卷十七吴公条作「安」。

〔七〕县：酉阳杂俎前集卷十七吴公条及御览引沈怀远南越志，此下俱有「多」字。

〔八〕蛇：金陵本同。酉阳杂俎前集卷十七吴公条作「兎」。御览引沈怀远南越志言「其大者能以气吸蜥蜴」，无「吸兎（蛇）」及「相去三四尺骨肉自消」等文。

〔九〕及：金陵本同。酉阳杂俎前集卷十七吴公条作「小者吸」三字。

〔十〕南方晋安有山出蜈蚣：御览九四六蝍蛆条及岭表录异蜈蚣条引南越志俱无此文。御览同条引沈莹临海异物志作「晋安东南吴屿山，吴公千万积聚」。

得〔一〕，以皮鞔鼓，肉曝为脯，美于牛肉。葛洪遐观赋〔二〕云：南方〔三〕蜈蚣大者长百步，头如车箱，肉白如瓠，越人争买为羹炙。张耒〔四〕明道杂志云：黄州岐亭有拘罗山，出大蜈蚣，袤丈尺。土人捕得熏干，商人贩入北方货之，有致富者。蔡绦丛谈〔五〕云：峤南蜈蚣大者二三尺，螫人至死。惟见托胎虫，则局缩不敢行。虫乃登首，陷其脑而食之。故被蜈蚣伤者，捣虫涂之，痛立止也。珍按：托胎虫即蛞蝓也。蜈蚣能制龙、蛇、蜴蜥，而畏蛤蟆、蛞蝓、蜘蛛，亦庄子所谓物畏其天，阴符经所谓禽之制在气也。

【修治】〔敩曰〕凡使勿用千足虫，真相似，只是头上有白肉，面并嘴尖。若误用，并把着，腥臭气入顶，能致死也。凡治蜈蚣，先以蜈蚣木末（或柳蛀末）于土器中炒，令木末焦黑，去木末，以竹刀刮去足、甲用。〔时珍曰〕蜈蚣木不知是何木也。今人惟以火炙去头、足用，或去尾、足，以薄荷叶火煨用之。

【气味】辛，温，有毒。〔时珍曰〕畏蛞蝓、蜘蛛、鸡屎、桑皮、白盐。

【主治】鬼疰蛊毒，啖诸蛇、虫、鱼毒，杀鬼物老精温疟，去三虫。本经 疗心腹寒热积聚，堕胎，去恶血。别录 治癥癖。日华 小儿惊痫风搐，脐风口噤，丹毒秃疮瘰疬，便毒痔漏，蛇瘕蛇瘴蛇伤。时珍

【发明】〔颂曰〕本经云「疗鬼疰」，故胡洽方治尸疰、恶气、痰嗽〔六〕诸方多用之。今医家治小儿口噤不开、不能乳者，以赤足〔七〕蜈蚣去足炙研，用猪乳二合调半钱，分三四服，温灌之，有效。〔时珍曰〕盖行而疾者，惟风与蛇。蜈蚣能制蛇，故亦能截风，盖厥阴经药也。故所主诸证，多属厥阴。按杨士瀛直指方云：蜈蚣有毒，惟风气暴烈者可以当之。风气暴

〔一〕然炬遂得：金陵本同。岭表录异及御览九四六俱作「或遇之则鸣鼓燃火炬以驱逐之」。
〔二〕葛洪遐观赋：见御览九四六蝍蛆条。严可均按：「此不似赋。疑是序或本注，未能定之。抱朴子有遐览篇，无此语。」
〔三〕南方：金陵本同。御览九四六蝍蛆条无此二字。
〔四〕耒：原作「采」，金陵本同。今据本书卷一引据经史百家书目改。
〔五〕谈：原作「话」，金陵本及本书卷一引据经史百家书目同。今据四库总目·子部·小说家类二·铁围山丛谈条改。
〔六〕痰嗽：金陵本同。大观、政和本草卷二十二蜈蚣条俱无此二字。
〔七〕赤足：原作「东走」，金陵本同。今据大观、政和本草卷二十二蜈蚣条改。

烈，非蜈蚣能截能擒亦不易止，但贵药病相当耳。设或过剂，以蚯蚓、桑皮解之。又云：瘴疮一名蛇瘴，蛮烟瘴雨之乡，多毒蛇气。人有不伏水土风气而感触之者，数月以还，必发蛇瘴。惟赤足蜈蚣最能伏蛇为上药，白芷次之。又圣济总录云：岭南朴蛇瘴，一名锁喉瘴，项大肿痛连喉。用赤足蜈蚣一二节研细，水下即愈。据此，则蜈蚣之治蛇虫、蛇毒、蛇瘕、蛇伤诸病，皆此意也。然蜈蚣又治痔漏、便毒、丹毒等病，并陆羽茶经载枕中方治瘰疬〔一〕一法，则蜈蚣自能除风攻毒，不独治蛇毒而已也。

【附方】旧四〔二〕，新十六〔三〕。**小儿撮口**但看舌上及上下腭〔四〕有疮如粟米大是也。指甲刮破，以蜈蚣研汁〔五〕，傅两头肉〔六〕，即愈。如无生者，干者亦可。　子母秘录。**小儿急惊**万金散：蜈蚣一条全者，去足，炙为末，丹砂、轻粉等分研匀，阴阳乳汁和，丸绿豆大。每岁一丸，乳汁下。　圣惠〔七〕。**天吊惊风**目〔八〕久不下，眼见白睛，及角弓反张，声不出者，双金散主之。用大蜈蚣一条去头足，酥炙，用竹刀批开，记定左右；又以麝香一钱，亦分左右各记明，研末包定。每用左边者吹左鼻，右边者吹右鼻，各少许，不可过多。若眼未下，再吹些须，眼下乃止。　直指。**破伤中**

〔一〕瘰疬：金陵本同。茶经·七之事引枕中方作「积年瘘」。灵枢寒热第七十云：「寒热瘰疬在于颈腋者，此皆鼠瘘寒热之毒气也。」巢源卷三十四诸瘘候条，「瘰疬瘘」乃九瘘之一。

〔二〕四：原作「五」，今按下旧附方数改。

〔三〕六：原作「三」，今按下新附方数改。

〔四〕及上下腭：原脱，大观、政和本草卷二十二蜈蚣条附方亦脱。今据普济方卷三六〇补。

〔五〕指甲刮破以蜈蚣研汁：原作「以蜈蚣汁刮破指甲研」，金陵本、大观、政和本草卷二十二蜈蚣条附方引子母秘录及普济方卷三六〇俱同，但极为费解。按小儿卫生总微论方卷一脐风撮口论云：「视小儿口中上下龈间，若有白色如豆大许，便以指甲于当中掐之，自外达内，令匝至，微有血出亦不妨。又于白处两边尽头，亦依此掐令内外气断，不必直破入指甲矣，恐太甚则伤儿。此二法相类。子母秘录云：『于掐破处，以蜈蚣末傅之。』大良。」今据以订正。

〔六〕两头肉：金陵本及大观、政和本草附方同，即总微论所谓「白处两边尽头」。普济方卷三六〇作「两头间上」，疑「间」字为「肉」字之误。

〔七〕圣惠：金陵本同。今检圣惠未见此方。方见普济方卷三七〇，似应据改。

〔八〕目：原作「月」，今据金陵本改，与下文合。

风欲死。圣惠：用蜈蚣研末擦牙，追去涎沫，立瘥。　儒门事亲：用蜈蚣头、乌头尖、附子底、蝎梢〔一〕等分为末。每用一字或半字，热酒灌之，仍贴疮上，取汗愈。　**口眼㖞斜**口内麻木〔二〕者。用蜈蚣三条，一蜜炙，一酒浸，一纸裹煨，并去头足；天南星一个，切作四片，一蜜炙，一酒浸，一纸裹煨，一生用；半夏、白芷各五钱，通为末，入麝少许。每服一钱，热〔三〕调下，日一服。　通变要法。　**腹内蛇症**误食菜中蛇精，成蛇瘕，或食蛇肉成瘕，腹内常饥，食物即吐。以赤足蜈蚣一条炙，研末，酒服。　卫生易简方。　**蝮蛇螫伤**蜈蚣研末傅之。　抱朴子〔四〕。　**射工毒疮**大蜈蚣一枚，炙研，和酢傅之。　千金方。　**天蛇头疮**生手指头上。用蜈蚣一条，烧烟熏一二次即愈。或为末，猪胆汁调，涂之。　奇效。　**丹毒瘤肿**用蜈蚣一条（干者〔五〕），白矾一皂子大，雷〔六〕丸一个，百部二钱，研末，醋调傅之。　本草衍义。　**瘰疬溃疮**〔七〕茶〔八〕、蜈蚣二味，炙至香熟，等分〔九〕捣筛为末。先以甘草汤洗净，傅之。　枕中方。　**聤耳出脓**蜈蚣末，吹之。　鲍氏。　**小儿秃疮**大蜈蚣一条，盐一分，入油内浸七日。取油搽之，极效。　海上方。　**便毒初起**黄脚蜈蚣一条，瓦焙存性，为末。酒调服，取汗〔十〕即散。　济生秘览。　**痔疮疼痛**直指：用赤足蜈蚣焙为末，入片脑少许，唾调傅〔十一〕之。　孙氏集

〔一〕梢：原作「消」，金陵本笔划残缺，略似「梢」。今据儒门事亲卷十五第十三改。

〔二〕木：原作「水」，金陵本同。今从张本改。

〔三〕热：此下疑脱「酒」或「汤」字。

〔四〕抱朴子：原脱，今据抱朴子卷十七登涉篇及大观、政和本草卷二十二蜈蚣条附方补，仍计入旧附方数内。

〔五〕干者：原脱，今据本草衍义卷十七及政和本草卷二十二蜈蚣条补。

〔六〕雷：原作「擂」，今据金陵本改，与本草衍义卷十七及政和本草卷二十二蜈蚣条合。

〔七〕瘰疬溃疮：金陵本同。茶经卷下七之事引枕中方作「积年瘘」。

〔八〕茶：金陵本同。茶经卷下七之事引枕中方作「苦茶」。

〔九〕等分：原脱，今据茶经卷下七之事引枕中方补。

〔十〕汗：原作「汁」，今据金陵本改。

〔十一〕傅：仁斋直指方论卷二十三治痔方，此下有「青纱上贴」四字。

效：用蜈蚣三四条，香油煮一二沸，浸之，再入五倍子末二三钱，瓶收密封。如遇痛不可忍，点上油，即时痛止，大效。**腹大如箕**用蜈蚣三五条，酒炙研末。每服一钱，以鸡子二个，打开入末在内，搅匀纸糊，沸汤煮熟食之。日一服，连进三服瘳。活人心统。**脚肚转筋**蜈蚣烧，猪脂和傅。肘后。**女人趾疮**甲内恶肉突出不愈。蜈蚣一条，焙研傅之。外以南星末，醋和傅四围。医方摘要。

马陆本经下品

【释名】百足本经**百节**衍义**千足**炮炙论**马蚿**音弦。**马蠸**音拳。**马蠲**郭璞**马轴**别录**马䗃**尔雅**飞蚿虫**李当之**刀环虫**苏恭**蛩**[一]〔弘景曰〕此虫足[二]甚多，寸寸断之，亦便寸行。故鲁连子云「百足之虫，死而不僵」，庄子「蚿怜蛇」是矣。

【集解】〔别录曰〕马陆生玄菟川谷。〔弘景曰〕李当之云：此虫长五六寸，状如大蛩，夏月登树鸣，冬则入蛰，今人呼为飞蚿虫。今有一种细黄虫，状如蜈蚣而甚长，俗名土虫。鸡食之，醉闷至死。方家既不复用，市人亦无取者，未详何者的是？〔恭曰〕此虫大如细笔管，长三四寸，斑色，一[三]如蚰蜒。襄阳人名为马蚿，亦呼马轴[四]，亦[五]名刀环虫，以其死侧卧，状如刀环也。有人自毒，服一枚便死也。〔敩曰〕千足虫头上有白肉，面并[六]嘴尖。把着，腥臭气入人顶，能致死也。〔宗奭曰〕百节，身如槎，节节有细蹙文起，紫黑色，光润，百足，死则侧卧如环，长二三寸，大者如小指。古墙壁中甚多，入药至鲜。〔时珍曰〕马蚿处处有之。形大如蚯蚓，紫黑色，其足比比至百，而皮极硬，节节有横文如金线，首尾一

〔一〕蛩：按下集解项，弘景引李当之云：「此虫状如大蛩」。足见此虫非蛩。而集韵卷五·上声上·二肿云：「蛩，虫名，百足也。」则又以此虫为蛩。

〔二〕足：原脱，今据大观、政和本草卷二十二马陆条补。

〔三〕一：原作「亦」，金陵本同。今据大观、政和本草卷二十二马陆条改。

〔四〕轴：原作「蚰」，「轴」之异体字。方言卷十一云：「马蚿，北燕谓之蛆蟝，其大者谓之马蚰。」字又作「蝬」，尔雅释虫云：「蛝，马䗃。」郭注：「俗呼马蝬。」今据金陵本及大观、政和本草卷二十二马陆条改，以复苏恭之旧。

〔五〕亦：原作「之」，今据金陵本改。

〔六〕并：原为墨钉，金陵本作「而」。今据大观、政和本草卷二十二蜈蚣条订补，与本书本卷蜈蚣条一致。

般大。触之即侧卧局缩如环，不必死也。能毒鸡犬。陶氏所谓土虫，乃蚰〔一〕蜒也，死亦侧踡如环，鸡喜食之。当以李当之之说为准。

【正误】〔藏器曰〕按土虫无足，如一条衣带，长四五寸，身扁似韭叶，背上有黄黑襇，头如铲子，行处有白涎，生湿地，鸡吃即死。陶云「土虫似蜈蚣」者，乃蚰蜒，非土虫，亦非马陆也。苏云「马陆如蚰蜒」，亦误矣。按蚰蜒色黄不斑〔二〕，其足无数。〔时珍曰〕按段成式酉阳杂俎云：度古俗呼土蛊，身形似衣带，色类蚯蚓，长一〔三〕尺余，首如铲，背上有黄黑襇〔四〕，稍触即断。常趁蚓掩之，则蚓化为水。有〔五〕毒，鸡食之辄死。据此，则陈藏器所谓土虫者，盖土〔六〕蛊也。陶氏误以蚰蜒为马陆，陈氏亦误以土蛊为土虫矣。

【修治】〔雷曰〕凡收得马陆，以糠头炒，至糠焦黑，取出去糠，竹刀刮去头、足，研末用。

【气味】辛，温，有毒。

【主治】腹中大坚癥，破积聚瘜肉，恶疮白秃。本经 疗寒热痞结，胁下满。别录 辟邪疟。时珍

【发明】〔时珍曰〕马陆系神农药，雷氏备载炮炙之法，而古方鲜见用者，惟圣惠逐邪丸用之。其方：治久疟〔七〕发歇无时。用百节虫四十九枚，湿生虫四十九枚，砒霜三钱，粽子角七枚。五月五日日未出时，于东南上寻取两般虫，至午时向南研匀，丸小豆大。每发日早，男左女右，手把一丸，嗅之七遍，立效。修时忌孝子、妇人、师、尼、鸡、犬见之。亦合别录疗寒热之说。大抵毒物止可外用，不敢轻入丸、散中。

〔一〕蚰：原作「蛆」，今据金陵本改，与下正误项「陶氏误以蚰蜒为马陆」文合。

〔二〕斑：大观、政和本草卷二十一土虫条，此下俱有「大者如钗股」五字。

〔三〕一：金陵本同。酉阳杂俎前集卷十七虫篇度古条作「二」。

〔四〕襇：金陵本同。酉阳杂俎前集卷十七虫篇度古条作「襴」，不及「襇」字义长。

〔五〕有：酉阳杂俎前集卷十七虫篇度古条，此上有「惟腹泥如涎」五字。

〔六〕土：原作「上」，金陵本同。今从张本改。

〔七〕疟：圣惠方卷五十二，此上无「久」字，此下有「往来寒热」四字。

山蛩虫拾遗

【集解】〔藏器曰〕生山林间。状如百足而大，乌斑色，长二三寸。更有大如指者，名马陆，能登木群吟，已见本经。〔时珍曰〕按本经，马陆一名百足，状如大蛩，而此云状如百足而大，更大者为马陆，则似又指百足为一物矣。盖此即马陆之在山而大者耳，故曰山蛩。鸡、犬皆不敢食之。

【气味】有大毒。

【主治】人嗜酒不已，取一节烧灰，水服，便不喜闻酒气。过一节则毒人至死。又烧黑傅恶疮，亦治蚕病白僵，烧灰粉之。藏器

【附录】蚰蜒拾遗　〔藏器曰〕状如蜈蚣而甚长，色正黄不斑，大者如钗股，其足无数，好脂油香，故入人耳及诸窍中。以驴乳灌之，即化为水。〔时珍曰〕处处有之，墙屋烂草中尤多。状如小蜈蚣，而身圆不扁，尾后秃而无歧，多足，大者长寸余，死亦踡屈如环，故陶弘景误以为马陆也。其入人耳，用龙脑、地龙、硇砂，单吹之皆效。或以香物引之。淮南子云「菖蒲去蚤虱而来蛉蛩〔一〕」，即此虫也。扬雄方言云：一名入耳，一名蚨虶〔二〕，一名蛆蚭〔三〕，一名蛷蚳〔四〕。又一种草鞋虫，形亦相似而身扁，亦能入人耳中。**蠼螋**拾遗　音瞿搜。〔藏器曰〕状如小蜈蚣，色青黑，长足。能溺人影，令人发疮，如热痱〔五〕而大，若绕腰匝不可疗，山中者溺毒更猛。惟扁豆叶傅之即瘥，诸方大有治法。〔时珍曰〕蠼螋喜伏氍毹之

〔一〕菖蒲去蚤虱而来蛉（当作蚙）蛩：金陵本同。淮南子卷十七说林篇云：「昌羊去蚤虱而来蚙穷。」高诱注：「昌羊，昌蒲。蚙穷，虻（当作蚰）蜒，入耳之虫也。」卷二十泰族篇云：「昌羊去蚤虱而人弗席（原作「庠」，据御览九五一蚤条改）者，为其来蛉（当作蚙）穷也。」御览九五一蚤条引高诱注（今本淮南子脱）：「穷（穷上似脱「蚙」字），幽冀谓之蛷蚳，入耳之虫。」

〔二〕虶：原作「虷」，今据金陵本改，与方言卷十一合。

〔三〕一名入耳一名蚨虶一名蛆蚭：方言卷十一云：「蚰𧍱，自关而东谓之螾𧍱，或谓之入耳，或谓之蜧蠅。赵魏之间或谓之蚨虶。北燕谓之蛆蚭。」

〔四〕一名蛷蚳：按扬雄方言无此文。文见御览九五一蚤条引淮南泰族篇高诱注。今本淮南脱此注。详前校记〔一〕。

〔五〕痱：金陵本同。大观、政和本草卷二十一蠼螋条俱作「沸」。正字通云：「今俗以触热肤疹如沸者曰痱子。」

下，故得此名。或作蛷螋，按周礼赤茇氏，凡隙屋，除其貍虫蛷螋之属，乃求而搜之也。其虫隐居墙壁及器物下，长不及寸，状如小蜈蚣，青黑色，二须六足，足在腹前，尾有叉歧，能夹人物，俗名搜夹子。其溺射人影，令人生疮，身作寒热。古方用犀角汁、鸡肠草汁、马鞭草汁、梨叶汁、茶叶末、紫草末、羊髭灰、鹿角末、燕窠土，但得一品涂之皆效。孙真人千金方云：予曾六月中得此疮，经五六日治不愈。有人教画地作蠼螋形，以刀细取腹中土，以唾和涂之，再涂即愈。方知万物相感，莫晓其由。

蚯蚓本经下品

【释名】螼螾音顷引。**朐䏰**音蠢闰。**坚蚕**音遣忝。**䖤蟺**音阮善。**曲蟺　土蟺**纲目**土龙**别录**地龙子**药性**寒蟪　寒蚓　附蚓**吴普**歌女**〔时珍曰〕蚓之行也，引而后申，其塿如丘，故名蚯蚓。尔雅谓之螼螾，巴人谓之朐䏰，皆方音之转也。䖤蟺、曲蟺，象其状也。东方虬赋云：乍逶迤而鳝曲，或宛转而蛇行。任性行止，物击〔一〕便曲。是矣。术家言蚓可兴云，又知阴晴，故有土龙、龙子之名。其鸣长吟，故曰歌女。〔大明曰〕路上踏杀者，名千人踏，入药更良。

【集解】〔别录曰〕白颈蚯蚓，生平土。三月取，暴干。〔弘景曰〕入药用白颈，是其老者。取得去土盐之，日暴须臾成水，道术多用。其屎呼为蚓塿（亦曰六一泥），以其食细泥，无沙石，入合丹泥釜用。〔时珍曰〕今处处平泽膏壤地中有之。孟夏始出，仲冬蛰结。雨则先出，晴则夜鸣。或云结时能化为百合也。与蛗螽同穴为雌雄。故郭璞赞云：蚯蚓土精，无心之虫。交不以分，淫〔二〕于蛗螽。是矣。今小儿阴肿，多以为此物所吹。经验方云：蚯蚓咬人，形如大风，眉须皆落，惟以石灰水浸之良。昔浙江将军张韶病此，每夕蚯蚓鸣于体中。有僧教以盐汤浸之，数遍遂瘥。〔宗奭曰〕此物有毒。崇宁末年，陇州兵士暑月跣足，为蚯蚓所中，遂不救。后数日，又有人被其毒。或教以盐汤浸之，并〔三〕饮一杯，乃愈也。

【修治】〔弘景曰〕若服干蚓，须熬作屑。〔敩曰〕凡收得，用糯米泔浸一夜，漉出，以无灰酒浸一日，焙干切。每

〔一〕物击：原作「击物」，金陵本同。今据文苑英华卷一四二东方虬撰蚯蚓赋改。
〔二〕淫：原作「睡」，金陵本同。今据尔雅翼卷二十四蚓条引郭璞赞改。
〔三〕并：金陵本同。本草衍义卷十七及政和本草卷二十二白颈蚯蚓条俱作「先」。

一两，以蜀椒、糯米各二钱半同熬，至米熟，拣出用。〔时珍曰〕入药有为末，或化水，或烧灰者，各随方法。

白颈蚯蚓

【气味】咸，寒，无毒。〔权曰〕有小毒。〔之才曰〕畏葱、盐。

【主治】蛇瘕，去三虫伏尸，鬼疰蛊毒，杀长虫。本经 化为水〔一〕，疗伤寒，伏热狂谬，大腹黄疸。别录 温病，大热狂言，饮汁皆瘥。炒作屑，去蛔虫。去泥，盐化为水，主天〔二〕行诸热，小儿热病癫痫，涂丹毒，傅漆疮。藏器〔三〕 葱化〔四〕为汁，疗耳聋。苏恭 治中风、痫疾、喉痹。日华 解射罔毒。蜀本 干者〔五〕炒为末，主蛇伤毒。药性 治脚风。苏颂〔六〕 主伤寒疟疾，大热狂烦，及大人、小儿小便不通，急慢惊风、历节风痛，肾脏风注，头风齿痛，风热赤眼，木舌喉痹，鼻瘜聤耳，秃疮瘰疬，卵肿脱肛，解蜘蛛毒，疗蚰蜒入耳。时珍

【发明】〔弘景曰〕干蚓熬作屑，去蛔虫甚有效。〔宗奭曰〕肾脏风下注病，不可阙也。〔颂曰〕脚风药必须此物为使，然亦有毒。有人因脚病药中用此，果得奇效，病愈服之不辍，至二十余日，觉躁愦，但欲饮水不已，遂致委顿。大抵攻

〔一〕化为水：千金翼卷四及大观、政和本草卷二十二白颈蚯蚓条，此上俱有「仍自」二字。大观、政和本草「仍自化为水」五字俱作白字，认为本经文，文义属上。濒湖删「仍自」二字，改作别录文，属下。

〔二〕天：原作「大」，今据金陵本改，与大观、政和本草卷二十二白颈蚯蚓条引日华子说合。

〔三〕藏器：按大观、政和本草卷二十二白颈蚯蚓条引陈藏器俱无以上主治文。其「温病，大热狂言，饮汁皆瘥，炒作屑，去蛔虫」一段，乃陶隐居说。日华子亦仅有「治天行热疾」一语。余文乃濒湖新加。

〔四〕葱化：金陵本同。大观、政和本草卷二十二白颈蚯蚓条俱作「盐沾」。

〔五〕干者：原脱，今据大观、政和本草卷二十二白颈蚯蚓条补。

〔六〕颂：原作「烦」，金陵本同。今据大观、政和本草卷二十二白颈蚯蚓条改。

病用毒药，中病即当止也。〔震亨曰〕蚯蚓属土，有水与木，性寒，大解热毒，行湿病。〔时珍曰〕蚓在物应土德，在星禽为轸水。上食槁壤，下饮黄泉，故其性寒而下行。性寒故能解诸热疾，下行故能利小便、治足疾而通经络也。术家云「蚓血能柔弓弩」，恐亦诳言尔。诸家言服之多毒，而郭义恭广志云「闽越山蛮啖蚯蚓为馐」，岂地与人有不同欤？

【附方】旧九，新三十四。**伤寒热结**六七日狂乱，见鬼欲走。以大蚓半斤〔一〕去泥，用人溺煮汁饮。或生绞汁〔二〕亦可。肘后方。**阳毒结胸**按之极痛，或通而复结，喘促，大躁狂乱。取生地龙四条洗净，研如泥，入生姜汁少许，蜜一匙，薄荷汁少许，新汲水调服。若热炽者，加片脑少许。即与揉心下，片时自然汗出而解。不应，再服一次，神效。伤寒蕴要。**诸疟烦热**太躁〔三〕。用上方〔四〕服之甚效。亦治瘴疟。直指。**小便不通**蚯蚓捣烂浸水，滤取浓汁半碗服，立通。斗门。**老人尿闭**白颈蚯蚓、茴香等分杵汁，饮之即愈。朱氏集验方。**小儿尿闭**乃热结也。用大地龙数条去泥，入蜜少许，研傅茎卵。仍烧蚕蜕纸、朱砂、龙脑、麝香同研少许，以麦门冬、灯心煎汤调服。全幼。**小儿急惊**五福丸：用生蚯蚓一条研烂，入五福化毒丹一丸同研，以薄荷汤少许化下。普济方。云：梁国材言：扬〔五〕州进士李彦直家，专货此药，一服千金，以糊十口。梁传其方，亲试屡验，不可不笔于册，以救婴儿。**惊风闷乱**乳香丸：治小儿慢惊风，心神闷乱，烦懊不安〔六〕，筋脉拘急，胃虚虫动，反折啼叫。用乳香半钱，胡粉一钱〔七〕，研匀，以白颈蚯蚓（生，捏去土）捣烂和，丸麻子大。每服七丸至十五丸，葱白煎汤下。普济方。**慢惊虚风**用平正附子去皮脐，生研为末，以白颈蚯蚓于末内滚之，候定，刮蚓上附末，丸黄米大。每服十丸，米饮下。百一方。**急慢惊风**五月五日取蚯

〔一〕半斤：金陵本同。肘后卷二第十三作「一升」。
〔二〕汁：肘后卷二第十三，此下有「及水煎之」四字。
〔三〕躁：原作「燥」，金陵本同。按「烦热太燥」，仁斋直指方论卷十二地龙饮作「大热烦燥」，燥字亦误，今从张本改。
〔四〕用上方：惟生地龙作「三」条。见仁斋直指方论卷十二地龙饮。
〔五〕扬：原作「洋」，金陵本同。今据普济方卷三七〇改。
〔六〕不安：原脱，今据普济方卷三七一补。
〔七〕一錢：金陵本同。普济方卷三七一作「一分」。古方一分即二錢半。

蚓，竹刀截作两段，急跳者作一处，慢跳者作一处，各研烂，入朱砂末和作丸，记明急惊用急跳者，慢惊用慢跳者。每服五七丸，薄荷汤下。应验方。**小儿卵肿**用地龙连土为末，津调傅之。钱氏方。**劳复卵肿**〔一〕或缩入腹，腹〔二〕中绞痛，身体重，头不能举，小腹里〔三〕急，热上冲胸〔四〕，四支〔五〕拘急欲死。用蚯蚓二十四枚，水一斗，煮取三升，顿服取汗。或以蚯蚓数升〔六〕绞汁服之，并良。肘后方。**手足肿痛**欲断。取蚓三升，以水五升，绞汁二升半，服之。肘后。**代指疼痛**蚯蚓杵，傅之。圣惠。**风热**〔七〕**头痛**地龙（炒研）、姜汁半夏饼、赤茯苓等分〔八〕为末。每服〔九〕一字至半钱，生姜、荆芥汤下〔十〕。普济。**头风疼痛**〔十一〕龙珠丸：用五月五日取蚯蚓〔十二〕，和脑、麝杵，丸麻〔十三〕子大。每以一丸纳鼻中，随左右。先涂姜汁在鼻，立愈。总录。**偏正头痛**不可忍者。普济〔十四〕：龙香散：用地龙（去土，焙）、乳香等分为末。每以一字〔十五〕作纸捻，灯上烧烟，以鼻嗅之。澹寮方：加人指甲等分〔十六〕，云徐介翁方也。每

〔一〕肿：原作「种」，今据金陵本改，与肘后卷二第十四及大观、政和本草卷二十二白颈蚯蚓条附方俱合。
〔二〕腹：原脱，今据肘后卷二第十四及大观、政和本草卷二十二白颈蚯蚓条附方补。
〔三〕里：原脱，肘后同。今据巢源卷八伤寒阴阳易候及外台卷二补。
〔四〕上冲胸：原脱，今据肘后卷二第十四（「冲」误作「肿」，据巢源及外台改）、巢源卷八及外台卷二补。
〔五〕四支：原脱，今据巢源卷八及外台卷二补。（肘后作「膝胫」。）
〔六〕升：金陵本及肘后卷二第十四又方同。大观、政和本草卷二十二白颈蚯蚓条附方俱作「条」。
〔七〕热：金陵本同。普济方卷四十五地龙散无「热」字。
〔八〕等分：金陵本同。普济方卷四十五地龙散作「各半两」。
〔九〕每服：原脱，今据普济方卷四十五地龙散补。
〔十〕下：普济方卷四十五地龙散，此下有「兼治妇人产后头痛」八字。
〔十一〕头风疼痛：金陵本同。圣济总录卷十六及普济方卷四十四龙珠丸俱作「头痛目运（普济「运」作「眩」），及喉痹、缠喉风等。」
〔十二〕蚓：圣济总录卷十六及普济方卷四十四，此下俱有「不拘多少」四字。
〔十三〕麻：原作「梧」，金陵本同。今据圣济总录卷十六及普济方卷四十四改。
〔十四〕普济：原作「圣惠」，金陵本同。今检圣惠未见此方。方见普济方卷四十五，因据改。
〔十五〕字：金陵本同。普济方卷四十五作「錢」。
〔十六〕等分：金陵本同。澹寮集验方卷九作「不拘多少，细銼」。

用〔一〕一捻，香炉内〔二〕慢火烧之，以纸筒引烟入鼻熏之。口噙冷〔三〕水，有涎吐去。仍以好茶一盏点呷，即愈。**风赤眼痛**地龙十条炙为末，茶服三钱〔四〕。　圣惠。**风虫牙痛**盐化地龙水，和面纳齿上〔五〕，又以皂荚去皮，研末涂上，虫即出。又同玄胡索、荜茇〔六〕末塞耳〔七〕。　普济。**牙齿裂痛**死曲蟺为末，傅之即止。　千金翼。**齿缝出血**不止。用地龙末、枯矾各一钱，麝香少许〔八〕，研匀，擦之〔九〕。　圣惠方。**牙齿动摇**及外物伤动欲落，诸药不效者。干地龙（炒）、五倍子（炒）等分为末。先以生姜揩牙，后傅擦之。　御药院方。**木舌肿满**不治杀人。蚯蚓一条，以盐化水涂之，良久渐消。　普济〔十〕方。**咽喉卒肿**不下食。地龙十四条，捣涂喉外〔十一〕；又以一条，着盐化水，入蜜少许，服之。　圣惠方。**喉痹塞口**普济：用韭地红小蚯蚓数条，醋擂取汁〔十二〕食之，并噙在喉内〔十三〕，即吐出痰血二三碗，饮食即进〔十四〕，神

〔一〕用：原作「服」，金陵本同。今据澹寮集验方卷九改。

〔二〕内：原作「上」，金陵本同。据改同上。

〔三〕冷：金陵本同。澹寮集验方卷九作「温」。

〔四〕茶服三錢：金陵本同。圣惠方卷三十二作「夜临卧时，以冷茶调下二錢服之。」大观、政和本草卷二十二白颈蚯蚓条附方略同。

〔五〕盐化地龙水和面纳齿上：金陵本同。普济方卷六十八作「用地龙置石上，着一撮盐，须臾化为水，以面蘸取，却待凝厚，取以纳病齿上」。

〔六〕茇：普济方卷六十五地龙散，此下有「各一分」。

〔七〕塞耳：普济方卷六十五地龙散作「左边牙疼，用一字，新绵裹纳左耳中，右牙疼，纳右耳中，其疼必止。」

〔八〕少许：金陵本同。圣惠方卷三十四作「半錢」。

〔九〕擦之：金陵本同。圣惠方三十四作「于湿布上涂药，贴于患处。」

〔十〕普济：原作「圣惠」，金陵本同。今检圣惠未见此方。方见普济方卷五十九，名蚯蚓方。因据改。

〔十一〕外：圣惠方卷三十五，此下有「以帛系之」四字。

〔十二〕汁：原脱　今据普济方卷六十一补。

〔十三〕并噙在喉内：同上。

〔十四〕饮食即进：同上。

效。圣惠：用地龙一条研烂，以鸡子白搅和，灌入即通。**鼻中瘜肉**地龙炒一分〔一〕，牙皂一挺〔二〕，为末。蜜调涂之〔三〕，清水滴尽即除。圣惠。**耳卒聋闭**蚯蚓入盐，安葱内，化水点之，立效。胜金。**聤耳出脓**生地龙、釜上〔四〕墨、生猪脂等分，研匀，葱汁和，捻作挺子，绵裹塞之。圣惠方：用地龙为末，吹之。**耳中耵聍**干结不出。用白蚯蚓入葱叶中化为水，滴耳令满。不过数度，即易挑出。**蚰蜒入耳**地龙为末〔五〕，入葱叶〔六〕内，化水点入，则蚰蜒亦化为水。圣惠方。**白秃头疮**干地龙为末，入轻粉，麻油调搽。普济方。**瘰疬溃烂**流串者。用荆芥根下段，煎汤温洗，良久着疮破紫黑处，以针刺去血，再洗三四次。用韭菜地上蚯蚓一把，五更时收取，炭火上烧红为末。每一匙，入乳香、没药、轻粉各半钱，穿山甲九片，炙为末，油调傅之，如神。此武进朱守仁所传有验方。保命集。**龙缠疮毒**水缸底蚯蚓一条，连泥捣傅，即愈。**蜘蛛咬疮**遍身皆有。以葱一枚去尖头，将蚯蚓入叶中，紧捏两头，勿令泄气，频摇动，即化为水，以点咬处，甚效。谭氏小儿方。**阳证脱肛**以〔七〕荆芥、生姜煎汤洗之，用地龙（蟠如钱样者，去土）一两，朴消二钱，为末〔八〕，油调傅之。全幼心鉴。**中蛊〔九〕下血**如烂肝者。以蚯蚓十四枚，苦酒三升渍至蚓死，服水。已死者皆可活。肘后方。**疠风痛痒**白颈蚯蚓去土，以枣肉同捣，丸梧子大。每美酒下六十丸。忌姜、蒜。活人心统。

〔一〕地龙炒一分：金陵本同。圣惠方卷三十七蚯蚓散作「白颈蚯蚓一条，韭园内者」。
〔二〕挺：圣惠方卷三十七蚯蚓散，此下有「纳于瓷瓶中烧熟」七字。
〔三〕蜜调涂之：金陵本同。圣惠方卷三十七蚯蚓散作「先洗鼻内令净，以蜜涂之，敷药少许在内」。
〔四〕上：金陵本同。疑当作「下」。
〔五〕为末：金陵本同。圣惠方卷三十六作「一条」。
〔六〕叶：原脱，今据圣惠方卷三十六补。
〔七〕以：全幼心鉴卷四蟠龙散，此下有「见毒消」一味。
〔八〕末：全幼心鉴卷四蟠龙散，此下有「肛门湿润，干渗患处；干燥，用清」十二字。
〔九〕蛊：肘后卷七第六十三，此下有「吐血或」三字，大观、政和本草卷二十二白颈蚯蚓条附方俱有「或吐」二字。

对口毒疮已溃[一]出脓。取韭地蚯蚓捣细，凉水调傅，日换三四次。扶寿精方[二]。**耳聋气闭**蚯蚓、川芎䓖各两半，为末。每服二钱，麦门冬汤下。服后低头伏睡。一夜一服，三夜立效。圣济总录。**口舌糜疮**地龙、吴茱萸研末，醋调生面和，涂足心，立效。摘玄方。

蚯蚓泥见土部。

蜗牛瓜、娲、涡三音。别录中品

【释名】**蠡牛**蠡音螺。药性 **蚹蠃**尔雅 音附螺。**螔蝓**尔雅 音移俞。**山蜗**弘景 **蜗螺**山海经作倮累[三]。**蜒蚰螺**俗名 **土牛儿**〔弘景曰〕蜗牛，山蜗也。形似瓜字，有角如牛，故名。庄子所谓「战于蜗角」是矣。〔时珍曰〕其头偏戾如㖞，其形盘旋如涡，故有娲、涡二者，不独如瓜字而已。其行延引，故曰蜒蚰。尔雅谓之蚹蠃。孙炎注云：以其负蠃壳而行，故名蚹蠃。

【集解】〔弘景曰〕蜗牛生山中及人家。头形如蛞蝓，但背负壳耳。〔大明曰〕此即负壳蜒蚰也。〔保昇曰〕蜗牛生池泽草树间。形似小螺，白色。头有四黑角，行则头出，惊则首尾俱缩入壳中。〔颂曰〕凡用蜗牛，以形圆而大者为胜。久雨乍晴，竹林池沼间多有之。其城墙阴处，一种扁而小者，无力，不堪用。〔时珍曰〕蜗身有涎，能制蜈、蝎。夏热则自悬叶下，往往升高，涎枯则自死也。

蜗牛[四] 【气味】咸，寒，有小毒。畏盐。

【主治】贼风㖞僻，踠跌，大肠下[五]脱肛，筋急及惊痫。别录 生研汁饮，止消

[一] 溃：原作「渍」，今据金陵本改，与扶寿精方疮疡门合。
[二] 方：原脱，今据金陵本补，与本书卷一引据医家书目合。
[三] 倮累：御览九四七螔蝓条引山海经同。金陵本作「倮桑」。但今本山海经卷五中次三经青要之山作「仆累」。郭注：「蜗牛也。」
[四] 蜗牛：原脱，今据金陵本补，与后「蜗壳」主治及附方相区别。
[五] 下：原脱，今据千金翼卷四及大观、政和本草卷二十一蜗牛条补。

渴。甄权 **治小儿脐风撮口，利小便，消喉痹，止鼻衄，通耳聋，治诸肿毒痔漏，制蜈蚣、蝎虿毒，研烂涂之。**时珍

【发明】〔颂曰〕入婴孩药最胜。〔时珍曰〕蜗牛所主诸病，大抵取其解热消毒之功耳。

【附方】旧三〔一〕，新二十〔二〕。

小便不通蜗牛捣贴脐下，以手摩之。加麝香少许更妙。简易。**大肠脱肛**圣惠：治大肠久积虚冷，每因大便脱肛。用蜗牛一两烧灰，猪脂和傅，立缩。又治上证及痢后脱肛。用干蜗牛一百枚，炒研。每用一钱，以飞过〔三〕赤汁磁石末五钱，水一盏，煎半盏调服。日三。**痔疮肿痛**丹溪：用蜗牛浸油涂之，或烧研傅之。济生：用蜗牛一枚，入麝香少许〔四〕在内，碗〔五〕盛，次日取水涂之。**发背初起**活蜗牛二〔六〕百个，以新汲水一盏，汤〔七〕瓶中封一夜，取涎水，入真蛤粉旋调，扫〔八〕傅疮上。日十余度，热痛止则疮便愈。集验方。**瘰疬未溃**连壳蜗牛七个，丁香七粒，同烧研，纸花贴之。危氏。**瘰疬已溃**蜗牛烧研，轻粉少许，用猪脊髓调，傅之。危氏方。**喉痹肿塞**用蜗牛绵裹，水浸含咽，须臾立通。又用蜗牛七枚，白梅肉三枚，研烂，绵裹含咽，立效。圣惠方〔九〕。**喉风肿痛**端午日午时，取蜒蚰十余条，同盐三四个，小瓶内封固，俟化成水，收水点之。唐氏。**喉塞口噤**蜒蚰

〔一〕三：原作「二」，今据金陵本改，与下旧附方数合。
〔二〕二十：原作「十九」，金陵本同。今按下新附方数改。
〔三〕飞过：金陵本同。圣惠卷六十作「捣碎淘去」四字。
〔四〕少许：金陵本同。辑本济生方卷八蜗牛膏作「三分」。
〔五〕碗：金陵本同。辑本济生方卷八蜗牛膏作「小砂合子」四字。
〔六〕二：金陵本同。大观、政和本草卷二十一蜗牛条附方俱作「一」。
〔七〕汤：金陵本同。大观、政和本草卷二十一蜗牛条附方俱作「一升净」三字。
〔八〕扫：大观、政和本草卷二十一蜗牛条附方，此上有「以鸡翎」三字。
〔九〕圣惠方：原无。按上二方俱见圣惠方卷三十五，因据补。

(炙〔一〕)二七枚，白梅肉(炒)二七枚，白矾(半生半烧)二钱〔二〕，研为末。每〔三〕水调半钱服，得吐立通。圣济总录〔四〕。**耳腮痄肿**及喉下诸肿。用蜗牛同面研，傅之。**面上毒疮**初起者。急寻水蜒蚰一二条，用酱少许共捣，涂纸上贴之，即退。纸上留一小孔出气。此乃凌汉章秘传极效方也。谈野翁试验方。**赤白翳膜**生蜗牛一〔五〕枚〔六〕，捣〔七〕丹砂末于内，火〔八〕上炙沸，以绵染汁傅眦中，日二〔九〕。圣惠方。**鼻血不止**蜗牛焙干一枚〔十〕，乌贼骨半钱，研末吹之〔十一〕。圣济总录。**撮口脐风**乃胎热也。用蜗牛五枚去壳，研汁涂口，取效乃止。又方：用蜗牛十枚，去壳研烂，入莳萝末半分研匀，涂之〔十二〕，取效甚良。**滴耳聋闭**蜗牛膏〔十三〕：用蜗牛一两〔十四〕，石胆、锺乳粉各二钱半〔十五〕，为末，瓷盒〔十六〕盛之，火煅赤，研末，入片脑一字〔十七〕。每以油调一字〔十八〕，滴入耳中。无不愈者。并圣惠方。**蚰蜒入耳**蜗牛

〔一〕炙：金陵本同。圣济总录卷一二二及普济方卷六十二立通散俱作「阴干」。
〔二〕二钱：金陵本同。圣济总录卷一二二及普济方卷六十二立通散俱作「一分」，古方「一分」为「二钱半」。
〔三〕每：圣济总录卷一二二及普济方卷六十二立通散，此下俱有「用半钱匕，吹入喉内，或」九字。
〔四〕圣济总录：原作「圣惠方」，金陵本同。今检圣惠方未见此方。方见圣济总录卷一二二，名立通散。因据改。
〔五〕一：金陵本同。圣惠方卷三十三作「二」。
〔六〕枚：圣惠方卷三十三，此下有「去其黡子」四字。
〔七〕捣：金陵本同。圣惠方卷三十三作「纳少许」三字。
〔八〕火：圣惠方卷三十三，此上有「微」字。
〔九〕日二：金陵本同。圣惠卷三十三作「数敷，其翳自消。」
〔十〕一枚：金陵本同。圣济总录卷七十蜗牛散作「一分」。古方「一分」为「二钱半」。
〔十一〕吹之：金陵本同。圣济总录卷七十蜗牛散作「含水一口，嗃一字入鼻内。」
〔十二〕涂之：金陵本同。圣惠方卷八十二作「用奶汁和，涂于口畔」八字。
〔十三〕蜗牛膏：金陵本同。圣惠方卷三十六无此方名，普济方卷五十三始名「蜗牛子膏」。
〔十四〕一两：金陵本同。圣惠方卷三十六及普济方卷五十三俱作「一分」，即「二钱半」。
〔十五〕二钱半：金陵本同。圣惠方卷三十六及普济方卷五十三俱作「一分」，义同。
〔十六〕盒：金陵本同。圣惠方卷三十六及普济方卷五十三俱作「瓶」。
〔十七〕一字：金陵本同。圣惠方卷三十六及普济方卷五十三俱作「少许」。
〔十八〕一字：金陵本及普济方同。圣惠方卷三十六作「少许」。

椎烂，置于耳边，即出也。瑞竹堂方。**染须方**用蜒蚰四十九〔一〕条〔二〕，以京墨水养之三日〔三〕，埋马屎中一月取出，以白丝头试之，如即黑到尾，再入马屎中埋七〔四〕日，再取试之，性缓乃以撚须，庶不致黑皮肤也。普济方。**消渴引饮**不止。崔元亮海上方：用蜗牛十四枚（形圆而大者），以水三合，密器浸一宿。取水饮之，不过三〔五〕剂愈。圣济总录〔六〕：用蜗牛（焙）半两，蛤粉、龙胆草、桑根白皮（炒）各二钱半，研末。每服一钱，楮叶汤下。

蜗壳　〔主治〕**一切疳疾**。颂　**牙䘌，面上赤疮，鼻上酒齄，久利下脱肛**。时珍

〔**附方**〕旧二，新一。**一切疳疾**用自死蜗壳七枚（皮薄，色黄白者）洗净，不得少有尘滓，日干，内酥蜜于壳中。以瓷盏盛之，纸糊盏面，置炊〔七〕饭上蒸之。下馈〔八〕时，即坐甑中，仍装饭又蒸，饭熟取出，研如水淀。渐渐与吃，一日令尽，取效止。韦丹方〔九〕。**牙䘌作痛**蜗牛壳三〔十〕十枚，烧研。日日揩之，良。圣惠。**大肠脱肛**蜗牛壳去土研末，羊脂熔化调涂，送入即愈。李延寿方。

蛞蝓 音阔俞。本经中品

【**释名**】**陵蠡**音螺。本经　**附蜗**别录　**土蜗**同　**托胎虫**俗　**鼻涕虫**俗　**蜒蚰螺**详下文。

〔一〕九：原脱，今据普济方卷四十九补。
〔二〕条：普济方卷四十九，此下有「入瓷器内」四字。
〔三〕三日：金陵本同。普济方卷四十九无此二字。
〔四〕七：金陵本同。普济方卷四十九作「数」。
〔五〕三：原作「二」，金陵本同。今据大观、政和本草卷二十一蛞蝓条及圣惠方卷五十三改。
〔六〕圣济总录：原作「圣惠」，金陵本同。今检圣惠未见此方。方见圣济总录卷五十八，名楮叶散。因据改。
〔七〕炊：原作「吹」，今据金陵本改，与大观、政和本草卷二十一蛞蝓条合。
〔八〕馈：原作「馈」，金陵本同。今据大观、政和本草卷二十一蛞蝓条及蜗牛条附方改。
〔九〕韦丹方：见大观、政和本草卷二十一蛞蝓条苏颂图经。同卷蜗牛条附小儿宫气方，与此略同，实为重出。
〔十〕三：金陵本同。圣惠方卷三十四及大观本草卷二十一蜗牛条附方俱作「二」。

【集解】〔别录曰〕蛞蝓生太山池泽及阴地沙石垣下。八月取之。〔弘景曰〕蛞蝓无壳，不应有蜗名。附蜗，即蜗牛也。岂以其头形似蜗牛，故亦名蜗软？〔保昇曰〕蛞蝓即蜗牛也，而别录复有蜗牛一条。虽数字不同，而主疗无别，是后人误出。正如草部有鸡肠，而复出繁缕也。按尔雅云：蚹蠃，螔蝓。郭注云：蜗牛也。玉〔一〕篇亦云：螔蝓，蜗牛也。此则一物明矣。形似小螺，白色，生池泽草树间。头有四角，行则角出，惊之则缩，首尾俱能藏入壳中。苏恭以蛞蝓为无壳蜗牛，非矣。今本经一名陵蠡，别录又有土蜗之〔二〕名。蜗蠡皆螺壳之属，不应无壳也。今下湿处有一种虫，大于〔三〕蜗牛，无壳而有角者，云是蜗牛之老者也。〔宗奭曰〕蛞蝓、蜗牛，二物也。蛞蝓二角，身肉止一段。蜗牛四角，背上别有肉，以负壳行。若为一物，经中焉得分为二条？蜀本又谓蛞蝓为蜗牛之老者，甚无谓也。〔时珍曰〕按尔雅无蛞蝓，止云：蚹蠃，螔蝓。郭注云：蜗牛也。别录无螔蝓，止云：蛞蝓，一名附蜗。据此，则螔蝓是蚹蠃，蛞蝓是附蜗。盖一类二种，如蛤蟆与蛙。故其主治功用相似，而皆制蜈、蝎；名谓称呼相通，而俱曰蜗与蜒蚰螺也。或以为一物，或以为二物者，皆失深考。惟许慎说文〔四〕云：蚹蠃背负壳者曰蜗牛，无壳者曰蛞蝓。一言决矣。

【正误】〔弘景曰〕蛞蝓入三十六禽限，又是四种角虫之类，营〔五〕室星之精。方家无复用者。〔恭曰〕陶说误矣。三十六禽亥上有壁水貐，乃豪猪，毛如猬簪。山海经云：貐，彘身人面，音如婴儿。尔雅云：貗貐类貙，迅走食人。三者并非蛞蝓。蛞蝓乃无壳蜗蠡也。

【气味】咸，寒，无毒。

【主治】贼风㖞僻，轶筋及脱肛，惊痫挛缩。本经　㖞，苦乖切，口戾也。轶音跌，车转也。蜈

〔一〕玉：原作「王」，金陵本同，乃「玉」字之小篆体。按下引文见玉篇卷下虫部蜗字，因据改。

〔二〕之：原作「马」，金陵本同。今据大观、政和本草卷二十一蛞蝓条改。

〔三〕于：原作「黄」，金陵本同。据改同上。

〔四〕许慎说文：金陵本同。今检许慎说文，未见此文。说文卷十三上虫部：「蠃，一曰虒蝓。」「蜗，蜗蠃也。」段注：「今人谓水中可食者为螺，陆生不可食者曰蜗牛。想周、汉无此分别。」「蝓，虒蝓也。」段注：「盖螺之无壳者古亦呼螺，有壳者正呼螔蝓，不似今人语言分别呼也。陆佃、寇宗奭分别之说，似非古言古义。」

〔五〕营：金陵本及御览九四七螔蝓条引陶注俱同。大观、政和本草卷二十一蛞蝓条作「荧」，古通用。

蚣、蝎毒。衍义 **肿毒焮热，热疮肿痛。**时珍

【发明】〔宗奭曰〕蜈蚣畏蛞蝓，不敢〔一〕过所行之路，触其身即死，故人取以治蜈蚣毒。〔时珍曰〕按蔡绦铁围山〔二〕丛谈〔三〕云：峤南地多蜈蚣，大者二三尺，螫人觅死不得〔四〕，惟见托胎虫则局促不行。虫乃登其首，陷其脑而死。故人以此虫生捣涂蜈蚣伤，立时疼痛止也。又大全良方云：痔热肿痛者，用大蛞蝓一个研泥，入龙脑一字，燕脂坯子半钱，同傅之。先以石薜煮水熏洗尤妙。五羊大帅赵尚书夫人病此，止以蛞蝓京墨研涂亦妙。大抵与蜗牛同功。

【附方】新一。**脚胫烂疮**臭秽不可近。用蜒蚰十条，瓦焙研末，油调傅之，立效。救急方。

缘桑螺 证类〔五〕

【释名】桑牛　天螺纲目

【集解】〔慎微曰〕此螺全似蜗牛，黄色而小，雨后好援桑叶。〔时珍曰〕此螺诸木上皆有，独取桑上者，正如桑螵蛸之意。

【气味】缺。

【主治】大肠脱肛，烧研和猪脂涂之，立缩。慎微　出范汪方。**治小儿惊风，用七枚焙研，米饮服。**时珍　出宫气方。

【发明】〔震亨曰〕小儿惊风，以蜜丸通圣散服之，间以桑树上牛儿阴干，焙研为末服之，以平其风。〔时珍曰〕桑

〔一〕敢：原脱，今据本草衍义卷十七及政和本草卷二十二蜈蚣条补。
〔二〕山：原脱，今据本书卷一引据经史百家书目补。
〔三〕谈：原作「话」，金陵本及本书卷一引据经史百家同。今据四库总目·子部·小说家类二改。下同。
〔四〕不得：原脱，今据铁围山丛谈卷六补。
〔五〕证类：原作「类证」，金陵本同。按政和本草总目及分目俱云：「凡墨盖子已下并唐慎微续证类。」而卷二十一缘桑螺条正在墨盖子已下，因据改。

牛、蜗牛、蛞蝓三物，皆一类而形略殊，故其性味功用皆相仿佛。而桑牛治惊，又与僵蚕、蟫蛸同功。皆食桑者，其气能入肝平风也。

溪鬼虫拾遗

【释名】射工拾遗　射影诗疏　水弩同　抱枪杂俎　含沙诗注　短狐广雅　水狐玄中〔一〕记　蜮音或　〔时珍曰〕此虫足角如弩，以气为矢，因水势含沙以射人影成病，故有射弩诸名。酉阳杂俎谓之抱枪。云：形〔二〕如蛣蜣，稍大〔三〕，腹下有〔四〕刺似枪，螫人有毒也。玄中记云：水狐者〔五〕，视其形，虫也；见其气，鬼也。其头、喙，如狐也〔六〕。五行传云：南方淫惑之气所生，故谓之蜮。诗云：为〔七〕鬼为〔七〕蜮，则不可得。即此物也。

【集解】〔藏器曰〕射工出南方有溪毒处山林间。大如鸡子，形似蛣蜣，头有一角长寸余，角上有四岐，黑甲下有翅能飞。六七月取之。沙气多，短狐则生。鹨、鳿、鸂、鹜之属治之。〔慎微曰〕玄中记云：水狐虫长三四寸，其色黑，广寸许，背上有甲，厚三分。其口有角，向前如弩〔八〕，以气射人，去二三步即中人，十死六七也。博物志云：射工，江南山溪水中甲虫也。长一二寸，口中〔九〕有弩形，以气射人影，令人发疮，不治杀人。周礼：壶涿氏掌除水虫，以炮〔十〕土之鼓驱之，以焚〔十一〕石投之。即此物也。〔时珍曰〕射工长二三寸，广寸许，形扁，前阔后狭，颇似蝉状，故抱朴子言其状如鸣蜩也。

〔一〕中：原脱。按「水狐」名，见御览九五〇短狐条引玄中记。因据补，与下文合。
〔二〕形：原作「大」，金陵本同。今据酉阳杂俎前集卷十七虫篇抱枪条改。
〔三〕稍大：原脱，今据酉阳杂俎前集卷十七虫篇抱枪条补。
〔四〕有：原作「足」，金陵本同。今据酉阳杂俎前集卷十七虫篇抱枪条改。
〔五〕水狐者：原脱，今据御览九五〇短狐条引玄中记补。
〔六〕其头喙如狐也：御览九五〇短狐条引玄中记无此文。
〔七〕为：原作「如」，金陵本同。今据毛诗卷十二·小雅·何人斯改。
〔八〕其口有角向前如弩：大观、政和本草卷二十二溪鬼虫条同。御览九五〇短狐条引玄中记作「其口有物，向前如角状。」
〔九〕中：原脱，今据博物志卷二及御览九五〇短狐条引文补。大观、政和本草卷二十二溪鬼虫条俱作「边」。
〔十〕炮：原作「抱」，金陵本同。今据周礼·秋官·壶涿氏及大观、政和本草卷二十二溪鬼虫条引文改。郑注：「炮土之鼓，瓦鼓也。」
〔十一〕焚：原作「禁」，金陵本同，此沿大观、政和本草之误。今据周礼·秋官·壶涿氏改。郑注：「焚石投之使惊去。」贾疏：「石之燔烧，得水作声，故惊去也。」

腹软背硬，如鳖负甲，黑色，故陆玑言其形如鳖也。六七月甲下有翅能飞，作铋铋声。阔头尖喙，有二骨眼。其头目丑黑如狐如鬼，喙头有尖角如爪，长一二分。有六足如蟹足：二足在喙下，大而一爪；四足在腹下，小而歧爪。或时双屈前足，抱拱其喙，正如横弩上矢之状。冬则蛰于谷间，所居之处，大雪不积，气起如蒸。掘下一尺可得，阴干留用。蟾蜍、鸳鸯能食之，鹅、鸭能辟之。故禽经云：鹅飞则蜮沉。又有水虎，亦水狐之类；有鬼弹，乃溪毒之类。葛洪所谓「溪毒似射工而无物」者，皆此属也。并附之。

【附录】水虎〔时珍曰〕襄沔记云：中庐县有涑水，注沔。中有物，如三四岁小儿，甲如鲮鲤，射不能入。秋曝沙上，膝头似虎，掌爪常没水，出膝示人。小儿弄之，便咬人。人生得者，摘其鼻，可小小使之。名曰水虎。**鬼弹**又按南中志云：永昌郡有禁水，惟十一二月可渡，余月则杀人。其气有恶物作声，不见其形，中人则青烂，名曰鬼弹。

角　**【主治】带之辟溪毒。**藏器　**阴干为末佩之，亦辟射工毒。**时珍　出抱朴子。

【发明】〔时珍曰〕按葛洪肘后方云：溪毒中人，一名中水，一名中溪，一名水病，似射工而无物。春月多病之，头痛恶寒，状如伤寒。二三日则腹中生虫，食人下部，渐蚀五脏，注下不禁，虽良医不能疗也。初得则下部若有疮，正赤如截肉，为阳毒，最急；若疮如虫啮〔一〕，为阴毒，小缓。皆杀人，不过二十日。方家用药，与伤寒、温病相似，或以小蒜煮汤浴之，及诸药方。又云：江南射工毒虫，在山间水中。人行或浴，则此虫含沙射人形影则病。有四种（初得皆如伤寒，或似中恶）：一种遍〔二〕身有黑黡子，四边悉赤，犯之如刺；一种作疮，久即穿陷；一种突起如石〔三〕；一种如火灼熛疮也。疗之并有方法。王充论衡云：短狐含太阳毒气而生，故有弓矢射人，中人如火灼也。

沙虱 纲目

〔一〕虫啮：金陵本同。肘后卷七第六十四、巢源卷二十五水毒候、千金卷二十五第二、千金翼卷二十第六及外台卷四十俱作「蠡鱼齿」三字。「蠡」字，巢源及千金翼作「鳢」，古通用；千金作「鲤」，则传写之误。

〔二〕遍：原作「偏」，金陵本同。今据肘后卷七第六十四及外台卷四十改。

〔三〕石：金陵本同。千金卷二十五第二治三种射工虫毒方论注引备急方作「痈」，外台卷四十引备急作「石痈状」三字，巢源卷二十五射工候作「石疖状」三字。

【释名】⿰虫更⿱旋虫音梗旋。广雅 **蓬活**万毕术 **地脾**〔一〕同上

【集解】〔时珍曰〕按郭义恭广志云：沙虱在水中，色赤，大不过虮，入人皮中杀人。葛洪抱朴子云：沙〔二〕虱，水陆皆有之。雨后及〔三〕晨暮践沙，必着人，如毛发刺人，便入皮里。可以针挑取之，正赤如丹。不挑，入肉能杀人。凡遇有此虫处，行还，以火炙身，则虫随火去也。又肘后方云：山〔四〕水间多沙虱，甚细，略不可见。人入水中，及阴雨日〔五〕行草中，此虫多着人，钻入皮里，令人皮上如芒针刺，赤如黍豆。刺三日之后，寒热发疮。虫渐入骨，则杀人。岭南人初有此，以茅叶或竹叶挑刮去之，仍涂苦苣汁；已深者，针挑取虫子，正如疥虫也。愚按溪毒、射工毒、沙虱毒，三者相近，俱似伤寒，故有挑沙、刮沙之法。今俗病风寒者，皆以麻及桃柳枝刮其遍身，亦曰刮沙，盖始于刮沙病也。沙病亦曰水沙、水伤寒，初起如伤寒，头痛、壮热、呕恶，手足指末微厥。或腹痛闷乱，须臾杀人者，谓之搅肠沙也。

【附录】**沙虫**〔时珍曰〕按录异记云：潭、袁、处、吉等州有沙虫，即毒蛇鳞甲中虫。蛇被苦，每入急水中碾出。人中其毒，三日即死。此亦沙蝨之类也。

水黾拾遗

【释名】**水马**拾遗

【集解】〔藏器曰〕水黾群游水上，水涸即飞。长寸许，四脚。亦名水马〔六〕非海中主产难〔七〕（海马）之水马也。〔时

〔一〕脾：原作「牌」，金陵本同。今据御览九五〇沙虱条引淮南万毕术改。
〔二〕沙：原脱，今据抱朴子内篇卷十七登涉及御览九五〇沙虱条引文补。
〔三〕及：原作「人」，金陵本同。今据抱朴子内篇卷十七登涉及御览九五〇沙虱条引文改。
〔四〕山：巢源卷二十五沙虱候，此下有「内」字，肘后及外台俱无。
〔五〕雨日：原脱，今据巢源卷二十五沙虱候及外台卷四十补。肘后卷七第六十六作「天雨」，似倒。
〔六〕亦名水马：原脱，今据大观、政和本草卷二十二水黾条补。
〔七〕海中主产难：同上。

珍曰〕水虫甚多，此类亦有数种。今有一种水爬虫，扁〔一〕身大腹而背硬者，即此也。水爬，水马之讹耳。一种水虿，长身如蝎，能变蜻蜓。

【气味】有毒。

【主治】令人不渴，杀鸡犬。藏器

豉虫 拾遗

【释名】豉母虫

【集解】〔时珍曰〕陈藏器拾遗有豉虫，而不言出处形状。按葛洪肘后方云：江南有射工虫，在溪涧中射人影成病，或如伤寒，或似中恶，或口不能语，或恶寒热，四肢拘急，身体有疮。取水上浮走豉母虫一枚，口中含之便瘥，已死亦活。此虫正黑，如大豆，浮游水上也。今有水虫，大如豆而光黑，即此矣。名豉母者，亦象豆形也。

【气味】有毒。

【主治】杀禽兽，蚀瘜肉，傅恶疮。藏器 白梅裹含之，除射工毒。时珍

砂挼子 拾遗

【释名】倒行狗子 拾遗 睡虫 同上

【集解】〔藏器曰〕是处有之。生砂石中，作旋孔。大如大豆，背有刺，能倒行。性好睡，亦呼为睡虫。

【气味】有毒。

【主治】生取置枕中，令夫妇相好。合射罔用，能杀飞禽走兽。藏器

〔一〕扁：原作「遍」，金陵本同。今从张本改。

蛔〔一〕虫拾遗

【释名】蛕音回。俗作蛔。并与蚘同。人龙纲目

【集解】〔时珍曰〕蛔，人腹中长虫也。按巢元方病源云：人腹有九虫：伏虫长四分〔二〕，群虫之主也；蛔虫长五六寸至一尺，发则心腹作痛，去来〔三〕上下，口喜吐涎及清水，贯伤心则死；白虫长一寸，色白头小〔四〕，生育转多，令人精气损弱，腰脚疼，长一尺，亦能杀人；肉虫状如烂杏，令人烦闷〔五〕；肺虫状如蚕，令人咳嗽，成劳杀人；胃虫状如蛤蟆，令人呕逆喜哕；弱虫又名鬲虫，状如瓜瓣，令人多唾；赤虫状如生肉，令人肠〔六〕鸣；蛲虫至微，形如菜虫，居胴肠中，令人生痈疽、疥癣、瘑疠、痔瘘、疳䘌、龋齿诸病。诸虫皆依肠胃之间，若人脏腑气实，则不为害；虚则侵蚀，变生诸疾也。又有尸虫，与人俱生，为人大害。其状如犬、马尾，或如薄筋，依脾而居，三寸许，有头尾。凡服补药，必须先去此虫，否则不得药力。凡一切癥瘕，久皆成虫。紫庭真人云：九虫之中，六虫传变为劳瘵，而胃、蛔、寸白三虫不传。其虫传变，或如婴儿，如鬼形，如蛤蟆，如守宫，如蜈蚣，如蝼蚁，如蛇如鳖，如猬如鼠，如蝠如虾，如猪肝，如血汁，如乱发、乱丝等状。凡虫在腹，上旬头向上，中旬向中，下旬向下。服药须于月初四五日五更时，则易效也。张子和云：巢氏之衍九虫详矣，然虫之变不可胜穷，要之皆以湿热为主。虫得木气乃生，得雨气乃化，岂非风木主热，雨泽主湿耶？故五行之中皆有虫。诸木有蠹，诸果有螬〔七〕，诸菽有蚄，五谷有螟、螣、蝥、蠈，麦朽蛾飞，栗〔八〕破虫出，草腐萤化，皆木之虫也。烈火有鼠，烂

〔一〕蛔：原作「蚘」，说文作「蛕」(卷十三下虫部)，今改用通行字「蛔」，下同。

〔二〕分：金陵本、巢源及千金卷十八第七同。外台卷二十六作「寸」。

〔三〕去来：原脱，今据巢源卷十八蛔虫候及外台卷二十六补。

〔四〕头小：金陵本同。巢源卷十八寸白虫候及外台卷二十六俱作「形小褊」三字。

〔五〕闷：金陵本同。巢源卷十八·九虫候及外台卷二十六俱作「满」。

〔六〕令人肠：原作「动作腹」，金陵本同。今据巢源卷十八·九虫候、千金卷十八第七及外台卷二十六改。

〔七〕螬：金陵本同。儒门事亲卷三第二十八作「螟」。濒湖以与下「五谷有螟」重复，因据孟子卷六滕文公篇「井上有李，螬食实者过半矣」改。

〔八〕栗：金陵本同。儒门事亲卷三第二十八作「粟」。

灰生蝇，皆火之虫也。穴蚁、墙蝎，田蝼、石蜴，皆土之虫也。蝌斗、马蛭，鱼、鳖，蛟、龙，皆水之虫也。昔有冶工破一釜，见其断处臼中，有一虫如米虫，色正赤，此则金中亦有虫也。

【气味】大寒。

【主治】目中肤赤热痛，取大者洗净断之，令汁滴目中，三十年肤赤亦瘥。藏器 **治一切眼疾，及生肤翳赤白膜，小儿胎赤、风赤眼，烧末傅之。或以小儿吐出者阴干为末，入汞粉少许，唾津调涂之。又治一切冷瘘。**时珍

【附方】新三。**玉筯〔一〕煎**治小儿胎赤眼、风赤眼。用小儿吐出蛔虫二条，瓷盒盛之，纸封埋湿地，五日取出，化为水，瓷瓶收。每日以铜筯点之。普济方。**远年风眼**赤暗。用蛔虫五条（日干为末），腻粉一钱，石胆半钱，为末。点之，日二三度。普济方。**一切冷瘘**人吐蛔虫烧灰（先以甘草汤洗净）涂之，无不瘥者。慎口味。千金方。

风〔二〕驴〔三〕肚内虫 纲目

【集解】〔时珍曰〕凡人、畜有风病、疮病，肠肚内必有虫。圣惠方治目翳用此物，云以乌驴者为良也。

【主治】目中肤翳〔四〕。取三七枚曝干，入石胆半钱同研，瓷盒收盛〔五〕，勿令见风。每日点三五次，其翳自消。圣惠

蛊虫 拾遗

〔一〕筯：金陵本同。普济方卷三六三作「筋」，似误。
〔二〕风：圣惠方卷三十三，此上有「着」字，此下有「乌」字。
〔三〕驴：圣惠方卷三十三，此下有「马、犬」二字。
〔四〕翳：圣惠方卷三十三，此下有「及积年翳不退」六字。
〔五〕盛：原空一字，金陵本同。今据圣惠方卷三十三补。

【释名】〔时珍曰〕造蛊者，以百虫置皿中，俾相啖食，取其存者为蛊。故字从虫，从皿。皿，器也。

【集解】〔藏器曰〕古人愚质，造蛊图富，皆取百虫入瓮中，经年开之，必有一虫尽食诸虫，即此名为蛊，能隐形似鬼神，与人作祸，然终是虫鬼。咬人至死者，或从人诸窍中出，信候取之，曝干。有患蛊人，烧灰服之〔一〕，亦是其类自相伏耳。又云：凡蛊虫疗蛊，是知蛊名即可治之。如蛇蛊用蜈蚣蛊虫，蜈蚣蛊用蛤蟆蛊虫，蛤蟆蛊用蛇蛊虫之类，是相伏者，乃可治之。〔时珍曰〕按蛊毒不一，皆是变乱元气，多因饮食行之。与人为患，则蛊主吉利，所以小人因而造之。南方又有蜥蜴蛊、蜣螂蛊、马蝗蛊、金蚕蛊、草蛊、挑生蛊等毒，诸方大有主治之法，不能悉纪。

【主治】蛊毒，烧灰服少许，立愈。藏器

金蚕 纲目

【释名】食锦虫

【集解】〔时珍曰〕按陈藏器云：故锦灰疗食锦虫蛊毒。注云：虫屈如指环，食故绯帛锦，如蚕之食叶也。今考之，此虫即金蚕也。蔡绦丛谈云：金蚕始于蜀中，近及湖、广，闽、粤浸多。状如蚕，金色，日食蜀锦四寸。南人畜之，取其粪置饮食中以毒人，人即死也。蚕得所欲，日置他财，使人暴富。然遣之极难，水火兵刃所不能害。必倍其所致金银锦物，置蚕于中，投之路傍。人偶收之，蚕随以往，谓之嫁金蚕。不然能入人腹，残啮肠胃，完然而出，如尸虫也。有人守福清，民讼金蚕毒，治求不得。或令取两刺猬，入其家捕之必获，猬果于榻下墙隙擒出。夫金蚕甚毒，若有鬼神，而猬能制之何耶？又幕府燕闲录云：池州进士邹阆家贫，一日启户，获一小笼，内有银器，持归。觉股上有物，蠕蠕如蚕，金色烂然，遂拨去之，仍复在旧处。践之斫之，投之水火，皆即如故。阆以问友人。友人曰：此金蚕也。备告其故。阆归告妻云：吾事之不可，送之家贫，何以生为？遂吞之。家人谓其必死。寂无所苦，竟以寿终。岂至诚之盛，妖不胜正耶〔二〕？时珍窃谓金蚕之蛊，为害甚大。故备书二事，一见此蛊畏猬，一见至诚胜邪也。夷坚志言：中此蛊者，吮白矾味甘，嚼黑豆不腥，以石榴根皮煎汁吐之。医学正传用樟木屑煎汁吐之，亦一法也。愚意不若以猬皮治之，为胜其天。

〔一〕之：大观、政和本草卷二十蛊虫条俱作「少许立愈」四字。

〔二〕岂至诚之盛妖不胜正耶：金陵本同。图书集成·博物汇编，禽虫典卷一九一蛊部纪事引幕府燕闲录作「岂以至诚之感，不为害乎？」

附录诸虫纲目一种，拾遗一种，别录五种。

唼腊虫〔时珍曰〕按裴渊广州记云：林任县有甲虫，嗜臭肉。人死，食之都尽，纷纷满屋，不可驱杀〔一〕。张华博物志云：广州西南数郡，人将死，便有飞虫，状如麦，集入舍中，人死便食，不可断遣〔二〕，惟残骨在乃去。惟以梓板作器，则不来。林邑国记云：广西南界有唼腊虫，食死人。惟豹皮覆尸，则不来。此三说皆一物也。其虫虽不入药，而为人害，不可不知。

灰药拾遗　〔藏器云〕出岭南陶家。状如青灰，以竹筒盛之，云是蚘所作。凡以拭物，令人喜好相爱。置家中，损小儿、鸡、犬也。

黄虫〔别录有名未用曰〕味苦。主寒热。生地上。赤头长足有角，群居。七月七日采之。

地防〔又曰〕令人不饥不渴。生黄陵。状如蠕〔三〕，居土中。

梗鸡〔又曰〕味甘，无毒。主治痹。

益符〔又曰〕主闭。一名无舌。

蜚厉〔又曰〕主妇人寒热。

〔一〕杀：原脱，今据御览九五一食尸条引裴氏广州记补。

〔二〕遣：金陵本同。御览九五一食尸条引博物志（今本未见）作「截」。

〔三〕蠕：金陵本同。大观、政和本草卷三十地防条俱作「濡」。

本草纲目鳞部目录第四十三卷

李时珍曰：鳞虫有水、陆二类，类虽不同，同为鳞也。是故龙蛇灵物，鱼乃水畜，种族虽别，变化相通，是盖质异而感同也。鳞属皆卵生，而蝮蛇胎产；水族皆不瞑，而河豚目眨。音吃〔一〕蓝蛇之尾，解其头毒；沙鱼之皮，还消鲙积。苟非知者，孰能察之？唐宋本草，虫鱼不分。今析为鳞部，凡九十四种，分为四类：曰龙，曰蛇，曰鱼，曰无鳞鱼。旧凡五十八种。

神农本草经七种梁陶弘景注。　　**名医别录九〔二〕种**梁陶弘景注。

唐本草二〔三〕种唐苏恭。　　**本草拾遗二十八种**唐陈藏器。

食疗本草六种唐〔四〕孟诜、张鼎。　　**开宝本草一十一种**宋马志。

嘉祐本草一种宋掌禹锡。　　**日华本草一种**宋人大明。

食鉴本草一种明宁源。　　**本草纲目二十八种**明李时珍。

〔附注〕魏吴普本草　　李当之药录　　宋雷敩炮炙论　　齐徐之才药对

唐甄权药性　　孙思邈千金食治　　唐李珣海药　　杨损之删繁

南唐陈士良食性　　蜀韩保昇重注　　宋苏颂图经　　唐慎微证类

〔一〕眨音吃：原作「眨音眨」，等于不音。金陵本作「眨音劄」，但据广韵卷五·三十洽，「眨，侧洽切」为照母，「劄，竹洽切」为知母，亦不甚准确。今从张本改为「眨音吃」，与集韵卷十·三十二洽合。

〔二〕九：原作「一十」，金陵本同。按本书卷四十四鲫鱼条本引自「唐本草」，濒湖误作「别录」，今改正，应减一种。

〔三〕二：原作「一」，金陵本同。依前条校记，此间应加一种。

〔四〕唐：原作「宋」，金陵本同。今据本书卷一历代诸家本草改。

宋寇宗奭衍义　陈承别说　金张元素珍珠囊　元李杲法象
王好古汤液　吴瑞日用　元朱震亨补遗　明汪颖食物
汪机会编　陈嘉谟蒙筌

鳞之一　龙类九种

龙本经　**吊**拾遗（精〔一〕即紫梢花）　**蛟龙**纲目　蜃附　**鼍龙**本经　**鲮鲤**别录（即穿山甲）

石龙子本经（即蜥蜴）　**守宫**纲目　十二时虫附　**蛤蚧**开宝　**盐龙**纲目

右附方旧十八〔二〕，新四十六〔三〕。

鳞之二　蛇类一十七种

蛇蜕本经　**蚺蛇**别录　**鳞蛇**纲目　**白花蛇**开宝

乌蛇开宝　**金蛇**开宝　银蛇附　**水蛇**纲目　**蛇婆**拾遗

黄颔蛇纲目　赤楝蛇附　**蝮蛇**别录　千岁蝮〔四〕附　**蚖**别录　**蓝蛇**拾遗

两头蛇拾遗　**天蛇**纲目　**苟印**拾遗　**蛇角**纲目（即骨咄犀）

诸蛇纲目

右附方旧十八〔五〕，新六十。

〔一〕精：原脱，今据本卷吊条补。
〔二〕八：原作「九」，今据本卷龙类旧附方总数改。
〔三〕六：原作「五」，今据本卷龙类新附方总数改。
〔四〕千岁蝮：原作「斫木蛇」(千岁蝮之异名)，金陵本同。今据本卷蝮蛇条附录标题改，使其一致。
〔五〕八：原作「六」，今据本卷蛇类旧附方总数改。

本草纲目鳞部第四十三卷

鳞之一 龙类九种

龙本经上品

【释名】〔时珍曰〕按许慎说文，龍字篆文象形〔一〕。生肖论云：龙耳亏聪，故谓之龙。梵书名那伽。

【集解】〔时珍曰〕按罗愿尔雅翼云：龙者鳞虫之长。王符言其形有九似：头似驼，角似鹿，眼似兔，耳似牛，项似蛇，腹似蜃，鳞似鲤〔二〕，爪似鹰，掌似虎，是也。其背有八十一鳞，具九九阳数。其声如戛铜盘。口旁有须髯，颔下有明珠，喉下有逆鳞。头上有博山〔三〕，又名尺木，龙无尺木不能升天。呵气成云，既能变水，又能变火。陆佃埤雅云：龙火得湿则焰，得水则燔，以人火逐之即息〔四〕。故人之相火似之。龙，卵生思抱，雄鸣上风，雌鸣下风，因风而化。释典云：龙交则变为二小蛇。又小说载龙性粗猛，而爱美玉、空青，喜嗜燕肉，畏铁及莔草、蜈蚣、楝叶、五色丝。故食燕者忌渡水，祈雨者用燕，镇水患者用铁，激龙者用莔草，祭屈原者用楝叶、色丝裹粽投江。医家用龙骨者，亦当知其性之爱恶如此。

龙骨

〔别录曰〕生晋地川谷，及太山岩水岸土穴〔五〕中死龙处。采无时。〔弘景曰〕今多出梁、益、巴中。骨欲得脊脑，作白地锦文，舐之着舌者良。齿小强，犹有齿形。角强而实。皆是龙蜕，非实死也。〔斅曰〕剡州、沧〔六〕州、太原

〔一〕象形：金陵本同。说文卷十一下云：「龍，从肉，亯，象飞之形，童省声。」徐鉉曰：「象宛转飞动之貌。」

〔二〕鲤：金陵本同。尔雅翼卷二十八龙条作「鱼」。

〔三〕博山：尔雅翼卷二十八龙条，此上有「物如」二字，此下无「又」字，其义稍异。

〔四〕龙火……即息：埤雅卷一龙条作「内典云：龙火得水而炽，人火得水而灭。」与此文异。素问·至真要大论·王注：「病之大甚者，犹龙火也。得湿而焰，遇水而燔，……以火逐之，则燔灼自消，焰光扑灭。」濒湖似据此改写。

〔五〕穴：唐本草卷十五此下有「石」字，千金翼卷三及大观、政和本草卷十六俱无。

〔六〕沧：金陵本同。大观、政和本草卷十六龙骨条俱作「仓」，古通用。

者为上。其骨细文广者是雌，骨粗文狭者是雄。五色具者上，白色、黄色者中，黑色者下。凡经落不净，及妇人采者，不用。〔普曰〕色青白者良。〔恭曰〕今并出晋地。生硬者不好，五色具者良。其青、黄、赤、白、黑，亦应随色与脏腑相合，如五芝、五石英、五石脂，而本经不论及。〔颂曰〕今河东州郡多有之。李肇国史补云：春水时至〔一〕，鱼登龙门，蜕骨甚多。人采为药，有五色者。龙门是晋地，与本经〔二〕合，岂龙骨即此鱼之骨乎？又孙光宪北梦琐言云：五代〔三〕时镇州斗杀一龙，乡豪曹宽取其双角。角前一物如蓝色，文如乱锦，人莫之〔四〕识。则龙亦有死者矣。〔宗奭曰〕诸说不一，终是臆度。曾有崖中崩出一副，支〔五〕体头角皆备，不知蜕耶毙耶？谓之蜕毙，则有形之物，不得生见，死方可见；谓之化，则其形独不可化欤？〔机曰〕经文言死龙之骨，若以为蜕，终是臆说。〔时珍曰〕龙骨，本经以为死龙，陶氏以为蜕骨，苏、寇诸说皆两疑之。窃谓龙，神物也，似无自死之理。然观苏氏所引斗死之龙，及左传云，豢龙氏醢龙以食；述异记云，汉和帝时〔六〕大雨，龙〔七〕堕宫中，帝命作羹赐群臣；博物志〔八〕云，张华得龙肉鲊，言得醋则生五色光〔九〕等说，是龙固有自死者矣，当以本经为正。

〔修治〕〔敩曰〕凡用龙骨，先煎香草汤浴两度，捣粉，绢袋盛之。用燕子一只，去肠肚，安袋于内，悬井面上，一宿取出，研粉。入补肾药中，其效如神。〔时珍曰〕近世方法，但煅赤为粉。亦有生用者。事林广记云：用酒浸一宿，焙

〔一〕时至：原作「至时」，金陵本同。今据李肇撰唐国史补卷下及大观、政和本草卷十六龙骨条改。

〔二〕本经：按大观、政和本卷十六龙骨条，「生晋地川谷俱作墨字，认为别录文。但分言之，别录非本经；通言之，则别录亦可称为本经。下汪机及濒湖所称「经文」及「本经」同。

〔三〕五代：金陵本同。大观、政和本草卷十六龙骨条俱作「石晋」。

〔四〕之：原作「知」，今据金陵本改，与大观、政和本草卷十六龙骨条合。

〔五〕支：原作「皮」，金陵本同。今据本草衍义及政和本草卷十六龙骨条改。

〔六〕时：金陵本同。御览九三〇龙下引任昉述异记作「元年」。

〔七〕龙：金陵本同。御览九三〇龙下引任昉述异记作「有一青龙」。

〔八〕博物志：按博物志卷四物理段及御览九三〇龙下俱云：「龙肉以醢（疑当作「醯」）渍之则文章生。」与此文稍异。晋书卷三十六张华传（御览引文同）云：「陆机尝饷张华鲊。于时宾客满座。华发器，便曰：『此龙肉也。』众未之信。华曰：『试以苦酒濯之，必有异。』既而五色光起。」濒湖似据此为说。

〔九〕光：原脱，今据晋书卷三十六张华传补。

干研粉，水飞三度用。如急用，以酒煮焙干。或云：凡入药，须水飞过晒干。每斤用黑豆一斗，蒸一伏时，晒干用。否则着人肠胃，晚年作热也。

〔气味〕甘，平，无毒。〔别录曰〕微寒。〔权曰〕有小毒。忌鱼及铁器。〔之才曰〕得人参、牛黄良，畏石膏。〔时珍曰〕许洪云：牛黄恶龙骨，而龙骨得牛黄更良，有以制伏也。其气收阳中之阴，入手、足少阴、厥阴经。

〔主治〕心腹鬼疰，精物老魅，咳逆，泄痢脓血，女子漏下，癥瘕坚结，小儿热气惊痫。本经　心腹烦满，恚怒气伏〔一〕在心下，不得喘息，肠痈内疽阴蚀，四肢痿枯，夜卧自惊，汗出止汗，缩小便溺血，养精神，定魂魄，安五脏。白龙骨：主多寐泄精，小便泄精。别录　逐邪气，安心神，止夜梦鬼交，虚而多梦纷纭，止冷痢，下脓血，女子崩中带下。甄权　怀孕漏胎，止肠风下血，鼻洪吐血，止泻痢渴疾，健脾，涩肠胃。日华　益肾镇惊，止阴疟，收湿气脱肛，生肌敛疮。时珍

〔发明〕〔敩曰〕气入丈夫肾脏中，故益肾药宜用之。〔时珍曰〕涩可去脱。故成氏云：龙骨能收敛浮越之正气，固大肠而镇惊。又主带脉为病。

〔附方〕旧十一，新七。健忘久服聪明，益智慧。用白〔二〕龙骨、虎骨〔三〕、远志等分，为末。食后酒〔四〕服方寸匕，日三〔五〕。千金。劳心梦泄龙骨、远志等分，为末，炼蜜丸如梧子大，朱砂为衣。每服三十丸，莲子汤下。心统。暖精益阳前方去朱砂。每冷水空心下三十丸。经验。睡即泄精白龙骨四分，韭子五合，为散。空心酒服方寸匕。梅师方。遗尿淋沥白龙骨、桑螵蛸等分，为末。每盐汤服二钱。梅师方。老疟不止龙骨末方寸匕，先发一时，酒一升半，煮三沸，及热服尽。温覆取汗，即效。肘后。泄泻不止白龙骨、白石脂等分为末，水丸梧子大。紫

〔一〕气伏：金陵本同。唐本草卷十五、千金翼卷三及大观、政和本草卷十六龙骨条俱作「伏气」。

〔二〕白：金陵本同。千金卷十四第七及大观、政和本草卷十六龙骨条附方俱无。

〔三〕虎骨：原脱，今据千金卷十四第七及大观、政和本草卷十六龙骨条附方补。

〔四〕酒：金陵本及大观、政和本草附方同。千金卷十四第七无。

〔五〕三：金陵本及大观、政和本草附方同。千金卷十四第七作「二」。

苏、木瓜汤下，量大人、小儿用。心鉴。**伤寒毒痢**伤寒八九日至十余日，大烦渴作热，三焦有疮䘌，下痢，或张口吐舌〔一〕，目〔二〕烂，口鼻〔三〕生疮〔四〕，不识人，用此除热毒止痢。龙骨半斤，水一斗，煮四升，沉之井底。冷服五合，渐渐进之。外台方。**热病下痢**欲死者。龙骨半斤研，水一斗，煮取五升，候极冷，稍饮，得汗即愈，效。肘后方。**久痢休息**不止者。龙骨四两打碎，水五升，煮取二升半，分五服，冷饮。仍以米饮和丸，每服十丸。肘后方。**久〔五〕痢脱肛**白龙骨粉，扑之。姚和众方。**鼻衄眩冒**欲死者。龙骨末吹之〔六〕。梅师方。**吐血衄血九窍出血**并用龙骨末，吹入鼻中。昔有人衄血一斛，众方不止，用此即断。三因方。**耳中出血**龙骨末吹入之。三因方。**男妇〔七〕溺血**龙骨末〔八〕，水服〔九〕方寸匕，日三〔十〕。千金方。**小儿脐疮**龙骨煅研，傅之。圣惠方。**阴囊汗痒**龙骨、牡蛎粉，扑之。医宗三法。

龙齿

〔修治〕同龙骨。或云以酥炙。

〔气味〕涩，凉，无毒。〔当之曰〕大寒。〔之才曰〕平。得人参、牛黄良。畏石膏、铁器。

〔主治〕杀精物。大人惊痫诸痉，癫疾狂走，心下结气，

〔一〕舌：外台卷二龙骨汤及大观、政和本草卷十六龙骨条附方，此下俱有「呵吁」二字。

〔二〕目：金陵本及大观、政和本草附方同。外台卷二龙骨汤作「咽」。

〔三〕鼻：原作「舌」，金陵本同。今据外台卷二龙骨汤及大观、政和本草卷十六龙骨条附方改。

〔四〕疮：外台卷二龙骨汤及大观、政和本草卷十六龙骨条附方，此下俱有「吟语」二字。

〔五〕久：大观、政和本草卷十六龙骨条附方，此上俱有「小儿」二字。

〔六〕吹之：金陵本同。大观、政和本草卷十六龙骨条附方俱作「吹入鼻、耳中，凡衄者并吹」十字。

〔七〕男妇：金陵本同。按大观、政和本草卷十六龙骨条附方原据千金卷二第四之七作「妇人无故」四字，濒湖据千金卷二十一第三治小便去血方改为「男妇」二字。二方用药相同，服法稍异，仍计入旧附方数内。

〔八〕末：金陵本同。千金卷二十一第三作「细末之」，卷二第四之七作「五两治下筛」。

〔九〕水服：金陵本同。千金卷二十一第三作「温水服」（原注：张文仲云酒服），卷二第四之七及大观、政和本草附方俱作「酒服」。

〔十〕日三：金陵本及千金卷二第四之七及大观、政和本草附方俱同，千金此下尚有「久者二十服愈」六字。千金卷二十一第三作「日五六服」。

不能喘息。小儿五惊、十二痫〔一〕。本经 小儿身热不可近，大人骨间寒热，杀蛊毒。别录 镇心，安魂魄。甄权 治烦闷、热狂、鬼魅。日华 〔发明〕〔时珍曰〕龙者东方之神，故其骨与角、齿皆主肝病。许叔微云：肝藏魂，能变化，故魂游不定者，治之以龙齿。即此义也。

龙角 〔修治〕同骨。〔气味〕甘，平，无毒。〔之才曰〕畏干漆、蜀椒、理石。〔主治〕惊痫瘛疭，身热如火，腹中坚及热泄。久服轻身，通神明，延年〔二〕。别录 小儿大热。甄权 心热风痫，以烂角磨浓汁二合，食上服，日二次。苏颂 出韦丹方。〔发明〕〔颂曰〕骨、齿医家常用，角则稀使，惟深师五邪丸用之，云无角用齿，而千金治心病有角、齿同用者。

龙脑 〔主治〕其形肥软，能断痢。陶弘景

龙胎 〔主治〕产后余疾，女人经闭。〔弘景曰〕比来巴中数得龙胞，形体具存。云治产后余疾，正当末服。〔颂曰〕许孝宗箧中方〔三〕言：龙胎出蜀中山涧，大类干鱼鳞，煎时甚腥臊。治女经积年不通。同瓦松、景天各少许，以水两盏，煎一盏，去滓，分温〔四〕二服。少顷，腹中转动便下。按此物方家罕知，而昔人曾用，世当有识者。〔时珍曰〕胞胎俱出巴蜀，皆主血疾，盖一物也。

龙涎 〔机曰〕龙吐涎沫，可制香。〔时珍曰〕龙涎，方药鲜用，惟入诸香，云能收脑、麝数十年不散。又言焚之则翠烟浮空。出西南海洋中。云是春间群龙所吐涎沫浮出。番人采得货之，每两千钱。亦有大鱼腹中剖得者。其状初若脂胶，

〔一〕小儿五惊十二痫：大观、政和本草卷十六龙骨条，此七字俱作墨字，认为别录文。濒湖将本经「大人惊痫」上「小儿」二字删去，而移别录七字以代之。

〔二〕久服轻身通神明延年：大观、政和本草卷十六龙骨条，此九字俱作白字，认为本经文。

〔三〕许孝宗箧中方：金陵本及本书卷一引据医家书目同，与新唐书艺文志相合。大观、政和本草卷十六龙骨条及卷九恶实条苏颂图经俱仅作「箧中方」三字，未著撰人，与宋史艺文志相合。唐本草卷十五末载与苏敬同修本草人题名中有「中大夫行尚药局奉御许孝崇」，医籍考卷四十三以为一人，谓「宗」为「崇」字之误。存疑待考。

〔四〕温：原脱，今据大观、政和本草卷十六龙骨条补。

黄白色；干则成块，黄黑色，如百药煎而腻理；久则紫黑，如五灵脂而光泽。其体轻飘，似浮石而腥臊。

吊 拾遗

【释名】吉吊〔时珍曰〕吊，旧无正条。惟苏颂图经载吉吊脂，云龙所生也。陈藏器拾遗有予脂一条，引广州记云：予，蛇头鳖身，膏主蛭刺云云。今考广州记及太平御览止云：吊，蛇头鼍〔一〕身，膏至轻利等语，并无所谓蛇头鳖身、予膏主蛭刺之说。盖吊字似予，鼍〔二〕字似鳖，至轻利三字似主蛭刺，传写讹误，陈氏遂承其误耳。吊既龙种，岂有鳖身？病中亦无蛭刺之证，其误可知，今改正之。**精名紫梢花。**

【集解】〔藏器曰〕裴渊广州记云：吊生岭南，蛇头鼍〔三〕身，亦〔四〕水宿，亦木栖。其膏至轻利，以铜及瓦器盛之浸出，惟鸡卵壳盛之不漏，其透物甚于醍醐。摩理毒肿大验。〔颂曰〕姚和众延龄至宝方云：吉吊脂出福、建州，甚〔五〕难得。须以琉璃瓶盛之，更以樟木盒重贮之，不尔则透气失去也。孙光宪北梦琐言云：海上人言：龙每生二卵，一为吉吊。吉吊〔六〕多与鹿游，或于水边遗沥，值流槎则粘〔七〕着木枝，如蒲槌状。其色微青黄，复似灰色，号紫梢花，坐汤多用之。〔时珍曰〕按裴、姚二说相同，则吊脂即吉吊脂无疑矣。又陈自明妇人良方云：紫梢花生湖泽中，乃鱼虾〔八〕生卵于竹木之上，状如糖馓〔九〕，去木用之。此说与孙说不同。近时房中诸术，多用紫梢花，皆得于湖泽，其色灰白而轻松，恐非真者。当以孙说为正。或云紫梢花与龙涎相类，未知是否？

〔一〕鼍：原作龟，今据金陵本改，与太平御览九三二吊条引裴氏广州记合。
〔二〕鼍：原作「龟」，今据金陵本改。
〔三〕鼍：原作「龟」，据改同上。
〔四〕亦：原脱，今据大观、政和本草卷二十一予脂条及御览九三二吊条补。
〔五〕甚：大观、政和本草卷十六龙骨条，此下俱有「不为」二字。疑「不」字为后人粘注，误入正文。
〔六〕吉吊：原脱，今据大观、政和本草卷十六龙骨条补。
〔七〕粘：原作「枯」，金陵本同。今据大观、政和本草卷十六龙骨条改。
〔八〕虾：金陵本同。妇人良方（两种日本抄本）及妇人良方补遗首卷俱无此字。
〔九〕馓：原作「潵」，金陵本同，字书无。妇人良方作「徹」，妇人良方补遗作「撒」。今详文义并参考本书卷二十五寒具条改。

吊脂一名吊膏。〔气味〕有毒。〔主治〕风肿痈毒，瘾疹赤瘙，瘑疥痔瘘，皮肤顽痹，踠跌折伤。内〔一〕损瘀血。以脂涂上，炙手热摩之，即透。藏器 治聋耳，不问年月。每日点入半杏仁许，便瘥。苏颂 出延龄方。

紫梢花〔气味〕甘，温，无毒。〔主治〕益阳秘精，疗真元虚惫，阴痿遗精，余沥白浊如脂，小便不禁，囊下湿痒，女人阴寒冷带，入丸散及坐汤用。时珍 又和剂玉霜丸注云：如无紫梢花，以木贼代之。〔附方〕新二。**阳事痿弱**紫梢花、生龙骨各二钱，麝香少许，为末，蜜丸梧子大。每服二十丸，烧酒下。欲解，饮生姜甘草汤。集简方。**阴痒生疮**紫梢花一两，胡椒半两，煎汤温洗，数次即愈。总微论。

蛟龙纲目

【释名】〔时珍曰〕按任昉述异记云：蛟乃龙属，其眉交生，故谓之蛟。有鳞曰蛟龙，有翼曰应龙，有角曰虬龙，无角曰螭龙也。梵书名宫毗罗。

【集解】〔时珍曰〕按裴渊广州记云：蛟长丈余，似蛇而四足，形广如楯。小头细颈，颈有白婴。胸〔二〕前赭色，背上青斑，胁边若锦，尾有肉环。大者数〔三〕围，其卵亦大。能率鱼飞，得鳖可免。王子年拾遗录〔四〕云：汉昭帝钓于渭水，得白蛟若蛇，无鳞甲，头有软角，牙出唇外。命大官〔五〕作鲊食甚美，骨青而肉紫。据此，则蛟亦可食也。

〔一〕内：金陵本同。大观、政和本草卷二十一予脂条俱作「肉」。

〔二〕胸：原作「胃」，今据金陵本改，与御览九三〇蛟条引广州记合。

〔三〕数：御览九三〇蛟条引山海经，此上有「十」字。

〔四〕录：金陵本及御览九三〇蛟条同。本书卷一引据经史百家书目及四库总目·子部·小说家类三俱作「记」。四库提要云：「苻秦王嘉（字子年）撰拾遗记，后经乱亡残缺。梁·萧绮搜罗补缀，并附著所论，命之曰录。」

〔五〕大官：金陵本同。此官名。秦、汉有大官令丞，掌膳食之事。「大」读如「泰」。古「大」、「太」通用，今本拾遗记卷六作「太官」。

精〔气味〕缺**有毒**。〔时珍曰〕按张仲景金匮要略云：春夏〔一〕二时，蛟〔二〕龙带精入芹菜中。人食之，则病蛟龙症，痛不可忍。治以硬糖，日服二三升，当吐出如蜥蜴状也。唐医周顾治此，用雄黄、朴消煮服下之。

髓〔主治〕**傅面，令人好颜色。又主易产**。时珍　出东方朔别传。

【附录】蜃之刃切。〔时珍曰〕蛟之属有蜃，其状亦似蛇而大，有角如龙状，红鬣，腰以下鳞尽逆。食燕子。能吁气成楼台城郭之状，将雨即见，名蜃楼，亦曰海市〔三〕。其脂和蜡作烛，香凡百步，烟中亦有楼阁之形。月令云：雉入大水为蜃。陆佃云：蛇交龟则生龟，交雉则生蜃，物异而感同也。类书云：蛇与雉交而生子曰蟂，似蛇四足，能害人。陆禋云：蟂（音枭）即蛟也，或曰蜃也。又鲁至刚云：正月蛇与雉交生卵，遇雷即入土数丈为蛇形，经二三百年，乃能升腾。卵不入土，但为雉尔。观此数说，则蛟、蜃皆是一类，有生有化也。一种海蛤与此同名，罗愿以为雉化之蜃，未知然否？详介部车螯下。

鼍龙本经中品

【释名】鮀鱼本经**土龙**〔藏器曰〕本经鮀鱼，合改作鼍。鼍形如龙，声甚可畏。长一丈者，能吐气成云致雨。既是龙类，宜去其鱼。〔时珍曰〕鼍字象其头、腹、足、尾之形，故名。博物志谓之土龙。鮀乃鱼名，非此物也。今依陈氏改正之。

【集解】〔别录曰〕鮀鱼甲生南海池泽，取无时。〔弘景曰〕即鼍甲也，皮可冒鼓。性至难死，沸汤沃口，入腹良久乃剥之。〔藏器曰〕鼍性嗜睡，恒闭目。力至猛，能攻江岸。人于穴中掘之，百人掘，须百人牵之；一人掘，亦一人牵之。不然，终不可出。〔颂曰〕今江湖极多。形似守宫、鲮鲤辈，而长一二丈，背尾俱有鳞甲。夜则鸣吼，舟人畏之。〔时珍曰〕鼍穴极深，渔人以篾缆系饵探之，候其吞钩，徐徐引出。性能横飞，不能上腾。其声如鼓，夜鸣应更，谓之鼍鼓，亦曰鼍更，俚人听之以占雨。其枕莹净，胜于鱼枕。生卵甚多至百，亦自食之。南人珍其肉，以为嫁娶之敬。陆佃云：鼍身具

〔一〕夏：金陵本同。金匮卷下第二十五作「秋」。
〔二〕蛟：金陵本同。金匮卷下第二十五及本书卷二十六水靳条俱无。但下一「蛟」字则俱有。
〔三〕能吁气……海市：按海市蜃楼，实因光线折射而生，非蜃吁气所成，今人类能言之。

十二生肖肉，惟蛇肉在尾最毒也。

鼍甲 〔修治〕酥炙，或酒炙用。

〔气味〕酸[一]，微温，有毒。〔权曰〕甘，平，有小毒。〔日华曰〕无毒。蜀漆为之使。畏芫花、甘遂、狗胆。

〔主治〕心腹癥瘕，伏坚积聚，寒热，女子小腹阴中相引痛，崩中下血五色，及疮疥死肌。本经 五邪涕泣时惊，腰中重痛，小儿气癃眦溃。别录 小腹气疼及惊恐。孟诜 除腹内[二]血积，妇人带下，百邪魍魉。甄权 疗牙齿疳䘌宣露。日华 杀虫，治瘰疬瘘疮，风顽瘙疥恶疮。炙烧，浸酒[三]服之，功同鳖甲。藏器 治阴疟。时珍

〔发明〕〔时珍曰〕鼍甲所主诸证，多属厥阴，其功只在平肝木，治血杀虫也。千金方治风癫，有鼍甲汤。今药肆多悬之，云能辟蠹，亦杀虫之意。

〔附方〕旧一。肠风痔疾〔颂曰〕用皮及骨烧灰，米饮空心服二钱。甚者，入红鸡冠花、白矾为末和之。

肉 〔气味〕甘，有小毒。〔颂曰〕肉色似鸡，而发冷气痼疾。〔藏器曰〕梁·周兴嗣嗜此肉，后为鼍所喷，便生恶疮。此物有灵，不食更佳。其涎最毒。〔陶曰〕肉至补益，亦不必食。

〔主治〕少气吸吸，足不立地。别录 湿气[四]邪气，诸蛊[五]，腹内癥瘕，恶疮。藏器

脂 〔主治〕摩风及恶疮。张鼎

肝 〔主治〕五尸病。用一具炙熟，同蒜齑食。肘后

〔一〕酸：金陵本同。千金翼卷四及大观、政和本草卷二十一鮀鱼甲条俱作「辛」。

〔二〕腹内：原脱，今据大观、政和本草卷二十一鮀鱼甲条补。

〔三〕浸酒：原作「酒浸」，金陵本同。今据大观、政和本草卷二十一鮀鱼甲条改。

〔四〕气：金陵本及政和本草同。大观本草卷二十一鮀鱼甲条作「众」。

〔五〕蛊：原作「虫」，金陵本同。今据大观、政和本草卷二十一鮀鱼甲条改。

鲮鲤别录下品

【释名】龙鲤郭璞穿山甲图经石鲮鱼〔时珍曰〕其形肖鲤，穴陵而居，故曰鲮鲤，而俗称为穿山甲，郭璞赋谓之龙鲤。临海水土〔一〕记云：尾〔二〕刺如三角菱。故谓石鲮。

【集解】〔颂曰〕鲮鲤即今穿山甲也。生湖广、岭南，及金、商、均、房诸州，深山大谷中皆有之。〔弘景曰〕形似鼍而短小，又似鲤而有四足，黑色，能陆能水。日中出岸，张开鳞甲如死状，诱蚁入甲，即闭而入水，开甲蚁皆浮出，因接而食之。〔时珍曰〕鲮鲤状如鼍而小，背如鲤而阔，首如鼠而无牙，腹无鳞而有毛，长舌尖喙，尾与身等。尾鳞尖厚，有三角，腹内脏腑俱全，而胃独大，常吐舌诱蚁食之。曾剖其胃，约蚁升许也。

甲〔修治〕〔时珍曰〕方用或炮、或烧，或酥炙、醋炙、童便炙，或油煎、土炒、蛤粉炒，当各随本方，未有生用者。仍以尾甲乃力胜。

〔气味〕咸，微寒，有毒。〔主治〕五邪，惊啼悲伤，烧灰，酒服方寸匕。疗蚁瘘〔三〕。别录　小儿惊邪，妇人鬼魅悲泣，及疥癣痔漏。大明　疗〔四〕疮癞，及诸疰疾。弘景　烧灰傅恶疮。又治山岚瘴疟。甄权　除痰疟寒热，风痹强直疼痛，通经脉，下乳汁，消痈肿，排脓血，通窍杀虫。时珍

〔发明〕〔弘景曰〕此物食蚁，故治蚁瘘。〔时珍曰〕穿山甲入厥阴、阳明经。古方鲜用，近世风疟、疮科、通经、下乳，用为要药。盖此物穴山而居，寓水而食，出阴入阳，能窜经络，达于病所故也。按刘伯温多能鄙事云：凡油笼渗漏，剥穿山甲里面肉靥投入，自至漏处补住。又永州记云：此物不可于堤岸上杀之，恐血入土，则堤岸渗漏。观此二说，是山可使穿，堤可使漏，而又能至渗处，其性之走窜可知矣。谚曰：穿山甲，王不留，妇人食了乳长流。亦言其迅速也。李仲南言其性专行散，中病即止，不可过服。又按德

〔一〕水土：原脱，今据御览九三八鲮鱼条补，与本书卷一引据经史百家书目一致。

〔二〕尾：金陵本同。御览九三八鲮鱼条作「背腹皆有」四字。

〔三〕疗蚁瘘：原脱，今据千金翼卷四及大观、政和本草卷二十二鲮鲤甲条引别录文补。

〔四〕疗：此下原有「蚁瘘」二字，乃别录文，已补于前。今据大观、政和本草卷二十二鲮鲤甲条引弘景文删。

生堂经验方云：凡风湿冷痹之证，因水湿所致，浑身上下，强直不能屈伸，痛不可忍者。于五积散加穿山甲七片，看病在左右手足，或臂胁疼痛处，即于鲮鲤身上取甲炮熟，同全蝎（炒）十一个，葱、姜同水煎，入无灰酒一匙，热服，取汗（避风）甚良。

〔附方〕旧四〔一〕，新十九〔二〕。

中风瘫痪手足不举。用穿山甲（左瘫用右甲，右痪用左甲〔三〕，炮熟〔四〕）、大川乌头（炮熟）、红海蛤（如棋子大者）各二两，为末。每用半两，捣葱白汁和成厚饼，径寸半，随左右贴脚心，缚定。密室安坐，以贴药〔五〕脚浸热汤盆中，待身麻汗出，急去药。宜谨避风，自然手足可举。半月再行一次，除根。忌口，远色，调养。亦治诸风疾〔六〕。卫生宝鉴。**热疟不寒**穿山甲一两，干枣十个，同烧存性，为末。每服二钱，发日，五更井花水服。杨氏家藏。**下痢里急**穿山甲、蛤粉等分，同炒研末。每服一钱，空心温酒下。普济方。**肠痔气痔**出脓血。用穿山甲（烧存性）一两，肉豆蔻三枚，为末，每米饮服二钱。甚者加蝟皮灰一两，中病即止。衍义。**鼠痔成疮**肿痛。用穿山甲尾尖处一两（炙存性），鳖甲（酒炙酥〔七〕）一两，麝香半钱，为末。每服一钱半〔八〕，真茶汤服〔九〕，取效。直指方。**蚁瘘不愈**鲮鲤甲二七枚烧灰，猪脂调傅。千金方〔十〕。**妇人阴㿗**硬如卵状。随病之左右，取穿山甲之左右边五钱，以沙炒焦黄，为末。每服二钱，酒下。摘玄方。**乳汁不通**涌泉散：用穿山甲炮研末，酒服方寸匕，日二服。

〔一〕四：原作「五」，今按下旧附方数改。
〔二〕九：原作「八」，今按下新附方数改。
〔三〕左瘫用右甲右痪用左甲：金陵本同。卫生宝鉴卷八趁风膏无此文。
〔四〕炮熟：金陵本同。卫生宝鉴卷八趁风膏作「生用半，酥炙一半」。
〔五〕贴药：原脱，今据卫生宝鉴卷八趁风膏补。
〔六〕亦治诸风疾：金陵本同。卫生宝鉴卷八趁风膏作「仍服治诸风之药补理」。
〔七〕酒炙酥：原作「酥炙」，金陵本同。今据仁斋直指方论卷二十三穿山甲散改。
〔八〕半：原脱，今据仁斋直指方论卷二十三穿山甲散补。
〔九〕真茶汤服：金陵本同。仁斋直指方论卷二十三穿山甲散作「用蜡茶半匙夹和沸汤调下。」此下尚有「防风煎汤调亦得，留滓傅痔。」
〔十〕千金方：金陵本同。按此方见千金卷二十三第一，故濒湖改作「千金方」。大观、政和本草卷二十二鲮鲤甲条附方俱作「千金翼」，千金翼卷二十四第二亦载此方。

外以油梳梳乳，即通。单骧方。**乳癌乳痈**方同上。**吹奶疼痛**穿山甲（炙焦）、木通各一两，自然铜（生用）半两，为末。每服二钱，酒下取效。图经。**痘疮变黑**穿山甲、蛤粉炒为末。每服五分，入麝香少许，温酒服。即发红色，如神。直指方。**肿毒初起**穿山甲（插入谷芒热灰中，炮焦为末）二两，入麝香少许。每服二钱半，温酒下。仁斋直指方。**马疔肿毒**穿山甲（烧存性）、贝母等分为末。酒调服，三四次。乃用下药，利去恶物即愈。鲍氏方。**便毒便痈**穿山甲半两，猪苓三〔一〕钱，并以醋炙研末，酒服二钱。外穿山甲末和麻油、轻粉涂之〔二〕。或只以末〔三〕涂之。直指。**瘰疬溃坏**集验方：用鲮鲤甲二十一片烧研，傅之。寿域方：用穿山甲（土炒）、斑蝥、熟艾等分，为末，傅之。外以乌桕叶贴上，灸四壮，效。**眉炼〔四〕癣疮**生眉中者。穿山甲前膊鳞〔五〕，炙焦为末，清油〔六〕和轻粉调傅。直指方。**蚁入耳内**鲮鲤甲烧研，水调，灌入即出。肘后。**聤耳出脓**穿山甲烧存性，入麝香少许，吹之。三日水干即愈。鲍氏小儿方。**耳内疼痛**穿山甲二个，夹土狗二个，同炒焦黄〔七〕，为末。每吹一字入耳内。亦治耳聋。普济方。**耳鸣耳聋**卒聋，及肾虚，耳内如风、水、钟、鼓声。用穿山甲一大片（以蛤粉炒赤，去粉〔八〕），蝎梢七个，麝香少许，为末，以麻油一滴〔九〕化蜡，和作梃子〔十〕，绵裹塞之。摄生众妙〔十一〕方。**火眼赤痛**穿山甲一片为末，铺白纸上，卷作绳，烧烟熏之。

〔一〕三：原作「二」，金陵本同。今据仁斋直指方论卷二十三退毒饮改。

〔二〕外穿山甲末和麻油轻粉涂之：金陵本同。仁斋直指方论卷二十三退毒饮作「次以法醋煮肥皂研膏傅之妙」。

〔三〕末：原作「土」，金陵本同。仁斋直指方论卷二十三退毒饮无此句。今从张本改。

〔四〕眉炼：金陵本同。仁斋直指小儿方论卷四前甲散作「炼银」。

〔五〕鳞：原脱，今据仁斋直指小儿方论卷四前甲散补。

〔六〕清油：金陵本同。仁斋直指小儿方论卷四前甲散作「麻油」。

〔七〕黄：普济方卷五十四，此下有「入麝香少许」。

〔八〕去粉：原脱，今据摄生众妙方卷九通耳丸补。

〔九〕一滴：同上。

〔十〕和作梃子：金陵本同。摄生众妙方卷九通耳丸作「为丸」二字，与方名相合。

〔十一〕摄生众妙：原作「摄主」，金陵本经后人以墨笔添补。按此方见摄生众妙方卷九，名通耳丸，今据改。

寿域方。**倒睫拳毛**穿山甲，竹刀刮去肉，将羊肾脂抹甲上，炙黄，如此七次，为末。随左右眼，用一字嗃鼻内，口中噙水。日用三次〔一〕，二月〔二〕取效。儒门事亲。

肉 〔气味〕**甘，涩，温，有毒。**〔时珍曰〕按张杲〔三〕医说云：鲮鲤肉最动风。风疾人才食数脔，其疾一发，四肢顿废。时珍窃谓此物性窜而行血，风人多血虚故也。然其气味俱恶，亦不中用。

石龙子本经中品

【释名】山龙子别录 **泉龙**繁露注 **石蜴**音易。 **蜥蜴**别录 **猪婆蛇**纲目 **守宫**〔时珍曰〕此物生山石间，能吐雹，可祈雨，故得龙子之名。蜥蜴本作析易。许慎云：易字篆文象形。陆佃云：蜴善变易吐雹，有阴阳析易之义。周易之名，盖取乎此。今俗呼为猪婆蛇是矣。〔弘景曰〕守宫，蝘蜓也。而此亦名守宫，殊难分别。详见守宫条。

【集解】〔别录曰〕石龙子生平阳川谷，及荆州山石间。五月取，着石上令干。〔保昇曰〕山南襄州、安州〔四〕、申州〔五〕处处有之。三、四、八、九月采，去腹中物，熏干。〔弘景曰〕其类有四种：形大纯黄者为蛇医母，亦名蛇舅母〔六〕，不入药用；似蛇医而形小尾长，见人不动者，为龙子；形小而五色，尾青碧可爱者，为蜥蜴，并不螫人；一种缘篱壁，形小色黑者，为蝘蜓，言螫人必死，亦未闻中之者。〔恭曰〕龙子即蜥蜴，形细而长，尾与身类，似蛇有四足，去足便是蛇形。以五色者为雄，入药良；色不备者为雌〔七〕，力劣也。蛇师生山谷，头大尾小而短，色青黄或白斑也。蝘蜓生人家屋壁间，似蛇师，即守宫也，一名蝾螈。尔雅互言之，并非真说。〔颂曰〕尔雅以蝾螈、蜥蜴、蝘蜓、守宫为一物。方言以在草为蜥蜴、蛇医，在壁为守宫、蝘蜓。字林以蝾螈为蛇医。据诸说，当以在草泽者为蝾螈、蜥蜴，在屋壁者为蝘蜓、守宫也。入药

〔一〕日用三次：儒门事亲卷十五第三无此四字，濒湖据同条又方补。
〔二〕二月：金陵本同。儒门事亲卷十五第三作「一月余」。
〔三〕杲：原作「果」，金陵本笔划微损。今据本书卷一引据医家书目改。
〔四〕州安州：原脱，今据大观、政和本草卷二十一石龙子条补。
〔五〕州：同上。
〔六〕母：原脱，今据大观、政和本草卷二十一石龙子条补。
〔七〕为雌：同上。

以草泽者为良。〔时珍曰〕诸说不定。大抵是水、旱二种，有山石、草泽、屋壁三者之异。本经惟用石龙，后人但称蜥蜴，实一物也。且生山石间，正与石龙、山龙之名相合，自与草泽之蛇师、屋壁之蝘蜓不同。苏恭言蛇师生山谷，以守宫为蝾螈，苏颂以草泽者入药，皆与本经相戾。术家祈雨以守宫为蜥蜴，谬误尤甚。今将三者考正于左，其义自明矣。生山石间者曰石龙，即蜥蜴，俗呼猪婆蛇；似蛇有四足，头扁尾长，形细，长七八寸，大者一二尺，有细鳞金碧色；其五色全者为雄，入药尤胜。生草泽间者曰蛇医，又名蛇师、蛇舅母、水蜥蜴、蝾螈，俗亦呼猪婆蛇；蛇有伤，则衔草以敷之，又能入水与鱼合，故得诸名；状同石龙而头大尾短，形粗，其色青黄，亦有白斑者，不入药用。生屋壁间者曰蝘蜓，即守宫也；似蛇医而短小，灰褐色，并不螫人，详本条。又按夷坚志云：刘居中见山中大蜥蜴百枚，长三四尺，光腻如脂，吐雹如弹丸，俄顷风雷作而雨雹也。〔宗奭曰〕有人见蜥蜴从石罅中出，饮水数十次，石下有冰〔一〕雹一二升。行未数里，雨雹大作。今人用之祈雨，盖取此义。

【修治】〔时珍曰〕古方用酥炙或酒炙。惟治传尸劳瘵天灵盖丸，以石蜥蜴连肠肚，以醋炙四十九遍用之，亦一异也。

【气味】咸，寒，有小毒。〔之才曰〕恶硫黄、芜荑、斑蝥。

【主治】五癃邪结气，利小便水道，破石淋下血。本经〔二〕**消水饮阴㿗，滑窍破血。娠妇忌用。**时珍

【发明】〔宗奭曰〕蜥蜴能吐雹祈雨，故能治癃淋，利水道。〔时珍曰〕其功长于利水，故千金治癥结水肿，尸疰留饮，有蜥蜴丸。外台治小儿〔三〕阴㿗用之，皆取其利水也。刘涓子用同斑蝥、地胆治瘘疾，取其利小便，解二物之毒也。

【附方】新二。

小儿阴㿗用蜥蜴一枚烧灰，酒服。外台秘要。

诸瘘不愈用蜥蜴（炙）三枚，地胆（炒）三十枚，斑蝥（炒）四十枚，为末，蜜丸小豆大。每服二丸，白汤下。治诸法不效者。刘涓子鬼遗方。

〔一〕冰：原作「水」，金陵本同。今据本草衍义卷十七及政和本草卷二十一石龙子条改。

〔二〕本经：原作「别录」，金陵本同。按大观、政和本草卷二十一石龙子条，「五癃……下血」凡十五字俱作白字，认为本经文。因据改。

〔三〕小儿：原脱，今据外台卷三十六补，与下附方一致。

肝　〔**主治**〕缺　〔**附方**〕新一。**去生胎**蜥蜴肝、蛇脱皮等分，以苦酒和匀，摩妊妇脐上及左右令温，胎即下也。圣惠。

守宫 纲目

【**释名**】**壁宫**苏恭　**壁虎**时珍　**蝎虎**苏恭　**蝘蜓**音偃殄。　〔弘景曰〕蝘蜓喜缘篱壁间。以朱饲之，满三斤杀，干末以涂女人身，有交接事便脱，不尔如赤志，故名守宫。而蜥蜴亦名守宫，殊难分别。按东方朔云「若非守宫则蜥蜴」是矣。〔恭曰〕蝘蜓又名蝎虎，以其常在屋壁，故名守宫，亦名壁宫。饲朱点妇人，谬说也。〔时珍曰〕守宫善捕蝎、蝇，故得虎名。春秋考异邮云：守宫食虿，土胜水也。点臂之说，淮南万毕术、张华博物志、彭乘墨客挥犀，皆有其法，大抵不真。恐别有术，今不传矣。扬雄方言云：秦、晋、西夏谓之守宫，亦曰蚺𧑏〔一〕，南阳人呼为蝘蜓〔二〕，在泽中者谓之蜥蜴〔三〕，楚人谓之蝾螈〔四〕。

【**集解**】〔时珍曰〕守宫，处处人家墙壁有之。状如蛇医，而灰黑色，扁首长颈，细鳞四足，长者六七寸，亦不闻噬人。南人有十二时虫，即守宫之五色者，附见于下：

【**附录**】**十二时虫**〔时珍曰〕十二时虫，一名避役，出容州、交州诸处，生人家篱壁、树木间，守宫之类也。大小如指，状同守宫，而脑上连背有肉鬣如冠帻，长颈长足，身青色，大者长尺许，尾与身等〔五〕，啮人不可疗。岭南异物志言：其首随十二时变色，见者主有喜庆。博物志言：在〔六〕阴多缃绿，日中变易，或青或绿，或丹或黄〔七〕，或红或赤〔八〕。

〔一〕蚺𧑏：金陵本及方言卷八同。玉烛宝典卷二引作「卢螈」。
〔二〕南阳人呼为蝘蜓：按此乃方言郭注，非方言正文。
〔三〕蜥蜴：金陵本同。方言卷八守宫条作「易蜴」。郭注：「蜴音析」。玉烛宝典卷二引作「蜴易」。尔雅·释鱼：「蝾螈，蜥蜴。」郝懿行云：「按蜥通作蜴。诗：『胡为虺蜴』。传：『蜴，螈也。』蜴即蜥字，故释文云：『蜴，星历反。字又作蜥』是也。盖诗之虺蜴，俗读为易；因而尔雅蜥易，亦误为蜴。不知蜴即蜥之异文，经典转写多误；唯方言作易蜴，郭注音析不误，宜据以订正焉」。
〔四〕楚人谓之蝾螈：方言卷八守宫条作「南楚谓之蛇医，或谓之蝾螈」。
〔五〕尾与身等：金陵本同。北户录卷一蛤蚧条谓十二时虫「尾长于身」。
〔六〕王：原作「其」，金陵本同。今据御览九五〇·十二时虫条引博物志改。
〔七〕或黄：原脱，今据御览九五〇·十二时虫条引博物志补。
〔八〕或赤：同上。

北户录言不能变十二色，但黄、褐、青〔一〕、赤四色而已。窃按陶弘景言：石龙五色者为蜥蜴。陆佃言：蜥蜴能十二时变易，故得易名。若然，则此虫亦蜥蜴矣，而生篱壁间，盖五色守宫尔。陶氏所谓守宫螫人必死，及点臂成志者，恐是此物。若寻常守宫，既不堪点臂，亦未有螫人至死者也。

【气味】咸，寒，有小毒。

【主治】中风瘫痪，手足不举，或历节风痛，及风痓惊痫，小儿疳痢，血积成痞，疠风瘰疬，疗蝎螫。时珍

【发明】〔时珍曰〕守宫旧附见于石龙下，云不入药用。近时方术多用之。杨仁斋言惊痫皆心血不足，其血与心血相类，故治惊痫，取其血以补心。其说近似，而实不然。盖守宫食蝎虿，蝎虿乃治风要药。故守宫所治风痓惊痫诸病，亦犹蜈、蝎之性能透经络也。且入血分，故又治血病疮疡。守宫祛风，石龙利水，功用自别，不可不知。

【附方】新十四。**小儿脐风**用壁虎后半截焙为末，男用女乳，女用男乳，调匀，入稀鸡矢少许，掺舌根及牙关。仍以手蘸摩儿，取汗出，甚妙。笔峰杂兴方。**久年惊痫**守宫膏：用守宫一个，剪去四足，连血研烂，入珍珠、麝香、龙脑香各一字，研匀，以薄荷汤调服。仍先或吐或下去痰涎，而后用此，大有神效。奇效方。**小儿撮口**用朱砂末安小瓶内，捕活蝎虎一个入瓶中，食砂末月余，待体赤，阴干为末。每薄荷汤〔二〕服三四〔三〕分。方广附余。**心虚惊痫**用褐色壁虎一枚，连血研烂，入朱砂、麝香末少许，薄荷汤调服。继服二陈汤，神效。仁斋直指。**瘫痪走痛**用蝎虎（即蝘蜓）一枚〔四〕（炙黄），陈皮五分〔五〕，罂粟壳（蜜炒〔六〕）一钱，甘草、乳香、没药各二钱半，为末。每服三钱，水煎服。

〔一〕青：北户录卷一蛤蚧条作「黑」。
〔二〕薄荷汤：金陵本同。丹溪心法附余卷二十二作「酒」。
〔三〕三四：金陵本同。丹溪心法附余卷二十二作「一二」。
〔四〕一枚：金陵本同。医学正传卷一作「二钱五分」。
〔五〕分：金陵本同。医学正传卷一作「钱」。
〔六〕蜜炒：原脱，今据医学正传卷一补。

医学正传。**历节风痛**不可忍者。壁虎丸〔一〕。用壁虎三枚（生研），蛴螬三枚（湿〔二〕纸包煨研），地龙五条（生研），草乌头三枚（生研），木香五钱，乳香末二钱半，麝香一钱，龙脑五分，合研成膏，入酒糊捣，丸如梧桐子大。每日空心〔三〕乳香酒服三十丸，取效。总录。**破伤中风**身如角弓反张，筋急口噤者，用守宫丸治之。守宫（炙干去足）七枚，天南星（酒浸三日晒干）一两，腻粉半钱〔四〕，为末，以薄面糊丸绿豆大。每以七丸，酒灌下，少顷汗出得解，更与一服，再汗即瘥〔五〕。或加白附子一两，以蜜丸。圣惠方。**疠风成癞**祛风散：用东行蝎虎一条焙干，大蚕沙五升水淘炒〔六〕，各为末，以小麦面四升，拌作络索，曝干研末。每服一二合，煎〔七〕柏叶汤下，日三服，取效。卫生宝鉴。**瘰疬初起**用壁虎一枚，焙研。每日服半分，酒服。青囊。**血积成块**用壁虎一枚，白面和一鸭子大，包裹研烂，作饼烙熟食之，当下血块。不过三五次即愈，甚验。青囊。**小儿疳疾**蝎虎丹：治一切疳瘦、下痢，证候全备，及无辜疳毒，如邪病者。用干雄蝎虎一个（微炙），蜗牛壳、兰香根、靛花、雄黄、麝香各一分，龙脑半分，各研为末，米醋煮糊丸黍米大。每脂麻汤下十丸，日二服，取效。奇效良方。**虿蝎螫伤**端午日午时收壁虎一枚，以鸡胆开一窍盛之，阴干。每以一星敷上即止，神效。青囊。**反胃膈气**地塘虫（即壁虎也）七个（砂锅炒焦），木香、人参、朱砂各一钱半，乳香一钱，为末，蜜丸梧子大。每服七丸，木香汤下，早晚各一服。丹溪摘玄。**痈疮大痛**壁虎焙干研末，油调傅之，即止。医方摘要。

粪

〔主治〕**烂赤眼**。时珍

〔附方〕新一。**胎赤烂眼**昏暗。用蝎虎数枚，以罐盛黄土按实，入蝎虎在

〔一〕壁虎丸：金陵本同。圣济总录卷十作「麝香丸」。

〔二〕湿：原脱，今据圣济总录卷十补。

〔三〕空心：金陵本同。圣济总录卷十作「临卧」。

〔四〕半钱：金陵本同。圣惠方卷二十一作「一两」。

〔五〕更与一服再汗即瘥：金陵本同。圣惠方卷二十一作「未汗再服」。

〔六〕炒：金陵本同。卫生宝鉴卷九作「二遍晒干」。

〔七〕煎：原作「剪」，今据金陵本改。卫生宝鉴卷九作「熬」，义同。

内，勿令损伤。以纸封口，穿数孔出气。候有粪数粒，去粪上一点黑者，只取一头白者，唾津研成膏，涂眼睫周回，不得揩拭。来早以温浆水洗三次，甚效。圣济总录。

蛤蚧宋开宝

【释名】蛤蟹日华**仙蟾**〔志曰〕一雌一雄，常自呼其名。〔时珍曰〕蛤蚧因声而名，仙蟾因形而名。岭南人呼蛙为蛤，又因其首如蛙、蟾也。雷敩以雄为蛤，以雌为蚧，亦通。

【集解】〔志曰〕蛤蚧生岭南山谷，及城墙或大树间。形如大守宫，身长四五寸，尾与身等。最惜其尾，见人取之，多自啮断其尾而去。药力在尾，尾不全者不效。扬雄方言云：桂林之中，守宫能鸣者〔一〕，俗谓之蛤蚧〔二〕。盖相似也。〔禹锡曰〕按岭表录异云：蛤蚧首如蛤蟆，背有细鳞，如蚕子，土黄色，身短尾长。多巢于榕木及城楼间，雌雄相随，旦暮则鸣。或云鸣一声是一年者〔三〕。俚人采鬻，云治肺疾。〔珣曰〕生广南水中，夜即居于榕树上。雌雄相随，投一获二。近日西路亦有之，其状虽小，滋力一般。俚人采之割腹，以竹张开，曝干鬻之。〔颂曰〕人欲得首尾全者，以两股长柄铁叉，如粘黐竿〔四〕状，伺于榕木间，以叉刺之，一股中脑，一股着尾，故不能啮也。入药须雌雄两用。或云阳人用雌，阴人用雄〔五〕。〔敩曰〕雄为蛤，皮粗口大，身小尾粗；雌为蚧，皮细口尖，身大尾小。〔时珍曰〕按段公路北户录云：其首如蟾蜍，背

〔一〕能鸣者：金陵本同。今本方言卷八作「大者而能鸣」，玉烛宝典卷二引作「大者能鸣」，御览九四六守宫条引作「大能鸣者」，绀珠集卷八引作「大者」。此间「能鸣者」上，似脱「大而」二字。

〔二〕蛤蚧：金陵本及绀珠集卷八同。今本方言卷八作「蛤解」，玉烛宝典卷二引作「鸽解」，御览九四六引作「蛤蟹」，皆一音之转。

〔三〕或云鸣一声是一年者：按北户录卷一蛤蚧条云：「或云一年一声，验之非也。」原注：「端州大厅有蛤蚧。州吏云：有已多年，至今每鸣或三声，或一声，不定也。」

〔四〕竿：原作「等」，金陵本同。今据大观本草卷二十二蛤蚧条改（政和本草误作「竽」）。本书卷三十六枸骨条云：「人采其木皮煎膏，以粘鸟雀，谓之粘黐。」

〔五〕阳人用雌阴人用雄：原作「阳人用雄阴人用雌」，金陵本同，义正相反。今据大观、政和本草卷二十二蛤蚧条引图经文改，与同条雷公云「男服雌，女服雄」相合。

浅〔一〕绿色，上有土〔二〕黄斑点，如古锦纹，长尺许，尾〔三〕短，其声最大，多居古〔四〕木窍间，亦守宫、蜥蜴之类也。又顾玠海槎录云：广西横州甚多蛤蚧，牝牡上下相呼，累日，情洽乃交，两相抱负，自堕于地。人往捕之，亦不知觉，以手分劈，虽死不开。乃用熟稿草细缠，蒸过曝干售之，炼为房中之药甚效。寻常捕者，不论牝牡，但可为杂药及兽医方中之用耳。

【修治】〔敩曰〕其毒在眼。须去眼及甲上、尾上、腹上肉毛，以酒浸透，隔两重纸缓焙令干，以甆器盛，悬屋东角上一夜用之，力可十倍，勿伤尾也。〔日华曰〕凡用去头、足，洗去鳞鬣内不净，以酥炙用（或用蜜炙）。〔李珣曰〕凡用须炙令黄色，熟捣。口含少许，奔走不喘息者，为真也。宜丸散中用。

【气味】咸，平，有小毒。〔日华曰〕无毒。

【主治】久咳嗽，肺劳传尸，杀鬼物邪气，下淋沥，通水道。开宝 **下石淋，通月经，治肺气，疗咳血。**日华 **肺痿咯血，咳嗽上气，治折伤。**海药 **补肺气，益精血，定喘止嗽，疗肺痈消渴，助阳道。**时珍

【发明】〔宗奭曰〕补肺虚劳嗽有功。〔时珍曰〕昔人言补可去弱，人参羊肉之属。蛤蚧补肺气，定喘止渴，功同人参；益阴血，助精扶羸，功同羊肉。近世治劳损痿弱，许叔微治消渴，皆用之，俱取其滋补也。刘纯云：气液衰、阴血竭者，宜用之。何大英云：定喘止嗽，莫佳于此。

【附方】旧二。**久嗽肺痈**〔宗奭曰〕久嗽不愈，肺积虚热成痈，咳出脓血，晓夕不止，喉中气塞，胸膈噎痛。用蛤蚧、阿胶、鹿角胶、生犀角、羚羊角各二钱半〔五〕，用河水三升，银石器内文火熬至半升，滤汁。时时仰卧〔六〕细呷。日

〔一〕浅：原脱，今据北户录卷一蛤蚧条补。

〔二〕土：同上。

〔三〕尾：北户录卷一蛤蚧条，此下有「绝」字，似濒湖有意删去。今见蛤蚧尾亦非绝短。

〔四〕古：原脱，今据北户录卷一蛤蚧条补。

〔五〕二钱半：金陵本同。本草衍义卷十七及政和本草卷二十二蛤蚧条俱作「一两」，此下有「除胶外，皆为屑，次入胶，分四服，每服」凡十四字。「一两」分为「四服」，每服即「二钱半」。

〔六〕时时仰卧：金陵本同。本草衍义卷十七及政和本草卷二十二蛤蚧条俱作「临卧微温」。

一服。张刑部子皋病此，田枢密况授方，服之遂愈。**喘嗽面浮**并四肢浮者。蛤蚧一雌一雄，头尾全者，法酒和蜜涂之，炙熟，紫团人参似人形者，半两为末，化蜡四两，和作六饼。每煮糯米薄粥一盏，投入一饼搅化，细细热呷之。普济。

盐龙 纲目

【集解】〔时珍曰〕按何薳〔一〕春渚纪闻云：宋徽宗时，将军萧注破南蛮，得其所养盐龙，长尺余，籍以银盘，中置玉盂，以玉筯摭海盐饲之。每鳞中出盐则收取，云能兴阳事，每以温酒服一钱匕。后龙为蔡京所得，及死，以盐封，数日取用亦有力。愚按此物生于殊方，古所不载，而有此功，亦希物也。因附于此以俟。

鳞之二 蛇类一十七种

蛇蜕 本经下品

【释名】**蛇皮** 甄权 **蛇壳** 俗名 **龙退** 纲目 **龙子衣** 本经 **龙子皮** 别录 **弓皮** 本经 **蛇符** 同上〔二〕 **蛇筋** 吴普

〔时珍曰〕蛇字，古文象其宛转有盘曲之形。蜕音脱，又音退，退脱之义也。龙、弓、符、筋，并后世瘦〔三〕隐之名耳。

【集解】〔别录曰〕生荆州川谷及田野。五月五日、十五日取之，良。〔弘景曰〕草中少见虺蝮蜕，惟有长者，多是赤蛙、黄颔辈，其皮不可辨，但取石上完全者为佳。〔颂曰〕南中木石上，及人家墙屋间多有之。蛇蜕无时，但着不净〔四〕即脱。或大饱亦脱。

【修治】〔五〕〔敩曰〕凡使，勿用青、黄、苍色者，只用白色如银者。先于地下掘坑，深一尺二寸，安蜕于中，一宿

〔一〕薳：原作「远」，金陵本同。今据本书卷一引据经史百家书目及四库总目·子部·杂家类五改。
〔二〕同上：原作「别录」，金陵本同。按大观、政和本草卷二十二蛇蜕条，「一名蛇符」四字俱作白字，认为本经文。因据改。
〔三〕瘦：原作「瘦」，金陵本同。今从张本改。
〔四〕净：原作「争」，金陵本同。今据大观、政和本草卷二十二蚺蛇胆条改。
〔五〕修治：原脱，今据本书通例补。

取出，醋浸炙干用。〔时珍曰〕今人用蛇蜕，先以皂荚水洗净缠竹上，或酒、或醋、或蜜浸，炙黄用。或烧存性，或盐泥固煅，各随方法。

【气味】咸、甘，平，无毒。火熬之良。〔权曰〕有毒。畏磁石及酒。孕妇忌用。

【主治】小儿百二十种惊痫蛇痫，癫疾瘈疭，弄舌摇头〔一〕，**寒热肠痔，蛊毒。**本经 **大人五邪，言语僻越，止呕逆**〔二〕，**明目。烧之疗诸恶疮。**别录 **喉痹，百鬼魅。**甄权 **炙用辟恶，止小儿惊悸客忤**〔三〕。**煎汁傅疬疡，白癜风。催生。**日华 **安胎。**孟诜 **止疟。**〔藏器曰〕正发日取塞两耳，又以手持少许，并服盐醋汁令吐。**辟恶去风杀虫。烧末服，治妇人吹奶，大人喉风，退目翳，消木舌。傅小儿重舌重腭，唇紧解颅，面疮月蚀，天泡疮，大人疔肿，漏疮肿毒。煮汤，洗诸恶虫伤。**时珍

【发明】〔宗奭曰〕蛇蜕，从口退出，眼睛亦退。今眼药及去翳膜用之，取此义也。〔时珍曰〕入药有四义：一能辟恶，取其变化性灵也，故治邪僻、鬼魅、蛊疟诸疾；二能去风，取其属巽性窜也，故治惊痫、癜駮、喉舌诸疾；三能杀虫，故治恶疮、痔漏、疥癣诸疾，用其毒也；四有蜕义，故治翳膜、胎产、皮肤诸疾，会意从类也。

【附方】旧十六〔四〕，新二十〔五〕。

喉痹心镜：治小儿喉痹肿痛。烧末，以乳汁服一钱。

缠喉风疾气闭者。一方：蛇皮揉碎烧烟，竹筒吸入即破。一方：蛇皮杜〔六〕壬方：用蛇蜕（炙）、当归等分，为末。温酒服一钱，取吐。

〔一〕弄舌摇头：按大观、政和本草卷二十二蛇蜕条，此四字俱作墨字，认为别录文。
〔二〕逆：金陵本同。千金翼卷四及大观、政和本草卷二十二蛇蜕条引别录俱作「咳」，引日华子乃作「逆」。
〔三〕忤：原作「热」，金陵本同。今据大观、政和本草卷二十二蛇蜕条改。
〔四〕六：原作「一」，今按下旧附方数改。
〔五〕十：此下原有「一」字，今按下新附方数删。
〔六〕杜：原作「桂」，今据金陵本改，与大观、政和本草卷二十二蛇蜕条附方合。

裹白梅一枚，噙咽。**大小口疮**蛇蜕皮水浸软，拭口内，一二遍，即愈。仍以药贴足心。婴孩宝鉴。**小儿木舌**蛇蜕烧灰，乳和服少许。千金方。**小儿重舌**千金。**小儿重腭**并用蛇蜕灰，醋调傅之。圣惠方〔一〕。**小儿口紧**不能开合饮食，不语即死。蛇蜕烧灰，拭净傅之。千金方。**小儿解颅**蛇蜕熬末，以猪颊车髓和，涂之，日三四易。千金方。**小儿头疮**子母秘录〔二〕。**小儿面疮**同上。**小儿月蚀**。并用蛇蜕烧灰，腊猪脂和，傅之。肘后方。**小儿吐血**蛇蜕灰，乳汁调，服半钱。子母秘录。**痘后目翳**周密齐东野语云：小儿痘后障翳。用蛇蜕一条（洗焙），天花粉五分，为末。以羊肝破开，夹药缚定，米泔水煮食。予女及甥，皆用此得效，真奇方也。**卒生翳膜**蛇蜕皮一条，洗晒细剪，以白面和作饼，炙焦黑色，为末。食后温水服一钱，日二次。圣惠方。**小便不通**全蛇蜕一条，烧存性研，温酒服之。**胎痛欲产**日月未足者。以全蜕一条，绢袋盛，绕腰系之。千金方。**横生逆生胞衣不下**千金：用蛇蜕炒焦为末，向东酒服一刀圭，即顺。十全博救方：用蛇皮一条，瓶子内〔三〕盐泥固，煅研二钱，榆白皮〔四〕汤服。济生秘览：治逆生须臾不救。用蛇蜕一具，蝉蜕十四个，头发一握，并烧存性，分二服，酒下。仍以小针刺儿足心三七下，擦盐少许，即生。**妇人产难**蛇蜕泡水浴产门，自易。宝鉴。**妇人吹乳**蛇皮一尺七寸，烧末，温酒一盏服。产乳。**肿毒无头**蛇蜕灰，猪脂和涂。肘后。**石痈无脓**坚硬如石。用蛇蜕皮贴之，经宿便愈。千金〔五〕。**诸肿〔六〕有脓**

〔一〕圣惠方：按大观、政和本草卷二十二蛇蜕条附方，引圣惠治小儿重腭重龈，烧末傅之，不用醋调，与圣惠卷八十二合。用醋调者，乃治小儿重舌舌强方，见圣惠卷八十九，与千金卷五下第九略同。濒湖合而为一，俱用醋调。

〔二〕子母秘录：原脱，今据大观、政和本草卷二十二蛇蜕条附方补，仍计入旧附方数内。下「小儿面疮」同。

〔三〕蛇皮一条瓶子内：原脱，今据大观、政和本草卷二十二蛇蜕条附方补。

〔四〕皮：同上。

〔五〕千金：原作「总录」，金陵本同。按上方虽见于圣济总录卷一二八，但只附于「烧灰醋调」方之后，作为「亦可」采用之后备方。细读方文，知与千金卷二十二第二治石痈方更为吻合。因据改。

〔六〕肿：原作「漏」，金陵本同。今据千金翼卷二十三第九及大观、政和本草卷二十二蛇蜕条附方改。

蛇蜕灰，水和，傅上[一]，即孔[二]出。　千金翼[三]。**丁肿鱼脐**外台：用蛇蜕鸡子大，水四升，煮三四沸，服汁立瘥。直指：治鱼脐疮出水，四畔浮浆。用蛇蜕烧存性研，鸡子清和傅。**恶疮似癞**十年不瘥者。全蜕一条烧灰，猪脂和傅。仍烧一条，温酒服[四]。　千金方。**瘢风白驳**圣惠：用蛇皮烧[五]灰，醋调涂。　外台：用蛇[六]蜕摩数百遍，令热，弃草中勿回顾。**陷甲入肉**常有血[七]痛苦。用蛇皮一具烧灰，雄黄一弹丸，同研末。先以温浆洗疮，针破贴之。　初虞世方。**耳忽大痛**如有虫在内奔走，或血水流出，或干痛不可忍者。蛇退皮烧存性研，鹅翎吹之立愈。经验秘方也。　杨拱医方摘要。

蚺蛇蚺音髯。　别录下品

【释名】南蛇纲目 **埋头蛇**〔时珍曰〕蛇属纡行，此蛇身大而行更纡徐，冉冉然也，故名蚺蛇。或云鳞中有毛如髯也。产于岭南，以不举首者为真，故世称为南蛇、埋头蛇。

【集解】〔颂曰〕蚺蛇，陶弘景言出晋安，苏恭言出桂、广以南高、贺等州，今岭南诸郡皆有之。〔弘景曰〕大者二三围。在地行不举头者是真，举头者非真。其膏、胆能相乱。〔韩保昇曰〕大者径尺，长丈许，若蛇而粗短。〔恭曰〕其形似鳢，头似鼍，尾圆无鳞，性难死。土人截其肉作脍，谓为珍味。〔藏器曰〕其脍着醋，能卷人箸[八]，终不可脱，惟以芒草作箸[八]乃可。段成式酉阳杂俎云：蚺蛇长十丈。尝吞鹿，鹿消尽，乃绕树，则腹中之骨穿鳞而出，养创时肪腴甚美。或

〔一〕上：千金翼卷二十三第九，此下有「一日」二字，大观、政和本草附方无。
〔二〕孔：原作「虫」，金陵本及大观、政和本草附方同。今据千金翼卷二十三第九改。
〔三〕翼：原作「方」，金陵本及大观、政和本草附方同，今检千金方未见此方。方见千金翼卷二十三第九，因据改。
〔四〕仍烧一条温酒服：金陵本同。千金卷二十二第六及大观、政和本草卷二十二蛇蜕条附方俱无此七字。
〔五〕烧：原脱，今据圣惠方卷二十四及大观、政和本草卷二十二蛇蜕条附方补。
〔六〕蛇：原脱，今据千金卷二十三第四及外台卷十五补。
〔七〕常有血：原脱，今据大观、政和本草卷二十二蛇蜕条附方补。
〔八〕箸：原作「筋」，大观本草同，与「筯」（「箸」之异体字）形近而误。今据金陵本改，与政和本草卷二十二蚺蛇胆条合。

以妇人衣投之，则蟠而不起。〔时珍曰〕按刘恂岭表录异〔一〕云：蚺蛇，大者五六丈，围四五尺；小者不下三四丈，围亦称是〔二〕。身有斑纹，如故锦缬。春夏于山林中伺鹿吞之，蛇遂羸瘦，待鹿消乃肥壮也。或言一年食一鹿也。又顾玠海槎录云：蚺蛇吞鹿及山马，从后脚入，毒气呵及，角自解脱。其胆以小者为佳。王济手记云：横州山中多蚺蛇，大者十余丈，食麞鹿，骨角随腐。土人采葛藤塞入穴中，蛇嗅之即靡，乃发穴取之，肉极腴美，皮可冒鼓，及饰刀剑乐器。范成大虞衡志云：寨兵捕蚺蛇，满头插花，蛇即注视不动，乃逼而断其首，待其腾掷力竭乃毙，舁归食之。又按山海经云：巴蛇食象，三年而出其骨。君子服之，无〔三〕心腹之疾。郭璞注云：今蚺蛇即其类也。南裔志〔四〕：蚺蛇赞曰：蚺惟大蛇，既洪且长。采色駮映〔五〕，其文锦章。食灰吞鹿，腴成养创。宾飨嘉食〔六〕，是豆是觞。

胆〔段成式曰〕其胆上旬近头，中旬近〔七〕心，下旬近尾。〔颂曰〕岭表录异云：雷州〔八〕有养蛇户，每岁五月五日即舁蛇入官，取胆暴干，以充土贡。每蛇以软草借于篮中，盘屈之。将取，则出于地上，用杈枒十数，翻转蛇腹，按定，约分寸，于腹间剖出肝胆。胆状若鸭子大，取讫，内肝于腹，以线缝合，舁归放之。或言蛇被取胆者，他日捕之，则远远露腹疮，以明无胆。又言取后能活三年，未知的否？〔时珍曰〕南人嗜蛇，至于发穴搜取，能容蚺之再活露腹乎？〔弘景曰〕真胆狭长通黑，皮膜极薄，舐之甜苦，摩以注水，即沉而不散。〔恭曰〕试法：剔取粟许着净水中，浮游水上回旋行走者为真；其径沉者，诸胆血也。勿多着，亦沉散也。陶未得法耳〔九〕。〔诜曰〕人多以猪胆、虎胆伪之，虽水中走，但迟耳。

〔气味〕甘、苦，寒，有小毒。〔主治〕目肿痛，心腹䘌痛，下部䘌疮。别录 **小儿八**

〔一〕岭表录异：原作「录异记」三字，金陵本同。今据御览九三四蛇下引文改，使全书一致。
〔二〕围亦称是：原脱，今据御览九三四蛇下引文及永乐大典本岭表录异卷下补。
〔三〕无：金陵本及山海经·海内南经同。御览九三三蛇上引文作「已」，义微异。
〔四〕南裔志：金陵本同。御览九三三蛇上引作「杨氏南裔异物志」。
〔五〕映：金陵本同。御览九三三蛇上作「荦」。
〔六〕食：金陵本同。御览九三三蛇上作「宴」。
〔七〕近：金陵本同。酉阳杂俎前集卷十七及埤雅卷十蚺蛇条俱作「在」。
〔八〕雷州：金陵本及大观、政和本草卷二十二蚺蛇胆条同。永乐大典本岭表录异卷下作「普安州」。
〔九〕陶未得法耳：金陵本同。大观、政和本草卷二十二蚺蛇胆条俱作「陶所说真伪正反」。

痫。李珣〔一〕**杀五疳。水化灌鼻中，除小儿脑热，疳疮䘌漏。灌下部，治小儿疳痢。同麝香，傅齿疳宣露。**孟诜 **破血，止血痢，虫蛊下血。**藏器 **明目，去翳膜，疗大风。**时珍

〔发明〕〔时珍曰〕蚺禀己土之气，其胆受甲乙风木，故其味苦中有甘，所主皆厥阴、太阴之病，能明目凉血，除疳杀虫。〔慎微曰〕顾含养嫂失明，须用蚺蛇胆，含求不得。有一童子以一合授含。含视之，蚺蛇胆也。童子化为青鸟而去。含用之，嫂目遂明。**〔附方〕**旧二，新二。**小儿急疳疮**水调蚺蛇胆，傅之。圣惠。**小儿疳痢**羸瘦多睡，坐则闭目，食不下。用蚺蛇胆豆许二枚，煮通草汁研化，随意〔二〕饮之。并涂五心、下部。杨氏产乳。**齿䘌宣露**出脓血。用蚺蛇胆三〔三〕钱，枯白矾一钱〔四〕，杏仁四十七〔五〕枚，研匀。以布揩龈，嗍令血尽。日三掺之，愈乃止。圣惠。**痔疮肿痛**蚺蛇胆研，香油调涂，立效。医方摘要。

肉 〔气味〕甘，温，有小毒。四月勿食。**〔主治〕飞尸游蛊，喉中有物，吞吐不出。**藏器 **除疳疮，辟瘟疫瘴气。**孟诜 **除手足风痛，杀三虫，去死肌，皮肤风毒疠风，疥癣恶疮。**时珍

〔发明〕〔权曰〕度岭南，食蚺蛇，瘴毒不侵。〔时珍曰〕按柳子厚捕蛇者〔六〕说云：永州之野产异蛇，黑质白章，触草木尽死，以啮人〔七〕无御之者。然得而腊之以为饵，可已大风挛踠瘘疠，去死肌，杀三虫。又张

〔一〕李珣：原作「甄权」，今据金陵本改，与大观、政和本草卷二十二蚺蛇胆条合。下「杀五疳」三字方是「甄权」所说，濒湖移并「孟诜」说中。

〔二〕随意：金陵本同。大观、政和本草卷二十二蚺蛇胆条附方俱作「以意多少」，谓以意估量儿之长幼强弱，病之轻重缓急，斟酌多少，与「随意」稍异。

〔三〕三：金陵本同。圣惠方卷三十四及普济方卷六十七治齿䘌白矾散俱作「一」。

〔四〕一钱：金陵本同。圣惠方卷三十四及普济方卷六十七治齿䘌白矾散俱无分量。以二书同卷治齿根血出白矾散例之，当作「三分」。

〔五〕四十七：金陵本同。圣惠方卷三十四治齿䘌白矾散作「二十」，普济方卷六十七治齿䘌白矾散作「二七」。

〔六〕者：原脱，今据唐・柳先生集卷六补。

〔七〕以啮人：同上。

鹫朝野佥载云：泉州卢元钦患疠风，惟鼻根〔一〕未倒。五月五日，官〔二〕取蚺蛇胆〔三〕进贡，或言肉可治风，遂取〔四〕食之。三五日顿可，百日平复。〔附方〕新三。**蚺蛇酒**治诸风瘫缓，筋挛骨痛，痹木瘙痒，杀虫辟瘴，及疠风疥癣恶疮。用蚺蛇肉一斤，羌活一两，绢袋盛之。用糯米二斗蒸熟，安曲于缸底，置蛇于曲上，乃下饭密盖，待熟取酒。以蛇焙研和药。其酒每随量温饮数杯。忌风及欲事。亦可袋盛浸酒饮。集简方。**急疳蚀烂**蚺蛇肉作脍食之。圣惠方。**狂犬啮人**蛇脯〔五〕为末，水服五分，日三〔六〕服。无蚺蛇，他蛇亦可。外台秘要。

膏〔弘景曰〕真膏累累如梨豆〔七〕子相着，他蛇膏皆大如梅、李子也。〔气味〕甘，平，有小毒。〔主治〕皮肤风毒，妇人产后腹痛余疾。别录　多入药用，亦疗伯牛疾。弘景　癞也。绵裹塞耳聋。时珍　出外台。

牙长六七寸。〔主治〕佩之，辟不祥，利远行。时珍　异物志。

鳞蛇纲目

【集解】〔时珍曰〕按方舆胜览云：鳞蛇出安南、云南·镇康州、临安、沅江、孟养诸处，巨蟒也。长丈余，有四足，有黄鳞、黑鳞二色，能食麋鹿。春冬居山，夏秋居水，能伤人。土人杀而食之，取胆治疾，以黄鳞者为上，甚贵重之。珍按：此亦蚺蛇之类，但多足耳。陶氏注蚺蛇分真假，其亦此类欤？

胆【气味】苦，寒，有小毒。

〔一〕根：原脱，今据医说卷三蚺蛇治风条引文补。
〔二〕官：同上。
〔三〕胆：同上。
〔四〕取：医说卷三蚺蛇治风条引文，此下有「一截蛇肉」四字。
〔五〕脯：外台卷四十，此下有「一枚，去头，炙」五字。
〔六〕三：金陵本同。外台卷四十作「二」。
〔七〕梨豆：金陵本、大观、政和本草卷二十二蚺蛇胆条及卷十一梨豆条俱同。本书卷二十四作「黎豆」，梨、黎古通用。

【主治】解药毒，治恶疮及牙疼。时珍 出胜览及一统志。

白花蛇宋开宝

【释名】蕲蛇纲目 **褰鼻蛇**〔宗奭曰〔一〕〕诸蛇鼻向下，独此鼻向上，背有方胜花文，以此得名。

【集解】〔志曰〕白花蛇生南地，及蜀郡诸山中。九月、十月采捕，火干。白花者良。〔颂曰〕今黔中及蕲州、邓州皆有之。其文作方胜白花，喜螫人足。黔人有被螫者，立断之，续以木脚。此蛇入人室屋中作烂瓜气者，不可向之，须速辟除之。〔时珍曰〕花蛇，湖、蜀皆有，今惟以蕲蛇擅名。然蕲地亦不多得，市肆所货、官司所取者，皆自江南兴国州诸山中来。其蛇龙头虎口，黑质白花，胁有二十四个方胜文，腹有念珠斑，口有四长牙，尾上有一佛指甲，长一二分，肠形如连珠。多在石南藤上食其花叶，人以此寻获。先撒沙土一把，则蟠而不动。以叉取之，用绳悬起，劙刀破腹去肠物，则反尾洗涤其腹，盖护创尔。乃以竹支定，屈曲盘起，扎缚炕干。出蕲地者，虽干枯而眼光不陷，他处者则否矣。故罗愿尔雅翼云：蛇死目皆闭，惟蕲州花蛇目开。如生舒、蕲两界间〔二〕者，则一开一闭。故人以此验之。又按元稹长庆集云：巴蛇凡百类，惟褰鼻白花蛇，人常不见之。毒人则毛髮竖立，饮于溪涧则泥沙尽沸。鷣鸟能食其小者。巴人亦用禁术制之，熏以雄黄烟则脑裂也。此说与苏颂所说黔蛇相合。然今蕲蛇亦不甚毒，则黔、蜀之蛇虽同有白花，而类性不同，故入药独取蕲产者也。

【修治】〔颂曰〕头尾各一尺，有大毒，不可用。只用中段干者，以酒浸，去皮、骨，炙过收之则不蛀。其骨刺须远弃之，伤人，毒与生者同也。〔宗奭曰〕凡用去头尾，换酒浸三日〔三〕，火炙，去尽皮、骨。此物甚毒，不可不防。〔时珍曰〕黔蛇长大，故头尾可去一尺。蕲蛇止可头尾各去三寸。亦有单用头尾者。大蛇一条，只得净肉四两而已。久留易蛀，惟取肉密封藏之，十年亦不坏也。按圣济总录云：凡用花蛇，春秋酒浸三宿，夏一宿，冬五宿，取出炭火焙干，如此三次。以砂瓶盛，埋地中一宿，出火气。去皮、骨，取肉用。

肉 〔气味〕甘，咸，温，有毒。〔时珍曰〕得酒良。**〔主治〕中风湿痹不仁，筋脉**

〔一〕曰：原脱，今据金陵本补，与本书通例合。
〔二〕间：原脱，今据尔雅翼卷三十二蛇条补。
〔三〕日：本草衍义卷十七及政和本草卷二十二白花蛇条，此下俱有「弃酒不用」四字。

拘急，口面㖞斜，半身不遂，骨节疼痛，脚弱不能久立，暴风瘙痒，大风疥癞〔一〕。开宝

〔颂曰〕花蛇治风，速于诸蛇。黔人治疥癞〔一〕遍体，诸药不效者。生取此蛇中剂〔二〕，以砖烧红，沃醋令气蒸，置蛇于上，以盆覆一夜。如此三次，去骨取肉，芼以五味令烂，顿食之。瞑眩〔三〕一昼夜乃醒，疮疕随皮便退，其疾便愈。**治肺风鼻塞，浮风瘾疹，身生**〔四〕**白癜风，疬疡斑点**。甄权 **通治诸风，破伤风，小儿风热，急慢惊风搐搦，瘰疬漏疾，杨梅疮，痘疮倒陷**。时珍

〔发明〕〔敩曰〕蛇性窜，能引药至于有风疾处，故能治风。〔时珍曰〕风善行数变，蛇亦善行数蜕，而花蛇又食石南，所以能透骨搜风，截惊定搐，为风痹惊搐、癞癣恶疮要药。取其内走脏腑，外彻皮肤，无处不到也。凡服蛇酒、药，切忌见风。

〔附方〕新十三。

驱风膏 治风瘫疠风，遍身疥癣。用白花蛇肉四两（酒炙），天麻七钱半，薄荷、荆芥各二钱半，为末。好酒二升，蜜四两，石器熬成膏。每服一盏，温汤服，日三服。急于暖处出汗，十日效。医垒元戎。

世传白花蛇酒 治诸风无新久，手足缓弱，口眼㖞斜，语言謇涩，或筋脉挛急，肌肉顽痹，皮肤燥痒，骨节疼痛，或生恶疮、疥癞等疾。用白花蛇一条，温水洗净，头尾各去三寸，酒浸，去骨刺，取净肉一两。入全蝎（炒）、当归、防风、羌活各一钱，独活、白芷〔五〕、天麻、赤芍药、甘草、升麻各五钱，剉碎，以绢袋盛贮。用糯米二斗蒸熟，如常造酒，以袋置缸中，待成，取酒同袋密封，煮熟，置阴地七日出毒。每温饮数杯，常令相续。此方乃蕲人板印，以侑蛇馈送者，不知所始也。濒湖集简方。

瑞竹白花蛇酒 治诸风疠癣。用白花蛇一条，酒润，去皮骨，取肉绢袋盛之。蒸糯米一斗，安曲于缸底，置蛇于曲上，以饭安蛇上，用物密盖〔六〕。三七日取酒，以蛇晒干为末。每服三五分〔七〕，温酒下。仍以浊酒并糟作饼食之，尤佳。瑞竹堂经验方。

濒湖白花蛇酒 治中

〔一〕癞：原作「癣」，金陵本同。今据大观、政和本草卷二十二白花蛇条改。
〔二〕中剂：原作「剂断」，金陵本同。据改同上。
〔三〕眩：原作「睡」，金陵本同。据改同上。
〔四〕生：原作「上」，金陵本同。据改同上。
〔五〕芷：原作「芒」，金陵本笔划残缺。今从张本改。
〔六〕用物密盖：金陵本同。永乐大典本瑞竹堂经验方未见此方，普济方卷一一〇引作「用纸封缸口」。
〔七〕三五分：金陵本同。普济方卷一一〇作「少许」。

风伤湿，半身不遂，口目㖞斜，肤肉㿏痹，骨节疼痛，及年久疥癣、恶疮、风癞诸症。用白花蛇一条，取龙头虎口，黑质白花，尾有佛指甲，目光不陷者为真，以酒洗润透，去骨刺，取肉四两，真羌活二两，当归身二两，真天麻二两，真秦艽二两，五加皮二两，防风一两，各剉匀，以生绢袋盛之，入金华酒坛内，悬胎安置。入糯米生酒醅五壶浸袋，箬叶密封。安坛于大锅内，水煮一日，取起，埋阴地七日取出。每饮一二杯。仍以滓日干碾末，酒糊丸梧子大。每服五十丸，用煮酒吞下。切忌见风犯欲，及鱼、羊、鹅、面发风之物。**鸡峰白花蛇膏** 治营卫不和，阳少阴多，手足举动不快。用白花蛇酒煮，去皮、骨，瓦焙，取肉一两，天麻、狗脊各二两，为细末。以银盂盛无灰酒一升浸之，重汤煮稠如膏，银匙搅之，入生姜汁半杯，同熬匀，瓶收。每服半匙头，用好酒或白汤化服，日二次神效极佳。 备急方。 **治癞白花蛇膏** 白花蛇五寸，酒浸，去皮、骨，炙干，雄黄一两，水飞研匀，以白沙蜜〔一〕一斤，杏仁一斤，去皮研烂，同炼为膏。每服一钱，温酒化下，日三。须先服通天再造散，下去虫物，乃服此，除根。 三因。 **总录白花蛇散**〔二〕治脑风头痛，时作时止，及偏头风。用白花蛇（酒浸，炙〔三〕去皮骨）、天南星（浆水煮软切，炒）各一两，石膏、荆芥各二两，地骨皮二钱半，为末。每服一钱，茶下〔四〕，日三服。 圣济总录。 **洁古白花蛇散** 治大风病。白花蛇、乌稍蛇各取净肉二钱，酒炙，雄黄二钱，大黄五钱，为末。每服二钱，白汤下，三日一服。 家珍。 **三蛇愈风丹** 治疠风，手足麻木，眉毛脱落，皮肤瘙痒，及一切风疮。白花蛇、乌稍蛇、土蝮蛇各一条，并酒浸，取肉晒干，苦参头末四两，为末，以皂角一斤切，酒浸，去酒，以水一碗，挼取浓汁，石器熬膏和，丸梧子大。每服七十丸，煎通圣散下，以粥饭压之，日三服。三日一浴，取汗避风。 治例无蝮蛇，有大枫子肉三两。 **三因白花蛇散** 治九漏瘰疬，发项腋之间，痒痛，憎寒发热。白花蛇（酒浸，取肉）二两（焙），生犀角一两二钱五分〔五〕（镑研），黑牵牛五钱（半生半炒），青皮五钱，为末。每服二钱，入腻粉五分，五更时，糯米饮调下，利下恶毒

〔一〕蜜：原作密，金陵本同。检三因方未见此方，今从张本改。
〔二〕白花蛇散：金陵本同。圣济总录卷十五作「地骨皮散」。
〔三〕炙：原脱，今据圣济总录卷十五地骨皮散补。
〔四〕茶下：金陵本同。圣济总录卷十五地骨皮散作「入腊茶一钱，汤点服」。
〔五〕一两二钱五分：金陵本同。三因方卷十五作「半钱」。

为度。十〔一〕日一服，可绝病根。忌发物。**俗传白花蛇丸**治杨梅疮。先服发散药，后服此。用花蛇肉（酒炙）、龟板（酥炙）、穿山甲（炙）、蜂房（炙）、汞粉、朱砂各一钱，为末，红枣肉捣，丸梧子大。每服七丸，冷茶下，日三。忌鱼肉，服尽即愈，后服土茯苓药调之。方广心法附余：治杨梅疮。用花蛇肉一钱，银朱二〔二〕钱，铅二〔二〕钱，汞二〔二〕钱，为末，作纸捻九〔三〕条。每用一条〔四〕，于灯盏内香油浸，点灯安烘炉里，放被中，盖卧熏之，勿透风。一日三次〔五〕。**托痘花蛇散**治痘疮黑陷。白花蛇（连骨炙，勿令焦）三钱，大丁香七枚，为末。每服五分，以水和淡酒下，神效。移时身上发热，其疮顿出红活也。王氏手集。

头　**〔气味〕有毒。**　**〔主治〕癜风毒癞。**时珍　**〔附方〕**新一。**紫癜风**除风散：以白花蛇头二枚（酒浸，炙），蝎梢一两（炒），防风一两，右为末。每服一钱，温酒下，日一服〔六〕。圣济总录。

目睛〔七〕　**〔主治〕小儿夜啼。以一只为末，竹沥调少许灌之。**普济

乌蛇宋开宝附

【释名】乌梢蛇纲目**黑花蛇**纲目

【集解】〔志曰〕乌蛇生商洛山。背有三棱，色黑如漆。性善，不噬物。江东有黑梢〔八〕蛇，能缠物至死，亦此类也。〔颂曰〕蕲州、黄州山中有之。乾宁记云：此蛇不食生命，亦不害人，多在芦丛中吸南风及其花气。最难采捕，多于芦

〔一〕十：三因方卷十五，此下有「余」字。
〔二〕二：金陵本同。方广辑丹溪心法附余卷十六作「三」。
〔三〕九：金陵本同。丹溪心法附余卷十六作「七」。
〔四〕每用一条：金陵本同。丹溪心法附余卷十六作「头一日用三条，后每日用一条」。
〔五〕一日三次：金陵本同。丹溪心法附余卷十六作「口噙冷水频换」。
〔六〕日一服：金陵本同。圣济总录卷十八无。
〔七〕目睛：金陵本同。普济方卷三六一作「大蛇眼睛」。
〔八〕梢：金陵本同。大观、政和本草卷二十二乌蛇条俱作「䘰」（䘰之异体字）。

枝上得之。其身乌而光，头圆尾尖，眼有赤光〔一〕。至枯死眼不陷如活者，称之重七钱至一两者为上，十两至一镒者为中，粗大者力弥减也。作伪者用他蛇熏黑，亦能乱真，但眼不光耳。〔宗奭曰〕乌蛇脊高，世称剑脊乌梢。尾细长，能穿小铜钱一百文者佳。有身长丈余者。其性畏鼠狼。蛇类中惟此入药最多。〔敩曰〕凡一切蛇，须辨雌雄、州土。蕲州乌蛇，头上有逆毛二寸一路，可长半分已来，头尾相对，使之入药如神，只重一两以下，彼处得此多留进供。蛇腹下有白带子一条，长一寸者，雄也，宜入药用。采得，去头及皮鳞、带子，锉断〔二〕，苦酒浸一宿，漉出，柳木炭火炙干，再以酥炙。于屋下巳地上掘坑〔三〕，埋一夜，再炙干用。或以酒煮干用亦可。〔时珍曰〕乌蛇有二种：一种剑脊细尾者为上；一种长大无剑脊而尾稍粗者，名风梢蛇，亦可治风，而力不及。

肉 〔气味〕**甘，平，无毒。**〔药性〔四〕论曰〕有小毒。〔主治〕**诸风顽痹，皮肤不仁，风瘙瘾疹，疥癣。**开宝 **热毒风，皮肌生癞**〔五〕，**眉髭脱落，瘑疥等疮**〔六〕。甄权 **功与白花蛇同，而性善无毒。**时珍

〔附方〕旧二，新五。**大风** 朝野佥载云：商州有人患大风。家人恶之，山中为起茅屋。有乌蛇堕酒罂中，病人不知，饮酒渐瘥。罂底见有蛇骨，始知其由。治例：治大风。用乌蛇三条蒸熟，取肉焙研末，蒸饼丸米粒大，以喂乌鸡。待尽杀鸡烹熟，取肉焙研末，酒服一钱。或蒸饼丸服。不过三五鸡即愈。秘韫：用大乌蛇一条，打死盛之。待烂，以水二碗浸七日，去皮骨，入糙米一升，浸一日晒干。用白鸡一只，饿一日，以米饲之。待毛羽脱去，杀鸡煮熟食，以酒下之。吃尽，以热汤一盆，浸洗大半日，其病自愈。**紫白癜风** 乌蛇肉（酒炙）六两，枳壳（麸炒）、羌活〔七〕、牛膝、天麻各三〔八〕两，熟地黄四两，白蒺藜（炒）、五加皮、防风、桂心各二两，剉片，以绢袋盛，于无灰酒二斗

〔一〕乾宁记……赤光：此非苏颂语，乃濒湖取大观、政和本草卷二十二白花蛇条雷公语羼入。

〔二〕锉断：金陵本同。大观、政和本草卷二十二白花蛇条俱作「二寸许锉之」。

〔三〕坑：大观、政和本草卷二十二白花蛇条，此下俱有「可深一尺已来」。

〔四〕药性：原脱，今据大观、政和本草卷二十二乌蛇条补。

〔五〕癞：金陵本同。大观、政和本草卷二十二乌蛇条俱作「疮」。濒湖有意改写，而将「疮」字移至句末。

〔六〕瘑疥等疮：金陵本同。大观、政和本草卷二十二乌蛇条俱作「瘑痒疥等」。濒湖删去「痒」字，而将「疮」字移此。

〔七〕羌活：原脱，今据圣惠方卷二十五及普济方卷一一二补。

〔八〕三：原作「二」，今据金陵本改，与圣惠方卷二十五及普济方卷一一二合。

中浸之，密封七日。每日三度〔一〕，温服一小盏。忌鸡、鹅、鱼肉、发物〔二〕。圣惠。**面疮䵟疱**乌蛇肉二两，烧灰，腊猪脂调傅。圣惠。**婴儿撮口**不能乳者。乌蛇（酒浸，去皮骨，炙）半两，麝香一分，为末。每用半分，荆芥煎汤调灌之。圣惠。**破伤中风**项强身直，定命散主之。用白花蛇、乌蛇，并取项〔三〕后二寸，酒洗润取肉，蜈蚣一条全者，并酒〔四〕炙，右为末。每服三钱，温酒调服。普济方。

膏〔主治〕耳聋。绵裹豆许塞之，神效。时珍　出普济方〔五〕。

胆〔主治〕大风疠疾，木舌胀塞。时珍

〔附方〕新二。**大风龙胆膏**治大风疾神效。用冬瓜一个，截去五寸长，去瓤，掘地坑深三尺，令净，安瓜于内。以乌蛇胆一个，消梨一个，置于瓜上，以土隔盖之。至三七日，看一度，瓜未甚坏，候七七日，三物俱化为水，在瓜皮内，取出。每用一茶脚，以酒和服之，三两次立愈。小可风疾，每服一匙头。王氏博济方。**木舌塞胀**不治杀人。用蛇胆一枚，焙干为末，傅舌上，有涎吐去。圣济总录〔六〕。

皮〔主治〕风毒气，眼生翳，唇紧唇疮。时珍

〔附方〕新一。**小儿紧唇**脾热唇疮。并用乌蛇皮烧灰，酥和傅之。圣惠。

卵〔主治〕大风癞疾〔时珍曰〕圣济总录治癞风，用乌蛇卵和诸药为丸服，云与蛇肉同功。

金蛇宋开宝附银蛇

【释名】**金星地鳝**图经**银蛇亦名锡蛇**〔时珍曰〕金、银、锡，以色与功命名也。金星地鳝，以形命名也。

〔一〕日三度：原脱，今据圣惠方卷二十五及普济方卷一一二补。
〔二〕忌鸡鹅鱼肉发物：金陵本同。圣惠方及普济方俱作「忌毒滑物、猪、鸡肉。」
〔三〕项：原作「向」，金陵本同。今据普济方卷一一三改。
〔四〕并酒：原脱，今据普济方卷一一三补。
〔五〕普济方：原作「圣惠」，金陵本同。今检圣惠方未见此方。方见普济方卷五十三，因据改。
〔六〕圣济总录：原作「圣惠」，金陵本同。今检圣惠方未见此方。方见圣济总录卷五十九，因据改。

【集解】〔颂曰〕金蛇生宾州、澄州。大如中指，长尺许，常登木饮露，体作金色，照日有光。白者名银蛇。近皆少捕。信州上饶县灵山乡，出一种金星地鳝，酷似此蛇。冬月收捕，亦能解毒。〔时珍曰〕按刘恂岭表录异云：金蛇一名地鳝〔一〕，白者名锡蛇〔二〕，出黔州。出桂州者次之。大如拇指，长尺许，鳞甲上分〔三〕金银，解毒之功，不下吉利也〔四〕。据此，则地鳝即金蛇，非二种矣。

肉　**【气味】咸，平，无毒。**

【主治】解中金药毒，令人肉作鸡脚裂，夜含银，至晓变为金色者，是也。取蛇四寸炙黄，煮汁频饮，以瘥为度。银蛇解银药毒。开宝 **解众毒，止泄泻，除邪热。**苏颂 **疗久痢。**时珍

【发明】〔藏器曰〕岭南多毒，足解毒之药〔五〕。金蛇、白药是矣。〔时珍曰〕圣济总录治久痢不止，有金星地〔六〕鳝散：用金星地〔六〕鳝（醋炙）、铅丹、白矾（烧）各五钱，为末。每服二钱，米饮下，日二〔七〕。

水蛇 纲目

【释名】公蛎蛇

〔一〕鳝：金陵本及御览九三四蛇下引文同。永乐大典本岭表录异卷下误作「鲜」。

〔二〕白者名锡蛇：金陵本同。御览九三四引文及永乐大典本岭表录异卷下俱作「一名锡（永乐大典本『锡』误『蜴』）蛇」。濒湖似据苏颂图经改写。

〔三〕分：金陵本同。御览九三四引文及永乐大典本岭表录异俱作「有」。

〔四〕不下吉利也：原脱，今据御览九三四蛇下及永乐大典本岭表录异补。按吉利菜即陈家白药，主解诸药毒。见大观、政和本草卷六陈家白药条。

〔五〕岭南多毒足解毒之药：金陵本同。大观、政和本草卷六甘家白药条作「岭南多毒物，亦多解物」。

〔六〕地：金陵本同。圣济总录卷七十七金星鳝散无「地」字。

〔七〕日二：金陵本同。圣济总录卷七十七金星鳝散作「食前」。

【集解】〔时珍曰〕水蛇所在有之，生水中。大如鳝，黄黑色，有缬纹，啮人不甚毒。陶弘景言公蛎蛇能化鳢者，即此也。水中又有一种泥蛇，黑色，穴居成群，啮人有毒，与水蛇不同。张文仲备急方，言山中一种蛇，与公蛎相似，亦不啮人也。

肉〔气味〕甘、咸，寒，无毒。〔主治〕消渴烦热，毒痢。时珍〔附方〕新一。

圣惠水蛇丸 治消渴，四肢烦热，口干心躁。水蛇一条活者，剥皮炙黄为末，蜗牛五十个〔一〕，水浸五日取涎，入天花粉末〔二〕煎稠，入麝香一分，粟饭和，丸绿豆大。每服十丸，姜汤下。

皮〔主治〕烧灰油调，傅小儿骨疽脓血不止。又治手指天蛇毒疮。时珍〔附方〕新二。**小儿骨疮** 海上方诗云：小儿骨痛不堪言，出血流脓实可怜。寻取水蛇皮一个，烧灰油抹傅疼边。**天蛇毒** 刘松篁经验方云：会水湾陈玉田妻，病天蛇毒疮。一老翁用水蛇一条，去头尾，取中截如手指长，剖去骨肉。勿令病者见，以蛇皮包手指，自然束紧，以纸外裹之。顿觉遍身皆凉，其病即愈。数日后解视，手指有一沟如小绳，蛇皮内宛然有一小蛇，头目俱全也。

蛇婆 拾遗

【集解】〔藏器曰〕蛇婆生东海水中。一如蛇，常自浮游。采取无时。〔时珍曰〕按此所言形状功用，似是水蛇；然无考证，姑各列条。

【气味】咸，平，无毒。

【主治】赤白毒痢，蛊毒下血，五野鸡病，恶疮。炙食，或烧末，米饮服一钱。藏器

〔一〕五十个：金陵本同。圣惠方卷五十三作「不限多少」。

〔二〕天花粉末：金陵本同。圣惠卷五十三作「腻粉一分」。

黄颔蛇纲目　附赤楝蛇

【释名】黄喉蛇俗名赤楝蛇一名桑根蛇〔时珍曰〕颔，喉下也。以色名赤楝，桑根象形，陶氏作赤蝰〔一〕。

【集解】〔时珍曰〕按肘后、千金、外台诸方，多用自死蛇，及蛇吞蛙、鼠，并不云是某蛇。惟本草有蝮蛇腹中鼠。陶氏注云：术家所用赤蝰、黄颔，多在人家屋间，吞鼠子、雀雏。见腹中大者，破取干之。又蛇蜕注云：草间不甚见虺、蝮蜕，多是赤蝰、黄颔辈。据此，则古方所用自死蛇，及蛇吞蛙、鼠，当是二蛇。虽蛇蜕亦多用之。赤楝红黑，节节相间，俨如赤楝、桑根之状。黄颔黄黑相间，喉下色黄，大者近丈。皆不甚毒，丐儿多养为戏弄，死即食之。又有竹根蛇，肘后谓之青蝰蛇，不入药用，最毒。喜缘竹木，与竹同色。大者长四五尺〔二〕，其尾三四〔三〕寸有异点〔四〕者，名熇尾蛇，毒尤猛烈。中之者，急灸三五壮，毒即不行，仍以药傅之〔五〕。又有菜花蛇，亦长大，黄绿色，方家亦有用之者。

肉〔气味〕甘，温，有小毒。〔主治〕酿酒，或入丸散，主风癞顽癣恶疮。自死蛇渍汁，涂大疥。煮汁，浸臂腕作痛。烧灰，同猪脂，涂风癣漏疮，妇人妒乳，猘犬咬伤。时珍　出肘后、梅师、千金诸方。

〔附方〕新三。**猘犬啮伤**自死蛇一枚，烧焦为末，纳入疮孔中。千金方。**猫鬼野道**歌哭不自由〔六〕。五月五日自死赤蛇，烧灰。井华水服方寸匕，日一服。千金方。**恶疮似癞**及马疥大如钱者。自死蛇一条，水渍至烂，去骨取汁涂之，随手瘥。千金。

〔一〕蝰：金陵本同。大观、政和本草卷二十二蝮蛇胆条俱作「连」，但同卷蛇蜕条又俱作「蝰」。

〔二〕尺：外台卷四十引肘后青蝰蛇论，此下有「世人皆呼为青条蛇」。

〔三〕三四：金陵本及大观、政和本草同。外台卷四十作「二三」。

〔四〕有异点：金陵本同。外台卷四十及大观、政和本草卷二十二蚺蛇胆条引图经俱作「色异」。

〔五〕仍以药傅之：金陵本同。大观、政和本草卷二十二蚺蛇胆条引图经作「又用雄黄、干姜末，以射罔和之，傅疮。」按外台卷四十，此方乃治竹中青蝰蛇螫人方。方后云：「兼疗诸蛇毒。」当亦可治熇尾蛇毒。外台熇尾蛇毒疗方为「破乌鸡热敷之」。

〔六〕由：金陵本同。千金卷二十五第二作「白」。

蛇头 〔主治〕**烧灰，主久疟及小肠痈，入丸散用。**时珍 〔附方〕新二。**发背肿毒** 蛇头烧灰，醋和傅之，日三易。千金。 **蛤蟆瘘疮** 五月五日蛇头，及野猪脂同水衣封之，佳。千金方。

骨 〔主治〕**久疟劳疟，炙，入丸散用。**时珍 〔附方〕新一。**一切冷漏** 自死蛇，取骨为末封之。大痛，以杏仁膏摩之，即止。千金方。

涎 〔气味〕**有大毒。**〔思邈曰〕江南山间人有〔一〕一种蛊毒，以蛇涎合药着饮食中，使人病瘕，积年乃死。但以雄黄、蜈蚣之药治之乃佳。

蛇吞鼠 〔主治〕**鼠瘘、蚁瘘有细孔如〔二〕针者。以腊月猪脂煎焦，去滓涂之。**时珍 出千金。

蛇吞蛙 〔主治〕**噎膈，劳嗽，蛇瘘。**时珍 〔附方〕新三。**噎膈** 用蛇含蛤蟆，泥包烧存性，研末。米饮服。**久劳咳嗽** 吐臭痰者。寻水边蛇吞青蛙未咽者，连蛇打死，黄泥固济，煅研。空心酒服一二钱，至效。忌生冷五七日，永不发也。秘韫方。 **蛙〔三〕瘘不愈** 蛇腹蛙，烧灰封之。千金。

蝮蛇 别录下品

【释名】**反鼻蛇** 〔时珍曰〕按王介甫字说云：蝮，触之则复；其害人也，人亦复之，故谓之蝮。

【集解】〔弘景曰〕蝮蛇，黄黑色如土，白斑，黄颔尖口，毒最烈。虺，形短而扁，毒与蚖〔四〕同。蛇类甚众，惟此

〔一〕有：原脱，今据千金卷二十四第四补。
〔二〕如：金陵本同。千金卷二十三第一作「容」，义微异。
〔三〕蛙：原作「蛇」，金陵本同。今据千金卷二十三第一改。
〔四〕蚖：原作「虮」，金陵本同。濒湖既谓「虮即虺字」（见下蚖条），即不当言「虺毒与虮同」。今据大观、政和本草卷二十二蝮蛇胆条改，以复陶说之旧。

二种及青蝰〔一〕为猛，不即疗多死。〔恭曰〕蝮蛇作地色，鼻反、口长、身短，头尾相似，山南汉、沔间多有之。一名蚖〔二〕蛇，无二种也。〔颂曰〕蝮蛇形不长，头扁口尖，头斑，身赤文斑，亦有青黑色者。人犯之，头足贴着。东间诸山甚多，草行不可不慎。〔藏器曰〕蝮蛇锦文，亦有与地同色者。众蛇之中，此独胎产。着足断足，着手断手，不尔合身糜烂。七八月毒盛时，啮树以泄其毒，树便死。又吐涎沫于草木上，着人成疮身肿，名曰蛇漠疮，卒难治疗，方与蛇螫同〔三〕。〔时珍曰〕蝮与虺陶氏言是二种，苏恭言是一种。今按尔雅云：蝮虺〔四〕身博三寸，首大如擘。是以蝮虺为一种也。郭璞云：蝮蛇惟南方有之，一名反鼻。细颈，大头，焦尾，鼻上有针，锦文如绶，文间有毛如猪鬣，大者长七八尺。虺则所在有之，俗呼土虺，与地同色。颜师古云：以俗名证之，郭说为是。又北史：高道穆谓(尔朱)荣〔五〕云：今若还师，令(元)颢重完守具〔六〕，乃养虺成蛇。是皆以蝮、虺为二种矣。盖蝮长大，虺短小，自不难辨。陶说为是。柳子厚宥〔七〕蝮蛇文云：目兼蜂虿，色混泥涂。其颈蹙恧，其腹次且。褰鼻钩牙，穴出榛居。蓄怒而蟠，衔毒而趋。亦颇尽其状也。抱朴子曰：蛇类最多，惟蝮中人甚急。但即时以刀割去疮肉投于地，其肉〔八〕沸如火炙，须臾焦尽，人乃得活。王充论衡云：蝮蛇含太阳火气而生，故利牙有毒。

胆〔气味〕苦，微寒，有毒。〔主治〕䘌疮。别录 杀下部虫。甄权 疗诸漏，研傅之。若作痛，杵杏仁摩之。时珍 出外台。

肉〔气味〕甘，温，有毒。〔主治〕酿作酒，疗癞疾诸瘘，心腹痛，下结气，除蛊毒。别录 五痔，肠风泻血。甄权 大风，诸恶风，恶疮瘰疬，皮肤顽痹，半身

〔一〕蝰：金陵本同。大观、政和本草卷二十二蝮蛇胆条俱误作「蛙」，濒湖据同卷蚺蛇胆条苏颂图经引葛氏文改，极是。今本肘后卷七第五十六既误作「蛙」，又误作「蜂」，俱应据改(外台卷四十不误)。

〔二〕蚖：原作「虮」，金陵本同。今据大观、政和本草卷二十二蝮蛇胆条改，以复恭说之旧。

〔三〕方与蛇螫同：金陵本同。大观、政和本草卷二十二蚺蛇胆条引图经俱作「所主与众蛇同方」。

〔四〕虺：原作「虮」，金陵本同。濒湖虽谓「虮即虺字」，但尔雅·释鱼原本作「虺」。今复尔雅之旧，使与下文一致。

〔五〕谓(尔朱)荣：原脱，今据北史卷五十高道穆传及魏书卷七十七高崇传附道穆传补。

〔六〕今若还师令(元)颢重完守具：原作「复用元颢」，金陵本同。今据北史卷五十高道穆传及魏书卷七十七高崇传附道穆传改。

〔七〕宥：原脱，今据唐·柳先生集卷十八补。

〔八〕肉：原脱，今据抱朴子卷十七登涉篇及御览九三三蛇上补。

枯死，手足脏腑间重疾。〔藏器曰〕取活蛇一枚着器中，投以醇酒一斗，封定，埋马溺处。周年取开，蛇已消化，酒味犹存。有患诸证者，不过服一升以来，当觉举〔一〕身习习而愈。然有小毒，不可顿服。若服他药，不复得力。又曰：生癞者，取一枚（或他蛇亦可），烧热坐上，当有赤虫如马尾出。仍取蛇肉塞鼻中〔二〕。〔发明〕〔时珍曰〕癞疾感天地肃杀之气而成，恶疾也；蝮蛇禀天地阴阳毒烈之气而生，恶物也。以毒物而攻毒病，盖从其类也。〔附方〕旧一。

白癞大蝮蛇一条，勿令伤〔三〕，以酒一斗〔四〕渍之，糠火温令稍热〔五〕。取蛇一寸，和腊月猪脂捣傅〔六〕。肘后方。

脂〔藏器曰〕摩着物皆透也。〔主治〕绵裹，塞耳聋。亦傅肿毒。时珍

皮〔主治〕烧灰，疗疔肿、恶疮、骨疽。苏恭

蜕〔主治〕身痒、疥癣、瘑疮。苏恭

骨〔主治〕赤痢。烧灰，饮服三钱。杂蛇亦可。藏器

屎器中养取之。〔主治〕痔瘘。苏恭

腹中死鼠有小毒。〔主治〕鼠瘘别录　千金云：烧末，酒〔七〕服方寸匕，日二，不过三日〔八〕大验〔九〕。

〔一〕举：原脱，今据大观、政和本草卷二十二蝮蛇胆条补。
〔二〕仍取蛇肉塞鼻中：按巢源卷二白癞候及外台卷三十俱云：「……鼻有息肉，目生白珠当瞳子，视无所见，此名白癞。」故取蛇肉塞鼻中。
〔三〕勿令伤：金陵本、肘后方及大观、政和本草俱同。外台卷三十作「干者，并头尾全，勿令欠少」。
〔四〕斗：肘后卷五第四十、外台卷三十及大观、政和本草卷二十二蝮蛇胆条附方，此下俱有「小者五升」四字。
〔五〕稍热：肘后空二字，外台作「酒尽」，大观、政和本草附方作「稍稍热」三字。
〔六〕傅：外台卷三十，此下有「忌小麦、热麵」五字。日·山胁尚德按：「麵，疑当作面。」
〔七〕酒：金陵本同。千金卷二十三第一治鼠漏方无。濒湖据又加乱发方补。
〔八〕日：金陵本同。千金卷二十三第一作「服」。
〔九〕验：千金卷二十三第一，此下有「自难遇耳，并傅疮中。」

【附录】千岁蝮〔颂曰〕东间一种千岁蝮，状如蝮而短，有四脚，能跳来啮人。人或中之，必死。其啮已，即跳上木作声。云「斫木、斫木」者，不可救也。若云「博叔、博叔」者，犹可急治之〔一〕。用细辛、雄黄等分为末，内疮中，日三四易之。又以栝楼根、桂末着管中，密塞勿令走气，佩之。中毒急敷之，缓即不救。〔时珍曰〕按字林云：睩听，形如蜥蜴，出魏兴。居树上，见人则跳来啮之。啮已还树，垂头听，闻哭声乃去。即此也。其状头尾一般，大如捣衣杵，俗名合木蛇，长一二尺。谈野翁方，名斫木蛇，又名望板归。救之，用嫩黄荆叶捣烂敷之。

蚖别录

【集解】〔别录曰〕蚖类，一名蚖，短身土色而无文。〔时珍曰〕蚖与蝮同类，即虺也。长尺余，蝮大而虺小，其毒则一。食经所谓「虺色如土，小如蝮蛇」者是也。详见蝮下。旧本作「蚖类一名蚖」，误矣。当作「蚖，蝮类，一名虺」。虺，即虺字。蚖、虺字象相近，传写脱误尔。陶氏〔二〕注蝮即蚖〔三〕，亦误矣。蚖既是蝮，别录不应两出。今并改正。

【气味】缺

【主治】疗痹内漏。别录 治破伤中风，大风恶疾。时珍

【附方】新一。破伤风牙关紧急，口噤不开，口面㖞斜，肢体弛缓。用土虺蛇一条（去头、尾、肠、皮、骨，醋炙），地龙五条（去泥，醋炙），天南星（八钱重〔四〕）一枚（炮），右为末，醋煮面糊丸如绿豆大。每服三丸至五丸，生姜酒下，仍食稀葱白粥，取汗即瘥。昔宫使明光祖，向任统制官，被重伤，服此得效。普济方。

蓝蛇拾遗

【集解】〔藏器曰〕出苍梧诸县。状如蝮有约，从约断之，头毒尾良。岭南人呼为蓝药。

〔一〕之：外台卷四十，此下有「吴音呼药为叔故也」八字。大观、政和本草卷二十二蚺蛇胆条引苏颂图经无。

〔二〕陶氏：金陵本同。按大观、政和本草卷二十二蝮蛇胆条（本书同），陶氏实未尝言蝮即蚖。言蝮即蚖者乃是苏恭。似应据改。

〔三〕蝮即蚖：金陵本同。按山海经·南山经云：「羽山多蝮虫。」郭注：「蚖也。」苏恭谓蝮即蚖，亦非无根据，不过与别录不合。

〔四〕八錢重：金陵本同。普济方卷一一三天南星丸作「及三分者」四字。古方一分即二錢半，濒湖因改为「八錢重」。

【主治】用头合毒药，毒人至死。以尾作脯，食之即解。藏器

两头蛇 拾遗

【释名】枳首蛇〔一〕尔雅 **越王蛇**〔时珍曰〕枳，两也〔二〕。郭璞云：会稽人言是越王弩絃所化，故名越王蛇。江东人名越王约发。续〔三〕博物志云：马鳖食牛血所化。然亦自有种类，非尽化生也。

【集解】〔藏器曰〕两头蛇大如指，一头无口目，两头俱能行〔四〕。云见之不吉，故孙叔敖埋之，恐后人见之必死也。〔时珍曰〕按尔雅中央有枳首蛇，中国之异气也。刘恂岭表录异云：岭外极多。长尺余，大如小指，背有锦文，腹下鳞〔五〕红。人视为常，不以为异。罗愿尔雅翼云：宁国甚多，数十同穴，黑鳞白章。又一种夏月雨后出，如蚯蚓大，有鳞〔六〕，其尾如首，亦名两头蛇。又张耒杂志云：黄州两头蛇，一名山蚓。云是老蚓所化，行不类蛇，宛转甚钝。此即罗氏所云者也。

肉　【气味】〔时珍曰〕按南越志云：无毒。夷人饵之。

【主治】疟疾。山人收取干之，佩于项上。时珍

天蛇 纲目

〔一〕枳首蛇：金陵本同。尔雅·释地·九府云：「中有枳首蛇焉。」郭注：「岐头蛇也。或曰：今江东呼两头蛇为越王约发，亦名弩弦。」

〔二〕枳两也：金陵本同。按「枳」字未闻训「两」。尔雅义疏卷九云：「枳，孙读为枝，郭读为岐。岐、枝、枳，音皆近。广雅云：枳，枝也。」可见尔雅所谓枳首蛇者，谓蛇之一端，岐为二头，如树分枝，故郭注谓之岐头蛇；而本草拾遗之两头蛇，则谓蛇之首尾两端，各有一头，一头无口目，似头而已（疑即郭注「或曰」以下所云）。濒湖误将二种，混为一谈。

〔三〕续：原脱。按下所引，今检博物志未见此文。文见唐·李石撰续博物志卷九，因据补。

〔四〕两头俱能行：金陵本同。御览九三四蛇下及永乐大典本岭表录异卷下云：「云两头俱能进退，亦谬也。」并云：「南人见之为常，其祸安在？」

〔五〕鳞：原作「鲜」，金陵本同。今据御览九三四蛇下、尔雅翼卷三十二及永乐大典本岭表录异卷下改。

〔六〕鳞：原作「麟」，今据金陵本改，与尔雅翼卷三十二枳首蛇条合。

【集解】〔时珍曰〕按沈存中笔谈云：天蛇生幽阴之地，遇雨后则出，越人深畏之。其大如箸而匾，长三四尺，色黄赤。浇之以醋则消，或以石灰糁之亦死。又云：天蛇不知何物？人遭其螫，仍为露水所濡，则遍身溃烂。或云草间黄〔一〕花蜘蛛者，非矣〔二〕。广西一吏为虫所毒，举身溃烂。一医视云：天蛇所螫，不可为矣。仍以药傅其一有肿处，以钳拔出如蛇十余，而疾终不起。又钱塘一田夫忽病癞，通身溃烂，号呼欲绝。西溪寺僧视〔三〕之，曰：此天蛇毒，非癞也。以秦皮煮汁一斗，令其恣饮。初日减半，三日顿愈。又水蛇治天蛇毒，见前。

荀印 拾遗

【集解】〔藏器曰〕荀印，一名荀斗，出潮州。如蛇有四足。

膏【主治】滴耳中，治聋，令左右耳彻。藏器

蛇角 纲目

【释名】骨咄犀亦作骨笃。碧犀〔时珍曰〕按陶九成辍耕录云：骨咄犀，大蛇之角也。当作蛊毒，谓其解蛊毒如犀角也。唐书有古都国亦产此，则骨咄又似古都之讹也。

【集解】〔时珍曰〕按大明会典云：蛇角出哈密卫。刘郁西使记云：骨笃犀即大蛇角，出西番。曹昭格古论云：骨笃犀，碧犀也。色如淡碧玉，稍有黄色，其文理似角。扣之声清越如玉，磨刮嗅之有香，烧之不臭。最贵重，能消肿解毒。洪迈松漠纪闻云：骨咄犀，犀不甚大，纹如象牙，带黄色。作刀靶者，已为无价之宝也。

【气味】有毒。

【主治】消肿毒，解诸毒蛊毒，以毒攻毒也。时珍

〔一〕黄：原脱，今据梦溪笔谈卷二十五补。
〔二〕非矣：金陵本同。梦溪笔谈卷二十五作「是也」，义正相反。
〔三〕视：金陵本同。梦溪笔谈卷二十五作「识」。

诸蛇纲目

【释名】〔时珍曰〕蛇字古作它，俗作虵，有佘、移、佗三音。篆文象其宛转屈曲之形。其行委佗，故名。岭南人食之，或呼为讹，或呼为茅鳝。按山海经云：海外西南人以蟲为蛇，号蛇为鱼。则自古已然矣。

【集解】〔时珍曰〕蛇类琐语，不可类从者，萃族于左，以便考阅。**蛇在禽为翼火，**天文象形，居南方。**在卦为巽风，**巳为蛇。**在神为玄武，**北方之神，玄龟、纁蛇相合也。**在物为毒虫。**出说文。**有水、火、草、木、土五种，**出北户录。**青、黄、赤、白、黑、金、翠、斑、花诸色，**见各条。**毒虫也，而有无毒者；**金蛇、水蛇无毒。**鳞虫也，而有生毛者；**蝮蛇文间有毛。山海经云：长蛇毛如彘毫也。**卵生也，而有胎产者；**蝮蛇胎生。**腹行也，而有四足者。**鳞蛇、千岁蝮、苟印、蜥蜴皆有足。**又有冠者，**鸡冠蛇，头上有冠，最毒。**角者，**三角蛇，有角。**翼者，**西山经云：太华山有蛇，六足四翼，名曰肥𧔥。**飞者；**山海经云：柴桑多飞蛇。荀子云：螣蛇无足而飞。**兽首者，**大荒经云：肃〔一〕慎国有琴蛇〔二〕，兽首蛇身。**人面者；**江湖纪闻云：岭表有人面蛇，能呼人姓名，害人。惟畏蜈蚣。**两首者，**枳首蛇。**两身者；**北山经云：浑夕之山，有蛇曰肥遗，一首两身，见则大旱。管子曰：涸水之精，名曰蚋〔三〕，状如蛇，一首两身〔四〕，长八尺。呼其名可取鱼鳖〔五〕。**歧尾者，**广志云：出云南。**钩尾者，**张文仲云：钩蛇，尾如钩，能钩〔六〕人兽入水后而〔七〕食之。

〔一〕肃：原作「萧」，今据金陵本改，与山海经·大荒北经合。
〔二〕琴蛇：金陵本同。山海经·大荒北经作「琴蟲」。郭注：「亦蛇类也。」
〔三〕涸水之精名曰蚋：金陵本同。管子卷十四水地篇作「涸川之精者生于蚋」。
〔四〕一首两身：金陵本及管子·水地篇同。广韵·五支·蚋条作「一身两头」。
〔五〕呼其名可取鱼鳖：金陵本同。广韵·五支·蚋条作「以名呼之，可取鱼鳖。」管子·水地篇无此文。
〔六〕钩：金陵本同。外台卷四十引文仲作「倒牵」二字。
〔七〕后而：原脱，今据外台卷四十引文仲补。

熇尾者；葛洪云：熇尾蛇似青蝰，其尾三四〔一〕寸有异色，最毒。舵形者，张文仲云：舵蛇，形似舵，长七八尺，中人必死。削船舵，煮汁浸之。杵形者。即合木蛇。又有青蝰、即竹根蛇。白蝰、苍虺、文蝮、白颈、黑甲、赤目、黄口之类。张文仲云：恶蛇甚多〔二〕，四五月青蝰、苍虺、白颈、大蜴，六七月〔三〕竹狩〔四〕、白蝰、文蝮、黑甲、赤目、黄口、反钩、三角之类，皆毒之猛烈者。又南方有呴蛇，人若伤之不死，终身伺其主。虽百众人中，亦来取之。惟百里外乃免耳。蛇出以春，出则食物；蛇以春夏为昼，秋冬为夜。其蛰以冬，蛰则含土。至春吐出，即蛇黄石。其舌双，物理论云：舌者心苗，火旺于巳，巳为蛇，故蛇双舌。其耳聋。埤雅云：蛇聋虎齆。其听以目，埤雅。其蟠向壬。淮南子。其毒在涎，弄蛇洗净涎，则无毒也。蛇涎着人，生蛇漠疮。吐涎成丝，能害人目。段成式云：蛇怒时，毒在头尾。其珠在口。陆佃云：龙珠在颔，蛇珠在口。怀珠之蛇，多喜投暗。见人张口〔五〕，吐气如烬。其行也纡，淮南子云：蛇属纡行。其食也吞。有牙无齿。皮数解蜕，变化论云：龙易骨，蛇易皮。性晓方药。出稽圣赋。又异苑云：田父见蛇被伤，一蛇衔草傅之，遂去。其人采草治疮，名曰蛇衔。蛇交蛇，则雄入雌腹；交已即退出也。段成式云：人见蛇交，三年死。李鹏飞云：人见蛇交，主有喜。蛇交雉，则生蜃及蟂。详见蛟龙。鲁至刚云：蛇交雉生卵，遇雷入土，久则成蛟。不入土，但为雉耳。述异记云：江淮中有兽名能，乃蛇精所化也。冬则为雉，春复为蛇。蛇以龟、鳖为雌，埤雅云：大腰纯雌，以蛇为雄。蛇求于龟鳖，则生龟鳖；蛇求于雉，则生蜃蛟。物异而感同也。又与鳢、鳝通气。见本条。入水，交

〔一〕三四：金陵本及大观、政和本草卷二十二蚺蛇胆条引图经同。外台卷四十引肘后青蝰蛇论作「二三」。
〔二〕多：外台卷四十，此下有「而毒有差剧」。
〔三〕六七月：金陵本同。外台卷四十作「六月中」。
〔四〕竹狩：原脱，今据外台卷四十补。
〔五〕口：埤雅卷一鲛条，此下有「向人」二字。

石斑鱼；见本条。**入山，与孔雀匹**。禽经云：鹊见蛇则噪而奔，孔见蛇则喜而跃。**竹化蛇，蛇化雉**。乃异苑云：大元中，汝南人伐木，见一竹，中央已成蛇形，而枝叶如故。又桐庐民伐竹，见蛇化雉，头项已就，身犹蛇也。乃知竹化蛇，蛇化雉。**蚿**〔一〕**怜蛇，蛇怜风**。出庄子。**水蛇化鳝**，名蛇鳝，有毒。**螣蛇化龙**。神蛇能乘云雾，而飞游千里。**螣蛇听孕**，出变化论。又抱朴子云：螣蛇不交。**蟒蛇目圆**。出述异记。大蛇曰蟒。**巴蛇吞象**山海经云：巴蛇食象，三年而出其骨。**蚺蛇吞鹿**，详本条〔二〕。**玄蛇吞麈**。大鹿也。出山海经。**活褥蛇，能捕鼠**；唐书云：贞观中，波斯国献之。状同鼠，色正青，能捕鼠。**食蛇鼠，能捕蛇**。唐书云：罽宾国有食蛇鼠，尖喙赤尾，能食蛇。被蛇螫者，以鼠嗅而尿之，立愈。**蛇吞鼠，而有啮蛇之鼠狼**；寇曰：尝见一乌蛇，长丈余。有鼠狼啮蛇头，曳之而去，亦相畏伏耳。**蛇吞蛙，而有制蛇之田父**。洽闻记云：蛤蟆大者名田父，见蛇则衔其尾。良久蛇死，尾后数寸，皮不损而肉已尽矣。**蛇令豹止，而有食蛇之貘**；淮南子云：蛇令豹止，物相制也。貘乃白豹，食蛇及铁。**龟蛇同气，而有呷蛇之龟**。见摄龟。**玄龟食蟒**，王起云：以小制大，禽之制在气也。**蝍蛆甘带**。出庄子。蝍蛆，蜈蚣也。带，蛇也。陆佃云：蜈蚣见大蛇，能以气禁之，啖其脑、眼〔三〕。蟾蜍食蝍蛆，蝍蛆食蛇，蛇食蟾蜍，物畏其天也〔四〕。墨客挥犀云：蜈蚣逐蛇，蛇即张口，乃入其腹食之。**鸩步则蛇出，䴗鸣则蛇结**。出禽经。鸩鸟能禹步禁咒，使大石自转，取蛇食之，蛇入口即糜也。鹳亦然。䴗，伯劳也。**鹳、鹤、鹰、鹘、鹫，皆鸟之食蛇者也**；蛇鹰、蛇鹘。余见本条。**虎、猴、麂、麝、牛，皆兽之食蛇者也**。玃猴食蛇。牛食蛇，则独肝有毒。**蛇所食之虫，则蛙、鼠、燕、雀、蝙蝠、鸟雏；所**

〔一〕蚿：原作「虁」，金陵本同，涉上而误。今据庄子·秋水篇改。
〔二〕详本条：原作「详□条本」，今详文义改。
〔三〕啖其脑眼：金陵本同。埤雅卷十蝍蛆条作「而啖其脑」，又此下有「旧说」二字。
〔四〕物畏其天也：金陵本同。埤雅卷十蝍蛆条作「三物相值，莫敢先动。是亦骑虎之义，不得下也。」

食之草，则芹、茄、石南〔一〕、茱萸、蛇粟。噇子〔二〕也。所憎之物，则蘘荷、菴蕳、蛇网〔三〕草、鹅粪；所畏之药，则雄黄、雌黄、羖羊角、蜈蚣。千金云：入山佩武都雄黄、雌黄，或烧羖羊角烟，或筒盛蜈蚣，则蛇不敢近。误触莴菜，则目不见物；出续墨客挥犀。炙以桑薪，则足可立出。〔藏器曰〕蛇有足，见之不佳。以〔四〕桑薪火炙之则见，不足怪也。〔陶弘景曰〕五月五日烧地令热，以酒沃之，置蛇于上则足见。蛇蟠人足，淋以热尿，或沃以热汤，则自解；蛇入人窍，灸以艾炷，或辣以椒末，则自出。以艾炷灸蛇尾，或割破蛇尾，塞以椒末，即出。内解蛇毒之药，则雄黄、贝母、大蒜、薤白、苍耳；外治蛇䘌之药，则大青、鹤虱、苦苣、堇菜、射罔、姜黄、干姜、白矾、黑豆叶、黄荆叶、蛇含草、犬粪、鹅粪、蔡苴机〔五〕粪。

〔一〕南：原作「楠」，金陵本同。今据本书卷三十六石南条改。

〔二〕噇子：金陵本同。按本书卷十四蛇床条，蛇床一名蛇粟。广韵卷二·十阳：「床，士庄切。」卷一·四江：「噇，宅江切。」二字音近。疑「噇」为「床」之借字。「噇子」犹言「床子」，「床子」即「蛇床子」之略称。

〔三〕网：原作「芮」，金陵本同。据改见本书卷十六蛇网草条校记。

〔四〕以：原作「惟」，金陵本同。今据大观、政和本草卷二十二两头蛇条改。

〔五〕蔡苴机：金陵本及大观、政和本草卷十六同。本书卷五十一双头鹿条作「茶苜机」。

本草纲目鳞部目录第四十四卷

鳞之三　鱼类三十一种

鲤鱼本经　𫚉鱼纲目（即鲢鱼）　鳙鱼拾遗

鳟鱼纲目（即赤眼鱼）　鲩鱼拾遗（即草鱼）　青鱼开宝

竹鱼纲目　鲻〔一〕鱼开宝　白鱼开宝

鯼鱼食疗　鳡鱼纲目　石首鱼开宝　墨头鱼附

勒鱼纲目　鲚鱼食疗　鲥鱼食疗

嘉鱼开宝　鲳鱼拾遗　鲫鱼唐本〔二〕　鰿鱼附

鲂鱼食疗（即鳊鱼〔三〕）　鲈鱼嘉祐　鳜鱼开宝　鳖鱼附

鲨鱼纲目　杜父鱼拾遗　石斑鱼纲目

石鮅鱼拾遗　黄鲴鱼纲目　鲦鱼纲目

鲙残鱼食鉴（即银鱼）　鱵鱼纲目　鱊鱼纲目

金鱼纲目　丹鱼附

右附方旧十三，新六十六〔四〕

〔一〕鲻：原作「鲮」，金陵本同。今据本卷鲻鱼条改。
〔二〕唐本：原作「别录」，金陵本同。本卷鲫鱼条原作「别录上品」，今并据大观、政和本草总目、卷二十分目及鲫鱼条分别改正。
〔三〕鱼：原无，今据本卷鲂鱼条释名项补，使其一致。
〔四〕六：原无，今据本卷鱼类新附方总数补。

鳞之四　无鳞鱼二十八种　附录九种

鳢鱼本经　鳗鲡鱼别录　海鳗鲡日华

鳝鱼别录　鳅鱼纲目　鳣鱼拾遗（即黄鱼）

鲟鱼拾遗　牛鱼拾遗　鮠鱼拾遗（即鮰鱼）

鮧鱼别录（即鲇鱼）　鳑鱼纲目（即孩儿鱼）　鲵鱼拾遗

黄颡鱼食疗　河豚鱼开宝　海豚鱼拾遗

比目鱼食疗　鮹鱼拾遗　鲛鱼唐本（即沙鱼）

乌贼鱼本经　柔鱼附　章鱼纲目　海鹞鱼拾遗（即少阳鱼）

文鳐鱼拾遗　鱼虎拾遗　鱼师纲目

海蛇拾遗　虾别录　海虾拾遗

海马拾遗

鲍鱼别录（即薨鱼）　鱁鮧拾遗（即鳔胶）　鱼脍拾遗

鱼鲊拾遗　鱼脂拾遗　鱼魫纲目

鱼鳞纲目　鱼子纲目　诸鱼有毒拾遗

右附方旧十二〔一〕，新六十二〔二〕。

〔一〕十二：原作「九」，今据本卷无鳞鱼旧附方总数改。

〔二〕二：原无，今据本卷无鳞鱼新附方总数补。

本草纲目鳞部第四十四卷

鳞之三 鱼类三十一〔一〕种

鲤鱼 本经上品

【释名】〔时珍曰〕鲤鳞有十字文理，故名鲤。虽困死，鳞不反白。〔颂曰〕崔豹云：兖州人呼赤鲤为玄驹，白鲤为白骥，黄鲤为黄骓〔二〕。

【集解】〔别录曰〕生九江池泽。取无时。〔颂曰〕处处有之。其脊中〔三〕鳞一道，从头至尾，无大小，皆三十六鳞，每鳞有小黑点。诸鱼惟此最佳，故为食品上味。〔弘景曰〕鲤为诸鱼之长，形既可爱，又能神变，乃至飞越江湖，所以仙人琴高乘之也。山上水中有此，不可食。

肉 〔气味〕甘，平，无毒。〔日华曰〕凉，有小毒。〔宗奭曰〕鲤，至阴之物，其鳞故〔四〕三十六。阴极则阳复，故素问言鱼热中〔五〕。王叔和〔六〕言热则生风，食之多能发风热。日华言凉，非也。风家食之，贻祸无穷。〔时珍曰〕按丹溪朱氏言：诸鱼在水，无一息之停，皆能动风动火，不独鲤也。〔诜曰〕鲤脊上两筋及黑血有毒，溪涧中者毒在脑，俱不可食。凡炙鲤鱼不可使烟入目，损目光，三日内必验也。天行病后、下痢〔七〕及宿癥，俱不可食。服天门冬、朱砂人不

〔一〕一：原作「二」，金陵本同。今据本卷鱼类总数改。

〔二〕兖州人呼赤鲤为玄驹白鲤为白骥黄鲤为黄骓：金陵本同。御览九三六及大观、政和本草卷二十鲤鱼条引崔豹古今注亦同，惟句末「骓」字俱误作「雉」。尔雅翼卷二十八鲤条：「崔豹云：『兖州人谓赤鲤为赤骥，青鲤为青马，黑鲤为黑驹，白鲤为白骐，黄鲤为黄骓。』皆取马之名，以其灵仙所乘，能飞越江湖故也。」今本古今注卷中鱼虫第五与尔雅翼引文同，惟句末「骓」字误作「雄」。

〔三〕脊中：原作「胁」，金陵本同。今据大观、政和本草卷二十鲤鱼条引苏颂图经并参考陈藏器说改。

〔四〕故：原脱，今据本草衍义卷十七及政和本草卷二十鲤鱼条补。

〔五〕鱼热中：金陵本同。素问·异法方宜论作「鱼者使人热中」。

〔六〕王叔和：金陵本同。原作「脉诀」，今据本草衍义卷十七及政和本草卷二十鲤鱼条改。

〔七〕下痢：金陵本同。大观、政和本草卷二十鲤鱼条引孟诜及食疗俱无此二字。千金卷二十六第五云：「下利者食一切鱼，必加剧致困难治。」濒湖似据此加入。

可食。不可合犬肉及葵菜食。

〔主治〕煮食，治咳逆上气，黄疸，止渴。生者〔一〕**，治水肿脚满，下气。**别录 **治怀妊身肿，及胎气不安。**日华 **煮食，下水气，利小便。**时珍 **作鲙，温补，去冷气，痃癖气块，横关伏梁，结在心腹。**藏器 **治上气，咳嗽喘促。**心镜 **烧末，能发汗，定气喘咳嗽，下乳汁，消肿。米饮调服，治大人小儿暴痢。用童便浸煨，止反胃及恶风入腹。**时珍

〔发明〕〔时珍曰〕鲤乃阴中之阳，其功长于利小便，故能消肿胀黄疸，脚气喘嗽，湿热之病。作鲙则性温，故能去痃结冷气之病。烧之则从火化，故能发散风寒，平肺通乳，解肠胃及肿毒之邪。按刘河间云：鲤之治水，鹜之利水，所谓因其气相感也。

〔附方〕旧五，新九〔二〕。**水肿** 范汪：用大鲤鱼一头，醋三升，煮干食〔三〕。一日一作〔四〕。外台：用大鲤一尾，赤小豆一升，水二斗，煮食饮汁，一顿服尽〔五〕，当下利尽即瘥〔六〕。**妊娠水肿** 方同上。**水肿胀满** 赤尾鲤鱼（一斤）破开，不见水及盐，以生矾五钱研末，入腹内，火纸包裹，外以黄土泥包，放灶内煨熟取出，去纸、泥，送粥。食头者上消，食身、尾者下消，一日用尽。屡试经验。杨拱医方摘要。**妊娠感寒** 用鲤鱼一头烧末，酒服方寸匕，令汗出〔七〕。子母〔八〕秘录。**胎气不长** 用鲤鱼肉同盐、枣煮汁，饮之。集验。**胎动不安** 及妇人数伤胎，下血不止。鲤鱼一斤〔九〕（治净），阿胶（炒）一两，糯米二合，水二升，入葱、姜、橘皮、盐各少许，煮

〔一〕生者：原脱，今据千金翼卷四及大观、政和本草卷二十鲤鱼条补。

〔二〕九：原作「八」，今按下新附方数改。

〔三〕食：外台卷二十范汪治卒肿满身面皆洪大方，此下有「勿用醋及盐、豉他物杂也」。

〔四〕一日一作：金陵本同。外台卷二十范汪方作「不过再作愈」。

〔五〕尽：外台卷二十崔氏疗水病身肿方，此下有「如不能尽，分为二服，后服温令暖」。

〔六〕瘥：外台卷二十崔氏方，此下有「慎牛肉、白酒、生冷、面、猪、鱼、油、酪。药滓埋之，勿令人食。」

〔七〕出：大观、政和本草卷二十鲤鱼条附方，此下有「兼治乳无汁」。

〔八〕子母：原脱，今据大观、政和本草卷二十鲤鱼条附方补。

〔九〕斤：原作「个」，金陵本同。今据圣惠方卷七十五鲤鱼臛改。

臛食。五七日效。圣惠方。**乳汁不通**用鲤鱼一头烧末。每服一钱，酒调下。产宝。**咳嗽气喘**用鲤鱼一头〔一〕去鳞，纸裹炮熟，去刺研末，同糯米煮粥，空心食。心镜。**恶风入腹**久肿恶风入腹，及女人新产，风入产户内，如马鞭，嘘吸短气咳嗽者。用鲤鱼长一尺五寸，以尿浸一宿，平旦以木篦〔二〕从头贯至尾，文火炙熟，去皮，空心顿食。勿用盐、醋。外台。**反胃吐食**用鲤鱼一头，童便浸一夜，炮焦研末，同米煮粥食之。寿域。**一切肿毒**已溃未溃者。用鲤鱼烧灰，醋和涂之，以愈为度。外台。**积年骨疽**一捏一〔三〕汁出者。熬饴糖勃疮上〔四〕，仍〔五〕破生鲤〔六〕鱼㩦〔七〕之。顷时〔八〕刮视，虫出。更洗傅药，虫尽则愈。肘后。**小儿木舌**长大满口。鲤鱼肉切片贴之，以帛系定。圣惠。

鲊〔气味〕咸〔九〕，平，无毒。〔弘景曰〕不可合豆藿食，乃成消渴〔十〕。〔主治〕杀虫〔十一〕。藏器

〔附方〕新一。**聤耳有虫**脓血日夜不止〔十二〕。用鲤鱼鲊三斤，鲤鱼脑一枚，鲤鱼肠一具（洗切），乌麻子（炒

〔一〕头：大观、政和本草卷二十鲤鱼条附方，此下有「重四两」。

〔二〕木篦：金陵本同。千金卷二十一第四及千金翼卷十九第三俱仅作一「木」字。外台卷二十作「水」，当是「木」字之误。

〔三〕一捏一：金陵本及今本肘后卷五第三十六同。外台卷二十四作「每一年一发」，义长。

〔四〕熬饴糖勃疮上：金陵本同。今本肘后卷五第三十六作「熬末胶粘勃疮上」。外台卷二十四作「取胶熬捣末，粉勃疮上」。疑肘后将「胶末」二字颠倒，又误「粉」为「粘」（「饴」之异体字）。濒湖遂不用「胶末」而用「饴糖」，与二书俱不合，似应据外台改正。

〔五〕仍：金陵本同。肘后卷五第三十六作「乃」，外台卷二十四作「及」。

〔六〕鲤：金陵本及肘后同。外台卷二十四作「鳢」。

〔七〕㩦：原作「潝」，今据金陵本改，与肘后卷五第三十六及外台卷二十四合。

〔八〕顷时：金陵本同。肘后卷五第三十六作「如炊顷」，外台卷二十四作「如食顷」。

〔九〕咸：金陵本同。按大观、政和本草卷二十鲤鱼条，未言其鲊之气味。同卷鱼鲊条作「甘」。

〔十〕乃成消渴：金陵本同。按大观、政和本草卷二十鲤鱼条引弘景俱无此语，引食疗本草俱作「成瘦」二字。

〔十一〕杀虫：金陵本同。按大观、政和本草卷二十鲤鱼条引陈藏器本草，俱无鲤鱼鲊杀虫之文。同卷鱼鲊条俱作「凡鲊皆发疮疥，可合杀虫疮药用之。」

〔十二〕聤耳有虫脓血日夜不止：金陵本同。千金卷六第八、圣惠方卷三十六及普济方卷五十五俱作「肾热，耳（圣惠耳下有中字）脓血出溜，日夜不止」。千金同卷有用鲤鱼肠及酢（醋之异体字），治耳聋有脓不差有虫方。濒湖似将两方治证合而为一。

研）一升，同捣，入器中，微火炙暖，布裹贴耳。两食顷，有白虫出〔一〕，尽则愈。慎风寒。千金。

胆〔气味〕苦，寒，无毒。〔甄权〔二〕曰〕蜀漆为使。〔主治〕目热赤痛，青盲，明目。久服强悍，益志气。本经点眼，治赤肿翳痛。涂小儿热肿。甄权点雀目，燥痛即明。肘后滴耳，治聋。藏器〔附方〕旧一，新四〔三〕。**小儿咽肿**喉痹〔四〕者。用鲤〔五〕鱼胆二七〔六〕枚，和灶底土，以涂咽外，立效。千金方。**大人阴痿**鲤鱼胆、雄鸡肝各一枚〔七〕为末，雀卵和，丸小豆大。每吞一丸。千金方。**睛上生晕**不问久新。鲤鱼长一尺二寸者，取胆滴铜镜上，阴干，竹刀刮下〔八〕。每点少许〔九〕。总录。**赤眼肿痛**圣济总录：用鲤鱼胆十枚，腻粉一钱，和匀瓶收，日点。十便良方：用鲤胆五枚，黄连末半两，和匀，入蜂蜜少许，瓶盛，安饭上蒸熟。每用贴目眦，日五七度。亦治飞血赤脉。

脂〔主治〕食之，治小儿惊忤诸痫。大明

脑髓〔主治〕诸痫。苏恭煮粥食，治暴聋。大明和胆等分，频点目眦，治青盲。时珍〔附方〕新二。**耳卒聋**竹筒盛鲤鱼脑，于饭上蒸过，注入耳中。千金。**耳脓有虫**鲤鱼脑和桂末捣匀，绵

〔一〕出：千金卷六第八，此下有「复更作药。若两耳并脓出，用此为一剂，薄两耳；若止一耳，分药为两剂薄。不过三薄，耳便差。」圣惠及普济略同。

〔二〕甄权：原作「之才」，金陵本同。今据大观、政和本草卷二十鲤鱼条改。

〔三〕四：原作「三」，今按下新附方数改。

〔四〕喉痹：原作「痹痛」，金陵本同。今据千金卷五第九及大观、政和本草卷二十鲤鱼条附方改。

〔五〕鲤：金陵本及大观、政和本草卷二十鲤鱼条附方同。千金卷五第九无此字。

〔六〕七：原作「十」，金陵本笔划残缺（但似「七」字）。今据千金卷五第九及大观、政和本草卷二十鲤鱼条附方改。

〔七〕各一枚：金陵本同。千金卷二十第七鲤鱼胆用「四枚」，雄鸡肝用「一具」。此下有「阴干百日」四字。

〔八〕下：圣济总录卷一〇八光明散，此下有「为细末」三字。

〔九〕每点少许：金陵本同。圣济总录卷一〇八光明散作「每用少许，时时点眼。」

裹塞之〔一〕。千金方。

血　〔主治〕**小儿火疮，丹肿疮毒，涂之立瘥。**苏恭

肠　〔主治〕**小儿肌疮。**苏恭**聤耳有虫，同酢捣烂，帛裹塞之。痔瘘有虫，切断炙熟，帛裹坐之。俱以虫尽为度。**时珍

子　〔弘景曰〕合猪肝食，害人。

目　〔主治〕**刺疮伤风、伤水作〔二〕肿，烧灰傅之，汁出即愈〔三〕。**藏器

齿　〔主治〕**石淋**别录　〔颂曰〕古今录验：治石淋。用齿一升研末，以三岁醋和。分三服，一日服尽。外台：治卒淋，用酒服。〔时珍曰〕古方治石淋多用之，未详其义。

骨　〔主治〕**女子赤白带下。**别录**阴疮〔四〕，鱼鲠不出。**苏恭

皮　〔主治〕**瘾疹。**苏恭**烧灰水服，治鱼鲠六七日不出者。日二服。**录验

鳞　〔主治〕**产妇滞血腹痛，烧灰酒服。亦治血气〔五〕。**苏颂**烧灰，治吐血，崩中漏下，带下痔瘘，鱼鲠。**时珍

〔发明〕〔时珍曰〕古方多以皮、鳞烧灰，入崩漏、痔瘘药中，盖取其行滞血耳。治鱼鲠者，从其类也。

〔附方〕新三。**痔漏疼痛**鲤鱼鳞二三片，绵裹如枣形，纳入坐之，其痛即止。儒门事亲。**诸鱼骨鲠**鲤脊三十六鳞，焙研，凉水服之，其刺自跳出，神妙。笔峰杂兴。**鼻衄不止**鲤鱼鳞炒成灰。每

〔一〕之：千金卷六第八，此下有「不过三四度」。

〔二〕作：金陵本同。大观、政和本草卷二十鲤鱼条俱作「疼」。

〔三〕愈：大观、政和本草卷二十鲤鱼条，此下俱有「诸鱼目并（大观『并』作『亦』）得」五字。

〔四〕疮：金陵本同。大观、政和本草卷二十鲤鱼条俱作「蚀」。

〔五〕气：大观、政和本草卷二十鲤鱼条，此下俱有「杂诸药用之」五字。

冷水服二钱。普济方。

鱮鱼音序。纲目

【释名】鲢鱼〔时珍曰〕酒之美者曰酤，鱼之美者曰鱮。陆佃云：鱮，好群行相与也，故曰鱮；相连也，故曰鲢。传云「鱼属连行」是矣。

【集解】〔时珍曰〕鱮鱼，处处有之。状如鳙，而头小形扁，细鳞肥腹。其色最白，故西征赋云：华鲂跃鳞，素鱮扬鬐。失水易死，盖弱鱼也。

肉 【气味】甘，温，无毒。

【主治】温中益气。多食，令人热中发渴，又发疮疥。时珍

鳙鱼音庸。拾遗

【释名】鱃鱼音秋。山海经〔时珍曰〕此鱼中之下品，盖鱼之庸常以供馐食者，故曰鳙、曰鱃。郑玄作鰫〔一〕鱼。

【集解】〔藏器曰〕陶注鲍鱼云：今以鳙鱼长尺许者，完作淡干鱼，都无臭气。其鱼目旁，有骨名乙，礼记云「食鱼去乙」是矣。然刘元绍言，海上鳙鱼，其臭如尸，海人食之。当别一种也。〔时珍曰〕处处江湖有之，状似鲢而色黑。其头最大，有至四五十斤者。味亚于鲢。鲢之美在腹，鳙之美在头。或以鲢、鳙〔二〕为一物，误矣。首之大小，色之黑白，大不相侔。山海经云「鱃鱼似鲤，大首，食之已〔三〕疣」，是也。

肉 【气味】甘，温，无毒。〔藏器曰〕只可供食，别无功用。

〔一〕鰫：原作「溶」，金陵本同。今据礼记·内则郑注及大观、政和本草卷二十一鳙鱼条改。按说文鱼部虽鳙、鰫二字各别，但古书亦互相通假。如史记·司马相如传·上林赋「鰅、鳙、鰬、魠」，汉书、文选「鳙」皆作「鰫」，是其证。

〔二〕鲢鳙：原作「鱮鲢」，金陵本同。今从张本改。

〔三〕已：金陵本同。山海经·东次四经作「不」，义微异。

【主治】暖胃益人。汪颖 食之已[一]疣。多食，动风热，发疮疥。时珍

鳟鱼纲目

【释名】鮅鱼必。赤眼鱼〔时珍曰〕说文云：鳟（鮅），赤目鱼也。孙炎云：鳟好独行。尊而必者，故字从尊，从必。

【集解】〔时珍曰〕处处有之。状似𬶐而小，赤脉贯瞳，身圆而长，鳞细于𬶐，青质赤章。好食螺、蚌，善于遁网。

肉 【气味】甘，温，无毒。

【主治】暖胃和中。多食，动风热，发疥癣。时珍

鲩鱼音患。拾遗

【释名】鰀鱼音缓。草鱼〔时珍曰〕鲩又音混，郭璞作𬶐。其性舒缓，故曰鲩，曰鰀。俗名草鱼，因其食草也。江、闽畜鱼者，以草饲之焉。

【集解】〔藏器曰〕鲩生江湖中，似鲤。〔时珍曰〕郭璞云「今[二]𬶐子[三]，似鳟而大」是矣。其形长身圆，肉厚而松，状类青鱼。有青鲩、白鲩二色。白者味胜，商人多鲃之。

肉 〔气味〕甘，温，无毒。〔时珍曰〕李鹏飞云：能发诸疮。〔主治〕暖胃和中。时珍

胆 腊月收取阴干。〔气味〕苦，寒，无毒。〔主治〕喉痹[四]飞尸，暖[五]水和搅

〔一〕已：金陵本同。山海经·东次四经作「不」，义微异。

〔二〕今：原脱，今据尔雅·释鱼·鲩条郭注补。鲩与𬶐盖古今字。

〔三〕𬶐子：金陵本同。尔雅·释鱼·鲩条郭注作「𬶐鱼」，「鮅，鳟」条郭注乃作「𬶐子」。

〔四〕痹：金陵本同。大观、政和本草卷二十鲩鱼条俱作「闭」。「痹」有「闭」义。

〔五〕暖：原脱，今据大观、政和本草卷二十鲩鱼条补。

服。藏器 一切骨鲠、竹木刺在喉中，以酒化二枚，温呷取吐。时珍

青鱼 宋开宝

【释名】〔时珍曰〕青亦作鲭，以色名也。大者名䱾鱼。

【集解】〔颂曰〕青鱼生江湖间，南方多有，北地时或有之，取无时。似鲤〔一〕、鲩而背正青色。南方多以作鲊，古人所谓五侯鲭鲊〔二〕即此。其头中枕骨蒸令气通，曝干状如琥珀。荆楚人煮拍作酒器、梳、篦，甚佳。旧注言可代琥珀者，非也。

肉〔气味〕甘，平，无毒。〔日华曰〕微毒。服术人忌之。〔主治〕脚气湿痹。开宝 同韭白煮食〔三〕治脚气脚弱烦闷，益气〔四〕力。张鼎

鲊〔气味〕与服石人相反。开宝〔弘景曰〕不可合生胡荽、生葵菜、豆藿、麦酱同食。

头中枕〔主治〕水磨服，主心腹卒气痛。开宝 治〔五〕血气心痛，平水气。日华 作饮器，解蛊毒。时珍

眼睛汁〔主治〕注目，能夜视。开宝

胆腊月收取阴干。〔气味〕苦，寒，无毒。〔主治〕点暗目，涂热〔六〕疮。开宝 消赤

〔一〕鲤：原脱，今据大观、政和本草卷二十一青鱼条补。

〔二〕鲊：原脱，据补同上。按西京杂记卷二无「鲊」字。释者以「鲭」为「脠」之异体字，谓鱼肉合烹，犹如今之杂烩。此间苏颂释「鲭」为「青鱼」，故非加「鲊」字不可。

〔三〕食：原脱，今据金陵本补，与大观、政和本草卷二十一青鱼条引食疗合。

〔四〕气：金陵本同。大观、政和本草卷二十一青鱼条引食疗俱作「心」，同条引日华子乃作「气」。

〔五〕治：大观、政和本草卷二十一青鱼条引日华子，此上俱有「用醋摩（同磨）」三字；同条引食疗，在「平水气」下俱有「以水研服之良」六字。

〔六〕热：金陵本同。大观、政和本草卷二十一青鱼条引开宝及图经俱作「恶」，引食疗乃作「热」。

目肿痛，吐喉痹痰涎及鱼骨鲠，疗恶疮。时珍

〔发明〕〔时珍曰〕东方青色，入通肝胆，开窍于目。用青鱼胆以治目疾，盖取此义。其治喉痹骨鲠，则取漏泄系乎酸苦之义也。

〔附方〕新八〔一〕。

乳蛾喉痹青鱼〔二〕胆含咽。一方：用汁灌鼻中，取〔三〕吐。万氏：用胆矾盛青鱼胆中，阴干。每用少许，吹〔四〕喉取吐。一方：用朴消代胆〔五〕矾。

赤目障翳青鱼胆频频点之。一方：加黄连、海螵蛸末〔六〕等分。龚氏易简：用黄连切片，井水熬浓，去滓待〔七〕成膏，入大青鱼胆汁和就，入片脑少许，瓶收密封。每日点之，甚妙。

一切障翳鱼胆丸：用青鱼胆、鲤鱼胆、青羊胆各七个〔八〕，牛胆〔九〕半两，熊胆二钱半，麝香少许，石决明一两，为末，糊丸梧子大。每空心茶下十丸。龙木论。

竹鱼 纲目

【集解】〔时珍曰〕出桂林·湘、漓诸江中。状如青鱼，大而少骨刺。色如竹色，青翠可爱，鳞下间以朱点。味如鳜鱼肉，为广南珍品。

肉　【气味】甘，平，无毒。**【主治】**和中益气，除湿气。时珍

〔一〕八：原作「三」，今按下新附方数改。
〔二〕鱼：原版损坏，今据金陵本补。
〔三〕取：同上。
〔四〕吹：同上。
〔五〕胆：同上。
〔六〕末：同上。
〔七〕待：同上。
〔八〕各七个：原脱，今据龙木论卷一·七十二证方论之九·坠翳丸补。
〔九〕胆：此下原有「各」字，今据龙木论卷一·七十二证方论之九·坠翳丸删。

鲻鱼宋开宝

【释名】子鱼〔时珍曰〕鲻，色缁〔一〕黑，故名。粤人讹为子鱼。

【集解】〔志曰〕鲻鱼生江河〔二〕浅水中。似鲤，身圆头扁，骨软，性喜食泥。〔时珍曰〕生东海。状如青鱼，长者尺余。其子满腹，有黄脂味美，獭喜食之。吴越人以为佳品，腌为鲞腊。

肉【气味】甘，平，无毒。

【主治】开胃，通〔三〕利五脏。久食〔四〕，令人肥健。与百药无忌。开宝

白鱼宋开宝

【释名】鲚鱼音乔去声。〔时珍曰〕白亦作鲌。白者，色也。鲚者，头尾向上也。

【集解】〔刘翰曰〕生江湖中。色白头昂，大者长六七尺。〔时珍曰〕鲌形窄，腹扁，鳞细，头尾俱向上，肉中有细刺。武王白鱼入舟即此。

肉【气味】甘，平，无毒。〔诜曰〕鲜者宜和豉作羹，虽不发病，多食亦泥人〔五〕。经宿者勿食，令人腹冷。炙食，亦少动气。或腌，或糟藏，皆可食。〔瑞曰〕多食生痰。与枣同食，患腰痛。

【主治】开胃下食〔六〕，去水气，令人肥健。开宝 助脾气，调五脏，理十二经络，舒展不相及气。食疗 治肝气不足，补肝明目，助血脉。灸疮不发者，作鲙食之，

〔一〕缁：原作「鲻」，今据金陵本改。
〔二〕河：金陵本同。大观、政和本草卷二十一鲻鱼条俱作「海」。
〔三〕通：原脱，今据大观、政和本草卷二十一鲻鱼条补。
〔四〕久食：同上。
〔五〕人：大观、政和本草卷二十一白鱼条，此下俱有「心」字。
〔六〕食：原作「气」，金陵本同。今据大观、政和本草卷二十一白鱼条改。

良。**患疮疖人食之**〔一〕**，发**〔二〕**脓。**日华

【发明】〔时珍曰〕白鱼比他鱼似可食，亦能热中发疮。所谓补肝明目，调五脏，理十二经络者，恐亦溢美之词，未足多信。当以开宝注为正。

鲹鱼食疗

【释名】〔时珍曰〕鲹性啖鱼，其目𥉻视，故谓之鲹。异物志以为石首鱼，非也。食疗作鯮，古无此字。

【集解】〔时珍曰〕鲹〔三〕生江湖中。体圆厚而长，似鳡〔四〕鱼而腹稍起，扁额长喙，口在颔下，细鳞腹白，背微黄色。亦能啖鱼。大者二三十斤。

肉　【气味】甘，平，无毒。

【主治】补五脏，益筋骨，和脾胃。多食宜人，作鲊尤宜，曝干香美，亦不发病。孟诜

鳡鱼音感。纲目

【释名】䱤鱼音绀。**鳏鱼　黄颊鱼**〔时珍曰〕鳡，敢也。䱤，𦞦也。𦞦（音陷），食而无厌〔五〕也。健而难取，吞䱤同类，力敢而𦞦物者也。其性独行，故曰鳏。诗云「其鱼鲂、鳏」是矣。

〔一〕食之：金陵本同。大观、政和本草卷二十一白鱼条俱作「不可食」。
〔二〕发：大观、政和本草卷二十一白鱼条，此上有「甚」字。
〔三〕鲹：原作「鯮」，金陵本同。上文既言「古无此字」，自当仍改为「鲹」，使前后一致。下同。
〔四〕鳡：原作「鰔」，乃「鳡」之异体字。今据金陵本改，使与下鳡鱼条一致。
〔五〕食而无厌：金陵本同。说文卷四下𦞦条作「食肉不猒」。段注：「猒，饱也。」

【集解】〔时珍曰〕鳡生江湖中。体似鯼而腹平，头似鲩而口大，颊似鲇[一]而色黄，鳞似鳟而稍细。大者三四十斤，啖鱼最毒，池中有此，不能畜鱼。东山经云「姑儿之水多鳡鱼」，是也。异苑云：诸鱼欲产，鲐䰾[二]以头冲其腹[三]，世谓之众鱼生母。然诸鱼生子，必雄鱼冲其腹，仍尿白以盖其子，不必尽是鲐鱼也。

肉　【气味】甘，平，无毒。

【主治】食之已呕，暖中益胃。时珍

石首鱼宋开宝

【释名】石头鱼岭表录异　鮸鱼音免。拾遗录　江鱼浙志　黄花鱼临海志　干者名鲞鱼音想。亦作鮝。

〔时珍曰〕鲞能养人，人恒想之，故字从养。罗愿云：诸鱼薧干皆为鲞，其美不及石首，故独得专称。以白者为佳，故呼白鲞。若露风则变红色，失味也。

【集解】〔志曰〕石首鱼，初[四]出水能鸣，夜视有光，头中有石如棋子。一种野鸭，头中有石，云是此鱼所化。

〔时珍曰〕生东南海中。其形如白鱼，扁身弱骨，细鳞黄色如金。首有白石二枚，莹洁如玉。至秋化为冠凫，即野鸭有冠者也。腹中白鳔可作胶。临海异物志云：小者名踏[五]水，其次名春来。田九成游览志云：每岁四月，来自海洋，绵亘数里，其声如雷。海人以竹筒探水底，闻其声乃下网，截流取之。泼以淡水，皆圉圉无力。初水来者甚佳，二水、三水来者，鱼渐小而味渐减矣。

肉　〔气味〕甘，平，无毒。　〔主治〕合莼菜作羹，开胃益气。开宝

〔一〕鲇：原作「鮕」，金陵本同，字书无「鮕」字。本卷鮧鱼条，鮧鱼一名鲇鱼。形近而误，因据改。
〔二〕䰾：原脱，今据异苑卷三鲐鱼条补。
〔三〕腹：异苑卷三鲐鱼条，此下有「鲐鱼自欲生者，亦更相撞触」。
〔四〕初：原脱，今据大观、政和本草卷二十一石首鱼条补。
〔五〕踏：原作「蹹」，金陵本同，字书无。今据御览九三八石首鱼条引文改。

鲞〔主治〕**炙食，能消瓜成水，治暴下痢，及卒腹胀，食**〔一〕**不消。**开宝 **消宿食，主中恶。鲜者不及**〔二〕。张鼎

〔发明〕〔时珍曰〕陆文量菽园杂记云：痢疾最忌油腻、生冷，惟白鲞宜食。此说与本草主下痢相合。盖鲞饮咸水而性不热，且无脂不腻。故无热中之患，而消食理肠胃也。

〔附方〕新一。

蜈蚣咬伤白鲞皮贴之。集成。

头中石魫〔三〕 〔主治〕**下石淋，水磨服，亦烧灰饮服，日三。**开宝 **研末或烧研水服，主淋沥，小便不通。煮汁服，解砒霜毒、野菌毒、蛊毒。**时珍

〔附方〕新二。

石淋诸淋石首鱼头石十四个，当归等分，为末。水二升，煮一升，顿服立愈。外台秘要方。

聤耳出脓石首鱼魫研末，或烧存性研，掺耳。集简方。

【附录】墨头鱼〔时珍曰〕四川嘉州出之。状类鲆子，长者及尺。其头黑如墨，头上有白子二枚。又名北斗鱼。常以二三月出，渔人以火夜照叉之。

勒鱼 纲目

【释名】〔时珍曰〕鱼腹有硬刺勒人，故名。

【集解】〔时珍曰〕勒鱼出东南海中，以四月至。渔人设网候之，听水中有声，则鱼至矣。有一次、二次、三次乃止。状如鲥鱼，小首细鳞。腹下有硬刺，如鲥腹之刺。头上有骨，合之如鹤喙形。干者谓之勒鲞，吴人嗜之。甜瓜生者，用勒鲞骨插蒂上，一夜便熟。石首鲞骨亦然。

〔一〕食：原脱，今据大观、政和本草卷二十一石首鱼条补。

〔二〕鲜者不及：金陵本同。大观、政和本草卷二十一石首鱼条俱作「不堪鲜食」。

〔三〕魫：金陵本同。按广韵四十七寝，魫训鱼子，音审不音枕。又大观、政和本草卷二十一石首鱼条引日华子及同卷青鱼条俱用「枕」不用「魫」。本应据改，惟自濒湖谓「诸鱼脑骨曰魫曰丁」以来，沿用已久，今仍之。下同。

肉〔气味〕甘，平，无毒。〔主治〕开胃暖中。作鲞尤良。时珍

鳃〔主治〕疟疾。以一寸入七宝饮，酒、水各半煎，露一夜服。时珍　摘玄方

鲚鱼音剂。　食疗

【释名】鮆鱼音剂。鮤鱼音列。鱴刀音篾。魛鱼音刀。鰽鱼广韵音遒，亦作鮂。望鱼〔时珍曰〕鱼形如剂物裂篾之刀，故有诸名。魏武食制谓之望鱼。

【集解】〔时珍曰〕鲚生江湖中，常以三月始出。状狭而长薄，如削木片，亦如长薄尖刀形。细鳞白色。吻上有二硬须，腮下有长鬣如麦芒。腹下有硬角刺，快利若刀。腹后近尾有短鬣，肉中多细刺。煎、炙或作鲊、鱐食皆美，烹煮不如。淮南子云：鮆鱼饮而不食，鳣鲔食而不饮。又异物志云：鰽鱼仲〔一〕夏从海中泝流而上。长尺余，腹下如刀，肉中细骨如鸟〔二〕毛。云是鰽鸟所化，故腹内尚有鸟肾二枚。其鸟白色，如鹥群飞。至仲〔三〕夏，鸟藏鱼出，变化无疑。然今鲚鱼亦自生子，未必尽鸟化也。

肉〔气味〕甘，温，无毒。〔诜曰〕发疥，不可多食。〔源曰〕助火，动痰，发疾。

鲊〔主治〕贴痔瘘。时珍〔附方〕新一。瘘有数孔用耕垡土烧赤，以苦酒浸之，合壁土令热，以大鮆鲊展转染土贴之。每日一次。千金方。

鲥鱼食疗

【释名】〔宁源曰〕初夏时有，余月则无，故名。

【出产】〔时珍曰〕按孙愐云：鲥出江东。今江中皆有，而江东独盛。故应天府以充御贡。每四月鲚鱼出后即出，

〔一〕仲：原作「初」，金陵本同。今据御览九三七鰽鱼条引异物志改，使与下「至仲夏」文一致。
〔二〕鸟：原脱，今据御览九三七鰽鱼条引异物志补。
〔三〕仲：同上。

云从海中泝上，人甚珍之。惟蜀人呼为瘟鱼，畏而不食。

【集解】〔时珍曰〕鲥，形秀而扁，微似鲂而长，白色如银，肉中多细刺如毛，其子甚细腻。故何景明称其银鳞细骨，彭渊材恨其美而多刺也。大者不过三尺，腹下有三角硬鳞如甲，其肪亦在鳞甲中，自甚惜之。其性浮游，渔人以丝网沉水数寸取之，一丝挂鳞，即不复动。才出水即死，最易馁败。故袁达禽虫述云：鲥鱼挂网而不动，护其鳞也。不宜烹煮，惟以笋、苋、芹、荻之属，连鳞蒸食乃佳，亦可糟藏之。其鳞与他鱼不同，石灰水浸过，晒干层层起之，以作女人花钿甚良。

肉 【气味】甘，平，无毒。〔诜曰〕稍〔一〕发疳痼。

【主治】补虚劳。孟诜 蒸下油，以瓶盛埋土中，取涂汤火伤，甚效。宁源

嘉鱼 宋开宝

【释名】鮇鱼音味。拙鱼纲目 丙穴鱼〔藏器曰〕左思蜀〔二〕都赋云：嘉鱼出于丙穴。李善注云：鱼以丙日出穴。或云：穴向丙耳，鱼岂能择日出入耶？按抱朴子云：燕避戊己，鹤知夜半。鱼岂不知丙日乎？〔时珍曰〕嘉，美也。杜甫诗云「鱼知丙穴由来美」，是矣。河阳呼为鮇鱼，言味美也；蜀人呼为拙鱼，言性钝也。丙穴之说不一。按文选注云：丙穴在汉中沔〔三〕县北，有二所，常以三（八〔四〕）月取之。丙，地名也。水经云：丙水出丙穴。穴口向丙，故名。嘉鱼常以三月出穴，十月入穴。黄鹤云：蜀中丙穴甚多，不独汉中也。嘉州、雅州、梁山、大邑、顺政〔五〕诸县，皆有丙穴。嘉鱼常以春末出游，冬月入穴。

【集解】〔志曰〕嘉鱼，乃乳穴中小鱼也。常食乳水，所以益人。〔时珍曰〕按任豫益州记云：嘉鱼，蜀郡处处有之。状似鲤，而鳞细如鳟，肉肥而美，大者五六斤〔六〕。食乳泉，出丙穴。二三月随水出穴，八九月逆水入穴。夔州志云：

〔一〕稍：原脱，今据大观、政和本草卷二十时鱼条补。
〔二〕蜀：金陵本同。大观、政和本草卷二十一嘉鱼条俱误作「吴」。
〔三〕沔：文选卷四蜀都赋刘渊林注，此下有「阳」字。明初始名「沔县」。
〔四〕八：文选卷四蜀都赋刘渊林注无此字，今加括号。
〔五〕顺政：按顺政即今陕西略阳县，在汉中，不在蜀中。
〔六〕斤：御览九三七嘉鱼条引任豫（原误作「像」）益州记作「尺」。

嘉鱼，春社前出，秋社后归。首有黑点，长身细鳞，肉白如玉。味颇咸，食盐泉故也。范成大虞衡志云：嘉鱼，状如鲥而多脂，味极美，梧州人以为鲊饷远。刘恂岭表录异云：苍梧戎城〔一〕县江水口〔二〕出嘉鱼，似鳟而肥美，众鱼莫及。每炙食以芭蕉叶〔三〕隔火，恐脂滴火灭〔四〕也。又可为脡〔五〕。

肉 **【气味】**甘，温，无毒。〔诜曰〕微有毒，而味多珍美。

【主治】食之，令人肥健悦泽。开宝 煮食，治肾虚消渴，劳瘦虚损。藏器

【发明】〔志曰〕此鱼食乳水，功用同乳。能久食之，力强于乳，有似英鸡。〔诜曰〕常于崖石下孔中，食乳石沫〔六〕，故补益也。

鲳鱼 拾遗

【释名】⿰鱼仓鱼录异 **鲳鯸鱼**拾遗 **昌鼠**藏器 〔时珍曰〕昌，美也，以味名。或云：鱼游于水，群鱼随之，食其涎沫，有类于娼，故名。闽人讹为⿰鱼倉鱼。广人连骨煮食，呼为狗瞌睡鱼。

【集解】〔藏器曰〕鲳鱼生南海。状如鲫，身正圆，无硬骨，作炙食至美。〔时珍曰〕闽、浙、广南海中，四五月出之。岭表录异云：⿰鱼倉鱼〔七〕形似鳊鱼，而〔八〕腔〔九〕上突起，连背而圆，身肉甚厚〔十〕，白如凝脂〔十一〕，只有一脊骨。治之以

〔一〕城：原脱，今据岭表录异卷下及御览九三七嘉鱼条引文补。
〔二〕口：原作「日」，金陵本同。今据岭表录异卷下及御览九三七嘉鱼条改。
〔三〕叶：原脱，今据岭表录异卷下及御览九三七嘉鱼条补。
〔四〕灭：原作「中」，金陵本同。今据岭表录异卷下及御览九三七嘉鱼条改。
〔五〕又可为脡：金陵本同。岭表录异卷下及御览九三七嘉鱼条俱作「最宜为鯅」。「鯅」为「脡」之借字。
〔六〕沫：原作「沬」，今据金陵本改，与大观、政和本草卷二十一嘉鱼条合。
〔七〕⿰鱼仓鱼：原无，今据岭表录异卷下及御览九四〇⿰鱼仓鱼条补。
〔八〕而：同上。
〔九〕腔：原作「脑」，金陵本及辑永乐大典本岭表录异卷下同。今据御览九四〇⿰鱼仓鱼条引文改，与下「连背而圆」文合。
〔十〕而圆身肉甚厚：原作「身圆肉厚」四字，金陵本同。今据御览九四〇及岭表录异卷下⿰鱼仓鱼条订补。
〔十一〕凝脂：原作「鳜肉」，金陵本同。御览九四〇作一「⿰鱼⿸广疑」字，字书有「⿰鱼疑」无「⿰鱼⿸广疑」。今据辑永乐大典本岭表录异卷下改，文义豁然。

葱、姜，缹〔一〕之以粳米，其骨亦软而可食。

肉 〔气味〕甘，平，无毒。〔主治〕**令人肥健，益气力。**藏器

腹中子 〔气味〕**有毒。令人痢下。**藏器

鲫鱼 唐本草〔二〕

【释名】鲋鱼音附。 时珍按：陆佃埤雅云：鲫鱼旅行，以相即也，故谓之鲫；以相附也，故谓之鲋。

【集解】〔保昇曰〕鲫，所在池泽有之。形似小鲤，色黑而体促，肚大而脊隆。大者至三四斤〔三〕。〔时珍曰〕鲫喜偎泥，不食杂物，故能补胃。冬月肉厚子多，其味尤美。郦道元水经注云：蕲州·广济〔四〕·青林湖有〔五〕鲫鱼，大二尺〔六〕，食之肥美，辟寒暑。东方朔神异经云：南方湖中多鲫鱼，长数尺〔七〕，食之宜暑而辟风寒。吕氏春秋云：鱼之美者，有洞庭之鲋。观此，则鲫为佳品，自古尚矣。

肉 〔气味〕**甘，温，无毒。**〔鼎曰〕和蒜食，少热；同沙糖食，生疳虫；同芥菜食，成肿疾；同猪肝、鸡肉、雉肉、鹿肉、猴肉食，生痈疽；同麦门冬食，害人。〔主治〕**合五味煮食，主虚羸。**藏器 **温中下气。**大明 **止下痢肠痔。**保昇 夏月热痢有益，冬月不宜。**合莼作羹，主胃弱不下食，调中益五脏。合茭首作羹，主丹石发热。**孟诜 **生捣，涂恶核肿毒不散及瘑疮。同小豆捣，涂丹毒。烧灰，和酱汁，涂诸疮十年不瘥者。以猪脂煎灰服，治肠痈。**苏恭 **合小豆**

〔一〕缹：原作「缶」，金陵本同。今据御览九四〇及辑本岭表录异卷下鲍鱼条改。原注：「音缶，蒸也。」
〔二〕唐本草：原作「别录上品」，金陵本同。今据大观、政和本草卷二十鲫鱼条改。
〔三〕大者至三四斤：金陵本同。按大观、政和本草卷二十鲫鱼条引蜀本无此文。文见同条引苏颂图经，作「亦有人者，至重二三斤。」
〔四〕济：原作「齐」，金陵本同。水经注无「蕲州广济」四字，今据太平寰宇记卷一二七蕲州广济县条改。
〔五〕有：原脱，今据水经注卷三十五补。
〔六〕大二尺：金陵本同。水经注卷三十五无此三字。「大」似当作「长」。
〔七〕南方湖中多鲫鱼长数尺：按神异经·东南荒经作「东南海中有烜洲，洲有温湖，鲋鱼生焉，其长八尺」，似应据改。

煮汁服，消水肿。炙油，涂妇人阴疳诸疮，杀虫止痛。酿白矾烧研饮服，治肠风血痢。酿硫黄煅研，酿五倍子煅研，酒服，并治下血。酿茗叶煨服，治消渴。酿胡蒜煨研饮服，治膈气。酿绿矾煅研饮服，治反胃。酿盐花烧研，掺齿疼。酿当归烧研，揩牙乌髭止血。酿砒烧研，治急疳疮。酿白盐煨研，搽骨疽。酿附子炙焦，同油涂头疮白秃。时珍

〔发明〕〔震亨曰〕诸鱼属火，独鲫属土，有调胃实肠之功。若多食，亦能动火。

〔附方〕旧五，新三十一〔一〕。**鹘突羹**治脾胃虚冷不下食。以鲫鱼半斤切碎，用沸豉汁投之，入胡椒、莳萝、干〔二〕姜、橘皮等〔三〕末，空心食之。心镜。**卒病水肿**用鲫鱼三尾，去肠留鳞，以商陆、赤小豆等分，填满扎定，水三升，煮糜去鱼，食豆饮汁。二日一作，不过三次，小便利，愈。肘后方。**消渴饮水**用鲫鱼一枚，去肠留鳞，以茶叶填满，纸包煨熟食之。不过数枚即愈。吴氏心统。**肠风下血**百一方：用活鲫一大尾，去肠留鳞，入五倍子末填满，泥固煅存性，为末。酒服一钱（或饭丸），日三服。又用硫黄一两，如上法煅服，亦效。**酒积下血**酒煮鲫鱼，常食最效。便民食疗方。**肠痔滴血**常以鲫鱼作羹〔四〕食。外台。**肠风血痔**用活鲫鱼，翅侧穿孔，去肠留鳞，入白矾末二钱，以棕包纸裹煨存性，研末。每服二钱，米饮下，每日二服。直指方。**血痢噤口**方同上。**反胃吐食**用大鲫鱼一尾，去肠留鳞〔五〕，入绿矾末令满，泥固煅存性〔六〕，研末。每米〔七〕饮服一钱，日二〔八〕。本事。**膈气吐食**用大鲫鱼去肠留鳞，切大

〔一〕一：原作「二」，今按下新附方数改。
〔二〕干：原脱，今据大观、政和本草卷二十鲫鱼条附方补。
〔三〕皮等：同上。
〔四〕羹：外台卷二十六，此下有「及蒸，随意任之」。大观、政和本草卷二十鲫鱼条附方，此下有「及随意任作」。
〔五〕鳞：金陵本同。本事方卷四鲫鱼散作「胆」。
〔六〕泥固煅存性：金陵本同。本事方卷四作「縫口，以炭火炙令黄干」。
〔七〕米：金陵本同。本事方卷四作「陈米」。
〔八〕二：金陵本同。本事方卷四作「三」。

蒜片填满，纸包十重，泥封，晒半干，炭火煨熟，取肉和平胃散末一两杵，丸梧子大，密收。每服二十丸，米饮下。经验。**小肠疝气**每顿用鲫鱼十〔一〕个，同茴香煮食。久食自愈。生生编。**妊娠感寒**时行者。用大鲫一头烧灰，酒服方寸匕（无汗腹中缓痛者，以醋服〔二〕），取汗。产乳。**热病目暗**因瘥后食五辛而致。用鲫鱼作臛食〔三〕之。集验方。**目生弩肉**鲜鲫鱼，取肉〔四〕一片〔五〕，中央开窍，贴于眶上〔六〕。日三五度。圣济总录。**妇人血崩**鲫鱼一个（长五寸者）去肠，入血竭、乳香在内，绵包烧存性，研末。每服三钱，热酒调下。叶氏摘玄方〔七〕。**小儿齁喘**活鲫鱼七个，以器盛，令儿自便尿养之。待红，煨熟食，甚效。一女年十岁用此，永不发也。集简方。**小儿舌肿**〔八〕鲜鲫鱼切片贴之，频换。总微论。**小儿丹毒**从髀起，若热〔九〕流下，令〔十〕阴头赤肿出血。用鲫鱼肉（切）五合，赤小豆末二〔十一〕合，捣匀，入〔十二〕水和，傅之。千金方〔十三〕。**小儿秃疮**千金：用鲫鱼烧灰，酱汁和涂。一用鲫鱼去肠，入皂矾烧研搽。危氏：用大鲫去肠，入乱发填满，烧研，入雄黄末二钱。先以齑水洗拭，生油调搽。**小儿头疮**昼开出脓，夜即复

〔一〕十：金陵本同，疑太多。张本作一，义长。

〔二〕无汗腹中缓痛者以醋服：金陵本同。大观、政和本草卷二十鲫鱼条附方引杨氏产乳，俱无此文，今加括号。

〔三〕食：金陵本及本书卷四眼目门昏盲段鲫鱼项同。大观、政和本草卷二十鲫鱼条附方引集验方俱作「熏」，疑濒湖有意改写。

〔四〕肉：原脱，今据圣济总录卷一〇九鲫鱼贴方补。

〔五〕片：原作「斤」，今据金陵本改，与圣济总录卷一〇九合。

〔六〕贴于眶上：金陵本同。圣济总录卷一〇九作「正贴眼上」。

〔七〕叶氏摘玄方：按本书卷三十安石榴条酸榴东行根附方引「丹溪摘玄方」，而本条、本卷乌贼鱼条、卷四十五水龟条龟甲段、卷四十六蜗螺条肉段、烂壳段及卷五十豕条胆段等各附方又引「叶氏摘玄方」，则其他多数只作「摘玄方」（有时避讳作「摘元方」）者究属何种？因「叶氏摘玄方」未见传本，「丹溪摘玄方」亦仅栖芬室藏有明万历间写本，一时难于查对，存疑待考。

〔八〕舌肿：小儿卫生总微论方卷十八，此上有「紫」字；此下有「治如前」三字，谓当先如前治法「取羊乳饮之」。

〔九〕若热：原脱，今据千金卷二十二第四补。

〔十〕令：同上。

〔十一〕二：金陵本及大观、政和本草卷二十鲫鱼条附方引子母秘录同。千金卷二十二第四作「五」。

〔十二〕入：金陵本同。千金卷二十二第四作「少」。

〔十三〕千金方：金陵本同。本方见千金卷二十二第四，又见大观、政和本草卷二十鲫鱼条附方引子母秘录，二方大同小异。今既标为千金，即不计入旧附方数内。

合。用鲫鱼（长四寸）一枚，去肠，大附子一枚，去皮研末填入，炙焦研傅，捣蒜封之，效。圣惠。**走马牙疳**用鲫鱼一个去肠，入砒一分，生地黄〔一〕一两，纸包烧存性，入枯白矾、麝香少许，为末掺之〔二〕。**牙疳出血**大鲫鱼一尾，去肠留鳞，入当归末，泥固烧存性，入煅过盐和匀，日用。圣惠方。**指牙乌须**方同上。**刮骨取牙**用鲫鱼一个去肠，入砒在内，露于阴地，待有霜刮下，瓶收。以针搜开牙根，点少许，咳嗽自落。又方：用硇砂入鲫鱼肉，煨过瓶收，待有霜刮取，如上法用。**诸疮肿毒**鲫鱼（一斤者）去肠，柏叶填满，纸裹泥包煅存性，入轻粉二钱，为末。麻油调搽。普济方。**浸淫毒疮**凡卒得毒气攻身，或肿痛，或赤痒，上下周匝，烦毒欲死，此浸淫毒疮也。生鲫鱼切片，和盐捣贴，频易之。圣惠方。**骻上便毒**鲫鱼一枚，山药五钱，同捣敷之，即消。医林集要。**骨疽脓出**黑色鲫鱼一个去肠，入白盐令满扎定，以水一盏，石器内煮至干焦为末。猪油调搽，少痛勿怪。危氏方。**手足瘭疽**累累如赤豆，剥之汁出。大鲫鱼长三四寸者，乱发一鸡子大，猪脂一升，同煎膏，涂之。千金方。**臁胫生疮**用中鲫鱼三尾洗净，穿山甲二钱，以长皂荚一挺，劈开两片夹住扎之，煨存性，研末。先以井水洗净脓水，用白竹叶刺孔贴之，候水出尽，以麻油、轻粉调药傅之，日一次。直指方。**小儿撮口**出白沫。以艾灸口之上下四壮。鲫鱼烧研，酒调少许灌之。仍掐手足。儿一岁半，则以鱼网洗水灌之。小儿方。**妇人阴疮**方见主治。

鲙

〔主治〕**久痢赤白，肠澼痔疾，大人小儿丹毒风眩。**藏器　**治脚风及上气。**思邈　**温脾胃，去寒结气。**时珍

鲊

〔主治〕**瘑疮。批片贴之，或同桃叶捣傅，杀其虫。**时珍

〔附方〕新一。**赤痢不止**鲫鱼鲊二脔（切），秫米一把，薤白一虎口（切），合煮粥，食之。圣惠方〔三〕

〔一〕生地黄：金陵本同。圣惠方卷三十四鲫鱼散作「干地黄末」。
〔二〕掺之：金陵本同。圣惠方卷三十四作「每用半钱，掺湿纸片子上，贴患处。」
〔三〕圣惠方：金陵本同。今检圣惠未见此方。方见普济方卷二一二，似应据改。

头　〔主治〕小儿头疮口疮，重舌目翳。苏恭 烧研饮服，疗咳嗽。藏器 烧研饮服，治下痢。酒服，治脱肛及女人阴脱，仍以油调搽之。酱汁和，涂小儿面上黄水疮。时珍

子 忌猪肝。　〔主治〕调中，益肝气。张鼎

骨　〔主治〕䘌疮。烧灰傅，数次即愈。张鼎

胆　〔主治〕取汁，涂疳疮、阴蚀疮，杀虫止痛。点喉中，治骨鲠竹刺不出。时珍

〔附方〕旧一，新二。**小儿脑疳** 鼻痒，毛发作穗，黄瘦。用鲫鱼胆滴鼻中，三五日甚效。圣惠。 **消渴饮水** 用浮石、蛤蚧〔一〕、蝉蜕等分，为末。以鲫鱼胆七枚，调服三钱，神效。本事。 **滴耳治聋** 鲫鱼胆一枚，乌驴脂少许〔二〕，生麻油半两，和匀，纳入楼葱管中，七日取〔三〕滴耳中，日二次〔四〕。圣惠方。

脑　〔主治〕耳聋。以竹筒蒸过，滴之。圣惠

【附录】鰤鱼 〔诜曰〕一种鰤鱼，与鲫颇同而味不同，功亦不及。云鰤是栉化；鲫是稷米所化，故腹尚有米色。宽大者是鲫，背高腹〔五〕狭小者是鰤也。〔时珍曰〕孟氏言鲫、鰤皆栉、稷化成者，殊为谬说。惟鼢鼠化鰤，鰤化鼢鼠，刘绩霏雪录中尝书之，时珍亦尝见之，此亦生生化化之理。鲫、鰤多子，不尽然尔。鰤鱼即尔雅所谓鱊鮬，郭璞所谓妾鱼、婢鱼，崔豹所谓青衣鱼，世俗所谓鳑鲏鲫〔六〕也。似鲫而小，且薄黑而扬赤。其行〔七〕以三为率，一前二后，若婢妾然，故名。〔颂曰〕黔中一种重唇石鲫鱼，味美，亦鲫之类也。

〔一〕蛤蚧：金陵本同。按日本享保廿年向井八三郎刊本本事方卷六神效散作「蛤粉」。但本书卷四十三蛤蚧条发明项，时珍曰：「许叔微治消渴用之，取其滋补也。」疑濒湖所见本事方版本不同。

〔二〕少许：金陵本及普济方卷五十三鲫鱼胆膏同。圣惠方卷三十六作「一分」，即二钱半。

〔三〕取：金陵本同。圣惠方卷三十六作「后倾出，每用少许」七字。

〔四〕日二次：金陵本同。圣惠方卷三十六作一「瘥」字。

〔五〕背高腹：原脱，今据大观（大观腹作肚）、政和本草卷二十鲫鱼条及尔雅翼卷十八鲋条及卷二十九鳜鯞条补。

〔六〕鳑鲏鲫：金陵本同。尔雅翼卷二十九鳜鯞条作「旁皮鲫」。

〔七〕行：原作「形」，今据金陵本改，与尔雅翼卷二十九鳜鯞条合。

鲂鱼音房。　食疗

【释名】鳊鱼音编。〔时珍曰〕鲂，方也。鳊，扁也。其状方，其身扁也。

【集解】〔时珍〕鲂鱼处处有之，汉沔尤多。小头缩项，穹脊阔腹，扁身细鳞，其色青白。腹内有肪，味最腴美。其性宜活水。故诗云：「岂其食鱼，必河之鲂。」俚语云：伊洛鲤鲂，美如牛羊。又有一种火烧鳊，头尾俱似鲂，而脊骨更隆，上有赤鬣连尾，如蝙蝠之翼，黑质赤章，色如烟熏，故名。其大有至二三十斤者。

肉　【气味】甘，温，无毒。

【主治】调胃气，利五脏。和芥〔一〕食之，能助肺气，去胃风，消谷。作鲙食之，助脾气，令人能食。作羹臛食，宜人，功与鲫同。患〔二〕疳痢人勿食。孟诜

鲈鱼宋嘉祐〔三〕

【释名】四鳃鱼〔时珍曰〕黑色曰卢。此鱼白质黑章，故名。淞人名四鳃鱼。

【集解】〔时珍曰〕鲈出吴中，淞江尤盛，四五月方出。长仅数寸，状微似鳜而色白，有黑点，巨口细鳞，有四鳃。杨诚斋诗颇尽其状，云：鲈出鲈乡芦叶前，垂虹亭下不论钱。买来玉尺如何短，铸出银梭直是圆。白质黑章三四点，细鳞巨口一双鲜。春风已有真风味，想得秋风更迥然〔四〕。南郡记云：吴人献淞江鲈鲙于隋炀帝。帝曰：金齑玉鲙，东南佳味也。

〔一〕芥：大观、政和本草卷二十鲂鱼条，此下俱有「子酱」二字。

〔二〕患：原脱，今据大观、政和本草卷二十鲂鱼条补。

〔三〕祐：原作「定」，金陵本同。按大观、政和本草总目及政和分目，在卷二十一鲈鱼条下，俱注有「新补」二字。据二书卷一补注总叙，云「新补」者，皆嘉祐所增。今据改，与本书本卷分目一致。后主治项下所注「嘉祐」二字同。

〔四〕春风已有眞风味想得西风更迥然：金陵本同。杨诚斋集卷二十九松江鲈鱼作「秋风想见眞风味，只是春风已迥然。」

肉【气味】甘，平，有小毒。〔宗奭曰〕虽有小毒，不甚发病。〔禹锡曰〕多食，发痃癖疮肿。不可同乳酪食。李鹏飞云：肝不可食，剥人面皮。〔诜曰〕中鲈鱼毒者，芦根汁解之。

【主治】补五脏，益筋骨，和肠胃，治水气。多食宜人，作鲊尤良。曝干甚香美。嘉祐 益肝肾。宗奭 安胎补中。作鲙尤佳。孟诜

鳜鱼 居卫切。开宝

【释名】罽鱼音蓟。石桂鱼开宝 水豚〔时珍曰〕鳜，蹶也，其体不能屈曲如僵蹶也。罽，𦈎也，其纹斑如织𦈎也。〔大明曰〕其味如豚，故名水豚，又名鳜豚。〔志曰〕昔有仙人刘凭，常食石桂鱼。桂、鳜同音，当即是此。

【集解】〔时珍曰〕鳜生江湖中。扁形阔腹，大口细鳞。有黑斑，其斑文尤鲜〔一〕明者为雄，稍晦者为雌，皆有鬐鬣刺人。厚皮紧肉，肉中无细刺。有肚能嚼〔二〕，亦啖小鱼。夏月居石穴，冬月偎泥罧，鱼之沉下者也。小者味佳，至三五斤者不美。李鹏飞延寿书云：鳜，鬐刺凡十二，以应十二月。误鲠害人，惟橄榄核磨水可解，盖鱼畏橄榄故也。

肉〔气味〕甘，平，无毒。〔日华曰〕微毒。〔主治〕腹内恶血，去腹内小虫，益气力，令人肥健。开宝 补虚劳，益脾胃。孟诜 治肠风泻血。日华 〔发明〕〔时珍曰〕按张杲医说云：越州邵氏女年十八，病劳瘵累年，偶食鳜鱼羹〔三〕遂愈。观此，正与补劳、益胃、杀虫之说相符，则仙人刘凭、隐士张志和之嗜此鱼，非无谓也。

尾〔主治〕小儿软疖，贴之良。时珍

胆〔气味〕苦，寒，无毒。〔主治〕骨鲠，不拘久近。时珍 〔附方〕旧一。骨

〔一〕其斑文尤鲜：原作「采斑色」，金陵本同。今据尔雅翼卷二十九鳜条改。

〔二〕有肚能嚼：尔雅翼卷二十九鳜条云：「今人以为：凡牛羊之属有肚故能嚼，鱼无肚不嚼，鳜独有肚能嚼。」

〔三〕鳜鱼羹：按张杲医说卷四瘵疾条作「鳗羹」，并云：「今医家所用鳗煎乃此意。」当是濒湖误记。

鲠竹木刺入咽喉，不拘大人小儿，日久或入脏腑，痛刺黄瘦甚者，服之皆出。腊月收鳜鱼胆，悬北檐下令干。每用一皂子许〔一〕，煎酒温呷。得吐，则鲠随涎出；未吐再服，以吐为度。酒随量饮，无不出者。蠡、鲩、鲫胆皆可。胜金方。

【附录】䲢鱼〔时珍曰〕按山海经云：合〔二〕水多䲢鱼。状如鳜，居于逵，苍文赤尾。食之不痈，可以治瘘。郭注云：䲢音滕。逵乃水中穴道交通者。愚按：䲢之形状、居止、功用，俱与鳜同，亦鳜之类也。日华子谓鳜为水豚者，岂此䲢欤？

鲨鱼 纲目

【释名】鮀鱼尔雅 **吹沙**郭璞 **沙沟鱼**俗名 **沙鰛**音问。〔时珍曰〕此非海中沙鱼，乃南方溪涧中小鱼也。居沙沟中，吹沙而游，咂沙而食。鮀者，肉多形圆，陀陀然也。

【集解】〔时珍曰〕鲨鱼，大者长四五寸〔三〕，其头尾一般大。头状似鳟，体圆似鳝，厚肉重唇。细鳞，黄白色，有黑斑点文。背有鬐刺甚硬。其尾不歧。小时即有子。味颇美。俗呼为呵〔四〕浪鱼。

肉　【气味】甘，平，无毒。

【主治】暖中益气。时珍

杜父鱼 拾遗

【释名】渡父鱼纲目 **黄蚴鱼**音幺。 **船碇鱼**纲目 **伏念鱼**临海志〔五〕 〔时珍曰〕杜父当作渡父。溪涧小

〔一〕许：原脱，今据大观、政和本草卷二十一鳜鱼条附方补。
〔二〕合：原作「洛」，金陵本同。今据山海经卷五中次七经改。
〔三〕鲨鱼大者长四五寸：御览九四〇吹沙鱼条引临海异物志云：「吹沙长三寸，背上有刺，犯之螫人。」
〔四〕呵：原作「阿」，金陵本同。今从张本改，与「吹」义近。
〔五〕临海志：御览九四〇伏念鱼条作「临海水土记」。

鱼，渡父所食也。见人则以喙插入泥中，如船碇也。

【集解】〔藏器曰〕杜父鱼生溪涧中。长二三寸，状如吹沙而短，其尾歧，大头阔口，其色黄黑有斑。脊背上有鬐刺，螫人。

【气味】甘，温，无毒。

【主治】小儿差颓。用此鱼擘开，口咬之，七下即消。藏器 差颓，阴核大小也。

石斑鱼纲目

【释名】石矾鱼延寿书 高鱼

【集解】〔时珍曰〕石斑生南方溪涧水石处。长数寸，白鳞黑斑。浮游水面，闻人声则划然深入。临海水土记云：长者尺余，其斑如虎文，而性淫，春月与蛇医〔一〕交牝，故其子有毒。南方异物志云：高鱼似鳟，有雌无雄，二三月与蜥蜴合于水上，其胎毒人〔二〕。酉阳杂俎云：石斑与蛇交。南方有土〔三〕蜂，土人杀此鱼标〔四〕树上，引鸟食之，蜂窠皆尽也。

子及肠 【气味】有毒，令人吐泻。医说云：用鱼尾草〔五〕研〔六〕汁，服〔七〕少许解之。

〔一〕 蛇医：金陵本同。御览九四〇石斑鱼条引临海水土记作「蝘蜓」，濒湖似以「蝘蜓」即「蝘蜓」，亦即「蛇医」(参考本书卷四十三石龙子及守宫条)。

〔二〕 南方……毒人：按此文见御览九四〇高鱼条引异物志。又九四六守宫条引曹叔雅异物志云：「鱼跳跃则蜥蜴从草中下，稍相依近，便共浮水上而相合。事竟，鱼还水底，蜥还草中。」与此略同。

〔三〕 土：金陵本同。酉阳杂俎前集卷十七石斑鱼条作「隔」。

〔四〕 标：原作「摽」，金陵本同。今据酉阳杂俎前集卷十七石斑鱼条改。

〔五〕 鱼尾草：医说卷六中石斑鱼子毒条原注云：「鱼尾草又名樵木，根形似黄荆，八月间开紫花成穗，叶似水杨，无大树，经冬不凋，渔人用以药鱼。」详见本书卷十七醉鱼草条。

〔六〕 研：原脱，今据医说卷六中石斑鱼子毒条补。

〔七〕 服：同上。

石鮅鱼 拾遗

【集解】〔藏器曰〕生南方溪涧中〔一〕。长一寸，背黑〔二〕腹下赤。南人以作鲊，云甚美。

【气味】甘，平，有小毒。

【主治】疮疥癣。藏器

黄鲴鱼 音固。纲目

【释名】黄骨鱼〔时珍曰〕鱼肠肥曰鲴。此鱼肠腹多脂，渔人炼取黄油然灯，甚腥也。南人讹为黄姑，北人讹为黄骨鱼。

【集解】〔时珍曰〕生江湖中小鱼也。状似白鱼，而头尾不昂，扁身细鳞，白色。阔不踰寸，长不近尺。可作鲊菹，煎炙甚美。

肉〔气味〕甘，温，无毒。〔主治〕白煮汁饮，止胃寒泄泻。时珍

油〔主治〕疮癣有虫。然灯，昏人目。时珍

鲦鱼 纲目

【释名】白鲦 音条。䱆鱼 音餐。鮂鱼 音囚。〔时珍曰〕鲦，条也。䱆，粲也。鮂，囚也。条，其状也。粲，其色也。囚，其性也。

【集解】〔时珍曰〕鲦，生江湖中小鱼也。长仅数寸，形狭而扁，状如柳叶，鳞细而整，洁白可爱，性好群游。〔荀子

〔一〕生南方溪涧中：金陵本同。大观、政和本草卷二十石鮅鱼条俱作「出南海方山涧中」。

〔二〕黑：原作「里」，金陵本及大观、政和本草卷二十石鮅鱼条同。按「背里腹下赤」不成文理。今见石鮅鱼背色灰黑，「黑」、「裏」（「里」之繁体字）二字形近而误，因据改。

曰〕鲦〔一〕，浮阳之鱼也。最宜鲊菹。

【气味】甘，温，无毒。

【主治】煮食，已忧暖胃，止冷泻。时珍

鲙残鱼 食鉴

【释名】王余鱼纲目银鱼〔时珍曰〕按博物志云：吴王阖闾〔二〕江行，食鱼鲙，弃其残余于水，化为此鱼，故名。或又作越王及僧宝誌者，益出傅会，不足致辩。

【集解】〔时珍曰〕鲙残出苏、淞、浙江。大者长四五寸，身圆如筋，洁白如银，无鳞。若已鲙之鱼，但目有两黑点尔。彼人尤重小者，曝干以货四方。清明前有子，食之甚美；清明后子出而瘦，但可作鲊腊耳。

【气味】甘，平，无毒。

【主治】作羹食，宽中健胃。宁源

鱵鱼 音针。纲目

【释名】姜公鱼俗名铜哾鱼音税。临海志〔时珍曰〕此鱼喙有一鍼，故有诸名。俗云姜太公钓针，亦傅会也。

【集解】〔时珍曰〕生江湖中。大小形状，并同鲙残，但喙尖有一细黑骨如针为异耳。东山经云：沢水北注于湖，中多箴鱼，状如鲦，其喙如针。即此。

【气味】甘，平，无毒。

〔一〕鲦：今本荀子荣辱篇，此下有「鉢」字。杨注：「今字书无鉢字，盖当为鲅，鲦鱼一名鲦鲅。」郝懿行曰：「鲅非鱼名，疑当为鳣。」王念孙曰：「疑鉢为魾字之误。」(荀子集解卷二)濒湖径将「鉢」字删除。

〔二〕阖闾：博物志卷三异鱼条及御览九三六鱼下俱无。

【主治】食之无疫。时珍

鱊鱼音聿。纲目

【释名】春鱼俗名作腊，名鹅毛脡。〔时珍曰〕尔雅云：鱊鲟〔一〕，小鱼也。名义未详。春，以时名也。脡，以干腊名也。

【集解】〔时珍曰〕按段公路北户录云：广之恩州出鹅毛脡，用盐藏之，其细如毛〔二〕，其味绝美。郭义恭所谓武阳小鱼大如针，一斤千头，蜀人以为酱者也。又一统志云：广东阳江县出之，即鱊鱼儿也。然今兴国州诸处亦有之，彼人呼为春鱼。云春月自岩穴中随水流出，状似初化鱼苗。土人取收，曝干为脡，以充苞苴。食以姜、醋，味同虾米。或云即鳢鱼苗也。

【气味】甘，平，无毒。

【主治】和中益气，令人喜悦。时珍

金鱼纲目

【集解】〔时珍曰〕金鱼有鲤、鲫、鳅、鳘数种，鳅、鳘尤难得，独金鲫耐久，前古罕知。惟北户录〔三〕云：出邛〔四〕婆塞江，脑中有金。盖亦讹传。述异记载：晋桓冲游庐山，见湖中有赤鳞鱼。即此也。自宋始有畜者，今则处处人家养玩矣。春末生子于草上，好自吞啖，亦易化生。初出黑色，久乃变红。又或变白者，名银鱼。亦有红、白、黑、斑相间无常

〔一〕鱊鲟：金陵本同。尔雅·释鱼作「鱊鮬，鳜鲟。」郭注：「小鱼也。」说文卷十一下鱼部鳜条，段注：「鲟音同妇，鱊、鳜音近，鮬、鲟音近。」故濒湖遂以「鱊鲟」为名。

〔二〕毛：北戸录卷二鹅毛脡条作「虾」。

〔三〕北戸录：原作「博物志」，金陵本同，今检博物志未见此文。文见北戸录卷一乳穴鱼条，盖涉此条上文而误，因据改。

〔四〕邛：原作「氻」，金陵本同，字书未见此字。今据北戸录卷一乳穴鱼条改。彼云：「又金鱼脑中有麸金，状如竹头鱼，出邛婆塞江。」注云：「一名江鱼，常食麸金。」

者。其肉味短而韧。物类相感志云：金鱼食橄榄渣、肥皂水即死。得白杨皮不生虱。又有丹鱼，不审即此类否？今附于下：

肉 **【气味】甘、咸，平，无毒。**

【主治】久痢。 时珍

【附方】 新一。**久痢禁口** 病势欲死。用金丝鲤鱼一尾，重一二斤者，如常治净，用盐、酱、葱，必入胡椒末三四钱，煮熟，置病人前嗅之，欲吃随意。连汤食一饱，病即除根，屡治有效。杨拱医方摘要。

【附录】丹鱼 按抱朴子云：丹水出京兆上洛县西北〔一〕冢岭山，入于均〔二〕水〔三〕。中出丹鱼。先夏至十日〔四〕，夜伺之。鱼浮水侧，必有赤光上照，赫然〔五〕若火。割血涂足，可以履冰〔六〕。

鳞之四 无鳞鱼二十八种，附录九种。

鳢鱼 本经上品

【释名】蠡鱼 本经 **黑鳢** 图经 **玄鳢** 埤雅 **乌鳢** 纲目 **鲖鱼** 音同。本经 **文鱼** 〔时珍曰〕鳢首有七星，夜朝北斗，有自然之礼，故谓之鳢。又与蛇通气，色黑，北方之鱼也，故有玄、黑诸名。俗呼火柴头鱼，即此也。其小者名鲖鱼。苏颂图经引毛诗诸注，谓鳢即鲩鱼者，误矣。今直削去，不烦辩正。

【集解】 〔别录曰〕生九江池泽。取无时。〔弘景曰〕处处有之。言是公蛎蛇所化，然亦有相生者。性至难死，犹有

〔一〕西北：原脱，今据水经注卷二十丹水条补。

〔二〕均：原作「汋」，金陵本同。按清·武英殿聚珍版本水经注卷二十丹水原注云：「按原本及近刻并讹作汋，注内同，今改正。均水见第二十九。」因据改。

〔三〕丹水出京兆上洛县西北冢岭山入于均水：按此乃濒湖采水经注文以改抱朴子。抱朴子内篇卷四金丹篇作「天下诸水有名丹者，有南阳之丹水之属也。」御览九三九丹鱼条引抱朴子省作「南阳丹水」四字。

〔四〕日：原脱，今据抱朴子内篇卷四金丹篇及御览九三九丹鱼条引文补。

〔五〕赫然：原脱，今据抱朴子内篇卷四金丹篇补。

〔六〕可以履冰：金陵本作「可以履水」。抱朴子内篇卷四金丹篇作「则可步行水上，长居渊中矣。」御览九三九丹鱼条省作「可以步行水上」。

蛇性也。〔时珍曰〕形长体圆，头尾相等，细鳞玄色，有斑点花文，颇类蝮蛇，有舌有齿有肚，背腹有鬣连尾，尾无歧。形状可憎，气息腥恶，食品所卑。南人有珍之者，北人尤绝之。道家指为水厌，斋箓所忌。

肉　〔气味〕甘，寒，无毒。有疮者不可食，令人瘢白。别录　〔源曰〕有小毒，无益，不宜食之。〔宗奭曰〕能发痼疾。疗病亦取其一端耳。

〔主治〕疗五痔〔一〕，治湿痹，面目浮肿，下大水。本经　〔弘景曰〕合小豆白煮，疗肿满甚效。下大小便，壅塞气。作鲙，与脚气、风气人食，良。孟诜　主妊娠有水气。苏颂

〔附方〕旧三，新二。十种水气垂死。鳢鱼（一斤重者）煮汁，和冬瓜、葱白作羹食。心镜。下一切气〔诜曰〕用大鳢一头开肚，入胡椒末半两，大蒜三两〔二〕颗，缝合，同小豆一升煮熟，下萝卜三五颗，葱一握，俱切碎，煮熟，空腹食之至饱，并饮汁。至夜，泄恶气无限也。三〔三〕五日更一作。肠痔下血鳢〔四〕鱼作鲙，以蒜〔五〕齑食之。忌冷、毒物。外台。一切风疮顽癣疥癞，年久不愈者，不过二三服必愈。用黑火柴头鱼一个（即乌鳢也），去肠肚，以苍耳叶填满。外以苍耳安锅底，置鱼于上，少少着水，慢火煨熟，去皮骨淡食，勿入盐酱，功效甚大。医林集要。浴儿免痘除夕黄昏时，用大乌鱼一尾，小者二三尾，煮汤浴儿，遍身七窍俱到。不可嫌腥，以清水洗去也。若不信，但留一手或一足不洗，遇出痘时，则未洗处偏多也。此乃异人所传，不可轻易。杨拱医方摘要。

肠及肝　〔主治〕冷败疮中生虫。别录　肠以五味炙香，贴痔瘘及蛀〔六〕骭疮，引虫

〔一〕疗五痔：大观、政和本草卷二十蠡鱼条，此三字俱作墨字，认为别录文。
〔二〕三两：原作「片三」，金陵本同。今据大观、政和本草卷二十蠡鱼条改。
〔三〕三：原脱，今据大观、政和本草卷二十蠡鱼条补。
〔四〕鳢：金陵本及大观、政和本草卷二十蠡鱼条附方同。今本外台卷二十六作「鲤」。注云：「崔氏用鳝鱼。」
〔五〕蒜：金陵本同。外台卷二十六及大观、政和本草卷二十蠡鱼条附方俱作「姜」。
〔六〕蛀：金陵本同。大观、政和本草卷二十蠡鱼条俱作「蚛」，声义俱近。

尽为度。日华

胆〔气味〕甘，平。〔日华曰〕诸鱼胆苦，惟此胆甘可食为异也。腊月收取，阴干。〔主治〕喉痹将死[一]者，点入少许即瘥，病深者水调灌之。灵苑方。

鳗鲡鱼 别录中品

【释名】白鳝纲目 蛇鱼纲目 干者名风鳗〔时珍曰〕鳗鲡旧注音漫黎。按许慎说文，鲡与鳢同[二]。赵辟公杂录亦云：此鱼有雄无雌，以影漫于鳢鱼，则其子皆附于鳢鬐而生，故谓之鳗鲡。与许说合，当以鳢音为正。曰蛇，曰鳝，象形也。

【集解】〔颂曰〕所在有之。似鳝而腹大，青黄色。云是蛟蜃之属，善攻江岸，人酷畏之。〔诜曰〕歙州溪潭中出一种背有五色文者，头似蝮蛇，入药最胜。江河中难得五色者。〔时珍曰〕鳗鲡，其状如蛇，背有肉鬣连尾，无鳞[三]有舌，腹白。大者长数尺，脂膏最多。背有黄脉者，名金丝鳗鲡。此鱼善穿深穴，非若蛟蜃之攻岸也。或云鲇亦产鳗，或云鳗与蛇通。

【正误】〔弘景曰〕鳗鲡能缘树食藤花。〔恭曰〕鲵鱼能上树。鳗无足，安能上树耶？谬说也。

肉〔气味〕甘，平，有毒。〔思邈曰〕大温。〔士良曰〕寒。〔宗奭曰〕动风。〔吴瑞曰〕腹下有黑斑者，毒甚。与银杏同食，患软风。〔机曰〕小者可食。重四五斤及水行昂头者，不可食。尝见舟人食之，七口皆死。〔时珍曰〕按夷坚续志云：四目者杀人。背有白点无鳃者，不可食。妊娠食之，令胎有疾。

〔主治〕五痔疮瘘，杀诸虫。别录[四]〔诜曰〕痔瘘薰之虫即死。杀诸虫，烧炙为末，空腹食，三五度即瘥。治恶疮，女人阴疮虫痒，治传

[一] 喉痹将死：金陵本同。大观、政和本草卷二十蠡鱼条附方俱作「急喉闭逡巡不救」。

[二] 许慎说文鲡与鳢同：金陵本同。按许慎说文无「鲡与鳢同」之说。广韵卷三·十一荠：「鳢，说文鳠也。鲡，上同。」似是濒湖所本。

[三] 无鳞：今见鳞柔软，隐于皮下。

[四] 别录：原脱，今据大观、政和本草卷二十一鳗鲡鱼条补。

尸疰气劳损，暖腰膝，起阳。日华　疗湿脚气，腰肾间湿风痹，常如水洗，以五味煮食，甚补益。患诸疮瘘疬疡风人，宜长食之。孟诜　治小儿疳劳，及虫心痛。时珍　妇人带下，疗一切风瘙如虫行，又压诸草石药毒，不能为害。张鼎　〔发明〕〔颂曰〕鱼虽有毒，以五味煮羹，能补虚损，及久病劳瘵。〔时珍曰〕鳗鲡所主诸病，其功专在杀虫去风耳。与蛇同类，故主治近之。稽神录云：有人病瘵，相传染〔一〕死者数人。取病者置棺中，弃于江以绝害。流至金山，渔人引起开视，乃一女子，犹活。取置渔舍，每以鳗鲡食之，遂愈。因为渔人之妻。张鼎云：烧烟熏蚊，令化为水。熏毡及屋舍竹木，断蛀虫。置骨于衣箱，断诸蠹。观此，则别录所谓能杀诸虫之说，益可证矣。〔附方〕旧三。诸虫〔二〕心痛多吐清水。鳗鲡淡煮，饱食三五度，即瘥。外台。骨蒸劳瘦用鳗鲡二斤治净，酒二〔三〕盏煮熟，入盐、醋食之。圣惠。肠风下虫同上。

膏〔主治〕诸瘘疮。陶弘景　耳中虫痛。苏恭　曝干微炙取油，涂白驳风，即时色转，五七度便瘥。宗奭　集验方云：白驳生头面上，浸淫渐长似癣者。刮令燥痛，炙热脂搽之〔四〕，不过三度即瘥。

骨及头〔主治〕炙研入药，治疳痢肠风崩带。烧灰敷恶疮。烧熏痔瘘，杀诸虫。时珍　〔附方〕旧一。一切恶疮用蛇鱼骨炙为〔五〕末，入诸色膏药中贴之，外以纸护之。经验。

血〔主治〕疮疹入眼生翳，以少许点之。时珍

海鳗鲡日华

〔一〕染：原脱，今据稽神录卷三、太平广记二二〇、大观、政和本草卷二十一鳗鲡鱼条及医说卷四鳗治劳疾条补，以免误解。
〔二〕虫：金陵本同。政和本草卷二十一鳗鲡鱼条附方作「痟」。但外台卷七及大观本草俱作「蛸」，故濑湖径改为「虫」。
〔三〕二：金陵本及政和本草同。圣惠方卷九十七及大观本草卷二十一鳗鲡鱼条附方俱作「三」。
〔四〕之：大观、政和本草卷二十一鳗鲡鱼条附方，此下俱有「一度便愈，甚者」六字。
〔五〕炙为：金陵本同。大观、政和本草卷二十一鳗鲡鱼条附方俱作一「杵」字。

【释名】慈鳗〔一〕日华 猧〔二〕狗鱼日华

【集解】〔日华曰〕生东海中。类鳗鲡而大，功用相同。

【气味】同鳗鲡。

【主治】治皮肤恶疮疥、疳䘌、痔瘘。日华 〔时珍曰〕按李九华云：狗鱼暖而不补。即此。

鳝善鱼 别录上品

【释名】黄䱇音旦。〔宗奭曰〕鳝腹黄，故世称黄鳝。〔时珍曰〕异苑作黄䱇，云黄疸之名，取乎此也。藏器言当作鳣鱼，误矣。鳣字平声，黄鱼也。

【集解】〔韩保昇曰〕鳝鱼生水岸泥窟中。似鳗鲡而细长，亦似蛇而无鳞，有青、黄二色。〔时珍曰〕黄质黑章，体多涎沫，大者长二三尺，夏出冬蛰。一种蛇变者名蛇鳝，有毒害人。南人鬻鳝肆中，以缸贮水，畜数百头。夜以灯照之，其蛇化者，必项下有白点，通身浮水上，即弃之。或以蒜瓣投于缸中，则群鳝跳掷不已，亦物性相制也。〔藏器曰〕作臛，当重煮之。不可用桑柴，亦蛇类也。〔弘景曰〕鳝是荇芩根所化，又云死人发所化。今其腹中自有子，不必尽是变化也。

肉 〔气味〕甘，大温，无毒。〔思邈曰〕黑者有毒。〔弘景曰〕性热能补。时行病后食之，多复。〔宗奭曰〕动风气。多食，令人霍乱。曾见一郎官食此，吐利几死也。〔时珍曰〕按延寿书云：多食，发诸疮，亦损人寿。大者，有毒杀人。不可合犬肉、犬血食之。

〔主治〕补中益血，疗渖唇。别录 补虚损，妇人产后恶露淋沥，血气不调，羸瘦，止血，除腹中冷气肠鸣，及湿痹气。藏器 善补气，妇人产后宜食。震亨 补五脏，逐十二风邪。患湿风、恶气人，作臛空腹饱食，暖卧取汗

〔一〕鳗：此下原有「鲡」字，金陵本同。今据大观、政和本草卷二十一鳗鲡鱼条引日华子及苏颂图经删。
〔二〕猧：原脱，今据大观，政和本草卷二十一鳗鲡鱼条引日华子及苏颂图经补。

出如胶，从腰脚中出，候汗干，暖五枝[一]汤浴之，避风。三五日一作，甚妙。孟诜 专贴一切冷漏、痔瘘、臁疮引虫。时珍

〔附方〕新二。臁疮蛀烂 用黄鳝鱼数条打死，香油抹腹，蟠疮上系定，顷则痛不可忍，然后取下看，腹有针眼皆虫也。未尽更作，后以人胫骨灰，油调搽之。奇效。肉痔出血 鳝鱼煮食，其性凉也。便民食疗。

血 尾上取之。〔主治〕涂癣及瘘。藏器 疗口眼㖞斜，同麝香少许，左㖞涂右，右㖞涂左，正即洗去。治耳痛，滴数点入耳。治鼻衄，滴数点入鼻。治疹后生翳，点少许入目。治赤疵，同蒜汁、墨汁频涂之。又涂赤游风。时珍

〔发明〕〔时珍曰〕鳝善穿穴，无足而窜，与蛇同性，故能走经脉疗十二风邪，及口㖞、耳目诸窍之病。风中血脉，则口眼㖞斜，用血主之，从其类也。

头 五月五日收。〔气味〕甘，平，无毒。〔主治〕烧服，止痢，主消渴，去冷气，除痞癥，食不消。别录 同蛇头、地龙头烧灰酒服，治小肠痈有效。集成 百虫入耳，烧研，绵裹塞之，立出。时珍

皮 〔主治〕妇人乳核硬疼，烧灰空心温酒服。圣惠

䲡鱼 音酉。纲目

【释名】泥鳅 俗名 鳛鱼 尔雅 〔时珍曰〕按陆佃云：䲡性酋健，好动善扰[二]，故名。小者名鳅鱼。孙炎云：鳛者，寻习其泥也。

【集解】〔时珍曰〕海䲡生海中，极大。江䲡生江中，长七八寸。泥䲡生湖池，最小，长三四寸，沉于泥中。状微

〔一〕枝：金陵本同。大观、政和本草卷二十鳝鱼条俱作「木」。

〔二〕扰：原作「优」，金陵本同。今据埤雅卷一䲡条改。

似鳝而小，锐首圆〔一〕身，青黑色，无鳞〔二〕，以涎自染，滑疾难握。与他鱼牝牡，故庄子云「鳛与鱼游」。生沙中者微有文采。闽、广人劙去脊骨，作臛食甚美。相感志云：灯心煮鳛甚妙。

【气味】甘，平，无毒。〔弘景曰〕不可合白犬血食。一云凉。

【主治】暖中益气，醒酒，解消渴。时珍 **同米粉煮羹食，调中收痔。**吴球

【附方】新五。**消渴饮水** 用泥鳅鱼（十头〔三〕阴干，去头尾，烧灰）、干荷叶等分为末。每服二钱，新汲水调下，日三〔四〕。名沃焦散。普济方。**喉中物哽** 用生鳅鱼〔五〕，线牢〔六〕缚其头，以尾先入喉中，牵拽出之。普济方。**揩牙乌髭** 泥鳅鱼一枚〔七〕，槐蕊、狼把草各一两，雄燕子一个，酸石榴皮半两〔八〕，捣成团，入瓦罐内，盐泥固济，先文后武，烧炭十斤，取研，日用。一月以来，白者皆黑。普济。**阳事不起** 泥鳅煮食之。集简方。**牛狗羸瘦** 取鳅鱼一二枚，从口鼻送入，立肥也。陈藏器。

鳣鱼 音邅。拾遗

〔校正〕〔时珍曰〕食疗黄鱼系重出，今并为一。

【释名】黄鱼食疗 **蜡鱼**御览 **玉版鱼**〔时珍曰〕鳣肥而不善游，有邅如之象。曰黄曰〔九〕蜡，言其脂色也。玉

〔一〕圆：原作「肉」，金陵本同。今见鳛鱼身圆而长，因据改，「圆身」与「锐首」相对为文。

〔二〕无鳞：今见鳞小，埋没皮肤之下。

〔三〕十头：金陵本同。普济方卷一七九无此二字。

〔四〕三：普济方卷一七九，此下有「候不思水，即止。」

〔五〕鱼：普济方卷六十四，此下有「大者」二字。

〔六〕牢：原脱，今据普济方卷六十四补。

〔七〕一枚：原脱，今据圣惠方卷四十一及普济方卷四十九补。

〔八〕皮半两：金陵本同。圣惠方卷四十一及普济方卷四十九俱作「瓤三枚」。

〔九〕曰：原作「白」，今据金陵本改。

版，言其肉色也。异物志名含光，言其脂肉夜有光也。饮膳正要云：辽人名阿八儿忽〔一〕鱼。

【集解】〔藏器曰〕鳣长二三丈，纯灰色，体有三行甲。逆上龙门，能化为龙也。〔时珍曰〕鳣出江淮、黄河、辽海深水处，无鳞大鱼也。其状似鲟，其色灰白，其背有骨甲三行，其鼻长有须，其口近颔下，其尾歧。其出也，以三月逆水而生。其居也，在矶石湍流之间。其食也，张口接物听其自入，食而不饮，蟹鱼多误入之。昔人所谓「鳣鲔岫居」，世俗所谓「鲟鳇鱼吃自来食」是矣。其行也，在水底，去地数寸。渔人以小钩近千沉而取之，一钩着身，动而护痛，诸钩皆着。船游数日，待其困惫，方敢掣取。其小者近百斤。其大者长二三丈，至一二千斤。其气甚腥。其脂与肉层层相间，肉色白，脂色黄如蜡。其脊骨及鼻，并鬐与鳃，皆脆软可食。其肚及子盐藏亦佳。其鳔亦可作胶。其肉骨煮炙及作鲊皆美。翰墨大全云：江淮人以鲟鳇鱼作鲊名片酱，亦名玉版鲊也。

肉　**〔气味〕甘，平，有小毒。**〔诜曰〕发气动风，发疮疥。和荞麦食，令人失音。〔宁源曰〕味极肥美，楚人尤重之。多食，生热痰。作鲊奇绝，亦不益人。〔时珍曰〕服荆芥药，不可食。**〔主治〕利五脏，肥美人。多食，难克化。**时珍

肝　**〔气味〕无毒。〔主治〕恶疮〔二〕疥癣。勿以盐炙食。**藏器

鲟鱼 拾遗

【释名】鱏鱼寻、淫二音。**鲔鱼**音洧。**王鲔**尔雅**碧鱼**〔时珍曰〕此鱼延长，故从寻从覃，皆延长之义。月令云：季春，天子荐鲔于寝庙。故有王鲔之称。郭璞云：大者名王鲔，小者名叔〔三〕鲔，更小者名鮥子〔四〕（音洛）。李奇汉书

〔一〕忽：原作「怱」，今据金陵本改，与饮膳正要卷三鱼品合。

〔二〕疮：原作血，金陵本同。今据大观、政和本草卷二十鳣鱼条改。

〔三〕叔：金陵本同。今本尔雅·释鱼及郭注俱作「鮛」。说文卷十一下鱼部：「鮥，叔鲔也。」段注：「叔鲔者，鲔之小者也，对王鲔为辞。江赋亦以叔鲔、王鳣俪句。叔，字林作鮛，俗字也。」

〔四〕更小者名鮥子：金陵本同。尔雅·释鱼郭注：「今宜都郡，自京（御览九三六引作荆，是）门以上江中，通出鱏鳣之鱼。有一鱼，状似鳣而小，建平人呼鮥子，即此鱼也。」毛诗陆疏云：「大者为王鲔，小者为叔鲔，一名鮥。」据此，「更小者名鮥子」似当改为「一名鮥子」。

注云：周洛曰鲔，蜀曰鮔鰽（音亘懵）。毛诗义疏〔一〕云：辽东、登、莱人名尉鱼，言乐浪尉仲明溺海死，化为此鱼。盖尉亦鲔字之讹耳。饮膳正要云：今辽人名乞里麻鱼。

【集解】〔藏器曰〕鲟生江中。背如龙，长一二丈。〔时珍曰〕出江淮、黄河、辽海深水处，亦鳣属也。岫居，长者丈余。至春始出而浮阳，见日则目眩。其状如鳣，而背上无甲。其色青碧，腹下色白。其鼻长与身等，口在颔下，食而不饮。颊下有青斑纹，如梅花状。尾歧如丙。肉色纯白，味亚于鳣，鬐骨不脆。罗愿云：鲟状如鬵鼎，上大下小，大头哆口，似铁兜鍪〔二〕。其鳔亦可作胶，如鱁〔三〕鮧也。亦能化龙。

肉 〔气味〕甘，平，无毒。〔诜曰〕有毒。味虽美而发诸药毒，动风气，发一切疮疥。久食，令人心痛腰痛。服丹石人忌之。勿与干笋同食，发瘫痪风。小儿食之，成咳嗽及癥瘕。作鲊虽珍，亦不益人。〔主治〕补虚益气，令人肥健。藏器 煮汁饮，治血淋。孟诜

鼻肉 作脯名鹿头，亦名鹿肉，言美也。〔主治〕补虚下气。藏器

子 状如小豆。〔主治〕食之肥美，杀腹内小虫。藏器

牛鱼 拾遗

【集解】〔藏器曰〕生东海。其头似牛。〔时珍曰〕按一统志云：牛鱼出女直〔四〕混同江。大者长丈余，重三百斤。无鳞骨，其肉脂相间，食之味长。又异物志云：南海有牛鱼，一名引鱼。重三四百斤，状如鳢，无鳞骨，背有斑文，腹下青色。知海潮。肉味颇长。观二说，则此亦鳣属也。鳣、引声亦相近。

肉：无毒。【主治】六畜疫疾。作干脯为末，以水和灌鼻，即出黄涕。亦可

〔一〕义疏：原作「疏义」，金陵本同。今据御览九三六鲔鱼条引文改。

〔二〕鲟状如……铁兜鍪：尔雅翼卷二十八鲔条作「头小而尖，似铁兜鍪。」与御览九三六鲔条引毛诗义疏相合。

〔三〕鱁：原作「鲟」，今据金陵本改，与本书本卷鱁鮧条合。

〔四〕女直：大明一统志卷八十九云：「女直，古肃慎之地，在混同江之东。……初号女真，后避辽兴宗讳，改曰女直，臣属于辽。」

置病牛处，令气相熏。藏器

鮠鱼音桅。　拾遗

【释名】鮰鱼音回。鳠鱼化、获二音。⿰鱼果鱼化上声。鱱鱼癞。〔时珍曰〕北人呼鳠，南人呼鮠，并与鮰音相近。迩来通称鮰鱼，而鳠、鮠之名不彰矣。⿰鱼果，又鳠音之转也。秦人谓其发癞，呼为鱱鱼。余见鲇鱼。

【集解】〔时珍曰〕鮠，生江淮间无鳞鱼，亦鲟属也。头尾身鬐俱似鲟状，惟鼻短尔。口亦在颔下，骨不柔脆，腹似鲇鱼，背有肉鬐。郭璞云「鳠鱼似鲇而大，白色」者，是矣。

【正误】〔藏器曰〕鮠生海中，大如石首。不腥，作鲙如雪。隋朝吴都进鮠鱼〔一〕鲙，取快日曝干瓶盛。临食〔二〕以布裹水浸用〔三〕，与初鲙无异。〔时珍曰〕藏器所说，出杜宝拾遗录。其说云：隋大业六年，吴郡献海鮸干鲙。其法：五六月取大鮸四五尺者，鳞细而紫，无细骨，不腥。取肉切晒极干，以新瓶盛之，泥封固。用时以布裹水浸，少顷去水，则皎白如新也。珍按：此乃海鮸，即石首之大者，有鳞不腥。若江河鮠鱼，则无鳞极腥矣。陈氏盖因鮸、鮠二字相类，不加考究，遂致谬误耳。今正之。

肉　【气味】甘，平，无毒。〔颂曰〕能动痼疾。不可合野猪、野鸡肉食，令人生癞。

【主治】开胃，下膀胱水。藏器

鮧鱼音夷。　别录上品

【释名】鳀鱼音题。鰋鱼音偃。鲇鱼〔时珍曰〕鱼额平夷低偃，其涎粘滑。鮧，夷也。鰋，偃也。鲇，粘也。古曰鰋，今曰鲇；北人曰鰋，南人曰鲇。

〔一〕鱼：大观本草卷二十鮠鱼条，此下有「作」字。政和本草此下有「干」字，与下杜宝大业拾遗录文合。

〔二〕食：原作「时」，金陵本同。今据大观、政和本草卷二十鮠鱼条改。

〔三〕用：金陵本同。大观、政和本草卷二十鮠鱼条俱作「良久洒去水」五字。

【集解】〔弘景曰〕鳀，即鲇也。又有鳠，似鳀而大。鮠，似鳀而色黄。人鱼，似鲇而有四足。〔保昇曰〕口腹俱大者，名鳠；背青口小者，名鲇；口小背黄腹白者，名鮠。〔时珍曰〕二说俱欠详核。鲇乃无鳞之鱼，大首偃额，大口大腹，鮠身鳢尾，有齿有胃有须。生流水者，色青白；生止水者，色青黄。大者亦至三四十斤，俱是大口大腹，并无口小者。鳠即今之鮰鱼，似鲇而口在颔下，尾有歧，南人方音转为鮠也。今厘正之。凡食鲇、鮠，先割翅下悬之，则涎自流尽，不粘滑也。

肉 〔气味〕**甘，温，无毒。**〔诜曰〕无鳞，有毒，勿多食。〔颂曰〕寒而有毒，非佳品也。赤目、赤须、无腮者，并杀人。不可合牛肝食，令人患风多[一]噎[二]。不可合野猪肉食，令人吐泻。〔弘景曰〕不可合鹿肉食，令人筋甲缩。〔时珍曰〕反荆芥。 〔主治〕**百病。**别录 **作臛，补人。**弘景 **疗水肿，利小便。**苏恭 **治口眼㖞斜，活鲇切尾尖，朝吻贴之即正。又五痔下血肛痛，同葱煮食之。**时珍 〔附方〕新一。**身面白驳**鲇鱼（半斤）一头，去肠，以粳饭、盐、椒[三]如常作鲊，以荷叶作三包系之。更以荷叶重包，令[四]臭烂。先以布拭[五]赤，乃炙鲊包，乘热熨，令汗出，以绵衣包之，勿令见风，以瘥为度。总录。

涎 〔主治〕**三消渴疾，和黄连末为丸，乌梅汤每服五七丸，日三服，效。**苏颂

目 〔主治〕**刺伤中[六]水作痛，烧灰涂之。**思邈

肝 〔主治〕**骨鲠。**时珍 〔附方〕新一。**骨鲠在喉**栗子肉上皮半两（研末），乳香、鲇鱼肝各一分，

〔一〕多：原脱，今据大观、政和本草卷二十鳀鱼条补。

〔二〕噎：此下原有「涎」，金陵本同。详大观、政和本草卷二十鳀鱼条，「涎」字义当属下。濒湖误以属上，因据删。

〔三〕椒：圣济总录卷十八，此下有「葱」。

〔四〕令：圣济总录卷十八，此下有「大」。

〔五〕拭：圣济总录卷十八，此下有「白驳令」三字。

〔六〕中：千金卷二十五第三，此下有「风」字。

同捣，丸梧子大。以绵裹一丸，水润，外留绵线〔一〕吞下，钓〔二〕出。　总录。

鯑鱼音啼。　纲目

〔校正〕〔时珍曰〕旧注见鮧鱼，今分出。

【释名】人鱼弘景　孩儿鱼〔时珍曰〕鯑声如孩儿，故有诸名。作鳀、鮧者，并非。

【集解】〔弘景曰〕人鱼，荆州·临沮·青溪多有之。似鳀而有四足，声如小儿。其膏然之不消耗，秦始皇骊山冢中所用人鱼〔三〕膏是也。〔宗奭曰〕鯑鱼形微似獭，四足，腹重坠如囊，身微紫色，无鳞，与鲇、鮠相类。尝剖视之，中有小蟹、小鱼、小石数枚也。〔时珍曰〕孩儿鱼有二种：生江湖中，形色皆如鲇、鮠，腹下翅形似足，其腮颊轧轧，音如儿啼，即鯑鱼也；一种生溪涧中，形声皆同，但能上树，乃鲵鱼也。北山经云：决水多人鱼。状如鯑〔四〕，四足，音如婴〔五〕儿。食之无痴〔六〕疾。又云：休水北注于洛，中多鯑鱼。状如盩〔七〕蜼而长距，足白而对。食之无蛊疾，可以御兵。按此二说，前与陶合，后与寇合，盖一物也。今渔人网得，以为不利，即惊异而弃之，盖不知其可食如此也。徐铉稽神录云：谢仲玉者，曾〔八〕见妇人出没水中，腰已下皆鱼。乃人鱼也。又徂异记云：查奉道〔九〕使高丽，见海沙中一妇人，肘后有红鬣。问之。曰：人鱼也。此二者，乃名同物异，非鯑、鲵也。

【气味】甘，有毒。

〔一〕水润外留绵线：原脱，今据圣济总录卷一二四栗皮丸补。
〔二〕钓：金陵本同。圣济总录卷一二四栗皮丸作「即钓」二字。
〔三〕鱼：原脱，今据史记卷六秦始皇本纪补。
〔四〕鯑：原作「鳀」，金陵本同。今据山海经·北次三经及御览九三八人鱼条改。
〔五〕婴：原作「小」，金陵本同。据改同上。
〔六〕痴：原作「瘕」，金陵本同。据改同上。
〔七〕盩：原作「蛰」，金陵本同。今据山海经·中次七经改。
〔八〕曾：原空一字，今据金陵本补。
〔九〕奉道：原作「道奉」，今据金陵本改。

【主治】食之，疗瘕〔一〕疾。弘景 无蛊疾。时珍

鲵鱼音倪。 拾遗

【释名】人鱼山海经 魶鱼音纳。 鳎鱼音塔。 大者名鰕音霞。〔时珍曰〕鲵，声如小儿，故名。即鯑鱼之能上树者。俗云鲇鱼上竿，乃此也。与海中鲸，同名异物。蜀人名魶，秦人名鳎。尔雅云：大者曰鰕。异物志云：有鱼之体〔二〕，以足行如虾〔三〕，故名鰕。陈藏器以此为鳠鱼，欠考矣。又云一名王鲔，误矣，王鲔乃鲟鱼也。

【集解】〔藏器曰〕鲵生山溪中。似鲇有四足，长尾，能上树。大〔四〕旱则含水上山，以草叶覆身，张口，鸟来饮水，因吸食之。声如小儿啼。〔时珍曰〔五〕〕按郭璞云：鲵鱼似鲇，四脚，前脚似猴，后脚似狗，声如儿啼，大者长八九尺。山海经云：决水有人鱼，状如鯑，食之无痴〔六〕疾。蜀志云：雅州西山溪谷出魶鱼。似鲇有足，能缘木，声如婴儿，可食。酉阳杂俎云：峡中人食鲵鱼，缚树上，鞭至白汁出如构汁，方可治食。不尔，有毒也。

【气味】甘，有毒。

【主治】食之无痴〔六〕疾。山海经

黄顙〔七〕鱼食疗

【释名】黄鲿鱼古名 黄颊鱼诗疏〔八〕 䱀𩵖央轧。 黄𩵖〔时珍曰〕顙、颊以形，鲿以味，䱀𩵖〔九〕以声也。

〔一〕瘕：金陵本及大观、政和本草卷二十鳠鱼条引陶说同。但据山海经·北次三经则当作「痴」。

〔二〕体：原空一字，今据金陵本补，与御览九三九鰕鱼条引异物志合。

〔三〕如虾：金陵本同。御览九三九鰕鱼条引异物志作「如龟」。此似濒湖有意改写。

〔四〕大：金陵本同。大观、政和本草卷二十鲵鱼条俱作「天」。

〔五〕曰：原脱，今据金陵本补，与全书体例一致。

〔六〕无痴：原作「已疫」，金陵本同。今据山海经·北次三经及御览九三八人鱼条改。

〔七〕顙：金陵本同。大观、政和本草卷二十黄賴鱼条俱作「賴」。

〔八〕疏：原作「注」，金陵本同。按毛诗陆疏卷下鱼丽于罶鲿鲨条云：「鲿一名扬，今黄颊鱼。」因据改。

〔九〕𩵖：原作「轧」，金陵本同。今据上文及大观、政和本草卷二十黄賴鱼条改。

今人析而呼为黄鉠、黄𫚙[一]。陆玑作黄扬，讹矣[二]。

【集解】〔时珍曰〕黄颡，无鳞鱼也。身尾俱似小鲇，腹下黄，背上青黄，腮下有二横骨，两须，有胃。群游作声如轧轧。性最难死。陆玑云：鱼身燕[三]头，颊骨正黄。鱼之有力能飞跃者。陆佃云：其胆春夏近下，秋冬近上[四]。亦一异也。

【气味】甘，平，微毒。〔诜曰〕无鳞之鱼不益人，发疮疥。〔时珍曰〕反荆芥，害人。

【主治】肉，至能醒酒。弘景 祛风。吴瑞 煮食，消水肿，利小便。烧灰，治瘰疬久溃不收敛，及诸恶疮。时珍

【附方】新三。**水气浮肿** 用黄颡三尾，绿豆一合，大蒜三瓣，水煮烂。去鱼食豆，以汁调商陆末一钱服。其水化为清气而消。诗云：一头黄颡八须鱼，绿豆同煎一合余。白煮作羹成顿服，管教水肿自消除。集要。**瘰疬溃坏**[五] 用黄𫚙鱼破开，入蓖麻子二[六]十粒，扎[七]定，安厕坑中，冬三日[八]，春秋[九]一日[十]，夏半日[十一]，取出洗净，黄泥固

〔一〕𫚙：原作「轧」，金陵本同。今据上文改。

〔二〕陆玑作黄扬讹矣：「扬」原作「杨」，金陵本及御览九三七鲿鱼条引陆疏同。今据毛诗陆疏卷下鱼丽于罶鲿鲨条改。陆云：「鲿一名扬。」说本毛传（毛诗·小雅·鱼丽篇·毛传：「鲿，扬也。」），似不能遽断为讹。又埤雅卷一鲿条云：「今黄鲿鱼是也。性浮而善飞跃，故一曰扬也。一名黄扬。」故知埤雅始有「一名黄扬」之说。陆疏仅作一「扬」字，未作「黄扬」。

〔三〕燕：原作「无」（繁体形近），今据金陵本改，与毛诗陆疏卷下鱼丽于罶鲿鲨条合。

〔四〕春夏近下秋冬近上：原作「春夏近上，秋冬近下」，金陵本同。今据埤雅卷一鲿条改。

〔五〕溃坏：普济方卷二九一作「不问破与未破」。

〔六〕二：普济方卷二九一，此下有「三」字。

〔七〕扎：原作「拈」，今据金陵本改。普济方卷二九一作「以绵缚」三字。

〔八〕日：金陵本同。普济方卷二九一作「月」。

〔九〕秋：原作「后」，金陵本笔划残缺，经后人以墨笔添补成「秋」。今据改，与普济方卷二九一合。

〔十〕一日：金陵本同。普济方卷二九一作「二月」。

〔十一〕半日：金陵本同。普济方卷二九一作「一月」。

济，煅存性研，香油调傅。**臁疮浸淫**方同上。并普济。

涎翅下取之。〔主治〕消渴。吴瑞〔附方〕新一。**生津丸**治消渴饮水无度。以黄颡鱼涎和青蛤粉、滑石末等分，丸梧子大。每陈〔一〕粟米汤下三十丸。

颊骨〔主治〕喉痹肿痛，烧研，茶服三钱。时珍　并出普济。

河豚宋开宝

〔校正〕并入食疗鯸鮧、拾遗䲅鱼。

【释名】**鯸鮧**一作鯸鲐〔二〕。**鰗鮧**〔三〕日华**䲅鱼**一作鲑。**嗔鱼**拾遗**吹肚鱼**俗**气包鱼**〔时珍曰〕豚，言其味美也。侯夷，状其形丑也。䲅〔四〕，谓其体圆也。吹肚、气包，象其嗔胀也。北山经名魳鱼。音沛。

【集解】〔志曰〕河豚，江、淮、河〔五〕皆有之。〔藏器曰〕腹白，背有赤道如印，目能开阖。触物即嗔怒，腹胀如气球浮起，故人以物撩而取之。〔时珍曰〕今吴越最多。状如蝌斗，大者尺余，背色青黑〔六〕，有黄缕文〔七〕，无鳞无腮无胆，腹下白而不光。率以三头相从为一部。彼人春月甚珍贵之，尤重其腹腴，呼为西施乳。严有翼艺苑雌黄云：河豚，水族之奇味，世传其杀人。余守丹阳·宣城，见土人户户食之。但用菘菜、蒌蒿、荻芽三物煮之，亦未见死者。南人言鱼之无鳞无腮，无胆有声，目能眨者，皆有毒。河豚备此数者，故人畏之。然有二种，其色炎黑有文点者，名斑鱼，毒最甚。或云三月后则为斑鱼，不可食也。又案雷公炮炙论云：鲑鱼插树，立便干枯；狗胆涂之，复当荣盛。御〔八〕览云：河豚鱼虽小，而

〔一〕陈：原脱，今据普济方卷一七九补。

〔二〕鯸鲐：金陵本同。说文卷十一下鱼部「鲐，海鱼也。」段注：「鲐亦名侯鲐，即今之河豚也。吴都赋王鲔侯鲐，以王侯相俪。改作鯸者非。」

〔三〕鰗鮧：金陵本同。大观、政和本草卷二十一河豚条引日华子俱作「胡夷」。卷二十䲅鱼条俱作「鹕夷」。

〔四〕䲅：原作「鲵」，今据金陵本改，与上文合。大观、政和本草卷二十一河豚条俱作「规」。

〔五〕河：此下原有「海」字，金陵本同。按「海豚鱼」本书本卷后有专条，今据大观、政和本草卷二十一河豚条删。

〔六〕黑：原作「白」，金陵本同。今据文选·吴都赋「王鲔侯鮧」刘渊林注改，与现时所见河豚相合。

〔七〕文：原作「又」，今据金陵本改。

〔八〕御：原作「陶」，金陵本同。按下引文，见御览九三九鯸鲐鱼条。因据改。

獭及大鱼不敢啖之。则不惟毒人，又能毒物也。王充论衡云：万物含太阳火气而生者，皆有毒。在鱼则鲑与鯵鮛。故鲑肝死人，鯵鮛螫人。

【气味】甘，温，无毒。〔宗奭曰〕河豚有大〔一〕毒，而云无毒何也？味虽珍美，修治失法，食之杀人，厚生者宜远之。〔藏器曰〕海中者大毒，江中者次之。煮之不可近铛〔二〕，当以物悬〔三〕之。〔时珍曰〕煮忌煤炲落中。与荆芥、菊花、桔梗、甘草、附子、乌头相反。宜荻笋、蒌蒿、秃菜。畏橄榄、甘蔗、芦根、粪汁。案陶九成辍耕录：凡食河豚，一日内不可服汤药，恐犯荆芥，二物大相反。亦恶乌头、附子之属。余在江阴，亲见一儒者，因此丧命。河豚子必不可食，曾以水浸之，一夜大如芡实也。世传中其毒者，以至宝丹或橄榄及龙脑浸水皆可解。复得一方，惟以槐花微炒，与干臙脂等分同捣粉，水调灌之，大妙。又案物类相感志言：凡煮河豚，用荆芥同煮五七沸，换水则无毒。二说似相反，得非河豚之毒入于荆芥耶？宁从陶说，庶不致悔也。

【主治】补虚，去湿气，理腰脚，去痔疾，杀虫。开宝 **伏硇砂。**土宿本草

肝及子 **〔气味〕有大毒。**〔藏器曰〕入口烂舌，入腹烂肠，无药可解。惟橄榄木、鱼茗木、芦根、乌茝草根煮汁可解。〔时珍曰〕吴人言其血有毒，脂令舌麻，子令腹胀，眼令目花，有「油麻子胀眼睛〔四〕花」之语。而江阴人盐其子，糟其白，埋过治食，此俚〔五〕言所谓「舍命吃河豚」者耶？**〔主治〕疥癣虫疮。用子同蜈蚣烧研，香油调，搽之。**时珍

海豚鱼 拾遗〔六〕

【释名】海豨文选 **生江中者名江豚。**拾遗 **江猪**纲目 **水猪**异物志 **鱀鱼**音志。 **馋鱼**音谗。 **鮃鲱**音

〔一〕大：原版损坏似六，金陵本同。今据本草衍义卷十七及政和本草卷二十一河豚条改。
〔二〕铛：原作锅，今据金陵本改，与大观、政和本草卷二十䱐鱼条合。
〔三〕悬：原作「县」，金陵本同，乃「悬」之本字，系也。今从张本改用通行字。
〔四〕睛：原作「精」，金陵本同。今从张本改。
〔五〕俚：原作「匣」，今据金陵本改。
〔六〕拾遗：原脱，今据大观、政和本草卷二十海豚鱼条补，与本书本卷分目合。

敷沛。〔时珍曰〕海豚、江豚，皆因形命名。郭璞赋「海豨江豚」是也。魏武食制谓之䱐鲱。南方异物志谓之水猪。又名馋鱼，谓其多涎也。

【集解】〔藏器曰〕海豚生海中，候风潮出没。形如豚，鼻在脑上作声〔一〕，喷水直上，百数为群。其子如蠡鱼子，数万随母而行。人取子系水中，其母自来就而取之。江豚生江中，状如海豚而小，出没水上，舟人候之占风〔二〕。其中有油〔三〕脂，点灯照樗蒱即明，照读书工作即暗，俗言懒妇所化也。〔时珍曰〕其状大如数百斤猪，形色青黑如鲇鱼，有两乳，有雌雄，类人。数枚同行，一浮一没，谓之拜风。其骨硬，其肉肥，不中食。其膏最多，和石灰艌船良。

肉 〔气味〕咸，腥，味如水牛肉，无毒。〔主治〕飞尸、蛊毒、瘴疟，作脯食之。藏器

肪 〔主治〕摩恶疮、疥癣、痔瘘，犬马病疥，杀虫。藏器

比目鱼 食疗

【释名】鲽音蝶。鞋底鱼〔时珍曰〕比，并也。鱼各一目，相并而行也。尔雅所谓「东方有比目鱼，不比不行，其名曰鲽」，是也。段氏北户录谓之鳒（音兼），吴都赋谓之鲋（音介），上林赋谓之魼（音墟）。鲽，犹屧也；鳒，兼也；鲋，相介也；魼，相胠也。俗名鞋底鱼，临海志名婢屣〔四〕鱼，临海水〔五〕土记名奴屩鱼，南越志名版鱼，南方异物志名箬叶鱼，皆因形也。

〔一〕鼻在脑上作声：金陵本同。大观、政和本草卷二十海豚鱼条俱作「鼻中为（政和无为字）声，脑上有孔」。按尔雅·释鱼：「鱀，是鱁。」郭注：「鼻在额上，能作声。」濒湖似据此改写。

〔二〕占风：金陵本同。大观、政和本草卷二十海豚鱼条俱作「知大风雨」。

〔三〕油：原作「曲」，金陵本及大观、政和本草同，今从张本改。

〔四〕屣：原作「縰」，金陵本同。今据御览九四〇婢屣鱼条引临海异物志改。

〔五〕水：原作「风」，金陵本同。今据御览九四〇奴屩鱼条改。

【集解】〔时珍曰〕案郭璞云：今〔一〕所在水中有之。状如牛脾〔二〕及女人鞋底〔三〕，细鳞紫黑〔四〕色，两片相合乃得行。其合处半边平而无鳞，口近腹下。刘渊林以为王余鱼，盖不然。

【气味】甘，平，无毒。

【主治】补虚益气力。多食动气。孟诜

鮹鱼 音梢。拾遗

【集解】〔藏器曰〕出江湖。形似马鞭，尾有两歧，如鞭鞘，故名。

【气味】甘，平，无毒。

【主治】五痔下血，瘀血在腹。藏器

鲛鱼 唐本草

【释名】沙鱼 拾遗 鯌鱼 鹊、错二音。鳆鱼 音剥。溜鱼 〔时珍曰〕鲛皮〔五〕有沙，其文交错鹊驳，故有诸名。古曰鲛，今曰沙，其实一也。或曰：本名鲛，讹为鲛。段成〔六〕式曰：其力健强〔七〕，称为河伯健儿。〔藏器曰〕鲛与石决

〔一〕今：原脱，今据尔雅·释地·九府郭注补。

〔二〕今所在水中有之状如牛脾：郝懿行云：「封禅书·索隐引郭注，王余下有亦曰版鱼四字，牛脾下有身薄二字。今本俱缺脱，而衍今水中所在有之七字，当据索隐删去之。比目海鱼，今出日照，故封禅书谓出东海，非水中所在皆有也。」（尔雅义疏卷九）。

〔三〕及女人鞋底：金陵本同。尔雅·释地·九府郭注无此文。御览九四〇婢屣鱼条引临海异物志云：「形似妇人屣。」

〔四〕黑：原作「白」，金陵本同。今据尔雅·释地·九府郭注改。

〔五〕皮：原作「波」，金陵本同。今从张本改。

〔六〕成：原作「戌」，今据金陵本改。按下引文，见唐·段成式撰酉阳杂俎前集卷十七鯌鱼条。

〔七〕强：酉阳杂俎前集卷十七鯌鱼条，此下有「网不能制」四字。

明，同名而异类也〔一〕。

【集解】〔恭曰〕鲛出南海。形似鳖，无脚有尾。〔保昇曰〕圆广尺余，尾亦长尺许，背皮粗错。〔颂曰〕有二种，皆不类鳖，南人通谓之沙鱼。大而长喙如锯者曰胡沙，性善而肉美；小而皮粗者曰白沙，肉强而有小毒。彼人皆盐作修脯。其皮刮治去沙，剪作鲙，为食品美味，食之〔二〕益人。其皮可饰刀靶。〔宗奭曰〕鲛鱼、沙鱼形稍异，而皮一等。〔时珍曰〕古曰鲛，今曰沙，是一类而有数种也，东南近海诸郡皆有之。形并似鱼，青目赤颊，背上有鬣，腹下有翅，味并肥美，南人珍之。大者尾长数尺，能伤人。皮皆有沙，如真珠斑。其背有珠文如鹿而坚强者，曰鹿沙，亦曰白沙，云能变鹿也。背有斑文如虎而坚强者，曰虎沙，亦曰胡沙，云虎鱼所化也。鼻前有骨如斧斤，能击物坏舟者，曰锯沙，又曰挺〔三〕额鱼，亦曰鐇䱜，谓鼻骨如鐇〔四〕（斧）也（音蕃）。沈怀远南越志云：环〔五〕雷鱼，䱜鱼也。长丈许。腹内〔六〕有两洞，腹贮水养子。一腹容二子。子朝从口中出，暮还入腹。鳞皮有珠，可饰刀剑，治骨角。〔藏器曰〕其鱼状貌非一，皆皮上有沙，堪揩木，如木贼也。小者子随母行，惊即从口入母腹中。

肉 〔气味〕甘，平，无毒。 〔主治〕作鲙，补五脏，功亚于鲫，亦可作鱐、鲊。诜 甚益人。颂

皮 〔气味〕甘、咸，平，无毒。 〔主治〕心气鬼疰，蛊毒吐血。别录 蛊〔七〕气蛊疰。恭 烧灰水服，主食鱼中毒。藏器 烧研水服，解鯸鮧鱼毒，治食鱼鲙成积不消。时

〔一〕鲛与石决明同名而异类也：按大观、政和本草卷二十一鲛鱼皮条引藏器云：「鲛鱼一名鰒鱼。」又云：「石决明又名鰒鱼。」故谓二者同名而异类也。

〔二〕之：原脱，今据大观、政和本草卷二十一鲛鱼皮条补。

〔三〕挺：金陵本同。御览九三八引临海水土记作「捶」。

〔四〕鐇：金陵本同。文选·吴都赋：「鲫、龟、鐇䱜」。注：「鐇䱜有横骨在鼻前如斤形。东人谓斧斤之斤为鐇，故谓之鐇䱜也。」御览九三八鐇鱼条引南越记作「鱕」，当是「鐇」之借字。

〔五〕环：金陵本同。御览九三八䱜鱼条引南越记作「瓌」。

〔六〕内：原脱，今据御览九三八䱜鱼条引南越记补。

〔七〕蛊：原作「虫」，金陵本同。今据千金翼卷四及大观、政和本草卷二十一鲛鱼皮条改。

珍

〔附方〕旧一，新一。**治疰鲛鱼皮散**〔颂曰〕胡洽治五尸鬼疰，百毒恶气。鲛鱼皮（炙）、朱砂、雄黄、金牙、蜀椒、细辛、鬼臼、干姜、莽草、天雄、麝〔一〕香、鸡舌香、桂心〔二〕各一两，贝母半两，蜈蚣、蜥蜴各（炙）二枚，为末。每服半钱，温酒服，日二〔三〕。亦可佩之。〔时珍曰〕千金鲛鱼皮散：治鬼疰。用鲛鱼皮（炙）、龙骨〔四〕、鹿角、犀角、麝香、蜈蚣、雄黄、朱砂、干姜、蜀椒、蘘荷根、丁香〔五〕等各一〔六〕分，贝子十枚〔七〕，为末。酒服方寸匕，加至二匕〔八〕，日三服。亦可佩。

胆腊月收之。〔主治〕**喉痹，和白矾灰为丸，绵裹纳喉中，吐去恶涎即愈。**诜

乌贼鱼 本经中品

〔释名〕乌鲗素问**墨鱼**纲目**缆鱼**日华**干者名鲞**日华**骨名海螵蛸**〔颂曰〕陶隐居言此是鸔乌〔九〕所化。今其口脚〔十〕具存，犹颇相似。腹中有墨可用，故名乌鲗。能吸波噀墨，令水溷黑，自卫以防人害。又南越志云：其性嗜乌，每自浮水上，飞乌见之，以为死而啄之，乃卷取入水而食之，因名乌贼，言为乌之贼害也。〔时珍曰〕案罗愿尔雅翼云：九月寒乌入水，化为此鱼。有文墨可为法则，故名乌鲗。鲗者，则也。骨名海〔十一〕螵蛸，象形也。〔大明曰〕鱼有两

〔一〕麝：原作「⿱鹿毛」，金陵本同，字书无。今据大观、政和本草卷二十一鲛鱼皮条改。

〔二〕桂心：原脱，今据大观、政和本草卷二十一鲛鱼皮条补。

〔三〕二：金陵本同。大观、政和本草卷二十一鲛鱼皮条俱作「三」。

〔四〕骨：原作「角」，金陵本同。今据千金卷十七第八改。

〔五〕丁香：原脱，今据千金卷十七第八补。

〔六〕各一：同上。

〔七〕贝子十枚：同上。

〔八〕加至二匕：同上。

〔九〕乌：原作「鸟」，金陵本同。今据大观、政和本草卷二十一乌贼鱼骨条引苏颂图经文改。

〔十〕脚：原作「腹」，金陵本同。据改同上。

〔十一〕海：原脱，今据尔雅翼卷二十九乌鲗条补。

须，遇风波即以须下碇，或粘石如缆，故名缆鱼。〔瑞曰〕盐干者名明鲞，淡干者名脯鲞。

【集解】〔别录曰〕乌贼鱼生东海池泽。取无时。〔颂曰〕近海州郡皆有之。形若革囊，口在腹下，八足聚生于口旁。其背上只有一骨，厚三四分，状如小舟，形轻虚而白。又有两须如带，甚长〔一〕。腹中血及胆正如墨，可以书字。但逾年则迹灭，惟存空纸尔。世言乌贼怀墨而知礼，故俗谓是海若白事小吏也。〔时珍曰〕乌鲗无鳞有须，黑皮白肉，大者如蒲扇。炸熟以美，醋食之，脆美。背骨名海螵蛸，形似樗蒲子而长，两头尖，色白，脆如通草，重重有纹，以指甲可刮为末，人亦镂之为钿饰。又相感志云：乌鲗过小满则形小也。〔藏器曰〕海人云：昔〔二〕秦王东游，弃算袋于海，化为此鱼。故形犹似之，墨尚在腹也。〔禹锡曰〕陶弘景及蜀本图经皆言是鸔乌〔三〕所化。鸔乃水鸟，似鶂短项，腹翅紫白，背上绿色。唐·苏恭乃言无鸔乌〔三〕，误矣〔四〕。

肉

〔气味〕酸，平，无毒。〔瑞曰〕味珍美。动风气。

〔主治〕益气强志。别录　**益人，通月经。**大明

骨　一名海螵蛸

〔修治〕〔弘景曰〕炙黄用。〔敩曰〕凡使勿用沙鱼骨，其形真似。但以上文顺者是真，横者是假。以血卤作水浸，并煮一伏时漉出。掘一坑烧红，入鱼骨在内，经宿取出入药，其效加倍也。

〔气味〕咸，微温，无毒。〔普曰〕冷。〔权曰〕有小毒。〔之才曰〕恶白及、白敛、附子。能淡盐，伏硇，缩银。

〔主治〕女子赤白漏下，经汁血闭，阴蚀肿痛，寒热癥瘕，无子。本经　**惊气入腹，腹痛环脐，丈夫阴中寒肿**〔五〕**，令人有子，又止疮多脓汁不燥。**别录　**疗血崩，杀虫。**日华　**炙研**

〔一〕甚长：金陵本同。此二字，大观、政和本草卷二十一乌贼鱼骨条引苏颂图经俱作「可以自缆，故别名缆鱼。」计九字。
〔二〕昔：原作「是」，金陵本同。今据大观、政和本草卷二十一乌贼鱼骨条改。
〔三〕乌：原作「鸟」，金陵本同。今据大观、政和本草卷二十一引陶隐居及蜀本图经改(仅大观引蜀本图经误作「鱼」)。下同。
〔四〕唐苏恭乃言无鸔乌误矣：按大观、政和本草卷二十一引禹锡云：「苏恭引音义云无顯字(隐居原作顯)，言是鹎字。乃以尔雅中鹎鶋一名雅乌，小而多群，腹下白者为之。」可见苏恭止言无顯字，未言无鸔乌。苏恭之误，在于不以尔雅之鸔乌为释，而以尔雅之鹎乌为释，非谓无鸔乌也。
〔五〕寒肿：原作「肿痛」，金陵本同。今据千金翼卷四及大观、政和本草卷二十一乌贼鱼骨条改。

饮服，治妇人血瘕，大人小儿下痢，杀小虫。藏器〔又曰〕投骨于井，水虫皆死。治眼中热泪，及一切浮翳，研末和蜜点之。久服益精。孟诜〔恭曰〕亦治牛马障翳。主女子血枯病，伤肝唾血下血，治疟消瘿。研末，傅小儿疳疮，痘疮臭烂，丈夫阴疮，汤火伤，跌伤出血。烧存性，酒服，治妇人小〔一〕户嫁痛。同鸡子黄，涂小儿重舌鹅口。同蒲黄末，傅舌肿，血出如泉。同槐花末吹鼻，止衄血。同银朱吹鼻，治喉痹。同白矾末吹鼻，治蝎螫疼痛。同麝香吹耳，治聤耳有脓及耳聋。时珍

〔发明〕〔时珍曰〕乌鲗骨，厥阴血分药也，其味咸而走血也。故血枯血瘕，经闭崩带，下痢疳疾，厥阴本病也；寒热疟疾，聋、瘿，少腹痛，阴痛，厥阴经病也；目翳流泪，厥阴窍病也。厥阴属肝，肝主血，故诸血病皆治之。按素问云：有病胸胁支满者，妨于食，病〔二〕至，则先闻腥臊臭，出清液〔三〕，先唾血，四肢清，目眩，时时前后血，病名曰血枯。得之年少时，有所大脱血；或醉入房，中气竭肝伤，故月事衰少不来。治之以四乌鲗骨，一藘茹为末，丸以雀卵，大如小豆。每服五丸，饮以鲍鱼汁，所以利肠中及伤肝也。观此，则其入厥阴血分无疑矣。

〔正误〕〔鼎曰〕久服，绝嗣无子。〔时珍曰〕按本经云：主癥瘕，无子。别录云：令人有子。孟诜亦云久服益精，而张鼎此说独相背戾，亦误矣。若云血病无多食咸，乌鲗亦主血闭，故有此说。然经闭有「有余」、「不足」二证：有余者血滞，不足者肝伤。乌鲗所主者，肝伤血闭不足之病，正与素问相合，岂有令人绝嗣之理？当以本经、别录为正。恐人承误，故辨正之。

〔附方〕旧三。新二十一〔四〕。

女子血枯见上。

赤白目翳圣惠：治伤寒热毒攻眼，生赤白翳。用乌鲗鱼骨一两，去皮为末，入龙脑少许点之，日三。

治诸目翳。用乌鲗骨、五灵脂等分为细末，熟猪肝切片，蘸食，日二。

赤翳攀睛照水丹：治眼翳（惟厚者尤效）及赤翳攀睛贯瞳

〔一〕小：原作「水」，金陵本同。今据千金卷三第八、千金翼卷八第三及外台卷三十四改。
〔二〕病：金陵本、素问·腹中论及太素卷三十同。甲乙经卷十一第七作「食」。
〔三〕液：金陵本、素问·腹中论及太素卷三十同。甲乙经卷十一第七作「涕」。
〔四〕一：原无，似未将治女子月枯一方计入。按大观、政和本草卷二十一乌贼鱼骨条虽曾提及，实未附方。下既标出，自应计入新附方数内，因据补。

人。用海螵蛸一钱，辰砂半钱，乳细水飞澄取，以黄蜡少许，化和成剂收之。临卧时，火上旋丸黍米大，揉入眦中。睡至天明，温水洗下。未退，更用一次，即效。　海上方。**雀目夜眼**乌贼骨半斤为末，化黄蜡三两和，捏作钱大饼子。每服一饼，以猪肝二两，竹刀批开，掺药扎定，米泔水半碗，煮熟食之，以汁送下。　杨氏家藏。**血风赤眼**女人多之。用乌贼鱼骨二钱，铜青〔一〕一钱，为末。每用一钱，热汤泡洗。　杨氏家藏。**疳眼流泪**乌贼鱼骨、牡蛎等分为末，糊丸皂子大。每用一丸，同猪子〔二〕肝一具，米泔煮熟食〔三〕。　经验。**底耳出脓**海螵蛸半钱，麝香一字，为末。以绵杖缴净，吹入耳中。　澹寮方。**鼻疮疳䘌**乌贼鱼骨、白及各一钱〔四〕，轻粉二字〔五〕，为末，搽之〔六〕。　钱乙小儿方。**小儿脐疮**出血及脓。海螵蛸、胭脂为末，油调搽之。　圣惠方。**头上生疮**海螵蛸、白胶香各二钱，轻粉五分，为末。先以油润净乃搽末，二三次即愈。　卫生易简方。**疬疡白驳**先以布拭赤，用乌贼骨磨三年酢，涂之。　外台秘要。**疔疮恶肿**先刺出血〔七〕，以海螵蛸末掺之，其疔即出。　普济方。**蝎螫痛楚**乌贼骨一钱，白矾二分，为末嗃鼻。在左壁者嗃左〔八〕鼻，在右壁者嗃右〔九〕鼻。　卫生宝鉴〔十〕。**灸疮不瘥**乌贼骨、白矾〔十一〕等分〔十二〕为末，日日〔十三〕涂之。　千

〔一〕青：原作「碌」（「绿」之借字），金陵本同。今据杨氏家藏方卷十一通圣散改。

〔二〕子：原脱，今据大观、政和本草卷二十一乌贼鱼骨条附方补。本书卷五十豕条肝段云：「入药用子肝」。

〔三〕食：金陵本同。大观、政和本草卷二十一乌贼鱼骨条附方俱作「和肝食，用煮肝泔水下。三、两服。」

〔四〕一钱：金陵本同。小儿药证直诀卷下白粉散作「三分」。

〔五〕二字：金陵本同。小儿药证直诀卷下白粉散作「一分」。

〔六〕搽之：金陵本同。小儿药证直诀卷下白粉散作「先用浆水洗，拭干贴」。

〔七〕先刺出血：金陵本同。普济方卷二七四作「先用针刺周围令出紫血」。

〔八〕左：金陵本同。卫生宝鉴卷二十乌白散作「右」。

〔九〕右：金陵本同。卫生宝鉴卷二十乌白散作「左」。

〔十〕卫生宝鉴：本方见卫生宝鉴卷二十，名乌白散。此间药量，仅用原方十分之一。

〔十一〕矾：金陵本同。千金卷二十五第四及外台卷二十九俱作「蜜」，疑本书涉上卫生宝鉴方而误，似应据改。

〔十二〕等分：金陵本同。千金卷二十五第四及外台卷二十九俱作「各一两」。（千金一方乌贼骨用二枚。）

〔十三〕为末日日：金陵本同。千金卷二十五第四及外台卷二十九俱作「二味相和」，似应据改。

金。**小儿疳蛔**多年。海螵蛸末，米饮服一钱。　叶氏摘玄方。**小便血淋**海螵蛸末一钱，生地黄汁调服。　又方：海螵蛸、生地黄、赤茯苓等分，为末。每服一钱，柏叶、车前汤下。　经验方。**大肠下血**不拘大人小儿，脏毒肠风及内痔，下血日久，多食易饥。先用海螵蛸炙黄，去皮研末。每服一钱，木贼汤下。三日后，服猪脏黄连丸。　直指方。**卒然吐血**乌贼骨末，米饮服二钱。　圣惠。**骨鲠**〔一〕**在喉**象牙屑〔二〕、乌贼鱼骨、陈橘红（焙）等分为末，寒食面和饧〔三〕，丸芡子大。每用一丸，含化咽汁。　圣济总录。**舌肿出血**如泉。乌贼骨、蒲黄各等分，炒为细末。每用涂之。　简便单方。**跌破出血**乌贼鱼骨末，傅之。　直指方。**阴囊湿痒**乌贼骨、蒲黄，扑之。　医宗三法。

血　〔主治〕**耳聋**。　甄权

腹中墨　〔主治〕**血刺心痛，醋磨服之**藏器　炒、研，醋服亦可。

【附录】**柔鱼**〔颂曰〕一种柔鱼，与乌贼相似，但无骨尔。越人重之。

章鱼纲目

【释名】**章举**韩文　**鲒**〔四〕**鱼**音佶。　临海志

【集解】〔颂曰〕章鱼、石距二物，似乌贼而差大，味〔五〕更珍好，食品所重，不入药用。〔时珍曰〕章鱼生南海。形如乌贼而大，八足，身上有肉。闽、粤人多采鲜者，姜、醋食之，味如水母。韩退之所谓「章举马甲柱，鬬以怪自呈」者也。石距亦其类，身小而足长，入盐烧食极美。

〔一〕鲠：原作「硬」，今据金陵本改，与圣济总录卷一二四象牙丸合。

〔二〕象牙屑：原脱，今据圣济总录卷一二四象牙丸补。

〔三〕面和饧：金陵本同。圣济总录卷一二四象牙丸作「稠饧和」。

〔四〕鲒：原作「鴶」，金陵本同，字书无。今据御览九三八鲒鱼条改。

〔五〕味：原脱，今据大观、政和本草卷二十一乌贼鱼骨条补。

【气味】甘、咸，寒，无毒。〔时珍曰〕按李九华云：章鱼冷而不泄。

【主治】养血益气。时珍

海鹞鱼拾遗

【释名】邵阳鱼食鉴作少阳。荷鱼广〔一〕韵作魺。鲼鱼音忿。鯆魮鱼音铺毗。蕃踏鱼番沓。石蛎

〔时珍曰〕海鹞，象形。少阳、荷，并言形色也。余义莫详。

【集解】〔藏器曰〕生东海。形似鹞，有肉翅，能飞上石头。齿如石版。尾有大毒，逢物以尾拨而食之。其尾刺人，甚者至死。候人尿处钉之，令人阴肿痛，拔去乃愈。海人被刺毒者，以鱼簄〔二〕竹及海獭皮解之。又有鼠尾鱼、地青鱼，并生南海，总有肉翅〔三〕，刺在尾中。食肉去刺。〔时珍曰〕海中颇多，江湖亦时有之。状如盘及荷叶，大者围七八尺。无足无鳞，背青腹白。口在腹下，目在额上。尾长有节，螫人甚毒。皮色肉味，俱同鲇鱼。肉内皆骨，节节联比，脆软可食，吴人腊之。魏武食制云：蕃踏鱼〔四〕，大者如箕，尾长数尺。是矣。岭表录异云：鸡子鱼，嘴形如鹞〔五〕，肉翅无鳞，色类鲇〔六〕鱼，尾尖而长，有风涛即乘风飞于海上〔七〕。此亦海鹞之类也。

肉 〔气味〕甘、咸，平，无毒。〔时珍曰〕有小毒。〔主治〕不益人。弘景 男子白浊膏淋，玉茎涩痛。宁源

〔一〕广：原脱，今据广韵卷二·七歌补。

〔二〕簄：原作「扈」，金陵本同。今据大观、政和本草卷二十鯸鱼条改。广韵卷三·十姥：「海中取鱼竹名曰簄。」

〔三〕翅：大观、政和本草卷二十鯸鱼条，此下俱有「尾长二尺」四字。

〔四〕蕃踏鱼：金陵本同。御览九三九蕃逾鱼条引魏武四时食制作「蕃逾鱼」。注云：「一曰蕃踏鱼。」

〔五〕鹞：金陵本及御览九四〇鸡子鱼条引文同。永乐大典本岭表录异卷下作「鸡」。

〔六〕鲇：金陵本同。御览九四〇及永乐大典本岭表录异卷下俱作「鲐鲂」二字。

〔七〕上：御览九四〇及永乐大典本岭表录异卷下，此下俱有「船梢」二字。

齿 无毒。〔主治〕瘴疟，烧黑研末，酒〔一〕服二钱匕。藏器

尾 有毒。〔主治〕齿痛。陶弘景

文鳐鱼 拾遗

【释名】飞鱼

【集解】〔藏器曰〕生海南。大者长尺许，有翅与尾齐。群飞海上。海人候之，当有大风。吴都赋云「文鳐夜飞而触纶〔二〕」，是矣。〔时珍曰〕按西山经云：观水西注于流沙，多文鳐鱼。状如鲤，鸟翼鱼身，苍文白首赤喙。常以夜飞，从西海游于东海。其音如鸾鸡。其味酸〔三〕甘，食之已狂。见则〔四〕大穰。林邑记云：飞鱼身圆，大者丈余〔五〕，翅如胡蝉。出入群飞，游翔翳荟，沉则泳于海底。又一统志云：陕西鄠县涝水出飞鱼，状如鲋，食之已痔疾也。

肉 【气味】甘，酸，无毒。

【主治】妇人难产，烧黑研末，酒服一钱。临月带之，令人易产。藏器 已狂已痔。时珍

鱼虎 拾遗

【释名】土奴鱼 临海记

【集解】〔藏器曰〕生南海。头如虎。背皮如猬有刺，着人如蛇咬。亦有变为虎者。〔时珍曰〕按倦游录云：海中泡

〔一〕酒：金陵本同。大观、政和本草卷二十海鹞鱼条俱无。
〔二〕纶：原作「网」，金陵本同。今据文选卷五吴都赋改。
〔三〕酸：原脱，今据山海经·西次三经补。
〔四〕则：山海经·西次三经，此下有「天下」二字。
〔五〕大者丈余：金陵本同。御览九三九飞鱼条引林邑国记作「长丈余」。又此下有「羽重沓」三字。

鱼大如斗，身有刺如猬，能化为豪猪。此即鱼虎也。述异记云：老则变为鲛鱼。

【气味】有毒。

鱼师 纲目

【集解】〔时珍曰〕陈藏器诸鱼注云：鱼师大者有毒杀人。今无识者。但唐韵云：鰤，老鱼也。山海经云：历虢〔一〕之水，有师鱼，食之杀人。其即此欤？

海蛇〔二〕拾遗

【释名】水母拾遗 樗蒲鱼拾遗 石镜〔时珍曰〕蛇，作、宅二音。南人讹为海折，或作蜡、鲊者，并非。刘恂云：闽人曰蛇，广人曰水母。异苑名石镜也。

【集解】〔藏器曰〕蛇生东海。状如血衉，大者如床，小者如斗。无眼目腹胃，以虾为目，虾动蛇沉，故曰水母目虾。亦猶蛩蛩之与駏驉也〔三〕。炸出以姜、醋进之，海人以为常味。〔时珍曰〕水母形浑然凝结，其色红紫，无口眼腹。下有物如悬絮，群虾附之，咂其涎沫，浮汎如飞。为潮所拥，则虾去而蛇不得归。人因割取之，浸以石灰、矾水，去其血汁，其色遂白。其最厚者，谓之蛇头，味更胜。生、熟皆可食。茄柴灰和盐水淹之良。

【气味】咸，温，无毒。

〔一〕 虢：原作「㶁」，金陵本同。今据山海经卷三北次三经改。

〔二〕 海蛇：金陵本同。大观、政和本草卷二十二蜡条俱作一「蜡」字。注：「音蛇。」

〔三〕 亦犹蛩蛩之与駏驉也：金陵本同。大观、政和本草卷二十二蜡条作「如駏驉之与蛩蛩相假矣」。尔雅·释地·九府云：「西方有比肩兽焉，与邛邛岠虚比，为邛邛岠虚啮甘草。即有难，邛邛岠虚负而走。其名谓之蟨。」义疏云：「是以邛邛岠虚为一兽。司马相如子虚赋云：『蹵蛩蛩，轔距虚。』又为二兽。郭氏注以距虚即蛩蛩，变文互言，非也。邛、岠本二兽。故王会篇云：『独鹿邛邛，善走也。』孔晁注：『邛邛兽，似距虚，负蟨而走也。』又云：『孤竹距虚。』孔注：『距虚野兽，驴骡之属。』穆天子传云：『邛邛岠虚走百里。』郭注：『亦马属。』又引尸子曰：『岠虚不择地而走。』则皆以为二兽。子虚赋张揖注曰：『蛩蛩，青兽，状如马。岠虚，似骡而小。』其说是矣。」

【主治】妇人劳损，积血带下，小儿风疾丹毒，汤火伤。藏器 疗河鱼之疾。时珍 出异苑。

虾 别录下品

【释名】〔时珍曰〕鰕音霞（俗作虾），入汤则红色如霞也。

【集解】〔时珍曰〕江湖出者大而色白，溪池出者小而色青。皆磔须钺鼻，背有断节，尾有硬鳞，多足而好跃，其肠属脑，其子在腹外。凡有数种：米虾、糠虾，以精粗名也；青虾、白虾，以色名也；梅虾，以梅雨时有也；泥虾、海虾，以出产名也。岭南有天虾，其虫大如蚁，秋社后，群堕水中化为虾，人以作鲊食。凡虾之大者，蒸曝去壳，谓之虾米，食以姜、醋，馔品所珍。

【气味】甘，温，有小毒。〔诜曰〕生水田及沟渠者有毒，鲊内者尤有毒。〔藏器曰〕以热饭盛密器中作鲊食，毒人至死。〔弘景曰〕无须及腹下通黑，并煮之色白者，并不可食。小儿及鸡、狗食之，脚屈弱。〔鼎曰〕动风，发疮疥冷积。〔源曰〕动风热。有病人勿食。

【主治】五野鸡病，小儿赤白游肿〔一〕，捣碎傅之。孟诜 作羹，试〔二〕鳖癥〔三〕，托痘疮，下乳汁。法制，壮阳道；煮汁，吐风痰；捣膏，傅虫疽。时珍

【附方】新五。鳖癥〔三〕疼痛 类编云：景〔四〕陈弟长子〔五〕拱病鳖癥〔三〕，隐隐见皮内，痛不可忍。外医洪氏曰：

〔一〕肿：金陵本同。大观、政和本草卷二十二虾条，孟诜作「肿」，藏器作「疹」。
〔二〕试：原作「治」，金陵本同。今据医说卷五鳖癥条引类编改。
〔三〕癥：原作「瘕」，金陵本同。据改同上。
〔四〕景：原脱，今据医说卷五鳖癥条引类编补。
〔五〕弟长子：同上。

可以鲜虾作羹食之。下腹未〔一〕久痛即〔二〕止。喜曰：此真鳖癥也。吾求其所好，以尝试之尔。乃合一药如疗脾胃者，而碾附子末二钱投之，数服而消。〔三〕明年又作，再如前治而愈，遂绝根本。**补肾兴阳**用虾米一斤，蛤蚧二枚，茴香、蜀椒各四两，并以青盐化酒炙炒，以木香粗末一两和匀，乘热收新瓶中密封。每服一匙，空心盐酒嚼下，甚妙。**宣吐风痰**用连壳虾半斤，入葱、姜、酱煮汁。先吃虾，后吃汁，紧束肚腹，以翎探引取吐。**臁疮生虫**用小虾三十尾，去头、足、壳，同糯米饭研烂，隔纱贴疮上，别以纱罩之。一夜解下，挂看皆是小赤虫。即以葱、椒汤洗净，用旧茶笼内白竹叶，随大小剪贴，一日二换。待汁出尽，逐日煎苦楝根汤洗之，以好膏贴之。将生肉，勿换膏药。忌发物。直指方。**血风臁疮**生虾、黄丹捣和贴之，日一换。集简方。

海虾 拾遗

【释名】红虾藏器 **鰝**浩。尔雅

【集解】〔藏器曰〕海中红虾长一尺，须可为簪。崔豹古今注云：辽海间有飞虫如蜻蛉，名绀繙〔四〕。七月群飞闇天。夷人食之，云虾所化也。〔时珍曰〕按段公路北户录〔五〕云：海中大红虾长二尺余，头可作杯，须可作簪、杖。其肉可为鲙，甚美。又刘恂岭表录异云：海虾皮壳嫩红色，就中脑壳与〔六〕前双〔七〕足有钳者，其〔八〕色如朱，最大者长七八尺至一丈

〔一〕下腹未：原仅作一「久」字，金陵本同。今据医说卷五鳖癥条引类编改。
〔二〕即：原脱，今据医说卷五鳖癥条引类编补。
〔三〕喜曰……而消：此三十九字原无，据补同上。可见鲜虾羹乃用以诊断，而非用于治疗，虽能暂时止痛，实难消除病根。本案消鳖癥者，乃附子末而非鲜虾羹。本经言附子「破癥坚积聚血瘕」（本书卷十七附子条主治项），与此正合。濒湖删去此节，即用鲜虾羹治疗，殊失原意。今据补，并改主治文中「治」字为「试」。
〔四〕绀繙：原作「繙绀」，金陵本同。今据大观、政和本草卷二十二大红虾鲊条及古今注卷中绀蝶条改。又此段文与大观、政和本草略同，而与今本古今注颇有出入，恐繁不录。
〔五〕北户录：按下乃濒湖略举北户录之文，详见彼书卷二红虾杯条，恐繁不录。
〔六〕就中脑壳与：原脱，今据岭表录异卷下及御览九四三虾条补。
〔七〕双：同上。
〔八〕其：同上。

也。闽中有五色虾，亦长尺余。彼人两两干之，谓之对虾，以充上馔。

鲊

【气味】甘，平，有小毒。〔时珍曰〕同猪肉食，令人多唾。

〔主治〕飞尸蛔虫，口中甘䘌，龋齿头疮，去疥癣风瘙身痒，治山〔一〕蚊子入人肉，初食疮发则愈。藏器

海马 拾遗

【释名】水马〔弘景曰〕是鱼虾类也。状如马形，故名。

【集解】〔藏器曰〕海马出南海。形如马，长五六寸，虾类也。南州异物志云：大小如守宫，其色黄褐。妇人难产割裂而出者，手持此虫，即如羊之易产也。〔宗奭曰〕其首如马，其身如虾，其背伛偻，有竹节纹，长二三寸。〔颂曰〕异鱼图云：渔人布网罟，此鱼多挂网上，收取曝干，以雌雄为对。〔时珍曰〕按圣济总录云：海马，雌者黄色，雄者青色。又徐表南方异物志云：海中有鱼，状如马头，其喙垂下，或黄或黑。海人捕得，不以啖食，暴干熇之，以备产患。即此也。又抱朴子云：水马合赤斑蜘蛛，同冯夷水仙丸服之，可居水中。今水仙丸无所考矣。

【气味】甘，温、平，无毒。

【主治】妇人难产，带之于身，甚验。临时烧末饮服，并手握之，即易产。藏器

主难产〔二〕及血气痛。苏颂 暖水脏，壮阳道，消瘕块，治疔疮肿毒。时珍

【发明】〔时珍曰〕海马雌雄成对，其性温暖，有交感之义，故难产及阳虚房中方术多用之，如蛤蚧、郎君子之功也。虾亦壮阳，性应同之。

【附方】新二。**海马汤** 治远年虚实积聚癥块。用海马雌雄各一枚，木香一两，大黄（炒）、白牵牛（炒）各二两，巴

〔一〕山：大观、政和本草卷二十二大红虾鲊条，此下俱有「蜍」字。

〔二〕难产：原作「产难」，金陵本同。今据政和本草卷二十一海马条引图经改（大观本草无此文）。

豆四十九粒，青皮二两，童子小便浸软，包巴豆扎定，入小便内再浸七日，取出麸炒黄色，去豆不用，取皮同众药为末。每服二钱，水一盏，煎三五沸，临卧温服。圣济录。**海马拔毒散**治疔疮发背恶疮有奇效。用海马（炙黄）一对，穿山甲（黄土炒）、朱砂、水银各一钱，雄黄三钱，龙脑、麝香各少许为末，入水银研不见星。每以少许点之，一日一点，毒自出也。秘传外科。

鲍鱼 别录上品

【释名】薨鱼礼记　音考。**萧折**〔一〕**鱼**魏武食制**干鱼**〔时珍曰〕鲍即今之干鱼也。鱼之可包者，故字从包。礼记谓之薨，魏武食制谓之萧折，皆以萧蒿承曝而成故也。其淡压为腊者，曰淡鱼，曰鲰鱼（音搜）。以物穿风干者，曰法鱼，曰鲏鱼（音怯）。其以盐渍成者，曰腌鱼，曰咸鱼，曰鲍鱼（音叶），曰鲣鱼（音蹇）。今俗通呼曰干鱼。旧注混淆不明，今并削正于下。

【集解】〔别录曰〕鲍鱼辛臭，勿令中咸。〔弘景曰〕俗人以盐鲍成，名鲍鱼，鲍字似鲍也。今鲍乃鳙鱼淡干者，都无臭气。不知入药者，正何种鱼也？方家亦少用之。〔恭曰〕李当之言：以绳穿贯而胸中湿者良。盖以鱼去肠绳穿，淡暴使干，则味辛不咸；鱼肥则中湿而弥臭似尸气，无盐故也。若鲣鱼则沔州、复州作之，以盐鲍成，味咸不辛，臭亦与鲍不同，湿亦非独胸中，以有盐故也。二者，杂鱼皆可为之。〔颂曰〕今汉、沔所作淡干鱼，味辛而臭者是也。或言海中自有一种鲍鱼，形似小鳙，气最臭，秦始皇车中乱臭者是此。然无的据。〔时珍曰〕别录既云勿令中咸，即是淡鱼无疑矣。诸注反自多事。按周礼注云：鲍鱼，以鱼置楅室中用糗干之而成。楅室，土室也〔二〕。张耒明道志云：汉阳、武昌多鱼，土人剖之，不用盐，暴干作淡鱼，载至江西卖之。饶、信人饮食祭享，无此则非盛礼。虽臭腐可恶，而更以为奇。据此则鲍即淡鱼，益可证矣。但古今治法不同耳。又苏氏所谓海中一种鲍鱼，岂顾野王所载海中鯆鱼似鲍者耶？不然，即今之白鲞也。鲞亦干鱼之总

〔一〕折：金陵本同。御览九三九萧拆鱼条引魏武四时食制作「拆」。下同。

〔二〕鲍鱼……土室也：周礼·天官·笾人，郑注云：「鲍者，于楅室中糗干之，出于江淮也。」周礼正义卷十云：「释文云：楅，本又作煏。按：煏即爂之省，楅俗字也。说文火部云：爂，以火干物。……盖楅、糗并为熬谷，引伸为凡以火干物之通称。谓于楅鱼肉之室内，为火以干之也。贾疏以楅（贾疏本楅作楅，下同）室谓楅土为室，失之。」可见楅为煏之异体字，煏室即今烘房。本书训楅室为土室，亦承贾疏之失。又「用」字疑衍。

称也。又今淮人以鲫作淡法鱼颇佳。入药亦当以石首鲫鱼者为胜。若汉、沔所造者，鱼性不一，恐非所宜。其咸鱼近时亦有用者，因附之。

【正误】〔保昇曰〕鳀鱼口小背黄者，名鲍鱼。〔时珍曰〔一〕〕按鳀鱼注所引，是鮠鱼，非鲍鱼也。盖鮠、鲍字误耳。

肉　〔气味〕辛，臭，温，无毒。〔时珍曰〕李九华云：妊妇食之，令子多疾。〔主治〕坠堕骽（与腿同）。蹶厥踠折，瘀血、血痹在四肢不散者，女子崩中血不止。别录　煮汁，治女子血枯病伤肝，利肠中〔二〕。同麻仁、葱、豉煮羹，通乳汁。时珍　〔附方〕旧一。妊娠感寒腹痛〔三〕。干鱼一枚烧灰，酒服方寸匕，取汗瘥。子母秘录。

头　〔主治〕煮汁，治眯目。烧灰，疗疔肿瘟气。时珍　〔附方〕新三。杂物眯目鲍鱼头二枚，地肤子半合，水煮烂，取汁注目中，即出。圣惠。鱼脐疔疮似新火针疮，四边赤，中央黑。可针〔四〕刺之，若不大痛，即杀人也。用腊月鱼头灰、发灰等分，以鸡溏屎和，涂之。千金方。预辟瘟疫鲍鱼头烧灰方寸匕〔五〕，合小豆七枚末〔六〕，米饮服之〔七〕，令瘟疫气不相染也。肘后方。

鳁鱼　〔气味〕咸，温，无毒。〔主治〕小儿头疮出脓水。以麻油煎熟，取油频涂。时珍

〔一〕曰：原脱，今据本书通例补。
〔二〕中：原脱，今据素问腹中论补。本书「伤肝利肠中」，据素问新校正，别本作「利伤中及伤肝」，与素问血枯病「中气竭，肝伤」文合，于义为长。
〔三〕感寒腹痛：金陵本同。大观、政和本草卷二十鲍鱼条附方俱作「中风寒热，腹中绞痛，不可针灸」。
〔四〕针：原脱，今据千金卷二十二第一补。
〔五〕方寸匕：金陵本同。肘后卷二第十五作「三指撮」。
〔六〕七枚末：原作「末七枚」，金陵本同。今据肘后卷二第十五改。
〔七〕之：肘后卷二第十五，此下有「女用豆二七枚」。

穿鲍绳　〔主治〕眯目去刺，煮汁洗之，大良。苏恭

鱁鮧 拾遗

【释名】鳔匹少切。作胶名鳔胶〔藏器曰〕鱁鮧（音逐题）乃鱼白也。〔时珍曰〕鱁鮧音逐夷。其音题者，鲇鱼也。按贾思勰齐民要术云：汉武逐夷至海上，见渔人造鱼肠于坑中，取而食之，遂命此名，言因逐夷而得是矣。沈括笔谈云：鱁鮧，乌贼鱼肠也。孙愐唐韵云：盐藏鱼肠也。南史云：齐明帝嗜鱁鮧，以蜜渍之，一食数升。观此则鳔与肠皆得称鱁鮧矣。今人以鳔煮冻作膏，切片以姜、醋食之，呼为鱼膏者是也。故宋齐丘化书云：鱁鮧与足垢无殊。鳔即诸鱼之白脬，其中空如泡，故曰鳔。可治为胶，亦名縼胶。诸鳔皆可为胶，而海渔多以石首鳔作之，名江鳔，谓江鱼之鳔也。粘物甚固。此乃工匠日用之物，而记籍多略之。

鳔〔气味〕甘，平，无毒。〔主治〕竹木入肉，经久不出者。取白傅疮上四边，肉烂即出。藏器　止折伤血出不止。时珍　烧灰，傅阴疮、瘘〔一〕疮、月蚀疮。李珣

〔附方〕新一。**折伤出血**但不透膜者。以海味中咸白鳔，大片色白有红丝者，成片铺在伤处，以帛缚之，即止。普济方。

鳔胶〔气味〕甘、咸，平，无毒。〔主治〕烧存性，治妇人产难，产后风搐，破伤风痉，止呕血，散瘀血，消肿毒。伏硇砂。时珍

〔附方〕新十一〔二〕。**产难**鱼胶五寸，烧存性为末。温酒服。皆效方。**产后搐搦**强直者，不可便作风中，乃风入子脏，与破伤风同。用鳔胶一两，以螺粉炒焦，去粉为末。分三服，煎蝉蜕汤下。产宝。**产后血运**鳔胶烧存性，酒和童子小便调服三五钱良。事林广记。**经血逆行**鱼胶切炒，新绵烧灰。每服二钱，米饮调下，即愈。多能鄙事。**破伤风搐**口噤强直者。危氏香胶散：用鱼胶（烧存性）一两，麝香少许，为末。每服二钱，苏木煎酒调下。仍煮一钱封疮口。保命集：治破伤风，有表证未解

〔一〕瘻：金陵本同。大观、政和本草卷二十鱁鳀条俱作「痿」。

〔二〕一：原脱，今按下新附方数补。

者〔一〕。用江鳔半两（炒焦），蜈蚣一对（炙研），为末。以防风、羌活、独活、川芎等分煎汤，调服一钱。**呕血不止**鳔胶长八寸，广二寸，炙黄，刮二钱，以甘蔗节三十五个，取汁调下。经验。**便毒肿痛**已大而软者。直指方：用鱼鳔胶，热汤或醋煮软，乘热研烂贴之。戴氏：治露猉（即羊核）。用石首胶一两，烧存性，研末酒服。外以石菖蒲生研盦〔二〕之，效。**八般头风**鱼鳔烧存性为末。临卧以葱酒服二钱。**赤白崩中**鱼縼胶三尺，焙黄研末，同鸡子煎饼，好酒食之。

鱼脍 音桧。拾遗

【释名】鱼生〔时珍曰〕刽切而成，故谓之脍。凡诸鱼之鲜活者，薄切洗净血腥，沃以蒜齑、姜醋、五味食之。

【气味】甘，温，无毒。〔藏器曰〕近夜勿食，不消成积。勿饮冷水，生虫。时行病后食之，胃弱。勿同乳酪食，令人霍乱。不可同瓜食。〔时珍曰〕按食治云：凡杀物命，既亏仁爱，且肉未停冷，动性犹存，旋烹不熟，食犹害人。况鱼脍肉生，损人尤甚，为癥瘕，为痼疾，为奇病，不可不知。昔有食鱼生而生病者，用药下出，已变虫形，鲙〔三〕缕尚存；有食鳖肉而成积者，用药下出，已成动物而能行，皆可验也。

【主治】温补，去冷气湿痹，除膀胱水，腹内伏梁气块，冷痃结癖疝气，喉中气结，心下酸水，开胃口，利大小肠，补腰脚，起阳道。藏器 **宜脚气风气人，治上气喘咳。**思邈 **鲫鲙：主久痢肠澼痔疾，大人小儿丹毒风眩。**孟诜

【发明】〔汪颖曰〔四〕〕鱼鲙辛辣，有劫病之功。予在苍梧见一妇人病吞酸，诸药不效。偶食鱼鲙，其疾遂愈。盖此意也。

〔一〕者：据宝命集卷中第十二，此下当有「急服防风汤二三服后，宜调蜈蚣散」。

〔二〕盦：原作「盒」，金陵本同。今据证治要诀卷十一改。

〔三〕鲙：原作「绘」，今据金陵本改。

〔四〕曰：原作「云」，义同。今据金陵本改，与全书体例一致。

鱼鲊 拾遗

【释名】〔时珍曰〕按刘熙释名云：鲊，酝〔一〕也。以盐糁酝酿而成也〔二〕。诸鱼皆可为之。大者曰鲊，小者曰鲹〔三〕。一云：南人曰鲹，北人曰鲊。

【气味】甘、咸，平，无毒。〔藏器曰〕凡鲊皆发疮疥。鲊内有发，害人。〔瑞曰〕鲊不熟者，损人脾胃，反致疾也。〔时珍曰〕诸鲊皆不可合生胡荽、葵、菜、豆、藿、麦、酱、蜂蜜食，令人消渴及霍乱。凡诸无鳞鱼鲊，食之尤不益人。

【主治】癣疮，和柳叶捣碎炙热傅之。取酸臭者，连糁和屋上尘，傅虫疮及马瘑疮。藏器 治聤耳痔瘘，诸疮有虫，疗白驳、代指病，主下痢脓血。时珍

【附方】新二。白驳风 以荷叶裹鲊令臭〔四〕，拭热，频频擦之，取效乃止。千金方〔五〕。代指痛 先刺去脓〔六〕血，炙鲊皮裹之〔七〕。千金方〔八〕。

鱼脂 拾遗

【释名】鱼油〔时珍曰〕脂，旨也。其味甘旨也。

〔一〕酝：金陵本同。今本释名·释饮食作「滓」。当据御览八六二及广韵卷三·三十五马·鲊条引释名改为「菹」。

〔二〕以盐糁酝酿而成也：金陵本同。御览八六二鲊条引释名及今本释名俱作「以盐米酿之如菹，熟而食之也。」当据广韵三十五马改为「以盐米酿鱼以为菹，熟而食之也。」

〔三〕鲹：金陵本同，乃「魿」之异体字。说文卷十一下作「魿」，广韵卷二·二十一侵作「鲹」。下同。

〔四〕令臭：金陵本同。外台卷十五引二公主方作「合叶相和更裹令大臭烂」。

〔五〕千金方：金陵本同。今检千金未见此方。方见外台秘要卷十五古今录验（唐·甄立言撰）引二公主方。似应改「千金方」为「外台秘要」。圣济总录卷十八引此方，作法更为详细。

〔六〕脓：原脱，今据千金卷二十二第六补。

〔七〕裹之：金陵本同。千金卷二十二第六作「令温，以缠裹周匝，痛止便愈。」

〔八〕千金方：原无，今据千金卷二十二第六补。

【气味】甘，温，有小毒。〔时珍曰〕鱼脂点灯，盲人目。

【主治】癥疾，用和石灰泥船鱼脂腥臭者二斤，安铜器内，燃火炷令暖，隔纸熨癥上，昼夜勿息火。又涂牛狗疥〔一〕，立愈。藏器 〔时珍曰〕南番用鱼油和石灰艌船。亦用江豚油。

鱼魫〔二〕枕。纲目

【释名】〔时珍曰〕诸鱼脑骨曰魫，曰丁。鱼尾曰魩（音抹），曰丙。鱼肠曰鲴，曰乙。鱼骨曰鲠，曰刺。鱼脬曰鳔，曰白。鱼翅曰鳍，曰鬣。鱼子曰䱊，曰𫚔。

【主治】能销毒。藏器 解蛊毒。作器盛饮食，遇蛊辄裂破也。时珍 延寿书。

鱼鳞 纲目

【释名】〔时珍曰〕鳞者，粼也。鱼产于水，故鳞似粼；鸟产于林，故羽似叶；兽产于山，故毛似草。鱼行上水，鸟飞上风，恐乱鳞、羽也。

【主治】食鱼中毒，烦乱或成癥积，烧灰水服二钱。时珍 诸鱼鳞烧灰，主鱼骨鲠。别录

鱼子 纲目

【释名】䱊音米。𫚔音蚁。

〔一〕牛狗疥：金陵本同。大观、政和本草卷二十鱼脂条俱作「牛疥狗病疮」。

〔二〕魫：金陵本同。按广韵卷三·四十七寝，魫训鱼子，音审不音枕。尔雅·释鱼云：「鱼枕谓之丁。」郭注：「枕在鱼头骨中，形似篆书丁字，可作印。」大观、政和本草卷二十一青鱼条云：「头中枕，蒸取干，代琥珀用之。」同卷石首鱼条引日华子云：「取脑中枕，烧为末饮下，治淋也。」俱用枕不用魫。自濒湖谓「诸鱼脑骨曰魫曰丁」，后遂沿用，今仍之。下同。

【集解】〔孟诜曰〕凡鱼生子，皆粘在草上及土中。冬月寒水过后，亦不腐坏。到五月三伏日，雨中，便化为鱼。〔时珍曰〕凡鱼皆冬月孕子，至春末夏初则于湍水草际生子。有牡鱼随之，洒白盖其子。数日即化出，谓之鱼苗，最易长大。孟氏之说，盖出谬传也。

【气味】缺

【主治】目中障翳。时珍

【发明】〔时珍曰〕鱼子古方未见用。惟圣济总录治目决明散中用之，亦不言是何鱼之子。大抵当取青鱼、鲤、鲫之属尔。

【附方】新一。**决明散**治一切远年障翳，眦生〔一〕弩肉，赤肿疼痛。用鱼子（活水中生下者）半两（以硫黄水温温洗净），石决明、草决明、青葙子、谷精草、枸杞子、黄连、炙甘草、枳实（麸炒）、牡蛎粉、蛇蜕（烧灰）、白芷、龙骨、黄檗各一两，白附子（炮）、白蒺藜（炒）、蝉蜕〔二〕、黄芩（炒）〔三〕、羌活各半两，虎睛一只（切作七片，文武火炙干，每一料用一片），右通为末。每服三钱，五更时茶服，午、夜再服。赤白翳膜，七日减去。弩肉赤肿痛不可忍者，三五日见效。忌猪、鱼、酒、面、辛辣、色欲。凡遇恼怒酒色风热即疼者，是活眼，尚可医治；如不疼，是死眼，不必医也。总录。

诸鱼有毒 拾遗

鱼目有睫，杀人。目得开合，杀人。逆腮，杀人。脑中白连珠，杀人。无鳃，杀人。二目不同，杀人。连鳞者，杀人。白鬐，杀人。腹中丹字，杀人。鱼师大者有毒，食之杀人。〔四〕

〔一〕眦生：原脱，今据圣济总录卷一一一补。
〔二〕蝉蜕：同上。
〔三〕黄芩炒：金陵本同。圣济总录卷一一一作「黄芪锉」，疑误。
〔四〕诸鱼有毒……食之杀人：凡六十四字原无，今据大观、政和本草卷二十诸鱼有毒条补，与本书本卷分目合。

本草纲目介部目录第四十五卷

李时珍曰：介虫三百六十，而龟为之长。龟盖介虫之灵长者也。周官·鳖人取互物以时簎〔一〕，昌角切春献鳖蜃，秋献龟鱼。祭祀供蠯排蠃螺蚳池以授醢人。则介物亦圣世供馔之所不废者，而况又可充药品乎？唐宋本草皆混入虫鱼，今析为介部。凡四十六种，分为二类：曰龟鳖，曰蚌〔二〕蛤。

神农本草经八种 梁陶弘景注　　**名医别录五种** 梁陶弘景注

唐本草二种 唐苏恭　　**本草拾遗一十种** 唐陈藏器

海药本草二种 唐李珣　　**蜀本草一种** 蜀韩保昇

开宝本草二种 宋马志　　**嘉祐本草八种** 宋掌禹锡

图经本草一种 宋苏颂　　**本草蒙筌一种** 明陈嘉谟

本草纲目六种 明李时珍

〔附注〕 魏吴普本草　李当之药录　宋雷敩炮炙论　齐徐之才药对

唐甄权药性　孙思邈千金　唐孟诜、张鼎食疗　杨损之删繁

萧炳四声　南唐陈士良食性　宋寇宗奭衍义　大明日华

金张元素珍珠囊　元李杲法象　王好古汤液　吴瑞日用

朱震亨补遗　明汪颖食物　明宁源食鉴　明汪机会编

〔一〕簎：原作「籍」（簎之借字），今据金陵本改，与周礼·天官·鳖人合。注：「郑司农云：簎谓以杈刺泥中搏取之」。

〔二〕蚌：原作「蚪」，金陵本同。今据本书卷四十六分目改。

介之一　龟鳖类一十七种

水龟本经　秦龟别录　蠵龟纲目　鼊鼊、鼂〔一〕附

瑇瑁开宝　撒〔二〕八儿附　绿毛龟蒙筌　疟龟拾遗

鹗龟拾遗　旋龟附〔三〕　摄龟蜀本　贲龟纲目

鳖本经　纳鳖图经　能鳖纲目

朱鳖拾遗　珠鳖纲目　鼋拾遗

蟹本经　鲎鱼〔四〕嘉祐

右附方旧一十八〔五〕，新四十八〔六〕。

〔一〕鼂：原脱，今据金陵本补，与本卷蠵龟条附录合。

〔二〕撒：原作「散」，今据金陵本改，与本卷瑇瑁条附录合。

〔三〕附：原脱，金陵本同。今据本卷鹗龟条附录，依本书通例补。

〔四〕鱼：原无，金陵本及大观、政和本草卷二十一亦无。今据本卷鲎鱼条补，使其一致而便称呼。

〔五〕八：原作「九」，今按本卷旧附方数改。

〔六〕八：原作「六」，今按本卷新附方数改。

本草纲目介部第四十五卷

介之一 龟鳖类一十七种

水龟本经上品

【释名】玄衣督邮 〔时珍曰〕按许慎说文云：龟头与蛇头〔一〕同。故字上从它，其下象甲、足、尾之形〔二〕。它即古蛇字也。又尔雅龟有十种，郭璞随文傅会，殊欠分明。盖山、泽、水、火四种，乃因常龟所生之地而名也。其大至一尺已上者，在水曰宝龟，亦曰蔡龟，在山曰灵龟，皆国之守宝而未能变化者也。年至百千，则具五色，而或大或小，变化无常，在水曰神龟，在山曰筮龟，皆龟之圣者也。火龟则生炎地，如火鼠也。摄龟则呷蛇龟也。文龟则蟕蠵、瑇瑁也。后世不分山、泽、水、火之异，通以小者为神龟，年久者为灵龟，误矣。本经龟甲止言水中者，而诸注始用神龟。然神龟难得，今人惟取水中常龟入药。故今总标水龟，而诸龟可该矣。

【集解】〔时珍曰〕甲虫三百六十，而神龟为之长。龟形象离，其神在坎。上隆而文以法天，下平而理以法地。背阴向阳，蛇头龙颈。外骨内肉，肠属于首，能运任脉。广肩大腰，卵生思抱，其息以耳。雌雄尾交，亦与蛇匹。或云大腰无雄者，谬也。今人视其底甲，以辨雌雄。龟以春夏出蛰脱甲，秋冬藏穴〔三〕导引，故灵而多寿。南越志云：神龟，大如拳而色如金，上甲两边如锯齿，爪至利，能缘树食蝉。抱朴子云：千岁灵龟，五色具焉，如玉如石。变化莫测，或大或小。或游于莲叶之上，或伏于丛蓍〔四〕之下。张世南质龟论云：龟老则神，年至八百，反大如钱。夏则游于香荷，冬则藏于藕节。其息有黑气如煤烟，在荷心，状甚分明。人见此气，勿辄惊动，但潜含〔五〕油管〔六〕噀之，即不能遁形矣。或云：龟闻铁声则

〔一〕头：原脱，今据说文卷十三下龟部补。
〔二〕形：原作「刑」，金陵本同。今据说文卷十三下龟部改。
〔三〕穴：原作「六」，金陵本同，今从张本改。
〔四〕丛蓍：原作「芪丛」，金陵本作「蓍丛」。今据抱朴子内篇卷三对俗篇及御览九三一龟条改。
〔五〕含：夷门广牍卷六十八质龟论，此下有「水及」二字。
〔六〕管：金陵本同。夷门广牍卷六十八质龟论作「膏」。

伏，被蚊嚼则死。香油抹眼，则入水不沉。老桑煮之则易烂。皆物理制伏之妙也。

龟甲

〔释名〕神屋本经　**败龟版**日华　**败将**日华　**漏天机**图经　〔时珍曰〕并隐名也。

〔集解〕〔别录曰〕龟甲生南海池泽及湖水中。采无时。勿令中湿，湿即有毒。〔陶弘景曰〕此用水中神龟，长一尺二寸者为善。厣〔一〕可供卜，壳可入药，亦入仙方。当以生龟炙取。〔韩保昇曰〕湖州、江州、交州者，骨白而厚，其色分明，供卜、入药最良。〔大明曰〕卜龟小而腹下曾钻十遍者，名败龟版，入药良。〔苏颂曰〕今江湖间皆有之。入药须用神龟。神龟版〔二〕当心前一处，四方透明，如琥珀色者最佳。其头方脚短，壳圆版白者，阳龟也；头尖脚长，壳长版黄者，阴龟也。阴人用阳，阳人用阴。今医家亦不知如此分别。〔时珍曰〕古者取龟用秋，攻龟用春。今之采龟者，聚至百十，生锯取甲，而食其肉。彼有龟王、龟相、龟将等名，皆视其腹背左右之文以别之。龟之直中文，名曰千里。其首之横文第一级左右有斜理皆接乎千里者，即龟王也。他龟即无此矣。言占事帝王用王，文用相，武用将，各依等级。其说与逸礼所载天子一尺二寸、诸侯八寸、大夫六寸、士庶四寸之说相合，亦甚有理。若天神龟、宝龟，世所难得，则入药亦当依此用之可也。日华用卜龟小甲，盖取便耳。又按经云：龟甲勿令中湿。一名神屋。陶言厣可供卜，壳可入药。则古者上下甲皆用之。至日华始用龟版，而后人遂主之矣。

〔正误〕〔吴球曰〕先贤用败龟版补阴，借其气也。今人用钻过及煮过者，性气不存矣。惟灵山诸谷，因风坠自败者最佳，田池自败者次之，人打坏者又次之。〔时珍曰〕按陶氏用生龟炙取，日华用灼多者，皆以其有生性神灵也。曰败者，谓钻灼陈久如败也。吴氏不达此理，而反用自死枯败之版，复谓灼者失性，谬矣。纵有风坠自死者，亦山龟耳。浅学立异误世，鄙人据以为谈，故正之。

〔修治〕以龟甲锯去四边，石上磨净，灰火炮过，涂酥炙黄用。亦有酒炙、醋炙、猪脂炙、烧灰用者。

〔气味〕甘，平，有毒。〔甄权曰〕无毒。〔时珍曰〕按经云「中湿者有毒」，则不中湿者无毒矣。〔之才曰〕恶沙参、蜚蠊，畏狗胆〔三〕。瘦银。

〔主治〕甲：治漏下赤白，破癥瘕痎疟，五痔阴蚀，湿痹四肢重弱，小儿囟不合。久服，轻身不饥。本经　**惊恚气，心**

〔一〕厣：金陵本同。大观、政和本草卷二十龟甲条俱作「厌」。下同。

〔二〕版：金陵本同。大观、政和本草卷二十秦龟条俱作「底壳」二字。

〔三〕胆：原作「贴」，金陵本同。今据大观、政和本草卷二十龟甲条引药性论改。

腹痛，不可久立，骨中寒热，伤寒劳复〔一〕，或饥体寒热欲死，以作汤，良。久服，益气资智，使人能食。烧灰，治小儿头疮难燥，女子阴疮。别录 **溺**〔二〕：主久嗽，断疟。弘景 **壳**：炙末酒服，主风脚弱。萧炳 **版**：治血麻痹。日华 烧灰，治脱肛。甄权 **下甲**：补阴，主阴血不足，去瘀血，止血痢，续筋骨，治劳倦，四肢无力。震亨 治腰脚酸痛，补心肾，益大肠，止久痢久泄，主难产，消痈肿。烧灰，傅臁疮。时珍

〔发明〕〔震亨曰〕败龟版属金、水，大有补阴之功，而本草不言，惜哉！盖龟乃阴中至阴之物，禀北方之气而生，故能补阴、治血、治劳也。〔时珍曰〕龟、鹿皆灵而有寿。龟首常藏向腹，能通任脉，故取其甲以补心、补肾、补血，皆以养阴也。鹿鼻常反向尾，能通督脉，故取其角以补命、补精、补气，皆以养阳也。乃物理之玄微，神工之能事。观龟甲所主诸病，皆属阴虚血弱，自可心解矣。又见鳖〔三〕甲。

〔附方〕旧二，新十二。

补阴丸 丹溪方：用龟下甲（酒〔四〕炙）、熟地黄（九蒸九晒）各六两，黄檗（盐水浸炒）、知母（酒炒）各四两，石器为末，以猪脊髓和，丸梧子大。每服百〔五〕丸，空心温酒〔六〕下。一方：去地黄，加五味子（炒）一两。 **疟疾不止** 龟版烧存性，研末。酒服方寸匕。海上名方。 **抑结不散** 用龟下甲（酒炙）五两，侧柏叶（炒）一两半，香附（童便浸，炒）三两，为末，酒〔七〕糊丸梧子大。每空心温酒服一百丸。 **胎产下痢** 用龟甲一枚，醋炙为末。米〔八〕饮服一钱，日二〔九〕。经验方。 **难产催生** 秘录：用龟甲烧末，酒服方寸匕。 摘玄：治

〔一〕复：原作「役」，金陵本同。今据千金翼卷四及大观、政和本草卷二十龟甲条改。
〔二〕溺：原作「壳」，金陵本同。今据大观、政和本草卷二十龟甲条引弘景说改。
〔三〕鳖：原作「龟」，今据金陵本改。
〔四〕酒：金陵本同。丹溪心法卷三补损第五十一作「酥」。
〔五〕百：金陵本同。丹溪心法卷三补损第五十一作「七十」。
〔六〕温酒：金陵本同。丹溪心法卷三补损第五十一作「盐白汤」。
〔七〕酒：原为墨钉，金陵本作「海」。今详文义当是「酒」字，形近而误，因改。
〔八〕米：原作「水」，今据金陵本改，与大观、政和本草卷二十龟甲条附方合。
〔九〕二：原作「一」，今据金陵本改。又大观、政和本草卷二十龟甲条附方，俱无「一钱日二」四字。

产三五日不下，垂死，及矮小女子交骨不开者。用干龟壳一个（酥炙），妇人头发一握（烧灰），川芎、当归各一两。每服秤七钱，水煎服。如人行五里许，再一服。生胎、死胎俱下。小山。**妇人乳毒**同上方。**小儿头疮**龟甲烧灰敷之。圣惠方。**肿毒初起**败龟版一枚，烧研，酒服四钱。小山。**月蚀耳疮**同上。**口吻生疮**同上。**臁疮朽臭**生龟一枚取壳，醋炙黄，更煅存性，出火气，入轻粉、麝香。葱汤洗净，搽敷之。急救方。**人咬伤疮**龟版骨、鳖肚骨各一片，烧研，油调搽之。叶氏摘玄。**猪咬成疮**龟版烧研，香油调搽之。叶氏摘玄。

肉

〔气味〕甘、酸，温，无毒。〔弘景曰〕作羹臛大补，而多神灵，不可轻杀。书家所载甚多，此不具说。〔思邈曰〕六甲日、十二月俱不可食，损人神气〔一〕。不可合猪肉、菰米〔二〕、瓜、苋食，害人。

〔主治〕酿酒，治大风缓急，四肢拘挛，或久瘫缓不收，皆瘥。苏恭 **煮食，除湿痹〔三〕风痹，身肿踒折。**孟诜 **治筋骨疼痛及一二十年寒嗽，止泻血、血痢。**时珍

〔发明〕〔时珍曰〕按周处风土记云：江南五月五日煮肥龟，入盐、豉、蒜、蓼食之，名曰葅龟。取阴内阳外之义也。

〔附方〕〔四〕旧一，新六。

热气湿〔五〕痹腹内激〔六〕热。用龟〔七〕肉同五味煮食之。微泄为效。普济方。**筋骨疼痛**用乌龟一个，分作四脚。每用一脚，入天花粉、枸杞子各一钱二分，雄黄五分，麝香五分，槐花三钱，水一碗煎服。纂要奇方。**十年〔八〕咳嗽**或二十年医不效者〔九〕。生龟三枚，治如食法，去肠，以水五升，煮取三升浸麴，酿秫米四升如常法熟〔一〕，饮之〔二〕令尽，永不

〔一〕气：原脱，今据千金卷二十六第五补。
〔二〕菰米：千金卷二十六第五云：「饮酒食龟肉并菰白菜，令人生寒热。」
〔三〕湿痹：金陵本同。大观、政和本草卷二十龟甲条俱作「温瘴气」。
〔四〕附方：原作「主治」，金陵本同。今从张本改。
〔五〕气湿：金陵本同。普济方卷一八六无此二字。
〔六〕激：金陵本同。普济方卷一八六作「积」。
〔七〕龟：金陵本同。普济方卷一八六作「鳖」。
〔八〕十年：金陵本及肘后卷三第二十三俱同。大观、政和本草卷二十龟甲条附方俱作「卒得」。
〔九〕或二十年医不效者：肘后卷三第二十三略同。大观、政和本草卷二十龟甲条附方无。

发。又方：用生龟一枚着坎〔三〕中，令人溺之〔四〕，浸至三日，烧研。以醇酒一升，和屑〔五〕如干饭，顿服。须臾大吐，嗽囊出则愈。小儿减半。肘后方〔六〕。**痢及泻血**乌龟肉，以沙糖水拌，椒和，炙煮食之。多度即愈。普济方。**劳瘵失血**田龟煮取肉，和葱、椒、酱、油煮食。补阴降火，治虚劳失血咯血，欬嗽寒热，累用经验。吴球便民食疗。**年久痔漏**田龟二三个，煮取肉，入茴香、葱、酱，常常食，累验。此疾大忌糟、醋等热物。便民食疗。

血〔**气味**〕**咸，寒，无毒。**〔**主治**〕**涂脱肛。**甄权 **治打扑伤损，和酒饮之，仍捣生龟肉涂之。**时珍

胆汁〔**气味**〕**苦，寒，无毒。**〔**主治**〕**痘后目肿，经月不开，取点之，良。**时珍

溺〔**采取**〕〔颂曰〕按孙光宪北梦琐言云：龟性妒而与蛇交。惟取龟置瓦盆中，以鉴照之。龟见其影，则淫发失尿。急以物收取之。又法：以纸炷火上焫热〔七〕，以点其尻，亦致失尿，但差缓耳。〔时珍曰〕今人惟以猪鬃或松叶刺其鼻，即尿出。似更简捷也。〔**主治**〕**滴耳，治聋。**藏器 **点舌下，治大人中风舌喑，小儿惊风不语。** **摩胸、背，治龟胸、龟背。**时珍 〔**发明**〕〔时珍曰〕龟尿走窍透骨，故能治喑、聋及龟背，染髭发也。按岣嵝神书言：龟尿磨瓷器，能令软；磨墨书石，能入数分。即此可推矣。〔**附方**〕旧一，新二。**小儿龟背**以龟尿摩其胸背，久久即瘥。孙真人。**中风不语**乌龟尿点少许于舌下，神妙。寿域。**须发早白**以龟尿调水

〔一〕法熟：原脱，今据肘后卷三第二十三及大观、政和本草卷二十龟甲条附方补。
〔二〕之：金陵本同。肘后卷三第二十三及大观、政和本草卷二十龟甲条附方俱作「二升」。
〔三〕坎：原作「炊」，金陵本同。今据肘后卷三第二十三改。
〔四〕溺之：肘后卷三第二十三，此下有「令没龟死」四字。
〔五〕屑：原作「末」，金陵本同。今据肘后卷三第二十三改。
〔六〕肘后方：原脱，今据肘后卷三第二十三及大观、政和本草卷二十龟甲条附方补。
〔七〕上焫热：原脱，今据大观、政和本草卷二十秦龟条补。

蛭细末，日日揿之，自黑。末忌粗。谈野翁方。

秦龟 别录上品

【释名】山龟〔宗奭曰〕龟则四方皆有。但秦地山中多老龟，极大而寿，故取为用，以地别名。

【集解】〔别录曰〕秦龟生山之阴土中。二月、八月采。〔保昇曰〕今江南、岭南处处有之。冬月藏土中，春夏秋即出游溪谷。古人独取秦地者耳。〔弘景曰〕此即山中龟不入水者。其形大小无定，方药稀用。〔恭曰〕秦龟即蟕蠵，更无别也。〔士良曰〕秦人呼蟕蠵为山龟，是矣。〔藏器曰〕蟕蠵生海水中。秦龟生山阴，是深山中大龟，如碑〔一〕下趺者。食草根竹萌，冬蛰春出。卜人亦取以占山泽，揭甲亦可饰器物。〔颂曰〕蟕蠵生岭南，别是一种山龟，非秦龟也。龟类甚多，罕能遍识。盖近世货币不用，知卜者稀，故尔弗贵也。〔时珍曰〕山中常龟，鹿喜食之。其大而可卜者，曰灵龟，年至百岁能变化者，曰筮龟。或伏于蓍〔二〕草之下，或游于卷耳、芩叶之上。抱朴子所谓「山中巳日称时君者为龟」，即此也。其蟕蠵或以为山龟，或云生海水中，其说不定。按山海经蠵龟生深泽中。应劭注汉书云：灵蠵，大龟也。雌曰蟕蠵，雄曰玳瑁。观此则秦龟是山龟，蟕蠵是泽龟，与尔雅山龟、泽龟、水龟相合。盖一种二类，故其占卜、入药、饰器，功用尤同。

甲〔修治〕〔李珣曰〕经卜者更妙。以酥或酒炙黄用。

〔气味〕苦，温，无毒。

〔主治〕除湿痹气，身重，四肢关节不可动摇。别录　顽风冷痹，关节气壅，妇人赤白带下，破积癥。李珣〔三〕　补心。宗奭　治鼠瘘。时珍

〔发明〕〔宗奭曰〕大龟灵于物，故方家用以补心，然甚有验。〔时珍曰〕见龟甲。

〔附方〕新一。

鼠瘘　刘涓子用山龟壳（炙）、狸骨（炙）、甘草（炙）、雄黄、桂心、干姜等分为末，饮服方寸匕，日三〔四〕。仍以艾灸〔五〕疮上〔六〕，用蜜和少许，入疮中，良。

〔一〕碑：原作「甲」，金陵本经人以墨笔添补。今据大观、政和本草卷二十秦龟条改。
〔二〕蓍：原作「芪」，今据金陵本改，与尔雅·释鱼·筮龟郭注合。
〔三〕李珣：原作「孟诜」，金陵本同。今据大观、政和本草卷二十秦龟条改。
〔四〕日三：原脱，今据普济方卷二九三引肘后方补。又肘后卷五第四十一引刘涓子鼠瘘方（检今本刘涓子鬼遗方未见此方）无「饮服方寸匕日三」七字。
〔五〕灸：原作「炙」，金陵本同。今据肘后卷五第四十一及普济方卷二九三改。
〔六〕仍以艾灸疮上：肘后卷五第四十一及普济方卷二九三俱作「先灸作疮」。

头〔一〕　〔主治〕阴干炙研服，令人长远入山不迷。孟诜　〔弘景曰〕前臑骨佩之亦然耳。

蠵龟纲目

【释名】蟕蠵音兹夷。灵蠵汉书灵龟郭璞注鼅鼊音拘璧。一作蚼蠯。赑屃〔二〕音备戏〔三〕。杂俎作系臂者非。皮名龟筒　〔时珍曰〕蟕蠵鸣声如兹夷，故名。鼅鼊者，南人呼龟皮之音也。赑屃〔二〕者，有力貌，今碑趺〔四〕象之。或云大者为蟕蠵、赑屃〔五〕，小者为鼅鼊。甚通。

【集解】〔弘景曰〕蟕蠵生广州。〔恭曰〕即秦龟也。〔藏器曰〕蟕蠵生海边。甲有文，堪为物饰。非山龟也。〔保昇曰〕苏恭之说，非通论也。按郭璞尔雅注云：蟕蠵出涪陵郡，大龟也。其缘甲文〔六〕似瑇瑁，能鸣。甲亦可卜，俗呼灵龟是矣。〔颂曰〕蟕蠵别是一种山龟之大者，非秦龟也。岭表录异云：潮、循间甚多。人立背上，可负而行。乡人取壳，以生得全者为贵。初用木换〔七〕出其肉。龟被楚毒，鸣吼如牛，声振山谷。古人谓生龟脱筒，指此。工人以其甲通明黄色者，煮拍陷瑇瑁为器，谓之龟筒。入药亦以生脱为主。〔日华曰〕蟕蠵即鼅鼊也。皮可宝装饰物。〔时珍曰〕蟕蠵诸说不一。按山

〔一〕头：详大观、政和本草卷二十龟甲条引食疗文，此头盖指水龟，弘景所说前臑骨乃指秦龟。

〔二〕赑屃：原作「屃屭」，金陵本同。按「屃」即「屭」之简体字。文选卷二张平子东京赋云：「巨灵赑屃，高掌远跖。」卷五左太冲吴都赋云：「巨鳌赑屃，首冠灵山。」两赋俱作「赑屃」，今据改。说文无「赑」、「屃」两字。故清・段玉裁于卷十下六（「大」之异体字）部𡚁（奰之异体字）条注云：「张衡、左思赋皆用奰屓字而讹作赑屃，俗书之不正如此。」

〔三〕备戏：原作「戏备」。按说文卷十下六部𡚁部段注：「奰，平祕切。屓，许器反。」今据改。

〔四〕趺：原作「跌」，今据金陵本改。

〔五〕赑屃：原作「屭屃」，金陵本同。据改同校记〔二〕。

〔六〕缘甲文：金陵本同。按大观、政和本草卷二十秦龟条引蜀本图经无此文。尔雅・释鱼・灵龟，郭注作「缘中文」。义疏云：「刘逵蜀都赋注引谯周异物志曰：『涪陵多大龟，其甲可以卜，其缘中叉似瑇瑁，俗名曰灵叉。』华阳国志亦云：『其缘可作叉，世号灵叉。』叉与钗同。并郭所本。今郭注叉作文，字形之误，宜据以订正。」

〔七〕换：金陵本同。御览九四三、永乐大典及大观、政和本草卷二十秦龟条引岭表录异俱作「楔」。按「楔」有「以物出物」之义，与「换」义同。

海经云：蠵龟生深泽中。注云：大龟也。甲有文采，似瑇瑁而薄。应劭注汉书云：灵蠵，大龟也。雄曰瑇瑁，雌曰蠵蠵。据此二说，皆出古典。质以众论，则蠵蠵即鼊鼊之大者，当以藏器、日华为准也。生于海边，山居水食，瑇瑁之属。非若山龟不能入水也。故功用专于解毒，与瑇瑁相同，自可意会。刘欣期交州记云：蚼蝑似瑇瑁，大如笠，四足缦胡〔一〕无指爪。其甲有黑珠文采，斑似锦文。但薄而色浅，不任作器，惟〔二〕堪贴饰。今人谓之鼊皮。临海水土记云：其形如龟鳖身。其甲黄点有光。广七八寸，长二三尺。彼人以乱瑇瑁。肉味如鼋可食。卵大如鸭卵，正圆，生食美于鸟卵。酉阳杂俎云：系臂状如龟，生南海。捕者必先祭后取之。

肉〔气味〕甘，平，无毒。〔主治〕去风热，利肠胃。时珍

血〔气味〕咸，平，微毒。〔主治〕疗俚人毒箭伤。弘景 中刀箭闷绝者，刺饮便安。日华 〔藏器曰〕南人用燋铜及蛇〔三〕汁毒，亦多养此用。

龟筒〔释名〕鼊皮〔气味〕甘、咸，平，无毒。〔主治〕血疾，及中刀箭毒，煎汁饮。大明 解药毒、蛊毒。时珍

【附录】**鼊鼊**音迷麻。**鼂**〔四〕音朝。〔时珍曰〕按临海水土记云：鼊鼊，状似鼊鼊而甲薄，形大如龟，味极美，一枚有膏三斛。又有鼂〔四〕，亦如鼊鼊，腹如羊胃可啖。并生海边沙中。

瑇瑁 宋开宝

【释名】**玳瑁**音代昧，又音毒目。〔时珍曰〕其功解毒，毒物之所娼嫉者，故名。

〔一〕缦胡：金陵本及大观、政和本草卷二十瑇瑁条同。御览九四三蚼蝑条引刘欣期交州记作「漫湖」。周礼·天官「鱉人掌取互物。」注：「郑司农云：互物谓有甲𦚡胡龟鱉之属。」吕氏春秋·孟冬纪：「其虫介」。高注：「介，甲也。象冬闭固，皮漫胡也。」

〔二〕惟：原作「推」，今据金陵本改，与大观、政和本草卷二十瑇瑁条合。

〔三〕蛇：金陵本同。大观本草卷二十秦龟条作「熬」，政和本草作「螯」。

〔四〕鼂：金陵本同。御览九四三鼂类条引临海水土物志作「鼂类」。

【集解】〔藏器曰〕瑇瑁生岭南海畔山水间。大如扇〔一〕，似龟，甲中有文。〔士良曰〕其身似龟，首、嘴如鹦鹉。〔颂曰〕今广南皆有，龟类也。大者如盘，其腹、背甲皆有红点斑文。入药须用生者乃灵。凡遇饮食有毒，则必自摇动，死者则不能，神矣。今人多用杂龟筒作器皿，皆杀取之，又经煮拍，故生者殊难得。〔时珍曰〕按范成大虞衡志云：玳瑁生海洋深处。状如龟鼋，而壳稍长，背有甲十三〔二〕片，黑白斑文，相错而成。其裙〔三〕边有花〔四〕，缺如锯齿。无足而有四鬣，前长后短，皆有鳞，斑文如甲。海人养以盐水，饲以小鱼。又顾岕〔五〕海槎余〔六〕录云：大者难得，小者时时有之。但老者甲厚而色明，小者甲薄而色暗。世言鞭血成斑，谬矣〔七〕。取时必倒悬其身，用滚醋泼之，则甲逐片应手落下。南方异物志云：大者如籧篨。背上有鳞大如扇，取下乃见其文。煮柔作器，治以鲛鱼皮，莹以枯木叶，即光辉矣。陆佃云：瑇瑁不再交，望卵影抱，谓之护卵。

甲〔气味〕**甘，寒，无毒。**〔宗奭曰〕入药用生者，性味全也。既经汤火，即不堪用，与生、熟犀义同。

〔主治〕**解岭南百药毒。**藏器 **破癥结，消痈毒，止惊痫。**日华 **疗心风，解烦热，行气血，利大小肠，功与肉同。**士良 **磨汁服，解蛊毒。生佩之，辟蛊毒。**苏颂 **解痘毒，镇心神，急惊客忤，伤寒热结狂言。**时珍

〔发明〕〔时珍曰〕玳瑁解毒清热之功，同于犀角。古方不用，至宋时至宝丹始用之也。又见鳖甲。

〔附方〕旧一，新三。**解蛊毒**生玳瑁磨浓汁，水服一盏即消。杨氏产乳。**预解痘毒**遇行时服此，未发内消，已发稀少。用生玳瑁、生犀角各磨汁一合，和匀。温服半合，日三服，最良。灵苑方。**痘疮黑陷**乃心热血凝也。用生玳瑁、生犀角同磨汁一合，入猪心血少许，紫草汤五匙，和匀，温服。闻人规

〔一〕扇：金陵本及大观、政和本草卷二十瑇瑁条引陈藏器同，但大观、政和引开宝本草俱作「帽」。

〔二〕三：原作「二」，金陵本同。今据桂海虞衡志・志虫鱼改，与今见玳瑁背甲有中央甲五枚及中央侧甲八枚相合。

〔三〕裙：原作「群」，金陵本同。今据桂海虞衡志・志虫鱼改。

〔四〕有花：原脱，今据桂海虞衡志・志虫鱼补。

〔五〕岕：原作「玠」，金陵本及本书卷一引据经史百家书目同，今据四库总目・史部・地理类存目七改。

〔六〕余：原脱，本书卷一引据经史百家书目同。今据四库总目・史部・地理类存目七补。

〔七〕世言鞭血成斑谬矣：海槎余录玳瑁条无此文。

痘疹论。**迎风目泪**乃心肾虚热也。用生瑇瑁、羚羊角各一两，石燕子一双，为末。每服一钱，薄荷汤下，日一服。鸿飞集。

肉　**〔气味〕甘，平，无毒。〔主治〕诸风毒，逐邪热，去胸膈风痰〔一〕，行气血，镇心神〔二〕，利大小肠，通妇人经脉。**士良

血　**〔主治〕解诸药毒，刺血饮之。**开宝

【附录】撒八儿〔时珍曰〕按刘郁西使记云：出西海中。乃玳瑁遗精，蛟鱼吞食吐出，年深结成者，其价如金。伪作者，乃犀牛粪也。窃〔三〕谓此物贵重如此，必有功用，亦不知果是玳瑁遗精否？亦无所询证。姑附于此，以俟博识。

绿毛龟蒙筌

【释名】绿衣使者纲目

【集解】〔时珍曰〕绿毛龟出南阳之内乡及唐县，今惟蕲州以充方物。养鬻者取自溪涧，畜水缸中，饲以鱼虾，冬则除水。久久生毛，长四五寸。毛中有金线，脊骨有三棱，底甲如象牙色，其大如五铢钱者，为真。他龟久养亦生毛，但大而无金线，底色黄黑为异尔。南齐书载「永明中有献青毛神龟」者，即此也。又录异记云：唐玄宗时，方士献径寸小龟，金色可爱。云置碗中，能辟蛇虺之毒。此亦龟之异也。

【修治】〔时珍曰〕此龟古方无用者。近世滋补方往往用之，大抵与龟甲同功。刘氏先天丸用之，其法用龟九枚，以活鲤二尾安釜中，入水，覆以米筛，安龟在筛上蒸熟，取肉晒干。其甲仍以酥炙黄，入药用。又有连甲、肉、头、颈俱用者。

【气味】甘、酸，平，无毒。

〔一〕痰：原作「热」，金陵本同。今据大观、政和本草卷二十瑇瑁条改。
〔二〕神：金陵本同。大观、政和本草卷二十瑇瑁条俱作「脾」。
〔三〕窃：原作「切」，金陵本同。今从张本改。

【主治】通任脉，助阳道，补阴血，益精气，治痿弱。时珍 缚置额端，能禁邪疟；收臧书笥，可辟蠹虫。嘉谟

疟龟 拾遗

【集解】〔藏器曰〕生高山石下。身〔一〕偏头大〔二〕。

【气味】无毒。

【主治】老疟发作无时，名瘖疟，俚人呼为妖疟。用此烧灰，顿服二钱〔三〕，当微利。用头弥佳。或发时煮汤坐于中，或悬于病人卧处。藏器

鹗龟 拾遗

【集解】〔藏器曰〕生南海。状如龟，长二三尺，两目在侧如鹗。亦呼水龟，非前水龟也。

【气味】无毒。

【主治】妇人难产，临月佩之，临时烧末酒服。藏器

【附录】旋龟〔时珍曰〕按山海经云：杻阳之山，怪水出焉。中多旋龟，鸟首虺尾，声如破木〔四〕，佩之已〔五〕聋。亦此类也。

〔一〕身：原脱，今据大观、政和本草卷二十疟龟条补。

〔二〕大：此下原有「嘴」字，金陵本同。按大观、政和本草卷二十疟龟条云：「嘴如鹗鸟，亦呼为鹗龟。」濒湖谓疟龟非鹗龟，以南海水龟两目在侧如鹗为鹗龟，别立鹗龟条于后。此间剩一「嘴」字，别无意义，因删。

〔三〕顿服二錢：金陵本同。大观、政和本草卷二十疟龟条俱作「饮服一二錢匕」。

〔四〕声如破木：金陵本同。山海经·南山一经作「其音如判木」。郭注：「如破木声。」

〔五〕已：金陵本同。山海经·南山一经作「不」。

摄龟蜀本草

【释名】呷蛇龟日华作夹蛇。陵龟郭璞鸯龟陶弘景蠳龟抱朴子　〔恭曰〕鸯龟腹折，见蛇则呷而食之，故楚人呼呷蛇龟。江东呼陵龟，居丘陵也。〔时珍曰〕既以呷蛇得名，则摄亦蛇音之转，而蠳亦鸯音之转也。

【集解】〔弘景曰〕鸯，小龟也，处处有之。狭小而长尾。用卜吉凶，正与龟相反。〔保昇曰〕摄龟腹小，中心横折，能自开阖，好食蛇也。

肉〔气味〕甘、寒，有毒。〔诜曰〕此物噉蛇，肉不可食，壳亦不堪用。〔主治〕生研，涂扑损筋脉伤。士良生捣，罯蛇伤，以其食蛇也。陶弘景

尾〔主治〕佩之辟蛇。蛇咬，则刮末傅之，便愈。抱朴子

甲〔主治〕人咬疮溃烂，烧灰傅之。时珍　出摘玄。

贲龟音奔。纲目

【释名】三足龟尔雅

【集解】〔时珍曰〕按山海经云：狂水西南〔一〕注伊水，中多三足龟。食之无大疾，可以已肿。唐书云：江州献六眼龟。大明会典云：暹逻国献六足龟。宋史云：赵霆献两头龟。此又前人所未知者也。

肉【气味】

【主治】食之，辟时疾，消肿。山海经

鳖本经中品

【释名】团鱼俗名神守〔时珍曰〕鳖行蹩躠，故谓之鳖。淮南子曰：鳖无耳而守神。神守之名以此。陆佃云：

〔一〕南：原脱，今据山海经·中次七经补。

鱼满三千六百〔一〕，则蛟龙引之而飞，纳鳖守之则免。故鳖名神守〔二〕。**河伯从事**古今注

【集解】〔时珍曰〕鳖，甲虫也。水居陆生，穹脊连胁，与龟同类。四缘有肉裙，故曰龟，甲里肉；鳖，肉里甲。无耳，以目为听。纯雌无雄，以蛇及鼋为匹。故万毕术云：烧鼋脂〔三〕可以致鳖也。夏日孚乳，其抱以影。埤雅云：卵生思抱。其状随日影而转。在水中，上必有浮沫，名鳖津。人以此取之。今有呼鳖者，作声抚掌，望津而取，百十不失。管子云：涸水之精名曰蚋〔四〕。以名呼之，可取鱼鳖。正此类也。类从云：鼍一鸣而鳖伏。性相制也。又畏蚊。生鳖遇蚊叮则死，死〔五〕鳖得蚊煮则烂，而熏蚊者复用鳖甲。物相报复如此，异哉！淮南子曰：膏之杀鳖，类之不可推也。

鳖甲

〔修治〕〔别录曰〕鳖甲生丹阳池泽。采无时。〔颂曰〕今处处有之，以岳州·沅江所出甲有九肋者为胜。入药以醋炙黄用。〔弘景曰〕采得，生取甲，剔去肉者，为好。凡有连厌及干岩者便真。若肋骨出者是煮熟，不可用。〔敩曰〕凡使，要绿色、九肋、多裙、重七两者为上。用六一泥固瓶子底，待干，安甲于中，以物支起。若治癥块定心药，用头醋入瓶内，大火煎，尽三升，乃去裙、肋骨，炙干入用。若治劳去热药，不用醋，用童子小便煎，尽一斗二升，乃去裙留骨，石臼捣粉，以鸡肶皮裹之，取东流水三斗盆盛，阁于盆上，一宿取用，力有万倍也。〔时珍曰〕按卫生宝鉴云：凡鳖甲，以煅灶灰一斗，酒五升，浸一夜，煮令烂如胶漆用，更佳。桑柴灰尤妙。

〔气味〕咸，平，无毒。〔之才曰〕恶矾石、理石。

〔主治〕心腹癥瘕，坚积寒热，去痞疾瘜肉，阴蚀痔核恶肉。本经 **疗温疟，血瘕腰痛，小儿胁下坚。**别录 **宿食，癥块痃癖，冷瘕劳瘦，除骨热，骨节间劳热，结实壅塞，下气，妇人漏下五色，下瘀血。**甄权 **去血气，破癥结恶血，堕胎，消疮肿肠痛，并扑损瘀血。**日华 **补阴补气。**震亨 **除老疟疟母，阴毒腹痛，劳复食复，**

〔一〕三千六百：金陵本同。埤雅卷二及尔雅翼卷三十一鳖条俱作「三百六十」。
〔二〕神守：原作「守神」，金陵本同。今据埤雅卷二及尔雅翼卷三十一鳖条改，与上文合。
〔三〕烧鼋脂：金陵本同。按御览九三二鼋条引淮南万毕术曰：「烧鼋致鳖。」注云：「取鼋烧之，鳖自至。」未言烧脂。
〔四〕涸水之精名曰蚋：金陵本同。管子卷十四水地篇作「涸川之精者生于蚋」。
〔五〕死：原作「匕」，金陵本同，乃是「死」之重字符号，今从张本改。

斑痘烦喘，小儿惊痫，妇人经脉不通，难产，产后阴脱，丈夫阴疮石淋，敛溃痈。时珍

〔发明〕〔宗奭曰〕经中不言治劳，惟药性论言治劳瘦骨热，故虚劳多用之。然甚有据，但不可过剂耳。〔时珍曰〕鳖甲乃厥阴肝经血分之药，肝主血也。试常思之，龟、鳖之属，功各有所主。鳖色青入肝，故所主者，疟劳寒热，痃瘕惊痫，经水痈肿阴疮，皆厥阴血分之病也。玳瑁色赤入心，故所主者，心风惊热，伤寒狂乱，痘毒肿毒，皆少阴血分之病也。秦龟色黄入脾，故所主者，顽风湿痹，身重蛊毒，皆太阴血分之病也。水龟色黑入肾，故所主者，阴虚精弱，腰脚痠痿，阴疟泄痢，皆少阴血分之病也。介虫阴类，故并主阴经血分之病，从其类也。

〔附方〕旧十二〔一〕，新七〔二〕。

老疟劳疟用鳖甲〔三〕醋炙研末，酒服方寸匕。隔夜一服，清早一服，临时一服〔四〕，无不断者。入雄黄少许，更佳。肘后。

奔豚气痛上冲心腹。鳖甲（醋炙）三两，京三棱（煨）二两，捣二味为末〔五〕。桃仁（去皮尖）四两，汤浸研汁三升，煎二升，入末不住手搅〔六〕，煎良久，下醋一升，煎如饧，以瓶收之。每空心温〔七〕酒服半匙。圣济录。

血瘕癥癖〔甄权曰〕用鳖甲、琥珀、大黄等分作散，酒服二钱，少时恶血即下。若妇人小肠中血下尽，即休服也。

痃癖癥积〔甄权曰〕用鳖甲醋炙黄研末，牛乳一合，每调一匙，朝朝服之。

妇人漏下〔甄权曰〕鳖甲醋炙研末，清酒服方寸匕，日二。又用干姜、鳖甲、诃黎勒皮等分为末，糊丸。空心下三十丸，日再。

妇人难产鳖甲烧存性，研末。酒服方寸匕，立出。梅师。

劳复食复笃病初起，受劳伤食，致复欲死者。鳖甲烧研，水服方寸匕。肘后方。

小儿痫疾

〔一〕二：原作「三」，今按下旧附方数改。
〔二〕七：原作「六」，今按下新附方数改。
〔三〕甲：外台卷五引肘后，此下有「三两」二字。
〔四〕服：外台卷五引肘后，此下有「兼用火灸」四字；肘后卷三第十六及大观、政和本草卷二十一鳖甲条附方，此下亦有「用火灸」三字。灸法颇多，肘后卷三第十六载一种，千金翼卷十八第二及外台卷五又载一种，其余详针灸专著。
〔五〕捣二味为末：原脱，今据圣济总录卷七十一·三神煎补。
〔六〕不住手搅：同上。
〔七〕温：同上。

用鳖甲炙研，乳服一钱，日二。亦可蜜丸〔一〕服。　子母录。**卒得腰痛**不可俯仰。用鳖甲〔二〕炙研末，酒服方寸匕，日二〔三〕。　肘后方。**沙石淋痛**用九肋鳖甲醋炙研末，酒服方寸匕，日三服。石出瘥。　肘后方。**阴虚梦泄**九肋鳖甲烧研。每用一字，以酒半盏，童尿半盏，葱白七寸同煎。去葱，日晡时服之。出臭汗为度。　医垒元戎。**吐血不止**鳖甲、蛤粉各一两（同炒色黄），熟地黄一两半（晒干），为末。每服二钱，食后茶下〔四〕。　圣济录。**癍痘烦喘**小便不利者。用鳖甲二两，灯心一把，水一升半，煎六合，分二服。凡患此〔五〕，小便〔六〕有血者，中坏也。黑厌无脓者，十死不治。　庞安时伤寒论。**痈疽不敛**不拘发背一切疮。用鳖甲烧存性，研掺甚妙。　李楼怪症奇方。**肠痛内痛**鳖甲烧存性研，水服一钱，日三。　传信方。**阴头生疮**人不能治者。鳖甲一枚烧研，鸡子白和傅。　千金翼。**沛唇紧裂**用鳖甲及头，烧研傅之。　类要。**人咬指烂**。久欲脱者。鳖甲烧灰傅之。　叶氏摘玄方。

肉　**〔气味〕甘，平，无毒。**〔颂曰〕久食，性冷损人。〔藏器曰〕礼记食鳖去丑，谓颈下有软骨如龟形者也。食之令人患水病。凡鳖之三足者，赤足者，独目者，头足不缩者，其目四陷者，腹下有王字、卜字文者，腹有蛇文者（是蛇化也），在山上者（名旱鳖），并有毒杀人，不可食。〔弘景曰〕不可合鸡子食，苋菜食。昔有人锉鳖，以赤苋同包置湿地，经旬皆成生鳖。又有裹〔七〕鳖甲屑，经五月皆成鳖者。〔思邈曰〕不可合猪、兔、鸭肉食，损人。不可合芥子食，生恶疮。妊妇食之，令子短项。〔时珍曰〕案三元参赞书言：鳖性冷，发水病。有冷劳气、癥瘕人不宜食之。生生编言：鳖性热。戴原礼言：鳖之阳聚于上甲，久食令人生发背。似与性冷之说相反。盖鳖性本不热，食之者和以椒、姜热物太多，失其本性耳。鳖性畏葱及桑灰。凡食鳖者，宜取沙河小鳖斩头去血，以桑灰汤煮熟，去骨甲换水再煮，入葱、酱作羹膳食乃良。

〔一〕丸：大观、政和本草卷二十一鳖甲条附方，此下俱有「如小豆大」四字。
〔二〕甲：肘后卷四第三十二及大观、政和本草卷二十一鳖甲条附方，此下俱有「一枚」二字。
〔三〕日二：金陵本同。肘后卷四第三十二作「食后，日三服」五字。大观、政和本草附方俱无此文。
〔四〕下：圣济总录卷六十八鳖甲散，此下有「服药讫可睡少时」七字。
〔五〕此：原作「大」，今据金陵本改。庞安时伤寒总病论卷四鳖甲汤无此字。
〔六〕便：庞安时伤寒总病论卷四鳖甲汤，此下有「涩」字。
〔七〕裹：原作「裏」，今据金陵本改，与大观、政和本草卷二十一鳖甲条合。

其胆味辣，破入汤中，可代椒而辟腥气。李九华云：鳖肉主聚，鳖甲主散。食鳖，锉甲少许入之，庶几稍平。又言：薄荷煮鳖能害人。此皆人之所不知者也。

〔主治〕伤中益气，补不足。别录 **热气湿痹，腹中激热，五味煮食，当微泄。**藏器 **妇人漏下五色，羸瘦，宜常食之**〔一〕。孟诜 **妇人带下，血瘕腰痛。**日华 **去血热，补虚。久食，性冷。**苏颂 **补阴。**震亨 **作臛食，治久痢，长髭须。作丸服，治虚劳痃癖脚气。**时珍

〔附方〕新三。**痃癖气块**用大鳖一枚，以蚕沙一斗，桑柴灰一斗，淋汁五度，同煮如泥，去骨再煮成膏，捣丸梧子大。每服十丸，日三。圣惠方。**寒湿脚气**疼不可忍。用团鱼二个，水二斗，煮一斗，去鱼取汁，加苍耳、苍术、寻风藤各半斤，煎至七升，去渣，以盆盛熏蒸，待温浸洗，神效。乾坤生意。**骨蒸咳嗽**潮热。团鱼丸：用团鱼一个，柴胡、前胡、贝母、知母、杏仁各五钱，同煮，待熟去骨、甲、裙，再煮。食肉饮汁，将药焙研为末，仍以骨、甲、裙煮汁和，丸梧子大。每空心黄芪汤下三十丸，日二服。服尽，仍治参、芪药调之。奇效方。

脂

〔主治〕**除日**〔二〕**拔白发，取脂涂孔中，即不生。欲再生者，白犬乳汁涂之。**藏器

头阴干。

〔主治〕**烧灰，疗小儿诸疾，妇人产后阴脱下坠，尸疰心腹痛。**恭 **傅历年脱肛不愈。**日华

〔附方〕旧一，新二。**小儿尸疰**劳瘦，或时寒热。用鳖头一枚烧灰〔三〕，新汲水服半钱，日一服〔四〕。圣惠方。**产后阴脱**千金：用鳖头五枚烧研，井华水服方寸匕，日三。录验加葛根二两，酒服。**大肠脱肛**久积虚冷。以鳖头炙研，米饮服方寸匕，日二服〔五〕。仍以末涂肠头上。千金。

〔一〕宜常食之：金陵本同。大观、政和本草卷二十一鳖甲条引孟诜，俱作「中春食之美，夏月有少腥气。」

〔二〕除日：金陵本同。大观、政和本草卷二十一鳖甲条引陈藏器本草作「脱人毛发」四字。「除日」二字，乃濒湖据千金卷十三第八令发不生方改写。

〔三〕灰：圣惠方卷八十八，此下有「细研为散」。大观、政和本草卷二十一鳖甲条附方，此下作「杵末」二字。

〔四〕日一服：金陵本同。圣惠方卷八十八及大观、政和本草鳖甲条附方俱无此三字。

〔五〕米饮服方寸匕日二服：金陵本同。千金卷二十四第六，用鳖头治脱肛有二方，俱从外治，未言内服。至普济方卷四十鳖头散（注云：出千金方）方后，始有「仍以方寸匕食前米饮调下」之语。

头血　〔主治〕涂脱肛。出甄权 风中血脉，口眼㖞僻，小儿疳劳潮热。时珍 〔发明〕〔时珍曰〕按千金方云：目瞤唇动口㖞，皆风入血脉，急以小续命汤服之。外用鳖血或鸡冠血，调伏龙肝散涂之，干则再上，甚妙。盖鳖血之性，急缩走血，故治口㖞、脱肛之病。

〔附方〕新二。**中风口㖞**鳖血调乌头末涂之。待正，则即揭去。肘后方。**小儿疳劳**治潮热往来，五心烦躁，盗汗咳嗽，用鳖血丸〔一〕主之。以黄连、胡黄连各称二两，以鳖血一盏，吴茱萸一两，同入内浸过一夜，炒干，去茱、血研末。入柴胡、川芎、芜荑各一两，人参半两，使君子仁二十一〔二〕个，为末，煮粟米粉糊和，为丸如黍米大。每用熟水，量大小，日服三。全幼心鉴。

卵　〔主治〕盐藏煨食，止小儿下痢。时珍

爪〔三〕　〔主治〕五月五日〔四〕收藏衣领中〔五〕，令人不忘。肘后

纳鳖宋图经

【集解】〔颂曰〕鳖之无裙，而头足不缩者，名曰纳〔六〕。亦作魶。

肉　〔气味〕有毒。〔颂曰〕食之令人昏塞。以黄芪、吴蓝煎汤服之，立解。

甲　〔气味〕有小毒。〔主治〕传尸劳，及女子经闭。苏颂

〔一〕丸：金陵本同。全幼心鉴卷四作「煎」。

〔二〕一：原脱，今据全幼心鉴卷四鳖血煎补。

〔三〕爪：金陵本同。肘后卷六第五十二、大观、政和本草卷二十一鳖甲条附方及普济方卷十七俱作「甲」。

〔四〕五月五日：金陵本同。大观本草卷二十一鳖甲条附方作「端午日」，义同。普济方卷十七云：「一用五月五日」。但肘后卷六第五十二、政和本草附方及普济方卷十七俱作「丙午日」。

〔五〕衣领中：金陵本同。肘后卷六第五十二，大观、政和本草附方及普济方卷十七俱作「衣带上」。

〔六〕纳：金陵本同，乃「魶」之借字。大观、政和本草卷二十一鳖甲条引图经俱作「魶」。说文卷十一下鱼部魶：「鱼似鳖无甲，有尾无足，口在腹下。」段注：「玉篇作魶，广韵作鰨。」

能 奴来切。 鳖纲目

【释名】三足鳖

【集解】〔时珍曰〕尔雅云：鳖三足为能。郭璞云：今吴兴阳羡县君山池中出之。或以「鲧化黄熊」即此者，非也。

肉 【气味】大寒，有毒。〔颂曰〕食之杀人。〔时珍曰〕按姚福庚己〔一〕编云：太仓民家得三足鳖，命妇烹，食毕入卧，少顷形化为血水，止存发耳。邻人疑其妇谋害，讼之官。时知县黄廷宣鞫〔二〕问不决，乃别取三足鳖，令妇如前烹治，取死囚食之，入狱亦化如前人。遂辨其狱。窃谓能之有毒，不应如此。然理外之事，亦未可以臆断也。而山海经云：从水多三足鳖，食之无蛊疫〔三〕。近亦有人误食而无恙者，何哉？盖有毒害人，亦未必至于骨肉顿化也。

【主治】折伤，止痛化血，生捣涂之。道家辟诸厌秽死气，或画像止之。苏颂

朱鳖拾遗

【集解】〔藏器曰〕生南海〔四〕。大如钱，腹赤如血。云在水中着水马脚，皆令仆倒也。〔时珍曰〕按淮南子云：朱鳖浮波，必有大雨。

【主治】丈夫佩之，刀剑不能伤。妇女佩之，有媚色。藏器

珠鳖纲目

【集解】〔时珍曰〕按山海经云：葛山澧水有珠鳖〔五〕。状如肺而有目，六足有珠。一统志云：生高州海中。状如

〔一〕己：原作「巳」，金陵本同。据改见本书卷一引据经史百家书目姚福庚己编条校记。
〔二〕鞫：原作「鞠」，金陵本同，古通用。今从张本改。
〔三〕疫：原脱，今据山海经·中次十一经补。
〔四〕海：大观、政和本草卷二十二朱鳖条，此下俱有「山水中」三字。
〔五〕珠鳖：金陵本同。山海经·东次二经作「珠蟞鱼」。

肺，四目六足而吐珠。吕氏春秋云：澧水鱼之美者，名曰珠〔一〕鳖，六足有珠。淮南子云：蛤、蟹、珠鳖〔二〕，与月盛衰。埤雅云：鳖珠在足，蚌珠在腹。皆指此也。

【气味】甘，酸，无毒。

【主治】食之，辟疫疠。时珍

鼋 拾遗

【释名】〔时珍曰〕按说文云：鼋，大鳖也。甲虫惟鼋最大，故字从元。元者，大也。

【集解】〔颂曰〕鼋生南方江湖中。大者围一二丈。南人捕食之。肉有五色而白者多。其卵圆大如鸡、鸭子，一产一二百枚。人亦掘取以盐淹食，煮之白不凝。〔藏器曰〕性至难死，剔其肉尽，口〔三〕犹咬物。可张鸟鸢〔四〕。〔弘景曰〕此物老者〔五〕，能变为魅，非急弗食之。〔时珍曰〕鼋如鳖而大，背有䑋䐎，青黄色，大头黄颈，肠属于首。以鳖为雌，卵生思化，故曰鼋鸣鳖应。淮南万毕术〔六〕云：烧鼋脂以致鳖。皆气类相感也。张鼎云：其脂摩铁则明。或云：此物在水食鱼，与人共体，具十二生肖肉，裂而悬之，一夜便觉垂长也。

甲 〔气味〕甘，平，无毒。〔主治〕炙黄酒浸，治瘰疬，杀虫逐风，恶疮痔瘘，风顽疥瘙，功同鳖甲。藏器 五脏邪气，杀百虫毒、百药毒，续筋骨。日华 妇人血热。苏颂

肉 〔气味〕甘，平，微毒。〔主治〕湿气、邪气、诸虫。藏器 食之补益。陶弘景

〔一〕珠：金陵本同。吕氏春秋卷十四本味篇及山海经·东次二经郭注引文俱作「朱」。
〔二〕鳖：金陵本同。淮南子·地形篇作「龟」。
〔三〕口：金陵本同。大观、政和本草卷二十一鼋条俱作「头」。濒湖改「口」，义更确切。
〔四〕鸟鸢：金陵本作「乌鸢」。大观、政和本草卷二十一鼋条俱作「鸢鸟」，义微异。
〔五〕者：原作「曰」，金陵本同。今据大观、政和本草卷二十一鮀鱼甲条改。
〔六〕万毕术：原作「子」，金陵本同。今据御览九三二鼋条改，与本书本卷鳖条集解引文一致。

脂〔主治〕摩风及恶疮。孟诜

胆〔气味〕苦，寒，有毒。〔主治〕喉痹，以生姜、薄荷汁化少许服，取吐。时珍

蟹本经中品

【释名】**螃蟹**蟹谱**郭索**扬雄方言**横行介士**蟹谱**无肠公子**抱朴子**雄曰蜋〔一〕螘，雌曰博带。**广雅

〔宗奭曰〕此物每至夏末〔二〕秋初，如蝉蜕解〔三〕。名蟹之意，必取此义。〔时珍曰〕按傅肱〔四〕蟹谱云：蟹，水虫也，故字从虫。亦鱼属也，故古文从鱼。以其横行，则曰螃蟹。以其行声，则曰郭索。以其外骨，则曰介士。以其内空，则曰无肠。

【集解】〔别录曰〕蟹生伊洛池泽诸水中。取无时。〔弘景曰〕蟹类甚多，蝤蛑〔五〕、拥剑、蟛螖皆是，并不入药。海边又有蟛蜞，似蟛螖而大，似蟹而小，不可食。蔡谟初渡江，不识蟛蜞，啖之几死。叹曰：读尔雅不熟，几〔六〕为劝〔七〕学者所误也〔八〕。〔颂曰〕今淮海、汴东〔九〕、河北陂泽中多有之，伊洛乃反难得也。今人以为食品佳味。俗传八月一日取稻芒

〔一〕蜋：原作「蜋」，金陵本经人以墨笔添补。今据广雅·释鱼改。

〔二〕每至夏末：原作「之来」二字，金陵本同。今据本草衍义卷十七及政和本草卷二十一蟹条改。

〔三〕解：原作「壳」，金陵本同。据改同上。

〔四〕肱：原作「肱」，金陵本同。今据本书卷一引据经史百家书目改，与四库总目·子部·谱录类·蟹谱条合。

〔五〕蛑：金陵本同。大观、政和本草卷二十一蟹条俱作「蝶」，乃「蛑」之异体字。

〔六〕几：原脱，政和本草亦脱。今据大观本草卷二十一蟹条引陶说补，与世说新语·纰漏篇及晋书卷七十七蔡谟传俱合。

〔七〕劝：原脱，今据大观、政和本草卷二十一蟹条引陶说补，与世说·纰漏篇及晋书·蔡谟传俱合。

〔八〕叹曰读尔雅不熟几为劝学者所误也：大观、政和本草卷二十一蟹条引陶说同。世说·纰漏篇作「后向谢仁祖说此事。谢曰：卿读尔雅不熟，几为劝学死。」（晋书·蔡谟传略同，惟「劝学」为浅人改作「勤学」）刘孝标注云：「大戴礼·劝学篇曰：『蟹二螯八足，非蛇蟺之穴无所寄托者，用心躁也。』故蔡邕为劝学章取义焉。」

〔九〕汴东：原作「汴京」，金陵本同。按大观、政和本草卷二十一蟹条引图经俱作「京东」。苏颂北宋人，当时首都在汴，意谓「汴京之东」。濒湖改「京东」为「汴京」，与原意不合，今据改。

两枝，长一二寸许，东行输送其长。故今南方捕蟹，差早则有衔芒。须霜后输芒方可食之，否则毒尤猛也。其类甚多：六足者名蛫（音跪），四足者名北〔一〕，皆有大毒，不可食。其壳阔而多黄者名蠘〔二〕，生南海中，其螯最锐，断物如芟刈也，食之行风气。其扁而最大，后足阔者，名蝤蛑，南人谓之拨棹〔三〕子，以其后脚如棹也。一名蟳。随潮退壳，一退一长。其大者如升，小者如盏碟。两螯如手，所以异于众蟹也。其力至强，八月能与虎斗，虎不如也。一螯大、一螯小者，名拥剑，一名桀步。常以大螯斗，小螯食物。又名执火，以其螯赤也。其最小无毛者，名蟛螖（音越），吴人讹为彭越。尔雅云：螖蠌，小者蟧〔四〕。郭璞注云：即蟛螖也。〔时珍曰〕蟹，横行甲虫也。外刚内柔，于卦象离。骨眼蜩腹，𧈫脑鲎足。二螯八跪〔五〕，利钳尖爪，壳脆而坚，有十二星点。雄者脐长，雌者脐团。腹中之黄，应月盈亏。其性多躁，引声噀沫，至死乃已。生于流水者，色黄而腥〔六〕；生于止水者，色绀而馨。佛书言：其散子后即自枯死。霜前食物故有毒，霜后将蛰故味美。所谓入海输芒者，亦谬谈也。蟛蜞大于蟛螖，生于陂池田港中，故有毒，令人吐下。似蟛蜞而生于沙穴中，见人便走者，沙狗也，不可食。似蟛蜞而生海中，潮至出穴而望者，望潮也，可食。两螯极小如石者，蚌〔七〕江也，不可食。生溪涧石穴中，小而壳坚赤者，石蟹也，野人食之。又海中有红蟹，大而色红。飞蟹能飞。善苑〔八〕国有百足之蟹。海中蟹大如钱，而腹下又有小蟹如榆荚者，蟹奴也。居蚌腹者，蛎奴也，又名寄居蟹。并不可食。蟹腹中有虫，如小木鳖子而白者，不可食，大能发风也。〔宗奭曰〕取蟹以八九月蟹浪之时，伺其出水而拾之，夜则以火照捕之，时黄与白满壳也。

【修治】〔时珍曰〕凡蟹生烹，盐藏糟收，酒浸酱汁浸，皆为佳品。但久留易沙，见灯亦沙，得椒易脂。得皂荚或蒜及韶粉可免沙脂。得白芷则黄不散。得葱及五味子同煮则色不变。藏蟹名曰蝑蟹（音泻）〔九〕。

〔一〕北：原作「比」，金陵本同。今据大观、政和本草卷二十蟹条改，与蟹谱合。「北」一作「蛩」，广韵卷五·二十五德：「蛩，虫似蟹，四足。」

〔二〕蠘：原作「蟙」，金陵本同。今据大观、政和本草卷二十一蟹条改。

〔三〕棹：原作「掉」，今据金陵本改，与大观、政和本草卷二十一蟹条合。

〔四〕蟧：原作「螃」，金陵本同。今据尔雅·释鱼及大观、政和本草卷二十一蟹条（原注：力刀切）改。

〔五〕跪：原作「脆」，金陵本同。今据荀子·劝学篇改。

〔六〕腥：原作「醒」，金陵本同。今从张本改。

〔七〕蚌：金陵本同。御览九四三蜂江条引临海水土物志作「蜂」，古通用。

〔八〕苑：原作「花」，金陵本同。今据洞冥记卷三及酉阳杂俎前集卷十七改。

〔九〕音泻：按广韵卷三·十二蟹：「水虫。胡买切。」又卷四·四十祃，蝑：「盐藏蟹。司夜切。」与「泻」音同。故知「音泻」二字，乃「蝑」字之注。

蟹 【气味】咸，寒，有小毒。〔弘景曰〕未被霜，甚有毒，云食水莨所致。人中之，不疗多死也。独螯独目，两目相〔一〕向，六足四足，腹下有毛，腹中有骨，头背有星点，足斑目赤者，并不可食，有毒害人。冬瓜汁、紫苏汁、蒜汁、豉汁、芦根汁，皆可解之。〔杨归厚〔二〕曰〕妊妇食之，令子横生。〔宗奭曰〕此物极动风，风疾人不可食，屡见其事。〔时珍曰〕不可同柿及荆芥食，发霍乱动风，木香汁可解。详柿下。

【主治】胸中邪气，热结痛，㖞僻面肿。能败漆。烧之致鼠。本经〔弘景曰〕仙方用之，化漆为水，服之长生。以黑犬血灌之，三日烧之，诸鼠毕至。〔颂曰〕其黄能化漆为水，故涂漆疮用之。其〔三〕螯烧烟，可集鼠于庭也。

解结散血，愈漆疮，养筋益气。别录 散诸热，治胃气，理经脉，消食。以醋食之，利肢节，去五脏中烦闷气，益人。孟诜 产后肚痛血不下者，以酒食之。筋骨折伤者，生捣炒署之。日华 能续断绝筋骨。去壳同黄捣烂，微炒，纳入疮中，筋即连也。藏器 小儿解颅不合。以螯同白及末捣涂，以合为度。宗奭 杀莨菪毒，解鳝鱼毒、漆毒，治疟及黄疸。捣膏涂疥疮、癣疮。捣汁，滴耳聋。时珍

蝤蛑 〔气味〕咸，寒，无毒。〔主治〕解热气，治小儿痞气，煮食。日华

蟛蜞 〔气味〕咸，冷，有毒。〔主治〕取膏，涂湿癣、疽疮。藏器

石蟹 〔主治〕捣傅久疽疮，无不瘥者。藏器

【发明】〔慎微曰〕蟹非蛇鳝之穴无所寄。故食鳝中毒者，食蟹即解，性相畏也。沈括笔谈云：关中无蟹，土人怪其形状，收干者悬门上辟疟。不但人不识，鬼亦不识也。〔时珍曰〕诸蟹性皆冷，亦无甚毒，为蝑最良。鲜蟹和以姜、醋，侑以醇酒，咀黄持螯，略赏风味，何毒之有？饕嗜者乃顿食十许枚，兼以荤膻杂进，饮食自倍，肠胃乃伤，腹痛吐利，亦所

〔一〕相「原作咀」，字书无。金陵本笔划残缺。今据大观、政和本草卷二十一蟹条改。
〔二〕杨归厚：原作「鼎」，金陵本同。今检大观、政和本草卷二十一蟹条引食疗本草无此文。文见同条引杨氏产乳，因据改。
〔三〕其：金陵本同。大观、政和本草卷二十一蟹条作「黄并」二字。

必致，而归咎于蟹，蟹亦何咎哉？洪迈夷坚志云：襄阳一盗，被生漆涂两目，发配不能睹物。有村叟令寻石蟹，捣碎滤汁点之，则漆随汁出而疮愈也。用之果明如初。漆之畏蟹，莫究其义。

【附方】新三。**湿热黄疸**蟹烧存性研末，酒糊丸如梧桐子大。每服五十丸，白汤下，日服二次。集简方。**骨节离脱**生蟹捣烂，以热酒倾入，连饮数碗，其渣涂之。半日内，骨内谷谷有声即好。干蟹烧灰，酒服亦好。唐瑶经验方。**中鳝鱼毒**食蟹即解。董炳验方。

蟹爪　〔主治〕**破胞堕胎**。别录　**破宿血，止产后血闭，酒及醋汤煎服良**。日华　**能安胎**。鼎　〔颂曰〕胡洽方，治孕妇僵仆，胎上抢心，有蟹爪汤。**堕生胎，下死胎，辟邪魅**。时珍　〔附方〕新二。**千金神造汤**〔一〕治子死腹中，并双胎一死一生，服之令死者出，生者安，神验方也。用蟹爪一升，甘草二尺，东流水一斗，以苇薪煮至二〔二〕升，滤去滓，入真阿胶三两令烊，顿服或分二服。若人困不能服者，灌入即活。**下胎蟹爪散**治妊妇有病欲去胎。用蟹爪二合，桂心、瞿麦各一两〔三〕，牛膝二两，为末。空心温酒服一〔四〕钱。千金〔五〕

壳　〔主治〕**烧存性，蜜调，涂冻疮及蜂虿伤。酒服，治妇人儿枕痛及血崩腹痛，消积**。时珍　〔附方〕新三〔六〕。**崩中腹痛**毛蟹壳烧存性，米饮服一钱。证治要诀。**蜂虿螫伤**蟹壳烧存性，研末。蜜调涂之。同上。**熏辟壁虱**蟹壳烧烟熏之。摘玄。

盐蟹汁　〔主治〕**喉风肿痛，满含细咽即消**。时珍

〔一〕神造汤：金陵本同。千金卷二第六及外台卷三十三俱无此汤名。
〔二〕二：金陵本同。千金卷二第六及外台卷三十三俱作「三」。
〔三〕桂心瞿麦各一两：金陵本及普济方卷三四三同。圣惠方卷七十七作「桂心一两，瞿麦二两」。
〔四〕一：金陵本同。圣惠方卷七十七及普济方卷三四三俱作「二」。
〔五〕千金：金陵本同。今检千金未见此方。方见圣惠方卷七十七及普济方卷三四三。似可改「千金」为「圣惠方」。
〔六〕三：原作「二」，金陵本同。今按下新附方数改。

鲎鱼 音后。宋嘉祐

【释名】〔时珍曰〕按罗愿尔雅翼云：鲎者，候也。鲎善候风，故谓之鲎。

【集解】〔藏器曰〕鲎生南海。大小皆牝牡相随。牝无目，得牡始行。牡去则牝死。〔时珍曰〕鲎状如惠文冠及熨斗〔一〕之形，广尺余。其甲莹滑青黑色。鏊背骨眼，眼在背上，口在腹下，头如蜣蜋。十二足，似蟹，在腹两旁，足〔二〕长五六寸〔三〕。尾长一二尺，有三棱如棕茎。背上有骨如角〔四〕，高七八寸，如石珊瑚状。每过海，相负于〔五〕背〔六〕，乘风而游〔七〕，俗呼鲎帆，亦曰鲎簰。其血碧色。腹有子如黍米，可为醯酱。尾有珠如粟。其行也雌常负雄，失其雌则雄即不动。渔人取之，必得其双。雄小雌大，置之水中，雄浮雌沉，故闽人婚礼用之。其藏伏沙上，亦自飞跃。皮壳甚坚，可为冠，亦屈为杓，入香中能发香气。尾可为小如意。脂烧之可集鼠。其性畏蚊，螫之即死。又畏隙光，射之亦死，而日中暴之，往往无恙也。南人以其肉作鲊酱。小者名鬼鲎，食之害人。

肉　〔气味〕辛、咸，平，微毒。〔藏器曰〕无毒。〔诜曰〕多食发嗽及疮癣。〔主治〕治痔杀虫。孟诜

尾　〔主治〕烧焦，治肠风泻血，崩中带下，及产后痢。日华　〔发明〕〔藏器曰〕骨及尾烧灰，米饮服，大主产后痢；但须先服生地黄、蜜煎等讫，然后服此，无不断。

〔一〕熨斗：金陵本同。埤雅卷二及尔雅翼卷三十一鲎条俱作「便面」。尔雅翼云：「便面，古扇也，背黑而穹，张敞所用以拊马者，今号温凉扇。」

〔二〕足：原脱，今据尔雅翼卷三十一鲎条补。

〔三〕寸：原作「尺」，金陵本同。今据尔雅翼卷三十一鲎条改。

〔四〕角：埤雅卷二鲎条，此下有「常偃」二字。

〔五〕于：原作「示」，金陵本同。今据埤雅卷二及尔雅翼卷三十一鲎条改。

〔六〕背：埤雅卷二及尔雅翼卷三十一鲎条，此下俱有「高尺余，如帆」五字。

〔七〕每过海相负于背高尺余如帆乘风而游：据埤雅卷二及尔雅翼卷三十一鲎条，此为旧说。新说应如埤雅所云：「壳上有物如角，常偃，高七八寸，每遇风至即举，扇风而行。」

胆 〔主治〕大风癞疾，杀虫。时珍 〔附方〕新一。鲨胆散治大风癞疾。用鲨鱼胆、生白矾、生绿矾、腻粉、水银、麝香各半两，研〔一〕不见星。每服一钱〔二〕，井华水下。取下五色涎为妙。圣济总录。

壳 〔主治〕积年呷嗽。时珍 〔附方〕新一。积年咳嗽呀呷作声。用鲨鱼壳半两，贝母（煨）一两〔三〕，桔梗一分，牙皂一分（去皮酥炙），为末，炼蜜丸弹子大。每含一丸，咽汁。服三丸，即吐出恶涎而瘥。圣惠。

〔一〕研：圣济总录卷十八，此下有「时点少许水」。
〔二〕钱：圣济总录卷十八，此下有「至二錢匕」。
〔三〕两：金陵本同。圣惠方卷四十六作「分」。古方一分即二钱半。

本草纲目介部目录第四十六卷

介之二　蚌蛤类二十九种

右附方旧二十三〔一〕，新九十五〔二〕。

〔一〕三：原作「二」，今按本卷旧附方数改。

〔二〕五：原作「六」，今按本卷新附方数改。

本草纲目介部第四十六卷

介之二 蛤蚌类二十九种

牡蛎 本经上品

【释名】牡蛤别录 蛎蛤本经 古贲异物志 蠔〔弘景曰〕道家方以左顾是雄，故名牡蛎，右顾则牝蛎也。或以尖头为左顾，未详孰是。〔藏器曰〕天生万物皆有牡牝。惟蛎是咸水结成，块然不动，阴阳之道，何从而生？经言牡者，应是雄耳。〔宗奭曰〕本经不言左顾，止从陶说。而段成式亦云：牡蛎言牡，非谓雄也。且如牡丹，岂有牝丹乎？此物无目，更何顾盼？〔时珍曰〕蛤蚌之属，皆有胎生、卵生。独此化生，纯雄无雌，故得牡名。曰蛎曰蠔，言其粗大也。

【集解】〔别录曰〕牡蛎生东海池泽。采无时。〔弘景曰〕今出东海、永嘉、晋安。云是百岁鵰所化。十一月采，以大者为好。其生着石，皆以口在上。举以腹向南视之，口斜向东，则是左顾。出广州南海者亦同，但多右顾，不堪用也。丹方及煮盐者，皆以泥釜，云耐水火，不破漏。皆除其甲口，止取朏朏如粉耳。〔颂曰〕今海旁皆有之，而通、泰及南海、闽中尤多。皆附石而生，磈礧相连如房，呼为蛎房。晋安人呼为蠔莆。初生止如拳石，四面渐长，有〔一〕至一二丈者，崭岩如山，俗呼蠔山。每一房内有肉一块，大房如马蹄，小者如人指面。每潮来，诸房皆开，有小虫入，则合之以充腹。海人取者，皆凿房以烈火逼之，挑取其肉当食品，其味美好，更有益也。海族为最贵。〔时珍曰〕南海人以其蛎房砌墙，烧灰粉壁，食其肉谓之蛎黄。〔保昇曰〕又有⿰虫雩〔二〕蛎，形短，不入药用。〔敩曰〕有石牡蛎，头边皆大，小夹〔三〕沙石，真似牡蛎，只是圆如龟壳。海牡蛎可用，只丈夫服之，令人无髭也。其真牡蛎，用火煅过，以鋻试之，随手走起者是也。鋻乃千年琥珀。

【修治】〔宗奭曰〕凡用，须泥固烧为粉。亦有生用者。〔敩曰〕凡用牡蛎，先用二十个，以东流水入盐一两，煮

〔一〕有：原脱，今据大观、政和本草卷二十牡蛎条补。

〔二〕⿰虫雩：原作「⿰虫雲」，金陵本同。今据大观、政和本草卷二十牡蛎条（原注：音愕）改。

〔三〕皆大小夹：金陵本同（惟「皆」字笔划残缺）。大观、政和本草卷二十牡蛎条俱作「背大小甲」。此间经濒湖改写。

一伏时，再入火中煅赤，研粉用。〔时珍曰〕按温隐居云：牡蛎将童尿浸四十九日（五日一换），取出，以硫黄末和米醋涂上，黄泥固济，煅过用。

【气味】咸，平、微寒，无毒。〔之才曰〕贝母为之使。得甘草、牛膝、远志、蛇床子良。恶麻黄、辛夷、吴茱萸。伏硇砂。

【主治】伤寒寒热，温疟洒洒，惊恚怒气，除拘缓鼠瘘，女子带下赤白。久服，强骨节，杀邪鬼，延年。本经 **除留热在关节营卫，虚热去来不定，烦满心痛气结，止汗止渴，除老血，疗泄精，涩大小肠，止大小便，治喉痹咳嗽，心胁下痞热。**别录 **粉身，止大人、小儿盗汗。同麻黄根、蛇床子、干姜为粉，去阴汗。**藏器 **治女子崩中，止痛，除风热温〔一〕疟，鬼交精出。**甄权〔二〕 **男子虚劳，补肾安神，去烦热，小儿惊痫。**李珣〔三〕 **去胁下坚满，瘰疬，一切疮肿〔四〕。**好古 **化痰软坚，清热除湿，止心脾气痛，痢下赤白浊，消疝瘕积块，瘿疾结核。**时珍

【发明】〔权曰〕病虚而多热者，宜同地黄、小草用之。〔好古曰〕牡蛎入足少阴，为〔五〕软坚之剂。以柴胡引之，能去胁下硬；以茶引之，能消项上结核；以大黄引之，能消股间肿；以地黄为使，能益精收涩，止小便，本〔六〕肾经血分之药也。〔成无己曰〕牡蛎之咸，以消胸膈之满，以泄水气，使痞者消，硬者软也。〔元素曰〕壮水之主，以制阳光，则渴饮不思。故蛤蛎之类，能止渴也。

〔一〕温：原作「风」，金陵本同。今据大观、政和本草卷二十牡蛎条改。
〔二〕甄权：原作「孟诜」，金陵本同。据改同上。
〔三〕珣：原作「恂」，今据金陵本改，与本书卷一历代诸家本草・海药本草条合。
〔四〕肿：原脱，今据汤液本草卷下牡蛎条补。
〔五〕为：汤液本草卷下，此上有「咸」字。
〔六〕本：原脱，今据汤液本草卷下牡蛎条补。

【附方】旧七，新十四。**心脾气痛**气实有痰者。牡蛎煅粉，酒服二钱。　丹溪心法。**疟疾寒热**牡蛎粉、杜仲等分为末，蜜丸梧子大。每服五〔一〕十丸，温水下。　普济方。**气虚盗汗**上方为末。每酒服方寸匕〔二〕。　千金方。**虚劳盗汗**牡蛎粉、麻黄根、黄芪等分为末。每服二钱，水一〔三〕盏，煎七分，温服，日一〔四〕。　本事方。**产后盗汗**牡蛎粉、麦麸（炒黄）等分。每服一钱，用猪肉汁调下。　经验。**消渴饮水**腊日或端午日，用黄泥固济牡蛎，煅赤研末。每服一钱，用活鲫鱼煎汤调下〔五〕。只二三服愈。　经验方。**百合变渴**伤寒传成百合病，如寒无寒，如热无热，欲卧不卧，欲行不行，欲食不食，口苦，小便赤色，得药则吐利，变成渴疾，久不瘥者。用牡蛎（熬）二两〔六〕，栝楼根二两〔六〕，为细末。每服方寸匕，用米饮调下，日三服取效。　张仲景金匮玉函方。**病后常衄**小劳即作。牡蛎十分，石膏五分，为末，酒服方寸匕（亦可蜜丸），日三服。　肘后方。**小便淋闷**服血药不效者。用牡蛎粉、黄檗（炒）等分为末。每服一钱，小茴香汤下，取效。　医学集成。**小便数多**牡蛎五两烧灰，小便三升，煎二升，分三服。神效。　乾坤生意。**梦遗便溏**牡蛎粉，醋糊丸梧子大。每服三十丸，米饮下，日二服。　丹溪方。**水病囊肿**〔七〕牡蛎（煅）粉二两，干姜（炮）一两，研末，冷水调糊扫上。须臾囊热如火，干则再上。小便〔八〕利即愈。一方，用葱汁、白面同调。小儿不用干姜。　初虞世古今录验方。**月水不止**牡蛎煅研，米醋搜成团，再煅研末，以米醋调艾叶末熬膏，丸梧子大。每醋艾〔九〕汤下四五十

〔一〕五：金陵本同。普济方卷一九八治温疟方作「三」。

〔二〕每酒服方寸匕：金陵本同。千金卷十第一作「夜卧以水服五錢匕」。肘后卷二第十四略同。

〔三〕一：原作「二」，金陵本同。今据本事方卷六牡蛎散改，与下「煎七分」文合。

〔四〕日一：金陵本同。本事方卷六牡蛎散无此二字。

〔五〕下：大观、政和本草卷二十牡蛎条附方，此下有「小儿服半錢」。

〔六〕二两：金陵本同。金匮卷上第三、千金卷十第三及外台卷二俱用「等分」。

〔七〕水病囊肿：金陵本同。大观、政和本草卷二十牡蛎条附方俱作「水癩偏大，上下不定，疼痛」。

〔八〕便：大观、政和本草卷二十牡蛎条附方，此下俱有「大」字。

〔九〕艾：原脱，今据普济方卷三三四蛎粉散补。

丸。普济方。**金疮出血**牡蛎粉傅之。肘后。**破伤湿气**口噤强直。用牡蛎粉，酒服〔一〕二钱，仍外傅之，取效。三因方。**发背初起**古贲〔二〕粉灰，以鸡子白和，涂四围，频上取效。千金方。**痈肿未成**用此拔毒。水调牡蛎粉末涂之。干更上。姚僧坦集验方论。**男女瘰疬**经验：用牡蛎（煅，研）末四两，玄参末三两，面糊丸梧子大。每服三十丸，酒下，日三服。服尽除根。初虞世云：瘰疬不拘已破未破。用牡蛎四两，甘草一〔三〕两，为末。每食后，用腊茶汤调服一钱。其效如神。**甲疽溃痛**弩肉裹趾甲，脓血不瘥者。用牡蛎头厚处，生研为末。每服二钱，红花煎〔四〕酒调下，日三服。仍用敷之，取效。胜金方。**面色黧黑**牡蛎粉研末，蜜丸梧子大。每服三十丸，白汤下，日一服。并炙其肉食之。普济方。

肉〔气味〕**甘，温，无毒。**〔主治〕**煮食，治虚损，调中，解丹毒，妇人血气。以姜、醋生食，治丹毒，酒后烦热，止渴。**藏器 **炙食甚美，令人细肌肤，美颜色。**苏颂

蚌宋嘉祐

【释名】〔时珍曰〕蚌与蛤同类而异形。长者通曰蚌，圆者通曰蛤。故蚌从丰〔五〕，蛤从合，皆象形〔六〕也。后世混称蛤蚌者，非也。

〔一〕酒服：金陵本同。三因方卷七牡蛎散作「煎甘草汤调下」。
〔二〕贲：金陵本同。千金卷二十二第三及普济方卷二八九俱作「蚌」。
〔三〕一：金陵本同。大观、政和本草卷二十牡蛎条附方俱作「二」。
〔四〕红花煎：金陵本同。大观、政和本草卷二十牡蛎条附方俱作「研⿰亻殿花」。按字书无「⿰亻殿」字，当是「澱」字之误。澱（淀之异体字，一作靛）花即青黛（见本书卷十六蓝淀及青黛条）。此间经濒湖改写，不及原方义长。
〔五〕丰：原作「中」，金陵本同。今从张本改。
〔六〕皆象形：按说文卷十三上虫部：「蚌，从虫，丰声。蛤，从虫，合声。」皆形声字，非象形。

【集解】〔弘景曰〕雉〔一〕入大水为蜃。蜃即蚌也。〔藏器曰〕生江汉渠渎间，老蚌含珠，壳堪为粉。非大蛤也。〔时珍曰〕蚌类甚繁，今处处江湖中有之，惟洞庭、汉沔独多。大者长七寸，状如牡蛎辈；小者长三四寸，状如石决明辈。其肉可食，其壳可为粉。湖沔人皆印成锭市之，谓之蚌粉，亦曰蛤粉。古人谓之蜃灰，以饰墙壁，闉墓圹，如今用石灰也。

肉　**〔气味〕甘、咸，冷，无毒。**〔宗奭曰〕性微冷。多食，发风动冷气。〔震亨曰〕马刀、蚌、蛤、蛳、蚬，大同小异。寇氏止言冷，而不言湿。湿生热，热久则气上升而生痰生风，何冷之有？

〔主治〕止渴除热，解酒毒，去眼赤。孟诜　**明目除湿，主妇人劳损下血。**藏器　**除烦，解热毒，血崩带下，痔瘘，压丹石药毒。以黄连末纳入取汁，点赤眼、眼暗。**日华

蚌粉　**〔气味〕咸，寒，无毒。**〔日华曰〕能制石亭脂。〔镜源曰〕能制硫黄。

〔主治〕诸疳，止痢并呕逆。醋调，涂痈肿。日华　**烂壳粉：治反胃，心胸痰饮，用米饮服。**藏器　**解热燥湿，化痰消积，止白浊带下痢疾，除湿肿水嗽，明目，搽阴疮湿疮痱痒。**时珍

〔发明〕〔时珍曰〕蚌粉与海蛤粉同功，皆水产也。治病之要，只在清热行湿而已。日华言其治疳。近有一儿病疳，专食此粉，不复他食，亦一异也。

〔附方〕新六。

反胃吐食用真正蚌粉，每服称过二钱，捣生姜汁一盏，再入米醋同调送下。急救良方。

痰饮咳嗽用真蚌粉新瓦炒红，入青黛少许，用淡齑水滴麻油数点，调服二钱。类编云：徽宗时，李防御为入内医官时，有宠妃病痰嗽，终夕不寐，面浮如盘。徽宗呼李治之〔二〕，诏令供状，三日不效当诛。李忧惶技穷，与妻泣别。忽闻外叫卖：咳嗽药一文一帖，吃了即得睡。李市十〔三〕帖视之，其色浅碧。恐药性犷悍，并三〔四〕服自试

〔一〕雉：原作「雀」，金陵本同。今据大观、政和本草卷二十二马刀条改，与礼记·月令文合。
〔二〕治之：金陵本同。医说卷四治痰嗽条引类编作「李先数用药」。
〔三〕十：原作「一」，金陵本同。今据医说卷四治痰嗽条引类编文改。
〔四〕三：原作「二」，金陵本同。据改同上。

之，无他。乃取三帖为一，入内授妃服之〔一〕。是夕嗽止，比晓面消。内侍走报，天颜大喜，赐金帛直万缗。李恐索方，乃寻访前卖药人，饮以酒，厚价求之，则此方也。云自少时从军，见主帅有此方，剽得以度余生耳。**痈疽赤肿**〔二〕用米醋和蚌蛤灰涂之。待其干，即易之。千金。**雀目夜盲**遇夜不能视物。用建昌军螺儿蚌粉三钱，为末，水飞过，雄猪肝一叶，披开纳粉扎定，以第二米泔煮七分熟，仍别以蚌粉蘸食，以汁送下。一日一作。与夜明砂同功。直指方。**脚指湿烂**用蚌蛤粉干搽之。寿域。**积聚痰涎**结于胸膈之间，心腹疼痛，日夜不止，或干呕哕食者，炒粉丸主之。用蚌粉一两，以巴豆七粒同炒赤，去豆不用，醋和粉丸梧子大。每服二十丸，姜酒下。丈夫脐腹痛，茴香汤下。女人血气痛，童便和酒下。孙氏仁存方。

马刀本经下品

〔校正〕并入拾遗齐蛤。

【释名】**马蛤**别录 **齐蛤**吴普 **蜌**尔雅　音陛。 **螷**品、脾、排三音。　出周礼。 **蝏螆**音亭廛。 **单姥**〔三〕音善母。 **⿰火臿岸**⿰火臿音掣。 〔时珍曰〕俗称大为马，其形象刀，故名。曰蛤、曰螷，皆蚌字之音转也，古今方言不同也。说文云：圆者曰蛎〔四〕，长者曰螷。江汉人呼为单姥，汴人呼为⿰火臿岸。吴普本草言马刀即齐蛤，而唐、宋本草失收，陈藏器重出齐蛤，今并为一。

【集解】〔别录曰〕马刀生江湖池泽及东海。取无时。〔弘景曰〕李当之言：生江汉，长六七寸，食其肉似蚌。今人多不识，大抵似今蝏螆而〔五〕未见方用。〔韩保昇曰〕生江湖中细长小蚌也。长三四寸，阔五六分。〔颂曰〕今处处有之，

〔一〕服之：金陵本同。医说卷四治痰嗽条引类编作「請分两服以饵」。
〔二〕肿：千金卷二十二第二，此下有「有尖头者」四字。
〔三〕姥：原作「母」，金陵本同。今据大观、政和本草卷二十二马刀条改，以免与注音重复。
〔四〕蛎：金陵本同。说文卷十三上虫部螷条作「蠇」。蠇条云：「蚌属，似螊微大」。段注：「螊即上文长寸而白者。据本草经牡蛎条注，则此物有绝大者，不得云似螊微大也。且蛤下作厉，云秦谓之牡厉。似蛤属有厉，蚌属有蠇，其字不必同，不烦以本草牵合也。」
〔五〕而：大观、政和本草卷二十二马刀条，此下俱有「非」字为一读，义正相反。濒湖似有意删去。

多在沙泥中。头小锐。人亦谓之蚌。〔藏器曰〕齐蛤生海中。状如蛤，两头尖小。海人食之，别无功用。〔时珍曰〕马刀似蚌而小，形狭而长。其类甚多，长短大小，厚薄斜正，虽有不同，而性味功用，大抵则一。

壳炼粉用。

【气味】辛，微寒，有毒。得水，烂人肠。又云得水良。〔恭曰〕得火良。〔时珍曰〕按吴普云：神农、岐伯、桐君：咸，有毒。扁鹊：小寒，大毒。〔藏器曰〕远志、蜡，皆畏齐蛤。

【主治】妇人漏下赤白，寒热，破石淋。杀禽兽，贼鼠。本经 **能除五脏间热，肌中鼠鼷〔一〕，止烦满，补中，去厥痹，利机关。**别录 **消水瘿、气瘿、痰饮。**时珍

肉同蚌。

蝛蜓音咸进。宋嘉祐

【释名】生蜓嘉祐 **蝛蛤**水土记

【集解】〔藏器曰〕蝛蜓生东海。似蛤而扁，有毛。〔颂曰〕似蛤而长，身扁。〔宗奭曰〕顺安军界河中亦有之。与马刀相似。肉颇冷〔二〕，人以作鲊食，不堪致远。

壳【主治】烧末服，治痔病。藏器

肉〔宗奭曰〕多食发风。

〔一〕鼠鼷：金陵本同。千金翼卷四及大观、政和本草卷二十二马刀条俱作「鼠⿰鼠菐（原注：蒲剥切）」。「鼠⿰鼠菐」一作「鼠仆」。素问·刺禁论：「刺气街中脉，血不出，为肿鼠仆。」王注：「今刺之而血不出，则血脉气并聚于中，故内结为肿，如伏鼠之形也。气街在腹下侠脐两旁相去四寸，鼠仆上一寸，动脉应手也。」新校正云：「按别本仆一作鼷。气府论注：气街在脐下横骨两端鼠鼷上一寸也。」今按「为肿鼠仆」四字，可有二解：一为肿如伏鼠之形状，二为肿在鼠仆之部位。王注似偏于前解。本书「肌中鼠鼷（⿰鼠菐）」，亦只能作前解。⿰鼠菐（仆）、鼷二字，声虽异而形、义俱近。素问及王注既两者均用，何字为正？殊难确指。疑初本为肿如伏鼠之「鼠仆」（外台卷八作「鼠扑」），转写者因「仆（僕）」字连「鼠」，遂改作「⿰鼠菐」。其后又因尔雅、说文有「鼷」无「⿰鼠菐」，又改为「鼷」。他书（如甲乙经卷二第二十一气冲条作「鼷」）在转写校刻时亦遂采用。

〔二〕冷：金陵本同。本草衍义卷十七及政和本草卷二十二马刀条俱作「澹」。

蚬 宋嘉祐

【释名】扁螺〔时珍曰〕蚬，晛也。壳内光耀，如初出日采也。隋书云：刘臻父显嗜蚬，呼蚬为扁螺。

【集解】〔藏器曰〕处处有之。小如蚌〔一〕，黑色。能候风雨，以壳飞。〔时珍曰〕溪湖中多有之。其类亦多，大小厚薄不一。渔家多食之耳。

肉〔气味〕甘、咸，冷，无毒。〔藏器曰〕微毒。多食发嗽，及冷气消肾。〔主治〕治时气，开胃，压丹石药毒及疔疮，下湿气，通乳，糟煮食良。生浸取汁，洗疔疮。苏恭 去暴热，明目，利小便，下热气脚气湿毒，解酒毒目黄。浸汁服，治消渴。日华 生蚬浸水，洗痘痈，无瘢痕。时珍

烂壳〔气味〕咸，温，无毒。〔主治〕止痢。弘景 治阴疮。苏恭 疗失精反胃。日华 烧灰饮服，治反胃吐食，除心胸痰水。藏器 化痰止呕，治吞酸心痛及暴嗽。烧灰，涂一切湿疮，与蚌粉同功。时珍

〔附方〕旧一，新二。卒嗽不止用白蚬壳捣为细末。以熟米饮调，每服一钱，日三服，甚效。出圣惠方〔二〕。痰喘咳嗽用白蚬壳（多年陈者）烧过存性，为极细末。以米饮调服一钱，日三服。急救方。反胃吐食用黄蚬壳并田螺壳（并取久在泥中者）各〔三〕炒成白灰。每田螺壳灰〔四〕二两，黄蚬壳灰一两〔五〕，入白梅肉四个，同搜拌令匀作团〔六〕。再入砂盒子内，盖定泥固，煅存性，研细末。每服二钱，用

〔一〕小如蚌：金陵本同。大观、政和本草卷二十二蚬条俱作「小于蛤」。
〔二〕圣惠方：原作「急救良方」，金陵本同。今据圣惠方卷四十六及大观、政和本草卷二十二蚬条附方改。
〔三〕各：此下原有「等分」二字，金陵本同。今据是斋百一选方卷二翻胃大效散删。
〔四〕田螺壳灰：原脱，今据是斋百一选方卷二补。
〔五〕黄蚬壳灰一两：同上。
〔六〕同搜拌令匀作团：原作「捣和为丸」，金陵本同。今据是斋百一选方卷二改。

人参、缩砂汤调下。不然，用陈米饮调服亦可。凡觉心腹胀痛，将发反胃，即以此药治之〔一〕。是斋百一选方〔二〕。

真珠宋开宝

【释名】珍珠开宝　蚌珠南方志　蠙珠禹贡

【集解】〔李珣曰〕真珠出南海，石决明产也。蜀中西路女瓜出者是蚌蛤产，光白甚好，不及舶上者采耀。欲穿须得金刚钻也。〔颂曰〕今出廉州，北海亦有之。生于珠牡（亦曰珠母），蚌类也。按岭表录异云：廉州边海中有洲岛，岛上有大池，谓之珠池。每岁刺史亲监珠户，入池采老蚌，剖取珠以充贡。池虽在海上，而人疑其底与海通，池水乃淡，此不可测也。土人采小蚌肉作脯食，亦往往得细珠如米。乃知此池之蚌，大小皆有珠也。而今之取珠牡者，云得之海旁，不必是池中也。其北海珠蚌种类小别。人取其肉，或有得珠者，不甚光莹，亦不常有，不堪入药。又蚌中一种似江珧者，腹亦有珠，皆不及南海者奇而且多。〔宗奭曰〕河北溏泺中，亦有围及寸者，色多微红，珠母与廉州者不相类。但清水急流处，其色光白；浊水及不流处，其色暗也。〔时珍曰〕按廉州志云：合浦县海中有梅、青、婴三池。蜑人每以长绳系腰，携篮入水，拾蚌入篮即振绳，令舟人急取之。若有一线之血浮水，则葬鱼腹矣。又熊太古冀越集云：禹贡言「淮夷蠙珠」，后世乃出岭南。今南珠色红，西洋珠色白，北海珠色微青，各随方色也。予尝见蜑人入海，取得珠子树数担。其树状如柳枝，蚌生于树，不可上下。树生于石，蜑人凿石得树以求蚌，甚可异也。又南越志云：珠有九品：以五分至一寸八九分者为大品，有光彩；一边小平似覆釜〔三〕者，名珰珠；次则走珠、滑珠等品也。格古论云：南番珠色白圆耀者为上，广西者次之。北海珠色微青者为上，粉白、油黄者下也。西番马价珠为上，色青如翠，其老色、夹石粉青、有〔四〕油烟者下也。凡蚌闻雷则瘷瘦。其孕珠如怀孕，故谓之珠胎。中秋无月，则蚌无胎。左思赋云「蚌蛤珠胎，与月亏全〔五〕」，是矣。陆佃云：「蚌蛤无阴阳牝牡，须雀蛤化成，故能生珠，专一于阴精也。龙珠在颔，蛇珠在口，鱼珠在眼，鲛珠在皮，鳖珠在足，蚌珠在腹。」皆不及蚌珠也。

〔一〕即以此药治之：金陵本同。是斋百一选方卷二作「此药亦能治之」，其义稍异。

〔二〕是斋百一选方：原作「百一方」，金陵本同，与「肘后百一方」相混。此方见是斋百一选方卷二，今订正。

〔三〕小平似覆釜：原作「似度金」三字，金陵本同。今据御览八〇三珠下引沈怀远南越志订补，与彼书同条引南方草物状合。

〔四〕有：原脱，今据明·曹昭撰格古要论卷中马价珠条补。

〔五〕亏全：原作「盈亏」，金陵本同。今据文选卷五吴都赋改。

【修治】〔李珣曰〕凡用，以新完未经钻缀者研如粉，方堪服食。不细则伤人脏腑。〔敩曰〕凡用以新净〔一〕者绢袋盛之。置牡蛎约重四五斤已来〔二〕于平底铛中，以物四向支稳，然后着珠于上。乃下地榆、五花皮、五方草各（剉）四两，笼住，以浆水不住火煮三日夜。取出，用甘草汤淘净，于臼中捣细重筛，更研二万下，方可服食。〔慎微曰〕抱朴子云：真珠径寸以上，服食令人长生。以酪浆渍之，皆化如水银，以浮石、蜂巢、蛇黄等物合之，可引长三四尺，为丸服之。〔时珍曰〕凡入药，不用首饰及见尸气者。以人乳浸三日，煮过如上捣研。一法：以绢袋盛，入豆腐腹中，煮一炷香，云不伤珠也。

【气味】咸、甘，寒，无毒。

【主治】镇心。点目，去肤翳障膜。涂面，令人润泽好颜色。涂手足，去皮肤逆胪。绵裹塞耳，主聋。开宝 **磨翳坠痰。**甄权 **除面䵟，止泄。合知母，疗烦热消渴。合左缠根**〔三〕**，治小儿麸豆疮入眼。**李珣 **除小儿惊热。**宗奭 **安魂魄，止遗精白浊，解痘疔毒，主难产，下死胎胞衣。**时珍

【发明】〔时珍曰〕真珠入厥阴肝经，故能安魂定魄，明目治聋。

【附方】旧五，新六〔四〕。**安魂定魄**真珠末豆大一粒，蜜一蚬壳，和服，日三。尤宜小儿。肘后。**卒忤不言**真珠末，用鸡冠血和，丸小豆大。以三四粒纳口中。肘后。**灰尘迷目**用大珠拭之则明也。格古论。**妇人难产**真珠末一两，酒服，立出。千金。**胞衣不下**真珠一两研末，苦酒服。千金。**子死腹中**真珠末二两，酒服，立出。外台。**癍痘不发**珠子七枚为末，新汲水调服。儒门事亲。**痘疮疔毒**方见谷部豌豆下。**肝虚目暗**茫茫

〔一〕净：原脱，今据大观、政和本草卷二十真珠条补。
〔二〕约重四五斤已来：原作「四两」二字，金陵本同。今据大观、政和本草卷二十真珠条改。
〔三〕左缠根：金陵本及政和本草同，大观本草「缠」误作「右」。左缠根即忍冬根，见本书卷十八忍冬条。
〔四〕旧五新六：原作「旧三新九」，今按下列新旧附方数改。其中治「痘疮疔毒」一方，已计入本书卷二十四豌豆条新附方数中，不当重计。

不见。真珠末一两，白蜜二合，鲤鱼胆二枚，和合，铜器煎至一半，新绵滤过瓶盛。频点取瘥。圣惠方。**青盲不见**方同上。**小儿中风**手足拘急。真珠末（水飞）一两，石膏末一钱。每服一钱，水七分，煎四分，温服，日三。圣惠方。**目生顽翳**真珠一两，地榆二两，水二大碗煮干，取真珠以醋浸五日，热水淘去醋气，研细末用。每点少许，以愈为度。

石决明 别录上品

【释名】九孔螺日华 **壳名千里光**〔时珍曰〕决明、千里光，以功名也。九孔螺，以形名也。

【集解】〔弘景曰〕俗云是紫贝〔一〕。人皆水渍，熨眼颇明。又云是鳆鱼甲。附石生，大者如手，明耀五色，内亦含珠。〔恭曰〕此是鳆鱼甲也。附石生，状如蛤，惟一片无对，七孔者良。今俗用紫贝，全非。〔颂曰〕今岭南州郡及莱州海边皆有之，采无时。旧注或以为紫贝，或以为鳆〔二〕鱼甲。按紫贝即今砑螺，殊非此类。鳆鱼乃王莽所嗜者，一边着石，光明可爱，自是一种，与决明相近也。决明壳大如手，小者如三两指大，可以浸水洗眼，七孔、九孔者良，十孔者不佳。海人亦啖其肉。〔宗奭曰〕登、莱海边甚多。人采肉供馔，及干充苞苴。肉与壳两可用。〔时珍曰〕石决明形长如小蚌而扁，外皮甚粗，细孔杂杂，内则光耀，背侧一行有孔如穿成者。生于石崖之上，海人泅水，乘其不意，即易得之。否则紧黏难脱也。陶氏以为紫贝，雷氏以为真珠母〔三〕，杨倞注荀子以为龟脚〔四〕，皆非矣。惟鳆鱼是一种二类，故功用相同。吴越人以糟决明、酒蛤蜊为美品者，即此。

【修治】〔珣曰〕凡用以面裹煨熟〔五〕，磨去粗皮，烂捣，再乳细如面，方堪入药。〔敩曰〕每五两用盐半分〔六〕，同东流水入瓷器内煮一伏时，捣末研粉。再用五花皮、地榆、阿胶各十两，以东流水淘三度，日干，再研一万下，入药。服

〔一〕紫贝：大观、政和本草卷二十石决明条，此下俱有「定小异，亦难得」六字。
〔二〕鳆：原作「腹」，金陵本同。今据大观、政和本草卷二十石决明条改。
〔三〕母：原作「牡」，金陵本同。据改同上。
〔四〕龟脚：金陵本同。按荀子·王制篇杨注，以「结」为「石蛣」，谓即「石决明」。「龟脚」乃「石蜐」之俗名。参阅本书本卷石蜐条及校记。
〔五〕熟：原作「热」，金陵本及大观本草同。今据政和本草卷二十石决明条改。
〔六〕半分：原作「半两」，金陵本同。今据大观、政和本草卷二十石决明条改。半分即一钱二分五。

至十两，永不得食山桃〔一〕，令人丧目。〔时珍曰〕今方家只以盐同东流水煮一伏时，研末水飞用。

壳【气味】咸，平，无毒。〔保昇曰〕寒。〔宗奭曰〕肉与壳功同。

【主治】目障翳痛，青盲。久服，益精轻身。别录 明目磨障。日华 肝肺风热，青盲内障，骨蒸劳极。李珣 水飞，点外障翳。寇宗奭 通五淋。时珍

【附方】旧一，新五〔二〕。**羞明怕日** 用千里光、黄菊花、甘草各一钱，水煎，冷服。明目集验方。**痘后目翳** 用石决明（火煅，研）、谷精草各等分，共为细末。以猪肝蘸食。鸿飞集。**小便五淋** 用石决明去粗皮，研为末，飞过。熟水服二钱，每日二服。如淋中有软硬物，即加朽木末五分〔三〕。胜金方。**肝虚目翳** 凡气虚、血虚、肝虚，眼白俱赤，夜如鸡啄〔四〕，生浮翳者。用海蚌壳（烧过成灰）、木贼（焙）各等分为末。每服三钱，用姜、枣同水煎，和渣通口服。每日服二次。经验方。**青盲雀目** 用石决明一两（烧过存性），外用〔五〕苍术三两（去皮）为末。每服三钱〔六〕，以猪肝批〔七〕开，入药末在内扎定，砂罐煮熟，以气熏目。待冷，食肝饮汁。龙木〔八〕论〔九〕。**解白酒酸** 用石决明（不拘多少）数个，以火炼过，研为细末。将酒荡热，以决明末搅入酒内，盖住。一时取饮之，其味即不酸。

海蛤 本经上品

〔一〕桃：原作「龟」，金陵本同。今据大观、政和本草卷二十石决明条改。

〔二〕五：原作「四」，今按下新附方数改。

〔三〕五分：金陵本同。大观、政和本草卷二十石决明条附方俱无，此乃濒湖酌加。

〔四〕啄：原作「喙」，今据金陵本改。

〔五〕外用：金陵本同。普济方卷八十三无此二字，似应据删。

〔六〕每服三钱：金陵本同。普济卷八十三无此四字，似应据删。

〔七〕批：金陵本同。普济方卷八十三作「切」。

〔八〕木：原作「目」，金陵本同。今据本书卷一引据医家书目改。

〔九〕龙木论：检今本龙木论未见此方，方见普济方卷八十三，似可据改。

【释名】〔时珍曰〕海蛤者，海中诸蛤烂壳之总称，不专指一蛤也。旧本云一名魁蛤，则又指是一物矣。系是误书，今削之。

【集解】〔别录曰〕海蛤生东海。〔保昇曰〕今登、莱、沧州海沙湍处皆有，四五月淘沙取之。南海亦有之。〔恭曰〕海蛤细如巨胜子，光净莹滑者好。其粗如半杏人者为㹠耳蛤，不堪入药。〔时珍曰〕按沈存中笔谈云：海蛤即海边沙泥中得之。大者如棊子，小者如油麻粒，黄白色，或黄赤相杂。盖非一类，乃诸蛤之壳，为海水礲砺，日久光莹，都非〔一〕旧质。蛤类至多〔二〕，不能分别其为何蛤，故通谓之海蛤也。余见下条。

【正误】〔吴普曰〕海蛤头有文，文如磨〔三〕齿。〔时珍曰〕此乃魁蛤，非海蛤也，盖误矣，今正之。〔弘景曰〕海蛤至滑泽，云从雁屎中得之，二三十过方为良。今人多取相类者磨荡之。〔日华曰〕此是雁食鲜蛤粪出者，有文彩为文蛤，无文彩为海蛤。乡人又以海边烂蛤壳，风涛打磨莹净者，伪作之。〔藏器曰〕二说皆非也。海蛤是海中烂壳，久在沙泥，风波淘洗，自然圆净无文，有大有小，以小者为佳，非一一从雁腹中出也。文蛤是未烂时壳犹有文者。二物本同一类。正如烂蚬、蚌壳，所主亦与生者不同也。假如雁食蛤壳，岂择文与不文耶？〔宗奭曰〕海蛤、文蛤，陈说极是。今海中无雁，岂有粪耶？蛤有肉时，犹可食也；肉既无矣，安得更粪过二三十次耶？陶说谬矣。〔时珍曰〕海蛤是诸蛤烂壳，文蛤自是一种。陈氏言文蛤是未烂时壳，则亦泛指诸蛤未烂者矣，其说未稳。但海中蛤蚌名色虽殊，性味相类，功用亦同，无甚分别也。

【修治】〔敩曰〕凡使海蛤，勿用游波虫〔四〕骨。真相似，只是面上无光。误饵之，令人狂走欲投水，如鬼祟，惟醋解之立愈。其海蛤用浆水煮一伏时，每一两入地骨皮、柏叶各二两，同煮一伏时，东流水淘三次，捣粉用。〔保昇曰〕取得，以半天河煮五十刻，以枸杞汁拌匀，入䈪竹筒内蒸一伏时，捣用。

【气味】苦、咸，平，无毒。〔吴普曰〕神农：苦。岐伯：甘。扁鹊：咸。〔权曰〕有小毒。〔之才

〔一〕非：原作「无」，金陵本同，义微异。今据梦溪笔谈卷二十六改。
〔二〕多：梦溪笔谈卷二十六，此下有「房之坚久莹洁者皆可用」十字。
〔三〕磨：原作「锯」，金陵本同。今据大观、政和本草卷二十海蛤条改。
〔四〕虫：金陵本同。大观、政和本草卷二十海蛤条引雷公俱作「蕈」，亦谓是虫，其虫名「游波蕈」。同条引蜀本图经乃径名「游波虫」。

曰〕蜀漆为之使。畏狗胆、甘遂、芫花。

【主治】咳逆上气，喘息烦满，胸痛寒热。本经 **疗阴痿。**别录 **主十二水满急痛，利膀胱大小肠。**唐注 **治水气浮肿，下小便，治嗽逆上气，项下瘤瘿。**甄权 **疗呕逆，胸胁胀急，腰痛五痔，妇人崩中带下。**日华 **止消渴，润五脏，治服丹石人有疮。**萧炳 **清热利湿，化痰饮，消积聚，除血痢，妇人血结胸，伤寒反汗搐搦，中风瘫痪。**时珍

【附方】旧二，新六〔一〕。**水痭肿满**〔藏器曰〕用海蛤〔二〕、杏仁、汉防已、枣肉各二两，葶苈六两，为末研，丸梧子大。一服十丸，服至利下水为妙。**水肿发热**小便不通者，海蛤汤主之。海蛤、木通、猪苓、泽泻、滑石、黄葵子、桑白皮各一钱，灯心三分，水煎服，日二。圣惠方。**石水肢瘦**其腹独大者，海蛤丸主〔三〕之。海蛤（煅粉）、防已各七钱半〔四〕，葶苈、赤茯苓、桑白皮各一两，陈橘皮、郁李仁各半两，为末，蜜丸如梧子〔五〕大。每米饮下五十丸〔六〕，日二次。圣济总录。**气肿湿肿**用海蛤、海带、海藻、海螵蛸、海昆布、凫茨、荔枝壳等分，流水煎服，日二次。何氏。**血痢内热**〔七〕海蛤末，蜜水调服二钱，日二。传信。**伤**〔八〕**寒血结**胸膈〔九〕痛不可近，仲景无方，宜海蛤散主

〔一〕六：原作「七」。按下列治「中风瘫痪」方，已计入本书卷四十三鲮鲤条新附方数内，此间不当重计，今据改。
〔二〕蛤：大观、政和本草卷二十文蛤条，此下有「先研三日」四字。
〔三〕主：原作「上」，金陵本同。今从张本改。
〔四〕七錢半：金陵本同。圣济总录卷七十九作「三分」，古方三分即七錢半。
〔五〕梧子：金陵本同。圣济总录卷七十九作「小豆」。
〔六〕五十丸：金陵本同。圣济总录卷七十九作「二十丸，渐加至三十丸」。
〔七〕血痢内热：金陵本同。普济方卷二一二海蛤玉粉散作「治血痢，解脏中积毒热。」
〔八〕伤：活人书卷十九海蛤散，此上有「妇人」二字。
〔九〕膈：原作「胀」，金陵本同。今据活人书卷十九改，与方末「胸膈利」文合。

之，并刺期门穴。用海蛤、滑石、甘草[一]各一两，芒消半两，为末。每服二钱，鸡子清调服。更服桂枝红花汤，发其汗则愈。盖膻中血聚则小肠壅，小肠壅则血不行。服此则小肠通[二]，血流行而胸膈利矣。朱肱活人书。**伤寒搐搦**〔寇宗奭曰〕伤寒出汗不彻，手脚搐者。用海蛤、川乌头各一两，穿山甲二两，为末，酒丸如弹子大，捏扁，置所患足心下。别擘葱白盖药，以帛缠定。于暖室中热水浸脚至膝上，水冷又添，候遍身汗出为度。凡一二[三]日一作，以知为度。**中风瘫痪**方同上。又具鲮鲤甲下。**衄血不止**蛤粉一两（罗七遍），槐花半两（炒焦），研匀。每服一钱，新汲水调下。杨氏家藏方。

文蛤 本经上品

【释名】花蛤〔时珍曰〕皆以形名也。

【集解】〔别录曰〕文蛤生东海。表有文。取无时。〔弘景曰〕小大皆有紫斑。〔保昇曰〕今出莱州海中。三月中旬采。背上有斑文。〔恭曰〕大者圆三寸，小者圆五六分。〔时珍曰〕按沈存中笔谈云：文蛤即今吴人所食花蛤也。其形一头小，一头大，壳有花斑的便是。

【修治】同海蛤。

【气味】咸，平，无毒。

【主治】恶疮，蚀五痔。本经 **咳逆胸痹，腰痛胁急，鼠瘘大孔出血，女人崩中漏下。**别录 **能止烦渴，利小便，化痰软坚，治口鼻中蚀疳。**时珍

【发明】〔时珍曰〕按成无己云：文蛤之咸走肾，可[四]以胜水气。

〔一〕草：活人书卷十九，此下有「炙」字。
〔二〕通：此下原有「则」字，金陵本同。今据活人书卷十九删。
〔三〕一二：原合并成一「三」字，金陵本同。今据本草衍义卷十七及政和本草卷二十海蛤条改。
〔四〕可 原脱，今据注解伤寒论卷四补。又「可」字上，明·赵开美本有「则」字，别本作「邪」，已为濒湖删去。

【附方】旧一，新一。**伤寒文蛤散**〔张仲景云〕病在阳，当以汗解，反以冷水噀之，或灌之，更益烦热，意欲饮水，反〔一〕不渴者，此散主之。文蛤五两为末，每服方寸匕，沸汤下，甚效〔二〕。**疳蚀口鼻**数日欲尽。文蛤烧灰，以腊猪脂和，涂之。千金翼。

蛤蜊梨。宋嘉祐

【释名】〔时珍曰〕蛤类之利于人者，故名。

【集解】〔机曰〕蛤蜊，生东南海中，白壳紫唇，大二三寸者。闽、浙人以其肉充海错，亦作为酱醢。其壳火煅作粉，名曰蛤蜊粉也。

肉〔气味〕**咸，冷，无毒。**〔藏器〔三〕曰〕此物性虽冷，乃与丹石〔四〕相反，服丹石人〔五〕食之，令腹结痛。

〔主治〕**润五脏，止消渴，开胃，治老癖为寒热，妇人血块，宜煮食之。**禹锡　**煮食醒酒。**弘景　〔发明〕〔时珍曰〕按高武痘疹正宗云：俗言蛤蜊海错能发疹，多致伤损脾胃，生痰作呕作泻，此皆嘻笑作罪也。又言痘毒入目者，以蛤蜊汁点之可代空青。夫空青得铜之精气而生，性寒可治赤目。若痘毒是脏腑毒气上冲，非空青可治。蛤蜊虽寒，而湿中有火，亦不可不知矣。

蛤蜊粉〔释名〕**海蛤粉**〔时珍曰〕海蛤粉者，海中诸蛤之粉，以别江湖之蛤粉、蚌粉也。今人指称，但曰海粉、蛤粉，寇氏所谓「众蛤之灰」是矣。近世独取蛤蜊粉入药，然货者亦多众蛤也。大抵海中蚌、蛤、蚶、蛎，性味咸寒，不甚相远，功能软散，小异大同，非若江湖蚌蛤，无咸水浸渍，但能清热利湿而已。今药肆有一种状如线粉者，谓之海

〔一〕意欲饮水反：此五字原作「欲水」二字，金陵本同。今据伤寒论·太阳篇补三字。
〔二〕甚效：金陵本同。伤寒论·太阳篇作「汤用五合」。
〔三〕器：原脱，金陵本亦脱。今据大观、政和本草卷二十二蛤蜊条补。
〔四〕石：此下原有「人」字，金陵本同。今据大观、政和本草卷二十二蛤蜊条删。
〔五〕服丹石人：原脱，金陵本亦脱。今据大观、政和本草卷二十二蛤蜊条补。

粉，得水则易烂，盖后人因名售物也。然出海中沙石间，故功亦能化痰软坚。**〔修治〕**〔震亨曰〕蛤粉，用蛤蜊烧煅成粉，不入煎剂。〔时珍曰〕按吴球云：凡用蛤粉，取紫口蛤蜊壳，炭火煅成，以熟栝楼连子同捣，和成团，风干用，最妙。〔机曰〕丹溪有言，蛤粉即是海石，寇氏以海石注蛤粉，则二物可通用矣。海石即海蛤，蛤粉即蛤蜊壳烧成也。**〔正误〕**〔时珍曰〕海石乃海中浮石也，详见石部。汪氏诬引朱、寇之说为证，陈嘉谟本草又引为据。今考二公本书，并无前说，今正其误。

〔气味〕咸，寒，无毒。〔主治〕热痰湿痰，老痰顽痰，疝气白浊带下。同香附末，姜汁调服，主心痛。震亨 **清热利湿，化痰饮，定喘嗽，止呕逆，消浮肿，利小便，止遗精白浊，心脾疼痛，化积块，解结气，消瘿核，散肿毒，治妇人血病。油调，涂汤火伤。**时珍 **〔发明〕**〔震亨曰〕蛤粉能降能消，能软能燥。〔时珍曰〕寒制火而咸润下，故能降焉；寒散热而咸走血，故能消焉。坚者软之以咸，取其属水而性润也；湿者燥之以渗，取其经火化而利小便也。〔好古曰〕蛤粉乃肾经血分之药，故主湿嗽肾滑之疾。

〔附方〕新四〔一〕。**气虚水肿**昔滁州酒库攒司陈通，患水肿垂死，诸医不治。一妪令以大蒜十〔二〕个捣如泥，入蛤粉，丸梧子大。每食前，白汤下二〔三〕十丸。服尽，小便下数桶而愈。普济方。**心气疼痛**真蛤粉沙过白，佐以香附末等分，白汤淬服。圣惠方。**白浊遗精**洁古云：阳盛阴虚，故精泄也，真珠粉丸主之。用蛤粉（煅）一斤，黄檗（新瓦炒过）一斤，为细末，白水丸如梧子大。每服一百丸，空心用温酒下，日二次。蛤粉味咸而且能补肾阴，黄檗苦而降心火也。**雀目夜盲**真蛤粉炒黄为末，以油蜡化和，丸皂子大，内于猪腰子中，麻扎定，蒸食之。一日一服〔四〕。儒门事亲。

〔一〕新四：原作「旧一新三」。按下列四方，均未见于大观、政和本草有关各条中，因改。
〔二〕十：金陵本同。普济方卷一九一作「一」。
〔三〕二：金陵本同。普济方卷一九一无此字。
〔四〕一日一服：金陵本同。儒门事亲卷十五第三作「可配米粥」。

蛏丑真切。宋嘉祐

【释名】

【集解】〔藏器曰〕蛏生海泥中。长二三寸，大如指，两头开。〔时珍曰〕蛏乃海中小蚌也。其形长短大小不一，与江湖中马刀、蝛、蚬相似，其类甚多。闽、粤人以田种之，候潮泥壅沃，谓之蛏田。呼其肉为蛏肠。

肉　【气味】甘，温，无毒。〔诜曰〕天行病后不可食。

【主治】补虚，主冷痢，煮食之。去胸中邪热烦闷，饭后食之，与服丹石人相宜。治妇人产后虚损。嘉祐

担罗拾遗

【集解】〔藏器曰〕蛤类也。生新罗国，彼人食之。

【气味】甘，平，无毒。

【主治】热气消食。杂昆布作羹，主结气。藏器

车螯宋嘉祐

【释名】蜃音肾。〔时珍曰〕车螯俗讹为昌娥。蜃与蛟蜃之蜃，同名异物。周礼：鳖人掌互物，春献鳖蜃，秋献龟鱼。则蜃似为大蛤之通称，亦不专指车螯也。

【集解】〔藏器曰〕车螯生海中，是大蛤，即蜃也。能吐气为楼台。春夏依约岛溆，常有此气。〔颂曰〕南海、北海皆有之，采无时。其肉，食之似蛤蜊，而坚硬不及。近世痈疽多用其壳，北中者不堪用。背紫色者，海人亦名紫贝，非

矣。〔时珍曰〕其壳色紫，璀粲如玉，斑点如花。海人以火炙之则壳开，取肉食之。钟岏〔一〕云：车螯、蚶、蛎，眉目内缺，犷壳外缄。无香无臭，瓦砾何殊？宜充庖厨，永为口食。罗愿云：雀入淮为蛤，雉入海为蜃。比雀所化为大，故称〔二〕大蛤也。肉可以食，壳可饰器物，灰可闉塞墙壁，又可为粉饰面，俗呼蛤粉，亦或生珠，其为用多矣。又临海水土记云：似车螯而角移〔三〕不正者曰移角。似车螯而壳薄者曰姑劳。似车螯而小者曰羊蹄〔四〕，出罗江。昔人皆谓雉化者，乃蛟蜃之蜃，而陈氏、罗氏以为蛤蜃之蜃，似误。详鳞部蛟龙下。

肉 〔气味〕**甘、咸，冷，无毒。**〔诜曰〕不可多食。〔主治〕**解酒毒消渴，并痈肿。**藏器

壳 〔气味〕同肉。〔主治〕**疮疖肿毒。烧赤，醋淬二度为末，同甘草等分酒服。并以醋调傅之。**日华 **消积块，解酒毒，治痈疽发背焮痛。**时珍

【发明】〔时珍曰〕车螯味咸，气寒而降，阴中之阴也。入血分，故宋人用治痈疽，取恶物下，云有奇功。亦须审其气血虚实老少如何可也。今外科尠知用者。

【附方】新二。**车螯转毒散** 治发背痈疽，不问浅深大小，利去病根，则免传变。用车螯（即昌娥，紫背光厚者，以盐泥固济，煅赤出火毒）一两，生甘草（末）一钱半，轻粉五分，为末。每服四钱，用栝楼一个，酒一碗，煎一盏，调服。五更转下恶物为度，未下再服。甚者不过二服。外科精要。 **六味车螯散** 治症同上。用车螯四个〔五〕，黄泥固济，

〔一〕岏：原作「琉」，金陵本同。御览九四二蛎条引梁书作「玩」，检梁书未见此文。今据南史卷三十何尚之传附何胤传改。下引文颇有删节，文繁不录。
〔二〕比雀所化为大故称：此八字原脱，今据尔雅翼卷三十一蜃条补。
〔三〕移：原脱，今据御览九四二移角条引临海水土物志补。
〔四〕似车螯而小者曰羊蹄：金陵本同。御览九四二羊蹄条引临海水土物志作「羊蹄似蚌，味似车螯」。
〔五〕四个：金陵本同。本事方卷六治发背痈疽方作「一两个」，普济方卷二八九车螯酒作「一二个」。

煅赤出毒，研末。灯心三〔一〕十茎，栝楼一个（取仁炒香），甘草节（炒）二钱〔二〕，通作一服。将三味入酒二碗〔三〕，煎半碗，去滓，入蜂蜜一匙，调车鳌末二钱，腻粉少许〔四〕，空心温服。下恶涎毒为度〔五〕。本事。

魁蛤 别录上品

〔校正〕〔时珍曰〕宋嘉祐别出蚶〔六〕条，今据郭璞说合并为一。

【释名】**魁陆**别录 **蚶**一作魽。**瓦屋子**岭表录 **瓦垄子**〔时珍曰〕魁者羹斗之名，蛤形肖之故也。蚶味甘，故从甘。案岭表录异云：南人名空慈子〔七〕。尚书卢钧以其壳似瓦屋之垄，改为瓦屋、瓦垄也。广人重其肉，炙以荐酒，呼为天脔。广人谓之蜜丁。名医别录云「一名活东」，误矣。活东，蝌斗也。见尔雅。**伏老**〔八〕〔颂曰〕说文云：老伏翼化为魁蛤，故名伏老〔八〕。

【集解】〔别录曰〕魁蛤生东海。正圆，两头空，表有文。采无时。〔弘景曰〕形似纺軖〔九〕，小狭长，外有纵横文理，云是老蝠所化，方用至少。〔保昇曰〕今出莱州。形圆长，似大腹槟榔，两头有孔。〔藏器曰〕蚶生海中。壳如瓦屋。〔时珍曰〕按郭璞尔雅注云：魁陆即今之蚶也。状如小蛤而圆厚。临海异物志云：蚶之大者径四寸〔十〕。背上沟文似瓦屋之垄，肉味极佳。今浙东以近海田种之，谓之蚶田。

肉〔气味〕甘，平，无毒。〔鼎曰〕寒。〔炳曰〕温。凡食讫，以饭压之。否则令人口干。〔时珍曰〕

〔一〕三：金陵本及普济方卷二八九同。本事方卷六作「五」。

〔二〕甘草节炒二錢：金陵本同。本事方卷六及普济方卷二八九俱无而合蜜为三味。

〔三〕二碗：金陵本同。本事方卷六及普济方卷二八九俱作「一升」。

〔四〕腻粉少许：金陵本同。本事方卷六及普济方卷二八九俱无。

〔五〕下恶涎毒为度：金陵本同。本事方卷六作「不过二服，止痛去毒。」普济方卷二八九与本事方略同。

〔六〕蚶：原作「蛆」，今据金陵本改，与本条释名及集解文合。

〔七〕南人名空慈子：金陵本同。御览九四二蚶条及永乐大典本岭表录异俱作「南中旧呼为蚶子」。

〔八〕伏老：金陵本及大观、政和本草卷二十海蛤条引苏颂图经同。说文卷十三上虫部蛤条作「伏累」。

〔九〕軖：原作「轻」，金陵本同。今据大观、政和本草卷二十魁蛤条（原注：軖音狂）改。说文卷十四上车部：「軖，纺车也。读若狂。」

〔十〕蚶之大者径四寸：金陵本同。御览九四二蚶条引临海水土物志曰：蚶侧径四尺也。」疑误。

按刘恂曰：炙食益人。过多即壅气〔一〕。　　**〔主治〕痿痹，泄痢便脓血。**别录　**润五脏，止消渴，利关节。服丹石人宜食之，免生疮肿热毒。**鼎　**心腹冷气，腰脊冷风，利五脏，健胃，令人能食。**藏器　**温中消食起阳。**萧炳　**益血色。**日华

壳　**〔修治〕**〔日华曰〕凡用，取陈久者炭火煅赤，米醋淬三度，出火毒，研粉。　**〔气味〕甘、咸，平，无毒。**　**〔主治〕烧过，醋淬，醋丸服，治一切血气、冷气、癥癖。**日华　**消血块，化痰积。**震亨　**连肉烧存性研，傅小儿走马牙疳有效。**时珍　**〔发明〕**〔时珍曰〕咸走血而软坚，故瓦垄子能消血块，散痰积。

车渠海药

〔校正〕自玉石部移入此。

【释名】海扇〔时珍〕按韵会云：车渠，海中大贝也。背上垄文如车轮之渠，故名。车沟曰渠。刘绩〔二〕霏雪录云：海扇，海中甲物也。其形如扇，背文如瓦屋。三月三日潮尽乃出。梵书谓之牟婆洛〔三〕揭拉婆。

【集解】〔李珣曰〕车渠，云是玉石之类。生西国，形如蚌蛤，有文理。西域〔四〕七〔五〕宝，此其一也。〔时珍曰〕车渠，大蛤也。大者长二三尺，阔尺许，厚二三寸。壳外沟垄如蚶壳而深大，皆纵文如瓦沟，无横文也。壳内白皙如玉。亦不甚贵，番人以饰器物，谬言为玉石之类。或云玉中亦有车渠，而此蛤似之故也。沈存中笔谈云：车渠大者如箕，背有渠垄如蚶壳，以作器，致如白玉。杨慎丹铅录云：车渠作杯，注酒满过一分不溢。试之果然。

壳　**【气味】甘、咸，大寒，无毒。**

〔一〕气：御览九四二蚶条及永乐大典本岭表录异，此下有「背膊烦疼，未测其本性也。」
〔二〕绩：原作「积」，金陵本同。今据本书卷一引据经史百家书目改，与四库总目・子部・杂家类六合。
〔三〕洛：原作「各」，金陵本同。今据翻译名义集卷三改。
〔四〕域：原作「或」，乃「域」之异体字。今据金陵本改，与大观、政和本草卷三车渠条合。
〔五〕七：原作「匕」，据改同上。

【主治】安神镇宅，解诸毒药及虫螫。同玳瑁等分，磨人乳服之，极验。珣

【发明】〔时珍曰〕车渠盖瓦垄之大者，故其功用亦相仿佛。

贝子本经下品

【释名】贝齿别录**白贝**日华**海𧵡**俗作𧴩，音巴。〔时珍曰〕贝字象形。其中二点，象其齿刻；其下二点，象其垂尾。古者货贝而宝龟，用为交易，以二为朋[一]。今独云南用之，呼为海𧵡。以一为庄，四庄为手，四手为苗，五苗为索。〔颂曰〕贝腹下洁白，有刻如鱼齿，故曰贝齿。

【集解】〔别录曰〕贝子生东海池泽。采无时。〔弘景曰〕出南海。此是小小白贝子，人以饰军容服物者。〔珣曰〕云南极多，用为钱货交易。〔颂曰〕贝子，贝类之最小者。亦若蜗状，长寸许。色微白赤，有深紫黑者。今多穿与小儿戏弄，北人用缀衣及毡帽为饰，剸[二]头家用以饰鉴，画家用以砑物。〔时珍曰〕贝子，小白贝也。大如拇指顶，长寸许，背腹皆白。诸贝皆背隆如龟背，腹下两开相向，有齿刻如鱼齿，其中肉如蝌斗，而有首尾。故魏子才六书精蕴云：贝，介虫也。背穹而浑，以象天之阳；腹平而拆，以象地之阴。贝类不一。按尔雅云：贝[三]在陆曰𧴿[四]（音标[五]），在水曰蜬[六]（音函），大曰魧（音杭），小曰鲼（音脊），黑曰玄，赤曰贻[七]，黄质白文曰余蚳[八]（音池），白质黄文曰余泉[九]，博而頯[十]曰

〔一〕以二为朋：金陵本同。说文卷六下贝条无此文。毛诗·小雅·菁菁者莪：「既见君子，锡我百朋。」笺云：「古者货贝，五贝为朋。」汉书·食货志谓王莽贝货五品，大贝、壮贝、幺贝、小贝皆二枚为一朋，不盈寸二分不得为朋。此乃王莽之制。

〔二〕剸：原作「髭」。按金陵本及大观、政和本草卷二十二贝子条俱作「髭」，乃「剸」之异体字。今据改。

〔三〕贝：原作「具」，金陵本同。今据尔雅·释鱼改。

〔四〕𧴿：金陵本同。说文卷六下贝条作「猋」。段注：「释鱼作𧴿，俗字也。」艺文类聚卷八十四贝条引尔雅正作「猋」。

〔五〕标：原作「摽」，金陵本同。今从张本改。

〔六〕蜬：金陵本同。说文卷六下贝条段注：「蜬亦当作函，浅人加之偏旁耳。虫部曰：『蜬，毛蠹也。』则非贝名。」

〔七〕黑曰玄赤曰贻：金陵本同。尔雅·释鱼作「玄贝，贻贝。」郭注：「黑色贝也。」

〔八〕蚳：金陵本同。一作「蚔」，艺文类聚卷八十四贝条引尔雅正作「蚔」。

〔九〕泉：金陵本同。一作「蚮」。

〔十〕頯：原作「标」，金陵本同。今据尔雅·释鱼改。郭注：「頯者，中央广，两头锐。」

蚆（音巴），大而险曰蜬（音困），小而椭〔一〕曰蟦（音责）。又古有相贝经甚详。其文云：朱仲受之于琴高，以遗会稽太守严助曰：径尺之贝，三代之贞〔二〕瑞，灵奇之秘宝。其次则盈尺，状如赤电黑云者，谓之紫贝。素质红章〔三〕，谓之珠〔四〕贝。青地〔五〕绿文，谓之绶贝。黑文黄画，谓之霞贝。紫贝愈疾，珠贝明目，绶贝消〔六〕气障，霞贝伏〔七〕蛆虫。虽不能延龄增寿，其御害一也。复有下此者，鹰喙蝉脊，但逐湿〔八〕去水，无奇功也。贝之大者如轮，可以明目。南海贝如珠〔九〕砾〔十〕白驳，性寒味甘，可止水毒。浮贝使人寡〔十一〕，勿近妇人，黑白各半是也。濯贝使人善惊，勿近童子，黄唇点〔十二〕齿有赤驳是也。虽贝使人病疟，黑鼻无皮是也。嚼〔十三〕贝使人胎消，勿示孕妇，赤带通脊是也。慧〔十四〕贝使人善忘，赤炽内壳有赤络是也。醟贝使童子愚，女人淫，有〔十五〕青唇赤鼻是也。碧贝使人盗，脊上有缕勾唇，雨则重，霁则轻是也。委贝使人志强〔十六〕，夜行能伏鬼魅〔十七〕百兽，赤而中圆，雨则轻，霁则重，是也。

〔一〕椭：原作「狭」，金陵本同。今据尔雅·释鱼改。郭注：「椭谓狭而长」。濒湖仅作一「狭」字，颇失原意。

〔二〕贞：原作「正」，金陵本及埤雅卷二同，当是避讳。今据艺文类聚卷八十四及御览八〇七贝条引相贝经改。

〔三〕章：金陵本同。类聚八十四、御览八〇七及埤雅卷二俱作「黑」。

〔四〕珠：金陵本、类聚八十四及埤雅卷二同。御览八〇七作「朱」。下同。

〔五〕地：原作「池」，今据金陵本改，与类聚八十四、御览八〇七及埤雅卷二合。

〔六〕消：金陵本、类聚八十四及埤雅卷二同。御览八〇七作「清」，义近。

〔七〕伏：原作「服」，金陵本及埤雅卷二同。今据类聚八十四及御览八〇七改，义较显豁。

〔八〕湿：金陵本同。类聚八十四、御览八〇七及埤雅卷二俱作「温」。

〔九〕珠：原作「硃」，金陵本同。今据类聚八十四、御览八〇七及埤雅卷二改。

〔十〕砾：金陵本、类聚八十四及埤雅卷二同。御览八〇七作「璣」，义长。

〔十一〕寡：此下原有「欲」字，金陵本同。今据类聚八十四、御览八〇七及埤雅卷二删。

〔十二〕点：原脱，今据类聚八十四、御览八〇七及埤雅卷二补。

〔十三〕嚼：金陵本及埤雅卷二同。类聚八十四作「皭」，御览八〇七作「𥌓」，俱是「𧤒」字之误。

〔十四〕慧：原作「惠」（古通用），金陵本及埤雅卷二同。今据类聚八十四及御览八〇七改。

〔十五〕有：原脱，今据类聚八十四、御览八〇七及埤雅卷二补。

〔十六〕志强：原作一「恶」字，金陵本同。今据类聚八十四、御览八〇七及埤雅卷二改。

〔十七〕鬼魅：金陵本同。类聚八十四、御览八〇七及埤雅卷二俱作「迷鬼狼豹」四字。

【修治】〔珣曰〕凡入药，烧过用。〔敩曰〕凡使，勿用花虫壳，真相似，只是无效。贝子以蜜、醋相对浸之，蒸过取出，以清酒淘，研。

【气味】咸，平，有毒。

【主治】目翳，五癃，利水道，鬼疰蛊毒，腹痛下血。本经　温疰寒热，解肌，散结热。别录　烧研，点目去翳。弘景　伤寒狂热。甄权　下水气浮肿，小儿疳蚀吐乳。李珣　治鼻渊出脓血，下痢，男子阴疮，解漏脯、面臛诸毒，射罔毒，药箭毒。时珍

【附方】旧三，新六〔一〕。**目花翳痛**贝子一两，烧研如面，入龙脑少许点之。若有瘜肉，加真珠末等分。千金。**鼻渊脓血**贝子烧研。每生酒服二钱，日三服。**二便关格**不通闷胀，二三日则杀人。以贝齿三枚，甘遂二铢，为末，浆水和服，须臾即通也。肘后方。**小便不通**白海𧴌一对，生一个，烧一个，为末，温酒服。田氏方。**下疳阴疮**白海𧴌三个，煅红研末，搽之。简便单方。**食物中毒**孙真人〔二〕：贝子一枚，含之自吐。圣惠：治漏脯毒，面臛毒，及射罔在诸肉中有毒。并用贝子烧研，水调半钱服。**中射罔毒**方同上。**药箭镞毒**贝齿烧研，水服三〔三〕钱，日三服。千金方。

紫贝 唐本草

【释名】**文贝**纲目　**砑螺**〔时珍曰〕南州异物志云：文贝甚大，质白文紫，天〔四〕姿自然，不假外饰〔五〕而光彩焕

〔一〕旧三新六：原作「旧四新四」，今按下列新旧附方数改。
〔二〕孙真人：原脱，今据大观、政和本草卷二十二贝子条附方补。
〔三〕三：金陵本同。千金卷二十五第四作「一」。
〔四〕天：原作「无」，金陵本同。今据御览八〇七及九四一贝条引文改。
〔五〕外饰：金陵本同。御览九四一贝条引文作「雕琢磨莹」。八〇七引文脱「磨」字。

烂。故名。〔颂曰〕画家用以砑物。故名曰砑螺也。

【集解】〔恭曰〕紫贝出东、南海中。形似贝子〔一〕而大二三寸，背有紫斑而骨白。南夷采以为货市。〔宗奭曰〕紫贝背上深紫有黑〔二〕点。〔颂曰〕贝类极多，古人以为宝货，而紫贝尤贵。后世以多见贱〔三〕，而药中亦希使之。〔时珍曰〕按陆玑诗疏云：紫贝，质白如玉，紫点为文，皆行列相当。大者径一尺七八寸〔四〕。交趾、九真以为杯盘。

【修治】同贝子。

【气味】咸，平，无毒。

【主治】明目，去热毒。唐本 小儿癍疹目翳。时珍

【附方】新一。**癍疹入目** 紫贝一个（即砑螺也），生研细末，用羊肝切片，掺上扎定，米泔煮熟，瓶盛露一夜，空心嚼食之。婴童百问。

珂 唐本草

【释名】马轲螺纲目 珬 恤。〔时珍曰〕珂，马勒饰也。此贝似之，故名。徐表〔五〕作马轲。通典云：老鵰入海为珬。即珂也。

【集解】〔别录曰〕珂生南海。采无时。白如蚌。〔恭曰〕珂，贝类也。大如鳆，皮黄黑而骨白，堪以为饰。〔时

〔一〕子：金陵本同。大观、政和本草卷二十一紫贝条俱作「圆」。

〔二〕黑：金陵本同。本草衍义卷十七及政和本草卷二十一紫贝条俱无。

〔三〕以多见贱：原作「不用见錢」，金陵本同。今据大观、政和本草卷二十一紫贝条改。

〔四〕大者径一尺七八寸：金陵本同。御览八〇七及九四一贝条引义疏略同，惟前者「七八」作「六」，后者无「八」字。别本陆疏「一尺」下有「小者」二字，义长。

〔五〕表：原作「衷」，金陵本及御览九四一螺条同。今据本书卷一引据经史百家书目「徐表南州记」改，与本条集解引文一致。

珍曰〕按徐表异物志〔一〕云：马轲螺，大者围九寸，细者围七八寸，长三四寸。

【修治】〔敩曰〕珂，要冬采得〔二〕色白腻者，并有白旋水文。勿令见火，即无用也。凡用以铜刀刮末研细，重罗再研千下，不入妇人药也。

【气味】咸，平，无毒。

【主治】目翳，断血生肌。唐本　消翳膜，及筋弩〔三〕肉，刮点之。李珣　去面黑。时珍

【附方】新二。**目生浮翳**　马珂三分，白龙脑半钱，枯过白矾一分〔四〕，研匀点之。圣惠方。**面黑令白**　马珂、白附子、珊瑚、鹰矢白等分〔五〕，为末。每夜人乳调傅，旦以温〔六〕浆水洗之。同上。

石蜐 音劫。纲目

【释名】**紫𧊅** 音劫，与蜐同。**紫䕡** 音枵。**龟脚** 俗名

【集解】〔时珍曰〕石蜐生东南海中石上，蚌蛤之属。形如龟脚，亦有爪状，壳如蟹螯，其色紫，可食。真腊记云：有长八九寸者。江淹石蜐赋云：亦有足翼，得春雨则生花。故郭璞赋云：石蜐应节而扬葩。荀子云「东海有紫𧊅〔七〕、

〔一〕徐表异物志：金陵本同。御览九四一螺条作「徐衷（表字之误）南方记」。政和本草卷首引用书目有「徐表南方记」，又有「南州记」，疑是重出。大观、政和本草所引，除卷十四苏方木条作「徐表南海记」外，其余如卷十二海红豆条、落雁木条、无名木皮条、卷十三没药条、都念子条及卷十四诃梨勒条等俱作「徐表南州记」，似应据改。

〔二〕得：原脱，今据大观、政和本草卷二十二珂条补。

〔三〕弩：原作「努」，金陵本同，字书无。今据大观、政和本草卷二十二珂条改。

〔四〕分：金陵本同。圣惠方卷三十三作「钱」。

〔五〕等分：金陵本同。圣惠方卷四十马珂作「二两」，余三味作「一两」。

〔六〕温：原脱，今据圣惠方卷四十补。

〔七〕紫𧊅：金陵本同。按荀子·王制篇云：「东海则有紫紶鱼盐焉，然而中国得而衣食之。」杨注：「紫，紫贝也。紶当为𧊅。今按本草谓之石决明（参阅本书本卷石决明条）。古以龟贝为货，故曰衣食之」。王引之曰：「紫与茈通，紶当为綌。紫与綌皆可以为衣，故曰中国得而衣之。杨注大误。」杨、王解释不同，但均不以紫紶连读。

鱼、盐」是矣。或指为紫贝及石决明者，皆非矣。

【气味】甘、咸，平，无毒。

【主治】利小便。时珍

淡菜 宋嘉祐

【释名】壳菜浙人所呼。海蜌音陛。东海夫人〔时珍曰〕淡以味，壳以形，夫人以似名也。

【集解】〔藏器曰〕东海夫人，生东南海中。似珠母，一头尖〔一〕，中衔少毛。味甘美，南人好食之。〔诜曰〕常时烧食即苦，不宜人。与少米先煮熟，后除去毛，再入罗卜，或紫苏，或冬瓜同煮，即更妙。〔日华曰〕虽形状不典，而甚益人。〔时珍曰〕按阮氏云：淡菜生海藻上，故治瘿与海藻同功。

【气味】甘，温，无毒。〔日华曰〕不宜多食。多食令人头闷目暗〔二〕，得微利即止。〔藏器曰〕多食发丹石，令人肠结。久食脱人发。

【主治】虚劳伤惫，精血衰少，及吐血，久痢肠鸣，腰痛疝瘕，妇人带下，产后瘦瘠。藏器 产后血结，腹内冷痛，治癥瘕，润毛发，治崩中带下，烧食一顿令饱。孟诜 煮熟食之，能补五脏，益阳事，理腰脚气，能消宿食，除腹中冷气痃癖。亦可烧汁沸出食之。日华 消瘿气。时珍

海螺 拾遗

【校正】〔时珍曰〕唐本甲香，今并为一。

【释名】流螺图经 假猪螺交州记 厣名甲香〔时珍曰〕蠃与螺同，亦作蠡。蠃从虫，蠃省文〔三〕，盖虫之蠃

〔一〕尖：原作小，金陵本同。今据大观、政和本草卷二十二淡菜条改。
〔二〕头闷目暗：原作「头目闷暗」，金陵本同。据改同上。
〔三〕蠃从虫蠃省文：说文卷十三上虫部作「蠃，从虫，𣎆声。」

形者也。厣音掩，闭藏之貌。

【集解】〔颂曰〕海螺即流螺，厣曰甲香，生南海。今岭外、闽中近海州郡及明州皆有之，或只以台州小者为佳。其螺大如小拳，青黄色，长四五寸。诸螺之中，此肉味最厚，南人食之。南州异物志云：甲香大者如瓯，面前一边直搀长数寸，围壳岨峿有刺。其厣，杂众香烧之益芳，独烧则臭。今医家稀用，惟合香者用之。又有小甲香，状若螺子，取其蒂修合成也。海中螺类绝有大者。珠螺莹洁如珠，鹦鹉螺形如鹦鹉头，并可作杯。梭尾螺形如梭，今释子所吹者。皆不入药。〔时珍曰〕螺，蚌属也。大者如斗，出日南涨海中。香螺厣可杂甲香，老钿螺光彩可饰镜背者，红螺色微红，青螺色如翡翠，蓼螺味辛如蓼，紫贝螺即紫贝也。鹦鹉螺质白而紫，头如鸟形，其肉常离壳出食，出则寄居虫入居，螺还则虫出也。肉为鱼所食，则壳浮出，人因取之作杯。

肉　〔气味〕**甘，冷，无毒。**〔主治〕**目痛累年，或三四十年。生螺，取汁洗之；或入黄连末在内，取汁点之。**藏器　**合菜煮食，治心痛。**孙思邈

甲香　〔修治〕〔敩曰〕凡使，用生茅香、皂角同煮半日，石臼捣筛用之。〔经验方曰〕凡使，用黄泥同水煮一日，温水浴过；再以米泔或灰汁煮一日，再浴过；以蜜、酒煮一日，浴过焙干用。〔颂曰〕传信方载其法，云：每甲香一斤，以泔斗半，微火煮一复时，换泔再煮。凡三〔一〕换漉出，众手刮去香上涎物。以白蜜〔二〕三合，水一斗，微火煮干。又以蜜三合，水一斗，再〔三〕煮。都〔四〕三复时，以香烂止〔五〕。乃以炭火烧地令热，洒酒令润〔六〕，铺香于上，以新瓦盖上〔七〕一复时。待冷硬，石臼木杵捣烂。入沉香末三两，麝一分，和捣印成，以瓶贮之，埋过经久方烧。凡烧此香，须用大火炉，多着热灰，刚炭猛烧令尽，去之。炉旁着火暖水，即香不散。此法出于刘兖奉礼也。〔宗奭曰〕甲香善能管香烟，与沉、檀、

〔一〕三：原作「二」，金陵本同。今据大观、政和本草卷二十二甲香条改。

〔二〕蜜：原作「米」，金陵本同。据改同上。

〔三〕再：原脱，今据大观、政和本草卷二十二甲香条补。

〔四〕都：同上。

〔五〕以香烂止：同上。

〔六〕润：原作「闰」，金陵本经后人以墨笔添补成「润」。今据改，与大观、政和本草卷二十二甲香条合。

〔七〕新瓦盖上：金陵本同。大观、政和本草卷二十二甲香条俱作「新瓷瓶盖合密泥」。

龙、麝香用之，尤佳。唐本

和气清神，主肠风痔瘘。李珣

〔气味〕**咸，平，无毒。**〔主治〕**心腹满痛，气急，止痢下淋。**藏器 **瘘疮疥癣，头疮馋疮甲疽，蛇、蝎、蜂螫。**

甲煎 拾遗

【集解】〔藏器曰〕甲煎，以诸药及美果、花烧灰和蜡成口脂。所主与甲香略同，三年者良。〔时珍曰〕甲煎，以甲香同沉麝诸药花物治成，可作口脂及焚爇也。唐·李义山诗所谓「沉香甲煎为廷燎」者，即此。

【气味】**辛，温**〔一〕，**无毒。**

【主治】**甲疽，小儿头疮吻疮，口旁馋疮，耳后月蚀疮，虫**〔二〕**蜂蛇蝎所螫**〔三〕**之疮，并傅之。**藏器

田螺 别录下〔四〕品

【集解】〔弘景曰〕田螺生水田中，及湖渎岸侧。形圆，大如梨、橘，小者如桃、李，人煮食之。〔保升曰〕状类蜗牛而尖长，青黄色，春夏〔五〕采之。〔时珍曰〕螺，蚌属也。其壳旋文。其肉视月盈亏，故王充云：月毁于天，螺消于渊。说卦云：离为螺，为蚌，为龟，为鳖，为蟹。皆以其外刚而内柔也。

肉 〔气味〕**甘，大寒，无毒。**〔主治〕**目热赤痛，止渴。**别录 **煮汁，疗热醒酒。用真珠、黄连末内入，良久，取汁注目中，止目痛。**弘景 **煮食，利大小便，去**

〔一〕温：金陵本同。大观、政和本草卷十甲煎条俱作「平」。
〔二〕虫：原脱，今据大观、政和本草卷十甲煎条补。
〔三〕所螫：同上。
〔四〕下：原作「上」，金陵本同。今据大观、政和本草卷二十二田中螺条改。
〔五〕春夏：金陵本同。大观、政和本草卷二十二田中螺条俱作「夏秋」。

腹中结热，目下黄，脚气冲上，小腹急硬，小便赤涩，手足浮肿。生浸取汁饮之，止消渴。捣肉，傅热疮。藏器 **压丹石毒。**孟诜 **利湿热，治黄疸。捣烂贴脐，引热下行，止噤口痢，下水气淋闭。取水，搽痔疮胡臭。烧研，治瘰疬癣疮。**时珍

〔附方〕旧三〔一〕，新二十一。**消渴饮水**日夜不止，小便数者。心镜：用田螺五升，水一斗，浸一夜，渴即饮之。每日一换水及螺。或煮食饮汁亦妙。圣惠：用糯米二升，煮稀粥一斗，冷定。入田中活螺三升在内〔二〕，待螺〔三〕食粥尽，吐沫出，乃收任性〔四〕饮之，立效。**肝热目赤**药性论：用大田螺七枚洗净，新汲水养去泥秽，换水一升浸洗取起。于净器中，着少盐花于甲内〔五〕，承取自然汁点目。逐个用了，放去之。**烂弦风眼**方法同上，但以铜绿代盐花。**饮酒口糜**螺、蚌煮汁饮〔六〕。圣惠。**酒醉不醒**用水中螺、蚌，葱、豉煮食饮汁，即解。肘后。**小便不通**腹胀如鼓。用田螺一枚，盐半匕，生捣，傅脐下一寸三分，即通。熊彦诚曾得此疾，异人授此方果愈。类编。**噤口痢疾**用大田螺二枚捣烂，入麝香三分作饼，烘热贴脐间。半日，热气下行，即思食矣。甚效。丹溪。**肠风下血**因酒毒者。大田螺五个〔七〕，烧至壳白肉干，研末，作一服，热酒下。是斋百一选方〔八〕。**大肠脱肛**脱下三五寸者。用大田螺二三枚，将井水养三四日，去泥。用鸡爪黄连研细末，入厣内，待化成水。以浓茶洗净肛门，将鸡翎蘸扫之。以软帛托上，自然不再复发也。德生堂

〔一〕三：原作「二」，今按下旧附方数改。
〔二〕内：圣惠方卷五十三，此下有「以物盖，养之」五字。
〔三〕螺：原脱，今据圣惠方卷五十三补。
〔四〕任性：同上。
〔五〕甲内：金陵本同。大观、政和本草卷二十二田中螺条俱作「口上」。
〔六〕螺蚌煮汁饮：金陵本同。大观、政和本草卷二十二田中螺附方俱作「水中螺蚌肉，葱、豉、椒、姜煮，饮汁三两盏差。」圣惠方卷三十九略同。
〔七〕个：是斋百一选方卷十四，此下有「洗净仰頓火上」六字。
〔八〕是斋百一选方：原作「百一」二字，金陵本同。按此方见是斋百一选方卷十四，恐与「肘后百一方」相混，今在上下各补二字。

经验方。**反胃呕噎**田螺洗净水养，待吐出泥，澄取晒半干，丸梧子大。每服三十丸，藿香汤下。烂壳研服亦可。经验方。**水气浮肿**用大田螺、大蒜、车前子等分，捣膏摊贴脐上，水从便旋而下。象山县民病此，得是方而愈。仇远稗史。**酒疸诸疸**用田螺将水养数日，去泥，取出生捣烂，入好酒内，用布帛滤过，将汁饮之，日三服，日〔一〕效。寿域。**脚气攻注**用生大田螺捣烂，傅两股上，便觉冷趋至足而安。又可傅丹〔二〕田，利小便。董守约曾用有效。稗史。**痔漏疼痛**乾坤生意：用田螺一个，入片脑一分在内，取水搽之。仍先以冬瓜汤洗净。孙氏：用田螺一枚，用针刺破，入白矾末同埋一夜，取螺内水扫疮上，又善能止痛也，甚妙。袖珍：用马齿苋汤洗净，捣活螺蛳傅上，其病即愈。**腋气胡臭**乾坤生意：用田螺一个，水养，俟厣开，挑巴豆仁一个在内，取置杯内，夏一夜，冬七夜，自然成水。常取搽之，久久绝根。又方：大田螺一个，入麝香三分在内，埋露地七七日，取出。看患洗拭，以墨涂上，再洗，看有墨处是患窍，以螺汁点之，三五次即瘥。**瘰疬溃破**用田螺连肉烧存性，香油调搽。集要方。**疔疮恶肿**用田螺入冰片，化水点疮上。普济。**风虫癣疮**用螺蛳十个，槿树皮末一两，同入碗内蒸熟，捣烂，入矾红三钱，以盐水调搽。孙氏。**绕指毒疮**生手足指上。以活田螺一枚，生用捣碎缚之，即瘥。多能鄙事。**妬精阴疮**大田螺二个，和壳烧存性，入轻粉同研，傅之，效。医林集要。

壳

〔气味〕甘，平，无毒。

〔主治〕烧研，主尸疰心腹痛，失精。水渍饮汁〔三〕，止泻。别录 烂者烧研水〔四〕服，止反胃，去卒心痛。藏器 烂壳研细末服之，止下血，小儿惊风有痰，疮疡脓水。时珍

〔附方〕新三。

心脾痛不止者，水甲散主之。用田螺壳（溪间

〔一〕日：金陵本同。此上疑脱「数」或「不」字。张本改「日」作「自」，亦通。
〔二〕丹：原作「用」，今据金陵本改。
〔三〕水渍饮汁：原脱，今据大观、政和本草卷二十二田中螺条补。
〔四〕水：大观、政和本草卷二十二田中螺条两引藏器俱作「末」。

者亦可），以松柴片层层叠上，烧过火，吹去松灰，取壳研末。以乌沉汤、宽中散之类，调服二钱，不传之妙。集要。**小儿头疮**田螺壳烧存性，清油调，掺之。圣惠。**小儿急惊**远年白田螺壳烧灰，入麝香少许，水调灌之。普济。

蜗螺〔一〕别录

【释名】螺蛳〔二〕〔时珍曰〕师，众多也。其形似蜗牛，其类众多，故有二名。**烂壳名鬼眼睛。**

【集解】〔别录曰〕蜗螺生江夏溪水中。小于田螺，上有棱。〔时珍曰〕处处湖溪有之，江夏、汉沔尤多。大如指头，而壳厚于田螺，惟食泥水。春月，人采置锅中蒸之，其肉自出，酒烹糟煮食之。清明后其中有虫，不堪用矣。〔藏器曰〕此物〔三〕难死，误泥入壁中，数〔四〕年犹活也。

肉　〔气味〕甘，寒，无毒。〔主治〕烛馆〔五〕**，明目下水。**别录　**止渴。**藏器　**醒酒解热，利大小便，消黄疸水肿，治反胃痢疾，脱肛痔漏。**时珍　又曰：烛馆二字疑讹误。

〔附方〕新六〔六〕**黄疸酒疸**小螺蛳养去泥土，日日煮食饮汁，有效。永类　**黄疸吐血**病后身面俱黄，吐血成盆，诸药不效。用螺十个，水漂去泥，捣烂露一夜，五更取清服。二三次，血止即愈。一人病此，用之经验。小山怪证方。**五淋白浊**螺蛳一碗，连壳炒热，入白酒三碗，煮至一碗，挑肉食之，以此酒下，数次即效。扶寿精方。**小儿脱肛**螺

〔一〕螺：唐本草卷二十作「离」，千金翼卷四及大观、政和本草卷三十作「篱」，皆一声之转。

〔二〕螺蛳：大观、政和本草卷三十蜗篱条引陈藏器俱作「师螺」。

〔三〕物：大观、政和本草卷二十二田中螺条，此下有「至」字。

〔四〕数：大观、政和本草卷二十二田中螺条俱作「三十」二字。

〔五〕烛馆：濒湖疑讹误。按唐本草卷二十、千金翼卷四及大观、政和本草卷三十俱作「烛馆」。唐·释玄应撰一切经音义卷二十陀罗尼杂集经第七卷白睆条云：「许慎注淮南子云：烛睆，目内白翳病也。」「馆」乃「睆」之借字，非讹误。今本淮南子俶真篇作「蜗睆」，误「烛」为「蜗」而「睆」字不误，御览九四一螺条引淮南子作「烛睍」，误「睆」为「睍」而「烛」字不误，尚可作为旁证。

〔六〕六：原作「七」，今按下列新附方数改。

蛳二三升，铺在桶内坐之，少顷即愈。　简便。**痘疹目翳**水煮螺蛳，常食佳。　济急仙方。**白游风肿**螺蛳肉，入盐少许，捣泥贴之，神效。　叶氏摘玄方。

烂壳〔时珍曰〕泥中及墙壁上年久者良。火煅过用。

〔气味〕同

〔主治〕痰饮积及胃脘痛。震亨**反胃膈气，痰嗽鼻渊，脱肛痔疾，疮疖下疳，汤火伤。**时珍

〔发明〕〔时珍曰〕螺乃蚌蛤之属，其壳大抵与蚌粉、蛤粉、蚶、蚬之类同功。合而观之，自可神悟。

〔附方〕新十。**卒得咳嗽**屋上白螺（或白蚬）壳，捣为末，酒服方寸匕。　肘后方。**湿痰心痛**白螺蛳壳洗净，烧存性，研末。酒服方寸匕，立止。　正传。**膈气疼痛**白玉散：用壁上陈白螺蛳烧研。每服一钱，酒下，甚效。　孙氏。**小儿软疖**用鬼眼睛（即墙上白螺蛳壳）烧灰，入倒挂尘等分，油调涂之。　寿域。**阴头生疮**用溪港年久螺蛳烧灰，傅之。　奇效。**汤火伤疮**用多年干白螺蛳壳煅研，油调傅。　澹寮。**杨梅疮烂**古墙上螺蛳壳、辰砂等分，片脑少许，为末，搽之。**小儿哮疾**向南墙上年久螺蛳为末，日晡时以水调成，日落时举手合掌皈依，吞之即效。　叶氏摘玄方。**瘰疬已破**土墙上白螺蛳壳为末，日日傅之。　谈野翁方。**痘疮不收**墙上白螺蛳壳，洗净煅研，掺之。　医方摘要。

蓼螺拾遗

【集解】〔藏器曰〕蓼螺生永嘉海中。味辛辣如蓼。〔时珍曰〕按韵会云：蓼螺，紫色有斑文。今宁波出泥螺，状如蚕豆，可代充海错。

肉　【气味】辛，平，无毒。

【主治】飞尸游蛊，生食之。浸以姜、醋，弥佳。藏器

寄居虫拾遗

【释名】寄生虫。

【集解】〔藏器曰〕陶注蜗牛云：海边大有〔一〕，似蜗牛，火炙壳便走出，食之益人〔二〕。按寄居在螺壳间，非螺也。候螺蛤开，即自出食；螺蛤欲合，已还壳中。海族多被其寄。又南海一种似蜘蛛，入螺壳中，负壳而走。触之即缩如螺，火炙乃出。一名蝏〔三〕。无别功用。〔时珍曰〕按孙愐云：寄居在龟壳中者名曰蝞。则寄居亦非一种也。

【气味】缺

【主治】益颜色，美心志。弘景

海月〔四〕拾遗

【释名】玉珧〔五〕音姚。江珧　马颊　马甲〔藏器曰〕海月，蛤类也。似半月〔六〕，故名。水沫所化，煮时犹变为水。〔时珍曰〕马甲、玉珧皆以形色名。万震赞云「厥甲美如珧玉」，是矣。

【集解】〔时珍曰〕刘恂岭表录异〔七〕云：海月大如镜，白色正圆，常死海旁。其柱如搔头尖，其甲美如玉〔八〕。段成式杂俎云：玉珧形似蚌，长二三寸，广五寸，上大下小。壳中柱炙食，味如牛头胘项〔九〕。王氏宛委录云：奉化县四月南风起，江珧一上，可得数百。如蚌稍大，肉腥韧不堪。惟四肉柱长寸许，白如珂雪，以鸡汁瀹食肥美。过火则味尽也。

〔一〕大有：原作「有大」，今据金陵本改，与大观、政和本草卷二十一寄居虫条合。

〔二〕益人：金陵本同。大观、政和本草卷二十一蜗牛条及寄生虫条俱作「益颜色」。

〔三〕蝏：金陵本同。大观、政和本草卷二十一寄居虫条俱作「辟」。

〔四〕海月：本草纲目拾遗卷首·正误云：「濒湖以海月为江珧柱，复附海镜。不知海月即海镜，而江珧非海月也。」按恕轩言「江珧非海月」诚是，而谓「海月即海镜」则不尽然。御览九四三分海月与海镜为二条，所言情状亦有差别，实乃同类异物。

〔五〕玉珧：按本条集解项，「玉珧」与「海月」形状迥异。御览九四三分海月与玉蛯为二条，所引临海水土物志，言二物之异，亦与本书一致。故恕轩谓江珧非海月，信然。

〔六〕似半月：按文选郭璞江赋注及御览九四三引临海水土物志，俱言海月「白色正圆」。藏器谓「似半月」，似又另指一物。

〔七〕刘恂岭表录异：今检辑本岭表录异未见此文。文见御览九四三海月条引临海水土物志。

〔八〕其柱如搔头尖其甲美如玉：御览九四三海月条引临海水土物志作「其指如搔头大，中食。」

〔九〕味如牛头胘项：酉阳杂俎前集卷十七玉珧（原误作桃）条同。御览九四三玉蛯条引临海水土物志作「味似酒」。

【气味】甘、辛，平，无毒。

【主治】消渴下气，调中利五脏，止小便，消腹中宿物，令人易饥能食。生姜、酱同食之。藏器

【附录】海镜〔时珍曰〕一名镜鱼，一名琐蛣〔一〕，一名膏药盘〔二〕，生南海。两片相合成形，壳圆如镜，中甚莹滑，映日光如云母。内有少肉如蚌胎。腹有寄居虫，大如豆，状如蟹。海镜饥则出食，入则镜亦饱矣。郭璞赋云「琐蛣腹蟹，水母目虾」，即此。

海燕纲目

【集解】〔时珍曰〕海燕出东海。大一寸，状扁面圆〔三〕，背上青黑，腹下白脆，似海螵蛸，有纹如簟茵〔四〕。口在腹下，食细沙。口旁有五路正勾，即其足也。临海水土记〔五〕云：阳遂足，生海中。背〔六〕青黑，腹白，有五足，长短大小皆等〔七〕不知头尾所在〔八〕。生时体软，死即干脆。即此物也。临海异物志载「燕鱼长五寸，阴雨则飞起丈〔九〕余」，此或同名者也。

〔一〕一名琐蛣：本草纲目拾遗卷首·正误云：「濒湖以海镜附在海月条，注引郭璞江赋琐蛣腹蟹，以为即此物，则又大误，不知琐蛣又非海镜也。……在琐蛣腹者则白蟹子，在海镜腹者则红蟹子，又各不同。」又「蛣」原作「珰」，金陵本同，字书无。今据文选卷十二郭璞江赋改。下引郭璞赋「蛣」字同。

〔二〕一名膏药盘：金陵本同。御览九四三及永乐大典本岭表录异卷下海镜条俱作「广人呼为膏叶盘」。武英殿本岭表录异原注：「按膏叶，海录碎事及说郛作膏菜。」

〔三〕大一寸状扁而圆：今见海燕为直径二三寸之五角星形。

〔四〕簟茵：原作「蕈茵」，金陵本经人涂改。今详文义，易「蕈」为「簟」。毛诗·秦风·小戎：「文茵畅毂」。张本改为「蕈菌」，不及「簟茵」义长。

〔五〕记：金陵本同。御览九四三阳遂足条作「物志」二字。

〔六〕背：原作「色」，金陵本同。今据御览九四三阳遂足条引临海水土物志改，与下「腹」字相对为文，并与上「背上青黑」文一致。

〔七〕长短大小皆等：原脱，今据御览九四三阳遂足条引文补。

〔八〕所在：同上。

〔九〕丈：原作「又」，金陵本经人以墨笔添补成「丈」。今据改，与御览九四〇燕鱼条合。

【气味】咸，温，无毒。

【主治】阴雨发损痛，煮汁服，取汗即解。亦入滋阳药。时珍

郎君子 海药

【集解】〔珣曰〕郎君子生南海。有雌雄，状似杏仁，青碧色。欲验真假，口内含热放醋中，雌雄相逐，逡巡便合，即下卵如粟状者，真也。亦难得之物。〔时珍曰〕顾玠海槎录云：相思子状如螺，中实如石，大如豆。藏箧笥积岁不坏。若置醋中，即盘旋不已。按此即郎君子也。

【气味】缺

【主治】妇人难产，手把之便生，极验。

本草纲目禽部目录第四十七卷

李时珍曰：二足而羽曰禽。师旷禽经云：羽虫三百六十，毛协四时，色合五方。山禽岩栖，原鸟地处。林鸟朝嘲，水鸟夜啖。山禽味短而尾修，水禽味长而尾促。其交也，或以尾臎，或以睛睨，或以声音，或合异类。雉、孔与蛇交之类。其生也，或以翼孚卵，或以同气变，鹰化鸠之类。或以异类化，田鼠化鴽之类。或变入无情。雀入水为蛤之类。噫！物理万殊若此，学者其可不致知乎？五鸠九扈，少皞取以名官；雄雉鸱鸮，诗人得之观感。厥旨微矣。不妖夭，不覆巢，不殈卵[一]，而庖人供六禽，翨音翅。氏攻猛鸟，哲蔟覆夭鸟之巢。圣人之于物也，用舍仁杀之意，夫岂徒然哉？记曰：天产作阳。羽类则阳中之阳，大抵多养阳。于是集其可供庖药及毒恶当知者，为禽部，凡七十七种。分为四类：曰水，曰原，曰林，曰山。旧本禽部三品，共五十六种。今并入一种，自兽部移入一种，虫部移入一种，有名未用移入一种。

神农本草经四[二]种梁陶弘景注 名医别录一十二[三]种梁陶弘景注 唐本草二种唐苏恭 本草拾遗二十六种唐陈藏器 食疗本草二种唐孟诜、张鼎 开宝本草一种宋马志 嘉祐本草一十三种宋掌禹锡 日华本草一种宋人大明 图经本草一种宋苏颂 食物本草十种明汪颖 本草纲目五种明李时珍

〔一〕 卵：原作「卯」，金陵本同。今从张本改。

〔二〕 四：原作「五」，金陵本同。按本书卷四十九鹰条原作「本经」，已据大观、政和本草卷十九鹰屎白条改为「别录」，应减一种，故改「五」为「四」。

〔三〕 二：原作「一」，金陵本同。据前条校记，应增一种，故改「一」为「二」。

〔附注〕魏李当之药录　吴普本草　宋雷斅炮炙　齐徐之才药对　唐甄权药性　萧炳四声　唐李珣海药　孙思邈千金　杨损之删繁　南唐陈士良食性　蜀韩保昇重注　宋寇宗奭衍义　唐慎微证类　陈承别说　金张元素珍珠囊　元李杲法象　王好古汤液　吴瑞日用　朱震亨补遗　明徐用诚发挥　宁源食鉴　汪机会编　陈嘉谟蒙筌

禽之一　水禽类二十三种

鹤嘉祐
鹳别录
鸧鸡食物　鹔鹴附
阳乌拾遗
鵚鹙食物
鸏[鸟童]纲目
鹈鹕嘉祐（即淘鹅）
鹅别录
雁本经
鹄食物（即天鹅）
鸨纲目
鹜别录（即鸭）
凫食疗（即野鸭）
䴙䴘拾遗
鸳鸯嘉祐
鸂鶒嘉祐
䴔䴖拾遗　旋目、方目附
鹭食物
鸥食物
鸀鳿拾遗
鸬鹚别录
鱼狗拾遗　翡翠附
蚊母鸟拾遗

右附方旧七，新十八〔一〕。

〔一〕八：原作「七」，今按本卷（水禽类）新附方数改。

本草纲目禽部第四十七卷

禽之一 水禽类二十三种

鹤 宋嘉祐

【释名】仙禽纲目 胎禽 〔时珍曰〕鹤字，篆文象翘首短尾之形〔一〕。一云白色隺隺，故名。八公相鹤经云：鹤乃羽族之宗，仙人之骥，千六百年乃胎产。则胎、仙之称以此。世谓鹤不卵生者，误矣。

【集解】〔禹锡曰〕鹤有玄有黄，有白〔二〕有苍。入药用白者，他色次之。〔时珍曰〕鹤大于鹄〔三〕，长三尺，高三尺余，喙长四寸。丹顶赤目，赤颊青脚，修颈凋尾，粗膝纤指。白羽黑翎，亦有灰色、苍色者。尝以夜半鸣，声唳云霄。雄鸣上风，雌鸣下风，声交而孕。亦啖蛇虺，闻降真香烟则降，其粪能化石，皆物类相感也。按相鹤经云：鹤，阳鸟也，而游于阴。行必依洲渚，止不集林木。二年落子毛，易黑点；三年产伏；又七年羽翮具；又七年飞薄云汉；又七年舞应节；又七年鸣中律〔四〕；又七年〔五〕大毛落，氄毛生，或白如雪，或黑如漆；百六十年雌雄相视〔六〕而孕；千六百年形始定，饮而不食〔七〕，乃胎化也〔八〕。又按俞琰云：龟鹤能运任脉，故多寿。无死气于中也。鹤骨为笛，甚清越。

白鹤血 〔气味〕咸，平，无毒。〔主治〕益气力，补虚乏，去风益肺。嘉祐

〔一〕篆文象翘首短尾之形：金陵本同。按说文卷四上鸟部：「鶴，从鸟，隺声。」乃形声字，非象形字。

〔二〕有白：原在「有玄」上，金陵本同。今据大观、政和本草卷十九白鶴条改，使「黄」与「苍」协韵。

〔三〕鶴大于鹄：金陵本同。御览九一六鶴条引诗义疏作「鶴大如鹅」，义长，埤雅（卷六）、及尔雅翼（卷十三）皆从之，似应据改。

〔四〕鸣中律：金陵本同。御览九一六鶴条引淮南八公相鶴经作「昼夜十二时鸣声中律」。

〔五〕又七年：金陵本同。御览九一六作「复百六十年」。此下有「不食生物，复」五字。

〔六〕视：御览九一六作「见」，此下有「目睛不转」四字。

〔七〕食：御览九一六，此下有「鸾凤同为群」五字。

〔八〕乃胎化也：金陵本同。御览九一六无此文，夷门广牍·相鶴经作「胎化而产」。

〔发明〕〔禹锡曰〕按穆天子传云：天子至巨蒐〔一〕氏，巨蒐之人〔二〕献白鹤之血饮之。云益人气力也。

脑 〔主治〕和天雄、葱实服之，令人目明，夜能书字。抱朴

卵 〔气味〕甘、咸，平，无毒。〔主治〕预解痘毒，多者令少，少者令不出。每用一枚煮，与小儿食之。时珍 出活幼全书。

骨 〔主治〕酥炙，入滋补药。时珍

肶中砂石子 〔主治〕磨水服，解蛊毒邪。嘉祐

鹳 别录下品

【释名】皂君〔三〕诗疏 负釜同 黑尻同〔四〕 〔时珍曰〕鹳字，篆文象形〔五〕。其背、尾色黑，故陆玑诗疏有皂君诸名。

【集解】〔弘景曰〕鹳有两种：似鹄而巢树者为白鹳，黑色曲颈者为乌鹳。今宜用白者。〔宗奭曰〕鹳身如鹤，但头无丹，项无乌带，兼不善唳，止以喙相击而鸣。多在楼殿吻上作窠。尝日夕观之，并无作池养鱼之说。〔时珍曰〕鹳似鹤〔六〕而顶不丹，长颈赤喙，色灰白，翅尾俱黑。多巢于高木。其飞也，奋于层霄，旋绕如阵，仰天号鸣，必主有雨〔七〕。其

〔一〕巨蒐：此下原有「二」字，金陵本及大观、政和本草卷十九白鹤条同，疑为「巨蒐」之重字符号。初注两点或两横，转抄遂误为「二」字。今既于「氏」字下补「巨蒐之人」四字，因删。今本穆天子传卷四亦脱「巨蒐氏」三字。

〔二〕巨蒐之人：原无，今据御览三七二足条、八九六马四及九一六鹤条引文，并参考今本穆天子传补。

〔三〕君：金陵本及御览九二五鹳条引毛诗义疏同。毛诗陆疏广要卷下之上鹳鸣于垤条及尔雅翼卷十五鹳条俱作「裙」。广雅·释鸟作「帔」。广雅·释器：「帔，帬也。」「帬」为「裙」之异体字，可见作「裙」义长。

〔四〕同：原无。按御览九二五无「一名黑尻」一语，但毛诗陆疏广要及尔雅翼俱有，因据补。

〔五〕篆文象形：按说文卷四上鸟部：「鸛，从鸟，雚声。」乃形声字，非象形字。

〔六〕鹤：金陵本及埤雅卷六同。尔雅翼卷十五鹳条作「鸿」。

〔七〕仰天号鸣必主有雨：金陵本同。按埤雅卷六引禽经云：「鹳俯鸣则阴，仰鸣则晴。」义正相反。

抱卵以影，或云以声聒之。禽经云：鹳生三子，一为鹤。巽极成震，极〔一〕阴变阳也。震为鹤，巽为鹳也。

【正误】〔藏器曰〕人探巢取鹳子，六十里旱，能群飞激散雨也。其巢中以泥为池，含水满中，养鱼、蛇以哺子鹳之伏卵恐冷，取礜石围之，以助暖〔二〕气。〔时珍曰〕寥郭之大，阴阳升降，油然作云，沛然下雨。区区微鸟，岂能以私忿使天壤赤旱耶？况鹳乃水鸟，可以候雨乎？作池、取石之说，俱出自陆玑诗疏、张华博物志，可谓愚矣。

骨〔气味〕甘，大寒，无毒。〔藏器曰〕有小毒。入沐汤浴头，令发尽脱，更不生也。又杀树木。

〔主治〕鬼蛊诸疰毒，五尸心腹痛。别录〔甄权曰〕亦可单炙黄研，空心暖酒服方寸匕。〔时珍曰〕千金治尸疰，有鹳骨丸。

脚骨及嘴〔主治〕喉痹飞尸，蛇虺咬，及小儿闪癖，大腹痞满，并煮汁服之，亦烧灰饮服。藏器

卵〔主治〕预解痘毒，水煮一枚，与小儿啖之，令不出痘，或出亦稀。时珍 出活幼全书。

屎〔主治〕小儿天钓惊风，发歇不定。炒研半钱，入牛黄、麝香各半钱，炒蝎五枚，为末。每服半钱，新汲水服。时珍

鸧鸡 食物

【释名】鸧鸹尔雅 麋鸹尔雅 鸹鹿尔雅翼 麦鸡〔时珍曰〕按罗愿云：鸧麋，其色苍，如麋也。鸹鹿，其声也。关西呼曰鸹鹿，山东呼曰鸧鸹（讹为错落），南人呼为鸧鸡，江人呼为麦鸡。

〔一〕极：原脱，今据尔雅翼卷十五鹳条补。

〔二〕暖：原作「燥」，金陵本及今湖北崇文书局本博物志卷四物性段同。今据大观、政和本草卷五礜石条引博物志文改，与上「冷」字为对文。

【集解】〔颖曰〕鸧鸡状如鹤大，而顶无丹，两颊红。〔时珍曰〕鸧，水鸟也，食于田泽洲渚之间。大如鹤，青苍色，亦有灰色者。长颈高脚，群飞，可以候霜。或以为即古之鹔鹴，其皮可为裘，与凤同名者也。

肉　【气味】甘，温，无毒。

【主治】杀虫，解蛊毒。汪颖

【发明】〔时珍曰〕鸧，古人多食之。故宋玉小招云：鹄酸臇凫煎鸿鸧。景差大招云：炙鸹蒸凫煔鹑陈。今惟俚人捕食，不复充馔品矣。

【附录】鹔鹴〔时珍曰〕按罗愿尔雅翼云：鹔鹴水鸟，雁属也。似雁而长颈，绿色，皮可为裘，霜时乃来就暖。故禽经云：鹴飞则霜，鹭飞〔一〕则雨。鹭即商羊也。又西方之凤，亦名鹔鹴。

阳乌 拾遗

【释名】阳鸦 拾遗

【集解】〔藏器曰〕阳乌出建州。似鹳而殊小，身黑，颈长而白。

嘴　【主治】烧灰酒服，治恶虫咬成疮。藏器

鵚鹙 食物

【释名】扶老 古今注　鴜⿱耆鸟 俗作鹚⿱耆鸟。〔时珍曰〕凡鸟至秋毛脱秃。此鸟头秃如秋毨，又如老人头童及扶杖之状，故得诸名。说文作秃鸠。

【集解】〔时珍曰〕秃鹙，水鸟之大者也。出南方有大湖泊处。其状如鹤而大，青苍色，张翼广五六尺，举头高六七尺，长颈赤目，头项皆无毛。其顶皮方二寸许，红色如鹤顶。其喙深黄色而扁直，长尺余。其嗉下亦有胡袋，如鹈鹕状。

〔一〕飞：金陵本同。夷门广牍·禽经作「舞」，与孔子家语·辨政「天将大雨，商羊鼓舞」文合，似应据改。

其足爪如鸡，黑色。性极贪恶，能与人斗，好啖鱼、蛇及鸟雏。诗云「有鹙在梁」，即此。自元入我朝，常赋犹有鸴鸑之供献。按饮膳正要云：鸴鸑有三种：有白者，黑者，花者。名为胡鸴鸑，其肉色亦不同也。又案景焕闲谈云：海鸟鶢鶋，即今之秃鹙。其说与环氏吴纪所谓「鸟之大者秃鹙，小者鹪鹩」，相合。今潦年鹙或飞来[一]近市，人或怪骇，此又同鲁人怪鶢鶋之意，皆由不常见耳。

肉 〔气味〕咸，微寒，无毒。〔正要曰〕甘，温。〔主治〕中虫、鱼毒。汪颖 **补中益气，甚益人，炙食尤美。作脯馐食，强气力，令人走及奔马。**时珍 出饮膳正要，及古今注、禽经。

髓 〔气味〕甘，温，无毒。〔主治〕补精髓。正要

喙 〔主治〕鱼骨哽。汪颖

毛 〔主治〕解水虫毒。时珍 出埤雅。

鹲⿰童鸟 音蒙童。纲目

【释名】越王鸟纲目 **鹤顶**同 **鹲鵰**同

【集解】〔时珍曰〕案刘欣期交州志[二]云：鹲⿰童鸟即越王鸟，水鸟也。出九真、交趾。大如孔雀，喙长尺余，黄白黑色，光莹如漆，南人以为饮器。罗山疏云：越王鸟状如乌鸢，而足长口勾，末如冠，可受二升许，以为酒器，极坚致。不践地，不饮江湖，不唼百草，不食虫[三]鱼，惟啖木叶。粪似薰陆香，山人得之[四]以为香，可入药用[五]。杨慎丹铅录云：鹲

〔一〕来：原作「文」，金陵本作「夊」。今从张本改。
〔二〕刘欣期交州记：金陵本同。据御览九二八众鸟条，下所引文，除「南人以为饮器」一句引自交州记外，其余俱引自「南方草物志」。
〔三〕虫：原脱，今据御览九二八众鸟条引竺法真登罗山疏补。
〔四〕之：御览九二八引疏文，此下有「既」字。
〔五〕可入药用：金陵本同。御览九二八引疏文作「又治杂疮」，濒湖移下主治项内。

鹳，即今鹤顶也。

粪 【主治】水和，涂杂疮。竺法〔一〕真登〔二〕罗山疏。

鹈鹕 宋嘉祐

【释名】犁〔三〕鹕 鴮鸅〔四〕音户泽。逃河 一作淘。淘鹅 〔禹锡曰〕昔有人窃肉入河，化为此鸟，今犹有肉，因名逃河。〔时珍曰〕此俚言也。案山海经云：沙水多犁〔三〕鹕，其名自呼。后人转为鹈鹕耳。又吴谚云：夏至前来，谓之犁鹕，言主水也；夏至后来，谓之犁涂，言主旱也。陆玑云：遇小〔五〕泽即以胡盛水，戽涸取鱼食，故曰鴮鸅，曰淘河。俗名淘鹅，因形也。又讹而为驼鹤。

【集解】〔禹锡曰〕鹈鹕，大如苍鹅。颐下有皮袋，容二升物，展缩由之，袋中盛水以养鱼。云身是水沫，惟胸前有两块肉，列〔六〕如拳。诗云：惟鹈在梁，不濡其咮。咮，喙也，言爱其嘴也。〔时珍曰〕鹈鹕处处有之，水鸟也。似鹗而甚大，灰色如苍鹅。喙长尺余，直而且广，口中正赤，颔下胡大如数升囊。好群飞，沈水食鱼，亦能竭小水取鱼。俚人食其肉，取其脂入药。用翅骨、骺骨作筒，吹喉、鼻药甚妙。其盛水养鱼、身是水沫之说，盖妄谈也。又案晁以道云：鹈之属有曰漫画者，以嘴画水求鱼，无一息之停；有曰信天缘者，终日凝立，不易其处，俟鱼过乃取之。所谓信天缘者，即俗名青翰者也，又名青庄。此可喻人之贪廉。

脂油 〔时珍曰〕剥取其脂，熬化掠取，就以其嗉盛之，则不渗漏。他物即透走也。〔气味〕咸，温，滑，无毒。〔主治〕涂痈肿，治风痹，透经络，通耳聋。时珍 〔发明〕〔时珍曰〕淘鹅

〔一〕法：原脱，今据御览九二八众鸟条及本书卷一引据经史百家书目补。
〔二〕登：同上。
〔三〕犁：金陵本同。山海经·东次二经作「鵹」。
〔四〕鸅：原作「[illegible]」，金陵本同，字书无。今据尔雅·释鸟改。下同。
〔五〕小：原作「水」，金陵本同。今据毛诗陆疏卷下维鹈在梁条及御览九二五鹈鹕条引文改。
〔六〕列：金陵本同。大观、政和本草卷十九鹈鸪条俱无。

油性走，能引诸药透入病所拔毒，故能治聋、痹、肿毒诸病。〔附方〕新一。**耳聋**用淘鹅油半匙，磁石一小豆，麝香少许，和匀，以绵裹成挺子，塞耳中，口含生铁少许。用三五次即有效。青囊。

嘴〔气味〕咸，平，无毒。〔主治[一]〕赤白久痢成疳，烧存性研末，水服一方寸匕。嘉祐

舌〔主治〕疔疮。时珍

毛皮〔主治〕反胃吐食，烧存性，每酒服二钱[二]。时珍 出普济。

鹅 别录上品

【释名】家雁纲目 舒雁〔时珍曰〕鹅鸣自呼。江东谓之舒雁，似雁而舒迟也。

【集解】〔时珍曰〕江淮以南多畜之。有苍、白二色，及大而垂胡者。并绿眼黄喙红掌，善斗，其夜鸣应更。师旷禽经云「脚近臎者能步」，鹅、鹜是也。又云「鹅伏卵则逆月[三]」，谓向月取气助卵也。性能啖蛇及蚓，制射工，故养之能辟虫虺，或言鹅性不食生虫者，不然。

白鹅膏腊月炼收。〔气味〕甘，微寒，无毒。〔主治〕灌耳，治卒聋。别录 润皮肤，可合面脂。日华 涂面急，令人悦白。唇渖，手足皴裂，消痈肿，解礜石毒。时珍

肉〔气味〕甘，平，无毒。〔日华曰〕白鹅：辛[四]，凉，无毒。苍鹅：冷，有毒，发疮肿。〔诜曰〕鹅肉性冷，多食令人易[五]霍乱，发痼疾。〔李鹏飞曰〕嫩鹅毒，老鹅良。〔主治〕利五脏。别录 解五脏热，

〔一〕治：原无，金陵本同。今依本书通例补，并加方括号。

〔二〕二錢：金陵本同。普济方卷三十六治转食方无，当是濒湖酌加。

〔三〕鹅伏卵则逆月：金陵本同。按埤雅卷六鹅条云：「鹅伏随日，鸹伏随月。说以为乳鹅伏卵，随日光所转。」与禽经所说不同。

〔四〕辛：金陵本同。大观、政和本草卷十九白鹅膏条引日华子俱无。

〔五〕易：原脱，今据大观、政和本草卷十九白鹅膏条补。

服丹石人宜之。孟诜 煮汁，止消渴。藏器 〔发明〕〔藏器曰〕苍鹅食虫，主射工毒为良；白鹅不食虫，止渴为胜。〔时珍曰〕鹅气味俱厚，发风发疮，莫此为甚，火熏者尤毒。曾目击其害，而本草谓其性凉利五脏，韩懋医通谓其疏风，岂其然哉？又葛洪肘后方云：人家养白鹅、白鸭，可辟、食射工。则谓白鹅不食虫、不发病之说，亦非矣。但比苍鹅薄乎云耳。若夫止渴，凡发胃气者皆能生津，岂独止渴者便曰性凉平？参苓白术散乃治渴要药，何尝寒凉耶？

臎一名尾罂，尾肉也。〔时珍曰〕内则「舒雁臎不可食」，为气臊可厌耳，而俗夫嗜之。〔主治〕涂手足皴裂。纳耳中，治聋及聤耳。日华

血〔气味〕咸，平，微毒。〔主治〕中射工毒者，饮之，并涂其身。陶弘景 解药毒。〔时珍曰〕祈祷家多用之。

胆〔气味〕苦，寒，无毒。〔主治〕解热毒及痔疮初起，频涂抹之，自消。时珍 〔附方〕新一。痔疮有核白鹅胆二三枚，取汁，入熊胆二分，片脑半分，研匀，瓷器密封，勿令泄气。用则手指涂之，立效。刘氏保寿堂方。

卵〔气味〕甘，温，无毒。〔主治〕补中益气。多食发痼疾。孟诜

涎〔主治〕咽喉谷贼。时珍 〔发明〕〔时珍曰〕按洪迈夷坚志云：小儿误吞稻芒，着咽喉中不能出者，名曰谷贼。惟以鹅涎灌之即愈。盖鹅涎化谷相制耳。

毛〔主治〕射工水毒。别录 小儿惊痫。又烧灰酒服，治噎疾。苏恭 〔发明〕〔弘景曰〕东川多溪毒，养鹅以辟之，毛羽亦佳，并饮其血。鹅未必食射工，盖以威相制耳。〔时珍曰〕禽经云：鹅飞则蜮沉。蜮即射工也。又岭南异物志云：邕州蛮人〔一〕选鹅腹毳毛为衣、被絮，柔暖而性冷。婴儿尤宜之，能辟惊痫。柳子厚诗云「鹅毛御腊缝山罽」，即此。盖毛与肉性不同也。〔附方〕新二。通气散治误吞铜钱及钩绳。鹅毛一钱（烧灰），磁石皂

〔一〕邕州蛮人：金陵本同。御览九一九鹅条引岭南异物志作「南道之酋豪」。

子大（煅），象牙一钱（烧存性），为末。每服半钱，新汲水下。医方妙选。噎食病白鹅尾毛烧灰，米汤每服一钱。时珍 出谈野翁诸方。

掌上黄皮 〔主治〕烧研，搽脚趾缝湿烂。焙研，油调，涂冻疮良。时珍

屎 〔主治〕绞汁服，治小儿鹅口疮。时珍 出秘录。苍鹅屎：傅虫、蛇咬毒。日华

〔附方〕新一。鹅口疮自内生出可治，自外生入不可治。用食草白鹅下清粪滤汁，入沙糖少许搽之；或用雄鹅粪眠倒者烧灰，入麝香少许搽之，并效。永类钤方。

雁本经上品

【释名】鸿〔时珍曰〕按禽经云：鳱以水言，自北而南〔一〕；鴈以山言，自南而北〔二〕。张华注云：鳱鴈并音雁。冬则适南，集于水干，故字从干〔三〕；春则向北，集于山岸〔四〕，故字从厈〔五〕。小者曰雁，大者曰鸿。鸿，大也。多集江渚，故从江。梵书谓之僧娑。

【集解】〔别录曰〕雁生江南池泽，取无时。〔弘景曰〕诗疏〔六〕云：大曰鸿，小曰雁。今雁类亦有大小，皆同一形。又有野鹅大于雁，似人家苍鹅，谓之驾〔七〕鹅。雁在江湖，夏当产伏，故皆往北，恐雁门北人不食之也。虽采无时，以冬月为好。〔恭曰〕雁为阳鸟，与燕往来相反，冬南翔，夏北徂，孳育于北也，岂因北人不食之乎？〔宗奭曰〕雁热则即北，寒则即南，以就和气。所以为礼币者，一取其信，二取其和也。〔时珍曰〕雁状〔八〕似鹅，亦有苍、白二色。今人以白

〔一〕自北而南：原作「自南而北」，金陵本同。今据禽经改。
〔二〕自南而北：原作「自北而南」，金陵本同。据改同上。
〔三〕干：原作「于」，今据金陵本改，与禽经注合。
〔四〕岸：原作「鳽」，金陵本同，今据禽经注改。
〔五〕厈：原作「岸」，金陵本同。据改同上。
〔六〕疏：金陵本同。大观、政和本草卷十九雁肪条引陶说俱无。按「大曰鸿，小曰雁」，乃毛诗·小雅·鸿雁篇毛传文。尔雅翼卷十七雁条引文作「注」，义长。
〔七〕驾：金陵本及政和本草同。大观本草卷十九雁肪条作「鴐」。古通用。
〔八〕状：原残缺似「伏」，今据金陵本改。

而小者为雁，大者为鸿，苍者为野鹅，亦曰鴚鹅，尔雅谓之鴐鵞也。雁有四德：寒则自北而南，止于衡阳，热则自南而北，归于雁门，其信也；飞则有序而前鸣后和，其礼也；失偶不再配，其节也；夜则群宿而一奴巡警，昼则衔芦以避缯缴，其智也。而捕者豢之为媒，以诱其类，是则一愚矣。南来时瘠瘦不可食，北向时乃肥，故宜取之。又汉、唐书，并载有五色雁云。

雁肪　〔正误〕一名鹜肪。〔弘景曰〕鹜是野鸭，本经雁肪亦名鹜肪〔一〕，是雁鹜相类而误耳。〔气味〕甘，平，无毒。〔主治〕风挛拘急偏枯，血〔二〕气不通利。久服益气不饥，轻身耐老。本经　心镜云：上证，用肪四两炼净。每日空心暖酒一杯〔三〕服一匙。长毛发须眉。别录　〔诜曰〕合生发膏用之。杀诸石药毒。吴普　治耳聋〔四〕。和豆黄作丸，补劳瘦，肥白人。日华　涂痈肿耳疳，又治结热胸痞呕吐。〔时珍曰〕外台治此证有雁肪汤。〔附方〕新一。生发　雁肪日日涂之。千金方。

肉　〔气味〕甘，平，无毒。〔思邈曰〕七月〔五〕勿食雁，伤人神。礼云「食雁去肾」，不利人也。〔主治〕风麻痹。久食助〔六〕气，壮筋骨。日华　利脏腑，解丹石毒。时珍　〔发明〕〔弘景曰〕雁肪人不多食，其肉〔七〕亦应好。〔宗奭曰〕人不食雁，谓其知阴阳之升降，分〔八〕少长之行序也。道家谓之天厌，亦一说耳。食之则治诸风。

骨　〔主治〔九〕〕烧灰和米泔沐头，长发。孟诜

〔一〕肪：原脱，今据大观、政和本草卷十九雁肪条补。
〔二〕血：金陵本同。按唐本草卷十五、千金翼卷三及大观、政和本草卷十九雁肪条引本经俱无，濒湖据食医心鏡文加。
〔三〕一杯：原脱，今据大观、政和本草卷十九雁肪条附方补。
〔四〕治耳聋：金陵本同。按大观、政和本草卷十九雁肪条引日华子俱无此文。文见同条引孟诜说。
〔五〕七月：金陵本同。大观、政和本草卷十九雁肪条引孙真人作「六月、七月」，而千金卷二十六第五引黄帝则作「六月」。
〔六〕助：原作「动」，金陵本同。今据大观、政和本草卷十九雁肪条改。
〔七〕其肉：原脱，今据唐本草卷十五及大观、政和本草卷十九雁肪条补。
〔八〕分：原脱，今据本草衍义卷十六及政和本草卷十九雁肪条补。
〔九〕主治：原作「治主」，今据金陵本改，与本书通例一致。

毛 〔主治〔一〕〕喉下白毛，疗小儿痫有效。苏恭 白落翎毛，小儿佩之，辟惊痫。日华

〔发明〕〔时珍曰〕案酉阳杂俎云：临邑人，春夏罗取鸿雁毛以御暑。又淮南万毕术云：鸿毛作囊，可以渡江。此亦中流一壶之意，水行者不可不知。

屎白 〔主治〕灸疮肿痛，和人精涂之。梅师

鹄 食物

【释名】天鹅 〔时珍曰〕案师旷禽经云「鹄鸣哠哠」，故谓之鹄。吴僧赞宁云：凡物大者，皆以天名。天者，大也。则天鹅名义，盖亦同此。罗氏谓鹄即鹤，亦不然。

【集解】〔时珍曰〕鹄大于雁，羽毛白泽，其翔极高而善步，所谓鹄不浴而白，一举千里，是也。亦有黄鹄、丹鹄，湖、海、江、汉之间皆有之，出辽东者尤甚，而畏海青鹘。其皮毛可为服饰，谓之天鹅绒。案饮膳正要云：天鹅有四等：大金头鹅，似雁而长项，入食为上，美于雁；小金头鹅，形差小；花鹅，色花；一种不能鸣鹅，飞则翔响，其肉微腥。并不及大金头鹅，各有所产之地。

肉 〔气味〕甘，平，无毒。〔颖曰〕冷。〔忽氏曰〕热。 〔主治〕腌炙食之，益人气力，利脏腑。时珍

油 冬月取肪炼收。 〔气味〕缺。 〔主治〕涂痈肿，治小儿疳耳。时珍 〔附方〕新一。

疳耳出脓 用天鹅油调草乌末，入龙脑少许，和傅立效。无则以雁油代之。通玄论。

绒毛 〔主治〕刀杖金疮，贴之立愈。汪颖

鸨 音保。 纲目

【释名】独豹 〔时珍曰〕案罗愿云：鸨有豹文，故名独豹，而讹为鸨也。陆佃云：鸨性群居，如雁有行列，故字

〔一〕主治：原作「治主」，今据金陵本改，与本书通例一致。

从𠦝。𠦝（音保），相次也。诗云「鸨行」是矣。

【集解】〔时珍曰〕鸨，水鸟也。似雁而斑文，无后趾。性不木止，其飞也肃肃，其食也龄。肥腯多脂，肉粗味美。闽语〔一〕曰：鸨无舌〔二〕，兔无脾。或云：纯雌无雄，与他鸟合。或云：鸨见鸷鸟，激粪射之，其毛自脱也。

肉　〔气味〕甘，平，无毒。〔时珍曰〕礼记：不食鸨奥。奥者，脾胵也，深奥之处也。〔主治〕**补益虚人，去风痹气。**正要

肪　〔主治〕**长毛发，泽肌肤，涂痈肿。**时珍

鹜 音木。　别录上品

【释名】**鸭**说文**舒凫**尔雅**家凫**纲目**𪂪𪇆**音末匹。〔时珍曰〕鹜通作木。鹜性质木，而无他心，故庶人以为贽。曲礼云：庶人执匹。匹，双鹜也。匹夫卑末，故广雅谓鸭为𪂪𪇆。禽经云「鸭鸣呷呷」，其名自呼。凫能高飞，而鸭舒缓不能飞，故曰舒凫。

【正误】〔弘景曰〕鹜即鸭。有家鸭、野鸭。〔藏器曰〕尸子云：野鸭为凫，家鸭为鹜，不能飞翔，如庶人守耕稼而已。〔保昇曰〕尔雅云：野凫，鹜。而本草鹜肪，乃家鸭也。〔宗奭曰〕据数说，则凫、鹜皆鸭也。王勃滕王阁序云「落霞与孤鹜齐飞」，则鹜为野鸭明矣。勃乃名儒，必有所据。〔时珍曰〕四家惟藏器为是。陶以凫、鹜混称，寇以鹜为野鸭，韩引尔雅错舒凫为野凫，并误矣，今正之。盖鹜有舒凫之名，而凫有野鹜之称，故王勃可以通用，而其义自明。案周礼「庶人执鹜」，岂野鸭乎？国风弋凫与雁，岂家鸭乎？屈原离骚云：宁与骐骥抗轭乎？将与鸡鹜争食乎？宁昂昂若千里驹乎？将泛泛若水中之凫乎？此以凫、鹜对言，则家也、野也，益自明矣。

【集解】〔时珍曰〕案格物论云：鸭，雄者绿头文翅，雌者黄斑色。但有纯黑、纯白者。又有白而乌骨者，药食更佳。鸭皆雄瘖雌鸣。重阳后乃肥腯味美。清明后生卵，则内陷不满。伏卵闻砻磨之声，则毈而不成。无雌抱伏，则以牛屎妪

〔一〕语：埤雅卷九鸨条作「谚」，义同。
〔二〕舌：原作「古」，今据金陵本改，与埤雅卷九鸨条合。

而出之。此皆物理之不可晓者也。

鹜肪白鸭者良，炼过用。〔气味〕甘，大寒，无毒。〔思邈曰〕甘，平。〔主治〕风虚寒热，水肿。别录。〔附方〕新一。瘰疬汁出不止。用鸭脂调半夏末傅之。永类方。

肉〔气味〕甘，冷，微毒。〔弘景曰〕黄雌鸭为补最胜。〔诜曰〕白鸭肉最良。黑鸭肉有毒，滑中，发冷利、脚〔一〕气，不可食〔二〕。目白者，杀人。〔瑞曰〕肠风下血人不可食。〔时珍曰〕嫩者毒，老者良。尾臎不可食，见礼记。昔有人食鸭肉成癥，用秫米治之而愈。见秫米下。〔主治〕补虚除客〔三〕热，和脏腑，利〔四〕水道，疗小儿惊痫。别录 解丹毒，止热痢。日华 头生疮肿。和葱、豉煮汁饮之，去卒然烦热。孟诜 并用白鸭。〔发明〕〔刘完素曰〕鹜之利水，因其气相感而为使也。〔时珍曰〕鸭，水禽也。治水利小便，宜用青头雄鸭，取水木生发之象；治虚劳热毒，宜用乌骨白鸭，取金水寒肃之象也。〔附方〕旧三，新一。白凤膏葛可久云：治久虚发热，咳嗽吐痰，咳血，火乘金位者。用黑嘴白鸭一只，取血入温酒量饮，使直入肺经以润补之。将鸭干挦去毛，胁下开窍去肠拭净，入大枣肉二升，参苓平胃散末一升，缚定。用沙瓮〔五〕一个，置鸭在内〔六〕，以炭火慢煨。将陈酒一瓶，作三次入之。酒干为度，取起，食鸭及枣〔七〕。频作取愈〔八〕。十药神书。大腹水病小便短少。百一方：用青头雄鸭煮汁饮〔九〕，厚盖取汗。心镜：治十种水病垂死。用青头鸭一只，如常治切，和米并五味煮作粥食。又方：用白鸭

〔一〕脚：大观、政和本草卷十九鹜肪条，此上俱有「下」字。

〔二〕不可食：金陵本及政和本草同。大观本草卷十九鹜肪条作「不可多食」。

〔三〕客：金陵本同。唐本草卷十五（脱「除」字）、千金翼卷三及大观、政和本草卷十九鹜肪条俱无。

〔四〕利：原作「及」，金陵本同。今据唐本草卷十五、千金翼卷三及大观、政和本草卷十九鹜肪条改。

〔五〕瓮：金陵本同。十药神书壬字白凤膏作「瓶」。

〔六〕内：十药神书壬字白凤膏，此下有「四围」二字。

〔七〕及枣：金陵本同。十药神书壬字白凤膏作「枣子阴干，随意用参汤化下。」

〔八〕频作取愈：金陵本同。十药神书壬字白凤膏作「后服补髓丹，则补髓生精，和血顺气。」

〔九〕煮汁饮：金陵本同。大观、政和本草卷十九鹜肪条附方俱作「以水五升，煮取一升饮尽。」

一只治净，以馈饭〔一〕半升，同姜、椒入鸭腹中缝定，蒸熟食之。

头雄鸭者良。〔主治〕**煮服，治水肿，通利小便。**〔恭曰〕古方有鸭头丸。〔附方〕新一。

鸭头丸治阳水暴肿，面赤，烦躁喘急，小便涩，其效如神，此裴河东方也。用甜葶苈（炒）二两（熬膏），汉防己末二两，以绿头鸭血同头全捣三千杵，丸梧子大。每木通汤下七十丸，日三服。一加猪苓一两。外台秘要。

脑〔主治〕**冻疮，取涂之良。**时珍

血白鸭者良。〔气味〕**咸，冷，无毒。**〔主治〕**解诸毒。**别录 **热饮，解野葛毒。已死者，入咽即活。**孟诜 **热血，解中生金、生银、丹石、砒霜诸毒，射工毒。又治中恶及溺水死者，灌之即活。蚯蚓咬疮，涂之即愈。**时珍〔附方〕新三。**卒中恶死**或先病痛，或卧而忽绝。并取雄鸭，向死人口断其头，沥血入口。外以竹筒吹其下部，极则易人，气通即活也。肘后。**解百蛊毒**白鸭血热饮之。广记。**小儿白痢**似鱼冻者。白鸭杀取血，滚酒泡服，即止也。摘玄方。

舌〔主治〕**痔疮杀虫，取相制也。**时珍

涎〔主治〕**小儿痓风，头及四肢皆往后，以鸭涎滴之。又治蚯蚓吹小儿阴肿，取雄鸭抹之即消。**时珍 出海上。

胆〔气味〕**苦，辛，寒，无毒。**〔主治〕**涂痔核，良。又点赤目初起，亦效。**时珍

肫衣即膍胵内皮也。〔主治〕**诸骨哽，炙研，水服一钱即愈，取其消导也。**时珍

卵〔气味〕**甘、咸，微寒，无毒。**〔诜曰〕多食发冷气，令人气短背闷。小儿多食，脚软。盐藏食之，即宜人。〔士良曰〕生疮毒者食之，令恶肉突出。〔弘景曰〕不可合鳖肉、李子食，害人。合椹食，令人生子不顺。

〔一〕馈饭：原作「豉」，金陵本同。今据大观、政和本草卷十九鹜肪条附方改。

〔主治〕**心腹胸膈热。**日华 〔发明〕〔时珍曰〕今人盐藏鸭子，其法多端。俗传小儿泄痢，炙咸卵食之，亦间有愈者。盖鸭肉能治痢，而炒盐亦治血痢故耳。

白鸭通即鸭屎也。与马通同义。〔气味〕**冷，无毒。**〔主治〕**杀石药毒，解结缚，散畜热。**别录 **主热毒、毒痢。又和鸡子白，涂热疮肿毒，即消。涂蚯蚓咬，亦效。**孟诜 **绞汁服，解金、银、铜、铁毒。**时珍 〔附方〕旧一，新二。**石药过剂**白鸭屎为末，水服二钱，效。百一方。**乳石发动**烦热。用白鸭通一合，汤一盏渍之，澄清冷饮。圣惠方。**热疮肿痛**不可忍。用家鸭粪同鸡子清调傅，即消。圣惠。

凫食疗

【释名】野鸭诗疏 **野鹜**同上 **鸍**音施。**沉凫** 〔时珍曰〕凫从几(音殊)，短羽高飞貌，凫义取此。尔雅云：鸍，沉凫也。凫性好没故也。俗作晨凫，云凫常以晨飞，亦通。

【集解】〔时珍曰〕凫，东南江海湖泊中皆有之。数百为群，晨夜蔽天，而飞声如风雨，所至稻粱一空。陆玑诗疏云：状似鸭而小，杂青白色，背上有文，短喙长尾，卑脚红掌，水鸟之谨愿者，肥而耐寒。或云食用绿头者为上，尾尖者次之。海中一种冠凫，头上有冠，乃石首鱼所化也。并宜冬月取之。

肉 〔气味〕**甘，凉，无毒。**〔诜曰〕九月以后，立春以前，即中食，大益病人，全胜家者，虽寒不动气。〔日华曰〕不可合胡桃、木耳、豆豉同食。 〔主治〕**补中益气，平胃消食，除十二种虫。身上有诸小热疮，年久不愈者，但多食之，即瘥。**孟诜 **治热毒风及恶疮疖，杀腹脏一切虫，治水肿**〔一〕。日华

血 〔主治〕**解挑生蛊毒，热饮探吐。**时珍 出摘玄。

〔一〕治水肿：按大观、政和本草卷十九鹜肪条引日华子谓家鸭头治水肿，与唐本注一致(见本书前鹜条头主治)，未言野鸭肉能治水肿。

䴙䴘音甓梯。拾遗

【释名】须鸁〔一〕尔雅　水鸷〔二〕音札。正要　䴇鸰日用　刁〔三〕鸭蜀本注〔四〕　油鸭俗　〔时珍曰〕䴙䴘、须鸁，并未详。鸷、刁、零丁，皆状其小也。油，言其肥也。

【集解】〔藏器曰〕䴙䴘，水鸟也。大如鸠，鸭脚连尾，不能陆行，常在水中。人至即沉，或击之便起。其膏涂刀剑不锈〔五〕。续英华诗云「马衔苜蓿叶，剑莹䴙䴘膏」，是也。〔韩保升曰〕野鸭有与家鸭相似者，有全别者。其甚小者名刁鸭，味最佳。〔时珍曰〕䴙䴘，南方湖溪多有之。似野鸭而小，苍白文，多脂味美。冬月取之，其类甚多。扬雄方言所谓「野凫，甚〔六〕小而好没水中者，南楚之外谓之䴙䴘，大者谓之鹈䴘〔七〕」，是也。

肉〔气味〕甘，平，无毒。〔主治〕补中益气。五味炙食，甚美。时珍　出正要。

膏〔主治〕滴耳，治聋。藏器

鸳鸯宋嘉祐

【释名】黄鸭纲目　匹鸟〔时珍曰〕鸳鸯终日并游，有宛在水中央之意也。或曰：雄鸣曰鸳，雌鸣曰鸯。崔豹古

〔一〕鸁：原作「羸」，金陵本同。今据尔雅·释鸟改。下同。

〔二〕鸷：原作「鸷」，金陵本同，字书无。今从张本改。饮膳正要卷三禽品作「札」。

〔三〕刁：金陵本同。大观、政和本草卷十九鹜肪条引蜀本注俱作「刀」。按刀有貂音，后人作刁以别之，故刁实刀之异体字。刀鸭因其膏涂刀剑不锈得名，亦通。

〔四〕蜀本注：原作「食疗」，金陵本同。今据大观、政和本草卷十九鹜肪条改，与本书本条集解项引韩保升说一致。

〔五〕锈：原作「绣」，金陵本同。今据大观、政和本草卷十九䴙䴘膏条改。

〔六〕甚：金陵本、文选·南都赋注、后汉书·马融传注及御览九二五引俱同。慧琳音义卷七十三及卷九十九引俱无此字。今本方言卷八作「其」，尔雅翼卷十七凫条引亦作「其」。

〔七〕䴘：原作䴙，金陵本同，盖涉上而误。御览九二五引作「鹕」。今本方言卷八作「䴘」（蹄之异体字）。郝懿行云：「按䴘与䴘同，或作䴙鹕，又作䴙鹕，并字异而音同。」（尔雅义疏·释鸟：䴘「，须鸁」条）今据改。

今注云：鸳鸯雄雌不相离，人获其一，则一相思而死，故谓之匹鸟。涅槃经谓之婆罗迦邻提。

【集解】〔时珍曰〕鸳鸯，凫类也，南方湖溪中有之。栖于土穴中，大如小鸭，其质杏黄色，有文采，红头翠鬣，黑翅黑尾，红掌，头有白长毛垂之至尾。交颈而卧，其交不再。

肉 【气味】咸，平，有小毒。〔孙曰〕苦，微温，无毒。〔瑞曰〕酸，无毒。〔禹锡〔一〕曰〕多食，令人患大风。

【主治】诸瘘疥癣，以酒浸，炙令热，傅贴疮上，冷即易。嘉祐 清酒炙食，治瘘疮。作羹臛食之，令人肥〔二〕丽。夫妇不和者，私与食之，即相爱怜。孟诜 炙食，治梦寐思慕者。孙思邈

【附方】旧一，新一。**五痔瘘〔三〕疮** 鸳鸯一只，治如常法，炙熟细切，以五味、醋食之。作羹亦妙。食医心镜。 **血痔不止** 鸳鸯一只，治净切片，以五味、椒、盐腌炙，空心食之。奉亲养老方。

鸂鶒 音溪敕。宋嘉祐

【释名】**溪鸭** 异物志 **紫鸳鸯**〔时珍曰〕按杜台卿淮〔四〕赋云：鸂鶒寻邪而逐害。此鸟专食短狐，乃溪中敕逐害物者。其游于溪也，左雄右雌，群伍不乱，似有式度者，故说文又作溪鸡。其形大于鸳鸯，而色多紫，亦好并游，故谓之紫鸳鸯也。

【集解】〔禹锡〔五〕曰〕鸂鶒，南方有短狐处多有之。性食短狐也，所居处无复毒气，人家宜畜之。形小如鸭，毛有

〔一〕禹锡：原作「诜」，金陵本同。按大观、政和本草卷十九鸳鸯条引食疗未见此文。文见同条掌禹锡嘉祐新补，今据改。
〔二〕肥：金陵本同。大观、政和本草卷十九鸳鸯条俱作「美」。
〔三〕痔瘘：原作「瘘漏」，金陵本同。今据大观、政和本草卷十九鸳鸯条附方改。
〔四〕淮：原脱，今据大观、政和本草卷十九鸂鶒条补。
〔五〕禹锡：原作「藏器」，金陵本同。按大观、政和本草卷十九鸂鶒条，下所引文乃掌禹锡嘉祐新补，今据改。

五采，首有缨，尾有毛如船柁形。

肉　【气味】甘，平，无毒。冬月用之。

【主治】食之，去惊邪及短狐毒。嘉祐

䴔䴖 音交睛。拾遗

【释名】交𬑐 说文 茭鸡 俗 䴌 音坚。出尔雅。〔时珍曰〕按禽经云：白鹢相睨而孕，䴔䴖睛交而孕。又曰：旋目其名鹮〔一〕，方目其名䲘，交目其名䴌。观其眸子，而命名之义备矣。说文谓之交𬑐〔二〕，𬑐亦目瞳子也。俗呼茭鸡，云多居茭菰中，而脚高似鸡。其说亦通。

【集解】〔藏器曰〕䴔䴖，水鸟也，出南方池泽。似鸭绿衣。人家养之，驯扰不去。可厌火灾。异物志〔三〕云：䴔䴖巢于高树颠〔四〕，生子穴中，衔其母翼，飞下饮食。〔时珍曰〕䴔䴖大如凫、鹜，而高似鸡，长喙〔五〕好啄〔六〕，其顶有红毛如冠，翠鬣碧斑，丹嘴青胫。养之可玩。

肉　【气味】甘、咸，平，无毒。

【主治】炙食，解诸鱼、虾毒。时珍

【附录】旋目 水鸟也，生荆郢间。大如鹭而短尾，红白色，深目，目旁毛皆长而旋。上林赋云「交睛旋目」是矣。

方目 一名䲘（音纺），一名泽虞，俗名护田鸟，西人谓之蛤蟆护，水鸟也。常在田泽中，形似鸥、鹭，苍黑色，头有白肉

〔一〕鹮：原作「鶪」，金陵本同。今据埤雅卷六䴔䴖条及尔雅翼卷十五䴌条引禽经文改。
〔二〕交𬑐：金陵本同。说文卷四上鸟部䴔条作「䴔鸬」。
〔三〕异物志：原作「博物志」，金陵本同。今检博物志未见此文。文见御览九二五䴔䴖条引异物志，因据改。
〔四〕颠：原脱，今据御览九二五䴔䴖条引异物志补，于义始足。
〔五〕喙：原作「豕」。金陵本略有残缺，但似「喙」字。今据改，与上下文义合。
〔六〕啄：原作「喙」，金陵本同。今从张本改。

冠，赤足。见人辄鸣唤不去。渔人呼为乌鸡，闽人讹为姑鸡。

鹭食物

【释名】鹭鸶禽经　丝禽陆龟蒙　雪客李昉所命。　春锄〔一〕尔雅　白鸟　〔时珍曰〕禽经云：鹳飞则霜，鹭飞则露。其名以此。步于浅水，好自低昂，如春如锄之状，故曰春锄。陆玑诗疏云：青齐〔二〕之间谓之春锄，辽东〔三〕、吴扬皆云白鹭。

【集解】〔时珍曰〕鹭，水鸟也。林栖水食，群飞成序。洁白如雪，颈细而长，脚青善翘，高尺余，解指短尾，喙长三寸。顶有长毛十数茎，毵毵然如丝，欲取鱼则弭之。郭景纯云：其毛可为睫䍦〔四〕。变化论云：鹭以目盼而受胎。〔颖曰〕似鹭而头无丝、脚黄色者，俗名白鹤子。又有红鹤，相类色红，禽经所谓「朱鹭」是也。

肉　〔气味〕咸，平，无毒。　〔主治〕虚瘦，益脾补气，炙熟食之。汪颖

头　〔主治〕破伤风，肢强口紧，连尾烧研，以腊猪脂调傅疮口。救急方

鸥食物

【释名】鹥音医。　水鸮　〔时珍曰〕鸥者浮水上，轻漾如沤也。鹥者，鸣声也。鸮者，形似也。在海者名海鸥，在江者名江鸥，江夏人讹为江鹅也。海中一种随潮往来，谓之信凫。

【集解】〔时珍曰〕鸥生南方江海湖溪间。形色如白鸽及小白鸡，长喙长脚，群飞耀日，三月生卵。罗氏谓青黑色，误矣。

肉　【气味】缺

〔一〕锄：金陵本同。尔雅·释鸟作「鉏」，乃「锄」之异体字。

〔二〕青齐：金陵本同。今本毛诗陆疏卷下值其鹭羽条及御览九二五鹭条俱作「齐鲁」。

〔三〕东：今本毛诗陆疏卷下值其鹭羽条及御览九二五鹭条，此下俱有「乐浪」二字。

〔四〕䍦：金陵本同。尔雅·释鸟郭注作「䍦」，古通用。

鸀鳿音烛玉。拾遗

【释名】鹫鸄〔时珍曰〕鸀鳿名义未详。案许慎说文云：鹫鸄，凤属也。又江中有鹫鸄，似凫而大，赤目。据此则鸀鳿，乃鹫鸄声转。盖此鸟有文彩如凤毛，故得同名耳。

【集解】〔藏器曰〕鸀鳿，山溪有水毒处即有之，因为食毒虫〔一〕所致也。其状如鸭而大，长项，赤目斑嘴，毛紫绀色，如䴔䴖色也。〔时珍曰〕案三辅黄图及事类合璧，并以今人所呼白鹤子者为鸀鳿，谓其鸟洁白如玉也。与陈氏似鸭紫绀之说不同。白鹤子状白如鹭，长喙高脚，但头无丝耳。姿标如鹤，故得鹤名。林栖水食，近水处极多。人捕食之，味不甚佳。

毛及屎

【主治】**烧灰水服，治溪〔二〕毒、砂虱、水弩、射工、蜮、短狐、虾须等病。亦可将鸟近病人，即能唼人身，讫，以物承之，当有沙出，其沙即含沙射人之箭也。又可笼鸟近人，令鸟气相吸。**藏器

【发明】〔藏器曰〕已上数病大略相似，俱是山水间虫含沙射影所致。亦有无水处患者。或如疟，或如天行寒热，或有疮无疮。但夜卧时以手摩身体，有辣痛处，熟视当有赤点如针头，急捻之，以芋叶入内，刮出细沙，以蒜封之则愈，否则寒热渐深也。惟虾须疮最毒，十活一二，桂岭独多。但早觉时，以芋及甘蔗叶，屈角入肉，勾出其根如虾须状则愈。迟则根入至骨，有如疔肿，最恶，好着人隐处。〔时珍曰〕水弩、短狐、射工、蜮，一物也。陈氏分为四，非矣。溪毒，有气无形。砂虱，沙中细虫也。

䴈鹢别录下品

【释名】鷧音意。尔雅 **水老鸦**衍义〔时珍曰〕案韵书，卢与兹并黑也。此鸟色深黑，故名。鷧者，其声自呼也。

〔一〕虫：原作「出」，今据金陵本改，与大观、政和本草卷十九鸀鳿条合。

〔二〕溪：此下原有「鸟」字，金陵本同。今据大观、政和本草卷十九鸀鳿条删。

【集解】〔时珍曰〕鸬鹚，处处水乡有之。似鹈而小，色黑。亦如鸦，而长喙微曲，善没水取鱼。日集洲渚，夜巢林木，久则粪毒多令木枯也。南方渔舟往往縻畜数十，令其捕鱼。杜甫诗：家家养乌鬼，顿顿食黄鱼。或谓即此。又一种似鸬鹚，而蛇头长项，冬月羽毛落尽，栖息溪岸，见人不能行，即没入水者，此即尔雅所谓鹓〔一〕头、鱼䴔〔二〕者，不入药用。鹓〔一〕音拗。〔藏器曰〕一种头细身长项上白者，名鱼䴔。不入药〔三〕用。

【正误】〔弘景曰〕此鸟不卵生，口吐其雏，亦一异也。〔藏器曰〕此鸟胎生〔四〕，从口出，如兔吐儿，故产妇执之易生。〔宗奭曰〕人言孕妇忌食鸬鹚，为其口吐雏。尝〔五〕官于澧州，公廨后有一大木，上有三四十窠。日夕视之，既能交合，又有碧色卵壳布地。则陶、陈之说，误听人言也。〔时珍曰〕一种鹈鸟（或作鹢），似鸬鹚〔六〕而色白，人误以为白鸬鹚是也。雌雄相视，雄鸣上风，雌鸣下风而孕，口吐其子，庄周所谓白鹈相视，眸子不运而风化者也。昔人误以吐雏为鸬鹚，盖鹈、鹚音相近耳。鹈善高飞，能风能水，故舟首画之。又有似鹈而短项，背上绿色，腹背紫白色者，名青鹈。一名乌鹳。陶氏谓乌贼鱼乃此鸟所化。或云即鸭，非也。

肉　〔气味〕**酸、咸，冷，微毒。**　〔主治〕**大腹鼓胀，利水道。**时珍　〔发明〕〔时珍曰〕鸬鹚，别录不见功用。惟雷氏炮炙论序云：体寒腹大，全赖鸬鹚。注云：治腹大如鼓体寒者，以鸬鹚烧存性为末，米饮服之立愈。窃〔七〕谓诸腹鼓大，皆属于热，卫气并循于血脉则体寒。此乃水鸟，其气寒冷而利水。寒能胜热，利水能去湿故也。又外台云：凡鱼骨哽者，但密念〔八〕鸬鹚不已即下。此乃厌伏之意耳。

头　〔气味〕**微寒。**　〔主治〕**哽及噎，烧研，酒服。**别录

〔一〕 鹓：原作「䴔」，金陵本同。今据尔雅·释鸟改。
〔二〕 䴔：原作「鲛」，金陵本同。今据尔雅·释鸟及郭注改。下同。
〔三〕 药：原脱，今据大观、政和本草卷十九鸬鹚屎条引图经文补。
〔四〕 生：原作「主」，今据金陵本改，与大观、政和本草卷十九鸬鹚屎条合。
〔五〕 尝：原作「常」，金陵本同。今据本草衍义卷十六及政和本草卷十九鸬鹚屎条改。
〔六〕 鹚：原作「鸩」，今据金陵本改，与下文合。
〔七〕 窃：原作「切」，金陵本同。今从张本改。
〔八〕 密念：金陵本同。外台卷八作「口称」，与御览九二五鸬鹚条引范汪治咽方作「呼」一致。

骨〔主治〕**烧灰水服，下鱼骨哽。**弘景　〔附方〕新一。**雀卵面斑**鸬鹚骨烧研，入白芷末，猪脂和，夜涂旦洗。摘玄方。

喙〔主治〕**噎病，发即衔之，便安。**范汪

嗉〔主治〕**鱼哽，吞之最效。**时珍

翅羽〔主治〕**烧灰，水服半钱，治鱼哽噎即愈。**时珍　出太平御览。

蜀水花〔别录曰〕鸬鹚屎也。〔弘景曰〕溪谷间甚多，当自取之，择用白处。市卖者不可信。〔颂曰〕屎多在山石上，色紫如花，就石刮取。别录谓屎即蜀水花，而唐面膏方中，二物并用，未知其的。〔时珍曰〕当以别录为正。唐方盖传写之讹误也。〔气味〕**冷，微毒。**〔主治〕**去面上黑䵟黡志。**别录　**疗面瘢疵，及汤火疮痕。和脂油，傅疔疮。**大明　**南人治小儿疳蛔，干研为末，炙猪肉蘸食，云有奇效。**苏颂　**杀虫。**时珍　〔附方〕旧二，新一。**鼻面酒皶**鸬鹚屎一合〔一〕研末，以腊月猪脂和之。每夜涂旦洗。千金〔二〕。**鱼骨哽咽**鸬鹚屎研，水服方寸匕，并以水和涂喉外〔三〕。范汪方。**断酒**鸬鹚屎烧研，水服方寸匕，日一服。外台。

鱼狗 拾遗

【释名】**鴗**尔雅　**天狗**同　**水狗**同　**鱼虎**禽经　**鱼师**同　**翠碧鸟**尔雅翼〔四〕　〔时珍曰〕狗、虎、师，皆兽之噬

〔一〕合：金陵本、圣惠方卷四十及大观、政和本草卷十九鸬鹚屎条附方俱同。千金卷六下第九作「升」。

〔二〕千金：金陵本同。按此方见千金卷六下第九，仅「合」字作「升」为异。又见圣惠方卷四十，故大观、政和本草卷十九鸬鹚屎条附方俱作圣惠方。今仍计入旧附方数内。

〔三〕并以水和涂喉外：金陵本同。御览九二五鸬鹚条引范汪治咽方无此七字。

〔四〕尔雅翼：原无，今据尔雅翼卷十五鴗条补。

物者。此鸟害鱼，故得此类命名。

【集解】〔藏器曰〕此即翠鸟也。穴土为窠。大者名翠鸟〔一〕，小者名鱼狗。青色似翠，其尾可为饰。亦有斑白者，俱能水上取鱼。〔时珍曰〕鱼狗，处处水涯有之。大如燕，喙尖而长，足红而短，背毛翠色带碧，翅毛黑色扬青，可饰女人首物，亦翡翠之类。

肉 【气味】咸，平，无毒。

【主治】鱼哽，及鱼骨入肉不出，痛甚者，烧研饮服。或煮汁饮，亦佳。藏器

【发明】〔时珍曰〕今人治鱼骨哽，取得去肠，用阴阳瓦泥固煅存性，入药用。盖亦取其相制之意。

【附录】翡翠 〔时珍曰〕尔雅谓之鹬，出交广南越诸地。饮啄水侧，穴居生子，亦巢于木，似鱼狗稍大。或云：前身翡，后身翠，如鹅翠、雁翠之义。或云：雄为翡，其色多赤；雌为翠，其色多青。彼人亦以肉作腊食之。方书不见用，功应与鱼狗相同。

蚊母鸟 拾遗

【释名】吐蚊鸟 鷏尔雅 音田。

【集解】〔藏器曰〕此鸟大如鸡，黑色。生南方池泽茹藘中，江东亦多。其声如人呕吐，每吐出蚊一二升。夫蚊乃恶水中虫，羽化所生。而江东有蚊母鸟，塞北有蚊〔二〕母草〔三〕，岭南有虻〔四〕母木〔五〕，此三物异类而同功也。〔时珍曰〕郭

〔一〕翠鸟：金陵本同。大观、政和本草卷十九鱼狗条俱作「翠」，尔雅翼卷十五鴗条作「翠奴」。

〔二〕蚊：金陵本、大观、政和本草卷十九及尔雅翼卷十六蚊母条同。但大观、政和本草卷十虻母草条俱作「虻」。

〔三〕草：原作「树」，金陵本空一字。今据大观、政和本草卷十虻母草条、卷十九蚊母鸟条及尔雅翼卷十六蚊母条改，与本书卷四十一蜚虻条附录蚊子引文一致。

〔四〕虻：金陵本及大观、政和本草卷十九蚊母鸟条同。尔雅翼卷十六蚊母条及本书卷四十一蜚虻条附录蚊子引文俱作「蚊」。

〔五〕木：原作「草」，金陵本及政和本草同。今据大观本草卷十九蚊母鸟条及尔雅翼卷十六蚊母条改，与本书卷四十一蜚虻条附录蚊子引文一致。

璞云：蚊母似乌鸔而大，黄白杂文，鸣如鸽声。岭南异物志言：吐蚊鸟，大如青鹢，大嘴食鱼。岂各地之产差异耶？

翅羽 【主治】作扇辟蚊。藏器

本草纲目禽部目录第四十八卷

禽之二　原禽类二十三种

右附方旧八十四[四]，新二百四十四[五]。

〔一〕吐绶鸡附：原脱，今据本书本卷鷩雉条附录补。

〔二〕白：原脱，今据本书本卷白鹇条补，使其一致。

〔三〕屎名：原作「即」，今据本书本卷寒号虫条改。

〔四〕四：原作「二」，今按本卷旧附方数改。

〔五〕四十四：原作「三十七」，今按本卷（原禽类）新附方数改。

本草纲目禽部第四十八卷

禽之二原禽类二十三种

鸡本经上品

【释名】烛夜〔时珍曰〕按徐铉云：鸡者稽也，能稽时也。广志云：大者曰蜀，小者曰荆。其雏曰㲉。梵书曰：曰鸠七咤。

【集解】〔别录曰〕鸡生朝鲜平泽。〔弘景曰〕鸡属甚多。朝鲜乃在〔一〕玄菟、乐浪，不应总是鸡所出也。〔马志曰〕入药取朝鲜者，良尔。〔颂曰〕今处处人家畜养，不闻自朝鲜来。〔时珍曰〕鸡类甚多，五方所产，大小形色往往亦异。朝鲜一种长尾鸡，尾长三四尺。辽阳一种食鸡，一种角鸡，味俱肥美，大胜诸鸡。南越一种长鸣鸡，昼夜啼叫。南海一种石鸡，潮至即鸣。蜀中一种鹍鸡，楚中一种伧鸡，并高三四尺。江南一种矮鸡，脚才二寸许也。鸡在卦属巽，在星应昴，无外肾而亏小肠。凡人家无故群鸡夜鸣者，谓之荒鸡，主不祥。若黄昏独啼者，主有天恩，谓之盗啼〔二〕。老鸡能人言者，牝鸡雄鸣者，雄鸡生卵者，并杀之即已。俚人畜鸡无雄，即以鸡卵告灶而伏出之。南人以鸡卵画墨，煮熟验其黄，以卜凶吉。又以鸡骨占年。其鸣也知时刻，其棲也知阴晴。太清外术言：蓄蛊之家，鸡辄飞去。万毕术言：其羽焚之，可以致风。五行志言〔三〕：雄鸡〔四〕毛烧着酒中饮之，所求必得。古人言鸡能辟邪，则鸡亦灵禽也，不独充庖而已。

诸鸡肉　**〔气味〕食忌**〔诜曰〕鸡有五色者，玄鸡白首者，六指者，四距者，鸡死足不伸者，并不可食，害

〔一〕在：原脱，今据唐本草卷十五及大观、政和本草卷十九丹雄鸡条补。

〔二〕若黄昏独啼者主有天恩谓之盗啼：金陵本同。尔雅翼卷十三鸡条云：「鸡或乙丙夜辄鸣者，俗谓之盗啼，云行且有赦。盖海中星占云：天鸡星动为有赦。故后魏、北齐赦日皆设金鸡揭于竿，至今犹然。亦曰盗啼为有火。」张本竟改「天恩」为「火患」，似知其一不知其二。

〔三〕五行志言：金陵本同。御览九一八鸡条作「杂五行书曰：欲求妇，取」。

〔四〕鸡：御览九一八鸡条，此下有「两」字，因疑「两」下似尚脱一「翼」字。

人。〔时珍曰〕延寿书云：阉鸡能啼者有毒。四月勿食抱鸡肉，令人作痈成漏，男女虚乏。〔弘景曰〕小儿（五岁以下〔一〕）食鸡生蛔虫。鸡肉不可合葫蒜、芥、李、食，不可合犬肝、犬肾食，并令人泄痢〔二〕。同兔食成痢，同鱼汁食成心瘕，同鲤鱼食成痈疖，同獭肉食成遁尸〔三〕，同生葱食成虫痔，同糯米食生蛔虫。

〔发明〕〔宗奭曰〕巽为风为鸡。鸡鸣于五更者，日将〔四〕至巽位，感动其气而然也。今有风病人食之，无不发作。巽为鸡，信可验矣。〔震亨曰〕鸡属土而有金、木、火，又属巽，能助肝火。寇言动风者，习俗所移也。鸡性补，能助湿中之火。病邪得之，为有助也。若鱼肉之类皆然。且西北多寒，中风者诚有之。东南气温多湿，有风病〔五〕者非风也，皆湿生痰，痰生热，热生风耳。〔时珍曰〕礼记云：天产作阳，地产作阴。鸡卵生而地产，羽不能飞，虽为阳精，实属风木，是阳中之阴也。故能生热动风，风火相扇，乃成中风。朱驳寇说为非，亦非矣。〔颂曰〕鸡肉虽有小毒，而补虚羸是要，故食治方多用之。

丹雄鸡肉　〔气味〕甘，微温〔六〕，无毒。〔扁鹊曰〕辛。〔主治〕**女人崩中漏下赤白沃。通神，杀恶〔七〕毒，辟不祥〔八〕。补虚温中止血。**本经〔九〕**能愈久伤乏疮不瘥者。**别录　**补肺**孙思邈

〔发明〕〔普曰〕丹雄鸡一名载丹。〔宗奭曰〕即赤〔十〕鸡也。〔时珍曰〕鸡虽属木，分而配之，则丹雄鸡得离火阳明之象，白雄鸡得庚金太白之象，故辟邪恶者宜之；乌雄鸡属木，乌雌鸡属水，故胎产宜之；黄雌鸡属土，故脾胃宜

〔一〕五岁以下：金陵本同。唐本草卷十五及大观、政和本草卷十九丹雄鸡条引弘景说俱无此文，乃濒湖据千金方卷二十六第五加入。

〔二〕并令人泄痢……：自此以下皆非弘景所说，乃濒湖据千金等书加入，恐繁不注。

〔三〕尸：千金卷二十六第五，此下有「注」字。

〔四〕将：原脱，今据本草衍义卷十六及政和本草卷十九丹雄鸡条补。

〔五〕病：原脱，今据本草衍义补遗・鸡条补。

〔六〕微温：唐本草卷十五及千金翼卷三，此下俱有「微寒」二字。据大观、政和本草卷十九丹雄鸡条，本经作「微温」，别录作「微寒」。

〔七〕恶：金陵本同。唐本草卷十五、千金翼卷三及大观、政和本草卷十九丹雄鸡条俱无此字，似当据删。

〔八〕通神杀毒辟不祥：政和本草作白字，认为本经文；大观本草作墨字，认为别录文。濒湖从政和本草。

〔九〕本经：此二字原在前「辟不祥」之后，金陵本同。因「补虚温中止血」六字，大观、政和本草均作白字，认为本经文，今移于此。

〔十〕赤：原作「朱」，金陵本同。今据本草衍义卷十六及政和本草卷十九丹雄鸡条改。

之；而乌骨者，又得水木之精气，故虚热者宜之，各从其类也。吴球云：三年䳘鸡，常食治虚损，养血补气。**〔附方〕**新二。**辟禳瘟疫**冬至日取赤雄鸡作腊，至立春日煮食至尽，勿分他人。肘后方。**百虫入耳**鸡肉炙香，塞耳中引出。总录。

白雄鸡肉 **〔气味〕**酸，微温，无毒。〔藏器曰〕甘，寒。**〔主治〕**下气，疗狂邪，安五脏，伤中消渴。别录 调中除邪，利小便，去丹毒〔一〕。日华 **〔发明〕**〔藏器曰〕白雄鸡养三年，能为鬼神所使。〔时珍曰〕按陶弘景真诰云：学道山中，宜养白鸡、白犬，可以辟邪。今术家祈禳皆用白鸡，其原本此。是乃异端一说耳，鸡亦何神何妖哉？**〔附方〕**旧三，新四。**癫邪狂妄**自贤自圣，行走不休。白雄鸡一只煮，以五味和作羹粥食。心镜。**惊愤邪僻**治因惊忧怖迫，或激愤惆怅，致志气错越，心行违僻者。白雄鸡一头（治如食法），真珠四两，薤白四两，水三升，煮二升〔二〕，尽食之，饮汁令尽。肘后。**卒然心痛**白鸡一头，治如食法，水三升，煮二升，去鸡，煎取六合，入苦酒六合，真珠一钱，复〔三〕煎取六合，纳麝香二豆许，顿服之。肘后。**赤白痢〔四〕下**白雄〔五〕鸡一只，如常作臛及馄饨，空心食。心镜。**卒得咳嗽**白鸡一只，苦酒一斗，煮取三升，分三服，并淡食鸡。肘后。**水气浮肿**小豆一升，白雄〔六〕鸡一只，治如食法，以水三斗煮熟食之，饮汁令尽。肘后方。**肉坏怪病**凡口鼻出腥臭水，以碗盛之，状如铁色虾鱼〔七〕走跃，捉之即化为水，此肉坏也。但多食鸡馔即愈〔八〕。夏子益奇疾

〔一〕毒：此下原有「风」字，金陵本同。今据大观、政和本草卷十九丹雄鸡条删。
〔二〕升：肘后卷三第十八，此下有「宿勿食，旦」四字。
〔三〕复：原脱，今据肘后卷一第八补。
〔四〕痢：大观、政和本草卷十九丹雄鸡条附方，此下俱有「食不」二字。
〔五〕白雄：金陵本同。大观、政和本草卷十九丹雄鸡条附方俱作「肥雌」。
〔六〕雄：金陵本同。肘后卷四第二十五无此字。
〔七〕鱼：传信适用方卷四附夏方第四，此下有「如粳米大」四字。
〔八〕即愈：金陵本同。夏方作「月余可补完矣。」

方。

乌雄鸡肉〔**气味**〕甘，微温，无毒。〔**主治**〕补中止痛。别录　止肚痛，心腹恶气，除风湿麻痹，补〔一〕虚羸，安胎，治折伤并痈疽。生捣，涂竹木刺入肉。日华

〔**发明**〕〔时珍曰〕按李鹏飞云：黄鸡宜老人。乌鸡宜产妇，暖血。马益卿云：妊妇宜食牡鸡肉，取阳精之全于天产者。此亦胎教宜见虎豹之意耳。又唐崔行功纂要云：妇人产死，多是富贵家，旁人〔二〕扰攘，致妇惊悸气乱故耳。惟宜屏除一切人，令其独产，更烂煮牡〔三〕鸡取汁，作粳米粥与食，自然无恙，乃和气之效也。盖牡〔三〕鸡汁性滑而濡。不食其肉，恐难消也。今俗产家，每产后即食鸡啖卵，气壮者幸而无恙，气弱者因而成疾，皆由不解此意也。

〔**附方**〕旧四，新六。

补益虚弱诜曰：虚弱人用乌雄鸡一只治净，五味煮极烂，空腹饱食之〔四〕。食生即反损人。或五味淹炙食，亦良。**反胃吐食**用乌雄鸡一只，治如食法，入胡荽子半斤在腹内，烹食二只愈。**老人中风**烦热语涩。每用乌雄〔五〕鸡一只（切），葱白一握，煮臛，下麻子〔六〕汁、五味，空心食之。养老书。**脚气烦懑**用乌雄〔七〕鸡一只，治如食法〔八〕，入米〔九〕作羹食。养老书。**寒疝绞痛**用乌雄〔十〕鸡一头（治如食法），生地黄七斤，同剉，着甑中蒸之，以器盛取汁。清旦温服，至

〔一〕补：原作「诸」，金陵本同。今据大观、政和本草卷十九丹雄鸡条改。
〔二〕旁人：原脱，今据外台卷三十三补。
〔三〕牡：金陵本同。外台卷三十三作「牝」。
〔四〕空腹饱食之：原脱，今据大观、政和本草卷十九丹雄鸡条补。
〔五〕雄：金陵本同。养老奉亲书第十四乌鸡臛方无此字。
〔六〕子：原脱，今据养老奉亲书第十四乌鸡臛方补。
〔七〕雄：金陵本同。养老奉亲书第十四乌鸡羹方无此字。
〔八〕法：养老奉亲书第十四乌鸡羹方，此下有「葱白一握细切」六字。
〔九〕米：养老奉亲书第十四乌鸡羹方，此下有「二合研」三字。
〔十〕雄：金陵本同。肘后卷一第九无此字。

晚令尽，当下诸寒澼，讫〔一〕，以白粥食之。久疝不过三服。肘后。**卒得咳嗽**乌雄〔二〕鸡一只，治如食法，酒渍半日饮之。肘后。**肾虚耳聋**乌雄鸡一只治净，以无灰酒三升煮熟，乘热食三五只，效。**狐尿刺疮**棘人，肿痛欲死。破乌〔三〕鸡搨之，良。肘后方。**猫眼睛疮**身面上疮，似猫儿眼，有光采，无脓血，但痛痒不常，饮食减少〔四〕，名曰寒疮。多吃鸡、鱼、葱、韭自愈。夏子益奇疾方。**打伤颠扑**及牛马触动，胸腹破陷〔五〕，四肢摧折。以乌鸡一只，连毛杵一千二百下，苦酒一〔六〕升和匀。以新布搨病处，将膏〔七〕涂布上。觉寒振欲吐，徐徐取下〔八〕，须臾再上。一鸡少，则〔九〕再作，以愈为度。肘后方。

黑雌鸡肉〔气味〕**甘、酸，温、平，无毒。**〔主治〕**作羹食，治风寒湿痹，五缓六急，安胎。**别录**安心定志，除邪辟恶气，治血邪，破心中宿血，治痈疽，排脓补新血，及产后虚羸，益色助气。**日华**治反胃及腹痛，踒折骨痛，乳痈。又新产妇以一只治净，和五味炒香，投二升酒中，封一宿取饮，令人肥白。又和乌油麻二升熬香末之〔十〕，入酒中极效。**孟诜

〔发明〕〔时珍曰〕乌色属水，牝象属阴，故乌雌所治皆血分之病，

〔一〕讫：原作「证」，金陵本同。今据肘后卷一第九改。
〔二〕雄：金陵本同。肘后卷三第二十三无此字。
〔三〕乌：金陵本同。肘后卷七第五十五无此字。
〔四〕少：传信适用方卷四附夏方，此下有「久则透骨（骨，原作胫，今据普济方卷二五五改）」。世医得效方卷十作「冬则遍胫」，似误。
〔五〕陷：原作「血」，金陵本同。今据大观、政和本草卷十九丹雄鸡条附方改。
〔六〕一：原作「三」，金陵本同。据改同上。
〔七〕膏：金陵本同。大观、政和本草卷十九丹雄鸡条附方俱作「药」，义同。
〔八〕徐徐取下：金陵本同。大观、政和本草卷十九丹雄鸡条附方俱作「不可辄去药」五字。
〔九〕则：原作「顷」，金陵本同。今据大观、政和本草卷十九丹雄鸡条附方改。
〔十〕末之：原脱，今据大观、政和本草卷十九丹雄鸡条补。

各从其类也。〔附方〕新三。**中风舌强**不语，目睛不转，烦热。乌雌鸡一只治净，以酒五升，煮取二升去滓，分作三次，连服之。食葱姜粥，暖卧，取小汗。饮膳正要。**死胎不下**乌鸡一只去毛，以水三升，煮二升去鸡。用帛蘸汁摩脐下，自出。妇人良方。**虚损积劳**治男女因积虚或大病后，虚损沉困，酸疼盗汗，少气喘惙，或小腹拘急，心悸胃弱，多卧少起，渐至瘦削。若年深，五脏气竭，则难治也。用乌雌鸡一头，治如食法，以生地黄一斤（切），饴糖一升，纳腹内缚定，铜器贮，于瓶中蒸五升米熟，取出，食肉饮汁，勿用盐。一月一作，神效。姚僧〔一〕坦方。

黄雌鸡肉〔气味〕甘、酸、咸，平，无毒。〔日华曰〕性温。患骨热人勿食。〔主治〕**伤中消渴，小便数而不禁，肠澼泄痢，补益五脏，续〔二〕绝伤，疗五劳，益气力〔三〕。**别录 **治劳劣，添髓补精，助阳气，暖小肠，止泄精，补水气。**日华 **补丈夫阳气，治冷气瘦〔四〕着床者，渐渐食之，良。以光粉、诸石末和饭饲鸡，煮食甚补益。**孟诜 **治产后虚羸，煮汁煎药服，佳。**时珍

〔发明〕〔时珍曰〕黄者土色，雌者坤象，味甘归脾，气温益胃，故所治皆脾胃之病也。丹溪朱氏谓鸡属土者，当指此鸡而发，他鸡不得侔此。

〔附方〕旧四，新五〔五〕。**水癖水肿**〔诜曰〕腹中水癖水肿。以黄雌鸡一只，如常治净，和赤小豆一升同煮，候豆烂，即出食之。其〔六〕汁饮，日二夜一〔七〕，每服四

〔一〕僧：原作「生」，金陵本同。今据本书卷一引据医家书目改，与隋书经籍志合。
〔二〕续：原脱，今据唐本草卷十五、千金翼卷三及大观、政和本草卷十九丹雄鸡条补。
〔三〕疗五劳益气力：金陵本同。唐本草卷十五作「疗虚劳，益气力。」千金翼卷三及大观、政和本草卷十九丹雄鸡条俱作「疗劳益气」四字。
〔四〕瘦：原作「疾」，金陵本同。今据大观、政和本草卷十九丹雄鸡条改。
〔五〕旧四新五：原作「旧三新六」。按下列诸方，除食医心镜三方为旧附者外，孟诜治腹中水癖水肿一方，依本书通例，亦当计入旧附方数内，因据改。
〔六〕候豆烂即出食之其：此八字原脱，今据大观、政和本草卷十九丹雄鸡条补。
〔七〕一：原脱，今据金陵本补。与大观、政和本草卷十九丹雄鸡条合。

合〔一〕。**时行黄疾**时行发黄。用金色脚黄雌鸡治如食法〔二〕，煮熟食之，并饮汁令尽，不过再作〔三〕。亦可少下盐豉。肘后方。**消渴饮水**〔四〕小便数。以黄雌鸡煮汁冷饮，并作羹食肉。心镜。**下痢禁口**黄肥雌鸡一只，如常为臛，作湿〔五〕馄饨，空心食之。心镜。**脾虚滑痢**用黄雌鸡一只炙，以盐、醋涂，煮熟干燥，空心〔六〕食之。心镜。**脾胃弱乏**人痿黄瘦。黄雌鸡肉五两，白面七两〔七〕，切肉作馄饨，下五味煮熟，空心食之。日一作，益颜色，补脏腑。寿亲。**产后虚羸**黄雌鸡一只，去毛及肠肚〔八〕，背上开破，入生百合三枚〔九〕，白粳米〔十〕半升〔十一〕，缝合，入五味汁中煮熟，开腹取百合并饭，和汁作羹食之，并食肉。圣济〔十二〕。**病后虚汗**伤寒后虚弱，日夜汗出不止，口干心躁〔十三〕。用黄雌鸡一只（去肠胃，治净），麻黄根一〔十四〕两，水七大盏，煮汁三大盏，去滓及鸡，入肉苁蓉（酒浸一宿，刮净）一两，牡蛎（煅）粉二两，煎取一盏半，分为三服〔十五〕一日服尽。圣惠。**老人噎食**不通。黄雌鸡肉四两（切），茯苓末〔十六〕二两，

〔一〕每服四合：原脱，今据大观、政和本草卷十九丹雄鸡条补。

〔二〕法：肘后卷四第三十一，此下有「銼生地黄三斤内腹中，急缚，仰置铜器中」。

〔三〕煮汁食之并饮汁令尽不过再作：肘后卷四第三十一作「蒸令极熟，绞取汁，再服之。」

〔四〕饮水：金陵本同。大观、政和本草卷十九丹雄鸡条附方俱作「伤中」。

〔五〕湿：金陵本同。大观、政和本草卷十九丹雄鸡条附方俱作「面」。

〔六〕干燥空心：原脱，今据大观、政和本草卷十九丹雄鸡条附方炙鸡散补，乃与方名相合。

〔七〕两：寿亲养老新书卷一第十四，此下有「葱白二合切细」六字。

〔八〕及肠肚：原脱，今据圣济总录卷一九〇黄雌鸡饭方补。

〔九〕三枚：金陵本同。圣济总录卷一九〇作「净洗择一颗」。

〔十〕米：圣济总录卷一九〇，此下有「饭」字。

〔十一〕半升：金陵本同。圣济总录卷一九〇作「一盏」。

〔十二〕圣济：原作「圣惠」，金陵本同。今检圣惠未见此方。方见圣济总录卷一九〇，名黄雌鸡饭方，因据改。

〔十三〕躁：圣惠方卷十四，此下有「咽喉不利」四字。

〔十四〕一：金陵本同。圣惠方卷十四作「二」。

〔十五〕分为三服：原脱，今据圣惠方卷十四补。

〔十六〕末：原脱，今据寿亲养老新书卷一第十四补。

白面六两，作馄饨，入豉汁煮食，三五服效〔一〕。养老书。

乌骨鸡 **〔气味〕甘，平，无毒。〔主治〕补虚劳羸弱，治消渴，中恶鬼击心腹痛，益产妇，治女人崩中带下，一切虚损诸病，大人小儿下痢禁口，并煮食饮汁，亦可捣和丸药。**时珍 **〔发明〕**〔时珍曰〕乌骨鸡，有白毛乌骨者，黑毛乌骨者，斑毛乌骨者，有骨肉俱乌者，肉白骨乌者；但观鸡舌黑者，则肉骨俱乌，入药更良。鸡属木，而骨反乌者，巽变坎也，受水木之精气，故肝肾血分之病宜用之。男用雌，女用雄。妇人方科有乌鸡丸，治妇人百病，煮鸡至烂和药，或并骨研用之。按太平御览云：夏侯弘行江陵，逢一大鬼引小鬼数百行。弘潜捉末后一小鬼问之。曰：此广州大杀也，持弓戟往荆、扬二州杀人。若中心腹者死，余处犹可救。弘曰：治之有方乎？曰：但杀白乌骨鸡〔二〕薄心即瘥。时荆、扬病心腹者甚众，弘用此治之，十愈八九。中恶用乌鸡，自弘始也。此说虽涉迂怪，然其方则神妙，谓非神传不可也。鬼击卒死，用其血涂心下，亦效。**〔附方〕**新三。

赤白带下 白果、莲肉、江米各五钱，胡椒一钱，为末。乌骨鸡一只，如常治净，装末入〔三〕腹煮熟，空心食之。**遗精白浊** 下元虚惫者。用前方食之良。**脾虚滑泄** 乌骨母鸡一只治净，用豆蔻一两，草果二枚，烧存性，掺入鸡腹内，扎定煮熟，空心食之。

反毛鸡 **〔主治〕反胃。以一只煮烂，去骨，入人参、当归、食盐各半两，再同煮烂，食之至尽。**时珍 出乾坤生意。**〔发明〕**〔时珍曰〕反毛鸡，即翻翅鸡也，毛翮皆反生向前。治反胃者，述类之义耳。

泰和老鸡 **〔气味〕甘、辛，热，无毒。〔主治〕内托小儿痘疮。**时珍 **〔发明〕**〔时珍曰〕江西泰和、吉水诸县，俗传老鸡能发痘疮，家家畜之，近则五六年，远则一二十年。待痘疮发时，以五味煮

〔一〕三五服效：金陵本同。寿亲养老新书卷一第十四作「常作三五服，极除冷气噎。」

〔二〕白乌骨鸡：金陵本同。御览八八四鬼下引志怪仅作「乌鸡」二字。

〔三〕末入：原作「木瓜」，金陵本作「末爪」，均因形近而误。今详上下文义改。

烂，与儿食之，甚则加胡椒及桂、附之属。此亦陈文中治痘用木香、异功〔一〕散之意，取其能助湿热发脓也。风土有宜不宜，不可以为法。

鸡头丹、白雄鸡者良。**〔主治〕杀鬼，东门上者尤〔二〕良。**本经〔三〕**治蛊，禳恶，辟瘟。**时珍

〔发明〕〔时珍曰〕古者正旦，磔雄鸡，祭门户，以辟邪鬼。盖鸡乃阳精，雄者阳之体，头者阳之会，东门者阳之方，以纯阳胜纯阴之义也。千金转女成男方中用之，亦取此义也。按应劭风俗通云：俗以鸡祀祭〔四〕门户。鸡乃东方之牲，东方既作，万物触户而出也。山海经祠鬼神皆用雄鸡，而今治贼风有鸡头散，治蛊用东门鸡头，治鬼疰用雄鸡血，皆以御死辟恶也。又崔实月令云：十二月，东门磔白鸡头，可以合药。周礼·鸡人：凡祭祀〔五〕禳衅，供其鸡牲。注云：禳郊及疆，却灾变也。作宫室器物，取血涂衅隙。淮南子曰：鸡头已瘘，此类之推也。

〔附方〕新一。**卒魇死昏**东门上鸡头为末，酒服之。千金方。

鸡冠血三年雄鸡者良。**〔气味〕咸，平，无毒。**

〔主治〕乌鸡者，主乳难。别录**治目泪不止，日点三次，良。**孟诜**亦点暴赤目。**时珍**丹鸡者，治白癜风。**日华**并疗经络间风热。涂颊，治口㖞不正；涂面，治中恶；卒饮之，治缢死欲绝，及小儿卒惊客忤。涂诸疮癣，蜈蚣、蜘蛛毒，马啮疮，百虫入耳。**时珍

〔发明〕〔时珍曰〕鸡冠血，用三年老雄者，取其阳气充溢也。风中血脉则口僻㖞，冠血咸而走血透肌，鸡之精华所聚，本乎天者亲上也。丹者阳中之阳，能僻邪，故治中恶、惊忤诸病。乌者阳形阴色，阳中之阴，故治产乳、目泪诸病。其治蜈蚣、蜘蛛诸毒者，鸡食百虫，制之以所

〔一〕功：原作「攻」，金陵本同。按小儿痘疹方论有「十一味木香散」及「十二味异功散」，今据改。

〔二〕尤：原脱，今据千金翼卷三及大观、政和本草卷十九丹雄鸡条补。唐本草卷十五作「弥」，义同。

〔三〕本经：按「杀鬼」二字，大观、政和本草卷十九丹雄鸡条俱作白字，认为本经文。但「东门上者尤良」六字，大观作白字，认为本经文；而政和作墨字，认为别录文。

〔四〕祀祭：原作一「除」字，金陵本同。今据风俗通义卷八雄鸡条改。

〔五〕祀：周礼·春官·鸡人条，此下有「面」字。注：「郑司农云：面禳，四面禳也。」

畏也。高武痘疹正宗云：鸡冠血和酒服，发痘最佳。鸡属巽属风，顶血至清至高，故也。〔附方〕旧九〔一〕，新十〔二〕。**益助阳气**〔诜曰〕丹雄鸡冠血，和天雄、太阳粉各四分，桂心二分，丸服之。**鬼击卒死**乌鸡冠血，沥口中令咽；仍破此鸡搨心下，冷乃弃之道边，妙。肘后。**卒死寝死**治卒死，或寝卧奄忽而绝，皆是中恶。用雄鸡冠〔三〕血涂面上，干则再上，仍吹入鼻中〔四〕，并以灰营死人一周。肘后。**卒然忤死**不能言。用鸡冠血，和真珠，丸小豆大。纳三、四丸入口〔五〕中，效。肘后方。**卒缢垂死**心下犹温者，勿断绳。刺鸡冠血滴口中，以安心神。或云：男用雌，女用雄。肘后。**小儿卒惊**似有痛处，不知疾状。用雄鸡冠血少许，滴口中，妙。谭氏小儿。**小儿解颅**丹雄鸡冠上血滴之，以赤芍药末粉之，甚良。普济。**阴毒卒痛**用雄鸡冠血，入热酒中饮之，暖卧取汗。伤寒蕴要。**女人阴血**女人交接违理，血出。用雄鸡冠血涂之。集验。**烂弦风眼**鸡冠血点之，日三五度。圣惠。**对口毒疮**热鸡血频涂之，取散。皆效方。**发背痈疽**用雄鸡冠血滴疽上，血尽再换，不过五六鸡，痛止毒散，数日自愈。保寿堂方。**浸淫疮毒**〔六〕不早治，周身杀人〔七〕。以鸡冠血涂之，日四五度〔八〕。肘后。**燥癣作痒**雄鸡冠血，频频涂之。

〔一〕九：原作「八」，今按下旧附方数改。

〔二〕十：此下原有「一」字，今按下新附方数删。

〔三〕冠：金陵本及大观、政和本草卷十九丹雄鸡条附方俱同。肘后卷一第一作「颈」。

〔四〕仍吹入鼻中：金陵本同。肘后卷一第一及大观、政和本草卷十九丹雄鸡条附方俱无，乃濒湖采肘后卷一第一张仲景诸要方（见金匮卷下第二十三）加入。

〔五〕口：原作「目」，金陵本同。今据肘后卷一第三改。

〔六〕浸淫疮毒：金陵本同。肘后卷五第三十九（此四字原脱，依肘后目录补）及大观、政和本草卷十九丹雄鸡条附方俱作「治卒得浸淫疮，转有汁，多起心」，但政和本草「起」下「心」上有「于」字。巢源卷三十五浸淫疮候云：「浸淫疮是心家有风热，发于肌肤。……汁出侵溃肌肉，浸淫渐阔乃遍体。」可见应据补「于」字，以免误解。

〔七〕不早治周身杀人：金陵本同。肘后卷五第三十九及大观、政和本草卷十九丹雄鸡条附方俱作「早治之，续身周匝则杀人。」但政和本草「早」上有「不」字，以彼书每行字数核算，似此「不」字及前条「于」字，均是后人剜补。据巢源「于」字当补，「不」字则可补可不补。

〔八〕日四五度：金陵本同。肘后卷五第三十九及大观、政和本草卷十九丹雄鸡条附方俱仅作一「瘥」字。

范汪方。**马咬成疮**肿痛。用鸡冠血涂之〔一〕。驳马用雌鸡，牝马用雄鸡。肘后方。**蜈蚣咬疮**鸡冠血涂之。钱相公箧中方。**蜘蛛咬疮**同上。**中蜈蚣毒**舌胀出口是也。雄鸡冠血浸舌，并咽之。青囊杂纂。**诸虫入耳**鸡冠血滴入即出。胜金。

鸡血乌鸡、白鸡者良。

〔气味〕咸，平，无毒。

〔主治〕踒折骨痛及痿痹，中恶腹痛，乳难。别录 **治剥驴马被伤，及马咬人，以热血浸之。白癜风、疬疡风，以雄鸡翅下血涂之。**藏器 **热血服之，主小儿下血及惊风，解丹毒蛊毒，鬼排阴毒，安神定志。**〔时珍曰〕肘后治惊邪恍惚大方中亦用之。

〔附方〕新十〔二〕。**阴毒**鸡血冲热酒饮。**鬼痱**〔三〕**卒死**用乌雄鸡血涂心下，即苏。风俗通。**解百蛊毒**白鸡血，热饮之。广记。**惊风不醒**白乌骨雄鸡血，抹唇上即醒。集成。**缢死未绝**鸡血涂喉下。千金。**黄疸困笃**用半斤大雄鸡，背上破开，不去毛，带热血合患人胸前，冷则换之。日换数鸡，拔去积毒即愈。此鸡有毒，人不可食，犬亦不食也。唐瑶经验方。**筋骨折伤**急取雄鸡一只刺血，量患人酒量，或一碗，或半碗，和饮，痛立止，神验。青囊。**杂物眯目**不出。以鸡肝血滴少许，即出。圣惠。**蚰蜒入耳**生油调鸡心血，滴入即出。总录。**金疮肠出**以干人屎末抹入，桑皮线缝合，热鸡血涂之。生生编。

肪乌雄鸡者良。

〔气味〕甘，寒，无毒。

〔主治〕耳聋。别录〔四〕 **头秃发落。**时珍

〔一〕涂之：金陵本同。肘后卷七第五十五及大观、政和本草卷十九丹雄鸡条附方俱作「着疮中三下」。外台卷四十作「点所啮疮中，日三。」文同。

〔二〕新十：原作「旧一新九」。按下列十方均未见于大观、政和本草，全为新附，今据改。

〔三〕痱：原作「排」，金陵本同。今据风俗通义卷八雄鸡条改，与本书本条前鸡头段发明项引文一致。集韵卷五·七尾：「痱（音斐），鬼痛病。」

〔四〕别录：金陵本同。按「肪主耳聋」四字，大观本草卷十九丹雄鸡条作墨字，认为别录文；但政和本草作白字，认为本经文。

〔附方〕新一。**年久耳聋**用錬成鸡肪五两，桂心十八铢，野葛六铢〔一〕，同以文火煎三沸，去滓。每用枣许〔二〕，以苇筒炙熔，倾入耳中。如此十日，耵聍自出，长寸许也。千金翼。

脑白雄鸡者良。〔主治〕小儿惊痫。烧灰酒服，治难产。苏恭

心乌雄鸡者良。〔主治〕五邪。别录

肝雄鸡者良。〔气味〕甘、苦，温，无毒。〔时珍曰〕微毒。内则云「食鸡去肝」，为不利人也。〔主治〕起阴。别录 补肾。治心腹痛，安漏胎下血，以一具切，和酒五合服之。孟诜〔三〕 疗风虚目暗。治女人阴蚀疮，切片纳入，引虫出尽，良。时珍 〔附方〕新三。**阴痿不起**用雄鸡肝三具〔四〕，菟丝子一升，为末，雀卵和，丸小豆大。每服一百〔五〕丸，酒下，日二〔六〕。千金。**肝虚目暗**老人肝虚目暗。乌雄〔七〕鸡肝一具（切），以豉和米作羹成粥食之。养老书。**睡中遗尿**雄鸡肝、桂心等分，捣丸小豆大。每服一丸，米饮下，日三服。遗精，加白龙骨。

胆乌雄鸡者良。〔气味〕苦，微寒，无毒。〔主治〕目不明，肌疮。别录 月蚀疮，绕耳根〔八〕，日三涂之。孟诜 灯心蘸点胎赤眼，甚良。水化搽痔疮，亦效。时珍 〔附

〔一〕桂心十八铢野葛六铢：金陵本同。千金翼卷十一第十一治二十年聋方作「桂心、野葛各半两」。

〔二〕枣许：金陵本同。千金翼卷十一第十一作「如枣核大」。

〔三〕孟诜：金陵本同。按大观、政和本草卷十九丹雄鸡条，上文除「补肾」二字为孟诜所说外，余文乃濒湖采葛氏方并参考子母秘录写成。

〔四〕三具：金陵本同。千金卷二十第七作「二具」，此下有「阴干百日」四字。

〔五〕百：金陵本同。千金卷二十第七无。

〔六〕二：金陵本同。千金卷二十第七作「三」。

〔七〕雄：金陵本同。寿亲养老新书卷一第十四无。

〔八〕根：大观、政和本草卷十九丹雄鸡条引食疗，此下有「以乌雌鸡胆汁」六字。

方〕新四。**沙石淋沥**用雄鸡胆（干者）半两，鸡屎白（炒）一两，研匀。温酒服一钱，以利为度。十便良方。**耳病疣目**黑雌鸡胆汁涂之，日三。圣惠。**眼热流泪**五倍子、蔓荆子煎汤洗，后用雄鸡胆点之。摘玄方。**尘沙眯目**鸡胆汁点之。医说。

肾雄鸡者良。

〔主治〕齆鼻作臭，用一对与脖前肉等分，入豉七粒，新瓦焙研，以鸡子清和作饼，安鼻前，引虫出。忌阴人、鸡、犬见。十便良方。

嗉

〔主治〕小便不禁，及气噎食不消。时珍

〔附方〕新三。**气噎不通**鸡嗉两枚连食，以湿纸包，黄泥固，煅存性为末，入木香、沉香、丁香末各一钱，枣肉和，丸梧子大。每汁下三丸。**小便不禁**雄鸡喉咙，及膍胵，并屎白，等分为末。麦粥清服之。卫生易简方。**发背肿毒**鸡嗉及肫内黄皮，焙研。湿则干掺，干则油调搽之。医林正宗。

膍胵里黄皮（一名鸡内金）膍胵（音脾鸱），鸡肫也。近人讳之，呼肫内黄皮为鸡内金。男用雌，女用雄。

〔气味〕甘，平，无毒。

〔主治〕泄痢。本经〔一〕**小便频遗**〔二〕**，除热止烦。**别录　**止泄精并尿血，崩中带下，肠风泻血**〔三〕。日华　**治小儿食疟，疗大人淋漓反胃，消酒积，主喉闭乳蛾，一切口疮，牙疳诸疮。**时珍

〔附方〕旧三〔四〕，新十七〔五〕。**小便遗失**用鸡膍胵一具，并

〔一〕本经：原脱。按大观、政和本草卷十九丹雄鸡条，「主泄痢」三字俱作白字，认为本经文。今据补。
〔二〕小便频遗：金陵本同。按唐本草卷十五、千金翼卷三及大观、政和本草卷十九丹雄鸡条俱作「小便利，遗溺」五字，此间经濒湖改写。
〔三〕血：金陵本同。大观、政和本草卷十九丹雄鸡条引日华子俱作「痢」。
〔四〕三：原作「二」，今按下旧附方数改。
〔五〕七：原作「八」，今按下新附方数改。

肠烧存性，酒服〔一〕。男用雌，女用雄。　集验。**小便淋沥**痛不可忍。鸡肫内黄皮五钱，阴干烧存性，作一服，白汤下，立愈。　医林集要。**膈消饮水**鸡内金（洗，晒干）、栝楼根（炒）各〔二〕五两，为末，糊〔三〕丸梧桐子大。每服〔四〕三十丸，温〔五〕水下，日三。　总录。**反胃吐食**鸡膍胵一具，烧存性，酒调服。男用雌，女用雄。　千金。**消导酒积**鸡膍胵、干葛为末，等分，面糊丸梧子大。每服五十丸，酒下。　袖珍方。**禁口痢疾**鸡内金焙研，乳汁服之。**小儿疟疾**用鸡膍胵黄皮烧存性，乳服。男用雌，女用雄。　千金。**喉闭乳蛾**鸡肫黄皮勿洗，阴干烧末，用竹管吹之即破，愈。　青囊方。**一切口疮**鸡内金烧灰傅之，立效。　活幼新书。**鹅口白疮**烧〔六〕鸡肫黄皮为末，乳服半钱〔七〕。　子母秘录。**走马牙疳**经验：用鸡肫黄皮（不落水者）五枚，枯矾五钱，研搽立愈。　心鉴：用鸡肫黄皮，灯上烧存性，入枯矾、黄檗末等分，麝香少许。先以米泔洗漱后，贴之。**阴头疳蚀**鸡内金（不落水）拭净，新瓦焙脆，出火毒，为细末。先以米泔水洗疮，乃搽之。亦治口疳。　经验方。**谷道生疮**久不愈。用鸡膍胵烧存性为末，干贴之，如神。　总录。**脚胫生疮**雄鸡肫内皮，洗净贴之。一日一易，十日愈。　小山奇方。**疮口不合**鸡膍胵皮，日贴之。**发背初起**用鸡肫黄皮（不落水者）阴干，临时温水润开贴之，随干随润，不过三五个，即消。　杨氏经验方。**发背已溃**用鸡肫黄皮，同绵絮焙末搽之，即愈。**金腮疮蚀**初生如米豆，久则穿蚀。用鸡内金（焙）、郁金等分，为末。盐浆漱了贴之。忌米食。　总录。

〔一〕酒服：金陵本同。大观、政和本草卷十九丹雄鸡条附方俱作「服之」，未言用「酒」。
〔二〕各：原脱，今据圣济总录卷四十九鸡内金丸补。
〔三〕糊：金陵本同。圣济总录卷四十九作「炼蜜为」三字。
〔四〕服：圣济总录卷四十九，此下有「二十丸，稍加至」。
〔五〕温：圣济总录卷四十九，此上有「食后」二字。
〔六〕烧：原脱，今据大观、政和本草卷十九丹雄鸡条附方补。
〔七〕半钱：金陵本同。大观、政和本草卷十九丹雄鸡条附方俱无，当是濒湖酌加。

小儿疣目鸡肫黄皮擦之，自落。集要方。**鸡骨哽咽**活鸡一只打死〔一〕，取出鸡内金洗净，灯草裹，于火上烧存性。竹筒吹入咽内，即消，不可见肉〔二〕。摄生方。

肠男用雌，女用雄。〔主治〕**遗溺**〔三〕，**小便数不禁。烧存性，每服三指，酒下**〔四〕。别录 **止遗精、白浊、消渴。**时珍 〔附方〕旧一，新一〔五〕。**小便频遗**心镜：用雄鸡肠一具作臛，和酒服。普济：用雄鸡肠，水煎汁服，日三次〔六〕。

肋骨乌骨鸡者良。〔主治〕**小儿羸瘦，食不生肌。**别录 〔附方〕新二。**小儿囟陷**因脏腑壅热，气血不荣。用乌鸡骨一两（酥炙黄），生干〔七〕地黄（焙）二两，为末。每服半钱，粥〔八〕饮调下。圣惠方。**疮中朽骨**久疽久漏，中有朽骨。以乌骨鸡胫骨，实以砒石，盐泥固济，煅红出毒〔九〕，以骨研末，饭丸粟米大。每以白〔十〕纸捻送一粒入窍中，外〔十一〕以拔毒膏药封之，其骨自出。医学正传。

距白雄鸡者良。〔主治〕**产难，烧研酒服。**苏恭 **下骨哽，以鸡足一双，烧灰水服。**时珍 出外台。

〔一〕死：摄生众妙方卷九咽喉门，此下有「趁热」二字。

〔二〕不可见肉：金陵本及摄生众妙方卷九同。此语费解，疑「肉」字衍，「不可见」三字与上「消」字连属成文。

〔三〕遗溺：大观本草卷十九丹雄鸡条作墨字，认为别录文；但政和本草作白字，认为本经文。

〔四〕烧存性每服三指酒下：金陵本同。唐本草卷十五、千金翼卷三及大观、政和本草卷十九丹雄鸡条引别录俱无此文。濒湖似采大观、政和本草同条附集验方文加入（集验方无「酒下」二字）。

〔五〕新一：原脱，今按下列新附方补。

〔六〕用雄鸡肠水煎汁服日三次：金陵本同。普济方卷二一六治小便失禁方作「以水三升，煮鸡肠取一升，分三服。」

〔七〕干：原脱，今据圣惠方卷八十二及普济方卷三六三生干地黄散补。

〔八〕粥：原作「引」，金陵本同。今据圣惠方卷八十二及普济方卷三六三生干地黄散改。

〔九〕出毒：金陵本同。医学正传卷六疮疡·取剩骨法作「地上出火毒」。

〔十〕白：金陵本同。医学正传卷六疮疡·取剩骨法作「皮」。

〔十一〕外：原脱，今据医学正传卷六疮疡·取剩骨法补。

翮翎白雄鸡者良。**〔主治〕下血闭。左翅毛，能起阴。**别录 **治妇人小便不禁，消阴癞，疗骨哽，蚀痈疽。止小儿夜啼，安席下，勿令母知。**时珍

〔发明〕〔时珍曰〕翅翮形锐而飞扬，乃其致力之处。故能破血消肿，溃痈下哽。按葛洪云：凡古井及五月井中有毒，不可辄入，即杀人。宜先以鸡毛试之，毛直下者无毒，回旋者有毒也。又感应志云：五酉日，以白鸡左翅烧灰扬之，风立至；以黑犬皮毛烧灰扬之，风立止也。巽为风，鸡属巽，于此可见。

〔附方〕旧二，新七。**阴肿如斗**取鸡翅毛（一孔生两茎者）烧灰饮服。左肿取左〔一〕翅，右肿取右〔二〕翅，双肿并取。古今录验〔三〕。**阴卒肿痛**鸡翮六枝烧存性，蛇床子末等分，随左右傅之。肘后方。**妇人遗尿**〔四〕雄鸡〔五〕翎烧灰，酒服方寸匕，日三。普济方〔六〕。**咽喉骨哽**白雄鸡左右翮大毛各一枚〔七〕，烧灰水服〔八〕。外台。**肠内生痈**雄鸡顶上毛并屎烧末，空心酒服。千金。**决痈代针**白鸡翅下两边第一毛各一茎〔九〕，烧灰水服，即破。经验后方〔十〕。**解蜀椒毒**鸡毛烧烟吸之，并水调一钱〔十一〕服之。千金方。**马汗入疮**鸡毛烧灰，酒服方寸匕。集验方。**蠼螋尿疮**乌鸡翅毛烧灰，油调傅之，虫畏鸡故也。琐碎录。

〔一〕左：原作「右」，金陵本同。今据外台卷二十六及大观、政和本草卷十九丹雄鸡条附方改。

〔二〕右：原作「左」，金陵本同。据改同上。

〔三〕古今录验：原作「肘后方」，金陵本同。今检肘后未见此方，据改同上。

〔四〕遗尿：金陵本同。普济方卷三二一作「小便不禁下血」。

〔五〕鸡：普济方卷三二一，此下有「冠上领」三字。

〔六〕普济方：原作「千金翼」，金陵本同。今检千金翼未见此方。方见普济方卷三二一，因据改。

〔七〕枚：外台卷八，此下有「着铜器中」四字。

〔八〕服：外台卷八，此下有「一刀圭，立下」五字。

〔九〕各一茎：原脱，今据大观、政和本草卷十九丹雄鸡条附方补。

〔十〕经验后方：原作「外台」，金陵本同。今检外台未见此方。方见大观、政和本草卷十九丹雄鸡条附方，采自经验后方，因据改。

〔十一〕一钱：金陵本同。千金卷二十四第二无此二字，当是濒湖酌加。

尾毛〔主治〕刺入肉中，以二七枚烧作灰〔一〕，和男子乳汁〔二〕封之，当出。孟诜 解蜀椒毒，烧烟吸之，并以水调灰服。又治小儿痘疮后生痈，烧灰和水傅之。时珍

〔附方〕新一。小〔三〕便不禁 雄〔四〕鸡尾〔五〕烧研，酒服方寸匕〔六〕。外台秘要。

屎白 雄鸡屎乃有白，腊月收之，白鸡乌骨者更良。素问作鸡矢。〔气味〕微寒，无毒。〔主治〕消渴，伤寒寒热。本经〔七〕 破石淋及转筋，利小便，止遗尿，灭瘢痕。别录 治中风失音痰迷〔八〕。炒服，治小儿客忤蛊毒。治白虎风，贴风痛。日华 治贼风、风痹，破血，和黑豆炒，浸酒〔九〕服之。炒服之〔十〕，亦治虫咬毒。藏器 下气，通利大小便，治心腹鼓胀，消癥瘕，疗破伤中风，小儿惊啼。以水淋汁服，解金银毒。以醋和，涂蜈蚣、蚯蚓咬毒。时珍 〔发明〕〔颂曰〕按素问云：心腹满，旦食不能暮食，名为鼓胀。治之以鸡屎醴，一剂知，二剂已。王冰注云：本草鸡屎利小便，并不治鼓〔十一〕胀。今方法当用汤渍服之耳。〔时珍曰〕鼓胀生于湿热，亦有积滞成

〔一〕烧作灰：原脱，今据大观、政和本草卷十九丹雄鸡条补。

〔二〕汁：同上。「男子乳汁」谓哺男孩之乳汁。本书卷五十二人乳条云：「凡入药并取首生男儿、无病妇人之乳，白而稠者佳。」

〔三〕小：外台卷三十四引广济方，此上有「产后」二字。

〔四〕雄：金陵本同。外台卷三十四引广济方作「取」。

〔五〕尾：原作「翎」，金陵本同。今据外台卷三十四引广济方改。

〔六〕匕：外台卷三十四引广济方，此下有「日二服」三字。

〔七〕本经：原脱。按「主消渴伤寒寒热」七字，大观、政和本草卷十九丹雄鸡条俱作白字，认为本经文。因据补。

〔八〕迷：金陵本同。大观、政和本草卷十九丹雄鸡条引日华子俱作「逆」。

〔九〕浸酒：原作「酒浸」，金陵本同。今据大观、政和本草卷十九丹雄鸡条引陈藏器本草改，义微异。

〔十〕炒服之：原脱，今据大观、政和本草卷十九丹雄鸡条引陈藏器本草补。

〔十一〕鼓：原作「蛊」，金陵本同。今据素问腹中论王注及大观、政和本草卷十九丹雄鸡条引图经文改，使与上下文一致。

者。鸡屎能下气消积，通利大小便，故治鼓胀有殊功，此岐伯神方也。醴〔一〕者，一宿初来之酒醅也。又按范汪方云：宋青龙中，司徒吏颜奋女苦风疾，一髀偏痛。一人令穿地作坑，取鸡屎、荆叶然之，安胫入坑中熏之，有长虫出，遂愈也。

〔附方〕旧十四，新三十一。**鸡矢醴** 普济方云：治鼓胀，旦食不能暮食。由脾虚不能制水，水反胜土，水谷不运，气不宣流，故令中满。其脉沉实而滑。宜鸡矢醴主之。何大英云：诸腹胀大，皆属于热。精气不得渗入膀胱，别走于腑，溢于皮里膜外，故成胀满，小便短涩。鸡矢性寒利小便，诚万金不传之宝也。用腊月干鸡矢白半斤，袋盛，以酒醅一斗，渍七日。温服三杯，日三。或为末，服二钱亦可。 宣明：用鸡矢（干者〔二〕）、桃仁、大黄各等分为末，每服〔三〕一钱，水一盏，生姜三片，〔四〕煎汤调下，食后、临卧〔五〕服。 正传：用鸡矢〔六〕炒研，沸汤〔七〕淋〔八〕汁〔九〕，调木香、槟榔末二钱服〔十〕。 一方：用鸡矢、川芎䓖等分为末，酒糊丸服。**牵牛酒** 治一切肚腹、四肢肿胀，不拘鼓胀、气胀、湿胀、水胀等。有峨嵋一僧，用此治人得效，其人牵牛来谢，故名。用干鸡矢一升炒黄，以好酒〔十一〕三碗，煮一碗，滤汁饮之。少顷，腹中气大转动，利下，即自脚下皮皱消也。未尽，隔日再作。仍以田螺二枚，滚酒瀹食，后用白粥调理。 积善堂经验方。**小儿腹胀** 黄瘦。用干鸡矢一两，丁香一钱，为末，蒸饼丸小豆大。每米汤下十丸，日三服。 活幼全书。**心腹鳖瘕**〔十二〕及宿癥，

〔一〕醴：原作「酉」，金陵本同。今从张本改，与上下文相合。
〔二〕干者：原脱，今据宣明论方卷一鸡矢醴散补。
〔三〕等分为末每服：同上。
〔四〕一盏生姜三片：同上。
〔五〕汤调下食后临卧：同上。
〔六〕鸡矢：金陵本同。医学正传卷三肿胀段祖传鸡屎醴作「羯鸡屎一升」。
〔七〕沸汤：金陵本同。医学正传卷三作「百沸汤三升」。
〔八〕淋：原作「林」，今据金陵本改，与医学正传卷三合。
〔九〕汁：医学正传卷三，此下有「每服一大盏」。
〔十〕二钱服：金陵本同。医学正传卷三作「各一钱，日三服，空腹服，以平为期。」
〔十一〕好酒：原作「酒醅」，金陵本同。今据万氏积善堂经验方卷下牵牛妙酒改。
〔十二〕瘕：原作「瘕」，金陵本同。今据大观、政和本草卷十九丹雄鸡条附方改。

并卒得癥。以饭饲白雄鸡取粪，同小便于瓦器中熬黄为末。每服方寸匕，温酒服之，日四五服，以消为度。或以膏熬饭饲之，弥佳〔一〕。集验方。**食米成瘕**好食生米，缺之则〔二〕口中出清水。以鸡矢同白米各半合，炒为末，以水一钟调服。良久，吐出如米形，即瘥。昔慎道恭〔三〕病此，饥瘦如劳，蜀僧道广处此方而愈。医说。**反胃吐食**以乌骨鸡一只，与水饮四五日，勿与食。将五蒲蛇二条，竹刀切与食。待鸡下粪，取阴干为末，水丸粟米大。每服一分，桃仁汤下。五七服即愈。证〔四〕治发明〔五〕。**中诸菜毒**发狂〔六〕，吐下欲死。用鸡矢烧末，水服方寸匕〔七〕。葛氏方。**石淋疼痛**鸡矢白，日中半干，炒香为末。以酸浆饮〔八〕服方寸匕，日二，当下石出。古今录验。**小儿血淋**鸡矢尖白如粉者，炒研，糊丸绿豆大。每服三五丸，酒下。四五服效。**产后遗溺**不禁。鸡矢烧灰，酒服方寸匕。产宝。**转筋入腹**其人臂脚直，其脉上下行〔九〕，微弦。用鸡矢为末，水六合，和方寸匕，温服〔十〕。张仲景方。**中风寒痓**〔十一〕口噤，不知人。以鸡矢白一升炒黄，入酒三升搅，澄清饮。葛氏。**白虎风痛**〔诜曰〕铺饭于患处，以丹雄鸡食之。良久，取热粪封之。

〔一〕以消为度或以膏熬饭饲之弥佳：原作「或杂饭饲之，以消为度，亦佳」，金陵本同。据改同上。

〔二〕缺之则：原脱，今据医说卷五米瘕条补。

〔三〕道恭：原作「恭道」，金陵本同。今据医说卷五米瘕条改。

〔四〕证：原作「澄」，今据金陵本改。

〔五〕证治发明：金陵本同。本书卷一引据医家书目作「何大英发明证治」。此书未见传本，存疑待考。

〔六〕狂：肘后卷七第六十九，此下有「烦闷」二字；大观、政和本草卷十九丹雄鸡条附方，此下俱仅有一「闷」字。

〔七〕匕：肘后卷七第六十九，此下有「不解，更服。又煮葛根饮汁。」大观、政和本草附方俱无。

〔八〕酸浆饮：金陵本同。外台卷二十七引古今录验疗石淋未采此方。大观本草卷十九丹雄鸡条附方作「酪浆饭饮」，政和本草作「路浆饭饮」。按普济方卷二一五「亦用鸡屎白治茎中淋石」作「露饭饮」。疑「露」字一误为「路」，再误为「酪」。圣惠方卷九十二用鸡粪白散治小儿石淋，作「以水一大盏，露一宿。每服用此水一合，调散半钱服之。」尚可作为旁证。又圣惠方卷五十八及普济方卷二一五用鸡粪炒末治石淋，每服以冷水调下一钱。似较简便易行。

〔九〕行：原脱，今据金匮卷中第十九及大观、政和本草卷十九丹雄鸡条引图经补。金匮卷上第二云：「夫痓脉，按之紧如弦，直上下行。」

〔十〕服：此下原有「合」字，金陵本同。按金陵本因脱上文「水六合」之「合」字，故补刻于此。今上文已有「合」字，理应删去。

〔十一〕痓：原作「痹」，金陵本同。今据大观、政和本草卷十九丹雄鸡条附方改。又附方「痓」下俱有「直」字。

取讫，使伏于患人床下。**破伤中风**腰脊反张，牙紧口噤，四肢强直。用鸡矢白一升，大豆五升，和〔一〕炒黄，乘热〔二〕以酒沃之，微烹令豆澄下〔三〕。随量饮，取汗避风。经验后〔四〕方。**产后中风**口噤瘛疭，角弓反张。黑豆二升半〔五〕，同鸡矢白一升炒熟，入清酒一升半，浸取一升〔六〕，入竹沥服〔七〕，取汗。产宝。**角弓反张**四肢不随，烦乱欲死。鸡矢白一升，清酒五升，捣筛，合扬千遍，乃饮。大人服一升，少小五合，日二〔八〕服。肘后。**小儿口噤**面赤者属心，白者属肺。用鸡矢白如枣大，绵裹，以水一合煮二沸〔九〕，分二服。一方：酒研服之。千金方。**小儿唇疮**〔十〕烧〔十一〕鸡矢白，研末傅之。有涎易之〔十二〕。圣惠。**小儿惊啼**鸡矢白烧灰，米饮服二字〔十三〕。千金方。**头风痹木**用腊月乌鸡矢一升，炒黄为末，绢袋盛，渍三升酒中。频频温服令醉〔十四〕。千金方。**喉痹肿痛**鸡矢白含之咽汁。千金〔十五〕。

〔一〕和：原脱，今据大观、政和本草卷十九丹雄鸡条附方补。

〔二〕乘热：同上。

〔三〕澄下：金陵本同。大观、政和本草卷十九丹雄鸡条附方俱作「味出」。

〔四〕后：原脱，今据大观、政和本草卷十九丹雄鸡条附方补。

〔五〕黑豆二升半：金陵本同。产宝卷中第二十三作「大豆二升」。

〔六〕入清酒一升半浸取一升：金陵本同。产宝卷中第二十三作「清酒六升投之，煮三四沸，去滓饮之。」

〔七〕入竹沥服：金陵本同。产宝卷中第二十三作「兼饮竹沥佳。」

〔八〕二：金陵本残缺，但颇似「三」，肘后卷三第十九正作「三」。

〔九〕二沸：原脱，今据千金卷五下第九补。

〔十〕唇疮：原作「紧唇」，金陵本同。今据圣惠方卷九十改。

〔十一〕烧：原脱，今据圣惠方卷九十补。

〔十二〕之：原作「去」，金陵本同。今据圣惠方卷九十改，以免误解。

〔十三〕烧灰米饮服二字：金陵本同，大观、政和本草附方略同。千金卷五上第四作「熬末，以乳服之佳。」

〔十四〕频频温服令醉：金陵本同。千金卷十三第八作「温服任性，常令醺酣。」

〔十五〕千金：原作「圣惠」，金陵本同。今检圣惠未见此方。方见千金方卷六下第七，因据改。

牙齿疼痛鸡矢白烧末、绵裹咬痛处，立瘥。经验后〔一〕方。**鼻血不止**鸡矢取有白色半截者，烧灰吹之。唐氏经验方。**牙齿不生**普济〔二〕：不拘大人、小儿。用雄鸡矢、雌鸡矢各十四〔三〕颗焙研，入麝香少许，先以针挑破出血，傅之。年高者不过二十日，年少者十日必生。又方〔四〕：但用乌鸡雌雄粪，入旧麻鞋底烧存性，等分，入麝香少许，三日夜不住擦，令热为佳。李察院亮卿尝〔五〕用，有效。**耳聋不听**鸡矢白（炒）半升，乌豆（炒）一升，以无灰酒二升，乘热投入服〔六〕，取汗。耳如鼓鼙勿讶。外台。**面目黄疸**鸡矢白、小豆、秫米各二分，为末，分作三服，水下，当有黄汁出也。肘后方。**子死腹中**雄〔七〕鸡粪二十一枚，水二升，煎取五合〔八〕，下米作粥食，胎即出〔九〕。产宝〔十〕。**乳妒乳痈**鸡矢白炒研，酒〔十一〕服方寸匕，须臾〔十二〕三服愈。产宝。**乳头破裂**方同上。梅师〔十三〕。**内痈未成**取伏鸡屎，水和服，即瘥。千金。**头疮白秃**雄鸡屎末，和陈酱、苦酒洗之。千金。**消灭瘢痕**以猪脂三斤〔十四〕，饲

〔一〕后：原脱，今据大观、政和本草卷十九丹雄鸡条附方补。

〔二〕普济：原脱。按此方见普济方卷七十（源出圣惠方卷三十四），今据补。

〔三〕各十四：原作「十五」二字，金陵本同。今据普济方卷七十补正。

〔四〕又方：原作「普济」，金陵本同。因前方已补「普济」二字，故改。

〔五〕尝：原作「常」，金陵本同。今据普济方卷七十改。

〔六〕投入服：金陵本同。外台卷二十二作「以沃之，良久滤去滓，分温服」。

〔七〕雄：原作「雌」，金陵本同。今据产宝卷上第十六及大观、政和本草卷十九丹雄鸡条附方改。

〔八〕煎取五合：原作「五合煮之」，金陵本同。据改同上。

〔九〕胎即出：原脱，今据产宝卷上第十六及大观、政和本草卷十九丹雄鸡条附方（无「胎」字）补。

〔十〕产宝：金陵本同。大观、政和本草卷十九丹雄鸡条附方作「续十全方」，但源出产宝，故濒湖改写，仍计入旧附方数内。

〔十一〕白炒研酒：金陵本同。产宝卷下第四十作「为末」二字，大观、政和本草卷十九丹雄鸡条附方仅作一「末」字。

〔十二〕须臾：原脱，今据产宝卷下第四十及大观、政和本草卷十九丹雄鸡条附方补。

〔十三〕梅师：原脱，今据大观、政和本草卷十九丹雄鸡条附方补，并计入旧附方数内。

〔十四〕斤：原作「升」，金陵本同。今据千金卷六下第九及外台卷二十九改。

乌鸡一只，三日后取白〔一〕矢，同白芷、当归各一两，煎十沸〔二〕，去滓，入鹰矢白半两〔三〕，调傅〔四〕。外台。**耳中恶疮**鸡矢白炒研，傅之。圣惠。**瘰疬瘘疮**雄鸡矢烧灰，腊猪脂和，傅之。千金。**食金中毒**已死。取鸡矢半升，水淋取汁一升，饮之，日三。肘后方。**缢死未绝**鸡矢白如枣大，酒半盏和，灌口鼻。肘后。**尸脚拆裂**无冬夏者。鸡屎煮汤〔五〕，渍半日，取瘥乃止。千金。**射工溪毒**白鸡矢（白者）二枚，以饧和，涂疮上。肘后。**骨疽不合**骨从孔中出。掘地作坑，口小里大，深三〔六〕尺。以干鸡屎二升，同艾及荆叶捣碎〔七〕，入坑内，烧令烟出。以疽口就熏，用衣拥之，勿〔八〕令泄气。半日当有虫出，甚效。千金方。**阴毒腹痛**鸡粪、乌豆、地肤子各一把，乱发一团，同炒，烟起，倾入好酒一碗浸之，去滓，热服即止。生生编。**小儿心痛**白乌鸡〔九〕屎五钱（晒研），松脂〔十〕五钱，为末，葱头汁和，丸梧子大，黄丹为衣。每醋汤服五丸。忌生〔十一〕冷、硬物，三四日立效。婴童百问。

鸡子（即鸡卵也）

黄雌者为上，乌雌者次之。

〔气味〕甘，平，无毒。〔思邈曰〕微寒。畏醇醋。〔鼎曰〕不宜〔十二〕多食，令人腹中有声，动风气。和葱、蒜食之，气短；同韭子食，成风痛；共鳖肉食，损人；共

〔一〕白：原脱，今据千金卷六下第九及外台卷二十九补。
〔二〕十沸：金陵本同。千金卷六下第九及外台卷二十九俱作「白芷色（外台「色」作「令」）黄」。
〔三〕半两：金陵本同。千金卷六下第九及外台卷二十九俱作「二分」。古方一分即二钱半，义同。
〔四〕傅：千金卷六下第九，此下有「日三」；外台卷二十九，此下有「且洗之」。
〔五〕鸡屎煮湯：金陵本同。千金卷二十二第六作「鸡矢一升，水二升，煮数沸，停小冷」。
〔六〕三：金陵本同。千金卷二十二第六作「二」。
〔七〕碎：千金卷二十二第六，此下有「令可燃火」。
〔八〕勿：原作物，今据金陵本改，与千金卷二十二第六合。
〔九〕鸡：原作「骨」，金陵本同。今据婴童百问卷十第一百问改。
〔十〕松脂：金陵本同。婴童百问卷十作「松粉」（即松花上黄粉，别名松黄）。
〔十一〕生：金陵本同。婴童百问卷十作「腥」。
〔十二〕鼎曰不宜：原作「□鼎曰□」，金陵本同。今据大观、政和本草卷十九丹雄鸡条引食疗本草订补。

獭肉食，成遁尸注，药不能治〔一〕；同兔肉食，成泄痢。〔归厚曰〔二〕〕妊妇以鸡子、鲤鱼同食，令儿生疮；同糯米食，令儿生虫〔三〕。〔时珍曰〕小儿患痘疹，忌食鸡子，及闻煎食之气，令生翳膜。

〔主治〕除热火灼烂〔四〕疮、痫痓。可作虎魄神物。本经〔五〕〔弘景曰〕用欲毈子（黄白混杂者）煮作之，极相似，惟不拾芥尔。又煮白，合银口含，须臾色如金也。**镇心，安五脏，止惊安胎，治妊娠天行热疾狂走，男子阴囊湿痒，及开喉声失音。醋煮食之，治赤白久痢，及产后虚痢。光粉同炒干，止疳痢，及妇人阴疮。和豆淋酒服，治贼风麻痹。醋浸令坏，傅疵鼾。作酒，止产后血运，暖水脏，缩小便，止耳鸣。和蜡炒，治耳鸣、聋，及疳痢。**日华 **益气。以浊水煮一枚〔六〕，连水服之，主产后痢。和蜡煎〔七〕，止小儿痢。**藏器 **大人及〔八〕小儿发热，以白蜜一合，和三颗搅服，立瘥。**孟诜 太平御览云：正旦吞乌〔九〕鸡子一枚，可以练形。岣嵝神书云：八月晦日夜半，面北吞乌鸡子

〔一〕注药不能治：原脱，今据大观、政和本草卷十九丹雄鸡条引食疗本草，并参考千金卷二十六第五补。巢源卷二十四遁注候引养生方云：「又鸡肉合獭肉食之，令人病成遁注。」可见鸡肉及卵，合獭肉食，俱成遁注。又巢源卷二十三别有遁尸候及尸注候，大抵不甚相远。

〔二〕归厚曰：原脱，今据大观、政和本草卷十九丹雄鸡条附方引杨氏产乳补。

〔三〕同糯米食令儿生虫：金陵本同。大观、政和本草卷十九丹雄鸡条附方引杨氏产乳作「妊娠不得鸡肉与糯米合食，令儿多寸白。」乃言鸡肉，未言鸡卵。

〔四〕灼烂：金陵本同。唐本草卷十五、千金翼卷三及大观、政和本草卷十九丹雄鸡条引本经俱无此二字，乃濒湖采千金卷二十六第五文加入。

〔五〕本经：原作「别录」，金陵本同。按上文除「灼烂」二字外，大观、政和本草卷十九丹雄鸡条俱作白字，认为本经文。今据改。

〔六〕以浊水煮一枚：金陵本同。大观、政和本草卷十九丹雄鸡条俱作「一枚，以浊水搅，煮两沸」。

〔七〕煎：金陵本同。大观、政和本草卷十九丹雄鸡条俱作「作煎饼」三字。

〔八〕大人及：原脱，今据大观、政和本草卷十九丹雄鸡条补。

〔九〕吞乌：金陵本同。御览二十九元日条两处俱作「生吞」。

一枚，有事可隐形。

〔发明〕〔时珍曰〕卵白象天，其气清，其性微寒；卵黄象地，其气浑，其性温；卵则兼黄白而用之，其性平。精不足者补之以气，故卵白能清气，治伏热、目赤、咽痛诸疾；形不足者补之以味，故卵黄能补血，治下痢、胎产诸疾；卵则兼理气血，故治上列诸疾也。

〔附方〕旧九〔一〕，新二十二〔二〕。

天行不解已汗者。用新生鸡子五枚，倾盏中，入水（一鸡子）搅浑，别〔三〕以水一升煮沸，投入鸡子微搅，才似熟则泻置碗中〔四〕，纳少酱清，似变腥气，带热〔五〕啜之，覆〔六〕令汗出愈。许仁则方。**天行呕逆**食入即吐。鸡子一枚，水煮三五沸，冷水浸少顷，吞之。外台。**伤寒发狂**烦躁〔七〕热极。吞生鸡子一枚，效。食鉴。**三十六黄**救急〔八〕方：用鸡子一颗，连壳烧灰，研酢一合温〔九〕之，顿〔十〕服，鼻中虫出为效。身体极黄者，不过三枚，神效。外台秘要。**白虎风病**〔藏器曰〕取鸡子揩病处，呪愿，送粪堆头上，不过三次瘥。白虎是粪神，爱吃鸡子也。**身面肿满**鸡子黄白相和，涂肿处。干再上。肘后方。**年深哮喘**鸡子略敲损，浸尿缸中三四日，煮食，能去风痰。集成。**心气作痛**鸡子一枚打破，醋二合调匀，暖过顿〔十一〕服。肘后。**小儿疳痢**肚胀。用鸡子一个开孔，入巴豆一粒（去皮〔十二〕），轻粉一钱，用纸五十重裹，于饭

〔一〕九：原作「八」，今按下旧附方数改。

〔二〕二：原作「三」，今按下新附方数改。

〔三〕别：原脱，今据外台卷三补。

〔四〕鸡子微搅才似熟则泻置碗中：同上。

〔五〕清似变腥气带热：同上。

〔六〕覆：同上。

〔七〕躁：原作「燥」，今据金陵本改。

〔八〕救急：原作「急救」，今据金陵本改，与外台卷四合。此乃书名，不可倒置。

〔九〕温：原作「和」，金陵本同。今据外台卷四改。

〔十〕顿：原作「温」，金陵本同。据改同上。

〔十一〕匀暖过顿：原脱，今据大观、政和本草卷十九丹雄鸡条附方补。

〔十二〕去皮：同上。

甑〔一〕上蒸三度，放冷去壳研，入麝香少许，糊和丸米粒大。食后温汤下二丸至三丸。经验方。**预解痘毒**保和方：用鸡卵一枚，活地龙一条入卵内，饭上蒸熟，去地龙，与儿食。每岁立春日食一枚，终身不出痘也。李氏：用鸡卵一枚，童便浸七日，水煮食之，永不出痘。李捷：用头生鸡子三五枚，浸厕坑内五七日，取出煮熟与食，数日再食一枚，永不出痘。徐都司得于浙人之方。**痘疮赤瘢**〔二〕鸡子一个，酒醅浸七日〔三〕，白僵蚕二〔四〕七枚捣末〔五〕，和匀，揩赤涂之，甚效。圣惠。**雀卵**〔六〕**面疱**鸡卵醋浸令〔七〕坏，取出傅之〔八〕。普济〔九〕。**妊娠时疾**令〔十〕胎不伤〔十一〕。以鸡子七枚，纳井中令冷，取出打破吞之。子母秘录。**病欲去胎**鸡子一枚，入盐三指撮，服。张文仲方。**胎动下血**〔藏器曰〕鸡子二枚打破，以白粉和如〔十二〕稀粥，顿〔十三〕食之。**子死腹中**用三家鸡卵各一枚，三家盐各一撮，三家水各一升，同煮。令妇东向饮之，立出〔十四〕。千金方。**产后血多**不止。乌鸡子三枚，醋半升，酒二升，和搅，煮

〔一〕甑：同上。

〔二〕痘疮赤瘢：金陵本同。圣惠方卷四十作「热毒疮瘥后，瘢痕不灭」。

〔三〕日：圣惠方卷四十，此下有「后取黄」三字，则此方应移入本条卵黄项附方中。

〔四〕二：金陵本同。圣惠方卷四十，一本作「三」，一本作「二」。

〔五〕捣末：原脱，今据圣惠方卷四十补。

〔六〕雀卵：金陵本同。普济方卷五十一作「产妇黑疱，如雀卵色」。

〔七〕令：原脱，今据普济方卷五十一补。

〔八〕之：普济方卷五十一，此下有「后以浆水洗之」。

〔九〕普济：原作「圣惠」，金陵本同。今检圣惠未见此方。方见普济方卷五十一，因据改。

〔十〕令：原作「冷」，今据金陵本改，与大观、政和本草卷十九丹雄鸡条附方合。

〔十一〕伤：原作「动」，金陵本同。今据大观、政和本草卷十九丹雄鸡条附方改。

〔十二〕如：原脱，今据大观、政和本草卷十九丹雄鸡条附方补。

〔十三〕粥顿：同上。

〔十四〕立出：原脱，今据千金卷二第六补。

取二〔一〕升，分四服。拾遗。**产后心痛**鸡子煮酒，食即安。备急方。**产后口干**舌缩。用鸡子一枚打破，水〔二〕一盏搅服。经验后〔三〕方。**妇人白带**用酒及艾叶煮鸡卵，日日食之。袖珍方。**头风白屑**新下乌鸡子三枚，沸汤五升搅〔四〕，作三度沐之，甚良。集验。**腋下胡臭**鸡子两枚，煮熟去壳，热夹，待冷，弃之三叉路口〔五〕，勿回顾。如此三次效。肘后方。**乳石发渴**水浸鸡子，取清生服，甚良。普济〔六〕。**解野葛毒**已死者。以〔七〕物开口后，灌鸡子三枚。须臾吐出野葛，乃苏。肘后方。**胡蔓草〔八〕毒**即断肠草。一叶入口，百窍流血。惟急取凤凰胎（即鸡卵抱未成雏者，已成者不用）研烂，和麻油〔九〕灌之。吐出毒物乃生，少迟即死。岭南卫生方。**痈疽发背**初作，及经十日以上，肿赤焮热，日夜疼痛，百药不效者。用毈鸡子一枚，新狗屎如鸡子大，搅匀，微火熬令稀稠得所，捻作饼子，于肿头上贴之〔十〕，以帛包抹。时时看视，觉饼热即易，勿令转动及歇气，经一宿定。如日多者，三日贴之，一日一易，至瘥乃止。此方秽恶，不可施之贵人。一切诸方皆不能及，但可备择而已。千金方。**蛛蝎蛇伤**鸡子一个，轻敲小孔合之，立瘥。兵部手集。**蠼螋尿疮**同上法。**身体发热**不拘大人、小儿。用鸡卵三枚，白蜜一合和服，立瘥。普济方。

卵白

〔气味〕甘，微寒，无毒。

〔主治〕目热赤痛，除心下伏热，止烦满咳

〔一〕二：原作「一」，金陵本同。今据大观、政和本草卷十九丹雄鸡条改。

〔二〕水：大观本草卷十九丹雄鸡条附方，此上有「煎」字；政和本草无。

〔三〕后：原脱，今据大观、政和本草卷十九丹雄鸡条附方补。

〔四〕搅：金陵本同。外台卷三十二作「扬之使温温，破鸡子纳中，搅令匀」。

〔五〕口：原空一字，金陵本作「上」。今据肘后卷六第五十二订补。

〔六〕普济：原作「总录」，金陵本同。今检圣济总录未见此方。方见普济方卷二六一，因据改。

〔七〕以：原脱，今据肘后卷七第六十八补。

〔八〕草：原作「野」，金陵本同。今据岭南卫生方卷中治胡蔓草毒方改。

〔九〕油：原作「血」，金陵本同。据改同上，与本书卷十七钩吻条发明项一致。

〔十〕之：千金卷二十二第二，此下有「以纸贴上」四字。

逆，小儿下泄，妇人产难，胞衣不出，并生吞之〔一〕。醋浸一宿，疗黄疸，破大烦热。别录 **产后血闭不下，取白一枚，入醋一半〔二〕搅服。**藏器 **和赤小豆末，涂一切热毒、丹肿、腮痛神效。冬月以新生者酒渍之，密封七日取出，每夜涂面，去䵟䵳齇疱，令人悦色。**时珍

〔发明〕〔宗奭曰〕产后血运，身痉直，口、目向上牵急，不知人。取鸡子一枚，去壳分清，以荆芥末二钱调服即安，甚敏捷。乌鸡子尤善。

〔附方〕旧四，新六。**时行发黄** 醋酒浸鸡子一宿，吞其白数枚。肘后方。**下痢赤白** 生鸡子一个，取白摊连纸上日干，折作四重，包肥乌梅十个，安熨斗中，以白炭烧存性〔三〕，取出碗覆，冷定研末，入水银粉少许和匀〔四〕。大人分二服，小儿三服，空心井华水调下。如觉微利，不须再服。类证〔五〕。**蛔虫攻心** 口吐清水。以鸡子一枚去黄，纳好漆入鸡子壳中和合。仰头吞之，虫即出也。古今录验。**五种遁尸** 其状腹胀，气急冲心，或磥磈踊起，或牵腰脊。以鸡卵白一〔六〕枚，顿吞之〔七〕良。千金〔八〕。**咽塞鼻疮** 及干呕头痛，食不下。用鸡子一枚，开一窍，去黄留白，着米酢，煻火顿沸，取下更顿，如此三次。乘热饮之，不过一二度即愈。广〔九〕济方。**面生疱疮** 鸡子，以三岁苦酒浸之三宿，待软，取白涂之。肘后。**汤火烧灼** 鸡子清和酒调洗，勤洗即

〔一〕并生吞之：金陵本同。唐本草卷十五、千金翼卷三及大观、政和本草卷十九丹雄鸡条引别录俱无此文，乃濒湖采食疗本草文加入。

〔二〕入醋一半：金陵本同。大观、政和本草卷十九丹雄鸡条作「打开，取白酽醋如白之半」。

〔三〕存性：金陵本同。大观、政和本草卷十九丹雄鸡条附方作「烟欲尽」。

〔四〕和匀：原脱，今据大观、政和本草卷十九丹雄鸡条附方补。

〔五〕证：原作「澄」，金陵本同。今据大观、政和本草卷十九丹雄鸡条附方改。

〔六〕一：原作「七」，金陵本及肘后卷一第六又方同。今据外台卷十三及大观、政和本草卷十九丹雄鸡条附方改。

〔七〕之：外台卷十三及大观、政和本草卷十九丹雄鸡条附方，此下俱有「困者摇头令下」六字(肘后卷一第六略同)。

〔八〕千金：金陵本作「千金方」。今检千金方及千金翼均未见到此方。大观、政和本草卷十九丹雄鸡条附方引千金方之外，引此方作「孙真人」。外台卷十三引此方作「备急」，方后注云：「文仲、肘后同。」

〔九〕广：原作「普」，金陵本同。今据大观、政和本草卷十九丹雄鸡条附方改，并计入旧附方数内。

易生肌。忌发物。或生〔一〕傅之亦可。经验秘方。**头发垢脯**鸡子白涂之，少顷洗去，光泽不燥。濒〔二〕湖。**面黑令白**鸡子三枚，酒浸，密封四七日。每夜以白傅面，如雪白也。普济。**涂面驻颜**鸡子一枚，开孔去黄留白，入金华胭脂及硇砂少许，纸〔三〕封，与鸡抱之，候别卵抱出，干〔四〕以涂面。洗之不落，半年尚红也。普济。

卵黄〔气味〕甘，温，无毒。〔主治〕醋煮，治产后虚及〔五〕痢，小儿发热。煎食，除烦热。炼过，治呕逆。和常山末为丸，竹叶汤服，治久疟。药性 **炒取油，和粉，傅头疮。**日华 **卒干呕者，生吞数枚，良。小便不通者，亦生吞之，数次效。补阴血，解热毒，治下痢，甚验。**时珍 **〔发明〕**〔时珍曰〕鸡子黄，气味俱厚，阴中之阴，故能补形。昔人谓其与阿胶同功，正此意也。其治呕逆诸疮，则取其除热引虫而已。〔颂曰〕鸡子入药最多，而发煎方特奇。刘禹锡传信方云：乱发鸡子膏，治孩子热疮。用鸡子五枚〔六〕，去白取黄，乱发如鸡子大，相和，于铁铫中炭火熬之。初甚干，少顷即发焦，乃有液出。旋取置碗中，以液尽为度。取涂疮上，即以苦参末粉之。顷在武陵生子，蓐内便有热疮，涂诸药无益，而日益剧，蔓延半身，昼夜号啼，不乳不睡。因阅本草发髲条云：合鸡子黄煎之，消为水，疗小儿惊热、下痢〔七〕。注云：俗中妪母为小儿作鸡子煎，用发杂熬之，良久得汁，与小儿服，去痰热，主百〔八〕病。又鸡子条云：疗火疮。因是用之，果如神效也。

〔附方〕旧三，新十一。**赤白下痢**鸡卵一枚，取黄去白，入胡粉满壳，烧存性。以酒服一钱

〔一〕生：原作「主」，金陵本经人以墨笔添补成「生」。按普济方卷二七七鸡黄油，方后云：「一方用生白涂，绝妙。」今据改。
〔二〕濒：原作「频」，金陵本同。今从张本改。
〔三〕纸：金陵本同。普济方卷五十二半年红方作「纱」。
〔四〕干：原脱，今据普济方卷五十二半年红方补。
〔五〕及：原脱，今据大观、政和本草卷十九丹雄鸡条补。
〔六〕枚：此下原衍「煮热」二字，金陵本同。今据大观、政和本草卷十九丹雄鸡条引图经文删。
〔七〕下痢：金陵本及大观、政和本草卷十九丹雄鸡条引图经同。但大观、政和本草卷十五发髲条引别录无此二字（同条引日华子有「血痢」二字），而唐本草卷十五则仅有一「下」字。
〔八〕百：原作「有」，金陵本同。今据唐本草及大观、政和本草卷十五发髲条、卷十九丹雄鸡条改。

匕。葛氏方。**妊娠下痢**绞痛。用乌鸡子一枚，开孔去白留黄，入黄丹一钱在内，厚纸裹定，泥固煨干为末。每服三〔一〕钱，米饮下。一服愈者是男，两服愈者是女。三因方。**子死腹中**鸡子黄一枚，姜汁一合，和匀顿〔二〕服，当下〔三〕。普济〔四〕**小肠疝气**鸡子黄搅，温水服之。三服效。**小儿痫疾**〔五〕鸡子黄和乳汁搅服。不过三两枚，自定。普济。**小儿头疮**煮熟鸡子黄，炒令油出，以麻油、腻粉搽之。事林广记。**鼠瘘已溃**鸡卵一枚〔六〕，米下蒸半日，取黄熬令黑。先拭疮令干，以药纳孔中，三度即愈。千金方〔七〕。**脚上臭疮**熟鸡子黄一个，黄蜡一钱，煎油涂之。**汤火伤疮**熟鸡子十〔八〕个，取黄炒取油，入腻粉十文搅匀，用鸡翎〔九〕扫上，三五日永除瘢痕。集验方。**杖疮已破**鸡子黄熬油搽之，甚效。唐瑶经验方。**天泡水疮**方同上。**消灭瘢痕**鸡子五七枚煮熟，取黄炒黑〔十〕，拭涂〔十一〕，日三。久久自灭。圣惠方。**妊娠胎漏**血下不止〔十二〕，血尽则子死。用鸡子黄十四枚，以好酒二升，煮如饧服之。未瘥

〔一〕三：金陵本同。三因方卷十七鸡黄散作「二」。

〔二〕匀顿：原脱，今据普济方卷三五七补。

〔三〕当下：金陵本同。普济方卷三五七作「分娩后，吃芸薹粥良。」

〔四〕普济：原脱，按上方见普济方卷三五七，今据补。

〔五〕痫疾：金陵本同。普济方卷三七八作「惊痫」。

〔六〕一枚：金陵本及大观、政和本草卷十九丹雄鸡条附方同。千金翼卷二十四第二作「三颗」。

〔七〕千金方：金陵本及大观、政和本草卷十九丹雄鸡条附方同，但检今本千金方未见此方。方见千金翼卷二十四第二，仅「一枚」作「三颗」为异。

〔八〕十：原作「黄」，金陵本同。今据大观、政和本草卷十九丹雄鸡条附方同。

〔九〕用鸡翎：原脱，今据大观、政和本草卷十九丹雄鸡条附方补。

〔十〕炒黑：金陵本同。圣惠方卷四十作「于铛中炒如黑脂成膏」。

〔十一〕拭涂：金陵本同。圣惠方卷四十作「以布先揩破疮瘢，然后涂膏」。

〔十二〕止：普济方卷三四二，此下有「名曰漏胞」四字。

再作，以瘥为度。普济方。**耳疳出汁**鸡子黄炒油涂之，甚妙。谈野翁方。

抱出卵壳〔时珍曰〕俗名混沌池、凤凰蜕。用抱出者，取其蜕脱之义也。李石续博物志云：踏鸡子壳，令人生白癜风。

〔主治〕研末，磨障翳。日华　伤寒劳复，熬令黄黑为末，热汤和一合服，取〔一〕汗出即愈。苏颂　出深师方。烧灰油调，涂癣及小儿头身诸疮。酒服二钱，治反胃。时珍

〔附方〕旧二，新七。**小便不通**鸡子壳、海蛤、滑石，等分为末。每服半钱，米饮下，日三〔二〕。普济方〔三〕。**小儿**〔四〕**烦满**欲死。鸡子壳烧末，酒服方寸匕。子母秘录。**癍痘入目**鸡子壳烧研，入片脑少许，点之。鸿飞集。**头**〔五〕**疮白秃**〔六〕鸡子壳七个〔七〕，炒研油和〔八〕，傅之。秘录。**头上软疖**用抱出鸡卵壳，烧存性研末，入轻粉少许，清油调傅。危氏方。**耳疳出脓**用抱出鸡卵壳，炒黄为末，油调灌之，疼即止。杏林摘要。**玉茎下疳**鸡卵壳炒研，油调傅之。同上。**外肾痈疮**抱出鸡卵壳、黄连、轻粉等分，为细末。用炼过香油调涂。医林正宗。**痘**

〔一〕取：大观、政和本草卷十九丹雄鸡条，此上有「温卧」二字。

〔二〕三：普济方卷二一六疗淋不通方，此下有「渐加至一钱，甚良。」

〔三〕普济方：原作「圣惠方」，金陵本同。今检圣惠未见此方。方见普济方卷二一六，因据改。

〔四〕儿：大观、政和本草卷十九丹雄鸡条附方，此下有「心腹胸胁」四字。

〔五〕头：大观、政和本草卷十九丹雄鸡条附方，此上俱有「儿」字，普济方卷四〇八亦有「小儿」二字。

〔六〕秃：大观、政和本草卷十九丹雄鸡条附方，此下俱有「发不生，汁出者」，普济方卷四〇八，此下有「发不生，疮有汁出，或无汁干燥痛」。

〔七〕鸡子壳七个：金陵本同。大观、政和本草卷十九丹雄鸡条附方俱作「鸡子七个去白、皮」。按「去白、皮」者，谓去白及皮，即留黄之意。普济方卷四〇八作「鸡子七枚，用黄」，是其证。故应改「壳」字为「黄」字，将此方移前卵黄附方中。不知濒湖何以将「去白、皮」理解为用壳？姑仍之。

〔八〕炒研油和：金陵本同。大观、政和本草卷十九丹雄鸡条附方俱作「于铜器中熬，和油」。普济方卷四〇八作「以铜器中急火熬令干，细研」，无「和油」二字。

疮恶证痱痘倒陷，毒气壅遏于里，则为便血、昏睡不醒，其证甚恶。用抱出鸡子壳（去膜），新瓦焙研。每服半钱，热汤调下。婴儿以酒调，抹唇、舌上，并涂风池、胸、背，神效。

卵壳中白皮

〔主治〕久咳气结，得麻黄、紫苑服，立效。别录

〔发明〕〔时珍曰〕按仙传外科云：有人偶含刀在口，割舌，已垂未断。一人用鸡子白皮袋之，掺止血药于舌根。血止，以蜡化蜜调冲和膏，敷鸡子皮上。三日接住，乃去皮，只用蜜蜡勤敷，七日全安。若无速效，以金枪药参治之。此用鸡子白皮无他，但取其柔软而薄，护〔一〕舌而透药也。

〔附方〕新二。**咳嗽日久**鸡子白皮（炒）十四枚，麻黄三两（焙〔二〕），为末。每服方寸匕，食后〔三〕饮下，日二。必效方。**风眼肿痛**鸡子白皮、枸杞白皮，等分为末〔四〕。吹鼻中，一日三次。圣济总录。

鸡白蠹肥脂本经

〔弘景曰〕不知是何物？恐别一种耳。〔藏器曰〕今鸡亦有白臺，如卵而硬，有白无黄，云是牡鸡所生，名父公臺。臺字似橐字，疑传误也。〔机曰〕此本经文，列于黑雌鸡条下，似指雌鸡之肥脂，如蠹虫之肥白，因其似而名之也。〔时珍曰〕蠹音妒，而藏器以为橐何耶？今牡鸡生子，亦时或有之，然不当有肥脂字，当以机说为近。否则，必雌鸡之生肠也。本经有其名，不具其功，盖脱简之文。

窠中草

〔主治〕头疮白秃，和白头翁草烧灰，猪脂调傅。日华　**天丝入眼，烧灰淋清汁洗之，良。**时珍　出不自秘方。

〔附方〕新一〔五〕。**产后遗尿**鸡窠草烧末，酒服一〔六〕钱匕。普

〔一〕护：原作「获」。金陵本虽损坏，但颇似「护」字，今据改。

〔二〕焙：金陵本同。外台卷九必效疗咳方作「去节」二字。

〔三〕食后：原脱，今据外台卷九补。

〔四〕末：圣济总录卷一〇六吹鼻散，此下有「又研令极细」五字。

〔五〕新一：此上原有「旧一」二字，此下原有「小儿夜啼：鸡窠草安席下，勿令母知。日华本草。」十八字。按大观、政和本草卷十九丹雄鸡条引日华子云：「翼：治小儿夜啼，安席下，勿令母知。」濒湖已将此文采入本书本条前翮翎主治项下，又在此处重出，而改「翼」为「鸡窠草」，自是涉及日华本草下文而误。今并删去。

〔六〕一：金陵本同。普济方卷三五四作「二」。

济方〔一〕。

焆鸡汤　**〔主治〕消渴，饮水无度，用焆雄鸡水，滤澄服之。不过二鸡之水愈，神效。**杨氏经验方。**〔附方〕**新一。**鸡眼作痛**剥去皮，以焆鸡汤洗之。简便方。

雉别录中品

【释名】野鸡〔宗奭曰〕雉飞若矢，一往而堕，故字从矢。今人取其尾置舟车上，欲其快速也。汉吕太后名雉，高祖改雉为野鸡。其实鸡类也。〔时珍曰〕黄氏韵会云：雉，理也。雉有文理也。故尚书谓之华虫，曲礼谓之疏趾。雉类甚多，亦各以形色为辨耳。禽经云：雉，介鸟也。素质五采备曰翚雉，青质五采备曰鹞雉，朱黄曰鷩雉，白曰鵫雉(音罩)，玄曰海雉。尔雅云：鹞雉，青质五采。鳪雉，黄色自呼。翟雉，山雉也，长尾。鷮雉，长尾，走且鸣。秩秩，海雉也。梵书谓雉曰迦频阇罗。

【集解】〔时珍曰〕雉，南北皆有之。形大如鸡，而斑色繡翼。雄者文采而尾长，雌者文暗而尾短。其性好鬬，其〔二〕鸣〔三〕曰鷕(鷕音杳〔四〕)，其交不再，其卵褐色。将卵时，雌避其雄而潜伏之，否则雄食其卵也。月令季〔五〕冬雉始雊，谓阳动则雉鸣而勾其颈也。孟冬，雉入大水为蜃。蜃，大蛤也。陆佃埤雅云：蛇交雉则生蜃。蜃，蛟类也。类书云：蛇与雉交而生子，曰蟂。蟂，水虫也。陆禋续水经云：蛇雉遗卵于地，千年而为蛟龙之属，似蛇四足，能害人。鲁至刚俊灵机要

〔一〕普济方：原作「圣惠方」，金陵本同。今检圣惠未见此方。方见普济方卷三五四，因据改。

〔二〕其：金陵本同。按毛诗·邶风·匏有苦叶云：「有鷕雉鸣」。又云：「雉鸣求其牡」。毛传：「鷕，雌雉声也。」小雅·小弁云：「雉之朝雊，尚求其雌。」故说文卷四上鸟部云：「鷕，雌雉鸣也。」隹部云：「雊，雄雉鸣也。」据此应改「其」为「雌」。然详上下文义，似濒湖不依故训，不别雌雄而浑言之，姑仍其旧。

〔三〕鸣：原作「名」，金陵本同。今据说文卷四上鸟部鷕条及隹部雊条改。

〔四〕鷕音杳：金陵本同。说文：「鷕，从鸟，唯声。」说文通训定声(履部第十二)鷕条云：「按鷕者，状其声也。古当用唯字，后又加鸟耳。诗有鷕鸩鸣，释文引字林：于水反。传写误水作小，因有今读。」

〔五〕季：原作「仲」，金陵本同。今据礼记卷五月令改。

云：正月蛇与雉交生卵，遇雷入土数丈为蛇形，经二三百年成蛟飞腾。若卵不入土，仍为雉耳。又任昉述异记云：江淮中有兽名能（音耐），乃蛇精所化也。冬则为雉，春复为蛇。晋时武库有雉。张华曰：必蛇化也。视之果得蛇蜕。此皆异类同情，造化之变易，不可臆测者也。

肉〔**气味**〕**酸，微寒，无毒。**〔恭曰〕温。〔日华曰〕平，微毒。秋冬益，春夏毒。有痢人〔一〕不可食。〔颂曰〕周礼·庖人供六禽，雉是其一，亦食品之贵。然有小毒，不可常食，损多益少。〔诜曰〕久食令人瘦。九月至十二〔二〕月稍有补，他月则发五痔、诸疮疥。不与胡桃同食，发头风眩运及心痛。与菌蕈、木耳同食，发五痔，立下血。同荞麦面〔三〕食，生肥虫。卵，同葱食，生寸白虫。自死爪甲不伸者，杀人。〔**正误**〕〔思邈曰〕黄帝书云：丙午日勿食鸡、雉肉，丈夫烧死目盲，女人血死妄见。野鸡肉同家鸡子食，成遁尸，尸鬼缠身。〔弘景曰〕雉非辰属，正是离禽。丙午不可食，明王于火也。〔时珍曰〕雉属离火，鸡属巽木。故鸡煮则冠变，雉煮则冠红，明其属火也。春夏不可食者，为其食虫蚁，及与蛇交，变化有毒也。能发痔及疮疥，令人瘦病者，为其能生虫，与鸡肉同也。有鄙人者，假黄帝为书，谓丙午日不可食，及成遁尸之说，乃不经谬谈；而陶氏和之，孙氏取之，皆误矣。今正其误。〔**主治**〕**补中，益气力，止泄痢，除蚁瘘。**别录〔**发明**〕〔时珍曰〕雉肉，诸家言其发痔，下痢〔四〕人不可食，而别录用治痢、瘘何邪？盖雉在禽上应胃土，故能补中；而又食虫蚁，故能治蚁瘘，取其制伏耳。若久食及食非其时，则生虫有毒，故不宜也。

〔**附方**〕旧三，新一。**脾虚下痢**日夜不止〔五〕。野鸡一只，如食法〔六〕，入橘皮、葱、椒、五味，和作馄饨熟〔七〕煮，空

〔一〕有痢人：金陵本同。按大观、政和本草卷十九雉肉条引日华子俱作「有痼疾人」，不知濒湖何故改为「有痢人」？且「有痢」二字亦不成辞。本应据改，因后发明项下，濒湖尚有议论，姑仍之。

〔二〕二：原作「一」，金陵本同。今据大观、政和本草卷十九雉肉条改。

〔三〕面：原脱，今据大观、政和本草卷十九雉肉条补。

〔四〕下痢：金陵本同。按大观、政和本草卷十九雉肉条引日华子俱作「有痼疾」三字，诸家亦无「下痢人不可食」之语。

〔五〕止：大观、政和本草卷十九雉肉条附方，此下俱有「肠滑不下食」五字。

〔六〕法：大观、政和本草卷十九雉肉条附方，此下俱有「细研」二字。

〔七〕熟：原脱，今据大观、政和本草卷十九雉肉条附方补。

心食之。　食医心镜。　**产后下痢**〔一〕用野鸡一只，作馄饨食之。　同上。　**消渴饮水**小便数。用野鸡一只、五味煮〔二〕取〔三升〔三〕已来〕汁饮之。肉亦可食，甚效〔四〕。　同上。　**心腹胀满**野鸡一只（不拘雄雌），茴香（炒）、马芹子（炒）、川椒（炒）、陈皮、生姜等分，用醋以一夜蒸饼和雉肉作馅料，外以面皮包作馄饨，煮熟食。仍早服嘉禾散，辰服此，午服导气枳壳丸。　朱氏集验方。

脑　〔主治〕**涂冻疮**。　时珍

嘴　〔主治〕**蚁瘘**。　孙思邈

尾　〔主治〕**烧灰和麻油，傅天火丹毒**。　时珍

屎　〔主治〕**久疟**。　时珍　〔附方〕新一。　**久疟不止**雄野鸡屎、熊胆、五灵脂、恒山，等分〔五〕为末，醋糊丸黑豆大。正发时，冷水下一丸。　圣惠。

鹖雉音狄。　食疗

【释名】鹖鸡禽经　**山鸡**同上　**山雉**〔时珍曰〕翟，美羽貌。雉居原野，鹖居山林，故得山名。大者为鸐。

【集解】〔颂曰〕伊洛、江淮间一种雉，小而尾长者，为山鸡，人多畜之樊中，即尔雅所谓「鹖，山雉〔六〕」也。〔时珍曰〕山鸡有四种，名同物异。似雉而尾长三四尺者，鹖雉也。似鹖而尾长五六尺，能走且鸣者，鸐雉也，俗通呼为鹖矣。其二则鷩雉、锦鸡也。鸐、鹖皆勇健自爱其尾，不入丛林。雨雪则岩伏木栖，不敢下食，往往饿死。故师旷云：雪封枯原，

〔一〕痢：大观、政和本草卷十九雉肉条附方，此下俱有「腰腹痛」三字。
〔二〕煮：大观、政和本草卷十九雉肉条附方，此下俱有「令极熟」三字。
〔三〕三升：金陵本同。大观、政和本草卷十九雉肉条附方俱作「二升半」。
〔四〕效：原作「以」，金陵本同。今从张本改。
〔五〕等分：金陵本同。圣惠方卷五十二作「各半分」。古方一分合二钱半，半分即一钱二分半。
〔六〕雉：原作「鸡」，金陵本同。今据尔雅·释鸟改。

文禽多死。南方隶人，多插其尾于冠。其肉皆美于雉。传云：四足之美有麃，两足之美有鷮。

肉 【气味】甘，平，有小毒。〔诜曰〕发五痔，久食瘦人。和荞麦面〔一〕食，生肥虫。同豉食，害人。卵同葱食，生寸白虫。馀并同雉。

【主治】五脏气喘不得息者，作羹臛食。孟诜 炙食，补中益气。时珍

鷩雉 敝、鼈二音。拾遗

【释名】山鸡禽经 锦鸡同上 金鸡纲目 采鸡周书 鵔鸃音峻仪。〔时珍曰〕鷩性憋急耿介，故名。鵔鸃，仪容俊秀也。周有鷩冕，汉有鵔鸃冠，皆取其文明俊秀之义。鷩与鸐同名山鸡，鸐大而鷩小；鷩与鶡同名锦鸡，鶡文在绶而鷩文在身，以此为异，大抵皆雉属也。按禽经云：首有采毛曰山鸡，腹有采色曰锦鸡，项有采囊曰避株。是山鸡、锦鸡又稍有分别，而俗通呼为一矣。盖是一类，不甚相远也。

【集解】〔藏器曰〕鷩似雉五色。山海经云「小华之山多赤鷩，养之禳火灾」，是也。〔时珍曰〕山鸡出南越诸山中，湖南、湖北亦有之。状如小鸡，其冠亦小，背有黄赤文，绿项红腹红嘴。利距善鬬，以家鸡鬬之，即可获。此乃尔雅所谓「鷩，山鸡〔二〕」者也。逸周书谓之采鸡。锦鸡则小于鷩，而背文扬赤，膺前五色炫耀如孔雀羽。此乃尔雅所谓「鶾，天鸡」者也。逸周书谓之文鶾（音汗）。二种大抵同类，而锦鸡文尤灿烂如锦。或云锦鸡乃其雄者，亦通。刘敬叔异苑云：山鸡爱其羽毛，照水即舞，目眩多死，照镜亦然。与鸐鸡爱尾饿死，皆以文累其身者也。

肉 【气味】甘，温，微毒。

【主治】食之令人聪慧。汪颖 养之禳火灾。藏器

【附录】吐绶鸡〔时珍曰〕出巴峡及闽广山中，人多畜玩。大者〔三〕如家鸡，小者如鸲鹆。头颊似雉，羽色多

〔一〕面：原脱，今据大观、政和本草卷十九雉肉条引孟诜说补。
〔二〕鷩山鸡：按尔雅·释鸟：鷩雉。郭注：「似山鸡」。非谓即山鸡也。
〔三〕者：原脱，今详上下文义补，与下相对为文。

黑，杂以黄白圆点，如真珠斑。项有嗉囊，内藏肉绶，常时不见，每春夏晴明，则向日摆之。顶上先出两翠角，二寸许，乃徐舒其颔下之绶，长阔近尺，红碧相间，采色焕烂，逾时悉敛不见。或剖而视之，一无所睹。此鸟生亦反哺。行则避草木，故禽经谓之避株。食物本草谓之吐锦鸡，古今注谓之锦囊，蔡氏诗话谓之真珠鸡，倦游录谓之孝鸟。诗经谓之鹝(音厄)，「邛有旨鹝〔一〕」是矣。

鹖鸡 曷、渴二音。 拾遗

【释名】〔时珍曰〕其羽色黑黄而褐，故曰鹖。青黑色者名曰鴧(音介)，性耿介也。青凤亦名鹖，取象于此也。

【集解】〔藏器曰〕鹖鸡出上党。魏武帝赋云：鹖鸡猛气，其斗〔二〕期于必死。今人以鹖为冠。象此也。〔时珍曰〕鹖状类雉而大，黄黑色，首有毛角如冠。性爱其党，有被侵者，直往赴鬬，虽死犹不置。故古者虎贲戴鹖冠。禽经云「鹖，毅鸟也，毅不知死」，是矣。性复粗暴，每有所攫，应手摧碎。上党即今潞州。

肉 【气味】甘，平，无毒。

【主治】炙食，令人勇健。藏器 炙食，令人肥润。汪颖

白鹇 图经

〔校正〕原附雉条，今分出。

【释名】白雗音寒。闲客〔时珍曰〕按张华云：行止闲暇，故曰鹇。李昉命为闲客，薛氏以为雉类，汪氏以为白雉。按尔雅白雉名雗，南人呼闲字如寒，则鹇即雗音之转也。当作白雗，如锦鸡谓之文雗也。雗者，羽美之貌。又西京杂记云：南粤〔三〕王献白鹇、黑鹇各一〔四〕。盖雉亦有黑色者，名鸬雉，彼通呼为雗矣。

〔一〕鹝：金陵本同。诗·陈风·防有鹊巢作「虉」。毛传：「虉，绶草也。」埤雅卷十七虉条云：「小草五色似绶，故名绶草。或曰：鹝，绶鸟也。故虉有杂色似绶，其字从鹝。」

〔二〕斗：大观、政和本草卷十九鶡鸡条，此下有「终无负」三字。

〔三〕南粵：西京杂记卷四作「闽越」，御览九二四白鹇条引作「南越」。

〔四〕各一：西京杂记卷四作「各一双」，御览九二四白鹇条引作「各一只」。

【集解】〔颂曰〕白鹇出江南，雉类也。白色，而背有细黑文。可畜，彼人亦食之。〔颖曰〕即白雉也。〔时珍曰〕鹇似山鸡而色白，有黑文如涟漪，尾长三四尺，体备冠距，红颊赤嘴丹爪，其性耿介。李太白言其卵可以鸡伏。亦有黑鹇。

肉　【气味】甘，平，无毒。

【主治】补中解毒。汪颖

鹧鸪 唐本草

【释名】越雉〔时珍曰〕按禽经云：随阳，越雉也。飞必南翥。晋安曰怀南，江左曰逐影。张华注云：鹧鸪其名自呼，飞必南向。虽东西回翔，开翅之始，必先南翥。其志怀南，不徂北也。

【集解】〔孔志约曰〕鹧鸪生江南。行似母鸡，鸣云「钩辀格磔」者是。有鸟相似，不作此鸣者，则非矣。〔颂曰〕今江西、闽广、蜀夔州郡皆有之。形似母鸡，头如鹑，臆前有白圆点如真珠，背毛有紫赤浪文。〔时珍曰〕鹧鸪性畏霜露，早晚稀出，夜栖以木叶蔽身。多对啼，今俗谓其鸣曰「行不得哥」也。其性好洁，猎人因以䊦竿粘之，或用媒诱取。南人专以炙食充庖，云肉白而脆，味胜鸡、雉。

肉　〔气味〕甘，温，无毒。〔日华曰〕微毒。〔诜曰〕不可与竹笋同食，令人小腹胀。自死者不可食。或言此鸟，天地之神每月取一只飨至尊，所以自死者不可食。

〔主治〕岭南野葛、菌子毒，生金毒，及温瘴久，欲死不可瘥[一]者，合毛熬酒渍服之。或生捣取[二]汁服，最良。唐本　**酒服，主蛊气欲死。**日华　**能补[三]五脏，益心力聪明。**孟诜

〔发明〕〔时珍曰〕按南唐书云：丞相冯延巳，

〔一〕温瘴久欲死不可瘥：原作「温疟久病欲死」，金陵本同。今据唐本草卷十五、千金翼卷三及大观、政和本草卷十九鹧鸪条改。
〔二〕取：原脱，今据唐本草卷十五、千金翼卷三及大观、政和本草卷十九鹧鸪条补。
〔三〕补：原作「利」，金陵本同。今据大观、政和本草卷十九鹧鸪条改。

苦脑痛不已。太医吴廷绍〔一〕曰：公多食山鸡、鹧鸪，其毒发也。投以甘豆〔二〕汤而愈。此物多食乌头、半夏苗〔三〕，故以此解其毒尔。又类说云：杨立〔四〕之通判广州〔五〕，归楚州。因多食鹧鸪，遂病咽喉间生痈，溃而脓血不止，寝食俱废。医者束手。适杨吉老赴郡，邀诊之，曰：但先啖生姜片〔六〕一斤，乃可投药。初食觉甘香，至半斤觉稍宽，尽一斤始〔七〕觉辛辣，粥食入口，了无滞碍。此鸟好啖半夏，久而〔八〕毒发耳，故以姜制之也。观此二说，则鹧鸪多食，亦有微毒矣；而其功用又能解毒解蛊，功过不相掩也。凡鸟兽自死者，皆有毒，不可食，为其受厉气也，何独鹧鸪即神取飨帝乎？鄙哉其言也！

脂膏　〔主治〕涂手皲瘃，令不龟裂。苏颂

竹鸡 拾遗

【释名】山菌子藏器　鸡头鹘苏东坡集　泥滑滑〔颖曰〕山菌子即竹鸡也。〔时珍曰〕菌子，言味美如菌也。蜀人呼为鸡头鹘，南人呼为泥滑滑，因其声也。

【集解】〔藏器曰〕山菌子生江东山林间。状如小鸡，无尾。〔时珍曰〕竹鸡今江南、川、广处处有之，多居竹林。形比鹧鸪差小，褐色多斑，赤文。其性好啼，见其俦必鬬。捕者以媒诱其鬬，因而网之。谚云：家有竹鸡啼，白蚁化为泥。盖好食蚁也。亦辟壁虱。

肉　【气味】甘，平，无毒。〔时珍曰〕按唐小说云：崔魏公暴亡。太医梁新诊之，曰：中食毒也。仆

〔一〕绍：原作「诏」，金陵本同。今据南唐书卷十七吴廷绍传及医说卷六「中山鸡、鹧鸪毒」条改，与本书本卷竹鸡条相合。

〔二〕豆：原作「草」，金陵本同。据改同上。

〔三〕苗：金陵本同。南唐书卷十七及医说卷六「中山鸡、鹧鸪毒」条俱无。濒湖采医说卷六治喉痈条文加入。

〔四〕立：原作「玄」，金陵本同。今据医说卷六治喉痈条引类说改。

〔五〕广州：金陵本同。医说卷六作「黄府」，疑误。

〔六〕片：原脱，今据医说卷六治喉痈条补。

〔七〕始：同上。

〔八〕久而：同上。

曰：好食竹鸡。新曰：竹鸡多食半夏苗，盖其毒〔一〕也。命捣生〔二〕姜汁折〔三〕齿灌之，遂苏。则吴廷绍、杨吉老之治鹧毒，盖祖乎此。

【主治】野鸡病，杀虫，煮炙食之。藏器

【附录】杉鸡〔时珍曰〕按临海异物志云：闽越有杉鸡，常居杉树下。头上有长黄毛，冠颊正青色，如垂緌〔四〕。亦可食，如竹鸡。

英鸡 拾遗

【集解】〔藏器曰〕英鸡出泽州有石英处，常食碎石英。状如雉〔五〕而短〔六〕尾，体热无毛，腹下毛赤，飞翔不远，肠中常有石英。人食之，取英之功也。今人以石英末〔七〕饲鸡，取卵食，终不及此。

肉【气味】甘，温，无毒。

【主治】益阳道，补虚损，令人肥健悦泽，能食，不患冷，常有实气而不发也。藏器

秧鸡 食物

【集解】〔时珍曰〕秧鸡大如小鸡，白颊，长嘴短尾，背有白斑。多居田泽畔，夏至后夜鸣达旦，秋后即止。一种

〔一〕盖其毒：原脱，今据医说卷六治喉痹条补。
〔二〕生：同上。
〔三〕折：原缺空一字，今据金陵本补，与医说卷六合。
〔四〕緌：原作「缕」，金陵本同。今据御览九一八鸡条引临海异物志改。
〔五〕雉：原作「鸡」，金陵本同。今据大观、政和本草卷十九英鸡条改。
〔六〕短：原作「雉」，今据金陵本改，与大观、政和本草卷十九英鸡条合。
〔七〕末：原作「未」，金陵本同。今据大观、政和本草卷十九英鸡条改。

鹳（音邓）鸡，亦秧鸡之类也。大如鸡而长脚红冠。雄者大而色褐，雌者稍小而色斑。秋月即无，其声甚大，人并食之。

肉 【气味】甘，温，无毒。

【主治】蚁瘘。汪颖

鹑 嘉祐

【释名】〔时珍曰〕鹑性淳，窜伏浅草，无常居而有常匹，随地而安，庄子所谓圣人鹑居是矣。其行遇小草即旋避之，亦可谓淳矣。其子曰鸡。〔宗奭曰〕其卵初生谓之罗鹑，至秋初谓之早秋，中秋已后谓之白唐，一物四名也。

【集解】〔禹锡曰〕鹑，蛤蟆所化也。〔慎微曰〔一〕〕杨亿谈苑云：至道二年夏秋间〔二〕，汴人鬻鹑者，车载积市，皆蛙所化，犹有未全变者，列子所谓蛙变〔三〕为鹑也。〔宗奭曰〕鹑有雌雄，常于田野屡得其卵，何得言化也？〔时珍曰〕鹑大如鸡雏，头细而无尾，毛有斑点，甚肥。雄者足高，雌者足卑。其性〔四〕畏寒，其在田野，夜则群飞，昼则草伏。人能以声呼取之，畜令鬬抟。万毕术云：蛤蟆得瓜化为鹑。交州记云：南海〔五〕有黄鱼，九月变为鹑。以盐炙食甚肥美。盖鹑始化成，终以卵生，故四时常有之。鴽则始由鼠化，终复为鼠，故夏有冬无。

肉 【气味】甘，平，无毒。〔禹锡曰〕四月以前未堪食。不可合猪肝〔六〕食，令人生黑子；合菌子食，令人发痔。

【主治】补五脏，益中续气，实筋骨，耐寒暑，消结热。和小豆、生姜煮食，止泄痢。酥煎食，令人下焦肥。嘉祐 小儿患疳，及下痢五色，旦旦食之，有效。寇宗奭

〔一〕慎微曰：原脱。按大观、政和本草卷十九鹑条引杨文公谈苑，在墨盖子已下，非掌禹锡新补，乃唐慎微续证类。今据补。

〔二〕间：原脱，今据大观、政和本草卷十九鹑条补。

〔三〕变：原作「声」，金陵本同。按列子卷一天瑞篇云：「夫蛙为鹑」，无此字。今据大观、政和本草卷十九鹑条引杨文公谈苑改。

〔四〕性：原作「姓」，今据金陵本改。

〔五〕南海：金陵本同。御览九二四鹑条引刘欣期交州记作「武宁县」。

〔六〕肝：金陵本同。大观、政和本草卷十九鹑条俱作「肉」。

【发明】〔时珍曰〕按董炳集验方云：魏秀才妻，病腹大如鼓，四肢骨立，不能贴席，惟衣被悬卧，谷食不下者数日矣。忽思鹑食，如法进之，遂运剧。少顷雨汗，莫能言，但有更衣状。扶而圊，小便突出白液，凝如鹅脂。如此数次，下尽遂起。此盖中焦湿热积久所致也。详本草鹑解热结，疗小儿疳，亦理固然也。董氏所说如此。时珍谨按：鹑乃蛙化，气性相同。蛙与蛤蟆皆解热治疳，利水消肿；则鹑之消鼓胀，盖亦同功云。

鷃 拾遗

【释名】鹌 一作鶕。 鸋 音宁。 鴽 音如。 鳸 〔时珍曰〕鷃不木处，可谓安宁自如矣。庄子所谓腾跃不过数仞，下翔蓬蒿之间者也。张华注禽经谓之篱鷃，即此。鹌则鷃音之转也。青州谓之鴾母，亦曰鷃雀。又鳸有九种，此其一也。

【集解】〔藏器曰〕鷃是小鸟，鹑类也。一名鴽。郑玄注礼记「雉、兔、鹑、鷃」，以鷃为鴽。人多食之。〔时珍曰〕鷃，候鸟也。常晨鸣如鸡，趋民收麦，行者以为候。易通卦验〔一〕云「立春、雨水鹑鹌〔二〕鸣」是矣。鹌与鹑两物也，形状相似，俱黑色，但无斑者为鹌也。今人总以鹌鹑名之。按夏小正云：三月田鼠化为鴽。八月鴽化为田鼠。注云：鹌也。尔雅云：鹑子，𫛚〔三〕；鴽子，鸋。注云：鹌，鹑属也。鴽，鹌也。礼记云：鹑羹，鴽酿之以蓼。注云：鴽小，不可为羹，以酒蓼酿之，蒸煮食也。据数说，则鹑与鹌为两物明矣。因其俱在田野，而形状仿佛，故不知别之。则夫鹑也，始由蛤蟆、海鱼所化，终即自卵生，故有斑而四时常有焉；鷃也，始由鼠化，终复为鼠，故无斑而夏有冬无焉。本原既殊，性疗当别，何可混邪？

肉 【气味】甘，平，无毒。

【主治】诸疮阴䘌。煮食去热。时珍

〔一〕易通卦验：原作「春秋运斗枢」，金陵本同。今据御览九二一鷃条改。

〔二〕鹑鹌：金陵本同。御览九二一鷃条作「鴾鷃」。注：「郑玄云：鷃，苍状也。」

〔三〕𫛚：原作「鸧」，今据尔雅·释鸟改。

鹬音述。　拾遗

【集解】〔藏器曰〕鹬如鹑，色苍觜长，在泥涂间作鹬鹬声，村民云田鸡所化，亦鹌鹑类也。苏秦所谓鹬蚌相持者，即此。〔时珍曰〕说文云：鹬知天将雨则鸣，故知天文者冠鹬〔一〕。今田野间有小鸟，未雨则啼者是矣。与翡翠同名而物异。

肉【气味】甘，温，无毒。

【主治】补虚，甚暖人。藏器

鸽宋嘉祐

【释名】鹁鸽食疗　飞奴〔时珍曰〕鸽性淫而易合，故名。鹁者，其声也。张九龄以鸽传书，目为飞奴。梵书名迦布德迦。

【集解】〔宗奭曰〕鸽之毛色，于禽中品第最多，惟白鸽入药。凡鸟皆雄乘雌，此独雌乘雄，故其性最淫。〔时珍曰〕处处人家畜之，亦有野鸽。名品虽多，大要毛羽不过青、白、皂、绿、鹊斑数色。眼目有大小，黄、赤、绿色而已。亦与鸠为匹偶。

白鸽肉〔气味〕咸，平，无毒。〔诜曰〕暖。〔主治〕解诸药毒，及人、马久患疥，食之立愈。嘉祐　调精益〔二〕气，治恶疮疥癣，风瘙〔三〕白癜，疬疡风，炒熟酒服。虽益人，食多恐减药力。孟诜　〔附方〕旧一，新一。消渴饮水不知足。用白花鸽一只，切作小片，以土〔四〕苏煎，含咽。心镜。　预解痘毒每至除夜，以白鸽煮炙饲儿，仍以毛煎汤浴之，则出痘稀少。

〔一〕鹬知天将雨则鸣故知天文者冠鹬：说文卷四上鸟部作「鹬，知天将雨鸟也。从鸟，矞声。礼记曰：『知天文者冠鹬。』」
〔二〕益：原作「盆」，金陵本同。今据湖北本改，与大观、政和本草卷十九白鸽条合。
〔三〕瘙：原作「疮」，金陵本同。今据大观、政和本草卷十九白鸽条改。
〔四〕土：原作「上」，今据金陵本改，与大观、政和本草卷十九白鸽条附方合。

血〔主治〕解诸药、百蛊毒。时珍 出事林广记。

卵〔主治〕解疮毒、痘毒。时珍 〔附方〕新一。**预解痘毒**小儿食之，永不出痘，或出亦稀。用白鸽卵一对，入竹筒封，置厕中，半月取出，以卵白和辰砂三钱，丸绿豆大。每服三十丸，三豆饮下，毒从大小便出也。潜江方。

屎名左盘龙〔时珍曰〕野鸽者尤良。其屎皆左盘，故宣明方谓之左盘龙也。

〔气味〕辛，温，微毒。〔主治〕人、马疥疮，炒研傅之。驴、马，和草饲之。嘉祐 消肿及腹中痞块。汪颖 消瘰疬诸疮，疗破伤风及阴毒垂死者，杀虫。时珍 〔附方〕旧四，新六。**带下排脓**〔宗奭曰〔一〕〕野鸽粪一两（炒微焦），白术、麝香各一分，赤芍药、青木香各半两，延胡索（炒赤）一两，柴胡三分，为末。温无灰酒空心调服一钱。候脓尽即止，后服补子脏药。**破伤中风**病传入里。用左蟠龙（即野鸽粪）、江鳔、白僵蚕各（炒）半钱，雄黄一钱，为末，蒸饼丸梧子大。每服十五丸，温酒下，取效。保命集。**阴症腹痛**面青甚者。鸽子粪一大抄，研末，极热酒一钟，和匀澄清，顿服即愈。刘氏。**蛊毒〔二〕腹痛**白鸽〔三〕屎烧研，饮和服之。外台。**冷气心痛**鸽屎烧存性，酒服一钱，即止。**项上瘰疬**左盘龙，炒研末，陈米〔四〕饭和，丸梧桐子大。每服三五十丸，陈〔五〕米饮下。张子和方。**头痒〔六〕生疮**白鸽屎五合，醋煮三沸，杵〔七〕，傅之，日三上。圣惠。**头疮白秃**鸽粪研末傅之，

〔一〕曰：原脱，今据金陵本补，与本书通例合。

〔二〕蛊毒：原作「蛔虫」，金陵本同。按外台卷二十六蛔虫方及卷三十六小儿蛔虫方均未见此方。方见卷二十八备急疗蛊方，与大观、政和本草卷十九白鸽条附方相合，仅「备急」作「救急」为异。今据改，仍计入旧附方数内。

〔三〕鸽：外台卷二十八及大观、政和本草卷十九白鸽条附方，此下俱有「毛」字。

〔四〕陈米：原脱，今据儒门事亲卷十五第一补。

〔五〕陈：同上。

〔六〕痒：圣惠方卷四十及大观、政和本草卷十九白鸽条附方，此上俱有「极」字，此下俱有「不痛」二字。

〔七〕醋煮三沸杵：金陵本同。圣惠方卷四十及大观、政和本草卷十九白鸽条附方俱作「以好醋和如稀膏，煮三两沸」。

先以醋、米[一]泔洗净。亦可烧研掺之。同上。**反花疮毒**初生恶肉如米粒，破之血出，肉随生，反出于外。用鹁鸽屎三两，炒黄为末。先以[二]温浆水洗，后傅之。圣惠方。**鹅掌风**鸽屎白、雄鸡屎，炒研，煎水日洗。

突厥雀 拾遗

【释名】鵽鸠音夺。**寇雉**（藏器曰）雀从北来，当有贼下，边人候之，故名。（时珍曰）案唐书云：高宗时，突厥犯塞。始虏未叛[三]，有鸣鵽群飞入塞。边人惊曰：此鸟一名突厥雀，南飞则突厥必入寇。已而果然。案此即尔雅「鵽鸠，寇雉」也。然则夺寇之义，亦由此矣。

【集解】（藏器曰）突厥雀，生塞北，状如雀而身赤。（时珍曰）案郭璞云：鵽鸠生北方沙漠地[四]。大如鸽，形似雌雉，鼠脚无后趾，岐尾。为鸟憨急群飞。张华云：鵽生关西。飞则雌前雄后，随其行止。庄周云：青鵽，爱其子而忘其母。

肉　【气味】甘，热，无毒。

【主治】补虚暖中。藏器

雀 别录中品

【释名】瓦雀　宾雀（时珍曰）雀，短尾小鸟也。故字从小，从隹。隹（音锥），鸟之[五]短尾也。栖宿簷瓦之间，驯近阶除之际，如宾客然，故曰瓦雀、宾雀，又谓之嘉宾也。俗呼老而斑者为麻雀，小而黄口者为黄雀。

[一] 米：原脱，今据圣惠方卷四十一及大观、政和本草卷十九白鸽条附方补。

[二] 先以：原脱，今据圣惠方卷六十五补。

[三] 始虏未叛：原脱，今据新唐书卷二一五上突厥传上补。御览九二三鵽条引唐书作「初突厥之未叛也」，义同。

[四] 地：原作「池」，今据金陵本改，与尔雅·释鸟「鵽鸠，寇雉」条郭注合。

[五] 鸟之：原无。按说文卷四上云：「隹，鸟之短尾总名也。象形。」今据补。

【集解】〔时珍曰〕雀，处处有之。羽毛斑褐，颔觜皆黑。头如颗蒜，目如擘椒。尾长二寸许，爪距黄白色，跃而不步。其视惊瞿，其目夜盲，其卵有斑，其性最淫。小者名黄雀。八九月群飞田间。体绝肥，背有脂如披绵。性味皆同，可以炙食，作鲊甚美。案逸周书云：季秋雀入大水为蛤。雀不入水，国多淫泆。又临海异物志云：南海有黄雀鱼。常以六〔一〕月化为黄雀，十月入海为鱼。则所谓雀化蛤者盖此类。若家雀则未常变化也。又有白雀，纬书以为瑞应所感。

肉 **〔气味〕甘，温，无毒。**〔弘景曰〕雀肉不可合李食，不可合酱〔二〕食。妊妇食雀肉、饮酒，令子多淫；食雀肉、豆酱，令子面䵟。凡服白术人忌之。

〔主治〕冬三月食之，起阳道，令人有子。藏器 **壮阳益气，暖腰膝，缩小便，治血崩带下。**日华 **益精髓，续〔三〕五脏不足气。宜常食之，不可停辍。**孟诜

〔发明〕〔宗奭曰〕正月以前、十月以后，宜食之，取其阴阳静定未泄也。故卵亦取第一番者。〔颂曰〕今人取雀肉和蛇床子熬膏，和药丸服，补下有效，谓之驿马丸。此法起于唐世，云明皇服之有验。〔时珍曰〕圣济总录治虚寒雀附丸，用肥雀肉三四十枚，同附子熬膏丸药，亦祖此意也。

〔附方〕新六〔四〕。

补益老人 治老人脏腑虚损羸瘦，阳气乏弱。雀儿五只（如常治），粟米一合，葱白三茎，先炒雀熟，入酒一合，煮少时，入水二盏半〔五〕，下葱、米作粥食〔六〕。食治方。

心气劳伤 朱雀汤：治心气劳伤，因变诸疾。用雄雀一只（取肉炙），赤小豆一合，人参、赤茯苓、大枣肉、紫石英、小麦各一两，紫苑、远志肉、丹参各半两，甘草（炙）二钱半〔七〕，细剉拌匀。每服三钱，用水一盏，煎六分，去滓，食远温服。奇效方。

肾冷偏坠 疝气。用生雀三枚，燎毛去肠，勿洗，以舶上茴香三钱，胡椒一

〔一〕六：金陵本同。御览九二二黄雀条引临海异物志作「八」。
〔二〕合酱：原作「诸肝」，金陵本同。今据唐本草卷十五及大观、政和本草卷十九雀卵条引弘景说改。
〔三〕续：原作「缩」，金陵本同。今据大观、政和本草卷十九雀卵条改。
〔四〕六：原作「八」，今按下新附方数改。
〔五〕半：原脱，今据寿亲养老新书卷一第十四补。
〔六〕下葱米作粥食：金陵本同。寿亲养老新书卷一第十四作「下米煮作粥，欲熟，下葱白、五味等，候熟，空心服之。」
〔七〕二钱半：金陵本同。奇效良方卷四十六作「二分」，古方四分为一两，一分即二钱半。

钱，缩砂、桂肉各二钱，入肚内，湿纸裹，煨熟，空心食之，酒下，良。直指方。**小肠疝气**用带毛雀儿一枚去肠，入金丝矾末五钱缝合，以桑柴火煨成炭，为末。空心无灰酒服。年深者，二服愈〔一〕。瑞竹堂方。**赤白痢下**腊月取雀儿，去肠肚皮毛，以巴豆仁一枚入肚内，瓶固济，煅存性，研末。以好酒煮黄蜡百沸，取蜡和，丸梧子大。每服一二十丸。红痢，甘草汤下；白痢，干姜汤下〔二〕。普济方。**内外目障**治目昏生翳，远视似有黑花，及内障不见物。用雀儿十个（去毛〔三〕翅足觜，连肠胃骨肉〔四〕研烂），磁石（煅，醋淬七次，水飞）、神曲（炒）、青盐、肉苁蓉（酒浸炙）各一两，菟丝子（酒浸三日，晒）三两，为末。以酒二升，少入炼蜜，同雀、盐研膏和，丸梧子大。每温酒下二十丸，日二服。圣惠方。

雀卵〔气味〕**酸，温，无毒。五月取之。**〔主治〕**下气，男子阴痿不起，强之令热，多精有子。**别录 **和〔五〕天雄、菟丝子末为丸，空心酒下五丸，治男子阴痿不起，女子带下，便溺不利，除疝瘕。**孟诜

〔发明〕〔弘景曰〕雀利阴阳，故卵亦然。术云：雀卵和天雄〔六〕服之，令茎〔七〕不衰。〔颂曰〕按素问云：胸胁支满者，妨于食，病至则先闻臊臭，出清液，先唾血，四肢清，目眩，时时前后血。病名血枯，得之年少时，有所大脱血，若醉入房，中气竭肝伤，故月事衰少不来。治之以乌鲗鱼骨、藘茹，二物并合之，丸以雀卵，大如小豆，以五丸为后饭，饮鲍鱼〔八〕汁，以利肠中及伤〔九〕肝也。饮后药先为后饭。本草三药

〔一〕年深者二服愈：金陵本同。瑞竹堂经验方卷二飞黄丹作「年远者每服二枚，近者一枚，累有效验。」
〔二〕下：普济方卷二〇九，此下有「花红痢，甘草干姜湯下。」
〔三〕毛：原脱，今据圣惠方补。
〔四〕骨肉：金陵本同。圣惠方卷三十三肉苁蓉圆作「去骨」。
〔五〕和：按大观、政和本草卷十九雀卵条引食疗，此上有「卵白」二字；同条引孟诜，此上俱有「粪」字，疑「粪」为「卵」字之误。
〔六〕雄：唐本草卷十五及大观、政和本草卷十九雀卵条，此下俱有「丸」字。
〔七〕茎：唐本草卷十五及大观、政和本草卷十九雀卵条，此下俱有「大」字。
〔八〕鲍鱼：原作「鲗骨」，金陵本同，涉上文而误。今据素问·腹中论及大观、政和本草卷十九雀卵条引图经改。
〔九〕伤：原作「肠」，金陵本同。据改同上。

并不治血枯，而经法用之，是攻其所生所起耳。〔时珍曰〕今人知雀卵能益男子阳虚，不知能治女子血枯，盖雀卵益精血耳。

肝〔主治〕**肾虚阳弱。**圣惠四雄丸〔一〕用之。

头血〔主治〕**雀盲。**别录〔弘景曰〕雀盲，乃人患黄昏时无所见，如雀目夜盲也。日二，取血点之。

脑〔气味〕**平。**〔主治〕**绵裹塞耳，治聋。又涂冻疮。**孟诜〔时珍曰〕按张子和方：腊月雀脑烧灰，油调涂之。亦可。

喙及脚胫骨〔主治〕**小儿乳癖，每用一具煮汁服。或烧灰，米饮调服。**时珍

雄雀屎　一名白丁香俗名**青丹**拾遗**雀苏**炮炙论〔修治〕〔日华曰〕凡鸟右翼掩左〔二〕者是雄。其屎头尖挺直。〔敩曰〕凡使，勿用雀儿粪。雀儿口黄，未经淫者也。其雀苏底坐尖在上是雄，两头圆者是雌。阴人使雄，阳人使雌。腊月采得，去两畔附着者，钵中研细，以甘草水浸一夜，去水焙干用。〔时珍曰〕别录止用雄雀屎。雌雄分用，则出自雷氏也。

〔气味〕**苦，温，微毒。**〔主治〕**疗目痛，决痈疖**〔三〕**，女子带下，溺不利，除疝瘕。**别录**疗龋齿。**陶弘景**和首生男子乳**〔四〕**点目中，胬肉、赤脉贯瞳子者即消，神效。和蜜丸服，治癥瘕久痼冷**〔五〕**病。和少干姜服之，大肥悦人。**苏恭**痈苦**〔六〕**不溃者**〔七〕**，点涂即溃。急黄欲死者**〔八〕**，汤化服之立苏。腹中痃癖、诸块、伏梁者，**

〔一〕四雄丸：用雄雀肝、雄鸡肝、雄蚕蛾、天雄及龙脑、白矾、木香、白马茎、硇砂、吴茱萸、蒉若子，蜜丸服，见圣惠方卷七。

〔二〕右翼掩左：原作「左翼掩右」，金陵本同。今据大观、政和本草卷十九雀卵条引日华子（原无「翼」字）改。濒湖似据鹊条陶注以改日华子，然与尔雅·释鸟及毛诗·白华郑笺均不相合（详见本书卷四十九鹊条校记）。

〔三〕疖：原作「疽」，金陵本同。今据唐本草卷十五、千金翼卷三及大观、政和本草卷十九雀卵条改。

〔四〕乳：唐本草卷十五及大观、政和本草卷十九雀卵条，此下俱有「如（唐本误作『知』）薄泥」三字。

〔五〕冷：原作「诸」，金陵本同。今据唐本草卷十五及大观、政和本草卷十九雀卵条改。

〔六〕苦：原作「疖」，金陵本同。今据大观、政和本草卷十九雀卵条改。

〔七〕溃者：大观、政和本草卷十九雀卵条，此下俱有「以一枚」三字。

〔八〕死者：大观、政和本草卷十九雀卵条，此下俱有「以两枚」三字。

和干姜、桂心、艾叶〔一〕为丸服之，能令消烂。藏器　和天雄、干姜丸服，能强阴。孟诜　消积除胀，通咽塞口噤，女人乳肿，疮疡中风，风虫牙痛。时珍〔二〕

〔发明〕〔时珍曰〕雀食诸谷，易致消化。故所治疝瘕积胀痃癖，及目翳弩肉，痈疽〔三〕疮疖，咽噤齿龋诸症，皆取其能消烂之义也。

〔附方〕旧六，新八。**霍乱不通**胀闷欲死，因伤饱取凉者。用雄雀粪二十一粒炒〔四〕，研末，温酒半盏调〔五〕服。未效，再服。总录。**目中翳膜**治目热生赤白膜。以雄雀屎和人乳点上，自烂。肘后方。**风虫牙痛**雄雀屎，绵裹塞孔中，日二易之，效。外台。**咽喉噤塞**雄雀屎末，温水灌半钱。外台。**小儿口噤**中风。用雀屎，水丸麻子大。饮下二丸，即愈。千金方〔六〕。**小儿不乳**用雀屎四枚末〔七〕之，着乳上〔八〕与吮〔九〕。总微。**小儿痘黡**白丁香末，入麝少许，米饮服一钱〔十〕。保幼大全。**妇人吹乳**独胜散〔十一〕：白丁香半两，为末。以温酒服一钱。简要济众〔十二〕。**破伤风疮**作白痂无血者，杀人最急。以雄〔十三〕雀粪（直者）研末，热酒服半钱。普济。**破决痈疖**诸痈已

〔一〕叶：金陵本同。大观、政和本草卷十九雀卵条俱作「等」。

〔二〕时珍：原脱，今依本书通例补。

〔三〕疽：原作「瘫」，金陵本同。今从张本改。

〔四〕炒：原脱，今据圣济总录卷三十八雄雀粪散补。

〔五〕半盏调：同上。

〔六〕千金方：按此方与「千金方」卷五下第九略同，而与大观、政和本草卷十九雀卵条附方引「子母秘录」全同，本应据改，姑仍之，仍计入旧附方数内。

〔七〕末：原作「未」，金陵本同。今据小儿卫生总微论方卷十六难乳论改。

〔八〕着乳上：原脱，今据小儿卫生总微论方卷十六难乳论补。

〔九〕吮：小儿卫生总微论方卷十六难乳论，此下有「儿大增服」四字。

〔十〕一钱：金陵本同。小儿卫生总微论方（又名保幼大全）卷八疮疹论作「一字」。

〔十一〕独胜散：原脱，今据大观、政和本草卷十九雀卵条附方补。

〔十二〕简要济众：原作「圣惠」，金陵本同。今检圣惠未见此方。圣惠卷八十一虽有用雀粪治吹奶之方，但与丁香（梅师以治妒乳乳痈）同用，与独胜散方名不合。或疑丁香上脱一白字，与雀粪实为一物，然无确证。因据大观、政和本草卷十九雀卵条改为「简要济众」，以合附方旧六之数。

〔十三〕雄：原作「黄」，金陵本同。今据普济方卷一一三改。

成脓，俱针者。取雀屎涂疮头，即易决〔一〕。梅师方。**瘭疮作痛**用雀屎、燕窠土研，傅之。直指。**浸淫疮癣**洗净，以雀屎、酱瓣和研，日涂之。千金翼。**喉痹乳蛾**白丁香二十个，以沙糖〔二〕和作三丸。每以一丸绵裹含咽，即时遂愈。甚者不过两〔三〕丸，极有奇效。普济方。**面疮酒刺**〔四〕白丁香十〔五〕粒，蜜一〔六〕两浸〔七〕，早夜点，久久自去。普济方〔八〕。

蒿雀 拾遗

【集解】〔藏器曰〕蒿雀似雀，青黑色，在蒿间，塞外弥多。食之，美于诸雀。

肉〔气味〕甘，温，无毒。〔主治〕食之，益阳道，补精髓〔九〕。藏器

脑〔主治〕涂冻疮，手足不皲。藏器

巧妇鸟 拾遗

【释名】**鹪鹩**诗疏 **桃虫**诗经 **蒙鸠**荀子 **女匠**方言 **黄脰雀**俗 〔时珍曰〕按尔雅云：桃虫，鹪。其雌曰

〔一〕决：金陵本同。大观、政和本草卷十九雀卵条附方俱作「之」。此下并有「雄雀屎佳，坚者为雄」八字。

〔二〕糖：普济方卷六十一白丁香丸，此下有「如胡桃大一块」。

〔三〕两：原作「一」，金陵本虽作「一」，但颇似「二」之坏字。今据普济方卷六十一白丁香丸改。

〔四〕面疮酒刺：原作「面鼻酒皶」，金陵本同。今据普济方卷五十一改。

〔五〕十：此下原有「二」字，金陵本同。今据普济方卷五十一删。

〔六〕一：原作「半」，金陵本同。今据普济方卷五十一改。

〔七〕浸：原脱，今据普济方卷五十一补。

〔八〕普济方：原作「圣惠方」，金陵本同。今检圣惠未见此方。方见普济方卷五十一，因据改。

〔九〕补精髓：金陵本同。大观、政和本草卷十九蒿雀条俱无。

鴱〔一〕。扬雄方言云：桑飞〔二〕，自关而东谓之巧雀〔三〕，或谓之女匠〔四〕。自关而西谓之襪雀〔五〕，或谓之巧女〔六〕。燕人谓之巧妇〔七〕。江东谓之桃雀，亦曰布母〔八〕。鸠性拙，鹪性巧，故得诸名。

【集解】〔藏器曰〕巧妇小于雀，在林薮间为窠。窠如小袋。〔时珍曰〕鹪鹩处处有之。生蒿木之间，居藩篱之上。状似黄雀而小，灰色有斑，声如吹嘘，喙如利锥。取茅苇毛毳而窠，大如鸡卵，而系之以麻发，至为精密。悬于树上，或一房、二房。故曰巢林不过一枝，每食不过数粒。小人畜驯，教其作戏也。又一种鳭〔九〕鹩，尔雅谓之剖苇。似雀而青灰斑色，长尾，好食苇蠹，亦鹪〔十〕类也。

肉〔气味〕甘，温，无毒。〔主治〕炙食甚美，令人聪明。汪颖

窠〔主治〕烧烟熏手，令妇人巧蚕〔十一〕。藏器 治膈气噎疾。以一枚烧灰酒服，或一服三钱，神验。时珍 出卫生易简方。

〔一〕鴱：原作「鸠」，今据金陵本改，与尔雅·释鸟合。

〔二〕桑飞：原脱，今据方言卷八桑飞条补。

〔三〕巧雀：金陵本及禽经注同。方言卷八桑飞条作「工爵」（「爵」与「雀」同）。

〔四〕匠：金陵本同。方言卷八桑飞条作「鸥」，乃「匠」之异体字。

〔五〕襪雀：金陵本同。方言卷八桑飞条作「懱爵」。郭注：「言懱截也。」御览九二三鳭鹩条引作「蔑雀」。毛诗陆疏卷下鸱鸮鸱鸮条作「襪雀」，此盖濒湖所本。

〔六〕或谓之巧女：金陵本同。今本方言无此文。文见毛诗陆疏卷下鸱鸮鸱鸮条，似陆所见方言尚有此文而今本脱之。

〔七〕燕人谓之巧妇：金陵本及禽经注同。方言无此文，仅「女鸥」下郭注云：「今亦名为巧妇。」毛诗陆疏卷下鸱鸮鸱鸮条云：「幽州人谓之鸋鴂，或曰巧妇。」似是禽经注所本。

〔八〕布母：原作「有呼」，金陵本同。按方言卷八桑飞条郭注云：「江东呼布母。」或云布谷生子，鹪鹩养之。布母之名，义或取此。「有」与「布」字形近，「呼」字涉上而误。今据改。

〔九〕鳭：原作「鹪」，今据金陵本改，与尔雅·释鸟合。

〔十〕鹪：原作「鷏」，金陵本同 。今从张本改。

〔十一〕蚕：金陵本同。大观、政和本草卷十九巧妇鸟条俱无此字。

燕别录中〔一〕品

【释名】乙鸟说文**玄鸟**礼记**鸷鸟**古今注**鷾鸸**庄子**游波**炮炙论**天女**易占　〔时珍曰〕燕字篆文象形。乙者，其鸣自呼也。玄，其色也。鹰鹞食之则死，能制海东青鹘，故有鸷鸟之称。能兴波祈雨，故有游波之号。雷敩云「海竭江枯，投游波而立泛」，是矣。京房云：人见白燕，主生贵女，故燕名天女。

【集解】〔别录曰〕燕生高山平谷。〔弘景曰〕燕有两种：紫胸轻小者是越燕，不入药用；胸〔二〕斑黑而声大者，是胡〔三〕燕，可入药用。胡燕作窠喜〔四〕长，能容一〔五〕匹绢者，令人家富也。若窠户北向而尾屈色白者，是数百岁燕，仙经谓之肉芝，食之延年。〔时珍曰〕燕大如雀而身长，籋口丰颔，布翅歧尾。背飞向宿，营巢避戊己日。春社来，秋社去。其来也，衔泥巢于屋宇之下；其去也，伏气蛰于窟穴之中。或谓其渡海者，谬谈也。玄鸟至时祈高禖，可以求嗣。或以为吞燕卵而生子者，怪说也。或云燕蛰于井底，燕不入屋，井虚也。燕巢有艾则不居。凡狐貉皮毛，见燕则毛脱。物理使然。

肉

〔气味〕酸，平，有毒。〔弘景曰〕燕肉不可食，损人神气〔六〕，入水为蛟龙所吞。亦不宜杀之。〔时珍曰〕淮南子言燕入水为蜃蛤，故高诱〔七〕注谓蛟龙嗜燕，人食燕者不可入水，而祈祷家用燕召龙。窃谓燕乃蛰而不化者，化蛤之说未审然否？但燕肉既有毒，自不必食之。

〔主治〕出痔虫、疮虫〔八〕。别录

〔一〕中：金陵本及大观、政和本草同。唐本草卷十五燕屎条作「下」。
〔二〕胸：原作「有」，金陵本同。今据唐本草卷十五及大观、政和本草卷十九燕屎条改。
〔三〕胡：原作「胋」，金陵本同。据改同上。
〔四〕喜：原脱，今据唐本草卷十五及大观、政和本草卷十九燕屎条补。
〔五〕一：原作「二」，金陵本同。今据唐本草卷十五及大观、政和本草卷十九燕屎条改。
〔六〕损人神气：金陵本同。唐本草卷十五及大观、政和本草卷十九燕屎条引弘景俱无此文。文见千金卷二十六第五越燕屎条。彼云：「黄帝云：十一月勿食鼠肉、燕肉，损人神气。」
〔七〕诱：原作「诿」，金陵本同。今据隋书·经籍志·杂家·淮南子条改。
〔八〕疮虫：金陵本同。唐本草卷十五及大观、政和本草卷十九燕屎条注引别录俱无此二字。

胡燕卵黄　〔主治〕卒水浮肿，每吞十枚。别录

秦燕毛　〔主治〕解诸药毒。取二七枚烧灰，水服。时珍

屎　〔气味〕辛，平，有毒。〔主治〕蛊毒鬼疰，逐不祥邪气，破五癃，利小便。本经〔一〕熬香用之。思邈〔二〕　〔颂曰〕胡洽治疟病，青羊脂丸中用之。疗痔，杀虫，去目翳。苏恭　治口疮、疟疾。孙思邈　作汤，浴小儿惊痫。弘景

〔附方〕旧三，新三。**解蛊毒**〔藏器曰〕取燕屎三合炒，独蒜（去皮）十枚和捣，丸梧子大。每服三丸，蛊当随利而出。**厌疟疾**〔藏器曰〕燕屎方寸匕，发日平旦和酒一升，令病人两手捧住吸气。慎勿入口，害人。**下石淋**用燕屎末，以冷水服五钱。旦服，至食时，当尿石水下。葛氏方〔三〕。**通小便**用燕屎、豆豉各一合，糊丸梧子大。每白汤下三丸，日三服。千金。**止牙痛**用燕子屎，丸梧桐子大。于疼处咬之，丸化即疼止。袖珍。**小儿卒惊**似有痛处而不知。用燕窠中粪，煎汤洗浴之。救急方。

窠中土见土部。

燕蓐草即窠草。见草部之九。

石燕 日华

【释名】土燕 纲目

【集解】〔诜曰〕石燕在乳穴石洞中者。冬月采之，堪食。余月，止可治病。〔炳曰〕石燕似蝙蝠，口方，食石乳

〔一〕本经：原脱，今据大观、政和本草卷十九燕屎条补。

〔二〕思邈：原作「别录」，金陵本同。按大观、政和本草卷十九燕屎条引别录无「熬香用之」之文。文见千金卷二十六第五越燕屎条，今据改。

〔三〕葛氏方：原脱，今据大观、政和本草卷十九燕屎条附方补。

汁。〔时珍曰〕此非石部之石燕也。广志云：燕有三种，此则土燕乳于岩穴者是矣。

肉 【气味】甘，暖，无毒。

【主治】壮阳，暖腰膝，添精补髓，益气，润皮肤，缩小便，御风寒、岚瘴、温疫气。日华

〔诜曰〕治法：取石燕二七〔一〕枚，和五味炒熟〔二〕，以酒一斗〔三〕浸三日。每夜卧时饮一二盏，甚能补益，令人健力能食。

伏翼本经中〔四〕品

【校正】〔时珍曰〕本经中〔四〕品有伏翼条，又有天鼠屎，今依李当之本草合而为一。

【释名】蝙蝠音编福。天鼠本经 仙鼠唐本 飞鼠宋本 夜燕 〔恭曰〕伏翼者，以其昼伏有翼也。〔时珍曰〕伏翼，尔雅作服翼，齐人呼为仙鼠，仙经列为肉芝。

【集解】〔别录曰〕伏翼生太山川谷〔五〕，及人家屋间。立夏后采，阴干。天鼠屎生合浦山谷。十一〔六〕月、十二月采。〔弘景曰〕伏翼非白色倒悬者，不可服。〔恭曰〕伏翼即仙鼠也，在山孔中食诸乳石精汁，皆千岁，纯白如雪，头上有冠，大如鸠、鹊。阴干服之，令人肥健长生，寿千岁；其大如鹑，未白者已百岁，而并倒悬，其脑重也。其屎皆白色，入药当用此屎。〔颂曰〕恭说乃仙经所谓肉芝者。然今蝙蝠多生古屋中，白而大者盖稀。其屎亦有白色，料其出乳石孔者，当应如此耳。〔宗奭曰〕伏翼白〔七〕日亦能飞，但畏鸷鸟不敢出耳。此物善服气，故能寿。冬月不食，可知矣。〔时珍曰〕伏翼形似鼠，灰黑色。有薄肉翅，连合四足及尾如一。夏出冬蛰，日伏夜飞，食蚊蚋。自能生育，或云鼍虱化蝠，鼠亦化蝠，蝠

〔一〕七：金陵本同。大观、政和本草卷十九燕屎条引孟诜俱作「十」。

〔二〕和五味炒熟：金陵本同。大观、政和本草卷十九燕屎条引孟诜俱无此文。

〔三〕一斗：金陵本及政和本草同。大观本草作「二升」，以浸石燕十四（或二十）枚，即嫌太少，疑误。

〔四〕中：原作「上」，金陵本同。今据大观、政和本草卷十九伏翼条改。

〔五〕生太山川谷：大观、政和本草卷十九伏翼条，此五字作白字，认为本经文。

〔六〕一：金陵本同。千金翼卷四及大观、政和本草卷十九天鼠屎条引别录俱无此字。大观、政和本草伏翼条引唐本注有。

〔七〕白：原脱，今据本草衍义卷十六及政和本草卷十九伏翼条补，义校明晰。

又化魁蛤，恐不尽然。生乳穴者甚大。或云燕避戊己，蝠伏庚申，此理之不可晓者也。若夫白色者，自有此种尔。仙经以为千百岁，服之令人不死者，乃方士〔一〕诳言也。陶氏、苏氏从而信之，迂矣。按李石续博物志云：唐·陈子真得白〔二〕蝙蝠大如鸦，服之，一夕大泄而死。又宋·刘亮得白蝙蝠、白蟾蜍合〔三〕仙丹，服之立死。呜呼！书此足以破惑矣。其说始载于抱朴子书，葛洪误世之罪，通乎天下。又唐书云：吐番有天鼠，状如雀鼠，其〔四〕大如猫，皮可〔五〕为裘。此则别是一种鼠，非此天鼠也。

伏翼

〔修治〕〔敩曰〕凡使要重一斤者。先拭去肉上毛，及去爪、肠，留肉、翅并嘴、脚。以好酒浸一宿，取出以黄精自然汁五两，涂炙至尽，炙干用。〔时珍曰〕近世用者，多煅存性耳。

〔气味〕咸，平，无毒。〔甄权〔六〕曰〕微热，有毒。〔之才曰〕苋实、云实为之使。

〔主治〕目瞑痒痛〔七〕，明目，夜视有精光。久服令人喜〔八〕乐媚好无忧。本经　〔日华曰〕久服解愁。**疗五〔九〕淋，利水道。**别录　**主女人生子余疾，带下病，无子。**苏恭　**治久咳上气，久疟瘰疬，金疮内漏，小儿魃病惊风。**时珍　〔藏器曰〕五月五日，取倒悬者晒干，和桂心、薰陆香烧烟，辟蚊子。夜明砂、鳖甲为末，烧烟，亦辟蚊。

〔发明〕〔时珍曰〕蝙蝠性能泻人，故陈子真等服之皆致死。观后治金疮方，皆致下利，其毒可知。本经谓其无毒，久服喜

〔一〕士：原作「上」，今据金陵本改。
〔二〕白：金陵本同。续博物志卷六无此字。
〔三〕蜍合：此二字原作一「蛤」字，金陵本同。今据续博物志卷六改。
〔四〕鼠其：原脱，今据旧唐书卷一九六上吐番传上补。
〔五〕可：原作「何」，今据金陵本改，与旧唐书卷一九六上吐番传上合。
〔六〕甄权：原作「日华」；金陵本误作「用华」。按大观、政和本草卷十九伏翼条，「微热有毒」非日华语，乃药性论文。今姑从濒湖「药性论即药性本草」之说，改为「甄权」。
〔七〕痒痛：按大观、政和本草卷十九伏翼条，此二字俱作墨字，认为别录文。
〔八〕喜：原作「熹」，金陵本同。今据千金翼卷四及大观本草卷十九伏翼条改（下同）。政和本草作「憙」，义近。
〔九〕五：金陵本同。千金翼卷四及大观、政和本草卷十九伏翼条引别录俱无此字。

乐无忧，日华云久服解愁者，皆误后世之言。适足〔一〕以增忧益愁而已。治病可也，服食不可也。**〔附方〕**旧二，新九〔二〕。**仙乳丸**治上焦热，昼常好瞑。用伏翼（五两重）一枚（连肠胃〔三〕炙燥），云〔四〕实（微〔五〕炒）五两，威灵仙三两，牵牛（炒）、苋实各二两，丹砂、雌黄〔六〕、铅丹各一两，腻粉半两，为末，蜜丸绿豆大。每服七丸，食后〔七〕木通汤下〔八〕，以知为度。普济。**久咳上气**十年、二十年，诸药不效。用蝙蝠除翅、足，烧焦研末。米饮服之。百一方。**久疟不止**范汪方：用蝙蝠七个，去头、翅、足，捣千下，丸梧子大。每服一丸，清汤下。鸡鸣时一丸，禺中一丸。**久疟不止**伏翼丸：用蝙蝠一枚（炙），蛇蜕皮一条（烧），蜘蛛五〔九〕枚（去足，研如膏〔十〕），鳖甲一枚（醋炙），麝香半两〔十一〕，为末。五月五日午时研匀，以蜘蛛膏〔十二〕入炼蜜和，丸麻子大。每〔十三〕温酒下五丸〔十四〕。圣惠方。**小儿惊痫**用入蛰蝙蝠一个，入成块朱砂三钱在腹内，以新瓦合，煅存性，候冷为末。空心分四服（儿小，分五服），白汤下。医学集成。**小儿慢惊**返

〔一〕足：此下原衍「适足」二字，金陵本同。今从张本删。

〔二〕旧二新九：原作「旧三新八」，今按下列新旧附方数改。

〔三〕胃：原作「骨」，金陵本同。今据圣济总录卷五十四及普济方卷四十三仙乳丸改。

〔四〕云：金陵本同，与本条伏翼气味项「苋实、云实为之使」文合。圣济总录卷五十四仙乳丸作「营」，濒湖采入本书卷十八营实、墙蘼条营实主治项，谓「治上焦有热，好瞑。」与此歧异，濒湖未加说明。今本普济方卷四十三仙乳丸作「恶」，显系误字。

〔五〕微：原脱，今据圣济总录卷五十四及普济方卷四十三仙乳丸补。

〔六〕雌黄：同上。

〔七〕食后：同上。

〔八〕下：圣济总录卷五十四及普济方卷四十三仙乳丸，此下俱有「稍增至十五丸，小儿每服三丸」。

〔九〕五：原作「一」，金陵本同。今据圣惠方卷五十二及普济方卷二〇〇改。

〔十〕研如膏：原作「炙」，金陵本同。据改同上。

〔十一〕两：原作「钱」，金陵本同。据改同上。

〔十二〕以蜘蛛膏：原脱，今据圣惠方卷五十二及普济方卷二〇〇补。

〔十三〕每：圣惠方卷五十二及普济方卷二〇〇，此下俱有「服空心」三字。

〔十四〕丸：圣惠方卷五十二及普济方卷二〇〇，此下俱有「小儿茶下二（一本作『三』）丸。」

魂丹：治小儿慢惊，及天吊夜啼。用蝙蝠一枚（去肠、翅，炙黄焦），人中白、干蝎（焙）、麝香各一分〔一〕，为末，炼蜜丸绿豆大。每服乳汁下三丸。圣惠方。**多年瘰疬**不愈，神效方：用蝙蝠一个，猫头一个，俱撒上黑豆，烧至骨化，为末掺之（干即油调傅），内服连翘汤。集要。**金疮出血**不止，成内漏。用蝙蝠二〔二〕枚，烧末。水服方寸匕〔三〕，当下〔四〕水而血消也。鬼遗方。**腋下胡臭**用蝙蝠一个，以赤石脂末半两涂遍，黄泥包固，晒干煅存性。以田螺水调涂腋下，待毒气上冲，急服下药，行一二次妙。乾坤秘韫。**干血气痛**蝙蝠一个，烧存性。每酒服一钱，即愈。生生编。**妇人断产**蝙蝠一个烧研，以五朝酒浮调下。摘玄方。

脑〔主治〕**涂面，去女子面疱。服之，令人不忘。**苏恭〔五〕

血及胆〔主治〕**滴目，令人不睡，夜中见物。**藏器〔弘景曰〕伏翼目及胆，术家用为洞视法。

天鼠屎本经

〔释名〕**鼠法**本经**石肝**同上。**夜明砂**日华**黑砂星**〔弘景曰〕方家不用，俗不识也。〔李当之曰〕即伏翼屎也，方言名天鼠尔。

〔修治〕〔时珍曰〕凡采得，以水淘去灰土恶气，取细砂晒干焙用。其砂乃蚊蚋眼也。

〔气味〕辛，寒，无毒。〔之才曰〕恶白敛、白微。

〔主治〕**面痈肿，皮肤洗洗时痛，腹中血气，破寒热积聚，除惊悸。**本经**去面上黑皯。**别录**烧灰，酒服方寸匕，下死胎。**苏恭**炒服，治瘰疬。**日华**治马扑损痛，以三枚投热酒一升，取清服立止，数**

〔一〕各一分：金陵本同。圣惠方卷八十五，其中麝香作「一錢」，余二味各一分即二錢半。
〔二〕二：金陵本、大观、政和本草卷十九伏翼条附方及普济方卷三〇三俱同，惟今本鬼遗方卷二作三。
〔三〕匕：大观、政和本草卷十九伏翼条附方及普济方卷三〇三，此下俱有「令一日服尽」，今本鬼遗方略同。
〔四〕下：鬼遗方卷二、大观、政和卷十九伏翼条附方及普济方卷三〇三，此下俱有「如」字。
〔五〕苏恭：原作「藏器」，金陵本同。今据大观、政和本草卷十九伏翼条改。

服便瘥。〔苏颂〕出续传信方。**熬捣〔一〕为末，拌饭与一岁至两〔二〕岁小儿食之，治无辜病，甚验。**慎微 **治疳有效。**宗奭 **治目盲障翳，明目除疟。**时珍

〔发明〕〔时珍曰〕夜明砂及蝙蝠，皆厥阴肝经血分药也，能活血消积。故所治目翳盲障，疟魃疳惊，淋带，瘰疬痈肿，皆厥阴之病也。按类说云：定海徐道亨患赤眼，食蟹遂成内障。五年忽梦一僧，以药水洗之，令服羊肝丸。求其方。僧曰：用洗净夜明砂、当归、蝉蜕、木贼（去节）各一两，为末。黑〔三〕羊肝四两，水煮烂和，丸梧子大。食后熟水下五十丸。如法服之，遂复明也。

〔附方〕旧一，新十三〔四〕。

内外障翳夜明砂末，化入猪肝内，煮食饮汁，效〔五〕。直指方。**青盲不见**夜明砂（糯米炒黄）一两，柏叶（微〔六〕炙）一两，为末，牛胆汁和，丸梧子大。每夜卧时，竹叶汤下二十丸；至五更，米饮下二十丸，瘥乃止。圣惠。**小儿雀目**夜明砂一两，微〔七〕炒细〔八〕研，猪胆汁和，丸绿豆大。每米饮下五丸〔九〕。一方：加黄芩等分〔十〕为末。米泔煮猪肝，取汁调服半钱〔十一〕。并圣惠〔十二〕**五疟不止**简要济众〔十三〕：用夜明砂末，每冷茶服一钱，立效。圣

〔一〕熬捣：原作「捣熬」，金陵本同。今据大观、政和本草卷十九天鼠屎条改。

〔二〕一岁至两：原作「三」，金陵本同。今据大观、政和本草卷十九天鼠屎条附家传验方改。原方后云：「三岁号干无辜。」「干」与「疳」通。详文义似另有治法。外台卷三十六小儿无辜疳痢方三首，引「救急疗小儿瘦、头干、无辜兼痢方：马齿苋一味捣，绞汁服三合，以瘥止。」可资参考。

〔三〕黑：金陵本同。医说卷四治内障眼条引类说作「买」。

〔四〕十三：原作「十二」，金陵本为空白。今按下列新附方数改。

〔五〕化入猪肝内煮食饮汁效：金陵本同。仁斋直指方论卷二十作「缠入猪肝煮，带生（原误作『主』）和汁细嚼效。」依雀盲散，谓「将雄猪肝一叶，竹刀批开，纳夜明砂于中，麻线扎，第二米泔煮七分熟，又别蘸夜明砂细嚼，以汁送下。」

〔六〕微：原脱，今据圣惠方卷三十三柏叶圆补。

〔七〕一两微：原脱，今据圣惠方卷八十九补。

〔八〕细：同上。

〔九〕丸：圣惠方卷八十九，此下有「三岁以下三丸」。

〔十〕等分：金陵本同。圣惠方卷八十九各作「半两」。

〔十一〕钱：圣惠方卷八十九，此下有「日三服，三岁以上增之。」

〔十二〕并圣惠：原脱，按上二方均见圣惠方卷八十九，今据补。

〔十三〕简要济众：原作「圣惠」，金陵本同。今检圣惠未见此方。方见大观、政和本草卷十九天鼠屎条附方引简要济众。因据改，以合附方旧一之数。

惠〔一〕：治疟发作无时，经久不瘥。用蝙蝠粪五十粒，朱砂半两，麝香一钱〔二〕，为末，糯米饭丸小豆〔三〕大。未发时，白汤下十丸。**胎前疟疾**夜明砂末三钱，空心温酒服。经验秘方。**咳嗽不止**蝙蝠〔四〕去翅足，烧焦〔五〕为末。一钱〔六〕，食后白汤下〔七〕。寿域神方〔八〕。**小儿魃病**〔九〕以红纱袋盛夜明砂，佩之。直指方。**一切疳毒**夜明砂五钱，入瓦瓶内，以精猪肉三两薄切，入瓶内，水煮熟。午〔十〕前以肉与儿食，饮其汁，取下腹〔十一〕中胎毒。次用生姜四两，和皮切炒，同黄连末一两，煮面〔十二〕糊丸黍米大。食前〔十三〕米饮服，日三次。全幼心鉴。**聤**〔十四〕**耳出汁**夜明砂二钱，麝香一字，为末。拭净〔十五〕掺之。圣济〔十六〕。**溃肿排脓**夜明砂一两，桂半两，乳香一分，为末，入干砂糖半两。井水调

〔一〕圣惠：原作「又方」，金陵本同。按此方见圣惠方卷五十二。前方既改「圣惠」为「简要济众」，此间即不当再作「又方」。今据改。

〔二〕一钱：金陵本同。圣惠方卷五十二作「一分」，即二钱半。

〔三〕小豆：金陵本同。圣惠方卷五十二作「绿豆」。

〔四〕蝙蝠：金陵本及普济方卷一五九同。按此方既用蝙蝠而非用其屎，即不当列此而应移前伏翼附方之中。

〔五〕焦：原作「酒」，金陵本同。今据普济方卷一五九改。

〔六〕一钱：金陵本同。普济方卷一五九无。按此上似脱「每服」二字。

〔七〕食后白汤下：金陵本同。普济方卷一五九作「米饮调服」。

〔八〕寿域神方：未见传本。今据普济方卷一五九校订。

〔九〕魃病：按仁斋直指小儿方论卷三疳门治魃病用龙胆汤（恐繁不录），同时佩此。

〔十〕午：原作「于」，金陵本作「干」。今据全幼心鉴卷四疳门五疳潮热段取交奶一切疳毒条改。

〔十一〕腹：原作「服」，金陵本同。据改同上。

〔十二〕煮面：原脱，今据全幼心鉴卷四补。

〔十三〕食前：同上。

〔十四〕聤：圣济总录卷一八一夜明砂散，此上有「小儿」二字。

〔十五〕净：圣济总录卷一八一夜明砂散，此下有「用药半钱匕」五字。

〔十六〕圣济：原作「圣惠」，金陵本同。今检圣惠未见此方。方见圣济总录卷一八一，治小儿聤耳，名夜明砂散，因据改。

傅。　直指方。腋下胡臭夜明砂末，豉汁调傅〔一〕。　同上〔二〕风蚛牙痛夜明砂（炒）、吴茱萸（汤泡，炒）等分为末，蟾酥和，丸麻子大〔三〕。绵裹二丸含之，吐涎。　普济方。

鸓鼠累、垒二音。　本经下品

〔校正〕鸓鼠原在兽部，今据尔雅、说文移入禽部。

【释名】鼺鼠本经 鼯鼠尔雅 耳鼠山海经 夷由尔雅 䳘禽经 飞生鸟弘景　〔时珍曰〕案许慎说文云：鸓，鼠形〔四〕，飞走〔五〕且乳之鸟也。故字从鸟，又名飞生。本经从鼠，以形似也。此物肉翅连尾，飞不能上，易至礧坠，故谓之鸓。俗谓痴物为鸓，义取乎此。亦名鼯鼠，与蝼蛄同名。

【集解】〔别录曰〕鼺鼠生山都平谷。〔弘景曰〕此鼠即鼯鼠（飞生鸟）也。状如蝙蝠，大如鸱鸢，毛紫色暗，夜行飞生〔六〕。人取其皮毛与产妇持之，令儿〔七〕易生。〔颂曰〕今湖岭山中多有之。南人见之，多以为怪。〔宗奭曰〕关西山中甚有。毛极密，但〔八〕向下飞，不能致远。人捕取皮为暖帽。〔时珍曰〕案郭氏注尔雅云：鼯鼠状如小狐，似蝙蝠肉翅四足。翅、尾、项、胁毛皆紫赤色，背上苍艾色，腹下黄色，喙、颔杂白色。脚短爪长，尾长三尺许。飞而乳子，子即随母后。声如人呼，食火烟。能从高赴下，不能从下上高。性喜夜鸣。山海经云：耳鼠状如鼠，兔首麋身〔九〕，以其尾飞。食之不脎〔十〕，可御百毒。即此也。其形，翅联四足及尾，与蝠同，故曰以尾飞。生岭南者，好食龙眼。

〔一〕傅：原脱，今据仁斋直指方论卷二十六腋气补。

〔二〕同上：原脱。按此方见仁斋直指方论卷二十六，今据补。

〔三〕大：原作「方」，金陵本同。今从张本改。

〔四〕鼠形：原脱，今据说文卷四上鸟部鸓条补。

〔五〕走：金陵本同。说文卷四上鸟部鸓条，段注云：「走字疑衍。」举尔雅·释鸟「鼯鼠，夷由」条郭注「飞且乳，亦谓之飞生」为证。

〔六〕生：原脱，今据唐本草卷十五（生上衍「行」字）及大观、政和本草卷十八鸓鼠条补。

〔七〕儿：同上。

〔八〕但：原作「俱」，金陵本同。今据本草衍义卷十六及政和本草卷十八鸓鼠条改。

〔九〕身：原作「耳」，金陵本同。今据山海经·北山经·丹熏之山条改。

〔十〕脎：原作「眯」，金陵本同。据改同上。郭注：「脎，大腹也。见稗苍。音采也。」

【气味】微温，有毒。

【主治】堕胎，令易产。本经

【发明】〔颂曰〕人取其皮毛与产妇，临蓐时持之，令儿易生。而小品方乃入服药，用飞生一枚，槐子、故弩箭羽各十四枚合捣，丸梧子大，以酒服二丸，即易产也。〔时珍曰〕鼺能飞而且产，故寝其皮，怀其爪，皆能催生，其性相感也。济生方治难产，金液丸，用其腹下毛〔一〕为丸服之。

寒号虫宋开宝

〔校正〕自虫部〔二〕移入此。

【释名】鹖鴠　独春　屎名五灵脂〔时珍曰〕杨氏丹铅录，谓寒号虫即鹖鴠，今从之。鹖鴠，诗作盍旦，礼作曷旦，说文作鳱鴠，广志作侃旦，唐诗作渴旦，皆随义借名耳。扬雄方言云：鳱鴠〔三〕，自关而西〔四〕谓之鹖鴠。自关而东谓之城旦，亦曰倒悬。周、魏〔五〕、宋、楚谓之独春。郭璞云：鹖鴠，夜鸣求旦之鸟。夏月毛盛，冬月裸体，昼夜鸣叫，故曰寒号，曰鹖旦。古刑有城旦春，谓昼夜春米也。故又有城旦、独春之名。月令云：仲冬，曷旦不鸣。盖冬至阳生渐暖故也。其屎名五灵脂者，谓状如凝脂而受五行之灵气也。

【集解】〔志曰〕五灵脂出北地，寒号虫粪也。〔禹锡曰〕寒号虫四足，有肉翅不能远飞。〔颂曰〕今惟河东州郡有之。五灵脂色黑如铁，采无时。〔时珍曰〕曷旦乃候时之鸟也，五台诸山甚多。其状如小鸡，四足有肉翅。夏月毛采五色，自鸣若曰：凤凰不如我。至冬毛落如鸟雏，忍寒而号曰：得过且过。其屎恒集一处，气甚臊恶，粒大如豆。采之有如糊者，有粘块如糖者。人亦以沙石杂而货之。凡用以糖心润泽者为真。

肉〔气味〕甘，温，无毒。〔主治〕食之，补益人，汪颖

〔一〕腹下毛：金陵本同。辑本济生方卷七金液丸用「飞生毛」，云：「火烧，如腋下毛尤佳，半錢。」

〔二〕部：原脱，按五灵脂条，见大观、政和本草卷二十二，在虫鱼部，今据补。

〔三〕鳱鴠：原脱，今据方言卷八鳱鴠条补。

〔四〕西：方言卷八及御览九二一鳱鴠条，此下俱有「秦陇之内」四字。

〔五〕魏：方言卷八鳱鴠条，此下有「齐」字。御览九二一及绀珠集卷八引俱无。

五灵脂〔修治〕〔颂曰〕此物多夹沙石，绝难修治。凡用研为细末，以酒飞去沙石，晒干收用。〔气味〕甘，温，无毒。恶人参，损人。〔主治〕心腹冷气，小儿五疳，辟疫，治肠风，通利气脉，女子血闭。开宝 疗伤冷积聚〔一〕。苏颂 凡血崩过多者，半炒半生为末〔二〕，酒服，能行血止血。治〔三〕血气刺痛甚效。震亨 止妇人经水过多，赤带不绝，胎前产后血气诸痛，男女一切心腹、胁肋、少腹诸痛，疝痛，血痢肠风腹痛，身体血痹刺痛，肝疟发寒热，反胃消渴，及痰涎挟血成窠，血贯瞳子，血凝齿痛，重舌，小儿惊风，五痫癫疾，杀虫，解药毒，及蛇、蝎、蜈蚣伤。时珍〔发明〕〔宗奭曰〕五灵脂引经〔四〕有功，不能生血，此物入肝最速也。尝〔五〕有人病目中翳，往来不定，此乃血所病也〔六〕。肝受血则能视，目病不治血，为背理也。用五灵脂之药而愈〔七〕。又有人被毒蛇所伤，良久昏愦。一老僧以酒调药二钱灌之，遂苏。仍以滓傅咬处，少顷复灌二钱，其苦皆去。问之，乃五灵脂一两，雄黄半两，同为末耳。其后〔八〕有中蛇毒者，用之咸效。〔时珍曰〕五灵脂，足厥阴肝〔九〕经药也。气味俱厚，阴中之阴，故入血分。肝主血，诸痛皆属于木，诸虫皆生于风；故此药能治血病，散血和血而止诸痛。治惊痫，除疟痢，消积化痰，疗疳杀虫，治血痹、血眼诸症，皆属肝经也。失笑散，不独治妇人心痛血痛；凡男女

〔一〕聚：原脱，今据大观、政和本草卷二十二·五灵脂条引图经补。

〔二〕为末：原脱，今据丹溪心法卷五第八十九补。

〔三〕治：本草衍义补遗，此下有「妇人心痛」四字。

〔四〕引经：金陵本同。本草衍义卷十七及政和本草卷二十二·五灵脂条俱作「行经血」三字，义较明确。

〔五〕尝：原作「常」，金陵本同。今据本草衍义卷十七及政和本草卷二十二·五灵脂条改。

〔六〕也：本草衍义卷十七及政和本草卷二十二·五灵脂条，此下俱有「盖心生血，肝藏血」七字。

〔七〕用五灵脂之药而愈：金陵本同。本草衍义卷十七及政和本草卷二十二·五灵脂条俱作「此药入肝最速」。濒湖已将此语移前，故不得不改写。

〔八〕后：原版残缺，今据金陵本补。

〔九〕肝：同上。

老幼，一切心腹、胁肋、少腹痛，疝气，并胎前产后，血气作痛，及血崩经溢，百药不效者，俱能奏功。屡用屡验，真近世神方也。又案李仲南云：五灵脂治崩中，非止治血之药〔一〕，乃去风之剂。风，动物也，冲任经虚，被风伤袭营血，以致崩中暴下，与荆芥、防风治崩义同。方悟古人识见，深奥如此。此亦一说，但未及肝血虚滞，亦自生风之意。

〔附方〕旧六，新三十一。

失笑散治男女老少，心痛腹痛，少腹痛，小肠疝气，诸药不效者，能行能止；妇人妊娠心痛，及产后心痛、少腹痛、血气痛尤妙。用五灵脂、蒲黄等分，研末。先以醋二杯〔二〕调末〔三〕熬成膏，入水一盏，煎至七分，连药热服。未止再服。一方以酒代醋。一方以醋糊和丸，童尿、酒服。和剂局方〔四〕。

紫金丸治产后恶露不快，腰痛，小腹如刺，时作寒热，头痛不思饮食；又治久有瘀血，月水不调，黄瘦不食；亦疗心痛，功与失笑散同。以五灵脂水淘净炒末一两，以好米醋调稀，慢火熬膏，入真蒲黄末和，丸龙眼〔五〕大。每服一丸，以水与童子小便各半盏，煎至七分，温服，少顷再服，恶露即下。血块经闭者，酒磨服之。杨氏产乳。

五〔六〕灵脂散治丈夫脾积气痛，妇人血崩诸痛。飞过五灵脂炒烟尽，研末。每服一钱，温酒调下。此药气恶难吃，烧存性乃妙也。或以酒、水、童尿煎服，名抽刀散，治产后心腹、胁肋、腰胯〔七〕痛。能散恶血〔八〕。如心烦口渴者，加炒蒲黄减半，霹雳酒下。肠风下血者〔九〕，煎乌梅、柏叶汤下。中风麻痹痛者，加草乌半钱〔十〕，同童尿、水、酒煎服。永类钤方。

产后血运治产妇血运，不知人事。用五灵脂二两（半生半

〔一〕非止治血之药：金陵本同。永类钤方卷十五作「似非止血之药」。

〔二〕醋二杯：金陵本同。大观、政和本草卷二十二·五灵脂条附经效方失笑散作「好醋一杓」。

〔三〕末：和剂局方卷九失笑散，此下有「二錢」；经效方失笑散在前亦有「每服二錢」之语。

〔四〕和剂局方：金陵本同。方见局方卷九。大观、政和本草卷二十二·五灵脂条附方失笑散，引自经效方，今仍计入旧附方数内。

〔五〕龙眼：金陵本同。妇人良方卷二十第八引产乳，及普济方卷三四六紫金丸俱作「樱桃」。

〔六〕五：原脱，今据永类钤方卷十五·五灵脂散补。

〔七〕腰胯：金陵本同。永类钤方卷十五作一「脚」字。

〔八〕能散恶血：金陵本同。永类钤方卷十五作「散恶血，加童便服。」

〔九〕者：永类钤方卷十五，此下有「不能饮酒」四字。

〔十〕錢：永类钤方卷十五，此下有「一方燒存性」五字。

炒）为末。每服一钱，白水调下。如口噤者，斡开灌之，入喉即愈〔一〕。图经。**产后腹痛**五灵脂、香附、桃仁等分研末，醋糊丸，服一百丸。或用五灵脂末，神曲糊丸，白术、陈皮汤下。丹溪方。**儿枕作痛**五灵脂慢火〔二〕炒，研末。酒服二钱。危氏〔三〕。**血气刺痛**五灵脂（生研）三钱，酒一盏煎沸，热服。灵苑方。**卒暴心痛**五灵脂（炒）一钱半，干姜（炮）三分，为末。热酒服，立愈。事林广记。**心脾虫痛**不拘男女。用五灵脂、槟榔等分为末，水煎石菖蒲调服三钱。先嚼〔四〕猪肉一二片。海上仙方。**小儿蛔痛**五灵脂（末）二钱，白〔五〕矾（火飞）半钱。每服一〔六〕钱，水一盏，煎五分，温服。当吐虫出，愈。阎孝忠集效方。**经血不止**五灵脂炒烟尽，研。每服二钱，当归两片，酒一盏，煎六分，热服。三五度取效。经效方。**血崩不止**〔颂曰〕用五灵脂十两，研末，水五盏〔七〕，煎三盏〔七〕，去滓澄清，再煎为膏，入神曲末二两和，丸梧子大。每服二十丸，空心温酒下，便止，极效。集要：用五灵脂烧研，以铁秤锤烧红淬酒，调服。以效为度。**胎衣不下**恶血冲心。用五灵脂（半生半炒）研末。每服二钱，温酒下。产宝。**子肠脱出**五灵脂烧烟熏之〔八〕。先以盐汤洗净〔九〕。危氏。**吐血呕血**总录〔十〕：五灵脂一两，卢会二〔十一〕钱，研末，滴水丸芡子大，捏作饼

〔一〕愈：大观、政和本草卷二十二·五灵脂条，此下俱有「谓之独胜散」五字。

〔二〕火：原脱，今据世医得效方卷十四及普济方卷三四九补。

〔三〕危氏：原作「产宝」，金陵本同。今检经效产宝未见此方。方见世医得效方卷十四。普济方卷三四九载此方。原注：「出危氏方。」因据改。

〔四〕先嚼：原作「作饼」，今据金陵本改。

〔五〕白：原作「灵」，金陵本同，涉上而误。今据阎氏小儿方论改。

〔六〕一：阎氏小儿方论，此下有「二」字。

〔七〕盏：原作「碗」，金陵本同。今据大观、政和本草卷二十二·五灵脂条改。

〔八〕熏之：世医得效方卷十五杂方段敷药条，此下有「次用蓖麻子研烂涂上吸入，如入即洗去。」

〔九〕盐汤洗净：金陵本同。世医得效方卷十五杂方段敷药条作「温盐水洗软」。

〔十〕总录：原脱。按此方见圣济总录卷六十九，名五灵脂饼子。普济方卷一九〇载此方。原注：「出圣济总录。」今据补。

〔十一〕二：原作「三」，金陵本同。今据圣济总录卷六十九及普济方卷一九〇改。

子〔一〕。每龙脑〔二〕浆水化服二饼〔三〕。又治血妄行入胃，吐血〔四〕不止。五灵脂一两，黄耆半两，为末。新汲水服二钱。**吐逆不止**不拘男女，连日粥饮汤药不能下者，即效。五灵脂治净为末，狗胆汁和，丸芡子大。每服一丸，煎生姜酒磨化，猛口热吞，不得漱口，急将温粥少许压之。经验。**化食消气**五灵脂一两，木香半两，巴豆四十枚（煨熟去油），为末，糊丸绿豆大。每白汤下五丸。普济方。**久疟不止**或一日一〔五〕发，或一日二、三发，或二、三日一发。用五灵脂、头垢各一钱，古城石灰二钱，研末，饭丸皂子大。每服一丸，五更无根水下即止，神效方也。海上。**消渴饮水**竹笼散：用五灵脂、黑豆（去皮、脐〔六〕）等分为末。每服三钱，冬瓜皮〔七〕汤下（无皮〔八〕用叶〔九〕亦可），日二服。不〔十〕可更服热药，宜八味丸去附子，加五味子。若小渴者，二三服即止。保命集。**中风瘫缓**追魂散：用五灵脂三两〔十一〕杵碎〔十二〕，以水飞去上面黑浊、下面沙石，挹干〔十三〕研末。每服二〔十四〕钱，热酒调下，日一服〔十五〕。继〔十六〕服小续命汤。奇效方。

〔一〕捏作饼子：原脱，今据圣济总录卷六十九及普济方卷一九〇补，与方名合。
〔二〕龙脑：原脱，据补同上。
〔三〕饼：原作「丸」，金陵本同，今据圣济总录卷六十九及普济方卷一九〇改。
〔四〕血：原脱，今据圣济总录卷六十八黄耆散补。
〔五〕一：原作「二」，金陵本同，与下文重复。今详文义改。
〔六〕脐：原脱，今据保命集卷下第二十三补。
〔七〕皮：金陵本同。保命集卷下第二十三无。
〔八〕无皮：金陵本同。保命集卷下第二十三作「无东瓜」。
〔九〕叶：金陵本同。保命集卷下第二十三作「苗叶」二字。
〔十〕不：保命集卷下第二十三，此上有「渴定」二字。
〔十一〕三两：原脱，今据奇效良方卷二追魂散补。
〔十二〕杵碎：原作「为末」，金陵本同，与下重复。今据奇效良方卷二追魂散改。
〔十三〕挹干：原脱，今据奇效良方卷二追魂散补。
〔十四〕二：金陵本同。奇效良方卷二追魂散作「三」。
〔十五〕热酒调下日一服：金陵本同。奇效良方卷二追魂散作「酒一盏，煎两沸服。」
〔十六〕继：原作「细」（金陵本版坏），今据奇效良方卷二追魂散改。

手足冷麻〔寇曰〕风冷，气血闭，手足身体疼痛冷麻。五灵脂二两，没药一两，乳香半两，川乌头一两半（炮去皮），为末，滴水丸如弹子大。每用一丸，生姜温酒磨服。本草衍义。**骨折肿痛**五灵脂、白及各一两，乳香、没药各三钱，为末，熟水同香油调，涂患处。乾坤秘韫。**损伤接骨**五灵脂一两，茴香一钱，为末。先以乳香末于极痛处傅上，以小黄米粥涂之，乃掺二末于粥上，帛裹，木片〔一〕子夹定，三五日效〔二〕。儒门事亲。**五疳潮热**肚胀发焦，不可用大黄、黄芩，损伤胃气，恐生别症。五灵脂（水飞）一两，胡黄连五钱，为末，雄猪胆汁丸黍〔三〕米大。每服一二十丸，米饮下。全幼心鉴。**咳嗽肺胀**皱肺丸：用五灵脂二两，胡桃仁八个，柏子仁半两，研匀，滴水和丸小豆大。每服二十〔四〕丸，甘草汤下。普济。**痰血凝结**〔五〕紫芝丸：用五灵脂（水飞）、半夏（汤泡）等分为末，姜汁浸蒸饼丸梧子大。每饮下二十丸〔六〕。百一选〔七〕方。**酒积黄肿**五灵脂末一两，入麝香少许，饭丸小豆大。每米饮下一丸。普济方。**目生浮翳**五灵脂、海螵蛸各等分，为细末。熟猪肝日蘸食。明目经验方。**重舌胀痛**五灵脂一两，淘净为末，煎米醋漱。经验良方。**恶血齿痛**五灵脂末，米醋煎汁含咽。直指方。**血痣溃血**一人旧有一痣，偶抓破，血出一线，七日不止，欲死。或用五灵脂末掺上，即止也。杨拱医方摘〔八〕要。**血溃怪病**凡人目中白珠浑黑，视物如常，毛发坚直如铁条，能饮食而不语如醉，名曰血溃。以五灵脂为末，汤〔九〕服二钱，即愈。夏子益奇疾方。**大风疮癞**油调五灵脂末，涂之。

〔一〕片：原作「牌」，金陵本同。今据儒门事亲卷十五第一接骨丹改。

〔二〕三五日效：金陵本同。儒门事亲卷十五第一接骨丹作「少壮人二日效，老者五六日见效矣。」

〔三〕黍：原作「香」，金陵本同。今据全幼心鉴卷四疳门·五疳潮热段改。

〔四〕二十：金陵本同。普济方卷二十七作「十五」。

〔五〕痰血凝结：金陵本同。是斋百一选方卷五仅作「治痰」二字。

〔六〕每饮下二十丸：金陵本同。是斋百一选方卷五作「每服二十丸」，此下有「至三十丸，生姜或茶汤下，食前空心临卧时服。」

〔七〕选：原脱。按此方见是斋百一选方卷五，今据补，以免与肘后百一方相混。

〔八〕摘：原作「选」，金陵本同。今据本书卷一引据医家书目改。

〔九〕汤：金陵本同。传信适用方卷四附夏方第十九及普济方卷二五五引经验良方俱作「酒」。

摘玄方。**虫虺螫蠚**〔一〕凡蜈蚣、蛇、蝎毒虫伤，以五灵脂末涂之，立愈。金匮钩玄。**毒蛇伤螫**五灵脂为末，酒调二钱服。仍以少末掺疮口，妙。普济〔二〕。

〔一〕蠚：原作「[illegible]」，字书无。今据金陵本改。
〔二〕五灵脂……普济：此二十字原脱，金陵本亦脱。今据普济方卷三〇七补。

本草纲目禽部目录第四十九卷

禽之三　林禽类一十七种

斑鸠嘉祐　青鵻拾遗（即黄褐侯）　鳲[一]鸠拾遗（即布谷）

桑鳸食物（即蜡觜）　伯劳嘉祐　鵙鸠附[二]　鸜鹆唐本[三]

百舌拾遗　练鹊嘉祐　莺食物

啄木鸟嘉祐　慈乌嘉祐　乌鸦嘉祐

鹊别录　山鹊食物　鹘嘲嘉祐

杜鹃拾遗　鸀鳿食物　秦吉了、鸟凤附

右附方旧一新十一[四]。

禽之四　山禽类一十三[五]种，附一种。

凤凰拾遗　孔雀别录　驼鸟拾遗

鹰别录[六]　雕纲目　鹗纲目（即鱼鹰）

〔一〕鳲：原作「鸣」，金陵本同。今据本卷鳲鸠条改。

〔二〕鵙鸠附：原脱，今据本卷伯劳条附录补。

〔三〕本：原作「附」，金陵本同。今据本卷鸜鹆条改，使与全书体例一致。

〔四〕旧一新十一：原作「旧五新九」，金陵本同。今据林禽类各条新旧附方总数改。

〔五〕三：原作「二」，金陵本同。今据本卷所列山禽种数改。

〔六〕别录：原作「本经」，金陵本同。按大观、政和本草卷十九鹰屎白条俱作墨字，认为「别录」文。因据改。

右附方旧三，新十〔三〕。

〔一〕鸟：原脱，今据本卷治鸟条附录补，以免与卷五十一狒狒条附录木客相混。
〔二〕鸟：原脱，今据本卷治鸟条附录补。
〔三〕旧三新十：原作「旧四新九」，金陵本同。今据山禽类各条新旧附方总数改。

本草纲目禽部第四十九卷

禽之三 林禽类一十七种

斑鸠 宋嘉祐

【释名】斑隹音锥。锦鸠范汪方 鹁鸠左传注 祝鸠〔时珍曰〕鸠也，鹁也，其声也。斑也，锦也，其色也。隹者，尾短之名也。古者庖人以尸祝登尊俎，谓之祝鸠。此皆鸠之大而有斑者。其小而无斑者，曰隹，曰鳺（音葵），曰荆鸠，曰楚鸠也。鸠之子曰鹑鸠，曰役鸠，曰糠鸠，曰郎皋，曰辟皋。扬雄方言混列诸鸠，不足据。

【集解】〔禹锡曰〕斑鸠是处有之。春分化为黄褐侯，秋分化为斑䳕。黄褐侯，青鹪也。〔宗奭曰〕斑鸠有有斑者，有无斑者，有灰色者，有大者，有小者。虽有此数色，其用则一也。尝养之数年，并不见春秋分变化。〔时珍曰〕鸣鸠能化鹰，而斑鸠化黄褐侯之说，不知所出处。今鸠小而灰色，及大而斑如梨花点者，并不善鸣。惟项下斑如真珠者，声大能鸣，可以作媒引鸠，入药尤良。鸠性悫孝，而拙于为巢，才架数茎，往往堕卵。天将雨即逐其雌，霁则呼而反之。故曰鹪巧而危，鸠拙而安。或云雄呼晴，雌呼雨。

鸠肉〔气味〕甘，平，无毒。〔主治〕明目。多食，益气，助阴阳。嘉祐 久病虚损人食之，补气。宗奭 食之，令人不噎。时珍 〔发明〕〔时珍曰〕范汪方治目有斑鹪丸，总录治目有锦鸠丸，倪惟德〔一〕氏谓斑鸠补肾，故能明目。窃谓鸠能益气，则能明目矣，不独补肾已尔。古者仲春罗氏献鸠以养国老，仲秋授年老者以鸠杖，云鸠性不噎，食之且复助气也。

血〔主治〕热饮，解蛊毒，良。时珍

屎〔主治〕治聤耳出脓疼痛，及耳中生耵聍，同夜明沙末等分，吹之。时珍

〔一〕德：原作「贤」，金陵本同。按斑鸠补肾之说，见元·倪维德著原机启微卷下神验锦鸠丸方解。维德字仲贤，濒湖误将名字牵混，今据改。

青䳕音锥。 拾遗

【释名】黄褐侯拾遗

【集解】〔藏器曰〕黄褐侯，状如鸠而绿褐色，声如小儿吹竿〔一〕。〔时珍曰〕鸠有白鸠、绿鸠。今夏月出一种糠鸠，微带红色，小而成群，掌禹锡所谓黄褐侯秋化斑隹，恐即此也。好食桑椹及半夏苗。昔有人食之过多，患喉痹，医用生姜解之愈。

肉　【气味】甘，平，无毒。

【主治】蚁瘘恶疮。五味淹炙食之，极美。藏器　安五脏，助气补虚损，排脓活〔二〕血，并一切疮疖痈瘘。嘉祐

鸤鸠拾遗

【释名】布谷列子　鴶鵴音戛匊。　获谷尔雅注　郭公〔藏器曰〕布谷，鳲〔三〕鸠也。江东呼为获谷，亦曰郭公。北人名拨谷。〔时珍曰〕布谷名多，皆各因其声似而呼之。如俗呼阿公阿婆、割麦插禾、脱却破裤之类，皆因其鸣时可为农候故耳。或云：鳲〔四〕鸠即月令鸣〔五〕鸠也，鳲乃鸣字之讹，亦通。禽经及方言，并谓鳲鸠即戴胜，郭璞云非也。

【集解】〔藏器曰〕布谷似鹞长尾，牝牡飞鸣，以翼相拂击。〔时珍曰〕案毛诗义疏〔六〕云：鸣鸠大如鸠〔七〕而带黄色，

〔一〕竿：大观本草同。金陵本及政和本草卷十九黄褐侯条俱作「竽」。
〔二〕活：金陵本同。大观、政和本草卷十九斑鵻条俱作「治」。
〔三〕鳲：原作「鸣」，大观本草同。今据金陵本及政和本草卷十九布谷条改，与尔雅释鸟郭注合。
〔四〕鳲：原作「鸣」，今据金陵本改，与上下文义合。
〔五〕鸣：原作「鳲」。今据金陵本改，与礼记·月令「季春之月，鸣鸠拂其羽」文合。
〔六〕义疏：原作「疏义」，金陵本同。今据御览九二一鸠条改。
〔七〕鸠：原作「鸣」，今据金陵本改。

啼鸣相呼、而不相集。不能为巢，多居树穴及空鹊巢中。哺子朝自上下，暮自下上也。二月谷雨后始鸣，夏至后乃止。张华禽经注云：仲春鹰化为鸠，仲秋鸠复化为鹰。故鸠之目，犹如鹰之目。列子云：鹞之为鹯，鹯之为布谷，布谷久复为鹞。是矣。禽经又云：鸠生三子，一为鹗。

肉 〔气味〕甘，温，无毒。〔主治〕安神定志，令人少睡。汪颖

脚胫骨 〔主治〕令人夫妻相爱。五月五日收带之，各一，男左女右。云置水中，自能相随也。藏器

桑鳸 食物

【释名】窃脂尔雅 青雀郭璞 蜡觜（雀）〔时珍曰〕鳸意同扈，止也。左传少皞氏以鸟名官，九鳸为九农正，所以止民无淫也。桑鳸乃鳸之在桑间者，其觜或淡白如脂，或凝黄如蜡，故古名窃脂，俗名蜡觜。浅色曰窃。陆玑谓其好盗食脂肉，殆不然也。

【集解】〔时珍曰〕鳸鸟处处山林有之。大如鸲鹆，苍褐色，有黄斑点，好食粟稻。诗云「交交桑鳸，有莺其羽」是矣。其觜喙微曲，而厚壮光莹，或浅黄浅白，或浅青浅黑，或浅玄浅丹。鳸类有九种，皆以喙色及〔一〕声音别之，非谓毛色也。尔雅云「春鳸𫛛䲠，夏鳸窃玄，秋鳸窃蓝，冬鳸窃黄，桑鳸窃脂，棘鳸窃丹，行鳸唶唶，宵鳸啧啧，老鳸鷃鷃」是矣。今俗多畜其雏，教作戏舞。

肉 【气味】甘，温，无毒。

【主治】肌肉虚羸，益皮肤。汪颖

伯劳 宋嘉祐

【释名】伯鹩夏小正注 博劳诗疏 伯赵左传 䴗豳诗 音臭。𫛞孟子 音决。〔时珍曰〕案曹植恶鸟论云：䴗声

〔一〕及：原作「故」，今据金陵本改。

嗅嗅〔一〕，故以名之。感阴气而动，残害之鸟也。谓其为恶声者〔二〕，愚人信之，通士略之。世传尹吉甫信后妻之谗，杀子伯奇，后化为此鸟。故所鸣之家以为凶者，好事傅会之言也。伯劳，象其声也。伯赵，其色皂也，赵乃皂讹。

【集解】〔时珍曰〕伯劳即鵙〔三〕也。夏鸣冬止，乃月令候时之鸟。本草不著形状，而后人无识之者。郭璞注尔雅云：鵙似鶷鶡而大。服虔云：鶷鶡（音辖轧〔四〕），白项鸦〔五〕也。张华注禽经云：伯劳形似鸲鹆。鸲鹆喙黄，伯劳喙黑。许慎说文〔六〕云：鸲鹆似鵙而有帻。颜师古注汉书，谓鴂为子规。王逸注楚词，谓鴂为巧妇。扬雄方言，谓鵙为鶡鴠。陈正敏遁斋闲览，谓鵙为枭。李肇〔七〕国史补，谓鴂为布谷。杨慎丹铅录，谓鵙为驾犁。九说各异。窃谓鵙既可以候时，必非希见之鸟。今通考其得失：王说已谬，不必致辩。据郭说，则似今苦鸟。据张、许二说，则似今之百舌，似鸲鹆而有帻者。然鵙好单栖，鸣则蛇结；而百舌不能制蛇，为不同也。据颜说则子规名鹈鴂〔八〕（音弟桂），伯劳名鴂（音决）。且月令起于北方，子规非北鸟也。据扬说鶡鴠乃寒号虫，惟晋地有之。据陈说则谓其目击，断然以为枭矣，而不具其形似，与陈藏器鸮即枭之说不合。而尔雅鴟鸮一名鸋鴂，与此不同。据李说则布谷一名鴶鵴，字音相近，又与月令鸣鸠拂其羽相犯。据杨〔九〕说则驾犁乃鵱鸠，小如鸲鹆，三月即鸣，与礼记五月鵙始鸣、豳风七月鸣鵙之义不合。八说不同如此，要之当以郭说为准。案尔雅谓「鶛、鵙之丑，其飞也㚇〔十〕」，敛足竦翅也。既以鶛、鵙并称，而今之苦鸟，大如鸠，黑色，以四月鸣，其鸣曰苦苦，又名

〔一〕嗅嗅：金陵本同。曹子建集（四部丛刊本）卷十令禽恶鸟论作「䴗䴗」。
〔二〕谓其为恶声者：金陵本同。曹子建集卷十令禽恶鸟论作「若其为人灾害」。
〔三〕鵙：原作「䴗」，金陵本同。今据本条释名项改。
〔四〕轧：原作「乾」，今据金陵本改，与本卷百舌条释名合。
〔五〕白项鸦：金陵本同。本卷百舌条集解项引服虔通俗文作「白脰乌」，义同。
〔六〕许慎说文：今检许慎说文未见此文。文见唐本草卷十五及大观、政和本草卷十七鸲鹆条苏恭注。
〔七〕肇：原作「笔」，今据金陵本改，与本书卷一引据经史百家书目合。
〔八〕鹈鴂：按汉书卷五十七上扬雄传反离骚作「鹈鴃」，应据改。离骚：「恐鹈鴂之先鸣兮」。王逸注：「鹈一作鶗」。洪兴祖补注：「鴃与鴂同」。然「鴂」无「桂」音，据下注音，仍当以改「鴃」为是。
〔九〕杨：原作「扬」，金陵本同。按上文「鵙为驾犁」，乃杨慎说，非扬雄说，今据改。
〔十〕㚇：原作「䴸」，金陵本同。今据尔雅·释鸟改。

姑恶，人多恶之。俗以为妇被其姑苦死所化，颇与伯奇之说相近，但不知其能制蛇否？淮南万毕术〔一〕云：伯劳之血涂金人不敢取。

毛〔气味〕平，有毒。〔主治〕小儿继病，取毛带之。继病者，母有娠乳儿，儿病如疟痢，他日相继腹大，或瘥或发。他人有娠，相近亦能相继也。北人未识此病。嘉祐 〔发明〕〔时珍曰〕案淮南子云：「男子种兰，美而不芳，继子得食，肥而不泽，情〔二〕不相与〔三〕往来也。」盖〔四〕情在腹中之子故也〔五〕。继病亦作魃病，魃乃小鬼之名，谓儿羸瘦如魃鬼也，大抵亦丁奚疳病。

踏枝〔主治〕小儿语迟，鞭之即速语。嘉祐 〔发明〕〔时珍曰〕案罗氏尔雅翼云：本草言伯劳所踏树枝鞭小儿令速语者，以其当万物不能鸣时而独能鸣之故，以类求之也。

【附录】䴗鸠〔时珍曰〕䴗鸠，尔雅名鵧鷑（音批及），又曰鵖鴔〔六〕（音匹汲），戴胜也。一曰鵯鵊，讹作批鵊鸟。罗愿曰：即祝鸠也。江东谓之乌臼〔七〕（音粥），又曰鸦鸽。小于乌，能逐乌。三月即鸣，今俗谓之驾犁，农人以为候。五更辄鸣，曰架架格格，至曙乃止。故滇人呼为榨油郎，亦曰铁鹦鹉。能啄鹰鹘乌鹊，乃隼属也。南人呼为凤凰皂隶，汴人呼为夏鸡。古有催明之鸟，名唤起者，盖即此也。其鸟大如燕，黑色，长尾有歧，头上戴胜。所巢之处，其类不得再巢，必相斗不已。杨氏指此为伯劳，乃谓批颊为䴗鸡，俱误矣。月令：三月戴胜降于桑。

〔一〕淮南万毕术：原作「淮南子」。按御览九二三伯劳条引淮南万毕术云：「伯劳守金，人不敢取。」注云：「取伯劳血以涂金，人不敢取。」因据改。

〔二〕情：金陵本及淮南子卷十缪称同。御览九八三兰香条作「精」。

〔三〕与：原脱，今据淮南子卷十缪称及御览九八三兰香条补。

〔四〕盖：原作「益」，今据金陵本改，与尔雅翼卷十四鵙条合。

〔五〕盖情在腹中之子故也：按嘉祐所谓「继病」，乃相继腹大之病；而淮南所谓「继子」，则假母过继之子。（淮南子缪称篇原注云：「继子，有假母也。」）濒湖本尔雅翼以「继子」释「继病」，而又以「情在腹中之子」释「情不相与往来」，终嫌勉强牵合。

〔六〕鵖鴔：金陵本同。说文第四上鸟部作「鴔鵖」。段注：「疑当从尔雅。」郝懿行谓「俱通」（尔雅义疏下五释鸟）。

〔七〕臼：尔雅翼卷十六隼条作「鸱」，与尔雅·释鸟郭注合。

鸜鹆 音劬欲。唐本草

【释名】鸲鹆 周礼 哵哵鸟 广韵 八哥 俗名 寒皋 万毕术 〔时珍曰〕此鸟好浴水，其睛〔一〕瞿瞿然，故名。王氏字说以为（其行欲也）〔二〕尾而足勾，故曰鸲鹆，从勾、从欲省，亦通。哵哵，其声也。天寒欲雪，则群飞如告，故曰寒皋。皋者，告也。

【集解】〔恭曰〕鸜鹆，似鵙而有帻者是也。〔藏器曰〕五月五日取雏，剪去舌端，即能效人言，又可使取火也。

〔时珍曰〕鸜鹆巢于鹊巢、树穴，及人家屋脊中。身首俱黑，两翼下各有白点。其舌如人舌，剪剔能作人言。嫩则口黄，老则口白。头上有帻者，亦有无帻者。周礼「鸲鹆不逾济」，地气使然也。

肉 〔气味〕甘，平，无毒。〔诜曰〕寒。〔主治〕五痔止血。炙食，或为散饮服。唐本 炙食一枚，治吃噫下气，通灵。日华 治老嗽。腊月腊日取得，五味腌炙食，或作羹食，或捣散蜜丸服之。非腊日者不可用。孟诜 〔附方〕（原缺）

目睛 〔主治〕和乳汁研，滴目中，令人目明，能见霄外之物。藏器

百舌 拾遗

【释名】反舌 䳒鹕 音辖轧。〔时珍曰〕按易通卦验〔三〕云「能反复其舌〔四〕如〔五〕百鸟之音」，故名。䳒鹕〔六〕，

〔一〕睛：原作「晴」，金陵本笔划残缺。今从张本改。

〔二〕其行欲也：按尔雅翼卷十四鸜鹆条云：「性好淫，其行欲则以足相勾，往往堕者相连而下，故从勾、从欲。字说云：『尾而足勾焉』是也。」可见王安石字说仅有「尾而足勾焉」五字。书・尧典：「鸟兽孳尾」。传：「乳化曰孳，交接曰尾。」是「尾」训「交接」，亦即「行欲」。濒湖取尔雅翼「其行欲」三字，加入王氏字说中，使「行欲」与「尾」，文义重复，今加括号。

〔三〕卦验：原脱，今据御览九二三・百舌条补。

〔四〕其舌：同上。

〔五〕如：金陵本同。御览九二三・百舌条作「随」，义同。

〔六〕䳒：原作「鸟」，金陵本同。今据上标名改，与尔雅・释鸟「鵙，伯劳也」条郭注合。

亦象声。今俗呼为牛屎哵哥，为其形似〔一〕鸲鹆而气臭也。梵书名舍罗。

【集解】〔藏器〕肖百舌，今之莺也〔二〕。〔时珍曰〕百舌处处有之，居树孔、窟穴中。状如鸲鹆而小，身略长，灰黑色，微有斑点，喙亦尖黑，行则头俯，好食蚯蚓。立春后则鸣啭不已，夏至后则无声，十月后则藏蛰。人或畜之，冬月则死。月令「仲夏反舌无声」即此。蔡邕以为蛤蟆者，非矣。陈氏谓即莺，服虔通俗文以鹯鹕为白脰乌者，亦非矣。音虽相似，而毛色不同。

肉〔气味〕缺〔主治〕炙食，治小儿久不语，及杀虫〔三〕。藏器

窠及粪〔主治〕诸虫咬，研末涂之。藏器

练鹊 宋嘉祐

【集解】〔禹锡曰〕练鹊似鸲鹆〔四〕而小，黑褐色。食槐子者佳。冬春间采之。〔时珍曰〕其尾有〔五〕长白毛如练带者是也。禽经云：冠鸟性勇，缨鸟性乐，带鸟性仁。张华云：带鸟，练鹊之类是也。今俗呼为拖白练。

【气味】甘，温、平，无毒。

【主治】益气，治风疾。细剉炒香，袋盛浸酒中，每日〔六〕取酒温〔七〕服之。嘉祐

〔一〕似：原作「曰」，金陵本同。今从张本改。

〔二〕肖百舌今之莺也：金陵本同。大观、政和本草卷十九·百舌鸟条俱作「今之莺一名反舌也。」

〔三〕杀虫：金陵本同。大观、政和本草卷十九·百舌鸟条俱作「虫咬」。

〔四〕鹆：原作「有」，金陵本同。今据大观、政和本草卷十九练鹊条改。

〔五〕有：原作「鹆」，金陵本同。今详上下文义改。合上校记观之，当是转写时「有」「鹆」二字互易（金陵本二字紧邻）。

〔六〕日：金陵本同。政和本草卷十九练鹊条作「朝」，大观本草无此字。

〔七〕温：此下原有「饮」字，金陵本同。今据大观、政和本草卷十九练鹊条删。

莺食物

【释名】黄鸟诗经离黄〔一〕说文黧〔二〕黄尔雅仓庚月令　尔雅作商庚。青鸟左传黄伯劳〔时珍曰〕禽经云「鸎鸣嘤嘤」，故名。或云鸎项有文，故从賏。賏，项饰也。或作莺，鸟羽有文也。诗云「有莺其羽」是矣。其色黄而带黧，故有黧黄〔三〕诸名。陆玑云：齐人谓之抟黍，周人谓之楚雀，幽州谓之黄莺〔四〕，秦人谓之黄鹂鹠〔五〕〔淮人谓之黄伯劳，唐玄宗呼为金衣公子〔六〕〕，或谓之黄袍。

【集解】〔时珍曰〕莺处处有之。大于鸜鹆，雌雄双飞，体毛黄色，羽及尾有黑色相间，黑眉尖觜，青脚。立春后即鸣，麦黄椹熟时尤甚，其音圆滑，如织机声，乃应节趋时之鸟也。月令云：仲春仓庚鸣。说文云：仓庚鸣则蚕生。冬月则藏蛰，入田塘中，以泥自裹如卵，至春始出。

肉　【气味】甘，温，无毒。

【主治】补益阳气，助脾。汪颖　食之不妒。时珍

【发明】〔颖曰〕此鸟感春阳先鸣，所以补人。〔时珍曰〕按山海经云：黄鸟食之不妒。杨夔止妒论云：梁武帝郗后性妒。或言仓庚为膳疗忌。遂令茹〔七〕之，妒果减〔八〕半。

啄木鸟宋嘉祐

〔一〕离黄：原作「黄鹂」。金陵本同。按说文无「黄鹂」之名。惟第四上隹部云：「离黄，仓庚也。」因据改。

〔二〕黧：金陵本同。按尔雅释鸟，黧黄重出：一作「黧」，一作「鵹」。

〔三〕黧黄：原作「黄鹂」，金陵本同。今据上引尔雅标名改。（参考校记〔一〕。）

〔四〕莺：原作「鹂」，金陵本同。今据毛诗陆疏卷下黄鸟于飞条及御览九二三仓庚条引诗义疏改。

〔五〕鹂鹠：金陵本同。毛诗陆疏卷下黄鸟于飞条作「鹂留」，御览九二三仓庚条引诗义疏作「丽留」。

〔六〕淮人……公子：金陵本同。毛诗陆疏卷下黄鸟于飞条及御览九二三仓庚条引诗义疏俱无此文，当是濒湖加入，因加括号。

〔七〕茹：原作「始」，今据金陵本改，与文苑英华卷三七八杨夔止妒合。

〔八〕减：原作「咸」，金陵本同。今据文苑英华卷三七八杨夔止妒改。

【释名】斫木尔雅**䴕**〔时珍曰〕此鸟斫裂树木取蠹食，故名。禽经云：䴕志在木，鹈志在水。

【集解】〔禹锡曰〕异物志云：啄木有大有小，有褐有斑，褐者是雌，斑者是雄，穿木食蠹，俗云雷公采药吏所化也。山中一种大如鹊，青黑色，头上有红毛者，土人呼为山啄木。〔时珍曰〕啄木小者如雀，大者如鸦，面如桃花，喙、足皆青色，刚爪利觜。觜如锥，长数寸。舌长于咮，其端有针刺，啄得蠹，以舌钩出食之。博物志云：此鸟能以觜画字，令虫自出。鲁至刚云：今闽、广、蜀人、巫家收其符字，以收惊，疗疮毒也。其山啄木头上有赤毛，野人呼为火老鸦，能食火炭。王元之诗云：淮南啄木大如鸦，顶似仙鹤堆丹砂。即此也。亦入药用，其功相同。

肉 **〔气味〕甘、酸，平，无毒。〔主治〕痔瘘，及牙齿疳䘌虫牙。烧存性，研末，纳孔子中，不过三次。**嘉祐 **追劳虫，治风痫。**时珍 **〔发明〕**〔禹锡曰〕淮南子云：啄木愈龋，以类相摄也〔一〕。荆楚岁时记云：野人以五月五日取啄木，主齿痛。〔时珍曰〕追劳、治痫、治瘘，皆取制虫之义也。

〔附方〕旧一，新二。**瘘疮**〔二〕**脓水**不止，不合。用啄木一只（或火老鸦亦可），盐泥固济，煅存性研末，酒下二钱匕。姚大夫方。**追劳取虫**用啄木禽一只，朱砂四两，精猪肉四两。饿令一昼夜，将二味和匀，喂〔三〕之至尽。以盐泥固济，煅一夜。五更取出，勿打破，连泥埋入土中二尺。次日取出破开，入银、石器内研末。以无灰酒入麝香少许，作一服。须谨候安排，待虫出，速钳入油锅煎之。后服局方嘉禾散一剂。胡云翱劳瘵〔四〕方。**多年痫病**取腊月啄木鸟一个，无灰酒三升。先以瓦罐铺荆芥穗一寸厚，安鸟于上，再以穗盖一寸，倾酒入内，盐泥固济，炭火煅之，酒干为度。放冷取出为末，入石膏二两，铁粉一两，炮附子一两，朱砂、麝香各一分，龙脑一钱，共研匀。每服一钱，先服温水三两口，以温酒一盏调服即卧。发时又一服，间日再服，不过十服即愈。保幼大全。

舌 **〔主治〕龋齿作痛，以绵裹尖，咬之。**梅师 **〔附方〕**新一。**啄木散**治虫牙。啄木舌

〔一〕以类相摄也：金陵本同。淮南子卷十六说山篇作「此类之推者也」。大观、政和本草卷十九啄木鸟条作「信哉」二字。

〔二〕疮：大观、政和本草卷十九啄木鸟条附方，此下俱有「有头」二字。

〔三〕喂：原作「服」，今据金陵本改。

〔四〕劳瘵：原作「经验」，今据金陵本改。

一枚，巴豆一枚，研匀。每以猪鬃一茎，点少许于牙根上，立瘥。圣惠。

血　〔主治〕庚日向西热饮，令人面色如朱，光彩射人。时珍　出岣嵝神书。

脑　〔主治〕鲁至刚俊灵机要云：三月三日取啄木，以丹砂、大青拌肉饵之，一年取脑，和雄黄半钱，作十丸。每日向东水服一丸。久能变形，怒则如神鬼，喜则常人也。

慈乌 宋嘉祐

【释名】慈鸦嘉祐　孝乌说文　寒鸦〔时珍曰〕乌字篆文，象形。鸦亦作鵶，禽经「鵶鸣哑哑」，故谓之鵶。此乌初生，母哺六十日；长则反哺六十日，可谓慈孝矣。北人谓之寒鸦，冬月〔一〕尤甚也。

【集解】〔禹锡曰〕慈乌北土极多，似乌鸦而小，多群飞作鸦鸦声，不膻臭可食。〔时珍曰〕乌有四种：小而纯黑，小觜反哺者，慈乌也；似慈乌而大觜，腹下白，不反哺者，雅乌也；似鸦乌而大，白项者，燕乌也；似鸦乌而小，赤觜穴居〔二〕者，山乌也。山乌一名鸀〔三〕，出西方。燕乌一名白脰，一名鬼雀，一名鹖鹖（音辖轧）。禽经云：慈乌反哺，白脰不祥，大〔四〕觜善警，玄〔五〕乌吟夜。又云：乌鸟背飞而向啼也。又蜀徼有火鸦，能衔火。

肉　〔气味〕酸、咸，平，无毒。〔主治〕补劳治瘦，助气止咳嗽。骨蒸羸弱者，和五味淹炙食之，良。嘉祐　〔诜曰〕北帝摄鬼录中亦用慈鸦卵〔六〕。

乌鸦 宋嘉祐

〔一〕月：此下疑脱「鸣」字。

〔二〕似鸦乌而小赤觜穴居：金陵本同。尔雅释鸟：「鸀，山乌。」郭注：「似乌而小，赤觜穴乳，出西方。」「居」字作「乳」。

〔三〕鸀：原为墨钉，金陵本经人以墨笔添补成「鸀」。今据改，与尔雅释鸟合。

〔四〕大：原作「人」，今据金陵本改。禽经作「巨」，义同。又下「觜」字，禽经正文作「喙」，注文作「觜」，义亦同。

〔五〕玄：金陵本同。禽经作「哀」。

〔六〕卵：原作「卯」，金陵本同。今据大观、政和本草卷十九慈鸦条改。

【释名】鸦乌小尔雅**老雅**雅与鸦同。**鸒**音预。**鹎鶋**音匹居。**楚乌**诗义问**大觜乌**禽经

【集解】〔时珍曰〕乌鸦大觜而性贪鸷，好鸣〔一〕，善避缯缴，古有鸦经以占吉凶。然北人喜鸦恶鹊，南人喜鹊恶鸦，惟师旷以白项者为不祥，近之。

肉〔气味〕**酸，涩，平，无毒。**〔诜曰〕肉涩臭不可食，止可治病。〔藏器曰〕肉及卵〔二〕食之，令人昏忘，把其毛亦然。盖未必昏，为其膻臭耳。

〔主治〕**瘦病咳嗽，骨蒸劳疾。腊月以瓦瓶泥固烧存性，为末，每饮服一钱。又治小儿痫疾及鬼魅。**嘉祐 **治暗风痫疾，及五劳七伤，吐血咳嗽，杀虫。**时珍

〔发明〕〔颂曰〕乌鸦今人多用治急风，而本经不著。宜于腊月捕取翅羽、觜、足全者，泥固煅过，入药治诸风，乌犀丸中用之（见和剂局方）。〔时珍曰〕圣济总录治破伤中风，牙关紧急，四肢强直，有金乌散，煅过入药，品多不录。

〔附方〕新六〔三〕。

五劳七伤吐血咳嗽。乌鸦一枚，栝楼瓤一枚，白矾少许，入鸦肚中，缝扎煮熟，作四服。寿域神方。

暗风痫疾用腊月乌鸦一个〔四〕，盐泥固济，于瓶中煅过，放冷取出为末，入朱砂末〔五〕半两。每服一钱，酒〔六〕下，日三服，不过十日愈。又方：用浑乌鸦一个〔七〕（瓶固煅研〔八〕），胡桃七枚，苍耳心子七枚，为末。每服一钱，空心热酒下。并保幼大全。

疝气偏坠即前胡桃、苍耳方，加入新生儿胎〔九〕衣一〔十〕副，煅研入

〔一〕鸣：原作乌，金陵本乍见亦似乌，但谛视则为「鸣」字缺损。今据改，文义俱胜。

〔二〕肉及卵：按大观、政和本草卷十九乌目无毒条所谓「肉及卵」，乃通指诸乌而言，不限于乌鸦。

〔三〕六：原作「五」，今按下新附方数改。

〔四〕个：保幼大全（即小儿卫生总微论方）卷六神乌散，此下有「全」字。

〔五〕入朱砂末：按保幼大全卷六神乌散，朱砂填乌鸦口内，麻缠乌嘴，同煅。濒湖以朱砂「入火则热而有毒，能杀人」（本书卷九丹砂条气味项引何孟春余冬序录），因改写。

〔六〕酒：保幼大全卷六神乌散，此上有「麝」字。

〔七〕个：保幼大全卷六神乌散，此下有「全者」二字。

〔八〕瓶固煅研：按保幼大全卷六神乌散又方三药同煅，故此四字应移下「为末」二字之前。

〔九〕胎：原脱，今据保幼大全卷六神乌散又方补。

〔十〕一：原空一字。金陵本经人以墨笔添成「一」。今据补，与保幼大全卷六神乌散又方合。

之〔一〕。同上。**经脉不通**积血不散，用乌鸦散主之。乌鸦（去皮毛，炙）三分，当归（焙）、好墨〔二〕各三分，延胡索（炒）、蒲黄（炒）、水蛭（以糯米炒过）各半两，芫青（糯米炒过）一分，为末。每服一钱，酒下。总录。**虚劳瘵疾**乌鸦一只，绞死去毛肠，入人参片、花椒各五钱，缝合。水煮熟食，以汤下。鸦骨、参、椒焙研，枣肉丸服。吴球便民食疗。

乌目〔气味〕无毒。〔主治〕吞之，令人见诸魅。或研汁注目中，夜能见鬼。藏器

头〔主治〕土蜂瘘，烧灰傅之。圣惠

心〔主治〕卒得咳嗽，炙熟食之。肘后

胆〔主治〕点风眼红烂。时珍

翅羽〔主治〕从高坠下，瘀血抢心，面青气短者，取右翅七枚，烧研酒服，当吐血便愈。苏颂　出肘后。治针刺入肉，以三五枚，炙焦研末，醋调傅之，数次即出，甚效。又治小儿痘疮不出复入。时珍〔附方〕新一。**痘疮复陷**十二月取老鸦左翅，辰日烧灰，用豮猪血和，丸芡子大。每服一丸，以豮猪尾血同温水化服，当出也。闻人规痘疹论。

鹊别录下品

【释名】飞驳乌〔三〕陶弘景**喜鹊**禽经**干鹊**新语〔时珍曰〕鹊古文作舄，象形。鹊鸣唶唶，故谓之鹊。鹊色驳杂，故谓之驳。灵能报喜，故谓之喜。性最恶湿，故谓之干。佛经谓之刍尼，小说谓之神女。

〔一〕之：保幼大全卷六神乌散，此下有「葱、椒、热酒调下，看大小加减。」

〔二〕墨：圣济总录卷一五一，此下有「烧，醋淬」三字，分量作「半两」。

〔三〕乌：原作「鸟」，今据唐本草卷十五及大观、政和本草卷十九雄鹊条改。

【集解】〔时珍曰〕鹊，乌属也。大如鸦而长尾，尖觜黑爪，绿背白腹，尾翮黑白驳杂。上下飞鸣，以音感而孕，以视而抱。季冬始巢，开户背太岁向太乙。知来岁风多，巢必卑下。故曰干鹊知来，猩猩〔一〕知往。段成式云：鹊有隐巢木如梁，令鸷鸟不见。人若见之，主富贵也。鹊至秋则毛毨头秃。淮南子云「鹊矢中蝟」，蝟即反而受啄，火胜金也。

雄鹊肉 **〔气味〕甘，寒，无毒。**〔日华曰〕凉。**〔主治〕石淋，消结热。可烧作灰，以石投中解散者，是雄也。**别录 〔藏器曰〕烧灰淋汁饮之，令淋石自下。**治消渴疾、去风及大小肠涩，并四肢烦热，胸膈痰结。妇人不可食。**苏颂 **冬至埋鹊于圊前，辟时疾温气。**时珍 出肘后。**〔发明〕**〔弘景曰〕凡鸟之雌雄难别者，其翼左覆右者是雄，右覆左者是雌〔二〕。又烧毛作屑纳水中，沉者是雌，浮者是雄。今云投石，恐止是鹊，余鸟未必尔。

脑 **〔主治〕**〔弘景曰〕五月五日取鹊脑，入术家用。〔时珍曰〕按淮南万毕术云：丙寅鹊脑令人相思。高诱注云：取鹊脑雌雄各一，道中烧之，丙寅日入酒中饮，令人相思。又媚药方中亦有用之者。则陶氏所谓术家者，亦此类耳。

巢 **〔主治〕多年者，烧之水服，疗颠狂鬼魅及蛊毒，仍呼祟物名号。亦傅瘘疮，良。**日华 **正旦烧灰撒门内，辟盗。其重巢柴烧研，饮服方寸匕，一日三服，治积年漏下不断困笃者，一月取效。**时珍 出洞天录及千金方。重巢者，连年重产之巢也。**〔附方〕**新

〔一〕猩猩：原作「往往」，金陵本作「狌狌」，乃「猩猩」之异体字，今据改。淮南子泛论篇云：「猩猩知往而不知来，干鹄（原注鹊也）知来而不知往。」

〔二〕其翼左覆右者是雄右覆左者是雌：金陵本、唐本草卷十五及大观政和本草卷十九雄鹊条俱同。按尔雅·释鸟云：「鸟之雌雄不可别者，以翼右掩左雄，左掩右雌。」毛诗卷十五小雅·白华：「鸳鸯在梁，戢其左翼。」郑注：「欽左翼者，谓右掩左也。鸟之雌雄不可别者，以翼右掩左雄，左掩右雌，阴阳相下之义也。」陶注正与此反，唐宋本草以至濒湖，均沿误未改。

一。小便不禁重〔一〕鹊巢中草一个〔二〕，烧灰。每服二钱匕，以蔷薇根皮〔三〕二钱〔四〕，煎汤〔五〕服之，日二〔六〕。圣惠。

山鹊 食物

【释名】鷽 渥、学二音。尔雅 雗 音汗。说文〔七〕 山鹧 俗名 赤嘴乌〔八〕酉阳杂俎

【集解】〔时珍曰〕山鹊，处处山林有之。状如鹊而乌色，有文采，赤嘴赤足，尾长不能远飞，亦能食鸡、雀。谚云：朝鷽叫晴，暮鷽叫雨。说文以此为知来事之鸟。字说云「能效鹰鹯之声而性恶，其类相值则搏」者，皆指此也。郑樵以为喜鹊，误矣。有文采如戴花胜，人名戴鵀、戴鸠。

【气味】甘，温，无毒。

【主治】食之解诸果毒。汪颖

鹘嘲 宋嘉祐

鹘，骨、猾二音。

【释名】鹘鸼 尔雅 鹘鸠 左传 鶌〔九〕鸠 尔雅 鷽鸠 渥、学二音。阿鴂 杂俎 䳺鷜 音蓝吕。〔时珍曰〕其目似

〔一〕重：金陵本同。圣惠方卷五十八无此字。

〔二〕一个：金陵本同。圣惠方卷五十八无此二字。

〔三〕皮：金陵本同。圣惠方卷五十八无此字。

〔四〕二钱：金陵本同。圣惠方卷五十八作「五两，剉」三字。

〔五〕煎汤：金陵本同。圣惠方卷五十八作「以水三大盏，先煮取汁一盏半，去滓。」

〔六〕服之日二：金陵本同。圣惠方卷五十八作「食前取汁一小盏调下」。

〔七〕说文：原作「同上」，金陵本同，谓同上尔雅。按尔雅无「雗为鷽（山鹊）」之文。文见说文第四上隹部云：「雗，雗鷽也。」又鸟部云：「鷽，雗鷽，山鹊。知来事鸟也。」因据改。

〔八〕乌：金陵本同。酉阳杂俎前集卷十六作「鸟」。云：「鴂鸟，形类乌，觜赤如丹，一名赤觜鸟，亦曰阿鴂鸟。」

〔九〕鶌：原作「屈」，金陵本同。今据尔雅·释鸟改。

鹘 其形似鸒（鸒，山鹊也），其声啁嘲，其尾屈促，其羽如缢缕，故有诸名。阿鵃乃鸒鸠之讹也。陆佃云：凡鸟朝鸣曰嘲，夜鸣曰咬。此鸟喜朝鸣故也。禽经云「林鸟朝嘲，水鸟夜咬」，是矣。

【集解】〔禹锡曰〕鹘嘲，南北总有。似山鹊而小，短尾，有青毛冠，多声，青黑色，在深林间，飞翔不远。北人呼为鹽鹈鸟〔一〕。东都赋云「鹘嘲春鸣」是也。〔时珍曰〕此鸟春来秋去〔二〕，好食桑椹，易醉而性淫。或云鹘嘲即戴胜，未审是否？郑樵以为鹳鸲，非矣。

肉 【气味】咸，平，无毒。

【主治】助气益脾胃，主头风目眩。煮炙食之，顿尽一枚，至验。嘉祐 今江东俚人呼头风为瘇头。先从两项边筋起，直上入头，头闷目眩者是也。

杜鹃 拾遗

【释名】杜宇禽经 子嶲音携 子规亦作秭归。鹍鸠音弟桂。亦作鹈鴂。催归亦作思归 怨鸟 周燕〔三〕说文 阳雀 〔时珍曰〕蜀人见鹃而思杜宇，故呼杜鹃。说者遂谓杜宇化鹃，讹矣。鹃与子嶲、子规、鹍鸠、催归诸名，皆因其声似，各随方音呼之而已。其鸣若曰不如归去。谚云「阳雀叫，鹍鸠央」，是矣。禽经云：江左曰子规，蜀右曰杜宇，瓯越曰怨鸟。服虔注汉书，以鹈鴂为伯劳，误矣。名同物异也。伯劳一名鴂，音决，不音桂。

【集解】〔藏器曰〕杜鹃小如鹞，鸣呼不已。蜀王本纪云：杜宇为望帝，淫其臣鳖灵妻，乃禅位亡去。时子规鸟鸣，故蜀人见鹃鸣而悲望帝。荆楚岁时记云：杜鹃初鸣，先闻者主别离，学其声令人吐血，登厕闻之不祥。厌法，但作狗声应之。异苑云：有人山行，见一群〔四〕，聊学之，呕血便殒。人言此鸟啼至血出乃止，故有呕血之事。〔时珍曰〕杜鹃出蜀中，

〔一〕 鹽鹈鸟：金陵本同。大观、政和本草卷十九鹘嘲条俱作「鸐鹈」二字。

〔二〕 春来秋去：金陵本同。尔雅翼卷十四鹘鸠条作「春来冬去」，云：「备四时之事，故少皞氏以为司事之官。」

〔三〕 周燕：金陵本同。按说文段注第四篇上隹部嶲字云：「嶲周，燕也。」注：「释鸟：嶲周，燕。燕，乙。孙炎、舍人皆云一物三名。嶲周、子嶲，异物而同字。」故知无有所谓「周燕」者，更不当为「杜鹃」之别名。

〔四〕 群：金陵本同。御览九二三嶲条引异苑，此下有「寂然」二字，大观、政和本草卷十九杜鹃条无。

今南方亦有之。状如雀、鹖而色惨黑，赤口有小冠。春暮即鸣，夜啼达旦，鸣必向北，至夏尤甚，昼夜不止，其声哀切。田家候之，以兴农事。惟食虫蠹，不能为巢，居他巢生子。冬月则藏蛰。

肉　**【气味】**甘，平，无毒。

【主治】疮瘘有虫，薄切炙热贴之，虫尽乃已。时珍

【发明】〔时珍曰〕按吕氏春秋云：肉之美者巂燕之翠。则昔人亦尝食之矣。

鹦䳇 食物

【释名】鹦哥俗名**干皋**　〔时珍曰〕按字说云「鹦䳇如婴儿之学母语〔一〕」，故字从婴母。亦作鹦鹉。熊太古云：大者为鹦䳇，小者为鹦哥。则䳇义又取乎此。师旷谓之干皋，李昉呼为陇客，梵书谓之臊陀。

【集解】〔时珍曰〕鹦䳇有数种：绿鹦䳇出陇蜀，而滇南、交广近海诸地尤多，大如乌鹊，数百群飞，南人以为鲊食；红鹦䳇紫赤色，大亦如之；白鹦䳇出西洋、南番，大如母鸡；五色鹦䳇出海外诸国，大于绿而小于白〔二〕者，性尤慧利。俱丹咮钩吻，长尾赤足，金睛深目，上下目睑皆能眨动，舌如婴儿。其趾前后各二，异于众鸟。其性畏寒，即发颤如瘴而死，饲以余甘子可解。或云：摩其背则瘖。或云：雄者喙变丹，雌者喙黑不变。张思正倦游录云「海中有黄鱼能化鹦䳇」，此必又一种也。有秦吉了、鸟凤，皆能人言，并附于左：

【附录】秦吉了〔时珍曰〕即了哥也，唐书作结辽鸟，番音也。出岭南容、管、廉、邕〔三〕诸州峒中。大〔四〕如鸜鹆，绀黑色。夹脑有黄肉冠，如人耳。丹咮黄距，人舌人目，目下连颈有深黄文，顶尾有分缝。能效人言，音颇雄重。用熟

〔一〕鹦䳇如婴儿之学母语：尔雅翼卷十四鹦鹉条引字说作「婴儿生不能言，母教之言，已而能言，以言此鸟之能言类是也。」埤雅卷九引文较略。

〔二〕大于绿而小于白：原作「大于白而小于绿」，金陵本同。今据御览九二四鹦鹉条引南方异物志改，与上文合。

〔三〕邕：金陵本同。御览九二四·五色鹦鹉条引岭表异录（唐志及四库总目「异录」作「录异」）作「白」。按邕、白二州，俱在今广西壮族自治区内。

〔四〕大：金陵本同。尔雅翼卷十四鹦鹉条作「大抵」，义微异。

鸡子和饭饲之。亦有白色者。**鸟凤**按范成大虞衡志云：鸟凤出桂海左右两江峒中。大如喜鹊，绀碧色。项毛似雄鸡，头上有冠。尾垂二弱骨，长一尺四五寸，至秒始有毛。其形略似凤。音声清越如笙箫，能度小曲合宫商，又能为百鸟之音。彼处亦自难得。

鹦䳇肉　【气味】甘、咸，温，无毒。

【主治】食之，已虚嗽。汪颖

禽之四 山禽类一十三种，附一种。

凤凰 拾遗

【释名】瑞鶠（时珍曰）禽经云：雄凤雌凰，亦曰瑞鶠。鶠者，百鸟偃伏也。羽虫三百六十，凤为之长，故从鸟从凡。凡，总也。古作朋字，象形。凰者，美也，大也。

【集解】（时珍曰）凤，南方朱鸟也。按韩诗外传云：凤之象，鸿前麟后，燕颔鸡喙，蛇颈鱼尾，鹳颡鸳腮，龙文龟背。羽备五采，高四五尺〔一〕。翱翔四海，天下有道则见。其翼若干〔二〕，其声若箫。不啄生虫，不折生草。不群居，不侣行。非梧桐不栖，非竹实不食，非醴泉不饮。山海经云：丹穴之山有鸟，状如鸡，五采而文，饮食自然，自歌自舞，见则天下安宁。蔡衡云：象凤有五〔三〕：赤多者凤，青多者鸾，黄多者鹓鶵〔四〕，紫多者鸑鷟，白多者鹄〔五〕。又群书立名各异，文繁不录。按罗存斋〔六〕尔雅翼云：南恩州北甘山，壁立千仞〔七〕，猿狖不能至。凤凰巢其上，惟食虫鱼。遇大风雨飘堕其

〔一〕四五尺：金陵本同。尔雅·释鸟郭注作「六尺许」。
〔二〕干：原作「竿」，金陵本同。今据荀子·解蔽篇引逸诗改。杨注：「干，楯也。」
〔三〕五：原作「四」，金陵本同。今据御览九一六鸾条引决录注改，与下文合。
〔四〕鶵：原脱，今据御览九一六鸾条引决录注补。
〔五〕鹄：原作「鹔鹴」，金陵本同，禽经作「鹔」，盖本说文西方神鸟鹔鷞。今据御览九一六鸾条引决录注改，以复蔡衡对光武语之旧。
〔六〕斋：原作「齐」，金陵本同。今据尔雅翼·方回序改。
〔七〕仞：尔雅翼卷十三凤条，此下有「有瀑水飞下」五字。

雏，小者犹如鹤，而足差短。

凤凰台　【气味】辛，平，无毒。

【主治】劳损积血，利血脉，安神。治惊邪，癫痫鸡痫，发热狂走，水磨服之。藏器

【发明】〔藏器曰〕凤凰脚下白物如石者，名凤凰台。凤虽灵鸟，时或来仪。候其栖止处，掘土二三尺取之，状如圆石、白似卵者，是也。然凤非梧桐不栖，非竹实不食，那复近地而有台入土乎？正物有自然之理，不可晓也。今有凤处未必有竹，有竹处未必有凤，恐是麟凤洲有之。如汉时所贡续絃胶，煎凤髓造成者，曷足怪哉？〔时珍曰〕按吕氏春秋云：流沙之西，丹山之南，有凤鸟之卵，沃民所食。则所产之地不以为异也。续絃胶，洞〔一〕冥记以为鸾血作成。故雷公炮炙论云：断弦折剑，遇鸾血而如初。陈氏以为凤髓所作，要皆诞言，不必深辩。

孔雀 别录下品

【释名】越鸟〔时珍曰〕孔，大也。李昉呼为南客。梵书谓之摩由逻。

【集解】〔弘景曰〕出广、益诸州。方家罕用。〔恭曰〕交广多有，剑南元无。〔时珍曰〕按南方异物志云：孔雀，交趾、雷、罗诸州甚多，生高山乔木之上。大如鴈，高三四尺，不减于鹤。细颈隆背，头戴〔二〕三毛长寸许。数十群飞，栖游冈陵。晨则鸣声相和，其声曰都护。雌者尾短无金翠。雄者三年尾尚小，五年乃长二三尺。夏则脱毛，至春复生。自背至尾有圆文，五色金翠，相绕如钱。自爱其尾，山栖必先择置尾之地。雨则尾重不能高飞，南人因往捕之。或暗伺其过，生断其尾，以为方物。若回顾，则金翠顿减矣。山人养其雏为媒。或探其卵，鸡伏出之，饲以猪肠、生菜之属。闻人拍手歌舞，则舞。其性妒，见采服者必啄之。北户录云：孔雀不匹，以音影相接而孕。或雌鸣下风，雄鸣上风，亦孕。冀越集云：孔雀虽有雌雄，将乳时登木哀鸣，蛇至即交，故其血、胆犹伤人。禽经云「孔见蛇则宛而跃」者是矣。

〔一〕洞：原作「同」，金陵本同。今据本书卷一引据经史百家书目改。
〔二〕戴：原作「栽」，金陵本同。今据御览九二四孔雀条引异物志改。

肉〔气味〕**咸，凉，微毒。**〔藏器曰〕无毒。〔主治〕**解药毒、蛊毒。**日华 〔发明〕〔时珍曰〕按纪闻云：山谷夷人多食之，或以为脯腊，味如鸡、鹜，能解百毒。人食其肉者，自后服药必不效，为其解毒也。又续博物志云，李卫公言：鹅惊鬼，孔雀辟恶，䴔䴖厌火。

血〔主治〕**生饮，解蛊毒，良。**日华 〔发明〕〔时珍曰〕熊太古言，孔雀与蛇交，故血、胆皆伤人；而日华及异物志言，其血与首，能解大毒，似不相合。按孔雀之肉既能解毒，何血独伤人耶？盖亦犹雉与蛇交时即有毒，而蛇伏蛰时即无毒之意耳。

屎〔气味〕**微寒。**〔主治〕**女子带下，小便不利。**别录 **治崩中带下，可傅恶疮。**日华

尾〔气味〕**有毒。**〔宗奭曰〕不可入目，令人昏翳。

驼鸟 拾遗

【释名】驼蹄鸡纲目 **食火鸡**同上 **骨托禽**〔时珍曰〕驼，象形。托亦驼字之讹。

【集解】〔藏器曰〕驼鸟如驼，生西戎。高宗永徽中〔一〕，吐火罗献之。高七尺〔二〕，足如橐驼，鼓翅而行，日三百里〔三〕，食铜铁也。〔时珍曰〕此亦是鸟也，能食物所不能食者。按李延寿后魏书云：波斯国有鸟，形如驼〔四〕，能飞不高，

〔一〕永徽中：金陵本及大观、政和本草卷十九驼鸟矢条同。新唐书卷二二一下西域传下吐火罗条作「永徽元年」。
〔二〕尺：新唐书卷二二一下吐火罗条，此下有「色黑」二字。
〔三〕日三百里：金陵本同。按大观、政和本草卷十九驼鸟矢条引藏器无此文，濒湖似据新唐书卷二二一下吐火罗条补入。
〔四〕驼：李延寿北史卷九十七西域传波斯条，此上有「橐」字，此下有「有两翼」三字。

食草与肉，亦啖火，日行七百里〔一〕。郭义恭广志云：安息国贡大雀，鴈身驼蹄，苍色〔二〕，举头高七八〔三〕尺，张翅丈余，食大麦〔四〕，其卵如瓮，其名驼鸟。刘郁西使记云：富浪有大鸟，驼蹄〔五〕，高丈余，食火炭，卵大如升。费信星槎胜览〔六〕云：竹步国、阿丹国俱出驼蹄鸡，高者六七尺，其蹄如驼。彭乘墨客挥犀云：骨托禽出河州，状如鹏，高三尺余，其名自呼，能食铁石。宋祁唐书云：开元初，康国贡驼鸟卵。郑晓吾学编云：洪武初，三佛齐〔七〕国贡火鸡，大于鹤，长三四尺〔八〕，颈、足亦似鹤，锐嘴软红冠，毛色如青羊，足二指〔九〕，利爪，能伤人腹致死，食火炭。诸书所记稍有不同，实皆一物也。

屎　【气味】无毒。

【主治】人误吞铁石入腹，食之立消。藏器

鹰 别录〔十〕中品

【释名】角鹰纲目　鷞鸠〔时珍曰〕鹰以膺击，故谓之鹰。其顶有毛角，故曰角鹰。其性爽猛，故曰鷞鸠。昔少

〔一〕日行七百里：金陵本同。按李延寿北史卷九十七西域传波斯条说驼鸟无此文。同条上文云：「土出名马、大驴及驼，往往有一日能行七百里者，富室至有数千头。」濒湖似将此「日行七百里」之说，误入驼鸟文中，与前说「日三百里」亦不一致。

〔二〕雁身驼蹄苍色：金陵本同。御览九二二大雀条引广志作「雁身，蹄似橐驼，色苍」，后汉书·和帝纪注引广志作「颈及身膺蹄都似橐驼」。

〔三〕七八：金陵本同。后汉书·和帝纪注及御览九二二大雀条引广志俱作「八九」。

〔四〕食大麦：金陵本同。御览九二二大雀条引广志无此三字。濒湖似据后汉书·和帝纪注引广志文补。

〔五〕蹄：西使记此下有「苍色，鼓翅而行」六字。

〔六〕胜览：原作「录」，金陵本同。今据本书卷一引据经史百家书目改。

〔七〕齐：原作「脐」，金陵本同。今据吾学编·皇明四夷考卷上三佛齐条改。

〔八〕长三四尺：金陵本同。按吾学编·皇明四夷考卷上三佛齐条说火鸡无此文，似是濒湖据瀛涯胜览·祖法儿国条所加。

〔九〕足二指：金陵本同。吾学编·皇明四夷考卷上三佛齐条说火鸡无此文，似是濒湖据瀛涯胜览·祖法儿国条所加。今见非洲驼鸟足二指，美洲驼鸟足有三指。

〔十〕别录：原作「本经」，金陵本同。按大观、政和本草卷十九鹰屎白条俱作墨字，认为「别录」文。因据改。

鵃氏以鸟名官，有祝鸠、鳲鸠、鹘鸠、雎鸠、鹈鸠五氏。盖鹰与鸠同气禅化，故得称鸠也。禽经云：小而鸷者皆曰隼，大而鸷者皆曰鸠。是矣。尔雅翼云：在北为鹰〔一〕，在南为鹞。一云大为鹰〔二〕，小为鹞。梵书谓之嘶那夜。

【集解】〔时珍曰〕鹰出辽海者上，北地及东北胡者次之。北人多取雏养之，南人八九月以媒取之。乃鸟之疏暴者。有雉鹰、兔鹰，其类以季夏之月〔三〕习击，孟秋之月〔四〕祭鸟。隋魏彦深鹰〔五〕赋颇详，其略云：资金方之猛气，擅火德之炎精。指重十字，尾贵合卢。觜同钩〔六〕利，脚等荆枯。或白如散花，或黑如点漆〔七〕。大文若锦，细斑似缬。身重若金，爪刚如铁。毛衣屡改，厥色无常。寅生酉就，总号为黄。二周作鴘〔八〕，三岁〔九〕成苍。雌则体大，雄则形小。察之为易，调之实难。姜以取热，酒以排寒。生于窟者好眠，巢于木者常立。双骹长者起迟，六翮短者飞急。

肉〔气味〕缺〔主治〕**食之治野狐邪魅。**藏器

头〔主治〕**五痔，烧灰饮服。**药性 **治痔瘘，烧灰，入麝香少许，酥酒服之。治头风眩运，一枚烧灰，酒服。**〔时珍〕出王右军法帖，及温隐居海上方。

〔附方〕新一。**头目虚运** 车风一个（即鹰头也，去毛，焙），川芎一两，为末。酒服三钱。选奇。

觜及爪〔主治〕**五痔狐魅，烧灰水服。**藏器

〔一〕鹰：原作「膺」，金陵本同。今据尔雅翼卷十六鹰条改。
〔二〕鹰：原作「膺」，今据金陵本改。
〔三〕季夏之月：金陵本、吕氏春秋·季夏纪及礼记·月令同。御览九二六鹰条引周书作「小暑之日」，逸周书卷六时训解略同。
〔四〕孟秋之月：金陵本、吕氏春秋·孟秋纪及礼记·月令同。御览九二六鹰条引周书作「处暑之日」，逸周书卷六时训解同。
〔五〕鹰：原作「膺」，金陵本同。今据初学记卷三十及御览九二六鹰条引隋·魏彦深鹰赋改。
〔六〕钩：金陵本同。初学记卷三十及御览九二六俱作「剑」。
〔七〕黑如点漆：金陵本同。初学记卷三十及御览九二六俱作「赤如点血」。
〔八〕鴘：原作「鵨」，金陵本同。初学记卷三十作「鸲」，并误。按广韵卷三·二十八獮，鴘条引埤苍云：「鹰鶬二年色。」御览九二六引鹰赋正作「鴘」，今据改。
〔九〕三岁：金陵本同。初学记卷三十及御览九二六俱作「千日」。

睛〔主治〕和乳汁研之，日〔一〕三注眼中，三日见碧霄中物，忌烟熏。药性

骨〔主治〕伤损接骨。烧灰，每服二钱，酒服。随病上、下，食前、食后。时珍

毛〔主治〕断酒。水煮汁饮，即止酒也。千金

屎白〔气味〕微寒，有小毒。〔主治〕伤挞灭痕。别录〔二〕烧灰酒服，治中恶。药性 烧灰，酒服方寸匕，主恶酒〔三〕，勿令饮〔四〕人知。苏恭 消虚积，杀劳虫，去面疱皯黯。时珍

〔发明〕〔弘景曰〕单用不能灭瘢。须合僵蚕、衣鱼之属为膏，乃效。

〔附方〕旧二，新四。**奶癖**〔寇曰〕凡小儿胁〔五〕下硬如有物，乃俗名奶癖者也。只服温脾化积丸药，不可转泻。用黄鹰屎白〔六〕一钱，密陀僧一两，舶上硫黄一分，丁香二十一个，为末。每服一字，三岁已上半钱，用乳汁或白面汤调下。并不转泄，一复时取下青黑物。后服补药：以醋石榴皮（炙黑）半两，蛜蝌一分，木香一分，麝香半钱，为末。每服一字，薄酒调下，连吃二服。**面疱**鹰〔七〕屎白二分，胡粉一分，蜜和傅之。外台。**灭痕**千金：用鹰屎白和人精傅，日三。圣惠：用鹰屎二两，僵蚕一两半，为末，蜜和傅。总录：用鹰屎白、白附子各一两，为末，醋和傅，日三五次，痕灭止。**食哽**鹰〔八〕粪烧灰，水服方寸匕。外台。

〔一〕日：金陵本同。大观、政和本草卷十九鹰条俱作「夜」。
〔二〕别录：原作「本经」，金陵本同。按大观、政和本草卷十九鹰屎白条「主伤挞灭痕」俱作墨字，认为别录文。因据改。
〔三〕恶酒：原作「邪恶」，金陵本同。今据唐本草卷十五及大观、政和本草卷十九鹰屎白条改。
〔四〕饮：原作「本」，金陵本同。据改同上。
〔五〕胁：原作「膈」，金陵本同。今据本草衍义卷十六及政和本草卷十九鹰屎白条改。
〔六〕白：原脱，今据本草衍义卷十六及政和本草卷十九鹰屎白条补。
〔七〕鹰：原作「膺」，金陵本同。今据外台卷三十二改。
〔八〕鹰：原作「膺」，金陵本同。今据外台卷八改。

鵰音凋。纲目

【释名】鹫音就。山海经 鷻说文 音团。〔时珍曰〕禽经云：鹰以膺之，鹘以猾之，隼以尹之，鵰以周之，鹫以就之，鷻以搏之。皆言其击搏之异也。梵书谓之揭罗阇。

【集解】〔时珍曰〕鵰似鹰而大，尾长翅短，土黄色，鸷悍多力，盘旋空中，无细不睹。皂鵰即鹫也，出北地，色皂。青鵰出辽东，最俊者谓之海东青。羌鹫出西南夷，黄头赤目，五色皆备。鵰类能搏鸿鹄、獐鹿、犬豕。又有虎鹰，翼广丈余，能搏虎也。鹰、鵰虽鸷而畏燕子，物无大小也。其翮可为箭羽。刘郁西使记云：皂鵰一产三卵者，内有一卵化犬。短毛灰色，与犬无异，但尾背有羽毛数茎耳。随母影而走，所逐无不获者，谓之鹰背狗。

骨〔气味〕缺〔主治〕**折伤断骨。烧灰，每服二钱，酒下，在上食后，在下食前，骨即接如初。**时珍　出接骨方。〔发明〕〔时珍曰〕鹰、鹗、鵰骨，皆能接骨。盖鸷鸟之力在骨，故以骨治骨，从其类也。

屎〔主治〕**诸鸟兽骨哽。烧灰，酒服方寸匕。**时珍　出外台秘要。

鹗纲目

【释名】**鱼鹰**禽经 **鵰鸡**诗疏 **雎鸠**周南 **王雎**音疽。**沸波**淮南子 **下窟乌**〔时珍曰〕鹗状可愕，故谓之鹗。其视雎健，故谓之雎。能入穴取食，故谓之下窟乌。翱翔水上，扇鱼令出，故曰沸波。禽经云：王雎，鱼鹰也。尾上白者名白鷢。

【集解】〔时珍曰〕鹗，鵰类也。似鹰而土黄色，深目好峙。雄雌相得，鸷而有别，交则双翔，别则异处。能翱翔水上捕鱼食，江表人呼为食鱼鹰。亦啖蛇。诗云：关关雎鸠，在河之洲。即此。其肉腥恶，不可食。陆玑以为鹫，扬雄以为白鷢，黄氏以为杜鵰，皆误矣。禽经云：鸠生三子，一为鹗鸠。尸鸠也。杜预以王雎为尸鸠，或以此也。

骨〔主治〕**接骨。**时珍〔附方〕新一。**接骨**用下窟乌（即鹗也），取骨烧存性，以古铜钱一个，煅红醋淬七次，为末等分。酒服一钱，不可过多。病在下空心，在上食后服，极有效验。须先夹缚定，乃服此。　唐・蔺道人方。

觜　〔主治〕蛇咬。烧存性研末，一半酒服，一半涂之。时珍

鸱 别录下品

【释名】雀鹰诗疏　鸢诗经　鷣音淫。　隼本作鵻。音笋。　鹞〔时珍曰〕鸱、鸢二字，篆文象形。一云：鸱，其声也。鸢，攫〔一〕物如射也。隼，击物准也。鹞，目击遥也。诗疏云：隼有数种，通称为鹞。雀鹰，春化布谷。尔雅谓之茅鸱，齐人谓之击正〔二〕，或谓之题肩。尔雅云：鷣，负雀也。梵书谓之阿黎耶。

【集解】〔弘景曰〕鸱，即俗呼老鸱者。又有鵰、鹗，并相似而大。〔时珍曰〕鸱似鹰而稍小，其尾如舵，极善高翔，专捉鸡、雀。鸱类有数种。按禽经云：善抟者曰鹗〔三〕，窃玄者曰鵰，鸼曰鸧〔四〕，骨曰鹘，了曰鹞，展曰鹯，夺曰鵽。又云：鹘生三子，一为鸱。鹘，小于鸱而最猛捷，能击鸠、鸽，亦名鹞子，一名笼脱。鹯，色青，向风展翅迅摇，搏捕鸟雀，鸣则大风，一名晨风。鵽，小于鹯，其脰上下，亦取鸟雀如攘掇也，一名鹞子。又月令：二月鹰化为鸠，七月鸠化为鹰。列〔五〕子云：鹞为鹯，鹯为布谷，布谷复为鹞。皆指此属也。隼鹘虽鸷而有义，故曰鹰不击伏，隼不击胎。鹘握鸠而自暖，乃至旦而见释，此皆杀中有仁也。

鸱头　〔修治〕〔弘景曰〕虽不限雌雄，雄者当胜。用须微炙，不用蠹者。古方治头面方有鸱头酒。

〔气味〕咸，平，无毒。〔时珍曰〕按段成式云：唐肃宗张后专权，每进酒置鸱脑于内，云令人久醉健忘。则鸱头亦有微

〔一〕攫：原作「玃」，今据金陵本改。
〔二〕正：金陵本及御览九二六隼条同。毛诗陆疏卷下欥彼飞隼条作「征」。
〔三〕鹗：原作「鹞」，金陵本同，与下「了曰鹞」重复。今据禽经改。原注：「鹗大，人见而悚愕也。」
〔四〕鸼曰鸧：原脱，今据禽经补。原注：「鹰色苍黄谓之鸧。广雅曰：鸧，鹰二岁色也。鹰生二岁如系也。」
〔五〕列：原作「庄」，金陵本同。今检庄子无此文。文见列子卷一天瑞篇，因据改，与本书本卷鸤鸠条引文一致。

毒矣。〔主治〕头风目〔一〕眩颠倒，痫疾。别录 〔附方〕旧一，新一〔二〕。癫痫瘈疭飞鸱头三〔三〕枚，铅丹一斤，为末，蜜丸梧子大。每酒〔四〕服三丸，日三次〔五〕。千金方。旋风眩冒鸱头丸：用鸱头一枚（炒〔六〕黄，真䕡茹、白术各一两，川椒半〔七〕两（微〔八〕炒去汗〔九〕），为末，蜜和，丸梧子大。每服食前以温〔十〕酒下二十丸。圣惠。

肉 〔气味〕缺 〔主治〕食之，治癫痫。孟诜 食之，消鸡肉、鹌鹑成积。时珍

骨 〔主治〕鼻衄不止。取老鸱翅关大骨，微炙研末，吹之。时珍 出圣济总录。

鸱鸺 拾遗

【释名】角鸱说文 怪鸱尔雅 雚音丸。老兔尔雅 钩鵅音格。鵋䳢音忌欺。毂辘鹰蜀人所呼。呼哮鹰楚人所呼。夜食鹰吴人所呼。〔时珍曰〕其状似鸱而有毛角，故曰鸱，曰角。曰雚，雚字象鸟头目有角形也。老兔，象头目形。鸺、怪，皆不祥也。钩鵅、毂辘、呼哮，皆其声似也。蜀人又讹钩格为鬼各哥。

【集解】〔藏器曰〕钩鵅，即尔雅鵋䳢也，江东呼为钩鵅。其状似鸱有角，怪鸟也。夜飞昼伏，入城城空，入室室

〔一〕目：金陵本同。唐本草卷十五、千金翼卷三及大观、政和本草卷十九鸱头条引别录俱无，乃濒湖据食疗本草所加。
〔二〕旧一新一：原作「旧二」。按下治旋风眩冒鸱头丸，不见于大观、政和本草，当属新附，因据改。
〔三〕三：金陵本同。千金卷十四第五及大观、政和本草卷十九鸱头条附方俱作「二」。
〔四〕酒：金陵本同。千金卷十四第五及大观、政和本草卷十九鸱头条附方俱作「先食」二字。
〔五〕次：千金卷十四第五，此下有「剧者夜一，稍加之」七字。大观、政和本草卷十九鸱头条附方，此下俱有「瘈者稍加之」五字。
〔六〕炒：金陵本同。圣惠方卷二十二作「炙」。
〔七〕半：金陵本同。圣惠方卷二十二作「一」。
〔八〕微：原脱，今据圣惠方卷二十二补。
〔九〕汗：原作「汁」，今据金陵本改，与圣惠方卷二十二合。
〔十〕服食前以温：原脱，今据圣惠方卷二十二补。

空。常在一处则无害〔一〕。若闻其声如笑者，宜速去之。北土有训狐，二物相似，各有其类。训狐声呼其名，两目如猫儿，大于〔二〕鸲鹆，作笑声，当有人死。又有鸺鹠，亦是其类，微小而黄，夜能入人家，拾人手爪，知人吉凶。有人获之，嗉中犹有爪甲。故除爪甲者，埋〔三〕之户内，为此也。〔时珍曰〕此物有二种：鸱鸺大如鸱鹰，黄黑斑色，头目如猫，有毛角两耳。昼伏夜出，鸣则雌雄相唤，其声如老人，初若呼，后若笑，所至多不祥。庄子云：鸱鸺夜拾蚤，察毫末，昼出瞋目〔四〕而不见丘山。何承天纂文云：鸱鸺白日不见人，夜能拾蚤虱。俗讹蚤为人爪，妄矣。一种鸺鹠，大如鸲鹆，毛色如鹞，头目亦如猫。鸣则后窍应之，其声连转，如云休留休留，故名曰鸺鹠。江东呼为车载板，楚人呼为快扛鸟，蜀人呼为春哥儿，皆言其鸣主有人死也，试之亦验。说文谓之鸴〔五〕（音爵），言其小也。藏器所谓训狐者，乃鸮也；所谓鸺鹠者，乃鸱鸺之小者也。并误矣。周礼硩蔟氏掌覆夭鸟之巢，以方书十日之号，十二支〔六〕之号，十二月〔七〕之号，十二岁之号，二十有八宿〔八〕之号，悬其巢则去。续博物志云：鸺鹠、鹳、鹊，其抱以聒。

肉　〔**气味**〕缺　〔**主治**〕**疟疾。用一只，去毛肠，油炸食之。**时珍　出阴宪副方。

〔**附方**〕新一。**风虚眩运**大头鹰闭杀去毛，煮食；以骨烧存性，酒服。便民食疗。

肝　〔**主治**〕**入法术家用。**时珍

鸮 拾遗

【**释名**】**枭鸱**音娇。**土枭**尔雅**山鸮**晋灼**鸡鸮**十六国史**鵩**汉书**训狐**拾遗**流离**诗经**魑魂**〔时珍曰〕鸮、

〔一〕害：金陵本同。大观、政和本草卷十九钩鵅条俱无。
〔二〕于：原作「如」，金陵本同。今据大观、政和本草卷十九钩鵅条改。
〔三〕埋：原作「理」，金陵本同。据改同上。
〔四〕瞋目：原脱，今据庄子・秋水篇补。
〔五〕鸴：金陵本同。按说文无「鸴」。说文卷四上隹部「雀，依人小鸟也。从小隹。」鸴乃雀之异体字。
〔六〕支：金陵本同。周礼・秋官・硩蔟氏作「辰」，义同。
〔七〕月：原作「辰」，金陵本同。今据周礼・秋官・硩蔟氏改。
〔八〕宿：金陵本同。周礼・秋官・硩蔟氏作「星」，义同。

枭、训狐，其声也。鹏，其色如服色也。俚人讹训狐为幸胡者，是也。鸱与鸮，二物也。周公合而咏之，后人遂以鸱鸮为一鸟，误矣。魑字韵书无考，当作匈拥切。魑魂、流离，言其不祥也。吴球方作逐魂。枭长则食母，故古人夏至磔〔一〕之，而其字从鸟首〔二〕在木上。

【集解】〔藏器曰〕鸮即枭也，一名鹏，吴人呼为魑魂，恶声鸟也。贾谊云，鹏似鸮，其实一物也，入室主人当去。此鸟盛午不见物，夜则飞行，常入人家捕鼠食。周礼硩蔟氏掌覆夭鸟之巢。注云：恶鸣之鸟，若鸮、鹏、鬼车之属。〔时珍曰〕鸮、鹏、鸺鹠、枭，皆恶鸟也，说者往往混注。贾谊谓鹏似鸮，藏器谓鸮与训狐为二物，许慎、张华谓鸮鹏、鸺鹠为一物，王逸谓鹏即训狐，陈正敏谓枭为伯劳，宗懔谓土枭为鹌鸽，各执一说。今通考据，并咨询野人，则鸮、枭、鹏、训狐，一物也。鸺鹠，一物也。藏器所谓训狐之状者，鸺鹠也。鸮，即今俗所呼幸胡者是也，处处山林时有之。少美好而长丑恶，状如母鸡，有斑文，头如鹌鸽，目如猫目，其名自呼，好食桑椹。古人多食之，故礼云，不食鸮胖，谓胁侧薄弱也。庄子云：见弹而求鸮炙。前凉录云：张天锡言，北方美物，桑椹甘香，鸡鸮革飨。皆指此物也。按巴蜀异物志云：鹏如小鸡，体有文色，土俗因名之。不能远飞，行不出域。盛弘之荆州记云：巫县有鸟如雌鸡，其名为鸮。楚人谓之鹏。陆玑诗疏云：鸮大如鸠，绿色，入人家凶，贾谊所赋鹏是也。其肉甚美，可为羹臛、炙食。刘恂岭表录异云：北方枭鸣，人以为怪。南中昼夜飞鸣，与乌〔三〕、鹊无异。桂林人家家罗取，使捕鼠，以为胜狸〔四〕也。合诸说观之，则鸮、鹏、训狐之为一物明矣。又按郭义恭广志云：鸮，楚鸠所生也，不能滋乳，如骡、駏驉焉。然枭长则食母，是自能孳乳矣，抑所食者即鸠〔五〕耶？淮南万毕术〔六〕云：甑瓦投之，能止枭鸣。性相胜也。

肉 **〔气味〕甘，温，无毒。** **〔主治〕鼠瘘，炙食之。**藏器 **风痫，噎食病。**时珍

〔一〕磔：原作「殜」，金陵本同，字书无。今据说文卷六上梟条改。

〔二〕首：金陵本同。各本说文俱作「头」，义同。「五经文字」无此字（曰：「从鸟在木上」），段玉裁从之，朱骏声以为非是。

〔三〕乌：原作「鸟」，辑永乐大典本岭表录异卷中同。今据金陵本改，与御览九二七恶鸟条引文合。

〔四〕狸：原作「俚」，金陵本同。今据御览九二七恶鸟条及辑永乐大典本岭表录异卷中改。

〔五〕鸠：原作「鸩」，金陵本笔划残缺。今据上引广志文改。

〔六〕淮南万毕术：原作「淮南子」，金陵本同。今据御览九二七恶鸟条改。

〔附方〕新二。**风痫**风痫，考宝鉴第九卷名神应丹〔一〕。惺神散〔二〕，医方大成下册。**噎食**取鹏鸟未生毛者一对，用黄泥固济，煅存性为末。每服一匙，以温酒服。寿域神方。

头〔主治〕**痘疮黑陷。用腊月者一二枚，烧灰，酒服之，当起。**时珍　出云岐子保命集。

目〔主治〕**吞之，令人夜见鬼物。**藏器

鸩

音沉去声。别录下品

〔校正〕自有名未用〔三〕移入此。

【释名】**䲰日**与运日同。别录　**同力鸟**陶弘景

【集解】〔别录曰〔四〕〕鸩生南海。〔弘景曰〕鸩与䲰日是两种。鸩鸟，状如孔雀，五色杂斑，高大，黑颈赤喙，出广之深山中。䲰日状如黑伧鸡，作声似云同力，故江东人呼为同力鸟。并啖蛇，人误食其肉立死，并疗蛇毒。昔人用鸩毛为毒酒，故名鸩酒，顷不复尔。又海中有物赤色，状如龙，名海姜，亦有大毒，甚于鸩羽。〔恭曰〕鸩鸟〔五〕商州以南江岭间大有，人皆谙识，其肉腥有毒不堪啖。云羽画酒杀人，亦是浪证。按玉篇引〔六〕郭璞云：鸩大如鵰，长颈赤喙，食蛇。说文、广雅、淮南子，皆以鸩为䲰日。交广人亦云䲰日即鸩，一名同力鸟，更无如孔雀者。陶为人所诳也。〔时珍曰〕按尔雅翼云：鸩似鹰而大，状如鸮〔七〕，紫黑色〔八〕，赤喙黑目，颈长七八寸。雄名运日，雌名阴谐。运日鸣则晴，阴谐鸣则雨。食

〔一〕神应丹：卫生宝鉴卷九，神应丹：治诸风心痫病。狐肝一具，乌鸦一只，鸱枭一个，生白矾、生犀角各一两，野狸一个，去肠肚皮毛，入新罐内，黄泥固济，炭火煨令焦黄色，为末，酒打糊丸如皂角子大，朱砂为衣。每服一丸，温酒送下，无时。

〔二〕惺神散：普济方卷一〇〇，惺（原误作「星」）神散（原注：出济生方）：治惊痫潮作，仆地不省，口吐涎沫。用雄鸱鸮一枚，用瓷罐盛（一作竹筒盛），以黄泥固济，炭火煅令通赤，研为细末。每服二錢，入麝香少许，温酒调服（熟水亦得），不拘时候。

〔三〕有名未用：原作「外类」，金陵本同。今据唐本草卷二十、大观、政和本草卷三十及本书通例改。

〔四〕曰：原作「白」，金陵本同。据改同上。

〔五〕鸟：此下原有「出」字，金陵本同。今据唐本草卷二十及大观、政和本草卷三十鸩鸟条删。

〔六〕按玉篇引：原脱，今据唐本草卷二十及大观、政和本草卷三十鸩鸟条补。按下引文，与山海经·中次八经郭注文合。

〔七〕鸩似鹰而大状如鸮：金陵本同。按尔雅翼卷十六鸩条作「似鹰大如鸮」。依全书语法，当读为「似鹰，大如鸮。」经濒湖改写，与原意迥然不同。

〔八〕紫黑色：金陵本及尔雅翼同。山海经·中次八经郭注作「紫绿色」。

蛇及椽实。知木石有蛇，即为禹步以禁之，须臾木倒石崩而蛇出也。蛇入口即烂。其屎溺着石，石皆黄烂。饮水处，百虫吸之皆死。惟得犀角即解其毒。又杨廉夫铁厓集云：鸩出蕲州黄梅山中，状类训狐，声如击腰鼓。巢于大木之颠，巢下数十步皆草不生也。

毛〔气味〕**有大毒。入五脏，烂杀人。**别录

喙〔主治〕**带之，杀蝮蛇毒。**别录 〔时珍曰〕蛇中人，刮末涂之，登时愈也。

姑获鸟 拾遗

【释名】乳母鸟玄中记 **夜行游女**同 **天帝少女**同 **无辜鸟**同 **隐飞**玄中记 **鬼鸟**拾遗 **譩譆**杜预左传注 **钩星**岁时记 〔时珍曰〕昔人言此鸟产妇所化，阴慝为妖，故有诸名。

【集解】〔藏器曰〕姑获能收人魂魄。玄中记云：姑获鸟，鬼神类也。衣毛为飞鸟，脱毛为女人。云是产妇死后化作，故胸前有两乳，喜取人子养为己子。凡有小儿家，不可夜露衣物。此鸟夜飞，以血点之为志。儿辄病惊痫及疳疾，谓之无辜疳也。荆州多有之。亦谓之鬼鸟。周礼庭氏「以救日之弓，救月之矢，射夭〔一〕鸟」，即此也。〔时珍曰〕此鸟纯雌无雄，七八月夜飞，害人尤毒也。

治鸟 纲目

【集解】〔时珍曰〕按干宝搜神记云：越地深山有治〔二〕鸟，大如鸠，青色。穿树作窠，大如五六升〔三〕器，口径数寸，饰〔四〕以土垩，赤白相间，状如射侯〔五〕。伐木者见此树即避之，犯之则能役虎害人，烧人庐舍〔六〕。白日见之，鸟形

〔一〕夭：原作「矢」，今据金陵本改，与周礼·秋官·庭氏合。

〔二〕治：金陵本、御览九二七治鸟条引搜神记及酉阳杂俎前集卷十五山萧条同。今本搜神记卷十二及博物志卷三俱作「冶」。

〔三〕五六升：金陵本、搜神记卷十二及御览九二七同。博物志卷三仅作「升」，酉阳杂俎前集卷十五山萧条作「五斗」。

〔四〕饰：原作「餙」，金陵本同，字书无。今据搜神记卷十二、御览九二七治鸟条引文、博物志卷三及酉阳杂俎前集卷十五山萧条改。

〔五〕侯：原作「候」，金陵本同。据改同上。

〔六〕烧人庐舍：搜神记卷十二、博物志卷三及御览九二七俱无，濒湖据酉阳杂俎前集卷十五山萧条所加。

也；夜闻其鸣，鸟声也；时或作人形，长三尺，入涧中取蟹〔一〕，就人间火炙食，山〔二〕人谓之越祝〔三〕之祖。又段成式酉阳杂俎云：俗说昔有人遇洪水，食都树皮，饿死化为此物。居树根者为猪都，居树中者为人都，居树尾者为鸟都。鸟都左胁下有镜印，阔二寸一分。南人食其窠，味如木芝也。窃谓兽有山都、山獠、木客，而鸟亦有治鸟、山萧、木客鸟。此皆戾气所赋，同受而异形者欤？今附于左：

【附录】木客鸟〔时珍曰〕按异物志云：木客鸟，大如鹊，千百为群，飞集有度〔四〕。俗呼黄白色〔五〕（有翼有绶，飞独〔六〕高〔七〕）者为君，长〔八〕，居前正赤者为五伯，正黑者为铃〔九〕下，缃色杂赤者为功曹，左胁有白带〔十〕者为主簿〔十一〕，各有章色。庐陵郡东有之。**独足鸟**一名山萧鸟。广州志〔十二〕云：独足鸟，闽广〔十三〕有之。大如鹄，其色苍，其声自呼。临海异物〔十四〕志云：独足，文身赤口，昼伏夜飞，或时昼出，群鸟噪之。惟食虫豸，不食稻粱。声如人啸，将雨

〔一〕蟹：金陵本同。搜神记卷十二、博物志卷三及御览九二七俱作「石蟹」。

〔二〕山：金陵本同。搜神记卷十二、御览九二七及博物志卷三俱作「越」。

〔三〕祝：原作「祀」，今据金陵本改，与搜神记卷十二、御览九二七及博物志卷三合。

〔四〕度：御览九二七木客条引异物志，此下有「不与众鸟相厕」六字，应据补。

〔五〕黄白色：金陵本同。御览九二七作「白黄文」，应据改。

〔六〕独：金陵本同。御览九二七无，应据删。濒湖误认「君长」为一，故加「独」字；但后有「长次君后」一语，足证「君」与「长」似同而实异。

〔七〕有翼有绶飞高：据御览九二七，似应在「高」下补「而」字而移下「长」字之后。

〔八〕长：书·益稷：「外薄四海，咸建五长。」释文：「五长，众官之长。」据御览九二七，似应将前「有翼有绶飞高」六字，移此字之后，并于其下补一「而」字，而与「居前正赤者为五伯」连读。

〔九〕铃：原作「钤」，金陵本同。今据御览九二七改，与汉官仪合。

〔十〕带：御览九二七，此下有「似鳖囊」三字，应据补。

〔十一〕簿：御览九二七，此下有「长次君后，其五曹官属，」九字，应据补。

〔十二〕志：金陵本同。御览九二八众鸟条作「记」。

〔十三〕闽广：金陵本同。御览九二八作「新宁县」。

〔十四〕异物：原脱，今据御览九二八补。

转鸣。即孔子所谓一足之鸟，商羊者也。山海经云：羭次之山，有鸟状如枭，人面而一足，名曰橐蜚〔一〕（音肥），冬则蛰〔二〕，服之不畏雷。孙愐唐韵云：鸗，土精也，似雁，一足黄色，毁之杀人。

窠表　**【主治】作履屉，治脚气。**时珍　出酉阳〔三〕杂俎。

鬼车鸟拾遗

【释名】鬼鸟拾遗 **九头鸟**同上 **苍鸆**白泽图 **奇鸧**〔时珍曰〕鬼车，妖鸟也，取周易载鬼一车之义。似鸧而异，故曰奇鸧。

【集解】〔藏器曰〕鬼车，晦暝则飞鸣，能入人家，收人魂气。相传此鸟昔有十首，犬啮其一，犹余九首。其一常滴血，血着人家则凶。荆楚人夜闻其飞鸣，但灭灯、打门、捩狗耳以厌之，言其畏狗也。白泽图苍鸆有九首，及孔子与子夏见奇鸧九首，皆此物也。荆楚岁时记以为姑获者，非矣。二鸟相似，故同名鬼鸟。〔时珍曰〕鬼车状如鸺鹠，而大者翼广丈许，昼盲夜了，见火光辄堕。按刘恂岭表录异云：鬼车出秦中，而岭外尤多。春夏之交，稍遇阴晦，则飞鸣而过，声如刀车鸣。爱入人家，铄人魂气。血滴之家，必有凶咎。便民图纂〔四〕云：冬月鬼车夜飞，鸣声自北而南，谓之出巢，主雨；自南而北，谓之归巢，主晴。周密齐东野语云：宋·李寿翁守长沙，曾捕得此鸟。状类野凫，赤色，身圆如箕。十颈环簇，有九头，其一独无而滴鲜血。每颈两翼，飞则霍霍并进。又周汉公主病，此鸟飞至砧石即薨。呜呼！怪气所钟，妖异如此，不可不知。

诸鸟有毒拾遗

凡鸟自死目不〔五〕闭　自死足不伸　白鸟玄首　玄鸟白首　三足　四距　六指

〔一〕橐蜚：金陵本同。山海经卷二西山经及御览九二八众鸟条俱作「橐𩇯」，广韵卷一·八微作「蠹𩇯」。

〔二〕冬则蛰：金陵本同。山海经卷二西山经及广韵卷一·八微俱作「冬见夏蛰」，御览九二八众鸟条作「冬夏蛰」，脱「见」字。

〔三〕酉阳：原脱。按上引文见酉阳杂俎前集卷十五，因据补。

〔四〕纂：原脱，今据本书卷一引据经史百家书目补，与四库总目·子部·杂家类存目七合。

〔五〕不：原脱，义正相反。今据大观、政和本草卷十九诸鸟有毒条补。

四翼　异形异色　并不可食，食之杀人。

本草纲目兽部目录第五十卷

李时珍曰：兽者四足而毛之总称，地产也。豢养者谓之畜，素问曰「五畜为益」是矣。周制庖人供六畜马、牛、鸡、羊、犬、豕。六兽麋、鹿、狼、麕、兔、野豕也。辨其死生鲜薧之物。兽人辨其名物。凡祭祀宾客，供其死兽生兽。皮毛筋骨，入于玉府。冥氏攻猛兽，穴氏攻蛰兽。呜呼！圣人之于养生事死、辨物用物之道，可谓慎且备矣。后世如黄羊黄鼠，今为御供；犏尾貂皮，盛为时用。山獭之异，狗宝之功，皆服食所须，而典籍失载。羵羊之问，宣父独知；鼮鼠之对，终军能究。地生之羊，彭侯之肉，非博雅君子，孰能别之？况物之性理万殊，人之用舍宜慎，盖不但多识其名而已也。于是集诸兽之可供膳食、药物、服器者为兽类，凡八十六种，分为五类：曰畜，曰兽，曰鼠，曰寓，尔雅释兽有鼠属、寓属。邢昺注曰：猴类渐肖于人，寄寓山林，故曰寓属。曰怪。

旧本兽部三品，共五十八种。今并入五种，移一种入鳞部，一种入禽部，自虫部移入三种。

神农本草经一十五种梁陶弘景注。　名医别录一十一〔一〕种梁陶弘景注。

唐本草八种唐苏恭。　本草拾遗一十六〔二〕种唐陈藏器。

炮炙论一种刘宋〔三〕雷敩。　蜀本草一种蜀韩保昇。

〔一〕 原作「二」，金陵本同。检兽类各卷引「别录」仅一十一种，似濒湖将从「别录」狸条分出之风狸，仍计入「别录」数内。然既已分出，且在彼条及分目中，又均标明为拾遗，自不当仍计入「别录」数内，今据改。

〔二〕 六：原作「五」，金陵本同。据前条校记，今改「五」为「六」。

〔三〕 刘宋：原作「唐」，金陵本同。按大观、政和卷三滑石条引图经云：「然雷敩虽名隋人，观其书乃有言唐以后药名者，或是后人增损之欤？」濒湖似是本此作「唐」。但本书卷一历代诸家本草雷公炮炙论条云：「刘宋时雷敩所著」。为使前后一致，今据改。

开宝本草四种宋马志。　**嘉祐本草**一种宋掌禹锡。

图经本草一种宋苏颂。　**证类本草**一种宋唐慎微。

本草衍义一种宋寇宗奭。　**日用本草**一种元吴瑞。

食物本草一种明汪颖。　**食鉴本草**一种明宁源。

本草纲目二十三种明李时珍。

〔附注〕魏李当之药录　吴普本草　宋雷敩炮炙　齐徐之才药对　唐甄权药性

孙思邈千金　唐李珣海药　杨损之删繁　萧炳四声　唐孟诜食疗

南唐陈士良食性　宋人大明日华　金张元素珍珠囊　李杲法象　王好古汤液

元朱震亨补遗　明汪机会编　王纶集要　陈嘉谟蒙诠

兽之一　畜类二十八种

豕本经　**狗**本经　**羊**本经　大尾羊、胡羊、洮羊、䍪羊、封羊、地生羊、羵羊附　**黄羊**〔一〕纲目

牛本经　**马**本经　**驴**唐本　**骡**食鉴　**驼**开宝　**酪**唐本　**酥**别录

醍醐唐本　**乳腐**嘉祐　**阿胶**本经　**黄明胶**纲目　**牛黄**本经　**鲊答**纲目　**狗宝**纲目

底野迦唐本　**诸血**拾遗　**诸朽骨**拾遗　**震肉**拾遗　**败鼓皮**别录　**毡**拾遗

六畜毛蹄甲〔二〕本经　**六畜心**纲目　**诸肉有毒**拾遗　**解诸肉毒**纲目

右附方旧一百六十三〔三〕，新五百三十九〔四〕。

〔一〕羊：原作「牛」，金陵本同。今据本卷黄羊条改。

〔二〕毛蹄甲：原作「爪甲蹄」金陵本同。今据大观、政和本草卷十八及本书本卷六畜毛蹄甲条改。

〔三〕六十三：原作「五十六」，今按本卷畜类旧附方数改。

〔四〕九：原作「七」，今按本卷畜类新附方数改。

本草纲目兽部第五十卷

兽之一 畜类二十八种。

豕本经下品

【释名】猪本经 豚同上 豭音加。 彘音滞。 豮音坟。 〔时珍曰〕按许氏说文云：豕字象毛〔一〕足而后有尾形。林氏小说云：豕食不洁，故谓之豕。坎为豕，水畜而性趋下喜秽也。牡曰豭，曰牙；牝曰彘，曰豝（音巴），曰豱（音娄）。牡去势曰豮。四蹄白曰豥。猪高五尺曰豟（音厄）。豕之子，曰猪，曰豚，曰豰（音斛）。一子曰特，二子曰师，三子曰豵。末子曰么。生三月曰豯，六月曰䝉。何承天纂文云：梁州曰䝐（音摄），河南曰彘，吴楚曰豨（音喜）。渔阳以大猪为豝，齐徐以小猪为豮（音锄）。〔颂曰〕按扬雄方言曰：「燕〔二〕朝鲜之间谓猪为豭，关东西〔三〕谓之彘，或曰豕，南楚曰豨，吴扬之间〔四〕曰猪子〔五〕。」其实一种也。礼记谓之刚鬣。崔豹古今注谓之参军。

【集解】〔颂曰〕凡猪骨细，少〔六〕筋多膏〔七〕，大者〔八〕有重百馀斤。食物至寡，故人〔九〕畜养之，甚易生息。〔时珍曰〕猪天下畜之，而各有不同。生青兖徐淮者耳大，生燕冀者皮厚，生梁雍者足短，生辽东者头白，生豫州者味〔十〕短，

〔一〕毛：金陵本同。说文卷九下豕条段注：「『毛』当作『头四』二字，转写之误。」

〔二〕燕：金陵本同。大观、政和本草卷十八豚卵条图经引同。方言卷八猪条作「北燕」。

〔三〕西：原脱，今据方言卷八猪条及大观、政和本草卷十八豚卵条补。

〔四〕之间：同上。

〔五〕子：同上。

〔六〕少：原脱，今据大观、政和本草卷十八豚卵条引图经文补。

〔七〕膏：原作「高」，金陵本同。今据大观、政和本草卷十八豚卵条改。

〔八〕者：原脱，今据大观、政和本草卷十八豚卵条补。

〔九〕故人：原作「甚易」，金陵本同，涉下而误。今据大观、政和本草卷十八豚卵条改。

〔十〕味：原作「味」，金陵本同。今从张本改。

生江南者耳小（谓之江猪），生岭南者白而极肥。猪孕四月而生，在畜属水，在卦属坎，在禽应室星。

豭猪肉〔**气味**〕**酸，冷，无毒。凡猪肉：苦，微寒，有小毒。江猪肉：酸，平，有小毒。豚肉：辛，平，有小毒。**〔别录曰〕豭猪肉治狂〔一〕病。凡猪肉能闭血脉，弱筋骨，虚人肌，不可久食，病人金疮者尤甚。〔思邈曰〕凡〔二〕猪肉久食，令人少子精，发宿病。豚肉久食，令人遍体筋肉碎痛乏气。〔鼎曰〔三〕〕江猪多食，令人体重；作脯，少有腥气。〔诜曰〕久食杀药，动风发疾。伤寒疟痢痰痼痔漏诸疾，食之必再发。〔时珍曰〕北猪味薄，煮之汁清；南猪味厚，煮之汁浓，毒尤甚。入药用纯黑豭猪。凡白猪、花猪、豥猪、牝猪、病猪、黄膘猪、米猪，并不可食。黄膘煮之汁黄，米猪肉中有米。说文「豕食于星下则生息米」，周礼「豕盲视而交睫者星」，皆指此也。反乌梅、桔梗、黄连、胡黄连（犯之令人泻利）及苍耳（令人动风）。合生姜食，生面䵟发风；合荞麦食，落毛发，患风病；合葵菜食，少气；合百花菜、吴茱萸食，发痔疾；合胡荽食，烂人脐；合牛肉食，生虫；合羊肝、鸡子、鲫鱼、豆黄食，滞气；合龟、鳖肉食，伤人。凡煮猪肉，得皂荚子、桑白皮、高良姜、黄蜡，不发风气；得旧篱篾，易熟也。〔**主治**〕**疗狂病久不愈。**别录 **压丹石，解热毒，宜肥热人食之。**拾遗 **补肾气虚竭。**千金 **疗水银风，并中土坑恶气。**日华〔**发明**〕〔时珍曰〕按钱乙治小儿疳病麝香丸，以猪胆和丸，猪肝汤服。疳渴者，以猪肉汤或𬊈猪汤服。其意盖以猪属水而气寒，能去火热耶？〔弘景曰〕猪为用最多，惟肉不宜多食，令人暴肥，盖虚肌〔四〕所致也。〔震亨曰〕猪肉补气，世俗以为补阴〔五〕误矣，惟补阳尔。今之虚损者，不在阳而在阴。以肉补阴，是以火济水。盖肉性入胃便作湿热，热生痰，痰生则气不降而诸证作矣。谚云：猪不姜，食之发大风，中年气血衰，面发黑䵟也。〔韩𢘑曰〕凡肉有补，惟猪肉无补，人习之化也。〔**附方**〕旧五，新十五。**禁口痢疾**腊肉脯，煨熟食之，妙。李楼奇方。**小儿刮肠**痢疾，禁口闭目至重者。精猪肉一两，薄切炙香，以腻粉末半钱，铺上令食，或置鼻头

〔一〕狂：原脱。今据唐本草卷十五、千金翼卷三及大观、政和本草卷十八豚卵条补。

〔二〕凡：原作「他」，金陵本同。今据千金卷二十六第五豚卵条改。

〔三〕鼎曰：原脱。按下引文，今检千金等书俱未见及。文见大观、政和本草卷十八豚卵条引食疗本草，因据补。

〔四〕肌：原作「风」，金陵本同，政和本草作「肥」。今据唐本草卷十五及大观本草卷十八豚卵条改，与前引别录「凡猪肉虚人肌」文合。

〔五〕阴：原脱，金陵本亦脱。今从张本补，与上下文义合。

闻香，自然要食也。活幼口议。**上气咳嗽**烦满气喘〔一〕。用猪肉切作䭔〔二〕子，猪脂煎熟食之。心镜。**浮肿胀满**不食心闷〔三〕。用猪脊肉一双，切作〔四〕生，以蒜、薤食之。心镜。**身肿攻心**用生猪肉以浆水洗，压干切脍，蒜、薤啖之，一日二次，下气去风，乃外国方也。张文仲方。**破伤风肿**新杀猪肉，乘热割片，贴患处。连换三片，其肿立消。简便。**白虎风病**用猪肉三串，以大麻子一合，酒半盏相和，口含噀上。将肉擘向病处，咒曰：相州张如意、张得兴，是汝白虎本师，急出。乃安肉于床下，瘥则送于路，神验。近效。**风狂歌笑**行走不休。用豭猪肉一斤，煮熟切脍，和酱、醋〔五〕食。或羹粥炒，任服之。食医心镜。**解丹石毒**发热困笃。用肥猪肉五斤，葱、薤各〔六〕半斤，煮食或作臛食。必腹鸣毒下，以水淘之得石〔七〕，沙石尽则愈。千金方〔八〕。**解钟乳毒**下利不止，食猪肉则愈。千金翼。**服石英法**白石英一大两〔九〕，袋盛，水三斗，煎四升，去石〔十〕，以猪肉一斤细切，椒葱〔十一〕盐豉煮食。十〔十二〕日一作。外台〔十三〕。

〔一〕气喘：原脱，今据大观、政和本草卷十八豚卵条附方补。

〔二〕䭔：原作「鎚」，金陵本同。今据大观、政和本草卷十八豚卵条附方改，与本书卷三喘逆门虚促段猪肉项一致。

〔三〕心闷：原脱，今据大观、政和本草卷十八豚卵条附方补。

〔四〕作：同上。

〔五〕醋：原脱。今据大观、政和本草卷十八豚卵条附方补。

〔六〕各：原脱，今据千金卷二十四第三补。

〔七〕得石：同上。

〔八〕千金方：原作「千金翼」，金陵本同。今检千金翼未见此方。方见千金卷二十四第三，因据改。

〔九〕大两：原作「斤」，金陵本同。今据外台卷三十七石汁中炰猪肉饵法改。

〔十〕去石：原脱，今据外台卷三十七补。

〔十一〕细切椒葱：同上。

〔十二〕十：原作「一」，金陵本同。今据外台卷三十七改。

〔十三〕外台：原作「同上」，金陵本同，谓同「千金翼」。今检千金翼未见此方（卷二十二第二有石英汁作姜豉服方，与此方分量作法均异）。方见外台卷三十七，名石汁中炰猪肉饵法，大体相同，因据改。

伤损不食凡打扑伤损，三五日水食不入口。用生猪肉二大钱，打烂，温水洗去血水，再擂烂，以阴阳汤打和。以半钱用鸡毛送入咽内，却以阴阳汤灌下之。其食虫闻香窦〔一〕开瘀血而上，胸中自然开解。此乃损血凝聚心间，虫食血饱，他物虫不来探故也。谓之骗通之法。邵氏。**打伤青肿**炙猪肉热〔二〕搨之。千金。**小儿重舌**取三家屠肉，切指大，摩舌上，儿立啼。千金方。**小儿痘疮**猪肉煮汁洗之。谭氏方。**漆疮作痒**宜啖猪肉，嚼穄谷涂之。千金。**男女阴蚀**肥猪肉煮汁洗，不过二〔三〕十斤瘥〔四〕。千金方。**山行辟蛭**山水〔五〕中，草木上，有石蛭，着人足，则穿肌入肉中，害人。但以腊猪膏〔六〕和盐涂足胫趾，即不着人也。千金方。**竹刺入肉**多年熏肉，切片包裹之，即出。救急方。

豭猪头肉已下并用豭猪者良，豮猪亦可。**〔气味〕有毒。**〔时珍曰〕按生生编云：猪肉毒惟在首，故有病者食之，生风发疾。**〔主治〕寒热五癃鬼毒。**千金**同五味煮食，补虚乏气力，去惊痫五痔，下丹石，亦发风气。**食疗

腊猪头：烧灰，治鱼脐疮。〔发明〕〔时珍曰〕按名医录云：学究任道病体疮肿黑，状狭而长。北医王通曰：此鱼脐疮也。一因风毒蕴结，二因气血凝滞，三因误食人汗而然。乃以一异散傅之，日数易而愈。恳求其方。曰：但雪玄一味耳。任遍访四方无知之者。有名医郝允曰：圣惠方治此，用腊猪头烧灰，鸡卵白调傅，即此也。又图纂云：五月戊辰日，以猪头祀灶，所求如意；以腊猪耳悬梁上，令人丰足，此亦厌禳之物也。

〔一〕窦：金陵本同，字书无。按「贡」字广雅训「上」，玉篇训「通」，即与此间用义相合，不必另造「窦」字。今通用「拱」，如言「虫子拱土，猪用嘴拱地」。

〔二〕热：原脱，今据千金卷二十五第三及大观、政和本草卷十八豚卵条附方补。

〔三〕二：金陵本作「三」。

〔四〕煮汁洗不过二十斤瘥：千金卷二十四第八作「五斤，水三斗，煮肉令极烂，去肉，以汤令极热，便以渍疮中，冷即愈。」

〔五〕水：原脱，今据千金卷二十五第二补。

〔六〕腊猪膏：按用猪膏方不当列此，应移本条脂膏附方中。

项肉俗名槽头肉，肥脆，能动风。〔主治〕酒积，面黄腹胀〔一〕。以一两切如泥，合甘遂末一钱作丸，纸裹煨香食之〔二〕，酒下〔三〕。当利出酒布袋也。时珍 出普济。

脂膏〔修治〕〔时珍曰〕凡凝者为肪为脂，释者为膏为油，腊月炼净收用。〔恭曰〕十二月上亥日，取入新瓶，埋亥地百日用之，名胚脂。每升入鸡子白十四枚，更良。〔弘景曰〕勿令中水。腊月者历年不坏。项下膏谓之负革肪，入道家炼五金用。

〔气味〕甘，微寒，无毒。反乌梅、梅子。〔主治〕煎膏药，解斑蝥、芫青毒。别录 解地胆、亭长、野葛、硫黄毒，诸肝毒，利肠胃，通小便，除五疸水肿，生毛发。时珍 破冷结，散宿血。孙思邈 利血脉，散风热，润肺。入膏药，主诸疮。苏颂 杀虫，治皮肤风，涂恶疮。日华 治痈疽。苏恭 悦皮肤。作手膏，不皲裂。陶弘景 胎产衣不下，以酒多服，佳。徐之才 鬒膏：生发悦面。别录 〔附方〕旧八〔四〕，新二十五〔五〕。伤寒时气猪膏如弹丸，温水化服，日三次。肘后方。五种疸疾黄疸、谷疸、酒疸、黑疸、女劳疸。黄汗如黄檗汁〔六〕。用猪脂一斤，温热服，日三，当利乃愈。肘后方。赤白带下炼猪脂三合，酒五合，煎沸顿服。千金方。小便不通猪脂一斤，水二升，煎三沸，饮之立通。千金方。关格闭塞猪脂、姜汁各二升，微火煎至二升，下酒五合，和煎分服。千金。痘疮便秘四五日。用肥猪膘〔七〕一块，水煮熟，切如豆大，与食。自然藏府滋润，痂疕易落，无损于

〔一〕面黄腹胀：金陵本同。普济方卷一七五作「面黄黑色，腹胀不消。」
〔二〕食之：金陵本同。普济方卷一七五作「取出细嚼」。
〔三〕下：普济方卷一七五，此下有「临卧服」三字。
〔四〕八：原作「五」，今按下旧附方数改。
〔五〕五：原作「八」，今按下新附方数改。
〔六〕如黄檗汁：金陵本同。肘后卷四第三十一及大观、政和本草卷十八豚卵条附方俱作「身体四肢微肿，胸满不得汗，汗出如黄檗汁，由大汗出卒入水所致。」
〔七〕肥猪膘：金陵本同。小儿痘疹方论作「嫩猪脂」。

儿〔一〕。陈文中方。**卒中五尸**仲景用猪脂一鸡子，苦酒一升，煮沸灌之。肘后方〔二〕。**中诸肝毒**猪膏顿服一升〔三〕。千金方。**食发成瘕**〔四〕心腹作痛，咽〔五〕间如有虫上下，嗜食与油者〔六〕是也。用猪脂二升，酒三升，煮三沸服，日三〔七〕次。同上〔八〕。**上气咳嗽**猪肪四两，煮百沸以来，切，和酱、醋食之。心镜。**肺热暴喑**猪脂油一斤炼过，入白蜜一斤，再炼少顷，滤净冷定。不时挑服一匙，即愈。无疾常服，亦润肺。万氏方。**小儿噤风**小儿百日内风〔九〕噤，口中有物〔十〕如蜗牛，或如黄头白虫〔十一〕者。薄猪肪〔十二〕擦之即消〔十三〕。圣惠方。**小儿蛔病**羸瘦。猪膏服之。千金方。**产后虚汗**猪膏、姜汁、白蜜各一升，酒五合，煎五上五下。每服方寸匕〔十四〕。千金翼。**胞衣不下**猪脂一两，水一盏，煎五七沸，服之当下。圣惠方。**吹奶寒热**用猪肪冷水浸搨，热即易之，立效。子母秘录。**发**

〔一〕无损于儿：金陵本同。小儿痘疹方论作「切不可妄投宣泻之药，元气内虚，则疮毒入里，多伤儿也。」
〔二〕肘后方：金陵本同。按肘后卷一第六治卒中五尸，作「猪肪八合，铜器煮小沸，投苦酒八合相和，顿服即差。」本书此方采自金匮要略卷下第二十三，似应将「肘后方」改为「金匮要略」。
〔三〕升：金陵本同。千金卷二十四第一作「斤」。
〔四〕瘕：原作「瘕」，金陵本同。今据千金卷十一第五及巢源卷十九发瘕候改。
〔五〕咽：金陵本同。千金卷十一第五作「胸」，巢源卷十九发瘕候作「胸喉」二字。
〔六〕嗜食与油者：金陵本同。千金卷十一第五作「惟欲饮油，一日之中乃至三二升，不欲饮食者」。
〔七〕三：金陵本同。千金卷十一第五作「二」。
〔八〕同上：原脱。按此方见千金卷十一第五，因据补。
〔九〕风：金陵本同。圣惠方卷八十二作「着」。
〔十〕口中有物：金陵本同。圣惠方卷八十二作「牙关有虫」。
〔十一〕虫：金陵本同。圣惠方卷八十二作「蜂螺」二字。
〔十二〕薄猪肪：金陵本同。圣惠方卷八十二作「取猪肉薄切」。
〔十三〕消：圣惠方卷八十二，此下有「并拭齿及两颊」。
〔十四〕每服方寸匕：金陵本同。千金翼卷七第二作「随意以酒服，差。」此下尚有「当用炭火上煎」六字。

落〔一〕**不生**以酢泔洗净，布揩令热。以腊猪脂，入细研铁上生衣〔二〕，煮三沸，涂之，遍生〔三〕。千金翼。**冬月唇裂**炼过猪脂，日日涂之。十便良方。**热毒攻手**〔四〕**肿痛欲脱**。猪膏和羊屎涂之。外台。**手足皴破**猪脂着热酒中洗之。千金方。**代指疼痛**猪膏和白墡土傅之。肘后〔五〕方。**口疮塞咽**用猪膏、白蜜各〔六〕一斤，黄连末一两，合煎取汁熬稠。每含如半〔七〕枣许，日四五，夜二〔八〕。千金。**疥疮有虫**猪膏煎芫花，涂之。肘后。**鼠瘘瘰疬**用猪膏淹生地黄，煎六七沸〔九〕，涂之〔十〕。千金〔十一〕。**漏疮不合**以纸纴〔十二〕粘腊猪脂纳疮中，日五夜三。千金翼。**漆疮作痒**猪膏频涂之。千金。**咽喉骨哽**吞脂膏一团〔十三〕。不瘥更吞之。千金方。**身面疣目**以猪脂〔十四〕揩之，

〔一〕落：金陵本同。按千金翼卷五第八及大观、政和本草卷十八豚卵条附方俱作「薄」，但千金卷十三第八治风头毛发落不生方作「落」，义长。

〔二〕入细研铁上生衣：原作「入生铁」三字，金陵本同。按千金卷十三第八治风头毛发不生方（据外台卷三十二此方后校记，今本千金脱「合煎三沸」四字）作「铁上生衣（即铁锈）研」五字，千金翼卷五第八作「并细研铁生（千金生眉毛方用『铁生衣』，外台即引作『铁生』）」五字。大观、政和本草卷十八豚卵条附方误作「细研入生铁」，濒湖沿误作「入生铁」。今据千金方并参考千金翼改。

〔三〕遍生：金陵本及大观、政和本草卷十八豚卵条附方同。千金卷十三第八作「日三」，千金翼卷五第八作「日三遍」。

〔四〕手：千金卷十第一、外台卷二及大观、政和本草卷十八豚卵条附方，此下俱有「足」字。

〔五〕肘后：原作「小品」，金陵本同。今据外台卷二十九疗代指方改。

〔六〕各：原脱，今据千金卷六上第三补。

〔七〕含如半：原作「服」，金陵本同。今据千金卷六上第三改。

〔八〕四五夜二：原作「五服」，金陵本同。据改同上。

〔九〕沸：千金卷二十三第一，此下有「桑灰汁洗疮去恶汁」。

〔十〕之：千金卷二十三第一，此下有「日一易」。

〔十一〕千金：原脱。按此方见千金卷二十三第一，今据补。

〔十二〕纴：原脱，今据千金翼卷二十四第二补。

〔十三〕一团：金陵本同。千金卷十六第六作「如鸡子」。

〔十四〕脂：千金卷二十三第四，此下有「痒处」二字。

令血出少许，神验不可加。千金。**误吞针钉**猪脂〔一〕多食令饱，自然裹出。普济方。**杂物入目**猪脂煮取水面如油者，仰卧去枕点鼻中。不过数度，与物俱出。圣惠方。**蜈蚣入耳**炙猪肪肉令香〔二〕，掩耳自出。梅师。**虫蚁入耳**方法同上。**发背发乳**猪脂切片，冷水浸贴。日易四五十片，甚妙。急救方。

脑〔气味〕甘，寒，有毒。〔时珍曰〕礼记云：食豚去脑。孙真人食忌云：猪脑损男子阳道，临房不能行事。酒后尤不可食。延寿书云：今人以盐酒食猪脑，是自引贼也。〔主治〕风眩脑鸣，冻疮。别录主痈肿，涂纸上贴之，干则易。治手足皲裂出血，以酒化洗，并涂之。时珍〔附方〕新一。**喉痹已破**疮口痛者。猪脑髓蒸熟，入姜、醋吃之，即愈。普济方。

髓〔气味〕甘，寒，无毒。〔主治〕扑损恶疮。颂涂小儿解颅、头疮，及脐肿、眉疮、瘑疥。服之，补骨髓，益虚劳。时珍〔发明〕〔时珍曰〕按丹溪治虚损补阴丸，多用猪脊髓和丸。取其通肾命，以骨入骨，以髓补髓也。〔附方〕新七。**骨蒸劳伤**猪脊髓一条，猪胆汁一枚，童便一盏，柴胡、前胡、胡黄连、乌梅各一钱，韭白七根，同煎七分，温服。不过三服，其效如神。瑞竹堂方。**小儿解颅**〔三〕猪牙车骨煎取髓傅，日三〔四〕。千金方。**小儿脐**〔五〕**肿**猪颊车髓十八〔六〕铢，杏仁半两，研傅。千金。**小儿眉疮**猪颈骨髓六七枚，白胶香二钱，同入铜器熬稠，待冷为末，麻油调涂。**小儿瘑疮**猪牙车骨年久者搥碎，炙令髓

〔一〕猪脂：金陵本同。普济方卷六十四作「肥肉并脂」。
〔二〕肉令香：原脱，今据大观、政和本草卷十八豚卵条附方补。
〔三〕解颅：原作「颅解」，金陵本同。今据千金卷五下第九改，使与本书本条主治文一致。
〔四〕日三：原作「三日」，金陵本同。今据千金卷五下第九改。
〔五〕脐：千金卷五下第九，此下有「赤」字。
〔六〕八：原作「二」，金陵本同。今据千金卷五下第九改。因十二铢即半两，当在杏仁下加「各」字，不应另作「十二铢」。

出，热取涂之。小品。**小儿头疮**猪筒〔一〕骨中髓，和腻粉成剂，复纳骨中〔二〕，火中煨香，取出〔三〕研末。先温盐水洗净，敷之。亦治肥疮出汁〔四〕。普济方。**小儿疳疮**方同上。

血〔气味〕**咸，平，无毒。**〔思邈曰〕涩，平。〔时珍曰〕服地黄、何首乌诸补药者忌之，云能损阳也。同黄豆食，滞气。

〔主治〕**生血：疗贲豚暴气，及海外瘴气。**日华 **中风绝伤，头风眩运，及淋沥。**苏恭 **卒下血不止，清酒和炒食之。**思邈 **清油炒食，治嘈杂有虫。**时珍 **压丹石，解诸毒。**吴瑞

〔发明〕〔时珍曰〕按陈自明云：妇人嘈杂，皆血液泪汗变而为痰，或言是血嘈，多以猪血炒食而愈，盖以血导血归原之意尔。此固一说，然亦有蛔虫作嘈杂者，虫得血腥则饱而伏也。

〔附方〕新五。**交接阴毒**腹痛欲死。豭猪血乘热和酒饮之。肘后。**中满腹胀**旦食不能暮食。用不着盐水猪血，漉去水，晒干为末。酒服取泄，甚效。李楼奇方。**杖疮血出**猪血一升，石灰七升，和剂烧灰，再以水和丸，又烧，凡三次，为末敷之，效。外台。**中射罔毒**猪血饮之即解。肘后。**蜈蚣入腹**猪血灌之。或饱食，少顷饮桐油，当吐出。

心血〔主治〕**调朱砂末服，治惊痫癫疾。**吴瑞 **治卒恶死，及痘疮倒靥。**时珍

〔发明〕〔时珍曰〕古方治惊风癫痫痘疾，多用猪心血，盖以心归心，以血导血之意。用尾血者，取其动而不息也。猪为水畜，其血性寒而能解毒制阳故也。韩飞霞云：猪心血能引药入本经，实非其补。沈存中云「猪血得龙脑直入心经」，是矣。

〔一〕筒：原作「⿰骨同」，金陵本同，字书无。今据普济方卷三六三改。

〔二〕复纳骨中：原脱，今据普济方卷三六三补。

〔三〕取出：同上。

〔四〕汁：原作「汗」，金陵本同。普济方卷三六三无「出汁」二字。按千金卷二十二第六云：「凡热疮起，便生白脓黄烂，疮起即浅，但出黄汁，名肥疮。」今据改。

〔附方〕新三。**心病邪热**〔一〕蕊珠丸：用猪心一个取血〔二〕，靛〔三〕花末一匙，朱砂末一两〔四〕，同研，丸梧子大。每酒服二十丸〔五〕。奇效。**痘疮黑陷**腊月收豮猪心血，瓶盛挂风处〔六〕干之。每用一钱〔七〕，入龙脑少许〔八〕，研匀，温〔九〕酒调〔十〕服。须臾红活，神效。无干血，用生血。沈存中方。**妇人催生**开骨膏：用猪心血和乳香末，丸梧子大，朱砂为衣。面东酒吞一丸。未下再服。妇人良方。

尾血　**〔主治〕痘疮倒靥，用一匙，调龙脑少许，新汲水服。又治卒中恶死。**时珍

〔附方〕旧一，新一。**卒中恶死**断猪尾取血饮，并缚豚枕之，即活。此乃长桑君授扁鹊法也。出魏夫人传。肘后方。**蛇入七孔**割母猪尾血，滴入即出也。千金方〔十一〕。

心　**〔气味〕甘、咸，平，无毒。**〔颂曰〕多食，耗心气。不可合吴茱萸食。**〔主治〕惊邪忧恚。**别录　**虚悸气逆，妇人产后中风，血**〔十二〕**气惊恐。**思邈　**补血不足，虚劣。**苏颂　**五**

〔一〕心病邪热：金陵本同。奇效良方卷四十六作「心恙」二字。
〔二〕一个取血：原作「血一个」，金陵本同，不成辞。今据奇效良方卷四十六改。
〔三〕靛：原作「淀」，金陵本同。据改同上。
〔四〕一两：奇效良方卷四十六，此下有「为衣」二字，似酌取若干为衣而以其余同研。
〔五〕每酒服二十丸：金陵本同。奇效良方卷四十六作「每服二十丸，不拘时茶、酒任下。」
〔六〕盛挂风处：原脱，今据苏沈良方卷十补。
〔七〕一錢：金陵本同。苏沈良方卷十作「半枣大」。
〔八〕少许：金陵本同。苏沈良方卷十作「大豆许」。
〔九〕温：原脱，今据苏沈良方卷十补。
〔十〕调：同上。
〔十一〕千金方：金陵本同。按此方见千金卷二十五第二，但大观、政和本草卷十八豚卵条附方引自圣惠，圣惠卷五十七亦载此方，自当出自千金，今仍计入旧附方数内。
〔十二〕血：千金卷二十六第五，此上有「聚」字。

脏：主小儿惊痫，出〔一〕汗。苏恭 **〔发明〕**〔刘完素曰〕猪，水畜也，故心可以镇恍惚。**〔附方〕**旧一，新三。**心虚自汗**不睡者。用豮猪心一个，带血破开，入人参、当归各二两，煮熟去药食之。不过数服，即愈。证治要诀。**心虚嗽血**沉香末一钱，半夏七枚，入猪心中，以小便湿纸包煨熟，去半夏食之。证治要诀。**产后风邪**心虚惊悸。用猪心一枚，五味〔二〕，豉汁煮食之。心镜。**急心疼痛**猪心一枚，每岁入胡椒一粒，同盐、酒煮食。

肝入药用子肝。**〔气味〕苦，温，无毒。**〔时珍曰〕饵药人，不可食之。合鱼鲙食，生痈疽；合鲤鱼肠、鱼〔三〕子食，伤人神；合鹌〔四〕鹑食，生面䵟。延寿书云：猪临杀，惊气入心，绝气归肝，俱不可多食，必伤人。

〔主治〕小儿惊痫。苏恭 **切作生，以姜、醋食，主脚气，当微泄。若先利，即勿服。**藏器 **治冷劳脏虚，冷泄久滑赤白，乳妇赤白〔五〕带下，以一叶薄批，揾着诃子末炙之，再揾再炙，尽末半两，空腹细嚼，陈米饮送下。**苏颂 **补肝明目，疗肝虚浮肿。**时珍

〔发明〕〔时珍曰〕肝主藏血，故诸血病用为向导入肝。千金翼治痢疾有猪肝丸，治脱肛有猪肝散，诸眼目方多有猪肝散，皆此意也。

〔附方〕旧七，新七〔六〕。**休息痢疾**豮猪肝一具（切片），杏仁（炒）一两，于净锅内，一重肝，一重杏仁，入童子小便二升，文火煎干。取食，日一次。千金。**浮肿胀满**不下食，心闷〔七〕。猪肝一具洗切，着葱、豉、姜、椒炙食之。或单煮羹亦可。心镜。**身面卒肿**生猪肝一具细切，醋洗，入蒜、醋食之。勿用盐。肘后方〔八〕**肿**

〔一〕出：金陵本同。唐本草卷十五及大观、政和本草卷十八豚卵条俱作「发」。

〔二〕味：原脱。金陵本亦脱，但补于句末。今参考大观、政和本草卷十八豚卵条附方移补于此。

〔三〕鱼：原脱，今据千金卷二十六第五补。

〔四〕鹌：原作「鹅」，今据金陵本改。

〔五〕乳妇赤白：原脱，今据大观、政和本草卷十八豚卵条引图经文补。

〔六〕旧七新七：原作「旧六新八」，今按下列新旧附方数改。

〔七〕心闷：原脱，今据大观、政和本草卷十八豚卵条附方补。

〔八〕肘后方：原脱，今据肘后卷三第二十四及大观、政和本草卷十八豚卵条附方补。

自足起方法同上。心镜〔一〕。**风毒脚气**猪肝作生脍，食之取利。千金翼〔二〕。**水肿溲涩**猪肝尖三块，绿豆四撮，陈仓米一合，同水煮粥食，毒从小便出也。**中蛊腹痛**支太医秘方：以猪肝一具，蜜一升，共煎，分二十服。或为丸服。肘后。**食即汗出**乃脾胃气〔三〕虚也。猪肝一斤薄切，瓦上〔四〕曝〔五〕干为末，煮白粥，布绞汁和〔六〕，众手丸梧子大。空心饮下五十丸，日五。心镜。**目难远视**肝虚也。猪肝一具（细切去皮膜），葱白一握，用豉汁作羹，待熟下鸡子三个，食之。普济方。**肝热目赤**疹〔七〕痛。用猪肝一具薄切，水洗净，以五味食之。食医心镜。**牙疳危急**猪肝一具煮熟，蘸赤芍药末，任意食之。后服平胃散二三贴，即效。节要。**女人阴痒**炙猪肝纳入，当有虫出。肘后。**打击青肿**炙猪肝贴之。千金。**急劳瘦〔八〕悴**日晚即寒热，惊悸烦渴。用豮猪肝一〔九〕具（切丝），生甘草（末）十五两，于铛中布肝一重，掺甘草末〔十〕一重，以尽为度，取童便五升，文武火煮干，捣烂，众手丸梧子大。每空心米饮下二十丸，渐加至〔十一〕三十丸。圣济总录〔十二〕。

脾俗名联贴。

〔气味〕涩，平，无毒。〔时珍曰〕诸兽脾味如泥，其属土也可验。〔思邈曰〕凡六畜

〔一〕心镜：原脱，今据大观、政和本草卷十八豚卵条附方补。

〔二〕千金翼：原脱。按此方见千金翼卷十七第二，今据补。但文义颇有出入，恐繁不录。

〔三〕气：原脱，今据大观、政和本草卷十八豚卵条附方补。

〔四〕上：同上。

〔五〕曝：原作焙，金陵本空一字。今据大观、政和本草卷十八豚卵条附方改。

〔六〕和：原脱，今据大观、政和本草卷十八豚卵条附方补。

〔七〕疹：原作「瘆」，金陵本同。今据大观、政和本草卷十八豚卵条附方改。

〔八〕瘦：原作「疾」，金陵本同。今据圣济总录卷八十七猪肝丸改。

〔九〕一：金陵本同。圣济总录卷八十七猪肝丸作「二」。

〔十〕末：原脱，今据圣济总录卷八十七猪肝丸补。

〔十一〕至：同上。

〔十二〕圣济总录：原作「圣惠方」，金陵本同。今检圣惠未见此方。方见圣济总录卷八十七，名猪肝丸，因据改。

脾，人一生莫食之。

〔主治〕脾胃虚热，同陈橘红、人参、生姜、葱白，陈米煮羹〔一〕食之。苏颂

〔附方〕新二。**脾积痞块**猪脾七个，每个用新针一个刺烂，以皮消一钱擦之，七个并同。以瓷器盛七日，铁器焙干。又用水红花子七钱，同捣为末。以无灰酒空心调下。一年以下者，一服可愈，五年以下者，二服；十年以下者，三服。保寿堂方。**疟发无时**胡椒、吴茱萸、高良姜各二钱，为末。以猪脾一条，作脍炒熟，一半滚药，一半不滚，以墨记定，并作馄饨煮熟。有药者吞之，无药者嚼下。一服效。卫生家宝方。

肺〔气味〕甘，微寒，无毒。〔颂曰〕得大麻仁良。不与白花菜合食，令人气滞发霍乱。〔思邈曰〔二〕〕八月和饴食，至冬发疽。

〔主治〕补肺。苏颂 疗肺虚咳嗽，以一具，竹刀切片，麻油炒熟，同粥食。又治肺虚嗽血，煮蘸薏苡仁末食之。时珍 出要诀诸方。

肾俗名腰子。〔气味〕咸，冷，无毒。〔思邈曰〕平。〔日华曰〕虽补肾，而久食令人少子。〔诜曰〕久食，令人伤肾。〔颂曰〕冬月不可食，损人真气，兼发虚壅。

〔主治〕理肾气，通〔三〕膀胱。别录 补膀胱水脏，暖腰〔四〕膝，治耳聋。日华 补虚壮气，消积滞。苏颂 除冷利。孙思邈 止消渴，治产劳虚汗，下痢崩中。时珍

〔发明〕〔时珍曰〕猪肾，别录谓其理肾气，通膀胱。日华亦曰补水脏膀胱，暖腰膝；而又曰，虽补肾，久食令人少子。孟诜亦曰：久食令人肾虚。两相矛盾如此，何哉？盖猪肾性寒，不能补命门精气。方药所用，借其引导而已。别录理字、通字，最为有理；日华暖腰膝、补膀胱水脏之说为非矣。肾有虚热者，宜食之；若肾气虚寒者，非所宜矣。今人不达此意，往往食猪肾为补，不可不审。又千金治消渴有猪肾荠苨汤，补肾虚劳损诸病

〔一〕陈米煮羹：金陵本同。大观、政和本草卷十八豚卵条引图经作「合陈米，水煮如羹，去橘皮，空腹」。

〔二〕思邈曰：原脱，今据千金卷二十六第五补。

〔三〕通：千金翼卷三及大观、政和本草卷十八豚卵条，此下俱有「利」字，惟唐本草卷十五无。

〔四〕腰：原脱，今据大观、政和本草卷十八豚卵条补。

有肾沥汤，方甚多，皆用猪、羊肾煮汤煎药，俱是引导之意。

〔附方〕旧四，新十九。**肾虚遗精**盗〔一〕汗，夜梦鬼交。用猪肾一枚，切开去膜，入附子末一钱，湿纸裹煨熟，空心〔二〕食之，饮酒一杯〔三〕。不过三五服，效。经验方。**肾虚阴痿**羸瘦，精衰少力。用獖猪肾一对（去脂膜〔四〕切片），枸杞叶半斤，以豉汁二〔五〕盏半相和〔六〕，同椒、盐、葱〔七〕煮羹，空腹〔八〕食。经验后〔九〕方。**肾虚腰痛**用猪腰子一枚切片，以椒、盐淹去腥水，入杜仲末三钱在内，荷叶包煨食之，酒下。本草权度。**闪肭腰痛**用獖猪肾一枚批片，盐、椒淹过，入甘遂末三钱，荷叶包煨熟〔十〕食，酒送下。儒门事亲。**老人耳聋**猪肾一对去膜切，以粳米二合，葱白二根，薤白七根，人参二分，防风一分，为末，同煮粥食。奉亲养老方。**老人脚气**呕逆者。用猪肾一对，以醋、蒜、五味治食之，日作一服。或以葱白、粳米同煮粥食亦可。奉亲养老方。**卒然肿满**用猪肾批开，入甘遂末一钱，纸裹煨熟食。以小便利为效，否则再服。肘后方〔十一〕。**肘〔十二〕伤冷**

〔一〕盗：原作「多」，金陵本同。今据大观、政和本草卷十八豚卵条附方改。
〔二〕心：大观、政和本草卷十八豚卵条附方，此下有「稍热」二字。
〔三〕杯：大观、政和本草卷十八豚卵条附方，此下有「多亦甚妙」四字。
〔四〕去脂膜：原脱，今据大观、政和本草卷十八豚卵条附方补。
〔五〕二：原作「一」，金陵本同。今据大观、政和本草卷十八豚卵条附方改。
〔六〕半相和：原脱，今据大观、政和本草卷十八豚卵条附方补。
〔七〕葱：同上。
〔八〕空腹：同上。
〔九〕后：同上。
〔十〕熟：原作「热」，金陵本同。今从张本改。
〔十一〕肘后方：金陵本同。按今本肘后未见此方。其猪肾分为七脔方（肘后卷三第二十四），已见本书卷十七甘遂条，并计入旧附方数内。此方与之稍异，姑计入本条新附方数中。
〔十二〕肘：金陵本同。今检肘后尚未见到此方，疑「肘」字误，待考。

痛猪肾一对，桂心二两，水八升，煮三升，分三服。肘后。**卒得咳嗽**猪肾二枚（细切〔一〕），干姜三两（末〔二〕），水七升，煮二升，稍服取汗〔三〕。肘后方。**久嗽不瘥**猪肾二枚（去脂膜〔四〕），入椒四七粒（开口者〔五〕），水煮啖之。张文仲方。**心气虚损**猪腰子一枚，水二碗，煮至一碗半，切碎，入人参、当归各半两，煮至八分。吃腰子，以汁送下。未尽者，同滓作丸服。百一选方。**酒积面黄**腹胀不消〔六〕。猪腰子一个，批开七刀〔七〕，葛根粉一钱，掺上合定，每边炙三遍半〔八〕，手扯作六块，空心吃之，米汤送下〔九〕。普济方〔十〕。**久泄不止**猪肾一个批开，掺骨碎补末，煨熟食之，神效。濒〔十一〕湖集简方。**赤白下痢**腰痛。用猪肾二枚研烂，入陈皮、椒、酱〔十二〕，作馄饨，空心食之〔十三〕。食医心镜。**赤白带下**常炙猪肾食之。张文仲方。**崩中漏下**方同上。**产后蓐劳**寒热。用猪肾一对〔十四〕，切细片，以〔十五〕盐、酒拌之。先用粳米一合，葱、椒煮粥，盐、醋调和。将腰子铺于盆底，以热粥倾于上盖之，如作盦生粥食之。

〔一〕细切：原脱，今据肘后卷三第二十三补。
〔二〕末：同上。
〔三〕汗：原作「汁」，金陵本经人以墨笔添补成汗。今据改，与肘后卷三第二十三合。
〔四〕去脂膜：原脱，今据外台卷九补。
〔五〕开口者：同上。
〔六〕腹胀不消：金陵本同。普济方卷一七五作「目青，或面目俱黄。」其前一方乃作「腹胀不消」，疑涉彼而误。
〔七〕批开七刀：金陵本同。普济方卷一七五作「切开连着，每边三刀半，总计七刀。」
〔八〕每边炙三遍半：金陵本同。普济方卷一七五作「每边火炙三遍半，共七遍。」
〔九〕米湯送下：金陵本同。普济方卷一七五作「用米湯三大口咽下。」
〔十〕普济方：原作「圣济总录」，金陵本同。今检圣济总录未见此方。方见普济方卷一七五，因据改。
〔十一〕濒：原作「频」，金陵本同。今据本书卷一引据医家书目改。
〔十二〕入陈皮椒酱：金陵本同。大观、政和本草卷十八豚卵条附方俱作「着胡椒、橘皮、盐、酱、椒末等搜面如常法」。
〔十三〕食之：金陵本同。大观、政和本草卷十八豚卵条附方俱作「吃两碗立差。」
〔十四〕一对：金陵本同。济生方卷七猪腰子粥作「一只」。
〔十五〕以：金陵本同。济生方卷七作「少」。

济生。**产后虚汗**发热，肢体疼痛，亦名蓐劳。永类钤方：用猪肾一对切，水三升，粳米半合，椒、盐、葱白煮粥食。梅师：用猪肾同葱、豉、米〔一〕和成，作稀〔二〕臛食之。**小儿躽啼**小儿五十日以来，胎寒腹痛，躽啼上视，聚唾〔三〕弄舌，微热而惊，此痫候也。猪肾一具，当归一〔四〕两（焙），以清酒一升，煮七合。每以杏仁大与咽之，日三夜一。圣惠方。**小儿头疮**猪腰子一个，批开去心、膜，入五倍子、轻粉末等分在内，以沙糖和面固济，炭火炙焦为末。清油调涂。经验良方。**传尸劳瘵**猪腰子一对，童子小便二盏，无灰酒一盏，新瓷瓶盛之，泥封，炭火温养，自戌至子时止。待五更初温熟，取开饮酒，食腰子。病笃者，只一月效。平日瘦怯者，亦可用之。盖以血养血，绝胜金石草木之药也。邵真人经验方。**痈疽发背**初起者。用豮猪腰子一双，同飞面捣如泥，涂之即愈。

脜音夷。亦作胰。〔时珍曰〕一名肾脂。生两肾中间，似脂非脂，似肉非肉，乃人物之命门，三焦发原处也。肥则多，瘦则少。盖颐养赖之，故谓之脜〔五〕。

〔气味〕甘，平，微毒。〔颂曰〕男子多食损阳。

〔主治〕肺痿咳嗽，和枣肉浸酒服。亦治痃癖羸瘦。藏器　又合膏，练缯帛。**疗肺气干胀喘急，润五脏，去皴疱皯䵳，杀斑蝥、地胆、亭长等〔六〕毒，治冷痢成虚。**苏颂　**一切肺病咳嗽，脓血不止。以薄竹筒盛，于煻火中煨熟，食上啖之，良。**心镜　**通乳汁。**之才

〔附方〕旧二，新九。**猪胰酒**治冷痢久不瘥。此是脾气不足，暴冷入脾，舌上生疮，饮食无味，或食下还吐，小腹雷鸣，时时心

〔一〕米：原脱，今据大观、政和本草卷十八豚卵条附方补。
〔二〕稀：同上。
〔三〕上视聚唾：原脱，今据圣惠方卷八十二补。
〔四〕一：金陵本同。圣惠方卷八十二作「二」，一本作「一」。
〔五〕脜：原作颐，金陵本同。今详文义改。
〔六〕亭长等：原脱，今据大观、政和本草卷十八豚卵条引图经补。亭长谓葛上亭长，见本书卷四十。

闷，干皮细起，膝胫酸痛〔一〕，羸瘦，渐成鬼气，及妇人血气不通，逆饭忧烦，四肢无力，丈夫痃癖，两肋虚胀，变为水气，服之皆效。此法出于传尸方。取猪胰一具细切，与青蒿叶相和。以无灰酒一大升，微火温之，乘热〔二〕纳胰中，暖〔三〕使消尽。又取桂心末一小两，内酒中。每旦温服一小盏，午、夜各再一服，甚验。忌热〔四〕面、油腻等食。 崔元亮海上方。 **膜内气块** 猪胵一具炙，蘸玄胡索末食之。 卫生易简方。 **肺气咳嗽** 猪胰一具薄切〔五〕，苦酒煮食，不过二服。 肘后方。 **二十年嗽** 猪胰三具〔六〕，大枣百枚〔七〕，酒五升〔八〕渍之，秋冬七日，春夏五日，绞去滓〔九〕。七日服尽，忌盐〔十〕。 同上〔十一〕。 **远年肺气** 猪胰一具（去脂细切〔十二〕），腻粉一两，瓷瓶固济，上留小窍，煅烟尽为末。每服二钱，空心〔十三〕浆水下。 圣济总录〔十四〕。 **服石发热** 猪肾脂一具，勿中水，以火炙取汁。每服三合，日夜五六服，石随大便下。 总录。 **拨云去翳** 用猪胰子一枚（五钱），蕤仁五分，青盐一钱，共捣千下，令如泥。每点少许，取下膜翳为效。 孙氏集效

〔一〕痛：大观、政和本草卷十八豚卵条引图经，此下有「两耳绝声，四肢沉重」。

〔二〕乘热：原作「药熟」，金陵本同。今据大观、政和本草卷十八豚卵条改。

〔三〕暖：原脱，今据大观、政和本草卷十八豚卵条补。

〔四〕热：同上。

〔五〕薄切：原脱，今据肘后方卷三第二十三补。

〔六〕具：圣惠方卷六猪胰酒，此下有「细切」二字，肘后方无。

〔七〕百枚：金陵本及肘后方同。圣惠方卷六作「五十枚」，此下有「去核」二字。

〔八〕酒五升：金陵本同。圣惠方卷六作「无灰酒五升」，肘后方卷三第二十三作「酒三升」。

〔九〕渍之秋冬七日春夏五日绞去滓：金陵本同。肘后方卷三第二十三作「渍数日」，圣惠方卷六作「浸经三日」。

〔十〕七日服尽忌盐：金陵本同。肘后方卷三第二十三作「服三二合，加至四五合，服之不久差。」圣惠方卷六作「每服不计时候，温服一小盏。」

〔十一〕同上：原脱，按此方见肘后方卷三第二十三，今据补。

〔十二〕去脂细切：原脱，今据圣济总录卷四十八猪胰散补。

〔十三〕空心：同上。

〔十四〕圣济总录：原脱。按此方见圣济总录卷四十八，名猪胰散。今据补。

方。**赤白癜风**猪胰一具，酒浸一时，饭上蒸熟食。不过十具。寿域方。**面粗丑黑**皮厚䵟䵳者。猪胰五具，芜青子二两，杏仁一两〔一〕，土瓜根一两〔二〕，淳酒浸之。夜涂旦洗，老者少，黑〔三〕者白，神验〔四〕。肘后。**手足皴裂**〔五〕以酒挼〔六〕猪胰，洗并傅〔七〕之〔八〕。肘后。**唇燥紧裂**猪胰浸酒搽之。叶氏摘玄方。

肚

〔气味〕甘，微温，无毒。

〔主治〕补中益气止渴，断暴痢虚弱〔九〕。别录 **补虚损，杀劳虫。酿黄糯米蒸捣为丸，治劳气，并小儿疳蛔黄瘦病。**日华 **主骨蒸热劳，血脉不行，补羸助气，四季宜食。**苏颂 **消积聚癥瘕，治恶疮。**吴普

〔发明〕〔时珍曰〕猪水畜而胃属土，故方药用之补虚，以胃治胃也。

〔附方〕旧二，新九。

补益虚羸用〔十〕猪肚一具〔十一〕，入人参五两，

〔一〕杏仁一两：金陵本及肘后方卷六第五十二同，此下有「并捣破（指芜青子、杏仁二味）栝蒌去子囊（无分量）」。千金卷六下第九作「桃仁三两」，另有「栝蒌子五两」。

〔二〕土瓜根一两：金陵本同。千金卷六下第九无。肘后卷六第五十二作「亦可加土瓜根一两，大枣七枚。」

〔三〕黑：原作「少」，金陵本同。今据肘后卷六第五十二改。

〔四〕淳酒浸之夜涂旦洗老者少黑者白神验：金陵本同。肘后卷六第五十二作「淳酒和，夜傅之。寒月以为手面膏。别方云：老者少，黑者白。」千金卷六下第九作「以酒和，熟捣，傅之。慎风日。」

〔五〕裂：大观、政和本草卷十八豚卵条附方引肘后，此下俱有「面出血痛」（检今本肘后未见此方）。千金翼卷五第五，此下作「血出疼痛」。

〔六〕挼：原作「桴」，金陵本作「捋」。今据大观、政和本草卷十八豚卵条附方引肘后改。

〔七〕傅：金陵本同。大观、政和本草卷十八豚卵条附方俱作「服」。

〔八〕以酒挼猪胰洗并傅之：金陵本同。大观、政和本草附方除「服」字外略同。千金翼卷五第五作「取猪胰着热酒中以洗之即瘥」。

〔九〕断暴痢虚弱：金陵本同。唐本草卷十五、千金翼卷三及大观、政和本草卷十八豚卵条引别录俱作一「利」字。此五字乃濒湖取孟诜说改写。

〔十〕用：千金翼卷十二第四，此下有「肥大」二字。

〔十一〕具：千金翼卷十二第四，此下有「洗如食法」四字。

蜀椒一两〔一〕，干姜一两半，葱白七个〔二〕，粳米半升〔三〕在内，密缝，煮熟食〔四〕。千金翼。**水泻不止**用豮猪肚一枚，入蒜煮烂捣膏〔五〕，丸梧子大。每盐汤或〔六〕米饮服三十丸。丁必卿云：予每〔七〕日五更必水泻一次，百药不效。用此方，入平胃散末三两，丸服，遂安。普济。**消渴饮水**日夜饮水数斗〔八〕者。心镜：用雄猪肚一枚，煮取汁〔九〕，入少豉，渴即饮之，肚亦可食。煮粥亦可。仲景猪肚黄连丸〔十〕：治消渴。用雄猪肚一枚，入黄连末五两，栝楼根、白粱米〔十一〕各四两，知母三两〔十二〕，麦门冬二两，缝定蒸熟，捣丸如梧子大。每服三〔十三〕十丸，米饮下〔十四〕。**老人脚气**猪肚一枚，洗净切作生，以水洗，布绞干，和蒜、椒、酱、醋五味，常食。亦治热劳。养老方。**温养胎气**胎至九月消息。用猪肚一枚，如

〔一〕两：千金翼卷十二第四，此下有「汗」字。

〔二〕七个：金陵本作「七升」。千金翼卷十二第四作「七两」，此下有「细切」二字。

〔三〕升：千金翼卷十二第四，此下有「熟煮」二字。

〔四〕煮熟食：金陵本同。千金翼卷十二第四作「以水一斗半，微火煮令烂熟，空腹食之，兼少与饭，一顿令尽。可服四五剂极良。」

〔五〕膏：世医得效方卷五及普济方卷二〇八肚蒜丸，此下俱有「入平胃散同杵」六字，濒湖移入丁语中。

〔六〕盐汤或：原脱，今据世医得效方卷五及普济方卷二〇八肚蒜丸补。

〔七〕每：原作次，金陵本同。今据普济方卷二〇八肚蒜丸改。

〔八〕斗：大观、政和本草卷十八豚卵条附方，此下有「小便数，瘦弱」五字。

〔九〕煮取汁：金陵本同。大观、政和本草卷十八豚卵条附方作「净洗，以水五升，煮令烂熟，取二升已来，去肚」。

〔十〕仲景猪肚黄连丸：金陵本同。千金卷二十一第一、千金翼卷十九第一及普济方一七六俱作「猪肚丸」。普济方注云：「出千金方。」

〔十一〕白粱米：千金方用「五两」，千金翼无此味，普济方作「粟米」，用「一两」。普济尚有「干葛、熟地、人参」三味，为千金及千金翼所无。诸药分量亦有出入，恐繁不录。

〔十二〕知母三两：金陵本同。千金翼作「知母四两」，并云：「无以茯神代。」千金于「知母三两」之外，另有「茯神四两」。普济方「知母、茯神」俱有，各用「二两」。

〔十三〕三：金陵本、千金及千金翼同。普济方作「五」。

〔十四〕下：千金方此下有「日二，加至五十丸，随渴即服之。」千金翼略同。又本书此下原有「食医心镜」四字，金陵本同，与前重复，今删。

常着葱〔一〕、五味，煮食至尽。千金髓。**赤白癜风**白煮猪肚一枚，食之顿尽。忌房事。外台。**疥疮痒痛**猪肚一枚，同皂荚煮熟，去荚食之。救急。**头疮白秃**普济：用新破猪肚勿洗〔二〕。及〔三〕热搨之。须臾虫出。不尽再作。孙氏方：用猪肚一个，入砒一两，扎定，以黄泥固济，煅存性为末，油和傅。以椒汤洗。**虫牙疼痛**用新杀猪肚尖上涎，绢包咬之。数次虫尽即愈。唐氏用枳壳末拌之。

肠〔**气味**〕**甘，微寒，无毒。**〔**主治**〕**虚渴，小便数，补下焦虚竭。**孟诜 **止小便。**日华 **去大小肠风热，宜食之。**苏颂 **润肠治燥，调血痢脏毒。**时珍 **洞肠：治人洞肠挺出，血多。**孙思邈 洞肠，广肠也。〔**附方**〕新五〔四〕。**肠风脏毒**救急：用猪大肠一条，入芫荽在内，煮食。奇效：用猪脏〔五〕，入黄连末〔六〕在内，煮烂，捣丸〔七〕梧子大。每米饮服三十丸〔八〕。又方：猪脏〔九〕入槐花末令满，缚定，以醋煮烂，捣为丸如梧桐子大。每服五〔十〕十丸，温酒下〔十一〕。**胁热血痢**方法同上。**脏寒泄泻**体倦食减。用猪大脏一条〔十二〕，去脂膜〔十三〕洗净，以吴茱萸末填满，缚定蒸熟，捣丸梧子大。每服五十丸，食前〔十四〕米饮下。奇效良

〔一〕葱：原脱，今据大观、政和本草卷十八豚卵条附方补。
〔二〕勿洗：金陵本同。肘后卷五作「去屎」，普济方卷四十八作「去粪」。
〔三〕及：原脱，今据肘后卷五及普济方卷四十八补。
〔四〕五：原作「三」，今按下新附方数改。
〔五〕猪脏：金陵本同。奇效良方卷五十一猪脏丸作「嫩猪脏二只去肥」。
〔六〕末：金陵本同。奇效良方卷五十一作「二两剉碎」。
〔七〕捣丸：金陵本同。奇效良方卷五十一作「添糕糊丸」。
〔八〕每米饮服三十丸：金陵本同。奇效良方卷五十一作「每服三五十丸，食前米饮送下。」
〔九〕猪脏：奇效良方卷五十一，此下有「一条，洗净控干」六字。
〔十〕五：原作「二」，金陵本同。今据奇效良方卷五十一改。
〔十一〕温酒下：金陵本同。奇效良方卷五十一作「食前当归酒下。」
〔十二〕猪大脏一条：金陵本同。奇效良方卷十七作「豮猪脏头一截」。
〔十三〕膜：原脱，今据奇效良方卷十七补。
〔十四〕食前：同上。

方。

脬亦作胞。**〔气味〕甘、咸，寒，无毒。〔主治〕梦中遗溺，疝气坠痛，阴囊湿痒，玉茎生疮。〔发明〕**〔时珍曰〕猪胞所主，皆下焦病，亦以类从尔。蕲有一妓，病转脬，小便不通，腹胀如鼓，数月垂死。一医用猪脬吹胀，以翎管安上，插入廷〔一〕孔，捻脬气吹入，即大尿而愈。此法载在罗天益卫生宝鉴中，知者颇少，亦机巧妙术也。**〔附方〕**新八。**梦中遗溺**用猪脬洗炙食之。千金。**产后遗尿**猪胞、猪肚各一个，糯米半升，入脬内，更以脬入肚内，同五味煮食。医林集要。**产后尿床**方法同上。**疝气坠痛**用猪脬一枚洗，入小茴香、大茴香、破故纸、川楝子等分填满，入青盐一块缚定，酒煮熟食之，酒下。其药焙捣为丸，服之。**消渴无度**干猪胞十个，剪破去蒂，烧存性为末。每温酒服一钱。圣济总录。**肾风囊痒**用猪尿胞火炙，以盐酒吃之。救急。**玉茎生疮**臭腐。用猪胞一枚（连尿，去一半，留一半），以煅红新砖焙干为末，入黄丹一钱。掺之，三五次瘥。先须以葱、椒汤洗。奇效方。**白秃癞疮**洗刮令净，以猪胞乘热裹之，当引虫出。

胆〔气味〕苦，寒〔二〕，无毒。〔主治〕伤寒热渴。别录 **骨热劳极，消渴，小儿五疳，杀虫。**苏颂 **敷小儿头疮。治大便不通，以苇筒纳入下部三寸灌之，立下。**藏器 **通小便，敷恶疮，杀疳䘌，治目赤目翳，明目，清心脏，凉肝脾。入汤沐发，去腻光泽。**时珍 **〔发明〕**〔成无己曰〕仲景以猪胆汁和醋少许，灌谷道中，通大便神效。盖酸苦益阴润燥而泻便也。又治少阴下利不止，厥逆无脉，干呕烦者，以白通汤加猪胆汁主之。若调寒热之逆者，冷热必行，则热物冷服，下嗌之后，冷体既消，热性便发，故病气自愈。此所以和人尿、猪胆咸苦之物，于白通热剂之中，使其气相从，而无拒格之患也〔三〕。又

〔一〕廷：原为墨钉，今据金陵本补。「插入廷孔」四字，卫生宝鉴卷十七胞痹门作「放在小便出里头」。
〔二〕寒：金陵本同。大观、政和本草卷十八豚卵条引掌禹锡按：「大便不通通用药云：猪胆微寒。」同条引图经云：「胆大寒。」
〔三〕而无拒格之患也：金陵本同。注解伤寒论卷六第十一，成注作「则可以去格拒之寒也」义微异。

云霍乱病吐下已断〔一〕，汗出而厥，四肢拘〔二〕急〔三〕，脉微欲绝者，通脉四逆汤加猪胆汁主之。盖阳气太虚，阴气独胜。纯与阳药，恐阴气格拒不得入。故加猪胆汁，苦入心而通脉，寒补肝而和阴，不致格拒也。〔汪机曰〕朱奉议治伤寒五六日癍出，有猪胆鸡子汤。〔时珍曰〕方家用猪胆，取其寒能胜热，滑能润燥，苦能入心，又能去肝胆之火也。

〔附方〕旧六，新十四。

少阴下利不止，厥逆无脉，干呕烦〔四〕者，以白通汤加猪胆汁主之。葱白四茎，干姜一两，生附子一枚，水三升，煮一升，入人尿五合，猪胆汁一合，分温再〔五〕服。仲景伤寒论。

或泻或止久而不愈。二圣丸：用黄连、黄檗末各一两，以猪胆煮熟和，丸如绿豆大。量儿大小，每米饮服之。总微论。

赤白下痢十二月猪胆百枚，俱盛雄〔六〕黑豆入内，着麝香少许，阴干。每用五七粒为末，如红痢，甘草汤下；如白痢，〔七〕生姜汤调服。奇效方。

湿䘌下痢〔八〕不止，干呕羸〔九〕瘦，多睡面黄〔十〕。以胆汁和姜汁、酽醋同灌下部，手急〔十一〕捻，令醋气上至咽喉乃止，当下五色恶物及虫而愈也。拾遗。

热病有〔十二〕**䘌**上下蚀人〔十三〕。用猪胆一枚，醋一合，煎沸服，虫立死也。梅师。

瘦病咳嗽

〔一〕吐下已断：金陵本同。注解伤寒论卷七第十三正文及成注俱作「吐已下断」。但千金卷二十第六作「吐利已断」，濒湖似从千金改写。
〔二〕拘：原作「厥」，金陵本同。今据注解伤寒论卷七第十三及千金卷二十第六改。
〔三〕急：注解伤寒论卷七第十三及千金卷二十第六，此下俱有「不解」二字。
〔四〕烦：原脱，今据伤寒论少阴篇补。
〔五〕温再：同上。
〔六〕雄：原脱，今据奇效良方卷十三黑虎丹补。紧小者为雄，见本书卷二十四大豆条集解项。
〔七〕如红痢甘草湯下如白痢：此十字原脱，今据奇效良方卷十三黑虎丹补。
〔八〕痢：金陵本同。大观、政和本草卷十八豚卵条俱作「脓血」二字。
〔九〕羸：原空一字，金陵本同。今据大观、政和本草卷十八豚卵条补。
〔十〕黄：原作「赤」，金陵本同。今据大观、政和本草卷十八豚卵条改。
〔十一〕手急：原脱，今据大观、政和本草卷十八豚卵条补。
〔十二〕有：原作「蚀」，金陵本同。今据大观、政和本草卷十八豚卵条附方改。
〔十三〕蚀人：原脱，今据大观、政和本草卷十八豚卵条附方补。

猪胆和人溺、姜汁、橘皮、诃黎勒、桃〔一〕皮同煮汁，饮之。拾遗方。**小便不通**肘后〔二〕：猪胆一枚〔三〕，热酒和服。又用猪胆连汁，笼住阴头。一二时汁入自通。**消渴无度**雄猪胆五个，定粉一两，同煎成，丸芡子大。每含化二丸咽下，日二。圣济总录。**伤寒癍出**猪胆鸡子汤：用猪胆汁、苦酒各三〔四〕合，鸡子一个，合煎三沸，分服，汗出即愈。张文仲方。**疔疮恶肿**十二月猪胆风干，和生葱捣傅。普济方。**目翳目盲**猪胆一枚〔五〕，文火煎稠，丸黍米大。每纳一粒目中，良。外台〔六〕。**目赤肿痛**猪胆汁一枚，和盐绿〔七〕五分，点之。普济方。**火眼赤痛**猪胆一个，铜钱三文，同置盏内蒸干，取胆丸粟米大，安眼中。圣惠方。**拔白换黑**猪胆涂孔中，即生黑者。圣惠方。**小儿初生**猪胆入汤〔八〕浴之，不生疮疥。姚和众。**产妇风疮**因出风早。用猪胆一枚，柏子油一两，和傅。杏林摘〔九〕要。**汤火伤疮**猪胆调黄檗末，涂之。外台。**瘭疽出汁**生手足肩背，累累如赤豆。剥净，以猪胆涂之。千金。**喉风闭塞**腊月初一日，取猪胆（不拘大小）五六枚，用黄连、青黛、薄荷、僵蚕、白矾、朴消各五钱，装入胆内，青纸包了。将地掘一孔，方深各一尺。以竹横悬此胆在内，以物盖定。候至立春日取出，待风吹，去胆皮、青纸，研末密收。每吹少许神验，乃万金不传之方。邵真人经验方。

胆皮

〔主治〕目翳如重者，取皮〔十〕曝干，作两股绳如箸大，烧灰出火毒，点之，

〔一〕桃：原脱，今据大观、政和本草卷十八豚卵条补。

〔二〕肘后：原脱，今据大观、政和本草卷十八豚卵条附方补，仍计入旧附方数内。

〔三〕一枚：金陵本同。大观、政和本草卷十八豚卵条附方俱作「大如鸡子者」。

〔四〕三：金陵本及千金卷十第一猪胆湯同。圣惠方卷十及普济方卷一三三猪胆鸡子湯俱作「一」。

〔五〕一枚：原脱，今据外台卷二十一深师疗青盲方及大观、政和本草卷十八豚卵条附方补。

〔六〕外台：同上。

〔七〕绿：原作「碌」，金陵本同。今据普济方卷七十三疗目赤痛及胎赤方改，使与本书卷十一「绿盐一名盐绿」一致。

〔八〕入湯：金陵本同。大观、政和本草卷十八豚卵条附方俱作「一枚（大观「枚」作「个」，义同），以水七升，煎取四升，澄清」。

〔九〕摘：原作「擇」，金陵本同。今据本书卷一引据医家书目改。

〔十〕皮：金陵本同。大观、政和本草卷十八豚卵条附方引外台作「猪胆白皮」，今本外台卷二十一引崔氏作「楮白皮」。二方主治及作法全同，「猪」、「楮」字形又极相似，疑其中必有一误。普济卷八十则两方并收，前方注云：「出本草」。后方注云：「出龙木论，一名楮白皮散」，而主治文异。

不过三五度瘥。时珍　出外台秘要。

肤〔汪机曰〕猪肤，王好古以为猪皮，吴绶以为燖猪时刮下黑肤，二说不同。今考礼运疏云：革，肤内厚皮也；肤，革外厚皮也。则吴说为是（浅肤之义）。〔气味〕甘，寒，无毒。〔主治〕少阴下痢，咽痛。时珍

〔发明〕〔张仲景曰〕少阴病〔一〕下利，咽痛，胸满心烦者，猪肤汤主之。用猪肤一斤、水一斗，煮五升，取汁，入白蜜一升，白粉五合，熬香，分六服。〔成无己曰〕猪，水畜也。其气先入肾，解少阴客热。加白蜜以润燥除烦，白粉以益气断利也。

耳垢〔主治〕蛇伤狗咬，涂之〔二〕。别录

鼻唇〔气味〕甘、咸，微寒，无毒。多食动风。〔主治〕上唇〔三〕：治冻疮痛痒。思邈　煎汤〔四〕，调蜀椒目末半钱，夜〔五〕服治盗汗。宗奭　鼻：治目中风翳，烧灰水服方寸匕，日二〔六〕服。时珍　出千金。

舌〔主治〕健脾补不足，令人能食，和五味煮汁食。孟诜

靥（音掩）俗名咽舌是矣。又名猪气子。王玺曰：在猪喉系下，肉团一枚，大如枣，微扁色红。〔主治〕项下瘿气，瓦焙研末，每夜酒服一钱。时珍　〔发明〕见羊靥下。〔附方〕新二。瘿气杏林摘要：用猪靥七枚，酒熬三钱，入水瓶中露一夜，取出炙食。二服效。医林集要：开结散：猪靥（焙）四十九枚，沉香二钱，真珠

〔一〕病：原脱，今据伤寒论少阴篇补。

〔二〕狗咬涂之：金陵本同。唐本草卷十五及大观、政和本草卷十八豚卵条苏恭注引别录俱无此四字。

〔三〕上唇：金陵本同。千金卷二十六第五作「猪喙」。本草衍义卷十五及政和本草卷十四蜀椒条治盗汗方乃作「上唇」。

〔四〕汤：本草衍义卷十五及政和本草卷十四蜀椒条治盗汗方，此下俱有「一合」二字。

〔五〕夜：金陵本同。本草衍义卷十五及政和本草卷十四蜀椒条治盗汗方俱作「临睡」二字。

〔六〕二：金陵本同。千金卷六上第一作「一」。

〔砂罐煅〕四十九粒，沉香二钱〔一〕，橘红四钱，为末。临卧冷酒徐徐服二钱。五服见效，重者一料愈。以除日合之。忌酸、咸、油腻、涩气之物。

齿 〔气味〕甘，平。〔主治〕小儿惊痫，五月五日取，烧灰服。别录 又治蛇咬。日华 中牛肉毒者，烧灰水服一钱。又治痘疮倒陷。时珍

骨 〔主治〕中马肝、漏脯、果、菜诸毒，烧灰，水服方寸匕，日三服。颊骨：烧灰，治痘陷；煎汁服，解丹药毒。时珍 〔附方〕新三。三消渴疾猪脊汤：用猪脊骨一尺二寸，大枣四十九枚，新莲肉四十九粒，炙甘草二两，西木香一钱半〔二〕，水五碗，同煎取汁一碗〔三〕，渴则饮之〔四〕。三因方。浸淫诸疮猪牙车骨（年久者）椎破，烧令脂出，乘热涂之。普济方。下痢红白腊猪骨烧存性，研末，温酒调服三钱。

豚卵 〔释名〕豚颠本经 猪石子〔别录曰〕阴干藏之，勿令败。〔颂曰〕豚卵，当是猪子也。〔时珍曰〕豚卵，即牡猪外肾也。牡猪小者多犗去卵，故曰豚卵，济生方谓之猪石子者是也。三因治消渴方中有石子荠苨汤，治产后蓐劳有石子汤，并用猪肾为石子，误矣。

〔气味〕甘、温，无毒。〔主治〕惊痫癫疾，鬼疰蛊毒，除寒热，贲豚五癃，邪气挛缩。本经 除阴茎中痛。孙思邈 治阴阳易病，少腹急痛，用热酒吞二枚，即瘥。时珍 又古今录验治五痫〔五〕，莨菪子〔六〕散中用之。〔附方〕新一。惊痫中风壮

〔一〕沉香二錢：金陵本同。按与前重复，疑有误字。今检王璽撰医林类证集要，未见此方，存疑待考。
〔二〕半：原脱，今据三因方卷十补。
〔三〕一碗：同上。
〔四〕渴则饮之：金陵本同。三因方卷十作「空腹任意呷服」。此下有「忌生冷、盐藏等物。以滓减去甘草一半，焙丁为末，米饮调服，不以时。」
〔五〕五痫：金陵本同。外台卷十五作「五癫」，与巢源卷二·五癫病候合。
〔六〕子：原脱，今据外台卷十五引古今录验方补。

热掣疭，吐舌出沫。用豚卵一双（细切），当归二分，以醇酒三升，煮一升，分服。普济。

母猪乳（时珍曰）取法：须驯猪，待儿饮乳时提后脚，急以手捋而承之。非此法不得也。**〔气味〕甘、咸，寒，无毒。〔主治〕小儿惊痫，及鬼毒去来，寒热五癃**〔一〕**，绵蘸吮之。**苏恭 **小儿天吊，大人猪、鸡痫病。**日华 **〔发明〕**（时珍曰）小儿体属纯阳，其惊痫亦生于风热。猪乳气寒，以寒治热，谓之正治。故钱乙云：初生小儿至满月，以猪乳频滴之，最佳。张焕云：小儿初生无乳，以猪乳代之，出月可免惊痫痘疹之患。杨士瀛云：小儿口噤不开，猪乳饮之甚良。月内胎惊，同朱砂、牛乳少许，抹口中甚妙。此法诸家方书未知用，予传之。东宫吴观察子病此，用之有效。**〔附方〕**旧一。**断酒**白猪乳一升饮之。千金。

蹄已下并用母猪者。**〔气味〕甘、咸，小寒，无毒。〔主治〕煮汁服，下乳汁，解百药毒**〔二〕**，洗伤挞诸败疮。**别录 **滑肌肤，去寒热。**苏颂 **煮羹，通乳脉，托痈疽，压丹石。煮清汁，洗痈疽，渍热毒，消毒气，去恶肉，有效。**时珍 外科精要洗痈疽有猪蹄汤数方，用猪蹄煮汁去油，煎众药蘸洗也。**〔附方〕**旧五，新二。**妇人无乳**外台：用母猪蹄一具〔三〕，水二斗，煮五六升，饮之。或加通草六分。广济：用母猪蹄四枚〔四〕，水二斗，煮一斗，去蹄〔五〕，入土瓜根、通草、漏卢各三两，再煮六升，去滓，纳葱、豉作粥或羹食之。或身体微热，有少汗出佳。未通再作。**痈疽发背**母猪蹄一双，通草六分，绵裹煮羹食之。

〔一〕及鬼毒去来寒热五癃：金陵本同。按唐本草卷十五及大观、政和本草卷十八豚卵条引苏恭注云：「乳汁：主小儿惊痫病。乳（唐本草脱此乳字）头：亦主小儿惊痫，及鬼毒去来，寒热五癃。」可见鬼毒去来，寒热五癃，乃乳头所主而非乳汁所主。濒湖并以为乳汁所主，殊失原意。

〔二〕解百药毒：金陵本同。唐本草卷十五、千金翼卷三及大观、政和本草卷十八豚卵条引别录俱无此文。千金卷二十六第五云：「母猪蹄，甚解石药毒。」濒湖似据此文加入。

〔三〕具：外台卷三十四，此下有「粗切」二字。

〔四〕枚：外台卷三十四及大观、政和本草卷十八豚卵条图经引广济方，此下俱有「治如食法」四字。

〔五〕去蹄：原脱，今据外台卷三十四及大观、政和本草卷十八豚卵条图经引广济方补。

梅师。**乳发初起**方同上。**天行热毒**攻手足肿痛欲断。用母猪蹄一具去毛，以水一斗，葱白一握，煮汁去滓〔一〕，入少盐渍之。肘后。**老〔二〕人面药**令面光泽。用母猪蹄一具，煮浆如胶〔三〕。夜以涂面，晓则洗去。千金翼。**硇砂损阴**猪蹄一具，浮萍三两，水三升，煮汁半升，渍之。冷即出，以粉傅之。外台。

悬蹄甲一名猪退　〔思邈曰〕酒浸半日，炙焦用。〔时珍曰〕按古方有用左蹄甲者，又有用后蹄甲者，未详其义也。

〔气味〕咸，平，无毒。

〔主治〕五痔，伏热在腹中〔四〕，肠痈内蚀。本经 **同赤木烧烟熏，辟一切恶疮。**仲景

〔附方〕旧二，新五。**肺气鼽喘**猪爪甲二枚烧灰研，入麝香当门子〔五〕一枚同研，茶服。普济。**定喘化痰**用猪蹄甲四十九个，洗净控干〔六〕，每甲纳半夏、白矾各一字，罐盛固济，煅赤为末，入麝香一钱匕。每用糯米饮下〔七〕半钱。经验后〔八〕方。**久咳喘急**猪蹄甲四十九枚，以瓶子盛之。上以〔九〕天南星（一枚大者）锉匀〔十〕盖之，盐泥固济，煅烟出为度。取出，入款冬花末〔十一〕半两，麝香一分〔十二〕，龙脑少许，研匀。每服一钱，食

〔一〕去滓：原脱，今据肘后卷二第十三及大观、政和本草卷十八豚卵条附方补。

〔二〕老：金陵本及大观、政和本草卷十八豚卵条附方同。但据千金翼卷五第五则应作「妇」。

〔三〕煮浆如胶：金陵本同。大观、政和本草附方同。千金翼卷五第五急面皮方作「水二升，清浆水一升，不渝釜中煎成胶，以洗面，又和澡豆」。

〔四〕腹中：金陵本同。唐本草卷十五、千金翼卷三及大观、政和本草卷十八豚卵条引本经俱仅作一「肠」字。

〔五〕当门子：原脱，今据普济方卷一六三补。

〔六〕控干：原脱，今据大观、政和本草卷十八豚卵条附方补。

〔七〕下：按大观、政和本草卷十八豚卵条附方、肘后卷三第二十三及普济方卷一六三，此下俱有「小儿」二字。因疑诸书「小儿」上尚脱「一錢」二字，似宜补入「一錢，小儿」四字。

〔八〕后：原作「良」，金陵本同。今据大观、政和本草卷十八豚卵条附方及肘后卷三第二十三改。

〔九〕上以：原作「安」，金陵本同。今据圣济总录卷六十五改。

〔十〕大者锉匀：原脱，今据圣济总录卷六十五补。

〔十一〕末：同上。

〔十二〕一分：同上。

后煎桑根〔一〕白皮汤下。名黑金散。总录。**小儿寒热**及热气中人。用猪后蹄甲烧灰末〔二〕，乳汁调服一撮，日二服。伤寒类要〔三〕。**痘疮入目**猪蹄爪甲烧灰，浸汤滤净，洗之甚妙。普济方。**癍痘生翳**半年已上〔四〕者，一月取效；一年者不治〔五〕。用猪悬蹄甲〔六〕二〔七〕两（瓦瓶固济，煅），蝉蜕一两，羚羊角一分，为末。每服〔八〕一字，三岁已上三钱〔九〕，温水〔十〕调服，一日三服〔十一〕。钱氏小儿方。**小儿白秃**猪蹄甲七个，每个入白矾一块，枣儿一个，烧存性研末，入轻粉，麻油调搽，不过五上愈。

尾〔主治〕**腊月者，烧灰水服，治喉痹。和猪脂，涂赤秃发落。**时珍　出千金〔十二〕。

毛〔主治〕**烧灰，麻油调，涂汤火伤，留窍出毒则无痕。**时珍　出袖珍。

〔附方〕新一。**赤白崩中**猪毛烧灰三钱，以黑豆一碗，好酒一碗半，煮一碗，调服。

〔一〕根：同上。

〔二〕末：原脱，今据大观、政和本草卷十八豚卵条附方补。

〔三〕伤寒类要：原作「千金」，金陵本同。今检千金未见此方，因据大观、政和本草卷十八豚卵条附方改，仍计入旧附方数内。

〔四〕已上：金陵本同。普济方卷四〇四蝉蜕散作「已后」，义同。周学海本小儿药证直诀卷下作「已内」，义正相反。

〔五〕者不治：金陵本同。小儿药证直诀及普济方俱作「以外难治」。

〔六〕甲：原脱，今据小儿药证直诀及普济方补。

〔七〕二：原作「三」，今据金陵本改，与小儿药证直诀及普济方俱合。

〔八〕服：原作岁，金陵本同。今据小儿药证直诀及普济方改。

〔九〕三岁以上三錢：金陵本同。小儿药证直诀及普济方俱作「百日外儿五分，三岁以上一二錢」。

〔十〕温水：此下小儿药证直诀有「或新水」，普济方有「或新汲水」。

〔十一〕一日三服：金陵本同。小儿药证直诀及普济方俱作「日三四，夜一二，食后服。」

〔十二〕出千金：金陵本同。按猪尾烧灰治喉痹方，见千金卷六下第七。涂赤秃发落方，检千金卷十三第八治赤秃诸方中未见此方。圣惠方卷四十一及普济方卷四十八俱有「用猪毛烧灰细研，以猪脂和傅」治赤秃发落方，疑濒湖误「毛」为「尾」，错入此间。

屎一名猪零〔日华曰〕取东行牡〔一〕猪者为良。〔颂曰〕今人又取〔二〕南行猪零，合太乙丹。〔时珍曰〕古方亦有用豭猪屎者，各随本方。猪零者，其形累累零落而下也。

〔气味〕寒，无毒。〔主治〕寒热黄疸湿痹。别录 主蛊毒，天行热病。并取一升浸汁，顿服。日华 烧灰，发痘疮，治惊痫，除热解毒，治疮。时珍 血溜出血不止，取新屎压之。吴瑞 〔发明〕〔时珍曰〕御药院方治痘疮黑陷无价散、钱仲阳治急惊风痫惺惺丸皆用之，取其除热解毒也。

〔附方〕旧一，新十六。**小儿客忤**偃啼面青，豭猪屎二升，水绞汁，温浴之。圣惠方。**小儿夜啼**〔三〕猪屎烧灰，淋汁浴儿，并以少许服之。圣惠方。**小儿阴肿**猪屎五升，煮热袋盛〔四〕，安肿上。千金方。**雾露瘴毒**心烦少气，头痛〔五〕项强，颤掉欲吐。用新猪屎二升半〔六〕，酒一升，绞汁暖服，取汗瘥。千金。**中猪肉毒**猪屎烧灰，水服方寸匕。千金〔七〕。**妇人血崩**老母猪屎烧灰，酒服三钱。李楼方。**解一切毒**母猪屎，水和服之。千金。**搅肠沙痛**用母猪生儿时抛下粪，日干为末，以白汤调服。**口唇生核**猪屎绞汁温服。千金方。**白秃发落**腊月猪屎烧灰敷。肘后。**疔疮入腹**牝〔八〕猪屎和水绞汁，服三〔九〕合，立瘥。圣惠方。**十年恶疮**母猪粪烧存性，傅之。外台方。**消蚀恶肉**腊月豮猪粪烧存性一两，雄黄、槟榔各一〔十〕钱，

〔一〕牡：金陵本及大观本草同。政和本草卷十八豚卵条作「牝」。
〔二〕取：大观、政和本草卷十八豚卵条，此下俱有「端午日」三字。
〔三〕夜啼：金陵本同。圣惠方卷八十二作「偃啼」。此下有「惊痫，腹满，不乳食，大便青白色」。
〔四〕煮热袋盛：金陵本同。千金卷五下第九作「水煮沸布裹」。
〔五〕心烦少气头痛：原作「头痛心烦」，金陵本同。今据千金卷九第二改。
〔六〕半：原脱，今据千金卷九第二补。
〔七〕千金：原作「外台」，金陵本同。今检外台未见此方。方见千金卷二十四第一，因据改。
〔八〕牝：原作「牡」，金陵本同。今据本书卷四诸疮(上)门·丁疮类·牝猪屎项改，使前后一致。圣惠方卷六十四作「母」，义同。
〔九〕三：金陵本及圣惠方卷六十四同。圣惠一本作「一二」两字。
〔十〕一：金陵本同。仁斋直指卷二十二消蚀方作「二」。

为末。湿者渗，干者麻油、轻粉调抹〔一〕。 直指方。 **胻疽青烂**生于腨胫间，恶水淋漓，经年疮冷，败为深疽，深烂〔二〕青黑，好肉虚肿，百药不瘥，或瘥而复发。先以药蚀去恶肉，后用豭猪屎散，甚效。以猪屎烧研为末，纳疮孔令满，白汁出，吮去更傅。有恶肉，再蚀去乃傅，以平为期，有验。 千金方。 **男女下疳**母猪粪，黄泥包，煅存性为末。以米泔洗净，搽立效。 简便单方。 **雀瘘有虫**母猪屎烧灰，以腊月猪膏和敷，当有虫出〔三〕。 千金方。 **赤游火丹**母猪屎，水绞汁，服并傅之。 外台。

𬊈猪汤〔主治〕解诸毒虫魇。 苏颂 **产后血刺，心痛欲死，温饮一盏。** 汪机 **治消渴，滤净饮一碗，勿令病人知。又洗诸疮，良。** 时珍

猪窠中草〔主治〕小儿夜啼，密安席下，勿令母知。 日华

缚猪绳〔主治〕小儿惊啼，发歇不定，用腊月者烧灰，水服少许。 藏器

狗本经中品

【释名】犬说文 **地羊**〔时珍曰〕狗，叩也。吠声有节，如叩物也。或云为物苟且，故谓之狗，韩非云「蝇营狗苟」是矣。卷尾有悬蹄者为犬，犬字象形，故孔子曰：视犬字如画狗。齐人名地羊。俗又讳之以龙，称狗有乌龙、白龙之号。许氏说文云：多毛曰尨〔四〕，长喙曰猃（音敛），短喙曰猲（音歇），去势曰猗，高四尺曰獒〔五〕，狂犬曰猘〔六〕（音折）。生

〔一〕湿者渗干者麻油轻粉调抹：原作「敷先一」三字，金陵本同。今据仁斋直指卷二十二消蚀方改。

〔二〕深烂：原脱，今据千金卷二十二第六补。

〔三〕出：千金卷二十三第一，此下有「如雀形」三字。

〔四〕尨：原作「厖」，金陵本同。今据说文卷十上犬部尨条改。

〔五〕高四尺曰獒：金陵本同。按此乃尔雅·释畜文，说文无此语。说文卷十上犬部：「獒，犬如人心可使者。」

〔六〕猘：金陵本同。说文卷十上犬部作「狾」，「猘」乃「狾」之异体字。

一子（曰獴〔一〕）曰玂（音其），二子曰狮，三子曰猣〔二〕。

【集解】〔时珍曰〕狗类甚多，其用有三：田犬长喙善猎，吠犬短喙善守，食犬体肥供馔。凡本草所用，皆食犬也。犬以三月而生，在畜属木，在卦属艮，在禽应娄星。豺见之跪，虎食之醉，犬食番木鳖则死，物性制伏如此。又辽东有鹰背狗，乃鹰产三卵，一鹰一鵰一犬也。以禽乳兽，古所未闻。详见鵰〔三〕条。又有老木之精，状如黑狗而无尾，名曰彭侯，可以烹食。无情化有情，精灵之变也。

肉 黄犬为上，黑犬、白犬次之。

〔气味〕咸、酸，温，无毒。反商陆，畏杏仁。同蒜食，损人。同菱食，生癫。〔思邈曰〕白犬合海鲉食，必得恶病。〔时珍曰〕鲉，小鱼也。道家以犬为地厌，不食之。凡犬不可炙食，令人消渴。妊妇食之，令子无声。热病后食之，杀人。服食人忌食。九月勿食犬，伤神。瘦犬有病，猘犬发狂，自死犬有毒，悬蹄犬伤人，赤股而躁者气臊，犬目赤者，并不可食。

〔主治〕安五脏，补绝伤，轻身益气。别录 **宜肾。**思邈 **补胃气，壮阳道，暖腰膝，益气力。**日华 **补五劳七伤，益阳事，补血脉，厚肠胃，实下焦，填精髓，和五味煮，空心食之。凡食犬若〔四〕去血，则力少不益人。**孟诜

〔发明〕〔弘景曰〕白狗、乌狗入药用。黄狗肉大补虚劳，牡者尤胜。〔大明曰〕黄犬大补益人，余色微补。古言薯蓣凉而能补，犬肉暖而不补。虽有此言，服终有益。但因食秽，不食者众。〔震亨曰〕世言犬能治劳损阳虚之疾，然人病多是阴虚。若阳果虚，其死甚易，亦安能措手哉？〔时珍曰〕脾胃属土，喜暖恶寒。犬性温暖，能治脾胃虚寒之疾。脾胃温和，而腰肾受荫〔五〕矣。若素常气壮多火之人，则宜忌之。丹溪独指阴虚立说，矫枉过正〔六〕矣。济生〔七〕治真阳

〔一〕曰獴：金陵本同。尔雅·释畜无此文，「獴」亦不见于字书，似应删去，今加括号。

〔二〕生一子……曰猣：金陵本同。说文无此文，文见尔雅·释畜。

〔三〕鵰：原作「鹰」，金陵本同。按鹰背狗见本书卷四十九鵰条引刘郁西使记，不在鹰条。今据改。

〔四〕若：原作「不可」二字，金陵本同。今据大观、政和本草卷十七牡狗阴茎条改。

〔五〕荫：原作「瘖」，金陵本同。张本作「瘖」，乃「荫」之异体字，与上下文义合。今从改。但用通行字「荫」。

〔六〕正：原作「偏」，金陵本作「扁」。今据后汉书卷四十九仲长统传改。

〔七〕济生：原作「齐生」，金陵本同。按黄犬肉丸见济生方卷一，今据改。

虚惫〔一〕诸虚证，有黄犬肉丸，药多不载。

〔附方〕旧三，新六〔二〕。

戊戌酒大补元气。用黄犬肉一只，煮一伏时，捣如泥，和汁拌炊糯米三斗，入曲如常酿酒。候熟，每旦空心饮之。养老方。

戊戌丸治男子、妇人一应诸虚不足，骨蒸潮热等证。用黄童子狗一只，去皮毛肠肚同外肾，于砂锅内用酒醋八分，水二升，入地骨皮一斤，前胡、黄芪、肉苁蓉各四两，同煮一日。去药，再煮一夜。去骨，再煮肉如泥，擂滤。入当归末四两，莲肉、苍术末各一斤，厚朴、橘皮末十两，甘草末八两，和杵千下，丸梧子大。每空心盐酒下五七十丸。乾坤秘韫。

脾胃虚冷腹满刺痛。肥狗肉半斤。以米〔三〕同盐、豉煮粥，频食一两顿。心镜。

虚寒疟疾黄狗肉煮臛，入五味，食之。

气水鼓胀狗肉一斤切，和米煮粥，空腹食之。心镜。

浮肿屎涩〔四〕肥狗肉五斤熟〔五〕蒸，空腹食之。心镜。

卒中恶死破白狗搨心上，即活。肘后方。

痔漏有虫钤方：用狗肉煮汁，空腹服，能引虫也。危氏：用熟犬肉蘸浓〔六〕蓝汁，空心食，七日效。

蹄肉

〔气味〕酸，平。

〔主治〕煮汁饮之〔七〕，能下乳汁。别录

血白狗者良。

〔气味〕咸，温，无毒。〔弘景曰〕白狗血和白鸡肉、乌鸡肉、白鹅肝、白羊肉、蒲子羹等食，皆病人。〔时珍曰〕黑犬血灌蟹烧之，集鼠。

〔主治〕白狗血：治癫疾发作。乌狗血：治产难横生，血上抢心，和酒服之。别录补安五脏。日华热饮，治虚劳吐血，又解射罔毒。点眼，治痘疮入目。又治伤寒热病发狂见鬼及鬼击病，辟诸邪魅。时珍

〔发明〕〔时

〔一〕眞阳虚惫：金陵本同。济生方卷一黄犬肉丸作「眞精衰惫」。
〔二〕六：原作「五」，今按下新附方数改。
〔三〕米：原作「水」，金陵本同。今据大观、政和本草卷十七牡狗阴茎条附方改。
〔四〕涩：大观、政和本草卷十七牡狗阴茎条附方，此下有「少精」二字。
〔五〕熟：原作「热」，金陵本同。今据大观、政和本草卷十七牡狗阴茎条附方改。
〔六〕浓：原脱，今据世医得效方卷十九食治方补。
〔七〕饮之：原脱，今据唐本草卷十五、千金翼卷三及大观、政和本草卷十七牡狗阴茎条补。

珍曰〕术家以犬为地厌，能禳辟一切邪魅妖术。按史记云秦时杀狗磔四门以御灾，风俗通义云今人〔一〕杀白犬血题门以辟不祥，则自古已然矣。又华陀别传云：瑯琊有女子，右股病疮，痒而不痛，愈而复作。陀取稻糠色犬一只系马，马走五十里，乃断头向痒处合之。须臾一蛇在皮中动，以钩引出，长三尺许，七日而愈。此亦怪证，取狗之血腥，以引其虫耳。

〔附方〕旧三，新三〔二〕。**热病发狂**伤寒、时气、温病六七日，热极发狂，见鬼欲走。取白狗从背破取血，乘热摊胸上，冷乃去之。此治垂死者亦活。无白犬，但纯色者亦可。肘后方。**鬼击之病**胁腹绞痛，或即吐血、衄血、下血，一名鬼排。白犬头取热血一升，饮之。百一方。**小儿卒痫**刺白犬血一升，含〔三〕之。并涂身上。葛氏方。**卒得瘑疮**常时生两脚间。用白犬血涂之，立愈。肘后方。**两脚癣疮**白犬血涂之，立瘥。奇效。**疔疮恶肿**取白犬血频涂之，有效。肘后。

心血 〔主治〕**心痹心痛。取和蜀椒**〔四〕**末，丸梧子大。每服五丸，日五服。**时珍出肘后。

乳汁白犬者良。〔主治〕**十年青盲。取白犬生子目未开时乳，频点之。狗子目开即瘥。**藏器**赤秃发落，频涂甚妙。**时珍〔附方〕新二。**拔白**白犬乳涂之。千金。**断酒**白犬乳，酒服。千金。

脂并脏白犬者良。〔主治〕**手足皴皱。入面脂，去皯黯。柔五金。**时珍

脑 〔主治〕**头风痹，鼻中瘜肉，下部䘌疮。**别录**猘犬咬伤，取本犬脑敷之，后**

〔一〕风俗通义云今人：此七字原无。按下所引，今检史记未见此文。文见风俗通义祀典第八，因据补。
〔二〕旧三新三：原作「旧二新四」，今按下列新旧附方数改。
〔三〕一升含：原作「一升食」，今据金陵本改。大观本草作「一升许含」，圣惠方卷八十五作「半合服」，政和本草及普济方卷三七六俱作「一枣许含」。
〔四〕椒：肘后卷一第八，此下有「一两熬令黄」五字。

不复发。时珍 出肘后。**〔附方〕**新一。**眉发火瘢**不生者。蒲灰，以正月狗脑和敷，日三，则生。圣惠方。

涎〔主治〕诸骨哽〔一〕**脱肛，及误吞水蛭。**时珍 **〔附方〕**新三。**诸骨哽咽**狗涎频滴骨上，自下。仇远稗史。**大肠脱肛**狗涎抹之，自上也。扶寿精方。**误吞水蛭**以蒸饼半个，绞〔二〕出狗涎，吃之。连食二三，其物自散。德生堂方。

心〔主治〕忧恚气，除邪。别录 **治风痹鼻衄，及下部疮，狂犬咬。**日华

肾〔气味〕平，微毒。〔时珍曰〕内则「食犬去肾」，为不利人也。**〔主治〕妇人产后肾劳如疟者。妇人体热用猪肾，体冷用犬肾。**藏器

肝〔时珍曰〕按沈周杂记云：狗肝色如泥土，臭味亦然。故人夜行土上则肝气动，盖相感也。又张华物类志〔三〕云：以狗肝和土泥灶，令妇妾孝顺。则狗肝应土之说相符矣。

〔主治〕肝同心〔四〕**捣，涂狂犬咬。又治脚气攻心，作**〔五〕**生，以姜、醋进之，取泄。先泄者勿用。**藏器 **〔附方〕**旧一，新一。**下痢腹痛**狗肝一具切，入米一升煮粥，合五味食。心镜。**心风发狂**黄石散：用狗肝一具批开，以黄丹、消石各一钱半，研匀擦在肝内，用麻缚定，水一升煮熟。细嚼，以本汁送下。杨氏家藏。

胆青犬、白犬者良。**〔气味〕苦，平，有小毒。**〔敩曰〕鲑鱼插树，立便干枯；狗胆涂之，却还荣

〔一〕哽：原作「硬」，今据金陵本改。

〔二〕绞：金陵本同。详上下文义，似当作「搅」。

〔三〕张华物类志：金陵本同。按张华所著为「博物志」，非「物类志」。别有「物类相感志」，旧本题东坡撰，赞宁编次。检今本「博物志」及「物类相感志」，均未见此文，待考。

〔四〕心：此下原有「肾」字，金陵本同。今据大观、政和本草卷十七牡狗阴茎条删。

〔五〕作：原作「切」，金陵本同。今据大观、政和本草卷十七牡狗阴茎条改。

盛〔一〕。**〔主治〕明目**。本经　〔鼎曰〕上伏日采胆，酒服之。**敷痂疡恶疮**。别录　**疗鼻齆，鼻中瘜肉**。甄权　**主鼻衄聤耳，止消渴，杀虫除积，能破血。凡血气痛及伤损者，热酒服半个，瘀血尽下**。时珍　**治刀箭疮**。日华　**去肠中脓水。又和通草、桂为丸服，令人隐形**。孟诜

〔发明〕〔慎微曰〕按魏志云：河内太守刘勋女病左膝疮痒。华陀视之，用绳系犬后足不得行，断犬腹取胆向疮口，须臾有虫若蛇从〔二〕疮上出，长三尺，病愈也。

〔附方〕旧二，新七。

眼赤涩痒犬胆汁注目中，效。圣惠。

肝虚目暗白犬胆一枚，萤火虫二七〔三〕枚，阴干为末〔四〕，点之。圣惠。

目中脓水上伏日采犬胆，酒服之。圣济总录。

聤耳出脓用狗胆一枚，枯矾一钱，调匀。绵裹塞耳内，三四次即瘥。奇效良方。

拔白换黑〔五〕狗胆汁涂之。千金。

血气撮痛不可忍者。用黑狗胆一个（半干半湿）剜开，以篦子排丸绿豆大，蛤粉滚过。每服五〔六〕丸，以烧生〔七〕铁淬酒送下，痛立止。经验方。

反胃吐食不拘丈夫妇人老少，远年近日。用五灵脂〔八〕末，黄狗胆汁和，丸龙眼〔九〕大。每服一丸，好酒半盏〔十〕磨化服。不过三服，即效。本事。

痞块疳积五灵脂（炒烟尽）、真阿魏（去砂研）等分，用黄雄狗胆汁和，丸黍米大。空心津咽三十丸。忌羊肉、醋、面。简便。

赤白下痢腊月狗胆一百枚，每枚入黑豆

〔一〕**盛**：原作「胜」，金陵本同。今据大观、政和本草卷一雷公炮炙论序改，与本书卷一雷序一致。
〔二〕**从**：原作「着」，金陵本同。今据大观、政和本草卷十七牡狗阴茎条改。
〔三〕**二七**：金陵本同。圣惠方卷三十三作「七」，一本作「二七」。
〔四〕**末**：圣惠方卷三十三，此下有「每取如黍米」五字。
〔五〕**拔白换黑**：金陵本同。千金卷十三第八作「令发不生」。又此下有「除日自拔毛」五字。
〔六〕**五**：原作「四十」，金陵本同。今据大观、政和本草卷十七牡狗阴茎条附方改。
〔七〕**烧生**：原脱，今据大观、政和本草卷十七牡狗阴茎条附方补。
〔八〕**脂**：本事方卷四香灵圆，此下有「四錢」二字。另有「丁香、辰砂各六錢」。
〔九〕**龙眼**：金陵本同。本事方卷四香灵圆作「鸡头」，即芡实。
〔十〕**好酒半盏**：金陵本同。本事方卷四香灵圆作「生姜橘皮汤」。

充满，麝香少许。每服一枚，赤以甘草、白以干姜汤送下。奇效良方。

牡狗阴茎〔释名〕狗精。六月上伏日取，阴干百日。别录〔气味〕咸，平，无毒。〔思邈曰〕酸。〔主治〕伤中，阴痿不起，令强热大，生子，除女子带下十二疾。本经 治绝阳及妇人阴瘘。日华 补精〔一〕髓。孟诜

阴卵〔主治〕妇人十二疾，烧灰服。苏恭

皮〔主治〕腰痛，炙热黄狗皮裹之，频用取瘥。烧灰，治诸风。时珍〔发明〕〔时珍曰〕淮南万毕术云：黑犬皮毛烧灰扬之，止天风。则治风之义，有取乎此也。

毛〔主治〕产难。苏恭 颈下毛：主小儿夜啼，绛囊盛，系儿两手〔二〕。藏器 烧灰汤服一钱，治邪疟。尾：烧灰，敷犬伤。时珍〔附方〕旧一。汤火伤疮狗毛细翦，以烊胶和毛敷之。痂落即瘥。梅师。

齿〔气味〕平，微毒。〔主治〕癫痫寒热，卒风痱，伏日取之。别录 磨汁，治犬痫。烧研醋和，敷发背及马鞍疮。同人齿烧灰汤服，治痘疮倒陷，有效。时珍

头骨黄狗者良。〔气味〕甘、酸，平，无毒。〔主治〕金疮止血。别录 烧灰，治久痢、劳痢。和干姜、莨菪炒见烟，为丸，空心白饮服十丸，极效。甄权 烧灰，壮阳止疟。日华 治痈疽恶疮，解颅，女人崩中带下。时珍 颔骨：主小儿诸痫、诸瘘，烧灰酒服。苏恭〔附方〕旧三，新十。小儿久痢狗头烧灰，白汤服。千金。小儿解颅黄狗头骨炙为末，鸡子白和，涂之。直指。赤白久痢腊月狗头骨一两半（烧灰），紫笋茶（末）一两，为末。每服二钱，米饮下。圣惠

〔一〕精：金陵本同。大观、政和本草卷十七牡狗阴茎条引食疗本草俱无此字。

〔二〕两手：原作「背上」，金陵本同。今据大观、政和本草卷十七牡狗阴茎条改。

方。**赤白带下**不止者。狗头烧灰，为末。每酒服一钱，日三服。圣惠。**产后血乱**奔入四肢，并违堕。以狗头骨灰，酒服二钱，甚效。经验后〔一〕方。**打损接骨**狗头一个，烧存性为末。热醋调涂，暖卧。卫生易简。**附骨疽疮**狗头骨烧烟，日熏之。圣惠。**痈疽疖毒**狗头骨灰、芸薹子等分为末，醋〔二〕和敷之。千金。**恶疮不愈**狗头骨灰同黄丹末等分，敷之。寿域方。**长肉生肌**老狗头脑骨（瓦炒）二两，桑白皮一两，当归二钱半，为末。麻油调敷。直指。**鼻中瘜肉**狗头灰方寸匕，苦丁香半钱，研末吹之，即化为水。或同硇砂少许，尤妙。朱氏集验。**梦中泄精**狗头鼻梁骨烧研，卧时酒服一钱。**头风白屑**作痒。狗头骨烧灰，淋汁沐之。圣惠方。

骨白狗者良。〔**气味**〕甘，平，无毒。〔**主治**〕烧灰，疗下痢〔三〕生肌，敷马疮。别录 烧灰，疗诸疮瘘，及妒乳痈肿。弘景 烧灰，补虚，理小儿惊痫客忤。蜀本 煎汁，同米煮粥，补妇人，令有子。藏器 烧灰，米饮日服，治休息久痢。猪脂调，敷鼻中疮。时珍

〔**附方**〕旧二。**产后烦懑**不食者。白犬骨烧研，水服方寸匕。千金翼。**桃李哽咽**狗骨煮汤，摩头上。子母秘录。

屎白狗者良。〔**气味**〕热，有小毒。丹房镜源云：白狗粪煮铜。〔**主治**〕疔疮。水绞汁服，治诸毒不可入口者。苏恭 瘭疽彻骨痒者，烧灰涂疮，勿令病者知。又和腊猪脂，敷瘘疮肿毒，疔肿出根。藏器 烧灰服，发痘疮倒黡，治霍乱癥积，止心腹痛，解一切毒。时珍

〔**发明**〕〔时珍曰〕狗屎所治诸病，皆取其解毒之功耳。

〔**附方**〕旧三，新五。**小儿霍乱**卒起者。

〔一〕后：原脱，今据大观、政和本草卷十七牡狗阴茎条附方补。
〔二〕醋：原作「水」，金陵本同。今据千金卷二十二第二改。
〔三〕疗下痢：原脱，今据唐本草卷十五及大观、政和本草卷十七（「疗」作「主」）牡狗阴茎条补。

用白狗屎一丸，绞汁服之。**心痛欲死**狗屎炒研，酒服二钱，神效。**劳疟瘴〔一〕疟**久不愈。用白狗粪烧灰，发前冷水服二钱。圣惠方。**月水不调**妇人产后，月水往来，乍多乍少〔二〕。白狗粪烧末，酒服方寸匕，日三服。千金。**鱼肉成癥〔三〕**并治诸毒。用狗粪五升烧末，绵裹，于五升〔四〕酒中浸二宿，取清分十服〔五〕，日三服，三日使尽〔六〕，癥即便出也。外台。**漏脯中毒**犬屎烧末，酒服方寸匕。梅师〔七〕。**发背痈肿**用白犬屎半升，水绞取汁服，以滓敷之，日再。外台。**疔疮恶肿**牡狗屎（五月五日取〔八〕）烧灰涂敷，数易之。又治马鞍疮，神验。圣惠。

屎中粟白狗者良。一名白龙沙。**〔主治〕噎膈风病，痘疮倒陷，能解毒也。**时珍

〔附方〕新二。**噎膈不食**黄犬干饿数日，用生粟或米干饲之。俟其下粪，淘洗米粟令净，煮粥，入薤白一握，泡熟去薤，入沉香末二钱食之。永类钤方。**痘疮倒靥**用（白狗或）黑狗〔九〕一只〔十〕，喂以生粟米。候下屎〔十一〕，取未化米为末，入麝香少许，新汲水服二钱。保幼大全。

屎中骨〔主治〕寒热，小儿惊痫。别录

〔一〕瘴：原作「瘇」，金陵本同。今据圣惠方卷五十二改。

〔二〕少：千金卷四第四，此下有「仍复不通，时时疼痛，小腹里急，下引腰身重。」

〔三〕癥：千金卷十一第五、外台卷十二及大观、政和本草卷十七牡狗阴茎条附方，此下俱有「结在腹内」四字（大观、政和无「内」字）。

〔四〕五升：金陵本及大观、政和本草附方同。千金卷十一第五及外台卷十二俱作「一斗」。

〔五〕分十服：原脱，今据千金卷十一第五、外台卷十二及大观、政和本草卷十七牡狗阴茎条附方补。

〔六〕三日使尽：原脱，今据千金卷十一第五及外台卷十二补。大观、政和本草附方文稍异，不从。

〔七〕梅师：原作「肘后」，金陵本同。按肘后卷七第六十九治食郁肉漏脯中毒方乃用人屎。今据大观、政和本草卷十七牡狗阴茎条附方改，仍计入旧附方数内。

〔八〕取：原脱，检圣惠尚未见到此方。今据普济方卷二七三补。

〔九〕白狗或黑狗：金陵本同。小儿部生总微论方（即保幼大全）卷八用「黑狗」，今加括号。

〔十〕只：总微论卷八，此下有「牢系住，不与物吃一两日，候肠中旧粪尽」。

〔十一〕屎：总微论卷八，此下有「于活水中净淘」。

羊本经中品　〔校正〕别录另出羊乳，今并为一。

【释名】羖亦作羖。羝音低。羯　〔时珍曰〕说文云：羊字象头角足尾之形。孔子曰：牛羊之字，以形似〔一〕也。董子云：羊，祥也。故吉礼用之。牡羊曰羖，曰羝；牝羊曰䍧〔二〕，曰牂（音臧）。白曰羒，黑曰羭。多毛曰羖䍽，胡羊曰羦羺〔三〕。无角曰羶，曰羜。去势曰羯。羊子曰羔，羔五月曰羜（音宁），六月曰䍪（音务），七月曰羍（音达），未卒岁曰䍦（音兆）。内则谓之柔毛，又曰少牢。古今注谓之长髯主簿云。

【集解】〔别录曰〕羖羊生河西。〔弘景曰〕羊有三四种。入药以青色羖羊为胜，次则乌羊。其羦羺羊及虏中无角羊，止可啖食，为药不及都下者，然其乳、髓则肥好也。〔颂曰〕羊之种类甚多，而羖羊亦有褐色、黑色、白色者。毛长尺余，亦谓之羖䍽羊，北人引大羊以此为群〔四〕首，又谓之羊头。〔诜曰〕河西羊最佳，河东羊亦好。若驱至南方，则筋力自劳损，安能补益人？今南方羊多食野草、毒草，故江浙羊少味而发疾。南人食之，即不忧也。惟淮南州郡或有佳者，可亚北羊。北羊至南方一二年，亦不中食，何况于南羊，盖土地使然也。〔宗奭曰〕羖〔五〕䍽羊出陕西、河东，尤狠健，毛最长而厚，入药最佳。如供食，则不如北地无角白大羊也。又同、华之间有小羊，供馔在诸羊之上。〔时珍曰〕生江南者为吴羊，头身相等而毛短。生秦晋者为夏羊，头小身大而毛长。土人二岁而剪其毛，以为毡物，谓之绵羊。广南英州一种乳羊，食仙茅，极肥，无复血肉之分，食之甚补人。诸羊皆孕四月而生。其目无神，其肠薄而萦曲。在畜属火，故易繁而性热也。在卦属兑，故外柔而内刚也。其性恶湿喜燥，食钩吻而肥，食仙茅而肪，食仙灵脾而淫，食踯躅而死。物理之宜忌，不可测也。契丹以其骨占灼，谓之羊卜，亦有一灵耶？其皮极薄，南番以书字，吴人以画采为灯。

羊肉　〔气味〕苦、甘，大热，无毒。〔诜曰〕温。〔颂曰〕本经云甘，素问云苦。盖经以味言，

〔一〕似：金陵本同。说文卷四上羊部作「举」。

〔二〕䍧：原作「羜」，字书无。金陵本经人涂改作「䍧」，今从之。

〔三〕羦羺：金陵本同。按说文通训定声·解部附录「羦」条引字林、埤苍及通俗文俱作「羦羺」，与唐本草卷十五及大观、政和本草卷十七羖羊角条引陶隐居文相合。惟广韵卷二·十九侯「羺」条作「羺羦」，张本从之，今不从。

〔四〕群：原作「羊」，金陵本同。大观本草作「殷」，当是「羖」字之误。今据政和本草卷十七羖羊角条引图经文改。

〔五〕羖：金陵本同。本草衍义卷十六及政和本草卷十七羖羊角条俱作「羖」，乃「羖」之异体字。

素问以理言。羊性热属火，故配于苦。羊之齿、骨、五脏皆温平，惟肉性大热也。〔时珍曰〕热病及天行病、疟疾病后食之，必发热致危。妊妇食之，令子多热。白羊黑头、黑羊白头、独角者，并有毒，食之生痈。礼曰：羊㲆〔一〕毛而毳者膻。又云：煮羊以杏仁或瓦片则易糜，以胡桃则不臊，以竹鼬则助味。中羊毒者，饮甘草汤则解。铜器煮之，男子损阳，女子绝阴〔二〕。物性之异如此，不可不知。〔汪机曰〕反半夏、菖蒲。同荞面、豆酱食，发痼疾。同醋食，伤人心。

〔主治〕缓〔三〕中，字乳余疾，及头脑大风汗出，虚劳寒冷，补中益气，安心止惊。别录 **止痛，利产妇。**思邈 **治风眩瘦病，丈夫五劳七伤，小儿惊痫。**孟诜 **开胃健力。**日华

〔发明〕〔颂曰〕肉多入汤剂。胡洽方有大羊肉汤，治妇人产后大虚，心腹绞痛厥逆，医家通用大方也。〔宗奭曰〕仲景治寒疝当归生姜〔四〕羊肉汤，服之无不验者。一妇冬月生产，寒入子户，腹下痛不可按，此寒疝也。医欲投抵当汤。予曰：非其治也。以仲景羊肉汤减水，二服即愈。〔李杲曰〕羊肉有形之物，能补有形肌肉之气。故曰补可去弱，人参、羊肉之属。人参补气，羊肉补形。凡味同羊肉者，皆补血虚，盖阳生则阴长也。〔时珍曰〕按开河记云：隋大总管麻叔谋病风逆，起坐不得。炀帝命太医令巢元方视之。曰：风入腠理，病在胸臆。须用嫩肥羊蒸熟，掺药食之，则瘥。如其言，未尽剂而痊。自后每杀羊羔，同杏酪、五味日食数枚。观此则羊肉补虚之功，益可证矣。

〔附方〕旧八，新十六。**羊肉汤**张仲景治寒劳虚羸，及产后心腹疝〔五〕痛。用肥羊肉一斤，水一斗〔六〕，煮汁八升〔七〕，入当归五两〔八〕，黄芪八两〔九〕，生姜六两〔十〕，煮取二

〔一〕㲆：金陵本同。周礼·天官·内饔作「泠」，古通用。贾疏云：「泠毛，谓毛长也。毳，谓毛别聚结者。」

〔二〕绝阴：原作「暴下」，金陵本同。今据千金卷二十六第五改。

〔三〕缓：原作「暖」，金陵本同。今据唐本草卷十五、千金翼卷三及大观、政和本草卷十七羖羊角条改。千金卷二十六第五虽作「暖」，然是孙氏一家之说，不可据以改别录原文。

〔四〕当归生姜：原脱，今据本草衍义卷十六及政和本草卷十七羖羊角条补「生姜」二字，又据金匮卷上第十及卷下第二十一补「当归」二字。

〔五〕疝：金陵本同。金匮卷下第二十一作「疞」。千金方卷三第四当归汤作「绞」，大观、政和本草卷十七羖羊角条图经引胡洽方作「激」，二字与「疞」声义俱近。濒湖将金匮下文「并治腹中寒疝」之「疝」字换置此间。

〔六〕一斗：金陵本及外台卷三十四引许仁则产后方第五同。金匮卷上第十及千金俱作「八升」。胡洽方作「一斗二升」。

〔七〕八升：金陵本及外台引许仁则产后方同。胡洽方作「七升」。千金「煮羊肉熟，取汁煎药」，未言分量。金匮则肉、药同煮。

〔八〕五两：金陵本及外台引许仁则产后方同。金匮作「三两」，千金作「二两」（外台卷三十四引千金作「三两」），胡洽方作「四两」。

〔九〕黄芪八两：金陵本及外台引许仁则产后方作「黄芪四两」。金匮、千金及胡洽方俱未用此药。

〔十〕六两：金陵本及外台引许仁则产后方同。金匮、千金及胡洽方俱作「五两」。

升，分四服〔一〕。胡洽方无黄芪，千金方有芍药〔二〕。金匮要略〔三〕。**产后厥痛**胡洽大羊肉汤：治妇人产后大虚，心腹绞痛，厥逆〔四〕。用羊肉一斤，当归、芍药、甘草各七钱半〔五〕，用水一斗煮肉，取七升，入诸药，煮二升服。**产后虚羸**腹痛，冷气不调，及脑中风汗自出。白羊肉一斤，切治如常，调和〔六〕食之。心镜。**产后带下**产后中风，绝孕，带下赤白。用羊肉二斤，香豉、大蒜各三升〔七〕，水一斗三升〔八〕，煮五升，纳酥一升，更煮三〔九〕升，分温三〔十〕服。千金方。

崩中垂死肥羊肉三斤，水二斗，煮一斗三升，入生地黄汁二〔十一〕升，干姜、当归各〔十二〕三两，煮二升，分四服。千金。**补益虚寒**用精羊肉一斤，碎白石英三两，以肉包之，外用荷叶裹定〔十三〕，于一石米下蒸熟，取出去石英〔十四〕，和

〔一〕 煮取二升分四服：金陵本同。外台引许仁则产后方作「煮取二升半，去滓温分服。」金匮作「煮取三升，温服七合，日三服。」千金及胡洽方略同。

〔二〕 芍药：千金方卷三第四当归汤，此下有「二两」。子母秘录作「甘草」。

〔三〕 金匮要略：金陵本同。从以上数条校记可以看出：此方与外台卷三十四引许仁则产后方第五羊肉当归汤大体相同，而与金匮、千金及胡洽方出入较大。今仍计入旧附方数内。

〔四〕 厥逆：金陵本同。外台卷三十四引广济方作「下赤烦毒，谵语见鬼。」大观、政和本草卷十七羖羊角条，此下俱有「气息乏少」四字。

〔五〕 各七钱半：金陵本同。外台卷三十四引广济方作「各一分」（合二钱半），普济方卷三五一作「各一分，一作各一两。」

〔六〕 和：大观、政和本草卷十七羖羊角条附方，此下俱有「腌腊」二字。

〔七〕 各三升：原作「三两」二字，金陵本同。今据千金方卷三第三羊肉汤改。

〔八〕 三升：原脱，今据千金方卷三第三补。

〔九〕 三：原作「二」，金陵本同。今据千金方卷三第三改。

〔十〕 分温三：原脱，今据千金方卷三第三补。

〔十一〕 汁二：原作「一」，金陵本同。今据千金方卷四第三改。

〔十二〕 各：原脱，今据千金方卷四第三补。

〔十三〕 定：外台卷三十七，此下有「又将蜡纸裹，又将布裹」。

〔十四〕 英：外台卷三十七，此下有「取肉细切」。

葱〔一〕、姜作小馄饨子〔二〕。每日〔三〕空腹，以冷浆水吞一百枚，甚补益〔四〕。外台〔五〕。**壮阳益肾**用白羊肉半斤切生，以蒜、薤食之。三日一度，甚妙。心镜。**五劳七伤**虚冷。用肥羊肉一腿，密盖煮烂，绞取汁服，并食肉。**骨蒸久冷**羊肉一斤，山药一斤，各烂煮研如泥，下米〔六〕煮粥食之。饮膳正要。**骨蒸传尸**用羊肉一拳大（煮熟），皂荚一尺（炙），以无灰酒一升，铜铛内煮三五沸，去滓，入黑饧〔七〕一两〔八〕。令病人先啜肉汁，乃服一合，当吐虫如马尾〔九〕为效〔十〕。外台。**虚寒疟疾**羊肉作臛饼，饱食之，更饮酒暖卧取汗。燕国公常见有验。集验方。**脾虚〔十一〕吐食**羊肉半斤作生，以蒜、薤、酱、豉、五味〔十二〕和拌，空腹食之。心镜。**虚冷反胃**羊肉去脂作生〔十三〕，以蒜薤〔十四〕空腹〔十五〕食之，立效。外台。**壮胃健脾**〔十六〕羊肉三斤切〔十七〕，粱米二升同煮，下五味作粥〔十八〕食。饮膳正要。**老**

〔一〕葱：外台卷三十七，此下有「椒」。
〔二〕子：外台卷三十七，此下有「熟煮」。
〔三〕日：金陵本同。外台卷三十七作「旦」。
〔四〕甚补益：金陵本同。外台卷三十七作「吞讫，将冷饭压之，百无所忌，宜春夏服大验，其石永不发。勿令馄饨破碎。其石三两回用，乃换之。」
〔五〕外台：原作千金翼，金陵本同。今检千金翼未见此方。方见外台卷三十七，因据改。
〔六〕下米：饮膳正要卷二山药粥，此上有「肉汤内」，此下有「三合」。
〔七〕饧：原作「锡」，今据金陵本改，与外台卷十三合。
〔八〕一两：金陵本同。外台卷十三作「大如鸡子」。又此下有「使融液尽，煎取三合。」
〔九〕尾：外台卷十三，此下有「赤色头黑」。
〔十〕效：外台卷十三，此下有「如无，以服三合尽为度。一服相去如人行十里」。
〔十一〕脾虚：金陵本同。大观、政和本草卷十七羖羊角条附方俱作「脾胃气冷」。
〔十二〕蒜薤酱豉五味：金陵本同。大观、政和本草卷十七羖羊角条附方俱作「蒜齑、五辣、酱、醋」。
〔十三〕生：金陵本同。外台卷八作「脯」。
〔十四〕薤：金陵本同。外台卷八作「齑」。
〔十五〕腹：外台卷八，此下有「任意多少」。
〔十六〕壮胃健脾：金陵本同。饮膳正要卷一汤粥作「补脾胃，益肾气。」
〔十七〕三斤切：金陵本同。饮膳正要卷一作「一脚子，卸成事件。熬成汤，滤净。」
〔十八〕粱米二升同煮下五味作粥：金陵本同。饮膳正要卷一作「次下粱米二升作粥熟，下米（疑米字衍）葱、盐。」

人膈痞不下饮食。用羊肉四两（切），白面六两，橘皮末一分，姜汁搜如常法，入五味作臛食，每日一次，大效。多能鄙事。**胃寒下痢**羊肉一片，莨菪子末一两和，以绵裹纳下部。二度瘥。外台方。**身面浮肿**商陆一升，水二斗，煮取一斗，去滓；羊肉一斤（切）入内煮熟，下葱、豉、五味调和如臛法，食之。肘后方。**腰痛脚气**木瓜汤：治腰膝疼〔一〕痛，脚气不仁〔二〕。羊肉一脚，草果五枚，粳米二升〔三〕，回回豆（即胡豆）半升〔四〕，木瓜二斤，取汁，入砂糖四两，盐少许，煮肉食之〔五〕。正要。**消渴利水**羊肉一脚〔六〕，瓠子六枚〔七〕，姜汁半合，白面二两，同盐、葱炒食〔八〕。正要。**损伤〔九〕青肿**用新〔十〕羊肉贴之。千金方。**妇人无乳**用羊肉六两，麞肉八两，鼠肉五两，作臛啖之。崔氏。**伤目青肿**羊肉〔十一〕煮熟〔十二〕，熨之。圣济总录〔十三〕。**小儿嗜土**买市中羊肉一斤，令人以绳系，于地上拽至家，洗净，炒炙食。或煮汁亦可。姚和众。**头上白秃**羊肉如作脯法，炙香，热搨上，不过数次瘥。肘后方。

头蹄白羊者良。

〔气味〕甘，平，无毒。〔大明曰〕凉。〔震亨曰〕羊头、蹄肉，性极补水。

〔一〕疼：原脱，今据饮膳正要卷一木瓜汤补。

〔二〕不仁：同上。

〔三〕粳米二升：金陵本同。饮膳正要卷一木瓜汤作「下香粳米一升」在后「熬成汤滤净」之后，见下条校记。

〔四〕半升：饮膳正要卷一木瓜汤，此下有「捣碎去皮，右件一同熬成汤滤净，下香粳米一升，熟回回豆子二合，肉弹儿」。

〔五〕煮肉食之：金陵本同。饮膳正要卷一木瓜汤作「调和，或下事件肉。」

〔六〕一脚：饮膳正要卷一瓠子汤，此下有「草果五个，右件同熬成汤滤净，用」。

〔七〕六枚：饮膳正要卷一瓠子汤，此下有「去瓤、皮切，掠熟羊肉切片，生」。

〔八〕同盐葱炒食：金陵本同。饮膳正要卷一瓠子汤作「作面絲同炒，葱、盐、醋调和。」

〔九〕损伤：金陵本同。千金卷二十五第三作「被打击，头眼」，大观、政和本草卷十七羖羊角条附方略同。

〔十〕新：千金卷二十五第三，此下有「热」字。

〔十一〕肉：圣济总录卷一一二，此下有「二两，薄切片」五字。

〔十二〕煮熟：金陵本同。圣济总录卷一一二作「炙令微热」。

〔十三〕圣济总录：原作「圣惠方」，金陵本同。今检圣惠未见此方。方见圣济总录卷一一二，因据改。

水肿人食之，百不一愈。〔主治〕风眩瘦疾，小儿惊痫。苏恭 脑热头眩。日华 安心止惊，缓中止汗补胃，治丈夫五劳骨热。热病后宜食之，冷病人勿多食。孟诜 心镜云：已上诸证，并宜白羊头，或蒸或煮，或作脍食。疗肾虚精竭。〔附方〕新三。老人风眩用白羊头一具，如常治，食之。五劳七伤白羊头、蹄一具净治，更以稻草烧烟，熏令黄色，水煮半熟，纳胡椒、毕拨、干姜各一两，葱、豉各一升，再煮去药食。日一具，七日即愈。千金。虚寒腰痛用羊头、蹄一具，草果四枚，桂一〔一〕两，生〔二〕姜半斤，哈昔泥一豆许，胡椒〔三〕煮食。正要。

皮〔主治〕一切风，及脚中虚风，补虚劳，去毛作羹、臛食。孟诜 湿皮卧之，散打伤青肿；干皮烧服，治蛊毒下血。时珍

脂青羊者良。〔气味〕甘，热，无毒。丹房镜源云：柔银软铜。〔主治〕生脂：止下痢脱肛，去风毒，妇人〔四〕产后腹中绞痛。思邈 治鬼疰。苏颂 胡治方有青羊脂丸。去游风及黑䵟。日华 熟脂：主贼风痿痹飞尸，辟瘟气，止劳痢，润肌肤，杀虫治疮癣。入膏药，透肌肉经络，彻风热毒气。时珍 〔附方〕旧一〔五〕，新十三。下痢腹痛羊脂、阿胶、蜡各二两，黍米二升，煮粥食之〔六〕。千金。妊娠下痢羊脂如棋子大十枚，温酒一升，投中顿〔七〕服，日三。千金。虚劳口干千

〔一〕一：金陵本同。饮膳正要卷一撒速汤作「三」。
〔二〕生：原脱，今据饮膳正要卷一补。
〔三〕胡椒：饮膳正要卷一，此上有「石榴子一斤」，此下有「盐少许」。上下尚有余文，恐繁不录。
〔四〕妇人：原脱，今据千金方卷二十六第五补。
〔五〕旧一：原脱。按最后「误吞钉针」一方，见大观、政和本草卷十七羖羊角条引肘后方。今据补。
〔六〕食之：金陵本同。千金方卷十五下第八作「一服令尽，即瘥」。
〔七〕投中顿：原脱，今据千金方卷二第四下痢第九补。

金：用羊脂一鸡子大，淳酒半升，枣七枚，渍七日食，立愈。　外台：用羊脂鸡子大，纳半斤酢中一宿，绞汁含之。**卒汗不止**牛、羊脂，温酒频化，服之。　外台。**脾横爪赤**煎羊脂摩之。　外台。**产后虚羸**令人肥白健壮。羊脂二斤，生地黄汁一斗，姜汁五升，白蜜三〔一〕升，煎如饴〔二〕。温酒服一杯〔三〕，日三。　古今录验〔四〕。**妇人阴脱**煎羊脂频涂之。　广利方。**发背初起**羊脂、猪脂切片，冷水浸贴，热则易之。数日瘥〔五〕。　外台。**牙齿疳䘌**黑羖羊脂、莨菪子等分，入杯中烧烟，张口熏之〔六〕。　千金方。**小儿口疮**羊脂煎薏苡根涂之。　活幼心书。**豌豆如疥**赤黑色者。煎青羊脂摩之。　千金方。**赤丹如疥**不治杀人。　煎青羊脂摩之，数次愈。　集验。**误吞钉针**〔七〕多食肥〔八〕羊脂，久则自出〔九〕。　肘后。

血白羊者良。

〔气味〕咸，平，无毒。　〔时珍曰〕按夏子益奇疾方云：凡猪、羊血久食，则鼻中毛出，昼夜长五寸〔十〕，渐如绳，痛不可忍，摘去复生。惟用乳石〔十一〕、硇砂等分〔十二〕为丸〔十三〕。空心〔十四〕、临卧各一〔十五〕服，水

〔一〕　三：金陵本同。外台卷三十四地黄羊脂煎作「五」。
〔二〕　煎如饴：金陵本同。外台卷三十四作「右四味，先煎地黄汁令余五升，下羊脂，煎减半，次下姜，次下蜜，便以铜器盛，着汤中煎，令如饴状。」
〔三〕　温酒服一杯：金陵本同。外台卷三十四作「空肚，酒一升，取煎如鸡子大，投酒中饮」。
〔四〕　古今录验：原作「小品」，金陵本同。今据外台卷三十四地黄羊脂煎改。
〔五〕　数日瘥：金陵本同。外台卷二十四作「五六十片即瘥」。
〔六〕　入杯中烧烟张口熏之：金陵本同。千金卷六下第六作「先烧铁锄斧銎令赤，内其中，烟出，以布单覆头，令烟气入口熏之。」
〔七〕　针：金陵本同。大观、政和本草卷十七羖羊角条附方作「幷箭、金、针、钱等物」，肘后卷六第五十一略同（「钱」下多一「铁」字）。
〔八〕　肥：原作「猪」，金陵本同。今据肘后卷六第五十一及大观、政和本草卷十七羖羊角条附方改。
〔九〕　久则自出：金陵本同。肘后卷六第五十一及大观、政和本草卷十七羖羊角条附方俱作「诸般肥肉等，自裹之，必得出。」
〔十〕　长五寸：金陵本同。传信适用方卷四附夏方作「可长五尺」，世医得效方卷十及普济方卷二五五引经验良方俱作「可长一二尺」。
〔十一〕　乳石：金陵本、传信适用方及普济方同。世医得效方卷十作「乳香」。普济方云：「一方用乳香，不用乳石。」
〔十二〕　等分：金陵本同。传信适用方、世医得效方及普济方俱作「各一两为末」。
〔十三〕　为丸：金陵本同。传信适用方、世医得效方及普济方俱作「以饭丸如桐子大」。
〔十四〕　空心：原脱，今据传信适用方卷四附夏方、世医得效方及普济方卷二五五引经验良方补。
〔十五〕　各一：同上。

下〔一〕十九，自落也。

〔**主治**〕**女人中风血虚闷**〔二〕**，及产后血运**〔三〕**，闷欲绝者，热**〔四〕**饮一升即活。**苏恭 **热饮一升，治产后血攻，下胎衣，治卒惊九窍出血，解莽草毒、胡蔓草毒，又解一切丹石毒发。**时珍 出延寿诸方。

〔**发明**〕〔时珍曰〕外台云：凡服丹石人，忌食羊血十年，一食前功尽亡。此物能制丹砂、水银、轻粉、生银、硇砂、砒霜、硫黄乳〔五〕、石锺乳、空青、曾青、云母石、阳起石、孔公蘖〔六〕等毒。凡觉毒发，刺饮一升即解。又服地黄、何首乌诸补药者，亦忌之。岭表录异言其能解胡蔓草毒。羊血解毒之功用如此，而本草并不言及，诚缺文也。

〔**附方**〕旧二，新五。**衄血一月**〔七〕不止。刺羊血热饮即瘥〔八〕。圣惠。**产后血攻**或下血不止，心闷面〔九〕青，身冷欲绝者。新羊血一盏饮之，三两服妙。梅师。**大便下血**羊血煮熟，拌醋食，最效。吴球便民食疗。**硫黄毒发**气闷。用羊血热服一合效。圣惠方。**食菹吞蛭**蛭啖脏血，肠痛黄瘦。饮热羊血一二升，次早化猪脂一升饮之，蛭即下也。肘后方。**误吞蜈蚣**刺猪、羊血灌之，即吐出。昔有店妇吹火筒中有蜈蚣入腹，店妇仆地，号叫可畏。道人刘复真用此法而愈。三元延寿书。**妊娠胎死**不出，及胞衣不下，产后诸疾狼狈者。刺羊血热饮一小盏，极效。圣惠方。

〔一〕水下：同上。

〔二〕中风血虚闷：原作「血虚中风」，金陵本同。今据唐本草卷十五及大观、政和本草卷十七羖羊角条改。

〔三〕运：原脱，今据唐本草卷十五及大观、政和本草卷十七羖羊角条补。

〔四〕热：金陵本同。唐本草卷十五及大观、政和本草卷十七羖羊条俱作「生」。

〔五〕乳：金陵本同。疑衍。

〔六〕蘖：原作「蘗」，金陵本同。今据本书卷九孔公蘖条改。

〔七〕衄血一月：金陵本及普济方卷一八九同。圣惠方卷三十七作「吐血衄血积日」。又普济方此下有「暴惊所致」四字，圣惠方无。

〔八〕刺羊血热饮即瘥：金陵本及普济方卷一八九同。圣惠方卷三十七作「新羊血热饮一二小盏即愈。慎勿刺羊取血，神道不祐，当无差也。」普济方作为又方，文略同。

〔九〕面：原作「而」，金陵本经人涂改作「面」，今从之，与大观、政和本草卷十七羖羊角条附方合。

乳白羜者佳。〔气味〕甘，温，无毒。〔主治〕补寒冷虚乏。别录 润心肺，治消渴。甄权 疗虚劳，益精气，补肺、肾气，和〔一〕小肠气。合脂作羹食〔二〕，补肾虚，及男女中风。张鼎 利大肠，治小儿惊痫。含之，治口疮。日华 主心卒痛，可温服之。又蚰蜒入耳，灌之即化成水。孟诜 治大人干呕及反胃，小儿哕啘及舌肿，并时时温饮之。时珍 解蜘蛛咬毒。〔颂曰〕刘禹锡传信方云：贞元十一〔三〕年，崔员外言：有人为蜘蛛咬，腹大如妊，遍身生丝，其家弃之，乞食于道〔四〕。有僧教啖羊乳，未几疾平也。〔发明〕〔弘景曰〕牛羊乳实为补润，故北人食之多肥健。〔恭曰〕北人肥健，由不啖咸腥，方土使然，何关饮乳？陶以未达，故屡有此言。〔时珍曰〕方土饮食，两相资之。陶说固偏，苏说亦过。丹溪言反胃人宜时时饮之，取其开胃脘、大肠之燥也。〔附方〕旧一，新二。小儿口疮羊乳细滤入含之，数次愈〔五〕。小品方。漆疮作痒羊乳敷之。千金翼。面黑令白白羊乳三斤，羊胰三副，和捣。每夜洗净涂之，旦洗去。总录。

脑〔气味〕有毒。〔诜曰〕发风病。和酒服，迷人心，成风疾。男子食之，损精气，少子。白羊黑头，食其脑，作肠痈。〔主治〕入面脂手膏，润皮肤，去皯黯，涂损伤、丹瘤、肉刺。时珍

〔附方〕新二。发丹如瘤生绵羊脑，同朴消研，涂之。瑞竹堂方。足指肉刺刺破〔六〕，以新酒酢和羊脑涂之，一合愈〔七〕。古今录验。

〔一〕和：原作「如」，金陵本同。今据大观、政和本草卷十六羊乳条改。

〔二〕食：原脱，今据大观、政和本草卷十六羊乳条补。

〔三〕一：原脱，肘后卷七第五十九亦脱，今据医心方卷十八第四十五及大观、政和本草卷十七羖羊角条引传信方补。

〔四〕于道：原脱，今据肘后、医心方及大观、政和本草引传信方补。

〔五〕细滤入含之数次愈：金陵本同。外台卷三十五引小品作「细细沥口中，不过三度差。」

〔六〕刺破：金陵本同。外台卷二十九作「好薄刮之」。

〔七〕一合愈：金陵本同。外台卷二十九作「一宿洗去，常以绵裹之良。」

髓 〔气味〕甘，温，无毒。〔主治〕男子女人伤中、阴阳〔一〕气不足，利血脉，益经气，以酒服之。别录 却风热，止毒。久服不损人。孙思邈 和酒服，补血。主女人血虚风闷〔二〕。孟诜 润肺气，泽皮毛，灭瘢痕。时珍 删繁治肺虚毛悴，酥髓汤中用之。

〔附方〕新五。**肺痿骨蒸** 炼羊脂、炼羊髓各五两煎沸，下炼蜜及生地黄汁各五合〔三〕，生姜汁一合，不住手搅，微火熬成膏。每日空心温酒调服一匙〔四〕，或入粥食。饮膳正要。 **目中赤翳** 白羊髓敷之。千金。 **舌上生疮** 羊胫骨中髓，和胡粉涂之，妙。圣惠。 **白秃头疮** 生羊骨髓，调轻粉搽之。先以泔水洗净。一日二次，数日愈。经验方。 **痘痂不落** 痘疮痂疕不落，灭瘢方：用羊䯗骨髓（炼）一两，轻粉一钱，和成膏，涂之。陈文中〔五〕方。

心 下并也用白羝羊者良。 〔气味〕甘，温，无毒。〔日华曰〕有孔者杀人。 〔主治〕止忧恚膈气。别录 补心 藏器 〔附方〕新一。**心气郁结** 羊心一枚，咱夫兰（即回回红花）三钱〔六〕，浸玫瑰〔七〕水一盏，入盐少许，徐徐涂心上，炙熟食之，令人心安多喜。正要。

肺 〔气味〕同心。〔诜曰〕自三月至五月，其中有虫，状如马尾，长二三寸。须去之，不去令人痢下。 〔主治〕补肺，止咳嗽。别录 伤中，补不足，去风邪。思邈 治渴，止小便数，同小豆叶煮食之。苏恭 通肺气，利小便，行水解蛊〔八〕。时珍 〔附方〕旧一，新六。**久嗽肺痿** 作燥。羊

〔一〕阳：金陵本同。唐本草卷十五、千金翼卷三及大观、政和本草卷十七羖羊角条引别录俱无「阳」字，乃濒湖依千金卷二十六第五所加。
〔二〕血虚风闷：金陵本同。大观、政和本草卷十七羖羊角条俱作「风血虚闷」。
〔三〕各五合：金陵本同。饮膳正要卷二羊蜜膏，生地黄汁作「五合」，炼蜜作「五两」。
〔四〕匙：饮膳正要卷二羊蜜膏，此下有「或作羹汤」四字。
〔五〕中：原作「仲」，金陵本同。今据本书卷一引据医家书目改。
〔六〕三錢：原脱，今据饮膳正要卷一炙羊心条补。
〔七〕玫瑰：同上。
〔八〕蛊：原作「毒」，今据金陵本改，与下附方「解中蛊毒」相合。

肺汤〔一〕：用羊肺一具洗净，以杏仁、柿霜、真豆粉〔二〕、真酥各一两，白蜜二两，和匀，灌肺中，白水煮食之。葛可久方。**咳嗽上气**积年垂死。用莨菪子（炒）、熟羊肺〔三〕（切曝）等分为末，以七月七日醋拌。每夜不食，空腹〔四〕服二方寸匕，粥饮下。隔日一服。千金。**水肿尿短**青羖羊肺一具，微炸切曝为末，莨菪子一升，以三年醋渍一晬时出，熬令变色〔五〕，捣烂，蜜丸梧子大。食后麦门冬饮服四丸，日三。小便大利，佳。千金。**小便频数**下焦虚冷也。羊肺一具（切）作羹，入少羊肉，和盐、豉食。不过三具效〔六〕。集验方〔七〕。**渴利不止**羊肺一具，入少肉和盐、豉作羹食。不过三具愈。普济方。**解中蛊毒**生羊肺一具割开，入雄黄、麝香等分，吞之。济生方。**鼻中瘜肉**羊肺散〔八〕：用干羊肺一具，白术四〔九〕两，肉苁蓉、通草、干姜、芎䓖各二两，为末。食后米饮服五分匕，加至方寸匕〔十〕。千金方。

肾〔**气味**〕**同心。**〔**主治**〕**补肾气虚弱**〔十一〕**，益精髓。**别录**补肾虚耳聋阴弱，壮阳益胃，止小便，治虚损盗汗。**日华**合脂作羹，疗劳痢甚效。蒜、薤食之一升，疗**

〔一〕羊肺湯：金陵本同。十药神书作「润肺膏」。

〔二〕眞豆粉：金陵本同。十药神书辛字润肺膏作「眞粉」。清·陈修园按：「方中眞粉，即伤寒论猪肤湯之白粉也。本文未明为何粉。一说即天花粉，一说即粳米粉。」濒湖则以为眞豆粉。

〔三〕肺：金陵本同。千金卷十七第五作「肝」。

〔四〕不食空腹：原脱，今据千金卷十七第五补。

〔五〕一晬时出熬令变色：原脱，今据千金卷二十一第四补。

〔六〕效：原脱，今据外台卷二十七补。

〔七〕集验方：金陵本同。按此方见外台卷二十七引集验方，又见大观、政和本草卷十七羖羊角条附方引食医心鏡，今仍计入旧附方数内。

〔八〕散：原作「汤」，金陵本同。今据千金卷六上第二改，与下文合。

〔九〕四：原作「二」，金陵本同。据改同上。

〔十〕分匕加至方寸匕：原作一「两」字，金陵本同。据改同上。

〔十一〕虚弱：金陵本同。唐本草卷十五、千金翼卷三及大观、政和本草卷十七羖羊角条引别录俱无此二字，乃濒湖依千金卷二十六第五所加。

癥瘕。苏恭 **治肾虚消渴。**时珍 〔发明〕〔时珍曰〕千金、外台、深师诸方，治肾虚劳损，消渴脚气，有肾沥汤方甚多，皆用羊肾煮汤煎药。盖用为引向，各从其类也。

〔附方〕旧三〔一〕，新六。**下焦虚冷**脚膝无力，阳事不行。用羊肾一枚煮熟，和米粉半大〔二〕两，炼成乳粉，空腹食之，妙。心镜。**肾虚精竭**炮〔三〕羊肾一双切，于豉汁中，以五味、米糅作羹、粥食。心镜。**五劳七伤**阳虚无力。经验后方〔四〕：用羊肾一对（去脂切），肉苁蓉一两（酒浸一夕去皮），和作羹，下葱、盐、五味食。正要：治阳气衰败，腰脚疼痛，五劳七伤。用羊肾三〔五〕对，羊肉半斤，葱白一茎，枸杞叶一斤，同五味煮成汁，下米作粥食之。**虚损劳伤**羊肾一枚，术〔六〕一升，水一斗，煮九升，服一升〔七〕，日三。肘后方。**肾虚腰痛**千金：用羊肾去膜，阴干为末。酒服二方寸匕，日三。正要：治卒腰痛。羊肾一对，咱夫兰一钱，玫瑰〔八〕水一盏浸汁，入盐少许，涂抹肾上，徐徐炙熟，空腹食之。**老人肾硬**治老人肾藏虚寒，内肾结硬，虽服补药不入。用羊肾子一对，杜仲（长二寸，阔一寸）一片，同煮熟，空心食之。令人内肾柔软，然后服补药。鸡峰备急方。**胁破肠出**以香油抹手送入，煎人参、枸杞子汁温淋之。吃羊肾粥十日，即愈。危氏。

羊石子即羊外肾也。〔主治〕**肾虚精滑。**时珍 本事金锁丹用之。

肝青羖羊者良。〔气味〕**苦，寒，无毒。**〔颂曰〕温。〔弘景曰〕合猪肉及梅子、小豆食，伤人心。

〔一〕三：原作「二」，今据金陵本改，与下列旧附方数合。

〔二〕半大：原作「六」，金陵本同。今据大观、政和本草卷十七羖羊角条附方改。

〔三〕炮：原脱，今据大观、政和本草卷十七羖羊角条附方补。

〔四〕后方：同上。

〔五〕三：金陵本同。饮膳正要卷二枸杞羊肾粥作「二」。

〔六〕术：原作「米」，金陵本亦经人以墨笔添补成「米」。今据肘后卷四第三十三改，与本书卷三虚损门精虚段羊肾项合。

〔七〕一升：原脱，今据肘后卷四第三十三补。

〔八〕玫瑰：原脱，今据饮膳正要卷一炙羊腰补。

〔思邈曰〕合生椒食，伤人五脏，最损小儿。合苦笋食，病青盲。妊妇食之，令子多厄。

〔主治〕**补肝，治肝风虚热，目赤暗痛，热病后失明，并用子肝七枚，作生食，神效。亦切片水浸贴之。**苏恭 **解蛊毒。**吴瑞

〔发明〕〔时珍曰〕按倪维德原机启微集云：羊肝〔一〕，肝与肝合，引入肝经。故专治肝经受邪之病。今羊肝丸治目有效，可徵。〔汪机曰〕按三元延寿书云：凡治目疾，以青羊肝为佳。有人年八十馀，瞳子瞭然，夜读细字。云别无服药，但自小不食畜兽肝耳。或以本草羊肝明目而疑之。盖羊肝明目性也，他肝则否。凡畜兽临杀之时，忿气聚于肝。肝之血不利于目，宜矣。

〔附方〕旧四，新十一。**目热赤〔二〕痛**看物如隔纱，宜补肝益睛〔三〕。用青羊肝一具切洗，和五味食之。心镜。**肝虚目赤**青羊肝，薄切水浸，吞之极效。龙木论。**病后失明**方同上。**小儿赤眼**羊肝切薄片，井水浸贴。普济。**翳膜羞明**有泪，肝经有热也。用青羊子肝一具（竹刀切），和黄连四两，为丸梧子大。食远茶清下七十丸，日三服。忌铁器、猪肉、冷水。医镜。**目病䀮䀮**以铜器煮青羊肝，用面饼覆器上，钻两孔如人眼大，以目向上熏之。不过两〔四〕度。千金方。**目病失明**青羖羊肝一斤，去脂〔五〕膜切片，入新瓦盆〔六〕内炕干，同决明子半升，蓼子一合，炒为末。以白蜜浆服方寸匕，日三。不过三剂，目明。至一年，能夜见文字。食疗。**不能远视**羊肝一具，去膜细切，以葱子一勺，炒为末，以水煮熟，去滓，入米煮粥食。多能鄙事。**青盲内障**白羊子肝一具，黄连一两，熟地黄二两〔七〕，同捣，丸梧子大。食远茶服七十丸，日三服〔八〕。崔承元病内障丧明，有人惠此方报

〔一〕羊肝：此下原有「补」字，金陵本同。今据原机启微卷下黄连羊肝丸方解删。
〔二〕热赤：原作「赤热」，金陵本同。今据大观、政和本草卷十七羖羊角条附方改。
〔三〕睛：原作「精」，今据金陵本改，与大观、政和本草卷十七羖羊角条附方合。
〔四〕两：原作「三」，金陵本同。今据大观、政和本草卷十七羖羊角条附方改，与千金方卷六上第一相合。
〔五〕脂：原脱，今据大观、政和本草卷十七羖羊角条补。
〔六〕盆：同上。
〔七〕熟地黄二两：金陵本同。肘后卷六第四十六、大观、政和本草卷七黄连条、局方卷七、本事方卷七及本书卷十三黄连条附方引刘禹锡传信方俱无。
〔八〕食远茶服七十丸日三服：金陵本同。肘后卷六第四十六、大观、政和本草卷七黄连条、局方卷七及本书卷十三黄连条俱作「每食以暖浆水吞二七（局方作十四，义同）枚，连作五剂差。」惟本事方卷七作「每服以温水下三十圆，连作五剂。」

德，服之遂明。传信方〔一〕。**牙疳肿痛**羯羊肝一具煮熟，蘸赤石脂末，任意食之。医林集要。**虚损劳瘦**用新猪脂煎取一升，入葱白一握煎黄，平旦服。至三日，以枸杞一斤，水三斗煮汁，入羊肝一具，羊脊膂肉一条，曲末半斤，着葱、豉作羹食。千金方。**病后呕逆**天行病后呕逆，食即反出。用青羊肝作生淡食，不过三度，食不出矣。外台。**休息痢疾**〔二〕五十日以上，或〔三〕一二年不瘥，变成疳，所〔四〕下如泔淀者。用生羊肝一具切丝〔五〕，入三年醋〔六〕中吞之〔七〕。心闷则止，不闷更服。一日勿食物〔八〕。或以姜薤〔九〕同食亦可〔十〕。不过二三具〔十一〕。外台。**小儿痢疾**青羊肝一具，薄切水洗，和五味、酱食之。集简方。**妇人阴䘌**作痒。羊肝纳入引虫。集简方。

胆青羯羊者良。

〔气味〕苦，寒，无毒。

〔主治〕青盲，明目。别录　点赤障、白翳、风泪眼，解蛊毒。甄权　疗疳湿时行热熛疮，和醋服之，良。苏恭　治诸疮，能生人身血脉。思邈　同蜜蒸九次，点赤风眼，有效。朱震亨

〔发明〕〔时珍曰〕肝开窍于目，胆汁减则目暗。目者，肝之外候，胆之精华也。故诸胆皆治目病。夷坚志载：二百味草花膏：治烂弦风赤眼，流泪不可近光，及一切

〔一〕传信方：按此方见大观、政和本草卷七黄连条，濒湖已采入本书卷十三黄连条，并计入旧附方数内，此间实系重出。但因加用「熟地黄二两」，服法、服量，均有出入。今姑作为另方，计入本条新附方数内。

〔二〕休息痢疾：金陵本同。外台卷二十五作「痢初较后脓血，或变纯白，或变鱼脑」。

〔三〕或：原脱，今据外台卷二十五补。

〔四〕所：同上。

〔五〕切絲：金陵本同。外台卷二十五作「则去膜，柳叶切」。

〔六〕三年醋：金陵本同。外台卷二十五作「大醋一年以上者，米、麦并中，年深者佳」。

〔七〕入三年醋中吞之：外台卷二十五作「朝旦空腹，取肝，手拈取醋中出，吞之。」

〔八〕物：外台卷二十五，此下有「尽一具羊肝者，大佳。」

〔九〕薤：金陵本同。外台卷二十五作「齑」。

〔十〕或以姜薤同食亦可：金陵本同。外台卷二十五作「不然，除饱吞已外，料理如生肝，以姜齑下饭如常法食之。」

〔十一〕具：外台卷二十五，此下有「即永差。后一月，不得食热面、油腻、酱、猪、鱼、鸡肉。」

暴赤目疾。用羯羊胆一枚，入蜂蜜于内蒸之，候干研为膏。每含少许，并点之。一日泪止，二日肿消，三日痛定。盖羊食百草，蜂采百花，故有二百花草之名。又张三丰真人碧云膏：腊月取羯羊胆十馀枚，以蜜装满，纸套笼住，悬簷下，待霜出扫下，点之神效也。

〔附方〕旧三，新四。

病后失明羊胆点之，日二次。肘后。**大便秘塞**羊胆汁灌入即通。千金。**目为物伤**羊胆一〔一〕枚，鸡胆三枚，鲤鱼胆二枚，和匀，日日〔二〕点之。圣惠方。**面黑皯疱**〔三〕羖羊胆、牛胆各一个〔四〕，淳酒三升〔五〕，煮三沸，夜夜涂之〔六〕。肘后。**产妇面皯**产妇面如雀卵色。以羊胆、猪胰、细辛等分〔七〕，煎三沸。夜涂，旦以浆水洗之。录验。**代指作痛**崔氏云：代指乃五脏热注而然。刺热汤中七度，刺冷水中。又复如此〔八〕三度，即以羊胆涂之，立愈甚效。外台方。**小儿疳疮**羊胆二枚，和酱汁灌下部。外台。

胃一名羊膍胵。

〔气味〕甘，温，无毒。〔思邈曰〕羊肚和饭饮久食（令〔九〕人多唾，喜吐〔十〕清水），

〔一〕一：原作「二」，金陵本同。今据圣惠方卷三十三·三胆点眼方改。

〔二〕日日：金陵本同。圣惠方卷三十三作「频频」。

〔三〕面黑皯疱：金陵本同。肘后卷六第五十二作「黑面」，大观、政和本草卷十七羖羊角条附方作「面多皯䵳，如雀卵色」。

〔四〕牛胆各一个：金陵本及千金卷六下第九同。肘后卷六第五十二有「牛胆」二字，无「各一个」三字。大观、政和本草卷十七羖羊角条附方俱作「一枚」二字，无「牛胆各」三字。圣惠方卷四十作「二枚，牛胆一枚」六字。

〔五〕淳酒三升：金陵本及肘后方同。千金卷六下第九作「淳酒一升」，大观、政和本草卷十七羖羊角条附方俱作「酒二升」三字，圣惠方卷四十作「以醋二合」。

〔六〕夜夜涂之：金陵本同。肘后卷六第五十二作「以涂面良」，大观、政和本草卷十七羖羊角条附方俱作「以涂拭之，日三度瘥。」圣惠方卷四十作「夜卧涂之」。

〔七〕羊胆猪胰细辛等分：金陵本及肘后卷六第五十二同。外台卷三十二引古今录验羊胆膏作「羊胆一枚，猪脂（不作胰）一合，细辛一分」。圣惠方卷四十同，惟诸「一」字均作「三」。

〔八〕又复如此：原脱，今据圣惠方卷四十并参考外台卷三十二补。

〔九〕令：千金卷二十六第五，此上有「甜粥共肚食之」，另是一段。濒湖并入此间，今加括号。

〔十〕喜吐：原脱，今据千金卷二十六第五补。

成反胃，作噎病。　〔主治〕**胃反，止虚汗，治虚羸，小便数，作羹食，三五瘥。** 思邈〔一〕

〔**附方**〕旧一，新六。**久病虚羸**不生肌肉，水气在胁下，不能饮食，四肢烦热者。用羊胃一枚（切〔二〕），白术一升（切），水二〔三〕斗，煮九升，分九服，日三。不过三剂瘥〔四〕。　张文仲方。**补中益气**羊肚一枚，羊肾四枚〔五〕，地黄三〔六〕两，干姜、昆布、地骨皮各二〔七〕两，白术、桂心、人参、厚朴、海藻各一两五钱〔八〕，甘草、秦椒各六钱〔九〕，为末，同肾入肚中，缝合蒸熟，捣烂晒为末。酒服方寸匕，日二〔十〕。　千金。**中风虚弱**羊肚一具，粳米二合，和椒、姜、豉、葱〔十一〕作羹食之。　正要。**胃虚消渴**羊肚烂煮，空腹食之。　古今录验。**下虚尿床**羊肚盛水令满，线缚两头〔十二〕，煮熟，即开取中水顿服之，立瘥〔十三〕。　千金。**项下瘰疬**用羊膍胵烧灰，香油调敷。**蛇伤手肿**新剥羊肚一个（带

〔一〕　思邈：原作「孟诜」，金陵本同。按上引主治文，与千金卷二十六第五全同，而与大观、政和本草卷十七羖羊角条引食疗本草有异。今据改。

〔二〕　切：原脱，今据外台卷二十引张文仲羊胃汤补。

〔三〕　二：金陵本同。外台卷二十作「一」，不及「二」字义长，疑误。

〔四〕　瘥：外台卷二十，此下有「忌桃、李、雀肉等」。

〔五〕　四枚：金陵本同。千金卷十七第五作「一具，去膏，四破」。

〔六〕　三：金陵本同。千金卷十七第五作「五」。

〔七〕　二：金陵本同。千金卷十七第五作「四」。

〔八〕　一两五錢：金陵本同。千金卷十七第五作「三两」。

〔九〕　六錢：金陵本同。千金卷十七第五作「一两」。

〔十〕　日二：原脱，今据千金卷十七第五补。

〔十一〕　椒姜豉葱：饮膳正要卷二羊肚羹作「蜀椒三十粒，生姜二錢半，豉半合，葱白数茎」。

〔十二〕　令满线缚两头：原脱，今据千金卷二十一第二，并参考大观、政和本草卷十七羖羊角条附方补。

〔十三〕　即开取中水顿服之立瘥：原作「空腹食，四五顿瘥」，金陵本同。乃千金卷二十一第二用「羊胞」治尿床方文（本书引入本条脬主治项下），濒湖误入此间。今据千金同卷用「羊肚」治尿床方，并参考大观、政和本草卷十七羖羊角条附方改。

粪），割一口，将手入浸，即时痛止肿消。　集要。

脬　〔主治〕下虚遗溺。以水盛入，炙熟，空腹食之，四五次愈。孙思邈

胰白羊者良。　〔主治〕润肺燥，诸疮疡。入面脂，去皯䵟，泽肌肤，灭〔一〕瘢痕。时珍

〔附方〕新三。**远年咳嗽**羊〔二〕胰三具，大枣百枚，酒五〔三〕升，渍七〔四〕日，饮之。　肘后方。**妇人带下**羊胰一具，以酢洗净，空心食之，不过三次。忌鱼肉滑物，犯之即死。　外台。**痘疮瘢痕**羊胰二具，羊乳一升，甘草末二两，和匀涂之。明旦，以猪蹄汤洗去。　千金。

舌　〔主治〕补中益气。　正要　用羊舌二枚（熟〔五〕），羊皮二具（挦洗净煮软〔六〕），羊肾四枚（熟〔七〕），蘑菰一斤（洗净）〔八〕，糟姜四两〔九〕，各切如甲叶〔十〕，肉汁食之。

靥即会咽也。　〔气味〕甘、淡，温，无毒。　〔主治〕气瘿。　时珍　〔发明〕〔时珍曰〕按古方治瘿多用猪、羊靥，亦述类之义，故王荆公瘿诗有「内疗烦羊靥」之句。然瘿有五：气、血、肉、筋、石也。夫靥属肺，肺司气。故气瘿之证，服之或效。他瘿恐亦少力。

〔附方〕旧一，新二。**项下气瘿**外台：用羊靥一具，去脂

〔一〕灭：原作「减」，今据金陵本改。

〔二〕羊：金陵本同。按肘后卷三第二十三作「猪」。濒湖已将此方采入本书本卷猪条胰段，并计入新附方数内。此间改为「羊胰」，另作一方，似因羊胰亦具同等功效，姑仍之。

〔三〕五：金陵本同。肘后卷三第二十三作「三」。

〔四〕七：金陵本同。肘后卷三第二十三作「数」。

〔五〕熟：原脱，今据饮膳正要卷一羊皮面补。

〔六〕挦洗净煮软：同上。

〔七〕熟：同上。

〔八〕一斤洗净：同上。

〔九〕四两：同上。

〔十〕各切如甲叶：原作「作羹」，金陵本同。今据饮膳正要卷一羊皮面改。

（酒浸，炙熟〔一〕含之咽汁〔二〕。日一具，七日瘥。千金：用羊靥七枚（阴干），海藻、干姜各二两，桂心、昆布、逆流水边柳须各一两，为末，蜜丸芡子大〔三〕。每含一丸，咽津。杂病治例：用羊靥、猪靥各二枚，昆布、海藻、海带各二钱（洗，焙），牛蒡子（炒）四钱，右为末，捣二靥和，丸弹子大。每服一丸，含化咽汁。

睛〔主治〕目赤及翳膜。曝〔四〕干为末，点之。时珍　出千金。熟羊眼中白珠二枚，于细石上和枣核磨汁〔五〕，点目翳羞明，频用三四日瘥〔六〕。孟诜　〔发明〕〔时珍曰〕羊眼无瞳，其睛不应治目，岂以其神藏于内耶？

筋〔主治〕尘物入目，熟嚼纳眦中，仰卧即出。千金翼

羖羊角青色者良。〔气味〕咸，温，无毒。〔别录曰〕苦，微寒。取之无时。勿使中湿，湿即有毒。〔甄权曰〕大寒。兔丝为之使。镜源云：羖羊角灰缩贺。贺，锡也。出贺州。〔主治〕青盲，明目，止惊悸寒泄。久服，安心益气轻身。杀疥虫。入山烧之〔七〕，辟恶鬼虎狼。本经　疗百节中结气，风头痛，及蛊毒吐血，妇人产后馀痛。别录　烧之，辟蛇。灰治漏下，退热，主山障溪毒。日华　〔附方〕旧三，新七。风疾恍惚心烦腹痛，或时闷绝复苏。以青羖羊角屑，微炒为末，

〔一〕酒浸炙熟：金陵本同。外台卷二十三及大观、政和本草卷十七羖羊角条附方俱无，濒湖似依千金方卷二十四第七用鹿靥治五瘿方例加入，今加括号。

〔二〕汁：外台卷二十三，此下有「汁尽去之（『之』原误作『皮』，今据大观、政和本草卷十七羖羊角条附方改）」四字。千金卷二十四第七，此下有「味尽更易」四字。

〔三〕芡子大：金陵本同。千金卷二十四第七作「如小弹子大」。

〔四〕曝：千金卷六上第一，此上有「熟羊眼睛」四字。

〔五〕和枣核磨汁：金陵本同。大观、政和本草卷十七羖羊角条引食疗本草俱作「和枣汁研之」。

〔六〕频用三四日瘥：金陵本同。大观、政和本草卷十七羖羊角条俱作「取如小麻子大，安眼睛上仰卧，日二夜二，不过三四度瘥。」

〔七〕入山烧之：金陵本同。大观、政和本草卷十七羖羊角条引本经俱无此四字，引别录亦仅有「烧之」二字。

无时温酒服一钱。圣惠。**气逆烦满**水羊角烧研，水服方寸匕。普济方。**吐血喘咳**青羖羊角（炙焦）二枚，桂末二两，为末。每服一〔一〕匕，糯米饮〔二〕下，日三服。同上。**产后寒热**心闷极胀百病。羖羊角烧末，酒服方寸匕〔三〕。子母秘录。**水泄多时**羖羊角一枚，白矾末填满，烧存性为末。每〔四〕新汲水服二钱。圣惠方。**小儿痫疾**羖羊角〔五〕烧存性，以酒服少许。普济。**赤秃发落**羖羊角、牛角烧灰等分，猪脂调敷。普济。**赤癍瘭子**身面卒得赤癍，或瘭子肿起，不治杀人。羖羊角烧灰，鸡子清和涂，甚妙。肘后。**打扑伤痛**羊角灰，以沙糖水拌，瓦焙焦为末。每热酒下二钱，仍揉痛处。简便。**脚气疼痛**羊角一副，烧过为末，热酒调涂，以帛裹之，取汗，永不发也。

齿三月三日取之。

〔**气味**〕**温。**〔**主治**〕**小儿羊痫寒热。**别录

头骨已下并用羖羊者良。

〔**气味**〕**甘，平，无毒。**〔时珍曰〕按张景阳七命云：耶溪之铤，赤山之精。销〔六〕以〔七〕羊头〔八〕，镤〔九〕以〔十〕锻成〔十一〕。注云：羊头骨能销〔十二〕铁也〔十三〕。〔**主治**〕**风眩瘦疾，小**

〔一〕一：普济方卷一八八羊角散，此下有「二」字。

〔二〕饮：金陵本同。普济方卷一八八作「粥」。

〔三〕匕：大观、政和本草卷十七羖羊角条附方，此下俱有「未瘥（政和『瘥』误『产』）再服」四字。

〔四〕每：圣惠方卷五十九，此下有「于食前，以」四字。

〔五〕羖羊角：普济方卷三七八云：「或以羚羊角亦可。」

〔六〕销：原作「消」，金陵本同。今据文选卷三十五张景阳・七命改。

〔七〕以：金陵本同。文选・七命作「逾」。此濒湖有意改写。

〔八〕头：原作「骨」，金陵本同。今据文选・七命改。

〔九〕镤：原作「铧」，金陵本同。今据文选・七命改。善注：「镤或谓为镤。」五臣注本正作「鏷」（鏷之异体字）。

〔十〕以：金陵本同。文选・七命作「越」。翰注：「逾、越皆过也。」此濒湖有意改写。

〔十一〕销以羊头镤以锻成：文选・七命作「销逾羊头，镤越锻成。」李善注：「淮南子曰：『苗山之铤（今本误作鋋），羊头之销，虽水断龙髯（今本误作舟），陆剸兕甲，莫之服带。』许慎曰：『销，生铁也。』高诱曰：『苗山（今本苗山下有楚山二字），利金所出。羊头之销，白羊子刀也。』镤或谓为鏷。广雅曰：『鏷，铤也。』谢承后汉书曰：『孝章皇帝赐诸尚书剑，手自署姓名：尚书陈宠济南锻成。』苍颉书曰：『锻，椎也。』」

〔十二〕销：原作「消」，金陵本同。今据六臣注文选・七命翰注改。

〔十三〕注云羊头骨能销铁也：六臣注文选・七命李周翰注：「铸铁不销，以羊头骨灰致之乃销。鏷，铁铤也。锻成，谓济南锻成之剑。」

儿惊痫。苏恭

脊骨〔气味〕甘，热，无毒。〔主治〕虚劳寒中羸瘦。别录 补肾虚，通督脉，治腰痛下痢。时珍

〔附方〕旧一，新八。**老人胃弱**羊脊骨一具捶碎，水五升，煎取汁二升，入青粱米四合，煮粥常食。食治方。**老人虚弱**白羊脊骨一具锉碎，水煮取汁，枸杞根（锉）一斗，水五斗，煮汁一斗五升，合汁同骨煮至五升，去骨，瓷盒盛之。每以一合，和温酒一盏调服。多能鄙事。**肾虚腰痛**心镜：用羊脊骨一具，捶碎煮，和蒜齑〔一〕食，饮少酒妙。正要：用羊脊骨一具捶碎，肉苁蓉一两，草果三〔二〕枚，荜拨二钱〔三〕，水煮汁，下葱、酱〔四〕作面〔五〕羹食。**肾虚耳聋**羖羊脊骨一具（炙研），磁石（煅，醋淬七次）、白术、黄芪、干姜（炮）、白茯苓各一两，桂三分，为末。每服五钱，水煎服。普济。**虚劳白浊**羊骨为末，酒服方寸匕，日三。千金。**小便膏淋**羊骨烧研，榆白皮煎汤，服二钱。圣惠方。**洞〔六〕注下痢**羊骨灰〔七〕，水服方寸匕。千金方。**痔疮成漏**脓水不止。用羊羔儿骨不拘多少，入藏瓶内〔八〕，盐泥固济，煅过研末。每用末〔九〕五钱，入麝香、雄黄末各一钱〔十〕，填疮口。三日外必合。总微论。

尾骨〔主治〕益肾明目，补下焦虚冷。正要

〔附方〕新一。**虚损昏聋**大羊尾骨一条，

〔一〕齑：原作「虀」，金陵本同。今据大观、政和本草卷十七羖羊角条引食医心镜改。
〔二〕三：原作「五」，金陵本同。今据饮膳正要卷二羊脊骨羹改。
〔三〕荜拨二錢：原脱，今据饮膳正要卷二补。
〔四〕葱酱：金陵本同。饮膳正要卷二作「葱白五味」。
〔五〕面：原脱，今据饮膳正要卷二补。
〔六〕洞：千金卷十五下第十，此上有「少小」二字。
〔七〕羊骨灰：千金卷十五下第十，此下有「鹿角灰」。方后云：「随得一事，即用之。」
〔八〕不拘多少入藏瓶内：原脱，今据小儿卫生总微论方卷二十恶疮论补。
〔九〕每用末：同上。
〔十〕錢：总微论卷二十，此下有「同研拌匀，时看疮大小，先以通手汤洗脓血凈，口含洗之，软帛拭干，将药滿」计二十九字。

水五碗，煮减半，入葱白五茎，荆芥一握，陈皮一两，面三两，煮熟，取汁搜面作索饼，同羊肉四两煮〔一〕熟，和五味食。多能鄙事。

胫骨音行。亦作骱，又名䯒骨，胡人名颇儿必〔二〕。入药煅存性用。

〔气味〕甘，温，无毒。〔诜曰〕性热，有宿热人勿食。镜源云：羊䯒骨伏硇。

〔主治〕虚冷〔三〕劳。孟诜 **脾弱，肾虚不能摄精，白浊，除湿热，健腰脚，固牙齿，去䵟黯，治误吞铜钱。**时珍

〔发明〕〔杲曰〕齿者骨之馀，肾之标。故牙疼用羊胫骨以补之。〔时珍曰〕羊胫骨灰可以磨镜，羊头骨可以消铁，故误吞铜铁者用之，取其相制也。按张景阳七命云：耶溪之铤，赤山之精。销以羊头，镤以锻成〔四〕。注云：羊头骨能销〔五〕铁也。又名医录云：汉上张成忠女七八岁，误吞金镄〔六〕子一只〔七〕，胸膈痛不可忍，忧惶无措。一银匠炒末药三钱，米饮服之，次早大便取下。叩求其方，乃羊胫灰一物〔八〕耳。谈野翁亦有此方，皆巧哲格物究理之妙也。

〔附方〕新十一。**擦牙固齿**食鉴：用火煅羊胫骨为末，入飞盐二钱，同研匀，日用。又方：烧白羊胫骨灰一两，升麻一两，黄连五钱，为末，日用。濒湖方：用羊胫骨（烧过）、香附子（烧黑）各一两，青盐（煅过）、生地黄（烧黑）各五钱，研用。**湿热牙疼**用羊胫骨灰二钱，白芷、当归、牙皂、青盐各一钱，为末，擦之。东垣方。**脾虚白浊**过虑伤脾，脾不能摄精，遂成此疾。以羊胫骨灰一两，姜制厚朴末二两，面糊丸梧子大。米饮下百丸，日二服。一加茯苓一两半。济生方。**虚劳瘦弱**用颇儿必四〔九〕十枚，以水一

〔一〕两煮：原空二字，金陵本同。今从张本补。
〔二〕胡人名颇儿必：按饮膳正要卷一颇儿必汤注云：「即羊辟膝骨。」疑「辟」为「臂」之借字。
〔三〕冷：金陵本同。按大观、政和本草卷十七羖羊角条引食疗本草俱无此字。
〔四〕销以羊头镤以锻成：原作「消以羊骨，铧以锻成」，金陵本同。今据文选·七命改。详前校记。
〔五〕销：原作「消」，金陵本同。今据六臣注文选·七命翰注改。
〔六〕镄：原作「馈」，金陵本同。今据医说卷七误吞金镄条引名医录改。
〔七〕只：原作「双」，金陵本同。据改同上。又「误吞金镄子一只」七字，医说卷七作「因将母金镄子一只剔齿，含在口中，不觉咽下，」计十八字。
〔八〕灰一物：金陵本同。医说卷七作「炭一物为末」，义长。
〔九〕四：饮膳正要卷一颇儿必汤，此上有「三」字。

升〔一〕，熬减大半〔二〕，去滓及油，待凝任食。正要。**筋骨挛痛**用羊胫骨，酒浸服之。**月水不断**羊前左脚胫骨一条，纸裹泥封令干，煅赤，入棕榈灰等分。每服一钱，温酒服之。**䵟䵠丑陋**治人面体黧黑，皮厚状丑。用羖羊胫骨为末，鸡子白和敷，旦以白粱米泔洗之。三日如素，神效。肘后。**误吞铜钱**羊胫骨烧灰，以煮稀粥食，神效。谈野翁方。**咽喉骨哽**〔三〕羊胫骨灰，米饮服一〔四〕钱。普济〔五〕。

悬蹄

毛　〔主治〕转筋，醋煮裹脚。孟诜　又见毡。

须羖羊者良。　〔主治〕小儿口疮，蠼螋尿疮，烧灰和油敷。时珍　出广济。〔附方〕新二。**香瓣疮**生面上耳边，浸淫水出，久不愈。用羖羊须、荆芥、干枣肉各二钱，烧存性，入轻粉半钱。每洗拭，清油调搽。二三次必愈。圣惠方。**口吻疮**方同上。

溺　〔主治〕伤寒热毒攻手足，肿痛欲断。以一升，和盐、豉捣，渍之。李时珍　出肘后方〔六〕

屎青羖羊者良。　〔气味〕苦，平，无毒。〔时珍曰〕制粉霜。　〔主治〕燔之，主小儿泄痢，肠鸣惊痫。别录　烧灰，理聤耳，并罯竹刺入肉，治箭镞不出。日华　烧灰淋汁沐头，不过十度，即生发长黑。和雁肪涂头亦良。藏器　〔颂曰〕屎纳鲫鱼腹中，瓦缶固济，烧灰涂

〔一〕以水一升：金陵本同。饮膳正要卷一作「用水一铁络」。
〔二〕熬减大半：金陵本同。饮膳正要卷一作「同熬，四分中熬取一分」。
〔三〕咽喉骨哽：金陵本同。普济方卷六十四作「误吞下钱」。
〔四〕一：金陵本同。普济方卷六十四作「二」。
〔五〕普济：原作圣惠，金陵本同。今检圣惠未见此方。方见普济方卷六十四，因据改。
〔六〕出肘后方：原无。按上主治文，见肘后方卷二第十三。今依本书通例补。

发，易生而黑，甚效。**煮汤灌下部，治大人小儿腹中诸疾，疳、湿〔一〕，大小便不通。烧烟熏鼻，治中恶心腹刺痛，亦熏诸疮中毒、痔瘘等。治骨蒸弥良。**苏恭

〔附方〕旧五，新十六。

疳痢〔二〕欲死新羊屎一升，水一升，渍一夜，绞汁顿服，日午乃食〔三〕。极重者，不过三服瘥〔四〕。总录。

呕逆酸水羊屎十枚，酒二合，煎一合，顿服。未定，更服之。兵部手集。

反胃呕食羊粪五钱，童子小便一大盏，煎六分，去滓，分三服。圣惠。

小儿流涎白羊屎频〔五〕纳口中。千金。

心气疼痛不问远近。以山羊粪七枚，油头发一团，烧灰酒服。永断根。孙氏集效方。

妊娠热病青羊屎研烂涂脐，以安胎气。外台秘要。

伤寒肢痛手足疼欲脱。取羊屎煮汁渍〔六〕之，瘥乃止。或和猪膏涂之，亦佳。外台。

时疾阴肿囊及茎皆热肿。以羊屎、黄檗煮汁洗之。外台。

疔疮恶肿〔七〕青羊屎一升，水二升，渍少时，煮两〔八〕沸，绞汁一升，顿服。广济方。

里外臁疮羊屎烧存性，研末，入轻粉涂之。集要。

痘风疮证羊屎烧灰，清油调，敷之。全幼〔九〕心鉴。

小儿头疮羊粪煎汤洗净〔十〕，仍以雄〔十一〕羊粪烧灰，同屋上悬煤炒为末〔十二〕，清油调涂。普济。

头风白屑乌羊粪煎汁〔十三〕洗之。圣惠。

〔一〕疳湿：按巢源卷十八有湿䘌候及疳䘌候，故加顿号。

〔二〕痢：圣济总录卷七十八，此下有「久不差，羸瘦」五字。

〔三〕乃食：金陵本同。圣济总录卷七十八作「唯食煮饭」。

〔四〕瘥：原脱，今据圣济总录卷七十八补。

〔五〕频：金陵本同。千金卷五下第九及大观、政和本草卷十七羖羊角条附方俱无。

〔六〕渍：金陵本同。外台卷二作「淋」，大观、政和本草卷十七羖羊角条附方作「灌」，与「渍」稍异。

〔七〕肿：外台卷三十，此下有「犯之重发」四字。

〔八〕两：原脱，今据外台卷三十补。

〔九〕幼：原作「如」，金陵本同。今据本书卷一引据医家书目改。

〔十〕净：金陵本同。普济方卷三六三作「去痂」二字。

〔十一〕雄：原脱，今据普济方卷三六三补。

〔十二〕炒为末：同上。

〔十三〕煎汁：金陵本同。圣惠方卷四十一作「烧作灰，取汁热暖」。

发毛黄赤羊屎烧灰，和腊猪脂涂之，日三夜一，取黑乃止。圣惠方。**木刺入肉**干羊屎烧灰，猪脂和涂，不觉自出〔一〕。千金。**箭镞入肉**方同上。**反花恶疮**鲫鱼一个去肠，以羯羊屎填满，烧存性。先以米泔洗过，搽之。**瘰疬已破**羊屎（烧）五钱，杏仁（烧）五钱，研末，猪骨髓调搽。海上。**湿瘑浸淫**新羊〔二〕屎绞汁涂之。干者烧烟熏之。圣济总录。**雷头风病**羊屎焙研，酒服二钱〔三〕。普济方。**慢脾惊风**活脾散：用羊屎二〔四〕十一个（炮），丁香一百粒，胡椒五十粒，为末。每服半钱，用六年东日照处壁土煎汤调下。普济方〔五〕。

羊胲子乃羊腹内草积块也。〔主治〕**翻胃。煅存性，每一斤入枣肉、平胃散末一半，和匀。每服一钱，空心沸汤调下。**叶氏摘玄

【附录】大尾羊〔时珍曰〕羊尾皆短，而哈密及大食诸番有大尾羊。细毛薄皮，尾上旁广，重一二十斤，行则以车载之。唐书谓之灵羊，云可疗毒。**胡羊**方国志云：大食国出胡羊。高三尺余，其尾如扇。每岁春月割取脂，再缝合之，不取则胀死。叶盛水东日记云：庄浪卫近雪山，有饕羊。土人岁取其脂，不久复满。**洮羊**出临洮诸地，大者重百斤。郭义恭广志云：西域驴羊，大如驴。即此类也。**䍧羊**此思切〔六〕。出西北地，其皮蹄可以割漆〔七〕。**封羊**其背有肉封如驼，出凉州郡县，亦呼为驼羊。**地生羊**出西域〔八〕。刘郁〔九〕出使西域记：以羊脐种于土中，溉以水，闻雷而生〔十〕，脐与地

〔一〕出：千金卷二十五第三，此下有「一云：用干羊屎末。」

〔二〕羊：金陵本同。圣济总录卷一三三作「牛」，濒湖以「羊」易之。

〔三〕二钱：金陵本同。普济方卷四十六，此方为七言绝句一首，未言分量。

〔四〕二：金陵本同。普济方卷三七二无，似脱。

〔五〕普济方：原作圣济录，金陵本同。今检圣济总录未见此方。方见普济方卷三七二，因据改。

〔六〕此思切：金陵本及说文卷四上羊部䍧条同。段注：「按当从广韵此移切。」

〔七〕漆：原作「黍」，金陵本同，乃沿广韵卷一・五支䍧条之误。今据说文卷四上羊部䍧条改。

〔八〕域：金陵本同。西使记（即出使西域记）作「海」。

〔九〕郁：原作「有」，金陵本同。今据本书卷一引据经史百家书目改。

〔十〕生：此下原有「脐」字，金陵本同。今据西使记删。

连。及长，惊以木声，脐乃断，便能行啮草。至秋可食，脐内复有种，名垄[一]种羊。段公路北户录云：大秦国有地生羊，其羔生土中，国人筑墙围之。脐与地连，割之则死。但走马击鼓以骇之，惊鸣脐绝，便逐水草。吴策渊颖集云：西域地生羊，以胫骨种土中，闻雷声，则羊子从骨中生。走马惊之，则脐脱也。其皮可为褥。一云：漠北人种羊角而生，大如兔而肥美。三说稍异，未知果种何物也？当以刘说为是，然亦神矣。造化之妙，微哉！**羵羊**土之精也，其肝土也，有雌雄，不食，季桓子曾掘土得之。又千岁树精，亦为青羊。

黄羊 纲目

【释名】羳羊音烦。 **茧耳羊** 〔时珍曰〕羊腹带黄，故名。或云幼稚曰黄，此羊肥小故也。尔雅谓之羳，出西番也。其耳甚小，西人谓之茧耳。

【集解】〔时珍曰〕黄羊出关西、西番及桂林诸处。有四种，状与羊同，但低小细肋，腹下带黄色，角似羖羊，喜卧沙地。生沙漠，能走善卧，独居而尾黑者，名黑尾黄羊。生野草内，或群至数十者，名曰黄羊。生临洮诸处，甚大而尾似麞、鹿者，名洮羊。其皮皆可为衾褥。出南方桂林者，则深褐色，黑脊白斑，与鹿相近也。

肉 〔气味〕甘，温，无毒。正要云：煮汤少味。脑不可食[二]。 **〔主治〕补中益气，治劳伤虚寒。**时珍 出正要[三]。

髓 〔主治〕补益功同羊髓。正要

牛本经中品

〔校正〕别录上品牛乳，拾遗犊脐屎，今并为一。

【释名】〔时珍曰〕按许慎云：牛，件也。牛为大牲，可以件事分理也。其文象角头三、封及尾之形。周礼谓之大

〔一〕垄：原作「珑」，金陵本同。今据西使记改。

〔二〕煮汤少味脑不可食：金陵本同。按饮膳正要卷三黄羊条作「其脑不可食，髓骨可食，能补益人，煮汤无味。」则所谓「煮汤少味」者，似指髓骨。

〔三〕出正要：原脱。按上文见饮膳正要卷三黄羊条，今据补。

牢。牢乃豢畜之室，牛牢大，羊牢小，故皆得牢名。内则谓之一元大武。元，头也。武，足迹也。牛肥则迹大。犹史记称牛为四蹄，今人称牛为一头之义。梵书谓之瞿摩帝。牛之牡者曰牯，曰特，曰犅，曰犒；牝者曰𤛇〔一〕，曰牸。南牛曰犑，北牛曰犊。纯色曰牺，黑曰犉，白曰㸶，赤曰牸，驳曰犁。去势曰犍，又曰犗。无角曰牤〔二〕。子曰犊，生二岁曰犋〔三〕，三岁曰犙，四岁曰牭，五岁曰犃〔四〕，六岁曰犕〔五〕。

【集解】〔藏器曰〕牛有数种，本经不言黄牛、乌牛、水牛，但言牛尔。南人以水牛为牛，北人以黄牛、乌牛为牛。牛种既殊，入用当别。〔时珍曰〕牛有犊牛、水牛二种。犊牛小而水牛大。犊牛有黄、黑、赤、白、驳杂数色。水牛色青苍，大腹锐头，其状类猪，角若担矛，卫护其犊〔六〕，能与虎斗，亦有白色者，郁林人谓之周〔七〕留牛。又广南有稷牛，即果〔八〕下牛，形最卑小，尔雅谓之㹇牛，王会篇谓之纨牛是也。牛齿有下无上，察其齿而知其年，三岁二齿，四岁四齿，五岁六齿，六岁以后，每年接脊骨一节也。牛耳聋，其听以鼻。牛瞳竖而不横。其声曰牟，项垂曰胡，蹄肉曰衛，百叶曰膍，角胎曰鰓，鼻木曰桊，嚼草复出曰齝，腹草未化曰圣齑。牛在畜属土，在卦属坤，土缓而和，其性顺也。造化权舆云：乾阳为马，坤阴为牛，故马蹄圆，牛蹄坼。马病则卧，阴胜也；牛病则立，阳胜也。马起先前足，卧先后足，从阳也；牛起先后足，卧先前足，从阴也。独以乾健坤顺为说，盖知其一而已。

黄牛肉

〔气味〕甘，温，无毒。〔弘景曰〕犊牛惟胜，青牛为良，水牛惟可充食。〔日华曰〕黄牛

〔一〕𤛇：原作「㹀」，今据金陵本改。

〔二〕牤：原作「牛」。金陵本同。按广韵卷二·八戈：「牤，牛无角也。」今据改。尔雅·释畜「犝牛」，郭注：「今无角牛。」郝懿行云：「后汉书西南夷传有旄牛无角，一名童牛，……郭注似失之。」

〔三〕犋：金陵本同。说文卷二上牛部作「犕」，云：「二岁牛。」段注：「犕字见尔雅·释兽，牛体长也。……宜易之曰：犕，牛体长也。犕，二岁牛。」疑「犋」为「犕」之省。

〔四〕五岁曰犃：金陵本同。玉篇卷下牛部第三五八云：「犃，牛四岁也。」与此说异。

〔五〕六岁曰犕：金陵本同（惟「犕」误作「犕」，字书无）。玉篇卷下牛部第三五八云：「犕，牛八岁也。」与此说异。

〔六〕卫护其犊：原脱，今据御览九〇〇牛下引郁林异物志补。

〔七〕周：原作「州」，金陵本同。今据御览九〇〇牛下引郁林异物志及八九八牛上引广志文改。

〔八〕果：金陵本及尔雅·释畜「㹇牛」郭注同。御览八九八牛上引广志误作「杲」。

肉微毒，食之发药毒动病〔一〕，不如水牛。〔诜曰〕黄牛动病，黑牛尤不可食。牛者稼穑之资，不可多杀〔二〕。若自死者，血脉已绝，骨髓已竭，不可食之。〔藏器曰〕牛病死者，发痼疾痃癖，令人洞下疰病。黑牛白头者不可食。独肝者有大毒，令人痢血至死。北人牛瘦，多以蛇从鼻灌之，故肝独也。水牛则无之。〔时珍曰〕张仲景云：啖蛇牛，毛发向〔三〕后顺者是也。人乳可解其毒。内则云：牛夜鸣则⿸疒酉〔四〕（臭不可食）。病死者有大毒，令人生疔暴亡。食经云：牛自死、白首者食之杀人。疥牛食之发痒。黄牛、水牛肉，合猪肉及黍米酒食，并生寸白虫；合韭、薤食，令人热病；合生姜食，损齿。煮牛肉，入杏仁、芦叶易烂，相宜。〔诜曰〕恶马食牛肉即驯，亦物性也。

〔主治〕安中益气，养脾胃。别录 **补益腰脚〔五〕，止消渴及唾涎。**孙思邈

〔发明〕〔时珍曰〕韩𢘿言：牛肉补气，与黄芪同功。观丹溪朱氏倒仓法论而引申触类，则牛之补土，可心解矣。今天下日用之物，虽严法不能禁，亦因肉甘而补，皮角有用也。朱震亨倒仓论曰：肠胃为积谷之室，故谓之仓。倒者，推陈以致新也。胃属土，受物而不能自运。七情五味，有伤中宫，停痰积血，互相缠纠。发为瘫痪，为劳瘵，为蛊胀，成形成质，为窠为臼，以生百病而中宫愆和，自非丸散所能去也。此方出自西域异人。其法：用黄肥牡牛肉二十斤，长流水煮成糜，去滓滤取液，再熬成琥珀色收之。每饮一钟，随饮至数十钟，寒月温饮。病在上则令吐，在下则令利，在中则令吐而利，在人活变。吐利后渴，即服其小便一二碗，亦可荡涤余垢。睡二日，乃食淡粥。养半月，即精神强健，沉疴悉亡也。须五年忌牛肉。盖牛，坤土也。黄，土色也。以顺德配乾牡之用也。肉者胃之药也，熟而为液，无形之物也。故能由肠胃而透肌肤，毛窍爪甲，无所不到。在表者因吐而得汗，在清道者自吐而去，在浊道者自利而除。有如洪水泛涨，陈莝顺流而去，盎然涣然，润泽枯槁，而有精爽之乐也。〔王纶云〕牛肉本补脾胃之物，非吐下药也，特饮之既满而溢尔。借补为泻，故病去而胃得补，亦奇法也。但病非肠胃者，似难施之。

〔附方〕新四〔六〕。**小**

〔一〕病：此下原有「人」字，金陵本同。今据大观、政和本草卷十七牛角䚡条删。

〔二〕不可多杀：金陵本同。大观、政和本草卷十七牛角䚡条俱作「不多屠杀」，其义稍异。

〔三〕向：原作「白而」两字，金陵本同。今据金匮卷下第二十四改。

〔四〕⿸疒酉：金陵本同。礼记·内则及周礼·天官·内饔俱作「庮」。周礼注引郑司农云：「庮，朽木臭也。」孙诒让按：「后郑内则注云：『庮，恶臭也。』引春秋传曰：『一薰一庮』。僖四年左传作『莸』。杜注云：『莸，臭草。』亦与朽木臭之义相近。盖『庮』、『莸』声近义略同。释文引干注云：『病也』。广雅释诂云：『⿸疒酉，病也。』『⿸疒酉』、『庮』字亦通。」

〔五〕补益腰脚：金陵本同。千金卷二十六第五作「养脾胃气」。

〔六〕四：原作「五」。按下治牛皮风癣方，已计入本书卷九水银粉条新附方数内。虽改内服为外敷，实是一方。此间不当重计，因据改。

刀圭〔韩飞霞曰〕凡一切虚病，皆可服之。用小牛犊儿（未交感者）一只，腊月初八日或戊己日杀之，去血燖毛洗净，同脏腑不遗分寸，大铜锅煮之。每十斤，入黄芪十〔一〕两，人参四两，茯苓六两，官桂、良姜各五钱，陈皮三两，甘草、蜀椒各二两，食盐二两〔二〕，淳酒二斗同煮，水以八分为率，文火煮至如泥，其骨皆捶碎，并滤取稠汁。待冷以瓮盛之，埋于土内，露出瓮面。凡饮食中，皆任意食之，或以酒调服更妙。肥犬及鹿，皆可依此法作之。**返本丸**补诸虚百损。用黄犍牛肉（去筋、膜）切片，河水洗数遍，仍浸一夜，次日再洗三遍，水清为度。用无灰好酒同入坛内，重泥封固，桑柴文武火煮一昼夜，取出（如黄沙为佳，焦黑无用）焙干为末听用。山药（盐炒过）、莲肉（去心，盐炒过，并去盐）、白茯苓、小茴香（炒）各四两，为末。每牛肉半斤，入药末一斤，以红枣蒸熟去皮和捣，丸梧子大。每空心酒下五十丸，日三服。乾坤生意。**腹中痞积**牛肉四两切片，以风化石灰一钱擦上，蒸熟食。常食痞积自下。经验秘方。**腹中癖积**黄牛肉一斤，恒山三钱，同煮熟。食肉饮汁，癖必自消，甚效。笔峰杂兴。**牛皮风癣**每五更炙牛肉一片食，以酒调轻粉敷之〔三〕。直指方。

水牛肉 〔气味〕**甘，平，无毒。**〔日华曰〕冷，微毒。宜忌同黄牛。〔主治〕**消渴，止啘〔四〕泄，安中益气，养脾胃。**别录 **补虚壮健，强筋骨，消水肿，除湿气。**藏器

〔附方〕旧二，新一。**水肿尿涩**牛肉一斤熟蒸，以姜、醋空心食之。心镜。**手足肿痛**伤寒时气，毒攻手足，肿痛欲断。生〔五〕牛肉裹之，肿消痛止。范汪方〔六〕。**白虎风痛**寒热发歇，骨节微肿〔七〕。用水牛肉脯一两（炙黄），燕窠

〔一〕十：金陵本同。韩氏医通卷下第八作「五」。以下人参、茯苓、陈皮、甘草及蜀椒均用半数。
〔二〕二两：金陵本同。韩氏医通卷下第八作「临漉时斟酌用」。
〔三〕食以酒调轻粉敷之：金陵本同。按仁斋直指卷二十四轻粉治癣方作「细嚼下，少刻以真轻粉醇酒调下」，本书卷九水银粉条附方作「少刻以轻粉半钱，温酒调下」，均言内服。此间濒湖改为外敷，于义为长，用者所当详审。
〔四〕啘：金陵本、唐本草卷十五及政和本草卷十七牛角鰓条同。千金翼卷三及大观本草俱作「吐」。
〔五〕生：原脱，肘后卷二第十三及大观、政和本草卷十七牛角鰓条附方俱脱。今据外台卷二引范汪方补。
〔六〕范汪方：金陵本同。大观、政和本草卷十七牛角鰓条附方俱作「肘后方」。但方末云：「外台秘要同」。外台卷二正有此方，引自范汪方，仍计入旧附方数内。
〔七〕肿：圣惠方卷二十二，此下有「彻骨疼痛」四字。

土、伏龙肝、飞罗面各二两，砒黄一钱，为末。每以少许，新汲水和，作弹丸大，于痛处摩之。痛止，即取药抛于热油铛中。圣惠。

头蹄水牛者良。〔气味〕凉。食经云：患冷人勿食蹄中巨筋。多食令人生肉刺。〔主治〕下热风。孟诜

〔附方〕旧一。水肿胀满，小便涩者。用水牛蹄一具去毛，煮汁作羹，蹄〔一〕切食之。或以水牛尾一〔二〕条〔三〕，细〔四〕切，作腤〔五〕臘〔六〕食。或煮食亦佳。食医心镜。

鼻水牛者良。〔主治〕消渴，同石燕煮汁服。藏器 治妇人无乳，作羹食之，不过两日，乳下无限，气壮人尤效。孟诜 疗口眼㖞斜。不拘干湿者，以火炙热，于不患处一边〔七〕熨之，即渐正〔八〕。宗奭

皮水牛者良。〔主治〕水气浮肿、小便涩少。以皮蒸熟，切入豉汁食之。心镜 熬胶最良。详阿胶。

乳 〔气味〕甘，微寒，无毒。〔弘景曰〕㹀牛乳佳。〔恭曰〕㹀牛乳性平，生饮令人利，热饮令人口干，微似温〔九〕也。水牛乳作酪，浓厚胜㹀牛，造石蜜须之。〔藏器曰〕黑牛乳胜黄牛。凡服乳，必煮一二沸，停冷啜之，

〔一〕蹄：原脱，今据辑本食医心鉴及大观、政和本草卷十七牛角䚡条附方补。
〔二〕一：原脱，今据辑本食医心鉴补。
〔三〕条：金陵本及政和本草附方同。辑本食医心鉴作「枚」，义同。大观本草附方误作「涤」。
〔四〕细：原脱，今据辑本食医心鉴及大观、政和本草卷十七牛角䚡条附方补。
〔五〕腤：同上。
〔六〕臘：原作「腊」，金陵本及政和本草同。大观本草作「膳」。今据辑本食医心鉴改，与广韵卷二·二十二覃「臘，腤臘」合。
〔七〕一边：原脱，今据本草衍义卷十六及政和本草卷十七牛角䚡条补。
〔八〕正：原作「止」，金陵本同。今据本草衍义卷十六及政和本草卷十七牛角䚡条改。
〔九〕微似温：原作「温可」二字，金陵本同。今据唐本草卷十五及大观、政和本草卷十六牛乳条改。

热食即壅。不欲顿服，欲得渐消〔一〕。与酸物相反，令人腹中结癥〔二〕。患冷气人忌之。合生鱼食，作瘕。〔时珍曰〕凡取，以物撞之则易得。余详乳酪下。制秦艽、不灰木。

〔主治〕补虚羸，止渴。别录 **养心肺，解热毒，润皮肤。**日华 **冷补，下热气。和酥〔三〕煎沸食，去冷气痃癖。**藏器 **患热风人宜食之。**孟诜 **老人煮食有益。入姜、葱，止小儿吐乳，补劳。**思邈 **治反胃热哕，补益劳损，润大肠，治气痢，除疸黄，老人煮粥甚宜。**时珍

〔发明〕〔震亨曰〕反胃噎膈，大便燥结，宜牛、羊乳时时咽之，并服四物汤为上策。不可用人乳，人乳有饮食之毒，七情之火也。〔时珍曰〕乳煎荜茇，治气〔四〕痢有效。盖一寒一热，能和阴阳耳。按独异志云：唐太宗苦气痢，众医不效，下诏访问。金吾长张宝藏曾困此疾，即具疏以乳煎荜茇方上，服之立愈。宣下宰臣与五品官。魏征难之，逾月不拟。上疾复发，复进之又平。因问左右曰：进方人有功，未见除授何也？征惧曰：未知文武二吏。上怒曰：治得宰相，不妨授三品，我岂不及汝耶？即命与三品文官，授鸿胪寺卿。其方用牛乳半斤，荜茇三钱，同煎减半，空腹顿服。

〔附方〕旧二，新九〔五〕。

风热毒气 煎过牛乳一升，生牛乳一升，和匀。空腹服之，日三服。千金方。

小儿热哕 牛乳二合，姜汁一合，银器文火煎五六沸。一岁儿饮半合〔六〕，量儿大小加减〔七〕与服之。圣惠方〔八〕。

下虚消渴 心脾中热，下焦虚冷，小便多，渐羸瘦〔九〕者。牛〔十〕羊乳，渴即饮之〔十一〕，每

〔一〕欲得渐消：原脱，今据大观、政和本草卷十六牛乳条补，与上相对为文。
〔二〕结癥：原作「癥结」，金陵本同。今据大观、政和本草卷十六牛乳条改。
〔三〕酥：原作「蒜」，金陵本同。据改同上。
〔四〕气：原脱，今据下引独异志改。
〔五〕旧二新九：原作「旧三新八」，今按下列新旧附方数改。
〔六〕一岁儿饮半合：原脱，今据圣惠方卷八十四及大观、政和本草卷十六牛乳条附方补。
〔七〕大小加减：同上。
〔八〕圣惠方：同上。
〔九〕渐羸瘦：原脱，今据大观、政和本草卷十六牛乳条附方补。
〔十〕牛：大观、政和本草卷十六牛乳条附方，此上有「生」字。
〔十一〕渴即饮之：原脱，今据大观、政和本草卷十六牛乳条附方补。

饮三四合。广利方。**病后虚弱**取七岁以下、五岁以上黄牛乳一升，水四升，煎取一升，稍稍饮，至十日止。外台方。**补益劳损**千金翼：崔尚书方：钟乳粉三[一]两，袋盛，以牛乳一升，煎减三分之一，去袋饮乳，日三。又方：白石英末三斤，与十岁以上生犊牸牛食，每日与一两和黑豆[二]。七日取牛乳，或热服一升，或作粥食[三]。其粪以种菜食。百无所忌，能润脏腑，泽肌肉，令人壮健。**脚气痹弱**牛乳五升，硫黄三两（末之[四]），煎取三升，每服三合。羊乳亦可。或以牛乳五合，煎调硫黄末一两服，取汗[五]尤良。肘后。**肉人怪病**人顶[六]生疮五色，如樱桃状[七]，破则自顶[六]分裂，连皮剥脱至足，名曰肉人。常饮[八]牛乳自消。夏子益奇疾方。**重舌出涎**特牛乳饮之。圣惠。**蚰蜒入耳**牛乳[九]少少滴入即出。若入腹者，饮一二升即化为水。圣惠方。**蜘蛛疮毒**牛乳饮之良。生生编。

血〔气味〕**咸，平，无毒。**〔主治〕**解毒利肠，治金疮折伤垂死，又下水蛭。煮拌醋食，治血痢便血。**时珍

〔发明〕〔时珍曰〕按元史云：布智儿从太祖征回回[十]，身中数矢[十一]，血流满体，闷仆几绝。太祖命取一牛剖其腹，纳之牛腹中，浸热血中，移时遂苏。又云：李庭从伯颜攻郢州，炮伤

〔一〕三：原作「二」，金陵本同。今据千金翼卷二十二第一及外台卷三十七改。

〔二〕和黑豆：原在前「白石英末三斤」之后，金陵本同。今据千金翼卷二十二第二及外台卷三十七移此。

〔三〕或热服一升或作粥食：金陵本同。千金翼卷二十二第二及外台卷三十七俱作「每日（外台日作朝）空腹热服一升，余者作粥，任意食之。」

〔四〕末之：原脱，今据肘后方卷三第二十一补。

〔五〕汗：原作「汁」今据金陵本改，与肘后方卷三第二十一合。

〔六〕顶：金陵本同。按传信适用方卷四附夏方、世医得效方卷十及普济方卷二五五俱作「项」，但不及「顶」字义长。二字形近易误。

〔七〕状：金陵本同。传信适用方卷四附夏方、世医得效方卷十及普济方卷二五五俱作「大」。

〔八〕常饮：金陵本同。传信适用方卷四附夏方、世医得效方卷十及普济方卷二五五俱作「但逐日饮」。

〔九〕牛乳：金陵本同。按圣惠方卷三十六有二方：一用「驴乳」，一用「牛酪」。

〔十〕回回：元史卷一二三布智儿传，此下有「斡罗思等国」。

〔十一〕矢：元史卷一二三布智儿传，此下有「太祖亲视之，令人拔其矢」。

左胁〔一〕，矢贯于胸，几绝。伯颜命剖水牛腹纳其中，良久而苏。何孟春云：予在职方时，问各边将无知此术者，非读元史弗知也。故书于此，以备缓急。

〔附方〕新一。

误吞水蛭肠痛黄瘦。牛血热饮一二升，次早化猪脂一升饮之，即下出也。时后。

脂黄牛者良，炼过用。

〔气味〕甘，温，微毒。多食发痼疾、疮疡。镜源云：牛脂软铜。

〔主治〕诸疮疥癣白秃，亦入面脂。时珍

〔附方〕新四〔二〕。

消渴不止〔三〕栝楼根煎：用生栝楼根（切）十斤〔四〕，以水三斗，煮至一斗，滤净，入炼净黄牛脂一合，慢火熬成膏，瓶收。每酒服一杯〔五〕，日三。总录。**腋下胡臭**牛脂和胡粉涂之，三度永瘥。姚氏。**食物入鼻**介介作痛不出。用牛脂一枣大〔六〕，纳鼻中吸入，脂消则物随出也。千金方〔七〕。**走精黄病**面目俱黄，多睡，舌紫，甚则舌〔八〕面坼〔九〕裂，及加黑色〔十〕，若爪甲黑者死。用豉半两，牛脂一两，煎〔十一〕过油脂〔十二〕，绵裹烙舌，去黑皮一重，浓煎豉汤一盏〔十三〕饮之。三十六黄方。

〔一〕炮伤左胁：元史卷一六二李庭传，此上有「遂荡舟而进，攻沙洋、新城，」此下有「破其外堡，复中炮，墜城下」。
〔二〕四：原作「五」，今按下列新附方数改。
〔三〕消渴不止：金陵本同。圣济总录卷五十九作「渴利」，谓消渴，小便利多，随饮而出，故名渴利。
〔四〕斤：原作「片」，金陵本同。今据圣济总录卷五十九改。
〔五〕每酒服一杯：金陵本同。圣济总录卷五十九作「每日食后，温酒调如鸡子黄大服之」。
〔六〕一枣大：金陵本同。千金卷六上第二作「如指头大」。
〔七〕千金方：原作「外台方」，金陵本同。今检外台未见此方。方见千金方卷六上第二，因据改。
〔八〕则舌：原脱，今据普济方卷一九六·三十六黄第二十补。
〔九〕坼：同上。
〔十〕及加黑色：同上。
〔十一〕煎：原作「煮」，金陵本同。今据普济方卷一九六改。
〔十二〕油脂：原脱，今据普济方卷一九六补。
〔十三〕一盏：同上。

髓黑牛、黄牛、犖牛者良，炼过用。〔气味〕甘，温，无毒。〔主治〕补中，填骨髓。久服增年。本经 安五脏，平三焦，续绝伤，益气力〔一〕，止泄利，去消渴，皆以清酒暖服之。别录 平胃气，通十二经脉。思邈 治瘦病，以黑牛髓、地黄汁、白蜜等分，煎服。孟诜 润肺补肾，泽肌悦面，理折伤，擦损痛，甚妙。时珍

〔附方〕新三。补精润肺壮阳助胃。用炼牛髓四两，胡桃肉四两，杏仁泥四两，山药末半斤，炼蜜一斤，同捣成膏，以瓶盛汤煮一日。每服一匙，空心服之。瑞竹方。劳损风湿陆抗〔二〕膏：用牛髓、羊脂各二升，白蜜、姜汁、酥各三升〔三〕，煎三上三下〔四〕，令成膏。随意〔五〕以温酒和服之。经心录。手足皴裂牛髓敷之。

脑水牛、黄牛者良。〔气味〕甘，温，微毒。〔心镜曰〕牛热病死者，勿食其脑，令生肠痈。〔主治〕风眩消渴。苏恭 脾积痞气。润皴裂，入面脂用。时珍

〔附方〕新四。吐血咯血五劳七伤。用水牛脑一枚（涂纸上阴干），杏仁（煮去皮）、胡桃仁、白蜜各一斤，香油四两，同熬干为末。每空心烧酒服二钱匕。乾坤秘韫。偏正头风不拘远近，诸药不效者，如神。用白芷、芎䓖各三钱，为细末。以黄牛脑子搽末在上，瓷器内加酒顿熟，乘热食之，尽量一醉。醒则其病如失，甚验。保寿堂方。脾积痞气牛脑丸：治男妇脾积痞病，大有神效。黄犖牛脑子一个（去皮、筋，擂烂），皮消末一斤，蒸饼〔六〕六个（晒〔七〕研），和匀，糊〔八〕丸梧子大。每服三〔九〕十丸，空

〔一〕力：金陵本同。唐本草卷十五、千金翼卷三及大观、政和本草卷十七牛角䚡条俱无。
〔二〕抗：原作「杭」，金陵本同。今据外台卷十七引经心录改，当以吴·陆抗传方得名。
〔三〕白蜜姜汁酥各三升：金陵本同。外台卷十七作「白蜜二升，生姜汁三升，猪脂三升」。
〔四〕煎三上三下：金陵本同。外台卷十七作「先煎猪脂等，次下姜汁又煎，次下蜜复煎」。
〔五〕随意：金陵本同。外台卷十七作「取两匙」。
〔六〕饼：普济方卷一七〇，此下有「用发酵者」。
〔七〕晒：普济方卷一七〇，此上有「阴三宿擘碎」。
〔八〕糊：普济方卷一七〇，此上有「酵面」。
〔九〕三：普济方卷一七〇作「二」。

心好酒下，日三服。百日有验。普济方〔一〕。**气积成块**牛脑散：用牛脑子一个（去筋、膜〔二〕），雄鸡肫一个（连皮〔三〕、黄），并以好酒浸一宿，捣烂，入木香〔四〕、沉香、砂仁各三两，皮消一碗，杵千下，入生铜锅内，文武火焙干为末，入轻粉三钱〔五〕，令匀。每服二钱，空心烧酒服，日三服。同上。

心已下黄牛者良。〔**主治**〕**虚忘，补心。**别录

脾〔**主治**〕**补脾。**藏器　**腊月淡煮，日食一度，治痔瘘。和朴消作脯食，消痞块。**时珍　出千金、医通。

肺已下水牛者良。〔**主治**〕**补肺。**藏器

肝〔**主治**〕**补肝，明目。**别录　**治疟及痢，醋煮食之。**孟诜　**妇人阴䘌，纳之引虫。**时珍

肾〔**主治**〕**补肾气，益精。**别录　**治湿痹。**孙思邈

胃黄牛、水牛俱良。〔**气味**〕**甘，温，无毒。**〔弘景曰〕青牛肠胃，合犬肉、犬血食，病人。

〔**主治**〕**消渴风眩，补五脏，醋煮食之。**诜　**补中益气，解毒，养脾胃。**时珍

〔**附方**〕新一。**啖蛇牛毒**牛肚细切，水一斗，煮一升，服〔六〕，取汗即瘥。金匮要略。

膍一名百叶〔时珍曰〕膍，音毗，言其有比列也。牛羊食百草，与他兽异；故其胃有膍，有胘，有蜂窠，亦与

〔一〕普济方：原作「圣济总录」，金陵本同。按此方及下方，今检圣济总录均未见到。二方俱见普济方卷一七〇，因据改。
〔二〕膜：原脱，今据普济方卷一七〇补。
〔三〕皮：同上。
〔四〕木香：金陵本同。普济方卷一七〇无。
〔五〕钱：金陵本同。普济方卷一七〇作「两」，似误。
〔六〕服：金陵本同。金匮卷下第二十四作「暖饮之」。

他兽异也。肱即胃之厚处。〔主治〕热气水气，治痢〔一〕，解酒毒〔二〕、药毒、丹石毒发热，同肝作生，以姜、醋食之。藏器

胆 腊月黄牛、青牛者良。〔弘景曰〕胆原附黄条中，今拔出于此，以类相从耳。〔气味〕苦，大寒，无毒。〔主治〕可丸药。本经 除心腹热渴，止下痢及〔三〕口焦燥，益目精。别录 腊月酿槐子服，明目，治疳湿弥佳。苏恭 酿黑豆，百日后取出，每夜吞二七〔四〕枚，镇肝明目。药性 酿南星末，阴干，治惊风〔五〕有奇功。苏颂 除黄杀虫，治痈肿。时珍 〔发明〕〔时珍曰〕淮南子万毕术云：牛胆涂热釜，釜即鸣。牛胆涂桂〔六〕，莫知其谁。注云能变乱人形〔七〕。详见本书。岣嵝云：蛙得牛胆则不鸣。此皆有所制也。〔附方〕旧一，新二。谷疸食黄〔八〕用牛胆（汁〔九〕）一枚，苦参三两，龙胆草一两，为末，和少蜜丸〔十〕梧子大。每姜汤下五十丸〔十一〕。千金〔十二〕 男子阴冷以食茱萸纳牛胆中，百日令干。每取二七枚，

〔一〕 治痢：金陵本同。大观、政和本草卷十七牛角䚡条俱作「丹毒」。

〔二〕 酒毒：金陵本同。大观、政和本草卷十七牛角䚡条俱作「酒劳」。

〔三〕 止下痢及：金陵本同。唐本草卷十五、千金翼卷三及大观、政和本草卷十七牛角䚡条引别录俱仅作一「利」字，惟千金卷二十六第五作「止下利，去」四字，濒湖似据孙氏说改写。

〔四〕 二七：原作「一」，金陵本同。今据大观、政和本草卷十七牛角䚡条改。

〔五〕 治惊风：金陵本同。大观、政和本草卷十六牛黄条俱作「取以合凉风丸」。

〔六〕 桂：金陵本同。御览八九九牛中作「目」。

〔七〕 注云能变乱人形：金陵本同。御览八九九牛中作「注曰：取八岁黄牛胆，桂二寸着胆中，百日以成，因使巧工刻象人，丈夫着目下，为女子着头上，为小儿着颐下，盛以五彩囊。先宿斋，无令人知也。」

〔八〕 谷疸食黄：金陵本同。千金方卷十第五作「劳疸谷疸」。

〔九〕 汁：金陵本同。圣惠方卷五十五作「干者」。

〔十〕 和少蜜丸：金陵本及圣惠方同。千金卷十第五作「牛胆和为丸」。

〔十一〕 每姜汤下五十丸：金陵本同。千金卷十第五作「先食以麦粥饮服如梧子五丸，日三。不知，稍加之。」圣惠方卷五十五作「每服，以生麦门冬汁下十圆，日三四服。」

〔十二〕 千金：原脱。按此方见千金卷十第五，今据补。

嚼纳阴中，良久如火。千金。**痔瘘出水**用牛胆、猬胆各一枚，腻粉五十文，麝香二十文，以三味和匀，入牛胆中，悬四十九日取出，为丸如大麦大。以纸捻送入疮内，有恶物流出为验也。经验。

胞衣　**〔附方〕**新一。

臁疮不敛牛胞衣一具，烧存性，研搽。海上方。

喉白水牛者良。

〔主治〕小儿呷气。思邈　**疗反胃吐食，取一具去膜及两头，逐节以醋浸炙燥，烧存性，每服一钱，米饮下，神效。**时珍　出法天生意。

〔发明〕〔时珍曰〕牛喉咙治呷气、反胃，皆以类相从也。按普济方云：反胃吐食，药、食俱〔一〕不下，结肠三五日至七八日，大便不通，如此者必死。昔全州周〔二〕禅师得正胃散方于异人，十痊八九，君子收之，可济人命。用白水牛喉一条，去两头节并筋、膜、脂、肉，节节取下〔三〕如阿胶〔四〕片〔五〕，收之〔六〕。临时旋炙，用米醋一盏浸之〔七〕，微火炙干淬之，再炙再淬，醋尽为度〔八〕。研末，厚纸包收。或遇阴湿时，微火烘之再收。遇此疾，每服一钱，食前陈米饮调下。轻者一服立效。

靥水牛者良。

〔主治〕喉痹气瘿，古方多用之。时珍

齿　**〔主治〕小儿牛痫。**别录〔九〕

〔发明〕〔时珍曰〕六畜齿治六痫，皆比类之义也。耳珠先生有固牙法：用牛齿三十枚，瓶盛固济，煅赤为末。每以水一盏，末二钱，煎热含漱，冷则吐去。有损动者，以末揩之。此亦以类从也。

〔一〕食俱：原作「物」，金陵本同。今据世医得效方卷五及普济方卷三十六正胃散改。

〔二〕周：金陵本同。普济方卷三十六作「大智」二字（世医得效方无此一句）。

〔三〕节节取下：原作「及」，金陵本同。普济方作「有取下」，今据世医得效方卷五正胃散改。

〔四〕胶：此下原有「黑」字，金陵本及普济方同，俱涉下「黑牛不可用」而衍，今据世医得效方卷五正胃散删。

〔五〕片：世医得效方卷五正胃散，此下有「黑牛不可用」（普济方作「黑片不可用」）。

〔六〕收之：金陵本同。世医得效方卷五及普济方卷三十六正胃散俱作「须就宰牛人买下，修事了」。

〔七〕浸之：世医得效方卷五，此下有「频翻令匀」（普济方作「频翻动浸冷」）。

〔八〕度：世医得效方卷五，此下有「存性，不得见太阳、火（普济方作「不见太阳、火」）。

〔九〕别录：原作「外台」，金陵本同。今据唐本草卷十五、千金翼卷三及大观、政和本草卷十七牛角䚡条改。

牛角䚡 〔释名〕角胎〔时珍曰〕此即角尖中坚骨也。牛之有䚡，如鱼之有鳃，故名。胎者，言在角内也。〔藏器曰〕水牛、黄牸牛者可用，余皆不及。久在粪土烂白者，亦佳。〔气味〕**苦，温，无毒。**〔甄权曰〕苦、甘。

〔主治〕**下闭血瘀血疼痛**〔一〕**，女人带下**〔二〕**血。燔之**〔三〕**，酒服**〔四〕。本经 **烧灰，主赤白痢。**藏器 **黄牛者烧之，主妇人血崩，大便下血，冷**〔五〕**痢。**宗奭 **黄**〔六〕**牛者烧之，止妇人血崩，赤白带下，冷痢泻血，水泄**〔七〕。药性 **治水肿。**时珍 千金徐王煮散〔八〕用之。

〔发明〕〔时珍曰〕牛角䚡，筋之粹，骨之余，而䚡又角之精也。乃厥阴、少阴血分之药，烧之则性涩，故止血痢、崩中诸病。

〔附方〕旧三，新三〔九〕。**大肠冷痢**牸牛角䚡烧灰，粥〔十〕饮服二钱，日二次。经验后方〔十一〕。**小儿**〔十二〕**滞下**牸牛角胎烧灰，水服三〔十三〕方寸匕。千金。**大便下血**黄牛角䚡一具，煅〔十四〕末。食前浓〔十五〕煮豉汁

〔一〕疼痛：金陵本同。唐本草卷十五牛角䚡条引本经无此二字，千金翼及大观、政和本草俱有。
〔二〕下：唐本草卷十五牛角䚡条引本经，此下重一「下」字，千金翼及大观、政和本草俱不重。
〔三〕燔之：大观、政和本草卷十七牛角䚡条俱作墨字，认为别录文。
〔四〕酒服：金陵本同。唐本草、千金翼及大观、政和本草牛角䚡条引本经、别录俱无此文，此濒湖采蜀本草文加入。
〔五〕冷：原作「血」，金陵本同。今据本草衍义卷十六及政和本草卷十七牛角䚡条改。
〔六〕黄：原作「水」，金陵本同。今据大观、政和本草卷十七牛角䚡条引药性论改。
〔七〕水泄：金陵本同。大观、政和本草卷十七牛角鳃条引药性论无此文。文见同条引日华子，用水牛角。
〔八〕煮散：原作「酒」，金陵本同。今据千金卷二十一第四改。
〔九〕旧三新三：原作「旧四新二」，今按下列新旧附方数改。
〔十〕粥：原脱，今据大观、政和本草卷十七牛角䚡条附方补。
〔十一〕经验后方：同上。
〔十二〕儿：千金卷十五下第十，此下有「赤白」二字。
〔十三〕三：原脱，今据千金卷十五下第十补。
〔十四〕煅：金陵本同。外台卷二十五作「烧赤色，出火即青碧」。
〔十五〕食前浓：原脱，今据外台卷二十五补。

服二钱，日三，神效。近效方。**赤白带下**牛角䚡（烧令烟断）、附子（以盐水浸七度去皮）等分为末，每空心酒服二钱匕。孙用和方。**鼠乳痔疾**牛角䚡烧灰，酒服方寸匕。塞上方。**蜂虿螫〔一〕疮**牛角䚡烧灰，醋和傅之。肘后方。

角〔气味〕苦，寒，无毒。〔之才曰〕平。〔主治〕**水牛者燔之，治时气寒热头痛。**别录 **煎汁，治热毒风及壮热。**日华 **⿱沙牛牛者治喉痹肿塞欲死，烧灰，酒服一钱〔二〕。小儿饮乳不快似喉痹者，取灰涂乳上，咽下即瘥。**苏颂 出崔元亮方。**治淋破血。**时珍

〔附方〕旧一，新二〔三〕。**石淋破血**牛角烧灰，酒服方寸匕，日五服。普济〔四〕。**血上逆心**烦闷刺痛。水牛角烧末，酒服方寸匕。子母秘录。**赤秃发落**牛角、羊角烧灰等分，猪脂调涂。普济〔五〕。

骨〔气味〕甘，温，无毒。〔主治〕**烧灰，治吐血鼻洪，崩中带下，肠风泻血，水泻。**日华 **治邪疟。烧灰同猪脂，涂疳疮蚀人口鼻，有效。**时珍 出十便。〔发明〕〔时珍曰〕东夷以牛骨占卜吉凶，无往不中。牛非含智之物，骨有先事之灵，宜其可入药治病也。

〔附方〕新二。**鼻中生疮**牛骨、狗骨烧灰，腊猪脂和敷。千金。**水谷痢疾**牛骨灰同六月六日麴〔六〕（炒）等分为末，饮服方寸匕〔七〕，

〔一〕螫：原作「赦」，金陵本同。今据肘后卷七第六十一改。

〔二〕一钱：金陵本同。大观、政和本草卷十六牛黄条图经引崔元亮海上方俱作「枣许大」。此下俱有「水调亦得」。

〔三〕旧一新二：原作「旧二新一」，今按下列新旧附方数改。

〔四〕普济：原作总录，金陵本同。今检圣济总录未见此方。方见普济方卷二一五，因据改。

〔五〕普济：原作圣惠方，金陵本同。今检圣惠方未见此方。方见普济方卷四十八，因据改。普济方后注云：「一方无羊角。」千金卷十三第八治赤秃方正无羊角。

〔六〕六月六日麴：金陵本同。普济方卷二一〇，方后云：「常麴亦得。」

〔七〕方寸匕：金陵本同。普济方卷二一〇作「一大茶匙」。

乃御传方也。张文仲方。

蹄甲青牛者良。〔主治〕妇人崩中，漏下赤白。苏恭 **烧灰水服，治牛痫。和油，涂臁疮。研末贴脐，止小儿夜啼。**时珍 出集要诸方。〔附方〕新五。**卒魇不寤**以青牛蹄或马蹄临人头上，即活。肘后。**损伤接骨**牛蹄甲一个，乳香、没药各一钱为末，入甲内烧灰，以黄米粉糊和成膏，敷之。秘韫。**牛皮风癣**牛蹄甲、驴粪各一两，烧存性研末，油调，抓破敷之。五七日即愈。蔺〔一〕氏经验方。**臁胫烂疮**牛蹄甲烧灰，桐油和敷。海上方。**玉茎生疮**牛蹄甲烧灰，油调敷之。奚囊。

阴茎黄牛、乌牛、水牛并良。〔主治〕**妇人漏下赤白，无子。**苏恭

牯牛卵囊〔主治〕**疝气。一具煮烂，入小茴香，盐少许拌食。**吴球

毛〔主治〕**脐中〔二〕毛，治小儿久不行。**苏恭 **耳毛、尾毛、阴毛，并主通淋闭。**

〔发明〕〔时珍曰〕古方牛耳毛、阴毛、尾毛，治淋多用之，岂以牛性顺而毛性下行耶？又治疟病，盖禳之之义耳。时珍

〔附方〕旧一，新三〔三〕。**卒患淋疾**牛耳中毛烧取半钱，水服。尾毛亦可。集验方。**小儿石淋**特牛阴〔四〕毛烧灰，浆水服一刀圭，日再。张文仲方。**邪气〔五〕疟疾**外台：用黑牛尾烧末，酒服方寸匕，日三服。一用牯牛阴毛七根，黄荆叶七片，缚内关上，亦效。

口涎〔日华曰〕以水洗老牛口，用盐涂之，少顷即出。或以荷叶包牛口使耕，力乏涎出，取之。〔主治〕**反**

〔一〕蔺：原作「兰」，金陵本同。今据本书卷一引据医家书目改。
〔二〕中：原脱，今据唐本草卷十五及大观、政和本草卷十七牛角䚡条补。
〔三〕三：原作「二」，金陵本同。今按下新附方数改。
〔四〕阴：此下原有「头」字，金陵本同。今据外台卷三十六引文仲方删。
〔五〕邪气：金陵本同。外台卷五引备急方作「间日」。

胃呕吐。日华 水服二匙〔一〕，终身不噎。思邈 吮小儿，治客忤。灌一合，治小儿霍乱。入盐少许，顿服一盏，治喉闭口噤。时珍 出外台胡居士方。

〔附方〕新七。噎膈反胃集成：用糯米末，以牛涎拌作小丸，煮熟食。危氏得效：香牛饮：用牛〔二〕涎一盏，入麝香少许，银盏顿热。先以帛紧束胃脘，令气喘，解开，乘热饮之。仍以丁香汁入粥与食。普济：千转〔三〕丹：用牛涎、好蜜各半斤，木鳖仁三十个研末，入铜器熬稠。每以两匙和粥与食，日三服。小儿流涎取东行牛口中涎沫，涂口中及颐上，自愈。外台方。小儿口噤身热吐沫不能乳。方同上〔四〕。圣惠方。损目破睛牛口涎日点二次，避风。黑睛破者亦瘥。肘后。身面疣目牛口涎频涂之，自落。千金。

鼻津

〔主治〕小儿中客忤，水和少许灌之。又涂小儿鼻疮及湿癣。时珍 出外台诸方。

耳垢 乌牛者良。〔时珍曰〕以盐少许入牛耳中，痒即易取。

〔主治〕蛇伤，恶蛓毒。恭 蛓，毛虫也。治痈肿未成脓，封之即散。疳虫蚀鼻生疮，及毒蛇螫人，并敷之。时珍

〔附方〕新三。疔疮恶肿黑牛耳垢敷之。圣惠方。胁漏出水不止〔五〕。用乌牛耳垢傅之〔六〕，即瘥〔七〕。普济方〔八〕。鼻衄不止牛耳中垢、车前子末等分和匀〔九〕，塞之良。总录。

〔一〕水服二匙：金陵本同。千金方卷十六第六作「老牛涎枣核大，水中饮之」。
〔二〕牛：金陵本同。世医得效方卷五作「羯牛」，并有取牛涎法。
〔三〕转：原作「啭」，金陵本同。今据普济方卷三十六改。
〔四〕方同上：按此方见圣惠方卷八十二，惟方中「颐」字误作「额」，当据千金方卷五下第九及外台卷三十五改正。
〔五〕胁漏出水不止：金陵本同。普济方卷二九三作「胁下生漏疮如牛眼之状，脓血不止」。
〔六〕用乌牛耳垢傅之：金陵本同。普济方卷二九三作「用盐少许，安白牛耳内，然后取耳中垢，以傅疮上」。
〔七〕瘥：普济方卷二九三，此下有「如不用盐，牛耳不痒，即难取垢」。
〔八〕普济方：原脱，今据普济方卷二九三补。
〔九〕和匀：金陵本同。圣济总录卷七十作「和作梃子」。

溺黄犍（牸〔一〕）牛、黑牯牛者良。**〔气味〕**苦、辛，微温，无毒。〔之才曰〕寒。**〔主治〕**水肿，腹胀脚满，利小便。别录

〔附方〕旧六，新三〔二〕。**水肿尿涩**心镜〔三〕：用乌犍牛尿半升，空腹饮。小便利，良。集验〔四〕：用黄犍牛尿，每饮三升。老、幼减半。**水气喘促**小便涩。用牸牛尿一斗，诃黎勒〔五〕皮（末）半斤。先以铜器熬尿至三〔六〕升，入末熬至可丸，丸梧子大。每服茶下三十丸，日三服。当下水及恶物为效。普济方。**脚气胀满**尿涩。取乌特〔七〕以铜器，取乌特〔八〕牛尿三〔九〕升，勤〔十〕饮之。小便利则〔十一〕消〔十二〕。肘后。**风毒脚气**〔七〕以铜器，取乌特〔八〕牛尿三〔九〕升，勤〔十〕饮之。

久患气胀乌牛尿一升，空心温服〔十四〕，气散止。广济方。**癥癖鼓胀**乌牛尿一升，微火煎如稠饴，空心服枣许，当鸣转病出。隔日更服之。千金翼。**霍乱厥逆**服乌牛尿二升。

〔一〕牸：金陵本同。按唐本草卷十五、千金翼卷三及大观、政和本草卷十七牛角䚡条引别录俱无此字，今加括号。

〔二〕旧六新三：原作「旧三新五」，今按下列新旧附方数改。

〔三〕心镜：原作「小品」，金陵本同。今据大观、政和本草卷十七牛角䚡条附方改，仍计入旧附方数内。

〔四〕集验：原作「肘后」，金陵本同。肘后卷四第二十五附方引梅师方，与大观、政和本草卷十七牛角䚡条附梅师方全同。但彼方用黄牛尿一升，与此方文亦稍异。此方见外台卷二十引集验方，与大观、政和本草卷十六牛黄条引图经文全同。今据改，仍计入旧附方数内。

〔五〕勒：原脱，今据普济方卷一九四补。

〔六〕三：金陵本同。普济方卷一九四作「二」。

〔七〕气：肘后卷三第二十一及大观、政和本草卷十七牛角䚡条附方，此下俱有「若胫已满，捻（肘后作捏，声义俱近）之没指」。

〔八〕特：金陵本及肘后卷三第二十一同。大观、政和本草卷十七牛角䚡条附方俱作「牸」。

〔九〕三：金陵本同。肘后及大观、政和本草附方俱作「一二三」。

〔十〕勤：原脱，今据大观、政和本草卷十七牛角䚡条附方补（肘后「勤」误作「勒」）。

〔十一〕则：金陵本同。肘后及大观、政和本草附方俱作「渐渐」二字。

〔十二〕消：肘后卷三第二十一，此后有「尿取新者为佳。无乌牛，纯黄者亦可用之。」大观、政和本草附方略同。

〔十三〕特：金陵本同。政和本草卷十六牛黄条图经引杨炎南行方作「特」。大观本草作「犊」，字书无，疑是「牸」字之误。当以政和作「特」为正。

〔十四〕服：大观、政和本草卷十七牛角䚡条附方，此下俱有「日一服」三字。

千金方。**刺伤中水**服乌牛尿二升，三服止。梅师。

屎稀者名牛洞。乌牯、黄牯牛者良。

〔气味〕苦，寒，无毒。镜源云：牛屎抽铜晕。烧火，能养一切药力。

〔主治〕水肿恶气。干者燔之，敷鼠瘘恶疮。别录 烧灰，敷灸疮不瘥。藏器 敷小儿烂疮烂痘，及痈肿不合，能灭瘢痕。时珍 绞汁，治消渴黄瘅，脚气霍乱，小便不通。苏恭

〔发明〕〔时珍曰〕牛屎散热解毒利溲，故能治肿、疸、霍乱、疳痢、伤损诸疾。烧灰则收湿生肌拔毒，故能治痈疽、疮瘘、烂痘诸疾也。宋书：孙法宗苦头创。夜有女人至，曰：我天使也。事本不关善人，使者误及尔。但取牛粪煮敷之，即验。如其言果瘥。此亦一异也。

〔附方〕旧七，新二十二。**水肿溲涩**黄牛尿一升，绞汁饮〔一〕，溲利瘥〔二〕，勿食盐。梅师。**湿热黄病**黄牛粪日干为末，面糊丸梧子大。每食前，白汤下七十丸。简便方。**霍乱吐下**不止，四肢逆冷。外台〔三〕：用黄牛屎半升，水二〔四〕升，煮三沸〔五〕，服半升止。圣惠〔六〕：用乌牛粪绞汁一合，以百日儿乳汁一合和，温服。**疳痢垂死**新牛〔七〕屎一升，水一升，搅澄汁服〔八〕。不过三服。必效方。**卒死不省**四肢不收。取牛洞一升，和温酒灌之〔九〕。或以湿者绞汁亦可。此扁鹊法也。时后 **卒阴肾痛**牛屎烧灰，酒和敷之，良〔十〕。梅

〔一〕黄牛尿一升绞汁饮：金陵本同。按肘后卷四第二十五附方及大观、政和本草卷十七牛角䚡条附方引梅师方俱作「黄牛尿饮一升，日至夜」，不知濒湖何故改「尿」为「屎」？原已计入旧附方数内，姑仍之。

〔二〕溲利瘥：金陵本同。肘后卷四第二十五附梅师方作「小便利差」，义同。大观、政和本草卷十七牛角䚡条附梅师方俱作「小便涩利差小者，从少起。」

〔三〕外台：按外台卷六及大观、政和本草卷十七牛角䚡条附方引必效方，此方治「上吐下利者，为湿霍乱」。

〔四〕二：金陵本同。外台卷六及大观、政和本草卷十七牛角䚡条附方俱作「一」。

〔五〕沸：外台及大观、政和本草附方，此上俱有「两」字，此下俱有「和牛屎滤取汁」。

〔六〕圣惠：圣惠卷四十七，此方治「霍乱心腹胀痛，不得利。」

〔七〕牛：金陵本同。外台卷二十五引必效方作「羊」。

〔八〕搅澄汁服：金陵本同。外台卷二十五作「渍经宿，明旦绞汁顿服之。」此下尚有「极重者」三字。

〔九〕取牛洞一升和温酒灌之：今本肘后无此文。文见金匮卷下第二十三。

〔十〕良：金陵本同。大观、政和本草卷十七牛角䚡条附方俱作「干即易」三字。

师。**脚跟肿痛**不能着地。用黄牛屎，入盐炒热，罨之。王永辅惠济方。**妊娠腰〔一〕痛**牛屎烧末，水服方寸匕，日三。外台。**妊娠毒肿〔二〕**㹅牛屎烧灰，水服方寸匕，日三。并以酢和封。千金方。**子死腹中**湿牛粪涂腹上，良〔三〕。千金〔四〕。**小儿口噤**白牛粪〔五〕涂口中取瘥。总录。**小儿夜啼**牛屎一块安席下，勿令母知。食疗。**小儿头疮**野外久干牛屎（不坏者）烧灰，入轻粉，麻油调搽。普济。**小儿白秃**牛屎厚封之。秘录。**小儿〔六〕烂疮**牛屎烧灰封之。灭〔七〕瘢痕。千金。**痘疮溃烂**王兑白龙散：以腊月黄牛屎烧取白灰敷之，或卧之。即易痂疕，而无瘢痕。**痈肿不合**牛屎烧末，用鸡子白和封，干即易之，神验也。千金月令。**鼠瘘瘰疬**千金：五白膏〔八〕：白牛屎、白马屎、白羊屎、白鸡屎、白猪屎各一升〔九〕，于石上烧灰，漏卢末二两〔十〕，以猪膏一升三合〔十一〕，煎乱发一两半〔十二〕，同熬五六沸涂之〔十三〕，神验。肘后：治鼠瘘有核脓血。用热牛屎封之，日三。**蜣螂瘘疾**热牛屎封之，日数易，当有蜣

〔一〕腰：金陵本及千金卷二第四之四同。外台卷三十三作「心」。

〔二〕肿：原作「痛」，金陵本同。今据千金卷二第四之十改。

〔三〕良：金陵本同。千金卷二第六作「立出」。

〔四〕千金：原作「产宝」，金陵本同。今检产宝未见此方。方见千金卷二第六，因据改。

〔五〕粪：金陵本同。圣济总录卷一六七作「屎」。

〔六〕儿：千金卷五下第八，此下有「黄」字。

〔七〕灭：原作「减」，金陵本同。今据千金卷五下第八改。

〔八〕膏：原作「散」，金陵本同。今据千金卷二十三第一，并参考外台卷二十三改。

〔九〕升：金陵本及千金卷二十三第一同。外台卷二十三作「斤」。

〔十〕漏卢末二两：金陵本同。千金卷二十三第一作「漏卢二斤」，外台卷二十三作「漏卢、藁本各一斤」。

〔十一〕三合：原脱，今据千金卷二十三第一及外台卷二十三补。

〔十二〕半：同上。

〔十三〕同熬五六沸涂之：金陵本同。千金卷二十三第一作「令极沸消尽，乃内诸末，微微火上煎五六沸，药成。去疮痂，以盐汤洗，新帛拭干，然后傅膏。若无痂，犹须汤洗。日再。若着膏，当以帛裹上，勿令中风冷也。」外台卷二十三与千金文略同。

螂出。千金。**乳痈初起**牛屎和酒敷之，即消。姚僧坦方。**燥病疮痒**热牛屎涂之。千金。**疮伤风水**痛剧欲死者。牛屎烧灰，熏令汁出即愈。外台秘要。**跌磕伤损**黄牛屎炒热封之，裹定即效。简便。**汤火烧灼**湿牛屎捣涂之。姚和众。**恶犬咬伤**洗净毒，以热牛屎封之，即时痛止。千金。**蜂虿螫痛**牛屎烧灰，苦酒和敷。千金方。**背疮溃烂**黄黑牛粪多年者，晒干为末，入百草霜匀细，糁之。谈野翁方。

黄犊子脐屎新生未食草者，收干之。**〔主治〕九窍四肢指歧间血出，乃暴怒〔一〕所为。烧此末，水服方寸匕，日四五服，良。**藏器　出姚僧坦方。**主中恶霍乱，及鬼击吐血。以一升，和酒三升，煮汁服。**时珍　出肘后。

屎中大豆洗晒收用。**〔主治〕小儿惊痫，妇人难产。**苏恭　**〔附方〕**旧一，新二。**小儿牛痫**白牛屎中豆，日日服之，良。总微论。**妇人难产**牛屎中大豆一枚，擘作两片：一书父，一书子。仍合住，水吞之，立产。产书〔二〕。**齿〔三〕落不生**牛屎中大豆十四枚，小开豆头，以注齿根，数度即生。千金方。

圣齑〔时珍曰〕按刘恂岭表录异云：广之容南好食水牛肉，或炮或炙，食讫即啜圣齑消之，调以姜、桂、盐、醋〔四〕，腹遂不胀。圣齑如青苔状，乃牛肠胃中未化草也。**〔主治〕食牛肉作胀，解牛肉毒。**时珍

齝草音痴。**一名牛转草**即牛食而复出者，俗曰回噍。**〔主治〕绞汁服，止哕。**藏器　**疗反胃霍乱，小儿口噤风。**时珍　**〔发明〕**〔时珍曰〕牛齝治反胃噎膈，虽取象回噍之义，而沾濡口涎为多，故主疗

〔一〕怒：金陵本同。圣惠方卷三十七及大观、政和本草卷十七犊子脐屎条俱作「惊」。圣惠方论云：「因其恚怒失节，惊忿过度，暴气逆〔逆原误作迷，据普济方卷一九〇改〕溢，致令腠理开张，血脉流散也。」似「惊」、「怒」二字均可用。
〔二〕产书：原作「昝殷产宝」，金陵本同。今检产宝未见此方。大观、政和本草卷十七牛角䚡条附方俱作「产书」，因据改。
〔三〕齿：千金方卷五下第九，此上有「小儿」二字。
〔四〕醋：金陵本同。岭表录异卷上及御览八五五齑条引文俱作「酪」。

与涎之功同。

〔附方〕新四。

反胃噎膈大力夺命丸：牛转草、杵头糠各半斤，糯米一升〔一〕，为末，取黄母牛涎和，丸龙眼大，煮熟食之。入砂糖二两，尤妙。医学正传。**霍乱吐利**不止。用乌牛齝草一团，人参、生姜各三两，甜浆水一升半，煮汁五合服。刘涓子鬼遗方。**小儿流涎**用牛噍草绞汁，少少与服。普济方。**初生口噤**十日内者。用牛口齝草绞汁灌之。圣惠。

鼻拳音卷。穿鼻绳木也。

〔主治〕**木拳：主小儿痫。**别录 **治消渴，煎汁服；或烧灰，酒服。**时珍 **草拳：烧研，傅小儿鼻下疮。**别录 **烧灰，吹缠喉风，甚效。**时珍

〔附方〕新一。**消渴**牛鼻木二个（洗剉，男用牝牛，女用牡牛），人参、甘草各〔二〕半两，大白梅十〔三〕个，水四碗，煎三〔四〕碗，热服甚妙。普济方。

马本经中品

〔校正〕别录上品出马乳，今并为一。

【释名】〔时珍曰〕按许慎云：马，武也。其字象头、髦、尾〔五〕、足之形。牡马曰骘（音质），曰儿；牝马曰骆，曰骒〔六〕，曰草。去势曰骟。一岁曰𫘫〔七〕（音弦〔八〕），二岁曰驹，三岁曰駣（音桃〔九〕），八岁曰𫘪（音八）〔十〕。名色甚多，详见

〔一〕升：金陵本同。医学正传卷三噎膈段大力夺命丸作「斤」。
〔二〕各：原脱，今据是斋百一选方卷十二治消渴方及普济方卷一七六人参散补。
〔三〕十：原作「一」，金陵本同。今据是斋百一选方卷十二及普济方卷一七六改。
〔四〕三：金陵本及普济方卷一七六同。是斋百一选方卷十二作「二」。
〔五〕尾：说文卷十上马部，此下有「四」字。
〔六〕骒：原作「课」，金陵本同。尔雅·释畜：「牡曰骘，牝曰骆。」郝懿行义疏云：「今东齐人以牡为儿马，牝为骒马。」今据改。
〔七〕𫘫：金陵本同。说文卷十上马部段注：「韵书、字书皆作𫘫，疑非是，不当从十也。」
〔八〕弦：原作「注」，金陵本同。今据说文卷十上马部改。御览八九三马条注音「环」，二读均可。
〔九〕音桃：金陵本同。御览八九三马条注作「音兆」，二读均可。
〔十〕三岁曰駣（音桃）八岁曰𫘪（音八）：原作「三岁曰騑，四岁曰駣（音桃）」，金陵本同。按说文卷十上马部驹条云：「三岁曰駣。」与周礼·夏官·廋人「教駣攻驹」郑司农说相合。疑「駣」因形近而误为「騑」，适玉篇卷下马部第三五七有「駣，马四岁也」之语，故濒湖竟依之立说。今据说文马部及御览八九三引文订正。

尔雅及说文。梵书谓马为阿湿婆。

【集解】〔别录曰〕马出云中平泽〔一〕。〔弘景曰〕马色类甚多，入药以纯白者为良。其口、眼、蹄皆白者，俗中时有两三尔。小小用则不必拘也。〔时珍曰〕别录以云中马为良。云中，今大同府也。大抵马以西北方者为胜，东南者劣弱不及。马应月，故十二月而生。其年以齿别之。在畜属火，在辰属午。或云：在卦属乾，属金。马之眼光照人全身者，其齿最少；光愈近，齿愈大。马食杜衡善走，食稻则足重，食鼠屎则腹胀，食鸡粪则生骨眼。以僵蚕、乌梅拭牙则不食，得桑叶乃解。挂鼠狼皮于槽亦不食。遇海〔二〕马骨则不行。以猪槽饲马，石灰泥马槽，马汗着门，并令马落驹。系猕猴于厩，辟马病。皆物理当然耳。

肉 以纯白牡马者为良。

〔气味〕辛、苦，冷，有毒。〔诜曰〕有小毒。〔士良曰〕有大毒。〔思邈曰〕无毒。〔日华曰〕只堪煮食，余食难消。渍以清水，搦洗血尽乃煮。不然则毒不出，患疔肿。或曰以冷水煮之，不可盖釜。〔鼎曰〕马生角，马无夜眼，白马青蹄，白马黑头者，并不可食，令人癫。马鞍下肉色黑及马自死者，并不可食，杀人。马黑脊而斑〔三〕臂者漏〔四〕，不可食。〔萧炳曰〕患痢、生疥〔五〕人勿食，必加剧。妊妇食之，令子过月；乳母食之，令子疳瘦。〔诜曰〕同仓米、苍耳食，必得恶病，十有九死。同姜食，生气嗽。同猪肉食，成霍乱。食马肉毒发心闷者，饮清酒则解，饮浊酒则加。〔弘景曰〕秦穆公云：食骏马肉不饮酒，必杀人。〔时珍曰〕食马中毒者，饮芦根〔六〕汁、食杏仁可解。

〔主治〕伤中〔七〕，除〔八〕热下气，长筋骨〔九〕，强腰脊，壮健，强志轻身，不饥。

〔一〕平泽：原脱，今据唐本草卷十五、千金翼卷三及大观、政和本草卷十七白马茎条引别录文补。
〔二〕海：原作「侮」，金陵本同。今从张本改。
〔三〕斑：金陵本同。礼记・内则作「般」，古通用。
〔四〕漏：金陵本同。礼记・内则注：「当为『蝼』，如蝼蛄臭也。」
〔五〕疥：原作「芥」，今据金陵本改，与大观、政和本草卷十七白马茎条合。
〔六〕芦根：原作「芦菔」，金陵本同。今据本书卷十五芦条根笋段附方改，与本卷末解诸肉毒条一致。
〔七〕伤中：金陵本同。按唐本草卷十五、千金翼卷三及大观、政和本草卷十七白马茎条肉项引别录俱无。白马茎项引本经有此二字，不知濒湖何故重出于此？以应据删。
〔八〕除：金陵本同。按此字千金翼及大观、政和本草俱无，惟唐本草卷十五白马茎条有。
〔九〕骨：金陵本同。唐本草卷十五、千金翼卷三及大观、政和本草卷十七白马茎条俱无。

作脯，治寒热瘘痹。别录 煮汁，洗头疮白秃。时珍 出圣惠。〔附方〕旧一。豌豆疮毒马肉煮清汁，洗之。兵部手集。

鬐膏 鬐，马项上鬐〔一〕也。白马者良。〔气味〕甘，平，有小毒。〔镜源云〕马脂柔五金。〔主治〕生发。别录 治面䵟，手足皴粗。入脂泽，用疗偏风口㖞僻。时珍 〔发明〕〔时珍曰〕按灵枢经云：卒口僻急者〔二〕，颊筋有寒，则急引颊移〔三〕，颊筋有热，则纵缓不收〔四〕。以桑钩钩之，以生桑灰〔五〕置坎中坐之〔六〕，以马膏熨其急颊，以白酒和桂末涂其缓颊，且饮美酒，啖炙肉，为之三拊〔七〕而已。灵枢无注本，世多不知此方之妙。窃谓口颊㖞僻，乃风中血脉也。手足阳明之筋络于口，会太阳之筋络于目。寒则筋急而僻，热则筋缓而纵。故左中寒则逼热于右，右中寒则逼热于左，寒者急而热者缓也。急者皮肤顽痹，荣卫凝滞。治法急者缓之，缓者急之。故用马膏之甘平柔缓，以摩其急，以润其痹，以通其血脉。用桂酒之辛热急束，以涂其缓，以和其荣卫，以通其经络。桑能治风痹，通节窍也。病在上者，酒以行之，甘以助之；故饮美酒，啖炙肉云。

乳 〔时珍曰〕汉时以马乳造为酒，置挏〔八〕马之官，谓挏撞而成也。挏音同〔九〕。〔气味〕甘，冷，无

〔一〕马项上鬐：原作「项上」，金陵本同。今据广韵卷一·六脂·鬐条补「马」、「鬐」二字。

〔二〕急者：灵枢经·经筋篇，此下有「目不合，热则筋纵，目不开。」甲乙经卷二第六及太素卷十三经筋略同。

〔三〕移：灵枢卷四第十三、甲乙卷二第六及太素卷十三经筋，此下俱有「口」字。

〔四〕纵缓不收：金陵本同。灵枢经·经筋篇作「筋弛纵缓，不胜收故僻。」甲乙卷二第六与之同，但无「缓」字。太素卷十三与之同，但无「收」字，义长。杨注：「不胜谓热不胜其寒，所以缓口移去，故喎僻也。」

〔五〕灰：金陵本、灵枢及甲乙同。太素卷十三作「炭」，义长。

〔六〕坐之：金陵本同。灵枢卷四第十三、甲乙卷二第六及太素卷十三经筋俱作「高下与坐等」(灵枢借「以」为「与」)五字。太素杨注：「仍于壁上为坎，令与坐等，坎中生桑炭火。」

〔七〕拊：金陵本、灵枢、甲乙及太素俱同。太素杨注：「拊，摩也，音抚。如此摩拊饮啖，为之至三，自得中平。」

〔八〕挏：原作「桐」，金陵本同。今从张本改，与汉书·百官公卿表合。

〔九〕挏音同：按广韵·一东，挏固可音「同」，但又可音「动」。汉书·百官公卿表注：「晋灼曰：『挏音挺挏之挏。』师古曰：『晋音是也。挏音徒孔反。』」与广韵·一董合。

毒。〔思邈曰〕性冷利〔一〕。同鱼鲙〔二〕食，作瘕。〔主治〕止渴。别录〔三〕治热。作酪，性温，饮之消肉。苏恭

心已下并用白马者良。〔主治〕喜忘。别录　肘后方：治心昏多忘。牛、马、猪、鸡心，干之为末。酒服方寸匕，日三，则闻一知十。〔诜曰〕患痢人食马心，则痞闷加甚〔四〕。

肺〔主治〕寒热，小儿茎萎。〔掌禹锡曰〕小儿无茎萎之疾〔五〕，疑〔六〕误。〔时珍曰〕按千金方无小儿二字〔七〕。

肝〔气味〕有大毒〔弘景曰〕马肝及鞍下肉〔八〕，杀人。〔时珍曰〕按汉景帝〔九〕云：食肉毋食马肝。又汉武帝〔十〕云：文成食马肝而死。韦庄云：食马留肝。则其毒可知矣。方家以豉汁、鼠矢〔十一〕解之。〔附方〕新一。月

〔一〕冷利：金陵本同。千金卷二十六第五作「辛温」。唐本草卷十五及大观、政和本草卷十六马乳条苏恭注等乃云「冷利」。

〔二〕鱼脍：金陵本同。千金卷二十六第五及大观、政和本草卷十六马乳条引孙真人俱作「生鱼」。

〔三〕别录：原在「治热」二字之下，金陵本同。按唐本草卷十五及大观、政和本草卷十七白马茎条，「治热」二字非别录文，乃苏恭注。今将「别录」二字移此。

〔四〕患痢人食马心则痞闷加甚：金陵本同。按大观、政和本草卷十七白马茎条引孟诜，止云「患痢人不得食」，无「痞闷加甚」之说。同条引食疗云：「又食诸马肉心闷，饮清酒即解，浊酒即加。」濒湖似将「心闷」二字分开，以「心」属上，谓食诸马肉及心，则闷。但与前引孟诜「食马肉毒发心闷」之文又不一致。

〔五〕之疾：原脱，今据大观、政和本草卷十七白马茎条补。

〔六〕疑：金陵本同。大观、政和本草卷十七白马茎条俱作「必」。

〔七〕千金方无小儿二字：按千金方卷二十六第五云：「肺主寒热茎痿。」故濒湖云无小儿二字。但唐本草卷十五、千金翼卷三及大观、政和本草卷十七白马茎条俱有。

〔八〕肉：唐本草卷十五及大观、政和本草卷十七白马茎条，此下俱有「旧言」二字。

〔九〕汉景帝：原作「汉武帝」，金陵本同。大观、政和本草卷十七白马茎条引文作「上」。按汉书·儒林传·辕固传，「上」谓「汉景帝」，濒湖误以为「汉武帝」，今据改。

〔十〕汉武帝：原无，金陵本同。按「文成食马肝而死」，见史记·封禅书，乃汉武帝语。上文既改「汉武帝」为「汉景帝」，此间自当补「汉武帝」三字。

〔十一〕矢：原作「失」，金陵本同。今据大观、政和本草卷二十二牡鼠条及本书卷五十一鼠条引梅师方改。

水不通心腹滞闷，四肢疼痛。用赤马肝一片炙研，每食前热酒调〔一〕服一钱。通乃止。圣惠。

肾〔时珍曰〕按熊太古冀越集云：马有墨在肾，牛有黄在胆，造物之所钟也。此亦牛黄、狗宝之类，当有功用。惜乎前人不知，漫记于此以俟。

白马阴茎〔修治〕〔藏器曰〕凡收，当取银色无病白马，春月游牝时，力势正强者，生取阴干，百日用。〔敩曰〕用时以铜刀破作七片，将生羊血拌蒸半日，晒干，以粗布拭〔二〕去皮及干血，挫碎用。〔气味〕甘、咸，平，无毒。〔主治〕伤中，脉绝〔三〕阴不起，强志益气，长肌肉肥健，生子。本经 小儿惊痫。别录 益丈夫阴气。〔诜曰〕阴干，同肉苁蓉等分为末，蜜丸梧子大。每空心酒下四十丸，日再。百日见效。〔甄权曰〕主男子阴痿，房中术偏用之。

驹胞衣〔主治〕妇人天癸不通。煅存性为末，每服三钱，入麝香少许，空腹新汲水下，不过三服，良。孙氏集效。

眼白马者，生杀取之。〔气味〕平，无毒。〔主治〕惊痫腹满疟疾。本经〔四〕小儿魃病，与母带之。苏恭

夜眼在足膝上。马有此能夜行，故名。〔主治〕卒死尸厥，龋齿痛。时珍〔附方〕旧一，新二。卒死尸厥用白马前脚夜目二枚，白马尾十四茎，合烧，以苦酒丸如小豆大。白汤灌下二丸，须臾再服〔五〕，即苏。

〔一〕调：原脱，今据圣惠方卷七十二补。
〔二〕拭：原脱，今据大观、政和本草卷十七白马茎条补。
〔三〕脉绝：原作「绝脉」，金陵本同（唐本草脱「脉」字）。今据千金翼卷三及大观、政和本草卷十七白马茎条改。
〔四〕本经：原作「别录」，金陵本同。按大观、政和本草卷十七白马茎条，「惊痫腹满疟疾」俱作白字，认为本经文。今据改。
〔五〕服：肘后卷一第二，此下有「一丸」二字。

肘后。虫牙䘌痛肘后〔一〕：用马夜眼如米大，绵裹纳孔中，有涎吐去，永断根源。或加生附子少许。玉机微义：用马夜眼烧存性敷之，立愈。

牙齿已下并用白马者良。〔气味〕甘，平，有小毒。〔主治〕小儿马〔二〕痫。水磨服〔三〕。别录烧灰唾和，涂痈疽疔肿，出根效。藏器〔附方〕旧一，新三。肠痈未成马牙烧灰，鸡子白和，涂之〔四〕。千金方。疔肿未破〔五〕白马齿烧灰，先以针刺破乃封之，用湿面围肿处〔六〕，醋洗去之，根出大验。肘后。赤根疔疮马牙齿捣末，腊猪脂和敷，根即出也。烧灰亦可。千金方。虫牙作痛马牙一枚，煅热投醋中，七次，待冷含之，即止。唐瑶经验方。

骨〔气味〕有毒。〔主治〕烧灰和醋，敷小儿头疮及身上疮。孟诜止邪疟。烧灰和油，敷小儿耳疮、头疮、阴疮、瘭疽有浆如火灼。敷乳头饮儿，止夜啼。时珍出小品、外台诸方〔七〕。

头骨〔气味〕甘，微寒，有小毒〔八〕。〔藏器曰〕头骨埋于午地，宜蚕；浸于上流，绝水蜞虫。

〔一〕肘后：原脱，今据大观、政和本草卷十七白马茎条附方补，与本书附方旧一相合。

〔二〕马：金陵本、唐本草、千金翼及大观本草俱同。惟政和本草卷十七白马茎条作「惊」，疑涉其下日华本草而误。

〔三〕水磨服：金陵本同。唐本草、千金翼及大观、政和本草引别录俱无此文，乃濒湖据日华本草所加。

〔四〕之：千金卷二十三第二，此下有「干则易」三字。

〔五〕疔肿未破：金陵本及外台卷三十同。大观、政和本草卷十七白马茎条附方引肘后作「背疮」。检今本肘后未见此方，仍计入旧附方数内。

〔六〕处：大观、政和本草卷十七白马茎条附方，此下有「后以酽」三字。外台卷三十，此下有「候肿软，用好」五字。

〔七〕方：此下原有「〔附方〕旧一。辟瘟疫气。绛袋盛马骨佩之，男左女右。肘后方。」计二十二字。金陵本同。按大观、政和本草卷十七白马茎条旧附此方，但用「马蹄屑」，不用「马骨」。肘后卷二第十五及普济方卷一五一引肘后俱用「马蹄屑」，别无用「马骨」之方。濒湖既将此方采入本条悬蹄段，并计入旧附方数内。此间不当重出，今据删。

〔八〕毒：此下原有「韩保鼎曰大热」六字，金陵本同。今检大观、政和本草卷二引蜀本（疑将「乌头」误作「马头」）及卷十七白马茎条引蜀本及食疗俱无此文，显系错简，因删。

〔主治〕喜眠，令人不睡。烧灰，水服方寸匕，日三夜一。作枕亦良。别录〔一〕治齿痛。烧灰，傅头、耳疮。日华疗马汗气入疮痛肿，烧灰傅之，白汁出，良。时珍〔附方〕新三。胆虚不眠〔二〕用马头骨灰、乳香各一两，酸枣仁（炒）二两，为末。每服二钱，温酒服。圣济〔三〕。胆热多眠马头骨灰、铁粉各一两，朱砂半两，龙脑半分〔四〕，为末，炼蜜丸梧子大。每服三十〔五〕丸，竹叶汤下〔六〕。圣惠方。臁疮溃烂三四年。马牙匡骨烧研，先以土窖过，小便洗数次，搽之。

胫骨〔气味〕甘，寒，无毒。〔主治〕煅存性，降阴火，中气不足者用之，可代黄芩、黄连。朱震亨

悬蹄赤、白马俱入用。〔气味〕甘，平，无毒。〔甄权〔七〕曰〕热。〔主治〕惊邪瘈疭乳难，辟恶气鬼毒，蛊疰不祥。本经止衄血〔八〕内漏，龋齿。赤马者治妇人赤崩，白马者治漏下〔九〕白崩。别录主癫痫、齿痛。蜀本〔十〕疗肠痈，下瘀血，带下，杀虫。又烧灰

〔一〕别录：按唐本草卷十五、千金翼卷三及大观、政和本草卷十七白马茎条，仅「主喜眠，令人不睡」七字为别录文。又据大观、政和本草，「烧灰，水服方寸匕，日三夜一」为肘后方文，「作枕亦良」为日华本草文。

〔二〕眠：圣济总录卷四十二及普济方卷三十四，此下俱有「精神恍惚」四字。

〔三〕圣济：原作「圣惠」，金陵本同。今检圣惠未见此方。方见圣济总录卷四十二，名乳香散，因据改。

〔四〕龙脑半分：金陵本及圣惠方卷三同。普济方卷三十四引圣惠方作「龙骨五分」。

〔五〕三十：金陵本同。圣惠方卷三及普济方卷三十四俱作「五」。

〔六〕下：圣惠方卷三及普济方卷三十四，此下俱有「食后服」三字。

〔七〕甄权：金陵本同。按大观、政和本草卷十七白马茎条俱作「药诀」，当是陶弘景所撰之「药总诀」（本书卷一历代诸家本草）。濒湖改作「甄权」，疑误。

〔八〕血：原脱，今据唐本草卷十五、千金翼卷三及大观、政和本草卷十七白马茎条补。

〔九〕漏下：同上。

〔十〕蜀本：金陵本同。按大观、政和本草卷二，用白马悬蹄治癫痫，乃采自「药对」；治齿痛，乃采自「本经（实为别录文）」。均非采自「蜀本」。

入盐少许，掺走马疳蚀，甚良。时珍 出钩玄诸方。赤马者辟温疟。孟诜

〔附方〕旧五，新四〔一〕。

损伤〔二〕瘀血在腹。用白马蹄烧烟尽，研末。酒服方寸匕，日三夜一，血化为水也。刘涓子鬼遗方。

妇人血病方同上。

五色带下白马左蹄烧灰。酒服方寸匕，日三。外台。

肠痛腹痛其状两耳轮甲错，腹痛，或绕脐有疮如粟，皮热〔三〕，下脓血。用马蹄灰和鸡子白涂，即拔毒气出〔四〕。千金。

虫蚀肛烂见五脏则死。以猪脂和马蹄灰，绵裹导入下部，日数度瘥。肘后方。

龋齿疼痛削白马蹄塞之〔五〕，不过三度。千金方。

小儿〔六〕头疮出脓，昼开夜合。马蹄烧灰，生油调涂。圣惠方。

小儿夜啼马蹄末，敷乳上饮之。普济〔七〕。

辟禳瘟疫以绛囊盛马蹄屑二两〔八〕佩之，男左女右。肘后。

皮 〔主治〕妇人临产，赤马皮〔九〕催生，良。孟诜 治小儿赤秃，以赤马皮、白马蹄烧灰，和腊猪脂敷之，良。时珍 出圣惠。

鬐毛即骔也。一名鬣。〔气味〕有毒。〔主治〕小儿惊痫，女子崩中赤白。别录

〔一〕旧五新四：原作「旧四新五」，今按下列新旧附方数改。

〔二〕损伤：金陵本同。鬼遗方卷二及大观、政和本草卷十七白马茎条附方俱作「被打」，义微异。

〔三〕皮热：原脱，今据千金卷二十三第二补。金匮卷中第十八云：「诸痈肿，欲知有脓无脓，以手掩肿上，热者为有脓，不热者为无脓。」

〔四〕气出：千金卷二十三第二，此下有「不过再」三字。

〔五〕塞之：金陵本及大观、政和本草卷十七白马茎条附方同。千金卷六下第六作「如米许，以绵裹，着痛处孔中」。

〔六〕小儿：原作「赤秃」，金陵本同。今据圣惠方卷九十改。大观、政和本草卷十七白马茎条附圣惠方：「治头赤秃，用白马蹄烧灰为〔为字据圣惠补〕末，以腊月猪脂和，傅之。」方见圣惠方卷四十一。濒湖似欲将两方合而为一，徒滋混乱，不从，亦不计入旧附方数内。

〔七〕普济：原作「总录」，金陵本同。今检圣济总录未见此方。方见普济方卷三六一，因据改。

〔八〕二两：原脱，今据肘后卷二第十五及大观、政和本草卷十七白马茎条附方补。

〔九〕皮：大观、政和本草卷十七白马茎条，此下有「铺之，令产母坐上」。

〔思邈曰〕赤用赤马，白用白马。**烧灰，服**〔一〕**止血，涂恶疮。**日华

尾

〔主治〕女人崩中，小儿客忤。时珍

〔发明〕〔时珍曰〕马尾，济生方治崩中，十灰散中用之。又延寿书云：剔牙用马尾，令齿疏损。近人多用烧灰揩拭，最腐齿龈。不可不知。

〔附方〕旧一，新一〔二〕。

小儿客忤小儿中马毒客忤。烧马尾烟于前，每日熏之，瘥乃止。圣惠方〔三〕。

腹内蛇瘕白马尾切〔四〕，酒服。初服长〔五〕五分一匕，大者自出〔六〕；次服三〔七〕分者〔八〕一匕，中者亦出〔九〕；更服二〔十〕分者〔十一〕一匕，小者复出〔十二〕。不可顿服，杀人。千金方〔十三〕。

脑

〔气味〕有毒。〔诜曰〕食之令人癫。

〔主治〕断酒，腊月者温酒服之。孙思邈

血

〔气味〕有大毒。〔诜曰〕凡生马血入人肉中，一二日便肿起，连心即死。有人剥马伤手，血入肉，一夜致死。

〔一〕服：金陵本同。按大观、政和本草卷十七白马茎条引日华子俱无「服」字，未明言究为内服，或为外用。

〔二〕旧一新一：原作「旧二」。按下治腹内蛇瘕一方，未见于大观、政和本草，为本书新附，今据改。

〔三〕圣惠方：金陵本同。按此方见圣惠方卷八十二。大观、政和本草卷十七白马茎条附方采自「简要济众」，仍计入旧附方数内。

〔四〕切：此下原有「细」字，金陵本同。今据千金方卷十一第五删。

〔五〕长：原脱，今据千金方卷十一第五补。按原方「五分、三分、二分」，乃所切马尾之长度。濒湖改写，易使人误为重量。

〔六〕大者自出：原脱，今据千金方卷十一第五补。

〔七〕三：金陵本同。千金方卷十一第五作「二」，不及「三」字义长。

〔八〕者：原脱，今据千金方卷十一第五补。

〔九〕中者亦出：同上。

〔十〕二：金陵本同。千金方卷十一第五作「三」，不及「二」字义长。

〔十一〕者：原脱，今据千金方卷十一第五补。

〔十二〕小者复出：同上。

〔十三〕千金方：原作「千金翼」，金陵本同。今检千金翼未见此方。方见千金方卷十一第五，因据改。

汗　〔气味〕有大毒。〔弘景曰〕患疮人，触马汗、马气、马毛、马尿、马屎者，并令加剧。〔诜曰〕马汗入疮，毒攻心欲死者，烧粟秆灰淋汁浸洗，出白沫，乃毒气也。岭南有人用此得力。

〔附方〕新二。**黥刺雕青**以白马汗搽上，再以汗调水蛭末涂之。子和。**饮酒欲断**刮马汗，和酒服之。千金。

白马溺　〔气味〕辛，微寒，有毒。〔主治〕消渴，破癥坚积聚，男子伏梁积疝，妇人瘕积，铜器承饮之。别录　洗头疮白秃，渍恶刺疮，日十次，愈乃止。孟诜　热饮，治反胃杀虫。时珍

〔发明〕〔时珍曰〕马尿治癥瘕有验。按祖台之志怪云：昔有人与其奴皆患心腹痛病。奴死剖之，得一白鳖，赤眼仍活。以诸药纳口中，终不死。有人乘白马观之，马尿堕鳖而鳖缩。遂以灌之，即化成水。其人乃服白马尿而疾愈。此其征效也。反胃亦有虫积者，故亦能治之。

〔附方〕旧二，新七。**肉癥思肉**用白马尿三升，空腹〔一〕饮之。当吐肉出，不出者死。千金〔二〕。**食发成瘕**咽中〔三〕如有虫上下是也。白马尿饮之，佳。千金。**伏梁心积**铜器盛白马尿一升，旦旦服之，妙。小品。**妇人乳肿**马尿涂之，立愈。产宝。**小儿赤疵**生身上者。马尿频〔四〕洗之。千金。**虫牙疼痛**随左右含〔五〕马溺，不过三五度瘥。千金方。**利骨取牙**白马尿浸茄科三日，炒为末，点牙即落。或煎巴豆点牙亦落。勿近好牙。鲍氏。**狐尿刺疮**痛甚者。热白马尿渍之。千金。**痞块心痛**僵蚕末二钱，白马尿调服，并傅块上。摘玄方。

白马通　〔时珍曰〕马屎曰通，牛屎曰洞，猪屎曰零，皆讳其名也。凡屎必达胴肠乃出，故曰通，曰洞。胴，即广

〔一〕空腹：原脱，今据千金方卷十一第五补。大观、政和本草卷十七白马茎条附方作「空心」，义同。

〔二〕千金：原脱，今据千金方卷十一第五及大观、政和本草卷十七白马茎条附方补。

〔三〕咽中：金陵本同。千金卷十一第五作「胸前」。

〔四〕频：金陵本同。千金卷五下第八作「日四五度」。

〔五〕含：千金卷六下第六，此下有「白」字。

肠也。

〔气味〕微温，无毒。镜源云：马屎煴火，养一切药力。

〔主治〕止渴，止吐血、下血、鼻衄，金疮止〔一〕血，妇人崩中。别录 敷顶〔二〕，止衄。徐之才 绞汁服，治产后诸血气，伤寒时疾当吐下者。藏器 治时行病起合阴阳垂死者，绞汁三合，日夜各二服。又治杖疮、打损伤疮中风作痛者，炒热，包熨〔三〕五十遍，极效。孟诜 绞汁灌之，治卒中恶死。酒服，治产后寒热闷胀。烧灰水服，治久痢赤白。和猪脂，涂马咬人疮，及马汗入疮，剥死马骨刺伤人，毒攻欲死者。时珍 出小品诸方。

〔附方〕旧四〔四〕，新十六〔五〕。

吐血不止 烧白马通，以水研，绞汁一升服。梅师方。**衄血不止** 录〔六〕验：用绵裹白马屎塞之。千金：用赤〔七〕马粪绞汁，饮一二升，并滴鼻内。干者浸水亦可。**口鼻出血** 用赤马粪烧灰，温酒服一钱。钤方。**久痢赤白** 马粪一丸烧灰，水服〔八〕。肘后方。**卒中恶死** 吐利不止，不知是何病，不拘大人小儿。马粪〔九〕一丸，绞汁灌之，干者水煮汁亦可。此扁鹊法也。肘后。**搅肠沙痛** 欲死者。用马粪研汁饮之，立愈。经验方。**小儿卒忤** 马屎三升

〔一〕止：原作「出」，金陵本同。今据唐本草卷十五、千金翼卷三及大观、政和本草卷十七白马茎条改。「金疮止血」四字，自成一短句。濒湖以之属上，故易「止」为「出」。

〔二〕敷顶：大观、政和本草卷二鼻衄血条引药对，用热马通。

〔三〕包熨：金陵本同。大观、政和本草卷十七白马茎条作「分取半，替换热熨之，冷则易之」。

〔四〕四：原作「五」，今按下旧附方数改。

〔五〕六：原作「五」，今按下新附方数改。

〔六〕录：原作「绿」，今据金陵本改，与外台卷三十六引古今录验疗小儿鼻衄不止方合。

〔七〕赤：金陵本同。千金卷六上第二作「新」。但圣惠方卷三十七仍作「赤」，并云：「新旧者悉可用。」

〔八〕水服：金陵本同。外台卷二十五作「分服，酒、水随意服。已试良。」

〔九〕马粪：肘后卷一第一，此下有「向湿者」三字。外台卷二十八，此上有「湿」字。

烧末，以酒三〔一〕斗，煮三沸，取汁浴儿。避风。千金。**小儿躽啼**面青腹强，是忤客气。新马粪一团，绞汁灌之。千金〔二〕。**伤寒劳复**马屎烧末，冷酒服方寸匕〔三〕，便验。外台〔四〕。**热毒攻肢**手足肿痛欲脱。以水煮马屎汁渍之。外台。**风虫牙痛**白马屎汁，随左右含之，不过三口愈。圣惠〔五〕。**鼻齆不闻**新马屎汁，仰头〔六〕含满口，灌入鼻中〔七〕即通。普济〔八〕。**筋骨伤破**以热白〔九〕马屎傅之，无瘢。千金。**疔肿伤风**作肿〔十〕。以马屎炒，熨疮上五十遍，极效。普济方〔十一〕。**多年恶疮**或痛痒生衅。用马粪并齿同研烂，傅上，不过数次。武丞相在蜀时，胫有疮，痒不可忍，用此而瘥。兵部手集。**诸疮伤水**或伤风寒痛剧。用马屎烧烟熏，令汁出愈。千金方。**冻指欲堕**马粪煮水〔十二〕，渍半日即愈。千金。**积聚胀满**白马粪同蒜捣膏，傅患处，效。活人心统〔十三〕。**一切漏疾**白马通汁，每服一升，良。千金。

〔一〕三：金陵本及大观本草附方同。政和本草附方作「二」。千金卷五上第四作「一」。

〔二〕千金：原作「总录」，金陵本同。今检圣济总录未见此方。方见千金卷五上第四，因据改。

〔三〕匕：外台卷二，此下有「良，三炊顷」四字。

〔四〕外台：原作「圣惠方」，金陵本同。今检圣惠未见此方。方见外台卷二，因据改。

〔五〕圣惠：今检圣惠未见此方。仅卷三十四有含白马尿治齿疼方。疑「屎」、「尿」二字，因形近而误。

〔六〕仰头：原脱，今据普济方卷五十六补。

〔七〕鼻中：同上。

〔八〕普济：原作「圣惠」，金陵本同。今检圣惠未见此方。方见普济方卷五十六，因据改。

〔九〕白：金陵本同。千金卷二十五第二无「白」字，则无论何色之马，其屎皆可用。

〔十〕作肿：金陵本同。普济方卷二七三作「头痛」。

〔十一〕普济方：原作「圣惠方」，金陵本同。今检圣惠未见此方。方见普济方卷二七三，因据改。

〔十二〕煮水：金陵本同。千金卷二十二第六作「三升，以水煮令沸」。

〔十三〕统：原作「銃」，今据金陵本改，与本书卷一引据医家书目合。

屎中粟〔主治〕金创，小儿客忤，寒热〔一〕不能食。苏恭 治小儿胁痛。时珍 千金有马通粟丸。

〔附方〕旧一。剥马中毒被骨刺破欲死。以马肠中粟〔二〕屎捣傅，以尿洗之，大效。绞汁饮之亦可。外台。

白马头蛆见虫部。

马绊绳〔主治〕煎水，洗小儿痫。苏恭 烧灰，掺鼻中生疮。时珍

东行马蹄下土〔弘景曰〕作方术，可知女人外情。〔时珍曰〕淮南万毕术云：东行白马蹄下土，合三家井中泥，置人脐下，即卧不能起也。

驴唐本草

【释名】〔时珍曰〕驴，胪也。胪，腹前也。马力在膊，驴力在胪〔三〕也。

【集解】〔时珍曰〕驴，长颊广额，磔〔四〕耳修尾，夜鸣应更，性善驮负。有褐、黑、白三色，入药以黑者为良。女直、辽东出野驴，似驴而色驳，鬃尾长，骨骼大，食之功与驴同。西土出山驴，有角如羚羊，详羚羊下。东海岛中出海驴，能入水不濡。又有海马、海牛、海猪、海獾〔五〕等物，其皮皆供用。〔藏器曰〕海驴、海马、海牛〔六〕皮毛在陆地，皆候风潮

〔一〕客忤寒热：原作「寒热客忤」，金陵本同。今据唐本草卷十五及大观、政和本草卷十七白马茎条引苏恭注改。按千金卷五下第七：「马通粟丸：治少小胁下有气内痛，喘逆气息难，往来寒热，羸瘦不食。」足见「客忤」为一事，「寒热不能食」又为一事。因据改，并于「客忤」下加逗号。

〔二〕粟：金陵本同。外台卷四十及大观、政和本草卷十七白马茎条附方俱无。

〔三〕马力在膊驴力在胪：金陵本同。尔雅翼卷二十二骡条云：「马力在前膊，驴力在后髀，骡力在腰。」与此说异。

〔四〕磔：原作「磔」(金陵本残缺)，字书无。按艺文类聚卷九十四引宋·袁淑俳谐驴山公九锡云：「修尾后垂，巨耳双磔」。今据改。初学记卷二十九同。御览九〇一，「磔」误作「砾」。

〔五〕獾：金陵本同。据大观、政和本草卷十六海獭条，疑当作「獭」。

〔六〕牛：原脱，今据大观、政和本草卷十六海獭条补。

则毛起。物性如此。

肉已下通用乌驴者良。**〔气味〕甘，凉，无毒。**〔思邈曰〕酸，平。〔吴瑞曰〕食驴肉，饮荆芥茶，杀人。妊妇食之，难产。同凫茈食，令人筋急。病死者有毒。**〔主治〕解心烦，止风狂。酿酒，治一切风。**日华 **主风狂，忧愁不乐，能安心气。同五味煮食，或以汁作粥食。**孟诜 **补血益气，治远年劳损，煮汁空心饮。疗痔引虫。**时珍 **野驴肉功同。**正要 **〔发明〕**〔宗奭曰〕驴肉食之动风，脂肥尤甚，屡试屡验。日华子以为止一切风狂，未可凭也。

头肉　〔主治〕煮汁，服二三升，治多年消渴，无不瘥者。又以渍麹酝酒服，去大风动摇不休〔一〕者。孟诜 **亦洗头风风屑。**日华 **同姜齑煮汁日服〔二〕，治黄疸百药不治者。**时珍　出张文仲方。**〔附方〕**旧一。**中风头眩**心肺浮热，肢软骨疼，语蹇身颤。用乌驴头一枚，如食法，豉汁煮〔三〕食。心镜。

脂　〔主治〕敷恶疮疥癣及风肿。日华 **和酒服三升，治狂癫，不能语，不识人。和乌梅为丸，治多年疟，未发时服三〔四〕十丸。又生脂和生椒捣熟，绵裹塞耳，治积年聋疾。**孟诜 **和酒等分服，治卒咳嗽。和盐，涂身体手足风肿。**时珍　出千金。**〔附方〕**旧一〔五〕。**滴耳治聋**乌驴脂少许，鲫鱼胆一个，生油半两，和匀，纳楼〔六〕葱管中，七日取滴耳中，日二。圣惠（重

〔一〕休：原作「伏」，金陵本同。今据千金卷二十六第五驴肉条改。按「动摇不休者」五字，非孟诜语，乃濒湖采千金方文所加，因据改。

〔二〕同姜齑煮汁日服：金陵本同。外台卷四作「驴头一枚煮熟，以姜齑啖之，并随多少饮汁。」大观、政和本草卷十八驴屎条附方略同。

〔三〕煮：大观、政和本草卷十八驴屎条附方，此下俱有「着五味调，点少酥」七字。

〔四〕三：原作「二」，金陵本同。今据大观、政和本草卷十八驴屎条改。

〔五〕旧一：此下原有「新一」。按下列「滴耳治聋」方，已采入本书卷四十四鲫鱼条胆段附方中，并计入新附方数内。此间与之全同，实系重出。今姑存其方，但不计数，因删去「新一」二字，并在「圣惠」下注明「重出」。

〔六〕楼：原作「缕」，金陵本同。圣惠方卷三十六作「蒌」。今据普济方卷五十三鲫鱼胆膏及本书卷四十四鲫鱼条胆段附方改，与苏颂「又有一种楼葱，亦冬葱类」之说相合（本书卷二十六葱条集解引）。

出）。**眼中瘜肉**驴脂、白盐〔一〕等分，和匀，注两目眦头，日三夜一瘥〔二〕。千金方。

髓〔气味〕甘，温，无毒。〔主治〕耳聋。时珍

〔附方〕新二。**多年耳聋**重者用三两度，初起者一上便效。用驴前脚胫骨打破，向日中沥出髓，以瓷盒盛收。每用绵点少许入耳内，侧卧候药行。其髓不可多用，以白色者为上，黄色者不堪。又方：驴髓以针砂一合，水二合，浸十日。取清水少许，和髓搅匀，滴少许入耳中。外以方新砖半个烧赤，泼醋，铺磁石末一两在砖上，枕之至晚。如此三度，即通。并普济方。

血〔时珍曰〕热血，以麻油一盏，和搅去沫〔三〕，煮熟即成白色。此亦可异，昔无言及者。〔气味〕咸，凉，无毒。〔主治〕利大小肠，润燥结，下热气。时珍

乳〔气味〕甘，冷利，无毒。〔思邈曰〕酸，寒。〔主治〔四〕〕小儿热急黄等〔五〕。多服使利〔六〕。唐本　疗大热，止消渴。孙思邈　小儿热，急〔七〕惊邪赤痢。萧炳　小儿痫疾，客忤天吊风疾。日华　卒心痛绞结〔八〕连腰脐者，热服三升。孟诜　蜘蛛咬疮，器盛浸之。蚰蜒

〔一〕白盐：金陵本同。千金卷六上第一及大观、政和本草卷十八驴屎条附方俱作「石盐」，义同，皆光明盐之异名（见本书卷十一光明盐条）。

〔二〕日三夜一瘥：原作「日三次，一月瘥」，金陵本同。今据千金卷六上第一改。按大观、政和本草卷十八驴屎条附方俱作「日夜三一月瘥」。疑其初将千金原文之「三夜」二字颠倒，成为「日夜三一瘥」，后人不得其解，乃于「一」下增「月」字。濒湖觉「日夜三」一语，义仍未安，遂又改为「日三次」。今仍复千金之旧。

〔三〕沫：原作「抹」，今据金陵本改。

〔四〕主治：原脱，今依本书通例补。

〔五〕等：原脱，今据唐本草卷十五、千金翼卷三及大观、政和本草卷十八驴屎条补。

〔六〕利：金陵本及唐本草同。千金翼卷三及大观、政和本草卷十八驴屎条俱作「痢」。唐本草「利」下有「热毒」二字，千金翼及大观、政和本草俱无，疑是后人附益。

〔七〕急：金陵本同。大观、政和本草卷十八驴屎条引萧炳俱无此字。

〔八〕绞结：原脱，今据大观、政和本草卷十八驴屎条补。

及飞虫入耳，滴之当化成水。藏器 频热饮之，治气郁，解小儿热毒，不生痘疹。浸黄连取汁，点风热赤眼。时珍 出千金诸方。

〔附方〕旧一，新三。心热风〔一〕痫黑驴乳，暖服三合，日再服。广利方。小儿口噤驴乳、猪乳各一〔二〕升，煎一升五合，服如杏仁许，三四服瘥〔三〕。千金。重舌出涎方同上。圣惠〔四〕撮口胎风先灸两乳中三壮，后用此方大验。用乌驴乳一合，以东引槐枝（三寸长）十根，火煨，一头出津，拭净，浸乳中〔五〕。取乳滴口中甚妙。圣惠方。

阴茎〔气味〕甘，温，无毒。〔主治〕强阴壮筋。时珍

驹衣〔主治〕断酒。煅研，酒服方寸匕。外台

皮〔主治〕煎〔六〕胶食之，治一切风毒，骨节痛，呻吟不止。和酒服更良。其生皮，覆疟疾人良〔七〕。孟诜 煎〔八〕胶食，主鼻洪吐血，肠风血痢，崩中带下。日华 详见阿胶。

〔附方〕旧一，新一。中风㖞僻骨疼烦躁者。用乌驴皮〔九〕燖毛，如常治净蒸熟，入豉汁中，和五味煮食。心镜。牛皮风癣生驴皮一块，以朴消腌过，烧灰，油调搽之。名一扫光。李楼奇方。

〔一〕风：原作「气」，金陵本同。今据大观、政和本草卷十八驴屎条改。
〔二〕一：原作「二」，金陵本及普济方卷三六五·二乳饮同。今据千金卷五下第九改。
〔三〕如杏仁许三四服瘥：原脱，今据千金卷五下第九补。
〔四〕圣惠：原脱，今据圣惠方卷八十二补。
〔五〕中：圣惠方卷八十二，此下有「须臾，便以槐枝」六字。
〔六〕煎：大观、政和本草卷十八驴屎条，此上有「和毛」二字。
〔七〕其生皮覆疟疾人良：此八字原在下「带下」之下，「日华」之上，金陵本同。按大观、政和本草卷十八驴屎条，此非日华语，乃孟诜说。今移于此。
〔八〕煎：原脱，今据大观、政和本草卷十八驴屎条补。
〔九〕皮：大观、政和本草卷十八驴屎条，此下俱有「一领」二字。

毛　〔主治〕头〔一〕中一切风病，用一斤炒黄，投一斗酒中，渍三日。空心细饮令醉，暖卧取汗。明日更饮如前。忌陈仓米、麦〔二〕面。孟诜

〔附方〕新二。**小儿客忤**剪驴膊上〔三〕旋毛一弹子大〔四〕，以乳汁煎饮〔五〕。外台。**襁褓中风**取驴背前交脊中毛一拇指大，入麝香〔六〕豆许，以乳汁和，铜器中慢〔七〕炒为末。乳汁和，灌之。千金。

骨　〔主治〕煮汤，浴历节风。孟诜　牝驴骨煮汁服，治多年消渴，极效。时珍

头骨　〔主治〕烧灰和油，涂小儿颅解。时珍

悬蹄　〔主治〕烧灰，傅痈疽，散脓水。和油，傅小儿解颅，以瘥为度。时珍

〔附方〕旧一，新三。**肾风**〔八〕**下注**生疮。用驴蹄二十片（烧灰），密陀僧、轻粉各一钱〔九〕，麝香半钱，为末，傅之〔十〕。奇效方。**天柱毒疮**生脊大椎上，大如钱，赤色，出水。驴蹄二片，胡粉（熬）一分，麝香少许，为末。醋和涂之。干则掺之。圣惠。**饮酒穿肠**饮酒过度，欲至穿肠者。用驴蹄硬处削下，水煮浓汁，冷饮之。襄州散将乐小蛮，得此方有效。

〔一〕头：此上原有「骨」字，金陵本同。今据大观、政和本草卷十八驴屎条删。

〔二〕麦：原脱，今据大观、政和本草卷十八驴屎条补。

〔三〕膊上：金陵本同。外台卷三十五作「前膊胛上」。

〔四〕大：原脱，今据外台卷三十五补。

〔五〕煎饮：金陵本同。外台卷三十五作「煎之令毛消，药成，着乳头饮之，下喉即愈。」

〔六〕香：千金卷五上第三，此下有「二」字。

〔七〕慢：金陵本同。千金卷五上第三作「微火」。

〔八〕肾风：金陵本同。奇效良方卷五十四驴蹄散作「肾藏风毒」四字。

〔九〕密陀僧轻粉各一錢：金陵本同。奇效良方卷五十四作「密陀僧一分（即二錢半）研，轻粉一錢」。

〔十〕为末傅之：金陵本同。奇效良方卷五十四作「研极细末，以帛拭去脓，用些少干掺，日三四次，瘥。」

经验方。**鬼疟不止**〔一〕用白驴蹄（剉炒）、砒霜各二分〔二〕，大黄四分〔三〕，菉豆三分，雄黄一分，朱砂半分，研，蜜〔四〕丸梧子大。未发平旦冷水服二丸，即止。七日忌油。　肘后。

溺　〔气味〕辛，寒，有小毒。　〔主治〕**癥癖，反胃不止，牙齿痛。治水肿**〔五〕，**每服五合良。画体成字者为燥水，用牝驴尿**〔六〕；**不成字者为湿水，用驳**〔七〕**驴尿**〔八〕。唐本〔九〕**浸蜘蛛咬疮，良。**藏器　**治反胃噎病，狂犬咬伤，癣疠恶疮，并多饮取瘥。风虫牙痛，频含漱之，良。**时珍　出千金诸方。　〔发明〕〔震亨曰〕一妇病噎，用四物加驴尿与服，以防其生虫，数十帖而愈。〔时珍曰〕张文仲备急方〔十〕言：幼年患反胃，每食羹粥诸物，须臾吐出。贞观中，许奉御兄弟及柴、蒋诸名医奉勅调治，竟不能疗。渐疲困，候绝旦夕。忽一卫士云：服驴小便极验。遂服二合，后食止吐一半。晡时再服二合，食粥便定。次日奏知，则宫中五六人患反胃者同服，一时俱瘥。此物稍有毒，服时不可过多。须热饮之〔十一〕。病深者七日当效〔十二〕。后用屡验。

〔附方〕新三。

狐尿刺疮　乌〔十三〕驴尿顿热渍之。　千金。

白癜〔十四〕**风**　驴尿、姜汁等

〔一〕鬼疟不止：金陵本同。今本肘后作「乞（字书无）见疟」，一本作「凡见疟」，一本作「乞鬼疟」。普济方卷一九七大黄丸作「治疟」二字。

〔二〕各二分：金陵本及肘后卷三第十六同。普济方卷一九七大黄丸，白驴蹄用「二分」，砒霜用「三分」。

〔三〕分：原作「两」，金陵本同。今据肘后卷三第十六及普济方卷一九七大黄丸改。

〔四〕蜜：原脱，今据肘后卷三第十六及普济方卷一九七大黄丸补。

〔五〕水肿：金陵本同。唐本草卷十五、千金翼卷三及大观、政和本草卷十八驴屎条俱作「水毒」。

〔六〕尿：原作「屎」，金陵本及唐本草同。今据千金翼卷三及大观、政和本草卷十八驴屎条改。

〔七〕驳：原作「駮」，今据千金翼卷三及大观、政和本草卷十八驴屎条改（唐本草作「父」，义同）。

〔八〕尿：原作「屎」，金陵本同。今据唐本草卷十五、千金翼卷三及大观、政和本草卷十八驴屎条改。

〔九〕癥癖……唐本：此四十二字原在本条屎段主治项「诸疰忤」之下，「烧灰」之上，金陵本同。濒湖将「屎」误认为「尿」，以致错编。今据唐本草卷十五、千金翼卷三及大观、政和本草卷十八驴屎条移此，以便阅读。

〔十〕张文仲备急方：金陵本同。外台卷八作「救急：疗胃反方」。方后注云：「必效同。」未言及「张文仲备急方」。

〔十一〕须热饮之：金陵本同。外台卷八作「承取尿及热服二合」。

〔十二〕七日当效：金陵本同。外台卷八作「七日以来服之良」。

〔十三〕乌：千金卷二十五第三，此下有「父」字。

〔十四〕癜：原作「玷」，金陵本同，义亦可通。今据圣惠方卷二十四改，较为通用。

分，和匀频洗。圣惠方〔一〕。**耳聋**人中白一分，干地龙一条，为末，以乌驴驹屎〔二〕一合和匀，瓷器盛之。每滴少许入耳，立瘥〔三〕。圣惠。

屎〔主治〕熬之，熨风肿漏疮。绞汁，主心腹疼痛，诸疰忤。〔四〕烧灰吹鼻，止衄甚效。和油，涂恶疮湿癣。时珍

〔附方〕新四。**卒心气痛**驴屎绞汁五合，热服即止。肘后方。**经水不止**及血崩。用黑驴屎烧存性研末，面糊丸梧子大。每空心黄酒下五七十丸，神妙。龚云林医鉴。**疔疮中风**肿痛。用驴屎炒，熨疮上五十遍，极效。普济方。**小儿眉疮**黑驴屎烧研，油调涂，立效。圣惠方。

耳垢〔主治〕刮取涂蝎螫。崔氏

尾轴垢〔主治〕新久疟无定期者。以水洗汁，和面如弹丸二枚，作烧饼。未发前食一枚，发时食一枚，效。恭。

溺下泥〔主治〕傅蜘蛛伤。藏器

驴槽〔主治〕小儿拗哭不止，令三姓妇人抱儿卧之，移时即止，勿令人知。藏器

〔发明〕〔时珍曰〕锦囊诗云：系蟹悬门除鬼疾，画驴挂壁止儿啼。言关西人以蟹壳悬之，辟邪疟；江左人画驴倒〔五〕挂之，止夜啼。与驴槽止哭之义同，皆厌禳法耳。

〔一〕圣惠方：原作「圣济录」三字，金陵本同。今检圣济总录未见此方。方见圣惠方卷二十四，因据改。

〔二〕乌驴驹屎：金陵本同。圣惠方卷三十六作「小驴儿尿」。普济方卷五十三作「驴驹尿」，按尿可滴，屎不可滴，故知「屎」为「尿」字之误，应据圣惠方加以订正。

〔三〕立瘥：原脱，今据圣惠方卷三十六及普济方卷五十三补。

〔四〕诸疰忤：此下原有「癥癖……唐本」共四十二字，金陵本同，乃濒湖将「尿」误认为「屎」，以致错编。今据唐本草卷十五、千金翼卷三及大观、政和本草卷十八驴屎条，移往本书本条溺段主治项下。

〔五〕驴倒：原作「倒驴」，金陵本同。今详文义改。因画驴倒挂甚易，而画一倒驴则极难。

骡食鉴

【释名】〔时珍曰〕骡古文作蠃。从马，从𣎆，谐声。

【集解】〔时珍曰〕骡大于驴而健于马，其力在腰。其后有锁骨不能开，故不孳乳。其类有五：牡驴交马而生者，骡也；牡马交驴而生者，为駃騠（音决题）；牡驴交牛而生者，为馲馲（音宅陌）；牡牛交驴而生者，为𩦺𩧉〔一〕（音谪冢〔二〕）；牡牛交马而生者，为駏驉。今俗通呼为骡矣。

肉　**〔气味〕辛、苦，温，有小毒。**〔宁源曰〕骡性顽劣，肉不益人，孕妇食之难产。〔时珍曰〕古方未见用骡者，近时小籍时有其方云。按吕氏春秋云：赵简子有〔三〕白骡甚爱之。其臣阳城胥渠〔四〕有疾。医云得白骡肝则生，不得则死。简子闻之，曰：杀畜活人，不亦仁乎？乃杀骡取肝与之。胥渠病愈。此亦剪须以救功臣之意，书之于此，以备医案。

蹄　**〔主治〕难产。烧灰，入麝香少许，酒服一钱。**普济方

屎　**〔主治〕打损，诸疮，破伤中风，肿痛。炒焦裹熨之，冷即易。**时珍

驼宋开宝

【释名】橐驼汉书**骆驼**〔时珍曰〕驼能负囊橐，故名。方音讹为骆驼也。

【集解】〔马志曰〕野驼、家驼生塞北、河西。其脂在两峰内，入药俱可。〔颂曰〕野驼，今惟西北番界有之。家驼，则此中人家畜养生息者，入药不及野驼。〔时珍曰〕驼状如马，其头似羊，长项垂耳，脚有三节，背有两肉峰如鞍形，

〔一〕𩧉：金陵本同。说文卷十上马部："𩧇，驴子也。"「𩧉」乃「𩧇」之异体字。

〔二〕冢：金陵本作「蒙」，二字音同，古通用。

〔三〕有：吕氏春秋卷八仲秋纪・爱士篇，此下有「两」字。

〔四〕胥渠：原作「渠胥」，金陵本同。今据吕氏春秋卷八仲秋纪・爱士篇改，与下「胥渠病愈」文一致。

有苍、褐、黄、紫数色，其声曰圂，其食亦齝。其性耐寒恶热，故夏至退毛至尽，毛可为毼。其粪烟亦直上如狼烟。其力能负重，可至千斤，日行二三百里。又能知泉源水脉风候。凡伏流人所不知，驼以足踏处即得之。流沙夏多热风，行旅遇之即死，风将至驼必聚鸣，埋口鼻于沙中，人以为验也。其卧而腹不着地，屈足露明者名明驼，最能行远。于阗有风脚驼，其疾如风，日行千里。土番有独峰驼。西域传云：大月氏出一封驼，脊上有一峰隆起若封土，故俗呼为封牛，亦曰犦牛。穆天子传谓之牥〔一〕牛，尔雅谓之犦牛，岭南徐闻县及海康皆出之。南史云「滑国有两脚驼」，诸家所未闻也。

驼脂 即驼峰。脂在峰内，谓之峰子油。入药以野驼者为良。〔宗奭曰〕家驼峰、蹄最精，人多煮熟糟食。

〔气味〕甘，温，无毒。〔镜源曰〕能柔五金。〔主治〕顽痹风瘙，恶疮毒肿死肌，筋皮挛缩，踠损筋骨。火炙摩之，取热气透肉。亦和米粉作煎饼食之，疗痔〔二〕。开宝 治一切风疾，皮肤痹急，及恶疮肿毒〔三〕漏烂，并和药傅之。大明 主虚劳风，有冷积者，以烧酒调服之〔四〕。正要 〔附方〕新一。周痹 野驼脂炼净一斤，入好酥四两，同炼〔五〕和匀。每服半匙，以热酒半盏和化服之〔六〕，加至一匙，日三服。圣济总录。

肉 〔气味〕甘，温，无毒。〔主治〕诸风下气，壮筋骨，润肌肤，主恶疮。大明

乳 〔气味〕甘，温〔七〕，无毒。〔主治〕补中益气，壮筋骨，令人不饥。正要

〔一〕牥：原作「物」，金陵本同。今据穆天子传卷四改。
〔二〕痔：大观、政和本草卷十八野驼脂条，此下俱有「勿令病人知」五字。
〔三〕毒：原脱，今据大观、政和本草卷十八野驼脂条补。
〔四〕以烧酒调服之：金陵本同。饮膳正要卷三野驼条作「用葡萄酒温调峰子油服之良。好酒亦可。」
〔五〕同炼：原脱，今据圣济总录卷二十补。
〔六〕以热酒半盏和化服之：同上。
〔七〕温：原作「冷」，金陵本同。今据饮膳正要卷三驼条改。

黄 〔气味〕苦，平，微毒。〔主治〕风热惊疾。时珍 〔发明〕〔时珍曰〕骆驼黄，似牛黄而不香。戎人以乱牛黄，而功不及之。

毛 〔主治〕妇人赤白带下，最良。恭苏 颔毛：疗痔，烧灰，酒服方寸匕。时珍 出崔行功纂要。〔附方〕新一。阴上疳疮 驼绒烧灰，水澄过，入炒黄丹等分为末，搽之即效。龚氏经验方。

屎 〔主治〕干研㗜鼻，止衄。寇宗奭 烧烟，杀蚊虱。博物志

酪音洛。唐本草

【释名】湩〔一〕音栋〔二〕。

【集解】〔恭曰〕牛、羊、水牛、马乳，并可作酪。水牛乳作者，浓厚味胜。獉牛、马乳作酪性冷。驴乳尤冷，不堪作酪也。〔藏器曰〕酪有干、湿，干酪更强。〔时珍曰〕酪湩〔一〕，北人多造之。水牛、獉牛、犛牛、羊、马、驼之乳，皆可作之。入药以牛酪为胜，盖牛乳亦多尔。按臞仙神隐〔三〕云：造法：用乳半杓，锅内炒过，入馀乳熬数十沸，常以杓纵横搅之〔四〕，乃倾出罐盛。待冷，掠取浮皮以为酥〔五〕。入旧酪少许〔六〕，纸封放之〔七〕，即成矣。又干酪法：以酪晒结〔八〕，掠去浮皮再晒，至皮尽，却入釜中炒少时，器盛，曝令可作块，收用〔九〕。

〔一〕湩：原作「潼」，金陵本同。今从张本改，与广韵卷四·一送「湩，乳汁」文合。下同。

〔二〕音栋：原作「音董」，金陵本同。今从张本改。按广韵卷三·二肿云：「湩，都鸗切，浊多也。此是冬字上声。」可见与东字上声之董（在一董）不在一韵。俗语谓浊液为「浑湩湩」者，当如此读。又广韵卷四·一送云：「湩，乳汁。巨蒐氏取牛马湩，以洗天子之足。」与栋等同为多贡切。故知作为乳酪之湩，当读为栋。因从改。

〔三〕臞仙神隐：原作「饮膳正要」，金陵本同。今检饮膳正要未见此文。文见臞仙神隐卷三造酪，因据改。

〔四〕常以杓纵横搅之：金陵本同。臞仙神隐卷三造酪无此语。

〔五〕待冷掠取浮皮以为酥：金陵本同。臞仙神隐卷三造酪仅作「候温」二字。待冷句乃濒湖摘录臞仙神隐卷二造酥油法加入。

〔六〕许：臞仙神隐卷三造酪，此下有「于奶子内搅匀」。

〔七〕放之：金陵本同。臞仙神隐卷三造酪作「冬月暖处、夏月凉处顿放」。

〔八〕以酪晒结：金陵本同。臞仙神隐卷四干酪作「七八月间造之，烈日晒酪，酪上皮成」。

〔九〕曝令可作块收用：金陵本同。臞仙神隐卷四干酪作「晒干，团如饼大，又晒极干，收之经年不坏，……」。

【气味】甘、酸，寒〔一〕，无毒。〔时珍曰〕水牛、马、驼之酪冷，犊牛、羊乳酪温。〔诜曰〕患冷、患痢人，勿食羊乳酪。甜酪〔二〕合酢食，成血〔三〕瘕及尿血〔四〕。

【主治】热毒，止渴，解散发利，除胸中虚热，身面上热疮、肌疮。唐本 止烦渴热闷，心膈热痛。日华 润燥利肠，摩肿，生精血，补虚损，壮颜色。时珍

【发明】〔时珍曰〕按戴〔五〕原礼云：乳酪，血液之属，血燥所宜也。

【附方】旧三。火丹瘾疹以酪和盐煮热，摩之即消。千金翼。 蚰蜒入耳华佗方：用牛酪灌入即出。若入腹，则饮二升，即化为黄水。广利方。 马出黑汗水化干酪灌之。藏器。

酥别录上品

【释名】酥油北虏名马思哥油〔六〕。

【集解】〔弘景曰〕酥出外国，亦从益州来。本牛、羊乳所作也。〔恭曰〕酥乃酪作，其性与酪异。然牛酥胜羊酥，其犛牛酥复胜家牛也。〔思邈曰〕㸺牛、犛牛乳者为上，白羊者次之。〔诜曰〕水牛酥与羊酪〔七〕同功。其羊酥胜牛酥。〔汪机曰〕牛乳冷，羊乳温。牛酥不离寒，病之兼热者宜之；羊酥不离温，病之兼寒者宜之。各有所长也。犛酥虽胜，然而难得。〔时珍曰〕酥乃酪之浮面所成，今人多以白羊脂杂之，不可不辨。按臞仙神隐云：造法：以牛〔八〕乳入锅煮二三沸，倾

〔一〕寒：金陵本、唐本草、千金翼、及大观、政和本草酪条俱同。千金卷二十六第五作「微寒」。
〔二〕甜酪：原脱，今据千金卷二十六第五引黄帝说补。
〔三〕血：原作「上」，金陵本同。今据千金卷二十六第五引黄帝说改。
〔四〕及尿血：原脱，今据千金卷二十六第五引黄帝说补。
〔五〕戴：原空一字，金陵本同。今从张本补，与本书卷一引据医家书目合。
〔六〕酥油北虏名马思哥油：金陵本同。按饮膳正要卷二「酥油」条云：「牛乳中取浮凝熬而为酥。」同卷「马思哥油」条云：「取净牛奶子，不住手，用阿赤(系打油木器也)打，取浮凝者为马思哥油，今亦云白酥油。」分列二条，自非一物，故不当谓「酥油名马思哥油」。
〔七〕酪：原作「酥」，金陵本同。今据大观、政和本草卷十六酥条引食疗补。
〔八〕牛：原脱，今据臞仙神隐卷二造酥油法补。

入盆内冷定，待面结皮，取皮再煎，油出去渣，入在锅〔一〕内，即成酥油。一法：以桶〔二〕盛牛乳〔三〕，以木安板〔四〕，捣半日，候〔五〕沫出，撇取煎，去焦皮〔六〕，即成酥也。凡入药，以微火熔化滤净用之良。

牸牛、白羊酥 〔气味〕甘，微寒，无毒。〔主治〕补五脏，利大小〔七〕肠，治口疮。别录 除胸中客热，益心肺。思邈 除心热肺痿，止渴止嗽，止吐血，润毛发。日华 益虚劳，润脏腑，泽肌肤，和血脉，止急痛。治诸疮。温酒化服，良。时珍

犛牛酥 〔气味〕甘，平，无毒。〔主治〕去诸风湿痹，除热，利大便，去宿食。思邈 合诸膏，摩风肿踠跌血瘀。藏器

【发明】〔时珍曰〕酥本乳液，润燥调营，与血同功。按生生编云：酥能除腹内尘垢，又追毒气发出毛孔间也。

【附方】旧二，新一。**蜂螫**用酥涂之，妙。圣惠。**虫咬**以酥和盐〔八〕涂之。圣惠方。**眯目**以酥少许，随左右纳鼻中。垂头卧〔九〕少顷，令流入目中，物与泪同出也。圣济总录。

醍醐 唐本草

【集解】〔弘景曰〕佛书称乳成酪，酪成酥，酥成醍醐。色黄白作饼，甚甘肥，是也。〔恭曰〕醍醐出酥中，乃酥

〔一〕锅：金陵本同。臞仙神隐卷二作「碗」。
〔二〕以桶：金陵本同。臞仙神隐卷二作「用竹筒约长三尺」。
〔三〕乳：臞仙神隐卷二，此下有「约七分满」。
〔四〕以木安板：文句过于简略。臞仙神隐卷二作「以木棍长三尺五寸，上安拐头，下钉一圆板，安于竹筒内」。
〔五〕候：原作「焦」，今据金陵本改，与臞仙神隐卷二合。
〔六〕撇取煎去焦皮：金陵本同。臞仙神隐卷二作「撇于盆内，聚多，下锅煎，撇去焦沫」。
〔七〕小：金陵本同。唐本草卷十五、千金翼卷三及大观、政和本草卷十六酥条引别录俱无。乃濒湖采千金卷二十六第五所加。
〔八〕盐：原作「血」，金陵本同。今据圣惠方卷五十七及大观、政和本草卷十六酥条附方改。
〔九〕卧：原脱，今据圣济总录卷一一三补。

之精液也。好酥一石，有三四升醍醐。熟〔一〕抨〔二〕炼，贮器中待凝，穿中至底便津出，取之。陶言黄白作饼，乃未达之言也。〔韩保昇曰〕一说〔三〕：在酥中，盛冬不凝、盛夏不融者，是也。〔宗奭曰〕作酪时，上一重凝者为酪面；酪面〔四〕上，其色〔五〕如油者为醍醐。熬之即出，不可多得，极甘美，用处亦少。〔敩曰〕醍醐乃酪之浆。凡用以重绵滤过，铜器煎三两沸用。〔藏器曰〕此物性滑，物盛皆透；惟鸡子壳及壶卢盛之，乃不出也。

【气味】甘，冷利〔六〕，无毒。

【主治】风邪痹气，通润骨髓，可为摩药，功优于酥。唐本 添精补髓，益中填骨。久服延年，百炼弥佳。孙思邈 主惊悸，心热头疼，明目，傅脑顶心。日华 治月蚀疮，润养疮痂最宜。宗奭

【发明】〔机曰〕酥、酪、醍醐，大抵性皆润滑，宜于血热枯燥之人，其功亦不甚相远也。

【附方】旧三，新二。**风虚湿痹**醍醐二两，温酒一杯〔七〕，每服和醍醐〔八〕一匙，效。心镜。**中风烦热**皮肤瘙痒。醍醐四两，每服半匙，温酒一中盏〔九〕和服，日一。圣惠方〔十〕。**一切肺病**咳嗽脓血不止。用好酥五十〔十一〕斤，

〔一〕熟：原作「热」，金陵本同。今据唐本草卷十五及大观、政和本草卷十六醍醐条改。

〔二〕抨：金陵本及大观、政和本草（并注明普耕切）俱同。惟唐本草卷十五醍醐条作「杵」。

〔三〕一说：原脱，今据大观、政和本草卷十六醍醐条补。

〔四〕酪面酪面：此四字原作「酥酥」二字，金陵本同。今据本草衍义及政和本草卷十六醍醐条改。

〔五〕其色：原脱，今据本草衍义及政和本草卷十六醍醐条补。

〔六〕冷利：金陵本同。按唐本草卷十五、千金卷二十六第五、千金翼卷三及大观、政和本草卷十六醍醐条俱作「平」。濒湖采同条文中「性冷利」一语改写。

〔七〕一杯：原脱，今据大观、政和本草卷十六醍醐条附方补。

〔八〕和醍醐：同上。

〔九〕一中盏：原脱，大观、政和本草附方同。今据圣惠方卷九十六醍醐酒补。

〔十〕圣惠方：原脱，今据圣惠方卷九十六及大观、政和本草卷十六醍醐条附方补。

〔十一〕五十：金陵本及外台卷九同。大观、政和本草卷十六醍醐条附方引食医心鉴作「五」。

炼三遍，停凝〔一〕当出醍醐。每服一合，日三服，以瘥为度，神效。　外台方〔二〕。**鼻中涕血**以三炼酥中精液〔三〕灌鼻中。日三〔四〕夜一，良。　外台。**小儿鼻塞**不通，不能食乳。刘氏：用醍醐二〔五〕合，木香、零陵香各四分，汤煎〔六〕成膏。涂头上，并塞鼻中。　外台。

乳腐 宋嘉祐

【释名】乳饼

【集解】〔时珍曰〕诸乳皆可造，今惟以牛乳者为胜尔。臞仙神隐书云：造乳饼法：以牛乳一斗，绢滤入釜，煎三〔七〕五沸，水解之。用醋点入，如豆腐法，渐渐结成，漉出以帛裹之，用石压成，入盐，甕底收之〔八〕。　又造乳团法：用酪五升煎滚，入冷浆水半升，必自成块。未成，更入浆一盏。至成，以帛包搦，如乳饼样，收之〔九〕。　又造乳线法：以牛乳盆盛，晒至四边清水出，煎热，以酸奶〔十〕浆点成〔十一〕。漉出揉擦数次，扯〔十二〕成块，又入釜盪之。取出，捻成薄皮〔十三〕，

〔一〕停凝：原脱，今据外台卷九、并参考食医心镜（作「停取凝」）补。
〔二〕外台方：金陵本作「外台」。方见外台卷九。大观、政和本草卷十六醍醐条附方采自食医心镜，与此方略同。濒湖仍计入旧附方数内。
〔三〕中精液：金陵本同。外台卷九作「如鸡子黄」，此下尚有「适寒温」三字。
〔四〕三：金陵本同。外台卷九作「二」。
〔五〕二：金陵本同。外台卷三十五作「三」。
〔六〕汤煎：金陵本同。外台卷三十五作「和煎」。
〔七〕三：原脱，今据臞仙神隐卷二造乳饼补。
〔八〕入盐甕底收之：金陵本同。臞仙神隐卷二无，当是濒湖所加。
〔九〕收之：金陵本同。臞仙神隐卷二就乳团作「春秋酪滚，提下锅，用浆就之；夏月滚，倾入盆就。」
〔十〕奶：原脱，今据臞仙神隐卷二造乳线法补。
〔十一〕点成：金陵本同。臞仙神隐卷二作「点之，用杓搅动」。
〔十二〕扯：金陵本同。臞仙神隐卷二作「拕」。
〔十三〕薄皮：金陵本同。臞仙神隐卷二作「绢片样」。

竹签〔一〕卷扯〔二〕数次，捌定〔三〕晒干，以油炸熟食〔四〕。

【气味】甘，微寒，无毒。〔诜曰〕水牛乳凉，犊牛乳温。

【主治】润五脏，利大小便，益十二经脉。微动气。孟诜 治赤白痢，切如豆大，面拌，酸浆水煮二十余〔五〕沸，顿服。小儿服之，弥良。萧炳

【附方】新一。血痢不止乳腐一两，浆水一钟，煎服〔六〕。普济方。

阿胶本经上品

【释名】傅致胶本经 〔弘景曰〕出东阿，故名阿胶。〔时珍曰〕阿井，在今山东·兖州府·阳谷县东北六十里，即古之东阿县也。有官舍禁之。郦道元水经注云「东阿有井大如轮〔七〕，深六七丈，岁常煮胶以贡天府」者，即此也。其井乃济水所注，取井水煮胶，用搅浊水则清。故人服之，下膈疏痰止吐。盖济水清而重，其性趋下，故治淤浊及逆上之痰也。

【集解】〔别录曰〕阿胶出东平郡·东阿县，煮牛皮作之。〔弘景曰〕今东都亦能作之。用皮有老少，胶有清浊。熬时须用一片鹿角即成胶，不尔不成也。胶有三种：清而薄者画家用；清而厚者名覆盆胶〔八〕，入药用；浊而黑者不入药，但可胶物尔。〔颂曰〕今郓州亦能作之，以阿县城北井水作煮者为真。其井官禁，真胶极难得，货者多伪。其胶以乌驴皮得阿井水煎成乃佳尔。今时方家用黄明胶，多是牛皮；本经阿胶，亦用牛皮，是二皮可通用。但今牛皮胶制作不甚精，止可胶

〔一〕竹签：金陵本同。臞仙神隐卷二作「上竹木棍」。
〔二〕卷扯：臞仙神隐卷二，此下有「仍下本锅内再荡，卷扯」。
〔三〕捌定：金陵本同。臞仙神隐卷二作「上捋床」。
〔四〕以油炸熟食：金陵本同。臞仙神隐卷二作「收起。如用时，温油炸熟，酒、蜜或白砂糖食用。」
〔五〕余：原脱，今据大观、政和本草卷十六乳腐条补。
〔六〕一钟煎服：金陵本同。普济方卷二一二作「一中盏，煎至半盏，去滓温服之。」
〔七〕东阿有井大如轮：金陵本同。水经注卷五河水注作「大城北门内西侧皋上有大井，其巨若轮」。
〔八〕覆盆胶：金陵本同。唐本草卷十五及大观、政和本草卷十六阿胶条俱作「盆覆胶」。

物，故不堪入药也。陈藏器言诸胶皆能疗风止泄补虚，而驴皮胶主风为最〔一〕，此阿胶所以胜诸胶也。〔时珍曰〕凡造诸胶，自十月至二三月间，用挲牛、水牛、驴皮者为上，猪、马、骡、驼皮者次之，其旧皮、鞋、履等物者为下。俱取生皮，水浸四五日，洗刮极净。熬煮，时时搅之，恒添水。至烂，滤汁再熬成胶，倾盆内待凝，近盆底者名坌胶，煎胶水以咸苦者为妙。大抵古方所用多是牛皮，后世乃贵驴皮。若伪者皆杂以马皮、旧革、鞍、靴之类，其气浊臭，不堪入药。当以黄透如琥珀色，或光黑如瑿漆者为真。真者不作皮臭，夏月亦不湿软。

【修治】〔弘景曰〕凡用皆火炙之。〔敩曰〕凡用，先以猪脂浸一夜，取出，柳木火上炙燥研用〔二〕。〔时珍曰〕今方法或炒成珠，或以面炒，或以酥〔三〕炙，或以蛤粉炒，或以草灰炒，或酒化成膏，或水化膏，当各从本方。

【气味】甘，平，无毒。〔别录曰〕微温。〔张元素曰〕性平味淡，气味俱薄，浮而升，阳也。入手太〔四〕阴、足少阴、厥阴经。得火良。薯蓣为之使。畏大黄。

【主治】心腹内崩，劳极洒洒音藓。**如疟状，腰腹痛，四肢酸痛，女子下血，安胎。久服，轻身益气。**本经　**丈夫小腹痛，虚劳羸瘦，阴气不足，脚酸不能久立，养肝气。**别录　**坚筋骨，益气止痢。**药性　〔颂曰〕止泄痢，得黄连、蜡尤佳。**疗吐血衄血，血淋尿血，肠风下痢。女人血痛血枯，经水不调，无子，崩中带下，胎前产后诸疾。男女一切风病，骨节疼痛，水气浮肿，虚劳咳嗽喘急，肺痿唾脓血，及痈疽肿毒。和血滋阴，除风润燥，化痰清肺，利小便，调大肠，圣药也。**时珍

【发明】〔藏器曰〕诸胶皆主风、止泄、补虚，而驴皮主风为最。〔宗奭曰〕驴皮煎胶，取其发散皮肤之外也。用乌者，取乌色属水，以制热则生风之义，如乌蛇、乌鸦、乌鸡〔五〕之类皆然。〔时珍曰〕阿胶大要只是补血与液，故能清肺

〔一〕最：原作「是」，金陵本同。今据大观、政和本草卷十六阿胶条改，与本书本条发明项引文一致。
〔二〕炙燥研用：金陵本同。大观、政和本草卷十六阿胶条俱作「炙待泡了，细碾用。」
〔三〕酥：原版未刻，金陵本损坏，略似「酥」字，与上下文例校合，今据改。
〔四〕太：原作「少」，金陵本同。今据汤液本草卷下阿胶条改。
〔五〕鸡：本草衍义卷十六驴肉条及政和本草卷十八驴屎条，此下俱有「子」字。

益阴而治诸证。按陈自明云：补虚用牛皮胶，去风用驴皮胶。成无己云：阴不足者补之以味，阿胶之甘以补阴血。〔杨士瀛云〕凡治喘嗽，不论肺虚肺实，可下可温，须用阿胶以安肺润肺。其性和平，为肺经要药。小儿惊风后瞳人不正者，以阿胶倍人参煎服最良。阿胶育神，人参益气也。又痢疾多因伤暑伏热而成，阿胶乃大肠之要药。有热毒留滞者，则能疏导；无热毒留滞者，则能平安。数说足以发明阿胶之蕴矣。

【附方】旧五〔一〕，新十四。**摊缓偏风**治摊缓风及诸风，手脚不遂，腰脚无力者。驴皮胶微炙熟。先煮葱豉粥一升，别贮〔二〕。又以水一升，煮香豉二合，去滓入胶，更煮七沸，胶烊如饧，顿服之。及〔三〕暖，吃葱豉粥。如此三四剂即止。若冷吃粥，令人呕逆。广济方。**肺风喘促**涎潮眼窜。用透明阿胶切炒，以紫苏、乌梅肉（焙研）等分，水煎服之。直指。**老人虚秘**阿胶（炒）二钱，葱白三根，水煎化，入蜜二匙，温服。**胞转淋闷**阿胶三两，水二升，煮七合，温〔四〕服。千金方。**赤白痢疾**黄连〔五〕阿胶丸：治肠胃气虚，冷热不调，下痢赤白，里急后〔六〕重，腹痛口渴〔七〕，小便不利。用阿胶（炒过，水化成膏）一两，黄连三两，茯苓二两，为末，捣丸梧子大。每服五〔八〕十丸，粟米汤〔九〕下，日三。和剂局方。**吐血不止**千金翼：用阿胶（炒）二两，蒲黄六合，生地黄三升〔十〕，水五升，煮三升，分三〔十一〕服。经验：治大人、

〔一〕旧五：原作「旧四」。今依本书通例，将梅师治妊娠下血计为二方，因改。

〔二〕贮：原脱，今据大观、政和本草卷十六阿胶条引图经补。

〔三〕及：原作「乃」，金陵本同。今据大观、政和本草卷十六阿胶条引图经改。「及暖」即「趁热」之意。

〔四〕温：金陵本同。千金卷二十第三作「顿」。

〔五〕连：原作「莲」，今据金陵本改，与局方卷六合。

〔六〕后：原作「厚」，据改同上。

〔七〕口渴：原脱，今据局方卷六黄连阿胶圆补。

〔八〕五：金陵本同。局方卷六作「二」。

〔九〕粟米汤：金陵本同。局方卷六作「温米饮」。

〔十〕升：金陵本同。千金翼卷十八第四作「斤」。

〔十一〕三：原脱，今据千金翼卷十八第四补。

小儿吐血。用阿胶（炒）、蛤粉各一两，辰砂少许，为末。藕节捣汁，入蜜调服。**肺损呕血**并开胃。用阿胶（炒）三钱〔一〕，木香一钱，糯米一合半，为末。每服一钱，百沸汤点服，日一〔二〕。普济。**大衄不止**口耳俱出。用阿胶（炙）半两〔三〕，蒲黄一〔四〕两，每服二钱，水一盏，入〔五〕生地黄汁一〔六〕合，煎至六分，温服。急以帛系两乳〔七〕。圣惠。**月水不调**阿胶一钱，蛤粉炒成珠，研末，热酒服即安。一方入辰砂末半钱。**月水不止**阿胶炒焦为末，酒服二钱。秘韫。**妊娠尿血**阿胶〔八〕炒黄为末，食前粥饮下二钱。圣惠。**妊娠血痢**阿胶二两，酒一升半，煮一升，顿服。杨氏产乳〔九〕。**妊娠下血**不止。阿胶三两炙为末，酒一升半煎化，一〔十〕服即愈。又方：用阿胶末二两，生地黄半斤捣汁，入清酒三〔十一〕升，绞汁〔十二〕分三服。梅师方。**妊娠胎动**删繁：用阿胶（炙研）二两，香豉一升，葱一升，水三升，煮二物〔十三〕取一升，入胶化服〔十四〕。产宝：胶艾汤：用阿胶（炒）二两〔十五〕，熟艾叶二两，葱白一升，水四升，煮一升半〔十六〕，分温

〔一〕钱：金陵本同。普济方卷一九〇阿胶散作「个」。
〔二〕日一：金陵本同。普济方卷一九〇阿胶散作「不拘时」。
〔三〕半两：原脱，今据圣惠方卷三十七阿胶散补。
〔四〕一：原作「半」，金陵本同。今据圣惠方卷三十七阿胶散改。
〔五〕入：原脱，今据圣惠方卷三十七阿胶散补。
〔六〕一：金陵本同。圣惠方卷三十七阿胶散作「二」。
〔七〕急以帛系两乳：金陵本同。圣惠卷三十七阿胶散无此语。
〔八〕胶：圣惠方卷七十四，此下有「一两捣碎」四字。
〔九〕杨氏产乳：原脱，今据大观、政和本草卷十六阿胶条附方补，并计入旧附方数内。
〔十〕一：原脱，今据大观、政和本草卷十六阿胶条附方补。
〔十一〕三：原作「二」，金陵本同。今据大观、政和本草卷十六阿胶条附方改。
〔十二〕绞汁：原脱，今据大观、政和本草卷十六阿胶条附方补。
〔十三〕二物：原脱，今据外台卷三十三补。
〔十四〕入胶化服：金陵本同。外台卷三十三作「去滓下阿胶更煎，胶烊服，一日一夕可服三四剂。」
〔十五〕二两：原脱，今据产宝卷上第五补。
〔十六〕半：同上。

两〔一〕服。产后虚闷阿胶（炒）、枳壳（炒）各一〔二〕两，滑石二钱半〔三〕，为末，蜜丸梧子大。每服五〔四〕十丸，温水下。未通，再服。和剂局方。久嗽经年阿胶（炒）、人参各二两〔五〕，为末。每用三钱，豉汤一盏，葱白少许，煎服，日三次〔六〕。圣济总录。

黄明胶纲目

【释名】牛皮胶食疗水胶外台海犀膏

【正误】〔权曰〕白胶，一名黄明胶。〔颂曰〕今方家所用黄明胶，多是牛皮。本经阿胶亦用牛皮。是二胶亦通用。但今牛皮胶制作不精，故不堪用，止以胶物耳。而鹿角胶本经谓之白胶，处处能作；但功倍于牛胶，故鲜有真者。〔时珍曰〕案本经，白胶一名鹿角胶，煮鹿角作之；阿胶一名傅致胶，煮牛皮作之。其说甚明。黄明胶即今水胶，乃牛皮所作，其色黄明，非白胶也，但非阿井水所作耳。甄权以黄明为鹿角白胶，唐慎微又采黄明诸方附之，并误矣。今正其误，析〔七〕附阿胶之后。但其功用，亦与阿胶仿佛。苟阿胶难得，则真牛皮胶亦可权用。其性味皆平补，宜于虚热。若鹿角胶则性味热补，非虚热者所宜，不可不致辩也。

【气味】甘，平，无毒。

【主治】吐血、衄血、下血、血淋下痢，妊妇胎动血下，风湿走注疼痛，打扑伤损，汤火灼疮〔八〕，一切痈疽肿毒，活血止痛，润燥，利大小肠。时珍

〔一〕温两：同上。
〔二〕一：金陵本同。局方卷九阿胶枳壳圆作「二」。
〔三〕二錢半：金陵本同。局方卷九作「半两」。合上条观之，本书乃用局方之半剂。
〔四〕五：金陵本同。局方卷九作「二」。
〔五〕各二两：金陵本同。圣济总录卷六十五阿胶饮，阿胶作「一两」，人参作「二两」。
〔六〕煎服日三次：金陵本同。圣济总录卷六十五作「同煎三沸，放温，遇嗽时呷三五呷。依前温暖，备嗽时再呷之。」
〔七〕析：原空一字。金陵本残缺，但经后人以墨笔添补成「析」，今从补。
〔八〕疮：原作「苍」。金陵本残缺，但经后人以墨笔添补成「疮」，今从改。

【附方】新二十四〔一〕。**肺痿〔二〕吐血**黄明胶（炙干）、花桑叶（阴干）各二两，研末。每服三钱，生地黄汁调下〔三〕。普济方。**肺破出血**或嗽血不止。用海犀膏（即水胶）一大片炙黄，涂酥再炙，研末。用白汤化三钱放冷〔四〕服之，即止。斗门方。**吐血咯血**黄明胶一两切片炙黄，新绵一两烧研。每服一钱，食后〔五〕米饮服，日再。食疗。**衄血不止**黄明胶盪软，贴山根至发际〔六〕。三因。**妊娠下血**黄明胶二两，酒煮化，顿服之。肘后方。**咳嗽不瘥**黄明胶炙研。每服一钱，人参末二钱，薄豉汤二盏〔七〕，葱白少许，煎沸。嗽时温呷三五口，即止。食疗。**肾虚失精**水胶〔八〕三两，研末。以酒二碗〔九〕化服，日三服。千金。**面上木痹**牛皮胶化，和桂末，厚涂一二分，良。叶氏摘玄方。**寒湿脚气**牛皮胶一块细切，面炒成珠，研末。每服一钱，酒下，其痛立止。万氏。**风湿走痛**牛皮胶一两，姜汁半杯，同化成膏，摊纸上，热贴之，冷即易，甚效。一加乳香、没药一钱。邓笔峰方。**脚底木硬**牛皮胶，生姜汁化开，调南星末涂上，烘物熨之。**尸脚坼裂**烊胶着布上，烘贴之。千金方。**破伤中风**黄明胶烧存性，研末。酒服二钱，取汗。普济方。**跌扑伤损**真牛皮胶一两，干冬瓜皮一两（剉），同炒存性，研末。每服五钱，热酒一钟调服。仍饮酒二三钟，暖卧，微汗痛止，一宿接元如故。蔺氏。**汤火伤灼**水煎胶如糊〔十〕，冷扫涂之。斗门。**一切肿毒**已溃未溃〔十一〕。

〔一〕新二十四：大观、政和本草卷十六白胶条旧附用黄明胶诸方，濒湖析出附此，一概计入新附方数内。
〔二〕痿：普济方卷二十七补肺散，此下有「劳伤」二字。
〔三〕下：普济方卷二十七补肺散，此下有「糯米饮亦得。」
〔四〕放冷：原脱，今据大观、政和本草卷十六白胶条附方补。
〔五〕食后：大观、政和本草卷十六白胶条附方，此下有「卧时」二字，无后「日再」二字。
〔六〕贴山根至发际：金陵本同。三因方卷九不内外因衄血证治作「贴鼻𦉪中。」
〔七〕二盏：金陵本同。政和本草卷十六白胶条作「一盏八分」，大观本草误作「一錢八分」。
〔八〕水胶：金陵本同。千金卷十九第四作「干胶」。
〔九〕碗：金陵本同。千金卷十九第四作「升」。
〔十〕如糊：金陵本同。大观、政和本草卷十六白胶条附方作「令稀稠得所」。
〔十一〕已溃未溃：原作「已成未成」，金陵本同。今据外台卷二十四及大观、政和本草卷十六白胶条附方改。

用水〔一〕胶一片，水渍软，当头开孔贴之。未有脓者自消，已溃还合〔二〕者令脓自出。王焘外台秘要。**诸般痈肿**黄明胶一两，水半升化开，入黄丹一两煮匀，又放温冷〔三〕，以翎扫上疮口。如未成者，涂其四围自消。本事方。**便毒初起**水胶熔化，涂之即散。直指方。**乳疖初发**黄明水胶，以浓醋化，涂之立消。杨起简便方。**背疽初发**阮氏经验方：用黄明牛皮胶四两，酒一碗，重汤顿化，随意饮尽。不能饮者，滚白汤饮之。服此毒不内攻，不传恶症。谈野翁试效方，以新瓦上烧存性研末，酒二碗服之。唐氏经验方：又加穿山甲四片，同烧存性。云极妙无比。**瘰疬结核**黑牛皮胶熔化，摊膏贴之。已溃者，将膏搓作线，长寸许，纴入孔中，频换拭之，取效。杨氏经验。**小儿痘瘢**黄明胶炒研末，温酒调服一钱匕。痘已出者，服之无瘢；未出者，服之泻下。普济〔四〕。**物入耳中**以麻绳〔五〕剪令头散，着胶粘上，徐引出之。千金〔六〕。

牛黄 本经上品

【释名】丑宝〔时珍曰〕牛属丑，故隐其名。金光明经谓之瞿卢折娜。

【集解】〔别录曰〕牛黄生陇西及晋地〔七〕，特牛胆中〔八〕得之，即阴干百日使燥，无令见日月光。〔普曰〕牛死则黄入胆中，如鸡子黄也。〔弘景曰〕旧云神牛出入鸣吼者有之，夜视有光走入牛角中，以盆水承而吐之，即堕落水中。今人

〔一〕水：金陵本同。外台卷二十四及大观、政和本草卷十六白胶条附方俱无。
〔二〕还合：原脱，今据外台卷二十四及大观、政和本草卷十六白胶条附方补。
〔三〕又放温冷：原脱，今据本事方卷六敛疮内消方补。
〔四〕普济：原脱，按此方见普济方卷四〇四，因据补。
〔五〕麻绳：金陵本同。千金卷六下第八及圣惠卷三十六俱作「弓弦」。普济方卷五十五乃作「麻绳」，方后云：「用弓弦尤妙。但以葱管合于耳门内吸之即出为良。」
〔六〕千金：金陵本同。依前条校记，似当改为「普济」。
〔七〕陇西及晋地：金陵本同。唐本草卷十五、千金翼卷三及大观、政和本草卷十六牛黄条引别录俱作「晋地平泽」。
〔八〕特牛胆中：金陵本同。唐本草卷十五、千金翼卷三及大观、政和本草卷十六牛黄条引别录俱作「于牛」二字。

多就胆中得之。一子大如鸡子黄，相重叠。药中之贵，莫复过此。一子及三二分，好者值五六千至一万也。多出梁州、益州。〔恭曰〕牛黄今出莱州、密州、淄州、青州、嶲州、戎州。牛有黄者，必多吼唤，喝迫而得者，谓之生黄，最佳。黄有三种：散黄粒如麻、豆；漫〔一〕黄若鸡卵中黄糊〔二〕，在肝胆间；圆黄为块，形有大小，并在肝胆中。多生于犊特牛，其㹀牛未闻有黄也。〔颂曰〕今出登、莱州。他处或有，不甚佳。凡牛有黄者，身上夜有光〔三〕，眼如血色，时复鸣吼，恐惧人。又好〔四〕照水，人以盆水承之，伺其吐出，乃喝迫，即堕下水中，取得阴干百日。一子如鸡子黄大，重叠可揭折，轻虚而气香者佳。然人多伪之，试法但揩摩手甲上，透甲黄者为真。〔雷曰〕此有四种：喝迫而得者，名生神黄；杀死在角中得者，名角中黄；牛病死后心中剥得者，名心黄，初在心中如黄浆〔五〕汁，取得便投水中，沾水乃硬，如碎蒺藜及豆与帝珠子者是也；肝胆中得者，名肝黄。大抵皆不及生黄为胜。〔宗奭曰〕牛黄轻松，自然微香。西戎有犛牛黄，坚而不香。又有骆驼黄，极易得，亦能相乱，不可不审之。

【修治】〔敩曰〕凡用，单捣细研如尘，绢裹定，以黄嫩牛皮裹，悬井中一宿，去水三四尺，明早取之。

【气味】苦，平，有小毒。〔日华曰〕甘，凉。〔普曰〕无毒。〔之才曰〕人参为之使。得牡丹、菖蒲，利耳目。恶龙骨、龙胆、地黄、常山、蜚蠊，畏牛膝、干漆。〔时珍曰〕别录言牛黄恶龙胆，而钱乙治小儿急惊疳病，凉惊丸、麝香丸皆两用之，何哉？龙胆治惊痫解热杀虫，与牛黄主治相近，亦肝经药也，不应相恶如此。

【主治】惊痫寒热，热盛狂痓，除邪逐鬼。本经 **疗小儿百病，诸痫热，口不开，大人狂癫，又堕胎。久服，轻身增年，令人不忘。**别录 **主中风失音口噤，妇人血噤〔六〕惊悸，天行时疾，健忘虚乏。**日华 **安魂定魄，辟邪魅，卒中恶，小儿夜啼。**甄权 **益肝胆，**

〔一〕漫：金陵本同，与唐本草卷十五牛黄条合。大观、政和本草俱作「慢」。释名·释言语云：「慢，漫也。」

〔二〕糊：原作「藏」。金陵本残缺，经人添补成「糊」，与唐本草卷十五及大观、政和本草卷十六牛黄条俱合，今据改。

〔三〕身上夜有光：金陵本同。大观、政和本草卷十六牛黄条引图经俱作「毛皮光泽」。

〔四〕好：原作「名」，今据金陵本改，与大观、政和本草卷十六牛黄条合。

〔五〕浆：金陵本及大观本草同。政和本草卷十六牛黄条作「酱」。

〔六〕妇人血噤：原脱，今据大观、政和本草卷十六牛黄条补。

定精神，除热，止惊痢，辟恶气，除百病。思邈 **清心化热，利痰凉惊。**宁源 **痘疮紫色，发狂谵语者可用。**时珍 出王氏方。

【发明】〔李杲曰〕牛黄入肝，治筋病。凡中风入脏者，必用牛、雄、脑、麝之剂，入骨髓，透肌肤，以引风出。若风中腑及血脉者用之，恐引风邪流入于骨髓，如油入面，莫之能出也。〔时珍曰〕牛之黄，牛之病也。故有黄之牛，多病而易死。诸兽皆有黄，人之病黄者亦然。因其病在心及肝胆之间，凝结成黄，故还能治心及肝胆之病。正如人之淋石，复能治淋也。按宋史云：宗泽知莱州，使者取牛黄。泽云：方春疫疠，牛饮其毒则结为黄。今和气流行，牛无黄矣。观此，则黄为牛〔一〕病，尤可徵矣。

【附方】旧四，新四。**初生三日**去惊邪，辟恶气。以牛黄一〔二〕豆许，以赤蜜如酸枣许，研匀，绵蘸令儿吮之，一日令尽。姚和众方。**七日口噤**牛黄为末，以淡竹沥化一字，灌之。更以猪乳滴之〔三〕。圣惠方〔四〕。**初生胎热**或身体黄者。以真牛黄一豆大，入蜜调膏，乳汁化开，时时滴儿口中。形色不实者，勿多服。钱氏小儿方。**小儿热惊**牛黄一杏仁大，竹沥、葛〔五〕汁各一合，和匀与服〔六〕。总微论。**惊痫嚼舌**迷闷仰目。牛黄一〔七〕豆许研，和蜜水灌之。广利方。**小儿惊候**小儿〔八〕积热毛焦，睡中狂〔九〕语，欲发惊者。牛黄六分，朱砂五钱，同研。以犀角磨汁，调服一钱。

〔一〕牛：原作「未」，金陵本同。今从张本改。

〔二〕一：大观、政和本草卷十六牛黄条附方，此下有「大」字。

〔三〕滴之：金陵本同。圣惠方卷八十二及大观、政和本草卷十六牛黄条附方俱作「点口中瘥」，义较明确。

〔四〕圣惠方：原作「外台」，金陵本同。按此方与外台卷三十五治吃奶不稳恐作撮口方，用药虽同，治证颇异。今据圣惠方卷八十二及大观、政和本草卷十六牛黄条附方改，与旧附方数相合。

〔五〕葛：原作「姜」，金陵本同。今据总微论卷五生葛饮子改。

〔六〕与服：金陵本同。总微论卷五生葛饮子作「每服半合，量大小与之，无时。」

〔七〕一：大观、政和本草卷十六牛黄条附方，此下俱有「大」字。

〔八〕儿：总微论卷五，此下有「心胸」二字。

〔九〕中狂：原脱，今据总微论卷五补。

总微论。**腹痛夜啼**牛黄一小〔一〕豆许，乳汁化服。仍书田字于脐下。圣惠方。**痘疮黑陷**牛黄二粒，朱砂一分，研末。蜜浸胭脂，取汁调搽，一日一上。王氏痘疹方。

鲊答纲目

【集解】〔时珍曰〕鲊答生走兽及牛马诸畜肝胆之间，有肉囊裹之，多至升许，大者如鸡子，小者如栗如榛。其状白色，似石非石，似骨非骨，打破层叠。嘉靖庚子年，蕲州侯屠杀一黄牛得此物，人无识者。有番僧云：此至宝也，牛马猪畜皆有之。可以祈雨，西域有密〔二〕呪，则霖雨立至；不知呪者，但以水浸搬弄，亦能致雨。后考陶九成辍耕录所载鲊答，即此物也。其言曰：蒙古人祷雨，惟以净水一盆，浸石子数枚，淘漉玩弄，密持呪语，良久辄雨。石子名鲊答，大者如鸡卵，小者不等，乃走兽腹中所产，狗〔三〕、牛、马者最妙，盖牛黄、狗宝之类也。又按京房易占云：兵强主武，则牛腹生石。据此则鲊答、狗宝同一类也。但生于狗腹者，为狗宝耳。

【气味】甘、咸，平，无毒。

【主治】惊痫毒疮。时珍

狗宝纲目

【集解】〔时珍曰〕狗宝生癞狗腹中，状如白石，带青色，其理层叠，亦难得之物也。按贾似道悦生随抄云：任丘县民家一犬甚恶，后病衰，为众犬所噬而死。剖之，其心已化，似石非石，其重如石，而包膜络之如寒灰，观其脉理犹是心，不知何缘致此？尝闻人患石淋，有石块刀斧不能破。又尝见龙胫骨中髓皆是白石，虎目光落地亦成白石，星之光气也落则成石，松亦化石，蛇、蟹、蚕皆能成石。万物变化如此，不可一概断也。时珍尝静思之，牛之黄，狗之宝，马之墨，鹿之玉，犀之通天，兽之鲊答，皆物之病，而人以为宝。人灵于物，而犹不免此病，况物乎？人之病淋有沙石者，非兽之鲊答

〔一〕小：原脱，今据圣惠方卷八十二补。
〔二〕密：原作「蜜」，金陵本同。今从张本改，与上下文义合。
〔三〕狗：原作「独」，金陵本同。今据南村辍耕录卷四祷雨条改。

乎？人之病癖，有心似金石者，非狗之宝乎？此皆囿于物而不能化者，故禽鸟有生卵如石者焉。按程氏遗书载：有波斯人发闽中古冢，棺内俱尽，惟心坚如石。锯开观之，有山水青碧如画，傍有一女，靓粧凭栏。盖此女有爱山癖，朝夕注意，故融结如此。又宋潜溪文集载：临川浮屠法循，行般〔一〕舟三昧法，示寂后火焚，惟心不化，出五色光，有佛像高三寸，非骨非石，百体具足。又徽水有优婆塞，行禅观之法，及死火葬，心〔二〕内包观音像如刻成。此皆志局于物，用志不分，精灵气液，因感而凝形，正如孕女感异像而成鬼胎之类，非祥也，病也，有情之无情也。

【气味】甘、咸，平，有小毒。

【主治】噎食及痈疽疮疡。时珍

【附方】新四。**噎食病**数月不愈者。用狗宝为末。每服一分，以威灵仙二两，盐二钱，捣如泥，将水一钟搅匀，去滓调服，日二。不过三日愈，后服补剂。杏林摘要。**狗宝丸**治痈疽发背诸毒，初觉壮热烦渴者。用癞狗宝一两，腊月黑狗胆、腊月鲤鱼胆各一枚〔三〕，蟾酥二钱，蜈蚣（炙）七条，硇砂、乳香、没药、轻粉、雄黄、乌金石各一钱〔四〕，粉霜三钱〔五〕，麝香一分〔六〕，同为末。用首生男儿乳一合，黄蜡三钱，熬膏和，丸绿豆〔七〕大。每服一〔八〕丸或三丸，以白丁香（七枚，研）调新汲水送下〔九〕。暖卧，汗出为度。不过三服立效，后食白粥补之。济生方。**赤疔疮**狗宝丸：用狗宝八分，

〔一〕般：原作「舦」，金陵本同。按梵语「般舟」，意译「佛立」，以行此三昧，则诸佛现前而立。见后汉·支娄迦谶译「般舟三昧经」。今据改。

〔二〕心：原缺空一字，今据金陵本补。

〔三〕各一枚：金陵本同。济生方卷八，狗胆用「一个」，鲤鱼胆用「七个」，义长。

〔四〕各一钱：金陵本同。济生方卷八，乌金石用「二钱」，其余用「一钱」。

〔五〕三钱：金陵本同。济生方卷八作「一钱」。

〔六〕一分：金陵本同。济生方卷八作「一钱」，此下尚有「铅白霜一钱」。

〔七〕绿豆：金陵本同。济生方卷八作「麻子」。

〔八〕一：金陵本同。济生方卷八作「两」。

〔九〕下：济生方卷八，此下有「腰以下病，食前服；腰以上病，食后服。如人行三里，用热葱白粥投之。」

蟾酥二钱，龙脑二钱，麝香一钱，为末，好酒和，丸麻子大。每服三丸，以生葱三寸同嚼细，用热葱酒送下，暖卧，汗出为度。后服流气追毒药，贴拔毒膏，取愈。通玄论。**反胃膈气**丁丹崖祖传狗宝丸：用硫黄、水银各一钱，同炒成金色，入狗宝三钱，为末。以鸡卵一枚，去白留黄，和药搅匀，纸封泥固，煻火煨半日，取出研细。每服五分，烧酒调服，不过三服见效。杨氏颐真堂方。

底野迦唐本草

【集解】〔恭曰〕出西戎。彼人云：用诸〔一〕胆作之。状似久坏丸药，赤黑色。胡人时将至此，甚珍重之。试用有效。〔颂曰〕宋时南海亦或有之。

【气味】辛〔二〕、苦，寒，无毒。

【主治】百病中恶，客忤邪气，心腹积聚。唐本草

诸血拾遗

【集解】〔时珍曰〕兽畜有水陆之产，方土之殊，寒热温凉之不同，有毒无毒之各异。陈氏概以诸血立条，主病似欠分明，姑存其旧而已。其各血主治，俱见本条。

【气味】甘，平。

【主治】补人身血不足，或患血枯，皮上肤起，面无颜色者，皆不足也，并宜生饮。又解诸药毒、菌毒，止渴，除丹毒，去烦热。藏器

〔一〕诸：原作「猪」，金陵本同。唐本草卷十五底野迦条稍似「猪」字，但与同卷六畜毛蹄甲条「猪」字之写法又不相同。今据大观、政和本草卷十六底野迦条改。同卷牛黄条引图经云：「又有底野迦，是西戎人用诸胆和合作之。」既言「和合」，自当以作「诸胆」为是。

〔二〕辛：原脱，今据唐本草卷十五、千金翼卷三及大观、政和本草卷十六底野迦条补。

诸朽骨 拾遗

【集解】〔时珍曰〕朽骨不分何骨，然亦当取所知无毒之骨可也。

【主治】骨蒸。东墙腐骨：磨醋，涂痕令灭。又涂疬疡风疮癣白烂者，东墙向阳也。藏器 治风牙痛，止水痢。时珍

【附方】旧一，新三。**骨蒸发热** 多取诸朽骨，洗净土气，釜煮；入桃柳枝各五斗，煮枯；再入棘针三斗，煮减半；去滓，以酢浆水和之，煮三五沸。令患者正坐散发，以汤从顶淋之，唯热为佳。若心闷，可少进冷粥〔一〕，当得大汗，出恶气。汗干乃粉身，食豉粥。拾遗。 **水痢不止** 朽骨灰〔二〕、六月六日麴〔三〕（炒）等分为末，饮服方寸匕。乃御传方也。张文仲方。 **风牙作痛** 东墙下朽骨，削之如疼牙齿许大〔四〕，煻灰〔五〕中煨热，病处咬之，冷即易。外台秘要。 **打击青肿** 墙上朽骨，和唾于石上磨，涂之，干即易。千金方。

震肉 拾遗

【集解】〔藏器曰〕此六畜为天雷所霹雳者，因其事而用之也。〔时珍曰〕按雷书云：雷震六畜肉，不可食，令人成大风疾。

【主治】小儿夜惊，大人因惊失心，作脯食之。藏器

〔一〕粥：金陵本同。大观、政和本草卷十六诸朽骨条俱作「饭」。
〔二〕朽骨灰：外台卷二十五，此下有「牛骨灰亦得」。
〔三〕六月六日麴：外台卷二十五云：「无时，用常麴亦得。」
〔四〕削之如疼牙齿许大：原作「削牙」二字，金陵本同。今据外台卷二十二引必效方补六字。
〔五〕灰：原作「火」，金陵本同。今据外台卷二十二改。

败鼓皮别录下品

〔校正〕原在草部，宋本移入兽部。

【集解】〔宗奭曰〕此是穿败者，不言是何皮，马、驴皮皆可为之，当以黄牛皮者为胜。唐韩退之所谓「牛溲马勃，败鼓之皮，医师收畜〔一〕，待用无遗」者也。今用处绝少，尤好煎胶。

【气味】平，无毒。

【主治】中蛊毒。别录　〔弘景曰〕烧作屑，水和服之。病人即唤蛊主姓名，往呼本主取蛊即瘥，与白蘘〔二〕荷同功。

治小便淋沥，涂月蚀耳疮，并烧灰用。时珍　出药对。

【附方】旧二，新一〔三〕。中蛊毒梅师方云：凡中蛊毒，或下血如鹅肝，或吐血，或心腹切痛，如有物咬。不即治之，食人五脏即死。欲知是蛊，但令病人吐水，沉者是，浮者非也。用败鼓皮烧灰，酒服方寸匕〔四〕。须臾，自呼蛊主姓名。外台秘要云：治蛊，取败鼓皮广五寸，长一尺，蔷薇根五寸，如〔五〕拇指大〔六〕，水一升，酒三升，煮二〔七〕升，服〔八〕之。当下蛊虫即愈。月蚀疮集验：用救月蚀鼓皮，掌大一片，以苦酒三升渍一宿，涂之。或烧灰，猪脂调涂。外台。

毡拾遗

【集解】〔时珍曰〕毡属甚多，出西北方，皆畜毛所作。其白、其黑者，本色也。其青、乌、黄、赤者，染色也。

〔一〕医师收畜：金陵本同。昌黎先生集卷十二进学解作「俱收幷蓄」，此间经濒湖改写。

〔二〕蘘：原作「蓑」，金陵本同。今据政和本草卷十八败鼓皮条（武昌柯氏本大观本草脱此条）改，与本书卷十五蘘荷条合。

〔三〕旧二新一：原作「旧三」。按下列外台治月蚀疮一方，未见于大观、政和本草，不应计入旧附方数內。今改正。

〔四〕酒服方寸匕：金陵本同。政和本草卷十八败鼓皮条引梅师方作「饮服」二字。此五字乃濒湖采同条杨氏产乳方文改写。

〔五〕如：外台卷二十八及政和本草卷十八败鼓皮条附方，此下俱有「足」字。

〔六〕大：外台卷二十八及政和本草卷十八败鼓皮条附方，此下俱注：「本方云蘘若根。」

〔七〕二：金陵本及政和本草附方同。外台卷二十八作「一」。

〔八〕服：金陵本及政和本草附方同。外台卷二十八作「顿服」。

其毡毯、褐𫄧、氍毹、氆氇等称者，因物命名也。大抵入药不甚相远。

乌毡　**【气味】**无毒。

【主治】火烧生疮，令不着风水，止血，除贼风。烧灰，酒服二钱匕，治产后血下不止。久卧，吸人脂血，损颜色，上气。藏器

【附方】新四。**坠损疼痛**故马毡两段，酒五升，盐一抄，煮热裹之，冷即易，三五度瘥〔一〕。广济方。**牙疳鼻疳**氆褐（不拘红黑，烧存性）、白矾（烧枯）各一钱，尿桶白碱一钱半（烧过），同研搽，神效。简便。**夜梦魇寐**以赤𫄧一尺，枕之即安。肘后。**赤白崩漏**毡烧灰，酒服二钱。白崩用白毡，红崩用红毡。海上。

六畜毛蹄甲本经下品

【集解】〔弘景曰〕六畜，谓牛、羊、猪、马、鸡、狗〔二〕也。驴、骡亦其类〔三〕，各条已有主疗，亦不必出此矣。

〔时珍曰〕此系本经一品，姑存以见古迹。

【气味】咸，平，有毒。

【主治】鬼疰蛊毒，寒热惊痫，癫痓狂走。骆驼毛尤良。本经

六畜心纲目〔四〕

【集解】〔时珍曰〕古方多用六畜心治心病，从其类也。而又有杀时惊气入心，怒气入肝，诸心损心、诸肝损肝之说，与之相反。

〔一〕三五度瘥：金陵本同。外台卷二十九作「勿令久热伤肉，如是三五遍，痛定即止，仍服止痛药散，即渐瘥。」

〔二〕狗：原作「驼」，金陵本同。今据唐本草卷十五及大观、政和本草卷十八·六畜毛蹄甲条改。

〔三〕类：唐本草卷十五·六畜毛蹄甲条，此下有「骆驼出外国，方家并不复用」，大观、政和本草略同。更可证明前条「狗」字作「驼」之误。

〔四〕纲目：原脱，今从张本补，与本卷分目六畜心所注合。

【主治】心昏多忘，心虚作痛，惊悸恐惑。 时珍

【附方】 新二。**健忘** 心孔昏塞，多忘喜误。取牛、马、猪、鸡、羊、犬心，干之为末。向日酒服方寸匕，日三服，闻一知十。外台〔一〕。**蛔虫心痛**〔二〕用六畜心，生切作四〔三〕脔，纵横割路，纳朱砂〔四〕（或雄黄、麝香〔五〕）于中，平旦〔六〕吞之，虫死即愈。集验。

诸肉有毒 拾遗〔七〕

牛独肝〔八〕　**黑牛白头**　**牛马生疔死**　**羊独角**

黑羊白头　**白羊黑头**〔九〕　**猪羊心肝有孔**　**马生角**

马鞍下黑肉〔十〕　**马肝**　**马无夜眼**　**白马黑头**〔十一〕

〔一〕外台：金陵本同。今检外台尚未见到此方。方见普济方卷十七，原注：「出圣惠方。」再检今本圣惠，亦未见到此方。

〔二〕蛔虫心痛：金陵本同。外台卷七引集验作「心痛唾多似虫者」，肘后卷一第八略同。

〔三〕四：金陵本及外台卷七同。肘后卷一第八作「十四」，「十」字当是衍文。

〔四〕朱砂：金陵本同。外台卷七作「少真朱砂」，肘后卷一第八作「真丹一两」。

〔五〕麝香：原脱，今据外台卷一第八及肘后卷一第八补。

〔六〕平旦：原脱，今据外台卷一第八，并参考肘后卷一第八（作「旦悉」）补。

〔七〕拾遗：金陵本同。按下列各项中，有濒湖采千金等书所加，不尽出于拾遗。

〔八〕牛独肝：千金卷二十六第五引黄帝云（似即汉书艺文志著录神农黄帝食禁七卷之遗说）：「独肝牛肉，食之杀人。牛食蛇者独肝。」余见本书本卷牛条。

〔九〕白羊黑头：千金卷二十六第五引黄帝说，此下有「食其脑，作肠痈。」

〔十〕马鞍下黑肉：金陵本同。大观、政和本草卷十八诸肉有毒条作「白马鞍下肉，食之损人五脏。」千金卷二十六第五引黄帝说作「白马鞍下乌色彻肉里者，食之伤人五脏。」

〔十一〕白马黑头：大观、政和本草卷十七白马茎条引食疗，此下有「食令人癫。」

白马青蹄　猘犬肉〔一〕　犬有悬蹄　六畜自死首北向〔二〕

六畜自死口不闭〔三〕　六畜疫病疮疥死　诸畜带龙形　诸畜肉中有米星

鹿白臆〔四〕　鹿文如豹　兽歧尾　兽并头

诸兽赤足　禽兽肝青　诸兽中毒箭死〔五〕　脯沾屋漏

脯曝不燥　米瓮中肉脯　六畜肉热血不断　祭肉自动

诸肉经宿未煮　六畜五脏着草自动

六畜肉得咸、酢〔六〕不变色　生肉不敛水　肉煮不熟

肉煮熟不敛水〔七〕　六畜肉堕地不沾尘　肉落水浮

肉汁器盛闭气　六畜肉与犬，犬不食者　乳酪煎脍〔八〕

已上并不可食，杀人病人，令人生痈肿疔毒。

〔一〕猘犬肉：金陵本同。千金卷二十六第五引黄帝作「犬，春月多狂。若鼻赤起而燥者，此欲狂，其肉不任食。」大观、政和本草卷十七牡狗阴茎条引陶隐居作「犬，春月目赤鼻燥，欲狂猘者，不宜食。」

〔二〕六畜自死首北向：金陵本同。千金卷二十六第五作「野兽自死，北首伏地，不可食。」

〔三〕六畜自死口不闭：金陵本同。外台卷三十一作「鸟兽自死，口不开，翼不合，不可食。」

〔四〕鹿白臆：金陵本同。大观、政和本草卷十九诸肉有毒条俱作「马及鹿膳白，不可食。」按大观、政和本草卷十七鹿茸条引食疗云：「凡是鹿白臆者，不可食。」濒湖改「膳」为「臆」，极是。说文卷四下肉部：「臆，胸骨(今本骨作肉)也。」

〔五〕诸兽中毒箭死：金陵本同。大观、政和本草卷十八诸肉有毒条俱作「市得野中脯，多有射罔毒。」

〔六〕咸酢：金陵本及千金卷二十六第五同。千金翼卷二十第三作「醋、盐」，义同。

〔七〕水：大观、政和本草卷十八诸肉有毒条，此下有「食之成瘕」。

〔八〕乳酪煎脍：金陵本同。大观、政和本草卷十八诸肉有毒条俱作「乳酪煎鱼脍，瓜和食，立患霍乱。」

诸心损心　诸肝损肝　六畜脾一生不可食

诸脑损阳滑精〔一〕　诸血损血败阳　诸脂燃灯损目

经夏臭脯，痿人阴，成水病〔二〕　鱼馁肉败

本生命肉，令人神魂不安　春不食肝　夏不食心

秋不食肺　冬不食肾　四季不食脾

解诸肉毒纲目

中六畜肉毒六畜干屎末　伏龙肝末　黄檗末　赤小豆烧末　东壁土末〔三〕　白扁豆　并水服　饮人乳汁　头垢一钱，水服，起死人　豆豉汁服

马肉毒芦根汁　甘草汁　嚼杏仁　饮美酒

马肝毒猪骨灰　狗屎灰　牡鼠屎　人头垢　豆豉　并水服

牛马生疔泽兰根擂水　生菖蒲擂酒　甘菊根擂水　猪牙灰，水服　甘草煎汤服，取汗〔四〕

牛肉毒猪脂化汤饮　猪牙〔五〕灰，水服　甘草汤〔六〕

〔一〕诸脑损阳滑精：千金卷二十六第五引黄帝云：「羊脑、猪脑，男子食之损精气，少子。若欲食者，研之如粉，和醋食之。初不如不食佳。」

〔二〕病：千金卷二十六第五，此下有「作头眩」。

〔三〕东壁土末：金陵本同，与本书卷四诸毒门·禽兽毒段及卷七东壁土条附方均合。千金卷二十四第一用灶底黄土，本书采入卷七伏龙肝条附方中。

〔四〕汗：原作「汁」，金陵本同。今从张本改。

〔五〕猪牙：金陵本同。千金卷二十四第一作「猳牙」，原注：「一作猪牙。」

〔六〕甘草汤：金陵本同。肘后卷七第六十九作「煮甘草饮汁一二升。」千金卷二十四第一略同。

独肝牛毒人乳服之

狗肉毒杏仁研水服

羊肉毒甘草煎水服

猪肉毒杏仁研汁　朴消煎汁　猪屎绞汁　猪骨灰调水　韭菜汁　大黄汤

药箭肉毒〔一〕大豆煎汁　盐汤

诸肉过伤本畜骨灰水服　芫荽煎汁　生韭汁

食肉不消还饮本汁即消　食本兽脑亦消

〔一〕毒：肘后卷七第六十九，此下有「以蓝汁」三字。普济方卷二五二作「用蓝青三握细切，捣取汁，饮之，每服一盏。肘后方加大豆汁、盐汁，服之解。」

本草纲目兽部第五十一卷

兽之二 兽类三十八种

〔一〕駮：此下原有「马」字，金陵本同。今据本卷虎条附录删，使其一致。
〔二〕啮铁犴狡兔附：原脱，金陵本亦脱。今据本卷貘条附录补。
〔三〕⿰牛堂：原作「⿰牛掌」，金陵本同。今据本卷犛牛条附录改。

海獭拾遗　腽肭兽开宝　猾炮炙论

右附方旧七十二[一]，新一百二十二[二]。

兽之三　鼠类一十二种

鼠别录　鼨鼠、鼪鼠、𪕬鼳、鼩鼱、水鼠、冰鼠、火鼠、鼣鼠、鼮鼠附　鼹鼠别录

隐鼠拾遗　鼫鼠纲目　竹䶉纲目

土拨鼠拾遗　貂鼠纲目　黄鼠纲目

鼬鼠纲目（即鼠狼）　鼷鼠拾遗　食蛇鼠纲目

猬本经

右附方旧四十[三]，新六十八[四]。

兽之四　寓类怪类共八种

猕猴证类　玃、豦附　狨拾遗　猿、独附　果然拾遗　蒙颂、獑猢附

猩猩纲目　野女附　狒狒拾遗　山都、山𤟤、木客、山𤢖附

罔两纲目　彭侯纲目　封纲目

右附方旧一，新无。

〔一〕七十二：原作「八十七」，今据兽类各条旧附方总数改。
〔二〕一百二十二：原作「四十六」，今据兽类各条新附方总数改。
〔三〕四十：原作「二十四」，今据鼠类各条旧附方总数改。
〔四〕六十八：原作「四十二」，今据鼠类各条新附方总数改。

本草纲目兽部第五十一卷

兽之二 兽类三十八种

狮 纲目

【释名】狻猊音酸倪。尔雅作狻麑。虓许交切。〔时珍曰〕狮为百兽长，故谓之狮。虓，象其声也。梵书谓之僧伽彼。说文〔一〕云：一名白泽。今考瑞应图，白泽能言语，非狮也。

【集解】〔时珍曰〕狮子出西域诸国。状如虎而小，黄色。亦如金色猱狗，而头大尾长。亦有青色者。铜头铁额，钩爪锯牙，弭耳昂鼻，目光如电，声吼如雷。有耏髯，牡者尾上茸毛大如斗，日走五百里，为毛虫之长。怒则威在齿，喜则威在尾。每一吼则百兽辟易，马皆溺血。尔雅言其食虎豹。虞世南言其拉虎吞貔，裂犀分象。陶九成言其食诸禽兽，以气吹之，羽毛纷落。熊太古言其乳入牛羊马乳中，皆化成水。虽死后虎豹不敢食其肉，蝇不敢集其尾。物理相畏如此。然博物志载：魏武帝至白狼山，见物如狸，跳至狮子头杀之。唐史载：高宗时，伽毗耶国献天铁兽，能擒狮象。则狮虽猛悍，又有制之者也。西域畜之，七日内取其未开目者调习之，若稍长则难驯矣。

屎〔时珍曰〕陶氏注苏合香，误以为狮屎。陈氏正其误，言狮屎极臭，赤黑色。今考补于此。

【主治】**服之，破宿血，杀百虫。烧之，去鬼气。**藏器

虎 别录中品

【释名】**乌䖘**音徒。左传作於菟，汉书作乌檡。**大虫**肘后**李耳**〔时珍曰〕虎，象其声也。魏子才云：其文

〔一〕说文：检说文未见此文。

从虍〔一〕从几，象其蹲踞之形。从人者非也。扬雄方言云：陈魏宋楚〔二〕之间，或〔三〕谓之李父。江淮南楚之间，谓之李耳，或谓之鶦〔四〕䖘。自关东西或〔五〕谓之伯都。珍按：李耳当作狸儿。盖方音转狸为李，儿为耳也。今南人犹呼虎为猫，即此意也。郭璞谓虎食物，值耳则止，故呼李耳，触其讳；应劭谓南郡李翁化为虎，故呼李耳，皆穿凿不经之言也。尔雅云：虎，浅〔六〕毛曰虦猫（音栈），白虎曰甝（音含），黑虎曰虪（音育），似虎而五指曰貙（音伛〔七〕），似虎而非真曰彪，似虎而有角曰虒（音嘶）。

【集解】〔颂曰〕虎，本经不载所出，今多山林处皆有之。〔时珍曰〕按格物论云：虎，山兽之君也。状如猫而大如牛，黄质黑章，锯牙钩爪，须健而尖，舌大如掌（生倒刺），项短鼻齆。夜视，一目放光，一目看物。声吼如雷，风从而生，百兽震恐。易通卦验〔八〕云：立秋虎始啸。仲冬虎始交。或云：月晕时乃交。又云：虎不再交，孕七月而生。又云：虎知冲破，能画地观奇偶以卜食。今人效之，谓之虎卜。虎噬物，随月旬上下而啮其首尾。其搏物，三跃不中则舍之。人死于虎，则为伥鬼，导虎而行。虎食狗则醉，狗乃虎之酒也。闻羊角烟则走，恶其臭也。虎害人、兽，而蝟、鼠能制之，智无大小也。狮、駮、酋耳、黄腰、渠搜能食虎，势无强弱也。抱朴子云：虎五百岁则变白。又海中有虎鲨能变虎，古有貙虎变人、貙人变虎之说，亦自有是理也。

【附录】酋耳 瑞应图云：酋耳似虎绝大，不食生物，见虎豹即杀之，太平则至。郭璞云：即驺虞〔九〕也。白虎黑

〔一〕虍：原作「虚」，今据金陵本改。

〔二〕宋楚：原脱，今据方言卷八补。

〔三〕或：同上。

〔四〕鶦：金陵本同。方言卷八作「於（音乌）」。

〔五〕或：原脱，今据方言卷八补。

〔六〕浅：金陵本同。尔雅·释兽作「窃」。郭注：「窃，浅也。」郝懿行义疏云：「窃、虦、浅，俱声相转。」

〔七〕伛：金陵本同。尔雅音释作「枢」。

〔八〕通卦验：原作「卦通验」，金陵本同。今据本书卷一引据经史百家书目改，与四库总目·经部·易类六合。

〔九〕驺虞：金陵本同。山海经·海内北经作「驺吾」。郭注：「吾宜作虞。」史记·滑稽列传后褚补东方朔传作「驺牙」，虞、吾、牙，皆同音假借字。

文〔一〕，尾长于身〔二〕。**驳**山海经云：駮状如马，白身黑尾，一角锯牙〔三〕，能食虎豹。周书谓之兹白。说苑云：师旷言鹊食猬，猬食骏驳〔四〕，骏驳〔四〕食豹，豹食駮，駮食虎。**渠搜**逸周书云：渠搜，西戎露犬也。能食虎豹。一云犴，胡犬也。能逐虎。**黄腰**蜀志〔五〕名黄腰兽。鼬身狸〔六〕首，长则食母〔七〕，形虽小而能食虎及牛、鹿也。又孙愐云：㲉（音斛），似豹而小，腰以上黄，以下黑，形类犬，食猕猴，又〔八〕名黄腰。**鼩鼠**见猬下。

虎骨

〔修治〕〔颂曰〕虎骨用头及胫〔九〕骨，色黄者佳。凡虎身数物，俱用雄虎者胜。药箭射杀者，不可入药，其毒浸渍骨血间，能伤人也。〔时珍曰〕凡用虎之诸骨，并捶碎去髓，涂酥或酒或醋，各随方法，炭火炙黄入药。

〔气味〕**辛，微热，无毒。**〔之才曰〕平。〔主治〕**除〔十〕邪恶气，杀鬼疰毒，止惊悸，治恶疮鼠瘘。头骨尤良。**别录　**治筋骨毒风挛急，屈伸不得，走注疼痛，治尸疰腹痛，**

〔一〕白虎黑文：金陵本、诗·召南·驺虞毛传及说文虍部俱同。山海经·海内北经作「五彩毕具」。

〔二〕尾长于身：金陵本、山海经·海内北经及说文虍部俱同。尚书大传作「尾倍于身」，山海经·海内北经郭注作「尾参于身」。

〔三〕锯牙：金陵本、山海经·海外北经及逸周书王会篇同。尔雅·释畜及说文马部作「倨牙」，孔疏云：「倨牙如锯。」山海经·西次四经作「虎牙爪」，郭注：「尔雅说驳，不道有角及虎爪。」

〔四〕骏驳：金陵本同。说苑卷十八辨物作「鵕鸡」，御览八九二驳条引说苑同。

〔五〕蜀志：金陵本同。御览九一三黄要条作「蜀地志」。

〔六〕狸：金陵本同。御览九一三黄要条作「狐」。

〔七〕长则食母：金陵本同。御览九一三黄要条作「生子长大自活，群逐其母，令不得饮食。」

〔八〕又：原脱，今据广韵卷五·一屋「㲉」条补。

〔九〕胫：原作「颈」，金陵本同。今据大观、政和本草卷十七虎骨条改。

〔十〕除：原脱，今据唐本草卷十五、千金翼卷三及大观、政和本草卷十七虎骨条补，与下相对为文。

伤寒温〔一〕气，温疟，杀犬咬毒。甄权 杂朱画符，疗邪。头骨作枕，辟恶梦魇。置户上，辟鬼。陶弘景 煮汁浴之，去骨节风毒肿。和醋浸膝，止脚痛肿，胫骨尤良。初生小儿煎汤浴之，辟恶气，去疮疥，惊痫鬼疰，长大无病。孟诜 追风定痛健骨，止久痢脱肛，兽骨鲠咽。时珍

〔发明〕〔颂曰〕李绛兵部手集，有虎骨酒，治臂胫痛。崔元亮海上方，治腰脚不随，并有虎胫骨酒方。〔宗奭曰〕风从虎者，风，木也；虎，金也。木受金制，焉得不从？故虎啸而风生，自然之道也。所以治风病挛急，屈伸不得，走疰，骨节风毒，癫疾〔二〕惊痫诸病，皆此义也。〔汪机曰〕虎之强悍，皆赖于胫，虽死而胫犹屹立不仆，故治脚胫无力用之。〔时珍曰〕虎骨通可用。凡辟邪疰，治惊痫温疟，疮疽头风，当用头骨；治手足诸风，当用胫骨；腰背诸风，当用脊骨，各从其类也。按吴球诸证辨疑云：虎，阴也；风，阳也。虎啸风生，阳出阴藏之义，故其骨能追风定痛。虎之一身筋节气力，皆出前足，故以胫骨为胜。

〔附方〕旧十一〔三〕，新七〔四〕。

健忘惊悸 预知散：用虎骨（酥炙）、白龙骨、远志肉等分为末。生姜汤服，日三服。久则令人聪慧。永类钤方。

臂胫疼痛 虎骨酒治之，不计深浅皆效。用虎胫骨二大两（捣碎炙黄），羚羊角（屑）一大两，新芍药二大两（切）。三物以无灰酒浸之，养至七日，秋冬倍之。每日空腹饮一杯。若要速服，即以银器物盛〔五〕，于火炉中暖养二三日，即可服也。兵部手集。

腰脚不随 挛急冷痛。取虎胫骨五六寸，刮去肉膜，涂酥炙黄捣细，绢袋盛之，以瓶盛酒一斗浸之，糠〔六〕火微温。七日后，任情饮之，当微利便效也。又方：虎腰脊骨一具，前两脚全骨一具，并于石上以斧捶碎，安铁床上，文炭火炙，待脂出则投无灰浓酒中密封，春

〔一〕温：金陵本及政和本草卷十七虎骨条同。大观本草作「湿」。

〔二〕疾：原作「疰」，金陵本及政和本草卷十七虎骨条附衍义文同。今据本草衍义卷十六虎骨条改。以本草衍义对比，知政和本草误将「走疰癫疾」中「疰」、「疾」二字互易。

〔三〕一：原无，今按下旧附方数补。

〔四〕七：原作「八」，今按下新附方数改。

〔五〕盛：原作「成」，今据金陵本改，与大观、政和本草卷十七虎骨条合。

〔六〕糠：原作「煻」，金陵本同。今据大观、政和本草卷十七虎骨条改。

夏七日，秋冬三七日。任性日饮三度。患十年以上者，不过三剂；七年以下者，一剂必瘥。　崔元亮海上方。**白虎风痛**走注，两膝〔一〕热肿。用虎胫骨（涂酥炙黄）、黑附子（炮裂去皮）各一两，为末。每服二钱〔二〕，酒下，日再服〔三〕。　经验后〔四〕方。**历节痛风**虎胫骨（酒炙）三两，没药半〔五〕两，为末。每服二钱，温酒下，日三服。　圣济总录。**历节走痛**百节皆痛不可忍。用虎头骨一具，涂酥炙黄捶碎，绢袋盛，置二斗清酒中，浸五宿。随性饮之，妙。　圣惠方。**筋骨急痛**虎骨和通草煮汁，空肚服半升。覆卧，少时汗出为效。切忌热食，损齿。小儿齿生未足〔六〕，不可与食，恐齿不生。　食疗。**休息痢疾**经时〔七〕不愈。取大虫骨炙黄焦，捣末。饮服方寸匕，日三，取效。　张文〔八〕仲方。**痔漏脱肛**虎胫骨两节，以蜜二两炙赤，捣末，蒸饼丸梧子大。每凌晨温酒下二十丸，取效。　胜金。**肛门凸出**虎骨烧末，水服方寸匕，日三。　外台。**兽骨哽咽**虎骨为末，水服方寸匕。　外台。**狂〔九〕犬咬伤**虎骨刮末，水服方寸匕，并傅之〔十〕。　小品方。**汤火伤灼**虎骨炙焦研敷，神效。　龚氏易简方。**月蚀〔十一〕疳疮**虎头骨二两捣碎，猪脂一斤，熬膏〔十二〕涂

〔一〕膝：原作「脂」，金陵本同。今据大观、政和本草卷十七虎骨条附方改。
〔二〕二钱：金陵本及政和本草同，大观本草作「三钱」。又此下原有「服」字，金陵本同。今据大观、政和本草卷十七虎骨条附方删。
〔三〕服：原脱，金陵本亦脱。今据大观、政和本草卷十七虎骨条附方补。
〔四〕后：原作「良」，金陵本同。今据大观、政和本草卷十七虎骨条附方改。
〔五〕半：原作「七」，金陵本同。今据圣济总录卷十没药散改。
〔六〕齿生未足：原脱，今据大观、政和本草卷十七虎骨条补。
〔七〕时：原作「年」，金陵本同。今据外台卷二十五及大观、政和本草卷十七虎骨条附方改。
〔八〕文：原作「大」，金陵本同。据改同上。
〔九〕狂：原作「恶」，金陵本同。今据外台卷四十引小品方改。
〔十〕并傅之：金陵本同。外台卷四十引小品方无。
〔十一〕蚀：原作「蠲」，今据金陵本改，与大观、政和本草卷十七虎骨条附方及普济方卷四〇七俱合。
〔十二〕膏：金陵本同。大观、政和本草卷十七虎骨条附方及普济方卷四〇七俱作「黄」。

之。集验方〔一〕。**小儿白秃**虎骨末，油调涂之〔二〕。普济。**足疮嵌甲**以橘皮汤浸洗，轻剪去甲。以虎骨末敷之，痛即止。便民图纂。**臁胫烂疮**以齑汁洗拭，刮虎骨末敷之。便民图纂。

威骨〔藏器曰〕虎有威骨如乙字，长一寸，在胁两傍，破肉取之。尾端亦有，不及胁骨。令人有威，带之临官佳。无官则为人所憎。

肉〔**气味**〕**酸，平，无毒。**〔宗奭曰〕微咸。〔弘景曰〕俗方言：热食虎肉，坏人齿。〔诜曰〕正月勿食虎，伤神。〔时珍曰〕虎肉作土气，味不甚佳。盐食稍可。〔**主治**〕**恶心欲呕，益气力，止多唾**〔三〕。别录**食之治疟，辟三十六种精魅。入山，虎见畏之。**孟诜〔**附方**〕新一。**脾胃虚弱**恶心不欲饮食。虎肉半斤切，以葱、椒、酱调，炙熟，空心冷食。寿亲养老方。

膏〔**主治**〕**狗啮疮。**别录**纳下部，治五痔下血。**孟诜**服之，治反胃。煎消，涂小儿头疮白秃。**时珍〔**附方**〕新一。**一切反胃**虎脂半斤切，清油一斤，瓦瓶浸一月，密封勿令泄气。每以油一两，入无灰酒一盏，温服，以瘥为度。油尽再添。寿域神方。

血〔**主治**〕**壮神强志。**〔时珍曰〕猎人李次口云：热刺虎之心血饮之，能壮神志。又抱朴子云：三月三日，杀取虎血、生驼〔四〕血、白虎头皮、紫绶、履组、流萍〔五〕合种之〔六〕。初生草似胡麻子，即取此实种之。一生辄一异，凡

〔一〕集验方：原作「神效方」，金陵本同。今据大观、政和本草卷十七虎骨条附方改，仍计入旧附方数内。
〔二〕虎骨末油调涂之：金陵本同。普济方卷四〇八治疮秃方作「取虎膏涂之」。按依普济原方，此方应移本书本条膏段附方之中。濒湖既已改写，姑仍附此，并计入新附方数内。
〔三〕止多唾：唐本草卷十五、千金翼卷三及大观、政和本草卷十七虎骨条引别录俱无，乃濒湖采千金方卷二十六第五虎肉条文所加。
〔四〕生驼：原作「鸭」，金陵本同。今据抱朴子内篇卷十九遐览篇白虎七变法改。
〔五〕白虎头皮紫绶履组流萍：原作「等分和」三字，金陵本同。据改同上。
〔六〕种之：原作「以」，金陵本同。据改同上。

七种之〔一〕。取其实合用，可以移形易貌。

肚　〔主治〕**反胃吐食。取生者勿洗存滓秽，新瓦固煅存性，入平胃散末一两和匀。每白汤服三钱，神效。**时珍　出保寿堂方。

肾　〔主治〕**瘰疬**〔时珍曰〕千金治瘰疬，雌黄芍药丸中用之。袁达禽虫述云：虎肾悬于腹，象口隐于颐。

胆　〔主治〕**小儿惊痫。**藏器　**小儿疳痢，神惊不安，研水服之。**孟诜

睛　〔修治〕〔颂曰〕虎睛多伪，须自获者乃真。〔敩曰〕凡使虎睛，须问猎人：有雌有雄，有老有嫩，有杀得者。惟中毒自死者勿用之，能伤人。虎睛，以生羊血浸一宿漉出，微火焙干，捣粉用。〔时珍曰〕千金治狂邪，有虎睛汤、虎睛丸，并用酒浸炙干用。

〔主治〕**癫疾。**别录　**疟病，小儿热疾惊悸。**孟诜　**惊啼，客忤，疳气，镇心安神。**日华　**明目去翳。**时珍

〔附方〕旧二，新二〔二〕。**虎睛丸**治痫疾发作，涎潮搐搦，时作谵语。虎睛一对（微炒），犀角屑、大黄、远志（去心）各一两，栀子仁半两，为末，炼蜜丸绿豆大。每温酒服二十丸。**小儿惊痫**掣疭。用虎睛细研，水调灌之，良。经验后〔三〕方。**小儿夜啼**用大虫眼睛一只，为散。以竹沥调少许与吃。姚和众方。**邪疟时作**〔四〕生虎睛一枚，腊月猪血少许，朱砂、阿魏各一分，为末。端午日取粽尖七枚和，丸黍米大。每绵包一丸，塞耳中〔五〕，男左女右。圣惠方。

虎魄　〔藏器曰〕凡虎夜视，一目放光，一目看物。猎人候而射之，弩箭才及，目光即堕入地，得之如白石者是也。

〔一〕即取此实种之一生辄一异凡七种之：此十五字原脱，今据抱朴子内篇卷十九遐览篇白虎七变法补。**按此法妄诞无稽，本不应引入医药实用书中。**然既引用，即不宜任意删改，致失原意。今姑复其旧，未予芟除。

〔二〕二：原作「一」，今按下新附方数改。

〔三〕后：原脱，今据大观、政和本草卷十七虎骨条附方补。

〔四〕邪疟时作：金陵本同。圣惠方卷五十二作「治疟发作时节不定，寒热甚者」，普济方卷一九八略同。

〔五〕塞耳中：金陵本同。圣惠方卷五十二作「纳鼻中便定」，普济方卷一九八脱此文。

〔宗奭曰〕陈氏所谓乙骨及目光堕地之说，终不免于诬也。〔时珍曰〕乙骨之说不为怪。目光之说，亦犹人缢死则魄入于地，随即掘之，状如麸炭之义。按茅亭客话云：猎人杀虎，记其头项之处，月黑掘下尺馀方得，状如石子、琥珀。此是虎之精魄沦入地下，故主小儿惊痫之疾。其说甚详。寇氏未达此理耳。〔主治〕惊邪，辟恶镇心。藏器

鼻　〔主治〕癫疾，小儿惊痫。别录　悬户上，令生男。弘景　〔时珍曰〕按龙鱼河图〔一〕云：虎鼻悬门中一〔二〕年，取烧〔三〕作屑，与妇饮，便生贵子。勿令人及妇知，知则不验。又云：悬于门上，宜官〔四〕，子孙带印绶。此与古者胎教欲见虎豹，皆取其勇壮之义同也。

牙　〔主治〕丈夫阴疮及疽瘘。孙思邈　杀劳虫，治猘犬伤，发狂。刮末，酒服方寸匕。时珍

〔附方〕新一。白虎风痛　大虎牙一副（四个），赤足蜈蚣十条（酒浸三日，晒干），天麻二两，乳香、没药各一两，麝香半两，为末。每服二钱，温酒下，一日三服。圣济总录。

爪　〔颂曰〕爪并指、骨、毛俱可用，以雄虎为胜。〔主治〕系小儿臂，辟恶魅。别录　〔时珍曰〕外台辟恶魅，用虎爪、蟹爪、赤朱、雄黄为末，松脂和丸。每正旦焚之。

皮　一名皋比。见庄子。〔主治〕疟疾。藏器　辟邪魅。时珍　〔发明〕〔时珍曰〕按应劭风俗通云：虎者阳物，百兽之长，能辟鬼魅。今人卒中恶病，烧皮饮之，或系衣服，亦甚验也。起居杂记云：虎豹皮上睡，令人神惊。其毛入疮，有大毒。

须　〔主治〕齿痛。弘景　酉阳杂俎云：许隐〔五〕齿痛，仙人郑思远拔虎须令插之，痛即愈。

屎　〔主治〕恶疮。别录　鬼气。藏器　疗瘭疽痔漏。烧研酒服，治兽骨鲠。时珍

〔一〕龙鱼河图：原作「河鱼图」，金陵本同。今据御览八九一虎上改，与本书卷一引据经史百家书目合。

〔二〕一：原空一字。金陵本虽微损，但似一字，今据补，与御览八九一虎上合。

〔三〕烧：原作「熬」，金陵本同。今据御览八九一虎上改。

〔四〕官：原脱，今据御览八九一虎上补。

〔五〕隐：原作「远」，金陵本同，涉郑名而误。今据酉阳杂俎前集卷十六虎条改。

〔附方〕旧一。**瘭疽**着手、足、肩、背，累累如米起，色白，刮之汁出，愈而复发。虎屎白者，以马尿〔一〕和之，晒干烧灰粉之。千金〔二〕。

屎中骨　〔主治〕**为屑，治火疮。**别录**破伤风。**时珍　〔附方〕新一。**断酒**虎屎中骨烧灰，酒服方寸匕，即不饮。千金方

豹 别录中品

【释名】**程**列子**失刺孙**　〔时珍曰〕豹性暴，故曰豹。按许氏说文云：豹之脊长，行则脊隆豸豸然，具司杀之形，故字从豸、从勺〔三〕。王氏字说〔四〕云：豹性勺物而取，程度而食，故字从勺，又名曰程。列子云：青宁生程，程生马。沈氏笔谈云：秦人谓豹为程，至今延州犹然〔五〕。东胡谓之失刺孙。

【集解】〔弘景曰〕豹至稀有，入用亦鲜，惟尾可贵。〔恭曰〕阴阳家有豹尾神，车驾卤簿有豹尾车，名可尊重耳。真豹尾有何可贵？未审陶据奚说？〔颂曰〕今河洛、唐、郢间或有之。然豹有数种：山海经有玄豹；诗有赤豹，尾赤而文黑也；尔雅有白豹，即貘也，毛白而文黑（郭璞注云：貘能食铜铁），与貘同名。不知入药果用何类？古今医方鲜见之。〔宗奭

〔一〕屎：金陵本及大观、政和本草卷十七虎骨条附方引千金翼俱同。千金卷二十二第六、千金翼卷二十四第三及普济方卷二八七俱作「屎」（千金翼作「矢」，义同）。按普济方此方后云：「一方用马屎和之，亦可。」前后两方均用马屎，何劳重说？以大观、政和本草附方证之，知一方用马屎，必为马尿之误。

〔二〕千金：金陵本同。大观、政和本草卷十七虎骨条附方作「千金翼」。按此方既见于千金卷二十二第六，又见于千金翼卷二十四第三，故两者均可。今仍以旧附方论。

〔三〕豹之……从勺：金陵本同。按说文卷九下豸部：「豹，似虎圜文，从豸，勺声。」又：「豸，兽长脊行豸豸然，欲有所司杀形。」段注：「司，今之伺字，许书无伺。凡兽欲有所伺察，则行步详审，其脊若加长。豸豸然，长貌，又象其形也。」濒湖移释「豸」之说以释豹，与许书异。

〔四〕王氏字说：埤雅卷三豹条引字说曰：「虎、豹、狸皆能勺物而取焉。大者犹勺而取，不足为大也。小者虽勺而取，所取小矣，不足言也。故于豹言勺。」此间引文，经濒湖兼采埤雅之说改写。

〔五〕至今延州犹然：梦溪笔谈卷三作「余至延，州人至今谓虎、豹为程，盖言虫也。方言如此，抑亦旧俗也。」

曰〕豹毛赤黄，其文黑，如钱而中空，比比相次。又有土豹，毛更无纹，色亦不赤，其形亦小。此各有种，非能变形〔一〕也，圣人假喻耳。恐医家不知，故书之。〔时珍曰〕豹，辽东及西南诸山时有之。状似虎而小，白面团头，自惜其毛采。其文如钱者，曰金钱豹，宜为裘。如艾叶者，曰艾叶豹，次之。又西域有金线豹，文如金线。海中有水豹，上应箕宿。禽虫述云：虎生三子，一为豹。则豹有变者，寇氏未知尔。豹畏蛇与鼩鼠，而狮、駮、渠搜能食之。淮南子云：猬令虎申，蛇令豹止，物有所制也。广志云：狐死首丘，豹死首山。不忘本也〔二〕。豹胎至美，为八珍之一。

肉　〔气味〕**酸，平，无毒。**〔思邈曰〕温，微毒〔三〕。正月勿食，伤神损寿。〔主治〕**安五脏，补绝伤，轻身益气，久服**〔四〕**利人。**别录　**壮筋骨，强志气，耐寒暑，令人猛健。**日华　**辟鬼魅神邪，宜肾。**孙思邈　〔发明〕〔诜曰〕豹肉令人志性粗豪，食之便觉，少顷消化乃定。久食亦然。〔宗奭曰〕此兽猛捷过虎，故能安五脏，补绝伤，轻身，壮筋骨也。

脂　〔主治〕**合生发膏，朝涂暮生。**孟诜　**亦入面脂。**时珍

鼻　〔主治〕**狐魅。同狐鼻，水煮服。**藏器　〔时珍曰〕按外台治梦与鬼交及狐狸精魅，载崔氏方中用之。

头骨　〔主治〕**烧灰淋汁，去头风白屑。**孟诜　**作枕辟邪。**时珍　出五行志。

皮　〔藏器曰〕不可藉睡，令人神惊。其毛入人疮中，有毒。〔时珍曰〕按林邑记云：广西南界有唼腊虫，食死人尸，不可驱逐。惟以豹皮覆之，则畏而不来。

〔一〕形：金陵本同。本草衍义卷十六及政和本草卷十七豹肉条俱作「虎」。

〔二〕不忘本也：金陵本同。此乃埤雅卷三豹条语，非广志原文。御览八九二豹条引广志作「是性之异也。」

〔三〕微毒：金陵本同。千金卷二十六第五豹肉条仍作「无毒」。

〔四〕久服：原作「冬食」，金陵本同。今据千金翼卷三、及大观、政和本草卷十七豹肉条引别录文改（唐本草脱「益气久服」四字）。千金卷二十六第五豹肉条作「久食」，义同。

貘音陌。亦作貊。　宋图经　　〔校正〕原附豹下，今分出。

【释名】〔时珍曰〕按陆佃云：皮为坐毯卧褥，能消膜外之气，故字从膜省文〔一〕。

【集解】〔颂曰〕郭璞云：似熊而头小脚卑，黑白驳文，毛浅有光泽。能舐食铜铁，及竹骨蛇虺。其骨节强直，中实少髓。或云与尔雅「貘，白豹」同名。唐世多画貘作屏，白乐天有赞序之。今黔、蜀及峨眉山中时有。貘，象鼻犀目，牛尾虎足。土人鼎釜，多为所食，颇为山居之患，亦捕以为药。其齿骨极坚，以刀斧椎锻，铁皆碎，落火亦不能烧。人得之诈充佛牙、佛骨，以诳俚俗。〔时珍曰〕世传羚羊角能碎金刚石者即此，物相畏耳。按说文云：貘似熊，黄白〔二〕色，出蜀中。南中志云：貘大如驴，状似熊，苍白色，多力，舐铁消千斤，其皮温暖。埤雅云：貘似熊，狮首豺髲，锐鬐卑脚，粪可为兵切玉，尿能消铁为水。又有啮铁、犴、昆吾兔，皆能食铜铁，亦貘类也。并附之。

【附录】**啮铁**〔时珍曰〕按神异经云：南方有兽，角足大小状如水牛，毛黑如漆，食铁而饮水，粪可为兵，其利如钢，名曰啮铁。唐史云：吐〔三〕火罗献大兽，高七尺，食铜铁，日行三百里。**犴**禽书云：犴应井星，胡狗也。状似狐而黑，身长七尺，头生一角，老则有鳞，能食虎、豹、蛟、龙、铜、铁。猎人亦畏之。**狡兔**拾遗记云：狡兔生昆吾山，形如兔，雄黄雌白，食丹、石、铜、铁。昔吴王武库兵器皆尽，掘得二兔，一白一黄，腹中肾、胆皆铁，取铸为剑，切玉如泥。

皮　〔主治〕**寝之，可驱温疠，辟湿气、邪气。**苏颂

膏　〔主治〕**痈肿，能透肌骨。**〔时珍曰〕段成式云：貘膏性利，铜、铁、瓦器盛之悉透，惟以骨盛则不漏。

尿　〔主治〕**吞铜、铁入腹者，水和服之，即化为水。**

〔一〕故字从膜省文：金陵本同。按说文卷九下豸部：「貘，从豸，莫声。」与陆说异。

〔二〕黄白：金陵本同。说文卷九下豸部貘条作「黄黑」。尔雅释文引字林作「白黄」。

〔三〕吐：原作「叶」，金陵本微损，但似「吐」字，今据改。

象宋开宝

【释名】〔时珍曰〕许慎说文云：象(字篆文)，象耳、牙、鼻、足之形〔一〕。王安石字说云：象牙感雷〔二〕而文生，天象感气〔三〕而文生。故天象亦用此字。南越志云：象闻雷声则牙花暴出，逡巡复没。古语云：犀因望月纹生角，象为闻雷花发牙。**伽耶**出北户录。

【集解】〔颂曰〕尔雅云：南方之美者，有梁山之犀、象焉。今多出交趾、潮、循诸州。彼人捕得，争食其肉，云肥脆〔四〕堪作炙。陈藏器云：象具十二生肖肉〔五〕，各有分段；惟鼻是其本肉，炙食、糟食更美。又胆不附肝，随月在诸肉间，如正月即在虎肉也。徐铉云：象胆随四时：春在前左足，夏在前右足，秋后左足，冬后右足也。淳化中一象春毙。太宗命取胆不获，使问铉。铉以此对，果得于前左足。世传荆蛮山中亦有野象。然楚、粤之象皆青黑，惟西方拂林、大食诸国，乃多白象。樊绰·云南记、平居海·于阗行程记〔六〕皆言其事。〔时珍曰〕象出交、广、云南及西域诸国。野象多至成群。番人皆畜以服重，酋长则饰而乘之。有灰、白二色，形体拥肿，面目丑陋。大者身长丈馀，高称之，大六尺许。肉倍数牛，目才若豕。四足如柱，无指而有爪甲。行则先移左足，卧则以臂着地。其头不能俯，其颈不能回，其耳下亸。其鼻大如臂，下垂至地。鼻端甚深，可以开合。中有小肉爪，能拾针芥。食物饮水皆以鼻卷入口，一身之力皆在于鼻，故伤之则死耳。后有穴，薄如鼓皮，刺之亦死。口内有食齿，两吻出两牙夹鼻，雄者长六七尺，雌者才尺余耳。交牝则在水中，以胸相贴，与诸兽不同。许慎云：三年一乳。古训云：五岁始产，六十年骨方足。其性能久识。嗜刍、豆、甘蔗与酒，而畏烟火、狮子、

〔一〕象耳牙鼻足之形：金陵本同。说文卷九下象部作「象耳、牙、四足、(尾)之形。」段注：「『象』当作『像』。『耳、牙』疑当作『鼻、耳』。『尾』字各本无，今补。」

〔二〕雷：埤雅卷四象条，此下有「莫之为」三字。

〔三〕气：埤雅卷四象条，此下亦有「莫之为」三字。

〔四〕脆：原脱，今据大观、政和本草卷十六象牙条补。

〔五〕象具十二生肖肉：大观、政和本草卷十六象牙条作「身有百兽肉」。同条引图经作「或曰象有十二种肉，配十二辰属」。

〔六〕平居诲于阗行程记：原脱，今据大观、政和本草卷十六象牙条补，下文始可言「皆」。

巴蛇。南人杀野象，多设机穽以陷之；或埋象鞋于路，以贯其足。捕生象则以雌象为媒而诱获之，饲而狎之，久则渐解人言。使象奴牧之，制之以钩，左右前后罔不如命也。其皮可作甲鞔鼓，湿时切条，可贯器物。〔甄权曰〕西域重象牙，用饰床座。中国贵之以为笏。象每蜕牙自埋藏之，昆仑诸国人以木牙潜易取焉。〔日华曰〕象蹄底似犀，可作带。

牙真腊风土记云：象牙，杀取者上也，自死者次之，蜕于山中多年者下矣。或谓一岁一换牙者，非也。**〔气味〕甘，寒**〔一〕**，无毒。〔主治〕诸铁及杂物入肉，刮牙屑和水敷之，立出。治痫病，刮齿屑，炒黄研末，饮服。**开宝 **生煮汁服，治小便不通。烧灰饮服，治小便多。**日华〔二〕 **诸物刺咽中，磨水服之，亦出，旧梳屑尤佳。**苏颂 **主风痫惊悸，一切邪魅精物，热疾骨蒸及诸疮，并宜生屑入药。**时珍

〔发明〕〔时珍曰〕世人知然犀可见水怪，而不知沉象可驱水怪。按周礼·壶涿氏掌水虫。欲杀其神者，以榛木贯象齿而沉之，则其神死而渊为陵。注云：榛木，山榆也。以象齿作十字，贯于木而沉之，则龙、罔象之类死也。又按陶贞白云：凡夏月合药，宜置象牙于傍；合丹灶，以象牙夹灶，得雷声乃能发光。观此，则象之辟邪，又不止于驱怪而已，宜乎其能治心肝惊痫、迷惑邪魅之疾也；而昔人罕解用之，何哉？

〔附方〕旧二，新四。**小便不通**胀急者。象牙生煎服之。救急。**小便过多**〔三〕象牙烧灰，饮服之。总录〔四〕。**痘疹不收**象牙屑，铜铫炒黄红色为末。每服七八分或一钱，白水下。王氏痘疹方。**诸兽骨鲠**象牙磨水吞之。永类方。**骨刺入肉**象牙刮末，以水煮白梅肉调涂，自软。简要济众。**针箭入肉**象牙刮末，水和敷之，即出也。

肉〔气味〕甘、淡，平，无毒。〔主治〕烧灰，和油涂秃疮。多食，令人体

〔一〕寒：金陵本同。大观、政和本草卷十六象牙条引海药作「寒」，而引日华子则作「平」。

〔二〕生煮汁服治小便不通烧灰饮服治小便多日华：此十九字原在本条肉段主治项「开宝」二字之后，今据大观、政和本草卷十六象牙条引日华子移此，与本段附方前二方相合。

〔三〕小便过多：金陵本同。普济方卷二一六作「腹冷夜起」。

〔四〕总录：金陵本同。今检圣济总录未见此方。方见普济方卷二一六，用象牙末烧灰，米饮下。似应据改。

重。开宝〔一〕 〔发明〕〔时珍曰〕按吕氏春秋云：肉之美者，旄象之约。又尔雅翼云：象肉〔二〕肥脆，少类猪肉，味淡而含滑。则其通小便者，亦淡渗滑窍之义。烧之则从火化，故又能缩小便也。

胆 〔修治〕〔敩曰〕凡使勿用杂胆。其象胆干了，上有青竹文斑光腻，其味微带甘。入药勿便和众药，须先捣成粉，乃和众药。

〔气味〕**苦，寒，微毒。**〔主治〕**明目治疳。**日华 **治疮肿，以水化涂之。治口臭**〔三〕**，以绵裹少许贴齿根，平旦**〔四〕**漱去，数度即瘥。**南海药谱〔五〕 〔发明〕〔时珍曰〕象胆明目，能去尘膜也，与熊胆同功。雷敩炮炙论序〔六〕云「象胆挥粘」是矣。〔附方〕新一。**内障目翳**如偃月，或如枣花。用象胆半两，鲤鱼胆七枚，熊胆一分，牛胆半两，麝香一钱〔七〕，石决明末一两，为末，糊丸绿豆大。每茶下十丸，日二。总录。

睛 〔主治〕**目疾，和人乳滴目中。**藏器

皮 〔主治〕**下疳，烧灰和油敷之。又治金疮不合。**时珍 〔发明〕〔时珍曰〕象肉臃肿，人以斧刃刺之，半日即合。故近时治金疮不合者，用其皮灰。

骨 〔主治〕**解毒。**时珍 **胸前小横骨，烧灰酒服，令人能浮。**开宝 〔附方〕新一。

〔一〕开宝：此后原有「生煮汁服，治小便不通。烧灰饮服，治小便多。日华」共十九字，已据大观、政和本草卷十六象牙条引日华子，移往本书本条牙段主治项中。
〔二〕象肉：金陵本同。尔雅翼卷十八象条作「鼻肉为炙」四字。
〔三〕臭：大观、政和本草卷十六象牙条引南海药谱，此下俱有「每夜和水研」五字。
〔四〕平旦：大观、政和本草卷十六象牙条引南海药谱，此下俱有「暖水」二字。
〔五〕南海药谱：原作「海药」（「海药本草」之略称），金陵本同。今检大观、政和本草卷十六象牙条引「海药」无此文。文见同条引「南海药谱」，因据改。濒湖误以「南海药谱」即「海药本草」，见本书卷一历代诸家本草。
〔六〕序：原脱，今据大观、政和本草卷一雷公炮炙论序补。
〔七〕一钱：原作「一分」，金陵本同。古方一分即二钱半，如本方熊胆用一分，乃二钱半。今据圣济总录卷一一二针后四胆丸方改。

象骨散治脾胃虚弱〔一〕，水谷不消，噫气吞酸，吐食霍乱，泄泻脓血〔二〕，脐腹疼痛，里急〔三〕频并，不思饮食诸证。用象骨四两（炒），肉豆蔻（炮）、枳壳（炒）各一两，诃子肉（炮）、甘草各二两，干姜半两（炮），为末。每服三钱，水一盏半，煎至八分，和滓热服，食前，日三次。　宣明方。

犀本经中品

【释名】兕〔时珍曰〕犀字，篆文象形〔四〕。其牸名兕，亦曰沙犀。尔雅翼云：兕与牸字音相近，犹羖之为牯也〔五〕。大抵犀、兕是一物，古人多言兕，后人多言犀，北音多言兕，南音多言犀，为不同耳。详下文。梵书谓犀曰朅伽。

【集解】〔别录曰〕犀出永昌山谷及益州。（永昌，即今滇南也。）〔弘景曰〕今出武陵、交州、宁州诸远山。犀有二角，以额上者为胜。又有通天犀角，上有一白缕，直上至端，夜露不濡，入药至神验。或云此是水犀角，出水中。汉书所谓骇鸡犀者，置米饲鸡，皆惊骇不敢啄；置屋上，乌鸟不敢集。又有牸犀，角甚长，文理似犀，不堪入药。〔恭曰〕牸是雌犀，文理腻细，斑白分明，俗谓之斑犀。服用为上，入药不如雄犀。〔藏器曰〕犀无水陆二种，但以精粗言之。通天者脑上之角，经千岁，长且锐，白星彻端，能出气通天，则能通神、破水、骇鸡，故曰通天。抱朴子言「此犀刻为鱼，衔之入水，水开三尺」是也。〔颂曰〕犀角，今以南海者为上，黔、蜀者次之。犀似水牛，猪首、大腹、卑脚。脚似象，有三蹄。黑色。舌上有刺，好食棘刺。皮上每一孔生三毛，如豕。有一角、二角、三角者。尔雅云：兕似牛，犀似豕。郭璞注云：兕一角，色青，重千斤。犀似水牛，三角：一在顶上，一在额上，一在鼻上。鼻上者食角也（又名奴角〔六〕），小而不椭〔七〕。亦

〔一〕弱：宣明论方卷十，此下有「心腹胀满」四字。

〔二〕血：宣明论方卷十，此下有「四肢沉重」四字。

〔三〕急：宣明论方卷十，此下有「夜起」二字。

〔四〕犀字篆文象形：金陵本同。按说文卷二上牛部：「犀，从牛，尾声。」乃形声字，非象形字。

〔五〕犹羖之为牯也：金陵本同。尔雅翼卷十八兕条作「犹羖音近牯　以其为羭之牯；熊音近雄，以其为罴之雄。」

〔六〕又名奴角：金陵本同。按尔雅·释兽郭注无，今加括号。

〔七〕椭：原作「隓」，金陵本同。今据尔雅·释兽郭注及大观、政和本草卷十七犀角条改。朱骏声云：「凡狭长之器，皆得曰椭。」（说文通训定声·随部·椭条）

有一角者。刘恂岭表录异云：犀有二角：一角额上为兕犀，一在鼻上为胡帽犀。牯犀亦有二角，皆谓之毛犀，而今人多传一角之说。此数种角俱有粟文，观纹之粗细为贵贱。贵者有通天花文，犀有此角者，必自恶其影，常饮浊水，不欲照见也。绝品者有百物之形。或云犀之通天者乃其病，理不可知也。角文有倒插者，一半已下通；有正插者，一半已上通；有腰鼓插者，中断不通。其类极多，故波斯呼象牙为白暗，犀角为黑暗，言难识也。犀中最大者堕罗犀，一株重七八斤，云是牯犀额角。其花多作撒豆斑，色深者，堪作带胯；斑散色浅者，可作器皿耳。或云兕乃犀之雌者，亦似水牛而青色，皮坚厚可以为铠，未知的否？唐医吴士皋言：海人取犀，先于山路多植朽木，如猪羊栈。其犀前脚直，常依木而息，烂木忽折，倒仆久不能起，因格杀之。又云：犀每岁一退角，必自埋于山中。海人潜作木角易之，再三不离其处。若直取之，则后藏于别处，不可寻矣。〔李珣曰〕通天犀乃胎时见天上物过，形于角上，故曰通天。但于月下以水盆映之则知。按五溪记云：山犀食竹木，其小便即竟日不尽。夷獠以弓矢采之，名曰黔犀。又异物志云：山东海水中有牛，乐闻丝竹。彼人动乐，则牛出听，因而采之。有鼻角、顶角，以鼻角为上。本草止知山犀，未见水犀。〔宗奭曰〕川犀、南犀纹细，乌犀有纹显露，黄犀纹绝少，皆不及西番者，纹高，雨脚显也。物象黄、外黑者为正透，物象黑、外黄者为倒透。盖以〔一〕乌色为正，以形象肖物为贵。既曰通犀，必须文头显著，黄黑分明，有雨脚润滑者为第一。〔时珍曰〕犀出西番、南番、滇南、交州诸处。有山犀、水犀、兕犀三种，又有毛犀似之。山犀居山林，人多得之；水犀出入水中，最为难得。并有二角，鼻角长而额角短。水犀皮有珠甲，而山犀无之。兕犀即犀之牸者，亦曰沙犀，止有一角在顶，文理细腻，斑白分明，不可入药。盖牯角文大，而牸角文细也。洪武初，九真曾贡之，谓之独角犀，是矣。陈藏器谓犀无水陆，郭璞谓犀有三角，苏颂谓毛犀为牯犀，皆出讹传，今并正之。毛犀即氂〔二〕牛也，见本条。犀角纹如鱼子形，谓之粟纹。纹中有眼，谓之粟眼。黑中有黄花者为正透，黄中有黑花者为倒透，花中复有花者为重透，并名通犀，乃上品也；花如椒豆斑者次之；乌犀纯黑无花者为下品。其通天夜视有光者，名夜明犀，故能通神开水，飞禽走兽见之皆惊。又山海经有白犀，白色；开元遗事有辟寒犀，其色如金，交趾所贡，冬月暖气袭人；白孔六帖有辟暑犀，唐文宗得之，夏月能清暑气；岭表录异有辟尘犀，为簪梳带胯，尘不近身；杜阳编有蠲忿犀，云为带，令人蠲去忿怒，此皆希世之珍，故附见之。

犀角 番名低密。

【修治】〔弘景曰〕入药惟雄犀生者为佳。若犀片及见成器物皆被蒸煮，不堪用。〔颂曰〕凡

〔一〕以：原作「似」，今据金陵本改，与本草衍义卷十六及政和本草卷十七犀角条合。
〔二〕氂：原作「旄」，金陵本同。今据本书本卷氂牛条改。

犀入药有黑白二种，以黑者为胜，角尖又胜。生犀不独未经水火者，盖犀有捕得杀取者为上，蜕角者次之。〔宗奭曰〕鹿取茸，犀取尖，其精锐之力尽在是也。以西番生犀磨服为佳，入汤、散则屑之。〔敩曰〕凡使，勿用奴犀、牸犀、病水犀、挛子犀、无润犀。惟取乌黑肌皴、坼〔一〕裂光润者，错屑，入臼杵，细研万匝乃用。〔李珣曰〕凡犀角锯成，当以薄纸裹于怀中蒸燥，乘热捣之，应手如粉。故归田录云：翡翠屑金，人气粉犀。

【气味】苦、酸、咸，寒，无毒。〔别录曰〕微寒。〔李珣曰〕大寒，无毒。〔甄权曰〕牯犀角，甘、辛，有小毒。〔张元素曰〕苦、酸，寒，阳中之阴也。入阳明经。〔之才曰〕松脂为之使。恶雷丸、雚菌。〔时珍曰〕升麻为之使。恶乌头、乌喙。〔敩曰〕忌盐，及妊妇勿服，能消胎气。

【主治】百毒蛊疰，邪鬼瘴气，杀钩吻、鸩羽、蛇毒，除邪，不迷惑魇寐。久服轻身。本经 伤寒温疫，头痛寒热，诸毒气。令人骏健。别录 辟中恶毒气，镇心神，解大热，散风毒，治发背痈疽疮肿，化脓作水，疗时疾，热如火，烦闷〔二〕，毒入心中〔三〕，狂言妄语。药性 治心烦，止惊，镇肝明目，安五脏，补虚劳，退热消痰，解山瘴溪毒。日华 主风毒攻心，毷氉热闷，拥毒〔四〕赤痢，小儿麸豆，风热惊痫。海药 烧灰水服，治卒中恶心痛，饮食中毒，药毒热毒，筋骨中风，心风烦闷，中风失音，皆瘥。以水磨服，治小儿惊热。山犀、水犀，功用相同。孟诜 磨汁，治吐血、衄血、下血，及伤寒畜血，发狂谵语，发黄发斑，痘疮稠密，内热黑陷，或不结痂，泻肝

〔一〕坼：原作「折」，今据金陵本改，与大观、政和本草卷十七犀角条合。
〔二〕闷：原脱，今据大观、政和本草卷十七犀角条引药性论补。
〔三〕中：同上。
〔四〕拥毒：原脱，今据大观、政和本草卷十七犀角条引海药补。

凉心，清胃解毒。时珍

【发明】〔时珍曰〕犀角，犀之精灵所聚，足阳明药也。胃为水谷之海，饮食药物必先受之，故犀角能解一切诸毒。五藏六府，皆禀气于胃，风邪热毒，必先干〔一〕之。故犀角能疗诸血，及惊狂斑痘之证。抱朴子云：犀食百草之毒，及众木之棘，所以能解毒。凡蛊毒之乡，有饮食，以此角搅之，有毒则生白沫涌起〔二〕，无毒则否。以之煮毒药，则无复毒势也。北户录云：凡中毒箭，以犀角刺疮中，立愈。由犀食百毒棘刺也。昔温峤过武昌牛渚矶，下多怪物。峤然犀角照之，而水族见形。淮南万毕术〔三〕云：犀角置穴，狐不敢归。则犀之精灵辟邪不惑，于此益可见矣。

【附方】旧六，新七。**吐血不止**似鹅鸭肝。用生犀角、生桔梗各二〔四〕两为末。每酒服二钱。总录。**中忤中恶**鬼气。其证或暮夜登厕，或出郊外，蓦然倒地，厥冷握拳，口鼻出清血，须臾不救，似乎尸厥；但腹不鸣，心腹暖尔。勿移动，令人围绕，烧火打鼓，或烧苏合香、安息香、麝香之类，候醒乃移动。用犀角五钱，麝香、朱砂各二钱五分，为末。每水调二钱服，即效。华佗方。**卧忽不寤**若以火照之则杀人。但唾其面，痛啮其踵及大趾甲际，即活。以犀角为枕，即令不魇。肘后〔五〕。**小儿惊痫**不知人，嚼舌仰目者。犀角浓磨水服之，立效。为末亦可〔六〕。广利方。**痘疮稠密**不拘大人小儿。生犀，于涩器中，新汲水磨浓汁，冷饮服之。钱氏小儿方。**消毒解热**生犀角尖，磨浓汁，频饮之。同上。**服药过剂**犀角烧末，水服方寸匕。外台。**中毒烦困**方同上。**食雉中毒**吐下不止。用生犀角末方寸匕，新汲水调服，即瘥。圣惠方。**蠼螋尿疮**状如茱萸，中央白脓，恶寒壮热。磨犀角汁涂之。千金方。**瘭疽**

〔一〕干：原作「于」，今据金陵本改。
〔二〕涌起：原脱，今据抱朴子内篇卷十七登涉篇补。
〔三〕万毕术：原作一「子」字，金陵本同。今据御览八九〇犀条改。
〔四〕各二：原作「一」，金陵本同。今据圣济总录卷六十八生犀散改。
〔五〕肘后：原脱，今据大观、政和本草卷十七犀角条附方补，与今本肘后卷一第五合。
〔六〕犀角浓磨水服之立效为末亦可：金陵本同。政和本草卷十七犀角条附广利方作「犀角末半钱匕，水二大合服之，立效。」大观本草略同。

毒疮喜着十指，状如代指，根深至肌，能坏筋骨，毒气入脏杀人。宜烧铁烙之，或灸百壮，日饮犀角汁取瘥。千金方。**山岚瘴气**犀角磨水服之，良。集简方。**下痢鲜血**犀角、地榆、生〔一〕地黄各一〔二〕两，为末，炼蜜丸弹子大。每服一丸，水一升，煎五合，去滓温服。圣惠方〔三〕。

犛牛毛、俚、来三音。纲目

【释名】毛犀广志**猫牛**汉书注**麾牛**音麻。**㸲牛**音作。**竹牛**昨梦录**犨牛**音抽。〔时珍曰〕犛者髦也，其髦可为旌旄也。其体多长毛，而身角如犀，故曰毛犀。汲冢周书作犛牛，颜师古作猫牛，尔雅作麾牛，音皆相近也。山海经作㸲牛，西人呼为竹牛，因角理如竹也。或云竹即㸲音之转，而犨又竹音之转也。杨慎丹铅录云：毛犀即象也。状如犀而角小，善知吉凶。古人呼为猫猪，交、广人谓之猪神是矣。

【集解】〔时珍曰〕犛牛出西南徼外，居深山中野牛也。状及毛、尾俱同牦牛，牦小而犛大，有重千斤者。其尾名曰牦，亦可为旌旄缨帽之用。唐、宋西徼诸州贡之。中山经云：荆山多犛牛。郭璞注云：牦牛之属也，其色黑。又昨梦录云：西夏竹牛，重数百斤。角甚长而黄黑相间，制弓极劲。彼人以伪犀角，卒莫能辨。曹昭格古论云：毛犀即犛牛也。角之花斑，皆类山犀，而无粟纹。其理似竹，不甚为奇，故谓毛犀。观此，则犛之角胜于牦，而牦之毛尾胜于犛也。又有野牛与此相类者，并附于左：

【附录】犩〔四〕牛音危。又名夔牛。如牛而大，肉重数千斤，出蜀山中。**𤛓牛**广志云：出日南及浔州大宾县。色青黄，与蛇同穴。性嗜盐，人裹手涂盐取之。其角如玉，可为器。**海牛**齐地志云：出登州海岛中。形似牛，鼍脚鲇毛。其皮

〔一〕生：金陵本同。普济方卷二一二作「干」。
〔二〕一：金陵本同。普济方卷二一二作「二」。
〔三〕圣惠方：金陵本同。今检圣惠方未见此方。方见普济方卷二一二，似应据改。
〔四〕犩：金陵本及尔雅·释畜同。山海经·中次九经：「岷山多夔牛。」郭注：「即尔雅所谓魏。」郝懿行（尔雅义疏）云：「是犩当作魏（高大之称），宜据以订正。」

甚软，可供百用。脂可然灯。寰宇志名潜牛，广志名犺牛。**月支牛**玄中记云：出西胡及大月氏国。今日割取肉，明日其创即复合也。**山牛**状如牛，而角有枝，如鹿茸。

角〔**气味**〕**酸、咸，凉，无毒。**〔**主治**〕**惊痫热毒，诸血病。**时珍

黄〔**气味**〕（原缺）。〔**主治**〕**惊痫癫狂。**〔**发明**〕〔时珍曰〕犛牛亦有黄，彼人以乱牛黄，但坚而不香，云功用亦相近也。其角亦可乱犀，但无粟纹，苏颂图经误以为牯犀角者是也。亦可用，而功不及犀，昨梦录、格古论说之详矣。

牦牛音毛。　纲目

【**释名**】**犣牛**音鬣。　尔雅　**犏牛**音偏。　〔时珍曰〕牦与旄同。或作毛。后汉书云：冉駹夷出牦牛，一名犣牛，重千斤，毛可为旄。观此则旄牛之名，盖取诸此。颜师古云：牦牛即犏牛也。而叶盛水东日记云：毛牛与封牛合，则生犏牛。亦类毛牛，偏气使然，故谓之犏。然则犏又毛之遗种耶？

【**集解**】〔时珍曰〕牦牛出甘肃临洮，及西南徼外，野牛也，人多畜养之。状如水牛，体长多力，能载重，迅行如飞，性至粗梗。髀、膝、尾、背、胡下皆有黑毛，长尺许。其尾最长，大如斗，亦自爱护，草木钩之，则止而不动。古人取为旌旄，今人以为缨帽。毛杂白色者，以茜染红色。山海经云：潘侯之山有旄牛，状如牛而四足〔一〕节生毛。即此也。其肉味美，故吕氏春秋云：肉之美者，牦、象之肉〔二〕也。

喉靥【**主治**】**项下瘿气。**时珍

【**发明**】〔时珍曰〕牦牛，古方未见用者。近世臞仙寿域方载治瘿气方，用其喉靥，亦因类之义也。其方用犏牛喉

〔一〕足：金陵本同。山海经·北山经无此字。

〔二〕肉：金陵本同。吕氏春秋卷十四本味篇及本书本卷象条肉段发明项引文俱作「约」。濒湖似以「约」字费解（或解为「尾」，或解为「筋」），故于此间径改作「肉」，恐非彼书原意。

脆骨二寸许一节，连两边扇动脆骨取之，或煮或烧，仰卧顿服。仍取巧舌（即靥子也），嚼烂噙之，食顷乃咽。病人容貌必瘦减，而瘿自内消矣。不过二服即愈，云神妙无比也。

野马 纲目

【集解】〔时珍曰〕按郭璞云：野马似马而小，出塞外。今西夏、甘肃及辽东山中亦有之。取其皮为裘。食其肉，云如家马肉，但落地不沾沙耳。尔雅云：驨如马，一角（似鹿茸〔一〕）。不角者，骐也。山海经云：北海有兽，状如马，色青〔二〕，名曰騊駼。此皆野马类也。

肉 〔气味〕甘，平，有小毒〔三〕。〔主治〕人病马痫，筋脉不能自收，周痹肌肉不仁。思邈 心镜：治上证，用肉一斤，豉汁煮熟，入五味、葱白，作腌腊及羹粥，频食之。白煮亦可。

阴茎 〔气味〕酸、咸，温，无毒。〔主治〕男子阴痿缩，少精。思邈 〔发明〕〔时珍曰〕野马，孙思邈千金方载有功用，而本草不收，今采补之。

野猪 唐本草

【集解】〔宗奭曰〕野猪，陕、洛间甚多。形如家猪，但腹小脚长，毛色褐。作群行，猎人惟敢射最后者；若射中前者，则散走伤人。其肉赤色如马肉，食之胜家猪，牝者肉更美。〔诜曰〕冬月在林中食橡子。其黄在胆中，三岁乃有，亦不常得。〔时珍曰〕野猪处处深山中有之，惟关西者时或有黄。其形似猪而大。牙出口外，如象牙。其肉有至二三百斤者。能与虎斗。或云：能掠松脂、曳沙泥涂身，以御矢〔四〕也。最害田稼，亦啖蛇虺。淮南子曰：野彘有艽莦槎栉，窟虚连比，以象宫

〔一〕似鹿茸：按此三字非尔雅正文，乃郭注，今加括号。

〔二〕色青：金陵本同。今本山海经·海外北经无，而尔雅·释畜郭注引文有。郝懿行云：「史记匈奴传徐广注『騊駼似马而青』，与郭引合。疑古本有之而今脱也。」

〔三〕甘平有小毒：金陵本同。千金卷二十六第五作「辛平无毒」，似应据改。

〔四〕矢：原作「失」，今据金陵本改。

室，阴以防雨，景〔一〕以蔽日。亦其知也。范致能虞衡志云：岭南一种嬾妇，似山猪而小，善害田禾。惟以机轴纺织之器置田所，则不复近也。

肉　〔气味〕甘，平，无毒。〔宗奭曰〕微动风。〔诜曰〕不发病、减药力，与家猪不同。但青蹄者不可食，微动风。〔时珍曰〕服巴豆药者忌之。　〔主治〕癫痫，补肌肤，益五脏，令人虚肥，不发风虚气。孟诜　炙食，治肠风泻血，不过十顿。日华　〔附方〕旧一。久痔下血野猪肉二斤，着五味炙，空腹食之。作羹亦得。食医心镜。

脂　腊月炼过取之。〔主治〕炼净和酒日三服，令妇人多乳，十日后，可供三四儿。素无乳者亦下。孟诜　悦色，除风肿毒疮〔二〕疥癣。日华

黄　〔气味〕辛〔三〕、甘，平，无毒。〔主治〕金疮，止血生肉。疗癫痫，水研如枣核许服之，日二服，效。唐本　研水服，治血痢疰病。藏器　治恶毒风，小儿疳气，客忤天吊。日华

胆　〔主治〕恶热毒气。孟诜　鬼疰癫痫，小儿诸疳，水研枣许服，日二。时珍　出卫生方。

齿　〔主治〕烧灰水服，治蛇咬毒。藏器

头骨　〔主治〕邪疟。圣惠方中用之。〔附方〕新一。积年下血野猪头一枚，桑西枝一握，附子一枚，同入瓶内煅过为末。每服二钱，粥饮空心服。圣惠方。

〔一〕景：金陵本及淮南子・修务篇同。王引之云：「景即日之光，不得言景以蔽日，景当为晏字之误也。缪称篇：『暉日知晏，阴谐知雨。』高注曰：『晏，无云也。』……」

〔二〕疮：原作「治」，金陵本同。今据大观、政和本草卷十八野猪黄条改。

〔三〕辛：原脱，今据唐本草卷十五、千金翼卷三及大观、政和本草卷十八野猪黄条补。

外肾〔主治〕连皮烧存性研，米饮服，治崩中带下，及肠风泻血，血痢。日华

皮〔主治〕烧灰，涂鼠瘘恶疮。时珍 外台方中用。

豪猪纲目

【释名】蒿猪唐本 山猪通志 貆貐音原俞。 貆猪音丸。 鸾猪 〔时珍曰〕说文云：豪，豕鬣如笔管者。能激毫射人故也。郭璞曰：吴楚呼为鸞猪。星禽云：壁水貐，豪猪也。

【集解】〔颂曰〕豪猪，陕、洛、江东诸山中并有之。髦间有豪如箭，能射人。〔时珍曰〕豪猪处处深山中有之，多者成群害稼。状如猪，而项脊有棘鬣，长近尺许，粗如箸。其状似笄及帽刺，白本而黑端。怒则激去，如矢射人。羌人以其皮为靴。郭璞云：貆猪自为牝牡而孕也。张师正倦游录云：南海有泡鱼，大如斗，身有棘刺，能化为豪猪。巽为鱼，坎为豕，岂巽变坎乎？

肉〔气味〕甘，大寒，有毒。〔颂曰〕不可多食。发风，令人虚羸。〔主治〕多膏，利大肠。苏颂

肚及屎〔气味〕寒，无毒。〔主治〕水病，热风，鼓胀。同烧存性，空心温酒服二钱匕。用一具即消。孟诜 干烧服之，治黄疸。苏恭 连屎烧研，酒服，治水肿，脚气，奔豚。时珍〔发明〕〔诜曰〕此猪多食苦参，故能治热风水胀，而不治冷胀也。〔时珍曰〕豪猪本草不载，惟孟氏食疗本草猬条说之。

熊本经上品

【释名】〔时珍曰〕熊者雄也。熊字篆文象形〔一〕。俗呼熊为猪熊，罴为人熊、马熊，各因形似以为别也。述异记

〔一〕熊字篆文象形：金陵本同（惟误「篆」为「传」）。按说文卷十上熊部云：「熊，从能，炎省声。」朱骏声云：「炎、熊一声之转。此字疑从烘省声。」（说文通训定声丰部熊条）总之，熊为形声字，非象形字。

云：在陆曰熊，在水曰能（即鲧所化者）。故熊字从能。续搜神记云：熊居树孔中，东土人击树，呼为「子路」则起，不呼则不动也。又狒狒亦名人熊，见本条。

【集解】〔别录曰〕熊生雍州山谷。十一月取之。〔弘景曰〕今东西诸山县〔一〕皆有之，自非易得。〔颂曰〕今雍、洛、河东及怀庆〔二〕、卫山中皆有之。形类大豕，而性轻捷，好攀缘，上高木，见人则颠倒自投于地。冬蛰入穴，春月乃出。其足名蹯，为八珍之一，古人重之，然胹之难熟。熊性恶盐，食之即死（出淮南子）。〔时珍曰〕熊如大豕而竖目，人足黑色。春夏膘肥时，皮厚筋驽〔三〕，每升木引气，或堕地自快，俗呼跌膘，即庄子所谓熊经鸟申也。冬月蛰时不食，饥则舐其掌，故其美在掌，谓之熊蹯。其行山中，虽数十〔四〕里，必有跧伏之所，在石岩枯木，山中人谓之熊馆。刘敬叔异苑云：熊性恶秽物及伤残，捕者置此物于穴，则合穴自死。或为棘刺所伤，出穴爪之，至骨即毙也。陆佃埤雅云：其胆春近〔五〕首，夏在腹，秋在左足，冬在右足。熊、罴皆壮毅之物，属阳，故书以喻不二心之臣，而诗以为男子之祥也。

脂

〔释名〕熊白〔弘景曰〕脂即熊白，乃背上肪〔六〕，色白如玉，味甚美，寒月则有，夏月则无。其腹中肪及身中脂，煎炼过亦可作药，而不中啖。

〔修治〕〔敩曰〕凡取得，每一斤入生椒十四个，同炼过，器盛收之。

〔气味〕甘，微寒，无毒。〔别录曰〕微温。〔日华曰〕凉。其脂燃灯，烟损人眼，令失光明。

〔主治〕风痹不仁筋急，五脏腹中积聚，寒热羸瘦，头疡白秃，面上皯皰。久服强志不饥，轻身长年〔七〕。本经 饮食呕吐。别录 治风，补虚损，杀劳虫，酒炼服之。日华 长发令

〔一〕县：原脱，今据大观、政和本草卷十六熊脂条补。唐本草卷十五作「林」，疑误。
〔二〕庆：金陵本同。大观、政和本草卷十六熊脂条俱无。
〔三〕驽：原作「弩」，金陵本同。今据尔雅翼卷十九熊条改。
〔四〕十：原作「千」，金陵本同。据改同上。
〔五〕近：金陵本同。埤雅卷三熊条作「在」。
〔六〕脂即熊白乃背上肪：金陵本同。唐本草卷十五、大观、政和本草卷十六熊脂条俱作「此脂即是熊白（唐本草重一『白』字），是背上膏。」苏恭云：「凡言膏者，皆脂消已后之名。背上不得言膏。左传义云膏肓者，乃言鬲肓文误有此名。陶言背膏，同于旧说也。」故濒湖改「膏」为「肪」。又埤雅卷三熊条云：「熊当心有白脂如玉，味甚美，俗呼熊白。」与陶说异。
〔七〕长年　按大观、政和本草卷十六熊脂条，此二字俱作墨字，认为别录文。

黑，悦泽人面。苏恭治面上皯䵳及疮。药性〔附方〕旧二，新一。令发长黑熊脂、蔓荆子（末）等分〔一〕和匀，醋调涂之。圣惠方。发毛黄色以熊脂涂发梳散〔二〕，入床底，伏地一食顷，即出，便尽黑。不过用脂一升效。千金翼〔三〕。白秃头癣熊白傅之。杨氏产乳〔四〕。

肉〔气味〕甘，平，无毒。〔别录曰〕微温。〔弘景曰〕有痼疾不可食熊肉，令终身不除。〔鼎曰〕若腹中有积聚寒热者食之，永不除也。十月勿食之，伤神〔五〕。〔主治〕风痹，筋骨〔六〕不仁，功与脂同。孙思邈补虚羸。孟诜〔发明〕〔时珍曰〕按刘河间云：熊肉振羸，兔目明视。因其气有余，以补不足也。〔附方〕旧二。中风痹疾中风，心肺风热，手足风痹不随，筋脉〔七〕五缓，恍惚烦躁〔八〕。熊肉一斤切，入豉汁中，和葱姜椒盐作腌腊，空腹食之。脚气风痹五缓筋急。用熊肉半斤，如上法食之。并食医心镜。

掌〔修治〕圣惠方云：熊掌难胹，得酒、醋、水三件同煮，熟即大如皮球也。〔主治〕食之可御风寒，益气力。日华

〔一〕等分：金陵本同。圣惠方卷四十一作「各一两」。
〔二〕散：千金翼卷五第八及大观、政和本草卷十六熊脂条附方，此下俱有「头」字。
〔三〕千金翼：原作「千金」，金陵本同。今检千金未见此方。方见千金翼卷五第八，因据补「翼」字，与大观、政和本草卷十六熊脂条附方合。
〔四〕杨氏产乳：原脱，今据大观、政和本草卷十六熊脂条附方补。
〔五〕十月勿食之伤神：按大观、政和本草卷十六熊脂条引食疗本草，此文上下俱言熊胆，似非指肉。
〔六〕筋骨：金陵本同。千金卷二十六第五熊肉条无此二字。又「不仁」下有「筋急五缓」四字。
〔七〕脉：金陵本及大观、政和本草卷十六熊脂条附治中风方同。但同条疗脚气方（本书下方）则作「急」，与本经及千金卷二十六第五熊肉条一致。
〔八〕躁：原作「燥」，金陵本及政和本草同。今据大观本草卷十六熊脂条附方改。

胆〔颂曰〕熊胆阴干用。然多伪者，但取一粟许滴水中，一道若线不散者为真。〔时珍曰〕按钱乙云：熊胆佳者通明。每以米粒点水中，运转如飞者良。余胆亦转，但缓尔。周密齐东野语云：熊胆善辟尘。试之以净水一器，尘幕其上，投胆米许，则凝尘豁然而开也。

〔气味〕苦，寒，无毒。〔权曰〕恶防己、地黄。**〔主治〕时气热盛，变为黄疸，暑月久痢，疳䘌心痛疰忤。**苏恭 **治诸疳、耳鼻疮、恶疮，杀虫。**日华 **小儿惊痫瘈疭，以竹沥化两豆许服之，去心中涎，甚良。**孟诜 **退热清心，平肝明目去翳，杀蛔、蛲虫。**时珍

〔发明〕〔时珍曰〕熊胆，苦入心，寒胜热，手少阴、厥阴、足阳明经药也。故能凉心平肝杀虫，为惊痫疰忤、翳障疳痔、虫牙蛔痛之剂焉。

〔附方〕旧五，新五〔一〕。**赤目障翳**熊胆丸：每以胆少许化开，入冰片一二片，铜器点之，绝奇。或泪痒，加生姜粉些须。齐东野语。**初生目闭**由胎中受热也。以熊胆少许蒸水洗之，一日七八次。如三日不开，服四物加甘草、天花粉。全幼心鉴。**小儿鼻蚀**熊胆半分，汤化抹之。圣惠方。**十年痔疮**熊胆涂之神效，一切方不及也。外台。**肠风痔瘘**熊胆半两，入片脑少许研，和猪胆汁涂之。寿域方。**蛔虫心痛**熊胆一大豆，和水服之，大效。外台。**小儿惊痫**方见主治。**风虫牙痛**熊胆三钱，片脑四分，每以猪胆汁调少许搽之。摄生方。**水弩射人**熊胆涂之。更以雄黄同用〔二〕酒磨服，即愈。斗门方。**诸疳羸瘦**熊胆、使君子（末）等分研匀，瓷器蒸溶，蒸饼丸麻子大。每米饮下二十丸。保幼大全。

脑髓〔主治〕诸聋。苏恭 **疗头旋。摩顶，去白秃风屑，生发。**日华

血〔主治〕小儿客忤。苏恭

骨〔主治〕作汤，浴历节风，及小儿客忤。孟诜

〔一〕旧五新五：原作「旧四新六」。今按下列新旧附方数改。
〔二〕用：原脱，今据大观、政和本草卷十六熊脂条附方补，谓「以雄黄同熊胆用酒磨服」，与「雄黄同酒磨服」义异。

【附录】罴 魋音颓。〔时珍曰〕熊、罴、魋，三种一类也。如豕色黑者，熊也；大而色黄白者，罴也；小而色黄赤者，魋也。建平人呼魋为赤熊，陆玑谓罴为黄熊〔一〕，是矣。罴，头长脚高，猛憨多力，能拔树木，虎亦畏之。遇人则人立而攫之，故俗呼为人熊。关西呼豭熊〔二〕。罗愿尔雅翼云〔三〕：熊有猪熊，形如豕；有马熊，形如马。即罴也〔四〕。或云罴即熊之雄者。其白如熊白，而理粗味减，功用亦同。

麢羊本经中品

【释名】羚羊俗 麙羊音铃。九尾羊 〔时珍曰〕按王安石字说云：鹿则比类，而环角外向以自防；麢则独栖，悬角木上以远害，可谓靈也〔五〕。故字从鹿，从靈省文〔六〕。后人作羚。许慎说文云：麙，山羊也，大而细角〔七〕。山海经作羬，云〔八〕：状如羊而马尾。费信星槎胜览云：阿丹国羚羊，自胸中至尾，垂九块，名九尾羊。

【集解】〔别录曰〕羚羊角出石城山川谷及华阴山〔九〕。采无时。〔弘景曰〕今出建平、宜都诸蛮山中及西域。多两角，一角者为胜。角多节，蹙蹙圆绕。别有山羊角极长，惟一边有节，节亦疏大，不入药用。乃尔雅名羱羊者，羌夷以为羚羊，能陟峻坂。〔恭曰〕羚羊，南山、商、淅〔十〕间大有，今出梁州，直〔十一〕州、洋州亦贡。其角细如人指，长四五寸，而

〔一〕陆玑谓罴为黄熊：金陵本同。御览九〇八罴条引毛诗草木虫鱼疏云：「黄罴大如熊。」非即谓罴为黄熊。

〔二〕关西呼豭熊：金陵本同。尔雅·释兽郭注作「关西呼曰豭罴」。

〔三〕尔雅翼云：尔雅翼卷十九罴条，此下有「今猎者云」。

〔四〕即罴也：金陵本同。尔雅翼卷十九罴条作「各有牝牡」。

〔五〕可谓靈也：金陵本同。埤雅卷五羚羊条引字说作「是所谓䨩（同『零』，以其独栖，有零落之义）夫。其如此亦以远害，其䨩也，亦所以为靈也。」与此间引文异义。

〔六〕故字从鹿从靈省文：金陵本同。按说文卷十上鹿部作「麢，从鹿，䨩声。」非从靈省文。

〔七〕麙山羊也大而细角：金陵本同。说文卷十上鹿部作「麙，山羊而大者细角。」段注：「此七字文理不顺，疑有误，当作山羊而大角者。」

〔八〕云：原作「去」，今据金陵本改，与山海经·西山经合。

〔九〕石城山川谷及华阴山：原作「石城及华阴山谷」，金陵本同。今据唐本草卷十五、千金翼卷三及大观、政和本草卷十七羚羊角条改。

〔十〕淅：原作「洛」，金陵本同。今据唐本草卷十五及大观、政和本草卷十七羚羊角条改。

〔十一〕直：原作「眞」，金陵本同。据改同上。

文蹙细。山羊或名野羊，大者如牛，角可为鞍桥。又有山驴，大如鹿，皮可作靴，有两角，大小如山羊角，俗人亦用之。陶氏所谓一边有粗文者是此，非山羊也。〔藏器曰〕山羊、山驴、羚羊，三种相似，而羚羊有神，夜宿防患，以角挂树不着地。但角弯中深锐紧小，有挂痕者为真，如此分别，其疏慢无痕者非也。真角，耳边听之集集鸣者良。陶言一角者谬也。〔颂曰〕今秦、陇、龙、蜀、金、商州山中皆有之，戎人多捕得来货。其形似羊，青色而大。其角长一二尺，有节如人手指握痕，又最坚劲。郭璞注尔雅云：麢似羊而大，其角细而圆锐，好在山崖间。羱似吴羊，其角大而椭〔一〕，出西方。本草诸注各异。观今所市者，与尔雅之羱〔二〕羊，陶注之山羊，苏注之山驴，大都相似。今人相承用之，以为羚〔三〕羊。其〔四〕细角长四五寸如人指多节蹙蹙圆绕〔五〕者，其间〔六〕往往弯中有磨角成痕处，京师极多〔七〕。详诸说，此乃真羚〔八〕羊角，而世多不用何也？又闽、广山中，出一种野羊，彼人亦谓之羚羊也。陈氏谓耳边听之鸣者良。今牛羊诸角，但杀之者，听之皆有声，不独羚角也。自死角则无声矣。〔宗奭曰〕诸角附耳皆集集有声，不如有挂痕一说为尽之。然有伪作者，宜察焉。〔时珍曰〕羚羊似羊，而青色毛粗，两角短小；羱羊似吴羊，两角长大；山驴，驴之身而羚之角，但稍大而节疏慢耳。陶氏言羚羊有一角者，而陈氏非之。按寰宇志云：安南高石山出羚羊，一角极坚，能碎金刚石。则羚固有一角者矣。金刚石出西域，状如紫石英，百炼不消，物莫能击；惟羚羊角扣之，则自然冰泮也。又貘骨伪充佛牙，物亦不能破，用此角击之即碎，皆相畏耳。羚羊皮，西人以作座褥。

羚羊角

〔修治〕〔敩曰〕凡用，有神羊角甚长，有二十四节，内有天生木胎。此角有神力，可〔九〕抵千

〔一〕椭：原作「堕」，金陵本同。今据尔雅·释兽郭注及大观、政和本草卷十七羚羊角条改。
〔二〕羱：原作「羚」，金陵本同。今据大观、政和本草卷十七羚羊角条改。
〔三〕羚：原作「羱」，金陵本及政和本草同。今据大观本草卷十七羚羊角条改，与上下文义相合。
〔四〕其：原脱，今据大观、政和本草卷十七羚羊角条补。
〔五〕如人指多节蹙蹙圆绕：同上。
〔六〕其间：同上。
〔七〕京师极多：同上。
〔八〕羚：原作「羱」，金陵本及政和本草同。今据大观本草卷十七羚羊角条改，与上下文义相合。
〔九〕可：原脱，今据大观、政和本草卷十七羚羊角条补。

牛。凡使不可单用，须要不拆元对，蝇缚，铁锉锉细，重重密裹，避风，以旋旋取用，捣筛极细，更研万匝入药，免刮人肠。

〔气味〕咸，寒，无毒。〔别录曰〕苦，微寒。〔甄权曰〕甘，温。能缩银〔一〕。**〔主治〕明目，益气起阴，去恶血注下，辟蛊毒恶鬼不祥，常不魇寐。**本经 **除邪气惊梦，狂越僻谬，疗伤寒时气寒热，热在肌肤，温〔二〕风注毒伏在骨间，及食噎不通。久服，强筋骨轻身，起阴益气，利丈夫。**别录 **治中风筋挛，附骨疼痛。作末蜜服，治卒热闷，及热毒痢血，疝气。摩水涂肿毒〔三〕。**孟诜 **治一切热毒风攻注，中恶毒风，卒死昏乱不识人，散产后恶血冲心烦闷，烧末酒服之。治小儿惊痫，治山瘴及噎塞〔四〕。**药性 **治惊悸烦闷，心胸恶气，瘰疬恶疮溪毒。**藏器 **平肝舒筋，定风安魂，散血下气，辟恶解毒，治子痫痉疾。**时珍

〔发明〕〔时珍曰〕羊，火畜也，而羚羊则属木，故其角入厥阴肝经甚捷，同气相求也。肝主木，开窍于目；其发病也，目暗障翳，而羚羊角能平之。肝主风，在合为筋；其发病也，小儿惊痫，妇人子痫，大人中风搐搦，及筋脉挛急，历节掣痛，而羚角能舒之。魂者，肝之神也；发病则惊骇不宁，狂越僻谬，魇寐卒死，而羚角能安之。血者，肝之藏也；发病则瘀滞下注，疝痛毒痢，疮肿瘘疬，产后血气，而羚角能散之。相火寄于肝胆，在气为怒；病则烦懑气逆，噎塞不通，寒热及伤寒伏热，而羚角能降之。羚之性灵，而筋骨之精在角；故又能辟邪恶而解诸毒，碎佛牙而烧烟走蛇虺也。本经、别录甚著其功，而近俗罕能发扬，惜哉！

〔附方〕旧七，新四。**噎塞不通** 羚羊角屑为末，饮服方寸匕，并以角摩噎上。外台。**胸胁痛〔五〕满** 羚羊角烧末，水服方寸匕。子母秘录。**腹痛热满** 方同

〔一〕**甘温能缩银**：按大观、政和本草卷十七羚羊角条引药性论，仅言「甘」，未言「温」，无「能缩银」之说。丹房镜源卷下第十七云：「羖羊角，缩锡。」亦未言「羚羊角缩银」。

〔二〕**温**：原作「湿」，金陵本同。今据唐本草卷十五、千金翼卷三及大观、政和本草卷十七羚羊角条改。

〔三〕**摩水涂肿毒**：金陵本同。大观、政和本草卷十七羚羊角条俱作「生摩和水涂肿上及毒疮良」。

〔四〕**及噎塞**：金陵本同。大观、政和本草卷十七羚羊角条俱作「烧灰治噎塞不通」。

〔五〕**痛**：原作「通」，金陵本同。今据大观、政和本草卷十七羚羊角条附方改。

上。**堕胎腹痛**〔一〕血不出〔二〕。羚羊角烧灰三钱，豆淋酒下。普济。**产后烦闷**汗出，不识人〔三〕。千金：用羚羊角烧末，东流水服方寸匕。未愈再服。又方〔四〕：加芍药、枳实等分〔五〕（炒），研末，汤服。**血气逆烦**羚羊角烧末，水服方寸匕。肘后方。**临产催生**羚羊角一枚，刮尖为〔六〕末，酒服方寸匕。产宝。**小儿〔七〕下痢**羚羊角中骨烧末，饮服方寸匕。秘录。**遍身赤丹**羚羊角烧灰〔八〕，鸡子清和，涂之，神效〔九〕。外台。**赤瘢如疮**瘙痒，甚则杀人。羚羊角磨水，摩之数百遍为妙。肘后方。**山岚瘴气**羚羊角末，水服一钱。集简方。

肉〔气味〕甘，平，无毒。〔主治〕恶疮。藏器 和五味〔十〕炒熟，投酒中，经宿饮之，治筋骨急强，中风。北人恒食，南人食之，免蛇、虫伤。孟诜

肺〔气味〕同肉。〔主治〕水肿鼓胀，小便不利。时珍〔发明〕〔时珍曰〕羚羊肺本草不收。千金翼载太医山连〔十一〕治韦司业水肿莨菪丸用之，盖取其引药入肺，以通小便之上源也。其方用羚〔十二〕羊肺一具，

〔一〕腹痛：金陵本同。普济方卷三四三作「小腹满痛」。

〔二〕血不出：原作「血出不止」，金陵本同，义正相反。今据普济方卷三四三改。

〔三〕汗出不识人：金陵本及大观、政和本草卷十七羚羊角条附方同。千金卷二第五及千金翼卷六第一羚羊角散俱作「是血气上冲心」。普济方卷三四七作「不识人，汗出，乃血气冲心，及胸胁腹肚热痛，时来时止。」云：「出肘后方。」今本肘后未见此方。

〔四〕又方：千金卷三第五作「治产后下血不尽，烦闷腹痛方」，普济方卷三四八羚羊角散作「治血晕，心中烦闷兼腹痛」。

〔五〕等分：千金卷三第五，羚羊角作「三两」，芍药作「二两」，枳实作「一两」。普济方卷三四八，羚羊角、枳实作「各一两」，芍药作「一两半」。

〔六〕为：原脱，今据大观、政和本草卷十七羚羊角条附方补。

〔七〕小儿：大观、政和本草卷十七羚羊角条附方，此下俱有「洞」字。

〔八〕灰：外台卷三十赤丹又新附方，此下有「令极细」三字。

〔九〕效：外台卷三十，此下有「无鸡子，以水和，涂之亦妙。」

〔十〕五味：政和本草卷十七羚羊角条，此下有「子」字，当是衍文。大观本草无。

〔十一〕连：原作「琏」，金陵本同。今据千金卷二十一第四及千金翼卷十九第三莨菪丸改。

〔十二〕羚：金陵本同。按千金卷二十一第四作「⿰羊古」（羖之异体字），千金翼卷十九第三作「羖」，本书卷五十羊条肺段附方治水肿尿短引千金作「青羖」。濒湖此间忽改作「羚」，似误。

沸汤微炸过，曝干为末。莨菪子一升，用三年酢浸一伏时，蒸熟捣烂和，丸梧子大。每用四〔一〕丸，麦门冬汤食后服，候口中干、妄语为验。数日小便大利，即瘥。无羚〔二〕羊，以青羊肺〔三〕代之亦可。外台。

胆 〔**气味**〕**苦，寒，无毒。**〔**主治**〕**面上皯䵟，如雀卵色，以酒**〔四〕**二升，同煮三沸，涂四五次良。**时珍 〔**附方**〕新一。**面䵟** 羚羊胆、牛胆各一枚，醋二升，同煮三沸，频涂之。外台。

鼻 〔**主治**〕**炙研，治五尸遁尸邪气。**时珍 外台方中用之。

【**附录**】**山驴** 〔恭曰〕见上文。〔时珍曰〕南史云：滑国出野驴，有角。广志云：驴羊似驴。山海经云：晋阳悬瓮之山、女几之山、荆山、纶山，并多闾。郭璞注云：闾即羭也，似驴而歧蹄，马尾，角如麢羊，一名山驴。俗人亦用其角以代羚羊。又北山经云：太行之山，有兽名䮷，状如麢羊，而四角马尾，有距善旋，其鸣〔五〕自叫。此亦山驴之类也。

山羊 日用

【**释名**】**野羊**图经 **羱羊** 〔时珍曰〕羊之在原野者，故名。

【**集解**】〔弘景曰〕山羊即尔雅羱羊，出西夏〔六〕，似吴羊而大角，角椭〔七〕者〔八〕。能陟峻坂，羌夷以为羚羊，角

〔一〕四：此下原有「十」字，金陵本同。今据千金卷二十一第四、千金翼卷十九第三及本书卷五十羊条肺段附方删。

〔二〕羚：金陵本同。按千金卷二十一第四作「羖」（羖之异体字），千金翼卷十九第三作「羖」，本书卷五十羊条肺段附方治水肿尿短引千金作「青羖」。濒湖此间忽改作「羚」，似误。

〔三〕肺：原作「胆」，金陵本同。今据上文改，与千金、千金翼及本书卷五十羊条肺段附方均合。

〔四〕酒：原脱，今据肘后卷六第五十二及外台卷三十二引肘后方补。（外台引肘后作羚羊胆，今本肘后误作羖羊胆。）

〔五〕鸣：原作「名」，金陵本同。今据山海经·北次三经改。

〔六〕出西夏：金陵本同。尔雅·释兽·羱如羊条郭注作「出西方」。

〔七〕椭：原作「堕」，金陵本同。今据尔雅·释兽·羱如羊条郭注改。朱骏声云：「凡狭长之器皆得曰椭。」（说文通训定声·随部·椭条）濒湖似从陆氏「以时堕角」之说（见下）而改，与郭注义异。

〔八〕出西夏似吴羊而大角角椭者：按唐本草卷十五及大观、政和本草卷十七羚羊角条引弘景说俱无此文，乃濒湖据尔雅·释兽·羱如羊条郭注所加。

极长，惟一边有节，节亦疏大，不入药用。〔恭曰〕山羊大如牛，或名野羊，善斗至死，角堪为鞍桥。〔颂曰〕闽、广山中一种野羊，彼人谓之羚羊。其皮厚硬，不堪炙食，其肉颇肥软益人〔一〕。〔吴瑞曰〕山羊似羚羊，色青。其角有挂痕者为羚羊，无者为山羊。〔时珍曰〕山羊有二种：一种大角盘环，肉至百斤者；一种角细者，说文谓之萈〔二〕羊（音桓）。陆氏云：羱羊状如驴〔三〕而群行，其角甚大，以时堕角，暑天尘露在上，生草戴行。故代都赋云：羱羊养草以盘桓。

肉【**气味**】**甘，热，无毒。**〔颂曰〕南方野羊，多啖石香薷，故肠藏颇热，不宜多食之。

【**主治**】**南〔四〕人食之，肥软益人，治冷劳山岚疟痢，妇人赤白带下。**苏颂 **疗筋骨急强、虚劳，益气，利产妇，不利时疾人。**吴瑞

鹿 本经中品

〔**校正**〕本经上品白胶，中品鹿茸，今并为一条。

【**释名**】**斑龙**〔时珍曰〕鹿字篆文，象其头、角、身〔五〕、足之形。尔雅云：鹿，牡曰麚（音加），牝曰麀（音攸），其子曰麛（音迷），绝有力曰麉（音坚）。斑龙名出澹寮方。按乾宁记云：鹿与游龙相戏，必生异角。则鹿得称龙，或以此欤？梵书谓之密利迦罗。

【**集解**】〔时珍曰〕鹿，处处山林中有之。马身羊尾，头侧而长，高脚而行速。牡者有角，夏至则解。大如小马，黄质白斑，俗称马鹿。牝者无角，小而无斑，毛杂黄白色，俗称麀鹿，孕六月而生子。鹿性淫，一牡常交数牝，谓之聚麀。性喜食龟，能别良草。食则相呼，行则同旅，居则环角外向以防害，卧则口朝尾闾，以通督脉。殷仲堪云：鹿以白色为正。述异记云：鹿千岁为苍，又五百岁为白，又五百岁为玄。玄鹿骨亦黑，为脯食之，可长生也。埤雅云：鹿乃仙兽，自能乐性，六十年必怀琼于角下，角有〔六〕斑痕，紫色如点〔七〕，行则有涎，不复急走。故曰：鹿戴玉而角斑，鱼怀珠而鳞紫。沈

〔一〕软益人：原脱，今据政和本草卷十七羖羊角条引图经文补。「软」与「硬」相对为文，大观本草「软」误作「敷」。

〔二〕萈：原作「苋」，金陵本同。今据说文卷十上萈部改。段注：「萈，俗作羱。」

〔三〕驴：金陵本同。埤雅卷五羱羊条作「骡」。

〔四〕南：原作「男」，今据金陵本改，与上文苏颂言「南方野羊」一致。

〔五〕身：金陵本同。说文卷十上鹿部作「四」，连下「足」字为辞。

〔六〕角有：原脱，今据埤雅卷三鹿条补。

〔七〕如点：同上。

存中笔谈云：北狄有驼鹿，极大而色苍黄，无斑。角大而有文，坚莹如玉。茸亦可用。名苑云：鹿之大者曰麈，群鹿随之，视其尾为准。其尾能辟尘，拂毡则不蠹，置茜帛中，岁久红色不黯也。

鹿茸

〔修治〕〔别录曰〕四月、五月解角时取，阴干，使时燥。〔恭曰〕鹿茸，夏收之阴干，百不收一，且易臭，惟破之火干大好。〔敩曰〕凡使鹿茸，用黄精自然汁浸两日夜，漉出切焙捣用，免渴人也。又法：以鹿茸锯作片，每五两，用羊脂三两，拌天灵盖末涂之，慢火炙令内外黄脆，以鹿皮裹之，安室中一宿，则药魂归矣。乃慢火焙干，捣末用。〔日华曰〕只用酥炙炒研。〔宗奭曰〕茸上毛，先以酥薄涂匀，于烈焰中灼之，候毛尽微炙。不以酥，则火焰伤茸矣。〔时珍曰〕澹寮、济生诸方，有用酥炙、酒炙，及酒蒸焙用者，当各随本方。

〔发明〕〔抱朴子曰〕南山多鹿，每一雄游，牝百数至。春羸瘦，入夏惟食菖蒲即肥。当角解之时，其茸甚痛。猎人得之，以索系住取茸，然后毙鹿，鹿之血未散也。〔宗奭曰〕茸，最难得不破及不出却血者。盖其力尽在血中，猎时多有损伤〔一〕故也。此以如紫茄者为上，名茄子茸，取其难得耳；然此太嫩，血气未具，其实少力。坚者又太老，惟长四五寸，形如分歧马鞍，茸端如玛瑙红玉，破之肌如朽木者最善。人亦将麋茸〔二〕伪为之，不可不察。按沈存中笔谈云：月令：冬至麋角解，夏至鹿角解。阴阳相反如此，今人以麋、鹿茸作一种者疏矣。或刺麋、鹿血以代茸，云茸亦血，此大误矣。麋茸利补阳，鹿茸利补阴，须佐以他药则有功。凡含血之物，肉差易长，筋次之，骨最难长。故人自胚胎至成人，二十年骨髓方坚。惟麋、鹿角自生至坚，无两月之久，大者至二十余斤。计一日夜须生数两，凡骨之生无速于此。虽草木易生，亦不及之。此骨之至强者，所以能补骨血，坚阳道，益精髓也。头者诸阳之会，上钟于茸角，岂可与凡血为比哉。〔时珍曰〕按熊氏礼记疏云：鹿是山兽，属阳，情淫而游山，夏至得阴气解角，从阳退之象；麋是泽兽，属阴，情淫而游泽，冬至得阳气而解角，从阴退之象也。余见角下。

〔气味〕**甘，温，无毒。**〔别录曰〕酸，微温。〔甄权曰〕苦、辛。麻勃〔三〕为之使。〔诜曰〕鹿茸不可以鼻齅之，中有小白虫，视之不见，入人鼻必为虫颡，药不及也。

〔主治〕漏下恶血，寒热惊痫，益气强志，生齿不

〔一〕猎时多有损伤：原脱，今据本草衍义卷十六及政和本草卷十七鹿茸条补。

〔二〕茸：原作「角」，金陵本同。今据本草衍义卷十六及政和本草卷十七鹿茸条改。

〔三〕麻勃：金陵本、唐本草卷十五及政和本草卷十七鹿茸条同。大观本草误作「马勃」。

老。本经疗虚劳，洒洒如疟，羸瘦，四肢酸疼，腰脊痛，小便数〔一〕利，泄精溺血，破瘀血在腹，散石淋痈肿，骨中热疽，养〔二〕骨〔三〕安胎下气，杀鬼精物，久服耐老。不可近丈夫阴，令痿。别录补男子腰肾虚冷，脚膝无力，夜梦鬼交，精溢自出，女人崩中漏血，赤白带下，炙末，空心酒服方寸匕。甄权〔四〕壮筋骨。日华生精补髓，养血益阳，强筋健骨，治一切虚损，耳聋目暗，眩运虚痢。时珍

【发明】〔时珍曰〕按澹寮方云：昔西蜀药〔五〕市中，尝有一道人货斑龙丸，一名茸珠丹。每大醉高歌曰：尾闾不禁沧海竭，九转灵丹都漫〔六〕说。惟有斑龙顶上珠，能补玉堂关下穴。朝野遍传之。其方盖用鹿茸、鹿角胶、鹿角霜也。又戴原礼・证治要诀：治头眩运，甚则屋转眼黑，或如物飞，或见一为二，用茸珠丹甚效。或用鹿茸半两，无灰酒三盏，煎一盏，入麝香少许，温服亦效。云茸生于头，类之相从也。

【附方】旧一，新八。**斑龙丸**治诸虚。用鹿茸（酥炙，或酒炙亦可）、鹿角胶（炒成珠）、鹿角霜、阳起石（煅红，酒淬）、肉苁蓉（酒浸）、酸枣仁、柏子仁、黄芪（蜜炙）各一两，当归、黑附子（炮）、地黄（九蒸九焙）各八钱，

〔一〕数：金陵本同。唐本草卷十五、千金翼卷三及大观、政和本草卷十七鹿茸条引别录俱无。

〔二〕养：原作「痒」，金陵本、千金翼卷三及大观、政和本草卷十七鹿茸条俱同。今据唐本草卷十五鹿茸条改。

〔三〕骨：原脱，今据唐本草卷十五、千金翼卷三及大观、政和本草卷十七鹿茸条补。按唐本草此段皆言鹿茸，文义连贯，首尾完整，不容置疑。而千金翼及大观、政和本草乃腰斩为二段：改「养」为「痒」，以「痒」字以上为言鹿茸；以「骨」字以下为言鹿骨。但下文尚有「四月、五月解角时取」之语，只可言茸，不可言骨。濒湖心知其非，而于「骨」之一字不得其解；乃删去「骨」字，而将「安胎下气……」以及「四月五月……」等文，仍隶鹿茸项下。但由未知「痒」为「养」字之误，故不能确指诸书腰斩此文另成一段之非。且此早见于唐代，千金翼中即已如是。若谓千金翼或为后世校刻时所改，则唐开元年间张鼎所见，必是「骨」字另为一段之本，故食疗本草有「骨温，主安胎下气，杀鬼精」等文。宋・唐慎微沿误未改，后世遂无知者。今幸存唐本草残卷为证，可祛千载之惑。

〔四〕甄权：原脱，今据大观、政和本草卷十七鹿茸条补。

〔五〕药：原脱，今据澹寮集验秘方卷八补益门茸珠丹补。

〔六〕漫：原作「慢」，金陵本作「谩」。今据澹寮集验秘方卷八改。

辰朱砂半钱，各为末，酒糊丸梧子大。每空心温酒下五十丸〔一〕。澹寮。**鹿茸酒**治阳事虚痿，小便频数〔二〕，面色无光。用嫩鹿茸〔三〕一两（去毛切片），山药（末）一两，绢袋裹，置酒瓶〔四〕中，七日开瓶，日饮三盏〔五〕。将茸焙作丸服。普济方。**肾〔六〕虚腰痛**不能反侧。鹿茸（炙）、兔丝子各一两，舶茴香半两，为末，以羊肾二对，法〔七〕酒煮烂，捣泥和，丸梧子大，阴干。每服三五十丸，温酒下，日三服。本事方。**精血耗涸**面色黧黑〔八〕，耳聋目昏〔九〕，口渴腰痛，脚弱〔十〕白浊，上燥下寒，不受峻补者。鹿茸（酒蒸）、当归（酒浸）各一两，焙为末，乌梅肉煮膏捣，丸梧子大。每米饮服五十丸。济生方。**腰膝疼痛**伤败者。鹿茸涂酥炙紫为末，每温〔十一〕酒服一钱。续十全方〔十二〕。**小便频数**鹿茸一对，酥炙为末。每服二钱，温酒下，日三服。郑氏家传方。**虚痢危困**因血气衰弱者。鹿茸酥炙一两为末，入麝香五分，以灯心煮枣肉和，丸梧子大。每空心米饮下三五十丸。济生方。**饮酒成泄**骨立不能食，但饮酒即泄。用嫩鹿茸（酥炙）、肉豆

〔一〕丸：澹寮集验秘方卷八，此下有「即食少糕粥压之。」

〔二〕数：普济方卷二一九鹿茸酒，此下有「饮食不思。」

〔三〕茸：普济方卷二一九，此下有「五钱，多用」四字。

〔四〕瓶：原作「坛」，金陵本同。今据普济方卷二一九改，与下文一致。

〔五〕盏：普济方卷二一九，此下有「酒尽，再将酒一瓶浸，吃了却」。

〔六〕肾：原作「阴」，金陵本同。今据本事方卷二改。

〔七〕法：原作「去」，金陵本同。据改同上。

〔八〕面色黧黑：原脱，今据济生方卷一黑丸补。

〔九〕目昏：同上。

〔十〕脚弱：同上。

〔十一〕温：原作「服」，金陵本同。今据大观、政和本草卷十七鹿茸条附方、肘后卷四第三十二附方及普济方卷一五六改。

〔十二〕续十全方：原作「续千金方」，金陵本、大观、政和本草卷十七鹿茸条附方及肘后卷四第三十二附方俱同，形近而误。今据政和本草卷首「证类本草所出经史方书」改。

蔻〔一〕（煨）一两〔二〕，生麝香五分〔三〕，为末 陈白米饭丸梧子大。每米饮下五十丸。名香茸丸〔四〕。普济方。**室女白带**因冲任虚寒者。鹿茸（酒〔五〕蒸焙）二两，金毛狗脊、白敛各一两，为末，用艾煎醋，打糯米糊，丸梧子大。每温酒下五十丸，日二。济生。

角〔颂曰〕七月采角。以鹿年久者，其角更好。煮以为胶，入药弥佳。〔敩曰〕鹿角要黄色紧重尖好者。此鹿食灵草，所以异众鹿也。

〔修治〕〔诜曰〕凡用鹿角、麋角，并截段错屑，以蜜浸过，微火焙，令小变色，曝干，捣筛为末。或烧飞为丹，服之至妙。以角寸截，泥裹，于器中大火烧一日，如玉粉也。〔时珍曰〕按崔行功纂要〔六〕方・鹿角粉法：以鹿角寸截，炭火烧过，捣末，水和成团，以绢袋三五重盛之，再煅再和，如此五度，以牛乳和，再烧过研用。

〔气味〕咸，温，无毒。杜仲为之使。

〔主治〕恶疮痈肿，逐邪恶气，留血在阴中。本经〔七〕 **除少腹血急〔八〕痛，腰脊痛，折伤恶血，益气。**别录 **猫鬼中恶，心腹疰〔九〕痛。**苏恭 **水磨汁服，治脱精尿血，夜梦鬼交。醋磨汁，涂疮疡痈肿热毒。火炙热，熨小儿重舌、鹅口疮。**日华 **蜜炙研末酒服，轻身强骨髓，补阳道绝伤。又治妇人梦与鬼交者，清酒服一撮，即出鬼精。烧灰，治女子胞中余血不尽欲死，以酒服方寸匕，日三夜**

〔一〕豆蔻：原作「苁蓉」，金陵本同。今据世医得效方卷五酒泄（虚者）及普济方卷二〇八改。

〔二〕一两：金陵本同。世医得效方卷五及普济方卷二〇八俱无，当是濒湖酌加。

〔三〕五分：同上。

〔四〕丸：世医得效方卷五及普济方卷二〇八，方后俱有「热者酒蒸黄连丸」（世医得效方原注：方见下痢类）。

〔五〕酒：金陵本同。济生方卷六作「醋」。

〔六〕纂要：原作「要纂」，金陵本同。今据本书卷一引据医家书目改。

〔七〕本经：原脱。按以上十三字，大观、政和本草卷十七鹿茸条俱作白字，认为本经文，因据补。

〔八〕急：原脱，金陵本及唐本草亦脱。今据千金翼卷三及大观、政和本草卷十七鹿茸条补。

〔九〕疰：原作「疼」，金陵本同。今据唐本草卷十五（作「注」，古「注」、「疰」通用）及大观、政和本草卷十七鹿茸条改。

一〔一〕，甚妙。孟诜

〔**发明**〕〔时珍曰〕鹿角，生用则散热行血，消肿辟邪；熟用则益肾补虚，强精活血；炼霜熬膏，则专于滋补矣。

〔**附方**〕旧十六，新十九。**服鹿角法**鹿角屑十两，生附子三两（去皮脐），为末。每服二钱，空心温酒下。令人少睡，益气力，通神明。彭祖方。**肾消尿数**鹿角一具，炙捣筛。温酒每服方寸匕〔二〕，日二。外台。**骨虚劳极**面肿垢黑，脊痛不能久立。血气衰惫，发落齿枯，甚则喜唾。用鹿角二两，牛膝（酒浸焙）一两半，为末，炼蜜丸梧子大。每服五〔三〕十丸，空心盐酒下。济生。**肾虚腰痛**如锥刺不能动摇。鹿角屑三两〔四〕，炒黄研末。空心温酒服方寸匕，日三。肘后方。**卒腰脊痛**不能转侧。鹿角五寸烧赤，投二升酒中，浸一宿饮。梅师。**妇人腰痛**鹿角屑熬黄研，酒服方寸匕，日五六服。杨氏产乳〔五〕。**妊娠腰痛**鹿角截五寸长，烧赤，投一升酒中。又烧又浸，如此数次，细研。空心酒服方寸匕。产宝。**产后〔六〕腹痛**血不尽者。鹿角烧研，豉汁服方寸匕，日二〔七〕。子母秘录。**妊娠下血**不止〔八〕。鹿角屑、当归各半两，水三盏，煎减半，顿服。不过二服。普济方。**胎死腹中**鹿角屑三寸匕，煮葱豉汤和服，立出。百一方。**堕胎血瘀**不下〔九〕，狂闷寒热。用鹿角屑一两为末〔十〕，豉汤服一〔十一〕钱，日

〔一〕夜一：原脱，今据大观、政和本草卷十七鹿茸条补。
〔二〕匕：外台卷十一及大观、政和本草卷十七鹿茸条附方，此下俱有「渐渐加至一匕半」。
〔三〕五：金陵本同。今检辑本济生方未见此方。普济方卷三十三引医方集成鹿角丸作「七」。
〔四〕三两：金陵本同。大观、政和本草卷十七鹿茸条附方俱作「二大两」。
〔五〕乳：原作「乱」，金陵本同。今据大观、政和本草卷十七鹿茸条附方改。
〔六〕产后：金陵本同。大观、政和本草卷十七鹿茸条附方俱作「烦闷」。
〔七〕日二：大观、政和本草卷十七鹿茸条附方，此下俱有「渐加至三钱匕。」
〔八〕下血不止：金陵本同。普济方卷三四四作「忽然下血，腰痛不可忍。」
〔九〕血瘀不下：金陵本同。圣惠方卷七十七作「下血不尽」。
〔十〕一两为末：金陵本同。圣惠方卷七十七作「二两，烧为灰，细研。」
〔十一〕一：金陵本同。圣惠方卷七十七作「二」。

三。须臾血下。　圣惠方。**胞衣不下**〔一〕鹿角屑三分为末，姜汤调下〔二〕。　产乳〔三〕**产后血运**鹿角一段，烧存性，出火毒，为末。酒调，灌下即醒。　杨拱医方摘要。**妇人白浊**滑数虚冷者。鹿角屑炒黄为末，酒服二钱。　妇人良方。**筋骨疼痛**鹿角烧存性，为末。酒服一钱，日二。**食后喜呕**鹿角（烧末）二两，人参一两，为末。姜汤服方寸匕，日三。　肘后方。**小儿哕疾**鹿角粉、大豆末等分，相和乳调，涂乳上饮之。　古今录验。**小儿疟疾**鹿角生研为末，先发时以乳调一字服〔四〕。　千金。**小儿滞下**赤白〔五〕者。用鹿角灰、发灰等分〔六〕，水服三钱，日二〔七〕。　千金方。**小儿重舌**鹿角末涂舌下，日三。　姚和众方。**小儿流涎**脾热也。鹿角屑末〔八〕，米饮服一字。　普济方。**面上皯疱**鹿角尖磨浓汁，厚涂之，神效。**面上〔九〕风疮**鹿角尖磨酒涂之〔十〕。　圣惠〔十一〕。**咽喉骨鲠**鹿角为末，含之咽津。　斗门方。**蹉跌损伤**血瘀骨痛〔十二〕。鹿角末，酒服方寸匕，日三。　千金方。**竹木入肉**不出者。鹿角烧末，水和涂

〔一〕下：普济方卷三五七，此下有「及胎死败血入胞中成块，胀急抢入心，疼痛不可忍。」

〔二〕姜汤调下：金陵本同。普济方卷三五七作「煮葱白汤调下。一方酒调服之。一方烧灰酒调温服。」

〔三〕产乳：原作「产乱」，金陵本同。今从张本改。按古医书以「产乳」题名者，如产乳集验方、产乳备要、产乳十八论之类，均已亡佚。此方今载普济方卷三五七中。

〔四〕以乳调一字服：金陵本及大观、政和本草卷十七鹿茸条附方同。千金方卷五上第五作「便服一錢匕」。

〔五〕滞下赤白：金陵本同。千金卷五下第七作「吐痢」二字。

〔六〕鹿角灰发灰等分：金陵本同。千金卷五下第七作「鹿角六銖，乱发（烧）半两，右二味末之。」

〔七〕水服三錢日二：金陵本同。千金卷五下第七作「米饮服一刀圭，日三服。」

〔八〕末：普济方卷三六二，此下有「炒令焦，更研令细」七字。

〔九〕上：普济方卷五十二，此下有「肺」字。

〔十〕之：普济方卷五十二，此下有「兼服和剂局方治肾脏风黄耆丸即愈。」

〔十一〕圣惠：金陵本同。今检圣惠未见此方。方见普济方卷五十二，似应据改。

〔十二〕蹉跌损伤血瘀骨痛：金陵本同。千金卷二十五第三作「四肢骨碎筋伤蹉跌」。原注：「肘后方治从高堕下，若为重物所顿迮得瘀血者。」

上，立出。久者不过一夕。千金方。**蝼蛄尿疮**鹿角烧末，苦酒调敷〔一〕。外台。**五色丹毒**鹿角烧末，猪脂和敷。肘后方。**发背初起**鹿角烧灰，醋和涂之，日五六易。千金方。**乳发初起**不〔二〕治杀人。鹿角磨浓汁涂之，并令人嗍去黄水，随手即散。梅师方。**吹奶掀痛**鹿角屑炒黄为末，酒服二钱。仍以梳梳之。唐氏经验方。**下注脚疮**鹿角烧存性，入轻粉同研，油调涂之。集要。**疖毒肿毒**鹿角尖磨浓汁涂之，甚妙。濒湖方。**痈疽有虫**鹿角烧末，苦酒和涂。磨汁亦可。**妖魅猫鬼**病人不肯言鬼。以鹿角屑捣末，水服方寸匕，即言实也。录验。

白胶一名鹿角胶本经粉名鹿角霜

〔甄权曰〕白胶一名黄明胶。〔时珍〕正误见黄明胶。

〔修治〕〔别录曰〕白胶生云中，煮鹿角作之。〔弘景曰〕今人少复煮作，惟合角弓用之。其法：先以米渖汁渍七日令软，煮煎如作阿胶法耳。又一法：剉角令细，入干牛皮一片，即易消烂。不尔，虽百年无一熟也。〔恭曰〕鹿角、麋角，但煮浓汁重煎，即为胶矣，何必使烂？欲求烂亦不难，陶未见耳。〔诜曰〕作胶法：细破寸截，以馈〔三〕水浸七日令软，方煮之。〔敩曰〕采全角锯开，并长三寸，以物盛，于急水中浸一百日取出，刀刮去黄皮，拭净。以醶醋煮七日，旋旋添醋，勿令少歇。戌〔四〕时不用着火，只从子至戌也。日足，角白色〔五〕，软如粉。捣烂，每十〔六〕两入无灰酒一镒，煮成胶，阴干研筛用。〔时珍曰〕今人呼煮烂成粉者，为鹿角霜；取粉熬成胶，或只以浓汁熬成膏者，为鹿角胶。按胡瑛卫生方云：以米泔浸鹿角七日令软，入急流水中浸七日，去粗皮，以东流水、桑柴火煮七日，旋旋添水，入醋少许，捣成霜用。其汁，加无灰酒，熬成胶用。又邵以正济急方云：用新角三对，寸截，盛于长流水浸三日，刮净，入楮实子、桑白皮、黄蜡各二两，铁锅中水煮三日夜，

〔一〕敷：原作「服」，金陵本同。今据外台卷四十改。千金方卷二十五第二及千金翼卷二十第六俱作「傅」，大观、政和本草卷十七鹿茸条附方引外台俱作「涂」，义并同。又外台此下有「已有汁者，烧道边弊蒲席灰以敷之。」千金及千金翼略同。

〔二〕不：大观、政和本草卷十七鹿茸条附方，此上俱有「微赤」二字，此下俱有「急」字。

〔三〕馈：原作「河」，金陵本同。今据大观、政和本草卷十七鹿茸条改。

〔四〕戌：原作「戍」，金陵本同。据改同上。

〔五〕白色：原脱，今据大观、政和本草卷十七鹿茸条补。

〔六〕十：原作「一」，金陵本同。今据大观、政和本草卷十七鹿茸条改。

不可少停，水少即添汤。日足，取出刮净，晒研为霜。韩懋医通云：以新鹿角寸截，囊盛，于流水中浸七日，以瓦缶入水，桑柴火煮。每一斤，入黄蜡半斤，以壶掩住，水少旋添。其角软，以竹刀刮净，捣为霜用。

〔气味〕甘，平，无毒。〔别录曰〕温。得火良，畏大黄。

〔主治〕伤中劳绝，腰痛羸瘦，补中益气。妇人血闭无子，止痛安胎。久服，轻身延年。本经 **疗吐血下血，崩中不止，四肢酸疼〔一〕，多汗淋露，折跌伤损。**别录 **男子肾〔二〕脏气，气弱〔三〕劳损，吐血。妇人服之，令有子，安胎去冷，治漏下赤白。**药性 **炙捣酒服，补虚劳，长肌益髓，令人肥健，悦颜色；又治劳嗽，尿精尿血，疮疡肿毒。**时珍

〔发明〕〔敩曰〕凡使，鹿角胜于麋角。〔颂曰〕今医家多用麋茸、麋角，云力紧于鹿也。〔时珍曰〕苏东坡良方云：鹿阳兽，见阴而角解；麋阴兽，见阳而角解。故补阳以鹿角为胜，补阴以麋角为胜。其不同如此，但云鹿胜麋，麋胜鹿，疏矣。按此说与沈存中「鹿茸利补阴，麋茸利补阳」之说相反。以理与功推之，苏说为是。详见茸下。

〔附方〕旧三，新五〔四〕。

异类有情丸 韩氏医通云：此方自制者。凡丈夫中年觉衰，便可服饵。盖鹿乃纯阳，龟、虎属阴，血气有情，各从其类，非金石草木比也。其方用鹿角霜（治法见上）、龟板（酒浸七日，酥炙研）各三两六钱，鹿茸（熏干，酒洗净，酥涂炙，研）虎胫骨（长流水浸七日，蜜涂酥炙）各二两四钱，水火炼蜜，入豮猪脊髓九条捣，丸梧子大。每空心盐汤下五、七、九十丸。如厚味善饮者，加猪胆汁一二合，以寓降火之义。**盗汗遗精** 鹿角霜二两，生龙骨（炒）、牡蛎（煅）各一两，为末，酒糊丸梧子大。每盐汤下四十丸。普济。**虚劳尿精** 白

〔一〕酸疼：原作「作痛」，金陵本同。今据唐本草卷十五（脱「疼」字）、千金翼卷三及大观、政和本草卷十六白胶条引别录文改。

〔二〕肾：原作「损」，金陵本同。今据大观、政和本草卷十六白胶条改。

〔三〕气弱：金陵本同。政和本草作「气衰虚」三字，大观本草仅作「衰虚」二字。

〔四〕旧三新五：原作「旧七新一」，今按下列新旧附方数改。

胶〔一〕二〔二〕两炙为末，酒二升和，温服〔三〕。外台。**虚损尿血**白〔四〕胶三两炙，水二升，煮一升四合，分再〔五〕服。外台。**小便不禁**上热下寒者。鹿角霜为末，酒糊和，丸梧桐子大。每服三四十丸，空心温酒〔六〕下。普济。**小〔七〕便频数**鹿角霜、白茯苓等分为末，酒糊丸梧子大。每服三十丸，盐汤下。梁氏总要〔八〕。**男子阳虚**甚有补益。方同上。**汤火灼疮**白胶水煎，令稀稠得所〔九〕，待冷涂之。斗门方。

齿

〔主治〕鼠瘘，留血〔十〕，心腹痛。不可近丈夫阴。苏恭

骨

〔气味〕甘，微热，无毒。**〔主治〕**安胎下气，杀鬼精物〔十一〕，久服耐老，可酒浸服之。孟诜 作酒，主内虚，续绝伤，补骨除风。思邈 烧灰水服，治小儿洞注下痢。时珍

〔附方〕新一。**补益虚羸**鹿骨煎：用鹿骨一具，枸杞根二升，各以水一斗，煎汁五升，和匀，共煎五升，日二服。千金。

〔一〕白胶：金陵本同。外台卷十六及大观、政和本草卷十六白胶条附方俱作「干胶」。外台原注云：「一方用鹿角胶。」

〔二〕二：金陵本及外台卷十六同。大观、政和本草卷十六白胶条附方俱作「三」。

〔三〕温服：金陵本及大观、政和本草附方同。外台卷十六作「温分三服瘥。」

〔四〕白：金陵本同。外台卷二十七及大观、政和本草卷十六白胶条附方俱无。

〔五〕再：原脱，今据外台卷二十七及大观、政和本草卷十六白胶条附方补。

〔六〕温酒：普济方卷二一六鹿角霜丸，此下有「盐汤」二字。

〔七〕小：普济方卷二一六，此上有「治丈夫」三字。

〔八〕梁氏总要：按此方见普济方卷二一六，名「双白丸」。原注：「出朱氏集验方。」方后云：「此二方（指本方及上方缩泉丸）梁氏总要本。」

〔九〕令稀稠得所：原作「令稠」二字，金陵本同。今据大观、政和本草卷十六白胶条附方补三字。

〔十〕鼠瘘留血：金陵本同。唐本草卷十五作「留血，鼠瘘」四字，大观、政和本草卷十七鹿茸条俱作「留血气，鼠瘘」五字。

〔十一〕安胎下气杀鬼精物：金陵本及大观、政和本草卷十七鹿茸条引食疗本草同。按此八字，据唐本草乃鹿茸主治文，已见于前，并加校记说明张鼎所见，已为腰斩之误本。此间濒湖采作鹿骨主治，并将言鹿茸功用之「久服耐老」四字续于其下，可见其依违两可，尚无定见。

肉 〔气味〕**甘〔一〕，温，无毒。**〔诜曰〕九月已后，正月已前，堪食。他月不可食，发冷痛。白臆者、豹文者，并不可食。鹿肉脯，炙之不动，及见水而动，或曝之不燥者，并杀人。不可同雉肉、蒲白、鮠鱼、虾食，发恶疮。礼记云：食鹿去胃。〔主治〕**补中，益气力，强五脏。生者疗中风口僻，割片薄之。**别录 华佗云：中风口偏者，以生肉同生椒捣贴，正即除之。**补虚羸〔二〕瘦弱，调血脉。**孟诜 **养血生容，治产后风虚邪僻。**时珍 外台有鹿肉汤。

〔发明〕〔思邈曰〕壶〔三〕居士言鹿性多警〔四〕烈，能别良草，止食葛花（葛）叶〔五〕、鹿葱、鹿药〔六〕、白蒿、水芹、甘草、荠苨、齐头蒿、山苍耳，他草不食，处必山冈，故产则归下泽。飨神用其肉者，以其性烈清净也。凡药饵之人，久食鹿肉，服药必不得力，为其食解毒之草制诸药也。〔弘景曰〕野兽之中，麞、鹿可食生，则不羶腥。又非十二辰属，八卦无主，且温补，于人生死无尤，道家许听为脯〔七〕。过其馀，虽鸡、犬、牛、羊补益，于亡魂有愆责，并不足食。〔宗奭曰〕三祀皆以〔八〕鹿腊，亦取此义，且味亦胜他肉。〔时珍曰〕邵氏言：鹿之一身皆益人，或煮，或蒸，或脯，同酒食之良。大抵鹿乃仙兽，纯阳多寿之物，能通督脉，又食良草，故其肉、角有益无损，陶说亦妄耳。

头肉 〔气味〕**平。**〔主治〕**消渴，夜梦鬼物，煎汁服，作胶弥善。**苏恭 〔宗奭曰〕头可酿酒，须于作浆时，稍益葱、椒。〔附方〕新一。**老人消渴** 鹿头一个，去毛煮烂，和五味。空心食，以

〔一〕甘：金陵本同。千金卷二十六第五作「苦」。

〔二〕羸：原脱，今据大观、政和本草卷十七鹿茸条补。

〔三〕壶：金陵本及大观、政和本草卷十七鹿茸条俱同。千金卷二十六第五作「胡」，盖指胡洽，与本书卷十二萎蕤条附录鹿药文合。

〔四〕警：金陵本同。千金卷二十六第五及大观、政和本草卷十七鹿茸条俱作「惊」，古互通假。

〔五〕葛花（葛）叶：金陵本同。大观、政和本草卷十七鹿茸条俱作「葛花菜」。按「葛花菜」始见于本书卷二十八，前此诸家本草所未收，故知「菜」为「叶」字之误（二字繁体形近）。千金卷二十六第五正作「葛叶花」，合葛之叶与花，作为九草之一种。本书与之相合，今于下一「葛」字加用括号，以免计为二种。

〔六〕鹿药：金陵本同。与千金卷二十六第五及本书卷十二萎蕤条附录鹿药文俱合。大观、政和本草卷十七鹿茸条作「白药苗」，与千金不合，不从。

〔七〕脯：原作「补」，金陵本同。今据唐本草卷十五及大观、政和本草卷十七鹿茸条改。

〔八〕祀皆以：原作「礼取」二字，金陵本同。今据本草衍义卷十六及政和本草卷十七鹿茸条改。

汁咽之。鄙事。

蹄肉 〔气味〕**平。** 〔主治〕**诸风，脚膝骨中疼痛，不能践地，同豉汁、五味煮食。**孙思邈

脂 〔主治〕**痈肿死肌，温中，四肢不随，头风，通腠理。不可近阴。**苏恭 〔时珍曰〕此乃本经麋脂正文，而苏氏以注鹿脂，二脂功或同耶？

〔附方〕新一。**面上皯疱** 鹿脂〔一〕涂之，日再。圣惠方。

髓 炼净入药。 〔气味〕**甘，温，无毒。** 〔主治〕**丈夫女子伤中绝脉，筋急痛，咳逆，以酒和，服之良。**别录 **同蜜煮服，壮阳道，令有子。同地黄汁煎膏服，填骨髓，壮筋骨，治呕吐。**日华 **补阴强阳，生精益髓，润燥泽肌。**时珍 〔发明〕〔颂曰〕髓可作酒，唐方多有其法。〔时珍曰〕鹿髓，近方稀用者。删繁方治肺虚毛悴，酥髓汤用之。御药院方滋补药，用其脊髓和酒熬膏丸药，甚为有理。白飞霞医通云：取鹿脑及诸〔二〕骨髓炼成膏，每一两，加炼蜜二两炼匀，瓷器密收，用和滋补丸药剂甚妙。凡腰痛属肾虚寒者，以和古方摩腰膏，姜汁化一粒擦肾俞〔三〕，则暖气透入丹田如火，大补元阳。此法甚佳，人鲜知之。

〔附方〕新一。**鹿髓煎** 治肺痿咳嗽，伤中脉绝〔四〕。用鹿髓、生地黄汁各七合〔五〕，酥、蜜各一两，杏仁、桃仁各三两（去皮炒，酒一升，同捣取汁），先煎杏仁、桃仁、地黄汁减半，入三味煎如稀饧。每含一匙，徐徐〔六〕咽下，日三。圣济〔七〕。

〔一〕鹿脂：金陵本同。按圣惠方卷四十作「麋脂」。岂濒湖眞以「二脂功同」遂附于此耶？然究以移往本卷麋条脂段后为善。
〔二〕诸：原作「猪」，金陵本同。今据韩氏医通卷下内鹿髓丸改。
〔三〕俞：原作「堂」，金陵本同。今据韩氏医通卷下外鹿髓丸改。
〔四〕绝：圣济总录卷四十九，此下有「筋急」二字。
〔五〕七合：金陵本同。圣济总录卷四十九作「五合」（鹿髓作半升，即五合）。
〔六〕徐徐：原脱，今据圣济总录卷四十九补。
〔七〕济：原作「惠」，金陵本同。今检圣惠未见此方。方见圣济总录卷四十九，因据改。

脑　〔主治〕入面脂，令人悦泽。苏颂　刺入肉内不出，以脑厚〔一〕敷之，燥即易，半日当出。深师

精　〔主治〕补虚羸劳损。时珍　〔发明〕〔韩懋曰〕王师授予鹿峻丸方云：鹿禀纯阳，而峻者，天地初分之气，牝牡相感之精也。医书称鹿茸、角、血、髓大有补益，而此峻则入神矣。其法：用初生牡鹿三五只，苑囿〔二〕驯养。每日以人参煎汤，同一切草药，任其饮食。久之，以硫黄细末和入，从少至多，燥则渐减，周而复始。大约三年之内，一旦毛脱筋露，气盛阳极。却以牝鹿隔苑诱之，欲交不得，则精泄于外；或令其一交，即设法取其精，瓦器收之，香黏如饧，是为峻也。用和鹿角霜一味为丸，空心盐酒下，大起胎羸、虚瘵危疾。凡服滋补丸药，用此入炼蜜和剂绝妙。〔时珍曰〕按老子云：骨弱筋柔而握固，未知牝牡之合而峻作者，精之至也。峻音子催切，赤子阴也。今作鹿精之名，亦未为稳〔三〕。

血　〔主治〕阴痿，补虚，止腰痛、鼻衄，折伤，狂犬伤。苏恭　和酒服，治肺痿吐血，及崩中带下。日华　诸气痛欲危者，饮之立愈。汪颖　大补虚损，益精血，解痘毒、药毒。时珍　〔发明〕〔颂曰〕近世有服鹿血酒者。云得于射生者，因采捕入山失道，数日饥渴将委顿。惟获一生鹿，刺血数升饮之，饥渴顿除。及归，遂觉血气充盛异人。有效而服之者，刺鹿头角间血，酒和饮之更佳。〔时珍曰〕近世韩飞霞补益方有斑龙宴法，孙氏解痘毒有阴阳二血丸，皆古所未知者。而沈存中又以刺血代茸为非，亦一说也。〔附方〕新三。**斑龙宴**用驯养牡鹿一二只，每日以人参一两煎水与饮，将滓拌土产草料米豆，以时餵之，勿杂他水草。百日之外，露筋可用矣。宴法：夜前减〔四〕食，次早空心〔五〕。将布缚鹿于床，首低尾昂。令有力者抱定前足，有角者执定角，无

〔一〕厚：原脱，今据外台卷二十九补。
〔二〕囿：原作「圃」，金陵本同。今据韩氏医通卷下鹿峻丸改。
〔三〕稳：原作「穗」，金陵本同。今从张本改。
〔四〕减：此下原有「其」字，金陵本同。今据韩氏医通卷下斑龙宴删。按原方减食指人，濒湖以为指鹿，故加「其」字，实系误解。
〔五〕空心：原脱，今据韩氏医通卷下斑龙宴补。

角者以木囊头拘之，使头不动。用三棱针刺其眼之大眦前毛孔，名天池穴。以银管长三寸许插向鼻梁，坐定，咂其血，饮药酒数杯。再咂再饮，以醉为度。鼻中流出者，亦可接和酒饮。饮毕避风，行升降工夫，为一宴也。用生肌药敷鹿穴，养之。月可一度，一鹿可用六七年。不拘男女老少，服之终身无疾而寿，乃仙家服食丹方二十四品之一也。药酒以八珍散加沉香、木香煮之。**阴阳二血丸**治小儿痘疮，未出者稀，已出者减。用鹿血、兔血（各以青纸盛，置灰上，晒干）、乳香、没药各一两，雄黄、黄连各五钱，朱砂、麝香各一钱，为末，炼蜜丸绿豆大。每服十丸，空心酒下。儿小者减之。孙氏集效方。**鼻血时作**干鹿血炒枯，将酒浮熏二三次，仍用酒浮半杯和服之。

肾〔气味〕甘，平，无毒。〔主治〕补肾气。别录 补中，安五脏，壮阳气，作酒及煮粥食之。日华 〔附方〕旧一。**肾虚耳聋**用鹿肾一对，去脂膜切，以豉汁入粳米二合煮粥食。亦可作羹。圣惠方。

胆〔气味〕苦，寒，无毒。〔主治〕消肿散毒。时珍

筋〔主治〕劳损续绝。苏恭 尘沙眯目者，嚼烂挼入目中，则粘出。时珍 〔附方〕旧一。**骨鲠**鹿筋渍软，搓索令紧，大如弹丸。持筋端吞至鲠处，徐徐引之，鲠着筋出。外台。

靥〔主治〕气瘿，以酒渍，炙干，再浸酒中，含咽汁，味尽更易，十具乃愈。深师

皮〔主治〕一切漏疮，烧灰和猪脂纳之，日五六易，愈乃止。时珍

粪〔主治〕经日不产，干、湿各三钱，研末，姜汤服，立效。经验

胎粪〔主治〕解诸毒。〔时珍曰〕按范晔后〔一〕汉书云：冉駹夷出鹿，食药草，其胎中麑粪，可疗毒也。

〔一〕后：原脱，今据本书卷一引据经史百家书目补。

麋本经下品

【释名】〔时珍曰〕陆佃云：麋喜音声〔一〕。班固云：麋性淫迷。则麋之名义取乎此。尔雅云：牡曰麔（音咎），牝曰麎（音辰），其子曰䴠（音夭）。

【集解】〔别录曰〕麋生南山山谷及淮海边。十月取之。〔弘景曰〕今海陵间最多。千百为群，多牝少牡。〔时珍曰〕麋，鹿属也。牡者有角。鹿喜山而属阳，故夏至解角；麋喜泽而属阴，故冬至解角。麋似鹿而色青黑，大如小牛，肉蹄，目下有二窍为夜目。故淮南子云：孕女见麋而子四目也。博物志云：南方麋千百为群，食泽草，践处成泥，名曰麋畯，人因耕获之。其鹿所息处，谓之鹿场也。今猎人多不分别，往往以麋为鹿，牡者犹可以角退为辨，牝者通目为麀鹿矣。

麋脂一名宫〔二〕脂本经〔时珍曰〕别录言十月取脂，炼过收用；而周礼冬献狼，夏献麋。注云：狼膏聚，麋膏散。聚则温，散则凉，以顺时也。

〔气味〕**辛，温，无毒。**忌桃李，畏大黄。

〔主治〕**痈肿、恶疮、死肌，寒〔三〕风〔四〕湿痹，四肢拘缓不收，风头肿气，通腠理。**本经**柔皮肤。不可近阴，令痿。**别录**治少年气盛，面生疮疱，化脂涂之。**时珍

〔正误〕〔弘景曰〕人言麋一牡辄交十余牝，交毕即死。其脂堕地，经年，人得之名曰遁〔五〕脂，酒服至良。夫麋性乃尔淫快，不应痿人阴。一方言不可近阴，令阴不痿，此乃有理。〔恭曰〕游牝毕即死者，虚传也。遍问山泽人，无此说。

肉〔气味〕**甘，温，无毒。**〔诜曰〕多食令人弱房，发脚气。妊妇食之，令子目病。〔弘景曰〕不可合猪肉、雉肉食，发痼疾。合虾及生菜、梅、李食，损男子精气。

〔主治〕**益气补中，治腰脚。**孟诜**补五**

〔一〕麋喜音声：金陵本同。按埤雅卷三麋条作「麋喜音声」，濒湖误引。

〔二〕宫：原作「官」，金陵本同。今据唐本草卷十五、千金翼卷三及大观、政和本草卷十八麋脂条改。

〔三〕寒：此下原有「热」字，金陵本同。今据唐本草卷十五、千金翼卷三及大观、政和本草卷十八麋脂条删。濒湖据千金卷二十六第五以改本经，不可从。

〔四〕风：此下原有「寒」字，金陵本同。据删同上。

〔五〕遁：原作「道」，金陵本同。今据唐本草卷十五及大观、政和本草卷十八麋脂条改。

脏不足气。禹锡 **〔发明〕**〔时珍曰〕按陆农师云：鹿以阳为体，其肉食之燠；麋以阴为体，其肉食之寒。观此，则别录麋脂令人阴痿，孟诜言多食肉令人弱房，及角、肉不同功之说，亦此意也。

茸 **〔修治〕**与鹿茸同。**〔气味〕甘，温，无毒。〔主治〕阴虚劳损，一切血病，筋骨腰膝酸痛，滋阴益肾。**时珍

麋角 **〔修治〕**〔敩曰〕麋角[一]，顶根[二]上有黄毛若金线，兼旁生小尖也[三]。色苍白者为上。〔诜曰〕凡用麋角，可五寸截之，中破，炙黄为末，入药。〔时珍曰〕麋鹿茸角，今人罕能分别。陈自明以小者为鹿茸，大者为麋茸，亦臆见也。不若亲视其采取时为有准也。造麋角胶、麋角霜，并与鹿角胶、鹿角霜同法。又集灵方云：用麋角一双，水浸七日，刮去皮，错屑。以银瓶盛牛乳浸一日，乳耗再加，至不耗乃止。用油纸密封瓶口。别用大麦铺锅中三寸，上安瓶，再以麦四周填满。入水浸一伏时，水耗旋加，待屑软如面取出，焙研成霜用。**〔气味〕甘，热，无毒。〔主治〕风[四]痹，止血，益气力。**别录 **刮屑熬香，酒服，大益人。**弘景 出彭祖传中。**酒服，补虚劳，添精益髓，益血脉，暖腰膝，壮阳悦色，疗风气，偏治丈夫。**日华 **作粉常服，治丈夫冷气及风，筋骨疼痛。若卒心痛，一服立瘥。浆水磨泥涂面，令人光华，赤白如玉可爱。**孟诜 **滋阴养血，功与茸同。**时珍 **〔发明〕**〔诜曰〕麋角常服，大益阳道，不知何因与肉功不同也。煎胶与鹿角胶同功，茸亦胜鹿茸，仙方甚重之。〔恭曰〕麋茸功力胜鹿茸，角煮胶亦胜白胶。详见鹿茸、鹿角下。〔日华曰〕麋角属阴，故治腰膝不仁，补一切血病也。〔时珍曰〕鹿之茸角补阳，右肾精气不足者宜之；麋之茸角补阴，左肾血液不足者宜之。此乃千古之微秘，前人方法虽具，而理未发出，故论者纷纭。又杨氏家藏方，治虚损有二至丸，两角并用。但其药性过温，止宜于阳虚寒湿血痹者耳，于左肾无与焉。孙思邈千金方言：麋角丸凡一百一十方，惟容成子羔

〔一〕角：此下原有「以」字，金陵本同。今据大观、政和本草卷十七鹿茸条删。

〔二〕根：金陵本及政和本草同。大观本草卷十七鹿茸条作「毗」。

〔三〕也：原脱，今据大观、政和本草卷十七鹿茸条补。

〔四〕风：金陵本同。唐本草卷十五、千金翼卷三及大观、政和本草卷十八麋脂条引别录俱无此字。

所服者，特出众方之外，子羔服之羽化。今观其方，比二至丸似可常服，并集于下。

〔附方〕新五。

麋角丸补心神，安脏腑，填骨髓，理腰脚，能久立，聪耳明目，发白更黑，貌老还少。凡麋角，取当年新角连脑顶者为上，看角根有斫痕处，亦堪用。蜕角根下平者，不堪。取角五具，或四具、三具、二具、一具为一剂。去尖一大寸，即角长七八寸，取势截断，量把镑得。即于长流水中，以竹器盛悬浸十宿。如无长流水处，即于净盆中满着水浸，每夜易换。软即将出，削去皱皮，以利镑镑取白处，至心即止。以清粟米泔浸两宿，初经一宿即干，握沥去旧水，置新绢上曝干，择去恶物粗骨皮及镑不匀者。以无灰美酒于大瓷器中浸，经两宿，其药及酒俱入净釜中。初用武火煮一食久，后以文火微煎，如蟹目沸。以柳木篦徐徐搅，不得住手，时时添酒，以成煎为度。煎时皆须平旦下手，不得经宿。仍看屑消〔一〕如稀胶，即以牛乳五升，酥一斤〔二〕，以次渐下后项药。仍以麋角一条，炙令黄为末，与诸药同制之。槟榔、通草、秦艽、肉苁蓉、人参、菟丝子（酒浸两宿，晒干别捣〔三〕）、甘草各一两，右捣为末。将胶再煎一食顷，似稀稠粥即止火。少时投诸药末相和，稠粘堪作丸，即以新器盛贮，以众手一时丸如梧子大。如粘手，着少酥涂手。其服饵之法：空腹以酒下之，初服三十丸，日加一丸，加至五十丸为度，日二服。初服〔四〕一百日内，忌房室。服经一月，腹内诸疾自相驱逐，有微利勿怪。渐后多泄气能食。患气者，加枳实、青木香各一两。服至二百日，面皱〔五〕光泽。一年，齿落更生，强记，身轻若风，日行〔六〕数百里。二年，令人肥饱少食；七十已上服之，却成后生。三年，肠作筋髓，预见未明。四年，常饱不食，自见仙人。三十下服之不辍，颜一定而不变。修合时须在净室中，勿令阴人、鸡、犬、孝子等见。妇人服之尤〔七〕佳。如饮酒食面，口干眼涩内热者，即服三黄丸微利之。如此一度发动已后，方始调畅也。千金。

二至丸补虚损，生精血，去风湿，壮筋骨。用鹿角镑细，以真酥一两，无灰酒一升，慢火炒干，取四两；麋角镑细，以真酥二两，米醋一升煮干，慢火炒干，取半两；苍耳子（酒浸一宿，焙）半

〔一〕消：原脱，今据千金卷十九第八补。

〔二〕斤：原作「片」，金陵本同。今据千金卷十九第八改。

〔三〕晒干别捣：原作「别捣晒干」，金陵本同。据改同上。

〔四〕初服：原作一「至」字，金陵本同。据改同上。

〔五〕面皱：千金卷十九第八，此下有「自展」二字。

〔六〕行：原作「后」，金陵本同。今据千金卷十九第八改。

〔七〕尤：金陵本同。千金卷十九第八作「亦」，义异。

斤，山药、白茯苓、黄芪（蜜炙）各四两，当归（酒浸，焙）五两，肉苁蓉（酒浸，焙）、远志（去心）、人参、沉香各二两，熟附子一两，通为末，酒煮糯米糊丸梧子大。每服五十丸，温酒、盐汤任下，日二服。杨氏家藏方。**麋角丸**三因方〔一〕：治五痿，皮缓毛瘁，血脉枯槁，肌肤薄着，筋骨羸弱，饮食不美，四肢无力，爪枯发落，眼昏唇燥〔二〕。用麋角屑一斤（酒浸一宿），大附子（生，去皮脐）一两半，熟地黄四两，用大麦米二〔三〕升，以一半藉底，以一半在上，以二布巾〔四〕隔覆，炊一日，取出药、麦，各焙为末。以浸药酒，添清酒煮麦粉为糊和，杵三千下，丸如梧子大。每服五十丸，食前用温酒或米汤送下，日三服。　一方只用麋角（镑屑，酥炒黄色）五两，熟附子末半两，酒糊丸服。**麋角霜丸**补元脏，驻颜色。用麋角一副，水浸七日，刮去皱皮，镑为屑，盛在一银瓶内，以牛乳汁浸一日，常令乳高二寸，如乳耗更添，直候不耗，用油单数〔五〕重密封瓶口，别用大麦一斗，安在甑〔六〕内，约厚三寸，上安麋角瓶，更用大麦周围填实，露瓶口，不住火蒸一复时，如锅内水耗，即旋添热汤，须频看角屑粉烂如面，即住火取出，用细筛子漉去乳，焙干，每料八两；附子（炮裂去皮）、干山药各三两，右为末，蒸枣肉和，丸如梧子大。每服十五丸至二十丸，空心用温盐酒送下。炼蜜丸亦可。总录。**麋角丸**彭祖云：使人丁壮不老，房室不劳损，气力颜色不衰者，莫过麋角。其法：刮为末十两，用生附子一枚合之，雀卵和丸，日服二十丸，温酒下，二十日大效。亦可单熬为末酒服，亦令人不老，但性缓不及附子者。彭祖服食经。

骨〔主治〕**虚劳，至良。煮汁酿酒饮，令人肥白，美颜色。**禹锡

皮〔主治〕**作靴、袜，除脚气。**孟诜

双头鹿 拾遗

【释名】荼苜机〔时珍曰〕荼苜机，音蔡茂机，番言也，出博物志。旧本讹作蔡〔七〕苴机，又作余义，亦荼苜之

〔一〕三因方：原脱，今据三因方卷九补。
〔二〕燥：三因方卷九、世医得效方卷八及普济方卷二二六麋角丸，此下俱有「疲惫不能支持」六字。
〔三〕二：原作「一」，金陵本同。今据三因方卷九、世医得效方卷八及普济方卷二二六麋角丸改。
〔四〕巾：原作「中」，金陵本同。据改同上。
〔五〕数：原作「纸」，金陵本同。今据圣济总录卷一八五改。
〔六〕甑：原作「别瓶」二字，金陵本同。据改同上。
〔七〕蔡：原作「荼」，金陵本同。今据大观、政和本草卷十六蔡苴机条改。

讹也。

【集解】〔藏器曰〕按张华博物志〔一〕云：荼首机出永昌郡〔二〕，是两头鹿名也，似鹿两头。其胎中屎〔三〕，以四月〔四〕取之。范晔〔五〕后汉书云：云南〔六〕县有神鹿，两头，能食毒草。华阳国志云：此鹿出云〔七〕南郡熊仓〔八〕山。即余义也。〔时珍曰〕按盛弘之荆州记云：武陵郡西有〔九〕阳山〔十〕，产两头兽，似鹿，前后有头，一头食，一头行，山人时或见之。段成式杂俎云：双头鹿胎〔十一〕矢名耶希。夷人谓鹿为耶，谓屎为希。按唐韻屎字又音希，即此义也。

胎中屎 〔主治〕敷恶疮，蛇虺毒。藏器

麂 宋开宝附

【释名】麐 即古麂字。〔时珍曰〕麂味甘旨，故从旨。又字说云：山中有虎，麂必鸣以告，其声几几然，故曰麂。大者曰麖。

〔一〕博物志：检今本博物志未见此文。文见御览九〇六鹿条引博物志，与大观、政和本草卷十六蔡苴机条引博物志略同。

〔二〕荼首机出永昌郡：金陵本同。御览九〇六鹿条引博物志作「云南郡出荼首……永昌亦有之。」

〔三〕胎中屎：金陵本及大观、政和本草卷十六蔡苴机条引文同。御览九〇六鹿条引文作「腹中胎」。

〔四〕四月：金陵本及御览九〇六鹿条引文同。大观、政和本草卷十六蔡苴机条引文作「四时」。

〔五〕晔：原作「烨」，金陵本经涂改作「晔」，今从之，与大观、政和本草卷十六蔡苴机条及本书卷一引据经史百家书目俱合。

〔六〕南：原作「阳」，金陵本同，乃沿大观、政和本草卷十六蔡苴机条引文之误。今据后汉书卷八十六南蛮西南夷列传及御览九〇六鹿条引文改。

〔七〕云：此下原有「阳」字，金陵本同，乃沿大观、政和本草卷十六蔡苴机条引文之误。今据华阳国志卷四南中志删。

〔八〕仓：原作「舍」，金陵本同，乃沿大观、政和本草卷十六蔡苴机条引文之误。今据华阳国志卷四南中志改。御览九〇六鹿条引文作「苍」，古通用。

〔九〕西有：原作「云」，金陵本同。今据御览九一三两头兽条引盛弘之荆州记改。

〔十〕阳山：此下原有「点苍山」，金陵本同。今据御览九一三两头兽条引盛弘之荆州记删。按点苍山即前引华阳国志之熊仓山，在云南郡，不在武陵郡，荆州记中安得有此山名？

〔十一〕胎：原脱，今据酉阳杂俎前集卷十六耶希条补。

【集解】〔马志曰〕麂生东南山谷。〔颂曰〕今有山林处皆有之，而均、房、湘〔一〕、汉间尤多，乃獐类也。按尔雅云：麂，大麕，旄毛〔二〕狗足。谓毛长也。南人往往食其肉，然坚韧不及獐味美〔三〕。其皮作履舄，胜于诸皮。又有一种类麂而大者名麖，不堪药用。山海经云：女几之山多麖麂。即此。〔宗奭曰〕麂，獐属而小于獐。其口两边有长牙，好斗。其皮为第一，无出其右者，但皮多牙伤痕。其声如击破钹。四方皆有，山深处颇多。〔时珍曰〕麂居大山中，似獐而小，牡者有短角，黧色豹〔四〕脚，脚矮而力劲，善跳越。其行草莽，但循一径。皮极细腻，靴、袜珍之。或云亦好食蛇。宋书〔五〕：符瑞志有银麂，白色；今施州山中出一种红麂，红色。

肉 〔气味〕甘，平，无毒。〔主治〕五痔病。炸熟，以姜、醋进之，大有效。藏器

头骨 〔气味〕辛，平，无毒。〔主治〕烧灰饮服，治飞尸。藏器

皮 〔主治〕作靴、袜，除湿气脚痹。时珍

獐 别录中品

【释名】**麕** 音君。亦作麞。〔时珍曰〕猎人舞采，则獐、麋注视。獐喜文章，故字从章。陆氏曰：獐性惊慞，故谓之獐〔六〕。又善聚散，故又名麕。囷，圆仓也。尔雅云：麕，牡曰麌（音语），牝曰麜（音栗），其子曰麆（音助）。大者曰麃（音庖），古语云「四足之美有麃」，是矣。

〔一〕湘：金陵本及大观、政和本草卷十八麂条俱同。尔雅翼卷二十麂条作「襄」。
〔二〕毛：原作「尾」，金陵本同。今据尔雅・释兽改。
〔三〕美：尔雅翼卷二十麂条，此下有「多食之能动痼疾」。
〔四〕豹：金陵本同，尔雅・释兽作「狗」。山海经・中次八经云：「女几之山，其兽多麖麂。」郭注：「麂似獐而大，猥毛豹脚。」郝懿行按：「猥当为狨，豹当为狗，并字形之误也。」
〔五〕宋书：原脱，今据尔雅翼卷二十麂条补。
〔六〕獐性惊慞故谓之獐：金陵本同。埤雅卷三麇条作「獐性善惊，故从章。吴越春秋曰：「章者，傽偟也。」」

【集解】〔颂曰〕獐，今陂泽浅草中多有之。其类甚多，麕乃总名也。有有牙者，有无牙者，其牙不能噬啮。〔时珍曰〕獐，秋冬居山，春夏居泽。似鹿而小，无角，黄黑色，大者不过二三十斤。雄者有牙出口外，俗称牙獐。其皮细软，胜于鹿皮，夏月毛毨而皮厚，冬月毛多而皮薄也。宋〔一〕·符瑞志有银獐白色，云王者刑罚中理则出。春秋〔二〕运斗枢云：枢星散为獐〔三〕。

【正误】〔诜曰〕獐中往往得香，如栗子大，不能全香，亦治恶病。〔时珍曰〕獐无香，有香者麝也，俗称土麝呼为香獐是矣。今正之。

肉　**〔气味〕甘，温，无毒。**〔诜曰〕八月至十一月食之，胜羊；十二月至七月食之，动气。多食，令人消渴。若〔四〕瘦恶者，食之发痼疾。不可合鹄肉食，成癥痼〔五〕。又不可合梅、李、虾食，病人。**〔主治〕补益五脏。**别录〔六〕

〔发明〕〔弘景曰〕俗云白肉是獐。其胆白，易惊怖也。〔诜曰〕肉同麋肉酿酒，良。道家以其肉供养星辰〔七〕，名为白脯，云不属十二辰，不是腥腻，无禁忌也。〔时珍曰〕獐胆白性怯，饮水见影辄奔，道书谓獐〔八〕鹿无魂也。〔藏器曰〕人心粗豪者，以其心肝曝干为末，酒服一具，便即小胆；若怯者食之，则转怯不知所为。**〔附方〕**旧二〔九〕。

〔一〕宋：原脱，今据尔雅翼卷二十麋条补。
〔二〕春秋：原脱，今据御览九〇七獐条补。
〔三〕獐：此下原有「鹿」字，金陵本同。今据御览九〇七獐条引文删。按御览九〇六鹿条引春秋运斗枢云：「瑶光散而为鹿。」
〔四〕若：原作「苦」，今据金陵本改。与大观、政和本草卷十七獐骨条合。
〔五〕痼：原作「疾」，金陵本同。今据唐本草卷十五及大观、政和本草卷十七獐骨条改。
〔六〕录：此下原有「益气力，悦泽人面。思邈」九字，金陵本同。按千金卷二十六第五獐骨条，「益」上有「髓」字，是此乃思邈引别录以言獐髓功用之文，濒湖误引于此，今据删。又此九字之下，尚有「酿酒有祛风之功。宁原」九字。检食鉴本草卷上獐条，此文在獐骨下，作「酿酒有补下之功」。今移本书本条骨段主治项下。
〔七〕星辰：原脱，今据大观、政和本草卷十七獐骨条引食疗本草补。
〔八〕獐：原作「麋」，金陵本同。今据酉阳杂俎续集卷八改。
〔九〕旧二：原作「旧一新一」。按下列二方，俱为大观、政和本草卷十七獐骨条旧所附方，今据改。

通乳 獐肉煮食，勿令妇知。子母秘录。**消瘤** 用獐肉或鹿肉剖如厚脯，炙热搨之。可四炙四易，出脓便愈。不除，再以新肉用之。外台秘要。

髓脑 〔主治〕**益气力，悦泽人面。** 别录 **治虚风。** 〔时珍曰〕千金治暗风，薯蓣煎，治虚损，天门冬煎，并用之。〔颂曰〕唐方有獐髓煎〔一〕及〔二〕獐骨酒，并补下。

骨 〔气味〕**甘，微温，无毒。** 〔主治〕**虚损泄精。** 别录 **益精髓，悦颜色。** 日华 〔时珍曰〕千金治产后虚损，有獐骨汤，煮汁煎药。**酿酒，有补下之功。** 宁源〔三〕

麝 本经上品

【释名】射父 尔雅 **香獐** 〔时珍曰〕麝之香气远射，故谓之麝。或云麝父之香来射〔四〕，故名，亦通。其形似獐，故俗呼香獐。梵书谓麝香曰莫诃婆伽。

【集解】 〔别录曰〕麝生中台山谷，及益州、雍州山中。春分取香，生者益良。〔弘景曰〕麝形似獐而小，黑色，常食柏叶，又啖蛇。其香正在阴茎前皮内，别有膜袋裹之。五月得香，往往有蛇皮骨。今人以蛇蜕皮裹香，云弥香，是相使也。麝夏月食蛇、虫多，至寒则香满，入春脐内急痛，自以爪剔出，着屎溺中覆之，常在一处不移。曾有遇得乃至一斗五升者，此香绝胜杀取者。昔人云是精、溺凝作，殊不尔也。今出羌夷者多真好，出随郡、义阳、晋溪诸蛮中者亚之。出益州者形扁，仍以皮膜裹之，多伪。凡真香一子分作三四子，刮取血膜，杂以余物，裹以四足膝皮而货之，货者又复伪之。彼人言但破看一片，毛共在裹中者为胜。今惟得活者看取，必当全真耳。〔颂曰〕今陕西、益、利〔五〕、河东诸路山中皆有，而

〔一〕煎：原脱，今据大观、政和本草卷十七獐骨条补。

〔二〕及：原作「幷」，金陵本同。今据大观、政和本草卷十七獐骨条改，免与下「幷」字重复。

〔三〕酿酒有补下之功宁源：此九字原作「酿酒，有祛风之功。宁原」，在本条肉段主治项下，金陵本同。今据食鉴本草卷上獐条改正后移此。

〔四〕或云麝父之香来射：埤雅卷三麝条云：「虎、豹之文来田，狸、麝之香来射，则其皮与脐之为累也。」（异物志云：「灵狸，其气如麝。」）

〔五〕利：原作「州」，金陵本同。今据大观、政和本草卷十六麝香条改。

秦州、文州诸蛮中尤多。蕲州、光州或时亦有，其香绝小，一子才若弹丸，往往是真，盖彼人不甚作伪尔。其香有三等：第一生香，名遗香，乃麝自剔出者，然极难得，价同明珠。其香聚处，远近草木不生或焦黄也。今人带香过园林，则瓜果皆不实，是其验也。其次脐香，乃捕得杀取之。其三心结香，乃麝见大兽捕逐，惊畏失心，狂走坠死。人有得之，破心见血流出脾上，作干血块者，不堪入药。又有一种水麝，其香更奇，脐中皆水，沥一滴于斗水中，用洒衣物，其香不歇。唐天宝中，虞人曾一献之，养于囿中，每以针刺其脐，捻以真雄黄，则脐复合，其香倍于肉麝。此说载在酉阳杂俎，近不复闻有之，或有之而人不识矣。〔慎微〔一〕曰〕杨亿谈苑云：商汝山中多麝，遗粪常在一处不移，人以是获之。其性绝爱其脐，为人逐急，即投岩，举爪剔裂其香，就絷而死，犹拱四足保其脐。故李商隐诗云：投岩麝退〔二〕香。许浑诗云：寻麝采生香。〔时珍曰〕麝居山，獐居泽，以此为别。麝出西北者香结实；出东南者谓之土麝，亦可用，而力次之。南中灵猫囊，其气如麝，人以杂之。见本条。

麝脐香　〔修治〕〔敩曰〕凡使麝香，用当门子尤妙。以子日开之，微研用，不必苦细也。

〔气味〕辛，温，无毒。〔甄权曰〕苦、辛。忌大蒜。〔李鹏飞曰〕麝香不可近鼻，有白虫入脑，患癞。久带其香透关，令人成异疾。

〔主治〕辟恶气，杀鬼精物，去三虫蛊毒，温疟痫痓〔三〕。久服，除邪，不梦寤魇寐。本经　疗诸凶邪鬼气，中恶，心腹暴痛，胀急痞满，风毒，去面䵟、目中肤翳，妇人产难堕胎。通神仙。别录　佩服及置枕间，辟恶梦，及尸疰鬼气。又疗蛇毒。弘景　〔抱朴子云〕入山辟蛇，以麝香丸着足爪中有效。因麝啖蛇，故以厌之也。　治蛇、蚕咬，沙虱〔四〕溪瘴毒，辟蛊气，杀脏腑虫，治疟疾，吐风痰，疗一切虚损恶病〔五〕。纳子宫，暖水脏，

〔一〕微：原作「徵」，金陵本同。今据大观、政和本草卷十六麝香条改。

〔二〕退：原作「自」，金陵本同。据改同上。

〔三〕痫痓：原作「惊痫」，金陵本同。今据唐本草卷十五、千金翼卷三及大观、政和本草卷十六麝香条引本经文改。

〔四〕虱：原作「虫」，金陵本同。今据大观、政和本草卷十六麝香条改。

〔五〕疗一切虚损恶病：金陵本同。按大观、政和本草卷十六麝香条引日华子无此文，引食疗本草作「治一切恶气疰病」。

止冷带下。日华 **熟水研服一粒，治小儿惊痫客忤，镇心安神，止小便利。又能蚀一切痈疮脓水。**药性 又云：入十香丸服，令人百毛九窍皆香。**除百病，治一切恶气及惊怖恍惚。**孟诜 **疗鼻窒，不闻香臭。**好古 **通诸窍，开经络，透肌骨，解酒毒，消瓜果食积，治中风、中气、中恶，痰厥，积聚癥瘕。**时珍

〔发明〕〔李杲曰〕麝香入脾治内病。凡风病在骨髓者宜用之，使风邪得出。若在肌肉用之，反引风入骨，如油入面之不能出也。〔朱震亨曰〕五脏之风，不可用麝香以泻卫气。口鼻出血，乃阴盛阳虚，有升无降，当补阳抑阴，不可用脑、麝轻扬飞窜之剂。妇人以血为主，凡血海虚而寒热盗汗者，宜补养之；不可用麝香之散，琥珀之燥。〔严用和曰〕中风不省者，以麝香、清油灌之，先通其关，则后免语蹇瘫痪之证，而他药亦有效也。〔时珍曰〕严氏言风病必先用麝香，而丹溪谓风病、血病必不可用，皆非通论。盖麝香走窜，能通诸窍之不利，开经络之壅遏。若诸风、诸气、诸血、诸痛、惊痫、癥瘕诸病，经络壅闭，孔窍不利者，安得不用为引导以开之、通之耶？非不可用也，但不可过耳。济生方治食瓜果成积作胀者用之，治饮酒成消渴者用之，云果得麝则坏，酒得麝则败，此得用麝之理者也。

〔附方〕旧七，新十三。**中风不省** 麝香二钱研末，入清油二两和匀，灌之，其人自苏也。济生方。**中恶客忤** 项强欲死。麝香少许，乳汁调〔一〕，涂儿口中取效。醋调亦可。广利方。**小儿惊啼** 发歇不定。真麝香一字，清水调服，日三。广利。**小儿中水** 单以麝香如大豆三枚〔二〕，奶汁调，分三四〔三〕服。杨氏产乳〔四〕。**破伤风水** 毒肿痛不可忍。麝香末一字纳疮中〔五〕，出尽脓水，便效。普济方。**中恶霍乱**〔六〕 麝香一钱，醋半盏，调服。圣惠方。**小儿邪疟** 以麝香研墨，书「去邪辟魔」四字于额上。经验后方〔七〕。**诸果成积** 伤脾作胀，气急。用麝香一钱，生桂末一

〔一〕调：原脱，今据大观、政和本草卷十六麝香条附方补。
〔二〕枚：大观、政和本草卷十六麝香条附方，此下俱有「细研」二字，濒湖似据雷公「不必苦细」之说删去。
〔三〕三四：金陵本同。大观、政和本草卷十六麝香条附方俱作「四五」。
〔四〕杨氏产乳：原脱，今据大观、政和本草卷十六麝香条附方补。
〔五〕中：普济方卷一一三，此下有「用旧罩翠（字书无）纸裹定」七字。
〔六〕霍乱：金陵本同。圣惠方卷五十六作「暴死」。
〔七〕后方：原脱，今据大观、政和本草卷十六麝香条附方补。

两，饭和，丸绿豆大。大人十五丸，小儿七丸，白汤下。盖「果得麝则落，木得桂即枯」故也。济生。**消渴饮水**因饮酒或食果实过度，虽能食而口渴饮水，数尿。以麝香当门子，酒相和〔一〕作十余丸，枳椇子煎汤送下。盖麝香败酒坏果，枳椇亦败酒也。济生。**偏正头痛**久不除者。晴〔二〕明时，将发分开，用麝香五分，皂角末一钱，薄纸裹置患处。以布包炒盐于上熨之，冷则易。如此数次，永不再发。简便单方。**五种蛊毒**麝香、雄黄等分为末，以生羊肝如指大，以刀割开，裹药吞之。卫生。**口内肉球**有根如线五寸余，如钗股，吐出乃能食物，捻之则痛彻心者。麝香一钱研水服之，日三，自消〔三〕。夏子益奇疾方。**催生易产**续十〔四〕全方：麝香一钱，水研服，立下。济生〔五〕：胜金散：治人弱难产。麝香一钱，盐豉一两，以旧青布裹之，烧红为末。以秤锤淬酒，服二钱〔六〕即下。郭稽中云：妇人产难及横逆生者，乃儿枕破而败血裹子，服胜金散逐其败血，自生也。**死胎不下**麝香当门子一枚，桂心末二钱，温酒服，即下。本事方。**痔疮肿毒**麝香当门子、印城盐等分涂之。不过三次〔七〕。外台。**鼠咬成疮**麝香封之〔八〕，妙。经验后方〔九〕。**蚕咬成疮**蜜调麝香傅之。广利方。**山岚瘴气**水服麝香三分解之。集简方。**虫牙作痛**香油抹筯头，蘸麝香末。绵裹炙热咬之。换二三次，其虫即死，断根甚妙。医方摘要。

〔一〕和：原脱，今从张本补（辑本济生方未见此方）。

〔二〕晴：原作「睛」，金陵本经人以墨笔改作「晴」，今从之。

〔三〕日三自消：金陵本同。传信适用方卷四附夏方作「三宿验」。世医得效方卷十及普济方卷二五五俱作「三日验」。

〔四〕十：原作「千」，今据金陵本改，与大观、政和本草卷十六麝香条附方合。

〔五〕济生：金陵本同。今检辑永乐大典本济生方未见此方。方见三因方卷十七引郭稽中产科经验保庆集第二论，本书卷二十五大豆豉条已采，并计入彼条新附方数内，此间实系重出。惟因此乃采自济生方，而濒湖又已计入此条新附方数内，姑仍之。

〔六〕二钱：金陵本同。三因方卷十七作「一钱」，本书卷二十五大豆豉条附方作「一大盏」。

〔七〕不过三次：金陵本同。外台卷二十六作「不过两度永差」。

〔八〕封之：金陵本同。大观、政和本草卷十六麝香条附方作「封上，用帛子系之。」

〔九〕后方：原脱，今据大观、政和本草卷十六麝香条附方补。

肉〔气味〕甘，温，无毒。〔诜曰〕蛮人常食之，似獐肉而腥气，云食之不畏蛇毒也。〔主治〕腹中癥病。时珍〔附方〕新一。**小儿癥病**麝肉二两，切焙，蜀椒三百枚，炒捣末，以鸡子白和，丸小豆大。每服二三丸，汤下，以知为度。范汪方。

灵猫拾遗

【释名】灵狸作蛉者非。香狸杂俎 神狸离骚注 类〔时珍曰〕自为牝牡，又有香气，可谓灵而神矣。

【集解】〔藏器曰〕灵猫生南海山谷。状〔一〕如狸，自为牝牡。其阴如麝，功亦相似。按异物志云：灵狸一体自为阴阳。刳其水道连囊，以酒洒阴干，其气如麝。若杂入麝香中，罕能分别，用之亦如麝焉。〔颂曰〕香狸出南方，人以作脍生，如北地狐生法，其气甚香，微有麝气。〔时珍曰〕按段成式言，香狸有四外肾，则自能牝牡者，或由此也。刘郁西使记云：黑契丹出香狸，文似土豹，其肉可食，粪溺皆香如麝气。杨慎丹铅录云：予在大理府见香猫如狸，其文如金钱豹。此即楚辞所谓乘赤豹兮载文狸，王逸注为神狸者也。南山经所谓：亶爰之山有兽焉，状如狸而有髦，其名曰类，自为牝牡，食者不妒。列子亦云：亶爰之兽，自孕而生，曰类。疑即此物也。又星禽真形图，心月狐有牝牡两体，其神狸乎？珍按：刘、杨二说与异物志所说相合，则类即灵狸无疑矣。类、狸字音亦相近也。

肉〔气味〕甘，温，无毒。

阴〔气味〕辛，温，无毒。〔主治〕中恶鬼〔二〕气，飞尸蛊疰，心腹卒痛，狂邪鬼神，鬼疰疫气，梦寐邪魇，镇心安神。藏器

猫蜀本草

【释名】家狸〔时珍曰〕猫，苗、茅二音，其名自呼。陆佃云：鼠害苗而猫捕之，故字从苗。礼记所谓迎猫，为

〔一〕状：原作「壮」，金陵本同。按大观、政和本草卷十七灵猫条无此字，今从张本改。
〔二〕鬼：原脱，今据大观、政和本草卷十七灵猫条补。

其食田鼠也。亦通。格古论云：一名乌圆。或谓蒙贵即猫，非矣。

【集解】〔时珍曰〕猫，捕鼠小兽也，处处畜之。有黄、黑、白、驳数色，狸身而虎面，柔毛而利齿。以尾长腰短，目如金银，及上腭多棱者为良。或云：其睛可定时：子、午、卯、酉如一线，寅、申、巳、亥如满月，辰、戌、丑、未如枣核也。其鼻端常冷，惟夏至一日则暖。性畏寒而不畏暑，能画地卜食，随月旬上下啮鼠首尾，皆与虎同，阴类之相符如此。其孕也两月而生，一乳数子，恒有自食之者。俗传牝猫无牡，但以竹箒扫背数次则孕。或用斗覆猫于灶前，以刷箒头击斗，祝灶神而求之亦孕。此与以鸡子祝灶而抱雏者相同，俱理之不可推者也。猫有病，以乌药水灌之，甚良。世传薄荷醉猫，死猫引竹，物类相感然耳。

肉〔气味〕**甘、酸，温，无毒。**〔主治〕**劳疰、鼠瘘、蛊毒。**〔发明〕〔时珍曰〕本草以猫、狸为一类注解。然狸肉入食，猫肉不佳，亦不入食品，故用之者稀。胡濙易简方云：凡预防蛊毒，自少食猫肉，则蛊不能害。此亦隋书所谓猫鬼野道之蛊乎？肘后治鼠瘘核肿，或已溃出脓血者，取猫肉如常作羹，空心食之，云不传之法也。昔人皆以疬子为鼠涎毒所致。此乃淮南子所谓狸头治癙及鼠啮人疮〔一〕。又云狐目狸脑，鼠去其穴。皆取其相制之义耳。

头骨〔气味〕**甘，温，无毒。**〔主治〕**鬼疰蛊毒，心腹痛，杀虫治疳，及痘疮变黑，瘰疬癙瘘恶疮。**时珍

〔发明〕〔时珍曰〕古方多用狸，今人多用猫，虽是二种，性气相同，故可通用。孙氏治痘疮倒黡，用人、猫、猪、犬四头骨，方见人类。

〔附方〕新九。**心下鳖瘕**用黑猫头一枚烧灰，酒服方寸匕，日三。寿域。**痰齁发喘**猫头骨烧灰，酒服三钱，便止〔二〕。医学正传。**猫鬼野道**病，歌哭不自由〔三〕。腊月死猫头烧灰，水服一钱匕，日二。千金方。**多年瘰疬**不愈。用猫头、蝙蝠各一个，俱撒上黑豆，同烧存性，为末

〔一〕狸头治癙及鼠啮人疮：金陵本同。「治癙」，今本淮南子·说山篇作「愈鼠」，御览九一二狸条两引淮南：一作「似鼠」，一作「止癙」。「似」为「已」字之误，御览七四二瘘条正作「已鼠」。尔雅·释诂：「癙，病也。」郝懿行义疏云：「癙者，鼠之假音也。」御览九一二引许慎注：「狸食鼠。」又注：「癙，寒热病也。」今本淮南子高诱注：「鼠啮人疮，狸愈之。」两注不同。濒湖将淮南正文及高注析为二事，殊失原意。应改「及」为「即」，并加括号，如：（即鼠啮人疮）。又郝懿行义疏云：「鼠即今之鼠疮病，高诱注以为鼠啮人疮，非矣。」

〔二〕酒服三钱便止：金陵本同。医学正传卷二作「酒调二三钱，一服便止。」

〔三〕由：金陵本同。千金卷二十五第二作「白」。

掺之。干则油调。内服五香连翘汤，取效。集要。**走马牙疳**黑猫头烧灰，酒服方寸匕。寿域方。**小儿阴疮**猫头骨烧灰，傅之即愈。**鼠咬疮痛**猫头烧灰，油调敷之，以瘥为度。赵氏方。**收敛痈疽**猫头一个煅研，鸡子十个煮熟去白，以黄煎出油，入白蜡少许，调灰敷之，外以膏护住，神妙。医方摘要。**对口毒疮**猫头骨烧存性，研。每服三五钱，酒服。吴球便民食疗方。

脑纸上阴干。〔主治〕瘰疬鼠瘘溃烂，同莽草等分为末，纳孔中。时珍 出千金。

眼睛〔主治〕瘰疬鼠瘘，烧灰，井华水服方寸匕，日三〔一〕。出千金〔二〕。

牙〔主治〕小儿痘疮倒黡欲死，同人牙、猪牙、犬牙烧炭，等分研末，蜜水服一字，即便发起。时珍 〔发明〕〔时珍曰〕痘疮归肾则变黑。凡牙皆肾之标，能入肾发毒也。内有猫牙，又能解毒，而热证亦可用云。

舌〔主治〕瘰疬鼠瘘，生晒研敷。千金

涎〔主治〕瘰疬，刺破涂之。时珍

肝〔主治〕劳瘵杀虫，取黑猫肝一具，生晒研末，每朔、望五更酒调服之。时珍 出直指。

胞衣〔主治〕反胃吐食，烧灰，入朱砂末少许，压舌下，甚效。时珍 出杨氏经验。

皮毛〔主治〕瘰疬诸瘘，痈疽溃烂。时珍 〔附方〕新六。**乳痈溃烂**见内者。猫儿腹下毛，坩锅内煅存性，入轻粉少许，油调封之。济生秘览。**瘰疬鼠瘘**以石菖蒲生研盦〔三〕之，微破，以猫儿皮连毛烧灰，

〔一〕日三：金陵本同。千金卷二十三第一作「日再」。

〔二〕千金：原作「外台」，金陵本同。今检外台未见此方。方见千金卷二十三第一。普济方卷二九一载此方，亦云出千金方（方后有「用猫舌干炙黄末，掺傅疮上。」系合千金二方为一），因据改。

〔三〕盦：原作「盒」，金陵本同。今据证治要诀卷十一瘰疬条改。

用香油调傅。内服白敛末，酒下，多多为上。仍以生白敛捣烂，入酒少许，傅之，效。证治要诀。**鬓边生疖**猫颈上毛、猪颈上毛各一把，鼠屎一粒，烧研，油调傅之。寿域。**鬼舐头疮**猫儿毛烧灰，膏和傅之。千金。**鼻擦破伤**猫儿头上毛剪碎，唾粘傅之。卫生易简。**鼠咬成疮**猫毛烧灰，入麝香少许，唾和封之。猫须亦可。救急易方。

尿以姜或蒜擦牙、鼻，或生葱纴鼻中，即遗出。**〔主治〕蜒蚰诸虫入耳，滴入即出。**时珍　出儒门事亲。

屎　〔修治〕腊月采干者，泥固，烧存性，收用。**〔主治〕痘疮倒陷不发，瘰疬溃烂，恶疮蛊疰，蝎螫鼠咬。**时珍　痘靥有无价散，见人类。**烧灰水服，治寒热鬼疰，发无期度者，极验。**唐本注〔一〕。**〔附方〕**旧一，新七。**小儿疟疾**乌猫屎一钱，桃仁七枚，同煎，服一盏立瘥。温居士方。**腰脚锥痛**支腿者。猫儿屎烧灰，唾津调，涂之。永类〔二〕钤方。**蛊疰腹痛**雄猫屎烧灰，水服。外台。**瘰疬溃烂**腊月〔三〕猫屎，以阴阳瓦合，盐泥固济，煅过研末，油调搽之。儒门事亲。**鬼舐头秃**猫儿屎烧灰，腊猪脂和，傅之。千金。**鼠咬成疮**猫屎揉之，即愈。寿域方。**蝎螫作痛**猫儿屎涂之，三五次即瘥。心镜。**齁哮痰咳**猫粪烧灰，砂糖汤服一钱。叶氏摘玄。

狸 别录中品

【释名】野猫〔时珍曰〕按埤雅云：豸〔四〕之在里者，故从里，穴居薶伏之兽也。尔雅云：狸子曰隸（音曳）。其足蹯，其迹内（音钮，指头处也）。

〔一〕唐本注：原作「蜀本草」，金陵本同。今据唐本草卷十五及大观、政和本草卷十七狸骨条改。
〔二〕类：原作「赖」，金陵本同。今据本书卷一引据医家书目改。
〔三〕月：原脱，今据儒门事亲卷十五第一补。
〔四〕豸：原作「兽」，金陵本同。今据埤雅卷四狸条改。

【集解】〔弘景曰〕狸类甚多。今人用虎狸，无用猫狸者，然猫狸亦好。又有色黄而臭者，肉亦主鼠瘘。〔颂曰〕狸，处处有之。其类甚多，以虎斑文者堪用，猫斑者不佳。南方一种香狸，其肉甚香，微有麝气。〔宗奭曰〕狸形类猫，其文有二：一如连钱，一如虎文，皆可入药。肉味与狐不相远。江西〔一〕一种牛尾狸，其尾如牛。人多糟食，未闻入药。〔时珍曰〕狸有数种：大小如狐，毛杂黄黑有斑，如猫而圆头大尾者为猫狸，善窃鸡鸭，其气臭，肉不可食。有斑如貙虎，而尖头方口者为虎狸，善食虫鼠果实，其肉不臭，可食；似虎狸而尾有黑白钱文相间者，为九节狸，皮可供裘领，宋史安陆州贡野猫、花猫，即此二种也。有文如豹，而作麝香气者为香狸，即灵猫也。南方有白面而尾似牛者，为牛尾狸，亦曰玉面狸，专上树木食百果，冬月极肥，人多糟为珍品，大能醒酒。张揖广雅云：玉面狸，人捕畜之，鼠皆帖伏不敢出也。一种似猫狸而绝小，黄斑色，居泽中，食虫鼠及草根者名犼(音迅)。又登州岛上有海狸，狸头而鱼尾也。

肉　**〔气味〕甘，平，无毒。**〔诜曰〕温。正月勿食，伤神。〔时珍曰〕内则「食狸去正脊」，为不利人也。　反藜芦。

〔主治〕诸疰。别录　**治风湿**〔二〕**鬼毒气，皮中如针刺。**时珍　出太平御览。　**作羹臛，治痔及鼠瘘，不过三顿，甚妙。**苏颂　出外台。　**补中**〔三〕**益气，去游风**〔四〕。孙思邈

〔附方〕新二。

肠风痔瘘下血年深日近者。如圣散：用腊月野狸一枚，蟠在罐内；炒大枣半升，枳壳半斤，甘草四两，猪牙皂荚二两，同入罐内盖定，瓦上穿一孔，盐泥固济，煅令干。作一地坑，以十字瓦支住罐子，用炭五秤，煅至黑烟尽、青烟出取起，湿土罨一宿，为末。每服二钱，盐汤下。一方：以狸作羹，其骨烧灰酒服。杨氏家藏方。

风冷下血脱肛疼痛。野狸一枚，大瓶盛之，泥固，火煅存性，取研，入麝香二钱〔五〕。每食前，米饮服二钱。圣惠方。

〔一〕西：原作「南」，金陵本同。今据本草衍义卷十六及政和本草卷十七狸骨条改。

〔二〕风湿：原作一「温」字，金陵本同。今据影宋本御览九一二狸条引本草改。

〔三〕中：千金卷二十六第五，此下有「轻身」二字。

〔四〕去游风：金陵本同。按大观、政和本草卷十七狸骨条，「狸肉治游风等病」，乃日华子语。千金卷二十六第五，此三字作「亦治诸注」四字，与别录义同。

〔五〕二钱：金陵本同。圣惠方卷六十作「半两」。

膏〔主治〕鼷鼠咬人成疮，用此摩之，并食狸肉。时珍

肝〔主治〕鬼疰。时珍 〔附方〕新一。鬼疰经久或发或止。野猫肝一具，瓶盛，热猪血浸之，封口，悬干去血，取肝研末；猢狲头骨、虎头骨、狗头骨各一两，麝香一分，为末，醋糊丸芡子大。发时手把一丸嗅之〔一〕，仍以绯帛包一丸系中指上〔二〕。圣惠方。

阴茎〔主治〕女人月水不通，男子阴癞，烧灰，东流水服。别录

骨头骨尤良。〔气味〕甘，温，无毒。〔主治〕风疰、尸疰、鬼疰、毒气，在皮中淫跃〔三〕如针刺者〔四〕，心腹痛，走无常处，及鼠瘘恶疮。别录 烧灰酒服，治一切游风。日华〔五〕 炒末，治噎病，不通饮食。药性 烧灰水服，治食野鸟肉中毒。头骨炙研或烧灰，酒服二钱，治尸疰、邪气腹痛及痔瘘，十服后见验。孟诜 〔宗奭曰〕炙骨，和雄黄、麝香为丸服，治痔及瘘甚效。 杀虫，治疳痢〔六〕瘰疬。时珍 〔发明〕〔颂曰〕华佗治尸疰有狸骨散，用其头。〔时珍曰〕狸骨、猫骨性相近，可通用之。卫生宝〔七〕鉴治诸风心痫神应丹，用狸全身烧过入药。〔附方〕旧一，新一。

瘰疬肿痛久不瘥。用狸头、蹄骨，并涂酥炙黄为散。每日空心米饮下一钱匕。圣惠。 瘰疬已溃狸头烧灰，频傅之。千金。

〔一〕发时手把一丸嗅之：金陵本同。圣惠方卷五十二本方无此文，乃濒湖取同卷手把圆方文加入。

〔二〕指上：圣惠方卷五十二本方，此下有「即差；如未差，即以醋茶下一圆，甚效。」

〔三〕跃：原作「溜」，金陵本同。今据唐本草卷十五、千金翼卷三及大观、政和本草卷十七狸骨条改。

〔四〕者：原作「着」，金陵本同。据改同上。

〔五〕日华：原作「保鼎」，金陵本同。今据大观、政和本草卷十七狸骨条改。

〔六〕痢：原脱，今据金陵本补。

〔七〕宝：原作「保」，金陵本同。按治诸风心痫神应丹，见卫生宝鉴卷九，今据改。

尿五月收干。〔主治〕烧灰，水服，主鬼疰寒热。孟诜 烧灰，和腊猪脂，敷小儿鬼舐头疮。千金

风狸 拾遗

〔校正〕原附狸下，今分出。

【释名】风母纲目 风生兽同 平猴同 狤[犭屈]音吉屈。〔时珍曰〕风狸能因风腾越，死则得风复生，而又治风疾，故得风名。狤[犭屈]言其诘崛也。

【集解】〔藏器曰〕风狸生邕州以南。似兔而短，栖息高树上，候风而吹至他树，食果子。其尿如乳，甚难得，人取养之乃可得。〔时珍曰〕今考十洲记之风生兽，南[一]州异物志之平猴，岭南异物志之风猩[二]，酉阳杂俎之狤[犭屈]，虞衡志之风狸，皆一物也，但文有大同小异尔。其兽生岭南及蜀西徼外山林中。其大如狸如獭，其状如猿猴而小，其目赤，其尾短如无，其色青黄而黑，其文如豹。或云一身无毛，惟自鼻至尾一道有青毛，广寸许，长三四分。其尿如乳汁。其性食蜘蛛，亦啖薰陆香。昼则踡伏不动如猬，夜则因风腾跃甚捷，越岩过树，如鸟飞空中。人网得之，见人则如羞而叩头乞怜之态。人挝击之，倏然死矣，以口向风，须臾复活。惟碎其骨、破其脑乃死。一云刀斫不入，火焚不焦，打之如皮囊，虽铁击其头破，得风复起；惟石菖蒲塞其鼻，即死也。一云[三]此兽常持一小[四]杖，遇物则[五]指，飞走悉不能去，见人则弃之。人获得击打至极，乃指示人。人取以指物，令所欲如意也。二说见十洲记及岭南志，未审然否？

脑〔主治〕酒浸服，愈风疾。时珍 出岭南志。和菊花服至十斤，可长生。十洲记

尿〔主治〕诸风。藏器 大风疾。虞衡志

〔一〕南：原作广，金陵本同。今据御览九〇八风母条改。
〔二〕猩：原作母，金陵本同。据改同上。
〔三〕一云：金陵本同。御览九〇八风母条引岭南异物志作「南人相传云」。
〔四〕小：原脱，今据御览九〇八风母条引岭南异物志补。
〔五〕遇物则：同上。

狐 别录下品

【释名】〔时珍曰〕埤雅云：狐，孤也。狐性疑，疑则不可以合类，故其字从孤省。或云狐知虚实，以虚击实，实即孤也，故从孤，亦通。

【集解】〔弘景曰〕江东无狐，狐出北方及益州。形似狸而黄，善为魅。〔恭曰〕形似小黄狗，而鼻尖尾大，全不似狸。〔颂曰〕今江南亦时有之，汴、洛尤多。北土作脍生食之。〔宗奭曰〔一〕〕其性多疑审听，故捕者多用罝。〔时珍曰〕狐，南北皆有之，北方最多。有黄、黑、白三种，白色者尤稀。尾有白钱文者亦佳。日伏于穴，夜出窃食。声如婴儿，气极臊烈。毛皮可为裘，其腋毛纯白，谓之狐白。许慎云：妖兽，鬼所乘也。有三德：其色中和，小前大后，死则首丘。或云狐知上伏，不度阡陌。或云狐善听冰。或云狐有媚珠。或云狐至百岁，礼北斗而变化为男、女、淫妇以惑人。又能击尾出火。或云狐魅畏狗。千年老狐，惟以千年枯木然照，则见真形。或云犀角置穴，狐不敢归。山海经云：青丘之山，有狐九尾，能食人。食之不蛊。〔鼎曰〕狐魅之状，见人或叉手有礼，或祇揖无度，或静处独语，或裸形见人也。

肉 〔气味〕**甘，温，无毒。**〔诜曰〕有小毒。礼记云「食狐去首」，为害人也。〔主治〕**同肠作臛食，治疮疥久不瘥。**苏恭 **煮炙食，补虚损；又主**〔二〕**五脏邪气，患蛊毒寒热者，宜多服之。**孟诜 **作脍生食，暖中去风，补虚劳。**苏颂 〔附方〕旧一。**狐肉羹**治惊痫恍惚，语言错谬，歌笑无度，及五脏积冷，蛊毒寒热诸病。用狐肉一片及五脏治净，入豉汁煮熟，入五味作羹，或作粥食。京中以羊骨汁、鲫鱼代豉汁，亦妙。食医心镜。

五脏及肠肚 〔气味〕**苦，微寒，有毒。**〔主治〕**蛊毒寒热，小儿惊痫。**别录 **补虚劳，随脏而补，治恶疮疥。生食，治狐魅。**日华 **作羹臛，治大人见鬼。**孟诜 **肝烧灰，治风痫及破伤风，口紧搐强。**时珍 古方治诸风心痫，有狐肝散及卫生宝鉴神应散，普济方治破伤中

〔一〕宗奭曰：原脱，今据本草衍义卷十六狐条及政和本草卷十八狐阴茎条补。

〔二〕又主：原作「及」，金陵本同。今据大观、政和本草卷十八狐阴茎条改。五脏邪气，不可言补。

风金乌散中并用之。〔附方〕新四。劳疟瘴疟野狐肝一具阴干，重五日〔一〕更初，北斗下受气为末，粳米饭〔二〕作丸绿豆大。每以一丸绯帛裹，系手中指，男左女右。圣惠。鬼疟寒热野狐肝胆一具（新瓶内阴干），阿魏一分，为末，醋煮面〔三〕糊丸芡子大。发时男左女右把一丸嗅之。仍以绯帛包一丸，系手中指。圣惠。中恶蛊毒腊月狐肠烧末，水服方寸匕。千金。牛病疫疾〔恭曰〕狐肠烧灰，和〔四〕水灌之，胜獭也。

胆腊月收之。〔主治〕人卒暴亡，即取雄狐胆温水研灌，入喉即活。移时者无及矣。苏颂 出续传信方。辟邪疟，解酒毒。时珍 万毕术云：狐血渍黍，令人不醉。高诱注云：以狐血渍黍米、麦门冬，阴干为丸。饮时以一丸置舌下含之，令人不醉也。〔附方〕新一。狐胆丸治邪疟发作无时。狐胆一个，朱砂、砒霜各半两，阿魏、麝香、黄丹、绿豆粉各一分，为末，五月五日午时，粽子尖和，丸梧子大。空心及发前，冷醋汤服二丸。忌热物。圣惠方。

阴茎〔气味〕甘，微寒，有毒。〔思邈曰〕平〔五〕，有小毒。〔主治〕女子绝产，阴中痒，小儿阴癞卵肿。别录 妇人阴脱。时珍〔附方〕新一〔六〕。小儿阴肿狐阴茎炙为末，空心酒服。千金方。

头〔主治〕烧之辟邪。同狸头烧灰，傅瘰疬。时珍 千金。

目〔主治〕破伤中风。时珍〔发明〕〔时珍曰〕狐目治破伤风，方见刘氏保寿堂方，云神效无比。

〔一〕日：此下原有「五」字，金陵本同。今据圣惠方卷五十二删。

〔二〕饭：原脱，今据圣惠方卷五十二补。

〔三〕煮面：同上。

〔四〕和：原脱，今据唐本草卷十五及大观、政和本草卷十八狐阴茎条补。

〔五〕平：原脱，今据千金卷二十六第五补。

〔六〕一：原缺空一字，金陵本似经人添补为「一」，今从之。

腊月收取狐目阴干，临时用二目一副，炭火微烧存性，研末，无灰酒服之。又淮南万毕术云：狐目狸脑，鼠去其穴。谓涂穴辟鼠也。

鼻　〔主治〕狐魅病，同豹鼻煮食。时珍

唇　〔主治〕恶刺入肉，杵烂，和盐封之。圣惠

口中涎液　〔主治〕入媚药。〔嘉谟曰〕取法：小口瓶盛肉，置狐常行处。狐爪不得，徘徊于上，涎入瓶中，乃收之也。

四足　〔主治〕痔漏下血。时珍　〔附方〕新一。**痔漏**反花泻血者。用狐手足一副（阴干），穿山甲、猬皮各三两，黄明胶、白附子、五灵脂、蜀乌头、川芎䓖、乳香各二两，剉细〔一〕，入砂锅内，固济候干，炭火煅红为末。入木香末一两〔二〕，以芫荽〔三〕煎酒调下二钱，日三服，屡效。永类钤方。

皮　〔主治〕辟邪魅。时珍

尾　〔主治〕烧灰辟恶。日华　头尾烧灰，治牛疫，和水灌之。

雄狐屎〔恭曰〕在竹、木、及石上，尖头者是也。〔主治〕烧之辟恶。别录　去瘟疫气〔四〕。苏恭　**治肝气心痛，颜色苍苍如死灰状而〔五〕喘息大〔六〕者，以二升烧灰，和姜黄三两捣末，空腹酒下方寸匕，日再，甚效。**苏颂　出崔元亮海上方。**疗恶刺入肉，烧灰，和〔七〕腊月猪脂**

〔一〕剉细：金陵本同。永类钤方卷十三作「粗末」。
〔二〕木香末一两：金陵本同。永类钤方卷十三作「麝香研」三字。
〔三〕荽：原作「妥」，今据金陵本改，与永类钤方卷十三合。
〔四〕气：金陵本同。大观、政和本草卷十八狐阴茎条俱作「病」。
〔五〕状而：原作「喉如」，金陵本同。今据大观、政和本草卷十八狐阴茎条改。
〔六〕大：原脱，今据大观、政和本草卷十八狐阴茎条补。
〔七〕灰和：原脱，今据千金卷二十五第三、圣惠方卷二十八及大观、政和本草卷十八狐阴茎条附方补。

封之。千金〔一〕

〔附方〕旧一，新一。

鬼疰寒热雄狐屎、蝙蝠屎各一分〔二〕为末，醋糊丸芡子大。发时男左女右，手把一丸嗅之。 圣惠〔三〕

一切恶瘘中有冷瘜肉者。用正月狐粪干末，食前新汲水下一钱匕。日二。 千金。

貉音鹤。 衍义

〔校正〕原系貒下，今分出。

【释名】〔时珍曰〕按俗〔四〕云：貉与獾同穴各处，故字从各。说文作貈。亦作狢。尔雅：貈子曰貊（音陌），其雌〔五〕曰貓〔六〕（音恼）。原本以貊作貆者，讹矣。

【集解】〔宗奭曰〕貉形如小狐，毛黄褐色。〔时珍曰〕貉生山野间。状如狸，头锐鼻尖，斑色。其毛深厚温滑，可为裘服。与獾同穴而异处，日伏夜出，捕食虫物，出则獾随之。其性好睡，人或蓄之，以竹叩醒，已而复寐，故人好睡者谓之貉睡。俗作渴睡，谬矣。俚人又言其非好睡，乃耳聋也，故见人乃知趋走。考工记云：貉逾汶则死，地〔七〕气使然也。王浚川〔八〕言北曰狐，南曰貉；星禽书言氐土貉是千岁独狐化成者，并非也。

肉　**【气味】甘，温，无毒。**

〔一〕千金：按影北宋本千金卷二十五第三治竹木刺在皮中不出方，用羊屎燥者烧作灰，和猪脂涂刺上。方后云：「一云用干羊屎末。」与前重复，「羊屎」当是「狐屎」之误，大观、政和本草卷十八狐阴茎条附方引千金正作「狐屎」。圣惠卷二十八治恶刺方用「野狐粪」，亦可作为旁证。

〔二〕各一分：金陵本及圣惠方卷五十二同。圣惠方一本蝙蝠屎作「三分」。

〔三〕圣惠：原脱。按此方见圣惠方卷五十二，今据补。

〔四〕俗：原作「字说」，金陵本同。今据埤雅卷四貉条改。

〔五〕雌：原作「子」，金陵本同。今据尔雅・释兽・貈子貆条郭注改。

〔六〕貓：原作「猫」，金陵本同。按尔雅・释兽・貈子貆条郭注作「貍」，乃「貓」之异体字。广韵卷三・三十二晧：「貓（字又作「獶」），雌貉。」今据改。

〔七〕地：原作「土」，金陵本及御览九〇九貉条引文同。今据考工记改，与考工记上文「天有时，地有气」一致。

〔八〕王浚川：金陵本同。按御览九〇九貉条引后秦记曰：「姚襄遣参军薛瓒使桓温。温以胡戏瓒。瓒曰：『在北曰狐，在南曰貉，何所问也。』」按「胡」、「狐」同音，「貉」、「獾」、「貆」、「桓」一声之转。温既姓「桓」，亦即是「貉」，南貉北狐，自仍是「胡」。乃彼此戏谑之辞，非真谓北狐南貉。今检快书卷十三删本王浚川雅述，未见北狐南貉之文。足本中纵有此语，恐亦渊源于后秦记，似应改「王浚川」为「薛瓒」。

【主治】元脏虚劳及女子虚惫。苏颂

貒音湍。唐本草

【释名】獾豘藏器　猪獾〔时珍曰〕貒，团也，其状团肥也。尔雅云：貒子曰貗〔一〕。其足蹯，其迹内。蹯，足掌也。内，指头迹也。

【集解】〔颂曰〕貒，似犬而矮，尖喙黑足，褐色。与獾、貉三种，而〔二〕大抵相类，头、足小别。郭璞注尔雅云「貒一名獾」，以为一物，然方书说其形状差别也。〔宗奭曰〕貒肥矮，毛微灰色，头连脊毛一道黑，短尾，尖嘴而黑。蒸食极美。〔时珍曰〕貒，即今猪獾也。处处山野间有之，穴居。状似小猪豘，形体肥而行钝。其耳聋，见人乃走。短足短尾，尖喙褐毛，能孔地食虫蚁瓜果。其肉带土气，皮毛不如狗獾。苏颂所注乃狗獾，非貒也。郭璞谓獾即貒，亦误也。

肉〔气味〕甘、酸，平，无毒。〔主治〕水胀久不瘥、垂死者，作羹食之，下水大效。苏恭　圣惠用粳米、葱、豉作粥食。服丹石动〔三〕热，下痢赤白久不瘥，煮肉露一宿，空腹和酱食，一顿即瘥。瘦人煮和五味食，长肌肉。孟诜　〔宗奭曰〕野兽中惟貒肉最甘美，益瘦人。治上气虚乏，咳逆劳热，和五味煮食。吴瑞

膏〔主治〕蜣螂蛊毒，胸中哽噎怵怵如虫行，咳血，以酒和服，或下或吐或自消也。崔行功

胞〔主治〕蛊毒，以腊月者，汤摩如鸡子许，空腹服之。唐本草

〔一〕貗：原作「貗」，金陵本同。今据尔雅·释兽改。

〔二〕而：原在「大抵相类」下，金陵本同。今据大观、政和本草卷十八狐阴茎条移此。原意谓：「貒与獾和貉，分属三个种类；然而大抵相类，不过头、足小别。」若将「而」字移下，即谓：「貒与獾和貉，这三种大抵相类，然而头、足小别。」与原意稍异。

〔三〕动：金陵本同。大观、政和本草卷十八貒膏条俱作「劳」。

骨 〔主治〕上气咳嗽，炙〔一〕研，酒服三合，日二，取瘥。孟诜

獾 食物

【释名】狗獾音欢。天狗 〔时珍曰〕獾又作貆，亦状其肥钝之貌。蜀人呼为天狗。

【集解】〔汪颖曰〕狗獾，处处山野有之，穴土而居。形如家狗，而脚短，食果实。有数种相似。其肉味甚甘美，皮可为裘。〔时珍曰〕貒，猪獾也；獾，狗獾也，二种相似而略殊。狗獾似小狗而肥，尖喙矮足，短尾深毛，褐色。皮可为裘领。亦食虫蚁瓜果。又辽东女直地面有海獾皮，可供衣裘，亦此类也。

肉 【气味】甘、酸，平，无毒。

【主治】补中益气，宜人。汪颖 小儿疳瘦，杀蛔虫，宜啖之。苏颂 功与貒同。时珍

木狗 纲目

【集解】〔时珍曰〕按熊太古冀越集云：木狗生广东左右江山中。形如黑狗，能登木。其皮为衣褥，能运动血气。元世祖有足疾，取以为裤，人遂贵重之，此前所未闻也。珍尝闻蜀人言：川西有玄豹，大如狗，黑色，尾亦如狗。其皮作裘、褥，甚暖。冬月远行，用其皮包肉食，数日犹温，彼土亦珍贵之。此亦木狗之属也，故附见于此云。

皮 【主治】除脚痹风湿气，活血脉，暖腰膝。时珍

豺 音侪。 唐本草

【释名】豺狗 〔时珍曰〕按字说云：豺能胜其类，又知祭兽〔二〕，可谓才矣。故字从才。埤雅云：豺，柴也。俗名体瘦如豺是矣。

〔一〕炙：原作「多」，金陵本同。今据大观、政和本草卷十八貒膏条改。

〔二〕豺能胜其类又知祭兽：埤雅卷三獭条引字说作「豺亦兽也，乃能获兽，能胜其类，又知以时祭」。

【集解】〔时珍曰〕豺，处处山中有之，狼属也。俗名豺狗，其形似狗而颇白，前矮后高而长尾，其体细瘦而健猛，其毛黄褐色而𩬊𩬊，其牙如锥而噬物，群行虎亦畏之，又喜食羊。其声如犬，人恶之，以为引魅不祥。其气臊臭可恶。罗愿云「世传狗为豺之舅，见狗辄跪」，亦相制耳。

肉〔气味〕酸，热，有毒。〔诜曰〕豺肉食之，损人精神，消人脂肉，令人瘦。

皮〔气味〕热。〔主治〕冷痹软〔一〕脚气，熟之以缠裹病上，即瘥。苏恭　疗诸疳痢，腹中诸疮，煮汁饮，或烧灰酒服之。其灰〔二〕亦可傅𧍧齿疮。孟诜　又曰：头骨〔三〕烧灰和酒灌解槽，牛马便驯良附人。治小儿夜啼，百法不效，同狼屎中骨烧灰等分，水服少许，即定。时珍　出普济方〔四〕。

狼拾遗

【释名】毛狗〔时珍曰〕禽书云：狼逐食，能倒立，先卜所向，兽之良者也。故字从良。尔雅云：牡曰獾，牝曰狼，其子曰獥（音叫）。

【集解】〔藏器曰〕狼大如狗，苍色，鸣声则诸孔皆沸〔五〕。〔时珍曰〕狼，豺属也，处处有之，北方尤多，喜食之，南人呼为毛狗是矣。其居有穴。其形大如犬，而锐头尖喙，白颊骈胁，高前广后，脚不甚高。能食鸡鸭鼠物。其色杂黄黑，亦有苍灰色者。其声能大能小，能作儿啼以魅人，野俚尤恶其冬鸣。其肠直，故鸣则后窍皆沸，而粪为烽烟，直上不

〔一〕软：金陵本同。唐本草卷十五、千金翼卷三及大观、政和本草卷十八豺皮条俱无。
〔二〕其灰：原脱，今据大观、政和本草卷十八豺皮条补。
〔三〕头骨：同上。
〔四〕普济方：原作「总录」，金陵本同。今检圣济总录未见此方。方见普济方卷三六一，因据改。
〔五〕沸：金陵本及酉阳杂俎前集卷十六俱同。按尔雅翼卷十九狼条云：「狼肠直，故作声诸窍皆沸。……盖是气烈所发尔。」与本书本条下文一致。大观、政和本草卷十八狼筋条，「沸」字俱误作「涕」。

斜。其性善顾而食戾践藉。老则其胡如袋，所以跋胡疐尾，进退两患。其象上应奎星。〔颖曰〕狈足前短，知食所在；狼足后短，负之而行，故曰狼狈。

狼筋〔藏器曰〕狼筋如织络袋子，又若筋胶所作，大小如鸭卵。人有犯盗者，熏之即脚挛缩，因之获贼也。或言是狼胜下筋，又言是虫所作，未知孰是？〔时珍曰〕按李石续博物志云：唐时有狼巾，一作狼筋，状如大蜗〔一〕，两头光，带黄色。有段祐失金帛〔二〕，集奴婢于庭焚之〔三〕，一婢脸瞤〔四〕，乃窃器者。此即陈氏所谓狼筋也。愚谓其事盖术者所为，未必实有是理；而罗氏尔雅翼解为狼胜〔五〕中筋，大于〔六〕鸡卵，谬矣。

肉〔气味〕**咸，热，无毒。**味胜狐、犬。〔主治〕**补益五脏，厚肠胃，填精〔七〕髓，腹有冷积者宜食之。**时珍 出饮膳正要。

膏〔主治〕**补中益气，润燥泽皱，涂诸恶疮**时珍〔发明〕〔时珍曰〕腊月炼净收之。礼记云：小切狼臅膏，与稻米为酏〔八〕。谓以狼胸臆中膏，和米作粥糜也。古人多食狼肉，以膏煎和饮食。故内则食狼去肠，周礼兽人冬献狼，取其膏聚也。诸方亦时用狼之靥、牙、皮、粪，而本草并不著其功用，止有陈藏器述狼筋疑似一说，可谓缺矣。今通据饮膳正要诸书补之云。

牙〔主治〕**佩之，辟邪恶气。刮末水服，治猘犬伤。烧灰水服方寸匕，治食牛**

〔一〕大蜗：金陵本及续博物志同。酉阳杂俎续集卷八作「巨虫」。

〔二〕金帛：金陵本及续博物志同。酉阳杂俎续集卷八作「银器十余事」，与后「乃窃器者」文合。

〔三〕于庭焚之：金陵本及续博物志同。酉阳杂俎续集卷八作「环庭炙之」，此下有「虫慄蠕动」四字。

〔四〕脸瞤：金陵本及续博物志同。酉阳杂俎续集卷八作「脸唇瞤动」。

〔五〕胜：金陵本同。尔雅翼卷十九狼条作「股」。

〔六〕于：金陵本同。尔雅翼卷十九狼条作「如」，义微异。

〔七〕精：原作「骨」，金陵本同。今据饮膳正要卷三狼条改。

〔八〕酏：原作「饱」，金陵本同。今据礼记卷八内则改。郑注：「此酏当从餰。」孔疏：「此内则及周礼酏之字，当从餰字。以酏是粥，非是膏煎稻米，故改酏从餰也。」

中毒。时珍　出小品诸方。

喉靥〔一〕　〔主治〕噎病，日干为末，每以半钱入饭内食之，妙。圣惠

皮　〔主治〕暖人，辟邪恶气。　嗉下皮，搓作条，勒头，能去风止痛。正要　淮南子万毕术云：狼皮当户，羊不敢出。

尾　〔主治〕系马胸前，辟邪气，令马不惊。正要

屎　〔主治〕瘰疬，烧灰，油调封之。又治骨哽不下，烧灰，水服之。时珍　出外台、千金方。

屎中骨　〔主治〕小儿夜啼，烧灰，水服一黍米大，即定。又能断酒。千金　〔附方〕新一。破伤风狼、虎穿肠骨四钱（炙黄），桑花、蝉蜕各二钱，为末。每服一钱，米汤调下。若口干者，不治。经验方。

兔别录中品

【释名】明视〔时珍曰〕按魏子才六书精蕴〔二〕云：兔子篆文象形〔三〕。一云：吐而生子，故曰兔〔四〕。礼记谓之明视，言其目不瞬而瞭然也。说文兔子曰娩（音万）。狡兔曰鲵（音俊），曰毚（音谗）。梵书谓兔为舍舍〔五〕迦。

【集解】〔颂曰〕兔处处有之，为食品之上味。〔时珍曰〕按事类合璧云：兔大如狸而毛褐，形如鼠而尾短，耳大

〔一〕喉靥：金陵本同。圣惠方卷五十作「喉结」。

〔二〕蕴：原作「要」，金陵本同。今据本书卷一引据经史百家书目改，与四库总目·经部·小学类存目一合。

〔三〕象形：说文卷十上兔部作「象踞，后其尾形」。段注本在「象」下「踞」上补「兔」字。

〔四〕吐而生子故曰兔：朱骏声云：「按以兔为吐，声训之法，必非事实。兔生子极易，人不见其生，但见其舐，故有是说。」（说文通训定声豫部第九兔条）

〔五〕舍：原脱，今据翻译名义集卷二第二十一补。

而锐。上唇缺而无脾，长须而前足短。尻有九孔，趺居，趫捷善走。舐雄豪而孕，五月而吐子。其大者为㲋（音绰），似兔而大，青色，首与兔同，足与鹿同，故字象形。或谓兔无雄，而中秋望月中顾兔以孕者，不经之说也。今雄兔有二卵，古乐府有「雄兔脚扑速，雌兔眼迷离」，可破其疑矣。主物簿云：孕环之兔，怀于左腋，毛有文采；至百五十年，环转于脑，能隐形也。王廷相雅述云：兔以潦而化〔一〕为鳖，鳖以旱而化〔一〕为兔。荧惑〔二〕不明，则雉生兔。

肉 〔气味〕**辛，平，无毒。**〔诜曰〕酸，冷。〔时珍曰〕甘，寒〔三〕。按内则云「食兔去尻」，不利人也。风俗通云：食兔髌多，令人面生髌骨。〔弘景曰〕兔肉为羹，益人。妊娠不可食，令子缺唇。不可合白鸡肉及肝、心食，令人面黄。合獭肉食，令人病遁尸。与姜、橘同食，令人心痛、霍乱。又不可同芥食。〔藏器曰〕兔尻有孔，子从口出，故妊妇忌之，非独为缺唇也。大抵久食绝人血脉，损元气、阳事，令人痿黄。八月至十月可食，余月伤人神气。兔死而眼合者杀人。

〔主治〕**补中益气。**别录 **热气湿痹，止渴健脾。生〔四〕食，压丹石毒。**日华 **腊月作酱食，去小儿豌豆疮。**药性 **凉血，解热毒，利大肠。**时珍 〔发明〕〔宗奭曰〕兔者，明月之精。有白毛者，得金之气，入药尤效。凡兔至秋深时可食，金气全也，至春、夏则味变矣。然作酱必用五味，既患豌豆疮，又食此物，发毒太甚，恐斑烂损人。〔时珍曰〕兔至冬月龁木皮，已得金气而气内实，故味美；至春食草麦，而金气衰，故不美也。今俗以饲小儿，云令出痘稀，盖亦因其性寒而解热耳。故又能治消渴，压丹石毒。若痘已出，及虚寒者，宜戒之。刘纯治例云：反胃，结肠甚者难治，常食兔肉则便自行。又可证其性之寒利矣。〔附方〕旧一。**消渴羸瘦** 用兔一只，去皮、爪、五脏，以水一斗半煎稠，去滓澄冷，渴即饮之。极重者不过二兔。崔元亮海上方。

血 〔气味〕**咸，寒，无毒。**〔主治〕**凉血活血，解胎中热毒，催生易产。**时珍

〔附方〕新六。**蟾宫丸** 乾坤秘韫：治小儿胎毒，遇风寒即发痘疹，服此可免，虽出亦稀。用兔二只，腊月八日刺血于漆盘内，以细面炒熟和，丸绿豆大。每服三十丸，绿豆汤下。每一儿食一剂，永安甚效。杨氏经验方：加朱砂三钱，酒下。

〔一〕而化：原脱，今据快书卷十三删本王浚川雅述补。
〔二〕惑：原作「或」，金陵本同。今据御览九〇七兔条引春秋考异邮改。
〔三〕寒：原作「塞」，今据金陵本改，与大观、政和本草卷十七兔头骨条引陈藏器本草合。
〔四〕生：原作「炙」，金陵本同。今据大观、政和本草卷十七兔头骨条改。

名兔砂丸。**兔血丸**小儿服之，终身不出痘疮，或出亦稀少。腊月八日，取生兔一只刺血，和荞麦面，少加雄黄四五分，候干，丸如绿豆大。初生小儿，以乳汁送下二三丸。遍身发出红点，是其征验也。但儿长成，常以兔肉啖之，尤妙。刘氏保寿堂方。**催生丹**治产难〔一〕。腊月兔血，以蒸饼〔二〕染之，纸裹阴干为末。每服二钱，乳香汤下。指迷方。**心气痛**瑞竹堂方：用腊兔血和茶末四两，乳香末二两，捣丸芡子大。每温醋化服一丸。谈野翁方：腊月八日，取活兔血和面，丸梧子大。每白汤下二十一丸。

脑

〔主治〕涂冻疮。别录**催生滑胎。**时珍**同膏〔三〕，治耳聋。**苏恭

〔附方〕旧四〔四〕。

催生散用腊月兔脑髓一个，摊纸上令〔五〕匀，阴干剪作符子，于面上书「生」字一个。候母痛极时，用钗股夹定，灯上烧灰，煎丁香酒调下。博济方。**催生丹**腊月取兔脑髓二〔六〕个，涂纸上吹干，入通明乳香末二两，同研令匀。于腊日前夜，安桌子上，露星月下。设茶果，斋戒焚香，望北拜告曰：大道弟子某，修合救世上难生妇人药，愿降威灵，佑助此药，速令生产。祷毕，以纸包药，露一夜，天未明时，以猪肉捣和，丸芡子大，纸袋盛，悬透风处。每服一丸，温醋汤下。良久未下，更用冷酒下一丸，即产〔七〕。乃神仙方也。经验方。**手足皲裂**〔八〕用兔脑髓生涂之。圣惠。**发脑发背**及痈疽热疖恶疮。用腊月兔头捣烂〔九〕，入瓶内密封，惟久愈佳。每用涂帛上厚封之，热痛即如冰〔十〕也。频换取瘥乃止。胜金。

〔一〕催生丹治产难：金陵本同。全生指迷方卷四作「兎血散：治难产，最要临产服之。」

〔二〕饼：全生指迷方卷四兎血散，此下有「切片子」三字。

〔三〕膏：原作「髓」，金陵本同。今据唐本草卷十五及大观、政和本草卷十七兎头骨条引唐本注并参考图经文改。

〔四〕旧四：原作「旧二新二」。按下列四方，均附大观、政和本草卷十七兎头骨条后，今据改。

〔五〕令：原作「夹」，金陵本同。辑本博济方无此字。今据大观、政和本草卷十兎头骨条附方改。

〔六〕二：原作「一」，金陵本同。据改同上。

〔七〕产：原作「瘥」，金陵本同。据改同上。

〔八〕裂：圣惠方卷六十八及大观、政和本草卷十七兎头骨条附方，此下俱有「成疮」二字。

〔九〕捣烂：金陵本同。大观、政和本草卷十七兎头骨条附方俱作「细剉」二字，似指头骨而言。濒湖认为用「脑髓」，故改为「捣烂」。

〔十〕冰：原作「水」，金陵本同。今据大观、政和本草卷十七兎头骨条附方改。

骨 〔主治〕**热中，消渴，煮汁服。**别录 〔颂曰〕崔元亮海上方：治消渴羸瘦，小便不禁。兔骨和大麦苗煮汁服，极效。**煮汁服，止霍乱吐利。**时珍 外台用之。**治鬼疰，疮疥刺风。**日华 〔藏器曰〕醋磨涂久疥，妙。

头骨腊月收之。

〔气味〕**甘、酸，平，无毒。**

〔主治〕**头眩痛，癫疾。**别录 **连皮毛烧存性，米饮服方寸匕，治天行呕吐不止**〔一〕，**以瘥为度。**苏颂 出必效方。**连毛、髓**〔二〕**烧灰酒服，治产难下胎，及产后馀血不下。**日华 陆氏用葱汤下。**烧末，傅妇人产后阴脱，痈疽恶疮。水服，治小儿疳痢。煮汁服，治消渴不止。**时珍

〔附方〕新二〔三〕。**预解痘毒**十二月取兔头〔四〕煎汤浴小儿，除〔五〕热去毒，令出痘稀。饮膳〔六〕正要。**产后腹痛**兔头炙热摩之，即定。必效。

肝 〔主治〕**目暗。**别录 **明目补劳，治头旋眼眩**〔七〕。日华 **和决明子作丸服，甚明目。切洗生食如羊肝法，治丹石毒发上冲，目暗不见物。**孟诜

〔发明〕〔时珍曰〕按刘守真云：兔肝明目，因其气有余，以补不足也。眼科书云：兔肝能泻肝热。盖兔目瞭而性冷故也。

〔附方〕新一。**风热目暗**肝肾气虚，风热上攻，目肿暗。用兔肝一具，米三合，和豉汁，如常煮粥食。普济。

皮毛腊月收之。

〔主治〕**烧灰，酒服方寸匕，治产难后**〔八〕**胞衣不出，及**〔九〕**馀血抢**

〔一〕不止：金陵本同。大观、政和本草卷十七兎头骨条俱作「不下食」。

〔二〕髓：原脱，今据大观、政和本草卷十七兎头骨条补。

〔三〕新二：原作「旧一新二」。按下列二方俱系新附，今据改。

〔四〕头：饮膳正要卷一，此下有「幷毛骨同水」五字。

〔五〕除：原作「凉」，金陵本同。今据饮膳正要卷一改。

〔六〕膳：原作「善」，金陵本同。按上方见饮膳正要卷一，今据改。

〔七〕眩：金陵本同。大观、政和本草卷十七兎头骨条俱作「疼」。

〔八〕后：原作「及」，金陵本同。今据唐本草卷十五及大观、政和本草卷十七兎头骨条改。

〔九〕及：原脱，今据唐本草卷十五及大观、政和本草卷十七兎头骨条补。

心，胀刺欲死者，极验。苏恭 煎汤，洗豌豆疮。药性 头皮灰：主鼠瘘，及鬼疰毒气在皮中如针刺者。时珍 毛灰：主灸疮不瘥。藏器 皮灰：治妇人带下。毛灰：治小便不利。馀见败笔下。时珍

〔附方〕旧二[一]。妇人带下 兔皮烧烟尽，为末。酒服方寸匕，以瘥为度。外台。火烧成疮[二] 兔腹下白毛贴之[三]。候毛落即瘥。百一方。

屎 腊月收之。

〔释名〕明月砂圣惠 玩月砂集验 兔蕈炮炙论

〔主治〕目中浮翳，劳瘵五疳，疳疮痔瘘，杀虫解毒。时珍

〔发明〕〔时珍曰〕兔屎能解毒杀虫，故治目疾、疳劳、疮痔方中往往用之。诸家本草并不言及，亦缺漏也。按沈存中良方云：江阴万融病劳，四体如焚，寒热烦躁[四]。一夜梦一人腹拥一月，光明使人心骨皆寒。及寤而孙元规使人遗药，服之遂平。扣之，则明月丹也，乃悟所梦。

〔附方〕旧二，新五。明月丹 治劳瘵，追虫。用兔屎四十九粒，硇砂（如兔屎大）四十九粒，为末，生蜜丸梧子大。月望前，以水浸甘草一夜，五更初取汁送下七丸。有虫下，急钳入油锅内煎杀。三日不下，再服。苏沈良方。五疳下痢 兔屎（炒）半两，干蛤蟆一枚，烧灰为末，绵裹如莲子大，纳下部，日三易之。圣惠方。大小便秘 明月砂一匙安脐中，冷水滴之令透，自通也。圣惠。痔疮下血[五] 疼痛[六]不止者。用玩月砂，慢火炒黄为末。每服二钱，入乳香五分，空心温酒下，日三服。即兔粪也。集验方。月蚀耳疮 望夜，取兔屎纳蛤蟆腹中，同烧末，傅之。肘后。痘疮入目 生翳。用兔屎日干[七]，为末。每

〔一〕旧二：原作「旧一新一」。按下列二方俱附大观、政和本草卷十七兎头骨条后，今据改。
〔二〕成疮：金陵本同。大观、政和本草卷十七兎头骨条附百一方俱作「已破」。
〔三〕贴之：金陵本同。大观、政和本草卷十七兎头骨条附百一方俱作「烧胶以涂毛上贴疮」。
〔四〕寒热烦躁：金陵本同。苏沈良方卷五作「垂困」二字。方后云：「大抵此药最治热劳。又云伤寒烦躁骨热皆治疗。」
〔五〕血：原作「虫」，金陵本同。今据大观、政和本草卷十七兎头骨条附方改。
〔六〕疼痛：原脱，今据大观、政和本草卷十七兎头骨条附方补。
〔七〕日干：金陵本同。普济方卷四〇四作「焙干」。

服一钱〔一〕，茶下即安。普济方。**痘后目翳**直往山中东西地上，不许回顾，寻兔屎二七粒，以雌、雄槟榔各一个同磨，不落地，井水调服。百无一失，其效如神。蔺氏经验方。

败笔唐本草

【集解】〔时珍曰〕上古杀青书竹帛，至蒙恬以兔毫作笔〔二〕，后世复以羊、鼠诸毛为之，惟兔毫入药用。

笔头灰

【气味】微寒，无毒。

【主治】水服，治小便不通，小便数难淋沥，阴肿脱肛，中恶。唐本 酒服二钱〔三〕，治咽喉〔五〕痛，不下饮食。时珍 出范汪方。治男子交婚之夕茎萎。药性 酒服二钱，治难产。浆饮服二钱〔四〕，

【发明】〔时珍曰〕笔不用新而用败者，取其沾濡胶墨也。胶墨能利小便、胎产故耳。

【附方】旧二，新二〔六〕。**小便不通**数而微肿。用陈久笔头一枚烧灰，水服。外台。**心痛不止**败笔头三个烧灰，无根水服，立效。经验方。**难产催生**胜金方：圣妙寸金散：用败笔头一枚烧灰研，生藕汁一盏调下，立产。若母虚弱及素有冷疾者，温汁服之。陆氏治难产第一方：用兔毫笔头三个烧灰，金箔三片，以蜡和丸，酒服。

〔一〕每服一钱：金陵本同。普济方卷四〇四作「频频服」。

〔二〕至蒙恬以兔毫作笔：按尔雅翼卷二十一兎条云：「韩愈传毛颖，称蒙恬取兎毫为笔，乃不其然。蒙恬所造，即秦笔耳。以枯木为管，鹿毛为柱，羊毛为皮，所谓苍毫，非兎毫竹管也。兎毫自汉以来有之耳。崔豹说之甚详。」

〔三〕二钱：金陵本同。大观、政和本草卷十七笔头灰条引药性论无，当是濒湖酌加。

〔四〕二钱：金陵本同。外台卷二十三作「一方寸匕」，大观、政和本草卷十七笔头灰条附方俱作「方寸匕」。

〔五〕喉：外台此下有「塞」字，大观、政和本草附方此下有「肿」字。

〔六〕二：原作「一」，今按下新附方数改。

山獭纲目

【集解】〔时珍曰〕山獭出广之宜州嵠峒及南丹州，土人号为插翘。其性淫毒，山中有此物，凡牝兽皆避去，獭无偶则抱木而枯。瑶女春时成群入山，以采物为事。獭闻妇人气，必跃来抱之，次〔一〕骨而入，牢不可脱，因扼杀之。负归，取其阴一枚，直金一两，若得抱木死者尤奇贵。峒獠甚珍重之，私货出界者罪至死。然本地亦不常有，方士多以鼠璞、猴胎伪之。试之之法，但令妇人摩手极热，取置掌心，以气呵之，即趯然而动，盖为〔二〕阴气所感故〔三〕也。此说出范石湖虞衡志、周草窗齐东野语中，而不载其形状，亦缺文也。

阴茎〔气味〕甘，热，无毒。〔主治〕阳虚阴痿，精寒而清者，酒磨少许服之。獠人以为补助要药。时珍

骨〔主治〕解药箭毒，研少许敷之，立消。时珍

水獭别录下品

【释名】水狗〔时珍曰〕王氏字说云：正月、十月獭两祭鱼，知报本反始，兽之多赖者〔四〕。其形似狗，故字从犬〔五〕，从赖。大〔六〕者曰獱（音宾），曰猵（音编）。又桓宽〔七〕盐铁论以独为猵，群为獭，如猿之与独也。

〔一〕次：金陵本同。齐东野语卷二十山獭治箭毒条作「刺」（桂海虞衡志无此文），义微异。

〔二〕为：原脱，今据齐东野语卷二十补。

〔三〕故：同上。

〔四〕兽之多赖者：金陵本同。埤雅卷三獭条作「非无赖者」。

〔五〕犬：原作「大」。金陵本经人添作「犬」，今从之，与上下文义相合。

〔六〕大：金陵本同，与下引弘景说及本卷海獭条「时珍曰大獱小獭」俱一致。御览九一二獭条云：「又如淳：博物志曰：『獱如马，自腰以下似扁蝠，毛似獭，大可五六十斤。』（与濒湖海獭条引文稍异）」此亦可为獱大之证。但汉书·扬雄传·羽猎赋：「蹈獱獭」。注：师古曰：「獱，小獭也。」

〔七〕宽：原作「谭」，金陵本同。据改见本书卷一引据经史百家书目本条校记。

【集解】〔弘景曰〕獭多出溪岸边。有两种：入药惟取以鱼祭天者；一种猵獭，形大而头〔一〕如马，身似蝙蝠，不入药用。〔颂曰〕江湖多有之。宗奭曰：獭〔二〕，四足俱短，头与身尾皆褊，毛色若故紫帛。大者身与尾长三尺馀。食鱼，居水中，亦休木上。尝縻置大水瓮中，在内旋转如风，水皆成旋涡。西戎以其皮饰毳服领袖，云垢不着染。如风霾翳目，但就拭之即去也。〔时珍曰〕獭状似〔三〕狐而小，毛色青黑，似狗，肤如伏翼，长尾四足，水居食鱼。能知水信为穴，乡人以占潦旱，如鹊巢知风也。古有「熊食盐而死，獭饮酒而毙」之语，物之性也。今川、沔渔舟，往往驯畜，使之捕鱼甚捷。亦有白色者。或云猵獭无雌，以猿为雌，故云猿鸣而獭候。

肉　〔气味〕甘、寒〔四〕，无毒。〔思邈曰〕甘，温。〔弘景曰〕不可杂兔肉食。〔主治〕煮汁服，疗疫气温病，及牛马时行病。别录　水气胀满，热毒风。日华　骨蒸热劳，血脉不行，荣卫虚满，及女子经络不通，血热，大小肠秘。消男子阳气，不宜多食。苏颂　〔发明〕〔诜曰〕患〔五〕热毒风水虚胀者。取水獭一头，去皮，连五脏及骨、头、尾等〔六〕炙干为末。水服方寸匕，日二服，十日瘥。若冷气虚胀者服之，益虚肿甚〔七〕也。只治热，不治冷〔八〕，为其性寒耳〔九〕。

〔附方〕旧一。**折伤**水獭一个支

〔一〕头：原作「颈」，金陵本同。今据唐本草卷十五及大观、政和本草卷十八獭肝条改。

〔二〕宗奭曰獭：原脱，今据本草衍义卷十六及政和本草卷十八獭肝条补。

〔三〕似：此下原有「青」字，金陵本同。今据埤雅卷三獭条删。

〔四〕寒：金陵本及大观、政和本草卷十八獭肝条引食疗及图经同。但引日华子作「平」。

〔五〕患：按大观、政和本草卷十八獭肝条，此下俱有「寒」字，似濒湖有意删去。

〔六〕尾等：原脱，今据大观、政和本草卷十八獭肝条补。

〔七〕益虚肿甚：原作「甚益」二字，金陵本同。今据大观、政和本草卷十八獭肝条改。

〔八〕若冷气虚胀者服之益虚肿甚也只治热不治冷：按大观、政和本草卷十八獭肝条，此前尚有「谨按：服之下水胀，但热毒风虚胀服之即差。」乃掌禹锡等所作按语，原在本条獭肝段引孟诜说獭肝文后。然就全条文义详察，知系错简，当在本条肉段引日华子文后。此间濒湖采附张鼎所补食疗本草文后，于理亦通。

〔九〕为其性寒耳：金陵本同。大观、政和本草卷十八獭肝条引掌禹锡按语作「不可一概尔」，此间经濒湖改写。

解，入罐内固济，待干煅存性为末。以黄米煮粥摊患处，糁獭末于粥上，布〔一〕裹之。立止疼痛。经验后方。

肝 〔颂曰〕诸畜肝叶，皆有定数。惟獭肝一月一叶，十二月十二叶，其间又有退叶。用之须见形乃可验，不尔多伪也。

〔气味〕甘，温〔二〕，有毒〔三〕。 〔甄权曰〕咸，微热，无毒。〔颂曰〕肉及五脏皆寒，惟肝温也。**〔主治〕鬼疰蛊毒，止久嗽，除鱼鲠，并烧灰酒服之。** 别录 **治上气咳嗽，虚劳瘦〔四〕病。** 药性 **传尸劳极，虚汗客热，四肢寒疟〔五〕及产劳。** 苏颂 **杀虫。** 时珍 **〔发明〕** 〔宗奭曰〕獭肝治劳，用之有验。〔颂曰〕张仲景〔六〕治冷劳〔七〕有獭肝丸〔八〕，崔氏治九十九〔九〕种蛊疰、传尸骨蒸、伏连殗殜、诸鬼毒疠疫〔十〕有獭肝丸〔十一〕，二方俱妙。〔诜曰〕疰病，一门悉患者，以肝一具火炙末〔十二〕，水服方寸匕，日再服之。〔葛洪云〕尸疰鬼疰，乃五尸之一，又挟诸鬼邪为害。其病变动，乃有三十六种至九十九种。大略使人寒热，沉沉〔十三〕默默，不知病之所

〔一〕布：金陵本同。大观、政和本草卷十八獭肝条附方俱作「帛子」。

〔二〕温：金陵本及图经同。大观、政和本草卷十八獭肝条引药对作「平」。

〔三〕有毒：金陵本及诸书引别录同。千金卷二十六第五作「有小毒」。

〔四〕瘦：原作「嗽」，金陵本同，与上文复。今据大观、政和本草卷十八獭肝条改。

〔五〕四肢寒疟：金陵本及大观、政和本草同。按外台卷五引集验云：「夫疟必从四肢始。」似是苏颂所本。

〔六〕张仲景：金陵本及大观、政和本草卷十八獭肝条引图经同。按治冷劳獭肝散见金匮卷上第六附方，明言引自肘后，今本肘后卷一第七亦载此方。苏颂谬称张仲景，濒湖沿误未改。

〔七〕治冷劳：金陵本、金匮附方及苏颂图经同。肘后卷一第七、千金卷十七第八及外台卷十三引备急俱无。又此下，苏颂图经有「又主鬼疰一门相染」，金匮附方同，与肘后、千金及外台义合。

〔八〕丸：金陵本及苏颂图经同。金匮附方作「散」，与本方制法相合。苏颂谬称为丸，濒湖沿误未改。

〔九〕九：原无，金陵本及苏颂图经亦无。今据肘后、千金及外台补，与下引葛洪说一致。

〔十〕疫：原作「疾」，金陵本同。今据大观、政和本草卷十八獭肝条引图经改。

〔十一〕崔氏治……獭肝丸：按外台卷十三引备急疗尸疰鬼疰方，方后原注云：「肘后、崔氏、千金同。」故知崔氏此方，即金匮卷上第六附方引肘后之獭肝散。苏颂谬称为丸，濒湖沿误未改。二方实系一方，故下「二方俱妙」之说，亦未为谛。

〔十二〕炙末：原作「烧」，金陵本同。今据大观、政和本草卷十八獭肝条改。

〔十三〕沉沉：金陵本、千金卷十七第八、外台卷十三及大观、政和本草卷十八獭肝条附肘后方俱同。今本肘后卷一第七作「怳怳」，似误。

苦，而无处不恶。积月累年，淹滞至死。死后传人，乃至灭门。觉有此候，惟以獭肝一具，阴干为末，水服方寸匕，日三，以瘥为度。〔时珍曰〕按朝野佥载云：五月五日午时，急砍一竹，竹节中必有神水，沥取和獭肝为丸，治心腹积聚病甚效也。

〔附方〕旧二，新一。**鬼魅**獭肝末，水服方寸匕，日三。千金翼。**肠痔**有血。獭肝烧末，水服一钱。肘后方。**久痔**〔一〕下血不止。用獭肝一副煮熟，入五味空腹〔二〕食之妙。饮膳正要。

肾〔气味〕同肉。〔主治〕益男子。苏颂

胆〔气味〕苦，寒，无毒。〔主治〕眼翳黑花，飞蝇上下，视物不明。亦〔三〕入点药中。苏颂 〔正误〕〔宗奭曰〕古语〔四〕云：蟾肪软玉，獭胆〔五〕分杯。谓以胆涂竹刀或犀角篦上，画酒中即分也。尝试之不验，盖妄传耳。但涂杯唇，使酒稍高于盏面耳。不可不正之。〔附方〕新一。**月水不通**獭胆〔六〕丸：用干獭胆一枚，干狗胆、硇砂、川椒（炒去汗、目）各一分，水蛭（炒黄）十枚，为末，醋糊丸绿豆大。每于食前〔七〕服五丸，当归酒下，日三〔八〕服。圣惠方。

髓〔主治〕去瘢痕。时珍 〔发明〕〔时珍曰〕按集异记云：吴主邓夫人为如意伤颊，血流啼叫。太医云：得白獭髓，杂玉与琥珀傅之，当灭此痕。遂以百金购得白獭合膏而痊。但琥珀太多，犹有赤点如痣。

骨〔主治〕含之，下鱼骨鲠。陶弘景 煮汁服，治呕哕不止。药性

〔一〕久痔：原脱，今据饮膳正要卷二獭肝羹补。
〔二〕空腹：同上。
〔三〕亦：原脱，今据大观、政和本草卷十八獭肝条补。
〔四〕古语：金陵本同。本草衍义卷十六及政和本草卷十八獭肝条俱作「本草序例」，仅引「獭胆分杯」一句。此间经濒湖改写。
〔五〕胆：原作「肝」，金陵本同。今据本草衍义卷十六及政和本草卷十八獭肝条改，与下文合。
〔六〕胆：原作「肝」，金陵本同。按此方见圣惠方卷七十二，原无方名，今据方中所用药改。
〔七〕于食前：原脱，今据圣惠方卷七十二补。
〔八〕三：原作「一」，金陵本同。按上云「每于食前服」，一日三餐，因据改（圣惠方卷七十二无「日三服」一语）。

足　〔主治〕手足皴裂。苏恭　**煮汁服，治鱼骨鲠，并以爪爬喉下。**藏器　**为末酒服，杀劳瘵虫。**时珍

皮毛　〔主治〕**煮汁服，治水癞病。亦作褥及履屧着之。**藏器　**产母带之，易产。**张杰

屎　〔主治〕**鱼脐疮，研末水和敷之，即脓出痛止。**〔藏器曰〕亦主驴马虫颡，及牛疫疾，研水灌之。**治下痢，烧末，清旦饮服一小盏，三服愈。赤用赤粪，白用白粪。**时珍　出古今录验。

海獭拾遗

【集解】〔藏器曰〕海獭生海中。似獭而大如犬，脚下有皮如人〔一〕胼拇，毛着水不濡。人亦食其肉。海中又有海牛、海马、海驴等，皮毛在陆地，皆候风潮，犹能毛起。说出博物志。〔时珍曰〕大獱小獭，此亦獭也。今人以其皮为风领，云亚于貂焉。如淳注：博物志云：海獱头〔二〕如马，自腰以下似蝙蝠，其毛似獭，大者五六十斤，亦可烹食。

腽肭兽上乌忽切，下女骨切。　宋开宝附。

【释名】**骨豽**说文作貀，与肭同。**海狗**〔时珍曰〕唐韵：腽肭，肥貌。或作骨貀，讹为骨讷，皆番言也。

【集解】〔藏器曰〕骨豽兽，生〔三〕突厥国，胡人呼为阿慈勃他你。其状似狐而大，长尾。脐似麝香，黄赤色，如烂骨，从西番来〔四〕。〔甄权曰〕腽肭脐，是新罗国海内狗外肾也，连而取之。〔李珣曰〕按临海志云：出东海水中。状若鹿

〔一〕人：原脱，今据大观、政和本草卷十六海獭条补。
〔二〕海獱头：金陵本同。御览九一二獭条引文仅作一「獱」字。
〔三〕生：此下原有「西番」二字，金陵本同。按大观、政和本草卷十八腽肭脐条引藏器说，谓骨肭兽生突厥国，其脐经从西番贩来中国，非谓此兽生于西番。今据删，并补「从西番来」四字于后。
〔四〕从西番来：原无，今据大观、政和本草卷十八腽肭脐条补。

形，头似狗，长尾。每遇〔一〕日出即浮在水面，昆仑家以弓矢射之，取其外肾阴干，百日味甘香美也。〔颂曰〕今东海旁亦有之。旧说似狐长尾。今沧州所图，乃是鱼类，而豕首两足。其脐红紫色，上有紫斑点，全不相类，医家多用之。异鱼图云：试其脐，于腊月冲风处，置盂水浸之，不冻者为真也。〔敩曰〕腽肭脐多伪者。海中有兽号曰水乌〔二〕龙，海人取其肾，以充腽肭脐，其物自别。真者，有一对则两重薄皮裹丸核；其皮上自有肉黄毛，一穴三茎；收之器中，年年湿润如新；或置睡犬头上，其犬忽惊跳若狂者，为真也。〔宗奭曰〕今出登、莱州。其状非狗非兽，亦非鱼也。但前即〔三〕似兽而尾即鱼。身有短密淡青白毛，毛上有深青黑点，久则亦淡。腹胁下全白色。皮厚韧如牛皮，边将多取以饰鞍鞯。其脐治腹脐积冷、精〔四〕衰、脾肾劳极有功，不待别试也。似狐长尾之说，盖〔五〕今人多不识之。〔时珍曰〕按唐书云：骨豽兽出辽西·营州及结骨国。一统志云：腽肭脐出女直及三佛齐国。兽似狐，脚高如犬，走如飞。取其肾渍油名腽肭脐。观此，则似狐之说非无也。盖似狐似鹿者，其毛色尔；似狗者，其足形也；似鱼者，其尾形也。入药用外肾而曰脐者，连脐取之也。又异物志：豽兽出朝鲜，似狸〔六〕，苍黑色，无前两足，能捕鼠。郭璞云：晋时召陵·扶夷县获一兽，似狗豹文，有角两脚。据此则豽有水陆二种，而藏器所谓似狐长尾者，其此类欤？

腽肭脐一名海狗肾 【修治】〔敩曰〕用酒浸一日，纸裹炙香剉捣。或于银器中，以酒煎熟合药。〔时珍曰〕以汉椒、樟脑同收，则不坏。

【气味】咸，大热，无毒。〔李珣曰〕味甘香美，大温。

【主治】鬼气尸疰，梦与鬼交，鬼魅狐魅，心腹痛，中恶邪气，宿血结块，痃癖羸瘦。藏器 治男子宿癥气块，积冷劳气，肾精衰损，多色成劳，瘦悴。药性 补中益肾

〔一〕遇：同上。
〔二〕乌：金陵本同。大观、政和本草卷十八腽肭脐条俱作「鸟」，疑误。
〔三〕即：原作「脚」，金陵本同。今据本草衍义卷十六及政和本草卷十八腽肭脐条改。
〔四〕精：原脱，今据本草衍义卷十六及政和本草卷十八腽肭脐条补。
〔五〕盖：同上。
〔六〕似狸：金陵本及广韵卷五·十四黠·豽条同。尔雅考证引异物志作「似猩猩」。

气，暖腰膝，助阳气，破癥结，疗惊狂痫疾。日华 **五劳七伤，阴痿少力，肾虚，背膊劳闷，面黑精冷，最良。**海药

【发明】〔时珍曰〕和剂局方治诸虚损，有腽肭脐丸；今之滋补丸药中多用之，精不足者补之以味也。大抵与苁蓉、琐阳之功相近。亦可同糯米、法麴〔一〕酿酒服。

猾 音滑。炮炙论

【集解】〔敩曰〕海中有兽名曰猾，其髓入油中，油即沾水，水中生火，不可救止，以酒喷之即灭。不可于屋下收。故曰水中生火，非猾髓而莫能。〔时珍曰〕此兽之髓，水中生火，与樟脑相同，其功亦当与樟脑相似也。第今无识之者。

兽之三 鼠类一十二种

鼠 别录下品

〔校正〕旧在虫鱼部，今据尔雅，移入兽部。

【释名】䶆鼠音锥。**老鼠**纲目 **首鼠**史记 **家鹿**〔时珍曰〕此即人家常鼠也。以其尖喙善穴，故南阳人谓之䶆鼠。其寿最长，故俗称老鼠。其性疑而不果，故曰首鼠。岭南人食而讳之，谓为家鹿。鼠字篆文，象其头、齿、腹、尾之形。

【集解】〔弘景曰〕入药用牡鼠，即父鼠也。其胆才死便消，不易得也。〔时珍曰〕鼠形似兔而小，青黑色。有四齿而无牙，长须露眼。前爪四，后爪五。尾文如织而无毛，长与身等。五脏俱全，肝有七叶，胆在肝之短叶间，大如黄豆，正白色，贴而不垂。卫生家宝方言其胆红色者何耶？鼠孕一月而生，多者六七子。惠州獠民取初生闭目未有毛者，以蜜养之，用献亲贵。挟而食之，声犹唧唧，谓之蜜唧。淮南子云：鱼食巴豆而死，鼠食巴豆而肥。段成式云：鼠食盐而身轻，食砒而即死。易云：艮为鼠。春秋运斗枢云：玉衡〔二〕星散而为鼠。抱朴子云：鼠寿三百岁。满百岁则色白〔三〕，善凭人而卜，

〔一〕麴：原作「面」，金陵本同。今详上下文义改。
〔二〕衡：原作「枢」，金陵本同。今据御览九一一鼠条改。
〔三〕满百岁则色白：原脱，今据抱朴子内篇卷三对俗篇补。

名曰仲。能知一年中吉凶，及千里外事。鼠类颇繁。尔雅、说文所载，后世未能悉知；后世所知者，二书复未尽载。可见格物无穷也。

【附录】䶂鼠 音终。郭璞云：其大如拳，其文如豹。汉武帝曾获得以问终军者〔一〕。**鼨鼠** 音平。许慎云：一名䶄鼠（音含）〔二〕。斑文〔三〕。**䶠䶡** 音离艾。孙愐云：小鼠也，相衔而行。李时珍云：按秦州〔四〕记及草木子皆载群鼠数万，相衔而行，以为鼠妖者，即此也。**鼩鼱**〔五〕音劬精。似鼠而小。即今地鼠也。又尔雅、说文有鼸、鼶、鼮、鼣、䶅、鼤、鼫、䶇〔六〕八鼠，皆无考证。音歉、斯、廷、吠、时、文、鹤、博也。**水鼠** 李时珍云：似鼠而小，食菱、芡、鱼、虾。或云小鱼、小蟹所化也。**冰鼠** 东方朔云：生北荒积冰下。皮毛甚柔，可为席，卧之却寒。肉可作脯〔七〕，食之已热。**火鼠** 李时珍云：出西域及南海火洲〔八〕。其山有野火，春夏生，秋冬死。鼠产于中，甚大。其毛及草木之皮，皆可织布，污则

〔一〕䶂鼠……终军者：金陵本同。说文卷十上鼠部：「䶂，豹文鼠也。」段注：「释兽曰：『䶂鼠豹文鼮鼠。』郭读以『豹文』下属，云：『鼠文彩如豹者。汉武帝时得此鼠，孝廉郎终军知之，赐绢百匹。』按文选注、艺文类聚皆引窦氏家传，载此事系之光武时窦攸，以豹文为鼮鼠则同。惟唐书・卢若虚传云：『时有获异鼠者，豹首虎臆，大如拳。职方辛怡谏谓之鼮鼠而赋之。若虚曰：非也，此许慎所谓䶂鼠豹文而形小。一座尽惊。』玉裁谓他人读尔雅，皆豹文鼮鼠为句，终军、窦攸、辛怡谏从之；许读尔雅，䶂鼠豹文为句，卢若虚从之。其是非讫难定也。许有䶂无鼮，疑尔雅六字为一物。」朱骏声云：「愚按尔雅当以『鼣鼠，䶂鼠，豹文』为句。盖豹文者，有鼣鼠、䶂鼠二名也。鼮鼠疑即说文之鼨令鼠。」（说文通训定声・丰部第一）

〔二〕一名䶄鼠音含：金陵本同。按说文卷十上鼠部：「鼨，鼨令鼠也。」段注：「四字句。令，平声。鼨令，叠韵字。」。又：「鼸，䶄也。」段注：「尔雅鼸鼠，郭云以颊里藏食者。」又：「䶄，鼠属。读若含。」故知此间濒湖误引，应将「一名䶄鼠音含」六字，改为「鼨令鼠也」四字。

〔三〕斑文：金陵本同。按广雅・释兽：「鼮䶄。」王念孙疏证：「广韵（卷二・十五青）：『鼮䶄，斑鼠。』即尔雅之鼣鼠。」可见「斑文」二字，与鼨鼠、䶄鼠均不相涉，应删。

〔四〕州：原脱，今据御览九一一鼠条补。

〔五〕鼩鼱：金陵本同。说文卷十上鼠部：「鼩，精鼩鼠也。」段注：「四字一句。尔雅谓之鼩鼠。郭注：『小鼱鼩也，亦名䶂鼩。』」按鼱、䶂一声之转。今通倒称为鼩鼱。

〔六〕䶇：金陵本同。按尔雅、说文俱无此字。

〔七〕肉可作脯：原脱，今据御览九一一鼠条引东方朔神异经补，以免误会为皮毛可食，且可已热。

〔八〕洲：原作「州」，金陵本同。今据御览八二〇火浣布条引南史、抱朴子及异物志等条改。按「洲」实「州」之异体字，现时用法稍别。

烧之即洁，名火浣布。**鼵鼠**音突。郭璞云：鸟鼠同穴山，在今陇西首阳县〔一〕之西南。其鸟为鵌（音涂），状如家雀而黄黑色〔二〕。其鼠为鼵，状如家鼠而色小黄，尾短〔三〕。鸟居穴外，鼠居穴内。**蟨鼠**音蹶。尔雅云：西〔四〕方有比肩兽焉，与邛邛巨虚比，为啮甘草。即有难，邛邛巨虚负而走。其名曰蟨。〔李时珍曰〕今契丹及交河北境有跳兔。头、目、毛色皆似兔，而爪足似鼠。前足仅寸许，后足近尺。尾亦长，其端有毛。一跳数尺，止即蟨仆，此即蟨鼠也。土人掘食之。郭璞以邛邛巨虚为兽名，兔前鼠后。张揖注汉书云：邛邛青兽，状如马。巨虚似骡而小。本草称巨虚食庵䕡子而仙，则是物之至骏者也。

牡鼠〔气味〕甘，微温，无毒。〔日华曰〕凉。牝鼠并不入药。**〔主治〕疗踒折，续筋骨，生捣傅之，三日一易。**别录 **猪脂煎膏，治打扑折伤、冻疮、汤火伤。**〔诜曰〕腊月以油煎枯，去滓熬膏收用。〔颂曰〕油煎入蜡〔五〕，傅汤火伤、灭瘢痕〔六〕极良。**治〔七〕小儿惊痫。**日华 **五月五日同石灰捣收，傅金疮神效。**时珍 **腊〔八〕月烧之，辟恶气。**弘景 梅师云：正旦朝所居处埋鼠，辟瘟疫

〔一〕县：原作「山」，金陵本同。今据尔雅·释鸟郭注改。

〔二〕状如家雀而黄黑色：金陵本同。尔雅·释鸟郭注作「似鵽而小，黄黑色。」艺文类聚九十二雀条引沙洲记作「亦如家雀，色小白。」

〔三〕状如家鼠而色小黄尾短：金陵本同。尔雅·释鸟郭注作「如人家鼠而短尾。」艺文类聚九十二雀条引沙洲记作「亦如家鼠，色如黄鼬，无尾。」

〔四〕西：原作「北」，金陵本同。今据尔雅·释地·五方改。郭注引吕氏春秋（慎大览·不广篇）作「北」。按西北毗连，西方有者，北方亦不妨有，反之亦然，两存其说可也。濒湖以沈括言契丹北境有跳兔，即据吕览以改尔雅，过矣。

〔五〕入蜡：金陵本同。大观、政和本草卷十八鼹鼠条引苏颂图经俱作「为膏」，卷二十二牡鼠条引日华子乃作「入蜡」，濒湖盖杂采为文。

〔六〕瘢痕：金陵本同。大观、政和本草卷十八鼹鼠条俱作「瘢疵」。

〔七〕治：此上原有「煎油」二字，金陵本同。大观、政和本草卷二十二牡鼠条引日华子云：「鼠，凉，无毒。治小儿惊痫疾。以油煎令消，入蜡，傅汤火疮。」详其文义，煎油用于外傅，惊痫自应内服。当如同条孟诜治「小儿痫疾，以黄泥裹烧之，细拣去骨，取肉和五味汁作羹与食之。」今据删「煎油」二字。

〔八〕腊：此上原有「煎膏，治诸疮瘘」六字，金陵本同。按大观、政和本草卷二十二牡鼠条引陶云：「腊月鼠，烧之辟恶气；膏，煎之亦疗诸疮；胆，主目暗。」详上下文义，膏谓牡鼠之脂膏，煎以疗疮。濒湖误解，以为将牡鼠煎膏。今将此文移往本条脂段主治项下。

也。

〔发明〕〔刘完素曰〕鼠善穿而用以治疮瘘者，因其性而为用也。

〔附方〕旧六，新六〔一〕。**鼠瘘溃烂**鼠〔二〕一枚，乱髮一鸡子大，以三岁腊月〔三〕猪脂煎，令消尽，以半涂之，以半酒服。姚云不传之妙法也。葛氏。**灭诸瘢痕**大鼠一枚，以腊猪脂四升〔四〕，煎至销尽，滤净，日涂三五次。先以布拭赤，避风。普济方。**疮肿热痛**灵鼠膏：用大雄鼠一枚，清油一斤煎焦，滴水不散，滤再煎，下（炒紫〔五〕）黄丹五两，柳枝不住搅匀，滴水成珠，下黄蜡一两，熬带黑色成膏，瓷瓶收之，出火毒。每用摊贴，去痛而凉。经验方。**溃痈不合**老鼠〔六〕一枚，烧末傅之。千金方。**蛇骨刺人**痛甚。用死鼠烧傅。肘后。**破伤风病**角弓反张，牙噤肢强。用鼠一头和尾烧灰，以腊猪脂和傅之。梅师。**项强身急**取活鼠去五脏，乘热贴之，即瘥也。肘后〔七〕。**妇人狐瘕**因月水来，或悲或惊，或逢疾风暴雨被湿，致成狐瘕，精神恍惚，令人月水不通，胸、胁、腰、背痛，引阴中〔八〕，小便难，嗜食欲呕，如有孕状。其瘕手足成形者，杀人；未成者，可治。用新鼠一枚，以新絮裹之，黄泥固住，入地坎中，桑薪烧其上，一日夜取出，去絮，入桂心末六铢，为末。每酒服二〔九〕方寸匕。不过二服，当自下。外台・素女经。**令子易产**取鼠烧末，井花水服方寸匕，日三。子母秘录。**乳汁清少**死鼠一头烧末，酒服方寸匕。勿令妇知。同上。**杖疮肿痛**未毛鼠同桑椹子入麻油中浸酿。临时取

〔一〕旧六新六：原作「旧五新八」。按下列诸方，除治「溃痈不合」方应删不计外，其余实为「旧六新六」，今据改。

〔二〕鼠：金陵本及今本肘后卷五第四十一同。千金卷二十三第一及外台卷二十三俱作「死鼠」。此下肘后有「中者」二字，千金、外台俱作「中形者」三字，在「一枚」之下。

〔三〕月：原脱，今据肘后卷五第四十一、千金卷二十三第一及外台卷二十三补。

〔四〕升：原作「两」，金陵本同。今据普济方卷五十二改。

〔五〕炒紫：金陵本同。大观、政和本草卷二十二牡鼠条附方俱作「炒令色变」。

〔六〕鼠：按千金卷二十二第二及大观、政和本草卷二十二牡鼠条附方，此下俱有「皮」字。本书已采入本条皮段主治项下，不当厕入此间。本应删去，姑仍其旧，故不计入新旧附方数内。

〔七〕肘后：原脱，今据大观、政和本草卷二十二牡鼠条附方补。

〔八〕引阴中：金陵本同。外台卷三十四引素女经作「阴中肿」。

〔九〕二：原脱，今据外台卷三十四补。

涂，甚效。西湖志。**汤火伤疮**小老鼠泥包烧研，菜油调涂之。谈野翁方。**小儿伤乳**腹胀烦闷欲睡。烧鼠二枚为末，日服二钱，汤下。保幼大全。

鼠肉已下并用牡鼠。**〔气味〕甘，热，无毒。〔主治〕小儿哺露大腹，炙食之。**别录**小儿疳〔一〕疾腹大贪食者，黄泥裹，烧熟去骨，取肉和五味豉汁作羹食之。勿食骨，甚瘦人。**孟诜**主骨蒸劳极，四肢羸〔二〕瘦，杀虫及小儿疳瘦。酒熬入药。**苏颂**炙食，治小儿寒热诸疳。**时珍

〔附方〕旧三，新一。**水鼓石水**腹胀身肿者。以肥鼠一枚，取肉煮粥。空心食之，两三顿即愈。心镜。**小儿癥瘕**老鼠肉煮汁，作粥食之。姚和众方。**乳汁不通**鼠肉作羹食，勿令知之。产书。**箭镞入肉**大雄鼠一枚取肉，薄批焙研。每服二钱，热酒下。疮痒，则出矣。集要。

肝　〔主治〕箭镞不出，捣涂之。聤耳出汁，每用枣核大，乘热塞之，能引虫也。时珍

胆　〔主治〕目暗。弘景**点目，治青盲雀目不见物。滴耳，治聋。**时珍

〔发明〕〔时珍曰〕癸水之位在子，气通于肾，开窍于耳，注精于瞳子，其标为齿。鼠亦属子宫癸水，其目夜明，在卦属艮，其精在胆。故胆能治耳聋、青盲，睛能明目，而骨能生齿，皆肾病也。诸家本草不言鼠胆治聋，而葛洪肘后方甚称其妙，云能治三十年老聋，若卒聋者不过三度也。有人侧卧沥胆入耳，尽胆一个，须臾汁从下耳出。初时益聋，半〔三〕日乃瘥矣。后世群方祖此，亦多用之。

〔附方〕新四〔四〕。**耳卒聋闭**以鼠胆汁（二枚）滴之，如雷鸣时即通。本事方。**多年老聋**卫

〔一〕疳：金陵本同。按大观、政和本草卷二十二牡鼠条俱作「痫」。濒湖改为「疳」，与「腹大贪食」及苏颂「主小儿疳瘦」之说均合，似可信从。

〔二〕羸：原作「劳」，今据大观、政和本草卷十八鼷鼠条改。

〔三〕半：原作「十」，金陵本同。今据肘后卷六第四十七及大观、政和本草卷二十二牡鼠条附方改。

〔四〕新四：原作「旧一新三」。按下列四方均系新附，今据改。

生家宝方：胜金透关散：用活鼠一枚系定，热汤浸死，破喉取胆，真红色者是也；用川乌头（一个炮去皮）、华阴细辛各〔一〕二钱，胆矾半钱，为末，以胆和匀，再焙干研细，入麝香半字。用鹅翎管吹入耳中，口含茶水，日二次。十日见效，永除根本。圣惠。治久聋。腊月取鼠胆二枚，熊胆一分，水和，旋取绿豆大，滴耳中，日二次。**青盲不见**雄鼠胆〔二〕、鲤鱼胆各二枚，和匀，滴之立效。圣惠方。

鼠印即外肾也。〔主治〕**令人媚悦。**〔时珍曰〕按南宫从岣嵝神书鼠印合欢注云：雄鼠外肾之上，有文似印，两肾相对，有符篆朱文九遍者尤佳。以十一、二月，或五月五日、七月七日，正月朔旦子时，面北向子位，刮取阴干，如篆刻下，佩于青囊中，男左女右，系臂上。人见之无不欢悦，所求如心也。

脂〔主治〕**煎之，亦疗诸疮。**弘景〔三〕**汤火伤。**苏颂**耳聋。**时珍〔附方〕新一。**久聋**〔四〕鼠脂半合，青盐一钱，蚯蚓一条〔五〕，同和化，以绵蘸捻滴耳中，塞之。圣惠方。

脑〔主治〕**针棘竹木诸刺，在肉中不出，捣烂厚涂之即出。箭镝针刃在咽喉胸膈诸隐处者，同肝捣涂之。又涂小儿解颅。以绵裹塞耳，治聋。**时珍 出肘后、总录。

头〔主治〕**瘘疮鼻皶，汤火伤疮。**时珍〔附方〕旧一，新二。**鼻皶脓血**〔六〕正月取鼠头烧灰，以腊月猪脂调敷之。外台。**汤火伤灼**死鼠头〔七〕，以腊月猪脂煎令〔八〕消尽，傅之则不作瘢，神效。千金方。**断**

〔一〕各：原脱，今据普济方卷五十四引卫生家宝方·胜金透关散补。

〔二〕雄鼠胆：金陵本同。按圣惠方卷三十三作「鲤鱼脑」（普济方卷八十三同），未见有用雄鼠胆治青盲之方，疑误。

〔三〕煎之亦疗诸疮弘景：此八字原作「煎膏治诸疮瘘」六字，在本条牡鼠段主治项下「腊月烧之」之前。今移于此，详彼处校记。

〔四〕久聋：原作「耳聋」，金陵本同。今据圣惠方卷三十六改。圣惠方此下尚有「一二三十年不差者」七字。

〔五〕条：圣惠方卷三十六，此下尚有「系头捻取汁」五字。

〔六〕鼻皶脓血：金陵本同。外台卷二十二及大观、政和本草卷二十二牡鼠条附方俱作「鼻中外查瘤脓血出者」。

〔七〕头：千金卷二十五第四，此下有「一枚」二字。

〔八〕令：原作「冷」，今据金陵本改，与千金卷二十五第四合。

酒不饮腊鼠头烧灰、柳花末等分，每睡[一]时酒服一杯。千金。

目　〔主治〕明目，能夜读书，术家用之。陶弘景　〔发明〕见胆下。〔附方〕旧一。

目涩好眠取一目烧研，和鱼膏点入目眦。兼以绛囊盛两枚佩之。肘后。

涎　〔气味〕有毒。坠落食中，食之令人生鼠瘘，或发黄如金。藏器

脊骨　〔主治〕齿折多年不生者，研末，日日揩之，甚效。藏器　〔发明〕见胆下。

雷公炮炙论序云：长齿生牙，赖雄鼠之骨末。　〔附方〕新一。**牙齿疼痛**老鼠一个去皮，以硇砂擦上，三日肉烂化尽，取骨瓦焙为末，入蟾酥二分，樟脑一钱。每用少许，点牙根上立止。孙氏集效方。

四足及尾　〔主治〕妇人堕胎易出。别录　足[二]：烧服，催生。日华

皮　〔主治〕烧灰，封痈疽口冷不合者。生剥，贴附骨疽疮，即追脓出。时珍

粪〔弘景曰〕两头尖者是牡鼠屎。　〔气味〕甘，微寒，无毒。〔时珍曰〕有小毒。食中误食，令人目黄成疸。　〔主治〕小儿痞[三]疾大腹。葱、豉同煎服，治时行劳复。别录　〔颂曰〕张仲景及古今名方多用之。治痫疾，明目。日华　煮服，治伤寒劳复发热，男子阴易腹痛，通女子月经，下死胎。研末服，治吹奶乳痈，解马肝毒，涂鼠瘘疮。烧存性，傅折伤、疔肿诸疮、猫犬伤。时珍　〔发明〕〔时珍曰〕鼠屎入足厥阴经，故所治皆厥阴血分之病，上列诸证是矣。　〔附方〕旧八，新十五。**伤寒劳复**外台：用雄鼠屎二十枚，豉五合，水二升，煮一升，顿服。活人书：鼠屎豉汤[四]：治

〔一〕每睡：金陵本同。千金卷二十五第一作「黄昏」。
〔二〕足：原脱，今据大观、政和本草牡鼠条引日华子补。
〔三〕痞：金陵本同。按千金翼卷四及大观、政和本草卷二十二引别录俱作「痛」。濒湖以下有「大腹」二字，因改为「痞」，亦似有理。
〔四〕鼠屎豉汤：金陵本同。活人书卷十八作「雄鼠屎汤」。

劳复发热。用雄鼠屎二七枚，栀子十四枚，枳壳三〔一〕枚，为粗末。水一盏半〔二〕，葱白二寸，豉三十粒，煎一盏，分三〔三〕服。**男子阴易**及劳复。豭鼠屎汤：用豭鼠屎（两头尖者）十四枚，韭根一大把，水二盏，煎一盏，温服〔四〕，得粘汗为效。未汗再服。南阳活人方。**大小便秘**雄鼠屎末，傅脐中，立效。普济。**室女经闭**牡鼠屎一两炒研，空心温酒服半〔五〕钱。千金方。**子死腹中**雄鼠屎二〔六〕七枚，水三升，煮一升，取汁作粥食。胎即下。子母秘录〔七〕。**产后阴脱**以温水洗软，用雄鼠屎烧烟熏之即入。熊氏。**妇人吹奶**鼠屎七粒，红枣七枚去核包屎，烧存性，入麝香少许，温酒调服。集要方。**乳痈初起**雄鼠屎七枚研末，温酒服，取汗即散。寿域方。**乳痈已成**用新湿鼠屎、黄连、大黄各等分〔八〕为末，以黍米粥清和，涂四边，即散〔九〕。姚僧坦方〔十〕。**鼠瘘溃坏**新鼠屎一百粒，收密器中五六十日，杵碎，即傅之，效。千金方。**疔疮恶肿**鼠屎、乱发等分烧灰，针疮头纳入，大良。普济方。**鬼击吐血**胸腹刺痛。鼠屎烧末，水服方寸匕〔十一〕。不省者，灌之。肘后方。**折伤瘀血**伤损筋骨疼痛。鼠屎烧末，猪脂和傅，急裹，不过半日痛止。梅师方。**中马肝毒**雄鼠屎三七枚，和水研，饮之。梅师。**马咬踏疮**肿痛作热。鼠屎二七枚，故马鞘五

〔一〕三：金陵本同。活人书卷十八作「二」。

〔二〕半：原脱，今据活人书卷十八补。若不补，煎后岂能尚有一盏？

〔三〕三：金陵本同。活人书卷十八作「二」。

〔四〕水二盏煎一盏温服：金陵本同。活人书卷十七作「水二升，煮取半升，去滓再煎，三服，温温尽服」。

〔五〕半：原作「二」，金陵本同。今据大观、政和本草卷二十二牡鼠条附方改。

〔六〕二：金陵本及大观本草卷二十二牡鼠条附方同。政和本草作「一」，似误。

〔七〕子母秘录：原脱，今据大观、政和本草卷二十二牡鼠条附方补。仍计入旧附方数内。

〔八〕各等分：金陵本同。外台卷三十四引备急疗乳痈方作「各一分」，千金卷二十三第二，大黄、鼠屎作「各一分」，黄连作「二分」。

〔九〕即散：金陵本同。千金、外台俱作「痛止即愈」，此下俱有「无黍米，粟米、粳米亦得」。

〔十〕姚僧坦方：金陵本同。按此方外台卷三十四引自「备急」，方后原注：「千金同」。千金卷二十三第二正有此方。濒湖改作「姚僧坦方」，疑误。

〔十一〕方寸匕：金陵本同。肘后卷一第四作「如黍米」。

寸，和烧研末，猪脂调敷之。梅师。**狂犬咬伤**鼠屎二升，烧末傅之。梅师方。**猫咬成疮**雄鼠屎烧灰，油和傅之。曾经效验。寿域。**儿齿不生**雌〔一〕鼠屎（两头圆〔二〕者）三七枚，一日一枚拭其齿。勿食咸酸。或入麝香少许尤妙。小品。**小儿白秃**鼠屎瓦煅存性，同轻粉、麻油涂之。百一选〔三〕方。**小儿盐齁**鼠屎烧研，水酒空心服之。一岁一钱。**小儿燕窝**生疮。鼠屎研末，香油调搽。**毒蛇伤螫**野鼠屎，水调涂之。邵真人经验方。

壤土见土部〔四〕

鼹鼠音偃。别录下品

【释名】田鼠礼记**鼢鼠**音愤。**隐鼠**〔时珍曰〕田鼠偃行地中，能壅土成坌，故得诸名。

【集解】〔别录曰〕鼹鼠在土中行。五月取令干，燔之。〔弘景曰〕此即鼢鼠也，一名隐鼠。形如鼠大，而〔五〕无尾黑色，尖鼻甚强，常穿地中行，讨掘即得。今山林中别有大如水牛者，一名隐鼠。〔藏器曰〕隐鼠，阴穿地中而行，见日月光则死，于深山林木下土中有之。其大如牛者，名同物异耳。〔颂曰〕处处田垄间多有之。月令田鼠化为鴽者即此。其形类鼠而肥，多膏。旱岁为田害。〔宗奭曰〕鼹，脚绝短，但〔六〕能行。尾长寸许，目极小，项尤短。最易取，或安竹弓射取饲鹰。陶引如水牛者释之，误矣。〔时珍曰〕许慎言鼢乃伯劳所化。月令季春田鼠化为鴽，夏小正八月鴽为鼠，是二物交化，

〔一〕雌：金陵本、外台卷三十六及大观、政和本草卷二十二牡鼠条附方引杨氏产乳同。千金卷五下第九、圣惠方卷八十九、圣济总录卷一八一及普济方卷三六六俱作「雄」。按误雄为雌，自外台始。但外台方后云「雌鼠屎，头尖是也」，犹存字误之迹。杨氏产乳改尖为圆而误处遂泯然无痕，故普济方以为又一方。

〔二〕圆：金陵本及杨氏产乳同。外台卷三十六引小品作「尖」，方后注云：「千金同。」千金卷五下第九正作「雄鼠屎头尖」，故知外台「雌」字为「雄」字之笔误。

〔三〕选：原脱。按此方见是斋百一选方卷十九，今据补，以免与肘后百一方相混。

〔四〕土部：原脱，今从张本补。

〔五〕形如鼠大而：原作「形如鼠而大」，金陵本同。今据唐本草卷十五及大观、政和本草卷十八鼹鼠条改。

〔六〕但：原作「仅」，金陵本同。今据本草衍义卷十六及政和本草卷十八鼹鼠条改。

如鹰、鸠然也。鴽乃鹑类。隆庆辛未夏秋大水，蕲、黄濒江之地，鼢鼠遍野，皆栉鱼所化。芦稼之根，啮食殆尽，则鼢之化，不独一种也。

肉 〔气味〕咸，寒，无毒。〔主治〕燔之，疗痈疽、诸瘘蚀恶疮、阴䘌烂疮，别录 久食去风，主疮疥痔瘘。藏器 治风热久积，血脉不行，结成痈疽，食之〔一〕可消。又小儿食之，杀蛔虫。苏颂

膏 〔主治〕摩诸恶〔二〕疮。藏器

粪 〔主治〕蛇虺螫伤肿痛，研末，猪脂调涂。时珍

壤土 见土部〔三〕

隐鼠 拾遗

【释名】**鼹鼠**音偃。**偃鼠**〔四〕纲目 **鼠母**同**鼳**古役反。尔雅〔五〕

【集解】〔弘景注鼹鼠曰〕诸山林中，有兽大如水牛，形似猪，灰赤色，下脚似象，胸前尾上皆白，有力而钝，亦名隐〔六〕鼠。人〔七〕取食之，肉亦似牛，多以作脯。乃云是鼠王，其精〔八〕溺一滴落地，辄成一鼠，灾年则多出也。〔藏器曰〕

〔一〕食之：原脱，今据大观、政和本草卷十八鼹鼠条补。
〔二〕恶：同上。
〔三〕土部：原脱，今从张本补。
〔四〕鼠：金陵本此间及后引金楼子俱作「牛」。据御览九一一鼠条引金楼子，自当以作「鼠」为是。
〔五〕尔雅：原脱，今据下引尔雅文补。
〔六〕隐：金陵本同。唐本草卷十五及大观、政和本草卷十八鼹鼠条俱作「鼹」。
〔七〕人：唐本草卷十五鼹鼠条，此下有「张网」二字。大观、政和本草「张网」作「长」。
〔八〕精：原作「靖」，金陵本同。今据唐本草卷十五及大观、政和本草卷十八鼹鼠条改，与下「精滴成鼠」文合。

此是兽类，非鼠之俦。大如牛而前脚短，皮入鞧辔用。庄子所谓鼹鼠饮河，不过满腹者。陶言是鼠王，精滴成鼠。遍访山人无其说，亦不能土中行。此乃妄说，陶误信尔。〔颂曰〕鼹鼠出沧州及胡中。似牛而鼠首黑足，大者千斤。多伏于水，又能堰水放沫。彼人食其肉。〔时珍曰〕按异物志云：鼠母头脚似鼠，口锐毛苍〔一〕，大如水牛而畏狗。见则主水灾。晋书〔二〕云：宣城郡出隐鼠，大如牛，形似鼠〔三〕，脚类象而驴蹄〔四〕。毛灰〔五〕赤色，胸前尾上白色。有力而钝〔六〕。金楼子云：晋宁县境出大鼠，状如牛，土人谓之偃鼠〔七〕。时出山游，毛落田间〔八〕，悉成小鼠，苗稼尽耗。梁书云：倭国有山鼠如牛，又有大蛇能吞之。据此则隐鼠非无，而陶说有本；诸家辟之太甚者，未深考耳。又尔雅〔九〕云「鼹身似鼠而马蹄，长须而贼，一岁千斤，秦人谓之小驴」者，即此物也。

膏 【主治】痔瘘恶疮。陶弘景

鼫鼠音石。纲目

【释名】**硕鼠**与鼫同。出周易。**鼩鼠**音酌。出广雅。**雀鼠**出埤雅。**鼨鼠**音俊。出唐韵。〔时珍曰〕硕，大也，似鼠而大也。关西方音转鼫为鼩，讹鼩为雀。蜀人谓之鼨鼠，取其毛作笔。俊亦大也。

【集解】〔时珍曰〕鼫鼠处处有之，居土穴、树孔中。形大于〔十〕鼠，头似兔，尾有毛，青黄色。善鸣，能人立，交

〔一〕毛苍：原作「苍色」，金陵本同。今据初学记卷二十九及御览九一一鼠条引异物志改，与「口锐」相对为文。
〔二〕晋书：金陵本同。今检晋书未见此文。文见初学记卷二十九鼠条引「郭璞洞林」，似应据改。
〔三〕鼠：此下原有「裤」字，金陵本同。今据初学记卷二十九鼠条引郭璞洞林删。
〔四〕脚类象而驴蹄：金陵本同。郭璞洞林作「象脚，脚有三甲，皆如驴蹄。」
〔五〕灰：金陵本同。郭璞洞林无，乃濒湖据前引陶弘景说所加。
〔六〕有力而钝：同上。
〔七〕鼠：原作「牛」，金陵本同。今据御览九一一鼠条引金楼子改，与本书本条释名一致。
〔八〕时出山游毛落田间：金陵本同。御览九一一鼠条引金楼子作「天时将失，鼠则从山出游畎亩，散落其毛」。
〔九〕尔雅：金陵本同。按下引文乃濒湖糅合尔雅正文及郭注而成，详见彼书。
〔十〕于：金陵本同。尔雅·释兽鼫鼠条郭注作「如」，义异。

前两足而舞。好食粟、豆，与鼢鼠俱为田害。鼢小居田，而鼫大居山也。范成大云：宾州鼫鼠专食山豆根，土人取其腹干之入药，名鼫鼠肚。陆玑谓此亦有五技，与蝼蛄同名者，误矣。

肚 **【气味】**甘，寒，无毒。

【主治】咽喉痹痛，一切热气，研末含咽，神效。时珍 出虞衡志。

竹䶉 留、柳二音。纲目

【释名】竹㹠 〔时珍曰〕䶉状其肥，㹠言其美也。

【集解】〔时珍曰〕竹䶉，食竹根之鼠也。出南方，居土穴中。大如兔，人多食之，味如鸭肉。燕山录云：煮羊以䶉，煮鳖以蚊。物性相感也。

肉 **【气味】**甘，平，无毒。

【主治】补中益气，解毒。时珍

土拨鼠 拾遗

【释名】鼧鼥 音驼拔。答〔一〕剌不花 出正要。〔时珍曰〕按唐书有鼧鼥鼠，即此也。鼧鼥，言其肥也。唐韵作〔二〕鼸鼥〔三〕，音仆朴，俗讹为土拨耳。蒙古人名答剌不花。

【集解】〔藏器曰〕土拨鼠，生西番山泽间，穴土为窠。形如獭。夷人掘取食之。魏略〔四〕云「大秦国出辟毒鼠」，近似此也。〔时珍曰〕皮可为裘，甚暖，湿不能透。

〔一〕答：金陵本同。饮膳正要卷三兽品作「塔」，译音近似。
〔二〕作：原作「竹」，形近而误，金陵本同。今详文义改，与广韵卷五·一屋合。
〔三〕鼥：原作「鼣」，金陵本同。今据广韵卷五·一屋改。
〔四〕魏略：原作「魏志」，金陵本同。今据大观、政和本草卷十六土拨鼠条改，与御览九一一鼠条引鱼豢魏略合。

肉〔气味〕甘，平，无毒。〔时珍曰〕按饮膳正要云：虽肥而煮之无油，味短，多食难克化，微动风〔一〕。〔主治〕野鸡瘘疮，煮食肥美宜人〔二〕。藏器

头骨〔主治〕小儿夜卧不宁，悬之枕边，即安。时珍

貂鼠纲目

【释名】栗鼠尔雅翼松狗〔时珍曰〕貂亦作鼦。罗愿云：此鼠好食栗及松皮，夷人呼为栗鼠、松狗。

【集解】〔时珍曰〕按许慎说文云：貂，鼠属，大而黄黑色，出丁零国。今辽东、高丽及女直、鞑靼诸胡皆有之。其鼠大如獭而尾粗。其毛深寸许，紫黑色，蔚而不耀。用皮为裘、帽、风领，寒月服之，得风更暖，着水不濡，得雪即消，拂面如焰，拭眯即出，亦奇物也。惟近火则毛易脱。汉制侍中冠，金珰饰首，前插貂尾，加以附蝉，取其内劲而外温。毛带黄色者，为黄貂，白色者，为银貂。

肉〔气味〕甘，平，无毒。

毛皮〔主治〕尘沙眯目，以裘袖抆之，即去。时珍

黄鼠纲目

【释名】礼鼠韩文拱鼠同上䶉鼠音浑。貔狸〔时珍曰〕黄鼠，晴暖则出坐穴口，见人则交其前足，拱而如揖，乃窜入穴。即诗所谓相鼠有体，人而无礼；韩文所谓礼鼠拱而立者也。古文谓之䶉鼠。辽人呼为貔狸，或以貔狸为竹鼦、貍、獾者非。胡人亦名令邦。

【集解】〔时珍曰〕黄鼠出太原、大同，延、绥及沙漠诸地皆有之，辽人尤为珍贵。状类大鼠，黄色，而足短善走，

〔一〕风：金陵本同。饮膳正要卷三兽品塔剌不花条作「气」。

〔二〕宜人：原脱，今据大观、政和本草卷十六土拨鼠条及饮膳正要卷三兽品塔剌不花条补。

极肥。穴居有土窖如床榻之状者，则牝牡所居之处。秋时畜豆、粟、草木之实以御冬，各为小窖，别而贮之。村民以水灌穴而捕之。味极肥美，如豚子而脆。皮可为裘领。辽、金、元时以羊乳饲之，用供上膳，以为珍馔，千里赠遗。今亦不甚重之矣。最畏鼠狼，能入穴衔出也。北胡又有青鼠，皮亦可用。银鼠，白色如银，古名鼲鼠（音吸）。抱朴子言南海白鼠重数斤，毛可为布也。百感录云：西北有兽类黄鼠，短喙无目，性狡善听，闻人足音辄逃匿，不可卒得。土人呼为瞎撞。亦黄鼠类也。

肉 **【气味】**甘，平，无毒。正要云：多食发疮。

【主治】润肺生津。煎膏贴疮肿，解毒止痛。时珍

【发明】〔时珍曰〕黄鼠，北方所食之物，而方书无载。按经验良方，有灵鼠膏，云治诸疮肿毒，去痛退热。用大黄鼠一个，清油一斤，慢火煎焦，水上试油不散，乃滤滓澄清再煎。次入炒紫黄丹五两，柳枝不住搅匀，滴水成珠，下黄蜡一两，熬黑乃成。去火毒三日，如常摊贴。

鼬鼠音佑。纲目

【释名】黄鼠狼纲目 **鼪鼠**音生去声。 **鼧鼠**音谷。 **地猴** 〔时珍曰〕按广雅，鼠狼即鼬也。江东呼为鼪。其色黄赤如柚，故名。此物健于捕鼠及禽畜，又能制蛇虺。庄子所谓骐骥捕鼠，不如狸鼪者，即此。

【集解】〔时珍曰〕鼬，处处有之。状似鼠而身长尾大，黄色带赤，其气极臊臭。许慎所谓似貂而大，色黄而赤者，是也。其毫与尾〔一〕可作笔，严冬用之不折，世所谓鼠须、栗尾者，是也。

肉 〔气味〕甘，臭，温，有小毒。 〔主治〕**煎油，涂疮疥，杀虫。**时珍

心、肝 〔气味〕臭，微毒。 〔主治〕**心腹痛，杀虫。**时珍 〔附方〕新一。**心腹痛**用黄鼠心、肝、肺一具，阴干，瓦焙为末，入乳香、没药、孩儿茶、血竭末各三分。每服一钱，烧酒调下，立止。海上仙方。

〔一〕其毫与尾：金陵本同。埤雅卷十一鼠条作「取其毫于尾」。

鼷鼠 拾遗

【释名】甘口鼠〔时珍曰〕鼷乃鼠之最小者，啮人不痛，故曰甘口。今处处有之。

【集解】〔藏器曰〕鼷鼠极细，卒不可见。食人及牛、马等皮肤成疮，至死不觉。尔雅〔一〕云「有螫毒」，左传云「食郊牛角」者，皆此物也。博物志云「食人死肤，令人患恶疮」；医书云「正月食鼠残，多为鼠瘘，小孔下血」者，皆此病也。治之之法，以狸〔二〕膏摩之，及食狸肉为妙。鼷无功用，而为人害，故著之。

食蛇鼠 纲目

【集解】〔时珍曰〕按唐书云：罽宾国贡食蛇鼠，喙尖尾赤，能食蛇。有被蛇螫者，以鼠嗅而尿之即愈。今虽不闻说此，恐时有贡者，存此以备考证。

尿【主治】蛇虺伤螫。时珍

猬 本经中品

〔校正〕旧在虫鱼部，今据尔雅移入兽部。

【释名】彙古猬字。或〔三〕作蝟。毛刺尔雅 蝟鼠〔时珍曰〕按说文彙字篆文象形〔四〕，头足似鼠，故有鼠名。〔宗奭曰〕蝟皮治胃逆，开胃气有功。其字从虫从胃，深有理焉。

【集解】〔别录曰〕猬生楚山川谷田野。取无时，勿使中湿。〔弘景曰〕处处野中时有此兽。人犯之，便藏头足，毛刺人，不可得捉〔五〕。能跳入虎耳中，而见鹊便自仰腹受啄，物相制如此。其脂烊铁，中入少水银则柔如铅锡。〔蜀图

〔一〕尔雅：按此乃尔雅·释兽鼷鼠条郭璞注文。

〔二〕狸：原作「猪」，金陵本同。今据大观、政和本草卷二十一鼷鼠条改。

〔三〕或：原作「俗」，金陵本同。今据说文卷九下㣇部蝟条改。

〔四〕象形：金陵本同。按说文卷九下㣇部，「彙」作「𢑥」，云：「虫似豪猪者。从㣇，胃省声。」乃形声字，非象形字。

〔五〕捉：原脱，今据大观、政和本草卷二十一猬皮条补。

经〔一〕曰〕猬状如貒、豚。大者如豚，小者如瓜。脚短多刺〔二〕，尾长寸余。惟〔三〕苍白色，脚似猪蹄者佳；鼠脚者次之。去肉，取皮火干。又有山枳鼠，皮正相似，但尾端有两歧为别；又有虎鼠，皮亦相类，但以味酸为别；又有山豚，颇相似，而皮类兔皮，其色褐，味甚苦，俱不堪用。〔时珍曰〕猬之头、觜似鼠，刺毛似豪猪，踡缩则形如芡房及栗房，攒毛外刺，尿之即开。炙毂子云：刺端分两头者为猬，如棘针者为蝝。与蜀说不同。广韵云：似猬而赤尾者，名暨居。〔宗奭曰〕干猬皮并刺作刷，治纰帛绝佳。世有养者，去而复来。

【正误】〔恭曰〕猬极狞钝。大如豚，小如瓜。恶鹊声，故反腹受啄，欲掩取之，犹鹬、蚌也。虎耳不受鸡卵，且去地三尺，猬何能跳之而入。野俗鄙言，遂为雅记，深可怪也。〔宗奭曰〕唐本〔四〕注摈陶，理亦〔五〕当然。〔时珍曰〕按淮南子云：猬使虎申，蛇令豹止。又云：鹊屎中猬。纬书云：火烁金，故鹊啄蝟。观此则陶说非妄也，而苏氏斥之，寇氏和之，非矣。蜈蚣制龙、蛇，蜒蚰、蛞蝓制蜈蚣，岂在大小利钝耶？物畏其天耳。蜀图经所谓虎鼠即䶂鼠，亦猬中一种也。孙愐云：䶂，鼠属〔六〕，能飞，食虎豹。谈薮云：虎不敢入山林，而居草薄者，畏木上有⿺走票鼠也。鼠见虎过，则咆噪拔毛投之，虎必生虫疮溃烂至死。䶂、⿺走票音相近耳。猬能制虎，观此益可征矣。今正其误。

皮　〔修治〕细剉，炒黑入药。　〔气味〕苦，平，无毒。〔甄权曰〕甘，有小毒。　得酒良。畏桔梗、麦门冬。

〔主治〕**五痔阴蚀，下血赤白，五色血汁不止，阴肿，痛引腰背，酒煮杀之。**本经　**疗腹痛疝积，烧灰酒服。**别录　**治肠风泻血，痔病〔七〕有头，多年不瘥，炙末，白〔八〕饮服方寸匕。烧灰吹鼻，止衄血。甚解一切药力。**药性　〔附方〕旧五，新八。**五痔**

〔一〕蜀图经：按下文乃濒湖糅合唐本注、蜀本注及苏颂图经而成。
〔二〕多刺：原脱，今据大观、政和本草卷二十一猬皮条引苏颂图经补。
〔三〕惟：同上。
〔四〕本：原脱，今据本草衍义卷十七及政和本草卷二十一猬皮条补。
〔五〕亦：原作「以」，金陵本同。今据本草衍义卷十七及政和本草卷二十一猬皮条改。
〔六〕属：原脱，今据广韵卷四·三十六效·䶂(音豹)条补。
〔七〕病：原作「痛」，金陵本同。今据大观、政和本草卷二十一猬皮条改。
〔八〕白：原脱，今据大观、政和本草卷二十一猬皮条补。

下血衍义云：用猬皮合穿山甲等分烧存性，入肉豆蔻一半，末之〔一〕。空腹热米饮服二〔二〕钱，妙。 外台：用猬皮方〔三〕三指大，熏黄如枣大，熟艾一钱〔四〕，穿地作坑〔五〕，调和取便熏之，取口中有烟气为佳。火气稍尽即停，三日将息，更熏之，三度永瘥。勿犯风冷，羹臛将养，切忌鸡、鱼、猪、生冷，二十日后补之。**肠痔有虫**〔六〕猬皮烧末，生油和涂〔七〕。 简要济众〔八〕。**肠风下血**白刺猬皮一枚（铫内煿焦，去皮留刺），木贼半两（炒黑），为末。每服二钱，热酒调下。 杨氏家藏方。**蛊毒下血**猬皮烧末，水服方寸匕，当吐出毒。 千金翼。**五色痢疾**猬皮烧灰，酒服二钱。 寿域方。**大肠脱肛**猬皮一斤（烧），磁石（煅）五钱，桂心五钱，为末。每服二钱，米饮下。 叶氏摘玄。**塞鼻止衄**猬皮一枚，烧末。每用〔九〕半钱，绵裹塞之，数易之差〔十〕。 圣惠方。**鼻中瘜肉**猬皮炙为末，绵裹塞之三日〔十一〕。 千金。**眼睫倒刺**蝟刺、枣针〔十二〕、白芷、青黛等分为末，随左右目搐鼻中，口含冷水。 瑞竹堂方。**反胃吐食**猬皮烧灰，酒服。或煮汁，或五味淹炙食。 普济。**小儿惊啼**状如物刺。用猬皮三寸烧末，傅乳头饮儿〔十三〕。 子母秘录。**猘犬咬伤**猬皮、头发等分

〔一〕末之：原脱，今据本草衍义卷十七及政和本草卷二十一猬皮条补。

〔二〕二：原作「一」，金陵本同。今据本草衍义卷十七及政和本草卷二十一猬皮条改。

〔三〕方：原脱，外台卷二十六亦脱。今据千金卷二十三第三及大观、政和本草卷二十一猬皮条补。

〔四〕一钱：金陵本同。大观、政和本草附方无，千金卷二十三第三作「鸡子大」，外台卷二十六作「一握」。

〔五〕坑：金陵本、外台及大观、政和本草附方同。千金卷二十三第三作「孔」。

〔六〕有虫：金陵本同。外台卷二十六引肘后及大观、政和本草卷二十一猬皮条附方引简要济众俱作「如虫啮」。

〔七〕生油和涂：金陵本及简要济众方同。外台卷二十六引肘后仅作「傅之」二字。

〔八〕简要济众：原作肘后方，金陵本同。按此方虽与外台卷二十六引肘后方相似，但彼方不用「生油和涂」。故知此方实采大观、政和本草卷二十一猬皮条所附「简要济众」方，且已计入旧附方数内。今据改。

〔九〕每用：原脱，今据圣惠方卷三十七塞鼻散补。

〔十〕数易之差：同上。

〔十一〕三日：原作「日三」，金陵本同。今据千金卷六上第二改。

〔十二〕枣针：金陵本同。瑞竹堂方卷三青黛散作「枣树上黄直棘针」。

〔十三〕儿：大观、政和本草卷二十一猬皮条附方，此下俱有「饮服亦得」四字。

烧灰，水服。外台方。

肉〔气味〕甘，平，无毒。〔藏器曰〕食之去骨。误食令人瘦劣，诸节渐小也。〔主治〕反胃，炙黄食之。亦煮汁饮。又主瘘。藏器 炙食，肥下焦，理胃气，令人能食。孟诜

脂〔气味〕同肉。〔诜曰〕可煮五金八石，伏雄黄，柔铁。〔主治〕肠风泻血。日华 溶滴耳中，治聋。藏器 涂秃疮疥癣，杀虫。时珍〔附方〕新一。**虎爪伤人** 刺猬脂，日日傅之。内服香油。

脑〔主治〕狼瘘。时珍

心 肝〔主治〕蚁瘘蜂瘘，瘰疬恶疮，烧灰，酒服一钱。时珍

胆〔主治〕点目，止泪。化水，涂痔疮。时珍 治鹰食病。寇宗奭〔附方〕新一。**痘后风眼** 发则两睑红烂眵泪。用刺猬胆汁，用簪点入，痒不可当，二三次即愈。尤胜乌鸦胆也。董炳集验方。

兽之四 寓类、怪类共八种。

猕猴 证类〔一〕

【释名】**沐猴** 史记 **为猴** 说文 **胡孙** 格古论 **王孙** 柳文 **马留** 倦游录 **狙** 〔时珍曰〕按班固白虎通云：猴，候也。见人设食伏机，则凭高四望，善于候者也。猴好拭面如沐，故谓之沐，而后人讹沐为母，又讹母为猕，愈讹愈失矣。说文云：为字象母猴之形〔二〕。即沐猴也，非牝也。猴形似胡人，故曰胡孙。庄子谓之狙。养马者厩中畜之，能辟马病，胡俗称马留云。梵书谓之摩斯咤。

【集解】〔慎微曰〕猕猴有数种，总名禺属。取色黄、面赤、尾长者。用人家养者不主病，为其食杂物、违本性也。按抱朴子云：猴八百岁变为猿，猿五百岁变为玃，玃千岁变为蟾蜍。〔时珍曰〕猴，处处深山有之。状似人，眼如愁胡，而

〔一〕证类：原作「类证」，金陵本同。今从张本改，与本卷分目一致。

〔二〕为字象母猴之形：说文卷三下爪部为条引王育曰：「爪象形也。」段注：「此博异说。爪，衍文。王说全字象母猴形也。」

颊陷有嗛。嗛音歉，藏食处也。腹无脾以行消食，尻无毛而尾短。手足如人，亦能竖行。声嗝嗝若咳。孕五月而生子，生子多浴于涧。其性躁动害物，畜之者使坐杙上，鞭掊旬月乃驯也。其类有数种：小而尾短者，猴也；似猴而多髯者，豦也；似猴而大者，玃也；大而尾长赤目者，禺也；小而尾长仰鼻者，狖也；似狖而大者，果然也；似狖而小者，蒙颂也；似狖而善跃越者，獑猢也；似猴而长臂者，猿也；似猿而金尾者，狨也；似猿而大，能食猿、猴者，独也。不主病者，并各以类附之：

【附录】玃音却。〔时珍曰〕玃，老猴也。生蜀西徼外山中。似猴而大，色苍黑，能人行。善攫持人物，又善顾盼，故谓之玃。纯牡无牝，故又名玃父，亦曰猳玃。善摄人妇女为偶，生子。又神异经云：西方有兽名䝚，大如驴，状如猴，善缘木。纯牝无牡，群居要路，执男子合之而孕。此亦玃类，而牝牡相反者。**豦**音据。按郭璞云：建平山中有之。大如狗，状如猴，黄黑色，多髯鬣。好奋头[一]举石掷人。西山经云：崇吾之山有兽焉，状如禺而长臂善投[二]，名曰举父。即此也。

肉　**〔气味〕酸，平，无毒。〔主治〕诸风劳，酿酒弥佳。作脯食，治久疟。**慎微　**食之，辟瘴疫。**时珍　**〔发明〕**〔时珍曰〕异物志言：南方以猕猴头为鲊。临海志言：粤民喜啖猴头羹。又巴徼人捕猴，盐藏，火熏食，云甚美。

头骨[三]　**〔主治〕瘴疟。作汤，浴**[四]**小儿惊痫，鬼魅寒热。**慎微　**〔附方〕**旧一。**鬼疟**进退不定。用胡孙头骨一枚，烧研。空心温酒服一钱，临发再服。圣惠方。

手　**〔主治〕小儿惊痫口噤。**慎微

屎　**〔主治〕涂蜘蛛咬。**慎微　**小儿脐风撮口，及急惊风，烧末，和生蜜少许灌之。**

〔一〕奋头：金陵本同。尔雅·释兽郭注作「奋迅其头」，此下尚有「能」字。
〔二〕状如禺而长臂善投：金陵本同。山海经·西次三经作「其状如禺而文臂，豹尾而善投」。
〔三〕头骨：金陵本同。大观、政和本草卷十八猕猴条俱作「头角」。以旧附圣惠治鬼疟方证之，濒湖改作「头骨」诚是。
〔四〕作汤浴：金陵本同。大观、政和本草卷十八猕猴条俱作「作汤治」。究为内服或外用？义不明确。按普济方卷三七四治小儿暴惊鬼魅寒热方云：「用野猕猴头煎汤浴之。」濒湖改「治」为「浴」，极是。

时珍　出心鉴及卫生方。

皮〔慎微曰〕治马疫气。〔时珍曰〕马经言：马厩畜母猴，辟马瘟疫。逐月有天癸流草上，马食之，永无疾病矣。

狨 戎、松二音。　拾遗

【释名】猱难逃切。〔时珍曰〕狨毛柔长如绒，可以藉，可以缉，故谓之狨，而猱字亦从柔也。或云生于西戎，故从戎也。猱古文作夒〔一〕，象形。今呼长毛狗为猱，取此象。

【集解】〔藏器曰〕狨生山南山谷中。似猴而大，毛长，黄赤色。人将其皮作鞍褥。〔时珍曰〕杨亿谈苑云：狨出川峡深山中。其状大小类猿，长尾作金色，俗名金线狨。轻捷善缘木，甚爱其尾。人以药矢射之，中毒即自啮其尾也。宋时文武三品以上许用狨座，以其皮为褥也。

【附录】猿〔时珍曰〕猨善援引，故谓之猨，俗作猿。产川、广深山中。似猴而长大，其臂甚长，能引气，故多寿。或言其通臂者，误矣。臂骨作笛，甚清亮。其色有青、白、玄、黄、绯数种。其性静而仁慈，好食果实。其居多在林木，能越数丈，着地即泄泻死，惟附子汁饮之可免。其行多群。其雄〔二〕善啼，一鸣三声，凄切入人肝脾。范氏桂海志云：猿有三种〔三〕：金丝者，黄色；玉面者，黑色；及身面俱黑者。或云纯黑〔四〕是牡，金丝〔五〕是牝；牡〔六〕能啸，牝〔七〕不能也。王济日询记云：广人言猿初生毛黑而雄，老则变黄，溃去势囊，转雄为雌，与黑者交而孕。数百岁，黄又变白也。时珍按：

〔一〕夒：原作「獶」，今据金陵本改。按说文卷十上犬部：「獶，獿（犬吠声）也。从犬，夒声。」段注：「夊部夒，今作猱，作猱。獿则别一字，别一义。」卷五下夊部：「夒，贪兽也。一曰母猴。似人。从页。巳、止，夊，其手、足。」段注：「母猴与沐猴、猕猴，一声之转。母，非父母字。」因据改。

〔二〕雄：原作「鸣」，金陵本同。今据尔雅翼卷二十猿条改。

〔三〕三种：原脱，今据桂海虞衡志·志兽补。

〔四〕纯黑：原作「黄」，金陵本同。今据桂海虞衡志·志兽改。

〔五〕金絲：原作「黑」，金陵本同。据改同上。

〔六〕牡：原作「牝」，金陵本同。据改同上。

〔七〕牝：原作「牡」，金陵本同。据改同上。

此说与列子貐变化为猿，庄子獱〔一〕狙以猿为雌之言相合，必不妄也。**独**〔时珍曰〕独，似猿而大，其性独，一鸣即止，能食猿猴。故谚曰独一鸣而猿散。独夫盖取诸此。或云即黄腰也，又见虎下。

肉及血〔气味〕缺〔主治〕食之，调五痔病，久坐其皮亦良。藏器

脂〔主治〕疮、疥，涂之妙。同上

果然 拾遗

【释名】**禺**音遇。**狖**音又。或作貁、鼬。**蜼**狖、垒二音。或作猵。**仙猴**〔时珍曰〕郭璞云：果然，自呼其名。罗愿云：人捕其一，则举群啼而相赴，虽杀之不去也；谓之果然，以来之可必也。大者为然，为禺；小者为狖，为蜼。南人名仙猴，俗作猓𤡾。

【集解】〔藏器曰〕案南州异物志云：交州有果然兽，其名自呼。状大于猿，其体不过三尺，而尾长过头。鼻孔向天，雨则挂木上，以尾塞鼻孔。其毛长柔细滑，白质黑文，如苍鸭〔二〕胁边斑毛之状，集之为裘褥，甚温暖。尔雅「蜼，仰鼻而长尾」，即此也。〔时珍曰〕果然，仁兽也。出西南诸山中。居树上，状如猿，白面黑颊，多髯而毛采斑斓。尾长于身，其末有歧，雨则以歧塞鼻也。喜群行，老者前，少者后。食相让，居相爱，生相聚，死相赴。柳子所谓仁让孝慈者，是也。古者画蜼为宗彝，亦取其孝让而有智也。或云犹豫之犹，即狖也。其性多疑，见人则登树，上下不一，甚至奔触，破头折胫。故人以比心疑不决者，而俗呼騃愚为痴獃也。

肉【气味】咸，平，无毒。

【主治】疟瘴寒热，同五味煮臛食之，并坐其皮，取效。藏器

【发明】〔时珍曰〕案钟毓果然赋云：似猴象猿，黑颊〔三〕青身。肉非佳品。惟皮可珍。而吕氏春秋云：肉之美者，

〔一〕獱：金陵本同，乃「猵」之异体字，庄子·齐物论正作「猵」。
〔二〕苍鸭：金陵本及大观、政和本草卷十八果然条同。尔雅翼卷二十猓条作「苍头鸭」，义长。
〔三〕颊：原作「頰」，今据金陵本改，与御览九一〇果然条合。

玃猱之类。亦性各有不同耶？

【附录】蒙颂〔时珍曰〕蒙颂一名蒙贵，乃蜼之又小者也。紫黑色，出交趾。畜以捕鼠，胜于猫、狸。獑猢音惭胡。许氏说文作斩〔一〕[illegible]，乃蝯蜼之属。黑身，白腰如带，手有长毛，白色，似握版之状。蜀地志云：獑猢似猴而甚捷。常〔二〕在树上，欻然腾跃，如飞鸟也。

猩猩本作狌。音生。纲目

【释名】〔时珍曰〕猩猩能言而知来，犹惺惺也。

【集解】〔时珍曰〕猩猩自尔雅、逸周书以下数十说，今参集之云：出哀牢夷及交趾封溪县〔三〕山谷中。状如狗及猕猴，黄毛如猿，白耳如豕，人面人足，长发，头颜端正。声如儿啼，亦如犬吠。成群伏行。阮汧云：封溪俚人以酒及草屐置道侧，猩猩见即呼人祖先姓名，骂之而去。顷复相与尝酒着屐，因而被擒，槛而养之。将烹则推其肥者，泣而遣之。西胡取其血染毛罽不黯，刺血必箠而问其数，至一斗乃已。又按礼记亦云猩猩能言，而郭义恭广志云猩猩不能言〔四〕，山海经云猩猩能知人言，三说不同。大抵猩猩略似人形，如猿猴类耳。纵使能言，当若鹦鹉之属，亦不必尽如阮氏所说也。又罗愿尔雅翼云：古之说猩猩者，如豕、如狗、如猴。今之说猩猩者，与狒狒不相远。云如妇人被发袒足，无膝群行，遇人则手掩其形，谓之野人。据罗说则似乎后世所谓野女、野婆者也，岂即一物耶？

〔一〕斩：原作「[illegible]」，金陵本同，字书无。今据说文卷十上鼠部[illegible]条改。

〔二〕常：原脱，今据御览九一三獑猢条引蜀地志补。

〔三〕交趾封溪县：金陵本、尔雅·释兽猩猩条郭注、山海经·海内南经及御览九〇八猩猩条引广志俱同。惟御览同条引水经注作「西蜀封溪县」，与同条引蜀志合。盖因交趾曾为自称安阳王之西蜀王子所属，详见水经注卷三十七。

〔四〕猩猩不能言：御览九〇八猩猩条引广志云：「声如儿啼，不闻其言。」

【附录】野女　唐蒙博物志[一]云：日南出[二]野女，群行不见[三]夫。其状皛且白[四]，裸袒[五]无衣襦。周密齐东野语云：野婆出南丹州，黄发椎髻，裸形跣足，俨然若一媪也。群雌无牡。上下山谷如飞猱。自腰已下有皮盖膝。每遇男子必负去求合。尝为健夫所杀，至[六]死以手护腰间。剖之得印方寸，莹若苍玉，有文类符篆也。〔时珍曰〕合此二说与前阮氏、罗氏之说观之，则野女似即猩猩矣。又雄鼠卵有文如符篆，治鸟腋下有镜印，则野婆之印篆非异也。亦当有功用，但人未知耳。

肉　〔气味〕甘、咸，温，无毒。

【主治】食之不昧[七]不饥，令人善走，穷年无厌，可以辟谷。时珍　出逸书、山海经、水经。

【发明】〔时珍曰〕逸书言猩猩肉食之令人不昧[七]，其惺惺[八]可知矣。古人以为珍味。故荀子言猩猩能言笑，二足无毛，而人啜其羹，食其肉；吕氏春秋云肉之美者，猩猩之唇，獾獾之炙，是矣。

〔一〕唐蒙博物志：金陵本同。清·孙志祖读书脞录卷四云：「杨升庵丹铅录云：『汉有博物记，非张华博物志也。周公谨云不知谁著。考后汉注，始知博物记为唐蒙作。』志祖按：张华博物志，亦称博物记，无二书也。但今世所行博物志，本非完书。后人见刘昭注引有佚文，遂疑别一书耳。续汉书·郡国志·犍为郡下，有蜀都赋注『斩凿之迹今存，昔唐蒙所造。』本谓唐蒙开道事也。其下乃引『博物记：县西百里有牙门山。』升庵误以『唐蒙所造』，连以『博物记』为读，云唐蒙作博物记，卤莽甚矣。」濒湖此间，亦承升庵之误。应据后汉书·志第二十三删「唐蒙」二字。

〔二〕出：原作「有」，金陵本及今本博物志卷二异人段同。今据后汉书·志第二十三及齐东野语卷七引文改，以复其旧。

〔三〕不见：原合成一「觅」字，金陵本同，今本博物志卷二作「觅丈」二字。据改同上。

〔四〕皛且白：原作「白色」，金陵本同，今本博物志卷二作「皛目」。据改同上。

〔五〕裸袒：原作「遍体」，金陵本同。据改同上，与今本博物志卷二合。

〔六〕至：原脱，今据齐东野语卷七野婆条补。

〔七〕昧：金陵本同。按逸周书·王会篇及山海经·海内南经俱作「眯」。此间似濒湖有意改写，以合「惺惺」之义。

〔八〕惺惺：原作「猩猩」，金陵本同。今从张本改，始合「不昧」之义。

狒狒音费。 拾遗

【释名】𩢍𩢍与狒同。亦作䨲。枭羊〔一〕山海经野人方舆志人熊 〔时珍曰〕尔雅作狒。说文作𩢍，从𦣻，从囟，从内，象形。许慎云：北人呼为土蝼。今人呼为人熊。按郭璞谓山都即狒狒，稍似差别，抑名同物异欤？

【集解】〔藏器曰〕狒狒出西南夷。尔雅云：狒狒，如人被发，迅走食人。山海经云：枭羊〔一〕，人面，长唇黑身，有毛反踵。见人则笑，笑则上唇掩目。郭璞云：交广及南康郡山中，亦有此物。大者长丈余，俗呼为山都。宋孝建〔二〕中，獠人进雌雄二头。帝问土人丁銮。銮曰：其面似人，红赤色，毛似猕猴，有尾。能人言，如鸟声。善知生死，力负千钧。反踵无膝，睡则倚物。获人则先笑而后食之。猎人因以竹筒贯臂诱之，俟其笑时，抽手以锥钉其唇着额，任其奔驰〔三〕，候死而取之。发极长，可为头髲。血堪染靴及绯，饮之使人见鬼也。帝乃命工图之。〔时珍曰〕按方舆志云：狒狒，西蜀及处州山中亦有之，呼为人熊。人亦食其掌，剥其皮。闽中沙县幼山有之，长丈余，逢人则笑，呼为山大人，或曰野人及山魈也。又邓德〔四〕明南康记云：山都，形如昆仑人，通身生毛。见人辄闭目，开口如笑。好在深涧中翻石，觅蟹食之。珍按：邓氏所说，与北山经之山狎，述异记之山都，永嘉记之山鬼，神异经之山𤢖，玄中记之山精，海录碎〔五〕事之山丈，文字指归之旱魃，搜神记之治鸟，俱相类，乃山怪也。今并附之，以备考证。

【附录】山都 〔时珍曰〕任昉述异记云：南康有神曰山都。形如人，长二尺〔六〕余，黑色，赤目黄发。深山树中作窠，状如鸟卵，高三尺余，内甚光彩，体质轻虚，以鸟毛为褥，二枚相连，上雄下雌。能变化隐形，罕睹其状，若木客、山𤢖之类也。山狎 〔时珍曰〕北山经云：山狎〔七〕状如犬而人面，善投，见人则笑。其行如风，见则天下大风。木客 〔又

〔一〕 枭羊：金陵本、尔雅·释兽郭注及大观、政和本草卷十七狒狒条同。山海经·海内南经作「枭阳」，与说文卷十四下内部、淮南子·氾论篇及扬雄羽猎赋（文选卷八）同。「羊」与「阳」古通用。楚辞卷十四哀时命作「枭杨」。

〔二〕 孝建：原作「建武」，金陵本同。按刘宋无「建武」年号。今据大观、政和本草卷十七狒狒条改。

〔三〕 任其奔驰：原脱，今据大观、政和本草卷十七狒狒条补。

〔四〕 德：原作「显」，金陵本及本书卷一引据经史百家书目同。今据御览八八四鬼下改，与说郛顺治刻本卷六十一及涵芬楼本卷四均合。

〔五〕 碎：原作「杂」，金陵本同。今据本书卷一引据经史百家书目改，与四库总目·子部·类书类一合。下同。

〔六〕 尺：原作「丈」，金陵本同。今据御八八四鬼下引述异记改，与下「窠高三尺余」相合。

〔七〕 狎：原作「挥」，金陵本同。今据山海经·北山经·嶽法之山条改，与本书本条前文一致。

曰〕南康记〔一〕云：生南方山中。头面语言不全异人，但手脚爪如钩利。居绝岩间，死亦殡殓。能与人交易，而不见其形也。今南方有鬼市，亦类此。又有木客鸟，见禽部。

山㺐〔又曰〕东方朔神异经云：西方深山有人，长尺〔二〕余，袒身，捕虾、蟹，就人火炙食之，名曰山㺐，其名自呼。人犯之则发寒热。盖鬼魅耳，所在亦有之，惟畏爆竹煏𤏲声。刘义庆幽明录云：东昌县山岩间有物如人，长四五尺，裸身被发，发长五六寸，能作呼啸声，不见其形〔三〕。每从涧中发石取虾、蟹，就火炙食。永嘉记云：安国县有山鬼，形如人而一脚，仅长一尺许。好盗伐木人盐，炙石蟹食。人不敢犯之，能令人病及焚居也。玄中记云：山精如人，一足，长三四尺。食山蟹，夜出昼伏〔四〕。千岁蟾蜍能食之。抱朴子云：山精形如小儿，独足向后。夜喜犯人，其名曰魈〔五〕，呼其名则不能犯人。白泽图云：山之精，状如鼓，色赤，一足而行〔六〕，名曰夔〔七〕，呼之可使取虎豹。海录碎事云：岭南有物，一足反踵，手足皆三指。雄曰山丈，雌曰山姑，能夜叩人门求物也。神异经〔八〕云：南方有魃，一名旱母。长二三尺，裸形，目在顶上，行走如风。见则大旱。遇者得之投溷中，则旱除。文字指归云：旱魃，山鬼也。所居之处天不雨。女魃入人家，能窃物以出；男魃入人家，能窃物以归。时珍谨按：诸说虽少有参差，大抵俱是怪类，今俗所谓独脚鬼者是也。迩来处处有之，能隐形入人家淫乱，致人成疾；放火窃物，大为家害。法术不能驱，医药不能治，呼为五通、七郎诸神而祀之，盖未知其原如此。故备载之，非但博闻而已。其曰呼其名则无害，千岁蟾蜍能食之者，非治法欤？引申触类，必有能制之者。又有治鸟，亦此类，见禽部。精怪之属甚伙，皆为人害。惟白泽图、玄中记、抱朴子、酉阳杂俎诸书载之颇悉，起居者亦不可不知。然正人君子，则德可胜妖，自不敢近也。

〔一〕南康记：原作「幽明录」，金陵本同。今据御览八八四鬼下改。

〔二〕尺：原作「丈」，金陵本同。今据御览八八三鬼上引神异经改。

〔三〕不见其形：金陵本同。御览八八三鬼上引幽明录作「不可恒见」，义微异。

〔四〕伏：御览八八六精条引玄中记，此下有「昼日不见，夜闻其声」八字。

〔五〕魈：原作「魈」，金陵本同。按抱朴子内篇卷十七登涉篇作「蚑」（御览八八六误作「蛟」），乃「魃」之借字。说文卷九上鬼部：「魃，一曰小儿鬼。」今据改。

〔六〕而行：原脱，今据御览八八六精条引白泽图补。

〔七〕夔：此下原有「亦曰挥文」四字，金陵本同。按御览八八六精条引白泽图·山之精段无此文。另段云：「故宅之精，名曰挥文。」濒湖错入此间，今据删。

〔八〕经：原作「记」，金陵本同。今据御览八八三鬼上引神异经改。

肉　【气味】无毒。

【主治】作脯，连脂薄割炙热，贴人癣疥，能引虫出，频易取瘥。藏器

罔两 纲目

【集解】〔时珍曰〕罔两一作魍魉。又作方良，周礼方相氏执戈入圹，以驱方良，是矣。罔两好食亡者肝，故驱之。其性畏虎、柏，故墓上树石虎，植柏。国语云：木石之怪，夔、罔两；水石之怪，龙、罔象。即此。述异记云：秦时陈仓人猎得兽，若彘若羊。逢二童子曰：此名弗述，又名蝹，在地下食死人脑。但以柏插其首则死。此即罔两也。虽于药石无与，而于死人有关，故录之。其方相有四目，若二目者为魌，皆鬼物也，古人设人像之。昔费长房识李娥药丸用方相脑，则其物亦入辟邪方药，而法失传矣。

彭侯 纲目

【集解】〔时珍曰〕按白泽图云：木之精名曰彭侯，状如黑狗，无尾，可烹食。千岁之木有精曰贾朏〔一〕，状如豚，食之味如狗。搜神记云：吴时敬叔伐大樟树血出，中有物，人面狗身。敬叔云：此名彭侯。乃烹而食之，味如狗也。

肉　【气味】甘、酸，温，无毒。

【主治】食之辟邪，令人志壮。白泽

封 纲目

【集解】〔时珍曰〕按江邻几杂志云：徐积于庐州河次得一小儿，手无指无血，惧而埋之。此白泽图所谓封，食之多力者也。田汝〔二〕成西湖志云：董表仪撤屋掘土，得一肉块。术士云：太岁也。弃之〔三〕，亦无害。又山海经务〔四〕隅之山，

〔一〕千岁之木有精曰贾朏：金陵本同。御览八八六精条引白泽图作「千载木，其中有虫，名曰贾诎。」

〔二〕汝：原作「九」，金陵本及本书卷一引据经史百家书目原同。今据四库总目·史部·地理类三改。此书全名为「西湖游览志」。

〔三〕弃之：金陵本同。西湖游览志余卷二十六作「投诸河」。

〔四〕务：原作「敦」，金陵本同。今据山海经·海外北经改。「务隅」，大荒北经作「附禺」，海内东经作「鲋鱼」，皆声近字通。

及开明南、北，东南海外并有视肉。郭璞注云：聚肉形如牛肝，有两目。食之无〔一〕尽，寻复更〔二〕生如旧也。此皆封类可食者，但人不知耳。又海中一种土肉，正黑，长五寸，大如小儿臂，有腹无口目，有三十足，可炙食。此又虫、鱼之属，类乎封者也。

〔一〕无：金陵本及山海经·海外南经郭注同。郝懿行笺疏云：「北堂书钞卷一四五引此注作『食之尽』，今本『无』字衍。」

〔二〕更：原脱，今据山海经·海外南经郭注补。

本草纲目人部目录第五十二卷

李时珍曰：神农本草，人物惟发髲一种，所以别人于物也。后世方伎之士，至于骨、肉、胆、血，咸称为药，甚哉不仁也。今于此部凡经人用者，皆不可遗。惟无害于义者，则详述之。其惨忍邪秽者则略之，仍辟断于各条之下。通计三十七[一]种，不复分类。旧本二十五种。今移五种入服器部，自玉石部移入一种。

神农本草经一种梁陶弘景注　名医别录五种梁陶弘景注　唐本草一种唐苏恭

本草拾遗八种唐陈藏器　日华本草二种宋人大明　开宝本草一种宋马志

嘉祐本草四种宋掌禹锡　证类本草一种宋唐慎微　本草蒙筌一种明陈嘉谟[二]

本草纲目一十三种明李时珍

〔附注〕魏吴普本草　李当之药[三]录　宋雷敩炮炙　齐徐之才药对　孙思邈千金

甄权药性　唐孟诜食疗　蜀韩保昇重注　宋寇宗奭衍义　元李杲[四]法象

王好古汤液　朱震亨补遗　明汪机会编

人之一

凡三十七[一]种，附二条[五]。

发髲本经　乱发别录　头垢别录　耳塞日华

[一] 七：原作「五」，金陵本及卷首总目同。今按本卷所列实数改。

[二] 谟：原作「猷」，金陵本同。今据本书卷一历代诸家本草改。

[三] 药：原作「本」，金陵本同。据改同上。

[四] 杲：原作「昊」，金陵本同。据改同上。

[五] 二条：原版损坏，今据金陵本补。即人屎条所附人中黄及妇人月水条所附月经衣。

膝头〔一〕垢纲目　爪甲纲目　牙齿日华　人屎别录
小儿胎屎纲目　人尿别录　溺白垽唐本（即人中白）　秋石蒙筌
淋石嘉祐　癖石纲目　乳汁别录　妇人月水嘉祐
人血拾遗　人精嘉祐　口津唾纲目　齿垽嘉祐
人汗纲目　眼泪纲目　人气纲目　人魄纲目
髭须证类　阴毛拾遗　人骨拾遗　天灵盖开宝
人胞拾遗　胞衣水拾遗　初生脐带拾遗　人势纲目
人胆拾遗　人肉拾遗　木乃伊纲目　方民纲目
人傀纲目

右附方旧六十七，新二百一十七〔二〕。

〔一〕头：原脱，金陵本亦脱。今据本卷本条补，与外台卷二十二崔氏疗紧唇方合。
〔二〕一十七：原作「二十」，今按本卷新附方数改。

本草纲目人部第五十二卷

人之一 凡三十七〔一〕种，附二条。

发髲音被。 本经

【释名】鬉音总。 甄立言〔二〕髲髢音剃。亦作鬄。〔李当之曰〕发髲是童男发。〔弘景曰〕不知发髲审是何物？髲字书记所无〔三〕。或作蒜音〔四〕，今人呼斑发为蒜发，书家亦呼乱发为鬈，恐即鬈也。童男之理，或未全明。〔恭曰〕此发髲根也，年久者用之神效。字书无髲字，即发字误矣。既有乱发，则发髲去病。用陈久者，如船茹、败天公〔五〕、蒲席，皆此例也。甄立言本草作鬉。鬉，亦发也。鬈乃发美貌，有声无质，陶说非矣。〔宗奭曰〕发髲、乱发，自是两等。发髲味苦，即陈旧经年岁者，如橘皮、半夏取陈者入药更良之义。今人谓之头髲〔六〕。其乱发条中自无用髲之义，二义甚明，不必过搜索也。〔时珍曰〕发髲，乃剪髢下发也；乱发，乃梳栉下发也。按许慎说文云：大人曰髡，小儿曰剃〔七〕。顾野王玉篇云：髲，鬄也。鬄，发髲也。二说甚明。古者刑人鬄发，妇人以之被髻，故谓之发髲。周礼云王后夫〔八〕人之服，有以

〔一〕七：原作「五」，金陵本同。今按下列实数改。

〔二〕立言：原作「权」，金陵本同。今据唐本草及大观、政和本草卷十五发髲条改，使与下文一致。按立言乃权之弟，濒湖似误为一人。

〔三〕髲字书记所无：按说文卷九上髟部：「髲，鬄也。」(「鬄」乃「髢」之异体字，即假头发。)段注本改为「髲，益发也。」段注：「鄘风（君子偕老：不屑髢也）正义引说文云：『髲，益发也。言人发少，聚他人发益之。』下十字古注语。」弘景谓髲字书记所无，苏恭谓字书无髲字，濒湖引说文亦不及此条，不知三君何以熟视无睹？

〔四〕音：原作「字」，金陵本同。今据唐本草及大观、政和本草卷十五发髲条改。

〔五〕公：原作「翁」，金陵本及大观、政和本草卷十五发髲条俱同。今据唐本草卷十五发髲条改，与大观、政和本草卷十一及本书卷三十八败天公条一致。

〔六〕髲：原作「发」，金陵本同。今据本草衍义卷十六及政和本草卷十五发髲条改。

〔七〕剃：原作「髢」(假头发)，金陵本同。今据说文卷九上髟部鬀(剃之异体字)条改。濒湖改「剃」为「髢」，作为假发之证，不仅与许慎原意不合；反可证明李当之之说为不误，亦非濒湖本意。

〔八〕夫：原作「大」，金陵本同。今据周礼·天官·追师条郑注改。

发髢为首饰者是矣。又诗云：鬒发如云，不屑髢也。甄权所谓发髲，雷斅所谓二十男子顶心剪下发者，得之矣。李当之以为童男发，陶弘景以为鬒发，苏恭以为发根，宗奭以为陈发者，并误矣。且顾野王在苏恭之前，恭不知玉篇有髲字，亦欠考矣。毛苌诗传云：被之僮僮。被，首饰也。编发为之，即此髲也。

【修治】〔斅曰〕发髲，是男子年二十已来，无疾患，颜貌红白，于顶心剪下者。入丸药膏中用，先以苦参水浸一宿，漉出入瓶子，以火煅赤，放冷研用。〔时珍曰〕今人以皂荚水洗净，晒干，入罐固济，煅存性用，亦良。

【气味】苦，温，无毒。别录：小寒。

【主治】五癃关格不通，利小便水道，疗小儿痫〔一〕，**大人痓。仍自还神化。**本经　**合鸡子黄煎之，消为水，疗小儿惊热百病**〔二〕。别录　**止血闷血运，金疮伤风，血痢，入药烧存性。用煎膏，长肉消瘀血。**大明

【发明】〔韩保昇曰〕本经云：自还神化。李当之云：神化之事，未见别方。按异苑云：人发变为鳝鱼。神化之异，应此者也。又〔藏器曰〕生人发挂果树上，乌鸟不敢来食其实。又人逃走，取其发于纬车上却转之，则迷乱不知所适。此皆神化。〔时珍曰〕发者血之余。埋之土中，千年不朽，煎之至枯，复有液出。误食入腹，变为癥虫；煅治服饵，令发不白。此正神化之应验也。

【附方】旧三，新三〔三〕。**石淋痛涩**发髲烧存性，研末。每服用一钱，井水服之。肘后方。**伤寒黄病**发髲烧研，水服一寸匕，日三。伤寒类要。**胎衣不下**乱发、头髲结，撩喉〔四〕、口中。孙〔五〕真人方。**小儿客忤**因见生人所致〔六〕。取来人囟上发十茎、断儿衣带少许，合烧研末。和乳饮儿，即愈。千金方。**急肚疼病**用本人头发三十根，

〔一〕痫：原作「惊」，金陵本同。今据唐本草卷十五、千金翼卷三及大观、政和本草卷十五发髲条改。

〔二〕百病：金陵本同。按唐本草卷十五、千金翼卷三及大观、政和本草卷十五发髲条引别录俱无，乃濒湖取陶弘景注所加。

〔三〕旧三新三：原作「旧二新四」，今按下列新旧附方数改。

〔四〕髲结撩喉：原作「发撩结」三字，金陵本同。今据大观、政和本草卷十五乱发条附经验方引孙真人改。

〔五〕孙：原脱，今据大观、政和本草卷十五乱发条附经验方及普济方卷三五七引孙真人方补。

〔六〕小儿客忤因见生人所致：金陵本同。千金卷五上第四，二物烧发散作「少小见人来卒不佳」，此下有「腹中作声者」五字。

烧过酒服。即以水调芥子末，封在脐内，大汗如雨，即安。谈野翁方。**瘰疬恶疮**生发灰，米汤服一钱。外以生发灰三分，皂荚刺灰二分，白及一分，为末。干掺，或以猪胆汁调。直指方。

乱发别录

【释名】血余纲目**人退**〔时珍曰〕头上曰发，属足少阴、阳明；耳前曰鬓，属手、足少阳；目上曰眉，属手、足阳明；唇上曰髭，属手阳明；颏下曰须，属足少阴、阳明；两颊曰髯，属足少阳。其经气血盛，则美而长；气多血少，则美而短；气少血多，则少而恶；气血俱少，则其处不生。气血俱热，则黄而赤；气血俱衰，则白而落。素问云：肾之华在发。王冰注云：肾主髓，脑者髓之海，发者脑之华，脑减则发素。滑寿注云：水出高原，故肾华在发。发者血之余，血者水之类也。今方家呼发为血余，盖本此义也。龙木论谓之人退焉。叶世杰草木子云：精之荣以须，气之荣以眉，血之荣以发。类苑云：发属心，禀火气而上生；须属肾，禀水气而下生；眉属肝，禀木气而侧生。故男子肾气外行而有须，女子、宦人则无须，而眉、发不异也。说虽不同，亦各有理，终不若分经者为的。刘君安〔一〕云：欲发不落，梳头满千遍。又云：发宜多梳，齿宜数叩。皆摄精益脑之理尔。又昆斋吴玉有白发辨，言发之白，虽有迟早老少，皆不系寿之修短，由祖传及随事感应而已。援引古今为证，亦自有理。文多不录。

【气味】苦，微温，无毒。

【主治】咳嗽，五淋，大小便不通，小儿惊痫，止血。鼻衄，烧灰吹之立已。别录**烧灰，疗转胞，小便不通，赤白痢，哽噎，痈肿，狐尿刺，尸疰，疔肿骨疽杂疮。**苏恭**消瘀血，补阴甚捷。**震亨

【发明】〔时珍曰〕发乃血余，故能治血病，补阴，疗惊痫，去心窍之血。刘君安以己发合头垢等分烧存性，每服豆许三丸，名曰还精丹，令头不白。又老唐方，亦用自己乱发洗净〔二〕，每一两入川椒五十粒，泥固，入瓶煅黑〔三〕研末，每

〔一〕君安：原作「安君」，金陵本同。今据大观、政和本草卷十五乱发条及头垢条引服气精义改，与本书本条发明项文一致。
〔二〕净：大观、政和本草卷十五乱发条引老唐说，此下俱有「干」字。
〔三〕入瓶煅黑：金陵本同。大观、政和本草卷十五乱发条引老唐说俱作「入炉大火一煅如黑糟」。

空心酒服一钱，令髭〔一〕发长黑。此皆补阴之验也。用梳者，取其下达尔。〔弘景曰〕俗中妪母为小儿作鸡子煎，用其父梳头乱发，杂鸡子黄熬，良久得汁，与儿服，去痰热，疗百病。

【附方】旧十六，新二十五〔二〕。**孩子热疮**乱发一团如梨子大，鸡子黄十个〔三〕煮熟，同于铫子内熬，至甚干始有液出，旋置盏中，液尽为度。用傅疮上，即以苦参粉粉之，神妙。详见鸡子黄下。刘禹锡传信方。**小儿斑疹**〔四〕发灰，饮服三钱。子母秘录。**小儿断脐**即用清油调发灰傅之，不可伤水。脐湿不干，亦傅之。**小儿重舌**欲死者。以乱发灰半钱，调傅舌下。不住用之。简要济众。**小儿燕口**两角生疮。烧乱发，和猪脂涂之〔五〕。子母秘录。**小儿吻疮**发灰，和猪脂涂之。圣惠方。**小儿惊啼**乱〔六〕发烧研，乳汁或酒服少许，良。千金。**鼻血眩冒**欲死者。乱发烧研，水服方寸匕，仍吹之。梅师方。**鼻血不止**血余，烧灰吹之，立止，永不发。男用母发，女用父发。圣惠：用乱发灰一钱，人中白五分〔七〕，麝香少许〔八〕，为末，嗃鼻。名三奇散〔九〕。**肺疽**〔十〕**吐血**发灰一〔十一〕钱，米醋二合，白汤

〔一〕髭：原脱，今据大观、政和本草卷十五乱发条引老唐说补。

〔二〕五：原作「四」，今按下新附方数改。

〔三〕十个：金陵本同。大观、政和本草卷十五乱发条附经验方及普济卷四〇七俱无分量，大观、政和本草卷十九鸡子条苏颂图经引刘禹锡传信方作「五枚」，此间濒湖增至「十个」。

〔四〕斑疹：金陵本同。大观、政和本草卷十五乱发条附方俱作「斑疮豌豆疮」（大观「豌」误作「疹」）。

〔五〕烧乱发和猪脂涂之：原作「发灰三钱，饮汁服」，金陵本同，乃涉「治斑疮豌豆疮」方而误。今据大观、政和本草卷十五乱发条附方改。

〔六〕乱：此下原有「油」字，金陵本同。今据千金卷五上第四及大观、政和本草卷十五乱发条附方删。

〔七〕五分：金陵本、圣济总录卷七十及普济方卷一八九同。圣惠方卷三十七作「半两」，疑误。

〔八〕少许：金陵本同。圣惠方卷三十七作「半錢」，圣济总录卷七十作「一字」，普济方卷一八九作「一分」。

〔九〕三奇散：金陵本及普济方卷一八九同。圣惠方卷三十七无此名。

〔十〕肺疽：金陵本、千金卷十二第六、圣惠卷三十七、三因方卷九及普济方卷一八八同。巢源卷二十七吐血候作「肺疽」，圣济总录卷六十八作「肺瘅」（「疽」与「瘅」古通用），义长。

〔十一〕一：金陵本同。三因方卷九治尿血（兼治肺疽）发灰散作「二」。

一盏〔一〕，调服。三因方。**咳嗽有血**小儿胎发灰，入麝香少许，酒下。每个作一服，男用女，女用男。朱氏集验。**齿缝出血**头发切，入铫内炒存性，研，掺之。华佗中藏经。**肌肤出血**胎〔二〕发烧灰，傅之即止。或吹入鼻中。证治要诀。**诸窍出血**头发、败棕、陈莲蓬，并烧灰等分。每服三〔三〕钱，木香汤下〔四〕。仁斋直指〔五〕。**上下诸血**或吐血，或心衄，或内崩，或舌上出血如簪孔，或鼻衄，或小便出血。并用乱发灰，水服方寸匕，一日三服。圣济。**无故遗血**乱发及爪甲烧灰，酒服方寸匕。千金方。**小便尿血**发灰二钱，醋汤服〔六〕。永类方。**血淋苦痛**乱发烧存性二钱〔七〕，入麝少许，米饮服〔八〕。危氏方〔九〕。**大便泻血**血余半两（烧灰），鸡冠花根〔十〕、柏叶各一两，为末。卧时酒服二钱，来早以温酒一盏投之。一服见效。普济。**胎产便血**〔十一〕发灰，每饮服二钱〔十二〕。昝殷产宝。**女人漏血**乱发洗净烧研，空心温酒服一钱。妇人良方。**月水不通**童男、童女发各三两（烧灰），斑蝥二十一枚（糯米炒黄），

〔一〕一盏：金陵本同。三因方卷九发灰散作「少许」。

〔二〕胎：证治要诀卷四肌衄条，此上有「男」字。

〔三〕三：金陵本同。仁斋直指卷二十六及普济方卷一九〇黑散子俱作「二」。

〔四〕下：仁斋直指卷二十六及普济方卷一九〇黑散子，此下俱有「或只用棕榈烧灰，米汤调下亦可。」

〔五〕仁斋直指：原作「圣惠方」，金陵本同。今检圣惠未见此方。方见仁斋直指卷二十六，名黑散子。普济方卷一九〇转载此方，注云：「出直指方。」因据改。

〔六〕醋汤服：金陵本同。永类钤方卷十三作「以米醋二合，汤一盏，调服。」此下有「一方加蜀葵子炒，为末，米饮调。」

〔七〕烧存性二钱：金陵本同。危氏世医得效方卷八及普济方卷二一五俱作「不以多少烧为灰」。

〔八〕米饮服：金陵本同。危氏世医得效方卷八及普济方卷二一五俱作「每服用米醋泡汤调下」。

〔九〕危氏方：原作「圣惠方」，金陵本同（仅无「方」字）。今检圣惠未见此方。方见危氏世医得效方卷八。普济方卷二一五载此方名发灰散，原注：「出危氏方。」因据改。

〔十〕根：原脱，今据普济方卷三十八血余散补。

〔十一〕便血：金陵本同。经效产宝卷下第三十三作「小便利血」。

〔十二〕每饮服二钱：金陵本同。经效产宝卷下第三十三作「米饮服方寸匕」。

麝香一钱，为末。每服一钱，食前热生〔一〕姜酒下。圣惠方〔二〕。**妇人阴吹**胃气下泄，阴吹而正喧，此谷气之实也，宜猪膏发煎导之。用猪膏半斤，乱发鸡子大三枚，和煎，发消药成矣。分再服，病从小便中出也。张仲景方。**女劳黄疸**因大热大劳交接后入水所致。身目俱黄，发热恶寒，小腹满急，小便难。用膏发煎治之，即上方。肘后方。**黄疸尿赤**乱发灰，水服一钱，日三次，秘方也。肘后。**大小便闭**乱发灰三指撮，投〔三〕半升水服。姚氏。**干霍乱病**胀满烦躁。乱发一团烧灰，盐汤二升，和服取吐。十便良方。**尸疰中恶**子母秘录：用乱发如鸡子大，烧研，水服。一方：用乱发灰半两，杏仁半两（去皮、尖，研），炼蜜丸〔四〕梧子大。每温酒，日下二三十丸〔五〕。**破伤中风**乱发如鸡子大，无油器中熬焦黑，研，以好酒一盏沃之，入何首乌末二钱〔六〕灌之。少顷再灌。本草衍义。**沐发中风**方同上。**令发长黑**乱发洗晒，油煎焦枯，研末，擦发良。圣惠。**擦落耳鼻**头发瓶盛泥固，煅过研末。以擦落耳、鼻，乘热蘸发灰缀定，软帛缚住，勿令动，自生合也。经验良方。**耳卒肿痛**〔七〕乱发裹杏仁末〔八〕，塞之〔九〕。圣惠方。**吞发在咽**取自己乱发烧灰，水服一钱。延龄至宝方。**蜈蚣螫咬**头发烧烟熏之〔十〕。**疔肿恶疮**乱发、鼠屎等分，烧灰。

〔一〕生：原脱，今据圣惠方卷七十二及普济方卷三三三乌金散补。

〔二〕圣惠方：原作「普济方」，金陵本同（仅无「方」字）。按普济方卷三三三载此方，「童男、童女发」脱分量，「斑蝥」分量误为「三十七枚」，原注：「出圣惠方。」检圣惠卷七十二，与此方大同，因据改。

〔三〕投：原作「拔」。今据金陵本改，与外台卷二十七及大观、政和本草卷十五乱发条附方俱合。

〔四〕炼蜜丸：金陵本同。肘后卷一第六作「捣膏和丸之」，千金卷十七第八作「研如脂」，外台卷十三引姚氏方作「捣如脂，以猪膏和」。

〔五〕日下二三十丸：金陵本同。肘后卷一第六作「三丸，日五六服」，千金卷十七第八及外台卷十三引姚氏方俱作「三丸，日三」。

〔六〕钱：本草衍义卷十六及政和本草卷十五乱发条，此下俱有「同匀搅，候温」五字。

〔七〕耳卒肿痛：原作「聤耳出脓」，金陵本同，乃涉圣惠方上段而误。今据圣惠方卷三十六治耳肿诸方段改。

〔八〕末：金陵本同。圣惠方卷三十六作「半两，汤浸去皮，微炒，捣如膏，捻如枣核大」。

〔九〕塞之：金陵本同。圣惠方卷三十六作「塞于耳内，日再易之」。

〔十〕熏之：普济方卷三〇八，此下有「或烧灰搽伤处」六字。原注：「出百一选方。」今检抄本是斋百一选方未见此方。

针入疮内，大良。圣惠方。**疮口不合**乱发、露蜂房、蛇蜕皮各（烧存性）一钱，用温酒食前调服，神妙。苏沈良方。**下疳湿疮**发灰一钱，枣核七个，烧研，洗贴。心镜。**大风疠疮**用新竹筒十个，内装黑豆一层，头发一层，至满，以稻糠火盆内煨之，候汁滴出，以盏接承，翎扫疮上，数日即愈。亦治诸疮。邵真人经验方。

头垢 别录

【释名】梳上者名百齿霜〔弘景曰〕术云，头垢浮针，以肥腻故耳。今当用悦泽人者，其垢可丸也。

【气味】咸、苦，温，有毒。

【主治】淋闭不通。别录 **疗噎疾，酸浆煎膏用之，立愈。又治劳复。**弘景 **中蛊毒、蕈毒，米饮或酒化下，并取吐为度。**大明

【附方】旧八[一]，新十六[二]。**天行劳复**含头垢枣核大一枚，良。类要。**预防劳复**伤寒初愈，欲令不劳复者。头垢烧研，水丸梧子大，饮服一丸。外台秘要。**头身俱痛**烦闷者。头垢豆许，水服。囊盛蒸豆，熨之。肘后。**小儿霍乱**梳垢，水服少许。**小儿哭疰**方同上。**百邪鬼魅**方同上。并千金。**妇人吹乳**百齿霜，以无根水丸梧子大。每服三丸，食后屋上倒流水[三]下，随左右暖卧，取汗甚效。或以胡椒七粒，同百齿霜和丸，热酒下，得汗立愈。卫生宝鉴。**妇人乳疖**酒下梳垢五丸，即退消。**妇人足疮**经年不愈，名裙风疮。用男子头垢，桐油调作隔纸膏，贴之。并简便。**臁胫生疮**头垢、枯矾研匀，猪胆调傅。寿域方。**下疳湿疮**蚕茧盛头垢，再以一茧合定，煅红，出火毒研，搽。杨氏。**小儿紧唇**头垢涂之。肘后方。**菜毒脯毒**凡野菜、诸脯肉、马肝、马肉毒。以头垢枣核大，

[一] 旧八：原作「旧九」，今按下旧附方数改。
[二] 六：原作「五」，今按下新附方数改。
[三] 屋上倒流水：金陵本同。卫生宝鉴卷十八胜金丹作「倒流水」，无「屋上」二字。方后云：「倒流水法，取水倾屋上流下是。」

含之咽汁，能起死人。或白汤下亦可。千金方〔一〕。**自死肉毒**故头巾中垢一钱，热水服，取吐。**猘犬毒人**头垢、蝟皮等分烧灰，水服一杯。口噤者灌之。犬咬人疮重发者。以头垢少许纳疮中，用热牛屎封之。**诸蛇毒人**梳垢一团〔二〕，尿和傅上。仍炙梳出汗，熨之。并千金方。**蜈蚣螫人**头垢、苦参末，酒调傅之。箧中。**蜂虿螫人**头垢封之。**虫蚁螫人**同上。并集简。**竹木刺肉**不出。头垢涂之，即出。刘涓子。**飞丝入目**头上白屑少许，揩之即出。物类相感志。**赤目肿痛**头垢一芥子，纳入取泪。摘玄方。**噫吐酸浆**浆水煎头垢豆许，服一杯效〔三〕。普济方。

耳塞日华

【释名】耳垢纲目**脑膏**日华**泥丸脂**〔时珍曰〕修真指南云：肾气从脾右畔上入于耳，化为耳塞。耳者，肾之窍也。肾气通则无塞，塞则气不通，故谓之塞。

【气味】咸、苦，温，有毒。

【主治】颠狂鬼神及嗜酒。大明 **蛇、虫、蜈蚣螫者，涂之良。**时珍

【附方】新六。**蛇虫螫伤**人耳垢、蚯蚓屎，和涂，出尽黄水，立愈。寿域方。**破伤中风**用病人耳中膜，并刮爪甲上末，唾调，涂疮口，立效〔四〕。儒门事亲方。**抓疮伤水**肿痛难忍者。以耳垢封之，一夕水尽出而愈。郑师甫云：余常病此，一丐传此方。医说〔五〕。**疔疽恶疮**生人脑（即耳塞也）、盐泥等分，研匀，以蒲公英汁和作小饼封之，

〔一〕千金方：原作「小品方」，金陵本同。今据千金卷二十四第一改。
〔二〕一团：金陵本同。千金卷二十五第二作「如指大，长一寸」。
〔三〕效：普济方卷三十五，此下有「一方水煎服」。
〔四〕效：儒门事亲卷十五第十三，此下有「无疮口者难用」六字。
〔五〕医说：原脱，今据医说卷十耳塞敷疮条补。

大有效。圣惠。一切目疾耳塞晒干。每以粟许，夜夜点之。圣惠方。小儿夜啼惊热。用人耳塞五分〔一〕，石莲心、人参各五钱〔二〕，乳香二分，灯花一字，丹砂一分，为末。每薄荷汤下五分〔三〕。普济。

膝头垢纲目

【主治】紧唇〔四〕疮，以绵裹烧研傅之。外台

爪甲纲目

【释名】筋退〔时珍曰〕爪甲者，筋之余，胆之外候也。灵枢经云：肝〔五〕应爪，爪厚色黄者胆厚，爪薄色红者胆薄；爪坚色青者胆急，爪软色赤〔六〕者胆缓；爪直色白无纹〔七〕者胆直，爪恶色黑多纹〔八〕者胆结。

【气味】甘、咸，平〔九〕，无毒。

【主治】鼻衄，细刮嗃之，立愈。独不可备，则〔十〕众人甲亦可。宗奭催生，下胞衣，利小便，治尿血，及阴阳易病，破伤中风，去目翳。时珍怀妊妇人爪甲：取末点

〔一〕五分：原无，今据普济方卷三六一莲心散补。

〔二〕錢：原作「分」，金陵本同。今据普济方卷三六一改。

〔三〕五分：金陵本同。普济方卷三六一作「半字」。

〔四〕紧唇：原作「唇紧」，金陵本同。今据巢源卷三十紧唇候及外台卷二十二崔氏疗紧唇方改。

〔五〕肝：原作「用」，金陵本似「肝」字漫糊，经人涂改作「用」。今据灵枢经·本藏篇改。

〔六〕赤：原作「亦」，今据金陵本改，与灵枢经·本藏篇合。

〔七〕无纹：原脱，今据灵枢经·本藏篇（经文「纹」误作「约」，据下句改）补。

〔八〕多纹：原脱，今据灵枢经·本藏篇补。

〔九〕平：原无，今据大观、政和本草卷十五怀妊妇人爪甲条引日华子补。

〔十〕独不可备则：原无，今据本草衍义卷十六及政和本草卷十五怀妊妇人爪甲条补。

目，去翳障。藏器

【附方】旧二〔一〕，新十八〔二〕。**斩三尸法**太上玄科云：常以庚辰日去手爪，甲午日去足爪。每年七月十六日将爪甲烧灰，和水服之。三尸九虫皆灭，名曰斩三尸。一云：甲寅日三尸游两手，翦去手爪甲；甲午日三尸游两足，翦去足爪甲。**消除脚气**每寅日割手足甲，少侵肉，去脚气。外台秘要。**破伤中风**手足十指甲，香油炒研，热酒调，呷服之，汗出便好。普济：治破伤风，手足颤掉，搐摇不已。用人手足指甲烧存性六钱，姜制南星、独活、丹砂各二钱，为末。分作二服，酒下，立效。**阴阳易病**用手足爪甲二十片，中衣裆一片，烧灰。分三服，温酒下。男用女，女用男。**小儿腹胀**父母指爪甲烧灰〔三〕，傅乳上饮之。千金。**小便转胞**〔四〕自取爪甲，烧灰水服。**男女淋疾**同上。并肘后。**小便尿血**人指甲半钱，头发二钱半〔五〕，烧研末。每服一钱，空心温酒下。圣济录。**妊娠尿血**取夫〔六〕爪甲烧灰，酒服。千金方。**胞衣不下**取本妇手足爪甲，烧灰酒服。即令有力妇人抱起，将竹筒于胸前赶下。圣惠。**诸痔肿痛**蚕茧内入男子指甲令满，外用童子顶发缠裹，烧存性，研末，蜜调傅之。仍日日吞牛胆制过槐子，甚效。万表积善堂方。**针刺入肉**凡针折入肉，及竹木刺者。刮人指甲末，同〔七〕酸枣仁〔八〕捣烂，唾调〔九〕涂之。次日定出。普济

〔一〕旧二：原作「旧三十」，金陵本作「旧三」。今按下旧附方数改。
〔二〕新十八：原作「新二十」，今按下新附方数改。
〔三〕灰：原脱，今据千金卷五下第七补。
〔四〕小便转胞：金陵本及金匮卷下第二十二同。大观、政和本草卷十五怀妊妇人爪甲条附方俱作「忍小便胞转」，与巢源卷四胞转候「胞转之病，由胞为热所迫，或忍小便」文合（「胞」为「脬」之借字。脬，膀胱也）。
〔五〕二錢半：原作「一錢半」，金陵本同。按圣济总录卷九十六作「一分」，古方「一分」即「二錢半」，今据改。
〔六〕夫：金陵本同。千金卷二第四之八作「去」，不及「夫」字义长。
〔七〕同：原作「用」，金陵本同，今据普济方卷三〇四改。
〔八〕仁：原脱，今据普济方卷三〇四补。
〔九〕唾调：同上。

方〔一〕。**飞丝入目**刮爪甲末，箸头〔二〕同津液点之，其丝自聚拔出也。 危氏得效方 **物入目中**左手爪甲，刀刮屑末，灯草蘸点翳上，三次即出也。 **癍痘生翳** **一切目疾**并以木贼擦取爪甲末，同朱砂末等分，研匀，以露水搜，丸芥子大。每以一粒点入目内。 圣惠。 **目生花翳**刀刮爪甲细末，和乳点之。 集简方。 **目生珠管**手爪甲（烧灰）、贝齿（烧灰）、龙骨各半两为末。每用少许，点珠管上〔三〕，日点三四次。 圣惠方。 **积年泻血**百药不效。用人指甲（炒焦）、麝香各二钱半，干姜（炮）三两，白矾（枯过）、败皮巾（烧灰）各一两，为末。每粥饮一钱，日二服。 圣济总录。 **鼻出衄血**刀刮指甲细末，吹之即止，试验。 简便方。

牙齿日华

【释名】〔时珍曰〕两旁曰牙，当中曰齿。肾主骨，齿者骨之余也。女子七月齿生，七岁齿龀，三七肾气平而真牙生，七七〔四〕肾气衰，齿槁发素。男子八月齿生，八岁齿龆，三八肾气平而真牙生，五八肾气衰，齿槁发堕。钱乙云：小儿变蒸蜕齿，如花之易苗。不及三十二〔五〕齿者，由蒸之不及其数也。

【气味】甘、咸，热〔六〕，有毒。

【主治】除劳治疟，蛊毒气。入药烧用。 大明〔七〕 **治乳痈未溃，痘疮倒黶。** 时珍

【发明】〔时珍曰〕近世用人牙治痘疮陷伏，称为神品；然一概用之，贻害不浅。夫齿者，肾之标，骨之余也。痘

〔一〕普济方：原作「圣惠方」，金陵本同。今检圣惠未见此方。方见普济方卷三〇四，因据改。
〔二〕箸头：原脱，今据世医得效方卷十六补。
〔三〕每用少许点珠管上：原无，今据圣惠方卷三十三补。
〔四〕七七：金陵本同。按素问·上古天眞论「六七，发始白」，下言「发素」，「七七」似当改作「六七」。
〔五〕二：原作「六」，金陵本同。今据小儿药证直诀卷上变蒸条改。
〔六〕热：金陵本同。大观、政和本草卷十五人牙齿条俱作「平」。
〔七〕大明：原作「藏器」，金陵本同。今据大观、政和本草卷五耳塞条后原注改。

疮则毒自肾出，方长之际，外为风寒秽气所冒，腠理闭塞，血涩不行，毒不能出，或变黑倒靥。宜用此物，以酒、麝达之，窜入肾经，发出毒气，使热令复行，而疮自红活，盖劫剂也。若伏毒在心，昏冒不省人事，及气虚色白，痒塌不能作脓，热痱紫泡之证，止宜解毒补虚。苟误用此，则郁闷声哑，反成不救，可不慎哉？高武痘疹管见云：左仲恕言变黑归肾者，宜用人牙散。夫既归肾矣，人牙岂能复治之乎？

【附方】旧一，新七。**痘疮倒靥**钱氏小儿方〔一〕：用人牙烧存性，入麝香少许，温酒服半〔二〕钱。　闻人规痘疹论云：人牙散：治痘疮方出，风寒外袭，或变黑，或青紫，此倒靥也。宜温肌发散，使热气复行而斑自出。用人齿脱落者，不拘多少，瓦罐固济，煅过出火毒，研末。出不快而黑陷者，獖猪血调下一钱；因服凉药，血涩倒陷者，入麝香，温酒服之，其效如神。　无价散：用人牙、猫牙、猪牙、犬牙等分，火煅研末，蜜水调服一字。**乳痈未溃**人牙齿烧研，酥调贴之。　肘后方。**五般聤耳**出脓血水。人牙烧存性，麝香少许，为末吹之。名佛牙散〔三〕。　普济方。**漏疮恶疮**干水生肌。用人牙灰、油发灰、雄鸡内金灰，各等分为末，入麝香、轻粉少许，油调傅之。　直指方。**阴疽不发**头凹沉黯，不疼无热，服内补散不起。必用人牙（煅过）、穿山甲（炙）各一分，为末。分作两服，用当归、麻黄煎酒下。外以姜汁和面傅之。　又方：川乌头、硫黄、人牙（煅过）为末，酒服亦妙。　杨仁斋直指方。

人屎别录　附人中黄

【释名】人粪别录**大便**（时珍曰）屎粪乃糟粕所化，故字从米，会意也。

【气味】苦，寒，无毒。

【主治】时行大热狂走，解诸毒，捣末，沸汤沃服之。别录　伤寒热毒，水渍饮之，弥善。新者，封疔肿，一日根烂。苏恭　骨蒸劳复，痈肿发背疮漏，痘疮不起。时珍

〔一〕錢氏小儿方：金陵本同。按此方见小儿药证直诀后附閻氏小儿方中，似应据改。
〔二〕半：金陵本同。閻氏小儿方作「三」。
〔三〕佛牙散：金陵本同。普济方卷五十五作「麝香佛手散」。

粪清　〔释名〕**黄龙汤**弘景**还元水**菽园记**人中黄**　〔弘景曰〕近城市人以空罂塞口，纳粪中，积年得汁，甚黑而苦，名为黄龙汤，疗温病垂死者皆瘥。〔大明曰〕腊月截淡竹去青皮，浸渗取汁，治天行热疾中毒，名粪清。浸皂荚、甘蔗，治天行热疾，名人中黄。〔震亨曰〕人中黄，以竹筒入甘草末于内，竹木塞两头，冬月浸粪缸中，立春取出，悬风处阴干，破竹取草，晒干用。〔汪机曰〕用棕皮绵纸上铺黄土，浇粪汁淋土上，滤取清汁，入新瓮内，碗覆定，埋土中一年取出，清若泉水，全无秽气，年久者弥佳，比竹筒渗法更妙。〔主治〕**天行热狂热疾，中毒，蕈毒，恶疮。**大明　**热毒湿毒，大解五脏实热。饭和作丸，清痰，消食积，降阴火。**震亨

【附方】旧十三，新二十。**劳复食复**人屎烧灰，酒〔一〕服方寸匕。千金方。　**热病发狂**奔走似癫，如见鬼神〔二〕，久不得汗，及不知人事者。以人中黄入大罐内，以泥固济，煅半日，去火毒，研末。新汲水服三钱。未退再服。斗门方。**大热狂渴**干陈人屎为末，于阴地净黄土中作五六寸小坑，将末三两匙于坑中，以新汲水调匀，良久澄清，细细与饮即解。世俗谓之地清。寇宗奭衍义。　**劳极骨蒸**亦名伏连传尸，此方甚验。用人屎（湿者）五升〔三〕，小便〔四〕一升，新粟米饭五升，六月六日麹半饼，以瓷〔五〕瓶盛，封密室中，二七日并消，亦无恶气。每旦服一合，午再服之，神效〔六〕。张文仲备急方。　**骨蒸热劳**取人屎干者。烧令外黑，纳水中澄清。每旦服一小升，薄晚服童便一小升，以瘥为度。既常服，可就作坑，烧屎二〔七〕升，夜以水三升渍之，稍稍减服。此方神妙，非其人莫浪传之。外台秘要。　**呕血吐痰**心烦骨蒸者。人中黄为末，每服三钱，茜根汁、竹沥、姜汁和匀，服之。丹溪心法。　**鼻衄不止**人屎尖烧灰，水服一二钱，并吹

〔一〕酒：金陵本同。千金卷十第二作「水」。
〔二〕如见鬼神：金陵本同。大观、政和本草卷十五人屎条附斗门方俱作「言语不定」。
〔三〕湿者五升：原脱，今据外台卷十三补。
〔四〕便：此下原有「各」字，金陵本同。今据外台卷十三删。
〔五〕瓷：原脱，今据外台卷十三补。
〔六〕午再服之神效：金陵本同。外台卷十三作「尽二服无不差者」，服法稍异。
〔七〕二：原作「三」，金陵本同。今据外台卷十三及大观、政和本草卷十五人屎条附方改。

鼻中。千金方。**噎膈反胃**诸药不效。真阿魏一钱〔一〕，野外干人屎三钱〔二〕，为末。五更以姜片蘸食，能起死人。乃赵玉〔三〕渊方〔四〕也。永类钤方。**噎食不下**人屎入萝卜内，火炼三炷香，取研。每服三分，黄酒下，三服效。海上名方。**痘疮不起**儒门事亲：治痘疮倒黡，及灰白下陷。用童子粪干者，新瓦煅过。每一两入龙脑一分，研匀。每服半钱至一钱，蜜水调下。四灵无价散：治痘疮黑陷，腹胀危笃者，此为刦剂。用人粪、猫粪、猪粪、犬粪等分，腊月初旬收埋高燥黄土窖内，至腊八日取出，砂罐盛之，盐泥固济，炭火煅令烟尽为度。取出为末，入麝香少许，研匀，瓷器密封收之。一岁一字，二岁半钱，三岁一钱，蜜水调下，须臾疮起。此乃以毒攻毒。用火化者，从治之义也。**发背欲死**烧屎灰，醋和傅之，干即易。肘后方。**一切痈肿**未溃。用干人屎末、麝香各半钱，研匀，以豆大，津调贴头外，以醋面作钱护之。脓溃去药。宗奭衍义。**疔肿初起**刮破，以热屎尖傅之，干即易。不过十五遍，即根出立瘥。千金。**五色丹毒**黄龙汤饮二合，并涂之，良。千金方。**九漏有虫**干人屎、干牛屎，隔绵贴之，虫闻其气即出。若痒则易之，虫尽乃止。千金。**疳蚀口鼻**唇颊穿者。绵裹人屎贴之，必有虫出。十便良方。**小儿唇紧**人屎灰傅之。崔知悌方。**小儿阴疮**人屎灰傅之。外台秘要。**产后阴脱**人屎炒赤为末，酒服方寸匕，日三〔五〕服。千金方。**鬼舐头疮**取小儿粪〔六〕，和腊猪脂傅之。千金方。**金疮肠出**干人屎末粉之，即入。千金方。**针疮血出**不止。用人屎烧研，傅之。

〔一〕一錢：金陵本同。永类钤方卷四作一「少」字，未定分量。

〔二〕三錢：金陵本同。永类钤方卷四作一「多」字，未定分量。此「三钱」及上「一钱」，当是濒湖酌定。

〔三〕玉：原作「王」，金陵本同。今据永类钤方卷四改。

〔四〕方：金陵本同。永类钤方卷四作「传」。

〔五〕三：原作「二」，金陵本同。今据千金方卷三第八改。

〔六〕取小儿粪：金陵本及普济方卷五十同。按千金卷十三第八作「烧猫儿屎」，别无「取小儿粪」之方。外台卷三十二引千金作「烧猫屎灰」，义同。大观、政和本草卷十七狸骨条附子母秘录方作「狸屎烧灰」，方后云：「千金方同。」但千金、外台俱作「猫」，不作「狸」。本书卷五十一狸条屎段主治项引千金既以为「狸」，同卷猫条屎段附方引千金又以为「猫」。而大观、政和本草卷十五人屎条附方引千金仅作「取儿粪」三字，显系唐慎微所见千金，「儿粪」上脱一「猫」字。普济方编者不察，乃于「儿粪」上加一「小」字，遂与「猫儿屎」方并存。濒湖沿之，一方三用。

千金方。**马血入疮**肿痛。用人粪一鸡子大服之，并涂之。千金方。**毒蛇咬螫**人屎厚封之，帛裹〔一〕即消。千金。**蛊毒百毒**及诸热毒，时气热病，口鼻出血。用人屎尖七枚烧灰，水调顿服，温覆取汗即愈。勿轻此方，神验者也。外台秘要。**诸毒卒恶**热闷欲死者。新粪汁、水和服。或干者烧末，渍汁饮。名破棺汤。苏恭。**解药箭毒**毒箭有三种：交广夷人用焦铜作箭镞，岭北诸处以蛇毒螫物汁著筒中渍箭镞，此二种才伤皮肉，便洪脓〔二〕沸烂而死。若中之，便饮汁并涂之，惟此最妙。又一种用射罔煎涂箭镞，亦宜此方。姚僧坦集验方。**野葛芋毒　山中毒菌**欲死者。并饮粪汁一升，即活。肘后方。**漏肉脯毒**人屎烧灰，酒服方寸匕。肘后方。**恶犬咬伤**左盘龙（即人屎也）厚封之，数日即愈。蔺氏经验方。**心腹急痛**欲死。用人屎同蜜擂匀，新汲水化下。生生编。

小儿胎屎 纲目

【主治】**恶疮，食瘜肉，除面印字，一月即瘥。**藏器　**治小儿鬼舐头，烧灰和腊猪脂涂之。**时珍

人尿 奴吊切，亦作溺。别录

【释名】**溲**素问　**小便**素问　**轮回酒**纲目　**还元汤**　〔时珍曰〕尿，从尸从水，会意也。方家谓之轮回酒、还元汤，隐语也。饮入于胃，游溢精气，上输于脾；脾气散精，上归于肺；通调水道，下输膀胱。水道者，阑门也。主分泌水谷，糟粕入于大肠，水汁渗入膀胱。膀胱者，州都之官，津液之府，气化则能出矣。阴阳应象论云：清阳为天，浊阴为地；地气上为云，天气下为雨。故清阳出上窍，浊阴出下窍。

【气味】**咸，寒，无毒。**

〔一〕帛裹：原脱，今据千金卷二十五第二补。
〔二〕脓：金陵本及大观、政和本草卷十五人屎条附方同。外台卷二十九作「肿」，义长。

【主治】**寒热头痛，温气。童男者尤良。**别录 **主久嗽上气失声，及癥积满腹。**苏恭 **明目益声，润肌肤，利大肠，推陈致新，去咳嗽肺痿，鬼气疰病。停久者，服之佳。恐冷，则和热汤服。**藏器 **止劳渴，润心肺，疗血闷热狂，扑损，瘀血在内运绝，止吐血鼻衄，皮肤皴裂，难产，胎衣不下，蛇犬咬。**大明 **滋阴降火甚速。**震亨 **杀虫解毒，疗疟中暍。**时珍

【发明】〔弘景曰〕若人初得头痛，直饮人尿数升，亦多愈；合葱、豉作汤服，弥佳。〔宗奭曰〕人溺，须童子者佳。产后温饮一杯，压下败血恶物。有饮过七日者。过多恐久远血脏寒，令人发带病，人亦不觉。若气血虚无热者，尤不宜多服。此物性寒，故热劳方中用之。〔震亨曰〕小便降火甚速。常见一老妇，年逾八十，貌似四十。询其故。常有恶病，人教服人尿，四十余年矣，且老健无他病，而何谓之性寒不宜多服耶？凡阴虚火动，热蒸如燎，服药无益者，非小便不能除。〔时珍曰〕小便性温不寒，饮之入胃，随脾之气上归于肺，下通水道而入膀胱，乃其旧路也。故能治肺病，引火下行。凡人精气，清者为血，浊者为气；浊之清者为津液，清之浊者为小便。小便与血同类也，故其味咸而走血，治诸血病也。按褚澄遗书云：人喉有窍，则咳血杀人。喉不停物，毫发必咳。血既渗入，愈渗愈咳，愈咳愈渗。惟饮溲溺，则百不一死；若服寒凉，则百不一生。又吴球诸证辨疑云：诸虚吐衄咯血，须用童子小便，其效甚速。盖溲溺滋阴降火，消瘀血，止吐衄诸血。但取十二岁以下童子，绝其烹炮咸酸，多与米饮，以助水道。每用一盏，入姜汁或韭汁二三点，徐徐服之，日进二三服。寒天则重汤温服，久自有效也。又成无已云：伤寒少阴证，下利不止，厥逆无脉，干呕欲饮水〔一〕者。加人尿、猪胆汁咸苦寒物于白通汤姜、附药中，其气相从，可去格拒之患〔二〕也。

【附方】旧七，新三十八。**头痛至极** 童便一盏，豉心半合，同煎至五分，温服。圣济总录。**热病咽痛** 童便三合，含之即止。圣惠方。**骨蒸发热** 三岁童便五升，煎取一升，以蜜三匙和之。每服二碗，半日更服〔三〕。此后常

〔一〕欲饮水：金陵本同。注解伤寒论卷六第十一成注作一「烦」字，与正文合。
〔二〕患：金陵本同。注解伤寒论卷六第十一成注作「寒」。濒湖改作「患」，义长。
〔三〕每服二碗半日更服：金陵本同。本书卷三瘵疰门人尿项作「每服一碗，日二服。」外台卷十三作「为两服，中间如人行二十里。」

取自己小便服之，轻者二十日，重者五十日瘥。二十日后，当有虫如蚰蜒，在身常〔一〕出。十步内闻病人小便臭者，瘥也。台州丹仙观道士张病此，自服神验。　孟诜必效方。**男妇怯证**男用童女便，女用童男便，斩头去尾，日进二次，干烧饼压之，月余全愈。　圣惠。**久嗽涕唾**肺痿时时寒热，颊赤气急。用童便（去头尾少许）五合，取大粉甘草一寸〔二〕，炙令热〔三〕四破浸之，露一夜，去甘草，平旦顿服（或入甘草末一钱同服亦可），一日一剂。童子忌食五辛热物。　姚僧坦集验。**肺痿咳嗽**　**鬼气疰病**停久臭溺，日日温服之。　集验方。**吐血鼻洪**人溺姜汁和匀，服一升。　日华子。**齿缝衄血**童便温热含之，立止。　圣惠方。**消渴重者**众人溺坑中水，取一盏服之。勿令病人知，三度瘥。　圣惠方。**癥积满腹**诸药不瘥者。人溺一服一升，下血片块，二十日即出也。　苏恭本草。**绞肠沙痛**童子小便服之，即止。　圣惠方。**卒然腹痛**令人骑其腹，溺脐中。　肘后方。**下痢休息**杏仁（去皮，麸炒，研）二两〔四〕，以豮〔五〕猪肝一具，切片，水洗血净，置净锅中，一重肝，一重杏仁，铺尽，以童便二升同煎干，放冷，任意食之。　圣惠方。**疟疾渴甚**童便和蜜，煎沸，顿服。　简便方。**瘴疠诸疟**无问新久。童便一升，入白蜜二〔六〕匙，搅去白沫，顿服，取吐碧绿痰出为妙〔七〕。若不然，终不除也。　圣惠〔八〕。**中暍昏闷**夏月人在途中热死，急移阴处，就掬道上热土拥脐上作窝，令人溺满，暖气透脐即苏，乃服地浆、蒜水等药。　林亿云：此法出自张仲景，其意殊绝，非常情所能及，本草所能关〔九〕，实救急之大术

〔一〕常：金陵本同。外台卷十三作「当处」二字。
〔二〕一寸：金陵本同。外台卷十作「量病人中指节（男左女右）长短截之」，即所谓「同身寸」。
〔三〕炙令热：原脱，今据外台卷十补。
〔四〕二两：原脱，今据圣惠方卷五十九补。
〔五〕豮：同上。
〔六〕二：金陵本及普济方卷一九九同。圣惠方卷五十二作「三」。
〔七〕出为妙：金陵本同。普济方卷一九九作「然后食。若不得吐，但数小便亦佳。」
〔八〕圣惠：金陵本同。按本方见普济方卷一九九，名白蜜汤。方后云：「瘴气及诸疟无问新久，煮三沸，顿服之。」又原注云：「出圣惠方。」检圣惠卷五十二，治疟无问新久，发作无时又方，与普济方方后所云略同，而与白蜜汤本方颇异。
〔九〕关：金陵本同。外台卷二十八作「开悟」二字。

也。盖脐乃命蒂，暑暍伤气，温脐所以接其元气之意。**中恶不醒**令人尿其面上即苏。此扁鹊法也。肘后方。**三十年痫一切气块宿冷恶病**苦参二斤，童子小便一斗二升，煎取六升，和糯米及麴，如常法作酒服。但腹中诸疾皆治。酒放二三年不坏，多作救人神效。圣惠。**金疮中风**自己小便，日洗二三次，不妨入水。圣惠。**金疮血出不止**。饮人尿五〔一〕升。千金方。**打伤瘀血**攻心者。人尿煎服一升。日一服。苏恭本草。**折伤跌扑**童便入少酒饮之。推陈致新，其功甚大。薛已云：予在居庸，见覆车被伤七人，仆地呻吟，俱令灌此，皆得无事。凡一切伤损，不问壮弱，及有无瘀血，俱宜服此。若胁胀，或作痛，或发热烦躁口渴，惟服此一瓯，胜似他药。他药虽效，恐无瘀血，反致误人。童便不动脏腑，不伤气血，万无一失。军中多用此，屡试有验。外科发挥。**杖疮肿毒**服童便〔二〕良。千金方。**火烧闷绝**不省人事者。新尿顿服二三升良〔三〕。千金方。**刺在肉中**温小便渍之。千金。**人咬手指**瓶盛热尿，浸一夜，即愈。通变要法。**蛇犬咬伤**日华子云：以热尿淋患处。千金方：治蝮蛇伤人，令妇人尿于疮上，良。**蛇缠人足**就令尿之便解。肘后方。**蜂虿螫伤**人尿洗之。肘后方。**蜘蛛咬毒**久臭人溺，于大瓮中坐浸；仍取乌鸡屎炒，浸酒服之。不尔，恐毒杀人〔四〕。陈藏器本草。**百虫〔五〕入耳**小便〔六〕少少滴入。圣济总录〔七〕。**劳聋已久**〔八〕童子小便，乘热少少频滴之〔九〕。圣济总录〔十〕。**赤目肿痛**自己小便，乘热抹洗，即闭目少顷。此以真气退去邪

〔一〕五：金陵本同。千金卷二十五第四作「三」。
〔二〕童便：金陵本同。千金卷二十五第三作「小便」，意谓若不能得童便，一般小便亦可。
〔三〕顿服二三升良：金陵本同。千金卷二十五第四作「冷饮之」三字。
〔四〕杀人：金陵本同。大观、政和本草卷十五人溺条俱仅作一「入」字。
〔五〕百虫：金陵本同。圣济总录卷一一五作「蚰蜒」。
〔六〕小便：圣济总录卷一一五，此下有「半盏」二字。
〔七〕圣济总录：原作「圣惠方」，金陵本同，今检圣惠未见此方。方见圣济总录卷一一五，因据改。
〔八〕已久：金陵本同。圣济总录卷一一四作「滴耳」。
〔九〕乘热少少频滴之：金陵本同。圣济总录卷一一四作「以少许灌入耳中。」
〔十〕圣济总录：原作「圣惠方」，金陵本同，今检圣惠未见此方。方见圣济总录卷一一四，因据改。

热也。普济方。**腋下狐臭**自己小便，乘热洗两腋下，日洗数次，久则自愈。集简方。**伤胎血结**心腹痛。取童子小便，日服二升，良。杨氏产乳。**子死腹中**以夫尿二升，煮沸饮之。千金方。**中土菌毒** **合口椒毒**人尿饮之。肘后方。**解诸菜毒**小儿尿和乳汁，服二升。海上方。**催生下胞**人溺一升，入葱、姜各一分，煎二三沸，热饮便下。日华子本草。**痔疮肿痛**用热童尿，入矾三分服之，一日二三次，效。救急方。

溺白垽音鱼觐切。唐本草

【释名】人中白〔时珍曰〕滓淀为垽，此乃人溺澄下白垽也。以风日久干者为良。入药并以瓦煅过用。

【气味】咸，平，无毒。〔大明曰〕凉。

【主治】鼻衄，汤火灼疮。唐本 **烧研，主紧唇〔一〕疮。**苏恭 **治传尸热劳，肺痿，心膈热，羸〔二〕瘦渴疾。**大明 **降火，消瘀血，治咽喉口齿生疮疳䘌，诸窍出血，肌肤汗血。**时珍

【发明】〔震亨曰〕人中白，能泻肝火、三焦火并膀胱火，从小便中出，盖膀胱乃此物之故道也。〔时珍曰〕人中白，降相火，消瘀血，盖咸能润下走血故也。今人病口舌诸疮用之有效，降火之验也。张杲〔三〕医说云：李七〔四〕，常苦鼻衄，仅存喘息。张思顺用人中白散，即时血止。又延陵镇官曾〔五〕棠鼻血如倾，白衣变红，头空空然。张〔六〕用人中白药治之

〔一〕紧唇：原作一「恶」字，金陵本同。今据唐本草卷十五及大观、政和本草卷十五溺白垽条改。
〔二〕羸：原作「赢」，金陵本同。今据大观、政和本草卷十五溺白垽条改。
〔三〕杲：原作「果」，金陵本同。今据本书卷一引据医家书目改。
〔四〕七：原作「土」，金陵本经人涂改作「士」，疑原是七，医说卷四鼻衄条正作「七」，今据改。
〔五〕曾：原作「鲁」，金陵本同。据改同上。
〔六〕张：此下原有「润之」二字。按医说卷四云：「张监润之江口鎮。」「张」谓「张思顺」，「润」谓「润州」。此句说张思顺当时的官职，是监管润州所属的江口鎮。濒湖误解，似以「润之」二字为人名。今据删。

即止，并不再作。此皆散血之验也。

【附方】旧二〔一〕，新十三〔二〕。**大衄久衄**人中白一团鸡子〔三〕大，绵〔四〕五两，烧研。每服二钱，温水服。圣济总录〔五〕。**诸窍出血**方同上。**鼻衄不止**五七日不住者。人中白，新瓦焙干，入麝香少许，温酒调服，立效。经验方。**肤出汗血**方同上。**偏正头痛**人中白、地龙（炒）等分为末，羊胆汁丸芥子大。每新汲水化一丸，注鼻中嗃之。名一滴金。普济方。**水气肿满**人尿，煎令可丸。每服一小豆大，日三服。千金方。**脚气成漏**跟有一孔，深半寸许〔六〕，其痛异常。用人中白煅，有水出，滴入疮口。戴原礼证治要诀。**小儿霍乱**尿滓末，乳上服之良。千金方。**鼻中瘜肉**人中白瓦焙，每温汤服一钱。朱氏集验方。**痘疮倒陷**腊月收人中白，火煅为末。温水服三钱〔七〕，陷者自出。儒门事亲。**口舌生疮**溺桶垽七分，枯矾三分，研匀〔八〕。有涎拭去，数次即愈。集简方。**小儿口疳**人中白（煅）、黄檗（蜜炙焦）为末等分，入冰片少许，以青布拭净，掺之，累效。陆氏经验方。**走马牙疳**以小便盆内白屑，取下入瓷瓶内，盐泥固济，煅红研末，入麝香少许贴之。此汴梁李提领方也。又方：用妇人尿桶中白垢（火煅）一钱，铜绿三分，麝香一分，和匀贴之，尤有神效。**痘疹烦热**人中白或老粪缸白垢，洗净研末。每白汤或酒服二钱。痘疹便览方。

秋石蒙筌

〔一〕二：原作「一」，今按下旧附方数改。

〔二〕三：原作「四」，今按下新附方数改。

〔三〕鸡子：圣济总录卷七十圣效方，此下有「黄」字。

〔四〕绵：金陵本同。圣济总录卷七十作「线」。

〔五〕圣济总录：原作「圣惠方」，金陵本同，今检圣惠未见此方。方见圣济总录卷七十，因据改。

〔六〕许：证治要诀卷三脚气段，此下有「每下半日」四字。

〔七〕三钱：金陵本同。儒门事亲卷十五第十一作「三五钱」。

〔八〕匀：此下疑脱「掺之」二字。

【释名】秋冰〔时珍曰〕淮南子丹成，号曰秋石，言其色白质坚也。近人以人中白炼成白质，亦名秋石，言其亦出于精气之余也。再加升打，其精致者，谓之秋冰，此盖仿海水煎盐之义。方士亦以盐入炉火煅成伪者，宜辨之。〔嘉谟曰〕秋石须秋月取童子溺，每缸入石膏末七钱，桑条搅，澄定倾去清液。如此二三次，乃入秋露水一桶，搅澄。如此数次，滓秽涤净，咸味减除。以重纸铺灰上晒干，完全取起，轻清在上者为秋石，重浊在下者刮去。古人立名，实本此义。男用童女溺，女用童男溺，亦一阴一阳之道也。世医不取秋时，杂收人溺，但以皂荚水澄，晒为阴炼，煅为阳炼。尽失于道，何合于名？媒利败人，安能应病？况经火炼，性却变温耶？

【气味】咸，温，无毒。

【主治】虚劳冷疾，小便遗数，漏精白浊。时珍 滋肾水，养丹田，返本还元，归根复命，安五脏，润三焦，消痰咳，退骨蒸，软坚块，明目清心，延年益寿。嘉谟

【发明】〔时珍曰〕古人惟取人中白、人尿治病，取其散血、滋阴降火、杀虫解毒之功也。王公贵人恶其不洁，方士遂以人中白设法煅炼，治为秋石。叶梦得水云录，极称阴阳二炼之妙；而琐碎录乃云秋石味咸走血，使水不制火，久服令人成渴疾。盖此物既经煅炼，其气近温。服者多是淫欲之人，借此放肆，虚阳妄作，真水愈涸，安得不渴耶？况甚则加以阳药，助其邪火乎？惟丹田虚冷者，服之可耳。观病淋者水虚火极，则煎熬成沙成石；小便之炼成秋石，与此一理也。

【附方】旧一，新十一〔一〕。**秋石还元丹**久服去百病，强骨髓，补精血，开心益志，补暖下元，悦色进食。久则脐下常如火暖，诸般冷疾皆愈。久年冷劳虚惫甚〔二〕者，服之亦壮盛。其法：以男子小便十石，更多尤妙。先支大锅一口于空室内，上用深瓦甑接锅口，以纸筋杵石灰泥甑缝并锅口，勿令通风。候干，下小便约锅中七八分以来，灶下用焰火煮之。若涌出，即少少添冷小便。候煎干，即人中白也。入好罐子内，如法固济，入炭炉中煅之。旋取二三两，再研如粉，煮枣瓤和，丸如绿豆大。每服五七丸，渐加至十五丸，空心温酒或盐汤下。其药末〔三〕常要近火收〔四〕，或时复养火三五日，则

〔一〕旧一新十一：原作「新十二」。按下秋石还原丹一方，见大观、政和本草卷十五溺白垽条附方，今据改。
〔二〕甚：原脱，今据大观、政和本草卷十五溺白垽条附方改。
〔三〕末：同上。
〔四〕收：同上。

功效更大也。 经验〔一〕方。

阴阳二炼丹 世之炼秋石者，但得火炼一法。此药须兼阴阳二炼，方为至药。火炼乃阳中之阴，得火而凝，入水则释，归于无体，盖质去味存，此离中之虚也。水炼乃阴中之阳，得水而凝，遇曝而润，千岁不变，味去质留，此坎中之实也。二物皆出于心肾二脏，而流于小肠，水火螣蛇玄武正气，外假天地之水火，凝而为体。服之还补太阳、相火二脏，实〔二〕为养命之本。空心服阳炼，日午服阴炼。此法极省力，与常法功用不侔，久疾服之皆愈。有人得瘦疾且嗽，诸方不效，服此即瘳。有人病颠腹鼓，日久加喘满，垂困，亦服此而安也。 阳炼法：用人尿十余石，各用桶盛。每石入皂荚汁一碗，竹杖急搅百千下，候澄去清留垽。并作一桶，如前搅澄，取浓汁一二斗滤净，入锅熬干，刮下捣细。再以清汤煮化，筲箕铺纸淋过，再熬。如此数次，直待色白如雪方止。用沙盒固济，火煅成质，倾出。如药未成，更煅一二次，候色如莹玉，细研。入砂盒内固济，顶火养七昼夜，取出摊土上，去火毒，为末，枣膏丸梧桐子大〔三〕。每空心温酒下三十丸。 阴炼法：用人尿四五石，以大缸盛。入新水一半，搅千回，澄定，去清留垽。又入新水搅澄，直候无臭气，澄下如腻粉，方以曝干。刮下再研，以男儿乳和如膏，烈日晒干，盖假太阳真气也。如此九度，为末，枣膏和，丸梧子大。每午后〔四〕温酒下三十丸。 叶石林水云录。

秋冰乳粉丸 固元阳，壮筋骨，延年不老，却百病。用秋冰五钱，头生男乳晒粉五钱，头生女乳晒粉五钱，乳香二钱五分，麝香一分，为末，炼蜜丸芡子大，金箔为衣，乌金纸包，黄蜡匮收，勿令泄气。每月用乳汁化服一丸，仍日饮乳汁助之。 秋冰法：用童男、童女尿垽各一桶，入大锅内，桑柴火熬干。刮下，入河水一桶搅化，隔纸淋过。复熬刮下，再以水淋炼之。如此七次，其色如霜，或有一斤。入罐内，上用铁灯盏盖定，盐泥固济，升打三炷香。看秋石色白如玉，再研，再如前升打。灯盏上用水徐徐擦之，不可多，多则不结；不可少，少则不升。自辰至未，退火冷定。其盏上升起者，为秋冰，味淡而香，乃秋石之精英也，服之滋肾水，固元阳，降痰火。其不升者，即寻常秋石也，味咸苦，蘸肉食之，亦有小补。 杨氏颐真〔五〕堂经验方。

直指秋石丸 治浊气干清，精散而成膏淋，黄白赤黯，如肥膏、蜜、油之状。用秋石、鹿角胶（炒）、桑螵蛸（炙）各半两，白茯苓一两，为末，糕糊丸梧子大。每服五十丸，人参汤下。 仁

〔一〕验：此下原有「良」字，金陵本同。今据大观、政和本草卷十五溺白垽条删。
〔二〕实：原缺空一字，金陵本版坏。今从张本补，与上下文义合。
〔三〕大：原无，今从张本补。
〔四〕后：原作「日」，今据金陵本改。
〔五〕真：原作「贞」，金陵本同。今据本书卷一引据医家书目改，与卷三十四丁香条附方及卷五十狗宝条附方一致。

斋直指方。**秋石交感丹**治白浊遗精。秋石一两，白茯苓五钱，菟丝子（炒）五钱，为末。用百沸汤一盏，井华水一盏，煮糊，丸梧子大。每服一百丸，盐汤下。郑氏家传方。**秋石**〔一〕**四精丸**治思虑色欲过度，损伤心气，遗精，小便数。秋石、白茯苓各四两，莲肉、芡实各二两，为末，蒸枣肉和，丸梧子大。每空心盐汤下三十丸。永类钤方。**秋石五精丸**常服补益。秋石一两，莲肉六两，真川椒红五钱，小茴香五钱，白茯苓二两，为末，枣肉和，丸梧子大。每服三十丸，盐汤、温酒空心下。秋石法：用童男、童女洁净无体气、疾病者，沐浴更衣，各聚一石。用洁净饮食及盐汤与之，忌葱、蒜、韭、姜、辛辣、膻腥之物。待尿满缸，以水搅澄，取人中白，各用阳城瓦罐，盐泥固济，铁线扎定，打火一炷香。连换铁线，打七火。然后以男、女者秤匀，和作一处，研开，以河水化之，隔纸七层滤过，仍熬成秋石，其色雪白。用洁净香浓乳汁和成，日晒夜露。但干即添乳汁，取日精月华，四十九日数足，收贮配药。刘氏保寿堂经验方。**肿胀忌盐**只以秋石拌饮食。待肿胀消，以盐入罐煅过，少少用之。摘玄方。**赤白带下**真秋石研末，蒸枣肉捣，丸梧子大。每服六十丸，空心醋汤下。摘玄方。**噎食反胃**秋石，每用一钱，白汤下，妙。医方摘要。**服丹发热**有人服伏火丹药多，脑后生疮，热气冉冉而上。一道人教灸风市数十壮而愈。仍时复作，又教以阴炼秋石，用大豆黄卷煎汤下，遂愈，和其阴阳也。王清明余话方。

淋石 宋嘉祐

〔校正〕自玉石部移入此。

【集解】〔藏器曰〕此是患石淋人溺中出者，正如小石，收之为用。〔时珍曰〕此是淫欲之人，精气郁结，阴火煎熬，遂成坚质。正如滚水结硷，卤水煎盐，小便炼成秋石，同一义理也。

【气味】咸，温，无毒。

【主治】石淋，水磨服之，当得碎石随溺出。大明 **噎病吐食，俗名涩饭病。**藏器

〔一〕秋石：金陵本同。永类钤方卷十三作「经验」。

癖石 纲目

【集解】〔时珍曰〕有人专心成癖，及病癥块，凝结成石。如牛黄、狗宝、鲊答之类，皆诸兽之病也。观夫星陨为石，沙淋石淋〔一〕，及释氏颅顖结成舍利子，皆精气凝结而然。故格物论云：石者，气之核也。群书所载，如宝圭化石，老树化石，皆无情之变异也。鱼、蛇、虾、蟹，皆能化石，乃有情之变异也。世说载贞妇登山望夫，化而为石，此盖志一不分，遂入于无情也。宋史载石工采石，陷入石穴，三年掘出犹活，见风遂化为石，此盖吞纳石气，久而与之俱化也。夫生形尚全化石，则顽心癥癖之化石，亦其理也。程子遗书云：波斯人发古墓，见肌肤都尽，惟心坚如石。锯开，中有山水如画，旁有一女，凭阑凝睇。盖此女有爱山水癖，遂致融结如此。宋濂云：一浮屠行大般〔二〕舟三昧法，示寂后，焚之，惟心不化，状如佛像，非金非石。又一人行禅观法，及死火葬，心内包观音像悉具。医书云：一人病癥死，火化有块如石。此皆癥癖顽凝成石之迹，故并录之。

【主治】消坚癖，治噎膈。时珍

乳汁 别录

【释名】奶汁纲目 仙人酒〔时珍曰〕乳者化之信，故字从孚、化（省文）也〔三〕。方家隐其名，谓之仙人酒、生人血、白朱砂，种种名色。盖乳乃阴血所化，生于脾胃，摄于冲任。未受孕则下为月水，既受孕则留而养胎，已产则赤变为白，上为乳汁，此造化玄微，自然之妙也。邪术家乃以童女娇揉取乳，及造「反经为乳」诸说，巧立名谓，以弄贪愚。此皆妖人所为，王法所诛，君子当斥之可也。凡入药并取首生男儿，无病妇人之乳，白而稠者佳。若色黄赤清而腥秽如涎者，并不可用。有孕之乳，谓之忌奶，小儿饮之吐泻，成疳魃之病，最为有毒也。

【气味】甘、咸，平，无毒。〔大明曰〕凉。

〔一〕淋：原作「林」，今据金陵本改。

〔二〕般：原脱，金陵本亦脱。按梵语「般舟」，意译「佛立」，以行此三昧，则诸佛现前而立。见后汉·支娄迦谶译「般舟三昧经」。今据补。

〔三〕乳者化之信故字从孚化省文也：金陵本同。按说文卷十二上乙部乳条云：「人及鸟生子曰乳。兽曰产。从孚，从乙。乙者，玄鸟也。……」与此说异。

【主治】补五脏，令人肥白悦泽。疗目赤痛多泪，解独肝牛肉毒，合浓豉汁服之，神效。别录 **和雀屎，去目赤〔一〕胬肉。**苏恭 **益气，治瘦悴，悦皮肤，润毛发，点眼止泪。**大明

【发明】〔弘景曰〕汉·张苍年老无齿，妻妾百数，常服人乳，故年百岁余，身肥如瓠。〔宗奭曰〕人乳汁治目之功多，何也？人心生血，肝藏血，肝〔二〕受血则能视。盖水入于经，其血乃成。又曰上则为乳汁，下则为月水，故知乳汁则血也。用以点眼，岂不相宜？血为阴，故性冷。脏寒人，如乳饼酥酪之类，不可多食。虽曰牛羊乳，然亦不出乎阴阳之造化耳。老人患口疮不能食，但饮人热乳甚良。〔时珍曰〕人乳无定性。其人和平，饮食冲淡，其乳必平；其人暴躁，饮酒食辛，或有火病，其乳必热。凡服乳，须热饮。若晒曝为粉，入药尤佳。南史载：宋·何尚之积年劳病，饮妇人乳而瘥。又言：穰城老人年二百四十岁，惟饮曾孙妇乳也。按白飞霞医通云：服人乳，大能益心气，补脑髓，止消渴，治风火证，养老尤〔三〕宜。每用一吸，即以纸塞鼻孔，按唇贴齿而漱，乳与口津相和，然后以鼻内引上吸〔四〕，使气由明堂入脑，方可徐徐咽下，如此五七吸为一度。不漱而吸，何异饮酪？止于肠胃而已。

【附方】旧三，新十一〔五〕。**服乳歌** 仙家酒，仙家酒，两个壶卢盛一斗。五行酿出真醍醐，不离人间处处有。丹田若是干涸时，咽下重楼润枯朽。清晨能饮一升余，返老还童天地久。**虚损劳瘵** 德生丹：用无病妇人乳三酒杯，将瓷碟晒极热，置乳于中，次入麝香末少许，木香末二分，调匀服；后饮浓茶一酒盏，即阳败。次日服接命丹（接命丹：用乳三酒杯，如前晒碟盛人乳，并人胞末一具调服），服毕面、膝俱赤，如醉思睡，只以白粥少少养之。集简方。**虚损风疾** 接命丹：治男妇气血衰弱，痰火上升，虚损之证；又治中风不语，左瘫右缓，手足疼痛，动履不便，饮食少进诸证。用人乳二

〔一〕赤：原作「中」，金陵本同。今据唐本草卷十五及大观、政和本草卷十五人乳汁条改。
〔二〕肝：原作「脾」，金陵本同。今据本草衍义卷十六及政和本草卷十五人乳汁条改，与素问·五藏生成篇「肝受血而能视」文合。
〔三〕尤：原作「犹」，金陵本同。今据韩氏医通卷下第九改。
〔四〕饮上吸：原脱，今据韩氏医通卷下第九补。
〔五〕一：原作「二」。按下列「初生吐乳」一方，已计入本书卷三十八簟条新附方数内，此间不当重计，今据改。

杯，香甜白者为佳，以好梨汁一杯和匀，银石器内顿滚滚。每日五更一服，能消痰补虚，生血延寿。此乃以人补人，其妙无加。摄生众妙方。**中风不语**舌根强硬。三年陈酱五合，人乳汁五合，相和研，以生布绞汁。随时少少与服，良久当语。圣惠方。**卒不得语**人乳半合，美酒半升，和服〔一〕。范汪方。**失音不语**人乳、竹沥各二合，温服。摘玄。**月经不通**日饮人乳三合。千金方。**眼热赤肿**人乳半合，古铜钱十文，铜器中磨令变色，稀稠成煎，瓶收，日点数次。或以乳浸黄连，蒸热洗之。圣惠方。**初生不尿**人乳四合，葱白一寸，煎滚，分作四服，即利。外台〔二〕。**初生吐乳**人乳二合，籧篨篾少许，盐二粟大，同煎沸，入牛黄粟〔三〕许，与服。外台〔四〕。**痈脓不出**人乳汁和面傅之，比晓脓尽出。不可近手。千金方。**臁胫生疮**人乳、桐油等分，和匀。以鹅翎扫涂，神效。摘玄。**啖蛇牛毒**牛啖蛇者，毛发向后，其肉杀人。但饮人乳汁一升，立愈。金匮要略。**中牛马毒**人乳饮之良。千金。**百虫入耳**人乳滴之即出。圣惠方。

妇人月水宋嘉祐　附月经衣

【释名】月经素问**天癸**素问**红铅**〔时珍曰〕女子，阴类也，以血为主。其血上应太阴，下应海潮。月有盈亏，潮有朝夕，月事一月一行，与之相符，故谓之月水、月信、月经。经者常也，有常轨也。天癸者，天一生水也。邪术家谓之

〔一〕和服：金陵本同。外台卷十四作「合搅，分为再服。」

〔二〕外台：原作「刘涓子鬼遗方」，金陵本同。今检鬼遗方未见此方。方见外台卷三十五，引自「刘氏」。按外台卷二十四引鬼遗诸方俱称「刘涓子」，无称「刘氏」者。况鬼遗方为外科学专书，此二方与之亦不相类。濒湖在本书卷三十八簟条附外台方中，谓「刘氏」为「刘五娘」，此间又谓为「刘涓子」，前后异说，其误显然，因据改。

〔三〕粟：原作「米」，金陵本同。今从本书卷三十八簟条附方改，与本方「盐」之计量单位一致。外台卷三十五作「两米」二字，当是将「粟」字分离，而又改「西」为「两」，今不从。

〔四〕外台：原作「刘涓子鬼遗方」，金陵本同。今从本书卷三十八簟条附方改，理据详本条前方校记。本方实系重出，故不计入新附方数内。

红铅，谬名也。女人之经，一月一行，其常也；或先或后，或通或塞，其病也。复有变常而古人并未言及者，不可不知。有行期只吐血衄血，或眼耳出血者，是谓逆行。有三月一行者，是谓居经，俗名按季。有一年一行，是谓避年。有一生不行而受胎者，是谓暗经。有受胎之后，月月行经而产子者，是谓盛胎，俗名垢胎。有受胎数月，血忽大下而胎不陨者，是谓漏胎。此虽以气血有余不足言，而亦异于常矣。女子二七天癸至，七七天癸绝，其常也。有女年十二、十三而产子，如褚〔一〕记室所载，平江苏达卿女，十二受孕者；有妇年五十、六十而产子，如辽史所载，亟普妻六十余，生二男一女者，此又异常之尤者也。学医者之于此类，恐亦宜留心焉。

【气味】咸，平，无毒。

【主治】解毒箭并女劳复。弘景

月经衣 〔主治〕**金疮血涌出，炙热熨之。又主**〔二〕**虎狼伤及**〔三〕**箭镞入腹。**藏器

【发明】〔时珍曰〕女人入月，恶液腥秽，故君子远之，为其不洁，能损阳生病也。煎膏治药，出痘持戒，修炼性命者，皆避忌之，以此也。博物志云：扶南国有奇术，能令刀斫不入，惟以月水涂刀便死。此是秽液坏人神气，故合药忌触之。此说甚为有据。今有方士邪术，鼓弄愚人，以法取童女初行经水服食，谓之先天红铅，巧立名色，多方配合，谓参同契之金华，悟真篇之首经，皆此物也。愚人信之，吞咽秽滓，以为秘方，往往发出丹疹，殊可叹恶。按萧了真金丹诗云：一等旁门性好淫，强阳复去采他阴。口含天癸称为药，似恁洳沮枉用心。呜呼！愚人观此，可自悟矣。凡红铅方，今并不录。

【附方】旧七，新五。

热病劳复丈夫热病瘥〔四〕后，交接复发，忽卵缩入肠，肠痛欲死。烧女人月经赤衣为末，熟水服方寸匕，即定。梅师方〔五〕。

女劳黄疸气短声沉。用女人月经布〔六〕和血衣烧灰，酒〔七〕服方寸匕，一日再服，

〔一〕褚：原作「楮」，金陵本似经人涂改作「褚」，今从之。
〔二〕主：金陵本同。大观、政和本草卷十五妇人月水条俱作「烧末，傅」三字。
〔三〕及：金陵本同。大观、政和本草卷十五妇人月水条俱作「烧末，酒服方寸匕，日三，主」十字。
〔四〕瘥：原脱，今据大观、政和本草卷十五妇人月水条附方补。
〔五〕梅师方：原作「扁鹊方」，金陵本同。今据大观、政和本草卷十五妇人月水条附方改。
〔六〕布：原脱，今据外台卷四补。
〔七〕酒：外台卷四，此下有「空腹」二字。

三日瘥〔一〕。孟诜必效方。**霍乱困笃**童女月经衣和血烧灰，酒服方寸匕。百方不瘥者用之。千金方。**小儿惊痫发热**。取月候血和青〔二〕黛，新汲〔三〕水调服一〔四〕钱，入口即瘥。量儿加减。普济方〔五〕。**令妇不妒**取妇人月水布裹蛤蟆，于厕前一尺，入地五寸埋之。张华博物志〔六〕。**痈疽发背**〔七〕一切肿毒。用胡燕窠土、鼠坌土、榆白皮、栝楼根，等分为末，以女人月经衣，水洗取汁和〔八〕，傅肿上，干即易之。溃者封其四围。五日〔九〕瘥。千金方。**男子阴疮**因不忌月事行房，阴物溃烂。用室女血衲，瓦上烧存性，研末，麻油调，傅之。**解药箭毒**交州夷人〔十〕，以焦铜为镝，涂〔十一〕毒药于镞锋上，中人即沸烂，须臾骨坏。但服月水、屎汁解之〔十二〕。博物志。**箭镞入腹**或肉中有聚血。以妇人月经衣烧灰，酒服方寸匕。千金方。**马血入疮　剥马刺伤**以妇人月水涂之，神效。姚僧坦集验方。**虎狼伤疮**月经衣烧末，傅之〔十三〕。陈藏器。

〔一〕三日瘥：金陵本同。外台卷四作「不过三日必瘥」。
〔二〕青：原作「清」，今据金陵本改，与本书卷四惊痫门阳证段月经条及普济方卷三七八俱合。
〔三〕新汲：原脱，今据普济方卷三七八补。
〔四〕一：金陵本及普济方卷三七八同。本书卷四惊痫门阳证段月经条作「二」。自当如方后所云「量儿加减」。
〔五〕普济方：原作「圣惠方」，金陵本同，今检圣惠未见此方。方见普济方卷三七八，因据改。
〔六〕张华博物志：金陵本同。检今本博物志未见此文，待考。
〔七〕发背：千金卷二十二第三，此下有「已溃未溃」四字。
〔八〕和：千金卷二十二第三，此下有「如泥」二字。
〔九〕五日：千金卷二十二第三，此上有「从一日至」四字。
〔十〕夷人：金陵本同。博物志卷二异俗段作「夷」，御览三五〇箭下引文作「山夷」，此下俱有「名曰俚子，弓长数尺，箭长尺余」十二字。
〔十一〕镝涂：原脱，今据博物志卷二异俗段及御览三五〇箭下引文补。
〔十二〕解之：金陵本同。博物志卷二异俗段及御览三五〇箭下引文俱作「时有差者」。
〔十三〕傅之：原作「酒服方寸匕，日三」，金陵本同。今据大观、政和本草卷十五妇人月水条改。

人血 拾遗

【集解】〔时珍曰〕血犹水也。水谷入于中焦，泌别熏蒸，化其精微，上注于肺。流溢于中，布散于外。中焦受汁，变化而赤，行于隧道，以奉生身，是之谓血，命曰营气。血之与气，异名同类；清者为营，浊者为卫；营行于阴，卫行于阳；气主煦之，血主濡之。血体属水，以火为用，故曰气者血之帅也。气升则升，气降则降；气热则行，气寒则凝；火活则红，火死则黑。邪犯阳经则上逆，邪犯阴经则下流。盖人身之血，皆生于脾，摄于心，藏于肝，布于肺，而施化于肾也。仙家炼之，化为白汁，阴尽阳纯也。苌弘死忠，血化为碧，人血入土，年久为磷，皆精灵之极也。

【气味】咸，平，有毒。

【主治】羸病人皮肉干枯，身上麸片起，又狂犬咬，寒热欲发者，并刺血热饮之。藏器

【发明】〔时珍曰〕肉干麸起，燥病也，不可卒润也。饮人血以润之，人之血可胜刺乎？夫润燥、治狂犬之药亦夥矣，奚俟于此耶？始作方者，不仁甚矣，其无后乎？虐兵、残贼，亦有以酒饮人血者，此乃天戮之民，必有其报，不必责也。诸方用血，惟不悖于理者，收附于下。

【附方】新七〔一〕 **吐血不止**就用吐出血块，炒黑为末。每服三分，以麦门冬汤调服。盖血不归元，则积而上逆；以血导血归元，则止矣。吴球诸证辨疑。 **衄血不止**圣济总录：用白纸一张，接衄血令满，于灯上烧灰，作一服，新汲水下。勿用病人知。 儒门事亲：就用本衄血，纸捻蘸点眼内，左点右，右点左。此法大妙。 **金疮内漏**取疮内所出血，以水和，服之。千金。 **产乳血运**取酽醋，和产妇血如枣大，服之〔二〕。普济方〔三〕。 **小儿赤疵**〔四〕针父脚中，取

〔一〕七：原作「六」，今按下新附方数改。
〔二〕之：普济方卷三四八，此后有「井水噀面」四字。
〔三〕普济方：原作「圣惠方」，金陵本同，今检圣惠未见此方。方见普济方卷三四八，因据改。
〔四〕赤疵：金陵本同。千金卷五下第八作「身上有赤黑疵」。

血贴之，即落。千金方。**小儿疣目**以针〔一〕决其四边〔二〕，取患疮脓汁傅之。忌水三日，即溃落也。千金。

人精宋嘉祐

【集解】〔时珍曰〕营气之粹，化而为精，聚于命门。命门者，精血之府也。男子二八而精满一升六合。养而充之，可得三升；损而丧之，不及一升。谓精为峻者，精非血不化也；谓精为宝者，精非气不养也。故血盛则精长，气聚则精盈。邪术家蛊惑愚人，取童女交媾，饮女精液；或以己精和其天癸，吞咽服食。呼为铅汞，以为秘方，放恣贪淫，甘食秽滓，促其天年。吁！愚之甚矣，又将谁尤？按鲍景翔云：神为气主，神动则气随；气为水母，气聚则水生。故人之一身，贪心动则津生，哀心动则泪生，愧心动则汗生，欲心动则精生。

【气味】甘，温。

【主治】和鹰屎，灭瘢。弘景　**涂金疮血出，汤火疮。**时珍

【附方】旧三，新二〔三〕。**面上黡子**〔四〕人精和鹰屎白涂之，数日愈〔五〕。千金方。**身面粉瘤**人精一〔六〕合，青竹筒盛，于火上烧，以器承取汁，密封器中。数数涂之，取效止。肘后方。**瘰疬肿毒**女人精汁，频频涂之。**汤火伤灼**令不痛，易愈无痕。肘后：用人精、鹰屎白，日日涂之。千金：用女人精汁，频频涂之。

〔一〕以针：千金卷五下第八，此下有「及小刀子」四字。

〔二〕四边：千金卷五下第八，此下有「令似血出」四字。

〔三〕二：原作「一」，今按下新附方数改。

〔四〕面上黡子：金陵本及大观、政和本草卷十五人精条附方同。千金卷六下第九作「灭瘢痕，无问新久必除」。千金同章别有「去面上黡子黑志」方，乃用「水研白旃檀浓汁以涂，……仍以鹰矢白粉其上。」不用「人精」。

〔五〕数日愈：金陵本同。大观本草附方作「二日愈，白蜜亦得。」政和本草附方作「三日愈，白蜜亦得。」千金卷六下第九作「日二，白蜜亦得。」

〔六〕一：原缺空一字，金陵本同。今据大观、政和本草卷十五人精条附方补。

口津唾纲目

【释名】灵液纲目**神水**纲目**金浆**纲目**醴泉**　〔时珍曰〕人舌下有四窍：两窍通心气，两窍通肾液。心气流入舌下为神水，肾液流入舌下为灵液。道家谓之金浆玉醴。溢为醴泉，聚为华池，散为津液，降为甘露，所以灌溉脏腑，润泽肢体。故修养家咽津纳气，谓之清水灌灵根。人能终日不唾，则精气常留，颜色不槁；若久唾，则损精气，成肺病，皮肤枯涸。故曰远唾不如近唾，近唾不如不唾。人有病，则心肾不交，肾水不上，故津液干而真气耗也。秦越人难经云：肾主五液〔一〕。入肝为泪〔二〕，入肺为涕〔三〕，入脾为涎，入心为汗，自入为唾也。

【气味】甘、咸，平，无毒。

【主治】疮肿、疥癣、皶疱，五更未语者，频涂擦之。又明目退翳，消肿解毒，辟邪，粉水银。时珍

【发明】〔时珍曰〕唾津，乃人之精气所化。人能每旦漱口擦齿，以津洗目，及常时以舌舐拇指甲，揩目，久久令人光明不昏。又能退翳，凡人有云翳，但每日令人以舌舐数次，久则真气熏及，自然毒散翳退也。范东阳方云：凡人魇死，不得叫呼，但痛咬脚跟及拇指甲际，多唾其面，徐徐唤之，自省也。按黄震日抄云：晋时南阳宗定伯夜遇鬼，问之。答曰：我新死鬼也。问其所恶。曰：不喜唾耳。急持之，化为羊。恐其变化，因大唾之，卖得千钱。乃知鬼真畏唾也。

【附方】新四。**代指肿痛**以唾和白硇砂，搜面作碗子，盛唾令满，著硇末少许〔四〕，以指浸之，一日即瘥。千金方。**手足发疣**以白粱米粉，铁铛炒赤，研末，以众人唾和，傅厚一寸，即消。肘后方。**腋下狐气**用自己唾擦腋下数过，以指甲去其垢，用热水洗手数遍，如此十余日则愈。杨**毒蛇螫伤**急以小便洗去血，随取口中唾，频频涂之。

〔一〕肾主五液：金陵本同。按下所引，乃难经·四十九难文。四十九难作「肾主湿」，四十难乃作「肾主液」。难经汇注笺正云：「湿以邪言，不以正言，泣、汗、涎、洟、唾，未可皆以湿邪论也。」故濒湖本四十难改「湿」为「五液」。

〔二〕泪：金陵本同。难经·四十九难作「泣」，义同。广雅·释言：「泣，泪也。」

〔三〕涕：金陵本及四十九难同。乃「洟」之借字。说文：「洟，鼻液也。」故前引难经汇注笺正径作「洟」。

〔四〕少许：金陵本同。千金卷二十二第六作「如枣许」。

拱医方摘要。

齿垽音居近切。宋嘉祐

【释名】齿垢

【气味】咸，温，无毒。

【主治】和黑虱研涂，出箭头及恶刺，破痈肿。李世勣〔一〕涂蜂螫。时珍

【附方】新二。竹木入肉针拨不尽者。以人齿垢封之，即不烂也。叶氏通变要法。毒蛇螫伤先以小便洗去血，次以牙垽封而护之，甚妙，且不痛肿。医方摘要。

人汗纲目

【集解】〔时珍曰〕汗出于心，在内则为血，在外则为汗。故曰夺汗者无血，夺血者无汗。

【气味】咸，有毒。饮食食之，令人生疔毒。时珍

眼泪纲目

【集解】〔时珍曰〕泪者肝之液。五脏六腑津液皆上渗于目。凡悲哀笑咳，则火激于中，心系急而脏腑皆摇；摇则宗脉感而液道开，津上溢，故涕泣出焉。正如甑上水滴之意也。

【气味】咸，有毒。凡母哭泣堕子目，令子伤睛生翳。时珍

人气纲目

【主治】下元虚冷，日令童男女，以时隔衣进气脐中，甚良。凡人身体骨节痹痛，

〔一〕李世勣：原作「苏恭」，金陵本同，今检唐本草卷十五未见此文。文见大观、政和本草卷十五引李世勣，因据改。

令人更互呵熨，久久经络通透。又鼻衄金疮，嘘之能令血断。时珍

【发明】〔时珍曰〕医家所谓元气相火，仙家所谓元阳真火，一也。天非此火不能生物，人非此火不能有生。故老人、虚人，与二七以前少阴同寝，借其熏蒸，最为有益。杜甫诗云「暖老须燕玉」，正此意也。但不可行淫，以丧宝促生耳。近时术家，令童女以气进入鼻窍、脐中、精门，以通三田，谓之接补。此亦小法，不得其道者，反以致疾。按谢承续汉书云：太医史循宿禁中，寒疝病发，求火不得。众人以口更嘘其背，至旦遂愈。刘敬叔异苑云：孙家奚奴治虎伤蛇噬垂死者，以气禁之，皆安。又葛洪抱朴子云：人在气中，气在人中。天地万物，无不须气以生。善行气者，内以养身，外以却恶。然行之有法：从子至巳为生气之时，从午至亥为死气之时。常以生气时，鼻中引气，入多出少，闭而数之，从九九、八八、七七、六六、五五而止，乃微吐之，勿令耳闻。习之既熟，增至千数，此为胎息。或春食东方青气，夏食南方赤气，秋食西方白气，冬食北方黑气，四季食中央黄气，亦大有效。故善行气者，可以避饥渴，可以延年命；可以行水上，可以居水中；可以治百病，可以入瘟疫。以气嘘水则水逆流，嘘火则火遥灭；嘘沸汤则手可探物，嘘金疮则血即自止；嘘兵刃则刺不能入，嘘箭矢则矢反自射；嘘犬则不吠，嘘虎狼则伏退，嘘蛇蜂则不动。吴越有禁咒行气之法，遇有大疫，可与同床，不相传染。遇有精魅，或闻声，或现形，掷石放火，以气禁之，皆自绝。或毒蛇所伤，嘘之即愈。若在百里之外，遥以我手嘘咒，男左女右，亦即可安。夫气出于无形，用之其效至此，而况绝谷延年乎？时珍按：此即吾内养浩然灵气也。符篆家取祖气即此，但彼徒皆气馁，庸人依仿，安得验哉？

人魄纲目

【集解】〔时珍曰〕此是缢死人，其下有物如麸炭，即时掘取便得，稍迟则深入矣。不掘则必有再缢之祸。盖人受阴阳二气，合成形体。魂魄聚则生，散则死。死则魂升于天，魄降于地。魄属阴，其精沉沦入地，化为此物；亦犹星陨为石，虎死目光坠地化为白石，人血入地为磷为碧之意也。

【主治】镇心，安神魄，定惊怖颠狂，磨水服之。时珍

髭须证类

【集解】〔时珍曰〕觜上曰髭，颐下曰须，两颊曰髯。详见乱髮下。

【主治】烧研，傅痈疮。慎微

【发明】〔慎微曰〕唐·李勣病。医云：得须灰服之，方止。太宗闻之，遂自剪髭烧灰赐服，复令傅痈立愈。故白乐天诗云：剪须烧药赐功臣。又宋·吕夷简疾。仁宗曰：古人言髭可治疾。今朕剪髭与之合药，表朕意也。

阴毛 拾遗

【主治】男子阴毛：主蛇咬，以口含二十条咽汁，令毒不入腹。藏器　横生逆产，用夫阴毛二七茎烧研，猪膏和，丸大豆大，吞之。千金方　妇人阴毛：主五淋及阴阳易病。时珍

【附方】新二。阴阳易病病后交接，卵肿或缩入腹，绞痛欲死。取妇人阴毛烧灰饮服，仍以洗阴水饮之。普济方〔一〕。　牛胀欲死妇人阴毛，草裹与食，即愈。外台秘要。

人骨 拾遗

【释名】〔时珍曰〕许慎云：骨者，肉之核也。灵枢经云：肾主骨。有骨度篇，论骨之大小、长短、广狭甚详，见本书。

【主治】骨病，接骨，臁疮，并取焚弃者。藏器

【发明】〔时珍曰〕古人以掩暴骨为仁德，每获阴报；而方伎之流，心乎利欲，乃收人骨为药饵，仁术固如此乎？且犬不食犬骨，而人食人骨可乎？父之白骨，惟亲生子刺血沥之即渗入。又酉阳杂俎云：荆州一军〔二〕人损胫。张七政饮以药酒，破肉去碎〔三〕骨一片，涂膏而愈。二年余〔四〕复痛。张曰：所取骨寒也。寻之尚在床下，以汤洗绵裹收之，其痛遂止。

〔一〕普济方：原作「圣济总录」，金陵本同，今检圣济总录未见此方。方见普济方卷一四六，因据改。

〔二〕军：原脱，今据酉阳杂俎前集卷五怪术段补。

〔三〕碎：同上。

〔四〕余：同上。

气之相应如此，孰谓枯骨无知乎？仁者当悟矣。

【附方】新四。**代杖**烧过人骨为末，空心酒服三钱，受杖不肿不作疮，久服皮亦厚也。医林集要。**接骨**烧过童子骨一两，乳香二钱，喜红绢一方，烧灰为末，热酒调服。先以桐木片扎定，立效。医林集要。**臁疮**烧过人骨（碎者）为末，掺之。寿域神方。**折伤**死童子骨煅过，香瓜子仁炒干，为末。好酒下，止痛极速。扶寿精方。

天灵盖宋开宝

【释名】**脑盖骨**纲目 **仙人盖**纲目 **头颅骨**〔志曰〕此乃死人顶骨十字解者，方家婉其名耳。〔藏器曰〕此是天生天赐，盖押一身之骨，囟门未合，即未有也。〔时珍曰〕人之头圆如盖，穹窿象天，泥丸之宫，神灵所集。修炼家取坎补离，复其纯乾，圣胎圆成，乃开颅囟而出入之，故有天灵盖诸名也。

【修治】〔藏器曰〕凡用弥腐烂者乃佳〔一〕。有一片如三指阔者，取得，用煻灰火罨一夜。待腥秽气尽，却用童男溺，于瓷锅子中煮一伏时，漉出。于屋下掘一坑，深一尺，置骨于中一伏时，其药魂归神妙。阳人使阴，阴人使阳。〔好古曰〕方家有用檀香汤洗过，酥炙用，或烧存性者。男骨色不赤，女骨色赤，以此别之也。

【气味】**咸，平，无毒。**〔时珍曰〕有毒。

【主治】**传尸尸疰，鬼气伏连，久瘴劳疟，寒热无时者，烧令黑，研细，白饮和服，亦合丸散用。**开宝 **治肺痿，乏力羸瘦，骨蒸盗汗等，酥炙用。**大明 **退心经蕴寒之气。**本草权度

【发明】〔杨士瀛曰〕天灵盖治尸疰。尸疰者，鬼气也。伏而未起，故令淹缠。得枯骸枕骨治之，则魂气飞越，不复附人，故得瘥也。〔陈承曰〕神农本经人部，惟髮髲一物。其馀皆出后世医家，或禁术之流，奇怪之论〔二〕耳。近见医家

〔一〕佳：原作「隹」，今据金陵本改。
〔二〕论：原作「仑」，金陵本同。今据大观、政和本草卷十五天灵盖条引别说改。

用天灵盖治传尸病，未有一效。残忍伤神，殊非仁人之用心。苟有可易，仁者宜尽心焉。必不得已，则宜以年深渍朽、绝尸气者，可也。

【附方】新十一〔一〕。**天灵盖散** 追取劳虫。天灵二指大（以檀香煎汤洗过，酥炙），一气咒七遍云：雷公神，电母圣；逢传尸，便须定；急急如律令），尖槟榔五枚，阿魏二分，麝香三分，辰砂一分，安息香三分，甘遂三分〔二〕，为末，每服三钱。用童便四升，入银石器内，以葱白、薤白各二七茎，青蒿二握〔三〕，甘草〔四〕二茎（五寸长者），桃枝〔五〕、柳枝、桑枝、酸榴枝〔六〕各二握〔七〕（七寸长），同煎至一升。分作三盏〔八〕：五更初，调服前药一服〔九〕；虫不下，约人行十里〔十〕，又进一服；天明再进〔十一〕。取下虫物，名状不一，急擒入油铛煎之。其虫嘴青赤黄色可治，黑白色难治，然亦可断传染之患。凡修合，先须斋戒，于远处净室，勿令病人闻药气，及鸡犬猫畜、孝子妇人、一切触秽之物见之。虫下后，以白〔十二〕粥补之。数日之后，梦人哭泣相别，是其验也。上清紫庭仙方。**虚损骨蒸** 千金方：用天灵盖如梳大，炙黄，以水五升，煮取二升，分三服，起死神方也。张文仲备急方：用人头骨（炙）三两，麝香十两，为末，和蜜〔十三〕捣千杵，丸梧子大。每服

〔一〕新十一：原作「旧一新十」。按下列十一方，无一为大观、政和本草旧所附者，因据改。

〔二〕甘遂三分：金陵本同。上清紫庭追痨仙方卷上作「甘遂二分」。原注：「一本无此药。」

〔三〕握：此下原有「桃枝」二字，金陵本同。今据追痨仙卷上移往下文「柳枝」之前。

〔四〕甘草：此下原有「各」字，金陵本同。今据追痨仙方卷上删。

〔五〕桃枝：原无，金陵本同。今据追痨仙方卷上，将前「青蒿二握」下「桃枝」二字移此。

〔六〕酸榴枝：金陵本同。追痨仙方卷上作「酸石榴根」。原注：「一云枝。」

〔七〕握：原作「茎」，金陵本同，涉上「甘草二茎」而误。今据追痨仙方卷上改。

〔八〕三盏：原作「二次」，金陵本同。据改同上，与下文相合。

〔九〕服：追痨仙方卷上，此下有「男患女煎，女患男煎。服药后如觉欲吐，即用白梅肉止之。五更尽，觉脏腑鸣，须转下虫及恶物、黄水、异粪。若一服」。

〔十〕十里：金陵本同。追痨仙方卷上作「五、七里」。

〔十一〕再进：追痨仙方卷上，此下有「并温吃。如泻不止，用龙骨、黄连等分为末，熟水调下五钱。」

〔十二〕白：追痨仙方卷上，此下有「梅」字。

〔十三〕和蜜：原脱，今据外台卷十三补。

七丸，粥〔一〕饮下，日再服。若胸前有青脉出者，以针刺看血色；未黑者，七日瘥。**小儿骨蒸**体瘦心烦。天灵盖（酥炙）、黄连等分〔二〕，研末。每服半钱，米饮下，日二服〔三〕。　圣惠方。**诸疟寒热**天灵盖煅研末，水服一字，取效。　普济方〔四〕。**膈气不食**天灵盖七个，每个用黑豆四十九粒，层层隔封，水火升降，杨梅色，冷定取出，去豆不用，研末。每服一钱，温酒下。　孙氏集效方。**青盲不见**天灵盖（酥炙）、龙胆各二两，白龙脑一钱，为末。取黑豆五升净淘，以水煮烂滤汁，却炼成煎拌药，丸梧子大。每服温水下二十丸，日三。频用新汲水洗头面。先令患人沐浴，及剃却顶心发。静一室，令安止，昼夜不得见明，令满百日。切忌羊血杂肉及动风壅滞热物、喜怒房室等。　圣惠方。〔五〕**痘疮陷伏**灰平不长，烦躁气急。用天灵盖烧研，酒服三分（一方入雄黄二分），其疮自然起发。　痘疹经验方。**下部疳疮**天灵盖煅研末，先以黄檗汤洗净，掺之神效（又一方入红褐小红枣等分，同烧研）。　刘氏经验方。**臁疮湿烂**人顶骨（烧研）二钱，龙骨三钱，金丝硫黄一钱，为末。用冬萝卜芽阴干，熬水洗之，乃贴。　刘松石保寿堂方。**小儿白秃**大豆、髑髅骨各烧灰等分，以腊猪脂和涂。　姚僧坦集验方。

人胞 拾遗

【释名】胞衣梅师〔六〕**胎衣**纲目**紫河车**纲目**混沌衣**纲目**混元母**蒙筌**佛袈裟**纲目**仙人衣**〔时珍曰〕人胞，包人如衣，故曰胞衣。方家讳之，别立诸名焉。丹书云：天地之先，阴阳之祖，乾坤之橐籥，铅汞之匡廓，胚胎

〔一〕粥：同上。
〔二〕等分：金陵本同。圣惠方卷八十八天灵盖散，天灵盖用「一枚」，黄连用「半两」。
〔三〕日二服：金陵本同。圣惠方卷八十八作「日三四服。更量儿大小，加减服之。」
〔四〕普济方：原作「圣惠方」，金陵本同，今检圣惠未见此方。方见普济方卷一九七，因据改。
〔五〕天灵盖……圣惠方：以上一百零七字，原作「方见龙脑香下」六字，金陵本同。今检本书卷三十四龙脑香条未见此方。方见圣惠方卷三十三及普济方卷八十三。因据圣惠方并参考普济方改，仍计入新附方数内。
〔六〕梅师：原作「拾遗」，金陵本同。今据大观、政和本草卷十五人胞条改。

将兆，九九数足，我则乘而载之，故谓之河车。其色有红、有绿、有紫，以紫者为良。

【修治】〔吴球曰〕紫河车，古方不分男女。近世男用男，女用女；一云男病用女，女病用男。初生者为佳，次则健壮无病妇人者亦可。取得，以清米泔摆净，竹器盛，于长流水中洗去筋膜，再以乳香酒洗过，篾笼盛之，烘干研末。亦有瓦焙研者，酒煮捣烂者，甑蒸捣晒者，以蒸者为佳。董炳云：今人皆酒煮火焙及去筋膜，大误矣。火焙水煮，其子多不育，惟蒸捣和药最良。筋膜乃初结真气，不可剔去也。

【气味】甘、咸，温，无毒。

【主治】血气羸瘦，妇人劳损，面䵟皮黑，腹内诸病渐瘦者，治净，以五味和之，如䭔𫗧法与食之，勿令妇知。藏器 𫗧音甲，饼也。治男女一切虚损劳极，癫痫失志恍惚，安心养血，益气补精。吴球

【发明】〔震亨曰〕紫河车治虚劳，当以骨蒸药佐之。气虚加补气药，血虚加补血药。以侧柏叶、乌药叶俱酒洒，九蒸九曝，同之为丸，大能补益，名补肾丸。〔时珍曰〕人胞虽载于陈氏本草，昔人用者犹〔一〕少。近因丹溪朱氏言其功，遂为时用。而括苍吴球始创大造丸一方，尤为世行。其方药味平补，虽无人胞，亦可服饵。其说详见本方下。按隋书云：琉球国妇人产乳，必食子衣。张师正倦游录云：八桂獠人产男，以五味煎调胞衣，会亲啖之。此则诸兽生子，自食其衣之意，非人类也。崔行功小儿方云：凡胎衣宜藏于天德、月空〔二〕吉方。深埋紧筑，令男长寿。若为猪狗食，令儿癫狂；虫蚁食，令儿疮癣；鸟鹊食，令儿恶死；弃于火中，令儿疮烂；近于社庙污水井灶街巷，皆有所禁。按此亦铜山西崩，洛钟东应，自然之理也。今复以之蒸煮炮炙，和药捣饵，虽曰以人补人，取其同类；然以人食人，独不犯崔氏之禁乎？其异于琉球、獠人者，亦几希矣。

【附方】旧一，新六。河车丸 治妇人瘵疾劳嗽，虚损骨蒸等证。用紫河车（初生男子者）一具（以长流水中洗净，熟煮擘细，焙干研），山药二两，人参一两，白茯苓半两，为末，酒〔三〕糊丸梧子大，麝香养七日〔四〕。每服三五十丸，温服，

〔一〕犹：原作「尤」，金陵本同。今详上下文义改。

〔二〕月空：原作「月德」，金陵本同。今据外台卷三十三、圣惠方卷七十六、圣济总录卷一五八及普济方卷三四四改。

〔三〕酒：金陵本同。永类钤方卷十六作「面」。

〔四〕养七日：金陵本同。永类钤方卷十六作「末为衣」。

盐汤下〔一〕。永类钤方。**大造丸**吴球云：紫河车即胞衣也。儿孕胎中，脐系于胞，胞系母脊，受母之荫，父精母血，相合生成，真元所钟，故曰河车。虽禀〔二〕后天之形，实得先天之气，超然非他金石草木之类可比。愚〔三〕每用此得效，用之女人尤妙。盖本其所自出，各从其类也。若无子及多生女，月水不调，小产难产人服之，必主有子。危疾将绝者，一二服，可更活一二日。其补阴之功极重，百发百中。久服耳聪目明，须发乌黑，延年益寿，有夺造化之功，故名大造丸。用紫河车一具（男用女胎，女用男胎，初生者，米泔洗净，新瓦焙干研末，或以淡酒蒸熟，捣晒研末，气力尤全，且无火毒），败龟版（年久者，童便浸三日，酥炙黄）二两（或以童便浸过，石上磨净，蒸熟晒研，尤妙），黄檗（去皮，盐酒浸，炒）一两半，杜仲（去皮，酥炙）一两半，牛膝（去苗，酒浸，晒）一两二钱，肥生地黄二两半（入砂仁六钱，白茯苓二两，绢袋盛，入瓦罐，酒煮七次，去茯苓、砂仁不用，杵地黄为膏，听用），天门冬（去心）、麦门冬（去心）、人参（去芦）各一两二钱，夏月加五味子七钱，各不犯铁器，为末，同地黄膏入酒，米糊丸如小豆大。每服八九十丸，空心盐汤下，冬月酒下。女人去龟板，加当归二两，以乳煮糊为丸。男子遗精，女子带下，并加牡蛎粉一两。世医用阳药滋补，非徒无益，为害不小。盖邪火只能动欲，不能生物。龟板、黄檗，补阳补阴，为河车之佐；加以杜仲补肾强腰，牛膝益精壮骨；四味通为足少阴经药，古方加陈皮，名补肾丸也。生地黄凉血滋阴，得茯苓、砂仁同黄檗则走少阴，白飞霞以此四味为天一生水丸也。天、麦门冬能保肺气，不令火炎，使肺气下行生水；然其性有降无升，得人参则鼓动元气，有升有降，故同地黄为固本丸也。又麦门冬、人参、五味子三味，名生脉散，皆为肺经药。此方配合之意，大抵以金水二脏为生化之原，加河车以成大造之功故也。一人病弱，阳事大痿，服此二料，体貌顿异，连生四子。一妇年六十已衰惫，服此寿至九十犹强健。一人病后不能作声，服此气壮声出。一人病痿，足不任地者半年，服此后能远行。诸证辨疑。**五劳七伤**吐血虚瘦。用初生胞衣，长流水中洗去恶血，待清汁出乃止，以酒煮烂，捣如泥，入白茯神末和，丸梧子大。每米饮下百丸。忌铁器。朱氏集验方。**久癫失志**气虚血弱者。紫〔四〕河车治净，烂煮食之。刘氏经验方。**大小痫疾**初生胎衣一具，长流水洗净，仍以水浸，春三、夏一、秋五、

〔一〕温服盐汤下：金陵本同。永类钤方卷十六作「温酒、盐汤空心下。」别有「嗽甚者，五味子汤下」八字，错简在「为末」之前，应移在此句之后。

〔二〕禀：原作「愚」，金陵本同。按金陵本「愚」字与下文「禀」字，两行并列，原互易位，江西本沿误未改。今从张本改，与上下文义合。

〔三〕愚：原作「禀」，金陵本同，乃二字易位所致。今从张本改，与上下文义合。

〔四〕紫：原缺空一字，金陵本同。今从张本补。

冬七日，焙干为末；羌活、天麻、防风各半两，白僵蚕、白附子各一两，南星二两，川乌一个，全蝎二十一个，为末，糊丸梧子大，朱砂为衣。每服五十丸，好酒下。乾坤秘韫。**解诸蛊毒**不拘草蛊、蛇蛊、蜣螂蛊，其状入咽刺痛欲死。取胞衣一具洗切，曝干为末，熟水调服一钱匕。梅师方。**目赤生翳**初生孩儿胞衣，曝干焙研细末。日日傅目眦中，愈乃止。千金。

胞衣水拾遗

【修治】〔藏器曰〕此乃衣埋地下，七八年化为水，澄彻如冰〔一〕。南方人以甘草、升麻和诸药，瓶盛埋之，三五年后掘出，取为药也。

【气味】辛，凉，无毒。

【主治】小儿丹毒，诸热毒，发寒热不歇，狂言妄语，头上无辜发竖，虚痞等证，天行热病，饮之立效。藏器 **反胃久病，饮一钟当有虫出。**时珍

初生脐带拾遗

【释名】命蒂〔时珍曰〕胎在母腹，脐连于胞，胎息随母。胎出母腹，脐带既剪，一点真元，属之命门丹田。脐干自落，如瓜脱蒂。故脐者，人之命蒂也。以其当心肾之中，前直神阙，后直命门，故谓之脐。脐之为言齐也。

【主治】烧末饮服，止疟。藏器 **解胎毒，傅脐疮。**时珍

【附方】新三。**脐汁不干**绵裹落下脐带，烧研一钱，入当归头末一钱，麝香一字，掺之。全幼心鉴。**预解胎毒**初生小儿十三日，以本身剪下脐带烧灰，以乳汁调服，可免痘患。或入朱砂少许。保幼大全。**痘风赤眼**初生小儿脐带血，乘热点之，妙。海上方。

〔一〕如冰：金陵本同。大观、政和本草卷十五人胞条俱作「如真水」三字。

人势 纲目

【释名】阴茎〔时珍曰〕人阴茎，非药物也。陶九成辍耕录载：杭州沈生犯奸事露，引刀自割其势，流血经月不合。或令寻所割势，捣粉酒服，不数日而愈。观此则下蚕室者，不可不知此法也。故附于此云。

【主治】下蚕室，创口不合。时珍

人胆 拾遗

【气味】苦，凉，有毒。

【主治】鬼气，尸疰，伏连。藏器 久疟，噎食，金疮。时珍

【发明】〔时珍曰〕北虏战场中，多取人胆汁傅金疮，云极效；但不可再用他药，必伤烂也。若先敷他药，即不可用此。此乃杀场救急之法，收胆干之亦可用，无害于理也。有等残忍武夫，杀人即取其胆和酒饮之，云令人勇；是虽〔一〕军中谬术，君子不为也。

【附方】新三。**久疟连年 噎食不下**用生人〔二〕胆一个，盛糯米令满，入麝香少许，突上阴干。一半青者治疟，一半黑者治噎，并为末。每服十五粒，疟用陈皮汤下，噎用通草汤下。俱出普济方。**鬼疟进退**不定者。用人胆、朱砂、雄黄、麝香等分，为末，醋糊丸绿豆大。每绵裹一丸，纳鼻中即瘥，男左女右。一丸可治二人。圣惠方。

人肉 拾遗

【主治】瘵疾。藏器

【发明】〔时珍曰〕张杲医说言：唐·开元中，明州〔三〕人陈藏器著本草拾遗，载人肉疗羸瘵。自此〔四〕闾阎有病此

〔一〕虽：金陵本同。详文义疑当作「乃」。
〔二〕人：金陵本同。普济方卷二〇〇作「牛」。
〔三〕州：原脱，今据医说卷四人肉治羸疾条补。
〔四〕自此：同上。

者，多相效〔一〕割股。按陈氏之先，已有割股割肝者矣；而归咎陈氏，所以罪其笔之于书，而不立言以破惑也，本草可轻言哉？呜呼！身体发肤，受之父母，不敢毁伤。父母虽病笃，岂肯欲子孙残伤其支体，而自食其骨肉乎？此愚民之见也。按何孟春·余冬序〔二〕录云：江伯儿母病，割胁肉以进。不愈，祷于神，欲杀子以谢神。母愈，遂杀其三岁子。事闻太祖皇帝，怒其绝伦灭理，杖而配之。下礼部议曰：子之事亲，有病则拜托良医。至于呼天祷神，此恳切至情不容已者。若卧冰割股，事属后世。乃愚昧之徒，一时激发，务为诡异，以惊世骇俗，希求旌表，规避徭役。割股不已，至于割肝；割肝不已，至于杀子。违道伤生，莫此为甚。自今遇此，不在旌表之例。呜呼！圣人立教，高出千古，韪哉如此。又陶九成辍耕录载：古今乱兵食人肉，谓之想肉，或谓之两脚羊。此乃盗贼之无人性者，不足诛矣。

木乃伊 纲目

【集解】〔时珍曰〕按陶九成辍耕录云：天方国有人年七八十岁，愿舍身济众者，绝不饮食，惟澡身啖蜜，经月便溺皆蜜。既死，国人殓以石棺，仍满用蜜浸之，镌年月于棺，瘗之。俟百年后起封，则成蜜剂。遇人折伤肢体，服少许〔三〕立愈。虽彼中亦不多得，亦谓之蜜人〔四〕。陶氏所载如此，不知果有否？姑附卷末，以俟博识。

方民 纲目

〔李时珍曰〕人禀性于乾坤，而囿形于一气。横目二足，虽则皆同；而风土气习，自然不一。是故虱处头而黑，豕居辽而白。水食者腥，草食者膻。膏粱藜苋，肠胃天渊；葛褐罗纨，肌肤玉石。居养所移，其不能齐者，亦自然之势也。故五方九州，水土各异；其民生长，气息亦殊。乃集方民，附于部末，以备医诊云。

东方：海滨傍水，鱼盐之地。其民食鱼而嗜咸，黑色疏理。其病多疮疡，其治宜砭石。西方：陵居多风，水土

〔一〕相效：同上。
〔二〕序：原无，金陵本同。今据四库总目·子部·杂家类存目四补。
〔三〕少许：金陵本同。南村辍耕录卷三木乃伊条作「匕许」。
〔四〕蜜人：南村辍耕录卷三，此下有「番言木乃伊」。

刚强。其民不衣而褐荐〔一〕，华食而肥脂。其病生于内，其治宜毒药。北方：地高陵居，风寒冰冽。其民野处而乳食。其病脏寒生满，其治宜灸焫。南方：地下，水土弱，雾露所聚。其民嗜酸而食胕，致理而赤色。其病多挛痹，其治宜微针。中央：地平湿。其民食杂而不劳。其病多痿躄〔二〕，其治宜导引按跷。素问

九州殊题，水泉各异；风声气习，刚柔不同。青州：其音角羽，其泉咸以酸，其气舒迟，其人声缓。荆扬：其音角徵，其泉酸以苦，其气慓轻，其人声急。梁州：其音商徵，其泉苦以辛，其气刚勇，其人声塞。兖豫：其音宫徵，其泉甘以苦，其气平静，其人声端。雍冀：其音商羽，其泉辛以咸，其气駃烈，其人声捷。徐州：其音角宫，其泉酸以甘，其气悍劲，其人声雄。出河图括地象〔三〕。

坚土之人刚，弱土之人柔〔四〕，墟〔五〕土之人大，沙土之人〔六〕细，息土之人美，耗土之人丑。出孔子家语。

山林之民毛而瘦，得木气多也。川泽之民黑而津，得水气多也。丘陵之民团而长，得火气多也。坟衍之民皙而方，得金气多也。原隰之民丰而痹，得土气多也。出宋太史集。

〔一〕荐：原脱，今据素问·异法方宜论补，与下相对为文。王注：「荐，谓细草也。」

〔二〕痿躄：金陵本同。素问·异法方宜论作「痿厥寒热」四字。王注：「湿气在下，故多病痿弱、气逆及寒热也。」

〔三〕河图括地象：金陵本同。御览一五七叙州条作「河图」，无「括地象」三字。

〔四〕柔：原作「懦」，金陵本同。今据孔子家语卷六执辔第二十五及御览三六〇叙人条改。

〔五〕墟：原作「垆」，金陵本同。据改同上。

〔六〕大沙土之人：原脱，今据孔子家语卷六执辔第二十五及御览三六〇叙人条补。

荆州一男二女，扬州二男五女，青州二男二女，兖州二男三女，幽州一男三女，并州二男三女，豫州二男三女，雍州三男二女，冀州五男三女。出周礼。

土地生人，各以类应。故山气多男，泽气多女，水气多喑，风气多聋，林气多癃，木气多伛，石气多力，岸[一]下气多尰，险阻[二]气多瘿，谷气多痹，丘气多狂[三]，广[四]气多仁，陵气多贪，暑气多夭，寒气多寿，轻土多利，重土多迟，清水音小，浊水音大，湍水人轻，迟水[五]人重，中土多圣贤。出淮南子鸿烈解。

人傀[六]公回切。怪异也。纲目

〔李时珍曰〕太初之时，天地絪缊。一气生人，乃有男女。男女媾精，乃自化生。如草木之始生子，一气而后有根及子，为种相继也。人之变化，有出常理之外者。亦司命之师所当知，博雅之士所当识。故撰为人傀[七]，附之部末，以备多闻眚咎之征。

易曰：一阴一阳之谓道。男女构精，万物化生。乾道成男，坤道成女。此盖言男女生生之机，亦惟阴阳造化之良能焉耳。齐司徒褚澄言：血先至裹精则生男，精

〔一〕岸：原脱，金陵本及御览十五气条亦脱。今据淮南子·地形篇、御览七三八总叙疾病上及御览十五气条注文补。

〔二〕阻：原脱，今据淮南子·地形篇、御览十五气条及七三八总叙疾病上补。

〔三〕狂：金陵本、淮南子·地形篇、御览十五及七三八俱同。王念孙云：「狂当为尪。酉阳杂俎正作尪。」

〔四〕广：金陵本及御览十五同。御览十五注云：「下而平者为广。」淮南子·地形篇及御览七三八俱作「衍」。地形篇注云：「下而污者为衍也。」御览七三八注云：「下而平也。」

〔五〕人轻迟水：原脱，金陵本及御览十五亦脱。今据淮南子·地形篇补。

〔六〕傀：原作「傀」，金陵本同，字书无。今据本卷分目改。

〔七〕傀：原作「傀」，字书无。今据金陵本改。

先至裹血则生女。阴阳均至，非男非女之身；精血散分，骈胎品胎之兆。道藏经言：月水止后一、三、五日成男，二、四、六日成女。东垣李杲言：血海始净一、二日成男，三、四、五日成女。圣济经言：因气而左动，阳资之则成男；因气而右动，阴资之则成女。丹溪朱震亨乃非褚氏而是东垣，主圣济左右之说而立论，归于子宫左右之系。诸说可谓悉矣。时珍窃谓褚氏未可非也，东垣未尽是也。盖褚氏以精血之先后言，道藏以日数之奇偶言，东垣以女血之盈亏言，圣济、丹溪以子宫之左右言，各执一见；会而观之，理自得矣。夫独男独女之胎，则可以日数论；而骈胎品胎之感，亦可以日数论乎？稽之诸史，载一产三子、四子者甚多。其子有半男半女，或男多女少，男少女多。西樵野记载国朝天顺时，扬州民家一产五男，皆育成。观此，则一、三、五日为男，二、四、六日为女之说，岂其然哉？焉有一日受男而二日复受女之理乎？此则褚氏、圣济、丹溪主精血子宫左右之论为有见，而道藏、东垣日数之论为可疑矣。王叔和脉经，以脉之左右浮沉，辨猥生之男女；高阳生脉诀，以脉之纵横逆顺，别骈品之胎形。恐亦臆度，非确见也。王冰玄珠密语言：人生三子，主太平；人生三女，国淫失政；人生十子，诸侯竞位；人生肉块，天下饥荒。此乃就人事而论，则气化所感，又别有所关也。夫乾为父，坤为母，常理也。而有五种非男，不可为父；五种非女，不可为母，何也？岂非男得阳气之亏，而女得阴气之塞耶？五不女：螺、纹、鼓、角、脉也。螺者，牝窍内旋，有物如螺也。纹者，窍小，即实女也。鼓者，无窍如鼓。角者，有物如角，古名阴挺是也。脉者，一生经水不调，及崩带之类是也。五不男：天、犍、漏、怯、变也。天者，阳痿不用，古云天宦是也。犍者，阳势阉去，寺人是也。漏者，精寒不固，常自遗泄也。怯者，举而不强，或见敌不兴也。变者，体兼男女，俗名二形，晋书以为乱气所生，谓之人痾。其类有三：有值男即女、值女即男者，有半月阴、半月阳者，有可妻不可夫者。此皆具体而无用者也。胎足十月而生，常理也；而有七月、八月生者，十二三月生者，十四五月生者。或云：气虚也。虞抟医学正传言，有十七八月至二十四五月而生；刘敬叔异苑言，太原温磐石母，孕三年乃生，岂亦气虚至于许久耶？今有孕七月而生子者，多可育；八月而生者，多难育。七变而八不变也。魏略云：黄牛羌人，孕六月而生。博物志云：獠人孕七月而生。晋书云：苻坚母，孕十二月生。刘掤母，孕十三月生。汉书云：尧及昭帝，皆以十四月生。三十国春秋云：刘聪母，孕十五月乃生。搜神记云：黄帝母名附宝，孕二十五月而生帝。胞门子脏为奇恒之府，所以为生人之户，常理也；而有自胁产、自额产、自背产、自髀产者，何也？岂子脏受气驳杂，而其系有不同，如宋史所记男阴生于脊，女阴生于头之类耶？史记云：陆终氏娶鬼方之女，孕而左胁出三人，右胁出三人。六人子孙，传国千年。天将兴之，必有尤物。如修已背折而生禹，简狄胸折而生契也。魏志云：黄初六年，魏郡太守孔羡表言：汝南屈雍妻王氏，以去年十月十二日生男儿，从右腋下、小腹上而出。其母自若，无他畏痛。今疮已愈，母子全安。异苑云：晋时，魏兴李宣妻樊氏，义熙中怀孕不生，而额上有疮。儿从疮出，长为军将，名胡儿。又云：晋时，常山赵宣母，妊身如常，而髀上作痒，搔之成疮。儿从疮出，母子平安。野史云：莆田尉舍之左，有市人妻生男，从股髀间出。疮合，母子无恙。可证屈雍之事。浮屠氏言释迦生于摩耶之右胁，亦此理也。嵩山记云：阳翟有妇人，妊三十月乃生子。从母背上出，五岁便入山学道。琅琊漫〔一〕钞云：我朝成化中，宿州一妇孕，胁肿如痈。及期儿从痈出，疮痏随合。其子名佛记儿。〔时珍曰〕我明隆庆五年二月，唐山县民妇有孕，左胁肿起。儿从胁生，俱无恙。阳生阴长，孤阳不生，独阴不长，常理也；而有思士不妻而感，思女不夫而孕，妇女生须，丈夫出湩，男子产儿者，何

〔一〕漫：原脱，今据本书卷一引据经史百家书目补。

也？岂其气脉时有变易，如女国自孕，雄鸡生卵之类耶？史记云：姜源〔一〕见巨人迹履之而生弃，有娀氏吞玄鸟卵而生契。皆不夫而孕也。　宣政录云：宋宣和初，朱节妻年四十一，夕颔痒，至明须长尺余。　草木子云：元至正间，京师一达妇，髭须长尺余也。　谢承后〔二〕汉书云：济〔三〕阳李元，全家疫死，止一孙初生数旬。苍头南阳〔四〕李善自哺乳之，乳为生湩。　唐书云：元德秀兄子襁褓丧亲，德秀自乳之，数日乳中湩流，能食乃止。　宋史云：宣和六年，都城有卖青果男子，孕而生子，蓐母不能收，易七人，始免而逃去。　西樵野记云：明嘉靖乙酉，横泾佣农孔方，忽患膨胀，愦愦几数月，自胁产一肉块。剖视之，一儿肢体毛发悉具也。　**男生而覆，女生而仰，溺水亦然，阴阳秉赋，一定不移，常理也；而有男化女、女化男者，何也？岂乖气致妖，而变乱反常耶？京房易占云：男化为女，宫刑滥也。女化为男，妇政行也。春秋潜潭巴云：男化女，贤人去位。女化男，贱人为王。此虽以人事言，而其脏腑经络变易之微，不可测也。**　汉书云：哀帝建平中，豫章男子化为女子，嫁人生一子。　续汉书云：献帝建安二十年，越巂男子化为女子、〔李时珍曰〕我朝隆庆二年，山西御史宋纁疏言：静乐县民李良雨，娶妻张氏已四载矣，后因贫出其妻，自佣于人。隆庆元年正月，偶得腹痛，时作时止。二年二月初九日，大痛不止。至四月内，肾囊不觉退缩入腹，变为女人阴户。次月经水亦行，始换女妆，时年二十八矣。　洪范五行传云：魏襄王十三年，有女子化为丈夫。　晋书云：惠帝元康中，安丰女子周世宁，以渐化为男子，至十七八而性气成。　又孝武皇帝宁康初，南郡女子唐氏，渐化为丈夫。　南史云：刘宋文帝元嘉二年，燕有女子化为男。　唐书云：僖宗光启二年春，凤翔郿县女子朱龀，化为丈夫，旬日而死。　**人异于物，常理也；而有人化物、物化人者，何也？岂人亦太虚中一物，并囿于气交，得其灵则物**

〔一〕源：金陵本同，乃「原」之异体字，史记卷四周本纪正作「原」。说文卷十二下女部作「嫄」，与毛诗卷十七生民「时维姜嫄」及卷二十閟宫「赫赫姜嫄」同。

〔二〕谢承后：原脱，今据御览三七一乳条引文补。

〔三〕济：原作「南」，金陵本同。今据御览三七一乳条改。

〔四〕南阳：原脱，今据御览三七一乳条补。

化人，失其灵则人化物耶？抑谭子所谓至淫者化为妇人，至暴者化为猛虎，心之所变，不得不变；孔子所谓物老则群精附之，为五酉之怪者邪？谭子化书云：老枫化为羽人，自无情而之有情也。贤妇化为贞石，自有情而之无情也。世说：武昌贞妇，望夫化而为石。宋史云：昆山石工采石，陷入石穴，三年掘出犹活，见风遂化为石。幽冥录云：阳羡小吏吴龛，于溪中拾一五色浮石，归置床头，至夜化为女子。左传云：尧殛鲧于羽山，其神化为黄熊，入于渊。黄熊，龙类也。续汉书云：灵帝时，江夏黄氏母，浴水化为鼋，入于渊。搜神记云：魏文帝黄初中，清河宋士宗母，浴于室，化为鳖，入于水，时复还家。异苑云：宋文帝元嘉中，高平黄秀，入山经日，遂化为熊。淮南子云：牛哀病七日，化而为虎，搏杀其兄。郡国志云：藤州夷人，往往化貙。貙，小虎也，有五指。博物志云：江汉有貙人〔一〕，能化为虎。唐书云：武后时，郴州左史，因病化虎，擒之乃止，而虎毛生矣。又宪宗元和二年，商州役夫，将化为虎，众以水沃之，乃不果。顾微广州记云：浈阳县俚民，一儿年十五六，牧牛。牛忽〔二〕舐儿甚快，舐处悉白。俄而儿死〔三〕，杀牛以供客。食此牛者，男女二十余人，悉化为虎。隋书云：文帝七年，相州一桑门，化为蛇，绕树自抽，长二丈许。抱朴子云：狐、狼、猴、玃，满三百岁，皆能变人。**参同契云，燕雀不生凤，狐兔不字马，常理也；而有人产虫兽神鬼、怪形异物者，何也？岂其视听言动，触于邪思，随形感应而然耶？又有人生于卵、生于马者，何也？岂有神异凭之，或因有感遘而然耶？**博物志云：徐偃王之母，产卵弃之〔四〕。孤独老母取覆〔五〕之，出一儿，后继徐国。异说云：汉末有马生人，名曰马异。及长，亡入胡地。**人具四肢七窍，常理也；而荒裔之外，有三**

〔一〕江汉有貙人：金陵本、文选·蜀都赋「皛貙氓于葽草」注及御览八八八变化下引博物志俱同。御览九〇八貙条引搜神记作「江汉之域有貙人」。今本博物志卷二异人段误作「江陵有猛人」，宜据以订正。

〔二〕忽：原作「日」，金陵本同。今据御览八八八变化下引文改。

〔三〕俄而儿死：原作「俄儿病死」，金陵本同。据改同上。

〔四〕徐偃王之母产卵弃之：金陵本同。博物志卷七异闻段作「徐君宫人娠而生卵，以为不祥，弃之水滨。」（搜神记卷十四略同。）

〔五〕覆：金陵本作「伏」，义近（详齐东野语卷十三复覆伏三字音义）。博物志卷七作「覆暖」二字。

首、比肩、飞头、垂尾之民。此虽边徼余气所生，同于鸟兽，不可与吾同胞之民例论，然亦异矣。山海经云：三首国，一身三首，在昆仑东。尔雅云：北方有比肩民，半体相合〔一〕，迭食而迭望。南方异物志云：岭南溪峒中，有飞头蛮，项有赤痕。至夜以耳为翼，飞去食虫物，将晓复还如故也。搜神记载吴将军朱桓一婢，头能夜飞，即此种也。永昌志云：西南徼外有濮人，生尾如龟，长三四寸，欲坐则先穿地作孔。若误折之，便死也。是故天地之造化无穷，人物之变化亦无穷。贾谊赋所谓天地为炉兮造化为工，阴阳为炭兮万物为铜。合散消息兮安有常则，千变万化兮未始有极。忽然为人兮何足控抟，化为异物兮又何足患。此亦言变化皆由于一气也。肤学之士，岂可恃一隅之见，而概指古今六合无穷变化之事物为迂怪耶？

〔一〕半体相合：金陵本同。尔雅·释地·五方，正文中无此四字。郭注：「此即半体之人，各有一目、一鼻一（据山海经·海外西经·一臂国，此『一』字衍）孔、一臂、一脚，亦犹鱼（比目）、鸟（比翼）之相合，更望备惊急。」

校点后记

经过几年的努力，我终于把《本草纲目》校点了一遍。

这部书虽是举世公认的名著，但我过去，只是购买一部，放在案头，以备随时翻检之用，没有认真攻读。直到这次校点本书，才逐渐感觉它的内容实在丰富，很值得发掘和利用。我相信随着祖国医药科学的发展，在不久的将来，必然有更多的中外学者热心钻研本书，这就增强了我的责任心。同时我从读者的来信来访中，也受到很大的鼓舞。所以我的校点工作，就逐步更加仔细，更加认真，因而也解决了若干疑难问题。

例如：卷四十六蜗螺条（第四册二五五〇页）肉段云：「主治烛馆，明目下水。」对于《名医别录》所说的「烛馆」一辞，历来未见解释。李时珍也不知道它的含义，故说：「烛馆二字疑讹误。」但是唐《新修本草》、《千金翼方》及宋《证类本草》（大观本及政和本）引《别录》文都作「烛馆」，证明这两个字并无讹误。经我反复考证，根据唐·释玄应撰《一切经音义》引《许慎注淮南子》云：「烛睆，目内白翳病也。」我认为「馆」乃「睆」之借字，不是讹误。这不仅解决了李时珍的疑难，而且还可以校正今本《淮南子》（俶真篇作「蜗睆」，误「烛」为「蜗」而「睆」字不误）及《御览》引《淮南子》（九四一作「烛睨」，误「睆」为「睨」而「烛」字不误）的各一错字。

又如：卷五十一鹿条（第四册二八四八页）鹿茸的主治文，从唐代的《千金翼方》起，就把其中「养骨」的「养」字误为「痒」字，以之属上而截为一段；又把「骨」字以下另成一段，作为「鹿骨」的主治文。中间经过唐代的《食疗本草》，直至宋代的《证类本草》（大观本及政和本）都沿误未改。李时珍见到下文有「四月、五月解角时取」一语，只可说「茸」，不可说「骨」，而于「骨」之一字又无法解释，乃删去「骨」字，将「安胎下气……」以及「四月、五月……」等文仍隶「鹿茸」段下。但由未知「痒」为「养」字之误，故不能确指诸书腰斩此文另成一段之非。且在本条「骨」段（二八五五页），又把「鹿茸」主治的文句，重行用来作为「鹿骨」的主治。这样处理，就更不妥当。我根据唐《新修本草》残卷，找到问题的癥结，改正了这个千多年来无人发觉的错误。

与此类似的事例还有一些，具在书中，不再一一列举。

对全书正误补脱，我大约写了一万二千六百多条校记，希望能对广大读者提供一些方便。

同时必须指出，我这个校点本大致还存在三个问题：

第一，错漏问题：又可分三个方面：一，原书错落而我漏校；二，我校时处理的不当；三，排印时发生的错落。由于本书的校点工作，不是全部完成后，经过再三复校，然后付印；而是为满足读者急需，每成一册，往往来不及检查一遍，就仓卒付印，因此很难避免漏校和出错。并且即使随后发现前面有错，也因为已经出书而无法补救。例如卷一所列引用书目，当初只指出少数错误，未及逐一详考。后来实际查对，才知道人名和书名都还有不少错误而我漏校，但已无法追改。另外，各册在排印当中，也都免不了有些错落。

第二，详略问题：本书的校勘工作，是后后详于前前。除了责任心是逐步加强，业务水平是逐步提高，这两个原因之外，还有一个原因，就是在校点初期，深恐受到「繁琐考证」的批评，不得不力求简略。后来从有关方面和读者反映中，这种顾虑逐渐消失，为了便利读者，才又适当加详。

第三，金陵本问题：我国仅见的一部本书金陵本，原是外地私家藏书。直到校点后期，才送到北京。我在第四册中逐条对校，这又和前三册显然不同。

对于第一个问题，我搞了一个勘误表(附在单行本索引的后面)，用来改正现已发现的错落，其中包括新改而未加校记的若干字。至于后两个问题，只有进行第二次校点，于再版时加以解决。

最后，我谨向热情鼓励我的广大读者，向关心本书校点出版工作而给予支持和帮助的各位同志，包括北京几个图书馆的工作同志，表示最诚挚的谢意。

校者　刘衡如

一九八〇年国庆前夕

附录　正文标题索引

1. 本索引由正文标题（包括卷、类、部、药物正名等）笔画索引和目录拼音索引二部分组成，收入《本草纲目》目录中的全部标题。各标题后面注明的数字依次为该标题在原书中的卷数和页码，中间用符号“/”分隔。

2. 原书目录某些标题后括注的名词除仍随原标题进入索引之外，另摘出作为独立标题进入索引。原书目录某些标题后所附小字名称亦按此原则处理。

3. 原书目录标题和正文实际标题不符者，二者均进入索引，但仅正文标题后注出所在卷、页的数字，与之有出入的目录标题之后仅注明参见标题。

4. 鉴于原书目录标题的数量有限，故不设标题字头检字表。笔画索引以笔画多少为序，同一笔画标题较多时，又以笔顺（一丨丿丶フ）为序。拼音索引按标题字头拼音字母顺序排列，不再注出四声。一字数音者，分别在数处列出。标题后有“*”符号者，表明此音系原书所注，与一般读音不同。

一、正文标题笔画索引

二　画

三　画

〔一〕

四 画

〔一〕

〔丨〕

〔フ〕

七画

〔一〕

九　画

〔一〕

〔丨〕

〔丿〕

〔丶〕

〔フ〕

十 画

〔一〕

〔丨〕

〔丿〕

〔丶〕

〔㇇〕

十 一 画

〔一〕

十　二　画

〔丨〕

〔丿〕

〔丶〕

二十一画

二十二画以上

二、正文标题拼音索引

gu

gua

guan

guang

gui

guo

H

ha

hai

han

hui

huo

J

ji

jia

jian

jiang

jiao

jie

jin

jing

jiu

ju

juan

jue

jun

K

kao

ke

kong

kou

ku

kuai

kuan

kuang

ping

po

pu

Q

qi

qian

qiang

qiao

qie

qin

qing

qiu

shan

shang

shao

she

shen

sheng

shi

shou

shu

shuang

shui

xia

xian

xiang

xiao

xie

xin

xing

xiong

xu

xuan

ying

yong

you

yu

yuan

yue

yun

Z

za

zang

zao

ze

zeng

zha

zhai

zhan

zhang

zhao

zhe

zhen

zheng

zhi

(取自郑金生等编《本草纲目索引》,人民卫生出版社,1999)